●Psicofarmacologia

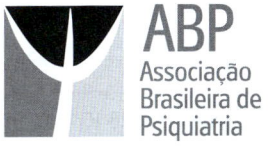

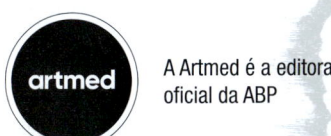 A Artmed é a editora oficial da ABP

Nota

A medicina é uma ciência em constante evolução. À medida que novas pesquisas e a própria experiência clínica ampliam o nosso conhecimento, são necessárias modificações na terapêutica, onde também se insere o uso de medicamentos. Os autores desta obra consultaram as fontes consideradas confiáveis, num esforço para oferecer informações completas e, geralmente, de acordo com os padrões aceitos à época da publicação. Entretanto, tendo em vista a possibilidade de falha humana ou de alterações nas ciências médicas, os leitores devem confirmar estas informações com outras fontes. Por exemplo, e em particular, os leitores são aconselhados a conferir a bula completa de qualquer medicamento que pretendam administrar, para se certificar de que a informação contida neste livro está correta e de que não houve alteração na dose recomendada nem nas precauções e contraindicações para o seu uso. Essa recomendação é particularmente importante em relação a medicamentos introduzidos recentemente no mercado farmacêutico ou raramente utilizados.

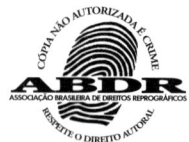 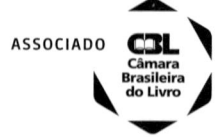

```
D559p    Dieckmann, Luiz Henrique Junqueira.
             Psicofarmacologia : da teoria à clínica / Luiz Henrique
         Junqueira Dieckmann, Michel Haddad. – Porto Alegre :
         Artmed, 2025.
             xxi, 912 p. : il. color. ; 25 cm.

             ISBN 978-65-5882-312-4

             1. Medicamentos – Psiquiatria. 2. Psicofármacos.
         I. Haddad, Michel. II. Título.

                                                       CDU 615.85
```

Catalogação na publicação: Karin Lorien Menoncin – CRB 10/2147

○ Luiz Henrique Junqueira Dieckmann
○ Michel Haddad

Psicofarmacologia
DA TEORIA À CLÍNICA

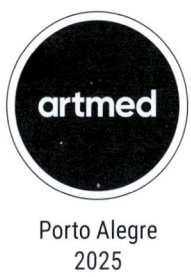

Porto Alegre
2025

© GA Educação Ltda., 2025.

Gerente editorial: *Alberto Schwanke*

Coordenadora editorial: *Cláudia Bittencourt*

Editora: *Mirian Raquel Fachinetto*

Preparação de originais: *Heloísa Stefan*

Leitura final: *Carine Garcia Prates*

Capa: *Tat Studio / Tatiana Sperhacke*

Editoração: *Clic Editoração Eletônica Ltda.*

Reservados todos os direitos de publicação ao
GA EDUCAÇÃO LTDA.
(Artmed é um selo editorial do GA EDUCAÇÃO LTDA.)
Rua Ernesto Alves, 150 – Bairro Floresta
90220-190 – Porto Alegre – RS
Fone: (51) 3027-7000

SAC 0800 703 3444 – www.grupoa.com.br

É proibida a duplicação ou reprodução deste volume, no todo ou em parte, sob quaisquer formas ou por quaisquer meios (eletrônico, mecânico, gravação, fotocópia, distribuição na Web e outros), sem permissão expressa da Editora.

IMPRESSO NO BRASIL
PRINTED IN BRAZIL

Autores

● Luiz Henrique Junqueira Dieckmann
Psiquiatra. Mestre em Psicobiologia pela Universidade Federal de São Paulo (Unifesp). Diretor-presidente do Brazilian Institute of Practical Pharmacology (BIPP).

● Michel Haddad
Psiquiatra e preceptor da Residência Médica do Hospital do Servidor Público Estadual (HSPE). Mestre em Ciências pelo Programa de Pós-graduação (PPG) em Psiquiatria e Psicologia Médica da Unifesp. Presidente do Grupo de Estudos Psiquiátricos do HSPE, federada da Associação Brasileira de Psiquiatria (ABP). Diretor do BIPP.

Revisão técnico-científica

Andrea Jackowski (*Coordenadora*) – Professora associada do Departamento de Psiquiatria da Escola Paulista de Medicina da Unifesp (EPM-Unifesp). Mestra em Neurociências pela Universidade Federal do Rio Grande do Sul (UFRGS). Doutora em Medicina: Ciências Médicas pela UFRGS. Pós-doutorado na Yale University, Estados Unidos.

Naielly Rodrigues da Silva (*Coordenadora*) – Consultora médico-científica. Mestra e Doutora em Farmacologia pela Faculdade de Medicina de Ribeirão Preto da Universidade de São Paulo (FMRP/USP). Pós-doutorado em Fisiologia Molecular na Universität des Saarlandes, Alemanha.

Aline Camargo Ramos – Biomédica. Mestra e Doutora em Ciências pelo PPG em Psiquiatria da EPM-Unifesp. Pesquisadora de pós-doutorado do Laboratório Interdisciplinar de Neurociências Clínicas (LiNC) do Departamento de Psiquiatria da EPM-Unifesp.

Clara de Oliveira Lapa – Psiquiatra. Coordenadora do Ambulatório de Esquizofrenia e preceptora da Residência Médica em Psiquiatria do Hospital Psiquiátrico São Pedro. Mestra em Psiquiatria e Ciências do Comportamento pela UFRGS. Doutoranda em Neurociências na Pontifícia Universidade Católica do Rio Grande do Sul (PUCRS).

Franciele Franco Scarante – Consultora médico-científica. Mestra e Doutora em Farmacologia pela FMRP/USP.

Luiz Gustavo Rachid Fernandes – Psiquiatra, colaborador voluntário do Ambulatório de Psicogeriatria do Programa Terceira Idade do Instituto de Psiquiatria do Hospital das Clínicas da Faculdade de Medicina da USP (Proter/IPq-HCFMUSP), do Ambulatório de Dor e Neurocirurgia Funcional do HSPE e do Ambulatório Didático de Psiquiatria do HSPE. Professor da Pós-graduação em Psicofarmacologia Avançada e Farmacogenética da Inspirali/BIPP. Doutorando em Psiquiatria no IPq-HCFMUSP.

Melissa Ribeiro de Araujo – Biomédica. *Medical writer* do Grupo BIPP/MedIQ. Mestra e Doutora em Ciências Biológicas: Farmacologia pela FMRP/USP.

Yoichi Takaki Konno – Psiquiatra infantil e adulto. Professor de Psicofarmacologia do BIPP. Mestre em Ciências da Saúde pela Faculdade de Medicina de São José do Ribeirão Preto (FAMERP). Membro da American Academy of Child & Adolescent Psychiatry (AACAP).

Apresentação

Recebi o convite para apresentar este livro como um presente a uma psiquiatra e professora com várias décadas de exercício profissional. Mesmo quem já vivenciou inúmeras e gratificantes experiências acadêmicas sabe que algumas são especiais e não dimensionáveis, pela honra que representam e pela alegria que proporcionam. Foi nesse clima que me inteirei da obra que ora apresento.

A psiquiatria contemporânea atravessa um período de intensa evolução científica e clínica, impulsionada por descobertas nos campos da neurociência, da farmacogenética e da psicofarmacologia. A compreensão dos transtornos mentais vem se tornando cada vez mais sofisticada, enquanto os avanços na terapêutica exigem que o profissional da saúde esteja em constante atualização. Nesse contexto, o livro que você tem em mãos se destaca como imprescindível para todos aqueles que atuam em saúde mental, independentemente da especialidade. E não poderia ser diferente, pela autoridade de seus autores.

Psicofarmacologia: da teoria à clínica chega, portanto, como um recurso ímpar, não apenas para psiquiatras, mas também para neurologistas, clínicos gerais, geriatras, pediatras e todos os profissionais que, em algum momento de sua prática, se deparam com transtornos psiquiátricos. A abordagem da psicofarmacologia contida nesta obra está embasada em evidências sólidas, revisão abrangente dos mecanismos de ação dos psicofármacos, indicações segundo *guidelines* internacionais e *nuances* da prescrição, que vão além da bula.

Outro grande diferencial deste livro é a sua capacidade de integrar neurociência moderna com prática clínica, traduzindo conceitos complexos de farmacodinâmica e farmacocinética à realidade do consultório. O profissional encontrará aqui informações detalhadas sobre interações medicamentosas, perfis de segurança, efeitos adversos e estratégias que otimizam a adesão terapêutica.

Diferentemente dos manuais que se limitam a descrições genéricas das classes medicamentosas, este se aprofunda em aspectos pragmáticos da prescrição, oferecendo *insights* valiosos para o tratamento personalizado. A forma de abordar o conteúdo contribui para que o leitor não apenas se aproprie da teoria, mas também saiba como aplicá-la de forma eficaz no atendimento ao paciente.

Outro aspecto notável é a discussão aprofundada sobre o uso de medicamentos *off-label*, tema frequentemente negligenciado na formação médica tradicional. Muitos dos avanços da psicofarmacologia surgem pela observação clínica e pela experiência acumulada no manejo dos transtornos psiquiátricos. Neste livro, tal realidade é reconhecida, bem como sistematizada, permitindo que o médico compreenda quando e como utilizar essas estratégias de forma segura e baseada em evidências.

Especialmente bem construída é a seção dedicada à psiquiatria de precisão. O advento da farmacogenética e da psiquiatria personalizada vem transformando o modo pelo qual definimos o tratamento dos transtornos mentais. Este livro destaca como os testes genéticos podem auxiliar na escolha de antidepressivos, estabilizadores do humor e antipsicóticos, no sentido de reduzir tentativas e erros, minimizar efeitos colaterais e otimizar a resposta terapêutica.

Não menos relevantes são os conteúdos dedicados ao papel da medicina do estilo de vida na saúde mental. O impacto da alimentação, do exercício físico, da qualidade do sono e das práticas comportamentais sobre a resposta ao tratamento psiquiátrico é tema que ganha cada vez mais evidência na literatura. Esta obra oferece uma abordagem integrada dessas variáveis e esclarece como podem potencializar os efeitos da farmacoterapia.

E como não poderia deixar de ser, o avanço da ciência se reflete na psiquiatria. Apesar de já contarmos com ferramentas diagnósticas mais precisas, promissores biomarcadores e novos alvos terapêuticos em desenvolvimento, a clínica ainda se sustenta no conhecimento aprofundado da psicofarmacologia e na experiência do médico que, diante do paciente, deve tomar decisões rápidas e seguras. Esse aspecto não escapa aos autores, que não abrem mão de comentar as recentes conquistas tecnológicas, sem negligenciar o caráter humano que permeia a atividade do psiquiatra e, consequentemente, o conteúdo aqui apresentado.

Mais do que um manual técnico, *Psicofarmacologia: da teoria à clínica* reflete um compromisso com o conhecimento profundo da psicopatologia, do instrumental psicoterapêutico e da integração entre teoria e prática clínica.

Sendo um guia confiável, atualizado e ágil, que orienta a escolha do medicamento correto, fortalece a confiança na arte e na ciência da psiquiatria, tanto para o jovem médico como para o especialista experiente, esta obra se confirma e se impõe na jornada de aprimoramento constante e na missão de melhor cuidado ao paciente, à sua família e à sociedade.

Se você buscava um manual ao mesmo tempo denso e acessível, completo e conciso, atual e de vanguarda, fez uma excelente escolha.

Parabéns aos talentosos autores e boa leitura para você!

Carmita Abdo

Psiquiatra. Professora do
Departamento de Psiquiatria da
Faculdade de Medicina da
Universidade de São Paulo (FMUSP).

Lista de siglas

AA – ácido araquidônico

2-AG – 2-araquidonilglicerol

2-DHG – 2-docosa-hexaenoilglicero

5-HT – 5-hidroxitriptamina (serotonina)

AAS – ácido acetilsalicílico

Acetil-CoA – acetilcoenzima A

ACh – acetilcolina

AChE – acetilcolinesterase

ACTH – hormônio adrenocorticotrófico

ADT – antidepressivo tricíclico

AEA – anandamida (*N-arachidonoylethanolamine – anadamide*)

AGPR – amidinofosforribosiltransferase

AIMS – escala motora infantil de Alberta (*Alberta infant motor scale*)

AINE – anti-inflamatório não esteroide

AKR – aldo-ceto redutase

Akt – proteína cinase B (*protein kinase b, PKB*)

ALA – ácido α-linoleico

AMP – monofosfato de adenosina

AMPA – ácido alfa-amino-3-hidroxi-5-metil--4-isoxazol propiônico

Anvisa – Agência Nacional de Vigilância Sanitária

AOX – aldeído oxidase

ASC – área sob a curva

AVC – acidente vascular cerebral

BDNF – fator neurotrófico derivado do cérebro (*brain-derived neurotrophic factor*)

BIPP – Brazilian Institute of Practical Pharmacology

BITP – bencisotiazolilpiperazina

bpm – batimentos por minuto

BZD – benzodiazepínico

cAMP – monofosfato cíclico de adenosina

CARTPT – pró-peptídeo do transcrito regulado por anfetamina e cocaína (*cocaine and amphetamine-regulated transcript protein*)

CB1R – receptor canabinoide tipo 1 (*cannabinoid receptor 1*)

CBD – canabidiol

CES – carboxilesterase

cGMP – monofosfato cíclico de guanosina

$C_{máx}$ – concentração máxima

COOH – ácido carboxílico

COX – cicloxigenase

CPAP – pressão positiva contínua nas vias aéreas (*continuous positive airway pressure*)

CPK – creatina fosfocinase (*creatine phosphokinase*)

CR – liberação controlada (*controled release*)

CrCL – depuração de creatinina (*creatinine clearance*)

CYP – citocromo P450 (*cytochrome P450*)

DAG – diacilglicerol

DAT – transportador de dopamina (*dopamine transporter*)

DCAR – desmetil-cariprazina

DDCAR – didesmetil-cariprazina

DHA – ácido docosa-hexanoico

DHEA – ácido docosa-hexaenoiletanolamida (*docosahexaenoyl ethanolamide*)

DHL – desidrogenase láctica

DIDMOHS – síndrome da hipersensibilidade multiorgânica tardia induzida por fármaco

(*drug-induced delayed multi-organ hypersensitivity syndrome*)
DIP – doença inflamatória pélvica
DM – diabetes melito
DMS – desmetil-sertralina
DNA – ácido desoxirribonucleico (*deoxyribonucleic acid*)
DOR – receptor opioide δ
DPOC – doença pulmonar obstrutiva crônica
DRD2 – receptor de dopamina D2 (*dopamine receptor D2*)
DRESS – reação medicamentosa com eosinofilia e sintomas sistêmicos (*drug reaction with eosinofilia and systemic symptoms*)
DRGE – doença do refluxo gastresofágico
eCBs – endocanabinoides
ECG – eletrocardiograma
ECT – eletroconvulsoterapia
EEG – eletroencefalograma
EPA – ácido eicosapentaenoico
ER – liberação prolongada (*extended release* – o mesmo que XR)
ERK – cinase regulada por sinal extracelular (*extracellular signal-regulated kinase*)
EUA – Estados Unidos
FAAH – hidrolase de amidas de ácidos graxos (*fatty acid amide hydrolase*)
FAN – fator antinuclear
FDA – Food and Drug Administration
FMO – flavina monoxigenase
GABA – ácido gama-aminobutírico
GABRA – codifica as subunidades α (alfa) do receptor gaba-A
GABRB – codifica as subunidades β (beta) do receptor gaba-A
GABRB – codifica as subunidades γ (gama) do receptor gaba-A

GAD – glutamato descarboxilase
GGT – gamaglutamiltransferase
GHB – ácido gama-hidroxibutírico
Gi – proteína G inibitória
GLT – transportador de glutamato (*glutamate transporter*)
Glu – glutamato
GMP – monofosfato de guanosina
GPR – receptores acoplados à proteína G (*G protein-coupled receptor*)
Gq – proteína G estimuladora da fosfolipase C
GSH – glutationa (*glutathione*)
GSK-3 – glicogênio sintase cinase 3
GTP – trifosfato de guanosina (*guanosine triphosphate*)
HCV – vírus da hepatite C
HDAC – histona desacetilase
HDL – lipoproteína de alta densidade (*high-density lipoprotein*)
HIV – vírus da imunodeficiência humana
HPA – hipotálamo-pituitária-adrenal (eixo)
HTBZ – hidroxitetrabenazina
HTR2C – receptor de serotonina 5-HT^{2}C (*5-hydroxytryptamine receptor 2C*)
IAM – infarto agudo do miocárdio
ICC – insuficiência cardíaca congestiva
IECA – inibidor da enzima conversora de angiotensina
IM – intramuscular (via)
IMAO – inibidor da monoaminoxidase
IMC – índice de massa corporal
INR – coeficiente internacional normatizado (*international normalized ratio*)
INS – Insulina
IP$_3$ – trifosfato de inositol

IR – liberação imediata (*immediate release*)

IRA – insuficiência renal aguda

IRSN – inibidor da recaptação de serotonina e noradrenalina)

ISRS – inibidor seletivo da recaptação de serotonina

ITU – infecção do trato urinário

IV – intravenosa (via)

IVAS – infecção de vias aéreas superiores

Ki – constante de inibição

KOR – receptor opioide κ

LDL – lipoproteína de baixa densidade (*low-density lipoprotein*)

LEP – leptina

LEPR – receptor de leptina (*leptin receptor*)

LES – lúpus eritematoso sistêmico

L-FABP – proteína ligadora de ácidos graxos do fígado (*liver fatty acid-binding protein*)

LP – liberação prolongada (termo em português equivalente a XR)

mACh – receptores muscarínicos de acetilcolina (*muscarinic acetylcholine receptors*)

MAO – monoaminoxidase

MC5 – ácido pentatoico

mCPP – meta-clorofenilpiperazina

MCR – receptores de melanocortina

MDR – resistência à múltiplos fármacos (*Multidrug Resistance*)

mGluR – receptor metabotrópico de glutamato (*metabotropic glutamate receptor*)

MHD – metabólito ativo da oxcarbazepina (*10-monohidroxiderivado ou licarbazepina*)

MOR – receptor opioide μ

MPOA – área pré-óptica medial (*medial pre-optic area*)

MT – receptores de melatonina

MTHFR – metileno tetra-hidrofolato redutase

mTOR – alvo da rapamicina em mamíferos (*mammalian target of rapamycin*)

nAChR – receptores nicotínicos de acetilcolina (*nicotinic acetylcholine receptors*)

NAD⁺ – nicotinamida adenina dinucleotídeo

NANC – neurônios não adrenérgicos não colinérgicos

NAT – transportador de noradrenalina (*norepinephrine transporter*, NET)

NET – transportador de noradrenalina (*norepinephrine transporter*)

NMDA – N-metil-D-aspartato

NOP – receptor de opioide nociceptina (*nociceptin/orphanin FQ peptide receptor*)

NPY – neuropeptídeo

NPYR – receptor de neuropeptídeo

NSCLC – câncer de pulmão de não pequenas células (*non-small cell lung cancer*)

NVPO – náuseas e vômitos pós-operatório

OCT2 – transportador de cátions orgânicos

ODV – o-desmetil-venlafaxina (desvenlafaxina)

OMS – Organização Mundial da Saúde

PDE5 – fosfodiesterase 5

P-gp – glicoproteína P

PKC – proteina cinase C (*protein kinase C*)

PLC – fosfolipase C (*phospholipase C*)

POMC – pró-opiomelanocortina

PPAR – receptor ativado por proliferadores de peroxissomos (*peroxisome proliferator-activated receptor*)

PRL – prolactina

PTAFR – receptor do fator ativador de plaquetas (*platelet-activating factor receptor*)

PUFA – ácidos graxos poli-insaturados (*polyunsaturated fatty acids*)

PYY – peptídeo YY

RCP – ressuscitação cardiopulmonar

REM – movimento rápido dos olhos (*rapid eye movement*)

Remume – Relação Municipal de Medicamentos Essenciais

Rename – Relação Nacional de Medicamentos Essenciais

ROS – espécies reativas de oxigênio (*reactive oxygen species*)

RZR – receptor Z de retinoides (*retinoid Z receptor*)

ROR – receptor órfão relacionado ao ácido retinoico (*retinoic acid-related orphan receptor*)

SARS-CoV-2 – síndrome respiratória aguda grave – coronavírus 2 (vírus da covid-19) (*severe acute respiratory syndrome coronavirus 2*)

SC – subcutânea (via)

SDRA – síndrome do desconforto respiratório do adulto

SERT – transportador de serotonina (*serotonin transporter*)

SIADH – síndrome da secreção inapropriada do hormônio antidiurético

SII – síndrome do intestino irritável

SLC – transportadores soluto-carreador (*solute carrier transporters*)

SNAP – proteína associada à sinapse 25 (*synaptosomal-associated protein 25*)

SNC – sistema nervoso central

SNM – síndrome neuroléptica maligna

SNP – polimorfismo de nucleotídeo único (*single nucleotide polymorphism*)

SOP – síndrome dos ovários policísticos

SPARI – inibidor da recaptação de serotonina e agonista parcial de receptores serotoninérgicos (*serotonin partial agonist and reuptake inhibitor*)

SR – liberação sustentada (*sustained release*)

SSJ – síndrome de Stevens-Johnson

SULT – sulfotransferase

SUS – Sistema Único de Saúde

SX⁻c – transportador de cistina/glutamato (Sistema x⁻c)

T_3 – tri-iodotironina

T_4 – tiroxina

T_{4L} – tiroxina livre

TAAR1 – receptor associado à amina traço 1 (*trace amine-associated receptor 1*)

TAG – transtorno de ansiedade generalizada

TAS – transtorno de ansiedade social

TCE – traumatismo cranioencefálico

TDAH – transtorno de déficit de atenção/hiperatividade

TEA – transtorno do espectro autista

TEPT – transtorno de estresse pós-traumático

TFG – taxa de filtração glomerular

TFGe – taxa de filtração glomerular estimada

TGO – transaminase glutâmico-oxalacética

TGP – transaminase glutâmico-pirúvica

TH – tirosina hidroxilase

THC – tetraidrocanabidiol

TOC – transtorno obsessivo-compulsivo

TRH – hormônio liberador da tireotrofina

TrkB – receptor da tropomiosina cinase B (*tropomyosin receptor kinase B*)

TRPV – receptor de potencial transitório vaniloide (*transient receptor potential vanilloid*)

TSH – hormônio tireoestimulante

TTPa – tempo de tromboplastina parcial ativada

TVP – trombose venosa profunda

UGT – uridina difosfato glicuronosiltransferase

UTI – unidade de terapia intensiva

VDC – canais voltagem-depentente (*voltage-dependent channels*)

VGSC – canais de sódio voltagem-dependente (*voltage-gated sodium channels*)

VHS – velocidade de hemossedimentação

VMAT – transportador vesicular de monoaminas (*vesicular monoamine transporter*)

VO – via oral

VSSC – canal de sódio sensível à voltagem (*voltage-sensitive sodium channel*)

VTA – área tegmental ventral (*ventral tegmental area*)

XR – liberação prolongada (*extended release*)

Sumário

A

Acamprosato 2
Ácido valproico 5
Agomelatina 11
Alopurinol 15
Alprazolam 18
Amantadina 24
Amissulprida 28
Amitriptilina 33
Amoxapina 42
Anfetamina (d) 47
Anfetamina (d,l) 51
Aripiprazol 55
Armodafinila 63
Asenapina 67
Atomoxetina 72
Avanafila 78

B

Benztropina 84
Biperideno 88
Blonanserina 92
Bremelanotida 96
Brexanolona 99

Brexpiprazol 103
Bromazepam 107
Bromocriptina 111
Buprenorfina 115
Bupropiona 119
Buspirona 124

C

Caprilideno 130
Carbamazepina 133
Cariprazina 138
Cetamina 143
Ciamemazina 148
Ciproeptadina 152
Citalopram 155
Clobazam 162
Clomipramina 166
Clonazepam 174
Clonidina 179
Clorazepato 184
Clordiazepóxido 188
Clorpromazina 192
Cloxazolam 199
Clozapina 202

D

- D-Ciclosserina 210
- Desipramina 213
- Desvenlafaxina 220
- Deutetrabenazina 225
- Dextrometorfano 228
- Diazepam 231
- Difenidramina 236
- Dissulfiram 239
- Donepezila 243
- Dosulepina 247
- Doxepina 252
- Droperidol 258
- Duloxetina 263

E

- Escetamina 272
- Escitalopram 277
- Estazolam 284
- Eszopiclona 288

F

- Fenelzina 294
- Fentermina-topiramato 299
- Flibanserina 303
- Flufenazina 307

Flumazenil 313

- Flunarizina 316
- Flunitrazepam 321
- Fluoxetina 325
- Flupentixol 334
- Flurazepam 339
- Fluvoxamina 342

G

- Gabapentina 352
- Galantamina 356
- Guanfacina 361

H

- Haloperidol 368
- Hidrato de cloral 376
- Hidroxizina 380
- Hipérico 384

I

- Iloperidona 390
- Imipramina 395
- Isocarboxazida 403

L

- Lamotrigina 408
- Lemborexanto 415

Levetiracetam 419

Levomepromazina 422

Levomilnaciprana 428

Lisdexanfetamina 432

Lítio 437

Lodenafila 443

Lofepramina 446

Lofexidina 452

Loflazepato 456

Lorazepam 459

Lorcasserina 464

Loxapina 468

Lumateperona 472

Lurasidona 476

M

Maprotilina 484

Melatonina 488

Memantina 492

Metadona 496

Metilfenidato 504

Metilfolato 511

Mianserina 514

Midazolam 518

Milnaciprana 523

Mirtazapina 528

Moclobemida 534

Modafinila 538

Molindona 543

N

N-Acetilcisteína 548

Nalmefeno 552

Naltrexona 555

Nefazodona 559

Nicotina 564

Nitrazepam 570

Nortriptilina 574

O

Olanzapina 582

Ômega-3 – ácidos graxos 588

Ondansetrona 591

Oxazepam 595

Oxcarbazepina 599

Oxibato de sódio 604

P

Paliperidona 610

Paroxetina 618

Perfenazina 626

Periciazina 631

Perospirona 636
Pimavanserina 639
Pimozida 643
Pindolol 647
Pipotiazina 651
Pitolisanto 655
Pramipexol 659
Prazosina 662
Pregabalina 666
Prometazina 671
Propranolol 674
Protriptilina 682

Q

Quazepam 688
Quetiapina 691

R

Ramelteona 700
Reboxetina 703
Riluzol 707
Risperidona 711
Rivastigmina 720

S

Selegilina 726
Sertindol 731

Sertralina 736
Sibutramina 743
Sildenafila 748
Solriamfetol 751
Sulpirida 755
Suvorexanto 759

T

Tadalafila 764
Tasimelteona 769
Temazepam 772
Tetraidrocanabinol (THC), canabidiol (CBD) 775
Tiagabina 782
Tianeptina 785
Tioridazina 789
Tiotixeno 794
Topiramato 798
Tranilcipromina 803
Trazodona 808
Tri-iodotironina (T_3) 814
Triazolam 817
Triexifenidil 821
Trifluoperazina 825
Trimipramina 829
Triptofano 834

V

Valbenazina 842

Valnoctamida 845

Vardenafila 847

Vareniclina 850

Venlafaxina. 855

Vigabatrina 862

Vilazodona. 866

Vortioxetina 870

Z

Zaleplona 878

Ziprasidona 882

Zolpidem. 889

Zonisamida 895

Zopiclona 899

Zotepina 903

Zuclopentixol 907

A

- **Acamprosato** 2
- **Ácido valproico** 5
- **Agomelatina** 11
- **Alopurinol** 15
- **Alprazolam** 18
- **Amantadina** 24
- **Amissulprida** 28
- **Amitriptilina** 33
- **Amoxapina** 42
- **Anfetamina (d)** 47
- **Anfetamina (d,l)** 51
- **Aripiprazol** 55
- **Armodafinila** 63
- **Asenapina** 67
- **Atomoxetina** 72
- **Avanafila** 78

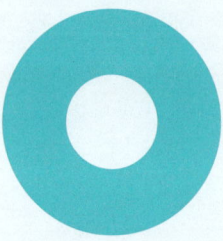

Acamprosato

O acamprosato é um fármaco da classe dos agonistas gabaérgicos, uma vez que sua molécula é análoga à molécula do GABA. Ele age aumentando a transmissão gabaérgica e também reduzindo a transmissão glutamatérgica. É utilizado no processo de suspensão do álcool em pacientes alcoolistas para evitar recaída. Sua eliminação se dá, predominantemente, pela via renal.

Nomes no Brasil:
Não disponível no Brasil (EUA: Campral).

SUS:
Não disponível na Rename.

● **INDICAÇÕES DE BULA – ANVISA:** Manutenção da abstinência em pacientes álcool-dependentes. Deve ser associado à psicoterapia.

● **INDICAÇÕES DE BULA – FDA:** Manutenção da abstinência de álcool em pacientes com dependência de álcool no início do tratamento ou que passaram por desintoxicação de álcool.

● **INDICAÇÕES *OFF-LABEL*:** O acamprosato pode ser utilizado para o tratamento de transtornos relacionados a jogos, bem como para o tratamento de zumbido e catatonia resistente ao tratamento.

● **CONTRAINDICAÇÕES:** O acamprosato é contraindicado em casos de hipersensibilidade à substância ou a um de seus componentes e insuficiência renal grave.

● **TESTES LABORATORIAIS SUGERIDOS OU NECESSÁRIOS:** O acamprosato não deve ser utilizado em pacientes que apresentem concentrações de creatina sérica acima de 120 mcgmol/L (1,35 mg/dL) ou depuração de creatinina ≤ 30 mL/min; logo, é recomendado que esse parâmetro seja analisado antes da prescrição desse medicamento.

● **ROTA FARMACOLÓGICA:** Ver Figura 1.

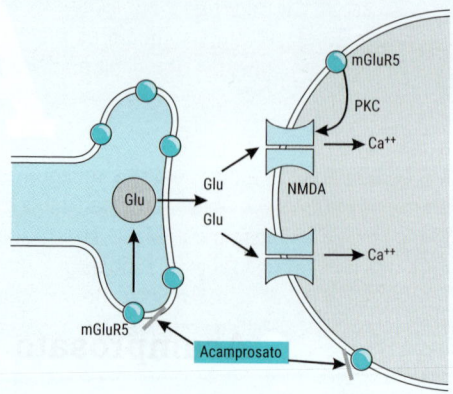

FIGURA 1 ▶ ROTA FARMACOLÓGICA DO ACAMPROSATO.

Farmacologia

ABSORÇÃO: Após repetidas administrações orais, o acamprosato exibe seu pico de concentração plasmática entre 5 e 7 dias.

VOLUME DE DISTRIBUIÇÃO: 72 a 109 L.

LIGAÇÃO PROTEICA: O acamprosato não se liga a proteínas plasmáticas.

METABOLISMO/FARMACOCINÉTICA: O acamprosato não passa por processo de metabolização.

ROTA DE ELIMINAÇÃO: A excreção do acamprosato acontece principalmente pela via renal e, em menor proporção, pela via biliar, sendo eliminado na forma inalterada.

MEIA-VIDA: 20 a 33 horas.

DEPURAÇÃO: 30 a 50 mL/min.

FARMACODINÂMICA: O acamprosato age sobre as transmissões gabaérgica e glutamatérgica no SNC, aumentando a primeira e diminuindo a segunda. Dessa forma, reduz os efeitos citotóxicos causados pelo glutamato e também os efeitos indesejáveis da abstinência alcoólica mediante aumento da transmissão gabaérgica.

MECANISMO DE AÇÃO: O acamprosato age por meio da sua ligação e bloqueio dos receptores glutamatérgicos NMDA, reduzindo a transmissão glutamatérgica, ao mesmo tempo que se liga aos receptores gabaérgicos, aumentando essa transmissão. Dessa maneira, o acamprosato reequilibra o balanço entre as transmissões inibitórias e excitatórias do SNC.

Interações Medicamentosas

Quando usado junto com naltrexona, pode haver aumento plasmático do acamprosato, mas não há relatos de que este fato seja clinicamente relevante até o momento.

AFINIDADE LIGANTE/KI: Não há dados disponíveis sobre o acamprosato.

Farmacogenética

Acesse https://www.pharmgkb.org/chemical/PA10344 ou utilize o *QR code* ao lado.

ANOTAÇÕES CLÍNICAS

Nível de evidência 1A, 1B, 2A, 2B: Não há dados para o acamprosato no PharmGKB até a data de publicação deste livro.

Nível de evidência 3: Variante do gene *GRIN2B*.

Nível de evidência 4: Acesse o *site* para mais informações.

Prática Clínica

DOSAGEM: Recomenda-se a utilização do acamprosato para o manejo da dependência alcoólica na dose de 666 mg (2 comprimidos), 3x/dia para indivíduos com mais de 60 kg e 2x/dia para indivíduos com menos de 60 kg.

TITULAÇÃO: É recomendado que se inicie o tratamento o mais rápido possível após o paciente estar abstinente. A dose utilizada durante todo o tratamento é de 666 mg, 2 ou 3x/dia.

EFEITOS ADVERSOS: Mais comuns: Gastrointestinais (diarreia). Comuns: Cardiovasculares (dor no peito, edema periférico, hipertensão, palpitação, vasodilatação), dermatológicos (prurido, *rash*, sudorese), gastrointestinais (boca seca, constipação, dispepsia, dor abdominal, flatulência, náusea, vômito), geniturinários (impotência sexual), imunológicos (infecções, síndrome gripal), metabólicos (anorexia, aumento de apetite, ganho de peso), musculoesqueléticos (artralgia, dor nas costas, mialgia), neurológicos (alteração de paladar, amnésia, cefaleia, parestesia, síncope, sonolência, tontura, tremor), oculares (visão anormal), psiquiátricos (ansiedade, depressão, insônia, menor libido, pensamento anormal, tentativa de suicídio), respiratórios (bronquite, dispneia, faringite, rinite, tosse), outros (astenia, calafrio, dor). Incomuns: Cardiovasculares (*angina pectoris*, flebite, hemorragia, hipotensão, hipotensão postural, infarto do miocárdio, taquicardia, veia varicosa), dermatológicos (acne, alopecia, dermatite esfoliativa, eczema, equimoses, erupção vesiculobolhosa, pele seca, urticária), gastrointestinais (disfagia, eructação, esofagite, gastrenterite, gastrite, hematêmese, hemorragia gastrointestinal, pancreatite), geniturinários (incontinência urinária, ITU, metrorragia, vaginite), hepáticos (aumento de TGO/TGP e bilirrubina, cirrose hepática, hepatite), hematológicos (anemia, eosinofilia, linfocitose, trombocitopenia), hipersensibilidade (reação alérgica), imunológicos (abscesso), metabólicos (avitaminose, diabetes melito, gota, hiperglicemia, hiperuricemia, perda de peso, sede), musculoesqueléticos (cãibra em pernas, dor cervical), neurológicos (convulsão, enxaqueca, hipoestesia, neuralgia, vertigem), oculares (ambliopia), psiquiátricos (agitação, alucinação, apatia, confusão, hostilidade, ideação suicida, lesão intencional, libido aumentada, neurose, *overdose* intencional, síndrome de abstinência, sonhos anormais), respiratórios (asma, epistaxe, pneumonia), outros (febre, hérnia, mal-estar, surdez, zumbido). Raros: Cardiovasculares (cardiomiopatia, choque, insuficiência cardíaca, oclusão arterial mesentérica, trom-

> **BIPP TIPS**
>
> - O acamprosato deve ser utilizado com cautela em pacientes com diagnóstico de transtornos psiquiátricos.
> - O acamprosato não deve ser usado para o tratamento de sintomas da síndrome de abstinência pela retirada do álcool.
> - O efeito do acamprosato é potencializado pela prática concomitante de terapia comportamental, educacional e de suporte.
> - O paciente deve ser aconselhado a manter o tratamento com acamprosato em caso de recaídas.
> - O acamprosato pode agir como um "álcool artificial" e diminuir os sintomas de abstinência, visto que o uso crônico de álcool pode levar a uma ação glutamatérgica excessiva e ação gabaérgica deficiente.

boflebite profunda), dermatológicos (edema de face, fotossensibilidade, psoríase), endocrinológicos (bócio, hipotireoidismo), gastrointestinais (ascite, colecistite, colite, distensão abdominal, melena, salivação, úlcera duodenal, estomacal e oral), geniturinários (ejaculação anormal, hematúria, menorragia, poliúria, urgência miccional), hepáticos (aumento de fosfatase alcalina), hematológicos (leucopenia, linfadenopatia, monocitose), metabólicos (aumento de DHL, hiponatremia), musculoesqueléticos (artrite reumatoide, miopatia, torcicolo), neurológicos (contração muscular, encefalopatia, hipercinesia), oculares (diplopia, fotofobia, oftalmite), oncológicos (carcinoma hepático), psiquiátricos (delírio, despersonalização, fissura, psicose, virada maníaca), renais (aumento de creatinina, nefrolitíase), respiratórios (êmbolo pulmonar, laringismo), outros (morte súbita). Muito raros: Hipersensibilidade (angiedema, reação anafilática). Pós-comercialização: Renais (IRA).

● **GRAVIDEZ:** O uso de acamprosato não é recomendado durante a gestação, sobretudo no primeiro trimestre. Estudos em modelos animais mostraram que esse medicamento foi teratogênico para a prole em doses equivalentes (ratos) e superiores (coelhos) às utilizadas em humanos.[1] Categoria C da FDA (classificação até 2015).

● **AMAMENTAÇÃO:** O uso de acamprosato não é recomendado durante a lactação. Estudos em modelos animais mostraram que esse fármaco é eliminado no leite. Recomenda-se a interrupção da amamentação caso o uso desse medicamento seja necessário nesse período.

● **CRIANÇAS E ADOLESCENTES:** Não há estudos avaliando a segurança e a eficácia do uso de acamprosato nessa faixa etária. Em um estudo clínico realizado com adolescentes dependentes de álcool, esse medicamento mostrou eficácia e tolerabilidade.[2]

● **IDOSOS:** Pacientes idosos tendem a tolerar melhor doses reduzidas do acamprosato. Ainda assim, é recomendado que se faça o monitoramento da função renal nesses pacientes.

● **INSUFICIÊNCIA RENAL:** Utilizar o acamprosato com cautela em pacientes com insuficiência renal, já que ele apresenta excreção renal. Se a insuficiência for moderada, recomenda-se a dose de 333 mg, 3x/dia. Porém, em casos de insuficiência grave, o medicamento é contraindicado.

● **INSUFICIÊNCIA HEPÁTICA:** O acamprosato não sofre metabolização hepática, motivo pelo qual não é necessário ajuste de dose em pacientes com insuficiência hepática.

● **COMO MANEJAR EFEITOS ADVERSOS:** É necessário aguardar e observar se os efeitos irão desaparecer; caso não desapareçam, é recomendada a redução de dose do acamprosato. Se persistirem, deve-se descontinuar seu uso.

○ Toxicidade

ORAL EM HUMANOS: Não existe informação específica sobre superdose de acamprosato em humanos. A dose letal do acamprosato é de 1,87 g/kg em camundongos.

TOXICIDADE AGUDA: O sintoma mais comum de dosagem excessiva de acamprosato é a diarreia.

● Referências

1. Campral® (acamprosate calcium) delayed-release tablets [Internet]. Saint Louis: Forest Pharmaceuticals; 2005 [capturado em 15 set. 2024]. Disponível em: https://www.accessdata.fda.gov/drugsatfda_docs/label/2010/021431s013lbl.pdf.

2. Niederhofer H, Staffen W. Acamprosate and its efficacy in treating alcohol dependent adolescents. Eur Child Adolesc Psychiatry. 2003;12(3):144-8.

● Leituras Recomendadas

Cordioli AV, Gallois CB, Passos IC, organizadores. Psicofármacos: consulta rápida. 6. ed. Porto Alegre: Artmed; 2023.

Drugs.com. Acamprosate side effects [Internet]. 2024 [capturado em 15 set. 2024]. Disponível em: https://www.drugs.com/sfx/acamprosate-side-effects.html#professional.

Farhadi M, Salem MM, Asghari A, Daneshi A, Mirsalehi M, Mahmoudian S. Impact of acamprosate on chronic tinnitus: a randomized-controlled trial. Ann Otol Rhinol Laryngol. 2020 Nov;129(11):1110-9.

Kennedy WK, Leloux M, Kutscher EC, Price PL, Morstad AE, Carnahan RM. Acamprosate. Expert Opin Drug Metab Toxicol. 2010;6(3):363-80.

Kufahl PR, Watterson LR, Olive MF. The development of acamprosate as a treatment against alcohol relapse. Expert Opin Drug Discov. 2014;9(11):1355-69.

Naguy A, Alenezi S, Alwetayan S. Acamprosate for treatment-refractory catatonia. Am J Ther. 2020;27(3):e324-6.

Rösner S, Hackl-Herrwerth A, Leucht S, Lehert P, Vecchi S, Soyka M. Acamprosate for alcohol dependence. Cochrane Database Syst Rev. 2010;(9):CD004332.

● Ácido valproico

O ácido valproico é um modulador dos canais de sódio voltagem-dependentes, sendo um dos primeiros fármacos utilizados como anticonvulsivante e no transtorno bipolar. É usado para manejo e prevenção de crises convulsivas, crise de ausência, mania aguda, episódios bipolares mistos e profilaxia da enxaqueca. Sua eliminação se dá pela via renal e fecal, majoritariamente na forma de metabólitos.

Nomes no Brasil:
Ácido valproico, Depacon, Depakene, Depakote, Depakote ER, Depakote sprinkle, Devaly LP, Divalproato de sódio, Diztabex, Epilenil, Lavie, Torval, Valpi, Valproato de sódio, Vodsso.

SUS:
Está disponível na Rename pelo componente básico em cápsulas de 250 mg, comprimidos de 250 e 500 mg, xarope e solução oral de 250 mg/mL.

● **INDICAÇÕES DE BULA – ANVISA:** Em monoterapia ou terapia adjuvante para o tratamento de pacientes com crises parciais complexas, que ocorrem tanto de forma isolada ou em associação com outros tipos de crises. Como monoterapia ou terapia adjuvante no tratamento de quadros de ausência simples e complexa em pacientes adultos e crianças acima de 10 anos, e como terapia adjuvante em adultos e crianças acima de 10 anos com crises de múltiplos tipos, incluindo crises de ausência.

● **INDICAÇÕES DE BULA – FDA:** Em monoterapia e terapia adjuvante de crises parciais complexas, crises de ausência simples e complexas. Terapia adjuvante em pacientes com múltiplos tipos de crises, incluindo crises de ausência.

● **INDICAÇÕES** *OFF-LABEL:* O ácido valproico pode ser utilizado para tratamento de manutenção do transtorno bipolar, para tratamento da depressão unipolar, como medicamento adjuvante no tratamento dos sintomas de psicose na esquizofrenia, para tratamento do transtorno da conduta e da personalidade *borderline*, para manejo da irritabilidade em crianças e adolescentes com autismo, agressividade em crianças com TDAH e agitação em pacientes com transtorno neurocognitivo, episódios de transtorno bipolar com comorbidade de transtorno por uso de substâncias, transtorno bipolar em crianças e adolescentes, mania associada a outras condições médicas, cicladores rápidos, ciclotimia e transtorno da conduta.

● **CONTRAINDICAÇÕES:** O ácido valproico é contraindicado para mulheres em idade fértil sem uso de contracepção adequada, grávidas e pacientes com doença do ciclo da ureia, insuficiência hepática grave e doença mitocondrial por mutações em DNA polimerase γ. Também não deve ser usado por pessoas que apresentem hipersensibilidade a esse medicamento. Deve ser utilizado com cautela em pacientes com hepatopatia leve.

● **TESTES LABORATORIAIS SUGERIDOS OU NECESSÁRIOS:** Previamente ao início do tratamento, deve-se realizar hemograma completo e provas de coagulação, função hepática e lesão hepática, testes estes que devem ser repetidos ao longo do tratamento, com maior frequência nos primeiros meses. Durante o tratamento, é necessário monitorar as concentrações séricas do valproato, pois elas estão diretamente relacionadas à sua eficácia (45-125 mcg/mL) e aos efeitos colaterais (> 125 mcg/mL).

● **ROTA FARMACOLÓGICA:** Ver Figura 1.

○ Farmacologia

O ácido valproico está disponível em diferentes formas farmacêuticas, que influenciam sua absorção, biodisponibilidade e tolerabilidade gastrointestinal:

ÁCIDO VALPROICO: Forma ativa do fármaco; disponível como solução oral ou cápsulas de liberação imediata. Pode causar maior irritação gastrointestinal.

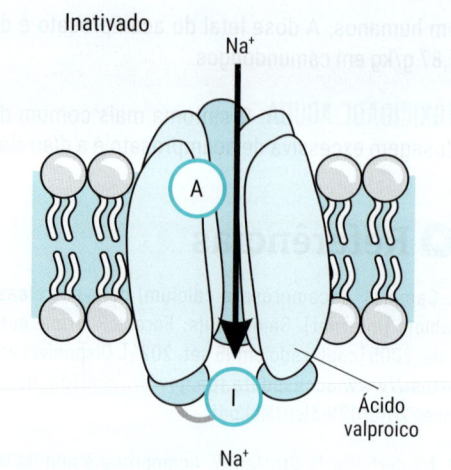

FIGURA 1 ▶ ROTA FARMACOLÓGICA DO ÁCIDO VALPROICO.

DIVALPROATO DE SÓDIO: Complexo estável de duas moléculas de ácido valproico; desenvolvido para reduzir os efeitos adversos gastrointestinais e melhorar a adesão ao tratamento.

VALPROATO DE SÓDIO: Forma salina do ácido valproico; disponível como solução injetável ou comprimidos de liberação rápida.

ABSORÇÃO: Após administração oral, o ácido valproico exibe seu pico de concentração plasmática entre 1 e 4 horas, o divalproato, entre 4 e 8 horas, e o divalproato sprinkle, em 3,3 e 48 horas.

VOLUME DE DISTRIBUIÇÃO: $11 \text{ L}/1{,}73 \text{ m}^2$.

LIGAÇÃO PROTEICA: A ligação do ácido valproico às proteínas plasmáticas é de 81,5 a 90%, principalmente à albumina.

METABOLISMO/FARMACOCINÉTICA: O metabolismo do ácido valproico é hepático, por meio de glicuronidação (30-50%), β-oxidação mitocondrial (40%) e outras vias (15%), tais como as enzimas CYP2C9 e CYP2C19. Alguns metabólitos formados são farmacologicamente ativos.

ROTA DE ELIMINAÇÃO: A excreção do ácido valproico acontece pelas vias renal (3% é excretado sem alteração) e fecal, majoritariamente como metabólitos.

MEIA-VIDA: 13 a 19 horas.

DEPURAÇÃO: $0{,}56 \text{ L/h/m}^2$.

FARMACODINÂMICA: O ácido valproico atua como depressor do SNC, sendo utilizado, principalmente, como anticonvulsivante e no transtorno bipolar. Ele é capaz de aumentar a inibição cortical, controlando a sincronia neural e atuando como um neuroprotetor.

MECANISMO DE AÇÃO: O ácido valproico ainda não tem seu mecanismo de ação totalmente elucidado; apesar disso, sabe-se que ele age por meio de mais de uma via. O valproato aumenta a síntese gabaérgica, pois reduz a degradação do GABA, resultando no aumento da resposta gabaérgica. Ele também atua nos canais de sódio voltagem-dependentes, tornando-os inativos e, como consequência, reduzindo a transmissão neuronal, bem como nos canais de cálcio do tipo T, além de ser antagonista de receptores glutamatérgicos NMDA. Agindo sobre a cascata de sinalização do BDNF e inibindo as HDACs, o ácido valproico exerce seu efeito neuroprotetor e neurogênico, ao mesmo tempo que, por modular os níveis de inositol e PKC no córtex pré-frontal, é eficaz no tratamento do transtorno bipolar e na prevenção da enxaqueca, o que também se deve às suas propriedades anti-inflamatórias. Seu efeito anticonvulsivante também parece ter relação com seu efeito sobre o metabolismo dos ácidos graxos, contribuindo para a fluidez da membrana plasmática e os disparos neuronais.

● Interações Medicamentosas

○ O AAS pode aumentar as concentrações plasmáticas do ácido valproico, pois pode inibir seu metabolismo.

○ Cimetidina, clorpromazina, eritromicina, felbamato, fluoxetina, fluvoxamina, ibuprofeno e topiramato podem aumentar os níveis circulantes do ácido valproico.

○ O ácido valproico inibe o metabolismo da lamotrigina, elevando suas concentrações plasmáticas.

○ O uso de carbamazepina, etossuximida, fenitoína, fenobarbital, rifampicina, carbapenêmicos (meropeném) e colestiramina reduz as concentrações plasmáticas do valproato e seus efeitos.

○ Quando o ácido valproico é usado juntamente com clonazepam, pode causar estado de ausência.

○ O ácido valproico não causa alteração com uso de antiácidos e ranitidina.

AFINIDADE LIGANTE/KI: Não há dados disponíveis para o ácido valproico.

● Farmacogenética

Acesse https://www.pharmgkb.org/chemical/PA451846 ou utilize o *QR code* ao lado.

ANOTAÇÕES CLÍNICAS

Nível de evidência 1A, 1B, 2A, 2B: Não há dados para o ácido valproico no PharmGKB até a data de publicação deste livro.

Nível de evidência 3: Variantes diversas dos genes *ANKK1*, *COL1A1*, *CYP1A1*, *CYP2C9*, *GABRA1*, *GRIN2B*, *LEPR*, *POLG*, *RABEP1*, *SH2B1*, *SOD2*, *UGT1A10*, *UGT1A6*, *UGT1A7*, *UGT1A8*, *UGT1A9*, *UGT1A3*, *UGT1A4*, *UGT1A5* e *UGT2B7*.

Nível de evidência 4: Variantes diversas dos genes *ABCB1*, *CYP2C19*, *SCN1A*, *SCN2A* e *UGT2B7*.

● Prática Clínica

● **DOSAGEM:** Para o tratamento da mania, recomendam-se doses de ácido valproico entre 1.200 e 1.500 mg/dia; para a prevenção da enxaqueca, em geral, entre 500 e 1.000 mg/dia; e como anticonvulsivante, doses normalmente entre 10 e 60 mg/kg/dia.

● **TITULAÇÃO:** É recomendado que se inicie a utilização do ácido valproico tanto como estabilizador do humor quanto como anticonvulsivante com dose de 15 mg/kg, em 2 tomadas diárias. Quando utilizada a formulação de liberação ER, pode-se usar 1x/dia apenas. Em casos de mania aguda em adultos, deve-se iniciar o tratamento com uma dose inicial de 750 mg/dia, podendo ser aumentada de forma rápida, se necessário, até atingir a dose máxima de 60 mg/kg/dia. Se a crise de mania não for aguda, o tratamento pode ser iniciado com doses de 250 a 500 mg no primeiro dia e aumentado progressivamente de acordo com a necessidade e tolerância do paciente. Para o tratamento da enxaqueca, a dose inicial recomendada é de 500 mg/dia, podendo-se aumentar, se necessário, até 1.000 mg/dia, no máximo. Como anticonvulsivante, em adultos, a dose inicial pode variar entre 10 e 15 mg/kg/dia, podendo ser aumentada de 5 a 10 mg/kg/semana, se necessário, sem exceder a dose de 60 mg/kg/dia.

O divalproato tende a apresentar concentrações séricas mais baixas (~10-20% menores) do que o ácido valproico de liberação imediata para a mesma dose. Assim, faz-se necessário ajuste na prescrição.

Na transição de utilização da formulação de liberação imediata para a prolongada, os pacientes podem necessitar de um aumento na dose para manter os níveis terapêuticos.

● **QUANDO COLETAR A DOSAGEM SÉRICA DO ÁCIDO VALPROICO?** A interpretação das concentrações plasmáticas depende do momento da coleta em relação à última dose. A concentração ideal a ser medida é a do vale (*trough level*), ou seja, a concentração mínima antes da próxima dose.

● **RECOMENDAÇÃO:** Coletar o sangue 12 horas após a última dose (ou imediatamente antes da próxima dose). Isso se aplica a qualquer formulação oral (ácido valproico, divalproato ou valproato de sódio).

● **EFEITOS ADVERSOS:** Mais comuns: Dermatológicos (alopecia), gastrointestinais (diarreia, dispepsia, doença gengival, dor abdominal, náusea, vômito), hematológicos (trombocitopenia), metabólicos (anorexia), neurológicos (cefaleia, sonolência, tontura, tremor), oculares (ambliopia, diplopia), psiquiátricos (nervosismo), respiratórios (infecção respiratória, síndrome gripal), outros (astenia). Comuns: Cardiovasculares (edema, edema periférico, hipertensão, hipotensão, hipotensão postural, palpitação, taquicardia, vasodilatação), dermatológicos (equimose, furúnculo, lúpus eritematoso discoide, pele seca, prurido, *rash* maculopapular, seborreia), gastrointestinais (abscesso periodontal, boca seca, constipação, eructação, estomatite, flatulência, gastralgia, gastrenterite, glossite, hematêmese, incontinência fecal), geniturinários (amenorreia, cistite, dismenorreia, disúria, enurese, hemorragia vaginal, incontinência urinária, metrorragia, urgência miccional, vaginite), hematológicos (anemia, hemorragia), hepáticos (aumento de enzimas hepáticas, dano hepático), metabólicos (aumento de apetite, ganho/perda de peso, hiponatremia), musculoesqueléticos (artralgia, artrose, cãibra, mialgia, miastenia), neurológicos (alteração de atenção, fala, marcha e paladar, amnésia, aumento de reflexos, catatonia, convulsão, disartria, discinesia tardia, hipertonia, hipocinesia, incoordenação, nistagmo, parestesia, sintomas extrapiramidais), oculares (conjuntivite, diplopia, dor ocular, visão anormal), psiquiátricos (agitação, agressividade, alteração de pensamento, alucinação, ansiedade, confusão, depressão, insônia, labilidade emocional, sonhos bizarros), respiratórios (bronquite, dispneia, epistaxe, faringite, pneumonia, rinite, sinusite, tosse), outros (arrepio, dor de ouvido, dor nas costas, edema de face, febre, otite média, surdez, *tinnitus*, tontura). Incomuns: Dermatológicos (crescimento anormal do cabelo, mudança de coloração do cabelo, sudorese, textura anormal do cabelo), endocrinológicos (hiperandrogenismo, SIADH), gastrointestinais (pancreatite), hematológicos (leucopenia, pancitopenia), musculoesqueléticos (diminuição de densidade óssea, osteopenia, osteoporose), neurológicos (ataxia, coma, encefalopatia, letargia, parkinsonismo), respiratórios (efusão pleural). Raros: Dermatológicos (eritema multiforme, necrólise epidérmica tóxica, síndrome de DRESS, SSJ), endocrinológicos (hipotireoidismo), hematológicos (agranulocitose, alteração de coagulação, diminuição de fatores de coagulação, insuficiência de medula óssea), metabólicos (hiperamonemia), musculoesqueléticos (lúpus, rabdomiólise), neurológicos (alteração cognitiva, demência reversível), oncológicos (síndrome mielodisplásica), psiquiátricos (alteração de aprendizagem, comportamento anormal, hiperatividade psicomotora), renais (nefrite tubulointersticial, síndrome de Fanconi). Muito raros: Dermatológicos (acne, hirsutismo), endocrinológicos (ginecomastia).

● **GRAVIDEZ:** O uso do ácido valproico é contraindicado durante a gestação. Trata-se de um medicamento teratogênico para humanos que aumenta o risco de malformação fetal, sobretudo quando utilizado no primeiro trimestre gestacional e em doses acima de 1.000 mg/dia. São relatadas alterações na cabeça, músculos, membros, ossos, pele e pescoço dos bebês, risco aumentado de defeitos de fechamento do tubo neural, como espinha bífida e mielomeningocele lombar, além de fenda labiopalatal e hipospadia. Pode ainda causar a síndrome do valproato fetal, caracterizada por anomalias craniofaciais, esqueléticas e respiratórias, atraso de neurodesenvolvimento, meningomielocele, sofrimento perinatal e alteração comportamental neonatal. Categoria D da FDA (classificação até 2015).

● **AMAMENTAÇÃO:** Por ser excretado no leite em baixa concentração, o ácido valproico pode ser utilizado durante a lactação, já que os níveis excretados parecem não ser nocivos para o bebê.

● **CRIANÇAS E ADOLESCENTES:** Em crianças menores de 2 anos de idade, a hepatotoxicidade causada pelo ácido valproico é aumentada, havendo, além disso, ocorrência de hiperexcitabilidade e prejuízo no desenvolvimento psicomotor que pode resultar em disfunção neurológica. Para o tratamento de convulsão, recomendam-se doses entre 10 e 15 mg/kg/dia, administradas 2 a 3x/dia. Se necessário, deve-se aumentar a dose entre 5 e 10 mg/kg/dia com intervalos de 1 semana até que se atinja o resultado necessário. As doses de manutenção devem ficar entre 30 e 60 mg/kg/dia, divididas em 2 a 3 tomadas.

● **IDOSOS:** Nessa faixa etária, há aumento da concentração plasmática do ácido valproico quando utilizado em altas doses, pois há maior proporção do fármaco não ligado às proteínas plasmáticas e depuração plasmática reduzida. É necessário monitoramento constante e dosagem sérica frequente, além do uso de doses reduzidas.

● **INSUFICIÊNCIA RENAL:** Não é necessário ajuste de dose de ácido valproico em pacientes com doença renal.

● **INSUFICIÊNCIA HEPÁTICA:** O ácido valproico não é indicado para pacientes com insuficiência hepática. Há aumento de meia-vida e frações livres da substância.

● **COMO MANEJAR EFEITOS ADVERSOS:** É necessário aguardar e observar se os efeitos irão desaparecer; caso não desapareçam, deve-se reduzir a dose ou ainda pode-se optar por medicamento de liberação prolongada ou outro agente da mesma classe. Para evitar sedação diurna, uma opção é tomar o medicamento durante a noite.

◯ Toxicidade

ORAL EM HUMANOS: Não existe informação específica sobre superdose de ácido valproico em humanos. A dose letal de ácido valproico é de 670 mg/kg em ratos e 1.098 mg/kg em camundongos.

BIPP TIPS

- A administração de ácido valproico deve ser feita juntamente com alimentos, para diminuir a ocorrência de efeitos colaterais gastrointestinais.
- A sonolência provocada pelo ácido valproico tende a ser mais comum em idosos.
- Alguns alimentos lentificam o ritmo de absorção do ácido valproico, mas não sua extensão.
- Deve-se atentar para sintomas de hepatotoxicidade e pancreatite em pacientes fazendo uso de ácido valproico. Havendo sintomas, é necessário tomar medidas imediatas.
- A redução de dose do ácido valproico deve ser feita de maneira gradual. Pode haver crise convulsiva e recaída de sintomas do transtorno bipolar em casos de retirada abrupta.
- Em pacientes usando ácido valproico, é necessário verificar plaquetas e coagulação antes de procedimentos cirúrgicos.
- O ácido valproico é útil para tratar agressividade, agitação e impulsividade associadas a diferentes transtornos.
- Os efeitos colaterais mais frequentes do ácido valproico, como os gastrointestinais, tendem a desaparecer após as primeiras semanas de uso.
- O ácido valproico não deve ser usado por grávidas e pacientes com doenças do ciclo da ureia, insuficiência hepática grave e trombocitopenia. Hepatopatas leves devem utilizá-lo com cautela.
- Não é necessária a suspensão do ácido valproico em caso de aumento leve das transaminases. Em caso de aumento considerável (3 vezes ou mais), deve haver interrupção temporária de seu uso.
- O ácido valproico funciona bem quando usado em associação com antipsicóticos atípicos, lítio e lamotrigina (a dose deve ser reduzida pela metade devido ao risco de *rash* cutâneo).

- O tempo para os diferentes efeitos do ácido valproico pode variar. Para tratamento de mania aguda, seu efeito ocorre em poucos dias; como anticonvulsivante e para tratamento de enxaqueca, seu efeito é visto em algumas semanas; e como estabilizador do humor, pode levar semanas ou meses.
- O uso concomitante de ácido valproico com bebidas alcoólicas pode potencializar o efeito depressor do SNC.
- O uso prolongado de ácido valproico requer exames regulares da função hepática e contagem de plaquetas.
- O ácido valproico pode provocar ativação de ideação suicida.
- O ácido valproico pode ser utilizado como medicamento adjunto aos antipsicóticos atípicos no tratamento da esquizofrenia.
- A utilização do ácido valproico em mulheres em idade reprodutiva deve ser monitorada em relação a ganho de peso, sistema endócrino e função ovariana devido ao maior risco de SOP.
- O ácido valproico é um medicamento de primeira linha para estados mistos ou ciclagem rápida em pacientes com transtorno bipolar, sendo mais eficaz para os episódios maníacos do que para os depressivos.
- As mulheres em idade fértil que utilizam ácido valproico devem estar cientes dos riscos de teratogenia em caso de gestação, devendo usar algum método anticoncepcional confiável durante todo o tratamento.

TOXICIDADE AGUDA: Os sintomas de intoxicação pelo ácido valproico incluem alucinação, bloqueio cardíaco, coma, hipernatremia, inquietação, sedação e sonolência.

Leituras Recomendadas

Basan A, Kissling W, Leucht S. Valproate as an adjunct to antipsychotics for schizophrenia: a systematic review of randomized trials. Schizophr Res. 2004;70(1):33-7.

Cordioli AV, Gallois CB, Passos IC, organizadores. Psicofármacos: consulta rápida. 6. ed. Porto Alegre: Artmed; 2023.

Cui XY, Sun SM, Liu J, Wu QY, Zhang JF, Li X. The efficacy and safety of valproate medications for migraine in adults: a meta-analysis. Eur Rev Med Pharmacol Sci. 2020;24(10):5734-41.

Defoort EN, Kim PM, Winn LM. Valproic acid increases conservative homologous recombination frequency and reactive oxygen species formation: a potential mechanism for valproic acid-induced neural tube defects. Mol Pharmacol. 2006;69(4):1304-10.

Depakote (divalproex sodium) tablets for oral use [Internet]. Chicago: Abbott Laboratories; 2011 [capturado em 15 set. 2024]. Disponível em: https://www.accessdata.fda.gov/drugsatfda_docs/label/2011/018723s037lbl.pdf.

Drugs.com. Valproate side effects [Internet]. 2024 [capturado em 15 set. 2024]. Disponível em: https://www.drugs.com/sfx/valproate-side-effects.html#professional.

Ghodke-Puranik Y, Thorn CF, Lamba JK, Leeder JS, Song W, Birnbaum AK, et al. Valproic acid pathway: pharmacokinetics and pharmacodynamics. Pharmacogenet Genomics. 2013;23(4):236-41.

Hertzman M. Divalproex sodium to treat concomitante substance abuse and mood disorders. J Subst Abuse Treat. 2000;18(4):371-2.

Jacobsen FM. Low-dose valproate: a new treatment for cyclothymia, mild rapid cycling disorders, and pré-menstrual syndrome. J Clin Psychiatry. 1993;54(6):229-34.

Kowatch RA, Suppes T, Carmody TJ, Bucci JP, Hume JH, Kromelis M, et al. Effect size of lithium, divalproex sodium, and carbamazepine in children and adolescents with bipolar disorder. J Am Acad Child Adolesc Psychiatry. 2000;39(6):713-20.

Monostory K, Nagy A, Tóth K, Bűdi T, Kiss Á, Déri M, et al. Relevance of CYP2C9 function in valproate therapy. Curr Neuropharmacol. 2019;17(1):99-106.

Mula M, Cavanna AE, Monaco F. Psychopharmacology of topiramate: from epilepsy to bipolar disorder. Neuropsychiatr Dis Treat. 2006;2(4):475-88.

Wen X, Wang JS, Kivistö KT, Neuvonen PJ, Backman JT. In vitro evaluation of valproic acid as an inhibitor of human cytochrome P450 isoforms: preferential inhibition of cytochrome P450 2C9 (CYP2C9). Br J Clin Pharmacol. 2001;52(5):547-53.

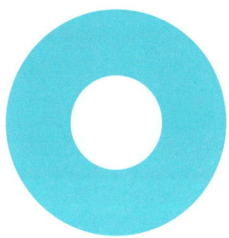

Agomelatina

A agomelatina é um fármaco estruturalmente associado à melatonina, utilizado para o tratamento do transtorno depressivo maior (TDM), tendo sido aprovada pela Anvisa para o transtorno de ansiedade generalizada (TAG) recentemente. Foi aprovada, no TDM, para uso na União Europeia e no Brasil em 2009, mas ainda não recebeu autorização da FDA para uso nos EUA. É agonista dos receptores melatoninérgicos MT_1 e MT_2 e antagonista dos receptores serotoninérgicos $5-HT_{2C}$. Seu efeito clínico parece estar associado à ressincronização do ciclo circadiano e regulação da liberação de noradrenalina e dopamina no córtex pré-frontal. A agomelatina apresenta perfil farmacológico favorável, com baixa taxa de efeitos adversos. Sua absorção atinge picos plasmáticos em cerca de 1 a 2 horas, e sua eliminação ocorre majoritariamente pela via renal.

Nomes no Brasil:
Valdoxan, Agoxon, Elencos.

SUS:
Não disponível na Rename.

● **INDICAÇÕES DE BULA – ANVISA:**

○ Adultos: TDM e TAG.

○ Adolescentes (12 a 17 anos): tratamento de episódios moderados a graves de TDM em pacientes que não tenham respondido à psicoterapia de forma isolada. A medicação antidepressiva deve ser administrada a adolescentes apenas em associação à psicoterapia.

● **INDICAÇÕES DE BULA – FDA:** Não possui aprovação da FDA até o momento.

● **INDICAÇÕES *OFF-LABEL*:** Existem evidências que apontam para uma possível eficácia da agomelatina no tratamento de transtorno bipolar, outros transtornos de ansiedade além do transtorno de ansiedade generalizada, dependência de álcool, enxaqueca, esquizofrenia e fibromialgia.

● **CONTRAINDICAÇÕES:** A agomelatina é contraindicada em caso de hipersensibilidade à substância ou a um de seus componentes, insuficiência hepática ou níveis de transaminases 3 vezes acima dos valores de referência e uso concomitante com inibidores potentes da CYP1A2 (fluvoxamina, ciprofloxacino, entre outros).

● **TESTES LABORATORIAIS SUGERIDOS OU NECESSÁRIOS:** É recomendado monitoramento clínico dos pacientes tratados com agomelatina, especialmente com a realização de testes de função hepática nas primeiras 3, 6, 12 e 24 semanas após início do tratamento. Deve-se avaliar se os níveis de transaminases superam 3 vezes os valores de referência; em caso positivo, ou na identificação de icterícia, faz-se necessário repetir a avaliação para confirmar os achados após 48 horas. Se confirmados, o tratamento deve ser suspenso.

● **ROTA FARMACOLÓGICA:** Ver Figura 1.

○ Farmacologia

ABSORÇÃO: A agomelatina tem absorção rápida, atingindo picos plasmáticos em cerca de 1 a 2 horas, entretanto, sua biodisponibilidade é de menos de 5% devido ao metabolismo de primeira passagem. No geral, a absorção da agomelatina não é influenciada pela ingestão de alimentos.[1]

VOLUME DE DISTRIBUIÇÃO: 35 L/kg.

LIGAÇÃO PROTEICA: > 95%.

METABOLISMO/FARMACOCINÉTICA: A agomelatina é altamente suscetível ao metabolismo hepático de primeira passagem, sendo metabolizada pelas enzimas do citocromo P450 (90% pela CYP1A2 e 10% pela CYP2C9).

ROTA DE ELIMINAÇÃO: A rota de eliminação da agomelatina é majoritariamente renal (80%).

MEIA-VIDA: < 2 horas.

DEPURAÇÃO: 1,1 L/min.

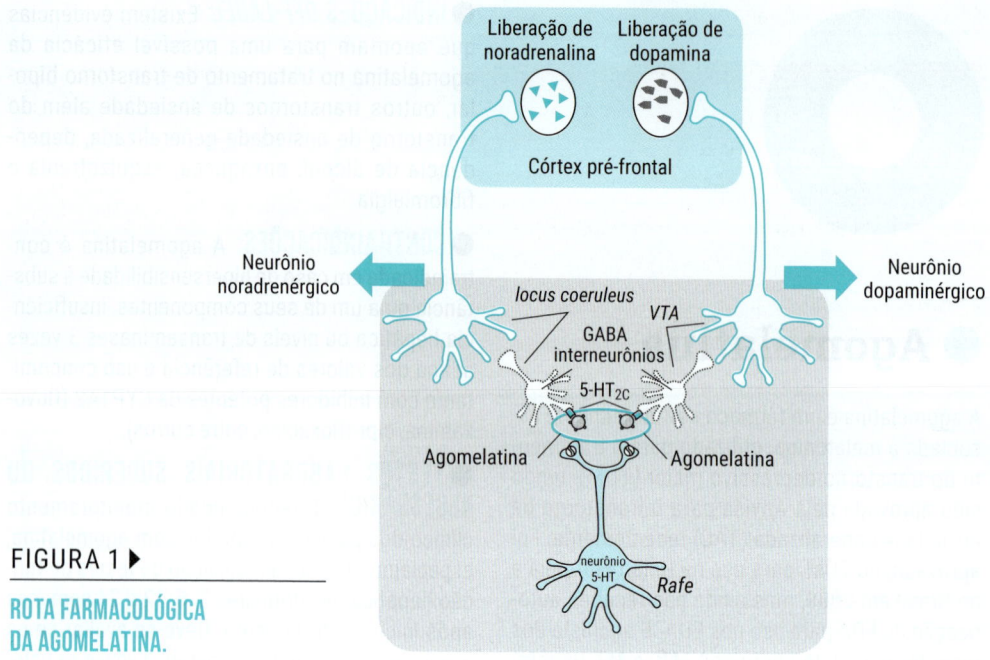

FIGURA 1 ▶

ROTA FARMACOLÓGICA DA AGOMELATINA.

FARMACODINÂMICA: A agomelatina é agonista dos receptores melatoninérgicos MT_1 e MT_2 e antagonista dos receptores serotoninérgicos $5\text{-}HT_{2C}$.

MECANISMO DE AÇÃO: Os receptores MT_1, majoritariamente localizados no núcleo supraquiasmático do hipotálamo, e MT_2, majoritariamente localizados na retina, são associados à regulação do ciclo circadiano. Desregulações nesse ciclo são correlacionadas à precipitação de transtornos emocionais, sendo demonstrado que a agomelatina é capaz de ressincronizar o ciclo circadiano em pacientes com depressão. A modulação serotoninérgica via $5\text{-}HT_{2C}$ promovida pela agomelatina está associada a um aumento da liberação de dopamina e noradrenalina no córtex pré-frontal, o que poderia explicar parte de seus efeitos clínicos de redução dos sintomas de depressão e ansiedade.

● Interações Medicamentosas

○ Os medicamentos que interagem com as isoenzimas do metabolismo da agomelatina podem interferir em sua biodisponibilidade. Nesse sentido, é contraindicado o tratamento conjunto com fluvoxamina, ciprofloxacino, enoxacino ou propranolol.

○ A combinação de agomelatina com estrogênios pode resultar em aumento das concentrações plasmáticas de agomelatina, devendo-se ter cuidado ao prescrevê-los.

○ A rifampicina, indutora de todos os citocromos envolvidos no metabolismo da agomelatina, pode diminuir sua biodisponibilidade.

○ O uso concomitante de álcool e tabaco (≥ 15 cigarros por dia) com agomelatina também não é recomendado, pois pode reduzir as concentrações séricas da agomelatina.

AFINIDADE LIGANTE/KI:

LOCAL	KI (NM)
Ki (MT$_1$)	0,1
Ki (MT$_2$)	0,12
Ki (5-HT$_{2C}$)	631
Ki (5-HT$_{2B}$)	660

○ Farmacogenética

 Acesse https://www.pharmgkb.org/chemical/PA165958363 ou utilize o *QR code* ao lado.

ANOTAÇÕES CLÍNICAS

Nível de evidência 1A, 1B, 2A, 2B: Não há dados para a agomelatina no PharmGKB até a data de publicação deste livro.

Nível de evidência 3: Variantes diversas do gene *ABCB1*.

Nível de evidência 4: Acesse o *site* para mais informações.

○ Prática Clínica

● **DOSAGEM:** O intervalo de tratamento com agomelatina varia entre 25 e 50 mg/dia.

● **TITULAÇÃO:** O tratamento com agomelatina é iniciado com a ingestão de 1 comprimido de 25 mg à noite; após 14 dias, aumenta-se a dose para 50 mg (2 comprimidos) caso não seja observada resposta. Não existem evidências concretas de efeitos de retirada.

● **EFEITOS ADVERSOS:** Comuns: Ansiedade, cefaleia, constipação intestinal, diarreia, dor abdominal superior, enxaqueca, fadiga, hiperidrose, insônia, lombalgia, nasofaringite, náusea, sonolência, tontura. Incomuns: Eczema, erupções cutâneas, hepatite, icterícia, parestesias, visão borrada.

BIPP TIPS

○ Os comprimidos de agomelatina são cobertos por formulação contendo lactose, sendo necessário ter atenção para possíveis casos de intolerância em pacientes.

○ Devido ao seu perfil farmacológico favorável e mecanismo de ação inovador, a agomelatina apresenta-se como uma abordagem interessante para o tratamento dos transtornos de humor.

○ A agomelatina não apresenta efeitos clinicamente relevantes nos parâmetros cardiorrespiratórios, mas seu uso em pacientes com insuficiência renal deve ser realizado com cautela. É necessário também monitoramento da função hepática.

○ É importante orientar os pacientes com relação aos riscos de dirigir ou operar máquinas durante as primeiras semanas do tratamento com agomelatina, uma vez que o medicamento interfere no sono e pode causar sonolência e tontura.

○ A agomelatina melhora sintomas de anedonia desde o início do tratamento.

○ A agomelatina tem menos efeitos colaterais quando comparada a outros antidepressivos; por esse motivo, pode apresentar uma taxa menor de descontinuação do tratamento.

● **GRAVIDEZ:** Não existem evidências formais acerca da segurança da exposição à agomelatina durante a gravidez; entretanto, é recomendado evitar seu uso especialmente no primeiro trimestre da gestação. Após isso, deve ser avaliada a relação entre os benefícios do tratamento psicofarmacológico para a gestante e os possíveis riscos para o feto. Categoria B da FDA (classificação até 2015).

● **AMAMENTAÇÃO:** De forma geral, os psicotrópicos são conhecidos por serem excretados no leite materno, embora faltem evidências robustas em relação à agomelatina e seus possíveis efeitos em lactentes. Nesse sentido, é recomendado suspender o uso de agomelatina durante o período da amamentação.

● **CRIANÇAS E ADOLESCENTES:** Evidências iniciais apontam para a eficácia e tolerabilidade da agomelatina em crianças e adolescentes entre 6 e 15 anos, porém mais estudos são necessários. Nesse sentido, a prescrição para essa faixa etária deve ser realizada com cautela, especialmente nos casos de transtornos enquadrados na categoria *off-label*.

● **IDOSOS:** Foi observada eficácia e tolerabilidade em idosos tratados com agomelatina, não sendo necessário ajuste da posologia.

● **INSUFICIÊNCIA RENAL:** A prescrição de agomelatina para pacientes com insuficiência renal deve ser feita com cautela e acompanhada de monitoramento clínico constante.

● **INSUFICIÊNCIA HEPÁTICA:** Não é indicada a prescrição de agomelatina para pacientes com insuficiência hepática.

● **COMO MANEJAR EFEITOS ADVERSOS:** Se a avaliação da função hepática e dos níveis de transaminases estiver acima da faixa de referência (3 vezes), o uso de agomelatina deve ser descontinuado. Outros casos de efeitos adversos leves tendem a melhorar com o tempo, principalmente após as 2 primeiras semanas de uso; portanto, deve-se aguardar.

Toxicidade

ORAL EM HUMANOS: Os dados acerca da toxicidade da agomelatina são escassos na literatura, variando entre doses relatadas de 450 até 7.500 mg.[2,3]

TOXICIDADE AGUDA: São necessários mais estudos avaliando a toxicidade do uso de agomelatina. A maior parte dos casos de toxicidade se refere a situações de superdosagem intencional ou de uso combinado com outros psicotrópicos. O manejo desses casos deve ser realizado com acompanhamento clínico, com especial atenção à possibilidade de lesão renal, que deve ser avaliada por exames.

Referências

1. Levitan MN, Papelbaum M, Nardi AE. Profile of agomelatine and its potential in the treatment of generalized anxiety disorder. Neuropsychiatr Dis Treat. 2015 May 5;11:1149-55. doi: 10.2147/NDT.S67470. PMID: 25999720; PMCID: PMC4427071.

2. Wong A, Lee C, Lee J. Agomelatine overdose and related toxicity. Toxicol Commun. 2018;2(1):62-5.

3. Outhoff K. Agomelatine: a review for general practitioners: CPD article. S Afr Fam Pract. 2012;54(3):181-7.

Leituras Recomendadas

De Berardis D, Fornaro M, Serroni N, Campanella D, Rapini G, Olivieri L, et al. Agomelatine beyond borders: current evidences of its efficacy in disorders other than major depression. Int J Mol Sci. 2015;16(1):1111-30.

Germain A, Kupfer DJ. Circadian rhythm disturbances in depression. Hum Psychopharmacol. 2008;23(7):571-85.

Guardiola-Lemaitre B, De Bodinat C, Delagrange P, Millan MJ, Munoz C, Mocaër E. Agomelatine: mechanism of action and pharmacological profile in relation to antidepressant properties. Br J Pharmacol. 2014;171(15): 3604-19.

Salardini E, Zeinoddini A, Kohi A, Mohammadi MR, Mohammadinejad P, Khiabany M, et al. Agomelatine as a treatment for attention-deficit/hyperactivity disorder in children and adolescents: a double-blind, randomized clinical trial. J Child Adolesc Psychopharmacol. 2016;26(6):513-9.

Stahl SM. Essential psychopharmacology: the prescriber's guide. Cambridge: Cambridge University; 2020.

Taylor D, Sparshatt A, Varma S, Olofinjana O. Antidepressant efficacy of agomelatine: meta-analysis of published and unpublished studies. BMJ. 2014;348:g1888.

Valdoxan (agomelatine) [Internet]. Paris: Les Laboratoires Servier; 2024 [capturado em 15 set. 2024]. Disponível em: https://www.ema.europa.eu/en/documents/product-information/valdoxan-epar-product-information_en.pdf.

Alopurinol

O alopurinol é um inibidor da xantina oxidase, enzima que atua na degradação das purinas, transformando-as em ácido úrico. Embora seja utilizado classicamente para o tratamento de gota e níveis elevados de ácido úrico, o alopurinol tem sido usado como medicamento adjuvante em alguns transtornos psiquiátricos que não respondem bem ou que deixaram de responder aos tratamentos convencionais, como epilepsia, esquizofrenia, mania e agressividade (pacientes com demência). Após administração oral, sua absorção é rápida e sua concentração máxima ocorre em 60 a 90 minutos. Sua eliminação se dá pela via renal, em menor nível na forma inalterada e na maior parte como metabólito.

Nomes no Brasil:
Alopurinol, Zyloric.

SUS:
Está disponível na Rename pelo componente básico em comprimidos de 100 e 300 mg.

● **INDICAÇÕES DE BULA – ANVISA:** Redução da formação de urato/ácido úrico nas principais manifestações de depósito dessas duas substâncias que ocorre em indivíduos com artrite gotosa, tofos cutâneos e nefrolitíase ou naqueles que apresentam risco clínico potencial (p. ex., que estão em tratamento de tumores que podem desencadear nefropatia aguda por ácido úrico). Controle de cálculos renais de 2,8-di-hidroxiadenina (2,8-DHA), relacionados com atividade deficiente de adenina fosforibosil transferase. Controle de cálculos renais mistos de oxalato de cálcio recorrentes, na presença de hiperuricosúria, quando tiverem falhado medidas de hidratação, dietéticas e semelhantes.

● **INDICAÇÕES DE BULA – FDA:** Tratamento de pacientes adultos com sinais e sintomas de gota primária ou secundária (ataques agudos, tofos, destruição articular, litíase por ácido úrico e/ou nefropatia). Tratamento de pacientes adultos e pediátricos com leucemia, linfoma e malignidades de tumores sólidos que estão recebendo terapia contra câncer que causa elevações das concentrações séricas e urinárias de ácido úrico. Tratamento de pacientes adultos com cálculos recorrentes de oxalato de cálcio cuja excreção diária de ácido úrico excede 800 mg/dia em pacientes do sexo masculino ou 750 mg/dia em pacientes do sexo feminino, apesar das mudanças no estilo de vida.

● **INDICAÇÕES OFF-LABEL:** O alopurinol tem sido estudado, de maneira experimental, na clínica psiquiátrica como medicamento adjuvante no tratamento da esquizofrenia e da mania, no manejo de pacientes com demência que apresentam comportamento agressivo e também em bebês neonatos que sofrem com hipóxia no momento do nascimento.

● **CONTRAINDICAÇÕES:** O alopurinol não deve ser utilizado por pacientes com histórico de alergia ao medicamento.

● **TESTES LABORATORIAIS SUGERIDOS OU NECESSÁRIOS:** Testes laboratoriais não são necessários.

● **ROTA FARMACOLÓGICA:** Ver Figura 1.

Farmacologia

ABSORÇÃO: Após administração oral, o alopurinol é rapidamente absorvido e seu pico de concentração plasmática se dá entre 60 e 90 minutos (4,5 horas para o oxipurinol, seu metabólito ativo).

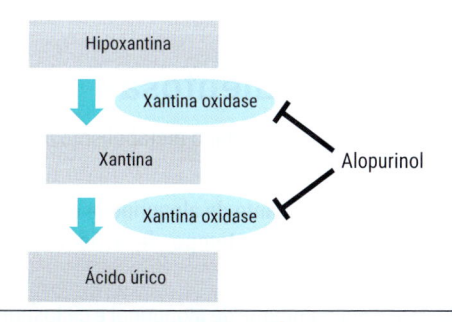

FIGURA 1 ▶ ROTA FARMACOLÓGICA DO ALOPURINOL.

VOLUME DE DISTRIBUIÇÃO: 1,3 L/kg.

LIGAÇÃO PROTEICA: A ligação do alopurinol às proteínas plasmáticas é insignificante.

METABOLISMO/FARMACOCINÉTICA: O alopurinol é metabolizado em oxipurinol, que também é inibidor da xantina oxidase. Posteriormente, ambos são metabolizados em ribonucleotídeos.

ROTA DE ELIMINAÇÃO: A excreção do alopurinol se dá tanto pela via renal, principalmente na forma de metabólitos (80%), quanto pela via fecal (20%).

MEIA-VIDA: A meia-vida do alopurinol é de aproximadamente 1 a 2 horas, e a do oxipurinol, de 15 horas.

DEPURAÇÃO: 10 mL/min/kg.

FARMACODINÂMICA: O alopurinol, embora seja amplamente utilizado para tratamento da gota e redução dos níveis de ácido úrico, tem sua ação em transtornos mentais devido à sua atividade sobre o sistema adenossinérgico, que parece estar disfuncional em alguns transtornos mentais, como esquizofrenia e transtorno bipolar.

MECANISMO DE AÇÃO: O alopurinol é um inibidor da xantina oxidase, enzima que converte a hipoxantina em xantina e a xantina em ácido úrico. Em alguns transtornos mentais, acredita-se que haja uma disfunção do sistema adenossinérgico, que atua como regulador sobre outros sistemas de neurotransmissão, como o dopaminérgico e o glutamatérgico. Dessa forma, se há uma disfunção do sistema adenossinérgico, há prejuízo da regulação desses outros sistemas relacionados com os transtornos psiquiátricos citados. O alopurinol parece atuar sobre o sistema adenossinérgico, revertendo ou melhorando essa hipofunção.

Interações Medicamentosas

- O alopurinol pode inibir o metabolismo da teofilina.
- O uso concomitante de alopurinol e azatioprina pode aumentar o tempo de ação da azatioprina.
- O uso concomitante de alopurinol e ciclosporina pode aumentar as concentrações plasmáticas da ciclosporina.
- O uso de alopurinol aumenta o tempo de meia-vida da vidarabina.
- O uso de alopurinol juntamente com furosemida pode aumentar as concentrações plasmáticas do oxipurinol.
- O uso de alopurinol pode aumentar o efeito da varfarina e de outros anticoagulantes cumarínicos.
- A probenecida e o salicilato podem aumentar a excreção do oxipurinol e reduzir o efeito terapêutico do alopurinol.
- Há maior risco de *rash* cutâneo na associação de alopurinol e amoxicilina e ampicilina.

AFINIDADE LIGANTE/KI:

LOCAL	KI (NM)
Ki (xantina desidrogenase)	1.000/2.600
Ki (xantina desidrogenase/oxidase)	1.550/7.300

Farmacogenética

Acesse https://www.pharmgkb.org/chemical/PA448320 ou utilize o *QR code* ao lado.

ANOTAÇÕES CLÍNICAS

Nível de evidência 1A, 1B, 2A, 2B: Não há dados para o alopurinol no PharmGKB até a data de publicação deste livro.

Nível de evidência 3: Variantes diversas dos genes *ABCG2, AOX1, CYCSP5, GREM2, HLA-A, HLA-B, HLA-C, HLA-DQB1, MYT1L, NOTCH4, NTNG1, PKD2, POU5F1, PSORS1C1, PSORS1C3, TBL1XR1, TRIB2, UGT1A1, UGT1A10, UGT1A3, UGT1A4, UGT1A5, UGT1A6, UGT1A7, UGT1A8* e *UGT1A9*.

Nível de evidência 4: Variantes diversas dos genes *ABCG2* e *PSORS1C1*.

Prática Clínica

DOSAGEM: Experimentalmente, têm-se estudado a utilização do alopurinol no manejo da esquizofrenia e do TB em doses que variam entre 300 e 600 mg/dia.

● **TITULAÇÃO:** Pelo fato de ainda ser um medicamento em estudo para transtornos psiquiátricos, os resultados obtidos com o alopurinol são considerados preliminares, sendo necessária uma continuação da investigação do seu uso.

● **EFEITOS ADVERSOS:** Comuns: Dermatológicos (*rash*), gastrointestinais (diarreia, náusea, vômito), hepáticos (aumento de fosfatase alcalina e transaminases), renais (insuficiência renal). Incomuns: Cardiovasculares (edema, vasculite necrosante), dermatológicos (equimose), endocrinológicos (ginecomastia), geniturinários (impotência, infertilidade, polução noturna), neurológicos (cefaleia), metabólicos (aumento de gota), outros (astenia, febre, mal-estar). Raros: Dermatológicos (síndrome de Lyell, SSJ), gastrointestinais (dispepsia, dor abdominal intermitente, gastrite), hepáticos (hepatite, hepatomegalia, icterícia colestática), hipersensibilidade (generalizada), musculoesqueléticos (artralgia, miopatia), respiratórios (epistaxe). Muito raros: Cardiovasculares (angina, bradicardia, hipertensão), dermatológicos (alopecia, angiedema, descoloração do cabelo), gastrointestinais (alteração de hábitos intestinais, esteatorreia, estomatite, hematêmese recorrente), geniturinários (disfunção erétil, hematúria, impotência, infertilidade, uremia), hematológicos (agranulocitose, anemia aplásica, eosinofilia, granulocitopenia, leucocitose, leucopenia, trombocitopenia), hipersensibilidade (anafilaxia, angiedema), imunológicos (furúnculo, linfadenopatia angioimunoblástica), metabólicos (diabetes melito, hiperlipidemia), neurológicos (alteração de paladar, ataxia, coma, neurite, neuropatia, paralisia, parestesia, sonolência), oculares (alteração macular e visual, catarata), psiquiátricos (depressão), renais (azotemia, cristalúria por xantina), outros (vertigem).

● **GRAVIDEZ:** Os estudos sobre o uso seguro de alopurinol durante a gestação ainda não estão bem estabelecidos devido à baixa necessidade de uso dessa medicação em mulheres jovens, havendo relatos de malformação fetal, como baixa implantação de orelhas, criptorquidia, déficit auditivo, fenda labial, fenda palatina, hipoplasia renal, microftalmia e micropênis. Deve-se ter bastante precaução ao recomendar o uso de alopurinol por mulheres grávidas, sobretudo aquelas que se encontram no primeiro trimestre gestacional. Categoria C da FDA (classificação até 2015).

● **AMAMENTAÇÃO:** O alopurinol é secretado no leite materno, e não há estudos avaliando a segurança desse medicamento para os lactentes, não sendo recomendada sua utilização pelas mães durante a lactação.

● **CRIANÇAS E ADOLESCENTES:** O uso de alopurinol em crianças e adolescentes é recomendado apenas em situações específicas, como quando ocorre hipóxia neonatal, em casos de leucemia e em determinadas disfunções enzimáticas, como na síndrome de Lesch-Nyhan. O uso desse medicamento nessa faixa etária deve ser feito em doses de 10 a 20 mg/kg de peso corporal por dia, sendo 150 mg diários para menores de 6 anos de idade.

● **IDOSOS:** O alopurinol é um medicamento seguro em pacientes idosos. É recomendado que se utilize a menor dose eficaz.

● **INSUFICIÊNCIA RENAL:** Utilizar o alopurinol com cautela em pacientes com comprometimento renal. Pode ser necessário ajuste de dose.

● **INSUFICIÊNCIA HEPÁTICA:** Utilizar doses reduzidas de alopurinol em pacientes com comprometimento hepático.

> **BIPP TIPS**
>
> ○ Como é sabido que há risco de reações alérgicas possivelmente graves, é necessária a interrupção imediata do alopurinol caso surjam reações cutâneas.
>
> ○ Em alguns casos, embora raros, os pacientes em uso de alopurinol podem apresentar alterações hepáticas, desde alterações assintomáticas até hepatite granulomatosa e necrosante.
>
> ○ Pacientes que fazem uso de alopurinol e apresentam histórico de nefropatia decorrente de nível elevado de ácido úrico devem consumir maiores volumes de água (acima de 2 L/dia).
>
> ○ Pacientes que fazem uso de IECAs podem ter risco aumentado de desenvolver hipersensibilidade e neutropenia ao utilizarem alopurinol.

● **COMO MANEJAR EFEITOS ADVERSOS:** É necessário aguardar e observar se os efeitos irão desaparecer; caso não desapareçam, é recomendada a redução de dose do alopurinol e até a suspensão do seu uso.

◉ Toxicidade

ORAL EM HUMANOS: Não existe informação específica sobre superdose de alopurinol em humanos. A dose letal de alopurinol é de 78 mg/kg em camundongos.

TOXICIDADE AGUDA: Os sintomas decorrentes de superdosagem de alopurinol são diarreia, náusea, tontura e vômito.

◉ Leituras Recomendadas

Buie LW, Oertel MD, Cala SO. Allopurinol as adjuvant therapy in poorly responsive or treatment refractory schizophrenia. Ann Pharmacother. 2006;40(12):2200-4.

Carr CN, Straley CM, Baugh TB. Allopurinol for the treatment of refractory aggression: a case series. Pharmacotherapy. 2017;37(6):748-54.

Chu WY, Annink KV, Nijstad AL, Maiwald CA, Schroth M, Bakkali LE, et al. Pharmacokinetic/pharmacodynamic modelling of allopurinol, its active metabolite oxypurinol, and biomarkers hypoxanthine, xanthine and uric acid in hypoxic-ischemic encephalopathy neonates. Clin Pharmacokinet. 2022;61(2):321-33.

Day RO, Graham GG, Hicks M, McLachlan AJ, Stocker SL, Williams KM. Clinical pharmacokinetics and pharmacodynamics of allopurinol and oxypurinol. Clin Pharmacokinet. 2007;46(8):623-44.

DeMarco P, Zagnoni P. Allopurinol and severe epilepsy. Neurology. 1986;36(11):1538-9.

Drugs.com. Allopurinol side effects [Internet]. 2024 [capturado em 15 set. 2024]. Disponível em: https://www.drugs.com/sfx/allopurinol-side-effects.html#professional.

Fan A, Berg A, Bresee C, Glassman LH, Rapaport MH. Allopurinol augmentation in the outpatient treatment of bipolar mania: a pilot study. Bipolar Disord. 2012;14(2):206-10.

Miyauchi T. Long-term improvement of aggression in a patient with schizophrenia using allopurinol as an adjuvant: a case report. J Clin Psychopharmacol. 2021;41(2):212-4.

Zyloprim® (allopurinol) [Internet]. Greenville: Casper Pharma LLC; 2018 [capturado em 15 set. 2024]. Disponível em: https://www.accessdata.fda.gov/drugsatfda_docs/label/2018/016084s044lbl.pdf.

● Alprazolam

O alprazolam é um triazolobenzodiazepínico modulador alostérico positivo dos receptores GABA-A, potencializando o efeito inibitório desse neurotransmissor. É comumente utilizado em transtornos de ansiedade, muitas vezes em associação com outros fármacos. Pode causar sedação, diminuição da atenção e concentração, interação com bebidas alcoólicas, dependência física e síndrome de abstinência. Sua absorção oral é rápida, atingindo o pico plasmático por volta de 0,7 a 2,1 horas após a ingestão. Por apresentar excreção renal, é necessário atenção especial quando utilizado por pacientes com prejuízo da função renal.

Nomes no Brasil:
Alprazolam, Apraz, Frontal, Tranquinal.

SUS:
Não disponível na Rename.

● **INDICAÇÕES DE BULA – ANVISA:** Tratamento de transtornos de ansiedade. Não deve ser administrado como substituição ao tratamento apropriado de psicose. Tratamento dos transtornos de ansiedade associados a outras condições, como abstinência de álcool. Tratamento do transtorno de pânico com ou sem agorafobia cuja principal característica é a crise de ansiedade não esperada, um ataque súbito de apreensão intensa, medo ou terror.

● **INDICAÇÕES DE BULA – FDA:** Tratamento agudo do TAG em adultos. Tratamento do transtorno de pânico com ou sem agorafobia em adultos.

● **INDICAÇÕES *OFF-LABEL*:** O alprazolam pode ser utilizado em casos de transtorno depressivo maior, ataque súbito de apreensão intensa, medo, terror, disforia pré-menstrual, náusea e vômito em decorrência de quimioterapia, zumbido e tremor essencial.

● **CONTRAINDICAÇÕES:** O alprazolam é contraindicado em casos de hipersensibilidade à substância ou a outros BZDs, e em associação com cetoconazol e itraconazol (inibidores da CYP3A4).

● **TESTES LABORATORIAIS SUGERIDOS OU NECESSÁRIOS:** Pacientes saudáveis que fazem uso esporádico ou por curto prazo de alprazolam não necessitam realizar exames laboratoriais, porém pacientes que fazem uso prologado devem fazer acompanhamento periódico com hemograma, testes de função hepática e renal e exame qualitativo de urina.

● **ROTA FARMACOLÓGICA:** Ver Figura 1.

○ Farmacologia

ABSORÇÃO: Após administração oral, o alprazolam é absorvido rapidamente pelo trato gastrointestinal, apresentando biodisponibilidade de 84 a 91%, tendo seu pico de concentração máxima por volta de 1,8 hora (5-11 horas em liberação prolongada).

VOLUME DE DISTRIBUIÇÃO: 0,8 a 1,3 L/kg.

LIGAÇÃO PROTEICA: A ligação do alprazolam às proteínas plasmáticas é de 80%, sendo a albumina a principal; com menor frequência, liga-se também à $α_1$-glicoproteína ácida.

METABOLISMO/FARMACOCINÉTICA: O metabolismo do alprazolam se dá por hidroxilação pelas enzimas do citocromo P450, principalmente CYP3A4, CYP3A5, CYP3A7 e CYP2C9.

ROTA DE ELIMINAÇÃO: A excreção do alprazolam é renal, sendo a maior parte eliminada na forma não metabolizada, enquanto uma porção menor é eliminada na forma de α-hidroxi-alprazolam e 4-hidroxi-alprazolam.

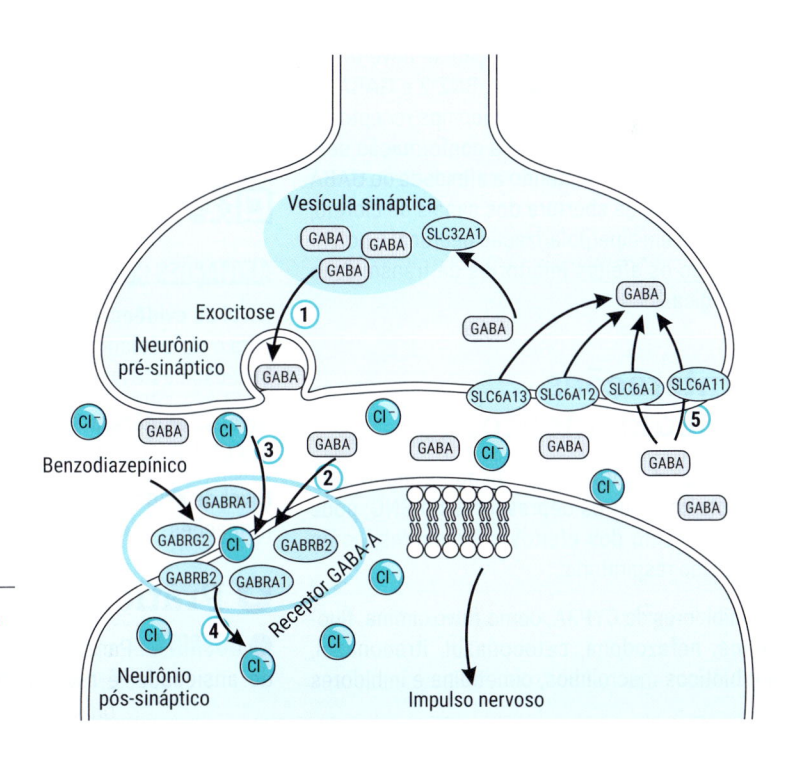

FIGURA 1 ▶

ROTA FARMACOLÓGICA DO ALPRAZOLAM.

Fonte: Elaborada com base em Whirl-Carrillo e colaboradores.[1]

MEIA-VIDA: Em pacientes saudáveis, a meia-vida do alprazolam é de 11,2 horas; em idosos, é de 16,3 horas; em pacientes com doença hepática alcoólica, é de 5,8 a 65,3 horas; e em obesos, de 9,9 a 40,4 horas. Em pacientes asiáticos, a meia-vida é 25% superior quando comparada com pacientes brancos.

DEPURAÇÃO: A depuração plasmática do alprazolam é de 0,90 ± 0,21 mL/min/kg após administração oral. Em caso de administração concomitante com indutores da CYP3A, a depuração sobe para 2,13 ± 0,54 mL/min/kg.

FARMACODINÂMICA: O alprazolam age por meio da interação com os receptores BNZ-1, BNZ-2 e GABA-A. Os efeitos decorrentes de sua ligação com BNZ-1 são sedação e melhora dos sintomas de ansiedade; já ao se ligar aos receptores BNZ-2, o alprazolam tem efeito sobre memória, coordenação, relaxamento muscular e atividade anticonvulsivante. Por meio da ligação aos receptores GABA-A, o alprazolam tem efeito calmante, uma vez que aumenta a afinidade do GABA pelo seu receptor.

MECANISMO DE AÇÃO: O alprazolam é um medicamento da classe dos BZDs utilizado no tratamento de alguns transtornos de ansiedade e transtorno de pânico. Sua ação se deve à sua ligação aos receptores BNZ-1, BNZ-2 e GABA-A. Ao se ligar ao seu sítio alostérico nos receptores GABA-A, o alprazolam altera a conformação desses receptores, aumentando a afinidade do GABA e a frequência de abertura dos canais de cloreto, resultando em hiperpolarização neuronal e potencializando os efeitos inibitórios da transmissão gabaérgica.

● Interações Medicamentosas

○ Quando o alprazolam é usado concomitantemente com outros depressores do SNC, pode haver aumento dos efeitos depressores, como depressão respiratória.

○ Inibidores da CYP3A, como fluvoxamina, fluoxetina, nefazodona, cetoconazol, itraconazol, antibióticos macrolídios, cimetidina e inibidores da protease podem causar elevação das concentrações plasmáticas do alprazolam, com consequente aumento dos efeitos sedativos. Nesse caso, é recomendada a diminuição da dose utilizada.

○ Indutores da CYP3A, como a carbamazepina, podem aumentar a metabolização e, consequentemente, reduzir as concentrações plasmáticas e os efeitos terapêuticos do alprazolam.

○ Aumento de concentração de imipramina e desipramina, sendo desconhecida a significância clínica desse achado.

○ Ocorre aumento de concentração de alprazolam durante uso concomitante de anticoncepcionais orais.

AFINIDADE LIGANTE/KI:

LOCAL	KI (NM)
Ki (GABA-B-1)	4,5/5/5,3/6,7/8
Ki (GABA-A-α1)	21/65
Ki (PTAFR)	0,00261

○ Farmacogenética

Acesse https://www.pharmgkb.org/chemical/PA448333 ou utilize o *QR code* ao lado.

ANOTAÇÕES CLÍNICAS

Nível de evidência 1A, 1B, 2A, 2B: Não há dados para o alprazolam no PharmGKB até a data de publicação deste livro.

Nível de evidência 3: Variantes diversas dos genes *CYP3A* e *CYP3A4*.

Nível de evidência 4: Acesse o *site* para mais informações.

○ Prática Clínica

● **DOSAGEM:** Para o tratamento de transtornos de ansiedade, é recomendado o uso de 0,25 a 0,5 mg com intervalo de 6 a 8 horas entre as doses. Não se deve exceder 4 mg/dia. Para o tratamento de transtorno de pânico, recomendam-se doses entre 0,5 e 1,0 mg com intervalo de 8 horas. A dose média diária pode variar entre 5 e 10 mg/dia. Em casos de sintomas de ansiedade associados à depressão, recomenda-se o uso de 1 a 4 mg/dia, com intervalos de 8 horas entre as doses. Para síndrome pré-menstrual (*off-label*), recomenda-se o uso de 0,25 mg com intervalos de 6 a 12 horas entre as doses. Não se deve exceder 3 a 4 mg/dia, com uso por 2 a 3 dias.

● **TITULAÇÃO:** É recomendado iniciar o uso do alprazolam com doses entre 0,5 e 1 mg, 3x/dia. Para o tratamento de transtorno de pânico, pode-se aumentar 0,5 mg a cada 3 dias, até a dose máxima de 4 a 6 mg/dia. Para uso como ansiolítico, as doses máximas variam entre 0,75 e 1,5 mg/dia. Em caso de uso crônico, as doses devem ser administradas entre 4 e 6x/dia, para que as concentrações plasmáticas sejam mantidas. É fortemente recomendado que a retirada ocorra de forma gradual, para evitar sintomas de retirada abrupta, como convulsões, *delirium* ou síndrome de abstinência. Pode-se reduzir 0,5 mg a cada 3 dias, embora em alguns casos seja necessário reduzir 0,25 mg a cada 3 a 7 dias.

● **EFEITOS ADVERSOS (DADOS DE LIBERAÇÃO IMEDIATA):** Mais comuns: Cardiovasculares (dor no peito, taquicardia), dermatológicos (*rash*, sudorese), gastrointestinais (boca seca, constipação, diarreia, distensão abdominal, náusea, vômito), geniturinários (alteração menstrual, dificuldade de micção), metabólicos (aumento/diminuição de apetite, ganho/perda de peso), neurológicos (cefaleia, comprometimento da memória, desmaio, disartria, distúrbio cognitivo, incoordenação, movimento voluntário anormal, sedação, sonolência, tontura), oculares (visão embaçada), psiquiátricos (ansiedade, depressão, estado confusional, insônia, irritabilidade, menor libido), respiratórios (congestão nasal), outros (cansaço, fadiga). Comuns: Cardiovasculares (edema, hipotensão, palpitação), dermatológicos (dermatite), gastrointestinais (aumento de salivação), geniturinários (disfunção sexual, incontinência urinária), hipersensibilidade (alergia), imunológicos (infecção), musculoesqueléticos (cãibras musculares, distúrbios do tônus muscular, espasmos musculares, rigidez muscular), neurológicos (acatisia, ataxia, coordenação anormal, distúrbio da atenção, do equilíbrio e vasomotor, hipersonia, letargia, parestesia, síncope, sonolência, tremor), psiquiátricos (agitação, alteração de libido, aumento de libido, confusão, desinibição, desorientação, desrealização, medo, nervosismo, sonhos anormais), respiratórios (hiperventilação, infecção), outros (fraqueza, sensação de calor, *tinnitus*). Incomuns: Musculoesqueléticos (fraqueza muscular), neurológicos (amnésia, deficiência intelectual, distúrbios de coordenação, irritação, manifestações autonômicas), psiquiátricos (alteração de humor, alucinação, comportamentos anormais, dificuldade de concentração). Raros: Hepáticos (alteração de função hepática, icterícia), oculares (aumento de pressão intraocular), psiquiátricos (hipomania, mania, outras alterações de comportamento). Pós-comercialização: Cardiovasculares (edema periférico), dermatológicos (fotossensibilidade, SSJ), endocrinológicos (ginecomastia, hiperprolactinemia), geniturinários (galactorreia), hepáticos (hepatite, insuficiência hepática), hipersensibilidade (angiedema), neurológicos (desbalanço de sistema nervoso autônomico, hiperatividade psicomotora), psiquiátricos (alteração de libido, pensamento anormal, raiva).

● **EFEITOS ADVERSOS (DADOS DE LIBERAÇÃO PROLONGADA):** Mais comuns: Gastrointestinais (boca seca, diarreia), neurológicos (alteração de memória, cefaleia, disartria, sedação, sonolência, tremor), psiquiátricos (depressão, insônia, nervosismo), outros (fadiga). Comuns: Cardiovasculares (dor no peito, fogacho, palpitação), dermatológicos (prurido, sudorese), gastrointestinais (dispepsia, dor abdominal, náusea, vômito), geniturinários (dificuldade de micção, disfunção sexual, dismenorreia, síndrome pré-menstrual), imunológicos (infecção), metabólicos (anorexia, ganho de apetite, ganho/perda de peso), musculoesqueléticos (artralgia, cãibras, dor em membros e nas costas, espasmos musculares, mialgia), neurológicos (ataxia, coordenação anormal, deficiência mental, discinesia, equilíbrio prejudicado, hipersonia, hipoestesia, letargia, parestesia, perturbação da atenção,

BIPP TIPS

- A prescrição de alprazolam para pacientes com doença pulmonar grave requer cautela, já que há relatos de morte nessa população com o uso desse medicamento.

- Em razão da ação clínica mais curta do alprazolam, alguns pacientes requerem administração mais frequente ao longo do dia.

- O uso concomitante de alprazolam com bebida alcoólica ou outros sedativos pode resultar em hipotensão, redução do nível de consciência e frequência respiratória.

- Nos 3 primeiros dias de descontinuação de alprazolam, o risco de convulsão é maior, sobretudo em pacientes com histórico de convulsão prévia, lesão na cabeça ou histórico de abstinência.

- O alprazolam compromete a capacidade de conduzir veículos e operar máquinas, uma vez que reduz os níveis de alerta, atenção e concentração.

- O alprazolam é um dos BZDs de maior uso clínico.

- O alprazolam pode ser utilizado no tratamento da catatonia, sendo a terapêutica recomendada de início.

- Em alcoolistas, usuários de drogas ou indivíduos com transtorno grave da personalidade, o alprazolam tende a ser usado de forma abusiva, não sendo portanto recomendada sua prescrição.

- Em indivíduos com transtorno por uso de substâncias ou transtornos graves da personalidade, o alprazolam apresenta maior risco de uso inadequado e desenvolvimento de dependência, não sendo, portanto, recomendado nesses casos.

- O uso de alprazolam em pacientes com apneia merece maior atenção.

- Há relatos de pacientes que apresentaram mania e hipomania com o uso de alprazolam.

tontura, vertigem), oculares (visão embaçada), psiquiátricos (agitação, ansiedade, confusão, depressão, desorientação, despersonalização, desrealização, diminuição/aumento de libido, inquietação, irritabilidade, pesadelo), respiratórios (congestão nasal, dispneia, dor faringolaríngea, hiperventilação, infecção, rinite), outros (acidente automobilístico, fraqueza, mal-estar). Incomuns: Cardiovasculares (aperto no peito, hipotensão, taquicardia sinusal), dermatológicos (*rash*, sudorese, urticária), gastrointestinais (disfagia, hipersecreção salivar), geniturinários (incontinência urinária, polaciúria), metabólicos (sede), neurológicos (amnésia, diminuição de nível de consciência, estupor, hipotonia, ressaca, síncope), oculares (fotofobia, midríase), psiquiátricos (agitação, alucinação, apatia, hipomania, humor eufórico, ideação homicida e suicida, impulsividade, lentificação, logorreia, mania, oscilação de humor, raiva, retardo psicomotor, sonhos anormais, soniloquio), respiratórios (disfonia, epistaxe, rinorreia, sensação de asfixia, síndrome da apneia do sono), outros (astenia, aumento de energia, calafrio, dor de ouvido, lentidão, queda, sensação de calor e frio, de embriaguez, de nervosismo e de relaxamento, perda de controle das pernas, pirexia, zumbido). Pós-comercialização: Cardiovasculares (edema periférico), dermatológicos (SSJ), endocrinológicos (ginecomastia, hiperprolactinemia), geniturinários (galactorreia), hepáticos (aumento de transaminases, insuficiência hepática), hipersensibilidade (angiedema).

● **GRAVIDEZ:** As chances de teratogenicidade com uso de alprazolam, mesmo em altas doses, são baixas, porém não podem ser excluídas. Fetos ou neonatos expostos ao alprazolam durante a gestação e/ou lactação podem apresentar sintomas de abstinência transitórios, como inquietude, irritabilidade e tremores. Quando usado no terceiro trimestre de gestação, sobretudo em períodos mais próximos do parto, pode causar síndrome do bebê hipotônico, caracterizada por baixa responsividade, hipotermia, hipotonia e letargia do bebê ao nascimento. Categoria D da FDA (classificação até 2015).

- **AMAMENTAÇÃO:** Por ser excretado no leite, o uso do alprazolam durante a lactação pode causar apatia, dificuldade de sucção, hipotonia, letargia e sonolência no lactente.

- **CRIANÇAS E ADOLESCENTES:** O alprazolam é bem tolerado por crianças e adolescentes, porém não há evidências do seu benefício no tratamento de transtornos nessa faixa etária. Pode causar efeitos paradoxais nessa população.

- **IDOSOS:** Em idosos, o alprazolam é utilizado no tratamento de transtorno de pânico por curto período. É recomendado que se faça uso da menor dose possível desde que controle os sintomas, uma vez que o metabolismo desse medicamento é mais lento nessa faixa etária. Por essa razão, acredita-se que possa haver acúmulo de concentrações plasmáticas de alprazolam, resultando em quadros de agitação. Em idosos que usam alprazolam, deve-se observar se não há ocorrência de hipotensão, caracterizada por tontura e falta de coordenação.

- **INSUFICIÊNCIA RENAL:** Utilizar o alprazolam com cautela em pacientes com insuficiência renal, já que esse medicamento apresenta excreção renal.

- **INSUFICIÊNCIA HEPÁTICA:** O uso de alprazolam em pacientes com insuficiência hepática deve ser iniciado com baixas doses, entre 0,5 e 0,75 mg/dia, divididas em 2 a 3 tomadas, já que a metabolização desse medicamento é basicamente hepática.

- **COMO MANEJAR EFEITOS ADVERSOS:** Os efeitos colaterais do alprazolam tendem a ser imediatos e melhorar com o tempo. Dessa forma, é necessário aguardar e observar se os efeitos irão desaparecer; caso não desapareçam, são recomendadas a redução de dose, a troca por outro medicamento semelhante ou de liberação lenta e a utilização de doses mais altas para a noite (horário de dormir).

Toxicidade

ORAL EM HUMANOS: Não existe informação específica sobre superdose de alprazolam em humanos. A dose letal de alprazolam é de 331 a 2.171 mg/kg em ratos.

TOXICIDADE AGUDA: Em caso de intoxicação ou efeitos colaterais graves e potencialmente fatais advindos do uso de alprazolam, deve-se usar o flumazenil como antídoto, além de lavagem gástrica, monitoramento de frequência cardíaca, respiratória e pressão arterial e fornecimento de suporte como hidratação e permeabilidade de vias aéreas.

Referência

1. Whirl-Carrillo M, Huddart R, Gong L, Sangkuhl K, Thorn CF, Whaley R, et al. An evidence-based framework for evaluating pharmacogenomics knowledge for personalized medicine. Clin Pharmacol Ther. 2021;110(3):563-72.

Leituras Recomendadas

Ait-Daoud N, Hamby AS, Sharma S, Blevins D. A review of alprazolam use, misuse, and withdrawal. J Addict Med. 2018;12(1):4-10.

Bruno E, Nicoletti A, Quattrocchi G, Filippini G, Zappia M, Colosimo C. Alprazolam for essential tremor. Cochrane Database Syst Rev. 2015;2015(12):CD009681.

Drugs.com. Alprazolam side effects [Internet]. 2022 [capturado em 15 set. 2024]. Disponível em: https://www.drugs.com/sfx/alprazolam-side-effects.html#-professional.

Greenblatt DJ, Wright CE. Clinical pharmacokinetics of alprazolam: therapeutic implications. Clin Pharmacokinet. 1993;24(6):453-71.

Stahl SM. Essential psychopharmacology: the prescriber's guide. Cambridge: Cambridge University; 2020.

Verster JC, Volkerts ER. Clinical pharmacology, clinical efficacy, and behavioral toxicity of alprazolam: a review of the literature. CNS Drug Rev. 2004;10(1):45-76.

Xanax® XR CIV (alprazolam) extended-release tablets [Internet]. New York: Pfizer; 2016 [capturado em 15 set. 2024]. Disponível em: https://www.accessdata.fda.gov/drugsatfda_docs/label/2016/021434s016lbl.pdf.

Amantadina

A amantadina é um derivado do adamantano usado para tratar a discinesia em pacientes com doença de Parkinson que recebem levodopa, bem como os efeitos colaterais extrapiramidais induzidos por medicamentos. Também possui efeito antiviral, sendo utilizada no tratamento profilático ou sintomático da *influenza* A. Ela atua ainda como agente antiparkinsoniano, em geral em combinação com levodopa quando as respostas deste diminuem. O mecanismo de ação da amantadina no tratamento da doença de Parkinson e das reações extrapiramidais induzidas por medicamentos não é completamente elucidado. Sua absorção atinge picos plasmáticos em cerca de 3,3 horas e sua eliminação ocorre majoritariamente por via renal.

Nomes no Brasil:
Mantidan.

SUS:
Está disponível na Rename pelo componente especializado em comprimidos de 100 mg.

● **INDICAÇÕES DE BULA – ANVISA:** Tratamento de parkinsonismo e reações extrapiramidais induzidas por fármacos. Tratamento da Doença de Parkinson primária e no parkinsonismo secundário devido a outros agentes externos (p. ex., parkinsonismo pós-encefálico e no parkinsonismo que se segue à lesão do SNC na intoxicação por monóxido de carbono). Tratamento de pacientes idosos com doença de Parkinson associada a alterações ateroscleróticas e reações extrapiramidais induzidas por fármacos.

● **INDICAÇÕES DE BULA – FDA:** Tratamento de discinesia em pacientes com doença de Parkinson recebendo terapia baseada em levodopa, com ou sem medicamentos dopaminérgicos concomitantes. Como terapia adjuvante à levodopa/carbidopa em pacientes com doença de Parkinson apresentando episódios *"off"*.

● **INDICAÇÕES *OFF-LABEL*:** A amantadina pode ser utilizada no tratamento de doença de Parkinson idiopática, parkinsonismo pós-encefalite, parkinsonismo pós-traumatismo ou intoxicação por monóxido de carbono. Na psiquiatria, existem alguns estudos que avaliam sua eficácia no TEA, no TDAH, na esquizofrenia, na esclerose múltipla e na SNM. No entanto, sua validade clínica é variável, dependendo do diagnóstico. Também pode ser usada no tratamento de doenças do trato respiratório não complicadas causadas pelo influenzavírus, mas a resistência viral tem que ser levada em consideração nessas situações.

● **CONTRAINDICAÇÕES:** A amantadina é contraindicada em caso de alergia a qualquer componente de sua fórmula farmacêutica. É preciso ter cautela em pacientes com úlcera gástrica e duodenal e com histórico de epilepsia. Durante o tratamento, é recomendado que o paciente evite atividades arriscadas que exijam alerta e coordenação motora. Também é contraindicada para idosos com risco de psicose ou demência devido ao risco elevado de sintomas neuropsiquiátricos. Contraindicação relativa para pacientes com hiperplasia prostática benigna, pois o medicamento pode causar retenção urinária nesses pacientes.

● **TESTES LABORATORIAIS SUGERIDOS OU NECESSÁRIOS:** Não há necessidade de testes laboratoriais específicos de rotina. As concentrações plasmáticas devem ser mantidas abaixo de 1 a 1,5 mg/L.

● **ROTA FARMACOLÓGICA:** Não há imagens ilustrativas disponíveis para a rota farmacológica da amantadina.

Farmacologia

ABSORÇÃO: A amantadina é bem absorvida oralmente. O pico de concentração plasmática é atingido em cerca de 3,3 horas (1,5-8 horas).

VOLUME DE DISTRIBUIÇÃO: 3 a 8 L/kg.

LIGAÇÃO PROTEICA: 67%.

METABOLISMO/FARMACOCINÉTICA: A amantadina não possui metabolismo apreciável, embora quantidades insignificantes de um metabólito tenham sido identificados.

ROTA DE ELIMINAÇÃO: A amantadina é excretada principalmente inalterada na urina por filtração glomerular e secreção tubular.

MEIA-VIDA: 10 a 25 horas.

DEPURAÇÃO: 0,2 a 0,3 L/h/kg (menor em idosos: 0,06-0,17 L/h/kg).

FARMACODINÂMICA: A amantadina parece ser um antagonista fraco e não competitivo do receptor NMDA. Apesar de os estudos em animais indicarem uma ausência de atividade anticolinérgica, a amantadina pode induzir efeitos adversos relacionados com a atividade colinérgica; no entanto, o mecanismo pelo qual ela produz esses efeitos não está bem elucidado.[1]

MECANISMO DE AÇÃO: O mecanismo de ação da amantadina não é totalmente compreendido, mas foi demonstrado um aumento na liberação de dopamina no cérebro, junto com a estimulação da resposta da noradrenalina. Além disso, seus efeitos como antagonista do receptor NMDA (Ki = 10 μM) também podem estar envolvidos no mecanismo de ação. O mecanismo antiviral interfere com uma proteína viral (M2) envolvida na endocitose do vírus. Em certos casos, a amantadina também pode impedir o agrupamento viral durante sua replicação.

● Interações Medicamentosas

○ Sugere-se precaução em caso de administração concomitante de amantadina com estimulantes do SNC.

○ Fármacos anticolinérgicos podem potencializar os efeitos colaterais anticolinérgicos da amantadina.

○ A coadministração com a tioridazina pode agravar tremores em pacientes idosos com doença de Parkinson.

○ A associação com trimetoprima-sulfametoxazol, quinina ou quinidina pode prejudicar a depuração renal da amantadina, resultando em aumento das suas concentrações plasmáticas.

○ A amantadina reduz a tolerância ao álcool.

AFINIDADE LIGANTE/KI:

LOCAL	KI (μM)
Ki (NMDA)	10
Ki (ς_1)	> 10.000
Ki (ς_2)	> 10.00
Ki (SLC22A1)	236
Ki (SLC22A2)	28,4
Ki (SLC22A3)	> 1.000
Ki (SLC47A1)	111,8
Ki (SLC47A2)	1.167

○ Farmacogenética

Acesse https://www.pharmgkb.org/chemical/PA448360 ou utilize o *QR code* ao lado.

ANOTAÇÕES CLÍNICAS:

Nível de evidência 1A, 1B, 2A, 2B: Não há dados para a amantadina no PharmGKB até a data de publicação deste livro.

Nível de evidência 3: Variantes diversas do gene *SLC22A1*.

Nível de evidência 4: Acesse o *site* para mais informações.

○ Prática Clínica

● **DOSAGEM:** Na doença de Parkinson, a dose usual é de 100 mg, 2x/dia, quando usada em monoterapia. Em indivíduos com doenças médicas associadas ou recebendo outros antiparkinsonianos, a dose inicial deve ser de 100 mg/dia e pode ser aumentada para 200 mg/dia se necessário. Doses máximas de até 400 mg/dia podem ser utilizadas com monitoramento adequado. Para o tratamento de reações extrapiramidais induzidas por drogas, o sugerido é 200 a 300 mg/dia em doses divididas. Para pacientes pediátricos de 1 a 9 anos de idade, a dose diária total deve ser calculada com base em 4,4 a 8,8 mg/kg/dia, mas não deve exceder 150 mg/dia. Para pacientes pediátricos de 9 a 12 anos de idade, a dose diária total é de 200 mg, administrada como 1 comprimido de 100 mg, 2x/dia.

● **TITULAÇÃO:** Para o uso de amantadina associado à levodopa, são recomendadas doses constantes de 100 ou 200 mg/dia, enquanto a levodopa vai sendo gradativamente aumentada. O uso de amantadina não deve ser interrompido de maneira abrupta em razão da possibilidade de precipitação de agitação, delírios, alucinações, reações paranoides, estupor, ansiedade, depressão e fala pastosa. As doses devem ser reduzidas caso apareçam efeitos atropínicos com o uso de amantadina.

● **EFEITOS ADVERSOS:** Mais comuns: Cardiovasculares (edema periférico, hipotensão ortostática), gastrointestinais (boca seca, constipação), psiquiátricos (alucinação), outros (queda). Comuns: Dermatológicos (distúrbio de pigmentação, livedo reticular), gastrointestinais (anorexia, diarreia, diminuição de apetite, náusea), geniturinários (hiperplasia prostática benigna, ITU), musculoesqueléticos (edema de articulação, espasmo muscular), neurológicos (ataxia, cefaleia, distonia, sedação, sonolência), oculares (catarata, olho seco, visão borrada), psiquiátricos (agitação, ansiedade, confusão, depressão, insônia, irritabilidade, nervosismo, sonhos anormais), respiratórios (nariz seco, tosse), outros (contusão, fadiga). Incomuns: Cardiovasculares (hipertensão, ICC), dermatológico (*rash*), gastrointestinais (vômito), geniturinários (diminuição de libido, retenção urinária), neurológicos (fala arrastada, fraqueza, hipercinesia), oculares (diminuição de acuidade visual, distúrbio visual, edema de córnea, opacidade de córnea, paralisia de nervo óptico, sensibilidade à luz), psiquiátricos (amnésia, euforia, pensamento anormal, psicose), respiratórios (dispneia). Raros: Dermatológicos (dermatite eczematosa), hematológicos (leucopenia, neutropenia), hepáticos (aumento de enzimas hepáticas), neurológicos (convulsão), oculares (episódio oculogírico), psiquiátricos (ideação suicida, suicídio, tentativa de suicídio). Pós-comercialização: Cardiovasculares (arritmia, arritmia maligna, hipotensão, parada cardíaca, taquicardia), dermatológicos (diaforese, prurido), gastrointestinais (disfagia), hematológicos (agranulocitose, leucocitose), hepáticos (aumento de bilirrubina, DHL, fosfatase alcalina, GGT, TGO, TGP), hipersensibilidade (reação anafilática), neurológicos (alteração de EEG e de marcha, coma, contração muscular involuntária, *delirium*, hipocinesia, parestesia, tremor), oculares (ceratite, midríase), psiquiátricos (aumento de libido, comportamento agressivo, delírio, estupor, jogo patológico, reação maníaca e paranoide, sintomas de controle do impulso), respiratórios (edema pulmonar, insuficiência respiratória aguda, taquipneia), renais (aumento de CPK, creatinina e ureia), outros (febre).

● **GRAVIDEZ:** Em estudos pré-clínicos, a amantadina produziu teratogenicidade em ratos em determinadas dosagens.[1] No entanto, não há estudos em mulheres grávidas. Malformação cardiovascular (ventrículo único com atresia pulmonar), tetralogia de Fallot e hemimelia tibial foram relacionadas com a exposição materna à amantadina (100 mg/dia) durante as primeiras semanas de gravidez. Portanto, esse medicamento deve ser usado durante a gravidez apenas se o benefício potencial justificar o risco para o feto. Categoria C da FDA (classificação até 2015).

● **AMAMENTAÇÃO:** A amantadina é excretada pelo leite materno, motivo pelo qual não é recomendada a amamentação durante seu uso.

● **CRIANÇAS E ADOLESCENTES:** A segurança e a eficácia da amantadina em crianças menores de 1 ano não estão estabelecidas.

● **IDOSOS:** Em pacientes com mais de 65 anos, é recomendada a redução da dose devido à diminuição na filtração renal observada nessa população, o que pode levar ao aumento da concentração de amantadina no plasma. A dose recomendada para pacientes idosos é de 100 mg/dia. Além disso, é sugerido que os pacientes idosos em uso de amantadina evitem levantar-se abruptamente da posição horizontal ou mesmo sentada devido ao risco de tonturas associadas a essa substância.

● **INSUFICIÊNCIA RENAL:** A meia-vida plasmática em pacientes com insuficiência renal pode variar de 7 a 10 dias, portanto, dependendo da depuração de creatinina, alguns ajustes de dose podem ser recomendados, como demonstrado na Tabela 1.

● **INSUFICIÊNCIA HEPÁTICA:** Utilizar a amantadina com cautela em pacientes com insuficiência hepática, embora uma relação específica entre a amantadina e alterações hepáticas não esteja bem clara.

● **COMO MANEJAR EFEITOS ADVERSOS:** Efeitos colaterais podem surgir durante o uso da amantadina. Se for um sintoma tolerável, é possível

TABELA 1 ▶ AJUSTES DE DOSE DA AMANTADINA CONFORME DEPURAÇÃO DE CREATININA

DEPURAÇÃO DE CREATININA (ML/MIN/1,73 M^2)	DOSAGEM DE AMANTADINA
30-50	200 mg no primeiro dia e 100 mg por dia nos próximos dias
15-29	200 mg no primeiro dia e 100 mg em dias alternados nos próximos dias
< 15	200 mg a cada 7 dias

*Para pacientes em hemodiálise, a recomendação é de 200 mg a cada 7 dias.

aguardar e avaliar a evolução do quadro. Se intolerável, é possível ajuste da dosagem, substituição ou uso de sintomáticos.

⬤ Toxicidade

ORAL EM HUMANOS: A menor dose letal aguda relatada foi de 1 g. Concentrações plasmáticas acima de 3 mg/L podem estar associadas a sinais e sintomas de intoxicação grave.

TOXICIDADE AGUDA: Foram relatadas mortes por superdosagem com amantadina. Os sintomas de superdosagem do fármaco foram relacionados à toxicidade cardíaca, respiratória, renal ou do SNC. A disfunção cardíaca inclui arritmia, taquicardia e hipertensão. Edema pulmonar e dificuldade respiratória (incluindo SDRA) foram relatados. Pode ocorrer disfunção renal, diminuição da depuração da creatinina e insuficiência renal. Os efeitos sobre o SNC relatados incluem insônia, ansiedade, comportamento agressivo, hipertonia, hipercinesia, tremor, confusão, desorientação, despersonalização, medo, delírio, alucinações, reações psicóticas, letargia, sonolência e coma. As convulsões podem ser exacerbadas em pacientes com história prévia de distúrbios convulsivos. A hipertermia também foi observada nos casos em que ocorreu uma *overdose* de drogas.

Não existe antídoto específico contra a amantadina. A fisostigmina em dose de 1 a 2 mg em adultos, com 1 a 2 horas de intervalo, e 0,5 mg/dose em crianças, com 5 a 10 minutos de intervalo, tem sido apresentada como efetiva no tratamento da toxicidade pela amantadina no SNC. Em casos agudos de *overdose*, medidas de suporte, incluindo lavagem gástrica e indução de vômitos, devem ser empregadas. A hemodiálise não remove completamente o excesso de amantadina no sangue.

BIPP TIPS

- É recomendado monitoramento cuidadoso dos pacientes com história de crises convulsivas em razão do risco de agravamento do quadro enquanto recebem amantadina.
- Pacientes que desempenham atividades em que a atenção e a vigilância sejam indispensáveis (motoristas e operadores de máquinas) devem ser alertados para o possível efeito colateral de visão borrada enquanto recebem a amantadina.
- Considerando que a ingestão, intencional ou não, de altas doses de amantadina pode levar à morte, é recomendado cautela com o uso dessa substância em pacientes com risco de suicídio.
- Pacientes com história de ICC ou edema periférico devem ser atentamente monitorados, pois a amantadina pode tanto agravar como gerar esses quadros. As doses da amantadina devem ser reduzidas em caso de ICC, edema periférico, hipotensão ortostática ou insuficiência renal.
- Alguns estudos sugerem o uso de amantadina como adjuvante no tratamento da esquizofrenia devido ao seu efeito nos sintomas positivos, negativos, cognitivos e na catatonia. Além disso, alguns transtornos psiquiátricos da infância, como TDAH e TEA, assim como o TOC em adultos, parecem ter alguma eficácia quando tratados com amantadina; no entanto, mais estudos são necessários para estabelecer a segurança e a eficácia nesses casos.[2-6]

⬤ Referências

1. Symmetrel® (Amantadine Hydrochloride, USP) tablets and syrup [Internet]. Chadds Ford: Endo Pharmaceuticals; 2009 [capturado em 15 set. 2024]. Disponível em:

https://www.accessdata.fda.gov/drugsatfda_docs/label/2009/016023s041,018101s016lbl.pdf.

2. Junho BT, Oliveira VF. The role of NMDA receptor antagonists, amantadine and memantine, in schizophrenia treatment: a systematic review. Arch Clin Psychiatry. 2019;46(6):165-8.

3. Rengasamy ER, Rogers JP. The use of amantadine in catatonia. Lancet Neurol. 2022;21(6):504.

4. Morrow K, Choi S, Young K, Haidar M, Boduch C, Bourgeois JA. Amantadine for the treatment of childhood and adolescent psychiatric symptoms. Proc (Bayl Univ Med Cent). 2021;34(5):566-70.

5. Pasquini M, Berardelli I, Biondi M. Amantadine augmentation for refractory obsessive-compulsive disorder: a case report. J Clin Psychopharmacol. 2010;30(1):85-6.

6. King BH, Wright DM, Handen BL, Sikich L, Zimmerman AW, McMahon W, et al. Double-blind, placebo-controlled study of amantadine hydrochloride in the treatment of children with autistic disorder. J Am Acad Child Adolesc Psychiatry. 2001;40(6):658-65.

● Leituras Recomendadas

Czepielewski LS, Sodré L, Souza AC, Bücker J, Burke KP, Cereser KM, et al. Changes in verbal learning of patients with schizophrenia: results from a randomized, double-blind, placebo-controlled trial of amantadine adjunctive to antipsychotics. Schizophr Res. 2015;168(1-2):571-2.

Mohammadi MR, Kazemi MR, Zia E, Rezazadeh SA, Tabrizi M, Akhondzadeh S. Amantadine versus methylphenidate in children and adolescents with attention deficit/hyperactivity disorder: a randomized, double-blind trial. Hum Psychopharmacol. 2010;25(7-8):560-5.

Naderi S, Faghih H, Aqamolaei A, Mortazavi SH, Mortezaei A, Sahebolzamani E, et al. Amantadine as adjuvant therapy in the treatment of moderate to severe obsessive-compulsive disorder: a double-blind randomized trial with placebo control. Psychiatry Clin Neurosci. 2019;73(4):169-74.

Pahwa R, Tanner CM, Hauser RA, Isaacson SH, Nausieda PA, Truong DD, et al. ADS-5102 (amantadine) extended-release capsules for levodopa-induced dyskinesia in Parkinson disease (EASE LID study): a randomized clinical trial. JAMA Neurol. 2017;74(8):941-9.

Sawada H, Oeda T, Kuno S, Nomoto M, Yamamoto K, Yamamoto M, et al. Amantadine for dyskinesias in Parkinson's disease: a randomized controlled trial. PLoS One. 2010;5(12):e15298.

Tanner CM, Pahwa R, Hauser RA, Oertel WH, Isaacson SH, Jankovic J, et al. EASE LID 2: a 2-year open-label trial of gocovri (amantadine) extended release for dyskinesia in Parkinson's disease. J Parkinsons Dis. 2020;10(2):543-58.

Thornton P. Amantadine side effects [Internet]. Drugs.com.; 2024 [capturado em 15 set. 2024]. Disponível em: https://www.drugs.com/sfx/amantadine-side-effects.html#professional.

● Amissulprida

A amissulprida é um derivado da benzamida e um antagonista do receptor da dopamina que atua seletivamente nos receptores D_2 e D_3 da dopamina. Esse fármaco alivia os sintomas positivos e negativos da esquizofrenia e exibe propriedades antidepressivas em pacientes com transtornos psiquiátricos e transtorno depressivo persistente (denominado distimia nas classificações diagnósticas anteriores). Atua de forma predominante no sistema límbico, o que explica seu risco relativamente menor de efeitos extrapiramidais adversos em comparação com outros agentes antipsicóticos. Ela apresenta dois picos de absorção, sendo o primeiro atingido rapidamente (1 hora após a ingestão) e o segundo entre 3 e 4 horas após a administração, sendo eliminada sobretudo no seu estado inalterado.

Nomes no Brasil:
Socian.

SUS:
Não disponível na Rename.

● **INDICAÇÕES DE BULA – ANVISA:** Tratamento de determinados distúrbios psíquicos e do comportamento. As indicações principais são para estados deficitários, incluindo distimia. As indicações secundárias são para estados produtivos.

● **INDICAÇÕES DE BULA – FDA:** Prevenção de NVPO em pacientes adultos, isoladamente ou em combinação com um antiemético de classe diferente. Tratamento de NVPO em pacientes adultos que receberam profilaxia antiemética com um agente de classe diferente ou não receberam profilaxia.

● **INDICAÇÕES OFF-LABEL:** A amissulprida pode ser usada para tratamento de esquizofrenia em fase aguda e manutenção, sintomas positivos, depressivos e negativos da esquizofrenia, manejo agudo da mania, *delirium* e sialorreia devido ao uso de clozapina.

● **CONTRAINDICAÇÕES:** A amissulprida é contraindicada em casos de hipersensibilidade à substância.

● **TESTES LABORATORIAIS SUGERIDOS OU NECESSÁRIOS:** Apesar de o risco de diabetes e dislipidemia associado ao uso de amissulprida não estar bem elucidado, é sugerido monitoramento laboratorial para essas possíveis complicações. Dessa forma, é recomendada a avaliação do IMC mensalmente por 3 meses e depois a cada trimestre, bem como o monitoramento de triglicerídeos, pressão arterial, glicose plasmática em jejum e lipídeos em jejum em 3 meses e depois anualmente, com medidas mais frequentes para pacientes com diabetes ou que ganharam mais de 5% do peso inicial. Devido ao risco de a amissulprida causar prolongamento do intervalo QT, um ECG pode ser recomendado para pacientes com problemas cardíacos ou com história pessoal ou familiar de prolongamento de QT. É sugerido que pacientes com disfunção eletrolítica (p. ex., por uso de diuréticos) façam medidas de potássio e magnésio sérico. Pacientes com histórico de leucopenia/neutropenia ou com baixa contagem de leucócitos devem ter monitoramento frequente durante os primeiros meses de tratamento e, se houver diminuição leucocitária, a amissulprida deve ser imediatamente descontinuada. É essencial monitorar as concentrações séricas de prolactina periodicamente durante o tratamento com amissulprida, especialmente em pacientes que apresentem sinais clínicos de hiperprolactinemia (galactorreia, amenorreia, ginecomastia e disfunção erétil).

● **ROTA FARMACOLÓGICA:** Ver Figura 1.

O Farmacologia

ABSORÇÃO: Após administração oral, a amissulprida tem absorção rápida, com biodisponibilidade de 48%. Tem dois picos de absorção, sendo o

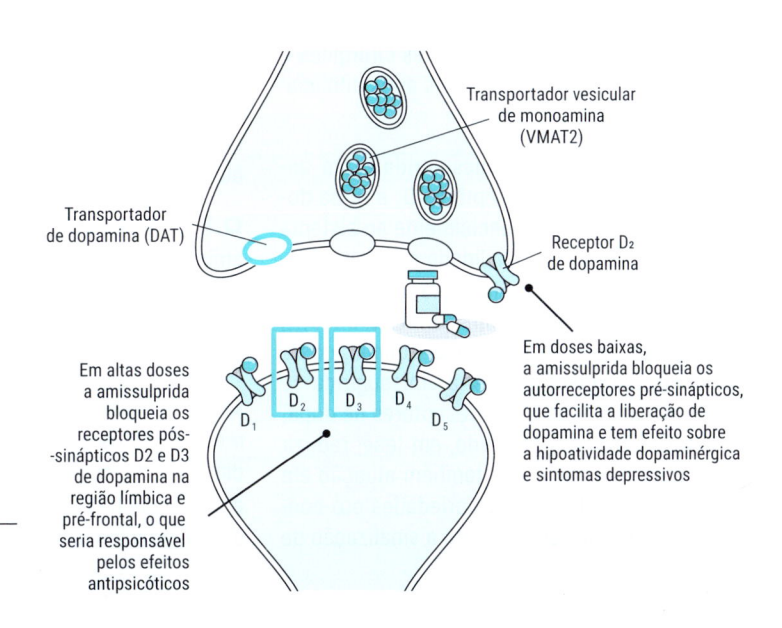

FIGURA 1 ▶

ROTA FARMACOLÓGICA DA AMISSULPRIDA.

Transportador de dopamina (DAT)

Transportador vesicular de monoamina (VMAT2)

Receptor D_2 de dopamina

Em altas doses a amissulprida bloqueia os receptores pós-sinápticos D2 e D3 de dopamina na região límbica e pré-frontal, o que seria responsável pelos efeitos antipsicóticos

Em doses baixas, a amissulprida bloqueia os autorreceptores pré-sinápticos, que facilita a liberação de dopamina e tem efeito sobre a hipoatividade dopaminérgica e sintomas depressivos

primeiro em 1 hora e o segundo entre 3 e 4 horas depois da administração. Após administração IV, o pico de concentração plasmática de amissulprida é alcançado no final do período de infusão, sendo que a concentração plasmática diminui em 50% em aproximadamente 15 minutos.

VOLUME DE DISTRIBUIÇÃO: 5,8 L/kg.

LIGAÇÃO PROTEICA: A ligação às proteínas plasmáticas varia de 25 a 30% nos eritrócitos.

METABOLISMO/FARMACOCINÉTICA: A amissulprida passa por um metabolismo lento. Os metabólitos formados por desacetilação e oxidação são farmacologicamente inativos e respondem por cerca de 4% da dose. Ademais, o metabolismo da amissulprida não envolve as enzimas do citocromo P450.

ROTA DE ELIMINAÇÃO: Quando a amissulprida é administrada por via IV, 74% são excretados na urina (sendo que 58% como amissulprida inalterada) e 23% são encontrados nas fezes, com 20% da dose excretada na forma inalterada. Quando administrada oralmente, cerca de 22 a 25% são excretados na urina, sobretudo como fármaco inalterado.

MEIA-VIDA: Bimodal com 3 a 4 horas; após, aproximadamente 12 horas. Por via IV, a meia-vida de eliminação média é de cerca de 4 a 5 horas.

DEPURAÇÃO: A depuração plasmática da amissulprida é de 20,6 L/h em pacientes cirúrgicos e 24,1 L/h em indivíduos saudáveis após administração IV.

FARMACODINÂMICA: A amissulprida é um antagonista seletivo dos receptores D_2 e D_3 da dopamina. Por atuar preferencialmente no sistema límbico, há menos probabilidade de efeitos adversos extrapiramidais. Há baixa afinidade pelos receptores de serotonina ($5-HT_7$ e $5-HT_{2A}$), α-adrenérgicos, H_1 de histamina, colinérgicos e ς (sigma). Em doses baixas, a amissulprida se liga seletivamente aos autorreceptores de dopamina pré-sinápticos, podendo, em tese, reduzir os sintomas negativos. Há também atuação em receptores opioides com propriedades pró-convulsivas. Nas náuseas, bloqueia a sinalização de dopamina na zona de gatilho quimiorreceptora (centro do vômito).

MECANISMO DE AÇÃO: Em doses baixas, a amissulprida reduz os sintomas negativos da esquizofrenia, bloqueando os receptores pré-sinápticos D_2 e D_3 de dopamina, elevando os níveis de dopamina na fenda sináptica e aumentando a transmissão dopaminérgica. Em doses mais altas, bloqueia os receptores pós-sinápticos, melhorando os sintomas positivos. A amissulprida é um agente antiemético que funciona para limitar os sinais que promovem náuseas e vômitos por se ligar aos receptores D_2 e D_3 da área postrema (zona de gatilho quimiorreceptora), levando à redução da sinalização dopaminérgica para o centro do vômito.

● Interações Medicamentosas

○ Pode haver interação medicamentosa entre a amissulprida e medicamentos com potencial de induzir *torsades de pointes*, como antiarrítmicos da classe Ia (p. ex., quinidina e disopiramida), antiarrítmicos da classe III (p. ex., amiodarona e sotalol) e outros medicamentos (p. ex., bepridil, cisaprida, sultoprida, tioridazina, metadona, eritromicina IV, vincamina IV, halofantrina, pentamidina e esparfloxacino).

○ Em razão do antagonismo recíproco dos efeitos entre levodopa e neurolépticos, tal combinação pode levar a uma ineficácia potencial de ambos os fármacos.

○ Pode haver interação medicamentosa entre a amissulprida e medicamentos que induzem bradicardia, como β-bloqueadores, bloqueadores dos canais de cálcio (diltiazem, verapamil), clonidina, guanfacina e digitálicos.

○ Pode haver interação entre a amissulprida e medicamentos que induzem hipocalemia, como diuréticos hipocalêmicos, laxativos estimulantes, anfotericina B IV, glicocorticoides e tetracosactida. A hipocalemia deve ser corrigida.

○ A amissulprida pode apresentar interação com neurolépticos como pimozida, haloperidol, imipramina e lítio.

○ Depressores do SNC, incluindo narcóticos, analgésicos, sedativos H_1 anti-histamínicos, barbitúricos, BZDs, outros ansiolíticos, clonidina e derivados também podem interagir com a amissulprida.

○ Medicamentos anti-hipertensivos e outros hipotensores igualmente podem interagir com a amissulprida.

AFINIDADE LIGANTE/KI:

LOCAL	KI (NM)
Ki (D_2)	2,8
Ki (D_3)	3,2

○ Farmacogenética

Acesse https://www.pharmgkb.org/chemical/PA162565877 ou utilize o *QR code* ao lado.

ANOTAÇÕES CLÍNICAS

Nível de evidência 1A, 1B, 2A, 2B: Não há dados para a amissulprida no PharmGKB até a data de publicação deste livro.

Nível de evidência 3: Variantes diversas dos genes *MC4R*, *ANKS1B*, *DRD2*, *HTR1A*, *MC4R*, *RABEP1* e *SH2B1*.

Nível de evidência 4: Acesse o *site* para mais informações.

○ Prática Clínica

● **DOSAGEM:** Para o tratamento de esquizofrenia, é recomendada a dosagem de 400 a 800 mg/dia em 2 doses. Para sintomas negativos, é recomendada a dosagem de 50 a 300 mg/dia. Para o transtorno depressivo persistente, é sugerida a dosagem de 50 mg/dia.

● **TITULAÇÃO:** É aconselhável iniciar a amissulprida em uma dosagem intermediária e aumentar a dose rapidamente por 3 a 7 dias. Os sintomas psicóticos podem melhorar em cerca de 1 semana, mas os sintomas negativos em geral têm uma maior latência para o efeito. É recomendado esperar de 4 a 6 semanas para determinar a eficácia da amissulprida, mas na prática podem ser necessárias até 20 semanas, principalmente em relação aos sintomas cognitivos. Não é aconselhada a descontinuação rápida, tendo em vista que pode causar psicose de rebote e piora dos sintomas.

● **EFEITOS ADVERSOS:** Mais comuns: Neurológicos (sintomas extrapiramidais). Comuns: Cardiovasculares (hipertensão, hipotensão, hipotensão postural, prolongamento de intervalo QT), dermatológicos (aumento de sudorese, prurido), endocrinológicos (aumento reversível de concentração de prolactina), gastrointestinais (boca seca, constipação, diarreia, dispepsia, dor abdominal, hipersalivação, náusea, vômito), geniturinários (amenorreia, distúrbio menstrual, galactorreia, vaginite), metabólicos (aumento/diminuição de peso), musculoesqueléticos (rigidez, torcicolo espasmódico, trismo), neurológicos (acatisia, cefaleia, discinesia, distonia, hipocinesia, sonolência, tontura, tremor), oculares (crise oculogírica, visão borrada), psiquiátricos (agitação, agressividade, depressão, disfunção de orgasmo, inquietação, insônia, tentativa de suicídio), outros (fadiga). Incomuns: Cardiovasculares (bradicardia), geniturinários (retenção urinária), hematológicos (leucopenia, neutropenia), hepáticos (aumento de enzimas hepáticas e transaminases, lesão hepatocelular), hipersensibilidade (reação alérgica), metabólicos (hipercolesterolemia, hiperglicemia, hipertrigliceridemia), musculoesqueléticos (osteopenia, osteoporose), neurológicos (convulsões, discinesia tardia), psiquiátricos (confusão, síndrome do comer noturno, sonambulismo), respiratórios (congestão nasal, pneumonia aspirativa). Raros: Cardiovasculares (arritmia ventricular, fibrilação ventricular, parada cardíaca, taquicardia ventricular, *torsades de pointes*, tromboembolismo venoso, TVP), dermatológicos (urticária), endocrinológicos (SIADH), hematológicos (agranulocitose), hipersensibilidade (angiedema),

BIPP TIPS

- A eficácia da amissulprida parece ser interessante em pacientes com predominância de sintomas negativos.

- A amissulprida pode ser uma alternativa para pacientes não responsivos à clozapina.

- O transtorno depressivo persistente deve ser tratado com doses bastante baixas de amissulprida.

- É possível tentar combinar doses baixas de amissulprida com outros antipsicóticos atípicos, mas os efeitos colaterais podem se potencializar sem necessariamente haver um ganho de eficácia.

- Há dados indicando que a amissulprida pode levar ao prolongamento do intervalo QT; portanto, o monitoramento rigoroso de pacientes com doenças cardiovasculares preexistentes é recomendado.

- A amissulprida aumenta os níveis de prolactina plasmática, tendo uma associação com tumores hipofisários benignos, como o prolactinoma. Nesse sentido, seu uso é contraindicado em pacientes com tumores prolactino-dependentes.

- A amissulprida não pode ser usada se o paciente tiver feocromocitoma, estiver tomando cisaprida, eritromicina IV ou pentamidina, em crianças ou em casos de alergia a esse medicamento.

metabólicos (hiponatremia), neurológicos (SNM), oncológicos (prolactinoma, tumor de hipófise benigno), respiratórios (embolismo pulmonar fatal), outros (morte súbita).

● **GRAVIDEZ:** Não é recomendado o uso de amissulprida durante a gestação. Não há classificação desse fármaco para uso em gestantes pela FDA (classificação até 2015), mas é especificado como categoria B3 pelo Comitê Australiano de Avaliação de Medicamentos (ADEC).

● **AMAMENTAÇÃO:** Assim como os outros antipsicóticos, a amissulprida é possivelmente secretada no leite materno, razão pela qual não está indicada a amamentação durante o tratamento com esse medicamento.

● **CRIANÇAS E ADOLESCENTES:** O uso de amissulprida da puberdade aos 18 anos não é recomendado. Em crianças até a puberdade, a amissulprida é contraindicada.

● **IDOSOS:** O uso de amissulprida em pacientes idosos deve ser feito com cautela devido ao potencial risco de hipotensão arterial ou sedação. Em pacientes idosos com demência, o uso de antipsicóticos parece aumentar o risco de morte e AVC, devendo-se avaliar de maneira cautelosa o tratamento com amissulprida nesses casos. Além disso, os pacientes idosos podem apresentar sensibilidade aumentada a esse fármaco, devendo ser diminuída a dose.

● **INSUFICIÊNCIA RENAL:** Considerando que a eliminação da amissulprida se dá por via renal, sua dose deve ser reduzida, podendo-se considerar o tratamento intermitente ou a troca por outro antipsicótico em pacientes com insuficiência renal grave.

● **INSUFICIÊNCIA HEPÁTICA:** Observar o paciente com cautela, mas não é necessário ajustar a dose de amissulprida em casos de insuficiência hepática.

● **COMO MANEJAR EFEITOS ADVERSOS:** Efeitos colaterais podem surgir durante o uso da amissulprida. Se for um sintoma tolerável, é possível aguardar e avaliar a evolução do quadro. Se intolerável, é possível ajustar a dosagem, substituir o medicamento ou usar sintomáticos. Pode-se adicionar um anticolinérgico para os sintomas motores (triexifenidil ou benztropina). Para manejo da sedação, pode-se indicar a tomada no período noturno. Para ganho de peso, é possível indicar exercício físico e manejo clínico para IMC alto. O tratamento deve ser descontinuado imediatamente caso se desenvolvam sinais de SNM ou alteração de arritmia e bradicardia.

● Toxicidade

ORAL EM HUMANOS: Doses orais de amissulprida acima de 1.200 mg/dia estão associadas a efeitos adversos relacionados ao antagonismo do receptor D$_2$ de dopamina. As reações adversas cardiovasculares incluem prolongamento do intervalo QT, *torsades de pointes*, bradicardia e hipotensão. As reações adversas neuropsiquiátricas incluem sedação, coma, convulsões e reações distônicas e extrapiramidais.

TOXICIDADE AGUDA: Como não existe um antídoto específico para a superdosagem de amissulprida, o manejo inclui monitoramento cardíaco e tratamento de sintomas extrapiramidais graves.

Leituras Recomendadas

Barhemsys® (amisulpride) injection [Internet]. Indianapolis: Acacia Pharma; 2020 [capturado em 15 set. 2024]. Disponível em: https://www.accessdata.fda.gov/drugsatfda_docs/label/2020/209510s000lbl.pdf.

DrugBank Online. Amisulpride [Internet]. 2008 [capturado de 15 set. 2024]. Disponível em: https://go.drugbank.com/drugs/DB06288.

Drugs.com. Amisulpride side effects [Internet]. 2023 [capturado em 15 set. 2024]. Disponível em: https://www.drugs.com/sfx/amisulpride-side-effects.html#professional.

Gentile S. Antipsychotic therapy during early and late pregnancy: a systematic review. Schizophr Bull. 2010;36(3):518-44.

Komossa K, Depping AM, Gaudchau A, Kissling W, Leucht S. Second-generation antipsychotics for major depressive disorder and dysthymia. Cochrane Database Syst Rev. 2010;(12):CD008121.

Komossa K, Rummel-Kluge C, Hunger H, Schmid F, Schwarz S, Mota Neto JIS, et al. Amisulpride versus other atypical antipsychotics for schizophrenia. Cochrane Database Syst Rev. 2010;(1):CD006624.

Rosenzweig P, Canal M, Patat A, Bergougnan L, Zieleniuk I, Bianchetti G. A review of the pharmacokinetics, tolerability and pharmacodynamics of amisulpride in healthy volunteers. Hum Psychopharmacol. 2002;17(1):1-13.

Schoemaker H, Claustre Y, Fage D, Rouquier L, Chergui K, Curet O, et al. Neurochemical characteristics of amisulpride, na atypical dopamine D2/D3 receptor antagonist with both presynaptic and limbic selectivity. J Pharmacol Exp Ther. 1997;280(1):83-97.

Amitriptilina

A amitriptilina é uma amina terciária, pertencente à classe das moléculas tricíclicas, que também apresenta propriedades analgésicas. Foi aprovada para uso clínico pela FDA em 1961 e figura na lista de Medicamentos Essenciais da OMS. É amplamente utilizada para o tratamento de diversas condições, como transtorno depressivo maior e dor neuropática, tratamento profilático da enxaqueca e da cefaleia do tipo tensional crônica, tratamento de enurese noturna, entre outras. Em geral, apresenta diversos efeitos adversos, de modo que, muitas vezes, não é o fármaco de primeira escolha clínica. Seus mecanismos de ação não estão completamente elucidados, incluindo-se a questão de seus efeitos analgésicos estarem ou não associados à sua atividade de alteração do humor. Sua absorção atinge picos de concentração plasmática em cerca de 2 a 12 horas após administração oral ou intramuscular e sua eliminação ocorre majoritariamente pela via renal.

Nomes no Brasil:
Amitryl.

SUS:
Está disponível na Rename pelo componente básico em comprimidos de 25 e 75 mg.

● **INDICAÇÕES DE BULA – ANVISA:** Tratamento da depressão em suas diversas formas e da enurese noturna quando as causas orgânicas foram excluídas.

● **INDICAÇÕES DE BULA – FDA:** Alívio dos sintomas de depressão. A depressão endógena tem mais probabilidade de ser aliviada do que outros estados depressivos.

● **INDICAÇÕES *OFF-LABEL*:** A amitriptilina pode ser indicada para SII, dispepsia funcional, cistite intersticial (síndrome de dor na bexiga), distúrbios do sono, neuropatia diabética, neuralgia pós-herpética, agitação, fibromialgia, TEPT, zumbido, dor em membro fantasma, síndrome da ardência bucal, síndrome dos vômitos cíclicos e insônia.

● **CONTRAINDICAÇÕES:** A amitriptilina é contraindicada em caso de hipersensibilidade à substância ou a um de seus componentes, em associação com IMAOs (mesmo após 14 dias) e cisaprida (prolongamento de intervalo QT) e IAM recente. Também há contraindicação relativa em pacientes com glaucoma de ângulo fechado, hipertrofia prostática e retenção urinária devido ao efeito anticolinérgico.

● **TESTES LABORATORIAIS SUGERIDOS OU NECESSÁRIOS:** É aconselhável monitoramento médico cuidadoso durante o tratamento com amitriptilina. O ganho de peso é comum em pacientes tratados com fármacos tricíclicos e tetracíclicos, sendo necessário acompanhamento do peso corporal e do IMC, da pressão arterial e da glicemia, especialmente em pacientes pré-diabéticos (glicemia em jejum de 100-125 mg/dL) e diabéticos (glicemia em jejum > 126 mg/dL). É aconselhável também monitorar possíveis dislipidemias (colesterol total, LDL e triglicerídeos aumentados e HDL diminuído). Em caso de pacientes que tenham ganhado mais que 5% do peso basal (antes do tratamento), é recomendada a avaliação da possibilidade de pré-diabetes ou diabetes e, em caso positivo, pode ser indicada a substituição do fármaco. Pacientes idosos, com hipertireoidismo, com problemas cardiovasculares preexistentes (ou histórico familiar) ou pessoas tratadas concomitantemente com outros agentes que prolonguem o intervalo QTc devem ser monitorados com ECG. Pacientes acima de 50 anos devem ser monitorados com ECG basal; além disso, indivíduos acima de 50 anos e pacientes em terapias diuréticas apresentam risco aumentado de distúrbios eletrolíticos; portanto, os eletrólitos requerem monitoramento especial nesse grupo de pessoas.

● **ROTA FARMACOLÓGICA:** Ver Figura 1.

◯ Farmacologia

ABSORÇÃO: A amitriptilina é bem absorvida após administração oral, atinge picos de concentração

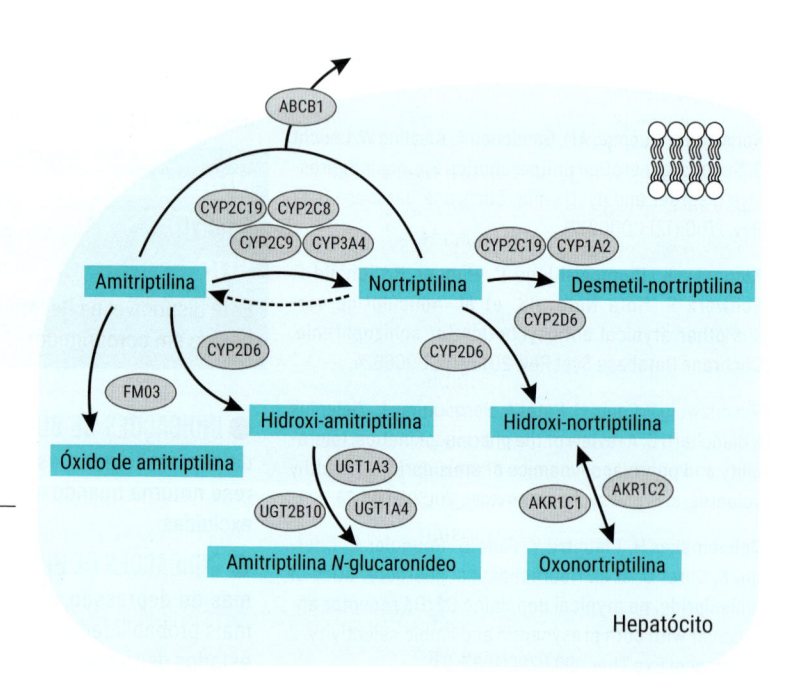

FIGURA 1 ▶

ROTA FARMACOLÓGICA DA AMITRIPTILINA.

Fonte: Elaborada com base em Whirl-Carrillo e colaboradores.[1]

plasmática em cerca de 2 a 12 horas depois de administração oral ou intramuscular e apresenta biodisponibilidade oral entre 30 e 60% devido ao extenso metabolismo de primeira passagem.

VOLUME DE DISTRIBUIÇÃO: 1.221 L ± 280 L.

LIGAÇÃO PROTEICA: 95%.

METABOLISMO/FARMACOCINÉTICA: A metabolização da amitriptilina ocorre principalmente por desmetilação promovida pelas isoenzimas CYP2C19 e CYP3A4, além de hidroxilação via CYP2D6 seguida de conjugação com ácido glicurônico. Outras isoenzimas envolvidas no metabolismo da amitriptilina são CYP1A2 e CYP2C9. Apresenta como principal metabólito ativo a amina secundária nortriptilina, cujos efeitos clínicos são relevantes.

ROTA DE ELIMINAÇÃO: A amitriptilina é excretada quase em sua totalidade na urina, sob a forma de metabólitos. Apenas cerca de 2% do fármaco é eliminado inalterado na urina e pequenas quantidades são excretadas nas fezes por eliminação biliar.

MEIA-VIDA: 25 horas.

DEPURAÇÃO: 39,24 ± 10,18 L/h.

FARMACODINÂMICA: A amitriptilina é um inibidor dos SERT e NET, facilitando assim a atividade desses neurotransmissores. Além disso, a amitriptilina tem potente atividade antimuscarínica, com afinidade maior pelos receptores muscarínicos do que muitos outros antidepressivos comumente usados. Apresenta forte ação antagonista de receptores de histamina H_1 e receptores adrenérgicos tipo α_1, bem como antagonismo discreto de receptores H_2 e receptores serotoninérgicos.

MECANISMO DE AÇÃO: Por inibir SERT e NET, como principal efeito farmacológico, a amitriptilina é capaz de potencializar ou prolongar a atividade neural, uma vez que a recaptação dessas aminas biogênicas é fisiologicamente importante para suprir suas ações transmissoras. Nesse sentido, a literatura atribui tal interferência nas vias de neurotransmissão de 5-HT e noradrenalina às bases da atividade antidepressiva da amitriptilina. Além disso, esse fármaco também tem propriedades analgésicas. A amitriptilina, assim como outros ADTs, possui atividade farmacológica inespecífica, sendo, portanto, concebível que ela exerça efeitos analgésicos por meio de um mecanismo específico desconhecido ou por meio de mecanismos combinados.[2,3] Ao inibir a recaptação de 5-HT e noradrenalina, a amitriptilina pode influenciar as vias descendentes modulatórias da transmissão da dor e da nocicepção. Ela também exerce efeitos inibidores dos receptores centrais de NMDA, os quais medeiam a hiperexcitabilidade central associada à dor crônica, de modo que antagonistas NMDA são conhecidos por serem inibidores poderosos da dor neuropática. A amitriptilina apresenta capacidade inibitória à atividade ectópica geradora de dor no SNC por meio do bloqueio de canais de sódio ativados. Por fim, é proposto também que a analgesia induzida por antidepressivos pode ser resultado de seus efeitos sedativos, uma vez que há relatos de que a afinidade de agentes antidepressivos pelo receptor H_1 de histamina se correlaciona de modo significativo à eficácia analgésica desses fármacos.

● Interações Medicamentosas

○ O uso concomitante de ADTs, como a amitriptilina, com fármacos inibidores da CYP2D6, como quinidina e cimetidina, bem como os fármacos que são substratos dessas isoenzimas, tais como outros antidepressivos, fenotiazinas e os antiarrítmicos tipo 1C propafenona e flecainida, pode promover aumento da exposição à amitriptilina e elevar a frequência ou a intensidade de seus efeitos adversos. Desse modo, pode ser necessário administrar doses menores de amitriptilina ou do medicamento usado em combinação. Nos casos em que houver retirada de uma das medicações da terapia combinada, pode ser necessário o aumento da dose da amitriptilina.

○ Apesar de quase todos os ISRSs, tais como fluoxetina, sertralina e paroxetina, inibirem a CYP2D6, o grau de inibição pode variar, sendo que o ajuste de dose deve ser realizado conforme características individuais dos pacientes, como efeitos adversos mais intensos ou redução da eficácia. No entanto, a amitriptilina apresenta potência suficiente, de modo que a adição de outros antidepressivos ao seu esquema em geral não resulta em melhora dos benefícios terapêuticos. Ao contrário, há relatos de aumento de reações indesejáveis após o uso combinado de antidepressivos com outros mecanismos de ação. Além disso, o uso de ADTs juntamente a outras substâncias que modulem as vias serotoninérgicas, como ISRSs ou triptanos, pode acarretar síndrome serotoninérgica grave, com alterações de cognição, comportamento, função do sistema nervoso autônomo e atividade neuromuscular, e até mesmo potencialmente fatal. Como um exemplo mais famoso, a fluoxetina pode chegar a aumentar a concentração sérica de amitriptilina e de seu metabólito ativo, a nortriptilina, em aproximadamente 100 e 800% respectivamente, motivando a preocupação legítima com a interação medicamentosa.

○ O uso concomitante de amitriptilina com fármacos depressores do SNC pode aumentar a resposta ao álcool e os efeitos dos barbitúricos e de outros depressores do SNC. É aconselhável precaução e acompanhamento criterioso nos casos em que o paciente estiver recebendo tais combinações de drogas ou altas dosagens de etclorvinol (≥ 1 g) associadas à amitriptilina (entre 75-150 mg), uma vez que há relatos de casos de delírio transitório nesses pacientes. Além disso, quando a amitriptilina é administrada de forma concomitante com agentes anticolinérgicos ou simpaticomiméticos, incluindo epinefrina combinada ou não com anestésicos locais, é altamente recomendado o acompanhamento médico e, quando necessário, ajustes nas dosagens. Pode haver casos de íleo paralítico em pacientes que tomam ADTs em combinação com medicamentos anticolinérgicos. A amitriptilina pode bloquear a ação anti-hipertensiva da guanetidina ou de compostos de ação similar.

○ Os ADTs podem aumentar a frequência e/ou a intensidade de tontura em pacientes tratados com tramadol. Foram relatados casos de delírio após administração concomitante de amitriptilina e dissulfiram. Há relatos de pacientes que apresentaram aumento da concentração plasmática de amitriptilina na presença de topiramato.

Nesses casos, quando necessários, os ajustes na dose de amitriptilina devem ser realizados de acordo com a resposta clínica e tolerabilidade do paciente.

AFINIDADE LIGANTE/KI:

LOCAL	KI (NM)
Ki (SERT)	2,8-36
Ki (NET)	19-102
Ki (DAT)	3,25
Ki ($5-HT_{1A}$)	450-1.800
Ki ($5-HT_{1B}$)	840
Ki ($5-HT_{2A}$)	18-23
Ki ($5-HT_{2B}$)	174
Ki ($5-HT_{2C}$)	4,8
Ki ($5-HT_3$)	430
Ki ($5-HT_6$)	65-141
Ki ($α_1A$)	6,5-25
Ki ($α_2$)	114-690
Ki (D_1)	89
Ki (D_2)	196-1.460
Ki (D_3)	206
Ki (H_1)	0,5-1,1
Ki (M_1)	11-14,7
Ki (M_2)	11,8
Ki (M_3)	12,8-39
Ki (M_4)	7,2
Ki (M_5)	15,7-24

○ Farmacogenética

Acesse https://www.pharmgkb.org/chemical/PA448385/overview ou utilize o QR code ao lado.

ANOTAÇÕES CLÍNICAS

Nível de evidência 1A: Ver Tabela 1.

Nível de evidência 1B, 2A, 2B: Não há dados para a amitriptilina no PharmGKB até a data de publicação deste livro.

TABELA 1 ▶ NÍVEL DE EVIDÊNCIA 1A PARA A AMITRIPTILINA

VARIANTE	GENE	MOLÉCULA	TIPO	FENÓTIPO
CYP2C19*1, CYP2C19*2, CYP2C19*3, CYP2C19*17	CYP2C19	Amitriptilina	Metabolismo Farmacocinética	Transtorno depressivo maior Transtornos mentais
CYP2D6*1, CYP2D6*1xN, CYP2D6*2, CYP2D6*3, CYP2D6*4, CYP2D6*5, CYP2D6*6, CYP2D6*10, CYP2D6*41	CYP2D6	Amitriptilina	Toxicidade	Transtorno depressivo maior
CYP2D6*1, CYP2D6*1xN, CYP2D6*2, CYP2D6*3, CYP2D6*4, CYP2D6*5, CYP2D6*6, CYP2D6*10, CYP2D6*41	CYP2D6	Amitriptilina	Metabolismo Farmacocinética	Transtorno depressivo maior Transtornos mentais

Nível de evidência 3: Variantes diversas dos genes *ABCB1* e *CYP2D6*.

Nível de evidência 4: Não há dados para a amitriptilina no PharmGKB até a data de publicação deste livro.

⭕ Prática Clínica

● **DOSAGEM:** A dosagem da amitriptilina é altamente variável, entre 10 e 300 mg/dia, de acordo com a condição clínica a ser tratada.

● **TITULAÇÃO:**

TRANSTORNO DEPRESSIVO MAIOR (UNIPOLAR): Iniciar com 25 a 50 mg/dia em dose única ao deitar, ou em doses divididas. Após 1 semana ou mais, aumentar a dose em 25 a 50 mg de acordo com a resposta e tolerabilidade do paciente. As doses usuais para esses casos podem variar entre 100 e 300 mg/dia.

ESTADOS DE DOR CRÔNICA OU NEUROPATIA DIABÉTICA: Iniciar com uma dosagem diária de 10 a 25 mg, sendo aumentada de forma progressiva em 10 a 25 mg semanalmente, até que seja atingida a eficácia clínica desejada ou a dosagem máxima tolerada. Em idosos, iniciar o tratamento em uma dosagem baixa, cerca de 10 mg/dia, titulada gradualmente em incrementos máximos de 10 mg, visando minimizar o risco de eventos adversos nessa população. A posologia máxima sugerida para o tratamento da dor neurogênica é de 75 mg/dia.

FIBROMIALGIA:
Iniciar com dose de 10 mg, 1x/dia, cerca de 1 a 3 horas antes de deitar, aumentando-se a dose em cerca de 5 a 10 mg gradualmente em intervalos de 2 ou mais semanas, visando à dose máxima de 75 mg/dia. Os aumentos graduais de dose devem respeitar as características individuais de cada paciente, como resposta clínica e tolerabilidade.

PREVENÇÃO DA ENXAQUECA:
Iniciar com dose de 10 a 25 mg, 1x/dia, ao deitar, e aumentá-la com base na resposta e tolerabilidade em incrementos de 10 a 25 mg em intervalos de 1 semana ou mais, até que se atinja 150 mg/dia. A dose de manutenção recomendada é de cerca de 20 a 50 mg, 1x/dia, ao deitar, uma vez que frequentemente é mais bem tolerada. Para prevenção da cefaleia do tipo tensional crônica, é recomendado iniciar também na dose diária de 10 a 25 mg, ao deitar, com incrementos diários de cerca de 10 a 25 mg, de acordo com a resposta do paciente, respeitando-se um intervalo mínimo de 1 semana e a dose máxima de 125 mg/dia. Em alguns casos, dosagens iniciais reduzidas, como 10 a 12,5 mg, 1x/dia, ao deitar, com incrementos menores de titulação (também ao redor de 10-12,5 mg/dia) em intervalos maiores de cerca de 2 a 3 semanas podem reduzir os efeitos adversos e aumentar a adesão.

DISTÚRBIOS DO SONO E SINTOMAS RELACIONADOS À SÍNDROME DA FADIGA CRÔNICA:
Iniciar com dose de 10 mg, 1x/dia, 1 hora antes de deitar; a dose pode ser aumentada gradualmente de acordo com a resposta e tolerabilidade de cada paciente, em incrementos de 10 a 50 mg/dia, ao deitar, para distúrbios do sono. Para pacientes com dor, pode-se titular até 100 mg diários, administrados 1x/dia, ao deitar, ou em doses divididas. Para esses tratamentos, as evidências clínicas são limitadas, de modo que a titulação mais adequada é aquela estabelecida pelo profissional de saúde, de acordo com observação criteriosa dos sinais e sintomas dos pacientes.

NEURALGIA PÓS-HERPÉTICA:
Iniciar com dose de 10 a 25 mg, 1x/dia, ao deitar. Conforme resposta e tolerabilidade do paciente, podem ser realizados incrementos de 10 a 25 mg, em intervalos de 1 semana ou mais, até 150 mg/dia, administrados 1x/dia, ao deitar, ou em 2 doses divididas.

DISPEPSIA FUNCIONAL:
Iniciar com 10 a 25 mg, 1x/dia, ao deitar, e, de acordo com a resposta do paciente, incrementar a dose gradualmente em intervalos de 2 ou mais semanas, até a dose de 75 mg/dia. Para manutenção, é recomendado um intervalo de dosagem entre 20 e 30 mg/dia. É preciso monitorar o paciente por cerca de 8 a 12 semanas para avaliar a eficácia ou não do tratamento. Nos casos de eficácia, pode ser necessário reavaliar o paciente após 6 meses, objetivando a interrupção do tratamento.

● **DESCONTINUAÇÃO:** Em todos os casos supracitados, para descontinuar tratamentos que duraram 2 ou mais semanas, é necessário diminuir a dose de amitriptilina de forma gradual por um período de cerca de 2 a 4 semanas, visando reduzir os sintomas de retirada, bem como detectar possíveis sintomas reemergentes. Se ocorrerem sintomas de retirada intoleráveis, é indicado retornar à dose prescrita anteriormente e, em seguida, voltar à descontinuação da dose de maneira mais lenta.

● **EFEITOS ADVERSOS:** Comuns: Cardiovasculares (bloqueio atrioventricular, bloqueio de ramo, complexo QRS prolongado, ECG anormal, hipotensão ortostática, palpitações, QT prolongado, taquicardia), dermatológicos (hiperidrose), gastrointestinais (boca seca, constipação, diarreia, edema de língua, náusea, vômito), geniturinários (disfunção erétil, distúrbio de micção), metabólicos (aumento de peso, hiponatremia, sede), neurológicos (ataxia, cefaleia, disartria, disgeusia, distúrbio de atenção, parestesia, sonolência, tontura, tremor), oculares (distúrbio de acomodação, midríase), psiquiátricos (agitação, agressividade, diminuição de libido, estado confusional), respiratórios (congestão nasal, inflamação alveolar alérgica e de tecido pulmonar, síndrome de Loffler), outros (fadiga). Incomuns: Cardiovasculares (agravamento de insuficiência cardíaca, desmaio, hipertensão), dermatológicos (edema de face, *rash*, urticária), hepáticos (colestase, insuficiência hepática), neurológicos (convulsão), psiquiátricos (ansiedade, hipomania, insônia, mania, pesadelos), oculares (aumento de pressão intraocular), outros (zumbido). Raros: Cardiovasculares (arritmia), dermatológicos (alopecia, fotossensibilidade), endocrinológicos (ginecomastia), gastrointestinais (alargamento de glândula salivar, íleo paralítico), hematológicos (agranulocitose, depressão de medula óssea, eosinofilia, leucopenia, púrpura, trombocitopenia), hepáticos (alteração de função hepática, aumento de transaminases, icterícia), metabólicos (aumento de fosfatase alcalina, diminuição de apetite e peso), neurológicos (acatisia, polineuropatia), psiquiátricos (alucinação em pacientes esquizofrênicos, comportamento suicida, *delirium* em idosos, pensamento suicida), outros (pirexia). Muito raros: Cardiovasculares (cardiomiopatia, *torsades de pointes*), oculares (glaucoma agudo). Pós-comercialização: Musculoesqueléticos (rigidez muscular), neurológicos (SNM), psiquiátricos (alteração de estado mental).

● GRAVIDEZ: Não foram conduzidos ensaios clínicos controlados que avaliassem a segurança da amitriptilina em gestantes. Em bebês cujas mães eram tratadas com fármacos tricíclicos, foram relatados efeitos adversos como letargia e malformações fetais. Estudos pré-clínicos com amitriptilina indicam possíveis efeitos adversos, uma vez que ela é capaz de atravessar a placenta.[4-6] Categoria C da FDA (classificação até 2015).

● AMAMENTAÇÃO: A amitriptilina é excretada no leite materno, embora sejam escassas as informações acerca das consequências clínicas para os lactentes amamentados por mães em tratamento com esse fármaco. Nesse caso, é preferível a descontinuação da amitriptilina e sua substituição por um fármaco cujas informações clínicas sejam mais bem estabelecidas.

● CRIANÇAS E ADOLESCENTES: A amitriptilina deve ser prescrita com cautela para essa faixa etária. Foram relatados alguns casos de morte súbita em crianças tratadas com tricíclicos ou tetracíclicos. Além disso, a literatura demonstra eficácia dos tricíclicos e tetracíclicos no tratamento de enurese, TOC e TDAH, mas são escassos os dados evidenciando eficácia clínica para o tratamento de depressão e ansiedade em crianças e adolescentes.[4,7,8] Caso seja opção terapêutica, deve-se observar a possibilidade de ativação de transtorno bipolar conhecido ou desconhecido e/ou ideação suicida. Em geral, a amitriptilina não é recomendada para pacientes menores que 12 anos. Em adolescentes, o tratamento pode ser iniciado com 25 ou 50 mg/dia e aumentado gradualmente até o máximo de 100 mg/dia, em doses divididas ou em dose única na hora de dormir. Os pais ou responsáveis devem ser informados sobre os riscos para que possam auxiliar no monitoramento das crianças ou adolescentes.

● IDOSOS: Recomenda-se ECG basal para pacientes acima de 50 anos. Nessa faixa etária, pode haver maior sensibilidade aos efeitos anticolinérgicos cardiovasculares, hipotensores e sedativos da amitriptilina. Nesse sentido, é adequado o tratamento em doses menores em relação à população mais jovem, com aumentos graduais e mais lentos do que o habitual, não sendo excedida a dose máxima diária de 100 mg. A literatura indica eficácia na redução do risco de suicidalidade em pacientes com mais de 65 anos tratados com antidepressivos.[4,9,10]

● INSUFICIÊNCIA RENAL: Prescrever a amitriptilina com cautela; recomenda-se diminuir a dose nessa população.

● INSUFICIÊNCIA HEPÁTICA: Prescrever a amitriptilina com cautela; recomenda-se diminuir a dose nessa população.

● COMO MANEJAR EFEITOS ADVERSOS: A avaliação médica constante por meio de exames se faz mais que necessária, especialmente nos casos de ganho de peso acima de 5% do peso basal do paciente e nos pacientes pré-diabéticos e diabéticos. Nesses casos ou se houver efeitos adversos intoleráveis, deve-se considerar a redução da dose da amitriptilina. Em geral, medidas de suporte e acompanhamento bastam até a adaptação do paciente ao medicamento, visto que a

BIPP TIPS

- A amitriptilina é um dos antidepressivos mais investigados quanto ao seu potencial terapêutico na neuralgia pós-herpética e na neuropatia diabética, sendo considerada uma importante opção de tratamento nesses casos.

- A amitriptilina permanece ainda como um dos ADTs preferíveis para tratamento de cefaleia e de uma ampla variedade de síndromes de dor crônica, incluindo dor neuropática, fibromialgia, enxaqueca, dor cervical e dor lombar.

- A amitriptilina e os outros ADTs deixaram de figurar entre os fármacos de primeira escolha para o tratamento da depressão em razão da maior frequência de efeitos adversos, provavelmente devido ao fato de que a amitriptilina exerce seus efeitos antidepressivos em doses superiores àquelas requeridas para o tratamento da dor.

- Assim como outros agentes ADTs, a amitriptilina deve ser administrada com cautela em pacientes com retenção urinária, hipertrofia prostática, glaucoma, constipação, insuficiência hepática ou doença cardiovascular. É indicado evitar esse tratamento em pacientes com bloqueio cardíaco ou arritmias ou imediatamente após infarto do miocárdio e em pessoas com doença hepática grave.

- Em alguns casos, a amitriptilina pode acarretar efeitos adversos graves, como íleo paralítico, prolongamento do intervalo QTc, convulsões e efeitos extrapiramidais, além de agravar sintomas psicóticos.

- Durante tratamento com amitriptilina, bem como com outros ADTs, o consumo de álcool deve ser evitado, devidos aos efeitos aditivos centrais.

- Crianças, pacientes com hidratação inadequada, indivíduos abaixo do peso e aqueles com doença cardíaca podem ser mais suscetíveis à cardiotoxicidade induzida por ADTs.

- Em alguns casos de populações vulneráveis, como crianças, idosos, pessoas com doenças cardíacas e em tratamento com medicações concomitantes, poderá ser necessária a avaliação do perfil farmacogenômico para detectar possíveis variabilidades genéticas relacionadas à farmacocinética da amitriptilina.

- Os tricíclicos podem agravar sintomas psicóticos.

- Pacientes em uso de tricíclicos podem experienciar fotossensibilidade e mudança na coloração da urina para um tom azul-esverdeado.

maioria dos efeitos adversos desaparecem com o tempo. Todavia, pode ser necessário substituí-la por outro medicamento da mesma classe.

Toxicidade

ORAL EM HUMANOS: A ingestão de mais de 750 mg/dia de amitriptilina pode resultar em toxicidade grave e potencialmente letal.

TOXICIDADE AGUDA: Os casos de superdosagem com amitriptilina em geral são tratados como quaisquer outros casos de superdosagem com tricíclicos, envolvendo medidas sintomáticas e de suporte. Os sintomas incluem náusea, vômito, depressão do SNC, convulsões, coma, síndrome serotoninérgica e efeitos cardíacos gerais, como taquicardia, arritmias cardíacas, hipotensão grave, alterações no ECG e até mesmo morte. Não são conhecidos antídotos específicos para a amitriptilina, porém os BZDs podem ser utilizados para controlar possíveis convulsões. Além disso, lavagem gástrica, indução de êmese e administração de carvão ativado podem auxiliar a reduzir a absorção se realizadas em 1 a 2 horas após a ingestão. Se a pessoa afetada estiver inconsciente ou com reflexo de vômito prejudicado, o carvão ativado pode ser administrado via sonda nasogástrica. Não é indicada diálise, devido ao alto grau de ligação proteica da amitriptilina. Deve ser realizado monitoramento da temperatura corporal, dos sinais vitais e cardíacos, com observação do ECG para possíveis anormalidades de condução cardíaca. O monitoramento cardíaco é recomendado durante pelo menos 5 dias após a superdosagem.

Referências

1. Whirl-Carrillo M, Huddart R, Gong L, Sangkuhl K, Thorn CF, Whaley R, et al. An evidence-based framework for evaluating pharmacogenomics knowledge for personalized medicine. Clin Pharmacol Ther. 2021;110(3):563-72.

2. Bryson HM, Wilde MI. Amitriptyline: a review of its pharmacological properties and therapeutic use in chronic pain states. Drugs Aging. 1996;8(6):459-76.

3. Zobdeh F, Eremenko II, Akan MA, Tarasov VV, Chubarev VN, Schiöth HB, et al. Pharmacogenetics and pain treatment with a focus on non-steroidal anti-inflammatory drugs (NSAIDs) and antidepressants: a systematic review. Pharmaceutics. 2022;14(6):1190.

4. Amitriptyline Hydrochloride tablets [Internet]. Princeton: Sandoz; 2014 [capturado em 15 set. 2024]. Disponível em: https://www.accessdata.fda.gov/drugsatfda_docs/label/2014/085966s095,085969s084,085968s096,085971s075,085967s076,085970s072lbl.pdf.

5. Gentile S. The safety of newer antidepressants in pregnancy and breastfeeding. Drug Saf. 2005;28(2):137-52.

6. Amundsen S, Nordeng H, Nezvalová-Henriksen K, Stovner LJ, Spigset O. Pharmacological treatment of migraine during pregnancy and breastfeeding. Nat Ver Neurol. 2015;11(4):209-19.

7. Steel CM, O'duffy J, Brown SS. Clinical effects and treatment of imipramine and amitriptyline poisoning in children. Br Med J. 1967;3(5566):663-7.

8. Goel KM, Shanks RA. Amitriptyline and imipramine poisoning in children. Br Med J. 1974;1(5902):261-3.

9. Geretsegger C, Fartacek R, Stuppaeck C, Mair M, Platz T, Heim M. Multicenter double blind study of paroxetine and amitriptyline in elderly depressed inpatients. Psychopharmacology. 1995;119(3):277-81.

10. Kyle CJ, Petersen HEH, Overø KF. Comparison of the tolerability and efficacy of citalopram and amitriptyline in elderly depressed patients treated in general practice. Depress Anxiety. 1998;8(4):147-53.

Leituras Recomendadas

Cipriani A, Furukawa TA, Salanti G, Chaimani A, Atkinson LZ, Ogawa Y, et al. Comparative efficacy and acceptability of 21 antidepressant drugs for the acute treatment of adults with major depressive disorder: a systematic review and network meta-analysis. Focus. 2018;16(4):420-9.

Cohn CK, Shrivastava R, Mendels J, Cohn JB, Fabre LF, Claghorn JL, et al. Double-blind, multicenter comparison of sertraline and amitriptyline in elderly depressed patients. J Clin Psychiatry. 1990;51 Suppl B:28-33.

Dean L. Amitriptyline therapy and CYP2D6 and CYP2C19 genotype. In: Pratt VM, Scott SA, Pirmohamed M, Esquivel B, Kane MS, Kattman BL, et al, editors. Medical genetics summaries. Bethesda: National Center for Biotechnology Information; 2017.

Drugs.com. Amitriptyline side effects [Internet]. 2023 [capturado em 15 set. 2024]. Disponível em: https://www.drugs.com/sfx/amitriptyline-side-effects.html#professional.

Lydiard RB, Stahl SM, Hertzman M, Harrison WM. A double-blind, placebo-controlled study comparing the effects of sertraline versus amitriptyline in the treatment of major depression. J Clin Psychiatry. 1997;58(11):484-91.

Max MB, Culnane M, Schafer SC, Gracely RH, Walther DJ, Smoller B, et al. Amitriptyline relieves diabetic neuropathy pain in patients with normal or depressed mood. Neurology. 1987;37(4):589-96.

Max MB, Lynch SA, Muir J, Shoaf SE, Smoller B, Dubner R. Effects of desipramine, amitriptyline, and fluoxetine on pain in diabetic neuropathy. N Engl J Med. 1992;326(19):1250-6.

Moore RA, Derry S, Aldington D, Cole P, Wiffen PJ. Amitriptyline for neuropathic pain and fibromyalgia in adults. Cochrane Database Syst Rev. 2012;(12):CD008242.

Shammas E. Controlled comparison of bromazepam, amitriptyline, and placebo in anxiety-depressive neurosis. Dis Nerv Syst. 1977;38(3):201-7.

Sharav Y, Singer E, Schmidt E, Dionne RA, Dubner R. The analgesic effect of amitriptyline on chronic facial pain. Pain. 1987;31(2):199-209.

Stahl SM. Essential psychopharmacology: the prescriber's guide. Cambridge: Cambridge University; 2020.

Amoxapina

A amoxapina é um derivado N-desmetilado da loxapina, sendo que tal semelhança estrutural pode ser responsável por algumas de suas interessantes propriedades farmacológicas. É um dibenzoxazepina tricíclico de segunda geração e, sob algumas classificações, é considerado um tetracíclico. Atua principalmente inibindo a recaptação de noradrenalina nas sinapses neuronais e demonstra ação mínima sobre os receptores serotoninérgicos, com exceção do $5-HT_6$. A amoxapina é indicada para o tratamento de transtorno depressivo neurótico ou reativo, depressão endógena e psicótica, depressão resistente a mais de duas farmacoterapias e depressão acompanhada de ansiedade e/ou agitação. Em geral é reservada para o tratamento de segunda ou terceira linha depois que os ISRSs ou os IRSNs tenham falhado no tratamento da depressão. Diferente de outros tricíclicos, apresenta poucos efeitos cardiotóxicos, mas pode causar uma série de efeitos anticolinérgicos, como sedação, náusea, tontura, entre outros. Estudos clínicos demonstraram que a amoxapina tem um início de ação mais rápido do que outros tricíclicos, como a amitriptilina ou a imipramina. Sua absorção atinge picos plasmáticos em cerca de 1 a 2 horas e sua eliminação ocorre principalmente por via renal.[1,2]

Nomes no Brasil:
Não disponível no Brasil (EUA: Asendin).
SUS:
Não disponível na Rename.

- **INDICAÇÕES DE BULA – ANVISA:** Não possui aprovação da Anvisa até o momento.
- **INDICAÇÕES DE BULA – FDA:** Alívio dos sintomas de depressão em pacientes com transtornos depressivos neuróticos ou reativos, bem como depressões endógenas e psicóticas. Depressão acompanhada de ansiedade ou agitação.
- **INDICAÇÕES OFF-LABEL:** A amoxapina já foi estudada no tratamento de transtorno bipolar (fase depressiva), ansiedade, insônia, dor neuropática, dor crônica, TOC e TDAH.
- **CONTRAINDICAÇÕES:** A amoxapina está contraindicada em caso de hipersensibilidade à substância ou a um de seus componentes, em associação com IMAOs (mesmo após 14 dias) e após IAM recente.
- **TESTES LABORATORIAIS SUGERIDOS OU NECESSÁRIOS:** É aconselhável monitoramento médico cuidadoso durante tratamento com amoxapina. O ganho de peso é comum em pacientes tratados com fármacos tricíclicos e tetracíclicos, sendo necessário acompanhamento do peso corporal e do IMC, da pressão arterial e da glicemia, especialmente em pacientes pré-diabéticos (glicemia em jejum de 100 a 125 mg/dL) e diabéticos (glicemia em jejum > 126 mg/dL). É aconselhável também monitorar possíveis dislipidemias (colesterol total, LDL e triglicerídeos aumentados e HDL diminuído). Pacientes idosos, com hipertireoidismo, com problemas cardiovasculares preexistentes (ou histórico familiar) ou pessoas tratadas concomitantemente com outros agentes que prolonguem o intervalo QTc devem ser monitorados com ECG. Indivíduos acima de 50 anos e pacientes em terapias diuréticas apresentam risco aumentado de distúrbios eletrolíticos; portanto, os eletrólitos requerem monitoramento especial.
- **ROTA FARMACOLÓGICA:** Ver Figura 1.

Farmacologia

ABSORÇÃO: A amoxapina tem absorção rápida e completa, atingindo picos plasmáticos em cerca de 1 a 2 horas, com cerca de 60% de biodisponibilidade.

FIGURA 1 ▶

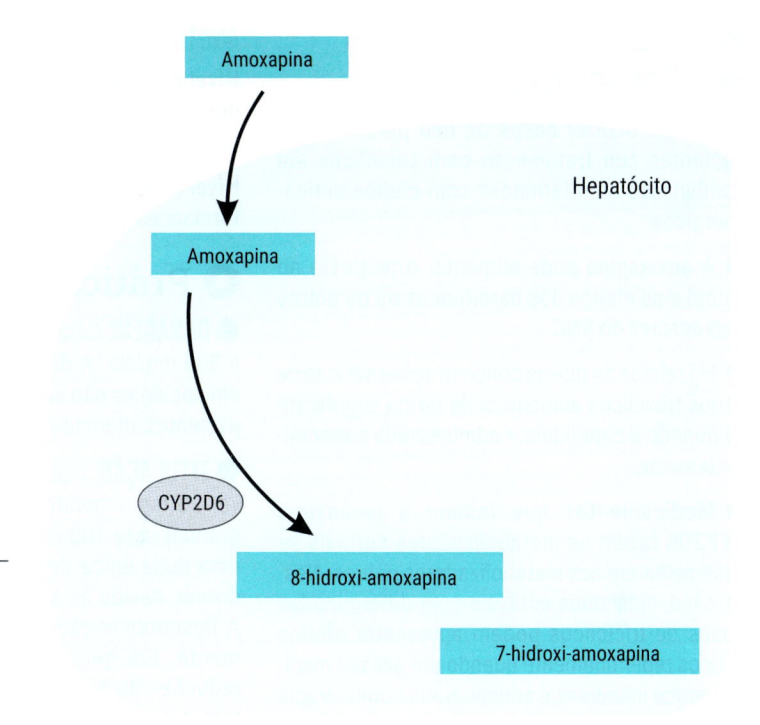

ROTA FARMACOLÓGICA DA AMOXAPINA.

Fonte: Elaborada com base em Whirl-Carrillo e colaboradores.[3]

VOLUME DE DISTRIBUIÇÃO: 1 L/kg (0,9-1,2 L/kg).

LIGAÇÃO PROTEICA: 90%.

METABOLISMO/FARMACOCINÉTICA: A amoxapina é quase completamente metabolizada pelas isoenzimas CYP2D6 nos hepatócitos, formando seu metabólito principal, 8-hidroxi-amoxapina, e um metabólito secundário, 7-hidroxi-amoxapina. Ambos os metabólitos são farmacologicamente inativos e têm meia-vida de cerca de 30 e 6,5 horas, respectivamente.

ROTA DE ELIMINAÇÃO: A amoxapina tem eliminação majoritariamente renal após dose única: 60 a 69% são excretados sobretudo na forma de metabólitos conjugados e menos de 5% é excretado na forma de fármaco inalterado. É excretada também nas fezes, sob a forma de metabólitos inalterados (7-18%).

MEIA-VIDA: 8 horas.

DEPURAÇÃO: Não há dados disponíveis sobre a depuração da amoxapina.

FARMACODINÂMICA: A amoxapina age inibindo os transportadores de neurotransmissores NET e SERT nas fendas sinápticas.

MECANISMO DE AÇÃO: O principal mecanismo de ação da amoxapina é a inibição dos transportadores NET e SERT. Ela bloqueia principalmente o NET, mas em doses maiores pode bloquear também o SERT, aumentando a disponibilidade desses neurotransmissores nas fendas sinápticas. Apresenta efeito antagonista de receptores D_2 de dopamina, que estariam relacionados aos seus efeitos antipsicóticos. Não apresenta afinidade por receptores histaminérgicos do tipo a (H_1) como outros tricíclicos, nem inibe a MAO. Ainda assim, o exato mecanismo de ação que explica os efeitos clínicos da amoxapina não está completamente elucidado.

● Interações Medicamentosas

○ Podem ocorrer casos de íleo paralítico em pacientes sob tratamento com tricíclicos em combinação com fármacos com efeitos anticolinérgicos.

○ A amoxapina pode aumentar a resposta ao álcool e os efeitos dos barbitúricos ou de outros depressores do SNC.

○ Há relatos de que as concentrações séricas de vários tricíclicos aumentam de forma significativa quando a cimetidina é administrada concomitantemente.

○ Medicamentos que inibem a isoenzima CYP2D6 fazem os metabolizadores normais se assemelharem aos metabolizadores pobres. Nesse caso, indivíduos estáveis com determinadas doses de tricíclicos podem apresentar efeitos tóxicos repentinamente quando um desses medicamentos inibidores é administrado como terapia concomitante. Os medicamentos que inibem a CYP2D6 incluem quinidina, cimetidina, bupropiona, ISRSs, fenotiazinas e os antiarrítmicos tipo 1C propafenona e flecainida.

AFINIDADE LIGANTE/KI:

LOCAL	KI (NM)
Ki (NET)	16
Ki (SERT)	58
Ki (DAT)	4.310
Ki ($5-HT_{2A}$)	0,5
Ki (α_1)	50
Ki (α_2)	2.600

○ Farmacogenética

Acesse https://www.pharmgkb.org/chemical/PA448405 ou utilize o *QR code* ao lado.

ANOTAÇÕES CLÍNICAS

Nível de evidência 1A, 1B, 2A, 2B, 3: Não há dados para a amoxapina no PharmGKB até a data de publicação deste livro.

Nível de evidência 4: Acesse o *site* para mais informações.

○ Prática Clínica

● **DOSAGEM:** Comumente, a dose fica entre 200 e 300 mg/dia. A dose máxima é de 400 mg/dia em pacientes não internados e de 600 mg/dia em pacientes internados.

● **TITULAÇÃO:** Inicialmente, é possível prescrever 25 mg, ingeridos 2 a 3x/dia, com aumento gradual para 100 mg, de 2 a 3x/dia, ou, ainda, uma dose única de 200 ou 300 mg na hora de dormir, devido às suas propriedades sedativas. A descontinuação deve ser realizada gradualmente. Em geral, os pacientes toleram bem reduções de 50% a cada 3 dias. Caso haja sintomas de retirada, deve-se aumentar a dose até interromper os sintomas e reiniciar a retirada de maneira mais lenta.

● **EFEITOS ADVERSOS:** Mais comuns: Gastrointestinais (boca seca, constipação), neurológicos (sonolência). Comuns: Cardiovasculares (edema, palpitação), dermatológicos (*rash*, sudorese), endocrinológicos (aumento de prolactina), gastrointestinais (náusea), metabólicos (aumento de apetite), neurológicos (alteração de padrão de EEG, ataxia, cefaleia, tontura, tremor), oculares (visão borrada), psiquiátricos (ansiedade, confusão, excitabilidade, inquietação, insônia, nervosismo, pesadelos), outros (cansaço, fadiga). Pós-comercialização: Cardiovasculares (AVC, arritmia, bloqueio, fibrilação atrial, infarto do miocárdio), dermatológicos (alopecia), gastrointestinais (estomatite, íleo paralítico, pancreatite), genitourinários (edema testicular, polaciúria), hematológicos (eosinofilia, petéquia, púrpura, trombocitopenia), hepáticos (hepatite, icterícia), imunológicos (adenite), metabólicos (anorexia, ginecomastia), psiquiátricos (alucinação, delírio).

● **GRAVIDEZ:** Não foram conduzidos ensaios clínicos controlados que avaliassem a segurança do tratamento com amoxapina em gestantes. Foram relatados efeitos adversos em bebês cujas mães eram tratadas com fármacos tricíclicos, como letargia e malformações fetais. Estudos pré-clínicos com amoxapina indicam possíveis efeitos adversos, uma vez que ela é capaz de atravessar a placenta.[4,5] Categoria C da FDA (classificação até 2015).

● **AMAMENTAÇÃO:** A amoxapina é excretada no leite materno, embora sejam escassas as informações acerca das consequências clínicas para os lactentes amamentados por mães em tratamento com esse medicamento. Nesse caso, é preferível a realização do tratamento com um fármaco cujas informações clínicas sejam mais bem estabelecidas.

● **CRIANÇAS E ADOLESCENTES:** Prescrever a amoxapina com cautela nessa faixa etária. Há alguns casos relatados de morte súbita em crianças tratadas com tricíclicos ou tetracíclicos. Além disso, a literatura demonstra a eficácia dos tricíclicos e tetracíclicos no tratamento de enurese, TOC e TDAH, mas são escassos os dados evidenciando sua eficácia clínica para o tratamento de depressão e ansiedade em crianças e adolescentes.[1,5,6] Caso seja opção terapêutica, deve-se observar a possibilidade de ativação de transtorno bipolar conhecido ou desconhecido e/ou ideação suicida. O tratamento deve ser iniciado com 25 a 50 mg/dia e aumentado gradualmente até a dose máxima de 100 mg/dia, em doses divididas ou em dose única na hora de dormir. Os pais ou responsáveis devem ser informados sobre os riscos para que possam auxiliar no monitoramento das crianças ou adolescentes.

● **IDOSOS:** Prescrever a amoxapina com cautela em idosos, pois eles podem ser mais sensíveis aos efeitos sedativos, anticolinérgicos, cardiovasculares e hipotensores. É necessária a realização de monitoramento por ECG.

BIPP TIPS

○ A amoxapina aparenta ser um dos tricíclicos mais indicados para o tratamento da depressão grave ou resistente. Além disso, parece ser o medicamento mais adequado para a prescrição concomitante com IMAOs em casos extremos de depressão. Em sendo a opção escolhida, é necessário acompanhamento cuidadoso do paciente, com exames regulares, especialmente dos eletrólitos e do sistema cardiovascular.

○ Estudos demonstraram que a amoxapina pode apresentar efeitos clínicos mais rápidos que outros da mesma classe.[1,2]

○ Pacientes abaixo do peso, crianças, portadores de doenças cardiovasculares prévias ou com hidratação comprometida podem ser mais suscetíveis aos efeitos cardiotóxicos da amoxapina, havendo necessidade de atenção à dosagem e monitoramento regular das funções cardiovasculares.

○ Outro alerta se faz necessário em relação a pacientes com histórico de psicose, a qual pode ser agravada por fármacos tricíclicos.

○ Durante o tratamento com amoxapina, bem como com outros tricíclicos, não é recomendado consumo de álcool devido aos seus efeitos aditivos no SNC.

○ Na vigência de tratamento com amoxapina, pode ocorrer fotossensibilidade ou alterações na coloração da urina (azul-avermelhada).

○ Efeitos motores, efeitos extrapiramidais, acatisia e discinesia tardia são possíveis com o uso de amoxapina devido às ações na neurotransmissão dopaminérgica.

● **INSUFICIÊNCIA RENAL:** Prescrever a amoxapina com cautela; recomenda-se diminuir a dose nessa população.

● **INSUFICIÊNCIA HEPÁTICA:** Prescrever a amoxapina com cautela; recomenda-se diminuir a dose nessa população.

● **COMO MANEJAR EFEITOS ADVERSOS:** A avaliação médica constante por meio de exames se faz mais que necessária, especialmente nos casos de ganho de peso acima de 5% do peso basal do paciente e nos pacientes pré-diabéticos e diabéticos. Nesses casos ou se houver efeitos adversos intoleráveis, deve-se considerar reduzir a dose ou substituir a medicação por um ISRS ou outro fármaco mais recente.

Toxicidade

ORAL EM HUMANOS: A dose máxima da amoxapina é 300 mg/dia. Entretanto, 80% das superdosagens letais de amoxapina envolveram a ingestão de 3.000 mg ou mais.

TOXICIDADE AGUDA: A amoxapina apresenta um perfil de toxicidade significativamente diferente de outros tricíclicos, sendo os efeitos cardiovasculares relativamente raros. Contudo, convulsões e crises epilépticas podem surgir com relativa frequência, exigindo atenção. Além disso, coma e acidose são outras complicações graves da superdosagem de amoxapina. Pode ocorrer insuficiência renal cerca de 2 a 5 dias após a superdosagem tóxica, sendo a necrose tubular aguda com rabdomiólise e mioglobinúria a complicação renal mais comum nesses casos. Entretanto, essa reação ocorre em menos de 5% dos casos de superdosagem e, normalmente, nos pacientes que tiveram várias convulsões.

Referências

1. Jue SG, Dawson GW, Brogden RN. Amoxapine: a review of its pharmacology and efficacy in depressed states. Drugs. 1982;24(1):1-23.

2. Lydiard RB, Gelenberg AJ. Amoxapine: an antidepressant with some neuroleptic properties? A review of its chemistry, animal pharmacology and toxicology, human pharmacology, and clinical efficacy. Pharmacotherapy. 1981;1(3):163-78.

3. Whirl-Carrillo M, Huddart R, Gong L, Sangkuhl K, Thorn CF, Whaley R, et al. An evidence-based framework for evaluating pharmacogenomics knowledge for personalized medicine. Clin Pharmacol Ther. 2021;110(3):563-72.

4. Iqbal MM. Effects of antidepressants during pregnancy and lactation. Ann Clin Psychiatry. 1999;11(4):237-56.

5. Abbas S, Marwaha R. Amoxapine. In: StatPearls [Internet]. Treasure Island: StatPearls; 2024 [capturado em 15 set. 2024]. Disponível em: https://pubmed.ncbi.nlm.nih.gov/31082024/.

6. Solmi M, Fornaro M, Ostinelli EG, Zangani C, Croatto G, Monaco F, et al. Safety of 80 antidepressants, antipsychotics, anti-attention-deficit/hyperactivity medications and mood stabilizers in children and adolescents with psychiatric disorders: a large scale systematic meta-review of 78 adverse effects. World Psychiatry. 2020;19(2):214-32.

Leituras Recomendadas

Amoxapine tablets [Internet]. Goa: Watson Pharma; 2014 [capturado em 15 set. 2024]. Disponível em: https://www.accessdata.fda.gov/drugsatfda_docs/label/2014/072691s036lbl.pdf.

Amoxapine. In: Drugs and Lactation Database (LactMed®) [Internet]. Bethesda: National Institute of Child Health and Human Development; 2006 [capturado em 15 set. 2024]. Disponível em: https://pubmed.ncbi.nlm.nih.gov/30000242/.

Amoxapine: side effect [Internet]. 2024 [capturado em 15 set. 2024]. Disponível em: http://sideeffects.embl.de/drugs/2170/.

Calvo B, García MJ, Pedraz JL, Mariño EL, Domínguez-Gil A. Pharmacokinetics of amoxapine and its active metabolites. Int J Clin Pharmacol Ther Toxicol. 1985;23(4):180-5.

Daly JM, Wilens T. The use of tricyclic antidepressants in children and adolescents. Pediatr Clin North Am. 1998;45(5):1123-35.

Drugs and Lactation Database (LactMed®) [Internet]. Bethesda: National Library of Medicine; 2006 [capturado em 15 set. 2024]. Disponível em: https://www.ncbi.nlm.nih.gov/books/NBK501922/.

Anfetamina (d)

A anfetamina (d) – ou dextroanfetamina – é um fármaco estimulante que inibe a recaptação da dopamina e noradrenalina, além de estimular a liberação desses neurotransmissores na fenda sináptica. Trata-se de um enantiômero da anfetamina que é utilizado para o tratamento do TDAH. Sofre metabolização hepática pelas enzimas da família do citocromo P450 e sua eliminação se dá por via renal.

Nomes no Brasil:
Não disponível no Brasil (EUA: Dexedrine).

SUS:
Não disponível na Rename.

● **INDICAÇÕES DE BULA – ANVISA:** Não possui aprovação da Anvisa até o momento.

● **INDICAÇÕES DE BULA – FDA:** Tratamento de narcolepsia e TDAH.

○ Formulação D-anfetamina transdérmica: Tratamento de TDAH em adultos e pacientes pediátricos com 6 anos ou mais.

● **INDICAÇÕES OFF-LABEL:** A anfetamina (d) pode ser utilizada no tratamento da depressão resistente às terapêuticas convencionais.

● **CONTRAINDICAÇÕES:** A anfetamina (d) não deve ser utilizada por pessoas que apresentem histórico de alergia ou hipersensibilidade a esse medicamento, pacientes com agitação ou ansiedade exacerbadas, pacientes com síndrome de Tourette, pacientes que fazem uso de IMAOs (até após 14 dias de sua retirada), pacientes com aterosclerose, doença cardíaca, hipertensão grave, anomalias cardíacas estruturais e pacientes com glaucoma. Deve ser utilizada com cautela em pacientes com hipertireoidismo, hipertensão e histórico de abuso de substâncias.

● **TESTES LABORATORIAIS SUGERIDOS OU NECESSÁRIOS:** Testes laboratoriais não são necessários.

● **ROTA FARMACOLÓGICA:** Ver Figura 1.

○ Farmacologia

ABSORÇÃO: O pico de concentração da anfetamina (d) ocorre após 3 horas da administração (8 horas no caso da cápsula de liberação sustentada).

VOLUME DE DISTRIBUIÇÃO: 195 L.

LIGAÇÃO PROTEICA: Não há dados disponíveis sobre a ligação da anfetamina (d) às proteínas plasmáticas.

METABOLISMO/FARMACOCINÉTICA: A anfetamina (d) sofre metabolização no fígado, principalmente pelas enzimas pertencentes à família do citocromo P450 (CYP2D6), onde ocorrem os processos de hidroxilação, conjugação e glicuronidação. Em seguida, seu metabólito 4-hidroxi-anfetamina é conjugado por sulfotransferase ou glicuroniltransferase.

ROTA DE ELIMINAÇÃO: A excreção da anfetamina (d) se dá por via renal (1/3).

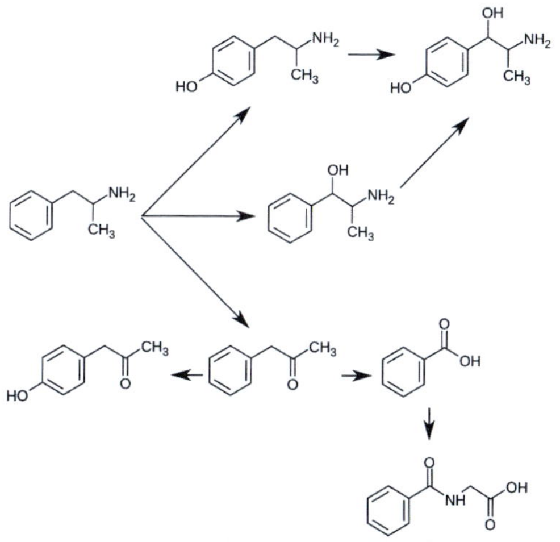

FIGURA 1 ▶ ROTA FARMACOLÓGICA DA ANFETAMINA (D).

MEIA-VIDA: 7,9 a 11,7 horas.

DEPURAÇÃO: 17 L/h.

FARMACODINÂMICA: A anfetamina (d) é uma amina simpatomimética, atuando como estimulante do SNC. Perifericamente, causa aumento da pressão tanto sistólica quanto diastólica, atua como broncodilatador fraco e estimulante da função respiratória.

MECANISMO DE AÇÃO: A anfetamina (d) se liga aos transportadores de dopamina e noradrenalina, impedindo sua recaptação e aumentando sua disponibilidade na fenda sináptica. Além do mais, aumenta a liberação desses neurotransmissores na fenda e estimula seu transporte reverso através de VMATs, principalmente na região do estriado. Por fim, pode alterar o número dos transportadores presentes na fenda sináptica. Dessa forma, a anfetamina (d) atua como estimulante do SNC. Como curiosidade, saiba que a anfetamina (d) tem maior afinidade pelo DAT, enquanto a anfetamina (l) atua mais na noradrenalina, o que denota perfis distintos.

Interações Medicamentosas

- Ácido ascórbico, ácido glutâmico, guanitidina e reserpina (agentes acidificantes do trato gastrointestinal), agentes acidificantes do trato urinário, clorpromazina e haloperidol podem reduzir as concentrações plasmáticas da anfetamina (d).

- A anfetamina (d) aumenta o efeito analgésico da meperidina.

- A anfetamina (d) inibe o efeito dos bloqueadores adrenérgicos, os efeitos sedativos dos anti-histamínicos e pode antagonizar os efeitos dos anti-hipertensivos.

- A anfetamina (d) pode retardar a absorção da etossuximida, fenitoína e fenobarbital.

- Atomoxetina, duloxetina, milnaciprana, reboxetina e venlafaxina (inibidores da recaptação de noradrenalina), agentes alcalinizantes gastrointestinais (bicarbonato de sódio) e do trato urinário (acetazolamida, tiazida) podem potencializar os efeitos da anfetamina (d) no SNC e no sistema cardiovascular.

- A desipramina e a protriptilina podem aumentar os níveis de anfetamina (d) no SNC.

- Os IMAOs diminuem a velocidade de absorção da anfetamina (d), potencializando sua ação.

AFINIDADE LIGANTE/KI:

LOCAL	KI (NM)
Ki (MAO)	160.000/300.000
Ki (feniletanolamina FNMT)	422.000/442.000/ 1.380.000
Ki (MAO-B)	580.000

Farmacogenética

Acesse https://www.pharmgkb.org/chemical/PA449269 ou utilize o *QR code* ao lado.

ANOTAÇÕES CLÍNICAS

Nível de evidência 1A, 1B, 2A, 2B: Não há dados para a anfetamina (d) no PharmGKB até a data de publicação deste livro.

Nível de evidência 3: Variantes diversas do gene *DRD1*.

Nível de evidência 4: Não há dados para a anfetamina (d) no PharmGKB até a data de publicação deste livro.

Prática Clínica

DOSAGEM: Recomenda-se a utilização de anfetamina (d) para o tratamento do TDAH em doses de 5 a 40 mg/dia. Para o manejo da narcolepsia, são recomendadas doses de 5 a 60 mg/dia.

TITULAÇÃO: É recomendado que se inicie a utilização da anfetamina (d) para o manejo da narcolepsia em maiores de 12 anos com uma dose de 10 mg/dia, aumentando 10 mg por semana, quando necessário. Em pacientes com narcolepsia com idade entre 6 e 12 anos, a dose inicial recomendada é de 5 mg/dia, com aumentos semanais de 5 mg. Para o tratamento de TDAH em crianças acima de 6 anos de idade, a dose inicial recomendada é de 5 mg/dia, com aumento semanal de 5 mg. Já em crianças entre 3 e 5 anos, recomenda-se iniciar o tratamento com dose de 2,5 mg/dia, aumentando 2,5 mg por semana.

● EFEITOS ADVERSOS: Mais comuns: Metabólicos (diminuição de apetite e peso), psiquiátricos (insônia, nervosismo). Comuns: Cardiovasculares (arritmia, palpitação, taquicardia), gastrointestinais (boca seca, cãibra, dor abdominal, náusea, vômito), metabólicos (anorexia), musculoesqueléticos (artralgia), neurológicos (cefaleia, discinesia, hiperatividade, vertigem), psiquiátricos (agressividade, ansiedade, comportamento anormal, depressão, excitabilidade, irritabilidade). Incomuns: Psiquiátricos (psicose). Raros: Cardiovasculares (*angina pectoris*), dermatológicos (*rash*, urticária), musculoesqueléticos (retardo de crescimento), oculares (dificuldade de acomodação visual, midríase, visão borrada), outros (fadiga). Muito raros: Cardiovasculares (parada cardíaca), dermatológicos (dermatite esfoliativa, eritema multiforme, erupção fixa ao fármaco), hematológicos (anemia, leucopenia, púrpura trombocitopênica, trombocitopenia), hepáticos (elevação de enzimas hepáticas até coma), musculoesqueléticos (cãibra), psiquiátricos (alucinação, comportamento suicida, mania), neurológicos (convulsão, exacerbação de tiques, hemorragia intracraniana, movimentos coreoatetoides, síndrome de Tourette, SNM, tiques, vasculite cerebral).

● GRAVIDEZ: Não há estudos em humanos, mas é sabido que há risco aumentado de nascimento prematuro ou baixo peso ao nascer em bebês cujas mães fizeram uso de anfetamina (d) durante a gestação, os quais podem ainda experimentar sintomas de síndrome de abstinência. Há relato de caso de deformidade óssea congênita, atresia anal e fístula traqueoesofágica em bebê de gestante que fez uso de anfetamina (d) no primeiro trimestre. Estudos em modelos animais observaram atraso na formação óssea e menor ganho de peso na prole pós-nascimento. É necessária uma avaliação criteriosa dos riscos e benefícios do uso desse medicamento durante a gravidez.[1] Categoria C da FDA (classificação até 2015).

● AMAMENTAÇÃO: A anfetamina (d) é excretada no leite materno, não sendo recomendado seu uso durante a lactação. Caso seja imprescindível, deve-se interromper a amamentação.

● CRIANÇAS E ADOLESCENTES: Não há estudos sobre segurança e eficácia do uso de anfetamina (d) em menores de 3 anos. Pode haver piora de transtornos comportamentais e de pensamento em crianças com transtorno psicótico. Em crianças mais novas, a meia-vida e os efeitos clínicos do medicamento são reduzidos. Deve-se monitorar o crescimento (peso e altura) das crianças que fazem uso de anfetamina (d) por longos períodos. Há associação de morte súbita em crianças com alterações estruturais cardíacas e o uso desse medicamento, sendo recomendada a realização de EEG em crianças antes do início do tratamento.

● IDOSOS: Pacientes idosos podem tolerar melhor doses mais baixas de anfetamina (d).

● INSUFICIÊNCIA RENAL: Não é necessário ajuste de dose de anfetamina (d) em pacientes com insuficiência renal.

● INSUFICIÊNCIA HEPÁTICA: Utilizar a anfetamina (d) com cautela em pacientes com insuficiência hepática.

● COMO MANEJAR EFEITOS ADVERSOS: É necessário aguardar e observar se os efeitos da anfetamina (d) irão desaparecer; caso não desapareçam, é recomendada a redução de dose do medicamento ou a utilização de um estimulante de ação prolongada. Para prevenir insônia, deve-se evitar o uso do medicamento no período da tarde e/ou noite. Para manejar os efeitos autonômicos periféricos, está indicada a utilização de β-bloqueadores.

⬤ Toxicidade

ORAL EM HUMANOS: Não há dados específicos sobre superdosagem de anfetamina (d) em humanos. A dose letal de anfetamina (d) é de 3.200 a 4.000 mg/kg em ratos.

TOXICIDADE AGUDA: Os sintomas de intoxicação mais comuns são alteração da pressão arterial, alucinação, arritmia, aumento da frequência respiratória, colapso circulatório, coma, confusão, convulsão, hiper-reflexia, pânico e rabdomiólise.

BIPP TIPS

- Pacientes alérgicos ao AAS podem apresentar reação alérgica à anfetamina (d) em razão da presença de tartrazina nos comprimidos.
- Deve-se evitar tomar a anfetamina (d) no período da tarde, pois há risco de causar insônia.
- Os efeitos colaterais da anfetamina (d) tendem a ser dose-dependentes.
- A ingestão de anfetamina (d) juntamente com as refeições pode atrasar seu pico de ação.
- Pacientes que utilizam a anfetamina (d) por longos períodos podem desenvolver tolerância aos seus efeitos, além de dependência e/ou abuso.
- Deve-se interromper o uso de anfetamina (d) de forma gradual para evitar sintomas de abstinência. Pacientes que fazem uso abusivo podem experimentar sintomas depressivos graves quando o medicamento é retirado.
- Pode haver piora de tiques motores e vocais, bem como piora de transtornos comportamentais e de pensamento, em pacientes psicóticos que estejam usando anfetamina (d).
- Em razão do alto risco de uso abusivo, a anfetamina (d) deve ser usada com cautela por pacientes com histórico de abuso de substâncias e/ou álcool e por pacientes emocionalmente instáveis.
- O uso de anfetamina (d) pode reduzir o limiar convulsivo.
- A anfetamina (d) pode precipitar ideação suicida.
- A anfetamina (d) tende a ser eficaz em pacientes que não respondem bem a outros estimulantes.
- A anfetamina (d) pode ser útil no tratamento de sintomas depressivos em pacientes idosos enfermos, na depressão pós-infarto, como medicamento adjuvante para o tratamento de depressão resistente ou que não responde bem aos tratamentos convencionais e pacientes com HIV e câncer.
- A anfetamina (d) pode ser usada em pacientes terminais para potencializar a analgesia dos opioides com menor efeito sedativo no tratamento paliativo.
- A anfetamina (d) pode reverter a disfunção sexual causada por outras condições psiquiátricas ou pelo uso de medicamentos antidepressivos.

O quadro raramente é fatal. O tratamento costuma ser sintomático, com lavagem gástrica e administração de carvão ativado, não sendo possível afirmar se hemodiálise e acidificação da urina podem ser recomendadas.

Referência

1. National Toxicology Program. NTP-CERHR monograph on the potential human reproductive and developmental effects of amphetamines. NTP Cerhr Mon. 2005;(16):vii-III1.

Leituras Recomendadas

Brill H. Dextroamphetamine treatment of depressed elderly woman. JAMA. 1972;221(7):721.

Dexedrine® (dextroamphetamine sulfate) [Internet]. Brentford: GlaxoSmithKline; 2007 [capturado em 16 set. 2024]. Disponível em: https://www.accessdata.fda.gov/drugsatfda_docs/label/2007/017078s042lbl.pdf.

Rapoport JL, Buchsbaum MS, Zahn TP, Weingartner H, Ludlow C, Mikkelsen EJ. Dextroamphetamine: cognitive and behavioral effects in normal prepubertal boys. Science. 1978;199(4328):560-3.

Rose SJ, Hathcock MA, White WM, Borowski K, Rivera-Chiauzzi EY. Amphetamine-dextroamphetamine and pregnancy: neonatal outcomes after prenatal prescription mixed amphetamine exposure. J Atten Disord. 2021;25(9):1295-301.

Shoar NS, Marwaha R, Molla M. Dextroamphetamine-amphetamine. In: StatPearls [Internet]. Treasure Island:

StatPearls; 2024 [capturado em 16 set. 2024]. Disponível em: https://www.ncbi.nlm.nih.gov/books/NBK507808/.

Sitte HH, Freissmuth M. Amphetamines, new psychoactive drugs and the monoamine transporter cycle. Trends Pharmacol Sci. 2015;36(1):41-50.

Wagner GJ, Rabkin JG, Rabkin R. Dextroamphetamine as a treatment for depression and low energy in AIDS patients: a pilot study. J Psychosom Res. 1997;42(4):407-11.

Winsberg BG, Press M, Bialer I, Kupietz S. Dextroamphetamine and methylphenidate in the treatment of hyperactive-aggressive children. Pediatrics. 1974;53(2):236-41.

● Anfetamina (d,l)

A anfetamina (d,l) é um fármaco estimulante que inibe a recaptação da dopamina e noradrenalina, além de estimular a liberação desses neurotransmissores na fenda sináptica. Trata-se de uma mistura racêmica da anfetamina (d-anfetamina e l-anfetamina, na proporção de 3:1) que é utilizada para o tratamento do TDAH. Após administração oral, seu pico de concentração acontece entre 1 e 3 horas. Sofre metabolização hepática pelas enzimas da família do citocromo P450 e sua eliminação se dá por via renal, sendo aproximadamente 40% na forma inalterada.

Nomes no Brasil:
Não disponível no Brasil (EUA: Adderall).
SUS:
Não disponível na Rename.

● **INDICAÇÕES DE BULA - ANVISA:** Não possui aprovação da Anvisa até o momento.

● **INDICAÇÕES DE BULA - FDA:** Tratamento de TDAH em pacientes adultos e pediátricos com 6 anos ou mais.

● **INDICAÇÕES *OFF-LABEL*:** A anfetamina (d,l) pode ser utilizada no tratamento da depressão resistente ao tratamento.

● **CONTRAINDICAÇÕES:** A anfetamina (d,l) não deve ser utilizada por pessoas que apresentem histórico de alergia ou hipersensibilidade a esse medicamento, pacientes com agitação ou ansiedade exacerbadas, pacientes com síndrome de Tourette, pacientes que fazem uso de IMAOs (até após 14 dias de sua retirada), pacientes com arteriosclerose, doença cardíaca, hipertensão grave ou anomalias cardíacas estruturais, hipertireoidismo e pacientes com glaucoma e histórico de abuso de substâncias.

● **TESTES LABORATORIAIS SUGERIDOS OU NECESSÁRIOS:** Testes laboratoriais não são necessários.

● **ROTA FARMACOLÓGICA:** Ver Figura 1.

⦿ Farmacologia

ABSORÇÃO: Após administração oral, a anfetamina (d,l) exibe seu pico de concentração plasmática entre 1 e 3 horas. Após administração

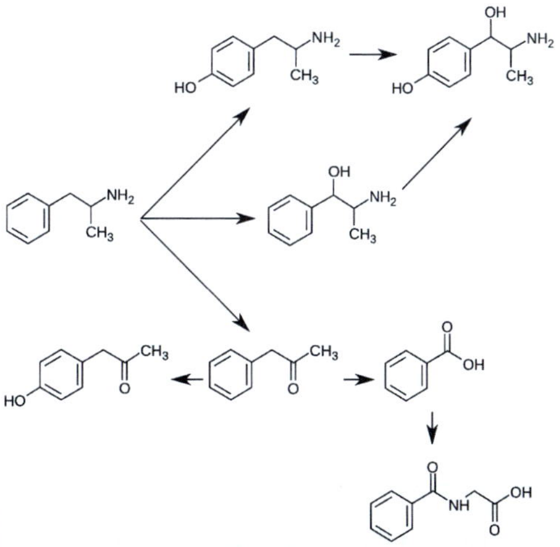

FIGURA 1 ▶ ROTA FARMACOLÓGICA DA ANFETAMINA (D,L).

injetável, seu pico se dá em 15 minutos (com biodisponibilidade de 75%).

VOLUME DE DISTRIBUIÇÃO: 4 L/kg.

LIGAÇÃO PROTEICA: A ligação da anfetamina (d,l) às proteínas plasmáticas é baixa, de aproximadamente 20%.

METABOLISMO/FARMACOCINÉTICA: A anfetamina (d,l) sofre metabolização no fígado, sobretudo pelas enzimas pertencentes à família do citocromo P450 (CYP2D6), onde ocorrem os processos de hidroxilação e dealquilação.

ROTA DE ELIMINAÇÃO: A excreção da anfetamina (d,l) se dá por via renal, sendo uma proporção considerável na forma inalterada (40%), e 90% são eliminados após 3 dias.

MEIA-VIDA: A meia-vida da anfetamina (d,l) é de 9 a 14 horas (d-anfetamina: 9-11 horas; l-anfetamina: 11-14 horas).

DEPURAÇÃO: A depuração plasmática da anfetamina (d,l) é de 0,7 L/h/kg. Em pacientes com comprometimento renal, a depuração é de 0,4 L/h/kg.

FARMACODINÂMICA: A anfetamina (d,l) é uma amina simpatomimética, atuando como estimulante do SNC. Por melhorar a transmissão noradrenérgica na região do córtex pré-frontal e dopaminérgica no estriado, é capaz de melhorar o foco e a atenção. Por ser um estimulante do SNC, atua no manejo de hipersonia, como na narcolepsia.

MECANISMO DE AÇÃO: A anfetamina (d,l) se liga aos transportadores de dopamina e noradrenalina, impedindo sua recaptação, aumentando sua disponibilidade na fenda sináptica. Além disso, aumenta a liberação desses neurotransmissores, estimula seu transporte reverso (sendo o isômero d 4 vezes mais potente) e inibe a MAO (de forma fraca), sendo responsável pela degradação das monoaminas noradrenalina e dopamina. Dessa forma, a anfetamina (d,l) atua como estimulante do SNC.

● Interações
● Medicamentosas

○ Ácido ascórbico, ácido glutâmico, guanitidina e reserpina (agentes acidificantes do trato gastrointestinal) e agentes acidificantes do trato urinário podem reduzir as concentrações plasmáticas de anfetamina (d,l).

○ Agentes alcalinizantes gastrointestinais (bicarbonato de sódio) e do trato urinário (acetazolamida, tiazida) podem aumentar as concentrações plasmáticas de anfetamina (d,l).

○ A anfetamina (d,l) aumenta o efeito analgésico da meperidina.

○ A anfetamina (d,l) inibe o efeito de bloqueadores adrenérgicos.

○ A anfetamina (d,l) pode antagonizar os efeitos dos anti-hipertensivos.

○ A anfetamina (d,l) pode inibir os efeitos sedativos dos anti-histamínicos.

○ A anfetamina (d,l) pode retardar a absorção de etossuximida, fenitoína e fenobarbital.

○ Atomoxetina, duloxetina, milnaciprana, reboxetina e venlafaxina (inibidores da recaptação de noradrenalina) podem potencializar os efeitos da anfetamina (d,l) no SNC e no sistema cardiovascular.

○ Clorpromazina, haloperidol e lítio podem inibir os efeitos estimulantes da anfetamina (d,l).

○ Desipramina e protriptilina podem aumentar as concentrações de anfetamina (d,l) no SNC.

○ Os IMAOs diminuem a velocidade de absorção da anfetamina (d,l), potencializando sua ação.

○ Os inibidores da CYP2D6 (paroxetina, fluoxetina) podem aumentar a concentração de anfetamina (d,l).

○ Há risco de síndrome serotoninérgica com ISRSs, IRSNs, ADTs, triptanos, fentanila, lítio, tramadol, triptofano e erva-de-são-joão.

AFINIDADE LIGANTE/KI:

LOCAL	KI (NM)
Ki (receptor ç)	46.400
Ki (MAO-B)	180.000
Ki (MAO)	380.000/760.000
Ki (FNMT)	1.380.000

Farmacogenética

Acesse https://www.pharmgkb.org/chemical/PA448408 ou utilize o *QR code* ao lado.

ANOTAÇÕES CLÍNICAS

Nível de evidência 1A, 1B, 2A, 2B: Não há dados para a anfetamina (d,l) no PharmGKB até a data de publicação deste livro.

Nível de evidência 3: Variantes diversas dos genes *DRD2*, *KAT2B* e *OPRM1*.

Nível de evidência 4: Não há dados para a anfetamina (d,l) no PharmGKB até a data de publicação deste livro.

Prática Clínica

● **DOSAGEM:** Recomenda-se a utilização da anfetamina (d,l) para o tratamento do TDAH em doses de 5 a 40 mg/dia, divididas ou individuais dependendo de o medicamento usado ser de liberação imediata ou lenta. Para o manejo da narcolepsia, são recomendadas doses divididas de 5 a 60 mg/dia. Para o tratamento da obesidade, é recomendado o uso em doses divididas de 30 mg/dia.

● **TITULAÇÃO:** É recomendado que se inicie a utilização da anfetamina (d,l) para o manejo da narcolepsia em maiores de 12 anos com uma dose de 10 mg/dia, aumentando 10 mg por semana, quando necessário. Em pacientes com narcolepsia com idade entre 6 e 12 anos, a dose inicial recomendada é de 5 mg/dia, com aumentos semanais de 5 mg. Para o tratamento de TDAH em crianças acima de 6 anos de idade, a dose inicial recomendada é de 5 mg/dia, com aumento semanal de 5 mg. Já em crianças entre 3 e 5 anos, recomenda-se iniciar o tratamento com dose de 2,5 mg/dia, aumentando 2,5 mg por semana.

● **EFEITOS ADVERSOS:** Comuns: Anorexia, boca seca, constipação, diarreia, dor de cabeça, exacerbação de comportamentos repetitivos (tiques), insônia, irritabilidade, hiperexcitação, náusea, nervosismo, perda de peso, tontura, tremor. A anfetamina (d,l) pode prejudicar o crescimento de crianças temporariamente, além de poder causar disfunção sexual a longo prazo, como impotência e alteração de libido. Raros: Convulsão, efeito cardiovascular adverso e morte súbita (pacientes com doenças cardíacas preexistentes), episódios psicóticos, hipertensão, palpitação, taquicardia. Pode haver ativação de episódios de hipomania, mania ou ideação suicida.

● **GRAVIDEZ:** Não há estudos em humanos, mas é sabido que há risco aumentado de nascimento prematuro ou baixo peso ao nascer em bebês cujas mães fizeram uso de anfetamina (d,l) durante a gestação, os quais podem ainda experimentar sintomas de síndrome de abstinência. Estudos em modelos animais observaram atraso na formação óssea e menor ganho de peso na prole pós-nascimento. É necessária uma avaliação criteriosa dos riscos e benefícios do uso desse medicamento durante a gravidez.[1] Categoria C da FDA (classificação até 2015).

● **AMAMENTAÇÃO:** A anfetamina (d,l) é excretada no leite materno, não sendo recomendado seu uso durante a lactação. Caso seja imprescindível, deve-se interromper a amamentação.

● **CRIANÇAS E ADOLESCENTES:** Não há estudos sobre segurança e eficácia do uso de anfetamina (d,l) em menores de 3 anos. Pode haver piora de transtornos comportamentais e de pensamento em crianças com transtorno psicótico. Deve-se monitorar o crescimento (peso e altura) das crianças que fazem uso de anfetamina (d,l) por longos períodos. Há associação de morte súbita em crianças com alterações estruturais cardíacas e o uso desse medicamento, sendo recomendada a realização de ECG em crianças antes do início do tratamento. Em crianças menores, a meia-vida tende a ser mais curta e, por conseguinte, seus efeitos clínicos.

● **IDOSOS:** Pacientes idosos podem tolerar melhor doses mais baixas de anfetamina (d,l).

● **INSUFICIÊNCIA RENAL:** Não é necessário ajuste de dose de anfetamina (d,l) em pacientes com insuficiência renal.

BIPP TIPS

- A anfetamina (d,l) de liberação imediata tem efeito clínico por 3 a 6 horas, enquanto a de liberação prolongada tem efeito por até 8 horas.

- A ingestão de anfetamina (d,l) juntamente com as refeições pode atrasar seu pico de ação.

- Deve-se evitar tomar anfetamina (d,l) no período da tarde, pois há risco de causar insônia.

- Deve-se interromper o uso de anfetamina (d,l) de forma gradual para evitar sintomas de abstinência. Pacientes que fazem uso abusivo podem experimentar sintomas depressivos graves quando o medicamento é retirado.

- Enquanto a anfetamina (d) tem mais efeito sobre a transmissão dopaminérgica do que noradrenérgica, a anfetamina (l) tem efeito semelhante sobre as duas neurotransmissões, mas com a atividade senso ainda superior na neurotransmissão noradrenérgica.

- A anfetamina (d,l) tende a ser eficaz em pacientes que não respondem bem a outros estimulantes.

- O uso de anfetamina (d,l) pode reduzir o limiar convulsivo.

- Os efeitos colaterais da anfetamina (d,l) tendem a ser dose-dependentes.

- Pacientes alérgicos ao AAS podem apresentar reação alérgica à anfetamina (d,l) em razão da presença de tartrazina nos comprimidos.

- Pacientes que utilizam anfetamina (d,l) por longos períodos podem desenvolver tolerância aos seus efeitos, além de dependência e/ou abuso.

- Pode haver piora de tiques motores e vocais, bem como piora de transtornos comportamentais e de pensamento, em pacientes psicóticos que estejam usando anfetamina (d,l).

- A anfetamina (d,l) pode precipitar ideação suicida.

- A anfetamina (d,l) pode reverter a disfunção sexual causada por outras condições psiquiátricas ou pelo uso de medicamentos antidepressivos.

- A anfetamina (d,l) pode ser útil no tratamento de sintomas depressivos em pacientes idosos enfermos, na depressão pós-infarto, como medicamento adjuvante para o tratamento de depressão resistente ou que não responde bem aos tratamentos convencionais e pacientes com HIV e câncer.

- A anfetamina (d,l) pode ser utilizada em pacientes terminais para potencializar a analgesia dos opioides com menor efeito sedativo no tratamento paliativo.

- Por ter alto risco de uso abusivo, a anfetamina (d,l) deve ser utilizada com cautela por pacientes com histórico de abuso de substâncias e/ou álcool e por pacientes emocionalmente instáveis.

● **INSUFICIÊNCIA HEPÁTICA:** Não é necessário ajuste de dose de anfetamina (d,l) em pacientes com insuficiência hepática.

● **COMO MANEJAR EFEITOS ADVERSOS:** É necessário aguardar e observar se os efeitos da anfetamina (d,l) irão desaparecer; caso não desapareçam, é recomendada a redução de dose do medicamento ou a utilização de um estimulante de ação prolongada. Para prevenir insônia, deve-se evitar o uso do medicamento no período da tarde e/ou noite. Para manejar os efeitos autonômicos periféricos, está indicada a utilização de β-bloqueadores.

Toxicidade

ORAL EM HUMANOS: A concentração média sérica letal de anfetamina (d,l) é de 6,4 mg/L.

TOXICIDADE AGUDA: Os sintomas de intoxicação mais comuns da anfetamina (d,l) são AVC isquêmico, acidose metabólica, agitação, alucinação, anorexia, arritmia, cardiomiopatia, cólica, coma, comportamento agressivo, convulsão, depressão respiratória, diarreia, dor abdominal, dor de cabeça, hemorragia no trato gastrointestinal, hiper-reflexia, hipertermia, infarto do miocárdio, insuficiência renal, irritabilidade, lesão hepática, pânico, rabdomiólise e vômito.

Referência

1. National Toxicology Program. NTP-CERHR monograph on the potential human reproductive and developmental effects of amphetamines. NTP Cerhr Mon. 2005;(16):vii-III1.

Leituras Recomendadas

Adderall® CII (Dextroamphetamine Saccharate, Amphetamine Aspartate, Dextroamphetamine Sulfate and Amphetamine Sulfate Tablets) [Internet]. Horsham: Teva Pharmaceuticals; 2017 [capturado em 16 set. 2024]. Disponível em: https://www.accessdata.fda.gov/drugsatfda_docs/label/2017/011522s043lbl.pdf.

Bunney BS, Walters JR, Kuhar MJ, Roth RH, Aghajanian GK. D & L amphetamine stereoisomers: comparative potencies in affecting the firing of central dopaminergic and noradrenergic neurons. Psychopharmacol Commun. 1975;1(2):177-90.

Castells X, Blanco-Silvente L, Cunill R. Amphetamines for attention deficit hyperactivity disorder (ADHD) in adults. Cochrane Database Syst Rev. 2018;8(8):CD007813.

Jones JR, Caul WF. Effects of amphetamine on food intake and weight: timing of injections and food access. Physiol Behav. 1992;52(3):515-20.

Mossberg HO, Rune Frisk A. Evaluation of the effect of d-amphetamine sulfate in the treatment of obesity in children. Acta Paediatr. 1950;39(3):243-50.

Parkes JD, Fenton GW. Levo(-) amphetamine and dextro(+) amphetamine in the treatment of narcolepsy. J Neurol Neurosurg Psychiatry. 1973;36(6):1076-81.

Segal DS. Behavioral characterization of d- and l-amphetamine: neurochemical implications. Science. 1975;190(4213):475-7.

Aripiprazol

O aripiprazol é um fármaco do grupo das quinolinonas indicado para o tratamento de esquizofrenia ou transtorno bipolar em monoterapia ou terapia adjunta a outros fármacos. Foi aprovado pela FDA em 2002 e parece exercer seus efeitos por meio do agonismo parcial dos receptores dopaminérgicos D_2 e serotoninérgicos $5-HT_{1A}$ e do antagonismo dos receptores α-adrenérgicos e $5-HT_{2A}$, majoritariamente. É um fármaco bem absorvido oralmente e atinge seu pico plasmático em cerca de 3 a 5 horas. Além disso, é metabolizado em um composto ativo que representa cerca de 40% da dose circulante. No Brasil, encontramos as apresentações em comprimidos, solução oral e gotas, mas em outros países já é possível ter acesso às versões orodispersíveis, injetáveis e depot.

Nomes no Brasil:
Aipri, Aristab, Arpejo, Biquiz, Harip, Hedd, Kavium, Sensaz, Toarip.

SUS:
Não disponível na Rename.

INDICAÇÕES DE BULA – ANVISA: Tratamento da esquizofrenia. Tratamento agudo e de manutenção de episódios de mania e mistos associados ao TB tipo I em adultos. Terapia adjuvante ao lítio ou valproato para o tratamento agudo de episódios de mania ou mistos associados ao TB tipo I, com ou sem traços psicóticos.

INDICAÇÕES DE BULA – FDA: Tratamento da esquizofrenia. Tratamento agudo de episódios maníacos e mistos associados ao TB tipo I. Terapia adjuvante do TDM e de irritabilidade associada ao TEA. Tratamento do transtorno de Tourette.

● **INDICAÇÕES** *OFF-LABEL:* O aripiprazol também tem sido usado para depressão unipolar (como tratamento adjunto), transtornos relacionados ao controle de impulsos, transtornos relacionados a demência, esquizofrenia resistente em associação com clozapina, autismo, síndrome de Tourette e outros transtornos comportamentais em crianças e adolescentes.

● **CONTRAINDICAÇÕES:** O aripiprazol é contraindicado em casos de hipersensibilidade à substância.

● **TESTES LABORATORIAIS SUGERIDOS OU NECESSÁRIOS:** Embora o ganho de peso não seja comum com o uso de aripiprazol, assim como para outros antipsicóticos atípicos, o recomendado é acompanhar o peso e o IMC. Deve-se avaliar se o paciente tem histórico de obesidade na família e determinar peso, circunferência da cintura, pressão arterial, glicose plasmática e lipidograma em jejum. Após o início do tratamento, determinar o IMC mensalmente por 3 meses e depois a cada trimestre. Em pacientes com alto risco de complicações metabólicas e quando do início ou troca dos antipsicóticos, é recomendado o monitoramento dos triglicerídeos em jejum mensalmente. Para pacientes saudáveis, pressão arterial, glicose plasmática em jejum e lipídeos em jejum poderão ser mensurados em uma frequência de 3 meses e depois anualmente, porém para pacientes com diabetes ou que ganharam mais de 5% do peso inicial as medidas devem ser mais frequentes. Deve-se considerar troca por outro antipsicótico atípico em pacientes que adquirem sobrepeso ou tornam-se obesos, pré-diabéticos, diabéticos, hipertensos ou dislipidêmicos enquanto recebem o aripiprazol. É importante estar vigilante para cetoacidose diabética, mesmo que o paciente não seja diabético. Para pacientes com baixa contagem de leucócitos ou história de leucopenia/neutropenia induzida por substância, é recomendada a realização de hemograma no início do tratamento com aripiprazol, o qual deve ser imediatamente descontinuado em caso de diminuição leucocitária concomitante ao tratamento.

● **ROTA FARMACOLÓGICA:** Ver Figura 1.

Farmacologia

ABSORÇÃO: Comprimidos: O aripiprazol VO tem pico de concentração plasmática em 3 a 5 horas e biodisponibilidade de 87%. Os comprimidos podem ser tomados com ou sem alimentos, mas uma refeição gordurosa pode aumentar o

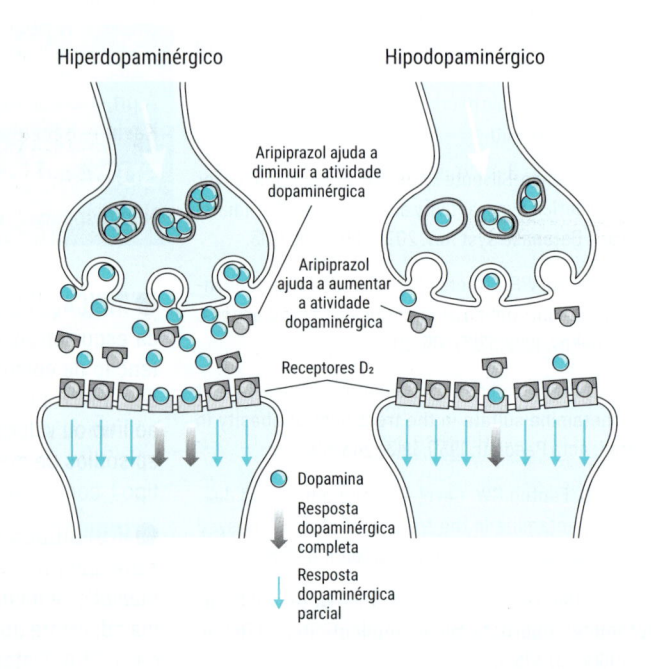

FIGURA 1 ▶

ROTA FARMACOLÓGICA DO ARIPIPRAZOL.

tempo de concentração máxima em 3 a 12 horas. **Suspensão oral:** Um estudo para avaliação da biodisponibilidade relativa do fármaco aripiprazol (aripiprazol, 1 mg/mL, sob a forma de suspensão oral *versus* aripiprazol, 10 mg, sob a forma de comprimidos simples, em indivíduos sadios de ambos os sexos e em jejum) mostrou que não há diferença significativa em relação à velocidade e extensão de absorção do aripiprazol nas formas farmacêuticas avaliadas, as quais foram consideradas bioequivalentes. **Gotas:** O aripiprazol é bem absorvido após administração da suspensão oral, com concentrações de pico no plasma ocorrendo entre 3,5 e 5,9 horas; a biodisponibilidade oral absoluta da suspensão é de 87%.

VOLUME DE DISTRIBUIÇÃO: 4,9 L/kg.

LIGAÇÃO PROTEICA: > 99%.

METABOLISMO/FARMACOCINÉTICA: O metabolismo do aripiprazol ocorre por CYP3A4 e CYP2D6, com desidrogenação, hidroxilação e N-desalquilação (CYP3A4). O principal metabólito ativo é o dehidro-aripiprazol.

ROTA DE ELIMINAÇÃO: Cerca de 25% da dose do aripiprazol são eliminados pela urina e 55% pelas fezes.

MEIA-VIDA: A meia-vida do aripiprazol é de 75 horas (metabólito ativo: 94 horas). Para metabolizadores pobres da CYP2D6, a meia-vida do aripiprazol é de 146 horas.

DEPURAÇÃO: 0,8 mL/min/kg.

FARMACODINÂMICA: O aripiprazol apresenta grande afinidade pelos receptores D_2 e D_3 de dopamina e 5-HT_{1A} e 5-HT_{2A} de serotonina, afinidade moderada pelos receptores D_4 de dopamina, 5-HT_{2C} e 5-HT_7, α_1-adrenérgico e H_1 de histamina e pelos sítios de recaptação da serotonina. O aripiprazol não apresenta afinidade relevante pelos receptores muscarínicos colinérgicos. Acredita-se que esse fármaco exerça sua ação terapêutica por atuar como agonista parcial dos receptores D_2 de dopamina e 5-HT_{1A} e como antagonista do receptor 5-HT_{2A} de serotonina. As interações com outros receptores podem explicar alguns dos outros efeitos clínicos do aripiprazol (p. ex., hipotensão ortostática devido à sua atividade antagonista nos receptores α_1-adrenérgicos).

MECANISMO DE AÇÃO: Embora o mecanismo exato não tenha sido completamente definido, foi proposto que a eficácia do aripiprazol é mediada por uma combinação entre a atividade agonista parcial nos receptores D_2 e 5-HT_{1A} e a atividade antagonista nos receptores 5-HT_{2A}. Por ser um agonista parcial, esse fármaco poderia exercer um papel modulador em sinapses com hiperfunção ou hipofunção dopaminérgica, regulando assim o tônus desequilibrado das vias dopaminérgicas. Além disso, acredita-se que por não ser um antagonista pleno dos receptores D_2 de dopamina, o aripiprazol poderia preservar a função fisiológica dos neurônios dopaminérgicos que controlam as vias tuberoinfundibular e nigroestriatal, gerando menos efeitos adversos sobre a liberação de prolactina e efeitos extrapiramidais se comparado a outros antipsicóticos. Além disso, o bloqueio dos receptores 5-HT_{2A} pode contribuir para a estimulação da liberação de dopamina em determinadas regiões do cérebro, reduzindo os efeitos colaterais motores e possivelmente melhorando os sintomas cognitivos e afetivos da esquizofrenia. Também é especulado que o bloqueio dos receptores de serotonina tipo 2C e 7 e as ações agonistas parciais nos receptores 5-HT_{1A} poderiam contribuir para um possível efeito antidepressivo.

● Interações
● Medicamentosas

○ Agentes indutores da CYP3A4, como carbamazepina ou cetoconazol, podem causar elevação na depuração do aripiprazol e redução nas suas concentrações séricas.

○ Os inibidores da CYP2D6, como quinidina, fluoxetina ou paroxetina, podem inibir a eliminação do aripiprazol e causar elevação nas suas concentrações séricas.

○ Substâncias anti-hipertensivas podem ter seus efeitos intensificados com o uso concomitante com aripiprazol. Além disso, o aripiprazol pode bloquear o efeito da levodopa ou de outros agonistas dopaminérgicos.

AFINIDADE LIGANTE/KI:

LOCAL	KI (NM)
Ki (D_2)	0,34
Ki (D_3)	0,8
Ki ($5\text{-}HT_{1A}$)	1,7
Ki ($5\text{-}HT_{2A}$)	3,4
Ki (D_4)	44
Ki ($5\text{-}HT_{2C}$)	15
Ki ($5\text{-}HT_7$)	39
Ki ($α_1$-adrenérgico)	57
Ki (H_1)	61

⬤ Farmacogenética

Acesse https://www.pharmgkb.org/chemical/PA10026 ou utilize o *QR code* ao lado.

ANOTAÇÕES CLÍNICAS

Nível de evidência 1A: Ver Tabela 1.

Nível de evidência 1B, 2A, 2B: Não há dados para o aripiprazol no PharmGKB até a data de publicação deste livro.

Nível de evidência 3: Variantes diversas dos genes *ANKK1, CNR1, DRD2, FAAH, MC4R, RABEP1, SH2B1* e *TAAR6*.

Nível de evidência 4: Acesse o *site* para mais informações.

⬤ Prática Clínica

⬤ **DOSAGEM:** A dose de início e dose-alvo recomendada para o tratamento de esquizofrenia com o aripiprazol é de 10 ou 15 mg/dia, 1x/dia, independentemente das refeições. Para transtorno bipolar, a dose de início e dose-alvo recomendada é de 15 mg, 1x/dia, como monoterapia ou como terapia adjunta com lítio ou valproato. Para potencialização de ISRSs/IRSNs em depressão, recomendam-se de 2 a 10 mg/dia; para autismo, de 5 a 15 mg/dia; e para síndrome de Tourette, de 5 a 20 mg/dia.

Em alguns casos, a dosagem deve ser ajustada como recomendado a seguir:

TRATAMENTO CONCOMITANTE COM INIBIDORES DA CYP3A4 OU CYP2D6: A dose de aripiprazol deve ser reduzida para a metade da dose habitual e, quando o inibidor da CYP3A4 ou CYP2D6 for retirado, elevada para o valor-padrão.

TRATAMENTO CONCOMITANTE COM INDUTORES DA CYP3A4 EM POTENCIAL: A dose de aripiprazol deve ser dobrada. Aumentos adicionais na dose devem ser baseados na avaliação clínica. Quando o indutor da CYP3A4 for retirado, deve-se elevar a dosagem para o valor-padrão.

PACIENTES METABOLIZADORES POBRES DE SUBSTRATOS DA CYP2D6: A dose habitual de aripiprazol deve ser reduzida pela metade

TABELA 1 ▶ NÍVEL DE EVIDÊNCIA 1A PARA O ARIPIPRAZOL

VARIANTE	GENE	MOLÉCULA	TIPO	FENÓTIPO
CYP2D6*1				
CYP2D6*4				Transtornos psicóticos, transtorno esquizoafetivo, esquizofrenia
CYP2D6*5	*CYP2D6*	Aripiprazol	Metabolismo Farmacocinética	
CYP2D6*6				
CYP2D6*10				
CYP2D6*41				

em pacientes metabolizadores pobres de substratos da CYP2D6. Ajustes adicionais podem ser necessários com base na avaliação clínica.

● TITULAÇÃO: O aripiprazol tem sido avaliado sistematicamente e demonstrou ser eficaz em uma variação de dose entre 10 e 30 mg/dia para o tratamento de esquizofrenia; no entanto, doses superiores a 10 ou 15 mg/dia não parecem ser mais eficazes. Em geral, aumentos na dosagem não devem ser feitos antes de 2 semanas, tempo necessário para se atingir o estado de equilíbrio. Para tratamento de transtorno bipolar, deve-se iniciar com doses de 10 a 15 mg/dia e aumentar após 2 semanas para até 30 mg/dia com base na resposta clínica, mas a segurança das doses superiores a 30 mg/dia não foi avaliada em estudos clínicos. Para tratamento adjunto de depressão, pode-se iniciar com doses de 2 a 5 mg/dia, que podem ser aumentadas em 5 mg/dia a intervalos maiores que 1 semana. Para autismo, recomenda-se iniciar com 2 mg/dia e aumentar em 5 mg/dia em um intervalo maior que 1 semana. Para síndrome de Tourette em pacientes com menos de 50 kg, deve-se iniciar com 2 mg/dia, aumentando-se para 5 mg/dia após 2 dias e para 10 mg/dia 1 semana depois, caso seja necessário. Para síndrome de Tourette em pacientes com mais de 50 kg, deve-se iniciar com 2 mg/dia, aumentando-se para 5 mg/dia depois de 2 dias e para 10 mg/dia depois de 5 dias. Caso haja necessidade de doses maiores, é possível aumentar 5 mg/dia em intervalos maiores que 1 semana. Para retirada, deve-se levar em conta que, devido à sua meia-vida muito longa, o aripiprazol levará mais tempo para ser eliminado uma vez interrompida a dosagem, comparado a outros antipsicóticos atípicos.

● EFEITOS ADVERSOS: Mais comuns: Gastrointestinais (constipação, náusea, vômito), endocrinológicos (prolactinemia < 2-3 ng/mL), metabólicos (aumento de peso), neurológicos (acatisia, cefaleia, distonia, sedação, sintomas extrapiramidais, sonolência), psiquiátricos (agitação, ansiedade, inquietação, insônia), outros (fadiga). Comuns: Cardiovasculares (dor no peito, edema periférico, epistaxe, hipertensão), dermatológicos (dermatite seborreica esfoliativa, erupção cutânea acneiforme, alérgica, eritematosa, esfoliativa e medicamentosa, erupção cutânea generalizada, maculopapular e papular, hiperidrose, neurodermatite, *rash*), gastrointestinais (boca seca, desconforto estomacal, dispepsia, dor abdominal superior, dor de dente, hipersecreção salivar), geniturinários (enurese), metabólicos (anorexia, aumento de insulina sanguínea, aumento/diminuição de apetite, diabetes melito, perda de peso menor do que 7%), musculoesqueléticos (artralgia, aumento da CPK, dores em extremidades, espasmos musculares, mialgia, rigidez muscular), neurológicos (coordenação anormal, discinesia, distúrbio de atenção, hipersalivação, letargia, parkinsonismo), oculares (visão borrada), psiquiátricos (esquizofrenia, ideação suicida, irritabilidade, transtorno psicótico), respiratórios (bronquite, congestão nasal, dispneia, dor faringolaríngea, IVAS, nasofaringite, pneumonia aspirativa), outros (astenia, dores, nervosismo, pirexia, queda). Incomuns: Cardiovasculares (*angina pectoris*, bloqueio atrioventricular, bradicardia, desconforto torácico, edema, ECG com intervalo QT prolongado, extrassístoles, fibrilação atrial, frequência cardíaca aumentada, hipotensão, hipotensão miocárdica, hipotensão ortostática, infarto do miocárdio, insuficiência cardiopulmonar, isquemia do miocárdio, palpitações, parada cardiorrespiratória, rubor, taquicardia sinusal), dermatológicos (alopecia, edema facial, prurido, reação de fotossensibilidade, urticária), endocrinológicos (aumento de prolactinemia, hiperprolactinemia, hirsutismo), gastrointestinais (disfagia, DRGE, esofagite, espasmo de língua, gastrite, hipoestesia oral, língua inchada, língua seca, soluços), geniturinários (amenorreia, disfunção erétil, dor mamária, incontinência urinária, menstruação irregular, noctúria, polaciúria, poliúria, retenção urinária), hepáticos (aumento de bilirrubina, enzimas hepáticas e GGT), hematológicos (leucopenia, neutropenia, trombocitopenia), metabólicos (aumento de apetite, DHL, glicemia sanguínea e hemoglobina glicada, diminuição de tolerância a carboidrato, desidratação, diabetes melito não insulino-dependente, distúrbio de tolerância à glicose, hiperglicemia, hiperlipidemia, hipocalemia, hipoglicemia, hiponatremia), musculoesqueléticos (diminuição de mobilidade, fraqueza, rigidez muscular), neurológicos (AVC, acinesia, bradicinesia, comprometimento da memória, crise oculogírica, disartria, discinesia tardia, distúrbio da fala e da marcha, fala do sono, hiperatividade psicomotora, hipertonia, hipocinesia, hipoestesia, hipotensão postural, hipotonia, mioclonia, mobilidade diminuída, parestesia, polidipsia, rigidez da roda dentada, tique, tontura postural), oculares (diplopia, edema de pálpebra, fotofobia, fotopsia, olho seco), psiquiátricos (agressão, alucinação, alucinação auditiva, anorgasmia, apatia, autolesão intencional, automutilação, bruxismo, delírio, depressão, estado confusional, falar dormindo, hipersexualidade, hostilidade, ideação homicida, libido aumentada, mania, nervosismo, pensamento anormal, perda de libido, pesadelo, raiva, sonhos anormais, suicídio consumado, tentativa de suicídio), renais (aumento de creatinina e ureia, glicosúria), respiratórios (soluço), outros (calafrio, desconforto, inchaço, sensação de anormalidade). **Raros:** Cardiovasculares (ECG anormal, *flutter* atrial, frequência cardíaca irregular, hiperemia, inversão da onda T no ECG, prolongamento do intervalo PR no ECG, rubor, taquicardia supraventricular, taquicardia ventricular), dermatológicos (pele seca, pênfigo, psoríase, *tinea corporis*, úlcera de decúbito), endocrinológicos (ginecomastia, menarca precoce), gastrointestinais (aumento da glândula parótida, candidíase oral, descoloração da língua e das fezes, distensão abdominal, distúrbio gastrointestinal, dor gastrointestinal, eructação, fezes anormais, gastrenterite, gastrenterite viral, glossite, lesão na boca, pancreatite, parotidite, prurido anal, ressecamento labial), geniturinários (aumento da produção de urina, corrimento uretral, cromatúria, desconforto na bexiga, disfunção sexual e vulvovaginal, dor pélvica, hesitação urinária, ITU, priapismo, proteinúria, prurido genital feminino, secreção mamária, urgência miccional), hematológicos (aumento de contagem de eosinófilos e leucócitos, eosinofilia, linfadenopatia), hepáticos (hepatite, icterícia), hipersensibilidade (hipersensibilidade), imunológicos (herpes simples, resposta imunológica diminuída), metabólicos (cetoacidose diabética, hiperuricemia, sede), musculoesqueléticos (cifose, CPK anormal, distúrbio da mandíbula, dor no flanco, dor óssea, fratura de clavícula, de quadril e de úmero, osteoartrite, rabdomiólise, rigidez nucal, tensão muscular), neurológicos (acenestesia, AVC, ataxia, aumento da mortalidade em pacientes idosos com psicose relacionada à demência, coma, comprometimento cognitivo/motor, convulsão, coreoatetose, depressão do nível de consciência, dificuldade para andar, disfagia, disgeusia, distúrbio do ritmo da fase do sono, enxaqueca, eventos adversos cerebrovasculares, irresponsividade a estímulos verbais, julgamento prejudicado, paralisia facial, paralisia ocular, parestesia circum-oral, perda de consciência, sensação de queimação, SNM, síndrome serotoninérgica, vertigem posicional), oculares (aumento de lágrimas, conjuntivite, cromatopsia, distúrbio de movimento ocular), oncológicos (cisto, neoplasia oral, papiloma cutâneo), psiquiátricos (afeto embotado, alterações de humor e do estado mental, astenia, bradifrenia, catatonia, comportamento impulsivo, crises de pânico, delírio, desorientação, deterioração cognitiva, distúrbio alimentar e do sono, distúrbio somatoforme, humor alterado, deprimido e eufórico, logorreia, percepção delirante, retardo psicomotor, sofrimento emocional, sonambulismo), renais (oligúria), respiratórios (boca seca, dor ao respirar, hipersecreção sinusal, infecção de via aérea inferior, mucosa nasal seca, rinorreia, rouquidão, sinusite), outros (aumento de energia, dor facial, eritema do canal auditivo, hipoacusia, hipotermia, lesão, mal-estar, sensação de frio e de peso, sensibilidade, xerose, zumbido). **Pós-comercialização:** Cardiovasculares (insolação), hipersensibilidade (angiedema, reação alérgica e anafilática).

● **GRAVIDEZ:** Não foram realizados estudos sobre a segurança e a eficácia do aripiprazol na gravidez, embora haja atualmente um registro internacional para mulheres que tomam aripiprazol durante a gestação. Em estudos pré-clínicos, o aripiprazol foi associado à teratogenicidade e morte fetal em doses superiores à dose máxima recomendada em humanos. Recém-nascidos com exposição ao aripiprazol no terceiro trimestre podem apresentar sintomas extrapiramidais ou de abstinência de gravidade variável.[1] Categoria C da FDA (classificação até 2015).

● **AMAMENTAÇÃO:** O aripiprazol é excretado pelo leite materno humano, razão pela qual a amamentação não é recomendada durante o tratamento com esse fármaco.

● **CRIANÇAS E ADOLESCENTES:** O aripiprazol foi aprovado para uso em esquizofrenia (acima dos 13 anos), episódios maníacos/mistos (acima dos 10 anos), irritabilidade associada a autismo (entre 6-17 anos) e síndrome de Tourette (entre 6-18 anos). Pode haver maior ganho de peso em crianças em comparação com adultos que fazem uso de aripiprazol.

● **IDOSOS:** O aripiprazol pode ser usado por idosos sem necessidade de ajuste de dose, mas alguns pacientes podem ter melhor tolerância com doses mais baixas. É importante destacar que pacientes idosos com psicose associada à demência tratados com antipsicóticos correm maior risco de morte e eventos cerebrovasculares.

● **INSUFICIÊNCIA RENAL:** Em pacientes com insuficiência renal grave, a concentração máxima de aripiprazol e do seu metabólito ativo aumentou em 36 e 53%, respectivamente, mas a ASC foi 15% menor para o aripiprazol e 7% maior para o dehidro-aripiprazol. Assim, não é necessário ajuste da dose em indivíduos com insuficiência renal.

● **INSUFICIÊNCIA HEPÁTICA:** Não é necessário ajuste de dose do aripiprazol em pacientes com insuficiência hepática.

● **COMO MANEJAR EFEITOS ADVERSOS:** Efeitos colaterais podem surgir durante o uso do aripiprazol. Se for um sintoma tolerável, é possível aguardar e avaliar a evolução do quadro. Se intolerável, é possível ajustar a dosagem, substituir por outro fármaco ou usar sintomáticos. A dose pode ser diminuída para tentar manejar os efeitos colaterais. Programas para manejo de IMC alto e indicação de exercícios físicos são recomendados.

● Toxicidade

ORAL EM HUMANOS: Doses acima de 30 mg podem levar a efeitos colaterais graves e não são recomendadas. Já foram relatados casos de

---

BIPP TIPS

○ Há relatos de problemas relacionados à impulsividade (incluindo jogo patológico, compulsão por compras, comer compulsivo e compulsão sexual) em pacientes que fazem uso de aripiprazol; assim, é necessário prescrevê-lo com cautela em indivíduos com risco aumentado para comportamentos impulsivos e monitorar quanto ao aparecimento desses sinais.

○ Pelo fato de poder causar hipotensão postural, o aripiprazol deve ser usado com cautela em pacientes que tenham problemas relacionados à hipotensão.

○ Comparado a outros antipsicóticos atípicos, o aripiprazol não tem um grande potencial de provocar ganho de peso e sedação, razão pela qual pode ser uma alternativa para pacientes que não toleram esses efeitos colaterais com outros fármacos.

○ Há uma associação da dismotilidade do esôfago com uso de antipsicóticos; assim, o aripiprazol deve ser usado com cautela em pacientes com risco de pneumonia aspirativa.

○ Em pacientes com diabetes ou em risco de desenvolvê-lo, é recomendado monitorar a glicemia.

○ A associação de aripiprazol pode reduzir sintomas sexuais (disfunções sexuais, galactorreia e amenorreia) causados pelo uso de outros antipsicóticos.

○ Alguns pacientes podem apresentar agitação no início do tratamento, o que pode ser confundido com sintomas de acatisia. A avaliação clínica cuidadosa se faz necessária antes da diminuição, troca ou associação de outras medicações.

overdose com aripiprazol em um intervalo de 200 a 1.260 mg.

TOXICIDADE AGUDA: As reações adversas comuns relatadas na superdosagem de aripiprazol incluem principalmente vômito, sonolência e tremores. Outros sinais e sintomas incluem acidose, agressividade, TGO elevada, fibrilação atrial, bradicardia, coma, estado de confusão, convulsão, CPK sérica elevada, nível de consciência deprimido, hipertensão, hipocalemia, hipotensão, letargia, perda de consciência, prolongamento do complexo QRS, prolongamento do intervalo QT, pneumonia por aspiração, parada respiratória, condição epiléptica e taquicardia. Não há informações específicas sobre o tratamento da superdosagem com aripiprazol. É recomendada a realização de um ECG em caso de superdosagem. Se houver prolongamento do intervalo QT, deve-se fazer o monitoramento cardíaco. De outra forma, a conduta em caso de superdosagem deve se concentrar em terapia de suporte, mantendo as vias aéreas adequadas, oxigenadas e ventiladas, além de tratar os sintomas. Deve-se manter uma supervisão e um monitoramento médico rigoroso até a recuperação do paciente. A administração precoce de carvão vegetal pode ser útil para evitar parcialmente a absorção de aripiprazol, porém é improvável que a hemodiálise seja útil na resolução da superdosagem, já que o aripiprazol tem grande afinidade pelas proteínas séricas.

● Referência

1. Abilify® (aripiprazole) Tablets [Internet]. Tokyo: Otsuka Pharmaceutical; 2014 [capturado em 16 set. 2024]. Disponível em: https://www.accessdata.fda.gov/drugsatfda_docs/label/2014/021436s038,021713s030,021729s022,021866s023lbl.pdf.

● Leituras Recomendadas

Berling I, Isbister GK. Prolonged QT Risk assessment in antipsychotic overdose using the QT nomogram. Ann Emerg Med. 2015;66(2):154-64.

DrugBank Online. Aripiprazole [Internet]. 2005 [capturado em 16 set. 2024]. Disponível em: https://go.drugbank.com/drugs/DB01238.

Drugs.com. Aripiprazole side effects [Internet]. 2024 [capturado em 16 set. 2024]. Disponível em: https://www.drugs.com/sfx/aripiprazole-side-effects.html.

Kohen I, Lester PE, Lam S. Antipsychotic treatments for the elderly: efficacy and safety of aripiprazole. Neuropsychiatr Dis Treat. 2010;6:47-58.

Kubo M, Koue T, Maune H, Fukuda T, Azuma J. Pharmacokinetics of aripiprazole, a new antipsychotic, following oral dosing in healthy adult Japanese volunteers: influence of CYP2D6 polymorphism. Drug Metab Pharmacokinet. 2007;22(5):358-66.

McEvoy JP, Daniel DG, Carson WH Jr, McQuade RD, Marcus RN. A randomized, double-blind, placebo-controlled, study of the efficacy and safety of aripiprazole 10, 15 or 20 mg/day for the treatment of patients with acute exacerbations of schizophrenia. J Psychiatr Res. 2007;41(11):895-905.

Mir A, Shivakumar K, Williamson RJ, McAllister V, O'Keane V, Aitchison KJ. Change in sexual dysfunction with aripiprazole: a switching or add-on study. J Psychopharmacol. 2008;22(3):244-53.

Muscatello MRA, Bruno A, Pandolfo G, Micò U, Scimeca G, Di Nardo F, et al. Effect of aripiprazole augmentation of clozapine in schizophrenia: a double-blind, placebo-controlled study. Schizophr Res. 2011;127(1-3):93-9.

Nordeng H, Gjerdalen G, Brede WR, Michelsen LS, Spigset O. Transfer of aripiprazole to breast milk: a case report. J Clin Psychopharmacol. 2014;34(2):272-5.

Srisurapanont M, Suttajit S, Maneeton N, Maneeton B. Efficacy and safety of aripiprazole augmentation of clozapine in schizophrenia: a systematic review and meta-analysis of randomized-controlled trials. J Psychiatr Res. 2015;62:38-47.

Stahl SM. Essential psychopharmacology: the prescriber's guide. Cambridge: Cambridge University; 2020.

Vieta E, T'joen C, McQuade RD, Carson WH Jr, Marcus RN, Sanchez R, et al. Efficacy of adjunctive aripiprazole to either valproate or lithium in bipolar mania patients partially nonresponsive to valproate/lithium monotherapy: a placebo-controlled study. Am J Psychiatry. 2008;165(10):1316-25.

Armodafinila

A armodafinila é um fármaco bloqueador do DAT, impedindo sua recaptação e assim aumentando os níveis de dopamina na fenda sináptica. Trata-se de um enantiômero da modafinila, utilizado para promoção de vigília em indivíduos com transtornos do sono. Após administração oral, sua concentração máxima ocorre em 2 horas, quando ingerida em jejum, e sua eliminação se dá principalmente pela via renal, na forma de metabólitos.

Nomes no Brasil:
Nuvigil.

SUS:
Não disponível na Rename.

● **INDICAÇÕES DE BULA – ANVISA:** Auxílio para manutenção do estado de vigília em pacientes adultos com sonolência excessiva associada à narcolepsia, apneia obstrutiva do sono e distúrbio do sono por trabalho em turnos. Na apneia obstrutiva do sono, é indicado para auxiliar na sonolência excessiva, e não como tratamento da obstrução de base. Caso a terapia do sono com o uso de CPAP seja o tratamento de escolha para o paciente, o esforço máximo para tratar com CPAP por período adequado deve ser realizado antes de iniciar o tratamento com armodafinila para a sonolência excessiva.

● **INDICAÇÕES DE BULA – FDA:** Melhorar a vigília em pacientes adultos com sonolência excessiva associada à apneia obstrutiva do sono, narcolepsia ou transtorno do trabalho em turnos.

● **INDICAÇÕES *OFF-LABEL*:** A armodafinila pode ser utilizada como medicamento adjuvante no tratamento da depressão tanto unipolar quanto bipolar. Pode ainda ser usada no manejo do *jet lag*, na promoção de melhora cognitiva em pacientes com esclerose múltipla, no tratamento dos sintomas negativos da esquizofrenia, no tratamento da fadiga em pacientes com HIV ou HCV e no tratamento do TDAH.

● **CONTRAINDICAÇÕES:** A armodafinila não deve ser utilizada por pacientes com histórico de alergia a esse medicamento. Deve ser usada com cautela em pacientes com arritmias, comprometimento da função hepática grave, hipertensão arterial sistêmica, hipertrofia ventricular esquerda e prolapso da valva mitral.

● **TESTES LABORATORIAIS SUGERIDOS OU NECESSÁRIOS:** Testes laboratoriais não são necessários.

● **ROTA FARMACOLÓGICA:** Ver Figura 1.

Farmacologia

ABSORÇÃO: Após administração oral, a armodafinila exibe seu pico de concentração plasmática em 2 horas quando ingerida em jejum. A ingestão juntamente com alimentos pode atrasar o pico de concentração plasmática em 2 a 4 horas.

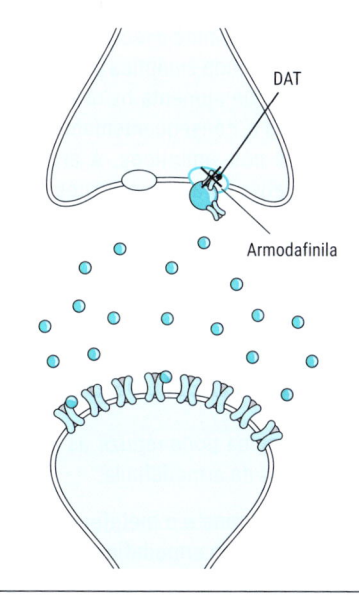

FIGURA 1 ▶ ROTA FARMACOLÓGICA DA ARMODAFINILA.

VOLUME DE DISTRIBUIÇÃO: 42 L.

LIGAÇÃO PROTEICA: A ligação da armodafinila às proteínas plasmáticas é de aproximadamente 60%, ligando-se sobretudo à albumina.

METABOLISMO/FARMACOCINÉTICA: A armodafinila sofre metabolização no fígado, onde ocorrem os processos de deaminação hidrolítica, oxidação, hidroxilação e conjugação. Seu metabolismo se dá pelas enzimas pertencentes à família do citocromo P450, principalmente CYP3A4 e CYP3A5.

ROTA DE ELIMINAÇÃO: A excreção da armodafinila se dá pela via renal, principalmente na forma de metabólitos.

MEIA-VIDA: Aproximadamente 15 horas.

DEPURAÇÃO: 33 mL/min.

FARMACODINÂMICA: A armodafinila pertence à classe dos estimulantes, promovendo e/ou aumentando o tempo de vigília nos indivíduos. Apesar de ser um estimulante, a armodafinila não é um fármaco semelhante às anfetaminas, sendo um medicamento menos ativador e com menor potencial de abuso.

MECANISMO DE AÇÃO: A armodafinila se liga e bloqueia os DATs presentes na membrana neuronal. Dessa forma, ela inibe a recaptação da dopamina presente na fenda sináptica para o neurônio pré-sináptico, o que aumenta os níveis de dopamina disponíveis e, consequentemente, sua ação nos receptores pós-sinápticos. A armodafinila parecer ser seletiva para os receptores presentes em áreas cerebrais envolvidas com a regulação do sono e da vigília.

● Interações Medicamentosas

○ A carbamazepina pode reduzir as concentrações plasmáticas da armodafinila.

○ A dextroanfetamina e o metilfenidato podem retardar a absorção da armodafinila.

○ A fluoxetina e a fluvoxamina podem aumentar as concentrações plasmáticas da armodafinila.

○ A armodafinila pode aumentar as concentrações plasmáticas de diazepam, fenitoína e propranolol, fármacos metabolizados pela CYP2C19.

○ A armodafinila pode reduzir as concentrações plasmáticas de etinilestradiol e triazolam, pois são substratos da CYP3A4. Os efeitos contraceptivos do etinilestradiol podem ser reduzidos.

AFINIDADE LIGANTE/KI:

LOCAL	KI (NM)
Ki (DAT)	647/3.050/3.260
Ki (D_3)	39.000
Ki (D_4)	100.000
Ki (D_2)	100.000
Ki (ς_1)	100.000

● Farmacogenética

ANOTAÇÕES CLÍNICAS

Nível de evidência 1A, 1B, 2A, 2B, 3, 4: Não há dados para a armodafinila no PharmGKB até a data de publicação deste livro.

● Prática Clínica

●**DOSAGEM:** Recomenda-se a utilização da armodafinila para o tratamento da sonolência associada à apneia obstrutiva do sono e da narcolepsia em doses de 150 a 250 mg/dia, tomadas pela manhã. Para pacientes com distúrbio do ciclo circadiano, a dose recomendada é de 150 mg/dia, tomada 1 hora antes do início do turno de trabalho.

●**TITULAÇÃO:** Deve-se iniciar o uso da armodafinila com a dose de 150 mg/dia, fazendo aumentos apenas nos pacientes que não respondem bem a essa dose inicial.

●**EFEITOS ADVERSOS:** Mais comuns: Cefaleia. Comuns: Cardiovasculares (palpitação), dermatológicos (dermatite de contato, hiperidrose, *rash*), gastrointestinais (constipação, diarreia, dispepsia, dor na porção superior do abdome, fezes amolecidas, náusea, vômito, boca seca), imunológicos (alergia sazonal), metabólicos (anorexia, diminuição do apetite), neurológicos (distúrbio de atenção, enxaqueca, parestesia, tontura), psiquiátricos (agitação, ansiedade, depressão, humor deprimido, insônia, nervosismo), renais (poliúria), outros (aumento de GGT, dor, fadiga, pirexia, sede, síndrome gripal). Desconhecidos: Dermatológicos (reação adversa com eosinofilia, SSJ, sintomas sistêmicos), gastrointestinais (lesões da boca, incluindo bolhas na boca e ulceração), psiquiátricos (agressão, mania, pensamento suicida).

● GRAVIDEZ: Não há estudos bem estabelecidos avaliando os riscos do uso da armodafinila durante a gestação, porém há relatos de aborto espontâneo e restrição de crescimento intrauterino. Estudos realizados em modelos animais mostraram maior incidência de variações viscerais e esqueléticas, além de redução do peso corporal dos fetos. Deve-se avaliar os riscos e benefícios do uso desse medicamento durante a gestação.[1] Categoria C da FDA (classificação até 2015).

● AMAMENTAÇÃO: Não é sabido se há excreção da armodafinila no leite materno, sendo necessário ter cautela na utilização desse medicamento durante o período da lactação.

● CRIANÇAS E ADOLESCENTES: Não há estudos avaliando a segurança e a eficácia do uso de armodafinila em crianças e adolescentes, não havendo aprovação para o uso do referido medicamento nessa faixa etária.

● IDOSOS: Recomenda-se o uso de doses reduzidas de armodafinila, além de monitoramento constante, em pacientes idosos.

● INSUFICIÊNCIA RENAL: Utilizar a armodafinila com cautela em pacientes com disfunção renal.

● INSUFICIÊNCIA HEPÁTICA: Utilizar doses reduzidas de armodafinila em pacientes com comprometimento hepático grave.

● COMO MANEJAR EFEITOS ADVERSOS: É necessário aguardar e observar se os efeitos irão desaparecer; caso não desapareçam, é recomendada a redução de dose da armodafinila. Para prevenir insônia, deve-se evitar o uso do medicamento no período da tarde e/ou noite. Em caso de efeitos colaterais inaceitáveis persistentes, deve-se interromper o uso de armodafinila e, caso surjam efeitos colaterais que possam trazer risco à vida, deve-se suspendê-la imediatamente.

○ Toxicidade

ORAL EM HUMANOS: Não há dados específicos sobre superdosagem em humanos. A dose letal da armodafinila é de 590 mg/kg em ratos.

TOXICIDADE AGUDA: Os sintomas decorrentes de superdosagem de armodafinila são agitação, alucinação, alteração dos parâmetros hemodinâmicos, bradicardia, confusão, desorientação, diarreia, dor torácica, excitação, hipertensão, inquietação, insônia, náusea e taquicardia.

○ Referência

1. Nuvigil® (armodafinil) [Internet]. North Wales: Teva Pharmaceuticals; 2017 [capturado em 16 set. 2024]. Disponível em: www.accessdata.fda.gov/drugsatfda_docs/label/2017/021875s023lbl.pdf.

○ Leituras Recomendadas

Andrade C, Kisely S, Monteiro I, Rao S. Antipsychotic augmentation with modafinil or armodafinil for negative symptoms of schizophrenia: systematic review and meta-analysis of randomized controlled trials. J Psychiatr Res. 2015;60:14-21.

Bruce J, Hancock L, Roberg B, Brown A, Henkelman E, Lynch S. Impact of armodafinil on cognition in multiple sclerosis: a randomized, double-blind crossover pilot study. Cogn Behav Neurol. 2012;25(3):107-14.

Chapman JL, Vakulin A, Hedner J, Yee BJ, Marshall NS. Modafinil/armodafinil in obstructive sleep apnoea: a systematic review and meta-analysis. Eur Respir J. 2016;47(5):1420-8.

BIPP TIPS

- A retirada da armodafinila não precisa ser feita de maneira gradual, porém os pacientes podem experimentar sonolência quando o medicamento é retirado.
- Alguns pacientes podem apresentar tremores com o uso de armodafinila.
- Alguns pacientes podem não responder tão bem à armodafinila como respondem aos estimulantes.
- Deve-se monitorar a frequência cardíaca e a pressão arterial durante o tratamento com armodafinila.
- Deve-se utilizar outro método contraceptivo durante o uso de armodafinila e até 1 mês após o fim do tratamento, uma vez que ela pode diminuir a eficácia de contraceptivos orais.
- A armodafinila apresenta baixo potencial para uso abusivo.
- A armodafinila tem duração mais longa que a modafinila.
- O uso de armodafinila deve ser interrompido quando houver sinal de *rash* cutâneo, pois há risco de desenvolver SSJ.
- O uso de armodafinila para o manejo de problemas de concentração e da fadiga parece ser mais eficaz com doses mais baixas.
- Pacientes que usam armodafinila podem apresentar aumento nas concentrações séricas de fosfatase alcalina e GGT.
- A armodafinila pode ser utilizada em associação com antipsicóticos atípicos para o tratamento da depressão bipolar.

Darwish M, Kirby M, Hellriegel ET, Yang R, Robertson P Jr. Pharmacokinetic profile of armodafinil in healthy subjects: pooled analysis of data from three randomized studies. Clin Drug Investig. 2009;29(2):87-100.

Fiedler-Kelly J, Ludwig E, Guan L. Population pharmacokinetic modeling of armodafinil and its major metabolites. J Clin Pharmacol. 2017;57(2):255-65.

Fiocchi EM, Lin YG, Aimone L, Gruner JA, Flood DG. Armodafinil promotes wakefulness and activates Fos in rat brain. Pharmacol Biochem Behav. 2009;92(3):549-57.

Ghaffari N, Robertson PA. Caution in prescribing modafinil and armodafinil to individuals who could become pregnant. JAMA Intern Med. 2021;181(2):277-8.

Holfinger S, Roy A, Schmidt M. Stevens-Johnson syndrome after armodafinil use. J Clin Sleep Med. 2018;14(5):885-7.

Kane JM, Yang R, Youakim JM. Adjunctive armodafinil for negative symptoms in adults with schizophrenia: a double-blind, placebo-controlled study. Schizophr Res. 2012;135(1-3):116-22.

Kaplan S, Braverman DL, Frishman I, Bartov N. Pregnancy and fetal outcomes following exposure to modafinil and armodafinil during pregnancy. JAMA Intern Med. 2021;181(2):275-7.

Niemegeers P, Maudens KE, Morrens M, Patteet L, Joos L, Neels H, et al. Pharmacokinetic evaluation of armodafinil for the treatment of bipolar depression. Expert Opin Drug Metab Toxicol. 2012;8(9):1189-97.

Nishino S, Okuro M. Armodafinil for excessive daytime sleepiness. Drugs Today. 2008;44(6):395-414.

Nunez NA, Singh B, Romo-Nava F, Joseph B, Veldic M, Cuellar-Barboza A, et al. Efficacy and tolerability of adjunctive modafinil/armodafinil in bipolar depression: a meta-analysis of randomized controlled trials. Bipolar Disord. 2020;22(2):109-20.

Rabkin JG, McElhiney MC, Rabkin R. Treatment of HIV-related fatigue with armodafinil: a placebo-controlled randomized trial. Psychosomatics. 2011;52(4):328-36.

Asenapina

A asenapina, um fármaco pertencente à classe dos dibenzoxepino pirróis, é utilizada por via sublingual para o tratamento de esquizofrenia e transtorno bipolar tipo I. Sua estrutura química está relacionada à mirtazapina e com ela compartilha muitas das mesmas propriedades farmacológicas. Foi aprovada pela FDA em 2009 e é um medicamento multimodal com forte antagonismo dos receptores $5-HT_{2A}$ e D_2. É rapidamente absorvida, atingindo concentração plasmática máxima em 0,5 a 1,5 hora e com meia-vida de cerca de 24 horas. A asenapina teve seu registro cancelado no Brasil em 2021. Nos EUA, além da apresentação sublingual, existe a apresentação em adesivo transdérmico.

Nomes no Brasil:
Não disponível no Brasil (EUA: Saphris, Secuado).

SUS:
Não disponível na Rename.

● **INDICAÇÕES DE BULA – ANVISA:** Tratamento da esquizofrenia. Tratamento dos episódios de mania ou mistos associados ao TB tipo I.

● **INDICAÇÕES DE BULA – FDA:**
○ Formulação via transdérmica: tratamento de adultos com esquizofrenia.
○ Formulação sublingual:
  • Esquizofrenia em adultos. TB tipo I: em monoterapia aguda de episódios maníacos ou mistos, em pacientes adultos e pediátricos de 10 a 17 anos de idade. Como terapia adjuvante ao lítio ou valproato em adultos. Como monoterapia de manutenção em adultos.

● **INDICAÇÕES *OFF-LABEL*:** A asenapina pode ser usada para TEPT grave, transtornos comportamentais em crianças e adolescentes, transtornos relacionados a problemas com controle de impulsos, agitação, hostilidade na esquizofrenia, outros transtornos psicóticos e distúrbios do comportamento nas demências.

● **CONTRAINDICAÇÕES:** A asenapina é contraindicada em casos de hipersensibilidade à substância e insuficiência hepática grave (Child-Pugh: C).

● **TESTES LABORATORIAIS SUGERIDOS OU NECESSÁRIOS:** Principalmente no início do tratamento com asenapina, um aumento transitório e assintomático de transaminases hepáticas tem sido relatado, sendo portanto indicado o monitoramento. Assim como para outros antipsicóticos atípicos, também é recomendado acompanhar o peso e o IMC. Deve-se avaliar se o paciente tem histórico de obesidade na família e determinar peso, circunferência da cintura, pressão arterial, glicose plasmática e lipidograma em jejum. Após o início do tratamento, determinar o IMC mensalmente por 3 meses e depois a cada trimestre. Em pacientes com alto risco de complicações metabólicas e quando do início ou troca dos antipsicóticos, é recomendado o monitoramento dos triglicerídeos em jejum mensalmente. Para pacientes saudáveis, pressão arterial, glicose plasmática em jejum e lipídeos em jejum poderão ser mensurados em uma frequência de 3 meses e depois anualmente, porém para pacientes com diabetes ou que ganharam mais de 5% do peso inicial as medidas devem ser mais frequentes. Deve-se considerar troca por outro antipsicótico atípico em pacientes que adquirem sobrepeso ou tornam-se obesos, pré-diabéticos, diabéticos, hipertensos ou dislipidêmicos enquanto recebem a asenapina. É importante estar vigilante para cetoacidose diabética, mesmo que o paciente não seja diabético. Para pacientes com baixa contagem de leucócitos ou história de leucopenia/neutropenia induzida por substância, é recomendada a realização de hemograma no início do tratamento com asenapina, a qual deve ser imediatamente descontinuada em caso de diminuição leucocitária concomitante ao tratamento.

● **ROTA FARMACOLÓGICA:** Não há imagens ilustrativas disponíveis para a rota farmacológica da asenapina.

⭕ Farmacologia

ABSORÇÃO: Por ser um fármaco administrado via sublingual, sua absorção é rápida, atingindo a concentração plasmática máxima em 0,5 a 1,5 hora. A biodisponibilidade para a administração sublingual é de 35%, enquanto para a administração oral (se engolido) é < 2%. Não é aconselhado beber água dentro de 2 a 10 minutos após a administração sublingual de asenapina, pois pode haver diminuição da absorção.

VOLUME DE DISTRIBUIÇÃO: 20 a 25 L/kg.

LIGAÇÃO PROTEICA: 95%.

METABOLISMO/FARMACOCINÉTICA: A asenapina é primeiramente oxidada via CYP1A2 e sofre glicuronidação direta via UGT1A4. Além disso, ela pode inibir a CYP2D6.

ROTA DE ELIMINAÇÃO: A asenapina é eliminada 50% pela urina e 50% pelas fezes.

MEIA-VIDA: 24 horas (intervalo de 13,4-39,2 horas).

DEPURAÇÃO: 52 L/h.

FARMACODINÂMICA: A asenapina é um antagonista dos receptores $5\text{-}HT_{2A}$ e D_2, bem como de receptores adrenérgicos e histaminérgicos, sendo que há atividade mais potente em receptores de serotonina do que de dopamina. Há menor incidência de efeitos extrapiramidais devido à regulação dos receptores D_1 ou ao bloqueio de receptores $5\text{-}HT_{2A}$ que poderiam exercer influência sobre a liberação de dopamina nas regiões motoras. Não apresenta atividade significativa em receptores colinérgicos muscarínicos.

MECANISMO DE AÇÃO: A asenapina é um medicamento antipsicótico multimodal com forte antagonismo dos receptores $5\text{-}HT_{2A}$ e D_2. O mecanismo de redução dos sintomas positivos e estabilização dos sintomas afetivos pela asenapina provavelmente ocorre devido ao bloqueio farmacológico dos receptores D_2 de dopamina, enquanto o bloqueio dos receptores $5\text{-}HT_{2A}$, além de possivelmente reduzir os efeitos extrapiramidais, pode estar envolvido na melhora dos sintomas cognitivos. Acredita-se que a atividade como agonista dos receptores $5\text{-}HT_{2C}$, $5\text{-}HT_7$ e α_2 poderia contribuir para um possível efeito antidepressivo da asenapina.

● Interações Medicamentosas

⭕ A asenapina pode interagir com agentes anti-hipertensivos, aumentando seu efeito.

⭕ Em razão de seu mecanismo sobre os receptores de dopamina, a asenapina pode antagonizar a levodopa e agonistas de dopamina.

⭕ Inibidores da CYP1A2, como a fluvoxamina, podem aumentar os níveis de asenapina.

⭕ Por inibir a CYP2D6, a asenapina pode possivelmente interferir nos efeitos analgésicos da codeína e aumentar as concentrações plasmáticas de alguns β-bloqueadores e da atomoxetina.

⭕ Também pela inibição da CYP, a asenapina pode aumentar as concentrações de tioridazina e causar arritmias cardíacas graves.

AFINIDADE LIGANTE/KI:

LOCAL	KI (NM)
Ki ($5\text{-}HT_{1A}$)	2,5
Ki ($5\text{-}HT_{1B}$)	4,0
Ki ($5\text{-}HT_{2A}$)	0,06
Ki ($5\text{-}HT_{2B}$)	0,16
Ki ($5\text{-}HT_{2C}$)	0,03
Ki ($5\text{-}HT_5$)	1,6
Ki ($5\text{-}HT_6$)	0,25

Ki (5-HT$_7$)	0,13
Ki (D$_2$)	1,3
Ki (D$_3$)	0,42
Ki (D$_4$)	1,1
Ki (D$_1$)	1,4
Ki (α_1)	1,2
Ki (α_2)	1,2
Ki (H$_1$)	1,0
Ki (H$_2$)	6,2
Ki (M$_1$)	8.128

Farmacogenética

ANOTAÇÕES CLÍNICAS

Nível de evidência 1A, 1B, 2A, 2B, 3, 4: Não há dados para a asenapina no PharmGKB até a data de publicação deste livro.

Prática Clínica

● **DOSAGEM:** Para o tratamento de esquizofrenia, a dose recomendada de asenapina é de 10 a 20 mg, divididos em 2 tomadas diárias. Para o tratamento de transtorno bipolar tipo I em monoterapia, a dose inicial recomendada é de 20 mg, divididos em 2 tomadas diárias, e para terapia adjunta, a dose inicial recomendada é de 10 mg, divididos em 2 tomadas diárias quando administrada com lítio ou valproato. Dependendo da resposta clínica e da tolerabilidade individual do paciente, a dose pode ser aumentada para 20 mg, divididos em 2 tomadas diárias.

● **TITULAÇÃO:** É indicado iniciar com a dose de 5 mg, com a possibilidade de aumento para 10 mg/dia após 1 semana com base na tolerabilidade. Os sintomas psicóticos podem melhorar em aproximadamente 1 semana de tratamento, mas os sintomas negativos e cognitivos podem demandar mais tempo. Se for necessário o aumento de dose para mais de 20 mg, nenhuma administração deve ser maior que 10 mg; assim, seria necessário dividir a dose em 3 a 4 tomadas por dia. É importante sempre orientar o paciente para não engolir o comprimido e também não tomar água ou comer em pelo menos 10 minutos após a administração sublingual de asenapina. Para retirada, está recomendada a redução gradativa da dose por 2 a 4 semanas.

● **EFEITOS ADVERSOS:** Mais comuns: Gastrointestinais (hipoestesia, parestesia oral), metabólicos (ganho de mais de 7% do peso), musculoesqueléticos (aumento de CPK), neurológicos (acatisia, cefaleia, sintomas extrapiramidais, sonolência, tontura), psiquiátricos (insônia), outros (fadiga). Comuns: Cardiovasculares (edema, edema periférico, hipertensão, hipotensão postural, taquicardia), dermatológicos (*rash*), gastrointestinais (boca seca, constipação, desconforto abdominal, disfagia, dispepsia, dor de dente e orofaríngea, glossodinia, hipersecreção salivar, vômito), geniturinários (dismenorreia), hepáticos (angiedema, aumento de TGO/TGP, elevação transitória de transaminases), metabólicos (aumento de apetite e de peso, desidratação, hiperinsulinemia, síndrome metabólica), musculoesqueléticos (artralgia, mialgia, rigidez muscular), neurológicos (discinesia, disgeusia, distonia, parkinsonismo, sintomas extrapiramidais, tremor), psiquiátricos (agitação, agressividade, ansiedade, depressão, esquizofrenia, ideação suicida, irritabilidade, sintomas depressivos, transtorno bipolar), respiratórios (congestão nasal, dispneia, nasofaringite). Incomuns: Cardiovasculares (bloqueio de ramo sinusal, bloqueio temporário de ramo, bradicardia sinusal, hipotensão, prolongamento do intervalo QT, taquicardia sinusal), dermatológicos (reação de fotossensibilidade), endocrinológicos (diminuição de prolactina), gastrointestinais (disfagia, DRGE, lesões de mucosa, língua edemaciada), geniturinários (amenorreia, disfunção sexual, enurese), hematológicos (anemia), hipersensibilidade (reação alérgica), metabólicos (hiperglicemia, hiponatremia), neurológicos (convulsão, disartria, síncope, síndrome das pernas inquietas), oculares (diplopia, distúrbio de acomodação, visão borrada), outros (queda). Raros: Endocrinológicos (ginecomastia), geniturinários (galactorreia), neurológicos (SNM), hematológicos (neutrope-

BIPP TIPS

- A asenapina tem como principal vantagem o uso em pacientes que necessitam tratamento imediato com rápida titulação.

- A asenapina não é aprovada para depressão, mas as propriedades de ligação sugerem uso potencial em depressão resistente ao tratamento e depressão bipolar.

- Devido ao rápido início de ação, a asenapina pode ser prescrita como medicação a ser usada "quando necessário" em casos de agitação ou piora transitória de psicose ou mania. Tem como principal vantagem o fato de não ser invasiva como as formulações injetáveis.

- A asenapina deve ser usada com cautela em pacientes com condições que predisponham à hipotensão.

- Apesar de não estar associada ao prolongamento do intervalo QT, a asenapina deve ser usada com cautela e atenção em pacientes com doença cardiovascular conhecida, histórico familiar de prolongamento do intervalo QT ou em combinação com outros fármacos que possam alterar o intervalo QT.

nia, trombocitopenia), respiratórios (embolismo pulmonar), outros (reação idiossincrática). Pós-comercialização: Gastrointestinais (descamação oral, desconforto abdominal, dificuldade em engolir, disestesia oral, disfunção muscular orofaríngea, distonia oromandibular, distúrbio da língua, dor abdominal inferior e superior, edema faríngeo, garganta inchada, protrusão da língua), hipersensibilidade (reação anafilática, reações graves de hipersensibilidade), locais (reação em região sublingual), respiratórios (asfixia, respiração ofegante).

● **GRAVIDEZ:** Não há dados disponíveis sobre o uso de asenapina por mulheres grávidas. Em estudos pré-clínicos, a asenapina não induziu teratogenicidade, mas aumentou a perda pós-implantação e reduziu o peso e a sobrevivência dos filhotes. Ademais, neonatos expostos a medicamentos antipsicóticos durante o terceiro trimestre de gravidez estão sob risco de sintomas extrapiramidais. Há relatos de agitação, hipertonia, tremor, sonolência, dificuldade respiratória e distúrbios de alimentação em neonatos expostos a antipsicóticos. Assim, não é indicado usar a asenapina durante a gravidez, a não ser que os benefícios para a mãe suplantem os riscos para o feto.[1] Categoria C da FDA (classificação até 2015).

● **AMAMENTAÇÃO:** Não se sabe se a asenapina é excretada pelo leite materno, mas em estudos pré-clínicos ela foi excretada pelo leite em ratas durante a amamentação. Assim, não é recomendada a amamentação concomitante ao uso de asenapina.

● **CRIANÇAS E ADOLESCENTES:** A asenapina pode ser usada para tratar episódios maníacos/mistos agudos de transtorno bipolar tipo I em crianças com mais de 10 anos.

● **IDOSOS:** A asenapina deve ser usada com cautela em idosos. Há um aumento do risco de mortalidade em pacientes idosos que fazem uso de antipsicóticos; além disso, o uso de asenapina não foi aprovado para tratamento de psicose associada à demência.

● **INSUFICIÊNCIA RENAL:** Não é necessário ajuste de dose de asenapina em pacientes com insuficiência renal.

● **INSUFICIÊNCIA HEPÁTICA:** Não é necessário ajuste de dose em pacientes com insuficiência hepática leve ou moderada, mas em indivíduos com insuficiência hepática grave foi observado um aumento de 7 vezes na exposição à asenapina. Assim, o uso de asenapina não é recomendado em pacientes com insuficiência hepática grave.

● **COMO MANEJAR EFEITOS ADVERSOS:** Efeitos colaterais podem surgir durante o uso da asenapina. Se for um sintoma tolerável, é possível aguardar e avaliar a evolução do quadro. Se intolerável, é possível o ajuste da dosagem, a substituição por outro fármaco ou o uso de sintomáticos. Pelo fato de ter propriedade anestésica e ser administrada via sublingual, a asenapina pode causar hipoestesia oral e parestesia oral, que podem ocorrer diretamente após a administração e em geral se resolvem dentro de 1 hora, não havendo maiores preocupações em relação a esse efeito.

○ Toxicidade

ORAL EM HUMANOS: A dose máxima de asenapina já relatada em humanos foi de 400 mg.

TOXICIDADE AGUDA: Os eventos adversos relacionados à toxicidade incluem agitação e confusão, acatisia, distonia orofacial, sedação e achados eletrocardiográficos assintomáticos (bradicardia, complexos supraventriculares, atraso na condução intraventricular). Não existe um antídoto específico para a asenapina. Em caso de superdose, é necessário o monitoramento cardiovascular para detectar possíveis arritmias, e os cuidados devem incluir medidas de suporte, manutenção de adequada oxigenação e ventilação das vias aéreas, bem como tratamento sintomático. A hipotensão e o colapso circulatório devem ser tratados com medidas apropriadas, tais como líquidos intravenosos e/ou agentes simpaticomiméticos (não devem ser usadas epinefrina e dopamina, pois a estimulação β pode piorar a hipotensão na condição de bloqueio α induzido pela asenapina). Os sintomas extrapiramidais graves podem ser tratados com medicamentos anticolinérgicos.

○ Referência

1. Saphris® (asenapine) [Internet]. Irvine: Merck Sharp & Dohme; 2017 [capturado em 16 set. 2024]. Disponível em: https://www.accessdata.fda.gov/drugsatfda_docs/label/2017/022117s020s021lbl.pdf.

○ Leituras Recomendadas

Balaraman R, Gandhi H. Asenapine, a new sublingual atypical antipsychotic. J Pharmacol Pharmacother. 2010;1(1):60-1.

Citrome L. Asenapine for schizophrenia and bipolar disorder: a review of the efficacy and safety profile for newly approved sublingually absorbed second-generation antipsychotic. Int J Clin Pract. 2009;63(12): 1762-84.

DrugBank Online. Asenapine [Internet]. 2024 [capturado em 16 set. 2024]. Disponível em: https://go.drugbank.com/drugs/DB06216.

Drugs.com. Asenapine side effects [Internet]. 2023 [capturado em 16 set. 2024]. Disponível em: https://www.drugs.com/sfx/asenapine-side-effects.html#-professional.

Keramatian K, Chakrabarty T, Saraf G, Yatham LN. New developments in the use of atypical antipsychotics in the treatment of bipolar disorder: a systematic review of recent randomized controlled trials. Curr Psychiatry Rep. 2021;23(7):39.

McIntyre RS, Cohen M, Zhao J, Alphs L, Macek TA, Panagides J. A 3-week, randomized, placebo-controlled trial of asenapine in the treatment of acute mania in bipolar mania and mixed states. Bipolar Disord. 2009;11(7): 673-86.

Meltzer HY, Dritselis A, Yasothan U, Kirkpatrick P. Asenapine. Nat Rev Drug Discov. 2009;8(11):843-4.

Peeters P, Bockbrader H, Spaans E, Dogterom P, Lasseter K, Marbury T, et al. Asenapine pharmacokinetics in hepatic and renal impairment. Clin Pharmacokinet. 2011;50(7):471-81.

Shahid M, Walker GB, Zorn SH, Wong EH. Asenapine: a novel psychopharmacologic agent with a unique human this human receptor signature. J Psychopharmacol. 2009;23(1):65-73.

Stahl SM. Essential psychopharmacology: the prescriber's guide. Cambridge: Cambridge University; 2020.

Atomoxetina

A atomoxetina é um inibidor seletivo da recaptação da noradrenalina, usado especificamente para o tratamento do TDAH. Possui efeitos terapêuticos de modulação dos sintomas inadequados do desenvolvimento associados ao TDAH, incluindo distração, atenção curta, hiperatividade, labilidade emocional e impulsividade. Foi demonstrado que os efeitos centrais da atomoxetina são mais específicos no córtex pré-frontal do que em relação ao *nucleus accumbens* e estriado. Tal seletividade representa uma vantagem clínica da atomoxetina, uma vez que a ativação de vias de neurotransmissão subcortical e estriatal está ligada a muitos efeitos colaterais associados a estimulantes e a um aumento no potencial de abuso, que são fatores limitantes relacionados ao uso de medicamentos estimulantes. Entretanto, a atomoxetina não é considerada como primeira escolha no tratamento de TDAH. Sua absorção atinge picos plasmáticos em cerca de 1 a 2 horas e sua eliminação ocorre principalmente por via renal.

Nomes no Brasil:
Atentah.

SUS:
Não disponível na Rename.

● **INDICAÇÕES DE BULA – ANVISA:** Tratamento do TDAH em pacientes adultos, adolescentes ou pediátricos com idade superior a 6 anos.

● **INDICAÇÕES DE BULA – FDA:** Tratamento do TDAH.

● **INDICAÇÕES *OFF-LABEL*:** Existem estudos em andamento avaliando o potencial uso terapêutico da atomoxetina no tratamento de transtornos do humor, transtornos alimentares, TEA, disfunções cognitivas, esquizofrenia, depressão resistente e tratamento de adição.[1,2]

● **CONTRAINDICAÇÕES:** A atomoxetina é contraindicada em caso de hipersensibilidade à substância ou a um de seus componentes, em associação com IMAOs (mesmo após 14 dias) e em glaucoma de ângulo fechado.

● **TESTES LABORATORIAIS SUGERIDOS OU NECESSÁRIOS:** Crianças e adolescentes tratados com atomoxetina devem ter seu crescimento monitorado regularmente. Todos os pacientes tratados com atomoxetina devem ser acompanhados pelo profissional da saúde e ter seus sinais vitais e cardíacos monitorados com regularidade. Além disso, todos os pacientes requerem monitoramento de possíveis alterações comportamentais, como mudanças de atenção, hiperatividade, ansiedade, agressão/hostilidade e precipitação de ideação suicida. Em caso de sintomas ou sinais de disfunção hepática, como prurido, urina escura, icterícia, sensibilidade no quadrante superior direito ou sintomas inexplicados de gripe, devem ser realizados testes laboratoriais para determinar as concentrações das transaminases hepáticas.

● **ROTA FARMACOLÓGICA:** Ver Figura 1.

◯ Farmacologia

ABSORÇÃO: O perfil da atomoxetina é altamente dependente dos polimorfismos genéticos individuais da CYP2D6. Ela é rapidamente absorvida após administração oral e sofre extenso metabolismo de primeira passagem, de modo que sua biodisponibilidade varia de acordo com o perfil individual de metabolização. Nesse sentido, atinge biodisponibilidade de cerca de 63% em metabolizadores extensivos e 94% em metabolizadores pobres. As concentrações plasmáticas máximas médias são atingidas em cerca de 1 a 2 horas após administração oral.

VOLUME DE DISTRIBUIÇÃO: 1,6 a 2,6 L/kg.

LIGAÇÃO PROTEICA: 98,7%.

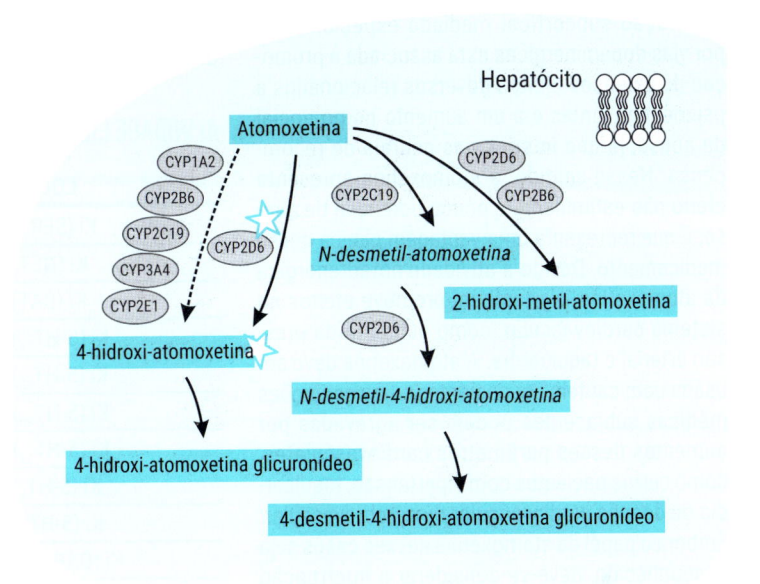

FIGURA 1 ▶

ROTA FARMACOLÓGICA DA ATOMOXETINA.

Fonte: Elaborada com base em Whirl-Carrillo e colaboradores.[3]

METABOLISMO/FARMACOCINÉTICA: A atomoxetina é metabolizada no fígado pela via enzimática da CYP2D6. A presença de SNPs nos genes de metabolização da atomoxetina divide a população em indivíduos cuja atividade das CYP2D6 é reduzida e em indivíduos com essa atividade elevada, ou seja, metabolizadores pobres e extensivos. Em metabolizadores pobres, a ASC da atomoxetina no estado estacionário é aproximadamente 10 vezes maior, e a $C_{máx}$ é cerca de 5 vezes maior do que em metabolizadores extensivos. Apresenta como principal metabólito oxidativo a 4-hidroxi-atomoxetina, que sofre processo de glicuronidação e apresenta equipotência em relação à substância original como um inibidor do transportador da noradrenalina. Outras enzimas do citocromo P450, como CYP2C19, estão envolvidas no metabolismo da atomoxetina, mas a formação de metabólitos com atividade farmacológica é quase irrelevante.

ROTA DE ELIMINAÇÃO: A atomoxetina é excretada principalmente na urina (mais de 80%) sob a forma de metabólitos e em menor extensão nas fezes (menos de 17%). Apenas uma pequena fração (menos de 3%) da dose da atomoxetina é excretada como fármaco inalterado.

MEIA-VIDA: 3 a 5,6 horas.

DEPURAÇÃO: 0,27 a 0,67 L/h.

FARMACODINÂMICA: A atomoxetina é um inibidor seletivo da proteína de recaptação de noradrenalina. Estudos recentes demonstram que possui afinidade pela proteína SERT e atividade antagonista dos receptores NMDA, mas a relevância deste achado ainda é clinicamente indefinida.[2,4]

MECANISMO DE AÇÃO: A atomoxetina é um inibidor seletivo da recaptação da noradrenalina na membrana pré-sináptica. Embora seu mecanismo de ação exato no tratamento do TDAH não esteja totalmente elucidado, acredita-se que ela promova efeitos terapêuticos por aumentar a disponibilidade de noradrenalina intrassináptica no SNC. Além disso, a atomoxetina também aumenta as concentrações extracelulares de dopamina, que se acredita resultar da inibição do NET. No córtex pré-frontal, a dopamina é inativada após ser recaptada pelo NET; desse modo, ao inibir o NET no córtex pré-frontal, a atomoxetina promove aumento tanto de noradrenalina quanto de dopamina. A literatura indica que os efeitos da atomoxetina são específicos no córtex pré-frontal e quase inexistentes no *nucleus accumbens* e no estriado.[5,6]

A ativação subcortical mediada especialmente por vias dopaminérgicas está associada à promoção de extensos efeitos adversos relacionados a psicoestimulantes e a um aumento no potencial de abuso, já que integra vias neurais de recompensa. Nesse sentido, a atomoxetina apresenta efeito não estimulante e pouco potencial de abuso, o que representa uma vantagem clínica desse medicamento. Devido à atividade noradrenérgica da atomoxetina, ela também promove efeitos no sistema cardiovascular, como aumento da pressão arterial e taquicardia. A atomoxetina deve ser usada com cautela em pacientes cujas condições médicas subjacentes podem ser agravadas por aumentos desses parâmetros cardiovasculares, como certos pacientes com hipertensão, taquicardia ou doença cardiovascular ou cerebrovascular. Embora o papel da atomoxetina nesses casos seja desconhecido, deve-se considerar a interrupção do tratamento e substituição por outro agente terapêutico em pacientes com anormalidades cardíacas clinicamente significativas.

● Interações Medicamentosas

○ Pacientes tratados concomitantemente com substâncias que inibem a CYP2D6, como paroxetina, fluoxetina, quinidina e escitalopram, podem ter as concentrações plasmáticas aumentadas de atomoxetina, sobretudo em metabolizadores extensivos, nos quais a ASC da atomoxetina pode ser aumentada em cerca de 6 a 8 vezes; portanto, pode ser necessário reduzir a dose desse fármaco em tais casos. Em metabolizadores pobres, essa interação não aparenta ser clinicamente relevante, embora requeira acompanhamento. Para outras isoenzimas do citocromo P450, como CYP1A2, CYP3A e CYP2C9, não foram observadas alterações clinicamente relevantes.

○ A coadministração de atomoxetina e albuterol, ou outros agonistas de receptor β_2, VO ou IV, deve ser realizada com cautela, uma vez que a ação desses fármacos no sistema cardiovascular pode ser potencializada e resultar em aumentos da frequência cardíaca e da pressão arterial.

○ Para pacientes tratados com IMAOs, deve-se administrar atomoxetina com cautela, pelo menos até 14 dias depois da interrupção desses fármacos.

○ O tramadol aumenta o risco de convulsões em pacientes que estão tomando um antidepressivo.

AFINIDADE LIGANTE/KI:

LOCAL	KI (NM)
Ki (SERT)	77
Ki (NET)	5
Ki (DAT)	1.451
Ki ($5\text{-}HT_{1A}$)	1.000
Ki ($5\text{-}HT_{1B}$)	> 1.000
Ki ($5\text{-}HT_{1D}$)	> 1.000
Ki ($5\text{-}HT_{1D}$)	2.000 ($5\text{-}HT_2$)
Ki ($5\text{-}HT_6$)	> 1.000
Ki ($5\text{-}HT_7$)	> 1.000
Ki (GABA-A)	200
Ki (α_1)	11.400
Ki (β_1)	18.000
Ki (D_1)	> 10.000
Ki (D_2)	> 10.000

○ Farmacogenética

Acesse https://www.pharmgkb.org/chemical/PA134688071 ou utilize o *QR code* ao lado.

ANOTAÇÕES CLÍNICAS

Nível de evidência 1A: Ver Tabela 1.

Nível de evidência 1B, 2A, 2B: Não há dados para a atomoxetina no PharmGKB até a data de publicação deste livro.

Nível de evidência 3: Variantes diversas dos genes *CYP2D6* e *SLC6A2*.

Nível de evidência 4: Acesse o *site* para mais informações.

○ Prática Clínica

● **DOSAGEM:** As cápsulas contêm 10, 18, 25, 40, 60, 80 ou 100 mg de atomoxetina. A dose inicial para crianças/adolescentes abaixo de 70 kg é de

TABELA 1 ▶ NÍVEL DE EVIDÊNCIA 1A PARA A ATOMOXETINA

VARIANTE	GENE	MOLÉCULA	TIPO	FENÓTIPO
CYP2D6*1				
CYP2D6*3				
CYP2D6*4	CYP2D6	Atomoxetina	Toxicidade	TDAH
CYP2D6*4xN				
CYP2D6*5				
CYP2D6*6				
CYP2D6*1				
CYP2D6*4				
CYP2D6*4xN				
CYP2D6*5	CYP2D6	Atomoxetina	Metabolismo Farmacocinética	TDAH
CYP2D6*10				
CYP2D6*17				
CYP2D6*92				
CYP2D6*96				

0,5 mg/kg e para indivíduos acima de 70 kg ou adultos, é de 40 mg.

● **TITULAÇÃO:**

CRIANÇAS E ADOLESCENTES ATÉ 70 KG: Iniciar com uma dose única diária de 0,5 mg/kg pela manhã, a qual deve ser titulada a cada 3 dias, pelo menos, até a dose diária total de 1,2 mg/kg, como dose única diária pela manhã ou como doses divididas uniformemente pela manhã e ao final da tarde ou início da noite. Não se deve exceder a dosagem total de 1,4 mg/kg ou 100 mg diários. Não é recomendado tratamento com doses acima de 1,2 mg/kg, uma vez que os estudos não demonstraram nenhum benefício adicional acima dessa faixa. É importante lembrar que o comprimido não deve ser engolido, mas administrado sublingual. Após a administração, deve-se evitar líquidos por pelo menos 10 minutos.

CRIANÇAS E ADOLESCENTES COM MAIS DE 70 KG OU ADULTOS: Iniciar com dose de 40 mg e, após um período mínimo de 3 dias, aumentar para uma dose total de 80 mg, administrada como dose única ingerida pela manhã ou em doses divididas uniformemente pela manhã e ao final da tarde ou início da noite. O paciente deve ser observado após 2 a 4 semanas e, na ausência de resposta clínica, a dose pode ser aumentada até um máximo de 100 mg/dia. Não há dados que suportem tratamentos em dosagens maiores que 100 mg, limite este que não deve ser excedido. Em geral, o tratamento farmacológico do TDAH pode ser necessário por longos períodos. Nesse sentido, para estipular a dose de manutenção, é recomendado que o médico acompanhe periodicamente os pacientes, visando avaliar a utilidade a longo prazo do tratamento com esse medicamento de acordo com a resposta individual. Para interrupção do tratamento, não há consenso se as doses devem ser reduzidas de forma gradual, devendo portanto ser realizada de acordo com a tolerabilidade do paciente.

● **EFEITOS ADVERSOS:** Mais comuns: Cardiovasculares (aumento de frequência cardíaca e pressão arterial), dermatológicos (hiperidrose), endocrinológicos (disfunção erétil), gastrointestinais (boca seca, constipação, dor abdominal, náusea, vômito), metabólicos (menor apetite), neurológicos (cefaleia, sonolência), psiquiátricos (insônia), outros (fadiga). Comuns: Cardiovasculares (hipotensão ortostática, palpitação, rubor, taquicardia sinusal), dermatológicos (dermatite, escoriação, prurido, rash), endocrinológicos (disfunção sexual, dismenorreia, dor testicular, impotência, irregularidade menstrual, orgasmo anormal, prostatite, retardo ejaculatório), gastrointestinais (diarreia, dispepsia, flatulência, gastrenterite), geniturinários (disúria, hesitação urinária, polaciúria, retenção urinária), metabólicos (anorexia, perda de peso), musculoesqueléticos (espasmos musculares), neurológicos (disgeusia, nervosismo, parestesia, síncope vasovagal, tontura, tremor), oculares (conjuntivite, midríase, visão borrada), psiquiátricos (agitação, agressividade, ansiedade, diminuição de libido, distúrbio do sono, humor depressivo, irritabilidade, sonhos anormais), respiratórios (IVAS), outros (astenia, calafrio, dor no peito, extremidades frias, *influenza*, letargia, pirexia, sede). Incomuns: Cardiovasculares (prolongamento do intervalo QT), dermatológicos (urticária), geniturinários (enurese, urgência miccional), hepáticos (aumento de bilirrubina), hipersensibilidade (edema angioneurótico, *rash*, reações anafiláticas, urticária), neurológicos (convulsão, hipoestesia), psiquiátricos (comportamento suicida, inquietação, labilidade emocional, sintomas maníacos, psicóticos), respiratórios (dispneia, faringite). Raros: Cardiovasculares (fenômeno de Raynaud), hepáticos (alteração de função hepática, hepatite, icterícia, insuficiência hepática, lesão hepática). Pós-comercialização: Endocrinológicos (dor pélvica masculina, priapismo), musculoesqueléticos (rabdomiólise), psiquiátricos (alteração de libido e sensorial, suicídio, tiques).

● GRAVIDEZ: Não foram realizados estudos adequados e bem controlados em mulheres grávidas que possam garantir a segurança da atomoxetina durante a gestação. Estudos pré-clínicos com animais indicam potenciais riscos ao desenvolvimento fetal. Desse modo, não é recomendado o uso de atomoxetina durante a gravidez, a menos que os possíveis benefícios justifiquem os riscos em potencial para o feto.[1,7] Categoria C da FDA (classificação até 2015).

● AMAMENTAÇÃO: Não se sabe se a atomoxetina é secretada no leite materno humano, mas foi observada a presença da substância no leite materno em estudos pré-clínicos com ratos. Uma vez que é presumido que todos os psicofármacos sejam secretados no leite humano, e não há estudos que garantam a segurança dessas possíveis concentrações, não é recomendado o uso de atomoxetina durante o período da amamentação.

● CRIANÇAS E ADOLESCENTES: A farmacocinética da atomoxetina em crianças e adolescentes é semelhante à dos adultos. Entretanto, a segurança, a eficácia e o perfil farmacocinético da atomoxetina em pacientes pediátricos abaixo dos 6 anos de idade não foram avaliados. Portanto, para pacientes acima dos 6 anos com menos de 70 kg, a dose máxima diária é de 1,2 mg/kg (para mais detalhes, consultar item Titulação). Não deve ser utilizada em crianças ou adolescentes com anormalidades cardíacas estruturais ou outros problemas cardíacos graves. É necessário avaliar criteriosamente os potenciais riscos e benefícios dessa substância em relação aos do não tratamento. Além disso, é recomendado monitoramento cuidadoso dos pacientes, sobretudo durante as primeiras semanas do tratamento, visando identificar alterações do comportamento, como ativação de transtorno bipolar conhecido ou desconhecido e/ou precipitação de ideação suicida. Os pais/responsáveis devem ser informados sobre todos os riscos para que possam auxiliar no monitoramento dos pacientes pediátricos.

● IDOSOS: Não foram conduzidos estudos clínicos suficientes para avaliar a segurança e a eficácia do tratamento com atomoxetina em idosos. Se utilizada como opção terapêutica, os potenciais riscos e benefícios devem ser ponderados, especialmente se os pacientes apresentarem problemas cardíacos graves. Além disso, a administração em doses menores em relação aos indivíduos jovens pode permitir maior tolerabilidade durante o tratamento.

● INSUFICIÊNCIA RENAL: Não é necessário ajuste de dosagem de atomoxetina em indivíduos com insuficiência renal.

● INSUFICIÊNCIA HEPÁTICA: Foi observado que a exposição à atomoxetina em pacientes com insuficiência hepática é elevada em relação a indivíduos saudáveis. Para pacientes que apresentam metabolização extensa, a exposição à atomoxetina aumenta em cerca de 2 vezes nos pacientes com insuficiência moderada e em cerca de 4 vezes para os pacientes com insuficiência hepática grave. Sendo assim, a dose deve ser reduzida em 50 e 25%, respectivamente.

● **COMO MANEJAR EFEITOS ADVERSOS:** Em geral, apenas promover apoio ao paciente aparenta ser a melhor abordagem até que se atinja a eficácia clínica desejada. No início do tratamento, as doses devem ser tituladas com cautela e de acordo com a tolerabilidade individual. Caso os sintomas sejam intoleráveis, pode ser recomendada a substituição do medicamento por outro agente terapêutico.

Toxicidade

ORAL EM HUMANOS: A dose máxima diária indicada da atomoxetina é de 100 mg. Há relatos de casos de toxicidade até mesmo nas doses recomendadas para tratamento, com dados da literatura relatando eventos tóxicos no intervalo de 10 a 1.200 mg.

TOXICIDADE AGUDA: A experiência clínica em casos de superdosagem com atomoxetina é escassa e, em geral, os casos são tratados como quaisquer outros casos de superdosagem com medicamentos que atuam no SNC. Os sintomas mais comuns de superdosagem incluem taquicardia, náuseas, vômitos e hipertensão. Não são conhecidos antídotos específicos para a atomoxetina, porém a lavagem gástrica e a administração de carvão ativado podem auxiliar a reduzir a absorção. Não é indicada diálise, devido ao alto grau de ligação proteica da atomoxetina. Deve ser realizado monitoramento da temperatura corporal, dos sinais vitais e cardíacos, com observação do ECG para possíveis anormalidades de condução cardíaca.

Referências

1. Sauer JM, Ring BJ, Witcher JW. Clinical pharmacokinetics of atomoxetine. Clin Pharmacokinet. 2005;44(6):571-90.

2. Simpson D, Perry CM. Atomoxetine. Pediatr Drugs. 2003;5(6):407-15.

3. Whirl-Carrillo M, Huddart R, Gong L, Sangkuhl K, Thorn CF, Whaley R, et al. An evidence-based framework for evaluating pharmacogenomics knowledge for personalized medicine. Clin Pharmacol Ther. 2021;110(3):563-72.

BIPP TIPS

- Raros casos de lesão ou insuficiência hepática clinicamente significativas foram considerados possivelmente relacionados ao uso de atomoxetina na experiência pós-comercialização, incluindo um caso que resultou em transplante de fígado. Entretanto, nenhuma evidência de lesão hepática foi detectada nos ensaios clínicos, os quais contaram com cerca de 6.000 pacientes. Considerando isso, a atomoxetina deve ser descontinuada em pacientes com icterícia ou evidências laboratoriais de lesão hepática.

- As ações pró-adrenérgicas da atomoxetina podem ser teoricamente úteis para o tratamento de dor crônica, mas esses dados permanecem sob avaliação.

- Em pacientes do sexo masculino com mais de 50 anos, foi observada retenção urinária com o uso de outros agentes com propriedades de bloqueio potente da recaptação de noradrenalina, como reboxetina e milnaciprana, motivo pelo qual se recomenda cautela ao administrar atomoxetina para essa população.

- Alguns poucos estudos relacionando as diferenças de genótipos das enzimas CYP foram publicados, mas ainda é necessário que tal conhecimento seja implementado de maneira mais abrangente na prática clínica.[8] Especificamente para CYP2D6 e atomoxetina, há um claro efeito de exposição associado ao genótipo, o que teoricamente seria capaz de explicar as diferenças bimodais na farmacocinética e na incidência de efeitos adversos nos dois subgrupos identificados: os metabolizadores extensivos e os metabolizadores pobres. Apesar disso, a linguagem específica sobre a necessidade ou o valor da genotipagem de CYP2D6 não está bem estabelecida. Assim, o perfil de dosagem e titulação em pacientes reconhecidamente identificados como metabolizadores fracos ou metabolizadores extensivos fica a critério do médico psiquiatra.

4. Kielbasa W, Lobo E. Pharmacodynamics of norepinephrine reuptake inhibition: Modeling the peripheral and central effects of atomoxetine, duloxetine, and edivoxetine on the biomarker 3, 4-dihydroxyphenylglycol in humans. J Clin Pharmacol. 2015;55(12):1422-31.

5. Ding YS, Naganawa M, Gallezot JD, Nabulsi N, Lin SF, Ropchan J, et al. Clinical doses of atomoxetine significantly occupy both norepinephrine and serotonin transports: Implications on treatment of depression and ADHD. Neuroimage. 2014;86:164-71.

6. Bush G, Holmes J, Shin LM, Surman C, Makris N, Mick E, et al. Atomoxetine increases fronto-parietal functional MRI activation in attention-deficit/hyperactivity disorder: a pilot study. Psychiatry Res. 2013;211(1):88-91.

7. Ornoy A. Pharmacological treatment of attention deficit hyperactivity disorder during pregnancy and lactation. Pharm Res. 2018;35(3):46.

8. Brown JT, Bishop JR, Sangkuhl K, Nurmi EL, Mueller DJ, Dinh JC, et al. Clinical pharmacogenetics implementation consortium guideline for cytochrome P450 (CYP) 2D6 genotype and atomoxetine therapy. Clin Pharmacol Ther. 2019;106(1):94-102.

Leituras Recomendadas

Childress AC. A critical appraisal of atomoxetine in the management of ADHD. Ther Clin Risk Manag. 2015;12:27-39.

Christman AK, Fermo JD, Markowitz JS. Atomoxetine, a novel treatment for attention-deficit: hyperactivity disorder. Pharmacotherapy. 2004;24(8):1020-36.

Dadashova R, Silverstone PH. Off-label use of atomoxetine in adults: is it safe? Ment Illn. 2012;4(2):e19.

Drugs.com. Allopurinol side effects [Internet]. 2024 [capturado em 16 set. 2024]. Disponível em: https://www.drugs.com/sfx/allopurinol-side-effects.html#-professional.

Garnock-Jones KP, Keating GM. Atomoxetine: a review of its use in attention-deficit hyperactivity disorder in children and adolescents. Paediatr Drugs. 2009;11(3):203-26.

LoVecchio F, Kashani J. Isolated atomoxetine (Strattera™) ingestions commonly result in toxicity. J Emerg Med. 2006;31(3):267-68.

Spiller HA, Hays HL, Aleguas A. Overdose of drugs for attention-deficit hyperactivity disorder: clinical presentation, mechanisms of toxicity, and management. CNS Drugs. 2013;27(7):531-43.

Strattera® (atomoxetine HCl) [Internet]. Indianapolis: Eli Lilly and Company; 2007 [capturado em 16 set. 2024]. Disponível em: https://www.accessdata.fda.gov/drugsatfda_docs/label/2007/021411s004s012s013s015s021lbl.pdf.

Treuer T, Méndez L, Montgomery W, Wu S. Factors affecting treatment adherence to atomoxetine in ADHD: a systematic review. Neuropsychiatr Dis Treat. 2016;12:1061-83.

Yu G, Li GF, Markowitz JS. Atomoxetine: a review of its pharmacokinetics and pharmacogenomics relative to drug disposition. J Child Adolesc Psychopharmacol. 2016;26(4):314-26.

Avanafila

A avanafila é um fármaco inibidor da enzima PDE5 bastante seletivo e com início de ação mais rápido. É utilizada para o tratamento da disfunção erétil. Após administração oral, a avanafila é absorvida rapidamente pelo trato gastrointestinal; sua concentração máxima ocorre entre 30 e 45 minutos (em jejum) e sua eliminação se dá pelas vias fecal (principal) e renal.

Nomes no Brasil:
Não disponível no Brasil.
SUS:
Não disponível na Rename.

● **INDICAÇÕES DE BULA – ANVISA:** Não possui aprovação da Anvisa até o momento.

● **INDICAÇÕES DE BULA – FDA:** Tratamento da disfunção erétil.

- **INDICAÇÕES OFF-LABEL:** A avanafila pode ser usada no manejo de outras condições urológicas, como hipogonadismo e hiperplasia prostática benigna, para melhora da motilidade espermática e como medicamento nefroprotetor e osteoprotetor.

- **CONTRAINDICAÇÕES:** A avanafila não deve ser utilizada por pacientes com histórico de alergia ao medicamento, por aqueles que fazem uso de nitrato, inibidores potentes da CYP3A4 ou algum outro medicamento para o tratamento da disfunção erétil, nem por pacientes que apresentem risco elevado de desenvolver complicações cardiovasculares ou com insuficiência hepática grave, doença renal em estágio terminal e retinite pigmentosa.

- **TESTES LABORATORIAIS SUGERIDOS OU NECESSÁRIOS:** Testes laboratoriais não são necessários.

- **ROTA FARMACOLÓGICA:** Ver Figura 1.

○ Farmacologia

ABSORÇÃO: Após administração oral, a avanafila exibe seu pico de concentração plasmática entre 30 e 45 minutos quando ingerida em jejum. A ingestão juntamente com alimentos gordurosos pode atrasar o pico para 1 hora e 20 minutos.

VOLUME DE DISTRIBUIÇÃO: 47 a 83 L.

LIGAÇÃO PROTEICA: A ligação da avanafila às proteínas plasmáticas varia entre 81 e 99%, ligando-se principalmente à albumina.

METABOLISMO/FARMACOCINÉTICA: A avanafila sofre metabolização hepática pelas enzimas pertencentes à família de enzimas do citocromo P450, sobretudo CYP3A4 e CYP2C9. Alguns de seus metabólitos são farmacologicamente ativos.

ROTA DE ELIMINAÇÃO: A excreção da avanafila se dá pelas vias fecal (62%) e renal (21%), majoritariamente na forma de metabólitos.

MEIA-VIDA: 5 a 17 horas.

DEPURAÇÃO: 0,013 a 0,025 mL/h.

FARMACODINÂMICA: A avanafila é um inibidor forte e competitivo da enzima PDE5, inibindo essa enzima até 100 vezes mais do que a PDE6, de modo que atinge seus efeitos desejados com menores índices de efeitos colaterais cardiovasculares e sobre a visão.

MECANISMO DE AÇÃO: A avanafila, ao inibir a enzima PDE5, impede que ela degrade o GMP cíclico presente nos corpos cavernosos, localizados ao redor do pênis. Com o aumento dos níveis de GMP cíclico, ocorre o relaxamento muscular dos vasos sanguíneos e a melhora do fluxo sanguíneo no pênis, promovendo a ereção peniana.

● Interações Medicamentosas

○ O uso de avanafila pode aumentar o efeito de nitratos.

○ O uso de inibidores da CYP3A4 pode aumentar as concentrações plasmáticas de avanafila.

○ O uso de indutores da CYP3A4 na farmacocinética da avanafila não foi avaliado, motivo pelo qual não é recomendada tal associação.

AFINIDADE LIGANTE/KI:

LOCAL	KI (NM)
Ki (PDE5)	5

○ Farmacogenética

Acesse https://www.pharmgkb.org/chemical/PA166182681 ou utilize o *QR code* ao lado.

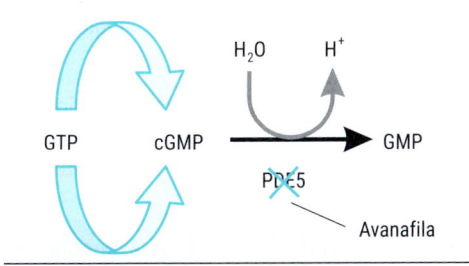

FIGURA 1 ▶ ROTA FARMACOLÓGICA DA AVANAFILA.

BIPP TIPS

- A ingestão de avanafila juntamente com alimentos ricos em gordura atrasa a absorção desse medicamento.

- As possíveis causas, tanto físicas quanto psicológicas, da disfunção erétil devem ser avaliadas antes de iniciar o tratamento com avanafila.

- Em pacientes que fazem uso de diltiazem, eritromicina, fluconazol e verapamil, medicamentos inibidores moderados da CYP3A4, a dose máxima recomendada de avanafila é de 50 mg.

- A avanafila não deve ser utilizada mais de uma vez em 24 horas.

- O uso concomitante de avanafila com vasodilatadores deve ser feito com cautela, pois pode haver redução exacerbada da pressão arterial, precipitando sintomas como desmaio, tontura e vertigem.

- O uso concomitante de nitratos e avanafila pode levar a um quadro de hipotensão exacerbada.

- Pacientes que apresentem deformidades anatômicas no pênis ou predisposição ao priapismo devem utilizar a avanafila com cautela.

- Quando o paciente apresentar úlcera péptica ativa ou distúrbio da crase sanguínea, é preciso avaliar os riscos e benefícios do uso de avanafila.

- O uso de avanafila tende a causar menos efeitos colaterais de distúrbio visual.

- Comparativamente com outros inibidores da PDE5, a avanafila tem uma ação mais rápida, podendo ser utilizada até 15 minutos antes da relação sexual.

ANOTAÇÕES CLÍNICAS

Nível de evidência 1A, 1B, 2A, 2B, 3: Não há dados para a avanafila no PharmGKB até a data de publicação deste livro.

Nível de evidência 4: Acesse o *site* para mais informações.

Prática Clínica

DOSAGEM: Recomenda-se a utilização da avanafila em doses que variam de 50 a 200 mg, sendo administrada apenas 1x/dia, 15 a 30 minutos antes do início da atividade sexual.

TITULAÇÃO: A dose inicial recomendada é de 100 mg para tomar no mínimo 15 minutos antes da atividade sexual. Com base na eficácia e tolerabilidade individual, a dose pode ser aumentada para 200 mg, tomada a partir de 15 minutos antes da atividade sexual, ou reduzida para 50 mg, tomada aproximadamente 30 minutos antes da atividade sexual.

EFEITOS ADVERSOS: Comuns: Cefaleia, congestão nasal, dor lombar, nasofaringite, rubor facial. Incomuns: Artralgia, bronquite, constipação, diarreia, dispepsia, hipertensão, IVAS, *influenza*, náusea, *rash* cutâneo, sinusite, tontura.

GRAVIDEZ: Não se aplica.

AMAMENTAÇÃO: Não se aplica.

CRIANÇAS E ADOLESCENTES: Não há estudos atestando a segurança e a eficácia do uso de avanafila em pacientes com menos de 18 anos, não estando indicada na população pediátrica.

IDOSOS: Não é necessário o ajuste de dose de avanafila em pacientes idosos, porém pode-se observar maior sensibilidade ao medicamento nessa faixa etária.

INSUFICIÊNCIA RENAL: A avanafila não deve ser utilizada em pacientes com doença renal em estágio terminal, quando é necessária a realização de diálise.

INSUFICIÊNCIA HEPÁTICA: A avanafila não deve ser utilizada em pacientes com insuficiência hepática grave.

● **COMO MANEJAR EFEITOS ADVERSOS:** É necessário aguardar e observar se os efeitos irão desaparecer; caso não desapareçam, é recomendada a redução de dose da avanafila. Se persistirem, deve-se descontinuar seu uso.

◯ Toxicidade

ORAL EM HUMANOS: Não há dados específicos sobre superdosagem de avanafila em humanos. A dose letal de avanafila é de 2.460 mg/kg em ratos.

TOXICIDADE AGUDA: Os sintomas decorrentes de superdosagem de avanafila (doses únicas de até 800 mg ou doses repetidas de até 300 mg) são semelhantes aos efeitos colaterais observados, porém em maior intensidade e gravidade.

◯ Leituras Recomendadas

Corona G, Rastrelli G, Burri A, Jannini EA, Maggi M. The safety and efficacy of Avanafil, a new 2(nd) Generation PDE5i: comprehensive review and meta-analysis. Expert Opin Drug Saf. 2016;15(2):237-47.

Hakky TS, Jain L. Current use of phosphodiesterase inhibitors in urology. Turk J Urol. 2015;41(2):88-92.

Huyut Z, Bakan N, Yıldırım S, Alp HH. Effects of the phosphodiesterase-5 (PDE-5) inhibitors, avanafil and zaprinast, on bone remodeling and oxidative damage in a rat model of glucocorticoid-induced osteoporosis. Med Sci Monit Basic Res. 2018;24:47-58.

Jung J, Choi S, Cho SH, Ghim JL, Hwang A, Kim U, et al. Tolerability and pharmacokinetics of avanafil, a phosphodiesterase type 5 inhibitor: a single- and multiple-dose, double-blind, randomized, placebo-controlled, dose-escalation study in healthy Korean male volunteers. Clin Ther. 2010;32(6):1178-87.

Katz EG, Tan RB, Rittenberg D, Hellstrom WJ. Avanafil for erectile dysfunction in elderly and younger adults: differential pharmacology and clinical utility. Ther Clin Risk Manag. 2014;10:701-11.

Kotera J, Mochida H, Inoue H, Noto T, Fujishige K, Sasaki T, et al. Avanafil, a potent and highly selective phosphodiesterase-5 inhibitor for erectile dysfunction. J Urol. 2012;188(2):668-74.

Stendra® (avanafil) tablets [Internet]. Freehold: Metuchen Pharmaceuticals; 2018 [capturado em 17 set. 2024]. Disponível em: www.accessdata.fda.gov/drugsatfda_docs/label/2018/202276s018lbl.pdf.

Tsounapi P, Honda M, Dimitriadis F, Koukos S, Hikita K, Zachariou A, et al. Effects of a micronutrient supplementation combined with a phosphodiesterase type 5 inhibitor on sperm quantitative and qualitative parameters, percentage of mature spermatozoa and sperm capacity to undergo hyperactivation: a randomised controlled trial. Andrologia. 2018;50(8):e13071.

Wang H, Yuan J, Hu X, Tao K, Liu J, Hu D. The effectiveness and safety of avanafil for erectile dysfunction: a systematic review and meta-analysis. Curr Med Res Opin. 2014;30(8):1565-71.

Zisis IE, Georgiadis G, Docea AO, Calina D, Cercelaru L, Tsiaoussis J, et al. Renoprotective effect of vardenafil and avanafil in contrast-induced nephropathy: emerging evidence from an animal model. J Pers Med. 2022;12(5):670.

Zurawin JL, Stewart CA, Anaissie JE, Yafi FA, Hellstrom WJ. Avanafil for the treatment of erectile dysfunction. Expert Rev Clin Pharmacol. 2016;9(9):1163-70.

B

- **Benztropina** 84
- **Biperideno** 88
- **Blonanserina** 92
- **Bremelanotida** 96
- **Brexanolona** 99
- **Brexipiprazol** 103
- **Bromazepam** 107
- **Bromocriptina** 111
- **Buprenorfina** 115
- **Bupropiona** 119
- **Buspirona** 124

● Benztropina

A benztropina é um composto sintético contendo características estruturais encontradas na atropina e na difenidramina. É utilizada para tratar doença de Parkinson e sintomas extrapiramidais, exceto discinesia tardia. Ela é absorvida de maneira lenta no trato gastrointestinal, com biodisponibilidade de 29%. A administração de benztropina com alimentos pode reduzir os efeitos colaterais. Além disso, está disponível em formulação farmacêutica para uso por via parenteral. Sua absorção atinge picos plasmáticos em cerca de 7 horas, e sua eliminação ocorre majoritariamente por via renal.

Nomes no Brasil:
Não disponível no Brasil (EUA: Cogentin).

SUS:
Não disponível na Rename.

● **INDICAÇÕES DE BULA – ANVISA:** Não possui aprovação da Anvisa até o momento.

● **INDICAÇÕES DE BULA – FDA:** Adjuvante na terapia de todas as formas de parkinsonismo. É útil também no controle de distúrbios extrapiramidais (exceto discinesia tardia) devido a medicamentos neurolépticos (p. ex., fenotiazinas).

● **INDICAÇÕES *OFF-LABEL*:** A benztropina pode ser utilizada no tratamento de reações distônicas agudas, distonia idiopática generalizada, distonias focais e distonia responsiva à levodopa.

● **CONTRAINDICAÇÕES:** A benztropina é contraindicada em caso de alergia a qualquer componente de sua fórmula farmacêutica e em pacientes menores de 3 anos. É necessário cautela em pacientes com glaucoma (particularmente o de ângulo fechado), obstrução pilórica ou duodenal, úlceras pépticas estenosantes, hipertrofia de próstata, obstrução do colo vesical, acalasia, megacólon, bem como em idosos.

● **TESTES LABORATORIAIS SUGERIDOS OU NECESSÁRIOS:** Não é necessário acompanhamento laboratorial para o uso de benztropina.

● **ROTA FARMACOLÓGICA:** Não há imagens ilustrativas disponíveis para a rota farmacológica da benztropina.

○ Farmacologia

ABSORÇÃO: A benztropina é absorvida de maneira lenta no trato gastrointestinal, atingindo a concentração plasmática máxima em aproximadamente 7 horas. Sua biodisponibilidade é de 29%. A administração desse medicamento com alimentos pode reduzir os efeitos colaterais.

VOLUME DE DISTRIBUIÇÃO: 12 a 30 L/kg.

LIGAÇÃO PROTEICA: 95%.

METABOLISMO/FARMACOCINÉTICA: A benztropina é metabolizada por N-oxidação, N-desalquilação e hidroxilação. Há produção de oito metabólitos originados de metabolismo de fase I, além de quatro conjugados glicuronídeos.

ROTA DE ELIMINAÇÃO: A benztropina é excretada principalmente na urina, mas também é encontrada inalterada nas fezes.

MEIA-VIDA: Aproximadamente 36 horas.

DEPURAÇÃO: Não há dados disponíveis sobre a depuração da benztropina.

FARMACODINÂMICA: A benztropina é um agente com efeitos antimuscarínicos e anti-histamínicos. É amplamente conhecida como um potente inibidor do transporte de dopamina mediado por carreadores pré-sinápticos. Além disso, é um análogo da atropina e, portanto, tem grande afinidade pelos receptores muscarínicos M_1 no cérebro humano. Uma vez ligada, a benztropina bloqueia a atividade dos receptores muscarínicos, sobretudo na região do estriado.

MECANISMO DE AÇÃO: O principal mecanismo de ação da benztropina é a inibição seletiva de transportadores de dopamina, mas também a diminuição do excesso da atividade da acetilcolina induzido pela redução da inibição de dopamina quando há bloqueio dopaminérgico.

● Interações Medicamentosas

○ O uso de benztropina concomitantemente com amantadina pode levar ao aumento de efeitos colaterais. Além disso, a benztropina, assim como outros agentes anticolinérgicos, pode aumentar as concentrações séricas da digoxina.

○ Fármacos antipsicóticos como fenotiazinas ou haloperidol podem ter a concentração diminuída se utilizados simultaneamente com a benztropina.

○ Não é recomendado o uso de benztropina com antidepressivos tricíclicos devido à alteração gastrointestinal e febre.

○ Quando a benztropina é administrada concomitantemente com fenotiazinas, haloperidol ou outros medicamentos com atividade anticolinérgica ou antidopaminérgica, os pacientes devem ser aconselhados a relatar imediatamente queixas gastrointestinais, febre ou intolerância ao calor. Íleo paralítico, hipertermia e insolação, muitas vezes fatais, ocorreram em pacientes tomando fármacos antiparkinsonianos do tipo anticolinérgico, incluindo benztropina, em combinação com fenotiazinas e/ou antidepressivos tricíclicos.

○ Devido às características estruturais semelhantes às da atropina, a benztropina pode produzir anidrose. Por essa razão, deve ser administrada com cautela durante clima quente, sobretudo quando em concomitância com outros fármacos semelhantes à atropina em pacientes crônicos, com transtorno por uso de substâncias (TUS) (álcool), aqueles que têm doença do SNC e aqueles que fazem trabalho manual em ambientes quentes. Se houver evidência de anidrose, a possibilidade de hipertermia deve ser considerada. A dosagem deve ser diminuída para que a capacidade de manter o equilíbrio do calor corporal e da transpiração não seja prejudicada. Anidrose grave e hipertermia fatal foram relatadas.

AFINIDADE LIGANTE/KI:

LOCAL	KI (NM)
Ki (5-HT$_{1A}$)	> 10.000
Ki (5-HT$_{2A}$)	17
Ki (α-adrenérgico)	47
Ki (β-adrenérgico)	> 10.000
Ki (M$_1$)	0,251189
Ki (M$_2$)	3,801894
Ki (M$_3$)	0,707946
Ki (M$_4$)	1,1
Ki (M$_5$)	2,8
Ki (D$_1$)	> 10.000
Ki (D$_2$)	230
Ki (DAT)	127
Ki (H$_1$)	1,3

○ Farmacogenética

Acesse https://www.pharmgkb.org/chemical/PA448591 ou utilize o *QR code* ao lado.

ANOTAÇÕES CLÍNICAS

Nível de evidência 1A, 1B, 2A, 2B, 3: Não há dados para a benztropina no PharmGKB até a data de publicação deste livro.

Nível de evidência 4: Acesse o *site* para mais informações.

○ Prática Clínica

● **DOSAGEM:** No parkinsonismo pós-encefalítico e idiopático, a dose diária usual de benztropina é de 1 a 2 mg, variando de 0,5 a 6 mg por via parenteral. No parkinsonismo idiopático, a terapia pode ser iniciada com uma dose única diária de 0,5 a 1 mg ao deitar. No entanto, alguns pacientes podem se beneficiar de doses de 4 a 6 mg/dia. No parkinsonismo pós-encefalítico, a terapia pode ser iniciada na maioria dos pacientes com 2 mg/dia em uma ou mais doses. Em pacientes altamente sensíveis, a terapia pode ser iniciada com 0,5 mg ao deitar e aumentada conforme necessário.

Em distúrbios extrapiramidais induzidos por drogas, a dose recomendada é de 1 a 4 mg, 1 ou 2x/dia, por via parenteral. A dosagem deve ser individualizada de acordo com a necessidade do paciente. Em reações distônicas agudas, 1 a 2 mL da injeção em geral aliviam a condição rapidamente. Quando distúrbios extrapiramidais se desenvolvem logo após o início do tratamento com antipsicóticos (p. ex., fenotiazinas), é provável que sejam transitórios. O uso de 1 a 2 mg de benztropina, 2 ou 3x/dia, costuma proporcionar alívio dentro de 1 ou 2 dias.

● **TITULAÇÃO:** A benztropina é rapidamente eficaz após administração por diversas vias, com melhora às vezes perceptível alguns minutos depois da injeção. Em situações de emergência, quando a condição do paciente é alarmante, 1 a 2 mL da injeção normalmente proporcionam alívio rápido. Se o efeito parkinsoniano começar a retornar, a dose pode ser repetida. Devido à ação cumulativa, a terapia deve ser iniciada com uma dose baixa que é aumentada gradualmente em intervalos de 5 ou 6 dias até a menor quantidade necessária para alívio ideal. Os aumentos devem ser feitos em incrementos de 0,5 mg, até um máximo de 6 mg, ou até que os resultados ideais sejam obtidos sem reações adversas excessivas. Como qualquer agente usado no parkinsonismo, a dosagem deve ser individualizada de acordo com idade e peso, bem como com o tipo de parkinsonismo a ser tratado.

● **EFEITOS ADVERSOS:** Mais comuns: Boca seca, constipação, íleo paralítico, náusea, sedação, taquicardia, vômito. Comuns: Psicose tóxica, incluindo confusão, desorientação, prejuízo de memória, alucinações visuais, exacerbação de psicose preexistente, irritabilidade, depressão, apatia, dormência dos dedos. Incomuns: Disfunção erétil, disúria, febre, hipertermia, insolação, pupilas dilatadas, reações alérgicas cutâneas, retenção urinária, visão borrada.

● **GRAVIDEZ:** Não foram realizados estudos em gestantes, motivo pelo qual o uso de benztropina não é recomendado em tais pacientes. Categoria C da FDA (classificação até 2015).

● **AMAMENTAÇÃO:** Não é aconselhada a lactação durante o tratamento devido à ausência de estudos que atestem a segurança do uso de benztropina no aleitamento.

● **CRIANÇAS E ADOLESCENTES:** Por causa de seus efeitos colaterais semelhantes aos da atropina, a benztropina é contraindicada em pacientes pediátricos com menos de 3 anos de idade, devendo ser usada com cautela em crianças e adolescentes. A dose usual é de 0,05 mg/kg, 1 ou 2x/dia, para pacientes pediátricos.

● **IDOSOS:** Os estudos clínicos para o registro da benztropina não incluíram um número suficiente de indivíduos com 65 anos ou mais para determinar se eles respondem de forma diferente dos indivíduos mais jovens.[1-3] Outras experiências clínicas relatadas não identificaram diferenças nas respostas entre idosos e pacientes mais jovens.[4] Em geral, a seleção da dose para pacientes idosos deve começar no limite inferior da faixa de dosagem e a dose deve ser aumentada somente conforme necessário com monitoramento para o surgimento de eventos adversos.

● **INSUFICIÊNCIA RENAL:** Utilizar a benztropina com cautela em pacientes com insuficiência renal.

● **INSUFICIÊNCIA HEPÁTICA:** Utilizar a benztropina com cautela em pacientes com insuficiência hepática.

● **COMO MANEJAR EFEITOS ADVERSOS:** Se o efeito de boca seca for tão grave a ponto de haver dificuldade para engolir ou falar, ou perda de apetite e peso, é necessário reduzir a dose ou descontinuar o medicamento temporariamente. Uma ligeira redução na dosagem pode controlar a náusea sem prejuízo no efeito terapêutico. Os vômitos podem ser controlados pela descontinuação temporária, seguida de recomeço com uma dosagem mais baixa. Em caso de confusão ou alucinações, é recomendada a descontinuação do uso de benztropina. Para sedação, pode-se realizar a tomada no período noturno. Para retenção urinária, encaminhar para avaliação urológica e, se necessário, descontinuar o uso.

◉ Toxicidade

ORAL EM HUMANOS: A dose letal oral da benztropina é de 940 mg/kg em ratos.

TOXICIDADE AGUDA: Os sintomas observados na intoxicação por benztropina são similares aos dos casos de intoxicação por atropina ou anti-histamínicos, como depressão do SNC, precedida ou seguida de estimulação, confusão, nervosismo, apatia, intensificação de sintomas mentais ou psicose tóxica em pacientes com transtornos mentais sendo tratados com antipsicóticos, alucinações (especialmente visuais), tontura, fraqueza muscular, ataxia, boca seca, midríase, visão embaçada, palpitações, taquicardia, pressão arterial elevada, náuseas, vômito, disúria, dormência dos dedos, disfagia, reações alérgicas (p. ex., erupção cutânea), dor de cabeça, pele quente, seca e corada, delírios, coma, choque, convulsões, parada respiratória, anidrose, hipertermia, glaucoma e prisão de ventre. Como tratamento, pode ser utilizado salicilato de fisostigmina, 1 a 2 mg, por via SC ou IV. Uma segunda injeção pode ser administrada após 2 horas, se necessário. Caso contrário, o tratamento é sintomático e de suporte. Um barbitúrico de ação curta pode ser usado para excitação do SNC, mas com cuidado para evitar depressão subsequente (evitar estimulantes convulsivos como picrotoxina, pentilenotetrazol ou bemegrida). Há também possibilidade de usar ventilação mecânica para depressão respiratória grave; um miótico local para midríase e cicloplegia; sacos de gelo ou outras aplicações de frio e esponjas de álcool para hiperpirexia; e um vasopressor e fluidos para colapso circulatório, além do escurecimento do quarto para fotofobia.

Referências

1. Doshay LJ. Five-year study of benztropine (cogentin) methanesulfonate: outcome in three hundred two cases of paralysis agitans. JAMA. 1956;162(11):1031-4.

2. Friedman JH, Koller WC, Lannon MC, Busenbark K, Swanson-Hyland E, Smith D. Benztropine versus clozapine for the treatment of tremor in Parkinson's disease. Neurology. 1997;48(4):1077-81.

3. Chouinard G, Annable L, Ross-Chouinard A, Kropsky ML. Ethopropazine and benztropine in neuroleptic-induced parkinsonism. J Clin Psychiatry. 1979;40(3): 147-52.

4. Varma S, Sareen H, Trivedi JK. The geriatric population and psychiatric medication. Mens Sana Monogr. 2010;8(1):30-51.

Leituras Recomendadas

Ahuja A, Patel P, Abdijadid S. Benztropine. In: StatPearls [Internet]. Treasure Island: StatPearls; 2024 [capturado em 22 set. 2024].

Cogentin® (benztropine mesylate injection) [Internet]. Deerfield: Lundbeck; 2013 [capturado em 22 set. 2024].

BIPP TIPS

- Pacientes mais velhos e pacientes magros em geral não toleram grandes doses. A maioria dos pacientes com parkinsonismo pós-encefalítico precisa de doses razoavelmente grandes e as tolera bem.

- Pacientes com prejuízo cognitivo em geral são maus candidatos para o uso de benztropina.

- Alguns pacientes sentem maior alívio quando recebem a dose inteira na hora de dormir, enquanto outros reagem mais favoravelmente a doses divididas, 2 a 4x/dia.

- Uma dose de benztropina ao dia costuma ser suficiente, e doses divididas podem ser desnecessárias ou indesejáveis.

- A longa duração de ação da benztropina faz dela um medicamento particularmente adequado para dormir, considerando que seus efeitos podem durar a noite toda.

- Quando a benztropina for iniciada, não é sugerido interromper a terapia com outros agentes antiparkinsonianos de forma abrupta. A descontinuação de outros agentes deve ser realizada gradualmente.

- Muitos pacientes obtêm maior alívio com a terapia combinada. A benztropina pode ser usada concomitantemente com carbidopa ou levodopa, caso em que o ajuste de dose pode ser necessário para manter a resposta ideal.

- Considerando que a benztropina tem ação cumulativa, a supervisão continuada é aconselhável. Pacientes com tendência a taquicardia e aqueles com hipertrofia cardíaca devem ser observados atentamente durante o tratamento.

- Pode ocorrer disúria, mas esta raramente se torna um problema. A retenção urinária foi relatada durante o uso de benztropina.

- A benztropina pode causar queixas de fraqueza e incapacidade de mover determinados grupos musculares, especialmente em grandes doses. Nesses casos, é necessário ajuste de dosagem.

- Confusão mental e excitação podem ocorrer com doses grandes ou em pacientes suscetíveis. Alucinações visuais foram relatadas ocasionalmente. Além disso, no tratamento de distúrbios extrapiramidais induzidos por antipsicóticos, em pacientes com transtornos mentais, por vezes pode haver intensificação dos sintomas mentais. Nesses casos, os medicamentos antiparkinsonianos podem precipitar uma psicose tóxica. Pacientes com transtornos mentais devem ser mantidos sob observação cuidadosa, especialmente no início do tratamento ou se a dosagem for aumentada.

- Pode surgir discinesia tardia em alguns pacientes em terapia de longo prazo com fenotiazinas e agentes relacionados, ou após a descontinuação da terapia com esses medicamentos. Os agentes antiparkinsonianos não aliviam os sintomas de discinesia tardia e, em alguns casos, podem agravá-los. A benztropina não é recomendada nesses casos.

- Embora a benztropina não pareça ter nenhum efeito adverso no glaucoma simples, seu uso não é recomendado em pacientes com glaucoma de ângulo fechado.

Disponível em: https://www.accessdata.fda.gov/drugsatfda_docs/label/2013/012015s026lbl.pdf.

DrugBank Online. Benztropine [Internet]. 2005 [capturado em 22 set. 2024]. Disponível em: https://go.drugbank.com/drugs/DB00245.

Friedman JH. Anticholinergics in dementia and Other confounding problems. Am J Geriatr Psychiatry. 2006;14(4):384.

Singh MM, Kay SR. A comparative study of haloperidol and chlorpromazine in terms of clinical effects and therapeutic reversal with benztropine in schizophrenia: theoretical implications for potency differences among neuroleptics. Psychopharmacologia. 1975;43(2):103-13.

Biperideno

O biperideno é uma substância utilizada no tratamento da doença de Parkinson e de sintomas extrapiramidais. Está disponível em formulação farmacêutica para uso oral ou parenteral e também apresentação de liberação prolongada. A ingestão de biperideno com alimentos pode minimizar os efeitos indesejáveis no sistema gastrointestinal. É bem absorvido no trato gastrointestinal, atingindo concentração plasmática máxima em torno de 2 horas após administração, com biodisponibilidade de 87%.

Nomes no Brasil:
Akineton, Akineton Retard, Cinetol, Propark.

SUS:
Não disponível na Rename.

INDICAÇÕES DE BULA – ANVISA: Tratamento da síndrome parkinsoniana, especialmente para controlar sintomas de rigidez e tremor. Tratamento de sintomas extrapiramidais como distonias agudas, acatisia e síndromes parkinsonianas induzidas por neurolépticos e outros fármacos similares.

● **INDICAÇÕES DE BULA – FDA:** Adjuvante na terapia de todas as formas de parkinsonismo e controle de distúrbios extrapiramidais secundários à terapia medicamentosa neuroléptica.

● **INDICAÇÕES OFF-LABEL:** O biperideno também é indicado como adjuvante na terapia com levodopa ou medicamentos similares. Pode ser utilizado no tratamento de sialorreia induzida por clozapina, encefalopatia induzida por efedrina e em casos de espasticidade pós-concussão cerebral e espinal, no traumatismo craniencefálico, neuralgia do trigêmeo, em casos de intoxicação por nicotina e organofosforados, espasmo brônquico e dependência de crack e cocaína (evidências ainda limitadas).

● **CONTRAINDICAÇÕES:** O biperideno é contraindicado em pacientes que possuem alergia comprovada ao princípio ativo ou a qualquer componente da fórmula farmacêutica. Além disso, não deve ser utilizado por pacientes portadores de glaucoma de ângulo fechado, pacientes portadores de estenose ou obstrução mecânica do trato gastrointestinal ou pacientes com megacólon.

● **TESTES LABORATORIAIS SUGERIDOS OU NECESSÁRIOS:** É recomendável a verificação periódica da pressão intraocular devido à possibilidade de glaucoma.

● **ROTA FARMACOLÓGICA:** Não há imagens ilustrativas disponíveis para a rota farmacológica do biperideno.

⭕ Farmacologia

ABSORÇÃO: O biperideno é bem absorvido oralmente, com biodisponibilidade de 87%.

VOLUME DE DISTRIBUIÇÃO: 24 L/kg.

LIGAÇÃO PROTEICA: 94%.

METABOLISMO/FARMACOCINÉTICA: O metabolismo do biperideno não é completamente compreendido, mas envolve hidroxilação no fígado. Seu metabólito principal é originado da hidroxilação pelo anel biciclo-heptano, que representa cerca de 60% dos metabólitos formados; além disso, ocorre uma hidroxilação pelo anel de piperidina, que representa cerca de 40% dos metabólitos formados.

ROTA DE ELIMINAÇÃO: Os numerosos metabólitos são excretados, em partes iguais, pela urina e pelas fezes, não se detectando biperideno inalterado na urina.

MEIA-VIDA: 11 a 21 horas em pacientes jovens saudáveis e 24 a 37 horas em pacientes idosos.

DEPURAÇÃO: 146 L/h.

FARMACODINÂMICA: O biperideno é um agente anticolinérgico com ação preferencial em receptores muscarínicos do tipo 1 (M_1). Além disso, possui atividade nicotinolítica e atua como inibidor funcional da esfingomielinase ácida.

MECANISMO DE AÇÃO: O mecanismo de ação central do biperideno está relacionado ao antagonismo competitivo da acetilcolina em receptores colinérgicos no estriado. Ao bloquear os receptores colinérgicos, o biperideno ajuda a restaurar o equilíbrio entre os sistemas colinérgico e dopaminérgico nos núcleos da base.

⭕ Interações Medicamentosas

⭕ A administração de biperideno com outros fármacos de efeito anticolinérgico pode potencializar os efeitos colaterais no SNC e no sistema nervoso periférico.

⭕ O biperideno também pode causar síndrome anticolinérgica central em combinação com fármacos que têm ação anticolinérgica secundária (meperidina, fenotiazinas, antidepressivos tricíclicos, antiarrítmicos, como os sais de quinidina e anti-histamínicos).

⭕ O biperideno em associação à carbidopa/levodopa pode induzir movimentos coreicos em pacientes com doença de Parkinson. A administração concomitante de biperideno e quinidina pode aumentar o efeito anticolinérgico cardiocirculatório (especialmente na condução atrioventricular).

AFINIDADE LIGANTE/KI:

LOCAL	KI (NM)
Ki (M_1)	0,537032
Ki (M_2)	10,715193
Ki (M_3)	1,862087
Ki (M_4)	2,041738
Ki (M_5)	1,698244

LIGANTE	KI (NM)
Colinérgico, muscarínico M_1	0,537032
Colinérgico, muscarínico M_2	10,715193
Colinérgico, muscarínico M_3	1,862087
Colinérgico, muscarínico M_4	2,041738
Colinérgico, muscarínico M_4	1,698244

○ Farmacogenética

Acesse https://www.pharmgkb.org/chemical/PA448626 ou utilize o *QR code* ao lado.

ANOTAÇÕES CLÍNICAS

Nível de evidência 1A, 1B, 2A, 2B, 3: Não há dados para o biperideno no PharmGKB até a data de publicação deste livro.

Nível de evidência 4: Acesse o *site* para mais informações.

○ Prática Clínica

● DOSAGEM

SÍNDROMES PARKINSONIANAS: A dose usual é de 1 a 2 mg, 2x/dia. Na apresentação farmacêutica de liberação lenta (Retard), a dose média é de 4 a 12 mg ou, no máximo, 16 mg/dia.

DISTONIAS AGUDAS: A dose é de 5 a 20 mg (IM ou IV), em 24 horas.

DISTÚRBIOS EXTRAPIRAMIDAIS MEDICAMENTOSOS: A dose usual é de 1 a 4 mg, de 1 a 4x/dia.

● USO PEDIÁTRICO

DISFUNÇÕES MEDICAMENTOSAS DO MOVIMENTO: A dose recomendada para crianças de 3 a 15 anos é de 1 a 2 mg/dia.

● TITULAÇÃO

SÍNDROMES PARKINSONIANAS: A dose inicial usual é de 1 mg, 2x/dia. A dose pode ser aumentada para 2 mg/dia, sem superar a dose máxima diária recomendada de 16 mg, que deverá ser distribuída de modo uniforme ao longo do dia. Após algumas semanas de uso, tenta-se reduzir gradualmente a dose até descontinuar o fármaco. Na apresentação de liberação lenta, deve-se iniciar o uso com 2 mg, aumentando-se a dose de forma gradativa até obtenção de resultado satisfatório.

DISTONIAS AGUDAS: A dose inicial é de 5 mg (IM ou IV), que pode ser dividida e administrada de 30 em 30 minutos até o alívio dos sintomas, não devendo se administrar mais de 20 mg em 24 horas. Após a melhora do quadro agudo, pode-se usar um esquema de manutenção VO por algumas semanas.

DISTÚRBIOS EXTRAPIRAMIDAIS MEDICAMENTOSOS: Pode-se iniciar com dose de 1 a 4 mg, de 1 a 4x/dia, VO, em associação com terapia neuroléptica, dependendo da intensidade dos sintomas.

● EFEITOS ADVERSOS:
Comuns: Boca seca, constipação, visão borrada. **Incomuns:** Agitação, alucinações, cefaleia, confusão, déficit cognitivo e de memória, *delirium*, disfunção sexual, dor epigástrica, hipotensão postural, náusea, precipitação de glaucoma, retenção urinária, sedação, taquicardia, tontura. **Pós-comercialização:** Alteração psiquiátrica (redução da fase do sono REM, caracterizada por aumento da latência do sono REM e redução percentual do sono REM), disfunção do sistema imune (hipersensibilidade, incluindo *rash* cutâneo).

● GRAVIDEZ:
Na ausência de estudos que afastem a possibilidade de o biperideno ser teratogênico, tal substância deve ser evitada durante a gravidez, especialmente no primeiro trimestre. Após esse período, o biperideno deve ser administrado somente mediante avaliação da

TABELA 1 ▶ ADMINISTRAÇÃO DE BIPERIDENO PARA CRIANÇAS E ADOLESCENTES

IDADE	DOSE	POSOLOGIA
1-5 anos	0,5-1 mg	1-3x/dia
6-11 anos	1-2 mg	1-3x/dia
12-16 anos	2 mg	2-6x/dia

relação risco-benefício. Categoria C da FDA (classificação até 2015).

● **AMAMENTAÇÃO:** Os medicamentos anticolinérgicos podem suprimir a lactação. O biperideno é excretado pelo leite materno, atingindo uma concentração similar à do plasma. A natureza e o grau de metabolização no recém-nascido não são conhecidos; por conseguinte, deve-se ter cautela ao administrar biperideno a lactantes.

● **CRIANÇAS E ADOLESCENTES:** A experiência em crianças é limitada e baseia-se fundamentalmente no emprego transitório do fármaco em pacientes com distonias secundárias a medicamentos (neurolépticos, metoclopramida e compostos similares). Sugere-se administração conforme indicado na Tabela 1.

● **IDOSOS:** Doses menores são recomendadas a idosos, sobretudo quando debilitados. É necessário cuidado especial em associações com antipsicóticos e antidepressivos tricíclicos devido ao risco de intoxicação atropínica. Além disso, o uso contínuo pode predispor a glaucoma e agravar os déficits de memória. A retirada do biperideno está associada a uma melhora cognitiva nessa população.

● **INSUFICIÊNCIA RENAL:** Utilizar o biperideno com cautela em pacientes com insuficiência renal.

● **INSUFICIÊNCIA HEPÁTICA:** Utilizar o biperideno com cautela em pacientes com insuficiência hepática.

● **COMO MANEJAR EFEITOS ADVERSOS:** Alguns efeitos são tempo-dependentes; portanto, pode-se esperar e avaliar. Também é possível realizar ajuste de dose ou substituição por outro fármaco.

BIPP TIPS

● O uso de biperideno não é recomendado para o tratamento da discinesia tardia, pois pode levar a uma piora do quadro.

● O biperideno não deve ser utilizado concomitantemente com álcool, outros depressores do SNC ou anticolinérgicos em razão do risco de potencialização da sedação.

● Devido ao potencial de sedação, deve-se ter atenção durante a execução de tarefas perigosas, como operar máquinas ou conduzir veículos.

● O biperideno pode causar redução da fase de sono REM.

● O biperideno está na Lista de Medicamentos essenciais da OMS, a qual inclui os medicamentos mais seguros e eficazes necessários em um sistema de saúde.

● O biperideno pode reduzir a sudorese e levar à insolação em clima quente ou com exercícios vigorosos.

● O biperideno é um agente potencial de abuso, pois causa elevação do humor e euforia em altas doses. Deve ser utilizado com cautela por pacientes com histórico de dependência química ou uso de múltiplas drogas.

● O biperideno pode ajudar no tratamento de dependência de cocaína/*crack*, auxiliando na diminuição da quantidade de substância utilizada e facilitando a adesão ao tratamento psicoterápico.

⊙ Toxicidade

ORAL EM HUMANOS: Não há dados específicos sobre superdosagem do biperideno em humanos. A dose letal é de 760 mg/kg em ratos.

TOXICIDADE AGUDA: Os sintomas observados na intoxicação por biperideno incluem pupilas dilatadas e lentas, pele quente e seca, rubor facial, diminuição das secreções da boca, faringe, nariz e brônquios, mau hálito, temperatura elevada, taquicardia, arritmias cardíacas, diminuição dos ruídos intestinais, retenção urinária, delírio, desorientação, ansiedade, alucinações, ilusões, confusão, incoerência, agitação, hiperatividade, ataxia, perda de memória, paranoia, combatividade e convulsões. São sugeridas medidas de suporte à superdose como manutenção adequada das funções respiratória e cardíaca. É importante considerar que, se a intoxicação for maciça, há risco de colapso cardíaco e parada respiratória de origem central.

⊙ Leituras Recomendadas

Biperiden [Internet]. 2005 [capturado em 22 set. 2024]. Disponível em: https://pubchem.ncbi.nlm.nih.gov/compound/Biperiden.

Dieckmann LHJ, Ramos AC, Silva EA, Justo LP, Sabioni P, Frade IF, et al. Effects of biperiden on the treatment of cocaine/crack addiction: a randomised, double-blind, placebo-controlled trial. Eur Neuropsychopharmacol. 2014;24(8):1196-202.

Kornhuber J, Muehlbacher M, Trapp S, Pechmann S, Friedl A, Reichel M, et al. Identification of novel functional inhibitors of acid sphingomyelinase. PLoS One. 2011;6(8):e23852.

Martinez FE, Forcen FE, Shapov A, Moya AM. Biperiden dependence: case report and literature review. Case Rep Psychiatry. 2012;2012:949256.

Nishiyama K, Mizuno T, Sakuta M, Kurisaki H. Chronic dementia in Parkinson's disease treated by anticholinergic agents: neuropsychological and neuroradiological examination. Adv Neurol. 1993;60:479-83.

Shim TM, McDonough JH. Efficacy of biperiden and atropine as anticonvulsant treatment for organophosphorus nerve agent intoxication. Arch Toxicol. 2000;74(3):165-72.

World Health Organization. WHO model list of essential medicines [Internet]. 21st list. Geneva: WHO; 2019 [capturado em 22 set. 2024]. Disponível em: https://www.who.int/publications/i/item/WHOMVPEMPIAU2019.06.

⊙ Blonanserina

A blonanserina é um fármaco utilizado no tratamento da esquizofrenia, aprovado no Japão em 2008. Após administração oral, atinge o pico de absorção em cerca de 1,5 hora, com uma biodisponibilidade de 55%. O tempo para atingir o pico de concentração plasmática é prolongado e a biodisponibilidade aumentada quando a blonanserina é administrada com alimentos. É um fármaco de meia-vida de 10,7 a 16,2 horas, geralmente administrado 2x/dia.

Nomes no Brasil:
Lonasen (Japão) (ainda não aprovado no Brasil).

SUS:
Não disponível na Rename.

● **INDICAÇÕES DE BULA – ANVISA E FDA:** Não possui aprovação da Anvisa e da FDA até o momento.

● **INDICAÇÕES *OFF-LABEL*:** A blonanserina pode ser utilizada para o tratamento de episódios de mania ou episódios mistos no transtorno bipolar, para depressão resistente, para transtornos de comportamento em crianças e adolescentes, transtornos relacionados à impulsividade e transtornos comportamentais em demências.

● **CONTRAINDICAÇÕES:** A blonanserina é contraindicada em casos de hipersensibilidade à substância, em associação com adrenalina e em associação com cetoconazol.

● **TESTES LABORATORIAIS SUGERIDOS OU NECESSÁRIOS:** Assim como para outros antipsicóticos atípicos, também é recomendado acompanhar o peso e o IMC durante o uso de blonanserina. Deve-se avaliar se o paciente tem histórico de obesidade na família e determinar peso, circunferência da cintura, pressão arterial, glicose plasmática e lipidograma em jejum. Após o início do tratamento, está indicado determinar o IMC mensalmente por 3 meses e depois a cada trimestre. Em pacientes com alto risco de complicações metabólicas e quando do início ou troca de antipsicóticos, é recomendado o monitoramento dos triglicerídeos em jejum mensalmente. Para pacientes saudáveis, pressão arterial, glicose plasmática em jejum e lipídeos em jejum poderão ser mensurados em uma frequência de 3 meses e depois anualmente, porém para pacientes com diabetes ou que ganharam mais de 5% do peso inicial essas medidas devem ser mais frequentes. Deve-se considerar troca por outro antipsicótico atípico em pacientes que adquirem sobrepeso ou tornam-se obesos, pré-diabéticos, diabéticos, hipertensos ou dislipidêmicos enquanto recebem a blonanserina. É importante estar vigilante para cetoacidose diabética, mesmo que o paciente não seja diabético. Para pacientes com baixa contagem de leucócitos ou história de leucopenia/neutropenia induzida por substância, é recomendada a realização de hemograma no início do tratamento com a blonanserina, a qual deve ser imediatamente descontinuada em caso de diminuição leucocitária concomitante ao tratamento.

● **ROTA FARMACOLÓGICA:** Não há imagens ilustrativas disponíveis para a rota farmacológica da blonanserina.

○ Farmacologia

ABSORÇÃO: Após administração oral, a blonanserina atinge o pico de absorção em cerca de 1,5 hora, com uma biodisponibilidade de 55%. O tempo para atingir o pico de concentração plasmática e a biodisponibilidade são aumentados quando administrada com alimentos.

VOLUME DE DISTRIBUIÇÃO: 18.060 L.

LIGAÇÃO PROTEICA: 99,7%.

METABOLISMO/FARMACOCINÉTICA: A blonanserina é metabolizada principalmente pela isoenzima hepática CYP3A4 por hidroxilação, N-oxidação e N-desetilação. Os metabólitos N-desetilados e hidroxilados são ativos.

ROTA DE ELIMINAÇÃO: A excreção pela urina representa 57% e pelas fezes, 30%. Apenas 5% da substância eliminada nas fezes representa a blonanserina inalterada.

MEIA-VIDA: 10,7 a 16,2 horas.

DEPURAÇÃO: 1.230 L/h.

FARMACODINÂMICA: A blonanserina tem ação como antagonista dos receptores $5-HT_{2A}$ e D_2 e também exerce algum bloqueio dos receptores $α_1$-adrenérgicos. A blonanserina igualmente mostra afinidade significativa pelos receptores D_3 e $5-HT_6$. No entanto, não possui afinidade significativa pelos receptores $5-HT_{1A}$, $5-HT_3$, D_1, $α_2$-adrenérgicos, β-adrenérgicos e H_1.

MECANISMO DE AÇÃO: O mecanismo de ação da blonanserina ainda não está completamente elucidado. Pode-se teorizar que seu efeito seria mediado pelo bloqueio do receptor D_2 de dopamina, que aliviaria os sintomas positivos da esquizofrenia, enquanto o bloqueio dos receptores $5-HT_{2A}$ estaria relacionado com o aumento do tônus dopaminérgico em algumas regiões, associado ao efeito sobre os sintomas negativos e cognitivos, além do possível envolvimento no bloqueio de efeitos extrapiramidais. A alta afinidade pelo receptor $5-HT_6$ poderia sustentar a eficácia relativamente elevada da blonanserina para o tratamento dos sintomas cognitivos da esquizofrenia. Além disso, por mostrar alta afinidade pelos receptores D_3, os efeitos mediados por esse receptor poderiam estar envolvidos com o mecanismo de ação da blonanserina.

● Interações Medicamentosas

○ Considerando que a blonanserina é metabolizada pela CYP3A4, medicamentos indutores dessa enzima, como a carbamazepina, podem reduzir as concentrações plasmáticas de blonanserina.

○ Inibidores da CYP3A4, como cetoconazol, nefazodona, fluvoxamina e fluoxetina, podem aumentar as concentrações plasmáticas de blonanserina.

○ Em razão de ter afinidade pelos receptores adrenérgicos, a blonanserina pode aumentar os efeitos de agentes anti-hipertensivos, e por bloquear receptores dopaminérgicos, ela pode antagonizar os efeitos da levodopa e de agonistas dopaminérgicos.

AFINIDADE LIGANTE/KI:

LOCAL	KI (NM)
$Ki(D_1)$	1.070
$Ki(D_2)$	0,142
$Ki(D_3)$	0,494
$Ki(D_4)$	150
$Ki(5-HT_{1A})$	804
$Ki(5-HT_{2A})$	0,812
$Ki(5-HT_{2C})$	26,4
$Ki(5-HT_6)$	11,7
$Ki(5-HT_7)$	183
$Ki(\alpha_1)$	26,7
$Ki(\alpha_2)$	530
$Ki(M_1)$	100
$Ki(H_1)$	765

○ Farmacogenética

ANOTAÇÕES CLÍNICAS

Nível de evidência 1A, 1B, 2A, 2B, 3, 4: Não há dados para a blonanserina no PharmGKB até a data de publicação deste livro.

○ Prática Clínica

● **DOSAGEM:** Para o tratamento da esquizofrenia, é recomendada a administração de 8 a 16 mg/dia divididos em 2 doses. A dose máxima é de 24 mg/dia.

● **TITULAÇÃO:** Deve-se iniciar o tratamento com a dose inicial de 8 mg/dia divididos em 2 doses. É sugerido indicar ao paciente a administração da blonanserina após as refeições, visto que o estado alimentado aumenta sua biodisponibilidade. Além disso, tem sido relatado que se pode iniciar com a dosagem de 2x/dia, mas que alguns pacientes podem responder bem com uma dose administrada à noite. Para retirada, é sugerido realizar a titulação decrescente, sendo importante enfatizar que a descontinuação rápida pode provocar psicose de rebote e piora dos sintomas.

● **EFEITOS ADVERSOS: Comuns:** Acatisia, ansiedade, efeitos extrapiramidais, insônia, retenção urinária, sedação. **Incomuns:** Alteração nos níveis de glicose, colesterol, triglicerídeos e outros níveis de lipídeos no sangue, aumento de peso, hipersalivação, riscos cardiometabólicos.

● **GRAVIDEZ:** Não foram conduzidos estudos em gestantes em tratamento com blonanserina. Não classificada pela FDA (classificação até 2015).

● **AMAMENTAÇÃO:** Não se sabe se a blonanserina é excretada pelo leite materno; todavia, presume-se que todos os antipsicóticos sejam excretados pelo leite materno. Assim, não é recomendada a amamentação concomitante ao uso de blonanserina.

● **CRIANÇAS E ADOLESCENTES:** A segurança e a eficácia da blonanserina não foram testadas em crianças e adolescentes.

● **IDOSOS:** Não há dados específicos para essa população em relação ao uso de blonanserina. Em geral, a escolha da dose para um paciente idoso demanda cautela e deve começar pela menor dose do intervalo de dose recomendado, devido à maior frequência de diminuição das funções hepática, renal e cardíaca, de doenças concomitantes e do uso de outras terapias medicamentosas. Além disso, há aumento do risco de mortalidade em pacientes idosos que utilizam antipsicóticos, e o uso de blonanserina para o tratamento de psicose associada a demência não foi aprovado.

● **INSUFICIÊNCIA RENAL:** Não existem estudos sobre o uso de blonanserina em pacientes com insuficiência renal.

● **INSUFICIÊNCIA HEPÁTICA:** Utilizar a blonanserina com cautela; pode ser necessária a diminuição de dose devido à sua metabolização por enzimas hepáticas.

● **COMO MANEJAR EFEITOS ADVERSOS:** Efeitos colaterais podem surgir durante o uso de blonanserina. Se for um sintoma tolerável, é possível aguardar e avaliar a evolução do quadro. Caso seja intolerável, é possível ajuste da dosagem, substituição ou uso de sintomáticos. Se houver efeitos motores, podem-se utilizar anticolinérgicos. Para ganho de peso, é recomendado o encaminhamento para programas de manejo clínico para IMC, avaliação nutricional e exercícios físicos.

◯ Toxicidade

ORAL EM HUMANOS: A dose máxima recomendada para uso terapêutico é de 24 mg, e a dose máxima já relatada em humanos é de 96 mg.

TOXICIDADE AGUDA: Foi relatado em um estudo de caso um evento de *overdose* em que a paciente tomou 96 mg de blonanserina e apresentou quadro de acatisia.[1] Não foram observadas outras alterações importantes. A acatisia foi tratada com triexifenidil, 4 mg/dia, e amantadina, 100 mg/dia, resolvendo-se em 2 dias. Uma semana depois, a paciente apresentou humor deprimido, e a partir de então o tratamento teve seguimento com blonanserina, 4 mg, e paroxetina, 12,5 mg/dia. Não foram relatadas outras crises de acatisia até o final do estudo. Assim, nesse caso, a *overdose* por blonanserina não foi associada a alterações hemodinâmicas, SNM, distonia, sedação, sialorreia, fala arrastada ou tremores, porém é prudente considerar que mais estudos são necessários para estabelecer condutas em casos de *overdose* por blonanserina.

> **BIPP TIPS**
>
> ◯ Recentemente foi descrita uma interação farmacocinética de blonanserina com álcool.[2] Nesse estudo, o álcool aumentou a biodisponibilidade da blonanserina e seu metabólito, motivo pelo qual é recomendado investigar se o paciente faz uso de álcool e orientar sobre o risco de intoxicação ou aumento dos efeitos adversos em razão dessa interação farmacocinética.[2]
>
> ◯ Devido à sua afinidade pelos receptores adrenérgicos, não é aconselhado o uso de blonanserina com epinefrina/adrenalina.

◯ Referências

1. Goyal SK, Parambir S. Blonanserin overdose: a case report. Chrismed J Health Res. 2019;6(4):272-3.

2. Deng S, Ni X, Shang D, Wang Z, Zhang M, Hu J, et al. Effects of alcohol on the pharmacokinetics of blonanserin and N-deethylated blonanserin in healthy Chinese subjects. J Clin Psychopharmacol. 2018;38(2):129-33.

◯ Leituras Recomendadas

Deeks ED, Keating GM. Blonanserin: a review of its use in the management of schizophrenia. CNS Drugs. 2010;24(1):65-84.

DrugBank Online. Blonanserin [Internet]. 2015 [capturado em 22 set. 2024]. Disponível em: https://go.drugbank.com/drugs/DB09223.

Iwata N, Ishigooka J, Naoi I, Matsumoto M, Kanamori Y, Nakamura H, et al. Long-term safety and efficacy of blonanserin transdermal patches in Japanese patients with schizophrenia: a 52-week open-label, multicenter study. CNS Drugs. 2020;34(1):103-16.

Yang J, Bahk WM, Cho HS, Jeon YW, Jon DI, Jung HY, et al. Efficacy and tolerability of Blonanserin in the patients with schizophrenia: a randomized, double-blind, risperidone-compared trial. Clin Neuropharmacol. 2010;33(4):169-75.

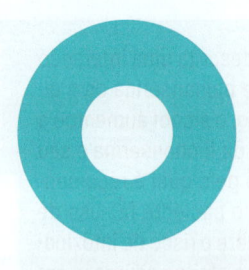

Bremelanotida

A bremelanotida é um peptídeo de sete aminoácidos usado para tratamento de desejo sexual hipoativo em mulheres na pré-menopausa. Especificamente, é recomendada para casos em que as alterações da libido não estejam associadas a outras condições médicas, problemas psiquiátricos ou problemas no relacionamento. Esse fármaco foi descrito pela primeira vez na literatura em 2003, tendo sido investigado a princípio com relação ao seu potencial efeito terapêutico em homens e mulheres, mas atualmente é indicado apenas para mulheres. A bremelanotida recebeu aprovação da FDA em junho de 2019 e até a data de publicação deste livro não está disponível no Brasil. É administrada na forma de injeção subcutânea, atingindo picos de concentração plasmática entre 30 e 60 minutos, e sua eliminação se dá pelas vias fecal e renal.

Nomes no Brasil:
Não disponível no Brasil (EUA: Vyleesi).
SUS:
Não disponível na Rename.

● **INDICAÇÕES DE BULA – ANVISA:** Não possui aprovação da Anvisa até o momento.

● **INDICAÇÕES DE BULA – FDA:** Tratamento de mulheres na pré-menopausa com transtorno de desejo sexual hipoativo generalizado e adquirido, caracterizado por baixo desejo sexual que causa sofrimento acentuado ou dificuldade interpessoal e que não seja devido à condição médica ou psiquiátrica coexistente, a problemas com o relacionamento ou a efeitos de um medicamento.

● **INDICAÇÕES** *OFF-LABEL*: O uso *off-label* de bremelanotida é limitado.

● **CONTRAINDICAÇÕES:** O uso de bremelanotida é contraindicado em pacientes que apresentem hipersensibilidade suspeita ou comprovada ao princípio ativo ou a quaisquer dos componentes do medicamento, como seus ingredientes inativos. O fármaco é contraindicado em pacientes com hipertensão não controlada ou doença cardiovascular conhecida.

● **TESTES LABORATORIAIS SUGERIDOS OU NECESSÁRIOS:** É recomendado avaliar as pacientes quanto à função cardiovascular e possibilidade de hipertensão.

● **ROTA FARMACOLÓGICA:** Não há imagens ilustrativas disponíveis para a rota farmacológica da bremelanotida.

Farmacologia

ABSORÇÃO: A bremelanotida é administrada na forma de injeção subcutânea, atingindo picos de concentração plasmática entre 30 e 60 minutos após a injeção e, portanto, com biodisponibilidade de 100%.

VOLUME DE DISTRIBUIÇÃO: 25,0 ± 5,8 L.

LIGAÇÃO PROTEICA: 21%.

METABOLISMO/FARMACOCINÉTICA: Por se tratar de uma cadeia de aminoácidos, o metabolismo da bremelanotida consiste em múltiplas reações de hidrólise.

ROTA DE ELIMINAÇÃO: A excreção ocorre sobretudo pela urina e pelas fezes (cerca de 65 e 23%, respectivamente).

MEIA-VIDA: 2,7 horas (1,9-4 h).

DEPURAÇÃO: 6,5 ± 1,0 L/h.

FARMACODINÂMICA: A bremelanotida é agonista dos receptores de melanocortina, principalmente MC_1R, mas também de MC_4R, MC_3R, MC_5R e MC_2R, embora com menor potência.

MECANISMO DE AÇÃO: O mecanismo de ação exato da bremelanotida ainda não foi totalmente elucidado. No entanto, sabe-se que o fármaco é agonista do receptor de melanocortina. As melanocortinas são neuropeptídeos endógenos associados à via excitatória do sistema de resposta sexual. A bremelanotida ativa de forma não seletiva vários subtipos de receptores MCR, entre os quais o subtipo 4 (MC_4R), que é o mais relevante em doses terapêuticas. O MC_4R é predominantemente expresso na MPOA do hipotálamo, sendo um receptor importante para a função sexual feminina. Estudos em animais sugerem que a bremelanotida modula o desejo sexual feminino ativando MC_4Rs pré-sinápticos em neurônios na MPOA, levando ao aumento da liberação de dopamina.[1]

● Interações Medicamentosas

○ A bremelanotida pode retardar o esvaziamento gástrico e, portanto, potencialmente é capaz de reduzir a taxa e a extensão da absorção de medicamentos orais administrados concomitantemente. Assim, durante o tratamento com medicamentos orais concomitantes que dependem de concentrações-limite para eficácia (p. ex., antibióticos), o uso de bremelanotida não é recomendado. Além disso, deve-se considerar a descontinuação do fármaco se houver um efeito retardado de medicamentos orais concomitantes quando for necessário um início rápido do efeito do medicamento (p. ex., medicamentos para alívio da dor ou febre, como indometacina, ibuprofeno, entre outros).

○ A bremelanotida pode reduzir de forma significativa a exposição sistêmica da naltrexona administrada VO, consequentemente levando à falha do tratamento com naltrexona. Assim, os pacientes devem evitar o uso de bremelanotida durante tratamento com naltrexona administrada VO que se destina a tratar o TUS por álcool e opioides.

AFINIDADE LIGANTE/KI: Não há dados disponíveis para a bremelanotida.

● Farmacogenética

ANOTAÇÕES CLÍNICAS

Nível de evidência 1A, 1B, 2A, 2B, 3: Não há dados para a bremelanotida no PharmGKB até a data de publicação deste livro.

Nível de evidência 4: Acesse o *site* para mais informações.

● Prática Clínica

● **DOSAGEM:** Injeção subcutânea de 1,75 mg/ 0,3 mL de solução límpida em um autoinjetor de dose única.

● **TITULAÇÃO:** O uso consiste em injetar 1,75 mg por via SC (abdome ou coxa), pelo menos 45 minutos antes da atividade sexual prevista. Não é recomendado administrar mais de uma dose dentro das mesmas 24 horas ou mais de 8 doses por mês. Deve-se descontinuar o tratamento após 8 semanas caso a paciente não relate melhora em seus sintomas.

● **EFEITOS ADVERSOS:** Mais comuns: Cefaleia, náuseas, reações no local da injeção (p. ex., dor, reações não especificadas no local da injeção, eritema, hematoma, prurido, hemorragia, parestesia e hipoestesia), rubor. Comuns: Congestão nasal, fadiga, parestesia, tontura, tosse, vômitos. Incomuns: Artralgia, aumento da pressão arterial, diarreia, dor, dor abdominal, dor nas extremidades, hiperpigmentação cutânea focal, mialgia, rinorreia, síndrome das pernas inquietas.

● **GRAVIDEZ:** Estudos pré-clínicos indicam que o uso de bremelanotida em mulheres grávidas pode estar associado a potencial dano fetal.[2] Portanto, durante tratamento com bremelanotida, recomenda-se que as pacientes façam uso de métodos contraceptivos eficazes juntamente a seus parceiros. Além disso, recomenda-se descontinuar o uso de bremelanotida caso haja suspeita de gravidez. Não categorizada pela FDA na classificação vigente até 2015.

BIPP TIPS

- A bremelanotida é autoadministrada através de caneta injetora. Deve-se inspecionar visualmente o medicamento quanto a partículas e descoloração antes da administração. A solução deve ser descartada se estiver turva, descolorida ou se partículas visíveis forem observadas.

- Um estudo controlado por placebo, randomizado, duplo-cego, foi conduzido para avaliar a segurança de uma dose única intranasal de bremelanotida coadministrada com álcool em homens e mulheres saudáveis. O estudo concluiu que o consumo de álcool não possui efeito sobre o perfil farmacocinético da bremelanotida, sugerindo que consumir álcool durante o uso desse fármaco é relativamente seguro.[3]

- Pode haver hiperpigmentação focal no local da aplicação da bremelanotida, o que em geral ocorre em mulheres com a pele mais escura e que fazem uso diário da medicação. Deve-se considerar a suspensão da bremelanotida, já que em alguns casos a resolução da hiperpigmentação não foi confirmada.

- A náusea pode ser um efeito adverso comum da bremelanotida. Deve-se considerar o uso de antieméticos ou suspender a medicação.

● **AMAMENTAÇÃO:** Não há informações suficientes acerca da presença de bremelanotida ou de seus metabólitos no leite humano, ou sobre os efeitos no lactente. Os benefícios do aleitamento materno para o desenvolvimento e para a saúde da criança devem ser considerados juntamente com a necessidade clínica do uso de bremelanotida pela mãe e quaisquer potenciais efeitos adversos na criança exposta à bremelanotida.

● **CRIANÇAS E ADOLESCENTES:** A segurança e a eficácia da bremelanotida em pacientes pediátricos não foram estabelecidas. No entanto, o uso clínico desse medicamento visa à manutenção da saúde sexual das mulheres, de forma que a utilização em pacientes pediátricos não se faz necessária.

● **IDOSOS:** A segurança e a eficácia da bremelanotida em pacientes geriátricos não foram estabelecidas.

● **INSUFICIÊNCIA RENAL:** Utilizar a bremelanotida com cautela, porém, em geral, nenhum ajuste de dose é recomendado para pacientes com insuficiência renal leve a grave. Pacientes com insuficiência renal grave podem apresentar um aumento na incidência e gravidade das reações adversas (p. ex., náuseas e vômitos).

● **INSUFICIÊNCIA HEPÁTICA:** Utilizar a bremelanotida com cautela, porém, em geral, nenhum ajuste de dose é recomendado para pacientes com insuficiência hepática leve a grave. Pacientes com insuficiência hepática grave podem apresentar um aumento na incidência e gravidade das reações adversas (p. ex., náuseas e vômitos).

● **COMO MANEJAR EFEITOS ADVERSOS:** A maioria dos efeitos adversos tende a desaparecer ou diminuir significativamente ao longo do tempo. Todavia, caso os efeitos sejam intoleráveis, a descontinuação da bremelanotida e a troca por outro agente podem ser necessárias.

○ Toxicidade

ORAL EM HUMANOS: Não há dados específicos sobre superdosagem em humanos.

TOXICIDADE AGUDA: A experiência clínica com superdosagens de bremelanotida é limitada. Se ocorrer superdosagem, há maior probabilidade de surgimento de sintomas como náuseas, hiperpigmentação focal e aumento da pressão arterial. Em caso de superdosagem, o tratamento consiste em empregar medidas gerais de suporte e sintomáticas, assegurando ventilação adequada das vias aéreas, e monitorar o ritmo cardíaco e os sinais vitais.

Referências

1. Pfaus JG, Sadiq A, Spana C, Clayton AH. The neurobiology of bremelanotide for the treatment of hypoactive sexual desire disorder in premenopausal women. CNS Spectr. 2022;27(3):281-9.

2. Vyleesi bremelanotide injection [Internet]. Cranbury: Palatin Technologies; 2021 [capturado em 22 out. 2023]. Disponível em: https://dailymed.nlm.nih.gov/dailymed/drugInfo.cfm?setid=8c9607a2-5b57-4a59-b159-cf-196deebdd9.

3. Clayton AH, Lucas J, DeRogatis LR, Jordan R. Phase I randomized placebo-controlled, double-blind study of the safety and tolerability of bremelanotide coadministered with ethanol in healthy male and female participants. Clin Ther. 2017;39(3):514-26.e14.

Leituras Recomendadas

Both S. Recent developments in psychopharmaceutical approaches to treating female sexual interest and arousal disorder. Curr Sex Health Rep. 2017;9(4):192-9.

Edinoff AN, Sanders NM, Lewis KB, Apgar TL, Cornett EM, Kaye AM, et al. Bremelanotida for treatment of female hypoactive sexual desire. Neurology International. 2022;14(1):75-88.

Kingsberg SA, Clayton AH, Portman D, Williams LA, Krop J, Jordan R, et al. Bremelanotida for the treatment of hypoactive sexual desire disorder: two randomized phase 3 trials. Obstet Gynecol. 2019;134(5):899-908.

Mayer D, Lynch SE. Bremelanotida: new drug approved for treating hypoactive sexual desire disorder. Ann Pharmacother. 2020;54(7):684-90.

Pfaus J, Giuliano F, Gelez H. Bremelanotida: an overview of preclinical CNS effects on female sexual function. J Sex Med. 2007;4 Suppl 4:269-79.

Shadiack AM, Sharma SD, Earle DC, Spana C, Hallam TJ. Melanocortins in the treatment of male and female sexual dysfunction. Curr Top Med Chem. 2007;7(11):1137-44.

Stahl SM. Essential psychopharmacology: the prescriber's guide. Cambridge: Cambridge University; 2020.

Brexanolona

A brexanolona é um fármaco com estrutura química baseada na alopregnanolona, um neuroesteroide de ocorrência natural produzido no organismo a partir do hormônio progesterona. Seu uso exige administração hospitalar, mas foi aprovada para uso clínico pela FDA em 2019. A brexanolona possui baixa absorção oral, com biodisponibilidade menor que 5%, justificando a necessidade de administração por via IV, e sua eliminação se dá pelas vias renal e fecal. Até a data de publicação deste livro, a brexanolona não estava disponível no Brasil.

Nomes no Brasil:
Não disponível no Brasil (EUA: Zulresso).

SUS:
Não disponível na Rename.

● **INDICAÇÕES DE BULA – ANVISA:** Não possui aprovação da Anvisa até o momento.

● **INDICAÇÕES DE BULA – FDA:** Tratamento da depressão pós-parto em pacientes com 15 anos ou mais.

● **INDICAÇÕES *OFF-LABEL*:** O uso *off-label* de brexanolona é limitado.

● **CONTRAINDICAÇÕES:** Não há contraindicações conhecidas para a brexanolona.

● **TESTES LABORATORIAIS SUGERIDOS OU NECESSÁRIOS:** Nenhum exame adicional é sugerido para pacientes saudáveis.

● **ROTA FARMACOLÓGICA:** Não há imagens ilustrativas disponíveis para a rota farmacológica da brexanolona.

○ Farmacologia

ABSORÇÃO: A brexanolona possui baixa absorção oral, com biodisponibilidade menor que 5%, justificando a necessidade de administração por via IV.

VOLUME DE DISTRIBUIÇÃO: 3 L/kg.

LIGAÇÃO PROTEICA: 99%.

METABOLISMO/FARMACOCINÉTICA: A brexanolona é extensamente metabolizada por vias independentes das enzimas do citocromo P450, de modo que sofre biotransformações sobretudo por meio de três vias principais: cetorredução, glicuronidação e sulfatação. Tais reações produzem três principais metabólitos farmacologicamente inativos.

ROTA DE ELIMINAÇÃO: A eliminação da brexanolona sob a forma de metabólitos ocorre principalmente pelas fezes e pela urina (47 e 42%, respectivamente). Menos de 1% de uma dose é eliminada na urina sob a forma inalterada do fármaco.

MEIA-VIDA: Cerca de 9 horas.

DEPURAÇÃO: 1 L/h/kg.

FARMACODINÂMICA: A brexanolona é um esteroide neuroativo sintético modulador positivo do receptor GABA-A.

MECANISMO DE AÇÃO: A brexanolona é um fármaco sintético análogo à alopregnanolona, um esteroide neuroativo presente naturalmente no corpo quando o hormônio sexual feminino progesterona é metabolizado. Esse fármaco pode aumentar a atividade do GABA nos receptores GABA-A, promovendo abertura dos canais de cálcio do receptor em maior frequência e por períodos mais longos. A literatura indica que a brexanolona induza tal ação nos receptores GABA-A em um sítio de ligação distinto daqueles associados aos BZDs. O GABA é considerado o principal neurotransmissor inibitório do organismo, de modo que quando a sinalização gabaérgica ocorre, os íons cloreto são conduzidos ao longo das membranas celulares dos neurônios através de um canal iônico nos receptores. Essa ação promove a hiperpolarização dos potenciais de membrana dos neurônios associados, dificultando novos disparos de potenciais de ação, o que resulta em menos excitação dos neurônios. Tal efeito é particularmente importante na modulação dos neurônios envolvidos em vias responsáveis por modular certos traços presentes na depressão pós-parto, como estresse e ansiedade. Embora as bases neurobiológicas exatas da depressão pós-parto permaneçam desconhecidas, acredita-se que perfis alterados e flutuações rápidas e imprevisíveis nas concentrações sanguíneas de esteroides neuroativos como a alopregnanolona endógena, do GABA e de seus receptores ocorram em mulheres com maior probabilidade de precipitação dos sintomas da depressão pós-parto. Nesse sentido, a literatura propõe que as concentrações endógenas de alopregnanolona podem cair rapidamente ou flutuar de forma variada após o parto e que as concentrações e a expressão do receptor GABA-A são diminuídas e reguladas negativamente ao longo da gravidez.[1] Tais flutuações e diminuições podem, como resultado, deixar as mulheres mais suscetíveis à precipitação da depressão pós-parto. Como fármaco, a brexanolona sintética pode posteriormente facilitar o retorno da modulação positiva do modulador alostérico GABA-A, enquanto as concentrações e a expressão do receptor GABA-A retornam gradualmente ao normal no período pós-parto.

● Interações Medicamentosas

O uso concomitante de brexanolona com depressores do SNC (p. ex., opioides, BZDs) ou outros fármacos antidepressivos pode aumentar a probabilidade ou gravidade de reações adversas relacionadas à sedação.

AFINIDADE LIGANTE/KI: Não há dados disponíveis para a brexanolona.

○ Farmacogenética

ANOTAÇÕES CLÍNICAS

Nível de evidência 1A, 1B, 2A, 2B, 3: Não há dados para a brexanolona no PharmGKB até a data de publicação deste livro.

Nível de evidência 4: Acesse o *site* para mais informações.

○ Prática Clínica

● **DOSAGEM:** Dose variável entre 30 e 90 mcg/kg/h.

● **TITULAÇÃO:** Nos EUA, a brexanolona só está disponível por meio de um programa restrito chamado Programa de Avaliação de Risco e Estratégia de Mitigação. Tal programa exige que a brexanolona seja administrada por via IV em uma unidade de saúde certificada sob a supervisão de um profissional de saúde. A brexanolona é administrada como infusão IV contínua por um período de 60 horas. O regime de dosagem prescrito é o seguinte: 0 a 4 horas: Iniciar com uma dose de 30 mcg/kg/h. 4 a 24 horas: Aumentar a dose para 60 mcg/kg/h. 24 a 52 horas: Aumentar a dose para 90 mcg/kg/h. Caso a paciente não tolere a dose de 90 mcg/kg/h, recomenda-se a redução para 60 mcg/kg/h. 52 a 56 horas: Diminuir a dose para 60 mcg/kg/h. 56 a 60 horas: Diminuir a dose para 30 mcg/kg/h.

● **EFEITOS ADVERSOS:** Mais comuns: Perda de consciência, rubor, sedação/sonolência, boca seca. Comuns: Diarreia, tontura. Incomuns: Dispepsia, dor orofaríngea, taquicardia.

● **GRAVIDEZ:** Dados pré-clínicos de outros fármacos que aumentam a inibição gabaérgica sugerem que a brexanolona pode causar danos ao feto. Não há dados disponíveis sobre o uso desse fármaco em mulheres grávidas para determinar os riscos associados ao medicamento de defeitos congênitos graves, aborto espontâneo ou efeitos adversos na gestante ou no feto.[2] A brexanolona em geral só deve ser administrada no pós-parto. Não categorizada pela FDA na classificação vigente até 2015.

● **AMAMENTAÇÃO:** Os dados da literatura indicam que a brexanolona é excretada no leite materno.[3] No entanto, a dose infantil relativa é baixa (1-2% da dose ajustada ao peso materno). Além disso, como a brexanolona apresenta baixa biodisponibilidade oral em adultos, espera-se que a exposição infantil seja baixa.[4] Assim, os dados disponíveis sobre o uso de brexanolona durante a lactação não sugerem risco significativo de reações adversas em bebês amamentados pela exposição a esse fármaco. Os benefícios do aleitamento materno para o desenvolvimento e para a saúde devem ser considerados juntamente com a necessidade clínica do tratamento com brexanolona da mãe.

● **CRIANÇAS E ADOLESCENTES:** A segurança e a eficácia da brexanolona em pacientes pediátricos não foram estabelecidas.

● **IDOSOS:** Considerando que a depressão pós-parto é uma condição associada à gravidez, não há experiência clínica ou dados da literatura acerca do uso de brexanolona em pacientes geriátricos.

● **INSUFICIÊNCIA RENAL:** Em geral, nenhum ajuste de dose é recomendado em pacientes com insuficiência leve ou grave. No entanto, deve-se evitar o uso de brexanolona em pacientes com doença renal terminal (TFGe < 15 mL/min/1,73 m²) devido ao potencial acúmulo do agente solubilizante.

● **INSUFICIÊNCIA HEPÁTICA:** Utilizar a brexanolona com cautela, porém em geral não é necessário ajuste de dose.

● **COMO MANEJAR EFEITOS ADVERSOS:** A administração de brexanolona deve ocorrer com monitoramento clínico criterioso. Espera-se que os efeitos adversos sejam toleráveis e tendam a desaparecer ou diminuir significativamente ao longo das horas de tratamento. Durante a infusão, é recomendável monitorar as pacientes quanto aos efeitos sedativos a cada 2 horas ao longo dos períodos planejados de vigília. Caso ocorram sinais ou sintomas de sedação, deve-se interromper imediatamente a infusão. Após a resolução dos sintomas, a infusão pode ser retomada com a mesma dose ou com uma dose menor, conforme clinicamente apropriado. Caso a oximetria de pulso revele hipóxia, é necessário interromper de imediato a infusão e, após resolução da hipóxia, a infusão não deve ser retomada.

○ Toxicidade

ORAL EM HUMANOS: Não há dados específicos sobre superdosagem em humanos.

BIPP TIPS

- O monitoramento contínuo com oximetria de pulso é necessário, pois a brexanolona pode causar sedação excessiva e perda súbita de consciência. Por isso, esse fármaco só está disponível por meio do programa de distribuição restrita. Durante o tratamento, é recomendado que haja acompanhamento constante da equipe ou de familiares quando da interação das pacientes com seus filhos.

- Deve-se considerar mudar o regime terapêutico, incluindo a descontinuação da brexanolona, em pacientes cuja depressão pós-parto piore ou que experimentem pensamentos e comportamentos suicidas emergentes.

- Após a infusão, as pacientes devem ser advertidas acerca do envolvimento em atividades potencialmente perigosas que exijam alerta mental, como dirigir, até que quaisquer efeitos sedativos da brexanolona tenham se dissipado.

TOXICIDADE AGUDA: Os dados da literatura e da experiência clínica com superdosagem por brexanolona são limitados.[5] Os poucos casos relatados de superdosagem foram eventos acidentais que ocorreram devido ao mau funcionamento da bomba de infusão, resultando na perda súbita de consciência. As pacientes se recuperaram após 15 minutos de descontinuação e não necessitaram de medidas adicionais de suporte. A infusão foi retomada e as pacientes completaram o tratamento. Portanto, caso ocorra superdosagem, recomenda-se interromper a administração imediatamente e iniciar medidas de suporte conforme necessário.[5]

Referências

1. Turkmen S, Backstrom T, Wahlstrom G, Andreen L, Johansson IM. Tolerance to allopregnanolone with focus on the GABA-A receptor. Br J Pharmacol. 2011;162(2):311-27.

2. Reddy DS, Mbilinyi RH, Estes E. Preclinical and clinical pharmacology of brexanolone (allopregnanolone) for postpartum depression: a landmark journey from concept to clinic in neurosteroid replacement therapy. Psychopharmacology. 2023;240(9):1841-63.

3. Rosen-Carole C, Ito S. Using brexanolone for postpartum depression must account for lactation. Matern Child Health J. 2021;25(7):1007-9.

4. Faden J, Citrome L. Intravenous brexanolone for postpartum depression: what it is, how well does it work, and will it be used? Ther Adv Psychopharmacol. 2020;10:2045125320968658.

5. Azhar Y, Din AU. Brexanolone. In: StatPearls [Internet]. Treasure Island: StatPearls; 2024 [capturado em 23 set. 2024]. Disponível em: https://www.ncbi.nlm.nih.gov/books/NBK541054.

Leituras Recomendadas

DrugBank.com. Brexanolone [Internet]. 2016 [capturado em 23 set. 2024]. Disponível em: https://go.drugbank.com/drugs/DB11859.

Kanes S, Colquhoun H, Gunduz-Bruce H, Raines S, Arnold R, Schacterle A, et al. Brexanolone (SAGE-547 injection) in post-partum depression: a randomised controlled trial. Lancet. 2017;390(10093):480-9.

Lüscher B, Möhler H. Brexanolone, a neurosteroid antidepressant, vindicates the GABAergic déficit hypothesis of depression and may foster resilience. F1000Res. 2019;8:F1000 Faculty Rev-751.

Morrison KE, Cole AB, Thompson SM, Bale TL. Brexanolone for the treatment of patients with postpartum depression. Drugs Today. 2019;55(9):537-44.

Powell JG, Garland S, Preston K, Piszczatoski C. Brexanolone (zulresso): finally, an FDA-approved treatment for postpartum depression. Ann Pharmacother. 2020;54(2):157-63.

Scott LJ. Brexanolone: first global approval. Drugs. 2019;79(7):779-83.

Zhang H, Wang B, Cao X. Research progress of non-monoamine antidepressants. Stress Brain. 2021;1(2):128-44.

● Brexpiprazol

O brexpiprazol é um modulador da atividade de serotonina e dopamina usado no tratamento da esquizofrenia e como adjunto no tratamento do transtorno depressivo maior. Foi aprovado pela FDA em 2015 e parece exercer seus efeitos por meio de agonismo parcial dos receptores $5\text{-}HT_{1A}$, D_2 e D_3 e como antagonista dos receptores $5\text{-}HT_{2A}$, $5\text{-}HT_{2B}$, $5\text{-}HT_7$, $\alpha_1 A$, $\alpha_1 B$, $\alpha_1 D$ e $\alpha_2 C$. Possui boa absorção oral, com biodisponibilidade de 95%, atingindo o pico plasmático em cerca de 4 horas. Apresenta meia-vida de 91 horas e pode ser administrado com ou sem alimentos. É necessário ter o cuidado de observar possíveis interações medicamentosas com inibidores e indutores das enzimas CYP2D6 e CYP3A4 e realizar os ajustes de dose necessários para uma terapêutica ideal.

Nomes no Brasil:
Rexulti.

SUS:
Não disponível na Rename.

● **INDICAÇÕES DE BULA – ANVISA:** Terapia adjuvante aos antidepressivos para o tratamento do TDM em adultos. Tratamento dos sintomas da esquizofrenia em pacientes adultos e pediátricos com 13 anos completos ou mais.

● **INDICAÇÕES DE BULA – FDA:** Terapia adjuvante a antidepressivos para o tratamento do TDM em adultos. Tratamento da esquizofrenia em pacientes adultos e pediátricos com 13 anos ou mais. Tratamento de agitação associada à demência devido à doença de Alzheimer.

● **INDICAÇÕES *OFF-LABEL*:** O brexpiprazol também pode ser usado para mania aguda ou mista, outros transtornos psicóticos, manutenção e depressão bipolar, agitação em pacientes com demências, transtornos comportamentais em crianças e adolescentes, bem como problemas associados à impulsividade.

● **CONTRAINDICAÇÕES:** O brexpiprazol está contraindicado em caso de hipersensibilidade à substância ou aos seus componentes.

● **TESTES LABORATORIAIS SUGERIDOS OU NECESSÁRIOS:** Assim como para outros antipsicóticos atípicos, também é recomendado acompanhar o peso e o IMC. Deve-se avaliar se o paciente tem histórico de obesidade na família e determinar peso, circunferência da cintura, pressão arterial, glicose plasmática e lipidograma em jejum. Após o início do tratamento, determinar o IMC mensalmente por 3 meses e depois a cada trimestre. Em pacientes com alto risco de complicações metabólicas e quando do início ou troca dos antipsicóticos, é recomendado o monitoramento dos triglicerídeos em jejum mensalmente. Para pacientes saudáveis, pressão arterial, glicose plasmática em jejum e lipídeos em jejum poderão ser mensurados em uma frequência de 3 meses e depois anualmente, porém para pacientes com diabetes ou que ganharam mais de 5% do peso inicial as medidas devem ser mais frequentes. Deve-se considerar troca por outro antipsicótico atípico em pacientes que adquirem sobrepeso ou tornam-se obesos, pré-diabéticos, diabéticos, hipertensos ou dislipidêmicos enquanto recebem o brexpiprazol. É importante estar vigilante para cetoacidose diabética, mesmo que o paciente não seja diabético. Para pacientes com baixa contagem de leucócitos ou história de leucopenia/neutropenia induzida por substância, é recomendada a realização de hemograma no início do tratamento com o brexpiprazol, o qual deve ser imediatamente descontinuado em caso de diminuição leucocitária concomitante ao tratamento.

● **ROTA FARMACOLÓGICA:** Não há imagens ilustrativas para a rota farmacológica do brexpiprazol.

○ Farmacologia

ABSORÇÃO: O brexpiprazol tem pico de concentração plasmática de 4 horas, com biodisponibilidade oral de 95%. Sem alteração com alimentos.

VOLUME DE DISTRIBUIÇÃO: 1,56 L/kg.

LIGAÇÃO PROTEICA: > 99%.

METABOLISMO/FARMACOCINÉTICA: O brexipiprazol é metabolizado pela CYP3A4 e CYP2D6 em seu metabólito principal, DM-3411 (inativo).

ROTA DE ELIMINAÇÃO: O brexpiprazol tem excreção urinária de 25% e fecal de 46%, com 14% do fármaco sendo eliminado de forma inalterada nas fezes.

MEIA-VIDA: 91 horas.

DEPURAÇÃO: 19,8 mL/h/kg.

FARMACODINÂMICA: O brexpiprazol tem alta afinidade por múltiplos receptores monoaminérgicos, o que inclui os receptores serotoninérgicos $5-HT_{1A}$, $5-HT_{2A}$, $5-HT_{2B}$ e $5-HT_7$, os receptores dopaminérgicos D_2 e D_3, bem como os receptores noradrenérgicos α_{1A}, α_{1B}, α_{1D} e α_{2C}. O brexpiprazol age como agonista parcial dos receptores $5-HT_{1A}$, D_2 e D_3 e como antagonista dos receptores $5-HT_{2A}$, $5-HT_{2B}$, $5-HT_7$, α_1A, α_1B, α_1D e α_2C. Apresenta afinidade moderada pelo receptor histamínico H_1.

MECANISMO DE AÇÃO: Embora o mecanismo de ação ainda não tenha sido completamente elucidado, acredita-se que o efeito do brexpiprazol seja mediado por uma modulação dos sistemas dopaminérgico e serotoninérgico que combina uma atividade agonista parcial nos receptores serotoninérgicos $5-HT_{1A}$ e dopaminérgicos D_2 com uma atividade antagonista nos receptores serotoninérgicos $5-HT_{2A}$, com altas afinidades por todos esses receptores. Dessa forma, teoricamente reduz o tônus dopaminérgico quando este está aumentado, melhorando os sintomas positivos da esquizofrenia, e aumenta o tônus dopaminérgico quando este está diminuído, efeito possivelmente relacionado aos sintomas negativos e cognitivos. Por ser um agonista parcial do receptor D_2 de dopamina, não bloqueia as vias dopaminérgicas motoras, reduzindo, assim, o risco de efeitos extrapiramidais. O efeito como agonista dos receptores $5-HT_{1A}$ e antagonista dos receptores $5-HT_{2A}$ pode estar relacionado com os efeitos sobre o humor, sintomas negativos e cognitivos, além de, possivelmente, diminuir possíveis efeitos colaterais motores.

Interações Medicamentosas

- A quinidina, o cetoconazol, outros inibidores potentes da CYP2D6 e outros inibidores fortes da CYP3A4 podem aumentar a concentração plasmática de brexpiprazol.

- A rifampicina e outros indutores da CYP3A4 podem diminuir a concentração plasmática de brexpiprazol.

- O brexpiprazol pode aumentar os efeitos de agentes anti-hipertensivos.

- O brexpiprazol pode antagonizar os efeitos da levodopa e de agonistas dopaminérgicos.

AFINIDADE LIGANTE/KI:

LOCAL	KI (NM)
Ki ($5-HT_{1A}$)	0,12
Ki ($5-HT_{2A}$)	0,47
Ki ($5-HT_{2B}$)	1,9
Ki ($5-HT_7$)	3,7
Ki (D_2)	0,30
Ki (D_3)	1,1
Ki (α_1A)	3,8
Ki (α_1B)	0,17
Ki (α_1D)	2,6
Ki (α_2C)	0,59

Farmacogenética

Acesse https://www.pharmgkb.org/chemical/PA166160053 ou utilize o *QR code* ao lado.

ANOTAÇÕES CLÍNICAS

Nível de evidência 1A, 1B, 2A, 2B, 3, 4: Não há dados para o brexpiprazol no PharmGKB até a data de publicação deste livro.

Prática Clínica

DOSAGEM: A dose recomendada para o tratamento da esquizofrenia é de 2 a 4 mg, 1x/dia.

Para o transtorno depressivo maior, é de 2 mg/dia, 1x/dia, sendo a dose máxima recomendada de 3 mg/dia. Para metabolizadores extensivos da CYP2D6 em uso simultâneo de inibidores moderados/potentes da CYP3A4 e CYP2D6, ou metabolizadores pobres da CYP2D6 que recebam inibidores potentes da CYP3A4, pelo aumento esperado de aproximadamente 4 a 5 vezes nas concentrações de brexpiprazol, é sugerido que a dose seja reduzida a um quarto da recomendada. Se o brexpiprazol for utilizado em concomitância com um indutor potente da CYP3A4 (p. ex., rifampicina), é aconselhado aumentar a dose do brexpiprazol em 2 vezes e posteriormente avaliar novo ajuste de dose de acordo com a resposta clínica.

● **TITULAÇÃO:** É recomendado começar o tratamento com o brexpiprazol para esquizofrenia com uma dose inicial de 1 mg, 1x/dia, nos dias 1 a 4 e aumentar para 2 mg, 1x/dia, nos dias 5 a 7. Após, aumentar para 4 mg, 1x/dia, no oitavo dia em diante.

● **DEPRESSÃO:** Para o tratamento adjunto do transtorno depressivo maior, iniciar o tratamento com a dose inicial de 0,5 mg ou 1 mg/dia, administrada 1x/dia, e seguir com a titulação crescente da dose, com incrementos semanais de 0,5 ou 1 mg, de acordo com a resposta clínica e tolerabilidade de cada paciente, até chegar à dose-alvo. Para interromper o tratamento, é recomendada a titulação decrescente; no entanto, devido à meia-vida longa do brexpiprazol, sugere-se que teoricamente é possível interrompê-lo de forma abrupta sem provocar psicose de rebote e piora dos sintomas.

● **EFEITOS ADVERSOS:** Mais comuns: Metabólicos (ganho de peso), neurológicos (acatisia). Comuns: Dermatológicos (prurido), endocrinológicos (aumento de cortisol), gastrointestinais (constipação, diarreia, dispepsia, dor de dente), metabólicos (aumento de triglicerídeos, aumento/diminuição de apetite), musculoesqueléticos (aumento de CPK, dor nas costas, nas extremidades e musculoesquelética, espasmos musculares), neurológicos (cefaleia, discinesia, hiperatividade psicomotora, sedação, sintomas extrapiramidais, sonolência, tontura, tremor), psiquiátricos (ansiedade, inquietação), respiratórios (nasofaringite), outros (fadiga). Pós-comercialização: Neurológicos (SNM), psiquiátricos (síndrome do comer noturno, sonambulismo).

● **GRAVIDEZ:** Estudos em animais não demonstraram risco de teratogenicidade.[1] Estudos em humanos indicam que neonatos expostos a medicamentos antipsicóticos durante o terceiro trimestre de gravidez estão sob risco de sintomas extrapiramidais.[2] Há relatos de agitação, hipertonia, tremor, sonolência, dificuldade respiratória e distúrbios de alimentação em neonatos expostos a antipsicóticos. Durante a gestação, o agravamento de sintomas psicóticos pode acontecer e alguma forma de tratamento se faz necessária. Na gestação, o brexpiprazol pode ser preferível quando comparado a anticonvulsivantes. De forma geral, não é indicado usar o brexpiprazol durante a gravidez, a não ser que os benefícios para a mãe superem os riscos para o feto. Categoria C da FDA (classificação até 2015).

● **AMAMENTAÇÃO:** Não se sabe se o brexpiprazol é excretado pelo leite materno; no entanto, em estudos pré-clínicos, o fármaco foi excretado pelo leite em ratas durante a amamentação.[3] Assim, não é recomendada a amamentação concomitante ao uso de brexpiprazol.

● **CRIANÇAS E ADOLESCENTES:** O uso de brexpiprazol não foi avaliado em crianças. Antidepressivos podem aumentar o risco de pensamentos e comportamentos suicidas em pacientes pediátricos, motivo pelo qual seu uso não é recomendado nessa população.

● **IDOSOS:** Não há dados específicos para essa população em relação ao uso de brexpiprazol. Em geral, a escolha da dose para um paciente idoso demanda cautela e deve começar pela menor dose do intervalo de dose recomendado em razão da maior frequência de diminuição das funções hepática, renal e cardíaca, de doenças concomitantes e do uso de outras terapias medicamentosas. Além disso, há aumento do risco de mortalidade em pacientes idosos que utilizam antipsicóticos, e o uso de brexpiprazol para o tratamento de psicose associada a demência não foi aprovado.

● **INSUFICIÊNCIA RENAL:** Para pacientes com insuficiência renal moderada, grave ou em fase terminal (depuração de creatinina: CLcr < 60 mL/min), a dose máxima recomendada é de 2 mg/dia para depressão e 3 mg/dia para esquizofrenia.

BIPP TIPS

- O brexipiprazol é uma alternativa para pacientes que não toleram o aripiprazol.
- Estudos recentes demonstram a eficácia do brexipiprazol nos sintomas de ansiedade e irritabilidade em pacientes com depressão.[4,5]
- O brexipiprazol foi recentemente aprovado pela FDA para agitação na demência de Alzheimer.
- A maioria dos estudos clínicos controlados relata aumento de peso associado ao uso de brexipiprazol, motivo pelo qual se deve estar atento a ganho de peso e alterações metabólicas nos pacientes tratados com esse fármaco.[6]
- Alguns pacientes podem apresentar agitação no início do tratamento com brexipiprazol, o que pode ser confundido com sintomas de acatisia. A avaliação clínica cuidadosa se faz necessária antes da diminuição, troca ou associação de outras medicações.

● **INSUFICIÊNCIA HEPÁTICA:** Para pacientes com insuficiência hepática moderada a grave (Child-Pugh: ≥ 7), a dose máxima recomendada é de 2 mg/dia para depressão e 3 mg/dia para esquizofrenia.

● **COMO MANEJAR EFEITOS ADVERSOS:** Efeitos colaterais podem surgir durante o uso de brexipiprazol. Se for um sintoma tolerável, é possível aguardar e avaliar a evolução do quadro. Caso seja intolerável, é possível ajustar a dosagem, substituir a medicação ou associar o uso de sintomáticos. Se houver efeitos motores, podem-se utilizar anticolinérgicos. Para ganho de peso, é recomendado o encaminhamento para programas de manejo clínico para IMC, avaliação nutricional e exercícios físicos. Para acatisia, pode-se manejar com o uso de β-bloqueadores ou BZDs.

Toxicidade

ORAL EM HUMANOS: Não existe informação específica sobre superdosagem de brexipiprazol em humanos.

TOXICIDADE AGUDA: Em caso de intoxicação, são recomendados lavagem gástrica e tratamento com um emético após a superdose. Um ECG pode ser realizado em caso de superdose, e se o paciente apresentar prolongamento do intervalo QT, deve ser realizado monitoramento cardíaco. Deve-se concentrar na terapia de suporte, mantendo uma via aérea adequada, oxigenação e ventilação, bem como no manejo de sintomas. O acompanhamento médico e o monitoramento devem continuar até o paciente se recuperar. A administração oral de carvão ativado e sorbitol pode ser útil para o tratamento de intoxicação por brexipiprazol. Apesar de não haver informações sobre o efeito da hemodiálise no tratamento de uma superdose com brexipiprazol, é improvável que ela seja útil, uma vez que esse fármaco é altamente ligado às proteínas plasmáticas.

Referências

1. Brexpiprazole for schizophrenia. Aust Prescr. 2017;40(5):197-8.

2. Edinoff AN, Sathivadivel N, McNeil SE, Ly AI, Kweon J, Kelkar N, et al. Antipsychotic use in pregnancy: patient mental health challenges, teratogenicity, pregnancy complications, and postnatal risks. Neurol Int. 2022;14(1):62-74.

3. Brexpiprazole In: Drugs and Lactation Database (LactMed®) [Internet]. Bethesda: National Institute of Child Health and Human Development; 2006 [capturado em 22 out. 2024]. Disponível em: https://www.ncbi.nlm.nih.gov/books/NBK500749/.

4. McIntyre RS, Weiller E, Zhang P, Weiss C. Brexpiprazole as adjunctive treatment of major depressive disorder with anxious distress: results from a post-hoc analysis of two randomised controlled trials. J Affect Disord. 2016;201:116-23.

5. Thase ME, Weiller E, Zhang P, Weiss C, McIntyre RS. Adjunctive brexpiprazole in patients with major depressive disorder and anxiety symptoms: post hoc analyses of three placebo-controlled studies. Neuropsychiatr Dis Treat. 2018;15:37-45.

6. Newcomer JW, Eriksson H, Zhang P, Weiller E, Weiss C. Changes in metabolic parameters and body weight in brexpiprazole-treated patients with acute schizophrenia: pooled analyses of phase 3 clinical studies. Curr Med Res Opin. 2018;34(12):2197-205.

Leituras Recomendadas

Citrome L. Brexpiprazole for schizophrenia and as adjunct for major depressive disorder: a systematic review of the efficacy and safety profile for this newly approved antipsychotic: what is the number needed to treat, number needed to harm and likelihood to be helped or harmed? Int J Clin Pract. 2015;69(9):978-97.

Correll CU, Skuban A, Ouyang J, Hobart M, Pfister S, McQuade RD, et al. Efficacy and safety of brexpiprazole for the treatment of acute schizophrenia: a 6-week randomized, double-blind, placebo-controlled trial. Am J Psychiatry. 2015;172(9):870-80.

DrugBank Online. Brexpiprazole [Internet]. 2015 [capturado em 23 set. 2024]. Disponível em: https://go.drugbank.com/drugs/DB09128.

Edinoff AN, Wu NW, Maxey BS, Ren AL, Leethy KN, Girma B, et al. Brexpiprazole for the treatment of schizophrenia and major depressive disorder: a comprehensive review of pharmacological considerations in clinical practice. Psychopharmacol Bull. 2021 Mar;51(2):69-95.

Grossberg GT, Kohegyi E, Mergel V, Josiassen MK, Meulien D, Hobart M, et al. Efficacy and safety of brexpiprazole for the treatment of agitation in Alzheimer's dementia: two 12-week, randomized, double-blind, placebo-controlled trials. Am J Geriatr Psychiatry. 2020;28(4):383-400.

Newcomer JW, Eriksson H, Zhang P, Meehan SR, Weiss C. Changes in metabolic parameters and body weight in patients with major depressive disorder treated with adjunctive brexpiprazole: pooled analysis of phase 3 clinical studies. J Clin Psychiatry. 2019;80(6):18m12680.

Rexulti® (brexpiprazole) tablets [Internet]. Tokyo: Otsuka Pharmaceutical; 2015 [capturado em 23 set. 2024]. Disponível em: https://www.accessdata.fda.gov/drugsatfda_docs/label/2018/205422s003lbl.pdf.

Stahl SM. Essential psychopharmacology: the prescriber's guide. Cambridge: Cambridge University; 2020.

Thornton P. Brexpiprazole side effects [Internet]. Drugs.com; 2024 [capturado em 23 set. 2024]. Disponível em: https://www.drugs.com/sfx/brexpiprazole-side-effects.html#professional.

Bromazepam

O bromazepam é um fármaco BZD de ação intermediária que potencializa o efeito inibitório da transmissão gabaérgica por meio da ligação ao sítio alostérico nos receptores GABA-A. É comumente utilizado em transtornos de ansiedade graves e transtorno de pânico. É um medicamento eficaz, com início de ação rápida e pouca toxicidade. Seu uso pode causar sedação excessiva, comprometimento psicomotor e excitação paradoxal, sendo tais efeitos mais comuns em idosos. Não se recomenda sua utilização de forma crônica, uma vez que pode haver tolerância, dependência e efeitos de retirada. Sua absorção oral é boa, atingindo o pico plasmático entre 1 e 4 horas após a ingestão e se mantendo por até 12 horas. Apresenta excreção renal, sendo necessário atenção especial quando usado por pacientes com prejuízo da função renal. É um dos BZDs mais prescritos clinicamente.

Nomes no Brasil:
Fluxtar, Lexotan, Somalium.

SUS:
Não disponível na Rename.

● **INDICAÇÕES DE BULA – ANVISA:** Tratamento de ansiedade, tensão e outras queixas somáticas ou psicológicas associadas à síndrome de ansiedade. Terapia adjuvante no tratamento de ansiedade e agitação associadas a transtornos psiquiátricos, como transtornos do humor e esquizofrenia.

● **INDICAÇÕES DE BULA – FDA:** Não possui aprovação da FDA até o momento.

● **INDICAÇÕES** *OFF-LABEL*: O bromazepam pode ser utilizado em casos de doença neuromuscular com espasticidade muscular, como medicamento pré-anestésico, em casos de terror noturno em crianças, em situações de convulsão parcial e em pacientes hipertensos.

● **CONTRAINDICAÇÕES**: O bromazepam é contraindicado em caso de hipersensibilidade à substância ou a outros BZDs, insuficiência respiratória grave, encefalopatia hepática, síndrome da apneia do sono e miastenia grave. Deve-se atentar para pacientes com glaucoma de ângulo fechado e pacientes com comprometimento hepático.

● **TESTES LABORATORIAIS SUGERIDOS OU NECESSÁRIOS**: Pacientes em tratamento com bromazepam por longos períodos devem fazer hemograma e exames para análise da função hepática.

● **ROTA FARMACOLÓGICA**: Ver Figura 1.

Farmacologia

ABSORÇÃO: Após administração oral, o bromazepam é absorvido rapidamente, apresentando biodisponibilidade de 84%, tendo seu pico de concentração máxima entre 1 e 4 horas.

VOLUME DE DISTRIBUIÇÃO: 1,56 L/kg.

LIGAÇÃO PROTEICA: 70%.

METABOLISMO/FARMACOCINÉTICA: O metabolismo do bromazepam se dá por hidroxilação (pelas enzimas do citocromo P450, sobretudo CYP1A2 e CYP2D6), glicuronidação e conjugação. Seu principal metabólito, 3-hidroxi-bromazepam, é farmacologicamente ativo.

ROTA DE ELIMINAÇÃO: A excreção do bromazepam é majoritariamente renal, sendo 69% dele eliminado por essa via como metabólitos.

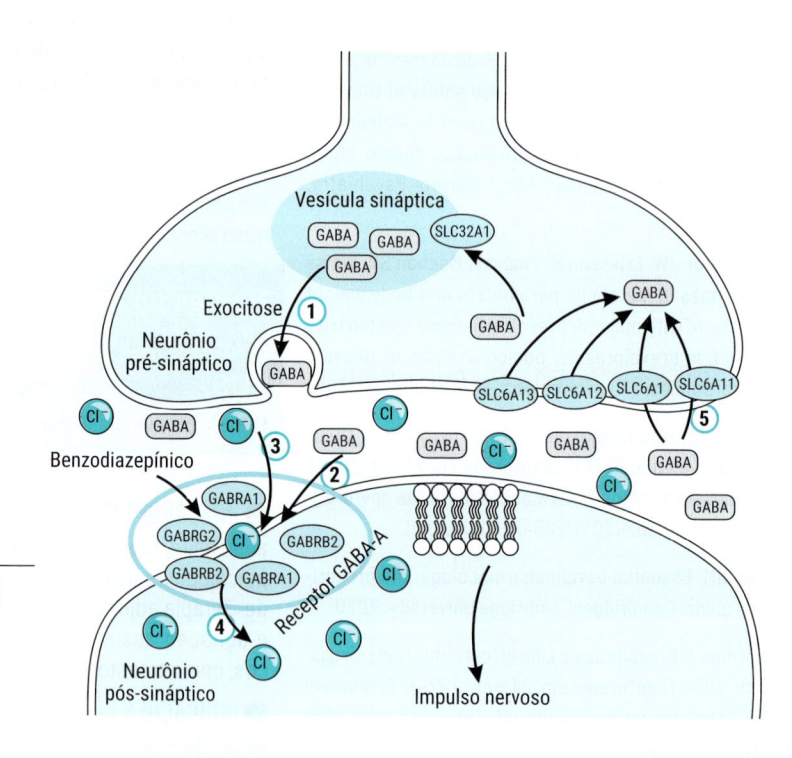

FIGURA 1 ▶

ROTA FARMACOLÓGICA DO BROMAZEPAM.

Fonte: Elaborada com base em Whirl-Carrillo e colaboradores.[1]

MEIA-VIDA: 10 a 20 horas.

DEPURAÇÃO: 0,82 mL/min/kg.

FARMACODINÂMICA: O bromazepam é um BZD lipofílico e de longa duração com ação sedativa, hipnótica, ansiolítica e relaxante muscular.

MECANISMO DE AÇÃO: O bromazepam age por meio da sua ligação ao sítio alostérico presente em receptores gabaérgicos do tipo GABA-A. Ao se ligar nesse local, ele facilita alterações conformacionais que promovem maior influxo de íons cloreto, potencializando os efeitos inibitórios da transmissão gabaérgica.

● Interações Medicamentosas

○ Quando o bromazepam é usado em concomitância com outros depressores do SNC, pode haver aumento dos efeitos sedativos.

○ O uso concomitante de bromazepam com levodopa pode diminuir o efeito terapêutico desta.

AFINIDADE LIGANTE/KI:

LOCAL	KI (NM)
Ki (GABA-A)	30

● Farmacogenética

Acesse https://www.pharmgkb.org/chemical/PA10035 ou utilize o *QR code* ao lado.

ANOTAÇÕES CLÍNICAS

Nível de evidência 1A, 1B, 2A, 2B, 3: Não há dados para o bromazepam no PharmGKB até a data de publicação deste livro.

Nível de evidência 4: Acesse o *site* para mais informações.

● Prática Clínica

● DOSAGEM: O bromazepam deve ser administrado de 1,5 até 18 mg/dia em doses de 1,5 a 3 mg, 3x/dia. Para o tratamento do transtorno de ansiedade generalizada, recomenda-se o uso de 6 a 18 mg/dia.

● TITULAÇÃO: É fortemente recomendado que a retirada aconteça de forma gradual, para evitar sintomas de abstinência, que podem ocorrer em casos de uso crônico e em altas doses. Os sintomas podem variar desde tremor, agitação, insônia, ansiedade, cefaleia e dificuldade de concentração até sudorese, espasmos musculares, espasmos abdominais, alteração de percepção e, em casos raros, *delirium* e convulsão.

● EFEITOS ADVERSOS: Mais comuns: Neurológicos (ataxia, sonolência). Comuns: Neurológicos (tontura). Incomuns: Neurológicos (alterações de fala). Raros: Gastrointestinais (náusea, vômito), neurológicos (alteração de sono, cefaleia, estado confusional). Pós-comercialização: Cardiovasculares (boca seca, hipotensão, insuficiência cardíaca, palpitações, parada cardíaca, taquicardia), dermatológicos (alteração de tecido conjuntivo, prurido, *rash*), gastrointestinais (alterações gastrointestinais), geniturinários (incontinência urinária), hematológicos (diminuição de hemoglobina), metabólicos (anorexia, desnutrição), musculoesqueléticos (espasmo muscular, fraqueza muscular, fraturas), neurológicos (agitação, amnésia, convulsão, diminuição de alerta, diplopia, tremor), oculares (alteração ocular, visão borrada), psiquiátricos (agressividade, alterações psiquiátricas, alucinações, delírio, irritabilidade, nervosismo, pesadelos, psicose), respiratórios (depressão respiratória), outros (fadiga).

● GRAVIDEZ: O bromazepam não é indicado para uso durante a gravidez, embora não tenha sido relatada ocorrência de teratogenicidade. No caso de necessidade de utilização dessa classe de medicamentos durante a gravidez, é recomendado o uso de clonazepam, principalmente, ou lorazepam. Não foi classificado pela FDA (classificação até 2015).

BIPP TIPS

- O bromazepam deve ser usado com precaução em pacientes com depressão respiratória e não deve ser utilizado em pacientes com DPOC.

- O uso concomitante de bromazepam com bebida alcoólica ou outros sedativos pode resultar em hipotensão, redução do nível de consciência e frequência respiratória.

- O bromazepam não deve ser utilizado em pacientes com síndrome da apneia do sono.

- O bromazepam não é o BZD de escolha durante a gravidez e a lactação, em crianças e em pacientes idosos.

- O bromazepam compromete a capacidade de conduzir veículos e operar máquinas, uma vez que reduz os níveis de alerta, atenção e concentração.

- O uso de bromazepam deve ser breve devido ao risco de abuso e dependência.

- Pode ocorrer excitação paradoxal em pacientes com comprometimento cerebral e em crianças.

- O bromazepam tende a ser usado de forma abusiva por alcoolistas, usuários de drogas ou indivíduos com transtornos da personalidade graves. Nesses casos, sua prescrição não é recomendada.

● **AMAMENTAÇÃO:** Por ser excretado no leite, o uso de bromazepam durante a lactação pode causar apatia, letargia e sonolência no lactente. Quando há necessidade de tratamento prolongado com esse medicamento, é recomendado que se interrompa o aleitamento.

● **CRIANÇAS E ADOLESCENTES:** O bromazepam não é recomendado em crianças e adolescentes, já que não há estudos conclusivos sobre seu uso nessa faixa etária. Em caso de extrema necessidade, recomenda-se a utilização de acordo com peso corporal, sendo bem tolerado entre 0,1 e 0,3 mg/kg. As crianças metabolizam essa classe de medicamentos de forma mais lenta, apresentando maiores efeitos colaterais. Em crianças que apresentam hipercinesia, pode ocorrer excitação paradoxal.

● **IDOSOS:** Em idosos, há aumento das concentrações plasmáticas e de meia-vida dos medicamentos da classe dos BZDs devido às condições clínicas comuns nessa faixa etária, como alteração metabólica, comprometimento renal e hepático, perda de massa muscular e maior volume de gordura corporal. Dessa forma, há risco aumentado de sonolência diurna, quedas e comprometimento cognitivo. Em caso de uso, é recomendado que seja feito com doses 50% menores que em adultos jovens, ajustando a dose de acordo com a resposta individual.

● **INSUFICIÊNCIA RENAL:** Utilizar o bromazepam com cautela em pacientes com insuficiência renal, já que esse medicamento apresenta excreção renal.

● **INSUFICIÊNCIA HEPÁTICA:** O uso de bromazepam é contraindicado em caso de insuficiência hepática grave.

● **COMO MANEJAR EFEITOS ADVERSOS:** Os efeitos colaterais do bromazepam tendem a ser imediatos e melhorarem com o tempo. Dessa forma, é necessário aguardar e observar se os efeitos irão desaparecer; caso não desapareçam, a sugestão é reduzir a dose, substituí-lo por outro medicamento semelhante ou de liberação lenta e recomendar doses mais altas para a noite (horário de dormir).

◯ Toxicidade

ORAL EM HUMANOS: Não há sinais de toxicidade com concentrações séricas abaixo de 2.300 mcg/mL em humanos.

TOXICIDADE AGUDA: Em caso de intoxicação ou efeitos colaterais graves e potencialmente fatais, deve-se usar o flumazenil como antídoto. Em caso de ingestão a curto prazo (< 2 h), pode-se utilizar carvão ativado. Além de lavagem gástrica, estão indicados monitoramento de frequência cardíaca, respiratória e pressão arterial e fornecimento de suporte como hidratação e permeabilidade de vias aéreas.

◯ Referência

1. Whirl-Carrillo M, Huddart R, Gong L, Sangkuhl K, Thorn CF, Whaley R, et al. An evidence-based framework for evaluating pharmacogenomics knowledge for personalized medicine. Clin Pharmacol Ther. 2021;110(3):563-72.

◯ Leituras Recomendadas

Braestrup C, Squires RF. Pharmacological characterization of benzodiazepine receptors in the brain. Eur J Pharmacol. 1978;48(3):263-70.

Bromazepam [Internet]. 2024 [capturado em 23 set. 2024]. Disponível em: http://sideeffects.embl.de/drugs/2441/.

Costa A, Bosone D, Ramusino MC, Perini G, Ghiotto N, Zoppi A, et al. Effect of evening bromazepam administration on blood pressure and heart rate in mild hypertensive patients. Pharmacology. 2019;104(1-2):1-6.

DrugBank Online. Bromazepam [Internet]. 2007 [capturado em 23 set. 2024]. Disponível em: https://go.drugbank.com/drugs/DB01558.

Williams T, McCaul M, Schwarzer G, Cipriani A, Stein DJ, Ipser J. Pharmacological treatments for social anxiety disorder in adults: a systematic review and network meta-analysis. Acta Neuropsychiatr. 2020;32(4):169-76.

Bromocriptina

A bromocriptina é um fármaco, derivado do ergot, agonista dos receptores dopaminérgicos do tipo D_2 que, ao se ligar em tais receptores, exerce efeitos semelhantes aos da ligação da dopamina em seus receptores. É utilizada no tratamento da galactorreia decorrente da hiperprolactinemia e de outras condições relacionadas com alteração das concentrações de prolactina, bem como no tratamento das fases iniciais da doença de Parkinson. Após administração oral, sua concentração máxima ocorre entre 1 e 1,5 hora e sua eliminação se dá principalmente pela via hepática.

Nomes no Brasil:
Parlodel.

SUS:
Está disponível na Rename pelo componente especializado (doença de Parkinson e hiperprolactinemia) em comprimidos de 2,5 mg.

● **INDICAÇÕES DE BULA – ANVISA:** Tratamento da doença de Parkinson. Tratamento de estados hiperprolactinêmicos patológicos incluindo amenorreia, infertilidade feminina e hipogonadismo. Tratamento de pacientes com adenomas que secretam prolactina. Tratamento de acromegalia.

● **INDICAÇÕES DE BULA – FDA:** Indicado como complemento a dieta e exercícios para melhorar o controle glicêmico em adultos com DM tipo 2.

● **INDICAÇÕES *OFF-LABEL*:** A bromocriptina pode ser utilizada no manejo da doença de Parkinson, em monoterapia em pacientes mais jovens e em fase inicial da doença e como tratamento adjuvante quando a doença se encontra em fase avançada (em associação com levodopa). Pode ainda ser usada no tratamento da SNM.

- **CONTRAINDICAÇÕES:** A bromocriptina não deve ser utilizada por pacientes com histórico de alergia a esse medicamento. Sua utilização não é recomendada em pacientes com coronariopatia grave, doença vascular periférica grave e pacientes com hipertensão não controlada.

- **TESTES LABORATORIAIS SUGERIDOS OU NECESSÁRIOS:** Testes laboratoriais não são necessários.

- **ROTA FARMACOLÓGICA:** Ver Figura 1.

⭘ Farmacologia

ABSORÇÃO: Após administração oral, a bromocriptina exibe seu pico de concentração plasmática entre 1 e 1,5 hora. Somente 28% são absorvidos VO; após passagem hepática, somente 6% se apresentam sem alteração.

VOLUME DE DISTRIBUIÇÃO: Não há dados disponíveis.

LIGAÇÃO PROTEICA: A ligação da bromocriptina às proteínas plasmáticas varia entre 90 e 96%, se ligando principalmente à albumina.

METABOLISMO/FARMACOCINÉTICA: A bromocriptina sofre metabolização hepática pelas enzimas da família do citocromo P450, sobretudo CYP3A4.

ROTA DE ELIMINAÇÃO: A excreção da bromocriptina se dá principalmente pelas fezes (via biliar) e, em menor proporção, pela via renal (6%).

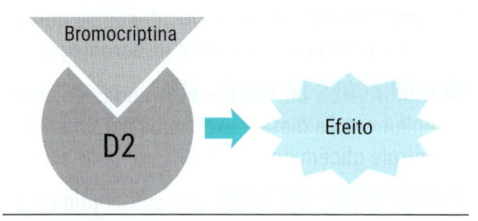

FIGURA 1 ▶ ROTA FARMACOLÓGICA DA BROMOCRIPTINA.

MEIA-VIDA: Entre 2 e 8 horas.

DEPURAÇÃO: 55 L/h.

FARMACODINÂMICA: A bromocriptina se liga aos receptores dopaminérgicos do tipo D_2, melhorando a transmissão dopaminérgica e, consequentemente, melhorando os sintomas relacionados aos transtornos de movimentos, como observado na doença de Parkinson. Também age como agonista de receptores serotoninérgicos $5\text{-}HT_{1D}$, $5\text{-}HT_{1A}$, $5\text{-}HT_{2A}$, $5\text{-}HT_{1B}$, $5\text{-}HT_{2C}$, antagonista de $\alpha_2 A$, $\alpha_2 B$, $\alpha_2 C$ e D_1 e agonista parcial de $5\text{-}HT_{2B}$.

MECANISMO DE AÇÃO: A bromocriptina se liga, de forma específica, nos receptores dopaminérgicos do tipo D_2, aumentando a transmissão dopaminérgica. Seus efeitos sobre os sintomas motores provocados pela doença de Parkinson são decorrentes de seu agonismo aos receptores dopaminérgicos D_2 na região do estriado, enquanto seus efeitos sobre a produção de prolactina são resultado de seu agonismo aos receptores D_2 na via tuberoinfundibular.

● Interações Medicamentosas

⭘ Antagonistas dopaminérgicos, como antipsicóticos, domperidona e metoclopramida, podem reduzir a atividade da bromocriptina.

⭘ Inibidores da CYP3A4, como antibióticos macrolídios, antimicóticos azóis e inibidores da HIV protease, podem aumentar as concentrações plasmáticas da bromocriptina.

AFINIDADE LIGANTE/KI:

LOCAL	KI (NM)
Ki (D_4)	372/1.000
Ki ($D_1 B$)	454/537
Ki (β_1-adrenérgico)	589
Ki ($D_1 A$)	672/692/2.070
Ki ($5\text{-}HT_{2C}$)	741/4.670
Ki (β_2-adrenérgico)	741
Ki ($5\text{-}HT_{2A}$)	4.670
Ki (H_1)	10.000
Ki ($5\text{-}HT_{3A}$)	10.000

⭕ Farmacogenética

Acesse https://www.pharmgkb.org/chemical/PA448671 ou utilize o *QR code* ao lado.

ANOTAÇÕES CLÍNICAS

Nível de evidência 1A, 1B, 2A, 2B, 3, 4: Não há dados para a bromocriptina no PharmGKB até a data de publicação deste livro.

⭕ Prática Clínica

● **DOSAGEM:** Recomenda-se a utilização da bromocriptina para o tratamento dos sintomas motores da doença de Parkinson em doses que variam entre 10 e 40 mg/dia, divididos em várias doses diárias. Para o tratamento da hiperprolactinemia, a dose utilizada deve ser de 2,5 a 15 mg/dia.

● **TITULAÇÃO:** Deve-se iniciar o uso de bromocriptina para o tratamento da doença de Parkinson e hiperprolactinemia com doses iniciais de 0,5 a 2,5 mg/dia. Pode-se aumentar a dose em 2,5 mg/dia a cada 3 a 7 dias, até que se atinja o efeito terapêutico esperado. Para a doença de Parkinson, a dose máxima recomendada é de 40 mg/dia; já para hiperprolactinemia, a dose máxima é de 15 mg/dia, e, para acromegalia, 30 mg/dia (não deve superar 100 mg). As doses máximas devem ser divididas em várias tomadas.

● **EFEITOS ADVERSOS:** Mais comuns: Gastrointestinais (constipação, náusea), neurológicos (cefaleia, tontura), respiratórios (rinite, sinusite), outros (astenia, fadiga). Comuns: Cardiovasculares (hipotensão, síncope, síndrome de Raynaud), gastrointestinais (cãibra abdominal, diarreia, dispepsia, vômito), imunológicos (infecção, síndrome gripal), metabólicos (anorexia, hipoglicemia), neurológicos (ataxia, discinesia, sonolência, tontura), oculares (ambliopia), respiratórios (congestão nasal). Raros: Cardiovasculares (hipertensão). Pós-comercialização: Dermatológicos (reação de pele).

BIPP TIPS

○ Alcaloides do ergot, quando coadministrados com bromocriptina, podem aumentar a atividade estimulante da dopamina, resultando em efeitos adversos como cefaleia, náusea e vômito. Não é recomendada a utilização concomitante desses dois medicamentos.

○ A bromocriptina deve ser administrada juntamente com alimentos, pois assim há risco diminuído de náuseas e vômitos decorrentes de seu uso e aumento da tolerabilidade a esse medicamento.

○ Em idosos, deve-se ter atenção quando for realizar mudança de decúbito, pois a bromocriptina pode causar hipotensão postural. Há risco de quedas e fraturas.

○ A sumatriptana, quando utilizada em concomitância com a bromocriptina, pode resultar em risco aumentado de reações vasoespásticas.

○ O uso concomitante de bromocriptina com simpaticomiméticos, como fenilpropanolamina, pode causar cefaleia intensa e hipertensão.

○ O uso de bromocriptina pode piorar o quadro de úlcera péptica, levando à ocorrência de sangramento do trato digestivo.

○ O uso de álcool pode potencializar os efeitos colaterais da bromocriptina, assim como reduzir a tolerabilidade do paciente ao uso desse medicamento.

○ Pacientes que apresentam diagnóstico prévio de doença arterial coronariana devem ter cautela no uso de bromocriptina, pois esse medicamento pode causar vasospasmo e predispor à ocorrência de angina e IAM.

○ Pode haver desenvolvimento de quadro psicótico em decorrência do uso de bromocriptina, o qual pode durar 2 a 6 semanas após sua interrupção.

● **GRAVIDEZ:** A bromocriptina parece não causar malformações nos fetos quando utilizada durante a gestação. Em 1.276 mulheres que usaram bromocriptina, oito a utilizaram por toda a gestação; houve abortos espontâneos (11,4%) e induzidos (2,2%). Categoria B da FDA (classificação até 2015).

● **AMAMENTAÇÃO:** Por bloquear a produção da prolactina, a bromocriptina interrompe a produção de leite e lactação.

● **CRIANÇAS E ADOLESCENTES:** Não há estudos avaliando a segurança e a eficácia do uso de bromocriptina em crianças e adolescentes com menos de 16 anos.

● **IDOSOS:** Idosos tendem a experimentar efeitos colaterais com mais suscetibilidade, incluindo *delirium*, náusea e vômito. Pode ser necessário iniciar o tratamento com dose de 1,25 mg/dia, aumentando-se a dose de forma mais gradual.

● **INSUFICIÊNCIA RENAL:** Não há estudos avaliando o uso de bromocriptina em pacientes com comprometimento renal. Utilizar com cautela em pacientes com insuficiência renal grave.

● **INSUFICIÊNCIA HEPÁTICA:** Não há estudos avaliando o uso de bromocriptina em pacientes com comprometimento hepático. É recomendado que se utilizem doses reduzidas e com maior intervalo entre elas em pacientes com insuficiência hepática.

● **COMO MANEJAR EFEITOS ADVERSOS:** É necessário aguardar e observar se os efeitos irão desaparecer; caso não desapareçam, é recomendada a redução de dose do medicamento. A hipotensão deve ser tratada com volume e posição de Trendelenburg.

Toxicidade

ORAL EM HUMANOS: A menor dose tóxica publicada da bromocriptina é 50 mcg/kg para mulheres, 17,9 mcg/kg para homens e 375 mcg/kg para crianças.

TOXICIDADE AGUDA: Os sintomas decorrentes de superdosagem de bromocriptina são agitação, alucinação, bocejo, confusão, delírio, diarreia, fraqueza, hipotensão, letargia, náusea, perda de consciência, tontura e vômito.

Leituras Recomendadas

Boyd A. Bromocriptine and psychosis: a literature review. Psychiatr Q. 1995;66(1):87-95.

Cedarbaum JM. Clinical pharmacokinetics of anti-parkinsonian drugs. Clin Pharmacokinet. 1987;13(3):141-78.

Drugs.com. Bromocriptine side effects [Internet]. 2024 [capturado em 23 set. 2024]. Disponível em: https://www.drugs.com/sfx/bromocriptine-side-effects.html#professional.

Ho KY, Thorner MO. Therapeutic applications of bromocriptine in endocrine and neurological diseases. Drugs. 1988;36(1):67-82.

Hutchison P, Sill H. Lactation suppression with bromocriptine. N Z Med J. 1981;94(694):309-10.

Krupp P, Monka C. Bromocriptine in pregnancy: safety aspects. Klin Wochenschr. 1987;65(17):823-7.

Mehta AE, Tolis G. Pharmacology of bromocriptine in health and disease. Drugs. 1979;17(5):313-25.

Naz F, Malik A, Riaz M, Mahmood Q, Mehmood MH, Rasool G, et al. Bromocriptine therapy: review of mechanism of action, safety and tolerability. Clin Exp Pharmacol Physiol. 2022;49(8):903-22.

Ozery M, Wadhwa R. Bromocriptine. In: StatPearls [Internet]. Treasure Island: StatPearls; 2024 [capturado em 23 set. 2024]. Disponível em: https://www.ncbi.nlm.nih.gov/books/NBK555948/.

Parlodel® [Internet]. New Jersey: Novartis; 2012 [capturado em 23 set. 2024]. Disponível em: https://www.accessdata.fda.gov/drugsatfda_docs/label/2012/017962s065s068lbl.pdf.

Sitland-Marken PA, Wells BG, Froemming JH, Chu CC, Brown CS. Psychiatric applications of bromocriptine therapy. J Clin Psychiatry. 1990;51(2):68-82.

● Buprenorfina

A buprenorfina é um fármaco agonista parcial dos receptores opioides do tipo μ. É utilizada para o tratamento de quadros de dor crônica que não respondem às terapêuticas mais convencionais e também no tratamento e manutenção de pacientes dependentes de opioides. Após administração oral, sua concentração máxima ocorre em cerca de 1,5 hora e sua eliminação se dá principalmente pela via fecal.

Nomes no Brasil:
Restiva, Transtec (adesivos transdérmicos).

SUS:
Não disponível na Rename.

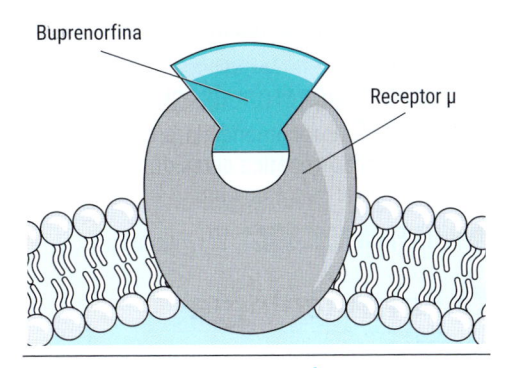

FIGURA 1 ▶ ROTA FARMACOLÓGICA DA BUPRENORFINA.

● INDICAÇÕES DE BULA – ANVISA:

○ Adesivo transdérmico (5-20mg): tratamento da dor de moderada a forte intensidade (quando é necessário terapia contínua com opioide para obter analgesia adequada).

○ Adesivo transdérmico (20-40mg): tratamento da dor moderada a grave relacionada ao câncer e da dor intensa que não responde a analgésicos não opioides.

● INDICAÇÕES DE BULA – FDA:

○ Filme bucal: tratamento das dores intensas e persistentes que requerem um período de tratamento prolongado com um analgésico opioide diário e para o qual as opções alternativas de tratamento são inadequadas.

○ Via subcutânea: tratamento do transtorno por uso de opioides moderado a grave em pacientes que iniciaram o tratamento com uma dose única de um produto de buprenorfina transmucosa ou que já estão sendo tratados com buprenorfina. Deve ser usada como parte de um plano de tratamento completo que inclua aconselhamento e apoio psicossocial.

○ Transdérmica: tratamento da dor intensa e persistente que requer um período de tratamento prolongado com analgésico opioide diário e para o qual as opções alternativas de tratamento são inadequadas.

● **INDICAÇÕES *OFF-LABEL*:** A buprenorfina pode ser utilizada para o manejo da dor em pacientes adultos com câncer e também no manejo da dor pós-operatória.

● **CONTRAINDICAÇÕES:** A buprenorfina não deve ser utilizada por pacientes com histórico de alergia a esse medicamento, por aqueles que fazem uso atual de opioides ou álcool, que apresentem insuficiência hepática grave, insuficiência respiratória grave ou íleo paralítico e que façam uso de IMAOs. Esse medicamento deve ser usado com cautela em pacientes com traumatismo craniencefálico ou que apresentem condições que aumentem a pressão intracraniana, em pacientes com disfunção do trato biliar, pacientes debilitados, com hipotireoidismo, doença de Addison, depressão do SNC ou coma, pacientes com psicose devido a substâncias, hipertrofia prostática, estenose uretral, *delirium tremens* ou cifoescoliose. O implante deve ser usado com cautela em pacientes com histórico de formação de queloides, doenças do tecido conjuntivo e infecção recorrente por *Staphylococcus aureus*.

● **TESTES LABORATORIAIS SUGERIDOS OU NECESSÁRIOS:** É recomendada a realização de testes de função hepática antes do início e também no decorrer do tratamento.

● **ROTA FARMACOLÓGICA:** Ver Figura 1.

◐ Farmacologia

ABSORÇÃO: Após administração oral, a buprenorfina exibe seu pico de concentração plasmática em aproximadamente 1,5 hora, porém a absorção pode variar entre os indivíduos.

VOLUME DE DISTRIBUIÇÃO: 188 a 3.350 L.

LIGAÇÃO PROTEICA: A ligação da buprenorfina às proteínas plasmáticas é de cerca de 96%, principalmente à globulinas α e β.

METABOLISMO/FARMACOCINÉTICA: A buprenorfina sofre metabolização hepática (processos de acetilação e glicuronidação) pelas enzimas da família do citocromo P450, sobretudo CYP3A4 e CYP3A5. A norbuprenorfina, um dos metabólitos gerados, é farmacologicamente ativa.

ROTA DE ELIMINAÇÃO: A excreção da buprenorfina se dá pelas vias fecal (70%) e renal (10-30%).

MEIA-VIDA: 37 horas.

DEPURAÇÃO: Entre 1.042 e 1.280 mL/min.

FARMACODINÂMICA: A buprenorfina é um agonista parcial dos receptores opioides do tipo μ, que se encontram distribuídos no cérebro e na medula espinal. Ao interagir com tais receptores, a buprenorfina causa analgesia e sedação, mais comumente. Ainda pode causar alteração de humor, disforia, euforia e sonolência. O uso de buprenorfina deprime o centro respiratório e o reflexo da tosse, além de contrair as pupilas.

MECANISMO DE AÇÃO: A buprenorfina se liga aos receptores μ com alta afinidade, porém, por se tratar de um agonista parcial, ativa-os apenas parcialmente, além de impedir a ligação de opioides exógenos a esses receptores. Dessa forma, impede que o paciente sinta a sensação de prazer pelo consumo de opioides e tem baixo risco de causar *overdose* em comparação com um agonista pleno. A buprenorfina também exerce um efeito antagonista sobre os receptores do tipo κ.

● Interações Medicamentosas

◐ O uso de indutores da CYP3A4 pode resultar na redução das concentrações plasmáticas da buprenorfina.

◐ O uso de inibidores da CYP3A4 pode resultar em aumento das concentrações plasmáticas da buprenorfina.

AFINIDADE LIGANTE/KI:

LOCAL	KI (NM)
Ki (μ)	0,04/0,09/0,13/ 0,3/0,4/0,41/ 0,48/1,3/1,5
Ki (κ)	0,07/0,089/ 0,5/1,5/2,5
Ki (δ)	0,48/1,2/ 1,6/6,1
Ki (NOP)	77/212

◐ Farmacogenética

Acesse https://www.pharmgkb.org/chemical/PA448685 ou utilize o *QR code* ao lado.

ANOTAÇÕES CLÍNICAS

Nível de evidência 1A, 1B, 2A, 2B: Não há dados para a buprenorfina no PharmGKB até a data de publicação deste livro.

Nível de evidência 3: Variantes diversas dos genes *ADAMTSL2*, *ARRB2*, *COMT*, *CYP3A4*, *OPRD1*, *OPAM1*, *PNOC* e *SLC6A4*.

Nível de evidência 4: Acesse o *site* para mais informações.

○ Prática Clínica

● **DOSAGEM:** A buprenorfina pode ser utilizada por via sublingual ou por implantes transdérmicos. Recomenda-se a utilização desse medicamento para estabilização e manutenção dos pacientes dependentes de opioide em doses de 8 a 24 mg. Para o tratamento da dor crônica, recomenda-se uma dose de 5 mg de buprenorfina (adesivo transdérmico).

● **TITULAÇÃO:** O uso de buprenorfina deve ser iniciado com a dose de 8 mg no primeiro dia de tratamento, podendo ser aumentada para 12 ou 16 mg no segundo dia. A partir do terceiro dia, é possível acrescentar 4 mg a cada dia, não devendo ser ultrapassada a dose máxima de 32 mg (dividida em 2-4x/dia).

● **EFEITOS ADVERSOS:** Comuns: Apetite reduzido, cefaleia, constipação, hipotensão ortostática, insônia, náusea, sedação, sudorese, tontura, vômito. Incomuns: Agitação, alucinação, ambliopia, anorexia, apneia, astenia, boca seca, confusão mental, depressão respiratória, enzimas hepáticas alteradas, miose, parestesia, retenção urinária, tremor.

● **GRAVIDEZ:** A buprenorfina é um fármaco seguro e eficaz para o tratamento do TUS por opioides durante a gestação. Trata-se de uma alternativa que parece causar síndrome de abstinência mais leve nos neonatos, além de parecer não causar efeitos tóxicos ou teratogênicos nos fetos. Categoria C da FDA (classificação até 2015).

● **AMAMENTAÇÃO:** Há excreção de buprenorfina no leite materno humano, não sendo recomendado seu uso durante a lactação. Apesar disso, é necessário avaliar os riscos e benefícios de seu uso durante esse período, sobretudo em situações pontuais.

● **CRIANÇAS E ADOLESCENTES:** Não há estudos avaliando a segurança e a eficácia do uso de buprenorfina em pacientes com menos de 16 anos. O adesivo transdérmico tem sido utilizado no manejo da dor em pacientes pediátricos com câncer.

● **IDOSOS:** Não há estudos bem estabelecidos; portanto, é recomendado usar a buprenorfina em pacientes idosos com cautela, uma vez que eles

BIPP TIPS

● Quando a buprenorfina é utilizada concomitantemente com outros depressores do SNC, pode haver efeitos depressores aumentados, sobretudo depressão respiratória. Nesses casos, pode ser necessária a redução de dose de um ou ambos os medicamentos.

● É recomendado que a fase de indução (transição do uso do opioide para a buprenorfina) seja realizada em ambiente hospitalar, para que os profissionais possam observar e manejar os sintomas decorrentes da abstinência do opioide.

● Pacientes com comprometimento da função hepática podem experimentar efeitos colaterais mais intensos e graves com o uso de buprenorfina.

● Há risco aumentado de depressão respiratória grave e morte em casos de uso concomitante de buprenorfina com BZDs, álcool e opioides.

● O uso crônico de buprenorfina pode causar dependência nos pacientes.

● O fármaco deve ser retirado de forma gradual para evitar ou minimizar sintomas decorrentes de sua retirada.

● O paciente deve ser alertado para os riscos de dirigir automóveis ou operar máquinas, pois a buprenorfina pode alterar o estado físico e mental.

● A administração da buprenorfina deve ser sublingual, já que a ingestão reduz sua biodisponibilidade. A formulação não deve ser dividida, engolida, mastigada ou triturada.

● Em caso de uso do implante transdérmico de buprenorfina, deve-se examinar o local de aplicação para observar sinais de infecção ou inflamação.

● Embora o risco seja menor, pode haver uso abusivo de buprenorfina.

> - O paciente deve estar em estado de abstinência leve antes de iniciar o tratamento com buprenorfina.
> - Em caso de infecção local devido ao implante transdérmico de buprenorfina, pode haver protrusão ou expulsão dele.
> - Deve haver monitoramento dos pacientes com implante transdérmico de buprenorfina.
> - Os pacientes tendem a aderir melhor ao tratamento com buprenorfina em comparação ao tratamento com metadona.

tendem a tolerar doses mais baixas desse medicamento.

● **INSUFICIÊNCIA RENAL:** Não é necessário o ajuste de dose em pacientes com comprometimento renal.

● **INSUFICIÊNCIA HEPÁTICA:** Em pacientes com insuficiência hepática moderada a grave, deve-se monitorar para sinais de toxicidade ou *overdose*; já em pacientes com insuficiência grave, é necessário o uso de doses reduzidas. O implante transdérmico não é recomendado em pacientes com comprometimento hepático, uma vez que não é possível a redução de dose.

● **COMO MANEJAR EFEITOS ADVERSOS:** É necessário aguardar e observar se os efeitos irão desaparecer; caso não desapareçam, deve-se reduzir a dose ou ainda pode-se optar por outro agente da mesma classe.

Toxicidade

ORAL EM HUMANOS: Não há dados específicos sobre superdosagem de buprenorfina em humanos. A dose letal é de 800 mg/kg em camundongos e de mais de 1 g/kg em ratos.

TOXICIDADE AGUDA: Os sintomas decorrentes de superdosagem de buprenorfina são miose, depressão respiratória, hipotensão e sedação. Há risco de morte.

Leituras Recomendadas

Bettinger J, Batista Quevedo H, Cleary J. Emerging pharmacologic mechanisms of buprenorphine to explain experience of analgesia versus adverse effects. J Opioid Manag. 2021;17(7):21-31.

Boothby LA, Doering PL. Buprenorphine for the treatment of opioid dependence. Am J Health Syst Pharm. 2007;64(3):266-72.

Coe MA, Lofwall MR, Walsh SL. Buprenorphine pharmacology review: update on transmucosal and long-acting formulations. J Addict Med. 2019;13(2):93-103.

Cowan A. Buprenorphine: new pharmacological aspects. Int J Clin Pract Suppl. 2003;(133):3-8.

Davis MP. Buprenorphine in cancer pain. Support Care Cancer. 2005;13(11):878-87.

Degnan M, Mousa SA. A narrative review of buprenorphine in adult cancer pain. Expert Ver Clin Pharmacol. 2020;13(10):1159-67.

Dhawan A, Modak T, Sarkar S. Transdermal buprenorphine patch: potential for role in management of opioid dependence. Asian J Psychiatr. 2019;40:88-91.

Elkader A, Sproule B. Buprenorphine: clinical pharmacokinetics in the treatment of opioid dependence. Clin Pharmacokinet. 2005;44(7):661-80.

Fishman MA, Kim PS. Buprenorphine for chronic pain: a systemic review. Curr Pain Headache Rep. 2018;22(12):83.

Hans G. Buprenorphine: a review of its role in neuropathic pain. J Opioid Manag. 2007;3(4):195-206.

Johnson RE, Fudala PJ, Payne R. Buprenorphine: considerations for pain management. J Pain Symptom Manage. 2005;29(3):297-326.

Michel E, Anderson BJ, Zernikow B. Buprenorphine TTS for children: a review of the drug's clinical pharmacology. Paediatr Anaesth. 2011;21(3):280-90.

Philip S, Griffin B. Can buprenorphine be used for opioid use disorder during pregnancy? JAAPA. 2021;34(8):19-20.

Shulman M, Wai JM, Nunes EV. Buprenorphine treatment for opioid use disorder: an overview. CNS Drugs. 2019;33(6):567-80.

Vadivelu N, Anwar M. Buprenorphine in postoperative pain management. Anesthesiol Clin. 2010;28(4):601-9.

Bupropiona

A bupropiona é um inibidor de recaptação de noradrenalina e dopamina, utilizada mais comumente no tratamento para cessação do tabagismo e também no tratamento de transtorno depressivo maior e transtorno afetivo sazonal. No tratamento para cessação do tabagismo, seus efeitos redutores do desejo e da abstinência são creditados ao incremento das vias dopaminérgicas promovido pela inibição da recaptação da dopamina, a qual está envolvida na neurobiologia dos sistemas de recompensa associados à nicotina. Embora tenha eficácia semelhante às opções típicas de primeira linha para o tratamento da depressão, como ISRSs, a bupropiona é uma opção única para o tratamento de transtorno depressivo maior, pois não apresenta efeitos serotoninérgicos ou histaminérgicos clinicamente relevantes, resultando em um perfil mais tolerável para os efeitos adversos. Sua absorção depende da forma prescrita, podendo variar de 2 a 5 horas, e sua eliminação ocorre majoritariamente por via renal.

Nomes no Brasil:
Alpes, Buene, Bup, Bup XL, Bupium, Noradop, Seth, Wellbutrin XL, Zetron XL .

SUS:
Está disponível na Rename pelo componente estratégico (tabagismo) em comprimidos de 150 mg de liberação prolongada.

- **INDICAÇÕES DE BULA – ANVISA:** Tratamento do TDM ou na prevenção de recaídas e recorrências de episódios depressivos após resposta inicial satisfatória.
- **INDICAÇÕES DE BULA – FDA:** Tratamento do TDM. Prevenção do transtorno afetivo sazonal.
- **INDICAÇÕES OFF-LABEL:** A bupropiona pode ser utilizada no tratamento de transtorno depressivo maior, transtorno afetivo sazonal, depressão bipolar, disfunções sexuais, TDAH, obesidade, transtorno do interesse/excitação sexual feminino, para efeitos sexuais secundários ao uso de ISRS, abstinência de cocaína em dependentes, retirada da metanfetamina em dependentes, síndrome das pernas inquietas e dor neuropática.
- **CONTRAINDICAÇÕES:** A bupropiona é contraindicada em caso de hipersensibilidade à substância ou a um de seus componentes, epilepsia, anorexia nervosa, bulimia nervosa (risco de convulsão), descontinuação de álcool e sedativos, em associação com IMAOs (mesmo após 14 dias).
- **TESTES LABORATORIAIS SUGERIDOS OU NECESSÁRIOS:** São recomendados avaliação basal e monitoramento constante da pressão arterial, bem como avaliação cardíaca com ECG.
- **ROTA FARMACOLÓGICA:** Ver Figura 1.

Farmacologia

ABSORÇÃO: É necessário ater-se à formulação prescrita, uma vez que atualmente a bupropiona está disponível em três formulações distintas, mas bioequivalentes: liberação imediata (IR) com pico plasmático de 2 horas; liberação sustentada (SR) com pico plasmático de 3 horas; e liberação prolongada (XL) com pico plasmático de cerca de 5 horas. A literatura indica que sua absorção possa ser aumentada quando os comprimidos de liberação prolongada são ingeridos com alimentos.[1]

VOLUME DE DISTRIBUIÇÃO: 2.000 L.

LIGAÇÃO PROTEICA: 84%.

METABOLISMO/FARMACOCINÉTICA: A bupropiona é amplamente metabolizada em humanos e possui três metabólitos ativos: a hidroxi-bupropiona e os isômeros aminoálcool, a treo-hidrobupropiona e a eritro-hidrobupropiona. A bupropiona e seus metabólitos exibem cinética linear após a administração crônica de 300 a 450 mg/

dia. Dados obtidos *in vitro* indicam que a CYP2B6 é a principal isoenzima envolvida na formação da hidroxi-bupropiona, enquanto os isômeros aminoálcool parecem ser formados de modo independente das enzimas do citocromo P450.[2] A oxidação da cadeia lateral da bupropiona resulta na formação de um conjugado de glicina, que é excretado na urina como o principal metabólito. As concentrações plasmáticas dos metabólitos são equivalentes ou mais altas que as da bupropiona, podendo apresentar consequências clinicamente relevantes.

ROTA DE ELIMINAÇÃO: Após administração de uma dose única de bupropiona, 87% são recuperados na urina e 10% nas fezes, sendo apenas 0,5% a fração de fármaco inalterada.

MEIA-VIDA: 24 horas.

DEPURAÇÃO: 200 L/h.

FARMACODINÂMICA: A bupropiona é um inibidor do NET e do DAT. No entanto, aparenta ser essencialmente inativa no SERT (IC50 > 10.000 nM) e não apresenta ação inibidora da monoaminoxidase.

MECANISMO DE AÇÃO: A bupropiona exerce seus efeitos farmacológicos inibindo de modo discreto as enzimas envolvidas na recaptação dos neurotransmissores noradrenalina e dopamina da fenda sináptica, aumentando, portanto, a disponibilidade desses neurotransmissores nas fendas sinápticas, bem como seus efeitos *downstream* (a jusante). Mais especificamente, a bupropiona se liga ao NET e DAT. No entanto, parte substancial de seu mecanismo de ação ainda precisa ser elucidada.

● Interações
● Medicamentosas

○ A bupropiona é conhecida por diminuir o limiar convulsivo, tornando qualquer convulsão preexistente uma contraindicação ao seu uso. Tal risco é exacerbado quando a bupropiona é combinada com outras drogas ou substâncias que diminuem o limiar convulsivo, como a cocaína, ou em situações clínicas que aumentariam o risco de convulsão, como a abstinência abrupta de álcool ou BZDs.

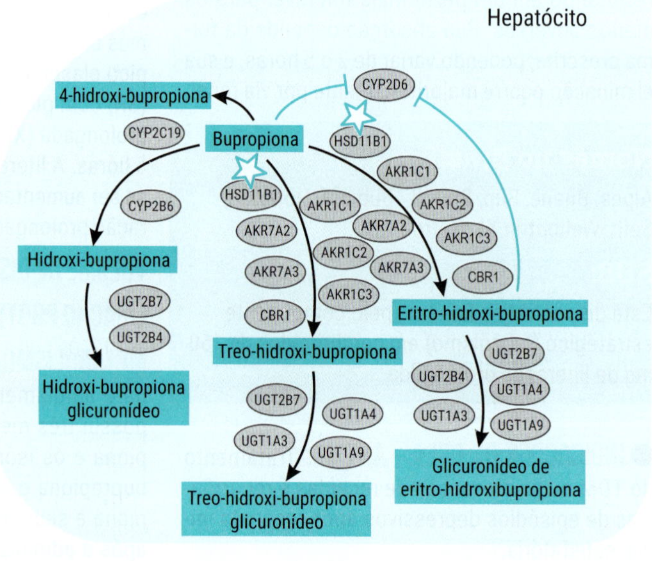

FIGURA 1 ▶

ROTA FARMACOLÓGICA DA BUPROPIONA.

Fonte: Elaborada com base em Whirl-Carrillo e colaboradores.[3]

AFINIDADE LIGANTE/KI:

LOCAL	KI (NM)
Ki (DAT)	562

◯ Farmacogenética

Acesse https://www.pharmgkb.org/chemical/PA448687 ou utilize o *QR code* ao lado.

ANOTAÇÕES CLÍNICAS

Nível de evidência 1A, 1B: Não há dados para a bupropiona no PharmGKB até a data de publicação deste livro.

Nível de evidência 2A: Ver Tabela 1.

Nível de evidência 2B: Não há dados para a bupropiona no PharmGKB até a data de publicação deste livro.

Nível de evidência 3: Variantes diversas dos genes *ACE*, *ANKK1*, *CHRNA5*, *COMT*, *CYP2A6*, *CYP2B6*, *CYP2C19*, *DBH*, *DRD1*, *DRD2*, *EPB41*, *FKBP5*, *GALR1*, *HTR2A*, *SACM1L*, *SLC18A2* e *SLC6A4*.

Nível de evidência 4: Acesse o *site* para mais informações.

TABELA 1 ▶ NÍVEL DE EVIDÊNCIA 2A PARA A BUPROPIONA

NÍVEL	VARIANTE	GENE	TIPO
2A	CYP2B6*1	CYP2B6	Metabolismo
	CYP2B6*2		
	CYP2B6*4		
	CYP2B6*5		
	CYP2B6*6		
	CYP2B6*18		
	CYP2B6*22		
	CYP2B6*30		

◯ Prática Clínica

● **DOSAGEM:** A dose média de bupropiona varia de 150 a 450 mg em 3 doses divididas; formulação SR: 200 a 450 mg em 2 doses divididas (dose única máxima de 200 mg); formulação XL: 150 a 450 mg, 1x/dia; e hidrobrometo de bupropiona: 174 a 522 mg, 1x/dia (dose única máxima de 522 mg).

● **TITULAÇÃO:** A dose inicial é de 150 mg, administrada 1x/dia, por 3 dias consecutivos. Em seguida, deve ser aumentada para 150 mg, 2x/dia, respeitando-se um intervalo de 8 horas, no mínimo, entre as doses. Cada dose única não deve exceder 150 mg, e a dose diária máxima não deve exceder 522 mg. Entretanto, as diferentes formulações devem ser consideradas. As formulações IR fornecem uma curta duração de ação e, portanto, costumam ser dosadas 3x/dia; já as formulações SR fornecem uma liberação prolongada de medicamento por 12 horas e, logo, geralmente são administradas 2x/dia. Por fim, as formulações XL fornecem uma liberação prolongada de medicação de 24 horas, sendo em geral administradas 1x/dia.

● **EFEITOS ADVERSOS:** Mais comuns: Cardiovasculares (taquicardia), dermatológicos (sudorese excessiva), gastrointestinais (boca seca, constipação, náusea, vômito), metabólicos (ganho e perda de peso maior do que 2,3 kg), neurológicos (cefaleia, enxaqueca, sedação, tontura, tremor), oculares (visão borrada), psiquiátricos (agitação, insônia, sonhos anormais), respiratórios (faringite, nasofaringite, rinite). Comuns: Cardiovasculares (arritmia cardíaca, dor no peito, edema, hipertensão, hipotensão, palpitação, rubor), dermatológicos (edema facial, pele seca, prurido, *rash*, sudorese, urticária), gastrointestinais (diarreia, disfagia, dispepsia, distúrbio gastrointestinal e gustatório, dor abdominal, estomatite, flatulência, úlcera oral), geniturinários (aumento de frequência urinária, disfunção sexual, dismenorreia, hemorragia vaginal, impotência, infecção urinária, noctúria), hipersensibilidade (reação alérgica, de hipersensibilidade), imunológicos (infecções, síndromes gripais), metabólicos (anorexia, aumento/perda de apetite, sede), musculoesqueléticos (artralgia, artrite, contração muscular, dor cervical, em extremidades, mialgia), neurológicos (acatisia, alteração de paladar e sensorial, ataxia, discinesia, distonia, estimulação de SNC, mioclonia, nervosismo, parestesia, sedação, síncope), oculares (diplopia, distúrbio visual), psiquiátricos (alucinações, anormalidade de pensamento, ansiedade, concentração perturbada, confusão, delírios, depressão, disforia, euforia, hostilidade, irritabilidade, libido aumentada/diminuída, mania/hipomania, memória diminuída, nervosismo, qualidade do sono prejudicada), respiratórios (bronquite, dispneia, epistaxe, IVAS, sinusite, tosse), outros (astenia, calafrios, distúrbio auditivo, distúrbio cutâneo de temperatura, dor, febre, febre inespecífica, lesão acidental, zumbido). Incomuns: Cardiovasculares (AVC, alterações inespecíficas de intervalo ST, anormalidade de ECG, edema periférico, hipotensão postural, vasodilatação), dermatológicos (alopecia, equimose, fotossensibilidade), endocrinológicos (ginecomastia), gastrointestinais (aumento de salivação, dor de dente, edema oral, hérnia inguinal, irritação gengival, refluxo gástrico), geniturinários (distúrbio da próstata, dor em ereção, edema testicular, irritação vaginal, poliúria, retardo ejaculatório), hepáticos (alteração de função hepática, icterícia, lesão hepática), hipersensibilidade (febre com *rash*), imunológicos (reações tipo doença do soro), musculoesqueléticos (cãibras em pernas), neurológicos (coordenação anormal, disartria, hipercinesia, hiperestesia, hipertonia, vertigem), oculares (anormalidade em acomodação visual, midríase, xeroftalmia), psiquiátricos (agressividade, bruxismo, delírio, despersonalização, distúrbio do pensamento formal, frigidez, ideação suicida, instabilidade de humor, labilidade emocional, paranoia, pesadelos, psicose), outros (dor inespecífica, hérnia inguinal). Raros: Cardiovasculares (infarto), dermatológicos (eritema multiforme, exacerbação de psoríase, SSJ), gastrointestinais (edema de língua, perfuração intestinal), geniturinários (enurese, incontinência urinária, retenção urinária), hepáticos (elevação de enzimas hepáticas, hepatite), hipersensibilidade (angiedema, choque anafilático), metabólicos (alterações de glicemia), neurológicos (alteração de EEG, amnésia, parkinsonismo), psiquiátricos (déficit de atenção, desrealização), renais (glicosúria), respiratórios (broncospasmo, embolia pulmonar), outros (mal-estar, *overdose*). Muito raros: Metabólicos (hiponatremia). Pós-comercialização: Cardiovasculares (bloqueio atrioventricular, distúrbio cardiovascular, extrassístoles, flebite, hipertensão grave, hipotensão ortostática), dermatológicos (dermatite esfoliativa, hirsutismo, *rash* maculopapular), gastrointestinais (anormalidade fecal, colite, glossite, hemorragia gastrointestinal e gengival, pancreatite, úlcera péptica), geniturinários (dispareunia, distúrbio do trato urinário, disúria, ejaculação anormal, menopausa, salpingite, vaginite), hematológicos (alteração de tempo de protrombina, leucocitose, linfadenopatia, pancitopenia), metabólicos (hiperglicemia, hipoglicemia), musculoesqueléticos (dor no peito, fraqueza muscular, rabdomiólise, rigidez muscular), neurológicos (acinesia, afasia, coma, discinesia tardia, hipocinesia, neuralgia, neuropatia, síndrome extrapiramidal), oculares (aumento de pressão intraocular, glaucoma de ângulo fechado), psiquiátricos (comportamento suicida, *delirium*, inquietação, suicídio completo, tentativa de suicídio, virada maníaca), renais (cistite), respiratórios (pneumonia), outros (surdez).

● **GRAVIDEZ:** Há relatos de que a bupropiona é capaz de atravessar a barreira placentária; além disso, foram identificadas potenciais malformações nos fetos de mães expostas à bupropiona durante a gestação, especialmente com relação à formação do ventrículo esquerdo. Nesse sentido, o tratamento com bupropiona deve ser descontinuado durante a gestação. Categoria C da FDA (classificação até 2015).

● **AMAMENTAÇÃO:** A bupropiona é excretada no leite materno, devendo ser descontinuada durante o período de amamentação.

● **CRIANÇAS E ADOLESCENTES:** A segurança e a eficácia da bupropiona em pacientes menores de 18 anos não foram estabelecidas.

● **IDOSOS:** Alguns pacientes idosos podem apresentar maior sensibilidade aos efeitos da bupropiona; nesse caso, deve ser considerada a redução da frequência de uso ou da dosagem do tratamento com bupropiona.

● **INSUFICIÊNCIA RENAL:** Utilizar a bupropiona com cautela em pacientes com insuficiência renal, devendo o tratamento ser iniciado em doses e/ou frequência de uso reduzidas, visto que existe maior risco de acúmulo de bupropiona e de seus metabólitos neste grupo.

● **INSUFICIÊNCIA HEPÁTICA:** Utilizar a bupropiona com cautela em pacientes com insuficiência hepática. Deve ser considerada a redução da frequência de uso e de dosagem nesses casos, especialmente com relação aos pacientes com cirrose hepática grave, nos quais a dose não deve exceder 150 mg em dias alternados.

● **COMO MANEJAR EFEITOS ADVERSOS:** No caso de efeitos adversos intoleráveis, deve ser considerada redução da dose ou interrupção do tratamento. Caso contrário, a abordagem adequada consiste em aguardar até que os efeitos clínicos sejam obtidos. É importante ressaltar que muitos dos sintomas relatados pelos pacientes tratados com bupropiona podem ser confundidos com a abstinência do tabagismo, de modo que nem sempre são efeitos adversos causados pelo fármaco, sendo necessária atenção do profissional da saúde em observar e diferenciar os sintomas.

○ Toxicidade

ORAL EM HUMANOS: A dose mais baixa associada a efeitos tóxicos da bupropiona, principalmente convulsões, é de 575 mg, as quais se tornam mais comuns e perigosas acima de 3.000 mg.

TOXICIDADE AGUDA: Os principais sintomas de superdosagem de bupropiona incluem convulsões, alucinações, perda de consciência, taquicardia e parada cardíaca. Entretanto, a maioria dos casos relatados são associados a tentativas autônomas de dano e autoagressão, como tentativas de suicídio. Nos casos de *overdose* de bupropiona, convulsões devem ser antecipadas e um centro de controle de intoxicação consultado. As convulsões em geral podem ser tratadas com BZDs isoladamente, mas em alguns casos pode ser necessário o uso de barbitúricos ou propofol. O tratamento com carvão ativado deve ser considerado para pacientes identificados dentro de 60 minutos após a ingestão e nos quais o risco de aspiração é baixo. Lavagem gástrica e irrigação do intestino inteiro podem ser consideradas para pacientes inconscientes ou letárgicos, bem como nos casos cuja ingestão tenha sido alta e para aqueles que tenham ingerido formulações de liberação sustentada. Em pacientes com toxicidade cardiovascular com risco de vida, é necessária a realização de ECG e EEG dentro de 48 horas, além disso. Pode ser necessário assegurar a ventilação e a hidratação adequadas do paciente.

BIPP TIPS

- Avaliações sistemáticas do tratamento com bupropiona na dose máxima diária (300 mg/dia) para a prevenção da recaída demonstraram boa tolerabilidade e eficácia no período de até 1 ano.[4] Tendo em vista que a recaída em pacientes que tentam parar de fumar é comum, a decisão de continuar o tratamento por período mais longo deve ser estudada individualmente, ponderando-se os eventuais riscos e benefícios.

- Indivíduos com tentativas de autoagressão correm maior risco de apresentar morbidade grave e desfechos desfavoráveis com a bupropiona em comparação com ISRSs, conforme alguns estudos. Nesse sentido, tais riscos e a propensão do paciente à automutilação devem ser avaliados cuidadosamente quando o tratamento com bupropiona é considerado.

- Deve-se ter cuidado e até mesmo evitar o uso de bupropiona em pacientes que tenham predisposição a convulsões, que tenham sofrido traumatismos craniencefálicos, bem como naqueles que tenham tido tratamento com BZDs suspensos recentemente. Além disso, pacientes que tenham tumores prolactino-dependentes também não devem ser expostos à bupropiona, uma vez que os efeitos dopaminérgicos desse medicamento podem interferir na liberação de prolactina.

A diálise não aparenta ser benéfica, uma vez que a difusão da bupropiona dos tecidos para o plasma é lenta; nesse caso, a emulsão lipídica IV pode ser útil, embora as evidências de seu uso sejam muito limitadas.

Referências

1. Drugs.com. Bupropion side effects [Internet]. 2023 [capturado em 23 set. 2024]. Disponível em: https://www.drugs.com/sfx/bupropion-side-effects.html#-professional.

2. Wang PF, Neiner A, Kharasch ED. Stereoselective bupropion hydroxylation by cytochrome p450 CYP2B6 and cytochrome P450 oxidoreductase genetic variants. Drug Metab Dispos. 2020;48(6):438-45.

3. Whirl-Carrillo M, Huddart R, Gong L, Sangkuhl K, Thorn CF, Whaley R, et al. An evidence-based framework for evaluating pharmacogenomics knowledge for personalized medicine. Clin Pharmacol Ther. 2021;110(3):563-72.

4. Hays JT, Hurt RD, Rigotti NA, Niaura R, Gonzales D, Durcan MJ, et al. Sustained-release bupropion for pharmacologic relapse prevention after smoking cessation. a randomized, controlled trial. Ann Intern Med. 2001;135(6):423-33.

Leituras Recomendadas

Cole JA, Modell JG, Haight BR, Cosmatos IS, Stoler JM, Walker AM. Bupropion in pregnancy and the prevalence of congenital malformations. Pharmacoepidemiol Drug Saf. 2007;16(5):474-84.

Harris CR, Gualtieri J, Stark G. Fatal bupropion overdose. J Toxicol Clin Toxicol. 1997;35(3):321-4.

Liu X, Vilenski O, Kwan J, Apparsundaram S, Weikert R. Unbound brain concentration determines receptor occupancy: a correlation of drug concentration and brain serotonin and dopamine reuptake transporter occupancy for eighteen compounds in rats. Drug Metab Dispos. 2009;37(7):1548-56.

Overberg A, Morton S, Wagner E, Froberg B. Toxicity of bupropion overdose compared with selective serotonin reuptake inhibitors. Pediatrics. 2019;144(2):e20183295.

Wellbutrin® [Internet]. Greenville: GlaxoSmithKline; 2009 [capturado em 23 set. 2024]. Disponível em: https://www.accessdata.fda.gov/drugsatfda_docs/label/2009/018644s039s040.pdf.

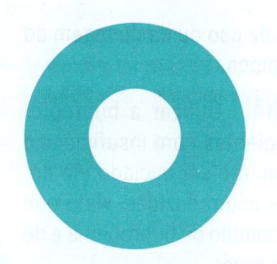

Buspirona

A buspirona é um agonista do receptor 5-HT$_{1A}$ pertencente à classe das azaspironas, não estando química ou farmacologicamente relacionada aos BZDs, barbitúricos e outros sedativos. Diferente dos fármacos utilizados no tratamento da ansiedade, esse medicamento não apresenta efeito anticonvulsivante, sedativo, hipnótico ou relaxante muscular. A buspirona foi aprovada pela primeira vez em 1986 pela FDA e tem sido usada para tratar o TAG e aliviar os sintomas de ansiedade, associados ou não à depressão. Ela é considerada um medicamento importante e inovador no tratamento do TAG, especialmente pela ausência de risco potencial de abuso, risco ou síndrome de abstinência. Sua absorção atinge concentrações séricas máximas entre 1 e 1,5 hora e sua eliminação acontece majoritariamente pela via renal.

Nomes no Brasil:
Ansitec.

SUS:
Não disponível na Rename.

● **INDICAÇÕES DE BULA – ANVISA:** Tratamento de distúrbios de ansiedade, como TAG. Alívio em curto prazo dos sintomas de ansiedade, acompanhados ou não de depressão.

● **INDICAÇÕES DE BULA – FDA:** Tratamento dos transtornos de ansiedade. Alívio em curto prazo dos sintomas de ansiedade.

● **INDICAÇÕES *OFF-LABEL*:** A buspirona tem algumas evidências na literatura no tratamento do TUS, como álcool, tabaco e *cannabis*, no tratamento da retirada de opioides, em quadros mistos de ansiedade e depressão, no TEPT, no bruxismo, na discinesia tardia, nos efeitos negativos da esquizofrenia, na síndrome pré-menstrual, na dispepsia funcional e na bulimia.

● **CONTRAINDICAÇÕES:** A buspirona está contraindicada em caso de hipersensibilidade à substância, glaucoma agudo e insuficiência hepática aguda.

● **TESTES LABORATORIAIS SUGERIDOS OU NECESSÁRIOS:** Em geral é recomendado apenas acompanhamento médico constante, mas caso seja identificada necessidade, poderá ser avaliada a saúde geral do paciente por meio de hemograma completo, bem como a função hepática por meio dos exames das transaminases (TGO e TGP).

● **ROTA FARMACOLÓGICA:** Ver Figura 1.

Farmacologia

ABSORÇÃO: A buspirona é rapidamente absorvida por VO, atinge concentrações séricas máximas entre 1 e 1,5 hora após a ingestão, mas apresenta baixa biodisponibilidade (3,9%) devido ao metabolismo de primeira passagem. Estudos indicam que a alimentação pode aumentar sua biodisponibilidade.

VOLUME DE DISTRIBUIÇÃO: 5,3 L/kg.

LIGAÇÃO PROTEICA: 95%.

METABOLISMO/FARMACOCINÉTICA: Amplamente metabolizada, com farmacocinética não linear, a buspirona apresenta menos de 1% da dose excretada na forma inalterada. Estudos sugeriram que a 1-pirimidinilpiperazina, um de seus principais metabólitos, pode possuir atividade farmacológica semelhante à da buspirona (1-20% tão potente quanto a buspirona).[1] Evidências indiretas indicam que seu metabolismo ocorre por meio das isoenzimas do citocromo CYP3A4.[2]

ROTA DE ELIMINAÇÃO: Após 24 horas da administração oral, entre 29 e 63% da dose administrada são excretados na urina, principalmente sob a forma de metabólitos. Cerca de 18 a 38% da dose são eliminados por excreção fecal.

MEIA-VIDA: Entre 2 e 3 horas, porém com variações que podem ir de 1 até 14 horas.

DEPURAÇÃO: 1,7 L/h.

FARMACODINÂMICA: A buspirona é um agonista do receptor 5-HT$_{1A}$.

MECANISMO DE AÇÃO: A ação terapêutica da buspirona não está totalmente esclarecida. Sua ação nos receptores pós-sinápticos pode reduzir a atividade serotoninérgica, enquanto sua ação de agonismo parcial nos receptores pré-sinápticos aumenta a atividade serotoninérgica e contribui para uma ação antidepressiva. A buspirona exibe baixa afinidade pelos receptores 5-H$_{T2A}$, D$_2$, D$_3$ e D$_4$ e pode se ligar aos receptores α$_1$-adrenérgicos como um agonista parcial. Apesar disso, são poucas as evidências indicando que a ação nesses receptores contribui para os efeitos terapêuticos do fármaco.

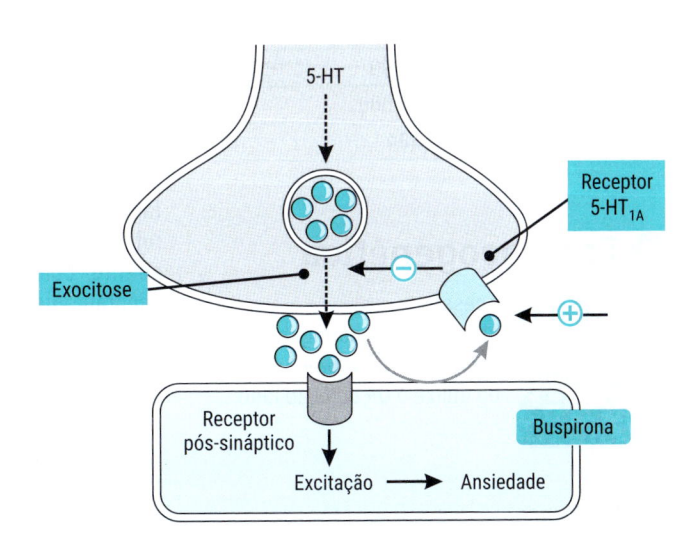

FIGURA 1 ▶

ROTA FARMACOLÓGICA DA BUSPIRONA.

● Interações Medicamentosas

○ É necessário atenção durante o uso concomitante com inibidores da CYP3A4, já que podem promover aumento das concentrações séricas da buspirona (p. ex., fluoxetina, fluvoxamina e nefazodona). A redução da dose de buspirona durante o tratamento associado a esses fármacos pode ser uma abordagem útil.

○ Os indutores da CYP3A4, como carbamazepina, podem reduzir as concentrações séricas de buspirona; nesse caso, poderá ser indicado o aumento da dose desse medicamento.

○ A buspirona pode elevar as concentrações plasmáticas do haloperidol e do metabólito ativo do diazepam (nordiazepam), podendo aumentar os efeitos adversos desses medicamentos.

○ Deve-se ter cautela durante o uso de buspirona com IMAOs, sendo indicado aguardar 2 semanas antes de iniciar o tratamento com buspirona após ter interrompido o IMAO.

AFINIDADE LIGANTE/KI:

LOCAL	KI (NM)
Ki (5-HT_{1A})	21
Ki (5-HT_{1B})	100.000
Ki (5-HT_{2A})	138
Ki (5-HT_{2B})	214
Ki (5-HT_{2C})	490
Ki ($α_1$)	1.000
Ki ($α_2$)	6.000
Ki (D_1)	33.000
Ki (D_2)	484

○ Farmacogenética

Acesse https://www.pharmgkb.org/chemical/PA448689 ou utilize o *QR code* ao lado.

ANOTAÇÕES CLÍNICAS

Nível de evidência 1A, 1B, 2A, 2B, 3: Não há dados para a buspirona no PharmGKB até a data de publicação deste livro.

Nível de evidência 4: Acesse o *site* para mais informações.

○ Prática Clínica

● **DOSAGEM:** Variação diária entre 20 e 30 mg, com dosagem máxima indicada de 60 mg/dia.

● **TITULAÇÃO:** É recomendado iniciar o tratamento na dose inicial de 15 mg, divididos em 5 mg, 3x/dia, aumentando-se a dose em 5 mg/dia, a cada 2 a 3 dias, caso seja necessário, até que se atinja a eficácia desejada. Devido à sua meia-vida, requer administração, preferencialmente, 3x/dia para efeito completo. A literatura indica boa tolerabilidade e segurança, bem como ausência de formação de hábito na maioria dos casos, de modo que, em geral, na interrupção do tratamento não é necessária a redução gradual da dose.[3]

● **EFEITOS ADVERSOS:** Mais comuns: Neurológicos (sonolência, tontura). Comuns: Cardiovasculares (dor no peito, taquicardia), dermatológicos (*rash*, sudorese), gastrointestinais (boca seca, constipação, desconforto abdominal, diarreia, náusea, vômito), musculoesqueléticos (dor), neurológicos (convulsão, diminuição de concentração, dor de cabeça, dormência, incoordenação, parestesia, síncope, tontura, tremor), oculares (visão embaçada), psiquiátricos (agressividade, confusão, depressão, distúrbio de atenção e de sono, excitabilidade, insônia, nervosismo), respiratórios (congestão nasal, dor faringolaríngea), outros (dor de garganta, fadiga, fraqueza, zumbido). Incomuns: Cardiovasculares (hipertensão, hipotensão), dermatológicos (bolhas, edema facial, hematomas, prurido, queda de cabelo, rubor), gastrointestinais (anorexia, aumento de apetite, cólon irritável, flatulência, salivação, sangramento retal), geniturinários (aumento de frequência urinária, disúria, hesitação urinária, irregularidade menstrual), hepáticos (aumento de transaminases), metabólicos (ganho/perda de peso), musculoesqueléticos (artralgia, cãibras, espasmos, rigidez), oculares (conjuntivite, dor, fotofobia, pressão ocular, prurido), psiquiátricos (acatisia, alucinação, aumento/diminuição de libido, despersonalização, disforia, euforia, ideação suicida, intolerância ao barulho, movimentos involuntários, perda de interesse, reação dissociativa, tempo de reação lento), respiratórios (congestão pulmonar, falta de ar, hiperventilação), outros (alteração de cheiro e sabor, anormalidade em ouvido interno, edema, febre, mal-estar, sensação de redemoinho na cabeça). Raros: Cardiovasculares (bradicardia, cardiopatia, infarto do miocárdio, insuficiência cardíaca), dermatológicos (acne, afinamento de unhas, equimose, urticária), endocrinológicos (alteração de tireoide, galactorreia), gastrointestinais (glossodinia), geniturinários (amenorreia, DIP, enurese, noctúria), hematológicos (distúrbios de sangramento, eosinofilia, leucopenia, trombocitopenia), musculoesqueléticos (fraqueza muscular), neurológicos (AVC), psiquiátricos (claustrofobia, estupor, fala arrastada, impotência, intolerância ao frio, psicose, retardo ejaculatório), respiratórios (epistaxe), outros (abuso de álcool, perda de voz, soluços). Muito raros: Geniturinários (retenção urinária), neurológicos (acatisia, amnésia, ataxia, discinesia, distonia, parkinsonismo, roda denteada, síndrome serotoninérgica), oculares (alterações visuais), psiquiátricos (despersonalização). Pós-comercialização: Hipersensibilidade (angiedema, reações alérgicas), neurológicos (dificuldade transitória de lembranças, sintomas extrapiramidais, vertigem), psiquiátricos (inquietação, labilidade emocional).

● **GRAVIDEZ:** Até a data de publicação deste livro, não foram conduzidos estudos controlados em gestantes suficientes para garantir a segurança para os fetos. Entretanto, dados pré-clínicos não relataram efeitos adversos.[4] Em geral, não se recomenda a buspirona na gravidez, devendo ser avaliada a relação risco-benefício para a gestante; algumas linhas de evidência sugerem que possa ser um fármaco mais seguro que outras opções.[5,6] Classificação B da FDA (classificação até 2015).

● **AMAMENTAÇÃO:** Estudos demonstram que a buspirona é excretada no leite materno em alguma quantidade e que podem ser encontradas quantidades vestigiais em lactentes cujas mães estejam sendo tratadas com o fármaco.[7] É recomendada a interrupção do tratamento ou da amamentação em caso de irritabilidade ou sedação da criança.

● **CRIANÇAS E ADOLESCENTES:** Os perfis farmacológico e de tolerabilidade indicam que a buspirona pode ser utilizada com segurança nesse grupo etário. Entretanto, ensaios realizados em crianças e adolescentes (entre 6-17 anos) não demonstram redução significativa nos índices de sintomas de ansiedade em casos de TAG em relação ao placebo.

● **IDOSOS:** A buspirona aparenta ser eficaz e bem tolerada no tratamento de TAG e depressão em idosos, mas pode ser adequada a redução da dose em alguns pacientes.

● **INSUFICIÊNCIA RENAL:** A buspirona não é recomendada para pacientes com insuficiência renal grave; em outros casos, deve ser utilizada com cautela. A ASC nesses pacientes pode aumentar em 4 vezes.

BIPP TIPS

- A buspirona apresenta perfil farmacológico seguro e eficaz na maioria dos casos, não apresentando efeitos de dependência, abstinência, disfunção sexual ou ganho de peso.

- Em geral, a buspirona é reservada como um agente de potencialização no tratamento da ansiedade.

- A buspirona pode promover menos efeitos adversos graves do que os BZDs.

- A buspirona pode reduzir a disfunção sexual associada ao TAG, bem como aquelas associadas a outros fármacos que interfiram na sinalização serotoninérgica.

- A principal desvantagem da buspirona é a necessidade de cerca de 4 semanas para apresentar efeitos clínicos, enquanto os BZDs apresentam resultados imediatos. Além disso, apresenta menor eficácia ansiolítica do que os BZDs em alguns casos.

- Os efeitos sedativos da buspirona aparentam ser mais comuns nas dosagens diárias acima de 20 mg.

- **INSUFICIÊNCIA HEPÁTICA:** A buspirona não é recomendada para pacientes com insuficiência hepática grave; em outros casos, deve ser utilizada com cautela. A ASC nesses pacientes pode aumentar em 13 vezes.

- **COMO MANEJAR EFEITOS ADVERSOS:** Promover apoio e tratamento sintomático dos efeitos aparenta ser a melhor abordagem até que se atinja a eficácia clínica desejada. A redução da dose diária e sua divisão em 3 ou 4 (ou mais) doses ao longo do dia pode estar indicada. Em casos de sintomas intoleráveis, pode ser recomendada a substituição do medicamento por outro agente.

Toxicidade

ORAL EM HUMANOS: Em estudos de farmacologia clínica, a administração de buspirona na dose de 375 mg/dia resultou em efeitos tóxicos como náusea, vômito, tontura, sonolência, miose e desconforto gástrico.[8]

TOXICIDADE AGUDA: São relatados poucos casos de superdosagem de buspirona, os quais geralmente resultam em recuperação rápida e completa. Em caso de superdosagem, recomenda-se o uso de tratamento geral sintomático e de suporte clínico e psicológico, associado à lavagem gástrica imediata e ao monitoramento de respiração, pulso e pressão arterial.

Referências

1. Zuideveld KP, Rusiç-Pavletiç J, Maas HJ, Peletier LA, Van der Graaf PH, Danhof M. Pharmacokinetic-pharmacodynamic modeling of buspirone and its metabolite 1-(2-pyrimidinyl)-piperazine in rats. J Pharmacol Exp Ther. 2002;303(3):1130-7.

2. von Moltke LL, Greenblatt DJ, Grassi JM, Granda BM, Fogelman SM, Harmatz JS, et al. Gepirone and 1-(2-pyrimidinyl)-piperazine in vitro: human cytochromes mediating transformation and cytochrome inhibitory effects. Psychopharmacology. 1998;140(3):293-9.

3. Bourin M, Malinge M. Controlled comparison of the effects and abrupt discontinuation of buspirone and lorazepam. Prog Neuropsychopharmacol Biol Psychiatry. 1995;19(4):567-75.

4. Butkevich I, Mikhailenko V, Vershinina E, Semionov P, Makukhina G, Otellin V. Maternal buspirone protects against the adverse effects of in utero stress on emotional and pain-related behaviors in offspring. Physiol Behav. 2011;102(2):137-42.

5. Freeman MP, Szpunar MJ, Kobylski LA, Harmon H, Viguera AC, Cohen LS. Pregnancy outcomes after first-trimester exposure to buspirone: prospective longitudinal outcomes from the MGH National Pregnancy Registry for Psychiatric Medications. Arch Womens Ment Health. 2022;25(5):923-8.

6. Chisolm MS, Payne JL. Management of psychotropic drugs during pregnancy. BMJ. 2016;532:h5918.

7. Krutsch K, Campbell L, Baker T, Datta P. Alleviating anxiety while breastfeeding: evaluating buspirone transfer into human milk. Arch Womens Ment Health. 2024;27(4):619-23.

8. Wilson TK, Tripp J. Buspirone. In: StatPearls [Internet]. Treasure Island: StatPearls; 2024 [capturado em 22 out. 2024]. Disponível em: https://pubmed.ncbi.nlm.nih.gov/30285372/.

Leituras Recomendadas

BuSpar® [Internet]. Princeton: Bristol-Myers Squibb; 2010 [capturado em 23 set. 2024]. Disponível em: https://www.accessdata.fda.gov/drugsatfda_docs/label/2010/018731s051lbl.pdf.

Drugs.com. Buspirone side effects [Internet]. 2024 [capturado em 23 set. 2024]. Disponível em: https://www.drugs.com/sfx/buspirone-side-effects.html#professional.

Mahmood I, Sahajwalla C. Clinical pharmacokinetics and pharmacodynamics of buspirone, an anxiolytic drug. Clin Pharmacokinet. 1999;36(4):277-87.

Pecknold JC. A risk-benefit assessment of buspirone in the treatment of anxiety disorders. Drug Saf. 1997;16(2):118-32.

Rickels K. Buspirone in clinical practice. J Clin Psychiatry. 1990;51 Suppl:51-4.

Schweizer E, Rickels K, Hassman H, Garcia-Espana F. Buspirone and imipramine for the treatment of major depression in the elderly. J Clin Psychiatry. 1998;59(4):175-83.

Strawn JR, Mills JA, Cornwall GJ, Mossman SA, Varney ST, Keeshin BR, et al. Buspirone in children and adolescents with anxiety: a review and bayesian analysis of abandoned randomized controlled trials. J Child Adolesc Psychopharmacol. 2018;28(1):2-9.

C

- **Caprilideno** 130
- **Carbamazepina** 133
- **Cariprazina** 138
- **Cetamina** 143
- **Ciamemazina** 148
- **Ciproeptadina** 152
- **Citalopram** 155
- **Clobazam** 162
- **Clomipramina** 166
- **Clonazepam** 174
- **Clonidina** 179
- **Clorazepato** 184
- **Clordiazepóxido** 188
- **Clorpromazina** 192
- **Cloxazolam** 199
- **Clozapina** 202

Caprilideno

O caprilideno é uma formulação contendo óleo de palmiste fracionado em triglicerídeos de cadeia média, principalmente o triglicerídeo caprílico. Essa substância foi comercializada sob a forma de alimento medicinal, cujo objetivo seria fornecer uma fonte alternativa de energia para o cérebro, o que poderia ser útil no tratamento da doença de Alzheimer. O caprilideno foi introduzido no mercado em 2009, mas em 2013 a FDA questionou a rotulagem do produto, uma vez que ele não atendia à definição legal de alimento medicinal. Os estudos clínicos não demonstraram efeitos clínicos robustos suficientes, e a eficácia do caprilideno foi questionada, inclusive pela Associação de Alzheimer.[1] O caprilideno não está mais disponível como alimento medicinal nos EUA ou no Brasil.

Nomes no Brasil:
Não disponível no Brasil (EUA: Axona).

SUS:
Não disponível na Rename.

● **INDICAÇÕES DE BULA – ANVISA E FDA:** Não possui aprovação da Anvisa e da FDA até o momento.

● **INDICAÇÕES OFF-LABEL:** O caprilideno pode ser usado para manejo de comprometimento cognitivo leve. É importante lembrar que não existem evidências robustas de benefício quando utilizado para o tratamento de comprometimento cognitivo leve.

● **CONTRAINDICAÇÕES:** Não existem contraindicações específicas ao caprilideno, mas a formulação farmacêutica outrora existente continha traços de soja e leite. Dessa forma, o uso de caprilideno era contraindicado a pacientes que apresentassem hipersensibilidade suspeita ou comprovada aos ingredientes inativos da formulação.

● **TESTES LABORATORIAIS SUGERIDOS OU NECESSÁRIOS:** Recomendam-se testes laboratoriais antes de iniciar o tratamento com o caprilideno, incluindo avaliações dos níveis de triglicerídeos.

● **ROTA FARMACOLÓGICA:** Não há imagens ilustrativas disponíveis para a rota farmacológica do caprilideno.

Farmacologia

ABSORÇÃO: Após administração oral, o caprilideno é bem absorvido pelo trato gastrointestinal.

VOLUME DE DISTRIBUIÇÃO: Não há dados farmacocinéticos disponíveis sobre o caprilideno.

LIGAÇÃO PROTEICA: Não há dados farmacocinéticos disponíveis sobre o caprilideno.

METABOLISMO/FARMACOCINÉTICA: Os triglicerídeos de cadeia média são parcialmente hidrolisados pela lipase lingual no estômago e, em seguida, rápida e eficientemente biotransformados pela lipase pancreática no lúmen intestinal, permitindo assim a absorção direta de ácidos graxos de cadeia média. O metabolismo mitocondrial hepático desses ácidos graxos de cadeia média, como ácido caprílico e cáprico, resulta em um excesso de acetil-CoA que, por sua vez, resulta na produção de acetato, CO_2 e corpos cetônicos, os quais podem ser utilizados por tecidos não hepáticos.

ROTA DE ELIMINAÇÃO: Não há dados farmacocinéticos disponíveis sobre a rota de eliminação do caprilideno.

MEIA-VIDA: Não há dados farmacocinéticos disponíveis sobre a meia-vida do caprilideno.

DEPURAÇÃO: Não há dados farmacocinéticos disponíveis sobre a depuração do caprilideno.

FARMACODINÂMICA: O caprilideno atua como substrato para vias metabólicas intracelulares, servindo como fonte alternativa de energia sob a forma de corpos cetônicos para os tecidos.

MECANISMO DE AÇÃO: A doença de Alzheimer é caracterizada, clinicamente, por um declínio progressivo na memória e na linguagem e, patologicamente, pelo acúmulo de placas senis e emaranhados neurofibrilares. Além disso, a fisiopatologia dessa doença inclui reduções regionais na utilização de glicose cerebral, de forma que algumas linhas de evidência sugeriam possíveis tratamentos direcionados aos déficits metabólicos no cérebro de pacientes com Alzheimer.

Nesse sentido, o mecanismo de ação proposto para o caprilideno é de que essa substância poderia ser metabolizada por enzimas intestinais, liberando ácidos graxos de cadeia média. Estes são enviados para o fígado, onde sofrem oxidação para formar corpos cetônicos, como ácido acetoacético e ácido β-hidroxibutírico, que podem ser convertidos em acetil-CoA para produzir energia por meio do ciclo do ácido cítrico. Esses corpos cetônicos são liberados na circulação para serem usados por tecidos não hepáticos, sendo que eles podem atravessar a barreira hematencefálica e são então absorvidos pelas células cerebrais. Embora a glicose seja a principal fonte de energia do cérebro, os corpos cetônicos normalmente servem como fonte de energia alternativa. A lógica por trás dessa substância, portanto, é aumentar o metabolismo celular na doença de Alzheimer, fornecendo uma alternativa de combustível à glicose.

● Interações Medicamentosas

○ O caprilideno pode ser administrado como terapia adjuvante junto com outros medicamentos para doença de Alzheimer.

AFINIDADE LIGANTE/KI: Não há dados disponíveis sobre o caprilideno. Essa substância é basicamente um substrato para vias metabólicas intracelulares, de forma que os valores de afinidade não se relacionam à sua suposta eficácia.

○ Farmacogenética

ANOTAÇÕES CLÍNICAS

Nível de evidência 1A, 1B, 2A, 2B, 3: Não há dados para o caprilideno no PharmGKB até a data de publicação deste livro.

Nível de evidência 4: Acesse o *site* para mais informações.

○ Prática Clínica

● **DOSAGEM:** A dose típica de caprilideno é de 40 g/dia.

● **TITULAÇÃO:** Recomenda-se que os pacientes iniciem o tratamento empregando um regime de dosagem graduada. Durante a primeira semana de administração, os pacientes devem começar com cerca de 8 a 10 g (1 colher) diariamente, por 2 dias, e aumentar a dose em 8 a 10 g em dias alternados conforme tolerado, até a dose máxima diária de 40 g. Recomenda-se que a administração ocorra sempre após uma refeição completa.

● **EFEITOS ADVERSOS:** Mais comuns: Diarreia. Comuns: Azia, cefaleia, dor de estômago, gases, náuseas. Incomuns: Reações alérgicas graves (incluindo erupção cutânea, urticária, dificuldade para respirar, aperto no peito, inchaço da boca, face, lábios ou língua).

● **GRAVIDEZ:** Os dados clínicos acerca da segurança do caprilideno na gravidez são escassos em humanos. Não categorizada pela FDA na classificação vigente até 2015.

● **AMAMENTAÇÃO:** Não se sabe se o caprilideno é excretado no leite humano. Caso seja necessário prescrever essa substância a uma lactante, deve-se ponderar os benefícios da amamentação para a criança frente aos benefícios da terapia para a mulher.

● **CRIANÇAS E ADOLESCENTES:** A segurança e a eficácia do caprilideno não foram estabelecidas em pacientes pediátricos.

● **IDOSOS:** O caprilideno é destinado ao tratamento adjuvante da doença de Alzheimer, de modo que é indicado com segurança satisfatória para pacientes geriátricos.

> **BIPP TIPS**
>
> - Os triglicerídeos de cadeia média foram introduzidos pela primeira vez na arena clínica há cerca de 70 anos. Foram usados originalmente como substitutos dos triglicerídeos de cadeia longa no tratamento de distúrbios da absorção de lipídeos, sendo posteriormente estudados no contexto de outras condições clínicas, como a doença de Alzheimer.
>
> - O uso de caprilideno requer cautela em pacientes com risco de cetoacidose, incluindo aqueles com histórico de abuso de álcool e diabetes mal controlado.

INSUFICIÊNCIA RENAL: Utilizar o caprilideno com cautela em pacientes com histórico de disfunção renal, realizando monitoramento rotineiro das funções renais.

INSUFICIÊNCIA HEPÁTICA: Utilizar o caprilideno com cautela em pacientes com histórico de disfunção hepática, realizando monitoramento rotineiro das funções hepáticas.

COMO MANEJAR EFEITOS ADVERSOS: A maioria dos efeitos adversos do caprilideno tende a desaparecer ou diminuir significativamente ao longo do tempo. Todavia, alguns pacientes podem ser mais suscetíveis, incluindo aqueles com histórico de distúrbios gastrointestinais, desmaios ou tonturas, presença de bradicardia e/ou hipotensão e pacientes que estejam tomando outros medicamentos que tenham efeitos colaterais conhecidos de desmaio/tontura. Nesses casos, recomenda-se a interrupção do caprilideno por cerca de 2 a 3 dias ou até que os sintomas desapareçam. Após isso, pode-se recomeçar o tratamento na dose de 8 a 10 g/dia (1 colher). Caso os sintomas sejam intoleráveis, deve-se descontinuar o uso de caprilideno.

Toxicidade

ORAL EM HUMANOS: Estudos experimentais em animais e no homem demonstraram que as dietas à base de triglicerídeos de cadeia média não causam toxicidade significativa, mesmo quando as dietas consistem em mais de 5% de triglicerídeos de cadeia média.[2]

TOXICIDADE AGUDA: A experiência clínica e os dados da literatura acerca de eventos de superdosagem com caprilideno são limitados. Em raros casos de superdosagem de caprilideno, o sintoma mais comum é a diarreia. O tratamento consiste em empregar medidas gerais de suporte e sintomáticas, monitorando o ritmo cardíaco e os sinais vitais. Não são conhecidos antídotos específicos para o caprilideno. Nos casos de superdosagem, deve-se considerar a possibilidade do envolvimento de outras substâncias.

Referências

1. Torosyan N, Sethanandha C, Grill JD, Dilley ML, Lee J, Cummings JL, et al. Changes in regional cerebral blood flow associated with a 45 day course of the ketogenic agent, caprylidene, in patients with mild to moderate Alzheimer's disease: results of a randomized, double-blinded, pilot study. Exp Gerontol. 2018;111:118-21.

2. Traul KA, Driedger A, Ingle DL, Nakhasi D. Review of the toxicologic properties of medium-chain triglycerides. Food Chem Toxicol. 2000;38(1):79-98.

Leituras Recomendadas

Chintapenta M, Spence J, Kwon HI, Blaszczyk AT. A brief review of caprylidene (axona) and coconut oil as alternative fuels in the fight against Alzheimer's disease. Consult Pharm. 2017;32(12):748-51.

Henderson ST. Ketone bodies as a therapeutic for Alzheimer's disease. Neurotherapeutics. 2008;5(3):470-80.

Najim SM, Moustafa MM, Hammodi LE. Alzheimer's as a metabolic disease: a review. Int J Drug Deliv Technol. 2021;11(2):617-24.

Tabaie EA, Reddy AJ, Brahmbhatt H. A narrative review on the effects of a ketogenic diet on patients with Alzheimer's disease. AIMS Public Health. 2022;9(1):185-93.

Varteresian T, Lavretsky H. Natural products and supplements for geriatric depression and cognitive disorders: an evaluation of the research. Curr Psychiatry Rep. 2014;16(8):1-15.

Carbamazepina

A carbamazepina é um fármaco modulador dos canais de sódio voltagem-dependentes, bloqueando tais canais, sobretudo nos receptores glutamatérgicos. No início, foi utilizada para o tratamento da neuralgia do trigêmeo e, posteriormente, como anticonvulsivante. A carbamazepina foi o primeiro fármaco dessa classe a ser usado como estabilizador do humor, principalmente para tratamento de mania e comportamento agressivo. Após administração oral, sua absorção é lenta e sua eliminação se dá pelas vias renal (72%) e fecal (28%), majoritariamente na forma de metabólitos.

Nomes no Brasil:
Tegretol, Tegretol CR.

SUS:
Está disponível na Rename em comprimidos de 200 e 400 mg e solução oral de 20 mg/mL.

● **INDICAÇÕES DE BULA – ANVISA:** Tratamento de epilepsia em casos de crises parciais complexas ou simples (com ou sem perda da consciência), com ou sem generalização secundária; em casos de crises tônico-clônicas generalizadas e em casos de formas mistas dessas crises. Nesses casos, é adequado como monoterapia ou terapia combinada e geralmente não é eficaz em crises de ausência e em crises mioclônicas. Tratamento de mania aguda. Tratamento de manutenção em transtorno bipolar para prevenir ou atenuar recorrências. Tratamento da síndrome de abstinência alcoólica. Tratamento de neuralgia idiopática do trigêmeo, neuralgia trigeminal em decorrência de esclerose múltipla (típica ou atípica), neuralgia glossofaríngea idiopática e neuropatia diabética dolorosa. Tratamento de diabetes insípido central. Tratamento de poliúria e polidipsia de origem neuro-hormonal.

● **INDICAÇÕES DE BULA – FDA:** Anticonvulsivante. As evidências que sustentam a eficácia da carbamazepina como um anticonvulsivante foram derivadas de estudos controlados por medicamentos ativos que avaliaram pacientes com os seguintes tipos de convulsão:

○ Convulsões parciais com sintomatologia complexa (psicomotora, lobo temporal). Pacientes com essas convulsões parecem mostrar maior melhora do que aqueles com outros tipos.

○ Convulsões tônico-clônicas generalizadas ("grande mal").

○ Padrões de convulsão mistos que incluem os mencionados anteriormente, ou outras convulsões parciais ou generalizadas. As convulsões de ausência ("pequeno mal) não parecem ser controladas por carbamazepina.

Tratamento da dor associada à neuralgia do trigêmeo verdadeira. Resultados benéficos também foram relatados na neuralgia do glossofaríngeo. Este medicamento não é um analgésico simples e não deve ser usado para o alívio de dores triviais.

● **INDICAÇÕES OFF-LABEL:** A carbamazepina pode ser utilizada no transtorno esquizoafetivo, em pacientes com esquizofrenia com comportamento agressivo e na coreoatetose paroxística.

● **CONTRAINDICAÇÕES:** A carbamazepina não deve ser utilizada por pacientes com doença hematopoiética ou doença hepática, grávidas no primeiro trimestre gestacional, pacientes com histórico de agranulocitose por clozapina, histórico de alergia a ADTs, histórico de depressão da medula óssea, histórico de alergia a esse medicamento, ou em uso concomitante com clozapina, IMAOs (também nos últimos 14 dias) e nefazodona. Deve-se utilizar a carbamazepina com cautela em pacientes com doenças cardiovasculares, glaucoma e retenção urinária.

● **TESTES LABORATORIAIS SUGERIDOS OU NECESSÁRIOS:** Previamente ao início do tratamento, deve-se realizar hemograma completo, contagem de plaquetas e ferro sérico, testes estes que devem ser repetidos ao longo do tratamento, com maior frequência nos primeiros meses. Durante o tratamento, deve-se monitorar

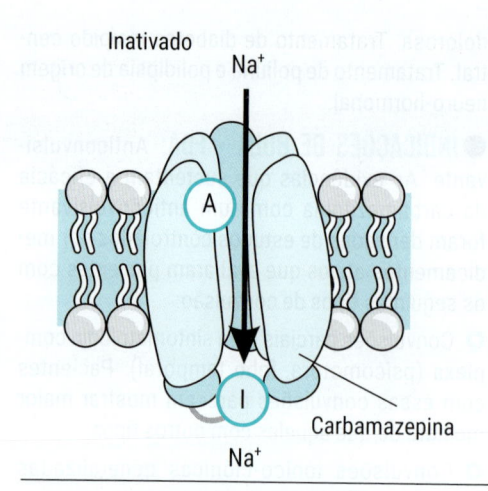

FIGURA 1 ▶ ROTA FARMACOLÓGICA DA CARBAMAZEPINA.

albumina, bilirrubina, TTPa, sódio, tempo de protrombina, TGO, TGP e urina. É recomendado avaliação oftalmológica periódica devido a possíveis alterações oculares. As concentrações séricas da carbamazepina devem ser monitoradas, pois suas concentrações séricas terapêuticas como anticonvulsivante devem estar entre 6 e 12 mcg/mL. O tratamento deve ser interrompido em caso de contagem de leucócitos abaixo de 3.000/mm^2 ou de neutrófilos menor que 1.000 a 1.500/mm^2.

● **ROTA FARMACOLÓGICA:** Ver Figura 1.

Farmacologia

ABSORÇÃO: Após administração oral, a carbamazepina exibe seu pico de concentração plasmática entre 4 e 8 horas (cápsula), após 2 horas (suspensão oral) e entre 3 e 12 horas (liberação prolongada). A biodisponibilidade da formulação de liberação prolongada é de 89%.

VOLUME DE DISTRIBUIÇÃO: 0,7 a 1,4 L/kg.

LIGAÇÃO PROTEICA: 75 a 80%.

METABOLISMO/FARMACOCINÉTICA: O metabolismo da carbamazepina, por meio das enzimas CYP3A4 (principal), CYP2C8, CYP3A5 e CYP2B, ocorre no fígado, onde sofre processos de hidroxilação, conjugação e glicuronidação. A carbamazepina é uma indutora enzimática, induzindo seu próprio metabolismo e podendo causar redução da sua meia-vida quando usada cronicamente.

ROTA DE ELIMINAÇÃO: A excreção da carbamazepina acontece pelas vias renal (72%) e fecal (28%), majoritariamente como metabólitos, porém 3% inalterada na urina.

MEIA-VIDA: A meia-vida da carbamazepina varia entre 35 e 40 horas, podendo ser reduzida para 12 a 17 horas em caso de uso crônico (em geral após 3-5 semanas).

DEPURAÇÃO: A depuração plasmática da carbamazepina é de 25 ± 5 mL/min após dose única e 80 ± 30 mL/min após várias doses.

FARMACODINÂMICA: A carbamazepina é um bloqueador dos canais de sódio e cálcio voltagem-dependentes do glutamato, sendo utilizada, principalmente, como analgésico, anticonvulsivante e no tratamento para o transtorno de humor bipolar. Em caso de superdosagem, a carbamazepina pode causar convulsão.

MECANISMO DE AÇÃO: A carbamazepina inibe a liberação de glutamato na fenda sináptica, promovendo uma estabilização das membranas neuronais. Por outro lado, seu efeito como estabilizador de humor, principalmente como antimaníaco, se deve à redução da metabolização de dopamina, noradrenalina e serotonina. A carbamazepina também pode atuar sobre os sistemas gabaérgico, diminuindo seu *turnover*, glutamatérgico, bloqueando receptores do tipo NMDA, e colinérgico, reduzindo sua transmissão. Em caso de uso crônico, há efeitos sobre adenosina, IP$_3$, receptores α-adrenérgicos, substância P, somatostatina e TRH, o que lhe confere efeitos antidepressivos.

● Interações Medicamentosas

○ Anticonvulsivantes indutores enzimáticos, como a própria carbamazepina, fenitoína, fenobarbital e primidona, podem aumentar a eliminação da carbamazepina, reduzindo suas concentrações plasmáticas e, consequentemente, seu efeito.

○ Indutores da CYP3A4, como a própria carbamazepina, fenobarbital, fenitoína e rifampicina, podem reduzir suas concentrações plasmáticas e, consequentemente, seu efeito.

○ Inibidores da CYP3A4, como fluoxetina, fluvoxamina, nefazodona, claritromicina, eritromicina, fluconazol e isoniazida, podem aumentar as concentrações plasmáticas da carbamazepina e, consequentemente, seu efeito.

O O uso de carbamazepina pode aumentar as concentrações plasmáticas de clomipramina, fenitoína e primidona.

O O uso de carbamazepina pode reduzir as concentrações plasmáticas de ADTs, BZDs, clozapina, corticosteroides, dicumarol, doxiciclina, haloperidol, itraconazol, levotiroxina, paracetamol, olanzapina, teofilina e varfarina. Pode haver redução das concentrações de outros anticonvulsivantes, como etossuximida, fenitoína, fensuximida, lamotrigina, metossuximida, tiagabina, topiramato e valproato.

O A carbamazepina pode reduzir a concentração plasmática dos contraceptivos orais.

O O uso concomitante de carbamazepina com outros depressores do SNC pode aumentar seus efeitos depressores.

AFINIDADE LIGANTE/KI:

LOCAL	KI (NM)
Ki ($D_1/D_2/H_1/5\text{-}HT_{1A}/5\text{-}HT_{2A}/$ $5\text{-}HT_{3A}/5\text{-}HT_{2C}/NMDA$)	> 10.000
Ki (VSSC)	32.700/ 52.000

O Farmacogenética

Acesse https://www.pharmgkb.org/chemical/PA448785 ou utilize o QR code ao lado.

ANOTAÇÕES CLÍNICAS

Nível de evidência 1A: Variantes diversas dos genes *HLA-A* e *HLA-B*.

Nível de evidência 1B: Não há dados para a carbamazepina no PharmGKB até a data de publicação deste livro.

Nível de evidência 2A: Variantes diversas dos genes *HLA-A* e *HLA-B*.

Nível de evidência 2B: Variantes diversas do gene *SCN1A*.

Nível de evidência 3: Variantes diversas dos genes *ABCB1, ABCC2, BAG6, PRRC2A, CYP1A1, CYP1A2, CYP3A4, CYP3A5, EPHX1, GABRA1, HLA-A, HLA-B, HLA-C, HLA-DRB1, HSPA1A, HSPA1L, LTA, TNF, NR1I2, SCN1A, SCN2A* e *UGT2B7*.

Nível de evidência 4: Variantes diversas dos genes *ABCB1, ABCC2, HNF4A, SCN1A* e *SCN2A*.

O Prática Clínica

● **DOSAGEM:** Recomenda-se a utilização da carbamazepina para o tratamento da mania em doses entre 800 e 1.600 mg/dia, divididas em 3 a 4x/dia. Para o tratamento de neuropatias, estão recomendadas doses entre 300 e 1.200 mg/dia, divididas em 2 a 3x/dia.

● **TITULAÇÃO:** É recomendado que se inicie a utilização da carbamazepina para o tratamento da mania com uma dose de 200 mg, tomada à noite, aumentando-a gradualmente. Pode-se adotar um esquema de incrementos de 200 mg a cada 3 a 5 dias, avaliando as concentrações séricas após 5 dias com dose estável. Se for preciso, continuar aumentando a dose. Após 2 a 4 semanas, pode ser necessário o aumento da dose devido à indução do metabolismo causado pela própria carbamazepina. A dose máxima utilizada não deve ultrapassar 1.000 mg/dia em crianças e 1.200 mg/dia em adultos. Para o tratamento de neuropatias, recomenda-se uma dose inicial de 100 mg, tomada 2x/dia, aumentando 200 mg/dia a cada semana, até que se atinja a dose máxima de 1.200 mg/dia.

● **EFEITOS ADVERSOS:** Mais comuns: Dermatológicos (reação alérgica, urticária), gastrointestinais (constipação, náusea, vômito), hematológicos (leucopenia), hepáticos (elevação de GGT), neurológicos (ataxia, sonolência, tontura). Comuns: Dermatológicos (parestesia, prurido, *rash*), hematológicos (eosinofilia, neutropenia, trombocitopenia), hepáticos (elevação de fosfatase alcalina), metabólicos (edema, hiponatremia, perda de peso, SIADH), neurológicos (cefaleia, tremor), oculares (alteração de acomodação visual, diplopia), psiquiátricos (pensamento anormal), outros (vertigem). Incomuns: Dermatológicos (dermatite esfoliativa, eritrodermia), hepáticos (elevação de transaminases), neurológicos (*asterixis*, distonia, tiques, tremor). Raros: Cardiovasculares (alteração de condução elétrica), dermatológicos (síndrome LES-*like*), hematológicos (deficiência de ácido fólico, leucocitose, linfadenopatia), hepáticos (hepatite, icterícia colestática), hipersensibilidade (síndrome DIDMOHS), musculoesqueléticos (fraqueza muscular), neurológicos (disartria, discinesia orofacial, distúrbio oculomotor, fala arrastada, movimentos coreoatetoides, neurite periférica, parestesia, SNM), psiquiátricos (agitação, agressividade, alucinação, confusão, depressão, inquietação, perda de apetite). Muito raros: Cardiovasculares (arritmia, bloqueio atrioventricular, bradicardia, hipertensão, hipotensão, ICC, piora de doença arterial coronariana, tromboembolismo, tromboflebite), dermatológicos (acne, alopecia, alteração de coloração de pele, dermatite, diaforese, eritema multiforme e nodoso, fotossensibilidade, necrólise epidérmica tóxica, onicomicose, púrpura, SSJ, sudorese), endocrinológicos (alteração da espermatogênese e da função tireoidiana, aumento de prolactina), gastrointestinais (colite, estomatite, glossite, pancreatite), geniturinários (alteração sexual e da espermatogênese, impotência), hematológicos (agranulocitose, anemia aplásica, hemolítica e megaloblástica, aplasia de hemácias, porfiria intermitente aguda, reticulocitose), hepáticos (hepatite granulomatosa, insuficiência hepática), hipersensibilidade (angiedema, meningite asséptica, reação anafilática), metabólicos (elevação de colesterol total e triglicerídeos), musculoesqueléticos (artralgia), oculares (conjuntivite, opacidade), psiquiátricos (psicose, virada maníaca), renais (disfunção e insuficiência renal, nefrite intersticial), respiratórios (embolia pulmonar, hipersensibilidade pulmonar), outros (hiperacusia, hipoacusia, *tinnitus*).

● **GRAVIDEZ:** O uso de carbamazepina durante os primeiros meses da gestação está associado a um risco aumentado de defeitos de fechamento do tubo neural, fenda palatina, atresia anal, meningomielocele e alteração craniofacial. Pode ainda haver deficiência de vitamina K reversível, coagulopatia e hemorragia cerebral no recém-nascido, podendo resultar em lesão neurológica irreversível. Há risco aumentado de baixo peso ao nascer, hepatotoxicidade e desempenho verbal comprometido em idade escolar. Dessa forma, é recomendado que se evite a utilização da carbamazepina durante a gestação. Categoria D da FDA (classificação até 2015).

● **AMAMENTAÇÃO:** Por ser excretada no leite, ainda que em baixa concentração, a carbamazepina deve ser evitada durante a lactação. Se for imprescindível sua utilização, deve-se monitorar o bebê constantemente, interrompendo o uso em caso de sedação ou irritabilidade.

● **CRIANÇAS E ADOLESCENTES:** A carbamazepina é utilizada em crianças para manejo de comportamento agressivo e impulsivo, sobretudo em crianças com lesão cerebral. Por conta da maior eliminação da carbamazepina nessa faixa etária, pode ser necessária a utilização de doses mais altas. Estão recomendadas doses iniciais de 10 a 20 mg/kg/dia, tomadas de 2 a 4x/dia, para crianças com menos de 6 anos. Se necessário, pode-se aumentar a dose semanalmente até a dose máxima de 35 mg/kg/dia. Entre 6 e 12 anos, a dose inicial deve ser de 100 mg, tomada 2x/dia. Pode-se aumentar 100 mg/dia por semana, sem exceder 1.000 mg/dia. Adolescentes com mais de 12 anos podem utilizar esse medicamento de forma semelhante à dos adultos.

● **IDOSOS:** Nessa faixa etária, são recomendadas doses menores de carbamazepina, devido ao metabolismo hepático reduzido. Pode haver agitação, confusão e exacerbação de sintomas psicóticos, além de ser mais frequente o surgimento de efeitos negativos como déficit de memória, desorientação e sedação. Recomenda-se uma dose inicial de 100 mg/dia, com aumento semanal de 100 mg/semana.

● **INSUFICIÊNCIA RENAL:** Pode ser necessária a redução das doses de carbamazepina em pacientes com comprometimento da função renal.

● **INSUFICIÊNCIA HEPÁTICA:** Utilizar a carbamazepina com cautela em pacientes com insuficiência hepática.

● **COMO MANEJAR EFEITOS ADVERSOS:** É necessário aguardar e observar se os efeitos da carbamazepina irão desaparecer; caso não desapareçam, pode-se optar pela apresentação de liberação prolongada. Para evitar efeitos gastrointestinais, pode-se ingerir o medicamento juntamente com alimentos ou tomar a dose de forma dividida. Para evitar sedação diurna, a opção é tomar o medicamento durante a noite.

- A administração de carbamazepina deve ser feita juntamente com alimentos para diminuir os efeitos colaterais gastrointestinais.
- Alimentos gordurosos lentificam o ritmo de absorção da carbamazepina, mas não sua extensão.
- Deve-se estar atento a alterações hepáticas, com suspensão do uso de carbamazepina após qualquer sinal de intoxicação, principalmente em crianças.
- A carbamazepina deve ser reduzida de maneira gradual. Pode haver crise convulsiva e recaída de sintomas do transtorno bipolar em casos de retirada abrupta.
- O paciente em uso de carbamazepina deve ser monitorado quanto a hematomas ou sinais de sangramento incomum, devido ao risco aumentado de anemia aplásica e agranulocitose.
- É necessário o acompanhamento dos parâmetros laboratoriais recomendados durante o uso de carbamazepina.
- Efeitos colaterais mais frequentes, como ataxia, náusea, sonolência, visão borrada, vertigem e vômito, tendem a desaparecer após as primeiras semanas de uso de carbamazepina.
- Há risco aumentado de reação dermatológica em pacientes de origem asiática fazendo uso de carbamazepina.
- As pílulas de liberação lenta de carbamazepina não devem ser mastigadas.
- A carbamazepina deve ser armazenada de forma correta, protegida do calor e da umidade.
- Pacientes com alteração no gene *HLA-B*1502* têm risco maior de desenvolver SSJ e necrólise epidérmica tóxica, motivo pelo qual não devem utilizar a carbamazepina.
- Pacientes em idade fértil fazendo uso de carbamazepina devem ser alertadas quanto à utilização de contraceptivos orais e à possível redução de eficácia desses medicamentos.
- A carbamazepina pode ocasionar ativação de ideação suicida.

BIPP TIPS

- A carbamazepina pode ser útil em pacientes que não respondem bem ao lítio.
- A carbamazepina é um potente indutor de enzimas hepáticas, interferindo no metabolismo de vários medicamentos.

Toxicidade

ORAL EM HUMANOS: 1.920 mg/kg/17 semanas (uso intermitente em mulheres); 54 mg/kg/9 dias (uso intermitente em homens).

TOXICIDADE AGUDA: Há manifestação de sintomas de intoxicação entre 1 e 3 horas após a ingestão da carbamazepina, sendo os sintomas neuromusculares os mais frequentes. Pode ocorrer alteração de pressão arterial, arritmia ventricular, coma, convulsão, dificuldade/depressão respiratória, estupor, hiper-reflexia inicial e depois hiporreflexia, mioclonia, hipotermia, nistagmo, retenção urinária e tontura. Embora raros, há casos de óbito em indivíduos que ingeriram entre 10 e 20 g (a menor dose letal foi de 3,2 g), e o risco é maior em crianças.

Leituras Recomendadas

Barrons R, Roberts N. The role of carbamazepine and oxcarbazepine in alcohol withdrawal syndrome. J Clin Pharm Ther. 2010;35(2):153-67.

Bridge TA, Norton RL, Robertson WO. Pediatric carbamazepine overdoses. Pediatr Emerg Care. 1994;10(5):260-3.

Carbatrol® (carbamazepine) [Internet]. Wayne: Shire; 2005 [capturado em 29 set. 2024]. Disponível em: https://www.accessdata.fda.gov/drugsatfda_docs/label/2006/020712s025lbl.pdf.

Moosa RS, McFadyen ML, Miller R, Rubin J. Carbamazepine and its metabolites in neuralgias: concentration-effect relations. Eur J Clin Pharmacol. 1993;45(4):297-301.

Neppe VM, Tucker GJ, Wilensky AJ. Fundamentals of carbamazepine use in neuropsychiatry. J Clin Psychiatry. 1988;49 Suppl:4-6.

Tegretol® carbamazepine USP [Internet]. New Jersey: Novartis Pharmaceuticals; 2007 [capturado em 29 set. 2024]. Disponível em: https://www.accessdata.fda.gov/drugsatfda_docs/label/2007/016608s098lbl.pdf.

● Cariprazina

A cariprazina é um agonista parcial de serotonina e dopamina usado para tratamento de esquizofrenia, episódios agudos maníacos ou mistos do transtorno bipolar tipo I e como tratamento adjunto no transtorno depressivo maior. Foi aprovada pela FDA em 2015 e atua como agonista parcial dos receptores $5-HT_{1A}$ e D_2, com alta seletividade para o receptor D_3. Além disso, sua ação antagonista sobre os receptores $5-HT_{2A}$ também a torna potencialmente útil como terapia complementar no transtorno depressivo maior. É absorvida pelo trato gastrointestinal e atinge seu pico plasmático em 3 a 6 horas após a administração. A alimentação não interfere na sua absorção. A cariprazina tem meia-vida longa (1,5 dia) e é metabolizada pela CYP3A4 e pela CYP2D6 em menor grau, gerando os metabólitos ativos desmetil-cariprazina (DCAR) e didesmetil-cariprazina (DDCAR), que apresentam funções semelhantes e são tão potentes farmacologicamente quanto o fármaco original.

Nomes no Brasil:
Não disponível no Brasil (EUA: Vraylar).
SUS:
Não disponível na Rename.

● **INDICAÇÕES DE BULA – ANVISA:** Não possui aprovação da Anvisa até o momento.

● **INDICAÇÕES DE BULA – FDA:** Tratamento de esquizofrenia em adultos. Tratamento agudo de episódios maníacos ou mistos associados ao TB tipo I em adultos. Tratamento de episódios depressivos associados ao TB tipo I (depressão bipolar) em adultos. Terapia adjuvante a antidepressivos para o tratamento do TDM em adultos.

● **INDICAÇÕES OFF-LABEL:** A cariprazina pode ser usada em outros transtornos psicóticos, nos sintomas negativos da esquizofrenia, na manutenção do transtorno de humor bipolar, em transtornos de comportamento nas demências e nas crianças e adolescentes, em transtornos associados ao controle de impulsos e no TEPT.

● **CONTRAINDICAÇÕES:** A cariprazina é contraindicada em casos de hipersensibilidade à substância.

● **TESTES LABORATORIAIS SUGERIDOS OU NECESSÁRIOS:** Assim como para outros antipsicóticos atípicos, também é recomendado acompanhar o peso e o IMC. Deve-se avaliar se o paciente tem histórico de obesidade na família e determinar peso, circunferência da cintura, pressão arterial, glicose plasmática e lipidograma em jejum. Após o início do tratamento, determinar o IMC mensalmente por 3 meses e depois a cada trimestre. Em pacientes com alto risco de complicações metabólicas e quando do início ou troca dos antipsicóticos, é recomendado o monitoramento dos triglicerídeos em jejum mensalmente. Para pacientes saudáveis, pressão arterial, glicose plasmática em jejum e lipídeos em jejum poderão ser mensurados em uma frequência de 3 meses e depois anualmente, porém para pacientes com diabetes ou que ganharam mais de 5% do peso inicial, as medidas devem ser mais frequentes. Deve-se considerar troca por outro antipsicótico atípico para pacientes que adquirem sobrepeso ou tornam-se obesos, pré-diabéticos, diabéticos, hipertensos ou dislipidêmicos enquanto recebem a cariprazina. É importante estar vigilante para cetoacidose diabética, mesmo que o paciente não seja diabético. Para pacientes com baixa contagem de leucócitos ou história de leucopenia/neutropenia induzida por substância, é recomendada a realização de hemograma no início do tratamento com a cariprazina, a qual deve ser imediatamente descontinuada em caso de diminuição leucocitária concomitante ao tratamento.

● **ROTA FARMACOLÓGICA:** Ver Figura 1.

○ Farmacologia

ABSORÇÃO: A cariprazina tem boa absorção oralmente, com biodisponibilidade de 52%, e atinge o pico plasmático de 3 a 6 horas após sua adminis-

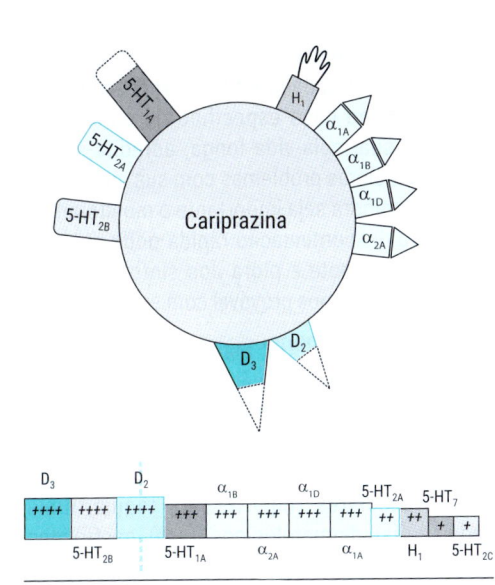

FIGURA 1 ▶ ROTA FARMACOLÓGICA DA CARIPRAZINA.

tração. A absorção de cariprazina não é alterada pela alimentação.

VOLUME DE DISTRIBUIÇÃO: 6,5 L/kg (com base em estudos pré-clínicos).

LIGAÇÃO PROTEICA: 91 a 97%.

METABOLISMO/FARMACOCINÉTICA: A cariprazina é extensamente metabolizada por hidroxilação e desmetilação, sobretudo pela CYP3A4 e pela CYP2D6 (em menor grau), gerando os metabólitos ativos DCAR e DDCAR. O DCAR é então metabolizado em DDCAR pela CYP3A4 e CYP2D6, e o DDCAR é metabolizado pela CYP3A4 em um metabólito hidroxilado. Tanto o DCAR quanto o DDCAR apresentam funções semelhantes e são tão potentes farmacologicamente quanto o fármaco original.

ROTA DE ELIMINAÇÃO: Nos estudos clínicos de farmacocinética da cariprazina, foi detectada eliminação de 21% da dose pela urina. Apenas 1,2% da dose foi eliminada de maneira inalterada pela urina.[1]

MEIA-VIDA: 1,5 dia para a cariprazina e 1 a 3 semanas para o DDCAR.

DEPURAÇÃO: 21,5 L/h.

FARMACODINÂMICA: A cariprazina atua como agonista parcial nos receptores $5\text{-}HT_{1A}$, D_2 e D_3 da dopamina, com alta afinidade de ligação. A cariprazina atua ainda como antagonista nos receptores $5\text{-}HT_{2B}$ e $5\text{-}HT_{2A}$, com afinidade de ligação alta e moderada, e também se liga aos receptores H_1 de histamina. Além disso, mostra afinidade de ligação mais baixa para os receptores $5\text{-}HT_{2C}$ e α_{1A} e não tem afinidade apreciável para os receptores muscarínicos colinérgicos.

MECANISMO DE AÇÃO: O mecanismo de ação da cariprazina na esquizofrenia e no transtorno bipolar I é desconhecido. No entanto, sua eficácia pode ser mediada por uma combinação de atividade agonista parcial nos receptores centrais de D_2 e $5\text{-}HT_{1A}$ e atividade antagonista nos receptores $5\text{-}HT_{2A}$. A cariprazina forma dois metabólitos principais, DCAR e DDCAR, que apresentam perfis de ligação ao receptor *in vitro* semelhantes aos do fármaco original e também podem estar envolvidos na efetividade clínica da cariprazina.

● Interações Medicamentosas

○ Por ser metabolizada pela enzima CYP3A4, a cariprazina pode interagir com inibidores e indutores da CYP3A4, causando aumento e diminuição, respectivamente, da concentração plasmática.

○ Inibidores da CYP2D6 e metabolizadores pobres da CYP2D6 não parecem ter influência sobre a concentração plasmática da cariprazina.

○ A cariprazina pode aumentar os efeitos de agentes anti-hipertensivos e antagonizar os efeitos da levodopa e de agonistas de dopamina.

AFINIDADE LIGANTE/KI:

LOCAL	KI (NM)
Ki (D_3)	0,085
Ki (D_2)	0,49
Ki ($5\text{-}HT_{1A}$)	2,6
Ki ($5\text{-}HT_{2B}$)	0,58
Ki ($5\text{-}HT_{2A}$)	18,8
Ki (H_1)	23,2
Ki ($5\text{-}HT_{2C}$)	134
Ki (α_{1A})	155

◯ Farmacogenética

Acesse https://www.pharmgkb.org/chemical/PA166177476 ou utilize o *QR code* ao lado.

ANOTAÇÕES CLÍNICAS

Nível de evidência 1A, 1B, 2A, 2B, 3, 4: Não há dados para a cariprazina no PharmGKB até a data de publicação deste livro.

◯ Prática Clínica

● **DOSAGEM:** Para o tratamento de esquizofrenia, é recomendada uma dosagem de 1,5 a 6 mg, 1x/dia. Para o tratamento de transtorno bipolar, a dose recomendada é de 3 a 6 mg, 1x/dia. Considerando que a isoenzima CYP3A4 é responsável pela metabolização da cariprazina, para pacientes iniciando um forte inibidor da CYP3A4 concomitante com o tratamento com esse fármaco, deve-se reduzir a dosagem da cariprazina pela metade. Para pacientes que tomam 4,5 mg, a dose deve ser reduzida para 1,5 ou 3 mg. Para pacientes que tomam 1,5 mg diariamente, a dose deve ser ajustada para ser tomada em dias alternados. Quando o inibidor da CYP3A4 for retirado, a dosagem pode retornar aos valores antes estabelecidos. Para pacientes que estejam iniciando a cariprazina e que já estejam usando inibidores fortes da CYP3A4, a cariprazina deve ser iniciada na dose de 1,5 mg no dia 1 e no dia 3, sem tomada no dia 2. A partir do dia 4, a dose de 1,5 mg pode ser administrada diariamente e aumentada para, no máximo, 3 mg/dia. Quando o inibidor da CYP3A4 for retirado, a dosagem de cariprazina pode ser aumentada. Para o tratamento concomitante com indutores da CYP3A4, ainda não foi estabelecido um protocolo baseado em estudos clínicos. Assim, seu uso não é recomendado porque os efeitos da cariprazina e dos metabólitos com indutores da CYP3A4 não foram elucidados.

● **TITULAÇÃO:** Para o tratamento de esquizofrenia ou transtorno bipolar, é recomendado iniciar com a dose de 1,5 mg e aumentar para 3 mg no segundo dia de tratamento. Depois, com base na resposta e tolerabilidade, é possível fazer incrementos de 1,5 ou 3 mg. Para a retirada da cariprazina, tendo em vista a experiência clínica escassa, é recomendada a titulação descendente. Entretanto, no caso específico da cariprazina, devido à sua meia-vida longa, acredita-se que não haja maiores problemas com sua interrupção abrupta, embora seja importante o monitoramento, pois a descontinuação rápida pode provocar psicose de rebote e piora dos sintomas (ainda que isso seja menos provável com esse fármaco).

● **EFEITOS ADVERSOS:** Mais comuns: Gastrointestinais (constipação, náusea, vômito), metabólicos (ganho de peso), neurológicos (acatisia, cefaleia, parkinsonismo, sintomas extrapiramidais, sonolência), psiquiátricos (insônia). Comuns: Cardiovasculares (hipertensão, taquiarritmia, taquicardia), dermatológicos (*rash*), gastrointestinais (boca seca, diarreia, dispepsia, dor abdominal e de dente), geniturinários (ITU), hepáticos (aumento das enzimas hepáticas), metabólicos (aumento/diminuição de apetite, dislipidemia, hiponatremia), musculoesqueléticos (artralgia, aumento de CPK, dor nas costas e nas extremidades, rigidez muscular), neurológicos (distonia, distúrbio extrapiramidal, outros transtornos de movimento, sedação, tontura), oculares (visão borrada), psiquiátricos (agitação, ansiedade, distúrbio do sono, inquietação), respiratórios (dor orofaríngea, nasofaringite, tosse), outros (fadiga, pirexia). Incomuns: Cardiovasculares (bradiarritmia, distúrbio de condução cardíaca, hipotensão, onda T anormal, prolongamento de intervalo QT), dermatológicos (hiperidrose, prurido), endocrinológicos (diminuição de TSH), gastrointestinais (DRGE, gastrite), hematológicos (anemia, eosinofilia), hepáticos (aumento de bilirrubinas), metabólicos (diabetes melito, glicemia anormal, hiponatremia, sede, sódio sérico anormal), neurológicos (discinesia, discinesia tardia, disestesia, letargia, vertigem), oculares (aumento de pressão intraocular, catarata, diminuição de acuidade visual, distúrbio de acomodação, irritação ocular), psiquiátricos (aumento/diminuição de libido, comportamento suicida, *delirium*, depressão, ideação suicida, tentativa de suicídio). Raros: Dermatológicos (SSJ), endocrinológicos (hipotireoidismo), gastrointestinais (disfagia), geniturinários (disfunção erétil, disúria, polaciúria), hematológicos (neutropenia), hepáticos (hepatite), hipersensibilidade (reação de hipersensibilidade), musculoesqueléticos (rabdomiólise), neurológicos

(AVC isquêmico, afasia, amnésia, convulsão, epilepsia), oculares (fotofobia), psiquiátricos (suicídio completo), respiratórios (soluço).

● **GRAVIDEZ:** Não foram conduzidos estudos em gestantes em tratamento com cariprazina, mas em estudos pré-clínicos o tratamento com doses baixas desse fármaco levou a malformações, menor sobrevivência dos filhotes e retardo no desenvolvimento.[2] Contudo, a cariprazina não foi teratogênica em estudos em coelhos em doses 4 a 6 vezes maiores do que a maior dose recomendada para uso humano (6 mg). É importante considerar que neonatos expostos a medicamentos antipsicóticos durante o terceiro trimestre de gravidez estão sob risco de sintomas extrapiramidais. Há relatos de agitação, hipertonia, tremor, sonolência, dificuldade respiratória e distúrbios de alimentação em neonatos expostos a antipsicóticos. Assim, não é indicado usar a cariprazina durante a gravidez, a não ser que os benefícios para a mãe superem os riscos para o feto. Fármaco não classificado pela FDA (classificação até 2015).

● **AMAMENTAÇÃO:** Não se sabe se a cariprazina é excretada pelo leite materno; no entanto, em estudos pré-clínicos, a cariprazina foi excretada pelo leite em ratas durante a amamentação. Assim, não é recomendado o aleitamento concomitante ao uso dessa medicação.

● **CRIANÇAS E ADOLESCENTES:** A cariprazina não foi testada em crianças e adolescentes, razão pela qual seu uso não é recomendado nessa população.

● **IDOSOS:** Não há dados específicos para essa população em relação ao uso de cariprazina. Em geral, a escolha da dose para um paciente idoso demanda cautela e deve começar pela menor dose do intervalo de dose recomendado, devido à maior frequência de diminuição das funções hepática, renal e cardíaca, de doenças concomitantes e do uso de outras terapias medicamentosas. Além disso, há aumento do risco de mortalidade em pacientes idosos que utilizam antipsicóticos, e o uso de cariprazina para o tratamento de psicose associada à demência não foi aprovado.

● **INSUFICIÊNCIA RENAL:** Não é necessário ajuste de dose para pacientes com insuficiência renal leve a moderada (CrCL > 30 mL/min), mas a cariprazina não é indicada para pacientes com insuficiência renal grave (CrCL < 30 mL/min) pelo fato de não ter sido testada nessa população.

● **INSUFICIÊNCIA HEPÁTICA:** Não é necessário o ajuste de dose para pacientes com insuficiência

BIPP TIPS

- A cariprazina é um fármaco com meia-vida longa, e seus metabólitos ativos têm meia-vida especialmente longa (semanas); assim, é recomendado monitorar os efeitos adversos durante várias semanas após o início do tratamento e a cada alteração de dose.

- Após a descontinuação da cariprazina, é importante considerar que a eliminação completa da substância pode levar semanas, efeito que tem especial importância quando se faz a troca por outro antipsicótico atípico.

- Devido à meia-vida longa da cariprazina, a perda de algumas doses pode não ser tão prejudicial em comparação com outros antipsicóticos.

- A cariprazina tem fácil adesão pelo fato de poder ser tomada uma vez ao dia com ou sem alimentos.

- A cariprazina parece ter um perfil metabólico favorável, com alterações nos triglicerídeos, glicose em jejum e colesterol comparáveis às do placebo. No entanto, pode haver ganho de peso, assim como no tratamento com outros antipsicóticos atípicos.

- A cariprazina apresenta um perfil farmacológico único, visto que tem maior afinidade pelo receptor D_3 do que a própria dopamina e pelo receptor D_2. No entanto, o mecanismo de ação induzido pelo agonismo dos receptores D_3 ainda não está completamente elucidado, embora estudos animais sugiram que esse perfil poderia ser favorável para o humor, sintomas negativos e cognitivos da esquizofrenia, bem como para abuso de substância.

hepática leve a moderada (Child-Pugh: 5-9), mas a cariprazina não é recomendada para pacientes com insuficiência hepática grave (Child-Pugh: 10-15) pelo fato de não ter sido testada nessa população.

● **COMO MANEJAR EFEITOS ADVERSOS:** Efeitos colaterais podem surgir durante o uso da cariprazina. Se for um sintoma tolerável, é possível aguardar e avaliar a evolução do quadro. Se intolerável, é possível ajustar a dosagem, substituí-la por outro fármaco ou usar sintomáticos. Se houver efeitos motores, é sugerido o uso de anticolinérgicos. Para ganho de peso, é recomendado o encaminhamento para programas de manejo clínico para IMC, avaliação nutricional e exercícios físicos.

○ Toxicidade

ORAL EM HUMANOS: Há relato de toxicidade com uma dose acidental de 48 mg/dia.

TOXICIDADE AGUDA: Há relato de superdosagem aguda acidental (48 mg/dia) em um paciente, que apresentou ortostase e sedação, tendo se recuperado totalmente no mesmo dia. Uma vez que não existem antídotos específicos para toxicidade à cariprazina, o manejo de *overdose* requer supervisão médica e monitoramento, sempre considerando a possibilidade do envolvimento de diversas substâncias.

○ Referências

1. Periclou A, Phillips L, Ghahramani P, Kapás M, Carrothers T, Khariton T. Population pharmacokinetics of cariprazine and its major metabolites. Eur J Drug Metab Pharmacokinet. 2021;46(1):53-69.

2. Vraylar cariprazine capsule, gelatin coated; Vraylar - cariprazine kit [Internet]. North Chicago: Allergan; 2015 [capturado em 22 out. 2024]. Disponível em: https://dailymed.nlm.nih.gov/dailymed/drugInfo.cfm?setid=4b-5f7c65-aa2d-452a-b3db-bc85c06ff12f.

○ Leituras Recomendadas

DrugBank Online. Cariprazine [Internet]. 2007 [capturado em 29 set. 2024]. Disponível em: https://go.drugbank.com/drugs/DB06016.

Heck J, Seifert J, Stichtenoth DO, Schroeder C, Groh A, Szycik GR, et al. A case series of serious and unexpected adverse drug reactions under treatment with cariprazine. Clin Case Rep. 2021;9(5):e04084.

Kiss B, Némethy Z, Fazekas K, Kurkó D, Gyertyán I, Sághy K, et al. Preclinical pharmacodynamic and pharmacokinetic characterization of the major metabolites of cariprazine. Drug Des Devel Ther. 2019;13:3229-48.

Laszlovszky I, Barabássy Á, Németh G. Cariprazine, a broad-spectrum antipsychotic for the treatment of schizophrenia: pharmacology, efficacy, and safety. Adv Ther. 2021;38(7):3652-73.

Stahl SM. Mechanism of action of cariprazine. CNS Spectr. 2016;21(2):123-7.

Thornton P. Cariprazine side effects [Internet]. Drugs.com; 2023 [capturado em 29 set. 2024]. Disponível em: https://www.drugs.com/sfx/cariprazine-side-effects.html#professional.

Vieta E, Durgam S, Lu K, Ruth A, Debelle M, Zukin S. Effect of cariprazine across the symptoms of mania in bipolar I disorder: analyses of pooled data from phase II/III trials. Eur Neuropsychopharmacol. 2015;25(11):1882-91.

Vraylar® (cariprazine) [Internet]. Madison: Forest Laboratories Ireland; 2019 [capturado em 29 set. 2024]. Disponível em: https://www.accessdata.fda.gov/drugsatfda_docs/label/2019/204370s006lbl.pdf.

Yatham LN, Chakrabarty T, Bond DJ, Schaffer A, Beaulieu S, Parikh SV, et al. Canadian Network for Mood and Anxiety Treatments (CANMAT) and International Society for Bipolar Disorders (ISBD) recommendations for the management of patients with bipolar disorder with mixed presentations. Bipolar Disord. 2021;23(8):767-88.

Yatham LN, Vieta E, Earley W. Evaluation of cariprazine in the treatment of bipolar I and II depression: a randomized, double-blind, placebo-controlled, phase 2 trial. Int Clin Psychopharmacol. 2020;35(3):147-56.

Cetamina

A cetamina, desenvolvida em 1963 e aprovada pela FDA em 1970, é uma substância derivada da fenciclidina que atua como antagonista dos receptores NMDA, com potente efeito anestésico. Seu principal uso clínico é como anestésico para crianças ou pacientes submetidos a pequenas cirurgias ou intervenções diagnósticas. Nas últimas décadas, diversas linhas de evidência passaram a sugerir o uso de doses subanestésicas (0,5 mg/kg) de cetamina para o tratamento de transtorno depressivo maior resistente a intervenções terapêuticas, bem como para pacientes com ideação ou tentativa aguda de suicídio. Este capítulo trata exclusivamente da cetamina racêmica (mistura dos enantiômeros R e S), utilizada historicamente como anestésico e estudada para diversas indicações psiquiátricas. Não aborda, portanto, a escetamina (S-enantiômero isolado), que possui perfil farmacológico diferente e já foi aprovada para depressão resistente ao tratamento em formulação intranasal.

Nomes no Brasil:
Cloridrato de cetamina.

SUS:
Não disponível na Rename.

● **INDICAÇÕES DE BULA – ANVISA:** É indicado como anestésico único em intervenções diagnósticas e cirúrgicas que não necessitem de relaxamento muscular. Apesar de ser mais apropriado para intervenções de curta duração, o cloridrato de cetamina pode ser empregado mediante administração de doses adicionais em procedimentos cirúrgicos mais prolongados. É indicado para indução de anestesia, previamente à administração de outros anestésicos gerais. É indicado em obstetrícia para parto vaginal ou cesárea. Também é indicado para suplementar outros agentes anestésicos de baixa potência, como óxido nitroso. Dentre as áreas de aplicação específica (não limitando a essas) incluem-se debridamentos e enxertos de pele em pacientes queimados; intervenções neurodiagnósticas como mielogramas e punções lombares; intervenções diagnósticas e cirúrgicas em olhos, nariz e boca; sigmoidoscopia e pequena cirurgia retal; cateterismo cardíaco; intervenções ortopédicas.

● **INDICAÇÕES DE BULA – FDA:** Como agente anestésico único para procedimentos diagnósticos e cirúrgicos que não requerem relaxamento dos músculos esqueléticos. Para indução de anestesia antes da administração de outros agentes anestésicos gerais. Como complemento para outros agentes anestésicos.

● **INDICAÇÕES OFF-LABEL:** A cetamina pode ser utilizada no tratamento de depressão resistente, depressão unipolar ou bipolar e TEPT, bem como no tratamento de pacientes com ideação suicida e/ou tentativa aguda de suicídio e dor neuropática. Embora a cetamina racêmica venha sendo estudada para tratamento da depressão resistente, apenas a escetamina intranasal, no momento da publicação deste livro, possui aprovação regulatória específica para essa indicação. No Brasil, no entanto, não há cetamina para uso em humanos, apenas escetamina, o que é uma confusão comum na prática clínica. A cetamina racêmica (R,S-cetamina) constitui-se em um mistura dos dois isômeros (R e S). No Brasil, a cetamina tem aprovação apenas para uso veterinário.

● **CONTRAINDICAÇÕES:** A cetamina está contraindicada em caso de hipersensibilidade à substância e em indivíduos cujas alterações de pressão arterial gerem sérios riscos.

● **TESTES LABORATORIAIS SUGERIDOS OU NECESSÁRIOS:** Para a maioria dos indivíduos saudáveis, não há recomendações de testes clínicos antes da administração de cetamina; no entanto, a avaliação da pressão arterial antes e depois da administração pode ser adequada.

● **ROTA FARMACOLÓGICA:** Ver Figura 1.

○ Farmacologia

ABSORÇÃO: A cetamina apresenta absorção rápida, mas após o metabolismo de primeira passagem apenas 17% da dose administrada são absorvidos, com biodisponibilidade de cerca de 93%. A formulação IV tem início em 30 segundos e duração de 5 a 10 minutos, e a formulação IM tem início em 3 a 4 minutos e duração de analgesia de 12 a 25 minutos.

VOLUME DE DISTRIBUIÇÃO: 371,3 mL/kg.

LIGAÇÃO PROTEICA: 53,5%.

METABOLISMO/FARMACOCINÉTICA: A cetamina é metabolizada principalmente no fígado, sendo a norcetamina seu principal metabólito. A biotransformação da cetamina ocorre por meio das isoenzimas do citocromo CYP2B6, CYP2C9 e CYP3A4.

ROTA DE ELIMINAÇÃO: Cerca de 85 a 95% da cetamina são excretados na urina, a maior parte sob a forma de metabólitos. Apenas 3% são observados nas fezes.

MEIA-VIDA: Cerca de 3 horas (fase α: 0-15 minutos; fase β: 2,5 horas; IM: 1-3 horas; VO: 2,5-3 horas; e metabólito norcetamina: 12 horas).

DEPURAÇÃO: 95 L/h.

FARMACODINÂMICA: A cetamina é um antagonista não seletivo e não competitivo do receptor NMDA. Atua também em receptores opioides, monoaminérgicos, muscarínicos e canais de cálcio voltagem-dependentes. Diferentemente de outros agentes anestésicos gerais, a cetamina não interage com os receptores gabaérgicos.

MECANISMO DE AÇÃO: A cetamina é um anestésico geral de ação rápida que produz um estado anestésico caracterizado por analgesia profunda, reflexos faríngeo-laríngeos normais, tônus muscular esquelético um pouco aumentado, estimulação cardiovascular e respiratória e, ocasionalmente, depressão respiratória mínima e transitória. A ação anestésica desse fármaco é chamada de anestesia dissociativa, visto que aparenta interromper seletivamente as vias de associação do cérebro antes de produzir bloqueio sensorial. Pode deprimir de forma seletiva o sistema talamocortical antes de obstruir significativamente os centros e vias cerebrais de ativação reticular e sistema corticolímbico. Seus efeitos clínicos são associados ao bloqueio preferencial ao sítio de fenciclidina dos receptores NMDA, mas, diferente de outros agentes anestésicos, não parece interagir com receptores gabaérgicos. O mecanismo preciso de ação antidepressiva da cetamina ainda precisa ser mais bem esclarecido, especialmente pelo fato de ocorrer apenas em doses subanestésicas. Dados da literatura sugerem que o bloqueio dos receptores NMDA promove elevação temporária da atividade dos neurônios glutamatérgicos, incluindo o aumento da liberação pré-sináptica de glutamato e a estimulação de receptores AMPA pós-sinápticos.[1] Estes, por sua vez, resultam na ativação de vias de sinalização intracelular e indução de mecanis-

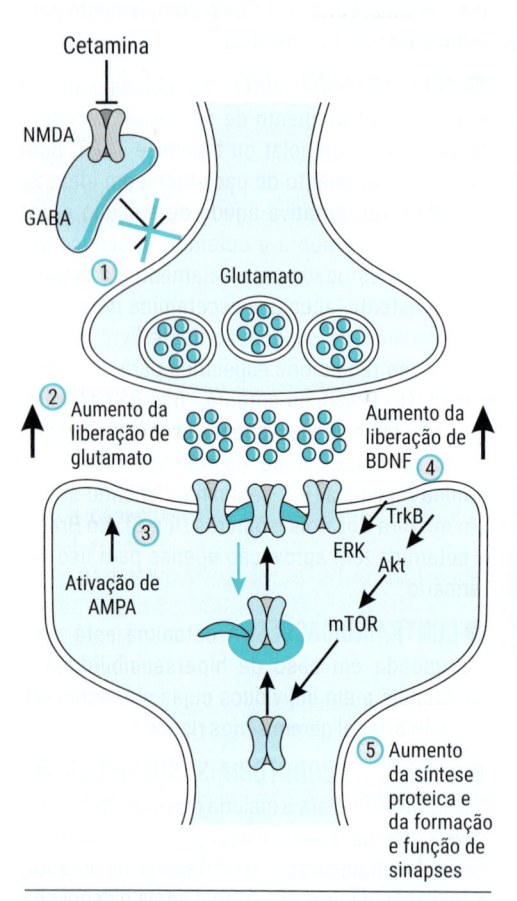

FIGURA 1 ▶ ROTA FARMACOLÓGICA DA CETAMINA.

mos neuroplásticos *downstream*, levando ao aumento da liberação de neurotrofinas, como BDNF, à formação de novas sinapses (sinaptogênese) e até mesmo de novas células nos nichos neurogênicos (neurogênese), promovendo melhoria da conectividade sináptica.

● Interações
● Medicamentosas

○ É necessário atenção acerca do uso concomitante de cetamina com depressores do SNC, como BZDs, opioides e álcool, os quais podem aumentar os efeitos sedativos. Substâncias com potenciais efeitos depressores do sistema respiratório também apresentam risco, como analgésicos, barbitúricos, antagonistas do receptor H_1 de histamina, hidrato de cloral e etanol.

○ O tratamento com cetamina associada a psicoestimulantes (p. ex., anfetaminas, metilfenidato, modafinila ou armodafinila) pode aumentar a pressão arterial, devendo-se monitorá-la rotineiramente nesses casos.

○ O uso concomitante de cetamina com IMAOs, como isocarboxazida, linezolida, fenelzina ou selegilina, também pode aumentar a pressão arterial, sendo necessário seu monitoramento.

○ Sedativos e relaxantes musculares podem apresentar potenciais riscos quando combinados com cetamina.

○ Inibidores da CYP3A4, como claritromicina e cetoconazol, podem aumentar as concentrações plasmáticas de cetamina e reduzir as de norcetamina. As concentrações plasmáticas de cetamina são aumentadas pelo diazepam.

AFINIDADE LIGANTE/KI:

LOCAL	KI (NM)
Ki (NMDA)	0,25-0,66
Ki (MOR)	42
Ki (MOR2)	12,1
Ki (α_1)	26
Ki (NET)	82-291
Ki (DAT)	63

○ Farmacogenética

Acesse https://www.pharmgkb.org/chemical/PA450144 ou utilize o *QR code* ao lado.

ANOTAÇÕES CLÍNICAS

Nível de evidência 1A, 1B, 2A, 2B: Não há dados para a cetamina no PharmGKB até a data de publicação deste livro.

Nível de evidência 3: Variantes diversas do gene *CYP2B6*.

Nível de evidência 4: Acesse o *site* para mais informações.

○ Prática Clínica

● **DOSAGEM:** A titulação lenta da cetamina pode reduzir os efeitos colaterais. O uso como anestésico deve ser consultado na bula do medicamento e deverá ser administrado conforme o objetivo. Para as abordagens psiquiátricas, a maioria dos ensaios clínicos avaliou os efeitos antidepressivos em doses médias de até 0.5 mg/kg por meio de infusão IV e doses médias entre 0,25 e 0.7 mg/kg para administração oral.[2,3]

● **TITULAÇÃO:** A medicação deve ser administrada em uma clínica ou hospital, sempre sob supervisão médica. Para uso como anestésico, consultar bula do medicamento de acordo com o objetivo. A titulação da cetamina para tratamentos psiquiátricos permanece sob investigação; no entanto, para infusões IV, a maioria dos dados da literatura indicam a dose de 5 mg/kg durante 40 minutos. Já para administração oral, algumas linhas de evidência sugerem que uma dose de 50 mg pode ser administrada a cada 3 dias, aumentando-se em 25 mg a cada intervalo de 3 dias de acordo com a resposta e tolerabilidade do paciente. Todavia, são necessários mais estudos clínicos no sentido de um melhor estabelecimento desse perfil. Para descontinuação, a cetamina não apresenta necessidade de redução gradual da dosagem.

● **EFEITOS ADVERSOS: Comuns:** Cardiovasculares (aumento de frequência cardíaca e pressão arterial), dermatológicos (eritema, *rash* morbi-

BIPP TIPS

- As ações da cetamina no tratamento da depressão resistente ao tratamento são transitórias, durando apenas alguns dias ou semanas após a infusão, e os mecanismos de ação que justificam esses achados clínicos permanecem sob debate.
- A cetamina pode ser especialmente benéfica para dor neuropática resistente ao tratamento ou síndrome dolorosa regional.
- A cetamina apresenta potencial aumento dos benefícios clínicos quando utilizada em conjunto com opioides.
- A cetamina pode gerar leve broncodilatação, a qual é benéfica em pacientes com DPOC ou asma. Ela aumenta a liberação de catecolaminas, como adrenalina, que mantêm a pressão arterial e a frequência cardíaca, bem como a demanda de oxigênio do miocárdio. Pode haver ação depressora miocárdica direta em pacientes estressados ou com deficiência de catecolaminas.
- O uso de cetamina pode gerar alterações e sintomas no trato urinário, como alterações na frequência/urgência urinária, incontinência urinária, disúria e hematúria. Os mecanismos que explicam isso ainda não foram esclarecidos, mas não se descarta a possibilidade de irritação direta pela cetamina ou seus metabólitos.

liforme), gastrointestinais (anorexia, náusea, vômito), hipersensibilidade (reação anafilática), musculoesqueléticos (hipertonia, movimentos tônico-clônicos), oculares (diplopia, nistagmo), psiquiátricos (agitação, alucinação, comportamento anormal, confusão, pesadelo, sonhos anormais), respiratórios (aumento de frequência respiratória). Incomuns: Cardiovasculares (arritmia, bradicardia, hipotensão), locais (dor, *rash* no local de aplicação), psiquiátricos (ansiedade), respiratórios (depressão respiratória, laringospasmo). Raros: Gastrointestinais (hipersecreção salivar), geniturinários (cistite, cistite hemorrágica), psiquiátricos (*delirium*, desorientação, disforia, *flashback*, insônia), respiratórios (apneia, distúrbio de obstrução de via aérea).

● **GRAVIDEZ:** Não foram conduzidos estudos clínicos acerca da segurança da cetamina durante a gestação. De maneira geral, deve-se evitar o uso. Não categorizada pela FDA na classificação vigente até 2015.

● **AMAMENTAÇÃO:** Foi observada excreção de cetamina no leite materno humano, embora não haja dados formais acerca de seus potenciais efeitos clínicos. Preferencialmente, o tratamento com cetamina deve ser suspenso durante o período de amamentação.

● **CRIANÇAS E ADOLESCENTES:** São poucos os estudos que avaliam a segurança e a eficácia da cetamina em crianças e adolescentes, bem como os que avaliam melhores vias de administração e perfis de titulação. Porém, os dados existentes são promissores: por exemplo, em um estudo randomizado, duplo-cego e comparado a placebo ativo, o tratamento com administração IV (0,5 mg/kg, por 40 min) em crianças e adolescentes (13-17 anos) diagnosticados com depressão resistente apresentou boa tolerabilidade e eficácia.[6]

● **IDOSOS:** São poucos os estudos que avaliam a segurança e a eficácia da cetamina em idosos, bem como os que avaliam melhores vias de administração e perfis de titulação. As evidências atuais são promissoras com relação à segurança e tolerabilidade, com estudos clínicos demonstrando apenas alguns efeitos adversos leves e transitórios; entretanto, no que tange à eficácia, os dados permanecem sob debate.[4,5]

● **INSUFICIÊNCIA RENAL:** Utilizar a cetamina com cautela e em doses reduzidas nesses pacientes; em casos de insuficiência renal grave, esse medicamento não deve ser usado.

● **INSUFICIÊNCIA HEPÁTICA:** O uso de cetamina em pacientes com insuficiência hepática não foi avaliado de maneira ampla e formal.

● **COMO MANEJAR EFEITOS ADVERSOS:** A administração de cetamina em instalações clínicas favorece o suporte e acompanhamento do paciente caso haja efeitos adversos. A administração IV deve ser empregada de maneira lenta; caso contrário, pode induzir depressão respiratória ou apneia. Devem estar disponíveis equipamentos de suporte e ressuscitação do paciente no momento da administração. O monitoramento de sua estabilidade, da pressão arterial e dos efeitos sedativos em geral permite avaliar se o paciente se apresenta em condições para ser liberado. Eventos adversos como náuseas, vertigens ou outros efeitos tendem a desaparecer ao longo do tempo; caso contrário e na ausência de efeitos benéficos constatados, a redução da dosagem ou descontinuação do tratamento deve ser considerada. O pré-tratamento com BZDs pode reduzir os eventos psicóticos em mais de 50%.

Toxicidade

ORAL EM HUMANOS: Em estudos pré-clínicos, a dose letal média de cetamina varia entre 140 mg/kg (dados obtidos em ratos, com injeção intraperitoneal) e 616 mg/kg (dados obtidos em camundongos, com administração oral).[7,8]

TOXICIDADE AGUDA: Normalmente, apenas cuidados de suporte são necessários para pacientes com toxicidade por cetamina, com os efeitos da intoxicação durando entre 15 minutos e várias horas. O monitoramento inclui a liberação das vias aéreas e da circulação. Em caso de vômito, o paciente deve ser posicionado de modo a evitar o comprometimento das vias aéreas e aspiração. Se ocorrer comprometimento das vias aéreas, a intubação pode fornecer suporte respiratório. Pode ser utilizado carvão ativado nos casos de ingestão de cetamina em grandes doses. Os sinais vitais, sobretudo a temperatura, também devem ser monitorados quanto a outros sintomas, em especial hipertermia. Se o paciente desenvolver sintomas ou complicações graves, deve ser colocado em um monitor e internado para observação. A diálise tende a ser ineficaz devido ao grande volume de distribuição da cetamina. Pacientes que apresentam alívio dos sintomas após a intoxicação devem ser monitorados continuamente por 1 a 2 horas após a resolução do último sintoma.

Referências

1. He S, Shao LR, Wang Y, Bausch SB. Synaptic and extrasynaptic plasticity in glutamatergic circuits involving dentate granule cells following chronic N-methyl-D-aspartate receptor inhibition. J Neurophysiol. 2013;109(6):1535-47.

2. Fava M, Freeman MP, Flynn M, Judge H, Hoeppner BB, Cusin C, et al. Double-blind, placebo-controlled, dose-ranging trial of intravenous ketamine as adjunctive therapy in treatment-resistant depression (TRD). Mol Psychiatry. 2020;25(7):1592-603.

3. Schwenk ES, Viscusi ER, Buvanendran A, Hurley RW, Wasan AD, Narouze S, et al. Consensus guidelines on the use of intravenous ketamine infusions for acute pain management from the american society of regional anesthesia and pain medicine, the American Academy of Pain Medicine, and the American Society of Anesthesiologists. Reg Anesth Pain Med. 2018;43(5): 456-66.

4. Oughli HA, Gebara MA, Ciarleglio A, Lavretsky H, Brown PJ, Flint AJ, et al. Intravenous ketamine for late-life treatment-resistant depression: a pilot study of tolerability, safety, clinical benefits, and effect on cognition. Am J Geriatr Psychiatry. 2023;31(3):210-21.

5. Gupta A, Dhar R, Patadia P, Funaro M, Bhattacharya G, Farheen SA, et al. A systematic review of ketamine for the treatment of depression among older adults. Int Psychogeriatr. 2021;33(2):179-91.

6. Dwyer JB, Landeros-Weisenberger A, Johnson JA, Tobon AL, Flores JM, Nasir M, et al. Efficacy of intravenous ketamine in adolescent treatment-resistant depression: a randomized midazolam-controlled trial. Am J Psychiatry. 2021;178(4):352-62.

7. Rebuelto M, Ambros L, Montoya L, Bonafine R. Treatment-time-dependent difference of ketamine pharmacological response and toxicity in rats. Chronobiology International. 2002;19(5):937-45.

8. Bruce DL, Capan L. Antidepressants do not increase the lethality of ketamine in mice. Br J Anaesth. 1983;55(5):457-9.

Leituras Recomendadas

Andrade C. Oral ketamine for depression, 1: pharmacologic considerations and clinical evidence. J Clin Psychiatry. 2019;80(2):19f12820.

Drugs.com. Ketamine side effects [Internet]. 2023 [capturado em 29 set. 2024]. Disponível em: https://www.drugs.com/sfx/ketamine-side-effects.html#professional.

Ketalar (ketamine hydrochloride) injection [Internet]. Chestnut Ridge: Par Pharmaceutical; 2018 [capturado em 29 set. 2024]. Disponível em: https://www.accessdata.fda.gov/drugsatfda_docs/label/2018/016812s040lbl.pdf.

Loo CK, Gálvez V, O'Keefe E, Mitchell PB, Hadzi-Pavlovic D, Leyden J, et al. Placebo-controlled pilot trial testing dose titration and intravenous, intramuscular and subcutaneous routes for ketamine in depression. Acta Psychiatr Scand. 2016;134(1):48-56.

Ciamemazina

A ciamemazina, também conhecida como ciamepromazina, pertence à classe das fenotiazinas e é utilizada principalmente no tratamento da esquizofrenia e da ansiedade associada à psicose. Em razão de suas propriedades centrais, aproxima-se da clorpromazina, mas, por outro lado, tem expressiva atividade anti-histamínica. A ciamemazina em alguns aspectos se comporta como um antipsicótico atípico, devido à sua afinidade por receptores serotoninérgicos e baixa incidência de efeitos colaterais extrapiramidais. Sua absorção atinge picos plasmáticos em 2,2 horas e sua eliminação ocorre majoritariamente por via renal. É importante lembrar que o uso prolongado pode aumentar o risco de sintomas extrapiramidais.

Nomes no Brasil:
Não disponível no Brasil (EUA: Tercian).

SUS:
Não disponível na Rename.

● **INDICAÇÕES DE BULA – ANVISA E FDA:** Não possui aprovação da Anvisa e da FDA até o momento.

● **INDICAÇÕES *OFF-LABEL*:** A ciamemazina pode ser usada em outros transtornos não psicóticos, como transtornos do humor e transtornos da personalidade. Também pode ser utilizada em casos de depressão grave, agitação, agressividade, no transtorno bipolar e na retirada de BZDs.

● **CONTRAINDICAÇÕES:** O uso de ciamemazina é contraindicado em caso de alergia a qualquer componente de sua fórmula farmacêutica ou a outras fenotiazinas, em pacientes com histórico de prolongamento do QTc ou arritmias cardíacas, IAM recente, insuficiência cardíaca descompensada, pacientes com intervalo QTc maior que 450 ms ou em uso concomitante de sultoprida ou substâncias que conhecidamente podem prolongar o intervalo QTc, pacientes em estado comatoso, depressão do SNC, com a presença de discrasias sanguíneas, histórico de agranulocitose, depressão da medula óssea ou doença hepática, com dano cerebral subcortical, pacientes com glaucoma de ângulo fechado e risco de retenção urinária ligada a distúrbios prostáticos e pacientes intolerantes ou sensíveis ao glúten e/ou lactose (devido à composição do comprimido).

● **TESTES LABORATORIAIS SUGERIDOS OU NECESSÁRIOS:** Assim como no tratamento com outros antipsicóticos, é sugerido acompanhar o peso e o IMC. Deve-se avaliar se o paciente tem histórico de obesidade na família e determinar peso, circunferência da cintura, pressão arterial, glicose plasmática e lipidograma em jejum. Após o início do tratamento, determinar o IMC mensalmente por 3 meses e depois a cada trimestre. Em pacientes com alto risco de complicações metabólicas e quando do início ou troca dos antipsicóticos, é recomendado o monitoramento dos triglicerídeos em jejum mensalmente. Para pacientes saudáveis, pressão arterial, glicose plasmática em jejum e lipídeos em jejum poderão ser mensurados em uma frequência de 3 meses e depois anualmente, porém para pacientes com diabetes ou que ganharam mais de 5% do peso inicial, as medidas devem ser mais frequentes. Deve-se considerar troca por outro antipsicótico atípico para pacientes que adquirem sobrepeso ou tornam-se obesos, pré-diabéticos, diabéticos, hipertensos ou dislipidêmicos enquanto recebem a ciamemazina. É importante estar vigilante para cetoacidose diabética, mesmo que o paciente não seja diabético. Para pacientes com baixa contagem de leucócitos ou história de leucopenia/neutropenia induzida por substância, é recomendada a realização de hemograma no início do tratamento com a ciamemazina, a qual deve ser imediatamente descontinuada em caso de diminuição leucocitária concomitante ao tratamento.

● **ROTA FARMACOLÓGICA:** Não há imagens ilustrativas disponíveis para a rota farmacológica da ciamemazina.

◎ Farmacologia

ABSORÇÃO: A ciamemazina apresenta um pico de concentração em 2,25 horas.

VOLUME DE DISTRIBUIÇÃO: Não há dados disponíveis sobre a ciamemazina.

LIGAÇÃO PROTEICA: Não há dados disponíveis sobre a ciamemazina.

METABOLISMO/FARMACOCINÉTICA: A ciamemazina apresenta dois principais metabólitos: monodesmetil-CMZ e sulfóxido-CMZ.

ROTA DE ELIMINAÇÃO: A ciamemazina é excretada principalmente pela urina.

MEIA-VIDA: 10 horas.

DEPURAÇÃO: Não há dados disponíveis sobre a depuração da ciamemazina.

FARMACODINÂMICA: A ciamemazina difere de outros antipsicóticos fenotiazínicos, pois, além do perfil usual de antagonismo dos receptores dopaminérgicos, α_1-adrenérgicos, H_1 e mACh, ela tem alta afinidade por alguns receptores de serotonina.

MECANISMO DE AÇÃO: A ciamemazina parece exercer seu efeito sobre delírios e alucinações como consequência direta do bloqueio da sinalização dopaminérgica na via mesolímbica, uma vez que o tônus dopaminérgico está aumentado nessa via em pacientes com psicoses. Além disso, os efeitos ansiolíticos e a baixa incidência de efeitos colaterais extrapiramidais da ciamemazina são atribuídos à sua afinidade pelos receptores $5-HT_{2C}$ e $5-HT_{2A}$, respectivamente.

● Interações Medicamentosas

◎ É contraindicado o uso concomitante de ciamemazina com fármacos antiarrítmicos das classes IA e III, como quinidina, procainamida, amiodarona e sotalol, assim como com outros fármacos que aumentam o risco de *torsades de pointes*, como clorpromazina, tioridazina, difemanila, eritromicina, entre outros.

◎ A combinação de ciamemazina com outros depressores do SNC, como antidepressivos sedativos, derivados morfínicos (analgésicos e antitussígenos), anti-histamínicos H_1 sedativos, barbitúricos, ansiolíticos, clonidina e compostos semelhantes, hipnóticos, metadona e talidomida, pode levar ao aumento da depressão central. É importante ressaltar que a alteração da vigilância pode se tornar perigosa na condução de veículos e operação de máquinas.

◎ A associação de ciamemazina com guanetidina pode levar à inibição do efeito anti-hipertensivo da guanetidina.

◎ A ciamemazina também pode antagonizar os efeitos da levodopa ou de agonistas dopaminérgicos.

◎ É importante estar atento às possíveis associações da ciamemazina com agentes gastrointestinais tópicos, antagonistas de cálcio (como diltiazem, verapamil, entre outros), diuréticos, laxantes, atropina e outras substâncias atropínicas.

AFINIDADE LIGANTE/KI:

LOCAL	KI (NM)
Ki (H_1)	9,3
Ki (H_2)	351
Ki (H_3)	> 10.000
Ki (M_1)	13
Ki (M_2)	42
Ki (M_3)	32
Ki (M_4)	12
Ki (M_5)	35
Ki ($5-HT_{1A}$)	517
Ki ($5-HT_{2A}$)	1,5
Ki ($5-HT_{2C}$)	12
Ki ($5-HT_3$)	2.943
Ki ($5-HT_7$)	22
Ki (D_1)	3,8
Ki (D_2)	5,8
Ki (D_3)	2,5
Ki (D_4)	5,3

Ki (α$_1$)	2,3
Ki (α$_2$)	1.320
Ki (GABA-A)	> 10.000
Ki (GABA-B)	> 10.000

⬤ Farmacogenética

ANOTAÇÕES CLÍNICAS

Nível de evidência 1A, 1B, 2A, 2B, 3, 4: Não há dados para a ciamemazina no PharmGKB até a data de publicação deste livro.

⬤ Prática Clínica

● **DOSAGEM:** Para o tratamento de psicose, a dose varia de 50 a 600 mg/dia, com uma média de 200 a 300 mg/dia divididos em 2 tomadas. Para o tratamento de ansiedade, a dose varia de 25 a 100 mg/dia, e para o tratamento de crianças (acima de 6 anos), de 1 a 4 mg/kg/dia.

● **TITULAÇÃO:**

PSICOSE: Para o tratamento de psicose, a depender do caso, o tratamento pode ser iniciado com a dose de manutenção de 50 a 300 mg, em 2 tomadas, com a maior dose na hora de dormir. Após, pode-se aumentar para até 600 mg/dia divididos em 2 ou 3 tomadas, dependendo da necessidade e tolerância. Após 2 semanas, é recomendado considerar a redução para a menor dose efetiva possível.

ANSIEDADE: Pode-se iniciar com a dose de manutenção de 25 a 100 mg/dia, mas é sugerido reduzi-la se a sedação for intolerável. A duração máxima do tratamento deve ser de 4 semanas.

CRIANÇAS COM MAIS DE 6 ANOS: Nos casos graves como psicoses, é recomendado o tratamento com 3 a 4 mg/kg/dia, o que equivale a 25 a 100 mg na faixa de 4 a 8 anos, em 2 tomadas, e 50 a 150 mg na faixa de 9 a 12 anos, em 2 tomadas. Na ausência de alterações evolutivas da personalidade, particularmente perturbações do comportamento em pessoas com deficiência mental, com dificuldade de adormecer, é recomendado 1 mg/kg/dia, o que equivale a 10 a 20 mg/dia em crianças de 4 a 8 anos e 20 a 30 mg/dia em crianças de 9 a 12 anos.

● **DESCONTINUAÇÃO:** É sugerida a titulação descendente lenta por mais de 6 a 8 semanas, em especial quando iniciar simultaneamente um novo antipsicótico durante uma troca. É importante ressaltar que a descontinuação rápida pode causar psicose de rebote e piora dos sintomas. Se houver uso de agentes antiparkinsonianos, estes devem ser continuados por algumas semanas depois que a ciamemazina for descontinuada.

● **EFEITOS ADVERSOS:** Mais comuns: Acatisia, discinesias tardias, efeitos atropínicos, ganho de peso, hipotensão ortostática, sedação, síndrome extrapiramidal, sonolência. Comuns: Amenorreia, convulsões, hiperprolactinemia, intolerância à glicose, prolongamento do intervalo QT. Incomuns: Angiedema, colite isquêmica, colite necrosante, crises oculogíricas, depósito pigmentar no segmento anterior do olho, discinesias precoces, eosinofilia, fotodermias, frigidez, galactorreia, ginecomastia, hiperglicemia, hipertrigliceridemia, hiponatremia, icterícia, impotência sexual, LES, necrose gastrointestinal, obstrução intestinal, pigmentação da pele, priapismo, SIADH, trombocitopenia, tromboembolismo venoso, urticária.

● **GRAVIDEZ:** Em humanos, a segurança e a eficácia da ciamemazina durante a gestação não foram estabelecidas. No entanto, é importante considerar que neonatos expostos a medicamentos antipsicóticos durante o terceiro trimestre de gravidez estão sob risco de sintomas extrapiramidais. Há relatos de agitação, hipertonia, tremor, sonolência, dificuldade respiratória e distúrbios de alimentação em neonatos expostos a antipsicóticos. Assim, o uso de ciamemazina durante a gestação não é indicado, a não ser que os benefícios para a mãe superem os riscos para o feto e que outras alternativas mais seguras não estejam disponíveis. Categoria C da FDA (classificação até 2015).

● **AMAMENTAÇÃO:** Na ausência de estudos sobre a passagem da ciamemazina para o leite materno, não é aconselhada a lactação durante o tratamento.

● **CRIANÇAS E ADOLESCENTES:** Existem relatos do uso de ciamemazina no tratamento de transtornos comportamentais graves em crianças com mais de 6 anos. É recomendada uma avaliação clínica anual das capacidades cognitivas, e a posologia pode ser adaptada de acordo com a necessidade e tolerância do paciente. Além disso, em crianças, recomenda-se a solução oral devido ao risco de passagem do comprimido para as vias respiratórias.

● **IDOSOS:** Em pacientes idosos, pode haver risco aumentado para sintomas extrapiramidais, constipação crônica com risco de íleo paralítico e hiperplasia da próstata com o uso de ciamemazina. Além disso, mesmo em doses baixas, a ciamemazina pode induzir discinesia tardia. Também é importante considerar que pode haver aumento do risco de fraturas de quadril em pacientes idosos recebendo antipsicóticos, possivelmente devido à sedação ou hipotensão ortostática induzida por esses fármacos. O tratamento com ciamemazina em idosos deve ser iniciado após investigação cardiovascular minuciosa. Além disso, esse medicamento não é indicado para o tratamento de psicose relacionada à demência devido ao aumento da taxa de mortalidade e eventos cerebrovasculares em pacientes idosos em uso de antipsicóticos.

● **INSUFICIÊNCIA RENAL:** É recomendado iniciar o tratamento com doses menores de ciamemazina do que as da titulação indicada para pacientes saudáveis. Usar com cautela em pacientes com insuficiência renal.

● **INSUFICIÊNCIA HEPÁTICA:** É recomendado iniciar o tratamento com doses menores de ciamemazina do que as da titulação indicada para pacientes saudáveis. Usar com cautela em pacientes com insuficiência hepática.

● **COMO MANEJAR EFEITOS ADVERSOS:** Efeitos colaterais podem surgir durante o uso de ciamemazina. Se for um sintoma tolerável, é possível aguardar e avaliar a evolução do quadro. Se intolerável, é possível ajustar a dosagem, substituí-la por outro fármaco ou usar sintomáticos. Antiparkinsonianos anticolinérgicos podem ser utilizados para melhora de efeitos extrapiramidais. Para sedação, pode-se recomendar a administração à noite. É comum haver tolerância em relação ao efeito sedativo com o passar do tempo de tratamento. Para ganho de peso, é recomendado o encaminhamento para programas de manejo clínico para IMC, avaliação nutricional e exercícios físicos.

> **BIPP TIP**
> ○ A ciamemazina em baixas doses parece ter ações ansiolíticas, sendo, portanto, uma ferramenta potencial para a retirada de BZDs.

○ Toxicidade

ORAL EM HUMANOS: Foi relatado caso de toxicidade com óbito com dose de ciamemazina de 107 mg/kg.

TOXICIDADE AGUDA: O tratamento para intoxicação por ciamemazina inclui procedimentos de terapia intensiva, com a manutenção de vias aéreas desobstruídas, garantindo oxigenação e ventilação adequadas, e monitoramento e suporte do sistema cardiovascular. Hipotensão e colapso circulatório podem ser tratados com condutas como aumento de volemia. Não é recomendado tratar hipotensão com adrenalina devido ao risco de hipotensão paradoxal. A lavagem gástrica seguida de administração de carvão ativado pode ser realizada. A indução de êmese não é indicada em razão do risco de reações distônicas e da possibilidade de aspiração de vômito.

○ Leituras Recomendadas

Benyamina A, Naassila M, Bourin M. Potential role of cortical 5-HT(2A) receptors in the anxiolytic action of cyamemazine in benzodiazepine withdrawal. Psychiatry Res. 2012;198(2):307-12.

Bourin M, Dailly E, Hascöet M. Preclinical and clinical pharmacology of cyamemazine: anxiolytic effects and prevention of alcohol and benzodiazepine withdrawal syndrome. CNS Drug Rev. 2004;10(3):219-29.

Hodé Y, Reimold M, Demazières A, Reischl G, Bayle F, Nuss P, et al. A positron emission tomography (PET) study of cerebral dopamine D2 and serotonine 5-HT2A receptor occupancy in patients treated with cyamemazine (Tercian). Psychopharmacology. 2005;180(2):377-84.

Tracqui A, Kintz P, Jamey C, Mangin P. Toxicological data in a fatality involving cyamemazine. J Anal Toxicol. 1993;17(6):386-8.

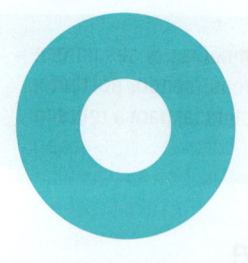

Ciproeptadina

A ciproeptadina é um fármaco que age como antagonista dos receptores de serotonina e histamina, classificado como anti-histamínico por bloquear os receptores do tipo H_1. Embora seu uso clássico seja como antialérgico, esse medicamento tem sido utilizado no manejo de acatisia, distonia e parkinsonismo induzidos por neurolépticos, além de ser um antídoto em casos de síndrome serotoninérgica. Após administração oral, a ciproeptadina é bem absorvida pelo trato gastrointestinal, tendo seu pico de concentração plasmática em 4 horas e sua eliminação pela via renal, principalmente.

Nomes no Brasil:
Apetivan, Apetivin, Apetivinat, Apetiviton, Apmed, Beritin, Bonapetit, Cobactin, Cobaglobal, Cobavit, Cobavital, Petivit.

SUS:
Não disponível na Rename.

● **INDICAÇÕES DE BULA – ANVISA:** Estimulante do apetite. Suplemento vitamínico e/ou mineral em dietas restritivas e inadequadas. Suplemento vitamínico e/ou mineral para idosos e para crianças em fase de crescimento.

● **INDICAÇÕES DE BULA – FDA:** Tratamento de rinite alérgica perene ou sazonal; rinite vasomotora; conjuntivite alérgica devido a alérgenos inalantes e alimentos; manifestações alérgicas cutâneas leves e descomplicadas de urticária e angioedema; minimização das reações alérgicas ao sangue ou plasma; urticária devido ao frio; dermatografismo. Adjuvante à epinefrina e outras medidas-padrão em reações anafiláticas após as manifestações agudas terem sido controladas.

● **INDICAÇÕES OFF-LABEL:** A ciproeptadina pode ser utilizada no manejo de acatisia, distonia e parkinsonismo causados pelo uso de neurolépticos, em casos de anorexia, cefaleias vasculares e enxaquecas, espasmos em decorrência de lesão medular, como estimulante de apetite em adultos e também quando pacientes apresentam síndrome serotoninérgica.[1-3] Há estudos avaliando seus benefícios como ansiolítico, no TEA e TEPT, porém os resultados ainda não são consistentes.[4,5]

● **CONTRAINDICAÇÕES:** A ciproeptadina não deve ser utilizada por pacientes com histórico de alergia a esse medicamento. Deve ser usada com cautela em pacientes com asma e glaucoma de ângulo fechado, em grávidas e lactantes, em pacientes com hipertrofia prostática e em pacientes que tenham úlcera péptica estenosada ou obstrução piloroduodenal.

● **TESTES LABORATORIAIS SUGERIDOS OU NECESSÁRIOS:** É recomendado que sejam acompanhados os índices glicêmicos dos pacientes que fazem uso de ciproeptadina.

● **ROTA FARMACOLÓGICA:** Ver Figura 1.

Farmacologia

ABSORÇÃO: Após administração oral, a ciproeptadina exibe seu pico de concentração plasmática em 4 horas.

VOLUME DE DISTRIBUIÇÃO: 18,3 L/kg (dados obtidos em roedores).

LIGAÇÃO PROTEICA: 96 a 99%.

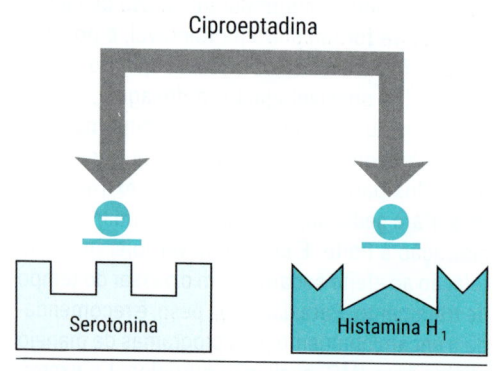

FIGURA 1 ▶ ROTA FARMACOLÓGICA DA CIPROEPTADINA.

METABOLISMO/FARMACOCINÉTICA: A ciproeptadina sofre metabolização no fígado, onde passa pelos processos de conjugação e hidroxilação.

ROTA DE ELIMINAÇÃO: A excreção da ciproeptadina se dá principalmente pelas vias renal (72%) e fecal (28%), sobretudo na forma de metabólitos.

MEIA-VIDA: Aproximadamente 16 horas.

DEPURAÇÃO: 7,22 L/h/kg (dados obtidos em roedores).

FARMACODINÂMICA: A ciproeptadina apresenta atividade anti-histamínica, por bloquear os receptores de histamina do tipo H_1, e também antisserotoninérgica, mediante bloqueio potente dos receptores do tipo $5\text{-}HT_{2A}$. Dessa forma, ela apresenta atividade sedativa e depressora fraca do SNC.

MECANISMO DE AÇÃO: A ciproeptadina apresenta seus efeitos anti-histaminérgicos e antisserotoninérgicos por meio do bloqueio de tais receptores, além de competir com a histamina e serotonina pela ligação aos seus receptores. Ao competir com os ligantes endógenos e bloquear tais receptores, há redução da transmissão sináptica serotoninérgica e histaminérgica no SNC, resultando nos efeitos esperados ao se utilizar esse medicamento. A ciproeptadina também parece interferir na transmissão colinérgica, com atividade anticolinérgica e antimuscarínica.

● **Interações Medicamentosas**

○ A ciproeptadina pode potencializar os efeitos de medicamentos antidepressivos, anticonvulsivantes, IMAOs e álcool.

○ O uso concomitante de ciproeptadina com fenotiazina, haloperidol, ipratrópio ou procainamida pode causar efeitos antimuscarínicos exacerbados.

AFINIDADE LIGANTE/KI:

LOCAL	KI (NM)
Ki (H_1)	0,06/0,10/3,10
Ki ($5\text{-}HT_{2A}$)	0,46/0,70/0,79/1,60/2,88/3/5
Ki ($5\text{-}HT_{2B}$)	1,54/22,4
Ki ($5\text{-}HT_{2C}$)	2,23/6,30/11/15/21/28
Ki ($M_1/M_2/M_3/M_4/M_5$)	4
Ki (M_2)	7
Ki (M_4)	8
Ki (D_3)	8
Ki (M_5)	11,8
Ki (M_1)	12
Ki (M_3)	12
Ki ($5\text{-}HT_7$)	33,9/34,1/47,9/48/50/50,1/77/77,6/79,4/123/126/501
Ki ($5\text{-}HT_{1A}$)	59
Ki ($D_1/D_2/D_3/D_4$)	63
Ki (D_2)	65/112
Ki (D_1)	112/1.200
Ki ($5\text{-}HT_{5B}$)	117
Ki ($5\text{-}HT_6$)	134/135/150
Ki (H_4)	202/10.000
Ki ($5\text{-}HT_{3A}$)	228
Ki (NAT)	290
Ki ($5\text{-}HT_{1A}$)	977/5.250
Ki (SERT)	4.100 (SERT)
Ki (H_3)	10.000

○ **Farmacogenética**

Acesse https://www.pharmgkb.org/chemical/PA164749366 ou utilize o *QR code* ao lado.

ANOTAÇÕES CLÍNICAS

Nível de evidência 1A, 1B, 2A, 2B, 3: Não há dados para a ciproeptadina no PharmGKB até a data de publicação deste livro.

Nível de evidência 4: Acesse o *site* para mais informações.

BIPP TIPS

- Os pacientes em uso de ciproeptadina devem ser orientados quanto aos riscos de dirigir ou realizar tarefas que exijam atenção.

- É recomendada a ingestão de maiores quantidades de líquidos quando se faz uso de ciproeptadina.

- O uso concomitante de ciproeptadina com depressores do SNC pode levar a uma depressão exacerbada do SNC.

- A ciproeptadina pode causar boca seca, condição que pode melhorar com a utilização de gomas ou chicletes.

- Pacientes que usam ciproeptadina não devem ingerir bebida alcoólica.

Prática Clínica

DOSAGEM E TITULAÇÃO: Recomenda-se a utilização da ciproeptadina, como anti-histamínico, em dose de 4 mg (3x/dia) para adultos e 0,125 mg/kg (a cada 8 horas) para crianças. Para o manejo da acatisia, são indicadas doses entre 4 e 20 mg/dia (adultos). Na síndrome serotoninérgica, a dose recomendada varia entre 4 e 8 mg. Como a ciproeptadina é utilizada no controle de situações pontuais, como crise alérgica, acatisia e síndrome serotoninérgica, o tratamento tende a ser feito com dose já estabelecida e não por meio de titulação. É recomendado que se utilize a menor dose eficaz para se obter o resultado desejado, o que vai depender da resposta e tolerância de cada paciente.

EFEITOS ADVERSOS: Comuns: Boca seca, dor epigástrica, sedação, tontura. Incomuns: Aumento de peso, constipação, coordenação motora alterada, excitação, hipotensão postural, maior tempo para resposta reflexa, retenção urinária, sonolência, taquicardia, visão borrada.

GRAVIDEZ: A ciproeptadina pode ser utilizada por mulheres durante a gestação, uma vez que os estudos não mostraram prejuízo para o feto.[6] Categoria B da FDA (classificação até 2015).

AMAMENTAÇÃO: A ciproeptadina é excretada no leite materno, não sendo recomendada sua utilização por mulheres que estão amamentando.

CRIANÇAS E ADOLESCENTES: A ciproeptadina não é indicada em crianças e adolescentes, embora seja comumente utilizada como estimulante de apetite por pacientes nessa faixa etária.

IDOSOS: Os efeitos anticolinérgicos, como indução de estados de confusão, tendem a ser maiores em pacientes idosos, recomendando-se cautela ao usar a ciproeptadina nessa população.

INSUFICIÊNCIA RENAL: Pode ser necessário o ajuste de dose de ciproeptadina em pacientes com insuficiência renal.

INSUFICIÊNCIA HEPÁTICA: Pode ser necessário o ajuste de dose de ciproeptadina em pacientes com insuficiência hepática.

COMO MANEJAR EFEITOS ADVERSOS: Em caso de confusão ou alucinações, recomenda-se a interrupção do uso de ciproeptadina. Para sedação, deve-se reduzir a dose e/ou ingerir o medicamento no período da noite. Em caso de boca seca, deve-se mascar chiclete e/ou beber água. Em caso de retenção urinária, é necessária uma avaliação urológica. Caso os sintomas não desapareçam ou melhorem, pode ser necessária a interrupção do uso.

Toxicidade

ORAL EM HUMANOS: Não há dados específicos sobre superdosagem de ciproeptadina em humanos. A dose letal da ciproeptadina é de 295 mg/kg em ratos.

TOXICIDADE AGUDA: Os sintomas decorrentes da intoxicação são alucinação, arritmia, boca seca, convulsão, depressão do SNC, estimulação paradoxal e morte (principalmente em crianças), hipotensão arterial, retenção urinária, rubor, sedação, taquicardia e tontura. Alguns pacientes com intoxicação por ciproeptadina podem não apresentar sintomas ou apresentá-los de forma leve.

Referências

1. Fischel T, Hermesh H, Aizenberg D, Zemishlany Z, Munitz H, Benjamini Y, et al. Cyproheptadine versus propranolol for the treatment of acute neuroleptic-induced akathisia: a comparative double-blind study. J Clin Psychopharmacol. 2001;21(6):612-5.

2. Weiss D, Aizenberg D, Hermesh H, Zemishlany Z, Munitz H, Radwan M, et al. Cyproheptadine treatment

in neuroleptic-induced akathisia. Br J Psychiatry. 1995;167(4):483-6.

3. Meltzer HY, Lee MA, Ranjan R, Mason EA, Cola PA. Relapse following clozapine withdrawal: effect of neuroleptic drugs and cyproheptadine. Psychopharmacology. 1996;124(1-2):176-87.

4. Brophy MH. Cyproheptadine for combat nightmares in post-traumatic stress disorder and dream anxiety disorder. Mil Med. 1991;156(2):100-1.

5. Akhondzadeh S, Erfani S, Mohammadi MR, Tehrani-Doost M, Amini H, Gudarzi SS, et al. Cyproheptadine in the treatment of autistic disorder: a double-blind placebo-controlled trial. J Clin Pharm Ther. 2004;29(2):145-50.

6. Kar S, Krishnan A, Preetha K, Mohankar A. A review of antihistamines used during pregnancy. J Pharmacol Pharmacother. 2012;3(2):105-8.

Leituras Recomendadas

Bacher NM, Lewis HA, Field PB. Cyproheptadine in movement disorders. Am J Psychiatry. 1989;146(4):557-8.

Baigel GD. Cyproheptadine and the treatment of na unconscious patient with the serotonin syndrome. Eur J Anaesthesiol. 2003;20(7):586-8.

Bansal S, Brown WA. Cyproheptadine in depression. Lancet. 1983;2(8353):803.

Greenway SE, Pack AT, Greenway FL. Treatment of depression with cyproheptadine. Pharmacotherapy. 1995;15(3):357-60.

Gudarzi SS, Yasamy M, Akhondzadeh S. Cyproheptadine in treatment of autism. Eur Psychiatry. 2002;17(4):230-1.

Gunja N, Collins M, Graudins A. A comparison of the pharmacokinetics of oral and sublingual cyproheptadine. J Toxicol Clin Toxicol. 2004;42(1):79-83.

Iwaki M, Ogiso T, Fujii Y, Tanino T, Ito Y, Miki Y. Pharmacokinetics of cyproheptadine and its metabolites in rats. Biol Pharm Bull. 1993;16(12):1276-81.

McDaniel WW. Serotonin syndrome: early management with cyproheptadine. Ann Pharmacother. 2001;35(7-8):870-3.

Paton DM, Webster DR. Clinical pharmacokinetics of H1-receptor antagonists (the antihistamines). Clin Pharmacokinet. 1985;10(6):477-97.

Citalopram

O citalopram foi um dos primeiros ISRSs introduzidos no mercado, disponível nos EUA desde a década de 1980 e em muitos outros países. É utilizado para tratamento de transtorno de depressão, ansiedade e uma ampla gama de condições psiquiátricas. Apresenta estrutura química não relacionada com a de outros ISRSs ou agentes tricíclicos e tetracíclicos. Além disso, é uma mistura racêmica de dois enantiômeros, R-citalopram e S-citalopram (escitalopram), sendo este último responsável por sua atividade terapêutica. Ainda que o escitalopram tenha sido disponibilizado no mercado de forma individualizada, o citalopram ainda figura entre os ISRSs mais prescritos mundialmente. Sua absorção atinge picos plasmáticos em cerca de 4 horas e sua eliminação ocorre majoritariamente pela via renal.

Nomes no Brasil:
Alcytam, Cipramil, Citalopram, Città, Denyl, Maxapram, Nypram, Procimax.

SUS:
Não disponível na Rename.

● **INDICAÇÕES DE BULA – ANVISA:** Tratamento da depressão e, após a melhora, para prevenir a recorrência dos sintomas associados a ela. Tratamentos de longo prazo para prevenir a recorrência de novos episódios depressivos em pacientes com depressão recorrente. Tratamento de transtorno de pânico com ou sem agorafobia. Tratamento do TOC.

● **INDICAÇÕES DE BULA – FDA:** Tratamento do TDM em adultos.

● **INDICAÇÕES OFF-LABEL:** O citalopram pode ser indicado para tratamento de transtorno de pânico, com ou sem agorafobia, TAG, transtorno de ansiedade social, TOC, TEPT, transtorno disfórico pré-menstrual, tricotilomania, transtorno do jogo, transtorno dismórfico corporal, depressão bipolar, depressão pós-AVC, sintomas vasomotores pós-menopausa, sintomas emocionais e comportamentais em quadros demenciais e ejaculação precoce.

● **CONTRAINDICAÇÕES:** O citalopram é contraindicado para pacientes que apresentam hipersensibilidade ao princípio ativo ou a qualquer um dos componentes da formulação farmacêutica e para pacientes em tratamento concomitante com pimozida. O tratamento concomitante com IMAOs não seletivos é contraindicado devido ao risco de síndrome serotoninérgica. Sugere-se cautela ao usar citalopram em pacientes diagnosticados com prolongamento do intervalo QT ou síndrome congênita do QT longo.

● **TESTES LABORATORIAIS SUGERIDOS OU NECESSÁRIOS:** Não é necessário acompanhamento laboratorial em indivíduos saudáveis.

● **ROTA FARMACOLÓGICA:** Ver Figura 1.

⬤ Farmacologia

ABSORÇÃO: O citalopram tem absorção rápida e completa após administração oral, atingindo concentrações plasmáticas máximas em cerca de 4 horas, com biodisponibilidade de 80%. A administração juntamente aos alimentos não afeta sua absorção.

VOLUME DE DISTRIBUIÇÃO: 12 L/kg.

LIGAÇÃO PROTEICA: Cerca de 80%.

METABOLISMO/FARMACOCINÉTICA: O citalopram é majoritariamente metabolizado pelos hepatócitos via N-desmetilação para formar seu principal metabólito, desmetil-citalopram, pelas CYP2C19 e CYP3A4. Outros metabólitos incluem didesmetil-citalopram via metabolismo da CYP2D6 e N-óxido de citalopram via enzimas monoaminoxidase e aldeído oxidase.

ROTA DE ELIMINAÇÃO: O citalopram sofre excreção majoritariamente renal, sendo que 12 a 23% de uma dose oral de citalopram são encontrados

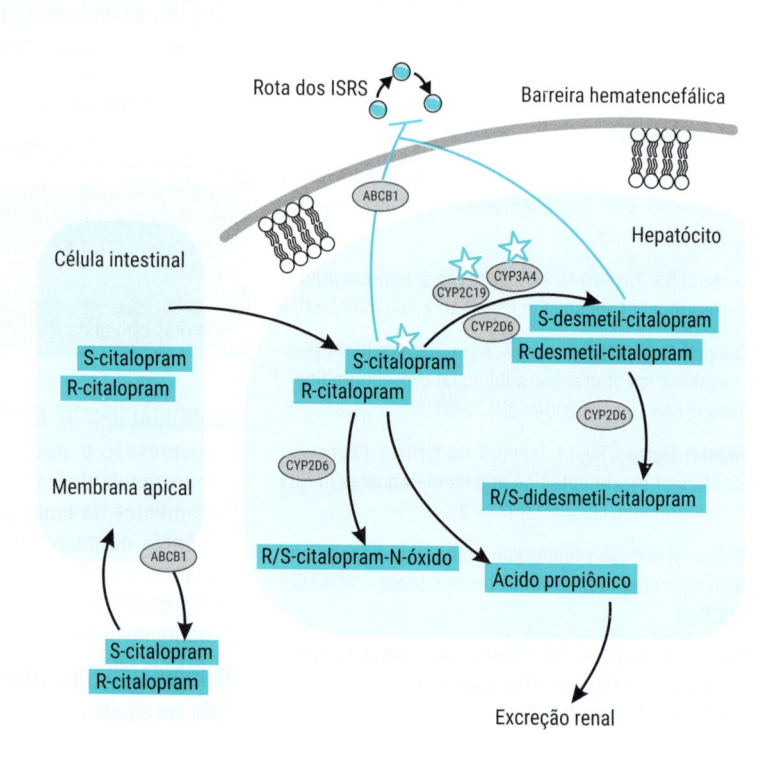

FIGURA 1 ▶

ROTA FARMACOLÓGICA DO CITALOPRAM.

Fonte: Elaborada com base em Whirl-Carrillo e colaboradores.[1]

inalterados na urina, enquanto 10% são eliminados nas fezes.

MEIA-VIDA: 35 horas.

DEPURAÇÃO: 330 mL/min.

FARMACODINÂMICA: O principal alvo molecular do citalopram é o SERT, inibindo sua recaptação na fenda sináptica. O citalopram liga-se com significativamente menos afinidade aos receptores de histamina, acetilcolina e noradrenalina do que os ADTs. Esse fármaco é isento de afinidade, ou esta é insignificante, para os receptores $5-HT_{1A}$, $5-HT_{2A}$, dopaminérgicos D_1 e D_2, $α_1$, $α_2$ e β-adrenérgicos, histaminérgicos, gabaérgicos, muscarínicos, colinérgicos e BZDs.

MECANISMO DE AÇÃO: A inibição da recaptação de 5-HT é o principal mecanismo de ação que explica os efeitos farmacológicos e clínicos do citalopram (Figura 2). Esse fármaco é uma mistura racêmica de dois enantiômeros, R-citalopram e S-citalopram (escitalopram), sendo este último responsável por sua atividade terapêutica. Estudos farmacológicos demonstraram que o R-citalopram pode interferir negativamente na potencialização da recaptação de serotonina e, por consequência, nas propriedades farmacológicas do enantiômero S.[2] O escitalopram, como outros ISRSs, aumenta a atividade serotoninérgica ao se ligar ao sítio de ligação ortostérico (ou seja, primário) no SERT, o mesmo local ao qual a serotonina endógena se liga e, assim, impede a recaptação de serotonina no neurônio pré-sináptico. O escitalopram, assim como a paroxetina, também é considerado um inibidor alostérico da recaptação da serotonina, potencializando ainda mais a inibição da recaptação de 5-HT. Portanto, a combinação de atividade ortostática e alostérica no SERT permite maiores níveis extracelulares de serotonina, possibilitando um início de ação mais rápido e maior eficácia em comparação com outros ISRSs.

Interações Medicamentosas

O Foram registrados casos de reações graves em pacientes em uso de um ISRS combinado a um IMAO; portanto, a combinação de citalopram com IMAOs é contraindicada devido ao risco de desenvolvimento de síndrome serotoninérgica. Se a combinação for considerada necessária, o fármaco deve ser iniciado com a dose mínima recomendada e o monitoramento clínico deve ser reforçado. Em caso de troca de medicamentos, é recomendado iniciar o uso do citalopram 14 dias após a suspensão do tratamento com um IMAO irreversível. Em caso de iniciar o tratamento com um IMAO irreversível não seletivo, é recomendado esperar, no mínimo, 7 dias após a suspensão do tratamento com citalopram.

O A coadministração de pimozida com citalopram é contraindicada pelo risco de aumento significativo do intervalo QTc.

O Não é recomendado o uso de citalopram e outros medicamentos que prolongam o intervalo QT, como antiarrítmicos das classes IA e III, antipsicóticos (p. ex., derivados da fenotiazina, pimozida e haloperidol), ADTs, alguns agentes antimicrobianos (p. ex., esparfloxacino, moxifloxacino, eritromicina IV, pentamidina e antimaláricos, particularmente halofantrina) e alguns anti-histamínicos (astemizol e mizolastina).

O É necessário precaução se houver necessidade do uso concomitante de citalopram com

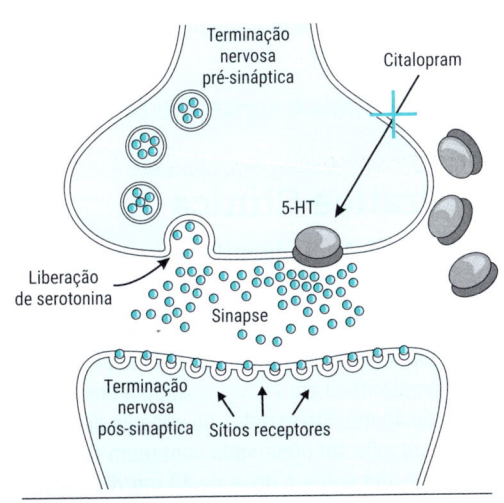

FIGURA 2 ▶ MECANISMO DE AÇÃO DO CITALOPRAM.

fármacos de ação serotoninérgica como opioides (incluindo tramadol) e triptanos (incluindo sumatriptana) pelo risco de síndrome serotoninérgica.

○ Também é recomendado cautela no uso concomitante de citalopram e outros fármacos capazes de diminuir o limiar convulsivo, como antidepressivos (tricíclicos), neurolépticos (fenotiazinas, tioxantenos e butirofenonas), mefloquina, bupropiona, lítio e tramadol.

○ O uso concomitante de citalopram e produtos fitoterápicos que contenham erva-de-são-joão (*Hypericum perforatum*) pode causar o aumento da incidência de reações adversas.

○ Combinações entre citalopram e anticoagulantes orais podem levar a alterações nos efeitos anticoagulantes. Além disso, o uso concomitante com AINEs pode aumentar tendências hemorrágicas.

○ É sugerido precaução no uso concomitante de citalopram com medicamentos indutores de hipocalemia/hipomagnesemia, uma vez que essas condições podem aumentar o risco de arritmias malignas.

○ É necessário cuidado na administração concomitante de citalopram com inibidores da CYP2C19, como omeprazol, esomeprazol, fluvoxamina, lansoprazol, ticlopidina ou cimetidina. Poderá ser necessária a redução da dose do citalopram com base no monitoramento dos efeitos colaterais durante o tratamento concomitante. O citalopram é um inibidor moderado da enzima CYP2D6; portanto, quando coadministrado com medicamentos cuja metabolização dependa dessa enzima e cujo índice terapêutico é estreito (como flecainida, propafenona e metoprolol), antidepressivos (como desipramina, clomipramina e nortriptilina) ou antipsicóticos (como risperidona, tioridazina e haloperidol), pode ser necessário o ajuste da dose. Além disso, o citalopram pode causar uma leve inibição da CYP2C19 segundo alguns estudos *in vitro*. Dessa forma, é recomendado cautela no uso concomitante de medicamentos que dependam da CYP2C19 para metabolização.³

AFINIDADE LIGANTE /KI:

LOCAL	KI (NM)
Ki (SERT)	1,6
Ki (NET)	6.190
Ki ($5\text{-}HT_{2C}$)	617
Ki (α_1)	1.211
Ki (M_1)	1.430
Ki (H_1)	283

○ Farmacogenética

Acesse https://www.pharmgkb.org/chemical/PA449015 ou utilize o *QR code* ao lado.

ANOTAÇÕES CLÍNICAS

Nível de evidência 1A: Ver Tabela 1.

Nível de evidência 1B, 2A, 2B: Não há dados para o citalopram no PharmGKB até a data de publicação deste livro.

Nível de evidência 3: Variantes diversas dos genes *BDNF*, *HTR2A*, *DTNBP1*, *ABCB1*, *RORA*, *CYP2D6*, *FKBP5*, *SRP19*, *GSK3B*, *GRK5*, *CHCR2*, *CREB1*, *METTl21A*, *GLDC*, *CACNA1C*, *RFK*, *TPH2*, *ERICH3*, *COL26A1*, *PAPLN*, *REEP5*, *HTR1B*, *NEED4L*, *HTR2A* e *SERPINE1*.

Nível de evidência 4: Acesse o *site* para mais informações.

○ Prática Clínica

● **DOSAGEM:** A dose do citalopram varia entre 20 e 60 mg/dia.

● **TITULAÇÃO:** O citalopram deve ser administrado na dose inicial de 20 mg, 1x/dia, podendo-se incrementá-la em 20 mg visando a uma dose diária de 40 mg. Em estudos de eficácia de dose-resposta, não foi observada vantagem da dose de 60 mg/dia sobre a dose de 40 mg/dia.⁴ Além disso, doses acima de 40 mg/dia estão associadas a alterações da atividade elétrica do coração,

TABELA 1 ▶ NÍVEL DE EVIDÊNCIA 1A PARA O CITALOPRAM

VARIANTE	GENE	MOLÉCULA	TIPO	FENÓTIPO
CYP2C19*1				
CYP2C19*2	*CYP2C19*	Citalopram	Toxicidade	Transtorno depressivo maior
CYP2C19*3				
CYP2C19*4				
CYP2C19*1				
CYP2C19*2	*CYP2C19*	Citalopram	Metabolismo Farmacocinética	Transtorno depressivo maior
CYP2C19*3				
CYP2C19*17				

motivo pelo qual não são normalmente recomendadas.[5] Para a retirada do citalopram, sugere-se, sempre que possível, a redução gradual da dose em vez da interrupção abrupta. Caso ocorram sintomas intoleráveis após diminuição da dose ou descontinuação do tratamento, pode-se considerar a retomada da dose previamente prescrita. Depois, pode-se retomar a diminuição da dose a uma taxa mais gradual e de acordo com a tolerabilidade do paciente.

● **EFEITOS ADVERSOS:** Mais comuns: Dermatológicos (aumento de sudorese), gastrointestinais (boca seca, náusea), neurológicos (cefaleia, sonolência, tontura), psiquiátricos (insônia), outros (astenia). Comuns: Cardiovasculares (dor no peito, hipotensão, hipotensão postural, palpitação, taquicardia), dermatológicos (prurido, *rash*), gastrointestinais (alteração de paladar, aumento de saliva, constipação, diarreia, dispepsia, dor abdominal, vômito), geniturinários (amenorreia, anorgasmia, diminuição de libido, distúrbios de ejaculação, menstrual e de micção, falha da ejaculação, impotência, retardo ejaculatório), hepáticos (aumento de fosfatase alcalina), metabólicos (anorexia, aumento/diminuição de apetite e peso), imunológicos (sintomas de *influenza*), musculoesqueléticos (artralgia, dor nas costas, mialgia), neurológicos (amnésia, distúrbio extrapiramidal, enxaqueca, parestesia, tremor), oculares (acomodação anormal), psiquiátricos (agitação, alteração de concentração, ansiedade, apatia, confusão, depressão, distúrbio do sono, nervosismo, piora da depressão, sonhos anormais, tentativa de suicídio), respiratórios (bocejo, faringite, IVAS, rinite, sinusite, tosse), outros (astenia, fadiga, febre, *tinnitus*). Incomuns: Cardiovasculares (*angina pectoris*, bradicardia, edema de extremidades, extrassístoles, fibrilação atrial, hematoma, hipertensão, infarto, isquemia do miocárdio, rubor), dermatológicos (acne, alopecia, dermatite, descoloração de pele, eczema, fotossensibilidade, pele seca, psoríase, púrpura, rubor, sangramento anormal de pele, urticária), gastrointestinais (disfagia, eructação, esofagite, estomatite, gastrenterite, gastrite, gengivite, hemorroida, ranger de dentes, sangramento anormal, sangramento gastrointestinal), geniturinários (aumento de libido, aumento mamário, disúria, dor mamária, frequência miccional, galactorreia, incontinência urinária, lactação não puerperal, menorragia, retenção urinária, sangramento vaginal), hepáticos (aumento de GGT, TGO e TGP), hematológicos (anemia, leucocitose, leucopenia, linfadenopatia), metabólicos (tolerância à glicose, sede), musculoesqueléticos (artrite, cãibra, dor esquelética, fraqueza muscular), neurológicos (AVC, alteração de marcha, ataque isquêmico transitório, ataxia, contração muscular involuntária, convulsão, distonia, distúrbio da fala, hipercinesia, hipertonia, hipocinesia, hipoestesia, neuralgia, vertigem), oculares (conjuntivite, dor ocular, midríase, olho seco, visão anormal), psiquiátricos (agressividade, alucinação, delírio, dependência de substâncias, depressão psicótica, despersonalização, euforia, labilidade emocional, mania, reação de pânico e paranoide, paroníria, psicose), respiratórios (bronquite, dispneia, epistaxe, pneumonia). Raros: Cardiovasculares (ataque cardíaco, bloqueio de ramo, flebite, prolongamento de intervalo QT, *torsades de pointes*), dermatológicos (celulite, ceratite, diminuição de sudorese, hipertricose, melanose, prurido), endocrinológicos (gota, hipotireoidismo), gastrointestinais (colite, diverticulite, glossite, hemorragia retal, refluxo gastresofágico, sangramento gengival, úlcera gástrica), geniturinários (hematúria, oligúria), hepáticos (bilirrubinemia, colecistite, colelitíase, hepatite, icterícia), hematológicos (anemia hipocrômica, distúrbio de coagulação, granulocitopenia, hemorragia, linfocitose, linfopenia), metabólicos (desidratação, hipocalemia, hipoglicemia, hiponatremia, intolerância ao álcool, obesidade), imunológicos (rinite alérgica), musculoesqueléticos (bursite, osteoporose), neurológicos (convulsão, coordenação anormal, discinesia, estupor, hiperestesia), oculares (alteração de lágrimas, catarata, diplopia, fotofobia, ptose), psiquiátricos (melancolia, reação catatônica, suicídio), renais (cálculo renal, dor renal, pielonefrite), respiratórios (asma, aumento de escarro, broncospasmo, embolia pulmonar, laringite, pneumonite, soluço), outros (edema facial, mal-estar, rigidez). Pós-comercialização: Cardiovasculares (trombose), dermatológicos (eritema multiforme, necrólise epidérmica), endocrinológicos (hiperprolactinemia), gastrointestinais (pancreatite), hematológicos (anemia hemolítica, diminuição de protrombina), hepáticos (hepatite colestática e necrótica), hipersensibilidade (reação alérgica), musculoesqueléticos (rabdomiólise), neurológicos (coreoatetose, mioclonia, nistagmo, SNM), oculares (glaucoma de ângulo fechado), psiquiátricos (delírio, síndrome de abstinência), renais (IRA).

● **GRAVIDEZ:** Em recém-nascidos cujas mães fizeram uso de ISRSs/IRSNs nos últimos meses de gravidez, foram observados dificuldade respiratória, cianose, apneia, convulsões, instabilidade térmica, dificuldade de alimentação, vômitos, hipoglicemia, hipertonia, hipotonia, hiper-reflexia, tremor, agitação, irritabilidade, letargia, choro constante, sonolência e dificuldade para dormir. Na maioria dos casos, tais complicações começam imediatamente ou logo após o parto. Além disso, o uso de ISRSs durante a gravidez, sobretudo no final da gestação, pode aumentar o risco de hipertensão pulmonar persistente do recém-nascido e/ou o risco de hemorragia pós-parto. Portanto, recomenda-se não usar citalopram durante a gravidez, a menos que a relação risco-benefício se justifique. Categoria C da FDA (classificação até 2015).

● **AMAMENTAÇÃO:** O citalopram é excretado no leite materno, portanto a amamentação não é recomendada durante o uso desse fármaco, devendo-se averiguar os potenciais riscos e benefícios.

● **CRIANÇAS E ADOLESCENTES:** Não foram conduzidos estudos clínicos suficientes para avaliar a eficácia e a tolerabilidade do citalopram nessa faixa etária. Entretanto, algumas linhas de evidência sugerem que o fármaco pode ser utilizado em crianças acima de 12 anos, desde que aplicadas medidas de acompanhamento, visto que podem ocorrer alterações comportamentais notáveis como ativação de transtorno bipolar conhecido ou desconhecido e/ou ideação suicida.[6,7] Portanto, devem ser ponderados os potenciais riscos e benefícios dessa terapêutica em pacientes pediátricos e informar pais ou responsáveis para que possam ajudar a observar a criança ou o adolescente.

● **IDOSOS:** Em geral, recomenda-se dose de 20 mg/dia para a maioria dos pacientes idosos, incrementando-se até 40 mg/dia apenas para o caso de não ser observada resposta clínica. Notavelmente, os estudos indicam que o tratamento com ISRSs em idosos é eficaz, sobremaneira no manejo do risco de suicídio. Essa população está mais suscetível à hiponatremia.

● **INSUFICIÊNCIA RENAL:** Nenhum ajuste de dose é necessário para pacientes com insuficiência renal leve ou moderada. No entanto, o citalopram deve ser usado com cautela em pacientes com insuficiência renal grave.

● **INSUFICIÊNCIA HEPÁTICA:** Utilizar o citalopram com cautela; para pacientes com insuficiência hepática, em geral é recomendada uma dose de 20 mg/dia, incrementando-se até 40 mg/dia apenas se não for observada resposta clínica.

● **COMO MANEJAR EFEITOS ADVERSOS:** Em geral, medidas de suporte e acompanhamento bastam até a adaptação do paciente ao medicamento, visto que a maioria dos efeitos adversos desaparecem com o tempo. Se os efeitos adversos forem persistentes e intoleráveis, estão recomendadas a substituição por outro agente ou a adição de outras substâncias.

⊙ Toxicidade

ORAL EM HUMANOS: A dose letal oral é de 56 mg/kg. Entretanto, tal como acontece com outros ISRSs, desfechos fatais raramente são observados.

TOXICIDADE AGUDA: Os sintomas de superdosagem de citalopram podem incluir efeitos no SNC, como tonturas, convulsões, coma e sonolência, bem como sudorese, náuseas, vômitos, tremores e taquicardia sinusal. Há relatos muito raros de IRA acompanhando superdosagem. Em raros casos de síndrome serotoninérgica, pode-se observar tremor e agitação. Sintomas como desconforto gastrointestinal, incluindo náuseas e vômitos, e/ou anormalidades cardíacas, como hipotensão, taquicardia e alterações no ECG, também podem ser observados. Não há antídoto específico para *overdose* de citalopram. Casos de superdosagem aguda devem ser tratados conforme as medidas sintomáticas e de suporte gerais empregadas no manejo da superdose com qualquer fármaco, incluindo estabelecimento adequado de ventilação e oxigenação das vias aéreas e monitoramento dos sinais vitais e cardíacos. Como o citalopram é altamente distribuído nos tecidos após administração oral, é improvável que diurese forçada, diálise e outros métodos de extração do fármaco do plasma sejam benéficos. Em pacientes com ICC/bradiarritmias ou que utilizam concomitantemente medicamentos que prolongam o intervalo QT ou com alteração de metabolismo (p. ex., insuficiência hepática), é recomendável o monitoramento do ECG.

> **BIPP TIPS**
>
> ○ Alguns pacientes com transtorno de pânico ou TAG podem apresentar sintomas de ansiedade intensificados no início do tratamento com citalopram, efeito que geralmente tende a desaparecer em cerca de 2 semanas durante o tratamento contínuo. É sugerido que a dose inicial seja baixa para reduzir a probabilidade desse efeito ansiogênico paradoxal.
>
> ○ Quando o citalopram for prescrito para o tratamento de depressão bipolar, sintomas de ativação e agitação podem representar a indução de uma desestabilização do estado bipolar. Alguns casos podem requerer a adição de lítio, um estabilizador do humor ou um antipsicótico atípico, e/ou a descontinuação do medicamento.
>
> ○ O citalopram aparenta ser mais tolerável do que alguns outros antidepressivos, porém menos tolerável quando comparado com o escitalopram.
>
> ○ Algumas evidências sugerem que o citalopram possa causar menos eventos de disfunção sexual em comparação com outros ISRSs.[8]

⊙ Referências

1. Whirl-Carrillo M, Huddart R, Gong L, Sangkuhl K, Thorn CF, Whaley R, et al. An evidence-based framework for evaluating pharmacogenomics knowledge for personalized medicine. Clin Pharmacol Ther. 2021;110(3):563-72.

2. í Stórustovu S, Sánchez C, Pörzgen P, Brennum LT, Larsen AK, Pulis M, et al. R-citalopram functionally antagonises escitalopram in vivo and in vitro: evidence for kinetic interaction at the serotonin transporter. Br J Pharmacol. 2004;142(1):172-80.

3. Jeppesen U, Gram LF, Vistisen K, Loft S, Poulsen HE, Brøsen K. Dose-dependent inhibition of CYP1A2, CYP2C19

and CYP2D6 by citalopram, fluoxetine, fluvoxamine and paroxetine. E J Clin Pharmacol. 1996;51(1):73-8.

4. Feighner JP, Overø K. Multicenter, placebo-controlled, fixed-dose study of citalopram in moderate-to-severe depression. J Clin Psychiatry. 1999;60(12):824-30.

5. Ray WA, Chung CP, Murray KT, Hall K, Stein CM. High-dose citalopram and escitalopram and the risk of out-of-hospital death. J Clin Psychiatry. 2017;78(2):190-5.

6. Baumgartner JL, Emslie GJ, Crismon ML. Citalopram in children and adolescents with depression or anxiety. Ann Pharmacother. 2002;36(11):1692-7.

7. Carandang C, Jabbal R, Macbride A, Elbe D. A review of escitalopram and citalopram in child and adolescent depression. J Can Acad Child Adolesc Psychiatry. 2011;20(4):315-24.

8. Madeo B, Bettica P, Milleri S, Balestrieri A, Granata AR, Carani C, et al. The effects of citalopram and fluoxetine on sexual behavior in healthy men: evidence of delayed ejaculation and unaffected sexual desire: a randomized, placebo-controlled, double-blind, double-dummy, parallel group study. J Sex Med. 2008;5(10):2431-41.

○ Leituras Recomendadas

Baumann P. Pharmacology and pharmacokinetics of citalopram and other SSRIs. Int Clin Psychopharmacol. 1996;11 Suppl 1:5-11.

Bezchlibnyk-Butler K, Aleksic I, Kennedy SH. Citalopram: a review of pharmacological and clinical effects. J Psychiatry Neurosci. 2000;25(3):241-54.

Cordioli AV, Gallois CB, Passos IC, organizadores. Psicofármacos: consulta rápida. 6. ed. Porto Alegre: Artmed; 2023.

Deshmukh A, Ulveling K, Alla V, Abuissa H, Airey K. Prolonged QTc interval and torsades de pointes induced by citalopram. Tex Heart Inst J. 2012;39(1):68-70.

Drugs.com. Citalopram side effects [Internet]. 2024 [capturado em 29 set. 2024]. Disponível em: https://www.drugs.com/sfx/citalopram-side-effects.html#-professional.

Heikkinen T, Ekblad U, Kero P, Ekblad S, Laine K. Citalopram in pregnancy and lactation. Clin Pharmacol Ther. 2002;72(2):184-91.

Young EA, Kornstein SG, Marcus SM, Harvey AT, Warden D, Wisniewski SR, et al. Sex differences in response to citalopram: a STAR*D report. J Psychiatr Res. 2009;43(5):503-11.

Clobazam

O clobazam é um fármaco BZD de ação intermediária que potencializa o efeito inibitório da transmissão gabaérgica por meio da ligação ao sítio alostérico nos receptores GABA-A. Por ser um agonista parcial desse receptor, ele causa menos sedação que os demais BZDs. Tem efeito ansiolítico, anticonvulsivante, sedativo e relaxante muscular. É utilizado como terapia adjuvante em casos de convulsão, principalmente na epilepsia resistente ao tratamento, quando é administrado em conjunto com outros anticonvulsivantes. Após administração oral, sua absorção é rápida, atingindo o pico plasmático entre 30 minutos e 3 horas. Apresenta excreção majoritariamente renal (94%).

Nomes no Brasil:
Frisium, Urbanil.

SUS:
Está disponível na Rename pelo componente estratégico (epilepsia) em comprimidos de 10 e 20 mg.

● **INDICAÇÕES DE BULA – ANVISA:** Tratamento dos estados de ansiedade aguda e crônica que podem produzir sintomas de ansiedade, tensão, inquietação, excitação, irritabilidade, distúrbios do sono devido a causas emocionais, distúrbios psicovegetativos e psicossomáticos (p. ex., na área cardiovascular ou gastrointestinal) e instabilidade emocional. No tratamento de depressão ou ansiedade associada à depressão, deve ser utilizado apenas associado a um tratamento concomitante adequado. O uso isolado de BZDs pode precipitar o suicídio nesses pacientes. Antes de iniciar o tratamento dos estados de ansiedade associados com instabilidade emocional deve ser determinado se o paciente sofre de distúrbios depressivos que requeiram tratamento diferente ou adicional. Para o tratamento de esquizofrenia ou outras doenças psicóticas, o uso de BZDs é recomendado apenas como adjuvante, isto é, não é indicado para tratamento primário. Nos casos de distúrbios psicovegetativos e psicossomáticos, restringe-se aos casos em que não existam causas orgânicas diagnosticadas (problemas cardíacos, gastrointestinal, respiratório ou urinário). Como terapia adjuvante da epilepsia não adequadamente controlada com o uso de anticonvulsivantes em monoterapia.

● **INDICAÇÕES DE BULA – FDA:** Terapia adjuvante de convulsões associadas à síndrome de Lennox-Gastaut em pacientes com 2 anos ou mais.

● **INDICAÇÕES OFF-LABEL:** O clobazam pode ser utilizado como tratamento de crise de ansiedade aguda, tratamento agudo no TAG, na síndrome de abstinência pela retirada do álcool e em crises generalizadas de epilepsia na infância.

● **CONTRAINDICAÇÕES:** O clobazam é contraindicado em caso de hipersensibilidade à substância ou a um de seus componentes, glaucoma de ângulo fechado, insuficiência respiratória ou DPOC, doença hepática ou renal grave, miastenia grave, estados comatosos ou depressão importante do SNC.

● **TESTES LABORATORIAIS SUGERIDOS OU NECESSÁRIOS:** Não são recomendados testes laboratoriais em caso de uso de clobazam.

● **ROTA FARMACOLÓGICA:** Ver Figura 1.

Farmacologia

ABSORÇÃO: Após administração oral, o clobazam é absorvido rapidamente, apresentando biodisponibilidade de 87%, tendo seu pico de concentração plasmática máxima entre 0,5 e 2 horas.

VOLUME DE DISTRIBUIÇÃO: 100 L/kg.

LIGAÇÃO PROTEICA: 80 a 90%.

METABOLISMO/FARMACOCINÉTICA: O metabolismo do clobazam se dá por desmetilação e hidroxilação pelas enzimas do citocromo P450, principalmente CYP3A4, CYP2B6, CYP2C18 e CYP2C19.

ROTA DE ELIMINAÇÃO: A excreção do clobazam é majoritariamente renal, sendo 94% dele eliminado por essa via na forma de metabólitos.

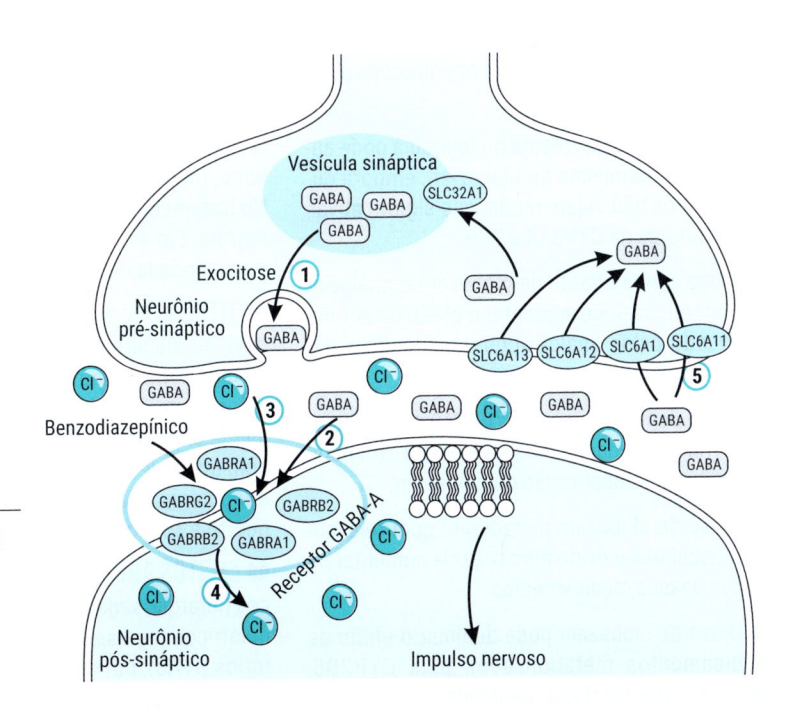

FIGURA 1 ▶

ROTA FARMACOLÓGICA DO CLOBAZAM.

Fonte: Elaborada com base em Whirl-Carrillo e colaboradores.[1]

MEIA-VIDA: 36 a 42 horas (71-82 horas para o N-desmetil-clobazam, o metabólito ativo). Em pacientes com epilepsia, a meia-vida do clobazam é maior do que em indivíduos saudáveis.

DEPURAÇÃO: 2,49 L/h.

FARMACODINÂMICA: O clobazam é um BZD que possui resposta melhor que outros da mesma classe, sendo utilizado como ansiolítico e também como anticonvulsivante.

MECANISMO DE AÇÃO: O clobazam age por meio da sua ligação ao sítio alostérico presente em receptores gabaérgicos do tipo GABA-A. Ao se ligar nesse local, ele provoca alterações conformacionais que promovem maior influxo de íons cloreto, potencializando os efeitos inibitórios da transmissão gabaérgica. Diferente dos demais BZDs, o clobazam é um agonista parcial dos receptores GABA-A.

Interações Medicamentosas

○ Quando o clobazam é usado concomitantemente com outros depressores do SNC, pode haver aumento dos efeitos sedativos.

○ O uso concomitante de clobazam com ácido valproico pode aumentar as concentrações plasmáticas do ácido valproico.

○ O uso de carbamazepina ou fenitoína pode aumentar o metabolismo do clobazam, embora outros estudos não vejam mudanças significativas com indutores da CYP3A4 e 2C9.

○ O uso concomitante de clobazam e analgésicos narcóticos pode aumentar o efeito de euforia provocado pelos analgésicos, facilitando a dependência psicológica.

○ O uso de inibidores da CYP2C19 como fluconazol, fluvoxamina, ticlopidina e omeprazol pode aumentar a metabolização do clobazam.

○ O uso de clobazam juntamente com relaxantes musculares e óxido nitroso pode aumentar os efeitos desses medicamentos.

○ O uso de clobazam pode diminuir o efeito de medicamentos metabolizados pela CYP2D6, como dextrometorfano, pimozida, paroxetina e nebivolol, podendo ser necessário o ajuste da dose desses medicamentos.

AFINIDADE LIGANTE/KI:

LOCAL	KI (NM)
Ki (GABA-A)	50,8
Ki (GABA-B)	82,3
Ki (NMDA)	90,5

○ Farmacogenética

Acesse https://www.pharmgkb.org/chemical/PA10888 ou utilize o *QR code* ao lado.

ANOTAÇÕES CLÍNICAS

Nível de evidência 1A, 1B, 2A, 2B: Não há dados para o clobazam no PharmGKB até a data de publicação deste livro.

Nível de evidência 3: Variantes diversas do gene *CYP2C19*.

Nível de evidência 4: Variante do gene *SCN1A*.

○ Prática Clínica

● **DOSAGEM:** No tratamento da epilepsia, sugere-se o uso de 20 a 30 mg à noite. Como ansiolítico, recomenda-se o uso diário de 30 a 80 mg. No tratamento do TAG, recomenda-se o uso de 30 mg/dia. Em ambiente hospitalar, a dose máxima recomendada é de 120 mg/dia.

● **TITULAÇÃO:** No uso como anticonvulsivante, deve-se iniciar o tratamento com uma dose de 10 mg. Como ansiolítico, deve-se iniciar o tratamento com 5 mg/dia, aumentando progressivamente o uso para 15 até 60 mg/dia. Em indivíduos com insuficiência renal, respiratória ou hepática, é recomendado que a dose utilizada seja menor que 10 a 15 mg/dia.

● **EFEITOS ADVERSOS:** Mais comuns: Neurológicos (letargia, sedação, sialorreia, sonolência), psiquiátricos (agressividade, irritabilidade), respiratórios (IVAS), outros (cansaço, pirexia). Comuns: Dermatológicos (*rash*), gastrointestinais (boca seca, constipação, diarreia, disfagia, náusea), metabólicos (aumento/diminuição de apetite), geniturinários (infecção), neurológicos (ataxia, cefaleia, disartria, discurso lentificado, distúrbio de atenção, fala arrastada, hiperatividade psicomotora, sedação, tontura, tremor), psiquiátricos (confusão, depressão, inquietação, insônia), respiratórios (bronquite, pneumonia, tosse), outros (fadiga). **Incomuns:** Cardiovasculares (diplopia), neurológicos (amnésia, dificuldade de memória), metabólicos (ganho de peso), psiquiátricos (ansiedade, comportamento anormal, delírio, entorpecimento emocional, perda de libido, pesadelo), outros (queda). **Raros:** Neurológicos (alteração de consciência). **Muito raros:** Dermatológicos (reações cutâneas, urticária), respiratórios (doenças respiratórias). **Pós-comercialização:** Dermatológicos (edema facial), geniturinários (retenção urinária), gastrointestinais (distensão abdominal, edema labial), hematológicos (alterações laboratoriais), hipersensibilidade (angiedema), psiquiátricos (apatia, *delirium*), respiratórios (aspiração).

● **GRAVIDEZ:** O clobazam não é indicado para uso durante a gravidez, sobretudo no primeiro trimestre e no final da gestação, uma vez que sua segurança ainda não foi bem estabelecida. O uso desse medicamento em altas doses e de forma contínua durante a gravidez pode resultar em sintomas neonatais no bebê, como baixo Apgar, diarreia, irritabilidade, tremores e vômito. Categoria C da FDA (classificação até 2015).

● **AMAMENTAÇÃO:** Por ser excretado no leite, o clobazam usado durante a lactação pode causar apatia, dificuldade de sucção, letargia e síndrome de abstinência no bebê. Quando o tratamento prolongado com esse medicamento for necessário, é recomendado que se interrompa o aleitamento.

● **CRIANÇAS E ADOLESCENTES:** O clobazam é utilizado no tratamento de epilepsia em crianças e é eficaz tanto para o controle de crises parciais como generalizadas, sendo usado em doses que variam de 0,05 até 3,8 mg/kg/dia em crianças entre 2 e 16 anos. Os efeitos colaterais mais observados com o uso de clobazam nessa faixa etária foram agressividade, depressão, diminuição da atenção, impulsividade, inquietude, irritabilidade e ostracismo. Não há estudos que demonstrem sua segurança para uso em crianças com menos de 2 anos de idade.

> **BIPP TIPS**
>
> ● A retirada do clobazam deve ser feita de forma gradual para evitar sintomas da síndrome de abstinência por retirada.
>
> ● O uso concomitante de clobazam com bebida alcoólica ou outros sedativos pode resultar em hipotensão e redução do nível de consciência e da frequência respiratória.
>
> ● Embora seja menos sedativo que os demais BZDs, o clobazam pode comprometer a capacidade de conduzir veículos e operar máquinas, uma vez que reduz os reflexos.
>
> ● A ingestão de clobazam juntamente com alimentos não prejudica sua absorção, porém neste caso ela acontece de forma mais lenta.
>
> ● Pode ocorrer excitação paradoxal em pacientes com comprometimento cerebral, sobretudo em idosos usando clobazam.
>
> ● O clobazam tende a ser usado de forma abusiva por alcoolistas, usuários de drogas ou indivíduos com transtorno grave da personalidade, casos estes em que sua prescrição não é recomendada.

● **IDOSOS:** Em idosos, a metabolização dos medicamentos pertencentes à classe dos BZDs é mais lenta, podendo ser de 2 a 5 vezes menor. Assim, os efeitos colaterais observados nessa população tendem a ser mais graves, tendo papel importante nos quadros confusionais. Pode haver excitação paradoxal em casos de pacientes com comprometimento cerebral.

● **INSUFICIÊNCIA RENAL:** Utilizar o clobazam com cautela em pacientes com insuficiência renal, já que esse medicamento apresenta excreção renal.

● **INSUFICIÊNCIA HEPÁTICA:** O uso de clobazam é contraindicado em caso de insuficiência hepática grave.

● **COMO MANEJAR EFEITOS ADVERSOS:** Os efeitos colaterais do clobazam tendem a ser imediatos e melhorar com o tempo. Dessa forma, é necessário aguardar e observar se os efeitos irão desaparecer; caso não desapareçam, são recomendados a redução de dose, a troca por outro medicamento semelhante ou de liberação lenta e o uso de doses mais altas para a noite (horário de dormir).

⊙ Toxicidade

ORAL EM HUMANOS: Os principais sintomas de toxicidade por clobazam são sedação excessiva, dor abdominal e IVAS.

TOXICIDADE AGUDA: Em caso de intoxicação ou efeitos colaterais graves e potencialmente fatais, deve-se usar o flumazenil como antídoto. Em caso de ingestão a curto prazo (menos que 2 horas), é possível utilizar carvão ativado, além de lavagem gástrica, monitoramento de frequência cardíaca, respiratória e pressão arterial e fornecimento de suporte como hidratação e permeabilidade de vias aéreas.

⊙ Referência

1. Whirl-Carrillo M, Huddart R, Gong L, Sangkuhl K, Thorn CF, Whaley R, et al. An evidence-based framework for evaluating pharmacogenomics knowledge for personalized medicine. Clin Pharmacol Ther. 2021;110(3):563-72.

⊙ Leituras Recomendadas

Arya R, Giridharan N, Anand V, Garg SK. Clobazam monotherapy for focal or generalized seizures. Cochrane Database Syst Rev. 2018;7(7):CD009258.

Besag FMC, Vasey MJ. An evaluation of clobazam tablets and film (AQST-120) for the treatment of Lennox-Gastaut syndrome. Expert Opin Pharmacother. 2019;20(13):1563-74.

Hahn J, Lee H, Kang HC, Lee JS, Kim HD, Kim SH, et al. Clobazam as an adjunctive treatment for infantile spasms. Epilepsy Behav. 2019;95:161-5.

Nakajima H. A pharmacological profile of clobazam (Mystan), a new antiepileptic drug. Nihon Yakurigaku Zasshi. 2001;118(2):117-22.

Onfi® (clobazam) [Internet]. Deerfield: Lundbeck; 2016 [capturado em 30 set. 2024]. Disponível em: https://www.accessdata.fda.gov/drugsatfda_docs/label/2016/203993s005lbl.pdf.

Thornton P. Clobazam side effects [Internet]. Drugs.com; 2024 [capturado em 30 set. 2024]. Disponível em: https://www.drugs.com/sfx/clobazam-side-effects.html#professional.

Clomipramina

A clomipramina é uma amina terciária quimicamente relacionada à imipramina, derivada da dibenzazepina e semelhante à fenotiazina. No SNC, age primordialmente como inibidor forte da recaptação da serotonina, porém, após ser metabolizada, é formado seu principal metabólito ativo, o qual age preferencialmente como um inibidor da recaptação da noradrenalina. As características farmacológicas únicas da clomipramina fazem dela uma ferramenta-chave na prática clínica, tendo uso justificado em diversas condições médicas. Foi descoberta em 1964 e aprovada para uso clínico em 1984, sendo que hoje figura na lista de medicamentos essenciais da OMS. Sua absorção atinge picos plasmáticos em cerca de 2 a 6 horas e sua eliminação ocorre majoritariamente por via renal.

Nomes no Brasil:
Anafranil, Clo.

SUS:
Está disponível na Rename pelo componente básico em comprimidos de 10 e 25 mg.

● INDICAÇÕES DE BULA – ANVISA:

⊙ **Adultos:** Estados depressivos de etiologia e sintomatologia variáveis: depressão endógena, reativa, neurótica, orgânica, mascarada e suas formas involucionais; depressão associada à esquizofrenia e transtornos da personalidade; síndromes depressivas causadas por pré-senilidade ou senilidade, por condições dolorosas crônicas, e por doenças somáticas crônicas; transtornos depressivos do humor de natureza psicopática, neurótica ou reativa. Síndromes obsessivo-compulsivas; fobias e crises de pânico. Cataplexia associada à narcolepsia. Condições dolorosas crônicas. Ejaculação precoce.

○ Crianças e adolescentes: síndromes obsessiva-compulsivas. Enurese noturna (apenas em pacientes acima de 5 anos de idade e desde que as causas orgânicas tenham sido excluídas).

● **INDICAÇÕES DE BULA – FDA:** Tratamento de obsessões e compulsões em pacientes com TOC.

● **INDICAÇÕES *OFF-LABEL*:** A clomipramina pode ser usada para tratamento de transtornos de depressão, depressão resistente ao tratamento, ansiedade, síndrome de Tourette, esquizofrenia, síndrome da cataplexia, insônia, dor neuropática, dores crônicas, transtorno dismórfico corporal, transtorno de pânico, ejaculação precoce, enurese noturna pediátrica, onicofagia, tartamudez e tricotilomania.

● **CONTRAINDICAÇÕES:** A clomipramina é contraindicada em pacientes comprovadamente sensíveis à substância e a quaisquer dos seus componentes, como seus ingredientes inativos, ou a outros ADTs. Não deve ser administrada em combinação, ou dentro de um período de 14 dias antes ou depois do tratamento com um IMAO, uma vez que crises hiperpiréticas, convulsões, coma e morte podem ocorrer. Além disso, é contraindicada durante o período de recuperação após IAM.

● **TESTES LABORATORIAIS SUGERIDOS OU NECESSÁRIOS:** É aconselhável monitoramento médico cuidadoso durante o tratamento com clomipramina. O ganho de peso é comum em pacientes tratados com fármacos tricíclicos e tetracíclicos, sendo necessário acompanhamento do peso corporal e do IMC, da pressão arterial e da glicemia, especialmente em pacientes pré-diabéticos (glicemia em jejum de 100-125 mg/dL) e diabéticos (glicemia em jejum > 126 mg/dL). É aconselhável também monitorar possíveis dislipidemias (colesterol total, LDL e triglicerídeos aumentados e HDL diminuído). Em casos de pacientes que tenham ganhado mais de 5% do peso basal (antes do tratamento), é recomendada a avaliação da possibilidade de pré-diabetes ou diabetes e, em casos positivos, pode ser indicada a substituição do fármaco. Pacientes idosos, com hipertireoidismo, com problemas cardiovasculares preexistentes (ou histórico familiar) ou pessoas tratadas concomitantemente com outros agentes que prolonguem o intervalo QTc ou o intervalo QRS devem ser monitorados com ECG. Pacientes acima de 50 anos devem ser monitorados com ECG basal; além disso, indivíduos com mais de 50 anos e pacientes em terapias diuréticas apresentam risco aumentado de distúrbios eletrolíticos; portanto, os eletrólitos precisam de monitoramento especial nesse grupo.

● **ROTA FARMACOLÓGICA:** Ver Figura 1.

○ Farmacologia

ABSORÇÃO: A clomipramina é bem absorvida pelo trato gastrointestinal, não sendo alterada pela presença de alimentos. Atinge picos de concentração plasmática em cerca de 2 a 6 horas após administração oral, com biodisponibilidade de aproximadamente 50% devido ao extenso metabolismo hepático de primeira passagem.

VOLUME DE DISTRIBUIÇÃO: Aproximadamente 17 L/kg.

LIGAÇÃO PROTEICA: 97 a 98%.

METABOLISMO/FARMACOCINÉTICA: A clomipramina é extensamente metabolizada nos hepatócitos, por meio das enzimas CYP2C19, 3A4 e 1A2, que atuam em reações de N-desmetilação da clomipramina, formando um metabólito ativo importante, a desmetil-clomipramina, e outros metabólitos e seus conjugados glicuronídeos, incluindo 8-hidroxi-clomipramina, 2-hidroxi-clomipramina e N-óxido de clomipramina. A desmetil-clomipramina é posteriormente metabolizada em dois metabólitos farmacologicamente ativos, 8-hidroxi-desmetil-clomipramina e didesmetil-clomipramina, cuja relevância clínica permanece desconhecida.

ROTA DE ELIMINAÇÃO: Cerca de 51 a 60% são excretados via renal, enquanto 24 a 32% são excretados nas fezes por meio de eliminação biliar.

MEIA-VIDA: 32 horas (e 69 horas para seu metabólito ativo).

DEPURAÇÃO: 73 L/h.

FARMACODINÂMICA: A clomipramina é um inibidor forte da recaptação da serotonina, mas seu principal metabólito ativo, desmetil-clomipramina, atua preferencialmente como um inibidor da recaptação da noradrenalina. Além disso, atua como antagonista de receptores α_1-adrenérgicos e de NMDA, promovendo também o bloqueio de canais de sódio.

MECANISMO DE AÇÃO: O exato mecanismo de ação antidepressivo dos ADTs, assim como o

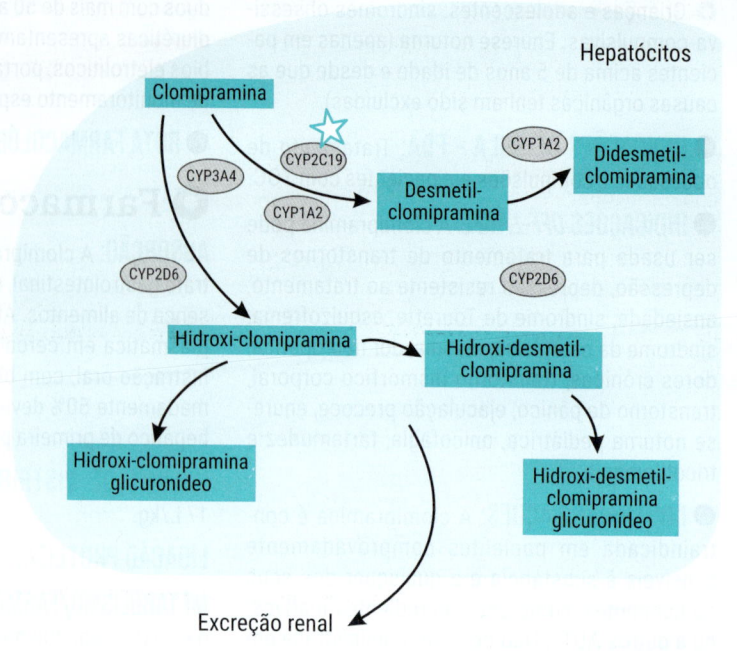

FIGURA 1 ▶

ROTA FARMACOLÓGICA DA CLOMIPRAMINA.

Fonte: Elaborada com base em Whirl-Carrillo e colaboradores.[1]

mecanismo de ação relacionado ao tratamento de comportamentos compulsivos, não estão completamente estabelecidos, embora suas ações em relação ao sistema monoaminérgico sejam bem conhecidas. A clomipramina e a desmetil-clomipramina atuam de maneira potente na inibição da recaptação da serotonina e da noradrenalina, respectivamente. Tais efeitos na membrana pré-sináptica promovem maior disponibilidade desses neurotransmissores na fenda sináptica, facilitando sua sinalização. Outras ações da clomipramina e de outros ADTs incluem modulação da sensibilidade de receptores expressos no córtex pré-frontal e no hipocampo. Nessas regiões, a modulação de receptores pré-sinápticos, tais como a sensibilização de receptores α$_1$ e β$_1$ e a dessensibilização de receptores α$_2$, poderia justificar um aumento na sinalização noradrenérgica. Todavia, são necessários mais estudos para estabelecer a influência dessas substâncias nos mecanismos catecolaminérgicos relacionados ao estresse, especificamente no contexto do eixo HPA e da resposta ao estresse. Com relação aos mecanismos antinociceptivos da clomipramina, acredita-se que sua ação reguladora da neurotransmissão noradrenérgica nas vias descendentes modulatórias da transmissão da dor e da nocicepção seja responsável pelos efeitos clínicos observados. Além disso, os efeitos antinociceptivos desse fármaco são associados em diversos estudos à sua modulação de receptores centrais NMDA pelo fato de reduzirem a neurotransmissão glutaminérgica na medula espinal, responsável pela hiperexcitabilidade central associada à dor crônica. Diversas linhas de evidência correlacionam a dor aos estados emocionais, uma vez que o cérebro apresenta interações complexas entre as bases neurobiológicas que regulam ambos os aspectos, como a existência de um circuito subcortical responsável por modular as respostas defensivas e pelo processamento inconsciente de estímulos subjacentes aos estados emocionais associados à dor. Por fim, para além da ativação adicional das vias noradrenérgicas e serotoninérgicas, a ação analgésica e/ou antinociceptiva dos ADTs também é correlacionada à sua modulação de outras vias de neurotransmissão, havendo participação dos sistemas opioides endógenos e histaminérgicos. Nesse sentido, os efeitos antinociceptivos da clomipramina podem também estar associados aos seus efeitos antidepressivos, bem como à vasta modulação de sistemas regulatórios do organismo, embora sejam necessárias avaliações mais aprofundadas acerca de tais interações.

Interações Medicamentosas

○ O uso concomitante de ADTs, como a clomipramina, com fármacos inibidores das isoenzimas CYP2D6, como quinidina e cimetidina, bem como com fármacos que são substratos dessas isoenzimas, como é o caso de outros antidepressivos, fenotiazinas e os antiarrítmicos do tipo 1C propafenona e flecainida, pode promover aumento da exposição à clomipramina e elevar a frequência ou a intensidade de seus efeitos adversos. Desse modo, pode ser necessário administrar doses menores de clomipramina ou do medicamento usado em combinação. Nos casos em que houver retirada de uma das medicações da terapia combinada, pode ser necessário o aumento da dose da clomipramina. Apesar de todos os ISRSs, tais como a fluoxetina, a sertralina e a paroxetina, inibirem a CYP2D6, o grau de inibição pode variar, sendo que o ajuste de dose deve ser realizado conforme as características individuais dos pacientes, como efeitos adversos mais intensos ou redução da eficácia.

○ O uso de ADTs juntamente a outras substâncias que modulam as vias serotoninérgicas, como ISRSs ou triptanos, pode acarretar síndrome serotoninérgica grave, com alterações de cognição, comportamento, função do sistema nervoso autônomo e atividade neuromuscular, podendo até mesmo ser potencialmente fatal.

○ O uso concomitante de clomipramina com fármacos depressores do SNC pode aumentar a resposta ao álcool e os efeitos dos barbitúricos e de outros depressores do SNC.

○ Em caso de administração concomitante de clomipramina com agentes anticolinérgicos ou simpaticomiméticos, incluindo epinefrina combinada ou não com anestésicos locais, é altamente recomendado o acompanhamento médico e, quando necessário, ajuste nas dosagens. Pode haver casos de íleo paralítico em pacientes que tomam ADTs em combinação com medicamentos anticolinérgicos. A clomipramina pode bloquear a ação anti-hipertensiva da guanetidina ou de compostos de ação similar.

○ Os ADTs podem aumentar a frequência e/ou a intensidade de tontura em pacientes tratados com tramadol.

○ Uma vez que a clomipramina apresenta alta ligação às proteínas séricas, a administração desse fármaco concomitantemente a outros com a mesma característica farmacocinética, como varfarina e digoxina, pode promover elevação nas concentrações plasmáticas desses medicamentos, aumentando a probabilidade de efeitos adversos.

AFINIDADE LIGANTE/KI:

LOCAL	KI (NM)
Ki (SERT)	0,14-0,28
Ki (NET)	38-53,7
Ki (DAT)	≥ 2.190
Ki (5-HT$_{1A}$)	≥ 7.000
Ki (5-HT$_{1B}$)	≥ 10.000
Ki (5-HT$_{1D}$)	≥ 10.000
Ki (5-HT$_{2A}$)	27-35,5
Ki (5-HT$_{2C}$)	64,6
Ki (5-HT$_3$)	460-985
Ki (5-HT$_6$)	53,8
Ki (5-HT$_7$)	127
Ki (α_1)	3,2-38
Ki (α_2)	525-3.200
Ki (B)	22
Ki (D$_1$)	219
Ki (D$_2$)	77,6-190
Ki (D$_3$)	30-50,1
Ki (H$_1$)	13-31
Ki (H$_2$)	209
Ki (H$_3$)	9,77
Ki (H$_4$)	5,75
Ki (mACh)	37
Ki (σ_1)	546

○ Farmacogenética

Acesse https://www.pharmgkb.org/chemical/PA449048 ou utilize o *QR code* ao lado.

ANOTAÇÕES CLÍNICAS

Nível de evidência 1A: Ver Tabela 1.

TABELA 1 ▶ NÍVEL DE EVIDÊNCIA 1A PARA A CLOMIPRAMINA

VARIANTE	GENE	MOLÉCULA	TIPO	FENÓTIPO
CYP2C19*1	CYP2C19	Clomipramina	Metabolismo Farmacocinética	Transtornos mentais
CYP2C19*2				
CYP2C19*3				
CYP2C19*17				
CYP2D6*1	CYP2D6	Clomipramina	Toxicidade	Transtorno depressivo maior
CYP2D6*3				
CYP2D6*4				
CYP2D6*5				
CYP2D6*6				
CYP2D6*1	CYP2D6	Clomipramina	Metabolismo Farmacocinética	Transtorno depressivo maior, transtornos depressivos e transtornos mentais
CYP2D6*1xN				
CYP2D6*2				
CYP2D6*3				
CYP2D6*4				
CYP2D6*5				
CYP2D6*6				
CYP2D6*10				
CYP2D6*41				

Nível de evidência 1B, 2A, 2B: Não há dados para a clomipramina no PharmGKB até a data de publicação deste livro.

Nível de evidência 3: Variantes diversas dos genes *ABCB1*, *FKBP5*, *HTR1B* e *SLC6A4*.

Nível de evidência 4: Acesse o *site* para mais informações.

⬤ Prática Clínica

● **DOSAGEM:** A dose da clomipramina varia entre 75 e 250 mg/dia.

● **TITULAÇÃO:** O tratamento com clomipramina deve ser iniciado com uma dose diária de 25 mg, aumentando-se gradualmente até 100 mg diários, conforme tolerado pelo paciente. Durante as 2 primeiras semanas, a clomipramina deve ser administrada em doses divididas entre as refeições, visando minimizar os efeitos adversos gastrointestinais. Em seguida, a dosagem pode ser incrementada de forma gradual ao longo das próximas semanas, até a dose máxima diária de 250 mg. Em crianças, a dose máxima diária não deve ultrapassar 3 mg/kg ou 200 mg, optando-se pela menor dose abordável. Após a titulação, a dose diária total pode ser administrada 1x/dia antes da hora de dormir, objetivando minimizar a sedação diurna.

Uma vez que tanto a clomipramina quanto a desmetil-clomipramina apresentam meia-vida de eliminação longa, deve-se levar em consideração o fato de que as concentrações plasmáticas em estado de equilíbrio podem não ser alcançadas até a segunda ou terceira semana de tratamento e/ou alteração de dose. Nesse sentido, após a titulação inicial, pode ser prudente aguardar entre 2 e 3 semanas antes de realizar novos ajustes de dosagem.

● **DESCONTINUAÇÃO:** A dose deve ser reduzida gradualmente para evitar efeitos de retirada, de preferência diminuindo a dose em 50% a cada 3 dias até total descontinuação. Mesmo com redução gradual da dose, podem ocorrer sintomas de retirada dentro das 2 primeiras semanas, casos estes em que se recomenda elevar a dose para interromper os sintomas e, em seguida, reiniciar a retirada de forma mais lenta.

● **EFEITOS ADVERSOS:** Mais comuns: Dermatológicos (aumento de sudorese, hiperidrose), gastrointestinais (boca seca, constipação, diarreia, dispepsia, dor abdominal, náusea), geniturinários (dismenorreia, distúrbio de micção, falha na ejaculação, impotência), metabólicos (anorexia, aumento de apetite e de peso), musculoesqueléticos (mialgia), neurológicos (cefaleia, mioclonia, sonolência, tontura, tremor), oculares (visão anormal), psiquiátricos (insônia, mudança na libido, nervosismo), respiratórios (faringite, rinite), outros (fadiga). Comuns: Cardiovasculares (alterações irrelevantes de ECG, dor no peito, edema local, hipotensão ortostática e postural, palpitação, rubor, taquicardia, taquicardia sinusal), dermatológicos (acne, dermatite, dermatite alérgica, fotossensibilidade, odor de pele anormal, pele seca, prurido, *rash*, urticária), gastrointestinais (distúrbio abdominal, dentário e gastrointestinal, eructação, esofagite, estomatite ulcerativa, flatulência, halitose, vômito), geniturinários (amenorreia, aumento de mama, disfunção erétil, distúrbio menstrual, disúria, dor mamária, alteração da frequência urinária, galactorreia, infecção urinária, lactação não puerperal, leucorreia, retenção urinária, vaginite), hematológicos (anemia, púrpura), hepáticos (aumento de transaminases), hipersensibilidade (alergia), metabólicos (aumento de fosfatase alcalina e glicemia, diminuição de apetite e peso, sede), musculoesqueléticos (artralgia, dor nas costas, fraqueza muscular), neurológicos (alteração de concentração, de memória e de paladar, disgeusia, distúrbio da atenção, fala e vestibular, enxaqueca, espasmo, hipertonia, hipertonia muscular, midríase, nervosismo, paresia, parestesia, síncope, tontura, vertigem), oculares (alergia ocular, alteração de lágrima, anisocoria, blefaroespasmo, conjuntivite, distúrbio de acomodação, visão borrada), psiquiátricos (agitação, agressividade, alucinação, ansiedade, confusão, *delirium*, depressão, desorientação, despersonalização, distúrbio da libido, do sono e psicossomático, hipomania, impotência feminina, inquietação, irritabilidade, mania, pensamento anormal, pesadelo, piora do quadro psiquiátrico, reação de pânico, sintomas de abstinência, sonho anormal), renais (cistite), respiratórios (bocejo, broncospasmo, dispneia, epistaxe, laringite, sinusite, tosse), outros (arrepio, astenia, dor, febre, hiperacusia, otite média, *tinnitus*). Incomuns: Cardiovasculares (alteração de ECG, arritmia, ataque cardíaco, aumento de pressão arterial, bradicardia, edema, extrassístoles, palidez), dermatológicos (alopecia, celulite, descoloração de pele, eczema, *rash* eritematoso, maculopapular e pustular), endocrinológicos (hipotireoidismo), gastrointestinais (aumento de saliva, cárie, colite, duodenite, gastrite, gengivite, hemorragia retal, hemorroida, refluxo gastresofágico, sangue nas fezes, SII, úlcera de língua e péptica), geniturinários (cisto ovariano, distúrbio prostático e uretral, dor perineal, endometriose, epididimite, hematúria, hemorragia uterina e vaginal, incontinência urinária, noctúria, poliúria, prurido genital), hematológicos (linfadenopatia), hepáticos (alteração de função hepática, hepatite), imunológicos (suscetibilidade à infecção), metabólicos (desidratação, diabetes melito, gota, hipercolesterolemia, hiperglicemia, hiperuricemia, hipocalemia), musculoesqueléticos (artrose, cãibra), neurológicos (alteração de coordenação, EEG e marcha, ataxia, coma, convulsão, discinesia, distúrbio extrapiramidal e sensorial, encefalopatia, hipercinesia, hipocinesia, neuralgia, parosmia, perda de paladar), oculares (acomodação anormal, diplopia, dor ocular, esclerite, fotofobia), psiquiátricos (alucinação, apatia, ativação de sintomas psicóticos, delírio, euforia, hostilidade, ideação suicida, paranoia, psicose, ranger de dentes, reação maníaca, sonambulismo, tentativa de suicídio, transtorno de fobia), renais (cálculo renal, dor renal, oligúria), respiratórios (aumento de escarro, bronquite, disfonia, hiperventilação, pneumonia), outros (cisto, dor no ouvido, hiperacusia, mal-estar, sensação de corpo estranho, surdez). Raros: Cardiovasculares (aneurisma, bloqueio de ramo, cianose, *flutter* atrial, infarto miocárdico, isquemia miocárdica e periférica, tromboflebite, vasospasmo, taquicardia ventricular), dermatológicos (cloasma, foliculite, hipertricose, hipertrofia de pele, lúpus eritematoso, piloereção, seborreia, úlcera de pele), endocrinológicos (ginecomastia, gota, hipertireoidismo), gastrointestinais (dilatação gástrica, enterite crônica, fezes descoloridas, queilite, sangramento gengival), geniturinários (albuminúria, aumento de glândula salivar e de mama, displasia cervical, distúrbio endometrial e vulvar, edema faríngeo e oral, ejaculação precoce, hiperplasia endometrial, íleo paralítico, inflamação uterina, piúria, sangramento vaginal), hematológicos (anemia aplásica, linfoma-*like*, reação leucêmica), metabólicos (intolerância à gordura), musculoesqueléticos (escoriação, exostose, miopatia, miosite, poliarterite nodosa, torcicolo), neurológicos (afasia, ataxia, coreoatetose, distonia, espasmo generalizado, estupor, hemiparesia, hemorragia cerebral, hiperestesia, hiper-reflexia, hipoestesia, neuropatia, nistagmo, síndrome anticolinérgica e colinérgica), oculares (crise oculogírica, paralisia de nervo oculomotor), oncológicos (fibroadenose de mama), psiquiátricos (alteração no controle dos impulsos, anorgasmia, catalepsia, ilusão, indecisão, mutismo, reação esquizofrênica, sintomas de abstinência, suicídio), renais (cisto renal, glicosúria, pielonefrite), respiratórios (hemoptise, hipoventilação, laringismo, soluço), outros (distúrbio do labirinto, edema). Muito raros: Cardiovasculares (alargamento do complexo QRS, cardiomiopatia, distúrbio de condução, edema, hipotensão, ICC, prolongamento de intervalo PR e QTc, *torsades de pointes*), endocrinológicos (SIADH), gastrointestinais (edema de parótida, íleo paralítico), geniturinários (edema testicular), hematológicos (agranulocitose, eosinofilia, leucopenia, trombocitopenia), hipersensibilidade (reação anafilática), neurológicos (acatisia, AVC, discinesia tardia, neuropatia periférica, SNM, síndrome serotoninérgica), oculares (blefarite, cegueira noturna, ceratite, cromatopsia, distúrbio de campo visual e retiniano, estrabismo, exoftalmia, glaucoma, hemorragia conjuntival), psiquiátricos (comportamento suicida), hepáticos (hepatite aguda, com ou sem icterícia, hepatite necrosante), respiratórios (alveolite alérgica com ou sem eosinofilia), outros (morte súbita). Pós-comercialização: Dermatológicos (DRESS), endocrinológicos (aumento de prolactina), geniturinários (ejaculação precoce), oculares (glaucoma de ângulo fechado).

● **GRAVIDEZ:** Não existem estudos clínicos suficientes que atestem a segurança do uso de clomipramina durante a gestação. Em geral, seu uso não é recomendado principalmente no primeiro trimestre da gestação, já que ela atravessa a placenta. Nesse caso, o tratamento de gestantes com esse fármaco deve ser avaliado conforme possíveis riscos e benefícios. Categoria C da FDA (classificação até 2015).

● **AMAMENTAÇÃO:** A clomipramina é secretada no leite materno, havendo relatos de sintomas nos lactentes, como insônia e irritabilidade. Entretanto, os dados clínicos acerca da segurança desse uso são escassos, de modo que o aleitamento materno durante o tratamento com clomipramina deve ser avaliado de acordo com possíveis riscos e benefícios.

● **CRIANÇAS E ADOLESCENTES:** Diversas linhas de evidência indicam a falta de eficácia dos ADTs para o tratamento da depressão em pacientes pediátricos.[2] A clomipramina pode ser utilizada para tratar comportamentos hiperativos, impulsivos ou enurese noturna em indivíduos com mais de 10 anos. É necessário acompanhamento médico, uma vez que podem ocorrer alterações comportamentais notáveis, como ativação de transtorno bipolar conhecido ou desconhecido e/ou ideação suicida. Portanto, devem ser ponderados os potenciais riscos e benefícios dessa terapêutica em pacientes pediátricos e informar pais ou responsáveis para que possam ajudar a observar a criança ou o adolescente.

● **IDOSOS:** Administrar a clomipramina com cautela, de preferência em doses reduzidas em comparação a pacientes mais jovens, visto que alguns pacientes idosos podem ser mais suscetíveis aos efeitos adversos desse fármaco. Apesar disso, os estudos indicam que o tratamento com antidepressivos em idosos é eficaz, especialmente no manejo do risco de suicídio.

● **INSUFICIÊNCIA RENAL:** Utilizar a clomipramina com cautela e sempre com monitoramento regular em pacientes com insuficiência renal.

● **INSUFICIÊNCIA HEPÁTICA:** Utilizar a clomipramina com cautela e sempre com monitoramento regular em pacientes com insuficiência hepática.

● **COMO MANEJAR EFEITOS ADVERSOS:** A avaliação médica constante por meio de exames se faz mais que necessária, sobretudo nos casos de ganho de peso acima de 5% do peso basal do paciente e nos pacientes pré-diabéticos e diabéticos. Nesses casos ou se houver efeitos adversos intoleráveis, deve-se considerar a redução da dose. Em geral, medidas de suporte e acompanhamento bastam até a adaptação do paciente ao medicamento, visto que a maioria dos efeitos adversos desaparecem com o tempo. Todavia, pode ser necessário substituir a clomipramina por outro medicamento da mesma classe.

◯ Toxicidade

ORAL EM HUMANOS: A experiência clínica relata casos de toxicidade não letal com doses acima de 5 g, tendo sido relatados desfechos de morte após ingestão de 5,75 g e 7 g de clomipramina.

TOXICIDADE AGUDA: Os sinais e sintomas de toxicidade aguda por clomipramina incluem arritmias cardíacas, hipotensão grave, convulsões e depressão do SNC, englobando coma, sonolência, estupor, ataxia, inquietação, agitação, delírio, transpiração intensa, reflexos hiperativos, rigidez muscular e movimentos atetoides e coreiformes. Podem ocorrer alterações no ECG, particularmente no intervalo QRS, e outras anormalidades cardíacas, como taquicardia, sinais de ICC e, em casos muito raros, parada cardíaca. Depressão respiratória, cianose, choque, vômitos, hiperpirexia, midríase e oligúria ou anúria também podem estar presentes. A gravidade e a intensidade desses sinais variam de acordo com a idade do paciente, a dose ingerida e o tempo decorrido desde a ingestão do fármaco. O tratamento inclui avaliação e desobstrução das vias aéreas, da respiração e da circulação, além do monitoramento cardíaco por meio de ECG e dos sinais vitais. O manejo inicial deve se concentrar principalmente na descontaminação gastrointestinal, seguida de correção de possível hipóxia e acidose, mediante administração de bicarbonato de sódio. Havendo convulsões, a recomendação é o uso de BZDs como terapia de primeira linha. É necessário acompanhamento por, no mínimo, 6 horas com monitoramento cardíaco, observação de sinais centrais e de depressão respiratória, hipotensão, arritmias cardíacas e/ou bloqueios de condução e convulsões. Se ocorrerem sinais de toxicidade a qualquer momento durante esse período, é fundamental um monitoramento prolongado. Há relatos de casos de pacientes que sucumbiram a disritmias fatais tardiamente após a superdosagem;

BIPP TIPS

- Em relação ao TOC, estudos de metanálise concluíram que a clomipramina é mais eficaz que a sertralina, a fluoxetina e a fluvoxamina.

- O risco de convulsão evocado pela clomipramina aumenta conforme a dose, especialmente em doses diárias acima de 250 mg. Não é recomendado, portanto, exceder essa dose. Foi observado que a dose de 300 mg pode estar associada à incidência de convulsões em 7 a cada 1.000 casos, um risco considerado grave.

- Para além do risco de hipertensão característico de todas as combinações de IMAOs com ADTs, em hipótese alguma deve-se combinar clomipramina com IMAOs, uma vez que esse fármaco apresenta interações potencialmente fatais com IMAOs.

- Crianças, pacientes com hidratação inadequada, pacientes abaixo do peso e aqueles com doença cardíaca podem ser mais suscetíveis à cardiotoxicidade induzida por ADTs. Em alguns casos de populações vulneráveis, como crianças, idosos, indivíduos com doenças cardíacas e aqueles em tratamento com medicações concomitantes, poderá ser necessária a avaliação do perfil farmacogenômico para detectar possíveis variabilidades genéticas relacionadas à farmacocinética da clomipramina.

- Os ADTs e os antidepressivos tetracíclicos são substratos para CYP2D6, e principalmente a população branca (cerca de 7% da população) pode apresentar uma variante genética relacionada à atividade reduzida dessa isoenzima. Em tais casos, a tolerabilidade aos efeitos adversos pode ser menor, sendo necessários acompanhamento médico criterioso e até mesmo redução da dose ou substituição por outro agente que não dependa do metabolismo via CYP2D6.

- O tratamento com clomipramina, assim como muitos ADTs, pode demandar restrições dietéticas e medicamentosas, sobretudo em relação aos IMAOs, visando evitar efeitos adversos graves, como crises hipertensivas e síndrome serotoninérgica, bem como ganho de peso e hipotensão ortostática. Além disso, é recomendado evitar o consumo de álcool durante tratamento com clomipramina, visto que pode haver efeitos aditivos dessa combinação no SNC.

esses pacientes apresentavam evidências clínicas de envenenamento significativo antes da morte e a maioria recebeu descontaminação gastrointestinal inadequada.

Referências

1. Whirl-Carrillo M, Huddart R, Gong L, Sangkuhl K, Thorn CF, Whaley R, et al. An evidence-based framework for evaluating pharmacogenomics knowledge for personalized medicine. Clin Pharmacol Ther. 2021;110(3):563-72.

2. Ambrosini PJ. A review of pharmacotherapy of major depression in children and adolescents. Psychiatr Serv. 2000;51(5):627-33.

Leituras Recomendadas

Cordioli AV, Gallois CB, Passos IC, organizadores. Psicofármacos: consulta rápida. 6. ed. Porto Alegre: Artmed; 2023.

Dawling S, Braithwaite RA, McAuley R, Montgomery SA. Single oral dose pharmacokinetics of clomipramine in depressed patients. Postgrad Med J. 1980;56 Suppl 1:115-6.

Drugs.com. Clomipramine side effects [Internet]. 2024 [capturado em 30 set. 2024]. Disponível em: https://www.drugs.com/sfx/clomipramine-side-effects.html#professional.

Flament MF, Rapoport JL, Berg CJ, Sceery W, Kilts C, Mellström B, et al. Clomipramine treatment of childhood obsessive-compulsive disorder: a double-blind controlled study. Arch Gen Psychiatry. 1985;42(10):977-83.

Furlanut M, Benetello P. The pharmacokinetics of tricyclic antidepressant drugs in the elderly. Pharmacol Res. 1990;22(1):15-25.

McTavish D, Benfield P. Clomipramine: an overview of its pharmacological properties and a review of its therapeutic use in obsessive compulsive disorder and panic disorder. Drugs. 1990;39(1):136-53.

Thorén P, Åsberg M, Bertilsson L, Mellström B, Sjöqvist F, Träskman L. Clomipramine treatment of obsessive-compulsive disorder: II: biochemical aspects. Arch Gen Psychiatry. 1980;37(11):1289-94.

Clonazepam

O clonazepam é um fármaco BZD de ação longa – devido à sua meia-vida prolongada, com rápido início de ação e menos sedação que outros BZDs – que potencializa o efeito inibitório da transmissão gabaérgica por meio da ligação ao sítio alostérico nos receptores GABA-A. Ele difere dos demais fármacos da classe dos BZDs pelo fato de também atuar sobre os receptores serotoninérgicos, principalmente na região do córtex pré-frontal. É o fármaco de escolha para o tratamento de transtorno de pânico na fase aguda e também como tratamento de manutenção do quadro. É utilizado no tratamento do transtorno de ansiedade social. Pode ser usado como tratamento adjuvante em quadros de mania. Inicialmente, era utilizado como anticonvulsivante. Após administração oral, sua absorção é rápida, atingindo o pico plasmático entre 1 e 3 horas, com excreção renal (50-70%) e fecal (10-30%).

Nomes no Brasil:
Clonazepam, Clopam, Rivotril.
SUS:
Está disponível na Rename pelo componente básico em solução oral de 2,5 mg/mL.

- **INDICAÇÕES DE BULA – ANVISA:**

  o Adulto e pediátrico: no distúrbio epiléptico, em monoterapia ou como adjuvante para o tratamento das crises epilépticas ciclônicas, acinéticas, ausências típicas (pequeno mal), ausências atípicas (síndrome de Lennox-Gastal). É considerada medicação de segunda linha em espasmos infantis (síndrome de West). Em crises epilépticas clônicas (grande mal), parciais simples, parciais complexas e tônico-clônicas generalizadas secundárias, o clonazepam é indicado como tratamento de terceira linha.

  o Adultos: tratamento de transtornos de ansiedade, como ansiolítico em geral, em casos de distúrbio do pânico com ou sem agorafobia e em casos de fobia social. Tratamento da mania. Como adjuvante de antidepressivos no TDM (depressão ansiosa e na fase inicial de tratamento). Tratamento de síndromes psicóticas. Tratamento da acatisia. Tratamento da síndrome das pernas inquietas. Tratamento da vertigem e dos sintomas relacionados à perturbação do equilíbrio como náuseas, vômitos, pré-síncopes ou síncopes, quedas, zumbidos, hipoacusia, hipersensibilidade a sons, hiperacusia, plenitude aural, distúrbio da atenção auditiva, diplacusia. Tratamento da síndrome da boca ardente.

- **INDICAÇÕES DE BULA – FDA:** Tratamento de transtornos convulsivos, em monoterapia ou como tratamento adjuvante da síndrome de Lennox-Gastaut (variante do pequeno mal) e de convulsões acinéticas e mioclônicas. Em pacientes com convulsões de ausência (pequeno mal) que não responderam a succinimidas, clonazepam pode ser útil. Tratamento do transtorno de pânico com ou sem agorafobia.

- **INDICAÇÕES *OFF-LABEL*:** O clonazepam pode ser utilizado para tratar a insônia, na redução de sintomas de discinesia tardia, tremor essencial, agitação em quadros de psicose aguda ou esquizofrenia, neuralgia do trigêmeo, síndrome de West, transtorno comportamental do sono REM e TOC.

- **CONTRAINDICAÇÕES:** O clonazepam é contraindicado em caso de hipersensibilidade à substância ou a outros BZDs, insuficiência hepática significativa e glaucoma de ângulo fechado.

- **TESTES LABORATORIAIS SUGERIDOS OU NECESSÁRIOS:** Em tratamentos de longo prazo, recomenda-se acompanhamento laboratorial da função hepática e dos componentes do hemograma.

- **ROTA FARMACOLÓGICA:** Ver Figura 1.

o Farmacologia

ABSORÇÃO: Após administração oral, o clonazepam é absorvido rapidamente, apresentando biodisponibilidade de mais de 80%, tendo seu pico de concentração plasmática máxima entre 1 e 4 horas.

VOLUME DE DISTRIBUIÇÃO: 3 L/kg.

LIGAÇÃO PROTEICA: 82 a 86%.

METABOLISMO/FARMACOCINÉTICA: O metabolismo do clonazepam é hepático, havendo processos de nitrorredução, oxidação e acetilação. A principal enzima envolvida com o processo de nitrorredução é a CYP3A4, componente da família do citocromo P450.

ROTA DE ELIMINAÇÃO: A excreção do clonazepam acontece por via renal (50-70%) e via intestinal (10-30%), como metabólitos.

MEIA-VIDA: 20 a 40 horas.

DEPURAÇÃO: 55 mL/min.

FARMACODINÂMICA: O clonazepam tem efeitos comuns aos demais medicamentos da classe dos BZDs, sendo utilizado como ansiolítico, anticonvulsivante, relaxante muscular e sedativo.

MECANISMO DE AÇÃO: O clonazepam age por meio da sua ligação ao sítio alostérico presente em receptores gabaérgicos do tipo GABA-A. Ao se ligar nesse local, ele provoca alterações conformacionais que promovem maior influxo de íons cloreto, potencializando os efeitos inibitórios da transmissão gabaérgica. O clonazepam também parece agir sobre receptores serotoninérgicos do tipo $5-HT_1$ e $5-HT_2$, principalmente no córtex pré-frontal. Também demonstra ter efeito local na amígdala, participando do controle da via de resposta ao medo e preocupação.

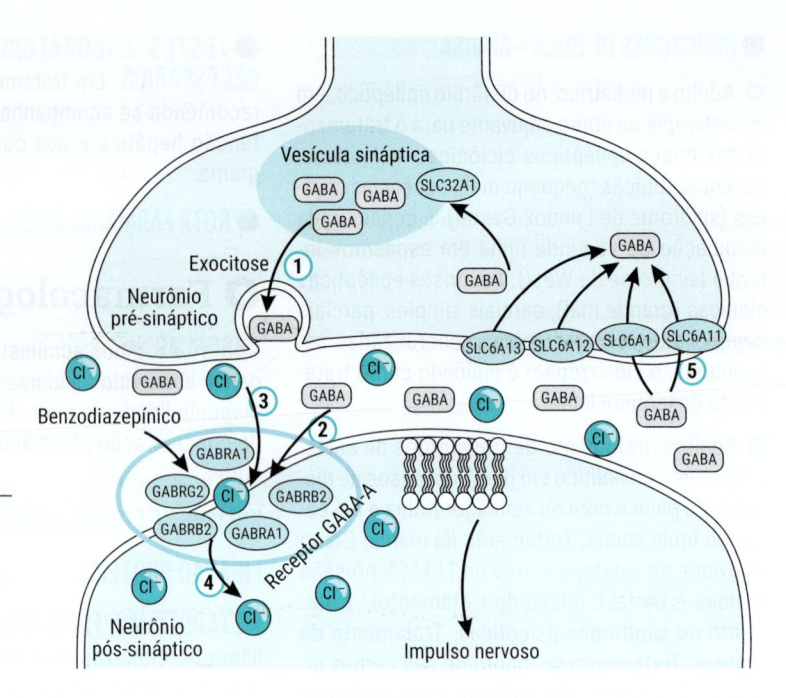

FIGURA 1 ▶

ROTA FARMACOLÓGICA DO CLONAZEPAM.

Fonte: Elaborada com base em Whirl-Carrillo e colaboradores.[1]

● Interações Medicamentosas

○ Quando o clonazepam é usado concomitantemente com outros depressores do SNC, pode haver aumento dos efeitos sedativos.

○ O uso concomitante com ácido valproico, carbamazepina, divalproato, fenitoína e fenobarbital pode diminuir as concentrações plasmáticas do clonazepam.

○ O uso de clonazepam e ácido valproico pode precipitar crises epilépticas e causar estado de ausência.

○ O uso de propantelina pode diminuir levemente a absorção de clonazepam.

AFINIDADE LIGANTE/KI:

LOCAL	KI (NM)
Ki (GABA-B)	0,75/1,0/1,20/50
Ki (GABA-A)	1,27/1,70/2,0/2,40/18,6/27/33,4/2.900/5.080/7.900/10.000

○ Farmacogenética

Acesse https://www.pharmgkb.org/chemical/PA449050 ou utilize o *QR code* ao lado.

ANOTAÇÕES CLÍNICAS

Nível de evidência 1A, 1B, 2A, 2B, 3: Não há dados para o clonazepam no PharmGKB até a data de publicação deste livro.

Nível de evidência 4: Acesse o *site* para mais informações.

○ Prática Clínica

● **DOSAGEM:** No tratamento do transtorno de pânico, sugere-se a utilização do clonazepam em doses entre 0,5 e 1 mg, atingindo doses de 1 a 6 mg/dia por um período de até 3 semanas. Para o controle de ataques de pânico, deve-se utilizar dose de 1 a 2 mg/dia, sendo a apresentação sublingual de 0,25 mg muito útil nessas situações. A dosagem utilizada no tratamento do transtorno de ansiedade social é semelhante à usada no tratamento do transtorno de pânico.

Para utilização do clonazepam como antimaníaco, recomenda-se uma dose de 1,5 a 2,0 mg/dia, podendo alcançar 16 mg/dia, com administração 2x/dia.

● **TITULAÇÃO:** A dose inicial recomendada de clonazepam é de 0,5 mg, sendo administrada 1 ou 2x/dia, com aumento de 0,5 a 1 mg a cada 3 dias. Pelo fato de poder causar dependência, deve-se evitar a utilização prolongada de clonazepam e sua retirada deve ser gradual, recomendando-se que se retire de 0,125 a 0,25 mg a cada 3 dias. Em caso de retirada abrupta, o indivíduo pode experimentar sintomas de abstinência, como ansiedade, confusão, fonofobia, fotofobia, náusea, nervosismo, palpitação e sudorese.

● **EFEITOS ADVERSOS:** Mais comuns: Neurológicos (ataxia, sonolência, tontura), psiquiátricos (problemas comportamentais), respiratórios (IVAS). Comuns: Gastrointestinais (constipação, dor abdominal), geniturinários (aumento de frequência urinária, colpite, dismenorreia, impotência, infecção, retardo ejaculatório), hipersensibilidade (reação alérgica), imunológicos (*influenza*), metabólicos (aumento de apetite), musculoesqueléticos (fraqueza muscular, mialgia), neurológicos (coordenação anormal, disartria, distúrbio de memória, menor habilidade intelectual, nistagmo), oculares (visão borrada), psiquiátricos (confusão, depressão, labilidade emocional, menor libido, nervosismo), respiratórios (bronquite, faringite, rinite, sinusite, tosse), outros (cansaço, fadiga). Raros: Dermatológicos (mudanças de pigmentação, perda de cabelo transitória, prurido, *rash*, urticária), gastrointestinais (desconforto epigástrico, náusea, sintomas gastrointestinais), geniturinários (disfunção erétil, incontinência urinária), hematológicos (diminuição de contagem plaquetária), neurológicos (cefaleia, convulsão), hipersensibilidade (angiedema), psiquiátricos (diminuição do desejo sexual, perda da libido), respiratórios (depressão respiratória). Muito raros: Neurológicos (convulsões generalizadas, tonturas). Pós-comercialização: Cardiovasculares (insuficiência cardíaca, parada cardíaca, tromboflebite, trombose), dermatológicos (distúrbio de pigmentação, edema angioneurótico), gastrointestinais (boca seca, diarreia, dor gengival, gastrite), hematológicos (trombocitopenia), musculoesqueléticos (fraturas), hepáticos (elevação transitória de fosfatase alcalina e transaminases), neurológicos (hipotonia, movimentos coreoatetoicos), oculares (aparência de "olhos vidrados", movimentos oculares anormais), psiquiátricos (alteração de libido, dependência, encoprese, sonhos anormais), respiratórios (edema faríngeo, obstrução de via aérea), outros (queda).

● **GRAVIDEZ:** O uso de clonazepam na gravidez foi associado a um risco aumentado, porém baixo, de malformações, como fenda palatina, lábio leporino e retardo no crescimento. O uso no último trimestre da gestação pode causar síndrome do bebê hipotônico, caracterizada por baixa responsividade, hipotermia, hipotonia e letargia. É recomendado que o clonazepam seja suspenso durante o primeiro e o último trimestre da gravidez. Categoria D da FDA (classificação até 2015).

● **AMAMENTAÇÃO:** Por ser excretado no leite, não é recomendado usar clonazepam durante a lactação.

● **CRIANÇAS E ADOLESCENTES:** O clonazepam é utilizado no tratamento de epilepsia em crianças na dose de 0,02 mg/kg, na mesma dose em crianças com paralisia cerebral para reduzir a espasticidade e na dose de 2 mg para tratar ansiedade de separação, por um breve período. Não se recomenda o uso crônico em crianças, embora seja necessária a análise da relação risco-benefício. A dose inicial não deve ser maior que 0,01 a 0,03 mg/kg/dia.

● **IDOSOS:** Em pacientes idosos, o clonazepam deve ser utilizado em doses reduzidas e mais espaçadas, uma vez que a eliminação plasmática é mais lenta nessa faixa etária.

● **INSUFICIÊNCIA RENAL:** Utilizar o clonazepam com cautela em pacientes com insuficiência renal, já que esse medicamento apresenta excreção renal.

● **INSUFICIÊNCIA HEPÁTICA:** O uso de clonazepam é contraindicado em caso de insuficiência hepática grave.

● **COMO MANEJAR EFEITOS ADVERSOS:** Os efeitos colaterais do clonazepam tendem a ser imediatos e melhorarem com o tempo. Dessa forma,

BIPP TIPS

- Os alimentos não alteram a absorção do clonazepam.
- A retirada do clonazepam deve ser feita de forma gradual para evitar sintomas da síndrome de abstinência por retirada.
- A retirada abrupta de clonazepam em pacientes com epilepsia pode precipitar crises convulsivas, assim como aumentar a frequência e intensidade delas.
- O clonazepam é um dos BZDs mais utilizados para tratamento de transtornos de ansiedade, principalmente em combinações.
- O uso concomitante de clonazepam com bebida alcoólica ou outros sedativos pode resultar em hipotensão e redução do nível de consciência e da frequência respiratória.
- O clonazepam não deve ser utilizado em pacientes com doença de Alzheimer, esclerose múltipla e miastenia grave. Pacientes com glaucoma de ângulo fechado devem utilizá-lo com cautela, desde que estejam em tratamento para o glaucoma.
- O clonazepam não deve ser utilizado em pacientes com depressão que apresentam risco de suicídio.
- O clonazepam pode comprometer a capacidade de conduzir veículos e operar máquinas, uma vez que reduz os reflexos e causa lentificação motora.
- O clonazepam tende a ser usado de forma abusiva por alcoolistas, usuários de drogas ou indivíduos com transtorno grave da personalidade, casos estes em que sua prescrição não é recomendada.

é necessário aguardar e observar se os efeitos irão desaparecer; caso não desapareçam, são recomendados a redução de dose, a troca por outro medicamento semelhante ou de liberação lenta e o uso de doses mais altas para a noite (horário de dormir).

Toxicidade

ORAL EM HUMANOS: Não existe informação específica sobre superdose de clonazepam em humanos. Como acontece com outros BZDs, o clonazepam é relativamente seguro em altas doses. Não houve sequelas em uso de até 60 mg em crianças e 100 mg em adultos. A dose letal de clonazepam foi de mais de 4.000 mg/kg em ratos e mais de 2.000 mg/kg em coelhos.

TOXICIDADE AGUDA: Em caso de dosagem excessiva de clonazepam, deve-se realizar lavagem gástrica e iniciar medidas de suporte respiratório e cardiovascular. Em caso de intoxicação ou efeitos colaterais graves e potencialmente fatais, deve-se usar o flumazenil como antídoto.

Referência

1. Whirl-Carrillo M, Huddart R, Gong L, Sangkuhl K, Thorn CF, Whaley R, et al. An evidence-based framework for evaluating pharmacogenomics knowledge for personalized medicine. Clin Pharmacol Ther. 2021;110(3):563-72.

Leituras Recomendadas

Drugs.com. Clonazepam side effects [Internet]. 2023 [capturado em 30 set. 2024]. Disponível em: https://www.drugs.com/sfx/clonazepam-side-effects.html#professional.

Klonopin® Tablets (clonazepam) [Internet]. San Frabcisco: Genentech; 2013 [capturado em 30 set. 2024]; Disponível em: https://www.accessdata.fda.gov/drugsatfda_docs/label/2013/017533s053,020813s009lbl.pdf.

Morishita S. Clonazepam as a therapeutic adjunct to improve the management of depression: a brief review. Hum Psychopharmacol. 2009;24(3):191-8.

Nardi AE, Machado S, Almada LF, Paes F, Silva AC, Marques RJ, et al. Clonazepam for the treatment of panic disorder. Curr Drug Targets. 2013;14(3):353-64.

Song L, Liu F, Liu Y, Zhang R, Ji H, Jia Y. Clonazepam addon therapy for refractory epilepsy in adults and children. Cochrane Database Syst Rev. 2018;5(5):CD012253.

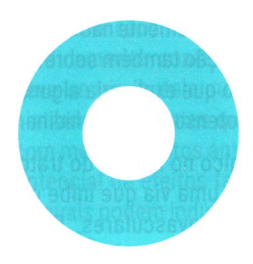

● Clonidina

A clonidina é um derivado imidazólico e um agonista α-adrenérgico de ação central, bem como um antagonista com atividade anti-hipertensiva. Além do uso como anti-hipertensivo, ela é utilizada também para o tratamento de TDAH, rubor da menopausa, certas condições de dor e abstinência de drogas, incluindo álcool, opioides ou nicotina. Pode ser administrada oralmente, por via injetável ou como adesivo cutâneo. Foi disponibilizada para uso clínico pela primeira vez em 1966 e aprovada pela FDA para uso psiquiátrico em crianças em 2010. Em 2019, a clonidina foi o 64º fármaco mais prescrito nos EUA. É bem absorvida pelo trato gastrointestinal, atingindo picos de concentração plasmática em cerca de 60 a 90 minutos, e sua eliminação se dá pelas vias urinária e fecal. Até a data de publicação deste livro, a formulação oral de liberação prolongada específica para uso psiquiátrico não estava disponível no Brasil.

Nomes no Brasil:
Atensina, Clize, Clonidin.

SUS:
Não disponível na Rename.

● **INDICAÇÕES DE BULA – ANVISA:**

○ Comprimido: tratamento da hipertensão arterial sistêmica, podendo ser utilizada em monoterapia ou associada a outros anti-hipertensivos.

○ Solução injetável: possui ação analgésica e ação sinérgica com anestésicos opioides lipofílicos, morfina e anestésicos locais, atuando na estabilização hemodinâmica. Dentre suas aplicações destacam-se:

- Analgésico potente de curta duração (4-6 horas) por via intratecal ou epidural.

- Adjuvante em analgesia intratecal ou epidural: potencializa a ação de anestésicos como a lidocaína e a bupivacaína, favorecendo a diminuição de dose e prolongamento da ação.

- Associada à bupivacaína isobárica diminui a incidência de *"tourniquet pain"*.

- Adjuvante em analgesia pós-operatória: redução do uso de morfina e de opioides lipofílicos, o que reduz seus efeitos colaterais.

- A medicação pré-anestésica inclui ainda as seguintes indicações: promoção de estabilização hemodinâmica; redução das concentrações plasmáticas de catecolaminas; redução da demanda por anestésicos opioides e anestésicos gerais; prolongamento da anestesia intratecal por tetracaína; redução da pressão intraocular em cirurgia oftálmica.

● **INDICAÇÕES DE BULA – FDA:**

○ Comprimido de liberação prolongada e adesivo transdérmico: tratamento da hipertensão. Pode ser utilizado em monoterapia ou em associação com outros agentes anti-hipertensivos.

○ Suspensão oral de liberação prolongada: tratamento do TDAH em monoterapia ou como terapia adjuvante aos medicamentos estimulantes do SNC em pacientes pediátricos com 6 anos ou mais.

○ Solução injetável: adjuvante ao tratamento com opiáceos da dor intensa em pacientes oncológicos que não têm sua dor controlada apenas com uso de analgésicos opioide. A clonidina epidural tem maior probabilidade de ser eficaz em pacientes com dor neuropática do que naqueles com dor somática ou visceral.

● **INDICAÇÕES *OFF-LABEL*:** A clonidina pode ser utilizada no tratamento de apneia obstrutiva do sono, ansiedade, insônia e TEPT, bem como para cessação do tabagismo e abstinência de álcool e outras substâncias, incluindo opioides e BZDs, hiperexcitação, insônia, estereotipias e alterações do humor em pacientes com TEA, tratamento adjuvante ao lítio em episódio maníaco, redução da sialorreia secundária à clozapina, hiper-reatividade e automutilações em pacientes *borderline*, espasticidade em crianças, tratamento adjuvante de esquizofrenia resistente à clozapina, síndrome das pernas inquietas e bruxismo.

● **CONTRAINDICAÇÕES:** A clonidina é contraindicada em casos de hipersensibilidade conhecida

report of a double-blind placebo-crossover therapeutic trial. J Am Acad Child Psychiatry. 1985;24(5):617-29.

Lowenthal DT, Matzek KM, MacGregor TR. Clinical pharmacokinetics of clonidine. Clin Pharmacokinet. 1988;14(5):287-310.

Seger DL, Loden JK. Naloxone reversal of clonidine toxicity: dose, dose, dose. Clin Toxicol. 2018;56(10):873-9.

Seger DL. Clonidine toxicity revisited. J Toxicol Clin Toxicol. 2002;40(2):145-55.

Yasaei R, Saadabadi A. Clonidine. In: StatPearls [Internet]. Treasure Island: StatPearls; 2024 [capturado em 30 set. 2024]. Disponível em: https://www.ncbi.nlm.nih.gov/books/NBK459124/.

Clorazepato

O clorazepato é um fármaco BZD que é convertido em seu metabólito ativo (nordiazepam) no estômago. Seu efeito se dá mediante potencialização do efeito inibitório da transmissão gabaérgica pela ligação ao sítio alostérico nos receptores GABA-A. É utilizado clinicamente para o tratamento de transtornos de ansiedade, como adjuvante no manejo de crises convulsivas e no tratamento de sintomas da síndrome de retirada do álcool. Após administração oral, sua absorção é rápida e a meia-vida do metabólito ativo pode ser bastante longa (35-200 horas), apresentando excreção majoritariamente renal.

Nomes no Brasil:
Não disponível no Brasil (EUA: Tranxene).

SUS:
Não disponível na Rename.

● **INDICAÇÕES DE BULA – ANVISA:** Tratamento da ansiedade reacional, especialmente dos distúrbios de adaptação com humor ansioso e da ansiedade pós-traumática. Tratamento adjuvante da ansiedade em processos neuróticos (especialmente histeria, hipocondria, fobia). Tratamento da ansiedade associada a doenças somáticas graves ou dolorosas; da ansiedade generalizada e dos ataques agudos de ansiedade. Prevenção e tratamento do *delirium tremens*. Tratamento da reação de abstinência de álcool.

● **INDICAÇÕES DE BULA – FDA:** Tratamento de transtornos de ansiedade ou para o alívio de curto prazo dos sintomas de ansiedade. Terapia adjuvante no tratamento de convulsões parciais. Alívio sintomático da abstinência aguda de álcool.

● **INDICAÇÕES *OFF-LABEL*:** O clorazepato pode ser utilizado como ansiolítico no período pré-operatório e no tratamento da catatonia.

● **CONTRAINDICAÇÕES:** O clorazepato é contraindicado em casos de hipersensibilidade à substância e glaucoma de ângulo fechado.

● **TESTES LABORATORIAIS SUGERIDOS OU NECESSÁRIOS:** Em tratamentos de longo prazo, recomenda-se acompanhamento laboratorial da função hepática e dos componentes do hemograma.

● **ROTA FARMACOLÓGICA:** Ver Figura 1.

○ Farmacologia

ABSORÇÃO: Após administração oral, o clorazepato é absorvido rapidamente, apresentando biodisponibilidade de 91%, tendo seu pico de concentração plasmática em cerca de 1 hora, enquanto seu metabólito ativo atinge esse pico após 6 horas da ingestão.

VOLUME DE DISTRIBUIÇÃO: 1,24 L/kg.

LIGAÇÃO PROTEICA: 97 a 98%.

METABOLISMO/FARMACOCINÉTICA: O metabolismo do clorazepato é hepático, havendo processos de hidroxilação e conjugação.

ROTA DE ELIMINAÇÃO: A excreção do clorazepato acontece por via renal.

MEIA-VIDA: A meia-vida do nordiazepam, metabólito ativo do clorazepato, varia entre 35 e 200 horas.

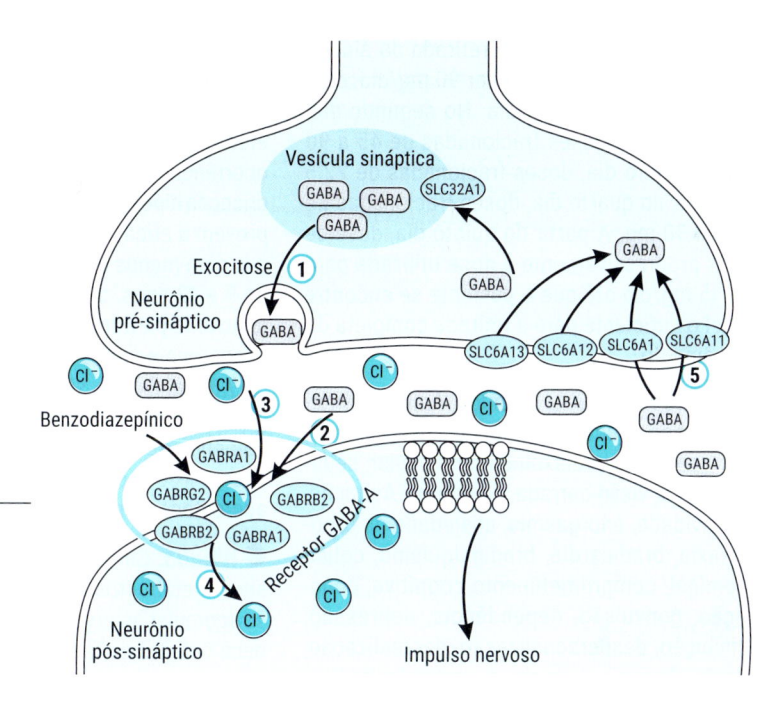

FIGURA 1 ▶

ROTA FARMACOLÓGICA DO CLORAZEPATO.

Fonte: Elaborada com base em Whirl-Carrillo e colaboradores.[1]

DEPURAÇÃO: 24 mL/min/kg.

FARMACODINÂMICA: O clorazepato tem efeitos comuns aos demais medicamentos da classe dos BZDs, atuando como depressor do SNC, sendo portanto utilizado como ansiolítico e anticonvulsivante.

MECANISMO DE AÇÃO: O clorazepato age por meio da sua ligação ao sítio alostérico presente em receptores gabaérgicos do tipo GABA-A. Ao se ligar nesse local, ele provoca alterações conformacionais que promovem maior influxo de íons cloreto, potencializando os efeitos inibitórios da transmissão gabaérgica.

● Interações Medicamentosas

○ Quando usado concomitantemente com outros depressores do SNC, pode haver aumento dos efeitos sedativos.

AFINIDADE LIGANTE/KI:

LOCAL	KI (NM)
Ki (GABA-A)	390

○ Farmacogenética

Acesse https://www.pharmgkb.org/chemical/PA164749297 ou utilize o *QR code* ao lado.

ANOTAÇÕES CLÍNICAS

Nível de evidência 1A, 1B, 2A, 2B, 3: Não há dados para o clorazepato no PharmGKB até a data de publicação deste livro.

Nível de evidência 4: Acesse o *site* para mais informações.

○ Prática Clínica

● **DOSAGEM E TITULAÇÃO:** No tratamento dos transtornos de ansiedade, sugere-se a utilização de doses de 20 a 30 mg, podendo-se chegar a 60 mg/dia. No manejo da ansiedade no pré-operatório, recomenda-se a utilização de 50 mg na noite anterior e 25 mg na manhã do procedimento. Como antimaníaco, recomenda-se uma dose de 1,5 a 2,0 mg/dia, 2x/dia, podendo-se chegar a até 16 mg/dia. No tratamento dos sintomas decorrentes da síndrome de retirada do álcool, a dose inicial não deve exceder 90 mg/dia, sendo administrada 2 ou 3x/dia. No segundo dia, recomendam-se doses fracionadas de 45 a 90 mg, no terceiro dia, doses fracionadas de 22,5 a 45 mg e, no quarto dia, doses fracionadas de até 15 a 30 mg. A partir do quinto dia, deve-se reduzir progressivamente a dose utilizada para 7,5 a 15 mg/dia até que o paciente se encontre estável o suficiente para a retirada completa do medicamento.

● **EFEITOS ADVERSOS:** Comuns: Amnésia anterógrada, boca seca, cefaleia, confusão mental, reação paradoxal, relaxamento muscular, sedação, tontura, visão borrada. Incomuns: Agitação, agressividade, anorgasmia, ansiedade de rebote, ataxia, bradicardia, bradipsiquismo, cólica abdominal, comprometimento cognitivo, constipação, convulsão, dependência, depressão, desinibição, despersonalização, desrealização, diplopia, disartria, distonia, dor articular, fadiga, fala arrastada, função hepática alterada, ganho de peso, gosto metálico, hiperacusia, hipersensibilidade sensorial, hipotensão, hipotonia, icterícia, impotência sexual, insônia de rebote, irritabilidade, náusea, ovulação bloqueada, parestesia, perda de libido, pesadelo, prurido, *rash* cutâneo, redução do apetite, relaxamento muscular, retenção urinária, sudorese, tremor, vertigem, vômito.

● **GRAVIDEZ:** O uso de clorazepato na gravidez foi associado a um risco aumentado, porém baixo (< 1%), de malformações, como fenda palatina, lábio leporino e retardo no crescimento, não sendo recomendado no primeiro trimestre da gestação. O uso crônico pode causar sintomas de abstinência no recém-nascido, depressão neonatal, hipotonia, perda de peso, sucção comprometida e sedação. Seus efeitos tendem a ser maiores no feto e no recém-nascido, uma vez que a capacidade de metabolização deles é menor quando comparada com a de indivíduos adultos. Não categorizado pela FDA na classificação vigente até 2015.

● **AMAMENTAÇÃO:** Por ser excretado no leite, o clorazepato pode causar apatia, comprometimento da sucção, hipotonia, letargia, síndrome de abstinência e sonolência nos bebês.

● **CRIANÇAS E ADOLESCENTES:** Pelo fato de metabolizarem o clorazepato de forma mais lenta, as crianças são mais suscetíveis aos seus efeitos colaterais. Nessa faixa etária, é comum a ocorrência de excitação paradoxal, sobretudo em crianças hipercinéticas. Não há estudos que comprovem a eficácia desse medicamento em crianças com menos de 9 anos de idade. Em crianças de 9 a 12 anos, o clorazepato é usado de forma adjuvante para tratar crises convulsivas e, nesse caso, recomenda-se a utilização de dose inicial de 7,5 mg, 2x/dia, sem ultrapassar a dose diária de 90 mg. Em crianças com mais de 12 anos, recomenda-se o uso de 7,5 mg, 3x/dia, sem ultrapassar a dose de 90 mg/dia. As doses podem ser aumentadas em 7,5 mg/semana.

● **IDOSOS:** Em razão de sua meia-vida longa e seus metabólitos ativos, o clorazepato tende a se acumular no organismo do idoso, onde permanece o dobro do tempo, estando recomendada a utilização de dose única de clorazepato em idosos, o que pode ser tanto benéfico quanto tóxico nessa população. Esse medicamento traz risco de *delirium* e quedas, motivo pelo qual está recomendada a utilização da menor dose efetiva em pacientes idosos.

● **INSUFICIÊNCIA RENAL:** Utilizar o clorazepato com cautela em pacientes com insuficiência renal, já que esse medicamento apresenta excreção renal. Recomenda-se a utilização de uma dose inicial de 7,5 a 15 mg/dia em 2 tomadas ou dose única próxima ao horário de dormir.

● **INSUFICIÊNCIA HEPÁTICA:** Utilizar o clorazepato com cautela em casos de insuficiência hepática grave. Recomenda-se a utilização de uma dose inicial de 7,5 a 15 mg/dia em 2 tomadas ou dose única próxima ao horário de dormir.

● **COMO MANEJAR EFEITOS ADVERSOS:** Os efeitos colaterais tendem a ser imediatos e melhorar com o tempo. Dessa forma, é necessário aguardar e observar se os efeitos do clorazepato irão desaparecer; caso não desapareçam, estão recomendadas a redução de dose, a troca por outro medicamento semelhante ou de liberação lenta e a utilização de doses mais altas para a noite (horário de dormir).

◯ Toxicidade

ORAL EM HUMANOS: Não há informações específicas sobre superdosagem de clorazepato em humanos. A dose letal do clorazepato é de mais de 1.320 mg/kg em ratos e mais de 1.600 mg/kg em macacos.

TOXICIDADE AGUDA: Em caso de dosagem excessiva de clorazepato, deve-se realizar lavagem gástrica, monitorar frequência cardíaca, respiratória e pressão arterial e fornecer suporte, como hidratação e permeabilidade de vias aéreas. Em caso de intoxicação ou efeitos colaterais graves e potencialmente fatais, deve-se usar o flumazenil como antídoto.

◯ Referência

1. Whirl-Carrillo M, Huddart R, Gong L, Sangkuhl K, Thorn CF, Whaley R, et al. An evidence-based framework for evaluating pharmacogenomics knowledge for personalized medicine. Clin Pharmacol Ther. 2021;110(3):563-72.

◯ Leituras Recomendadas

Haddox VG, Bidder TG, Waldron LE, Derby P, Achen SM. Clorazepate use may prevent alcohol withdrawal convulsions. West J Med. 1987;146(6):695-6.

Livingston S, Pauli LL. Clorazepate in epilepsy. JAMA. 1977;237(15):1561.

Naidu S, Gruener G, Brazis P. Excellent results with clorazepate in recalcitrant childhood epilepsies. Pediatr Neurol. 1986;2(1):18-22.

Patel DA, Patel AR. Clorazepate and congenital malformations. JAMA. 1980;244(2):135-6.

Sigel E, Baur R. Allosteric modulation by benzodiazepine receptor ligands of the GABAA receptor channel expressed in Xenopus oocytes. J Neurosci. 1988;8(1):289-95.

Tranxene* T-TAB® Tablets [Internet]. Deerfield: Lundbeck; 2010 [capturado em 30 set. 2024]. Disponível em: https://www.accessdata.fda.gov/drugsatfda_docs/label/2010/017105s076lbl.pdf.

BIPP TIPS

- Os alimentos não alteram a absorção do clorazepato.
- A retirada do clorazepato deve ser feita de forma gradual para evitar sintomas da síndrome de abstinência.
- O clorazepato deve ser utilizado de forma cautelosa em pacientes portadores de doença neuromuscular, doença respiratória e miastenia grave.
- O uso concomitante de clorazepato com bebida alcoólica ou outros sedativos pode ocasionar hipotensão e redução do nível de consciência e da frequência respiratória.
- O clorazepato não deve ser utilizado em pacientes com glaucoma de ângulo fechado.
- O clorazepato pode comprometer a capacidade de conduzir veículos e operar máquinas, uma vez que reduz a atenção e os reflexos e causa lentificação motora.
- O clorazepato pode ser utilizado como medicamento adjuvante juntamente com ISRSs/IRSNs no tratamento de transtornos de ansiedade, juntamente com antipsicóticos no tratamento de psicose e juntamente com estabilizadores do humor/antipsicóticos no tratamento do transtorno bipolar.
- O clorazepato tende a ser usado de forma abusiva por alcoolistas, usuários de drogas ou indivíduos com transtorno grave da personalidade, casos estes em que sua prescrição não é recomendada.

● Clordiazepóxido

O clordiazepóxido é um fármaco BZD que age por meio da potencialização do efeito inibitório da transmissão gabaérgica pela ligação ao sítio alostérico nos receptores GABA-A, tendo sido o primeiro medicamento dessa classe a ser utilizado clinicamente, em 1959. É usado para o tratamento de curto prazo de transtornos de ansiedade, sintomas da síndrome de retirada do álcool, ansiedade pré-operatória e também como anticonvulsivante e relaxante muscular. Após administração oral, sua absorção é rápida e sua meia-vida é de intermediária a longa, apresentando excreção majoritariamente renal (60%), embora também seja eliminado pelas fezes (10-20%).

Nomes no Brasil:
Limbitrol (em combinação com amitriptilina).
SUS:
Não disponível na Rename.

● **INDICAÇÕES DE BULA – ANVISA:** Em combinação com cloridrato de amitriptilina é utilizado para o tratamento de estados depressivos acompanhados de ansiedade, inclusive distúrbios funcionais de origem depressiva.

● **INDICAÇÕES DE BULA – FDA:** Controle dos fatores emocionais e somáticos em distúrbios gastrointestinais. Terapia adjuvante no tratamento de úlcera péptica e no tratamento da síndrome do intestino irritável (cólon irritável, cólon espástico, colite mucosa) e enterocolite aguda.

● **INDICAÇÕES *OFF-LABEL*:** O clordiazepóxido pode ser utilizado para o tratamento de catatonia e abstinência de BZDs.

● **CONTRAINDICAÇÕES:** O clordiazepóxido é contraindicado em caso de hipersensibilidade à substância.

● **TESTES LABORATORIAIS SUGERIDOS OU NECESSÁRIOS:** Em tratamentos de longo prazo, recomenda-se acompanhamento laboratorial da função hepática e dos componentes do hemograma.

● **ROTA FARMACOLÓGICA:** Ver Figura 1.

● Farmacologia

ABSORÇÃO: Após administração oral, o clordiazepóxido é absorvido rapidamente, tendo seu pico de concentração plasmática entre 1 e 5 horas.

VOLUME DE DISTRIBUIÇÃO: 0,25 a 0,50 L/kg.

LIGAÇÃO PROTEICA: 94 a 97%.

METABOLISMO/FARMACOCINÉTICA: O metabolismo do clordiazepóxido é hepático, sendo transformado em vários metabólitos ativos.

ROTA DE ELIMINAÇÃO: A excreção do clordiazepóxido acontece principalmente por via renal, e em menor quantidade por via fecal.

MEIA-VIDA: 5 a 30 horas.

DEPURAÇÃO: 0,21 a 0,54 mL/min/kg.

FARMACODINÂMICA: O clordiazepóxido tem efeitos comuns aos demais medicamentos da classe dos BZDs, atuando como depressor do SNC, sendo portanto utilizado como analgésico, ansiolítico, anticonvulsivante e sedativo.

MECANISMO DE AÇÃO: O clordiazepóxido age por meio de sua ligação ao sítio alostérico presente em receptores gabaérgicos do tipo GABA-A. Ao se ligar nesse local, ele provoca alterações conformacionais que promovem maior influxo de íons cloreto, potencializando os efeitos inibitórios da transmissão gabaérgica. Também demonstra ter efeito local na amígdala,

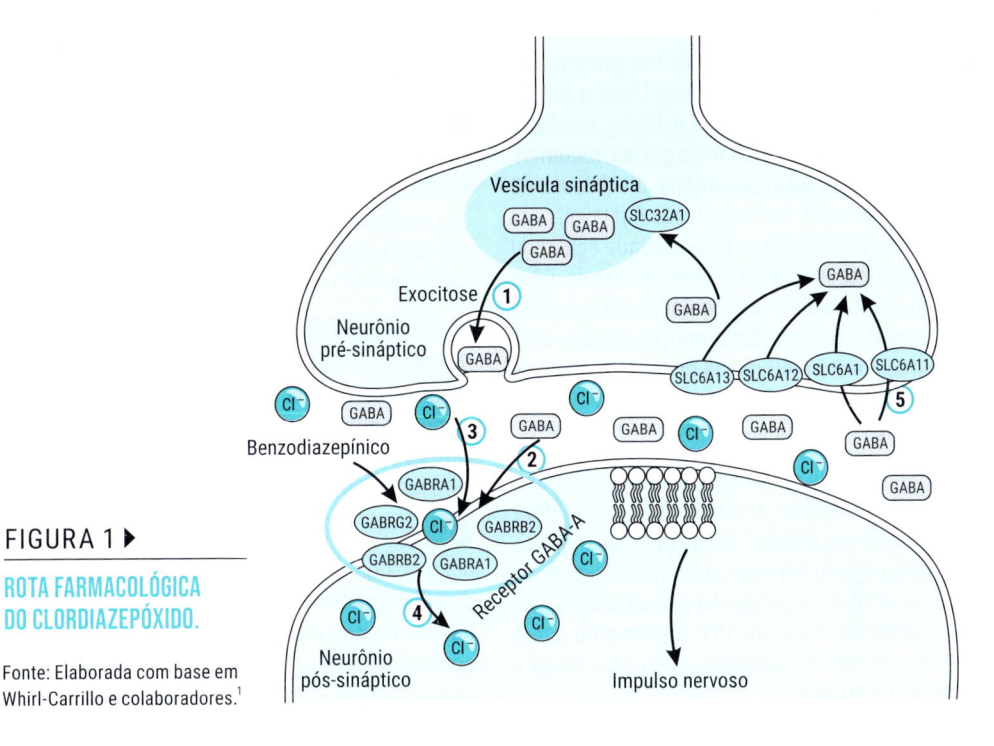

FIGURA 1 ▶
ROTA FARMACOLÓGICA DO CLORDIAZEPÓXIDO.

Fonte: Elaborada com base em Whirl-Carrillo e colaboradores.[1]

participando do controle da via de resposta ao medo e preocupação.

● Interações
● Medicamentosas

○ O uso concomitante de clordiazepóxido e anticoagulante pode resultar em efeitos variáveis nos padrões de coagulação dos pacientes.

○ Quando usado concomitantemente com outros depressores do SNC, pode haver aumento dos efeitos sedativos.

AFINIDADE LIGANTE/KI:

LOCAL	KI (NM)
Ki (GABA)	275/300/ 320/368/ 392/460/ 471/520/ 560/605/ 740/770
Ki (colinesterase)	300/5.010
Ki (acetilcolinesterase)	50.000/251.000
Ki (receptor periférico tipo BZD)	438

○ Farmacogenética

Acesse https://www.pharmgkb.org/chemical/PA448932 ou utilize o *QR code* ao lado.

ANOTAÇÕES CLÍNICAS

Nível de evidência 1A, 1B, 2A, 2B, 3: Não há dados para o clordiazepóxido no PharmGKB até a data de publicação deste livro.

Nível de evidência 4: Acesse o *site* para mais informações.

⭘ Prática Clínica

● **DOSAGEM E TITULAÇÃO:** No tratamento dos transtornos de ansiedade de nível leve a moderado, sugerem-se doses de 15 a 40 mg, divididas em 3 a 4x/dia; já em casos mais graves, recomendam-se doses de 60 a 100 mg/dia, divididas em 3 a 4x/dia (uso oral). Na formulação injetável, para tratamento de transtorno de ansiedade aguda ou grave, recomenda-se uma dose inicial de 50 a 100 mg, dividida em 3 ou 4 tomadas diárias. Para o tratamento de ansiedade pré-operatória, utiliza-se dose de 15 a 40 mg; já como fármaco pré-operatório, recomenda-se dose de 50 a 100 mg, 1 hora antes da cirurgia.

No tratamento de sintomas decorrentes da síndrome de retirada do álcool, a dose inicial deve ser de até 25 mg a cada 2 horas (até 300 mg/dia), durante o período em que o paciente estiver acordado. A partir do segundo dia de tratamento, pode-se reduzir a dose em 10% diariamente, até o final do período de desintoxicação, que tende a durar de 7 a 10 dias.

● **EFEITOS ADVERSOS:** Comuns: Neurológicos (alteração de equilíbrio, ataxia, estado confusional, sedação, sonolência, tontura), outros (fadiga). Raros: Cardiovasculares (hipotensão), dermatológicos (*rash*, reações cutâneas), gastrointestinais (perturbações gastrointestinais), geniturinários (disfunção erétil, distúrbio da menstruação, incontinência urinária, retenção urinária), hematológicos (agranulocitose, deficiência medular, leucopenia, pancitopenia, trombocitopenia), neurológicos (cefaleia, redução de alerta, vertigem), psiquiátricos (distúrbio da libido, emoções entorpecidas). Muito raros: Hipersensibilidade (angiedema, reação anafilática).

● **GRAVIDEZ:** O clordiazepóxido, juntamente com o diazepam, é considerado o medicamento de escolha da classe dos BZDs para uso na gravidez. Nesse caso, recomenda-se que o uso seja feito na menor dose eficaz, dividida em 3 a 4x/dia, e pelo menor tempo possível. Deve ser evitado durante o primeiro trimestre de gravidez. O uso crônico pode causar sintomas de abstinência no recém-nascido, que pode apresentar diarreia, irritabilidade, tremores e vômito. Não classificado pela FDA (classificação até 2015).

● **AMAMENTAÇÃO:** Por ser excretado no leite, o clordiazepóxido pode causar apatia, comprometimento da sucção, letargia, perda de peso, sedação e sonolência nos bebês. Se for necessário o uso prolongado, recomenda-se que a amamentação seja interrompida.

● **CRIANÇAS E ADOLESCENTES:** Se for necessário utilizar o clordiazepóxido nessa faixa etária, recomenda-se que o uso seja feito em doses menores, entre 5 e 20 mg/dia, divididas em várias vezes ao dia. O medicamento não é recomendado para menores de 6 anos.

● **IDOSOS:** Deve-se evitar a utilização de clordiazepóxido em idosos, uma vez que esse medicamento apresenta meia-vida longa, podendo causar muitos efeitos colaterais, como ataxia, confusão, quedas e sedação diurna. Se for necessário usar o clordiazepóxido, estão recomendadas doses reduzidas, iniciando-se com, no máximo, 10 mg/dia, podendo-se aumentar de acordo com a resposta individual de cada paciente.

● **INSUFICIÊNCIA RENAL:** Utilizar o clordiazepóxido com cautela em pacientes com insuficiência renal, já que esse medicamento apresenta excreção renal. Recomenda-se o uso de uma dose inicial de 10 a 20 mg/dia, em 2 ou 4 tomadas.

● **INSUFICIÊNCIA HEPÁTICA:** Utilizar o clordiazepóxido com cautela em casos de insuficiência hepática grave. Recomenda-se o uso de uma dose inicial de 10 a 20 mg/dia, em 2 ou 4 tomadas.

● **COMO MANEJAR EFEITOS ADVERSOS:** Os efeitos colaterais tendem a ser imediatos e melhorar com o tempo. Dessa forma, é necessário aguardar e observar se os efeitos do clordiazepóxido irão desaparecer; caso não desapareçam, estão recomendadas a redução de dose, a troca por outro medicamento semelhante ou de liberação lenta e a utilização de doses mais altas para a noite (horário de dormir).

⬤ Toxicidade

ORAL EM HUMANOS: Não há informações específicas sobre superdosagem de clordiazepóxido em humanos. A dose letal de clordiazepóxido é de 537 mg/kg em ratos.

TOXICIDADE AGUDA: Em caso de dosagem excessiva de clordiazepóxido, deve-se realizar lavagem gástrica, monitorar frequência cardíaca, respiratória e pressão arterial e fornecer suporte, como hidratação e permeabilidade de vias aéreas. Em caso de intoxicação ou efeitos colaterais graves e potencialmente fatais, deve-se usar o flumazenil como antídoto.

⬤ Referência

1. Whirl-Carrillo M, Huddart R, Gong L, Sangkuhl K, Thorn CF, Whaley R, et al. An evidence-based framework for evaluating pharmacogenomics knowledge for personalized medicine. Clin Pharmacol Ther. 2021;110(3):563-72.

⬤ Leituras Recomendadas

Cordioli AV, Gallois CB, Passos IC, organizadores. Psicofármacos: consulta rápida. 6. ed. Porto Alegre: Artmed; 2023.

Drugs.com. Chlordiazepoxide side effects [Internet]. 2024 [capturado em 30 set. 2024]. Disponível em: https://www.drugs.com/sfx/chlordiazepoxide-side-effects.html#professional.

Greenblatt DJ, Shader RI, MacLeod SM, Sellers EM. Clinical pharmacokinetics of chlordiazepoxide. Clin Pharmacokinet. 1978;3(5):381-94.

Librium® C-IV (chlordiazepoxide HCl) [Internet]. Costa Mesa: ICN Pharmaceuticals; 2005 [capturado em 30 set. 2024]. Disponível em: https://www.accessdata.fda.gov/drugsatfda_docs/label/2016/012249s049lbl.pdf.

Rothstein E, Cobble JC, Sampson N. Chlordiazepoxide: long-term use in alcoholism. Ann N Y Acad Sci. 1976;273:381-84.

BIPP TIPS

- Os alimentos não alteram a absorção do clordiazepóxido.

- A retirada do clordiazepóxido deve ser feita de forma gradual para evitar sintomas da síndrome de abstinência por retirada.

- O clordiazepóxido deve ser utilizado de forma cautelosa em pacientes com insuficiência respiratória ou DPOC, miastenia grave e porfiria.

- O uso concomitante de clordiazepóxido com bebida alcoólica ou outros sedativos pode ocasionar hipotensão e redução do nível de consciência e da frequência respiratória.

- O clordiazepóxido não deve ser usado em pacientes com glaucoma de ângulo fechado.

- O clordiazepóxido pode comprometer a capacidade de conduzir veículos e operar máquinas, uma vez que reduz a atenção e os reflexos e causa lentificação motora.

- O clordiazepóxido pode ser utilizado como medicamento adjuvante juntamente com ISRSs/IRSNs no tratamento de transtornos de ansiedade, com antipsicóticos no tratamento de psicose e com estabilizadores do humor/antipsicóticos no tratamento do transtorno bipolar.

- O clordiazepóxido tende a ser usado de forma abusiva por alcoolistas, usuários de drogas ou indivíduos com transtorno grave da personalidade, casos em que sua prescrição não é recomendada.

Clorpromazina

A clorpromazina é um fármaco da classe dos fenotiazínicos usado para tratar náuseas, vômitos, ansiedade pré-operatória, esquizofrenia, transtorno bipolar e problemas comportamentais graves em crianças. Ela é o protótipo dos medicamentos para tratamento da esquizofrenia, descoberto em 1950 e que representou uma revolução na psicofarmacologia. Acredita-se que suas ações se devam à adaptação de longo prazo do cérebro ao bloqueio dos receptores de dopamina. O pico plasmático da clorpromazina ocorre entre 1 e 4 horas após administração oral.

Nomes no Brasil:
Amplictil, Longactil.

SUS:
Está disponível na Rename pelo componente básico em comprimidos de 25 e 100 mg, solução oral de 40 mg/mL e solução injetável de 5 mg/mL.

● **INDICAÇÕES DE BULA – ANVISA:** Tratamento de quadros psiquiátricos agudos. Controle de psicoses de longa evolução. Manifestação de ansiedade e agitação, soluços incoercíveis (soluço que não para), náuseas (enjoo), vômitos e neurotoxicoses (aceleração da respiração e convulsão com os olhos dilatados) infantis. Para o tratamento do tétano pode ser associado aos barbitúricos (medicamentos depressores do SNC). Em analgesia (elimina ou diminui a dor) obstétrica e no tratamento da eclampsia (complicação grave da gravidez caracterizada por convulsões) e nos casos em que há necessidade de uma ação neuroléptica (diminui a excitação e a agitação), vagolítica (interrupção dos impulsos transmitidos pelo nervo vago), simpatolítica (efeito oposto à atividade produzida pelo estímulo do sistema nervoso simpático), sedativa (diminui a ansiedade e tem efeito calmante) ou antiemética (diminui os enjoos e vômitos).

● **INDICAÇÕES DE BULA – FDA:** Tratamento da esquizofrenia. Controle de náuseas e vômitos. Alívio da inquietação e apreensão antes de cirurgias. Tratamento da porfiria aguda intermitente. Como adjuvante no tratamento do tétano. Controle das manifestações do tipo maníaco da doença maníaco-depressiva. Alívio de soluços intratáveis. Tratamento de problemas comportamentais graves em crianças (1-12 anos) marcados por combatividade e/ou comportamento hiperexcitável explosivo (desproporcional às provocações imediatas). Tratamento de curto prazo de crianças hiperativas que apresentam atividade motora excessiva com transtornos de conduta concomitantes, consistindo em alguns ou todos os seguintes sintomas: impulsividade, dificuldade em manter a atenção, agressividade, labilidade de humor e baixa tolerância à frustração.

● **INDICAÇÕES *OFF-LABEL*:** A clorpromazina também pode ser usada para tratar eclâmpsia, transtorno bipolar, agitação em pacientes com retardo mental, transtorno da personalidade *borderline* ou esquizotípica (em baixas doses) e adjuvante nos casos graves de TOC.

● **CONTRAINDICAÇÕES:** A clorpromazina é contraindicada em casos de hipersensibilidade à substância e seus componentes ou a outros fenotiazínicos, bem como em estados comatosos. É sugerido cuidado em pacientes com depressão de SNC, feocromocitoma, colapso circulatório, hipoplasia de medula óssea e insuficiência hepática.

● **TESTES LABORATORIAIS SUGERIDOS OU NECESSÁRIOS:** Os antipsicóticos fenotiazínicos podem potencializar o prolongamento do intervalo QT, o que aumenta o risco de episódios de arritmias ventriculares graves do tipo *torsades de pointes*, que pode ser potencialmente fatal. O prolongamento do QT é exacerbado, em particular, na presença de bradicardia, hipocalemia e prolongamento do QT congênito ou adquirido. É sugerido que sejam realizadas avaliações médicas e laboratoriais para descartar possíveis fatores de risco antes do início do tratamento com a clorpromazina e conforme necessidade durante o tratamento. Além disso, a clorpromazina pode causar interferências laboratoriais, como resultados falso-positivos para testes de gravidez, interferência na dosagem de bilirrubina urinária (falso-positivo) e na secreção do ACTH (pode diminuir). Assim como para outros antipsicóticos, também é recomendado acompanhar o peso e o IMC. Deve-se avaliar se o paciente tem histórico de obesidade na família e determinar peso, circunferência da cintura, pressão arterial, glicose plasmática e lipidograma em jejum. Após o início do tratamento, determinar o IMC mensalmente por 3 meses e depois a cada trimestre. Em pacientes com alto risco de complicações metabólicas e quando do início ou troca dos antipsicóticos, é recomendado o monitoramento dos triglicerídeos em jejum mensalmente. Para pacientes saudáveis, pressão arterial, glicose plasmática em jejum e lipídeos em jejum poderão ser mensurados em uma frequência de 3 meses e depois anualmente, porém para pacientes com diabetes ou que ganharam mais de 5% do peso inicial, as medidas devem ser mais frequentes. Deve-se considerar troca por outro antipsicótico atípico para pacientes que adquirem sobrepeso ou tornam-se obesos, pré-diabéticos, diabéticos, hipertensos ou dislipidêmicos enquanto recebem a clorpromazina. É importante estar vigilante para cetoacidose diabética, mesmo que o paciente não seja diabético. Para pacientes com baixa contagem de leucócitos ou história de leucopenia/neutropenia induzida por substância, é recomendada a realização de hemograma no início do tratamento com a clorpromazina, a qual deve ser imediatamente descontinuada em caso de diminuição leucocitária concomitante ao tratamento.

● **ROTA FARMACOLÓGICA:** Ver Figura 1.

○ Farmacologia

ABSORÇÃO: A absorção de clorpromazina atinge o pico plasmático de concentração máxima em 1 a 4 horas após administração oral, com biodisponibilidade de 30 a 50% (variações interindividuais de 10-80%). Os alimentos interferem na absorção de clorpromazina, assim como o tabaco.

VOLUME DE DISTRIBUIÇÃO: 20 L/kg.

LIGAÇÃO PROTEICA: > 90%.

METABOLISMO/FARMACOCINÉTICA: A clorpromazina é extensamente metabolizada pelas isoenzimas CYP2D6 (principal), CYP1A2 e CYP3A4. Cerca de 10 a 12 metabólitos principais foram identificados.

ROTA DE ELIMINAÇÃO: Aproximadamente 37% são excretados pela urina; destes, 20% da clorpromazina e seus metabólitos são excretados

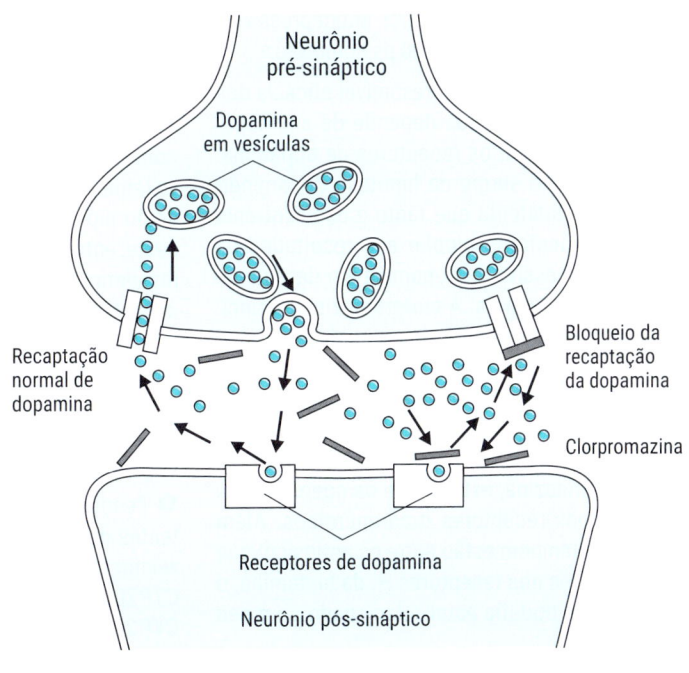

FIGURA 1 ▶
ROTA FARMACOLÓGICA DA CLORPROMAZINA.

como fármacos inalterados. Os 80% restantes consistem em metabólitos conjugados, sobretudo O-glicuronídeos e pequenas quantidades de sulfatos etéreos dos derivados mono/di-hidroxi da clorpromazina e seus metabólitos sulfóxidos. Os principais metabólitos são o monoglicuronídeo de N-dedimetilclorpromazina e 7-hidroxi-clorpromazina.

MEIA-VIDA: Aproximadamente 30 horas.

DEPURAÇÃO: 76,6 L/h.

FARMACODINÂMICA: A clorpromazina atua como um antagonista de receptores dopaminérgicos D_1, D_2, D_3 e D_4, receptores serotoninérgicos 5-HT_1 e 5-HT_2 (com uma atenuação dos efeitos colaterais extrapiramidais, mas também levando a ganho de peso, queda na pressão arterial, sedação e dificuldades de ejaculação), em receptores histaminérgicos H_1 (sedação, antiêmese, vertigem, queda da pressão arterial e ganho de peso), receptores $α_1/α_2$ (propriedades antissimpatomiméticas, redução da pressão arterial, taquicardia reflexa, vertigem, sedação, hipersalivação e incontinência, bem como disfunção sexual) e em receptores muscarínicos M_1/M_2 (sintomas anticolinérgicos como boca seca, visão turva, obstipação, incapacidade para urinar, taquicardia sinusal, alterações no ECG e perda de memória, além de atenuação dos efeitos colaterais extrapiramidais). Além disso, a clorpromazina é um inibidor da recaptação da dopamina, podendo causar efeitos antidepressivos, antiparkinsonianos e agitação psicomotora.

MECANISMO DE AÇÃO: A presumível eficácia dos fármacos antipsicóticos depende de sua capacidade de bloquear os receptores de dopamina. Essa suposição surgiu da hipótese dopaminérgica, a qual sustenta que tanto a esquizofrenia quanto o transtorno bipolar são resultados da atividade excessiva da dopamina em determinadas regiões cerebrais. A clorpromazina é principalmente um bloqueador dos receptores D_2 que provoca a diminuição do tônus dopaminérgico aumentado que está relacionado com a produção de sintomas psicóticos. A clorpromazina e outros antipsicóticos com propriedades sedativas, como a tioridazina, estão entre os agentes mais potentes nos receptores α-adrenérgicos. Além disso, eles também estão entre os antipsicóticos mais potentes nos receptores H_1 da histamina, o que também poderia estar relacionado com seu efeito sedativo. A clorpromazina não apresenta um efeito significativo sobre os sintomas negativos da esquizofrenia.

● Interações Medicamentosas

○ A clorpromazina pode interagir com a levodopa, levando ao antagonismo recíproco da levodopa e da própria clorpromazina.

○ Há uma associação entre clorpromazina e lítio, causando síndrome confusional, hipertonia e hiper-reflexia provavelmente por causa do aumento rápido da litemia.

○ Não é indicado o uso de clorpromazina com sultoprida devido ao risco aumentado de alterações do ritmo ventricular por adição dos efeitos eletrofisiológicos.

○ Hipoglicemiantes podem interagir com a clorpromazina, levando à elevação da glicemia (diminuição da liberação de insulina). É sugerido, eventualmente, adaptar a posologia do antidiabético durante o tratamento com neurolépticos e depois da sua interrupção.

○ Medicamentos de ação gastrointestinal por efeito tópico (p. ex., óxidos e hidróxidos de magnésio, de alumínio e de cálcio) podem causar a diminuição da absorção gastrointestinal dos neurolépticos fenotiazínicos, como a clorpromazina. É sugerido administrar os medicamentos gastrointestinais e neurolépticos com intervalo de mais de 2 horas entre eles.

○ Fármacos inibidores da CYP1A2 classificados como potentes (ciprofloxacino, enoxacino, fluvoxamina, clinafloxacino, idrocilamida, oltipraz, ácido pipemídico, rofecoxibe, etintidina, zafirlucaste, entre outros) ou moderados (metoxisaleno, mexiletina, contraceptivos orais, fenilpropanolamina, tiabendazol, vemurafenibe, zileutona, entre outros) levam a um aumento das concentrações plasmáticas de clorpromazina. Com isso, os pacientes podem estar sujeitos a qualquer uma das reações adversas dose-dependentes relacionadas à clorpromazina.

○ Fenotiazínicos como a clorpromazina são potentes inibidores da CYP2D6. Existe uma possível interação farmacocinética entre inibidores da CYP2D6, tais como fenotiazinas, e substratos da CYP2D6. A coadministração com amitriptilina, um substrato da CYP2D6, pode levar a um aumento nas concentrações plasmáticas da amitriptilina. Os pacientes devem ser monitorados com relação a reações adversas dose-dependentes associadas com amitriptilina.

○ Fármacos anti-hipertensivos associados com a clorpromazina podem ter um efeito hipotensor, aumentando o risco de hipotensão ortostática (efeito aditivo).

○ A associação de clorpromazina com atropina e outras substâncias atropínicas (como antidepressivos imipramínicos, anti-histamínicos H_1 sedativos, antiparkinsonianos anticolinérgicos, antiespasmódicos atropínicos, disopiramida) pode provocar efeitos indesejáveis atropínicos, como retenção urinária, obstipação intestinal e boca seca.

○ A combinação de clorpromazina com outros depressores do SNC, como antidepressivos sedativos, derivados morfínicos (analgésicos e antitussígenos), anti-histamínicos H_1 sedativos, barbitúricos, ansiolíticos, clonidina e compostos semelhantes, hipnóticos, metadona e talidomida, pode levar ao aumento da depressão central. É importante ressaltar que a alteração da vigilância pode se tornar perigosa na condução de veículos e operação de máquinas.

○ A associação de clorpromazina com guanetidina pode causar a inibição do efeito anti-hipertensivo da guanetidina (inibição da penetração da substância no seu local de ação, a fibra simpática).

AFINIDADE LIGANTE/KI:

LOCAL	KI (NM)
Ki (D_1)	114,8
Ki (D_2)	7.244
Ki (D_3)	6,9
Ki (D_4)	32,36
Ki (5-HT_{1A})	3.115
Ki (5-HT_{1B})	1.489
Ki (5-HT_{1D})	452
Ki (5-HT_{1E})	355
Ki (5-HT_{2A})	2,75
Ki (5-HT_{2C})	25
Ki (5-HT_3)	776
Ki (5-HT_{5A})	118
Ki (5-HT_6)	19,5
Ki (5-HT_7)	21
Ki ($α_{1A}$)	0,28
Ki ($α_{1B}$)	0,81
Ki ($α_{2A}$)	184
Ki ($α_{2B}$)	28
Ki ($α_{2C}$)	46
Ki (M_1)	47
Ki (M_2)	433
Ki (M_3)	47
Ki (M_4)	151
Ki (H_1)	4,25
Ki (H_2)	174
Ki (H_3)	1.000
Ki (H_4)	5,05

○ Farmacogenética

Acesse https://www.pharmgkb.org/chemical/PA448964 ou utilize o *QR code* ao lado.

ANOTAÇÕES CLÍNICAS

Nível de evidência 1A, 1B, 2A, 2B: Não há dados para a clorpromazina no PharmGKB até a data de publicação deste livro.

Nível de evidência 3: Variantes diversas dos genes *CYP1A2*, *DRD2* e *EPM2A*.

Nível de evidência 4: Acesse o *site* para mais informações.

○ Prática Clínica

● **DOSAGEM E TITULAÇÃO:** Em adultos, a clorpromazina tem uma grande margem de segurança, podendo a dose variar desde 25 a 1.600 mg/dia, dependendo da necessidade do paciente. A dose máxima recomendada é de 2 g/dia para adultos. Em pacientes idosos ou debilitados, doses mais baixas são geralmente suficientes para o controle dos sintomas. Em crianças (acima de 2 anos), deve-se usar uma dose inicial de 1 mg/kg/dia, dividida em 2 ou 3 tomadas. O total da dose diária não deve exceder 40 mg em crianças abaixo de 5 anos, ou 75 mg em crianças acima de 5 anos.

Em crianças ou adultos, deve-se iniciar o tratamento com doses baixas (25-100 mg para adultos e 1 mg/kg/dia para crianças), repetindo de 3 a 4x/dia, se necessário, até atingir uma dose útil para o controle da sintomatologia no final de alguns dias. É indicado que a posologia seja fracionada em diversas doses no início do tratamento na tentativa de reduzir os efeitos adversos, mas em razão de sua meia-vida longa, após iniciado o tratamento, a posologia pode ser alterada para 1x/dia. A maioria dos pacientes responde à dose diária de 0,5 a 1 g. Para o tratamento de psicose, pode-se aumentar a dose até que os sintomas estejam controlados e, depois de 2 semanas, reduzi-la para a dose efetiva mais baixa a fim de diminuir os efeitos adversos. Para retirada, é sugerida a titulação descendente lenta por mais de 6 a 8 semanas, em especial quando iniciar simultaneamente um novo antipsicótico durante uma troca. É importante ressaltar que a descontinuação oral rápida pode causar psicose de rebote e piora dos sintomas. Além disso, em caso de uso de agentes antiparkinsonianos, estes devem ser continuados por algumas semanas depois que a clorpromazina for descontinuada.

● **EFEITOS ADVERSOS:** Mais comuns: Hematológicos (leucopenia leve). Comuns: Cardiovasculares (alterações de onda U e T, depressão de intervalo ST, hipotensão ortostática e postural, prolongamento de intervalo QT), dermatológicos (dermatite de contato, reação de fotossensibilidade, edematosa, maculopapular, petequial e urticariforme), endocrinológicos (efeitos hipotalâmicos, hiperprolactinemia), gastrointestinais (boca seca, cólon atônico, constipação, íleo adinâmico, náusea, obstipação), geniturinários (distúrbio de ejaculação, hesitação urinária, priapismo, retenção urinária), hematológicos (agranulocitose, anemia aplásica e hemolítica, eosinofilia, leucopenia, pancitopenia, púrpura trombocitopênica), hepáticos (icterícia colestática), imunológicos (FAN positivo), locais (abscesso, dor), metabólicos (alteração de tolerância à glicose, ganho de peso, hiperglicemia), neurológicos (acatisia, convulsões do tipo pequeno mal e grande mal, discinesia aguda/tardia, distonia aguda/tardia, hipertonia, inquietação motora, parkinsonismo, redução do limiar de convulsão, síndrome extrapiramidal, sonolência), oculares (depósitos em córnea, fotofobia, midríase, miose, visão borrada), psiquiátricos (agitação, ansiedade, confusão mental, excitabilidade, piora de sintomas da esquizofrenia), respiratórios (congestão nasal, depressão respiratória), outros (distúrbio de regulação de temperatura, reação paradoxal). Incomuns: Cardiovasculares (alteração de pressão arterial, arritmia, bloqueio atrioventricular, crise hipertensiva, edema, fibrilação, taquicardia ventricular), dermatológicos (dermatite esfoliativa, necrólise epidérmica tóxica, pigmentação de pele), endocrinológicos (ginecomastia, SIADH, sudorese intensa, teste de gravidez falso-positivo), gastrointestinais (íleo paralítico), geniturinários (amenorreia, incontinência, ingurgitamento mamário, lactação), hematológicos (alterações de coagulação, leucocitose, púrpura), hepáticos (lesão hepática colestática e fatal), hipersensibilidade (reação alérgica grave), locais (sensibilidade), metabólicos (hipoglicemia, retenção de água), musculoesqueléticos (aumento de CPK, mioglobinúria, rabdomiólise, rigidez muscular), neurológicos (anormalidade das proteínas do líquido cerebrospinal, crises epilépticas, edema cerebral, miastenia grave, SNM), oculares (agravamento de glaucoma de ângulo estreito, atrofia óptica, opacidade de cristalino, retinopatia pigmentar), psiquiátricos (disforia, entorpecimento, excitabilidade catatônica, pesadelos), renais (glicosúria, IRA), respiratórios (dispneia), outros (hipertermia, hipertermia maligna, hipotermia). Raros: Hipersensibilidade (reação anafilática), musculoesqueléticos (LES), psiquiátricos (estado catatônico-*like*, sintomas psicóticos). Pós-comercialização: Dermatológicos (edema angioneurótico), gastrointestinais (colite isquêmica e necrosante, dificuldade de engolir, necrose gastrointestinal, obstrução intestinal, perfuração intestinal, protrusão da língua), metabólicos (aumento de apetite, hipertrigliceridemia, hiponatremia), musculoesqueléticos (contração muscular anormal, espasmo muscular cervical), neurológicos (eventos adversos cerebrovasculares), respiratórios (asma, edema laríngeo, globo faríngeo, perda do reflexo de tosse).

● **GRAVIDEZ:** Os estudos em animais revelaram evidências de embriotoxicidade, fetotoxicidade (incluindo aumento de reabsorções e fetos mortos), mortalidade neonatal, diminuição do desempenho da prole e prolongamento do parto.[1,2] Portanto, é prudente considerar a possibilidade de dano neurológico permanente em humanos apesar de não haver dados controlados na gravidez humana. Os seguintes efeitos adversos foram relatados (em experiência pós-comercialização) em recém-nascidos que foram expostos a fenotiazínicos durante o terceiro trimestre de gravidez: diversos graus de distúrbios respiratórios, variando de taquipneia a angústia respiratória; bradicardia e hipotonia, sendo estes mais comuns quando outras substâncias psicotrópicas ou antimuscarínicas forem coadministradas; sinais relacionados a propriedades atropínicas dos fenotiazínicos, tais como íleo meconial, retardo da eliminação do mecônio, dificuldades iniciais de alimentação, distensão abdominal, taquicardia; e distúrbios neurológicos, tais como síndrome extrapiramidal incluindo tremor e hipertonia, sonolência e agitação. Assim, recomenda-se que o médico realize o monitoramento e o tratamento adequado dos recém-nascidos de mães tratadas com clorpromazina. Modelos de animais machos revelaram evidências de aberrações de espermatócitos e espermatozoides, mas não existem dados controlados em humanos do sexo masculino. Assim, o uso é recomendado apenas se claramente necessário e se o benefício superar o risco para o feto. Categoria C da FDA (classificação até 2015).

● **AMAMENTAÇÃO:** O aleitamento é desaconselhável, uma vez que a clorpromazina é excretada no leite materno.

● **CRIANÇAS E ADOLESCENTES:** Não se recomenda o uso de clorpromazina em crianças com menos de 2 anos de idade, mas ela pode ser usada para tratar transtornos comportamentais em crianças maiores de 2 anos de idade. Não deve ser usada se o paciente apresentar sinais de síndrome de Reye. Considerando a dificuldade de crianças em verbalizar os sintomas, é importante estar atento aos possíveis efeitos adversos graves que o uso de clorpromazina pode causar. Não é o antipsicótico de escolha preferencial para tratamento de crianças devido aos seus efeitos anticolinérgicos e sedativos.

● **IDOSOS:** Pacientes idosos com psicose relacionada à demência tratados com medicamentos antipsicóticos estão sob risco aumentado de morte. Estudos observacionais sugerem que, similarmente aos medicamentos antipsicóticos atípicos, o tratamento com medicamentos antipsicóticos convencionais pode aumentar a mortalidade.[3] A clorpromazina deve ser usada somente com muita cautela em doença de Parkinson ou demência de corpos de Lewy, sempre considerando a relação risco-benefício da terapêutica em idosos.

● **INSUFICIÊNCIA RENAL:** É recomendado iniciar com doses menores do que as da titulação indicada para pacientes sem insuficiência renal. Usar a clorpromazina com cautela em pacientes com insuficiência renal.

● **INSUFICIÊNCIA HEPÁTICA:** É recomendado iniciar com doses menores do que as da titulação indicada para pacientes sem insuficiência hepática. Usar a clorpromazina com cautela em pacientes com insuficiência hepática. Os pacientes ou cuidadores devem ser orientados a relatar imediatamente sinais e sintomas como astenia, anorexia, náusea, vômitos, dor abdominal ou icterícia a um médico. Investigações incluindo avaliação clínica e biológica da função hepática devem ser realizadas com frequência.

● **COMO MANEJAR EFEITOS ADVERSOS:** Efeitos colaterais podem surgir durante o uso de clorpromazina. Se for um sintoma tolerável, é possível aguardar e avaliar a evolução do quadro. Se intolerável, é possível ajustar a dosagem, substituí-la por outro fármaco ou usar sintomáticos. Podem ser usados antiparkinsonianos anticolinérgicos para melhora de efeitos extrapiramidais. Para sedação, pode-se recomendar a administração à noite. Para ganho de peso, é recomendado o encaminhamento para programas de manejo clínico para IMC, avaliação nutricional e exercícios físicos.

◉ Toxicidade

ORAL EM HUMANOS: A dose máxima recomendada de clorpromazina é de 2 g/dia para adultos e não deve exceder 40 mg em crianças abaixo de 5 anos, ou 75 mg em crianças acima de 5 anos. Já foram relatados casos de intoxicação com clorpromazina em doses no intervalo de 900 a 20.000 mg.

TOXICIDADE AGUDA: Os principais sintomas de intoxicação aguda por clorpromazina são depressão do SNC, hipotensão, sintomas extrapiramidais, agitação, dificuldade em respirar, dificuldade em engolir, boca seca, sonolência extrema, febre, bloqueio intestinal, frequência cardíaca irregular, hipotonia e convulsões. Recomenda-se nesses casos lavagem gástrica precoce, evitando-se a indução do vômito. Pode ser realizada a administração de antiparkinsonianos para os sintomas extrapiramidais e estimulantes respira-

BIPP TIPS

- A clorpromazina é um antipsicótico clássico por ter sido o primeiro fármaco utilizado para o tratamento da esquizofrenia. Assim, tem um amplo espectro de eficácia, mas apresenta risco considerável de discinesia tardia, que é um efeito muitas vezes irreversível. Portanto, a disponibilidade de tratamentos alternativos torna sua utilização fora da psicose uma opção terapêutica de curto prazo ou segunda linha.

- Os efeitos sedativos da clorpromazina são acentuados pelo álcool. A alteração da vigilância pode se tornar perigosa na condução de veículos e na operação de máquinas. Os pacientes devem ser orientados sobre a contraindicação em relação ao uso de bebidas alcoólicas e de medicamentos contendo álcool em sua composição.

- O uso de clorpromazina é contraindicado em pacientes com glaucoma de ângulo fechado, pacientes com risco de retenção urinária ligado a problemas uretroprostáticos, pacientes em estado comatoso e pacientes tomando metrizamida ou altas doses de depressores do SNC.

- Devido à interação com os receptores de dopamina, a clorpromazina pode causar hiperprolactinemia, que pode ser associada a um comprometimento da fertilidade nas mulheres. Além disso, devido a esse efeito sobre os níveis de prolactina, o uso de clorpromazina em pacientes com câncer de mama não é indicado.

- Devido à sua interação com lítio, a clorpromazina não é a melhor escolha para pacientes com transtorno bipolar que possam necessitar de terapia adjunta com lítio.

- Doses mais baixas de clorpromazina têm sido utilizadas para proporcionar alívio rápido de agitação diurna e ansiedade e para aumentar as ações hipnóticas sedativas em pacientes não psicóticos, mas outras opções de tratamento crônico, como antipsicóticos atípicos, são preferidas atualmente.

- Em pacientes com epilepsia, pode haver piora das crises convulsivas com o uso de clorpromazina.

- A clorpromazina deve ser usada com cautela em pacientes com fatores de risco para tromboembolismo.

tórios (anfetamina, cafeína com benzoato de sódio), caso haja depressão respiratória. O uso de epinefrina não está recomendado, pois ela pode interagir com clorpromazina e baixar a pressão arterial, levando ao aumento da hipotensão.

Referências

1. Furukawa S, Hayashi S, Abe M, Hagio S, Irie K, Kuroda Y, et al. Effect of chlorpromazine on rat placenta development. Exp Toxicol Pathol. 2014;66(1):41-7.

2. Furukawa S, Tsuji N, Hayashi S, Abe M, Hagio S, Yamagishi Y, et al. Histomorphological comparison of rat placentas by different timing of chlorpromazine-administration. Exp Toxicol Pathol. 2015;67(9):443-52.

3. Yang C, Hao Z, Tian J, Zhang W, Li W, Zhang LL, et al. Does antipsychotic drug use increase the risk of long term mortality? A systematic review and meta-analysis of observational studies. Oncotarget. 2018;9(19):15101-10.

Leituras Recomendadas

Adams CE, Awad G, Rathbone J, Thornley B. Chlorpromazine versus placebo for schizophrenia. Cochrane Database Syst Rev. 2007;(2):CD000284.

Ahmed U, Jones H, Adams CE. Chlorpromazine for psychosis-induced aggression or agitation. Schizophr Bull. 2011;37(5):890-1.

Chlorpromazine [Internet]. Conestee: Pharmaceuticals Associates; 1999 [capturado em 30 set. 2024]. Disponível em: https://www.accessdata.fda.gov/drugsatfda_docs/anda/99/40224_Chlorpromazine%20Hydrochloride.pdf.

Cordioli AV, Gallois CB, Passos IC, organizadores. Psicofármacos: consulta rápida. 6. ed. Porto Alegre: Artmed; 2023.

DrugBank Online. Chlorpromazine [Internet]. 2005 [capturado em 1 out. 2024]. Disponível em: https://go.drugbank.com/drugs/DB00477.

Drugs.com. Chlorpromazine side effects [Internet]. 2013 [capturado em 1 out. 2024]. Disponível em: https://www.drugs.com/sfx/chlorpromazine-side-effects.html#-professional.

Lieberman JA, Phillips M, Gu H, Stroup S, Zhang P, Kong L, et al. Atypical and conventional antipsychotic drugs in treatment-naive first-episode schizophrenia: a 52-week randomized trial of clozapine vs chlorpromazine. Neuropsychopharmacology. 2003;28(5):995-1003.

Liu X, De Haan S. Chlorpromazine dose for people with schizophrenia. Cochrane Database Syst Rev. 2009;(2):CD007778.

Yeung PK, Hubbard JW, Korchinski ED, Midha KK. Pharmacokinetics of chlorpromazine and key metabolites. Eur J Clin Pharmacol. 1993;45(6):563-9.

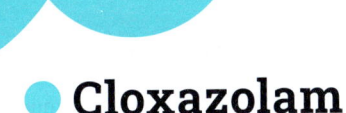

Cloxazolam

O cloxazolam é um fármaco BZD que, por apresentar um anel oxazólico em sua fórmula estrutural, difere dos demais BZDs, que são tricíclicos. Ele age por meio da potencialização do efeito inibitório da transmissão gabaérgica pela ligação ao sítio alostérico nos receptores GABA-A. Trata-se de um medicamento bastante potente, porém com menor efeito como depressor do SNC. É utilizado clinicamente para o tratamento de transtornos de ansiedade e também como sedativo e relaxante muscular. Após administração oral, sua absorção e início de ação são rápidos, uma vez que é um composto lipofílico, enquanto sua meia-vida é longa. Sua excreção acontece principalmente por via biliar e fecal, e em menor quantidade por via renal (18%).

Nomes no Brasil:
Olcadil (descontinuado desde 2018).

SUS:
Não disponível na Rename.

● **INDICAÇÕES DE BULA – ANVISA:** Tratamento de distúrbios emocionais, especialmente ansiedade, medo, fobias, tensão, inquietude, astenia e sintomas depressivos. Tratamento de distúrbios comportamentais, especialmente má adaptação social. Tratamento de distúrbios do sono, tais como dificuldade em dormir ou sono interrompido e despertar precoce. Tratamento de sintomas somáticos, funcionais de origem psicogênica, sentimentos de opressão e certos tipos de dores. As condições nas quais estes sintomas ocorrem frequentemente são neuroses, estados reacionais crônicos e reações patológicas subagudas; distúrbios psicossomáticos dos sistemas cardiovascular, gastrintestinal, respiratório, muscular esquelético ou urogenital; reações afetivas devido a doenças agudas ou crônicas; síndrome de abstinência de álcool. Outros empregos: pré-medicação anestésica; adjuvante no tratamento de doenças psíquicas, déficit intelectual, psicoses, depressão endógena e psicogênica, distúrbios geriátricos.

● **INDICAÇÕES DE BULA – FDA:** Não possui aprovação da FDA até o momento.

● **INDICAÇÕES *OFF-LABEL*:** O cloxazolam pode ser utilizado para o tratamento de distúrbios do sono, como indutor pré-anestésico e como medicamento adjuvante no tratamento da epilepsia resistente. Há também estudos que indicam seu uso para tratamento de depressão e esquizofrenia.

● **CONTRAINDICAÇÕES:** O cloxazolam é contraindicado em caso de hipersensibilidade à substância ou a outros BZDs, miastenia grave, estado comatoso, glaucoma de ângulo fechado e depressão do SNC.

● **TESTES LABORATORIAIS SUGERIDOS OU NECESSÁRIOS:** Não é necessário acompanhamento para pacientes que fazem uso de cloxazolam.

● **ROTA FARMACOLÓGICA:** Ver Figura 1.

◯ Farmacologia

ABSORÇÃO: Após administração oral, o cloxazolam é absorvido rapidamente, tendo seu pico de concentração plasmática em cerca de 1 hora em adultos e entre 15 e 30 minutos em crianças.

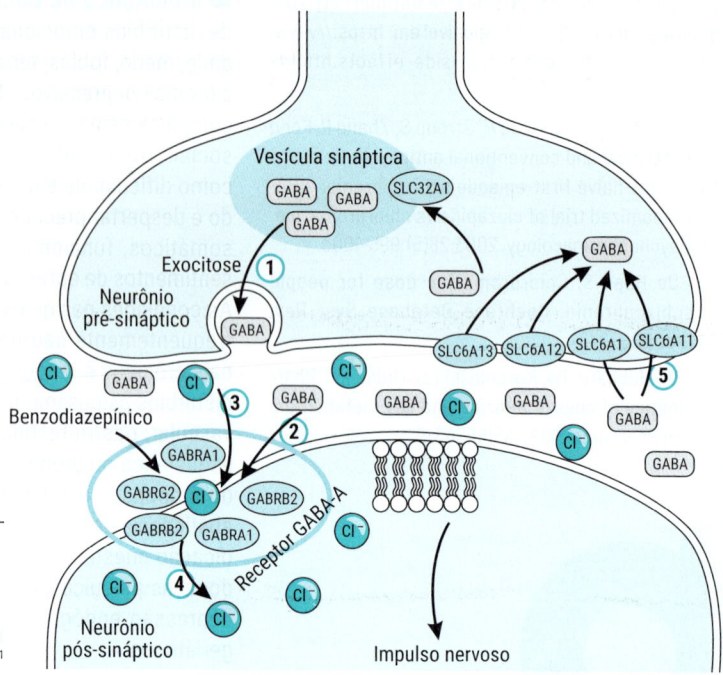

FIGURA 1

ROTA FARMACOLÓGICA DO CLOXAZOLAM.

Fonte: Elaborada com base em Whirl-Carrillo e colaboradores.[1]

VOLUME DE DISTRIBUIÇÃO: 7,79 ng/mL.

LIGAÇÃO PROTEICA: 96%.

METABOLISMO/FARMACOCINÉTICA: O metabolismo do cloxazolam é hepático, sendo transformado em seu metabólito ativo, o delorazepam (clordesmetil-diazepam).

ROTA DE ELIMINAÇÃO: A excreção do cloxazolam acontece principalmente por via fecal e biliar, e em menor quantidade por via renal.

MEIA-VIDA: 40 horas (20-90 horas).

DEPURAÇÃO: Não há dados disponíveis sobre a depuração do cloxazolam.

FARMACODINÂMICA: O cloxazolam tem efeitos comuns aos demais medicamentos da classe dos BZDs, sendo portanto utilizado como ansiolítico, anticonvulsivante, relaxante muscular e sedativo.

MECANISMO DE AÇÃO: O cloxazolam age por meio da sua ligação ao sítio alostérico presente em receptores gabaérgicos do tipo GABA-A. Ao se ligar nesse local, ele provoca alterações conformacionais que promovem maior influxo de íons cloreto, potencializando os efeitos inibitórios da transmissão gabaérgica.

● Interações Medicamentosas

○ O uso concomitante de medicamentos que inibem as enzimas hepáticas do citocromo P450 pode aumentar a atividade dos BZDs, como o cloxazolam.

○ Quando usado concomitantemente com outros depressores do SNC, pode haver aumento dos efeitos sedativos.

AFINIDADE LIGANTE/KI:

LOCAL	KI (NM)
Ki (GABA-A)	1.940

● Farmacogenética

ANOTAÇÕES CLÍNICAS

Nível de evidência 1A, 1B, 2A, 2B, 3: Não há dados para o cloxazolam no PharmGKB até a data de publicação deste livro.

Nível de evidência 4: Acesse o *site* para mais informações.

⭘ Prática Clínica

● **DOSAGEM:** No tratamento dos transtornos de ansiedade, sugere-se o uso de doses de 1 a 12 mg/dia, podendo ser necessária a utilização de até 16 mg/dia.

● **TITULAÇÃO:** É recomendado que o tratamento seja iniciado com doses entre 1 e 6 mg, no período da noite, com aumentos progressivos de acordo com a necessidade de cada paciente. O tratamento com cloxazolam deve ser feito por períodos de aproximadamente 3 semanas, não excedendo 8 semanas. Quando utilizado para TAG, o tratamento deve durar entre 4 e 6 meses. A retirada deve ser feita de forma gradual quando usado de forma crônica, para evitar sintomas da síndrome de retirada.

● **EFEITOS ADVERSOS:** Mais comuns: Gastrointestinais (boca seca, constipação), metabólicos (diminuição de apetite), neurológicos (cefaleia, sonolência, tontura), outros (cansaço). Comuns: Cardiovasculares (hipotensão ortostática), dermatológicos (hiperidrose), musculoesqueléticos (hipotonia). Pós-comercialização: Dermatológicos (angiedema, *rash*, urticária), gastrointestinais (dor abdominal, vômito), geniturinários (disfunção erétil), musculoesqueléticos (dor), neurológicos (amnésia, ataxia, deterioração de memória e mental, sedação, tremor), oculares (deficiência visual, visão embaçada), psiquiátricos (agitação, alucinação, ansiedade, comportamento anormal, depressão, diminuição de libido, estado de confusão, ilusão, nervosismo), outros (irritabilidade, mal-estar).

● **GRAVIDEZ:** Não é recomendada a utilização de cloxazolam durante a gravidez, principalmente durante o primeiro e o terceiro trimestres. O uso desse medicamento durante o final da gestação pode causar depressão respiratória no recém-nascido. Não categorizado pela FDA na classificação vigente até 2015.

● **AMAMENTAÇÃO:** Por ser excretado no leite, o cloxazolam não é recomendado durante o período da amamentação.

● **CRIANÇAS E ADOLESCENTES:** Não há estudos sobre a segurança e a eficácia do cloxazolam nessa faixa etária, razão pela qual sua utilização não é recomendada nessa população.

BIPP TIPS

⭘ O cloxazolam deve ser utilizado de forma cautelosa em pacientes com insuficiência respiratória ou DPOC, miastenia grave e doença de Alzheimer.

⭘ O uso concomitante de cloxazolam com bebida alcoólica ou outros sedativos pode ocasionar hipotensão e redução do nível de consciência e da frequência respiratória.

⭘ O cloxazolam não deve ser utilizado em pacientes com glaucoma de ângulo fechado, estado de coma ou depressão do SNC intensa.

⭘ O cloxazolam pode comprometer a capacidade de conduzir veículos e operar máquinas, uma vez que reduz a atenção e os reflexos e causa lentificação motora.

⭘ O cloxazolam tende a ser usado de forma abusiva por alcoolistas, usuários de drogas ou indivíduos com transtorno grave da personalidade, casos estes em que sua prescrição não é recomendada.

● **IDOSOS:** Deve-se evitar a utilização do cloxazolam em idosos, uma vez que esse medicamento apresenta meia-vida longa, podendo causar efeitos colaterais graves, como ataxia, sedação intensa e tontura. Pode haver excitação paradoxal em pacientes com comprometimento cerebral.

● **INSUFICIÊNCIA RENAL:** Utilizar o cloxazolam com cautela em pacientes com insuficiência renal, já que esse medicamento apresenta excreção renal.

● **INSUFICIÊNCIA HEPÁTICA:** Utilizar o cloxazolam com cautela em casos de insuficiência hepática grave.

● **COMO MANEJAR EFEITOS ADVERSOS:** Os efeitos colaterais tendem a ser imediatos e melhorar com o tempo. Dessa forma, é necessário aguardar e observar se os efeitos do cloxazolam irão desaparecer; caso não desapareçam, estão recomendadas a redução de dose, a troca por outro medicamento semelhante ou de liberação lenta e a utilização de doses mais altas para a noite (horário de dormir).

◯ Toxicidade

ORAL EM HUMANOS: Não há informações específicas sobre superdosagem de cloxazolam em humanos.

TOXICIDADE AGUDA: Em caso de dosagem excessiva de cloxazolam, deve-se realizar lavagem gástrica, monitorar frequência cardíaca, respiratória e pressão arterial e fornecer suporte, como hidratação e permeabilidade de vias aéreas. Em caso de intoxicação ou efeitos colaterais graves e potencialmente fatais, deve-se usar o flumazenil como antídoto.

◯ Referência

1. Whirl-Carrillo M, Huddart R, Gong L, Sangkuhl K, Thorn CF, Whaley R, et al. An evidence-based framework for evaluating pharmacogenomics knowledge for personalized medicine. Clin Pharmacol Ther. 2021;110(3):563-72.

◯ Leituras Recomendadas

Cordioli AV, Gallois CB, Passos IC, organizadores. Psicofármacos: consulta rápida. 6. ed. Porto Alegre: Artmed; 2023.

DrugBank Online. Cloxazolam [Internet]. 2007 [capturado em 1 out. 2024]. Disponível em: https://go.drugbank.com/drugs/DB01553.

Ito M, Miyajima T, Fujii T, Okuno T. Cloxazolam treatment for patients with intractable epilepsy. Pediatr Neurol. 2004;30(2):111-4.

Nakatsuka I, Shimizu H, Asami Y, Katoh T, Hirose A, Yoshitake A. Benzodiazepines and their metabolites: relationship between binding affinity to the benzodiazepinereceptor and pharmacological activity. Life Sci. 1985;36(2):113-9.

Olcadil [Internet]. São Paulo: Novartis Biociencias; 2019 [capturado em 1 out. 2024]. Disponível em: https://www.bulas.med.br/p/bulas-de-medicamentos/bula/3459/olcadil.htm.

Richards BL, Whittle SL, Buchbinder R. Muscle relaxants for pain management in rheumatoid arthritis. Cochrane Database Syst Rev. 2012;(1):CD008922.

● Clozapina

A clozapina é um dibenzodiazepínico tricíclico que se liga a vários tipos de receptores do SNC e exibe um perfil farmacológico único. É um antagonista da serotonina, com forte ligação ao subtipo de receptores $5-HT_{2A/2C}$. Também exibe forte afinidade para vários receptores dopaminérgicos, mas mostra apenas um antagonismo fraco do receptor D_2 da dopamina, um receptor comumente pensado para modular a atividade neuroléptica. A agranulocitose é o principal efeito adverso associado à administração desse agente. Portanto, para a segurança do uso, são necessários exames sanguíneos periódicos. É rapidamente absorvida no trato gastrointestinal, não sendo influenciada pela ingestão de alimentos. Seu pico plasmático ocorre em cerca de 2,1 horas após a administração e pode levar até 10 dias para alcançar a estabilização das concentrações séricas. É um fármaco bastante usado no tratamento de esquizofrenia resiste ao tratamento e parece ter um efeito superior comparado a outros fármacos.

Nomes no Brasil:
Leponex, Okótico, Pinazan.

SUS:
Está disponível na Rename pelo componente especializado (doença de Parkinson, esquizofrenia, transtorno esquizoafetivo e bipolar) em comprimidos de 25 e 100 mg.

● **INDICAÇÕES DE BULA – ANVISA:** Tratamento da esquizofrenia resistente ao tratamento. Para paciente com risco de comportamento suicida recorrente, considerando a redução do risco de comportamento suicida recorrente em pacientes com esquizofrenia ou transtorno esquizoafetivo, quando considerados sob risco de repetir tal comportamento a partir do histórico e estado clínico recente. Manejo de psicose durante a doença de Parkinson, quando o tratamento-padrão não obteve resultado satisfatório. O resultado insatisfatório do tratamento-padrão define-se como a ausência do controle dos sintomas psicóticos e/ou o início da deterioração motora funcionalmente inaceitável ocorrida após adotadas as seguintes medidas: retirada da medicação anticolinérgica incluindo antidepressivos tricíclicos e tentativa de redução da dose do medicamento antiparkinsoniano com efeito dopaminérgico.

● **INDICAÇÕES DE BULA – FDA:** Tratamento da esquizofrenia resistente ao tratamento. Redução do comportamento suicida em pacientes com esquizofrenia ou transtorno esquizoafetivo.

● **INDICAÇÕES OFF-LABEL:** A clozapina pode ser usada no manejo de discinesia tardia induzida por outros fármacos, no controle do comportamento agressivo, na agitação em pacientes com quadros demenciais ou deficiência intelectual e no tratamento de transtornos do pensamento, emocionais e comportamentais em pacientes com doença de Parkinson com falha da terapêutica convencional.

● **CONTRAINDICAÇÕES:** A clozapina é contraindicada em casos de hipersensibilidade à substância ou a um de seus componentes, distúrbios mieloproliferativos, epilepsia não controlada, íleo paralítico, depressão do SNC, agranulocitose ou granulocitopenia grave e em associação com fármacos que suprimam a medula óssea.

● **TESTES LABORATORIAIS SUGERIDOS OU NECESSÁRIOS:** Devido ao elevado risco de causar leucopenia ou agranulocitose (cerca de 3 e 1% dos pacientes, respectivamente), para início do tratamento, é necessário que uma avaliação hematológica demonstre valores de leucócitos maiores do que 3.500/mm³ (≥ 3,5 x 109/L) e contagem total de neutrófilos maior do que 2.000/mm³ (≥ 2,0 x 10/L). É recomendado que a frequência da contagem de glóbulos brancos seja semanal nos 6 primeiros meses de tratamento e quinzenal após esse período. Algumas diretrizes orientam que o acompanhamento semanal só necessita ser feito nas primeiras 18 semanas, período em que se apresentam os maiores riscos. O monitoramento deve continuar durante o tratamento e por 4 semanas após a descontinuação da clozapina. Em caso de queda da contagem de leucócitos para menos de 3.000/mm³ e de neutrófilos para menos de 1.000/mm³, o uso de clozapina deve ser suspenso, realizando-se exames diários até o restabelecimento dos valores basais. Em casos mais graves com contagem de leucócitos maior do que 2.000/mm³ e de neutrófilos menor do que 1.000/mm³, é preciso estar atento ao monitoramento de infecções. Em um estudo brasileiro realizado em Porto Alegre, com amostra de 5.847 pacientes, verificou-se que a presença de estabilidade de neutrófilos após 1 ano foi considerada um fator protetor (HR 0,04) para neutropenia, sendo então levantada a sugestão de flexibilização do acompanhamento laboratorial.[1] A clozapina pode causar hepatotoxicidade, apesar de leve e transitória, razão pela qual a função hepática deve ser monitorada periodicamente. ECG, exame físico geral e avaliação cardíaca basal também devem ser realizados antes do início do tratamento.

● **ROTA FARMACOLÓGICA:** Ver Figura 1.

○ Farmacologia

ABSORÇÃO: A absorção da clozapina ocorre em 1 a 6 horas (média de 2,5 horas), com biodisponibilidade de 50 a 60%, não sendo influenciada pela ingestão de alimentos.

VOLUME DE DISTRIBUIÇÃO: 1,6 L/kg.

LIGAÇÃO PROTEICA: 97%.

METABOLISMO/FARMACOCINÉTICA: A clozapina é quase completamente biotransformada sobretudo pela isoenzima hepática CYP1A2 e, em menor grau, pelas isoenzimas CYP2D6 e CYP3A4. Dos metabólitos principais, apenas o metabólito desmetilado apresenta atividade. As ações farmacológicas desse metabólito assemelham-se às da clozapina, mas são consideravelmente mais fracas e de duração mais curta.

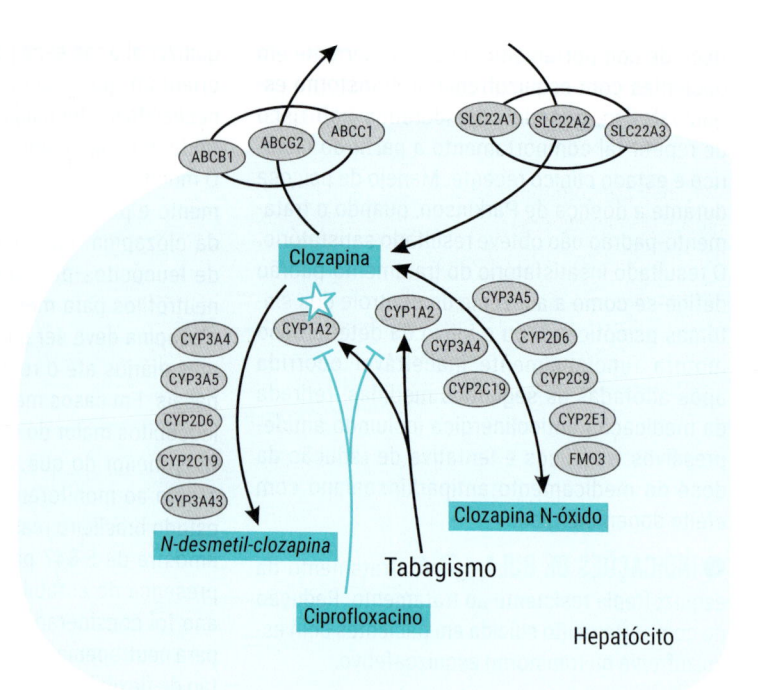

FIGURA 1 ▶

ROTA FARMACOLÓGICA DA CLOZAPINA.

Fonte: Elaborada com base em Thorn e colaboradores.[2]

ROTA DE ELIMINAÇÃO: Cerca de 50% da dose administrada é excretada pela urina e 30% pelas fezes.

MEIA-VIDA: 8 horas (4-12 horas, sendo de 12 horas para doses acima de 100 mg).

DEPURAÇÃO: 30,3 L/h (14,4-45,2 L/h).

FARMACODINÂMICA: A clozapina é um derivado benzisoxazol, com propriedade de antagonismo monoaminérgico seletivo de alta afinidade para os receptores serotoninérgicos $5-HT_2$, dopaminérgicos D_2, adrenérgicos α_1/α_2, histaminérgicos H_1, entre outros com menor potência. O antagonismo aos receptores muscarínicos M_{1-5} poderia explicar seus efeitos anticolinérgicos; já o antagonismo aos receptores H_1 e α_1 explicaria a sonolência e a hipotensão ortostática, respectivamente. O mecanismo de ação associado à agranulocitose parece ser uma reação independente da dose e imunomediada contra os neutrófilos. A clozapina em geral não produz reações extrapiramidais em doses terapêuticas, como distonia aguda e discinesia tardia. Além disso, síndrome parkinsoniana e acatisia são raras. Ao contrário dos antipsicóticos clássicos, a clozapina produz pequena ou nenhuma elevação de prolactina, evitando, portanto, efeitos colaterais como ginecomastia, amenorreia, galactorreia e disfunções sexuais decorrentes do aumento da prolactina.

MECANISMO DE AÇÃO: A ação antipsicótica da clozapina é provavelmente mediada por uma combinação de efeitos como antagonista tanto nos receptores D_2 na via mesolímbica quanto nos receptores $5-HT_{2A}$ no córtex frontal. O antagonismo D_2 aliviaria os sintomas positivos, enquanto o antagonismo $5-HT_{2A}$ aliviaria os sintomas negativos. No entanto, o mecanismo de ação dessa substância ainda não está completamente elucidado. Há um paradoxo envolvendo a clozapina: apesar da alta potência antipsicótica, ela apresenta baixa ocupação (72% em 2 horas e 30% em 24 horas) e afinidade a receptores D_2 (Ki = 75 nM) em comparação com outros antipsicóticos atípicos, mecanismo este ainda não totalmente esclarecido.

● Interações Medicamentosas

○ A clozapina não deve ser utilizada de forma simultânea com fármacos com potencial indutor de mielossupressão.

○ A clozapina pode potencializar os efeitos centrais do álcool, de IMAOs e depressores do SNC, como hipnóticos, anti-histamínicos e BZDs.

◯ Deve-se ter cuidado ao administrar a clozapina simultaneamente com fármacos com propriedades anticolinérgicas, hipotensoras ou depressoras respiratórias.

◯ O uso concomitante de clozapina com lítio ou outros fármacos psicoativos pode aumentar o risco de desenvolvimento de SNM.

◯ Por seu antagonismo α-adrenérgico, a clozapina pode reduzir o efeito hipertensor da noradrenalina ou de outros agentes predominantemente α-adrenérgicos e reverter o efeito vasopressor da epinefrina.

◯ Não é indicada a administração concomitante de clozapina com ácido valproico em razão de um leve aumento da concentração de clozapina e seus metabólitos por provável competição em ligação proteica. Entretanto, alguns artigos relatam possível aumento do metabolismo da clozapina.

AFINIDADE LIGANTE/KI:

LOCAL	KI (NM)
Ki (H_1)	1,1
Ki (α_{1A})	1,6
Ki ($5\text{-}HT_6$)	4
Ki ($5\text{-}HT_{2A}$)	5,4
Ki (M_1)	6,2
Ki ($5\text{-}HT_7$)	6,3
Ki ($5\text{-}HT_{2C}$)	9,4
Ki (D_4)	24
Ki (α_{2A})	90
Ki ($5\text{-}HT_3$)	95
Ki ($5\text{-}HT_{1A}$)	120
Ki (D_2)	160
Ki (D_1)	270
Ki (D_5)	454
Ki (D_3)	555

◯ Farmacogenética

Acesse https://www.pharmgkb.org/chemical/PA449061 ou utilize o *QR code* ao lado.

ANOTAÇÕES CLÍNICAS

Nível de evidência 1A, 1B, 2A, 2B: Não há dados para a clozapina no PharmGKB até a data de publicação deste livro.

Nível de evidência 3: Variantes diversas dos genes *ABCB1, C3, CNR1, COMT, CYP1A2, DRD1, DRD2, DRD3, DTNBP1, EPM2A, FAAH, FKBP5, GCG, GLP1R, GRIN2B, GSTM1, GSTT1, HLA-DRB3, HTR1A, HTR2C, HTR3A, ITIH3, MC4R, MTHFR, NFIB, NTRK2, RABEP1, SH2B1, SLC6A3, TBC1D1* e *UGT1A1*.

Nível de evidência 4: Acesse o *site* para mais informações.

◯ Prática Clínica

● DOSAGEM E TITULAÇÃO

ESQUIZOFRENIA RESISTENTE AO TRATAMENTO: A dose inicial é de 12,5 mg, 1 ou 2 vezes no primeiro dia, e 1 ou 2 comprimidos de 25 mg no segundo dia. Se for bem tolerada, a dose pode ser aumentada de forma gradativa, com acréscimos diários de 25 a 50 mg, até se atingir o nível de 300 mg/dia, em um período de 2 a 3 semanas. Posteriormente, se necessário, pode-se ainda aumentar a dose diária em acréscimos de 50 a 100 mg, com intervalos de 3 a 4 dias ou, de preferência, de 1 semana. Na maioria dos pacientes, pode-se esperar eficácia antipsicótica com 300 a 450 mg/dia, administrados em doses fracionadas. Alguns pacientes podem ser tratados com doses mais baixas e outros pacientes podem requerer doses de até 600 mg/dia ou mais. Em alguns casos pode-se chegar a 900 mg/dia, que são doses fora da indicação de bula e devem sempre ser consideradas a partir do seu risco/benefício. A dose diária total pode ser fracionada de forma desigual, administrando-se a parte maior à noite. Na presença de convulsões, anticonvulsivantes podem ser empregados como medida profilática quando o paciente necessitar de doses maiores que 550 mg/dia.

DISTÚRBIOS PSICÓTICOS OCORRIDOS DURANTE O CURSO DA DOENÇA DE PARKINSON: A dose inicial não deve exceder 12,5 mg/dia, administrada no período da tarde. Os aumentos subsequentes devem ser de aproximadamente 12,5 mg por vez, devendo ocorrer no máximo dois aumentos de dose em 1 semana, sem ultrapassar a dose de 50 mg, que também não deve ser alcançada até o final da segunda semana. A dosagem diária total deve ser administrada, de preferência, como tomada única no período da noite. A dose média efetiva costuma ficar entre 25 e 37,5 mg/dia. Quando o tratamento, de pelo menos 1 semana, com a dose de 50 mg não obtém resposta terapêutica satisfatória, a posologia pode ser cuidadosamente aumentada cerca de 12,5 mg/semana. Os aumentos de dose devem ser limitados ou adiados caso ocorra hipotensão ortostática, sedação excessiva ou confusão. A pressão arterial deve ser monitorada durante as primeiras semanas de tratamento. Quando ocorre a remissão completa dos sintomas psicóticos por pelo menos 2 semanas, um aumento na medicação antiparkisoniana é possível se for indicado com base no *status* motor. Se essa abordagem resultar na recorrência dos sintomas psicóticos, a dosagem de clozapina pode ser aumentada para cerca de 12,5 mg/semana até o máximo de 100 mg/dia, administrados em 1 ou 2 doses divididas. No final do tratamento, recomenda-se uma redução gradual da dose de 12,5 mg por vez durante o período de pelo menos 1 semana (de preferência 2). O tratamento deve ser descontinuado imediatamente no caso de neutropenia ou agranulocitose. No entanto, a retirada abrupta está associada a rebote colinérgico e reagudização do quadro psicótico.

● **EFEITOS ADVERSOS:** **Mais comuns:** Cardiovasculares (hipertensão, hipotensão, taquicardia), gastrointestinais (constipação, dispepsia, hipersalivação, hipersecreção salivar, náusea, vômito), metabólicos (aumento de peso), neurológicos (cefaleia, sedação, sonolência, tontura, vertigem), psiquiátricos (insônia), outros (febre, hipertermia). **Comuns:** Cardiovasculares (alteração de ECG, hipotensão postural), dermatológicos (*rash*, sudorese), gastrointestinais (boca seca, desconforto abdominal, diarreia, dispepsia), geniturinários (anormalidade, incontinência e retenção urinária), hematológicos (diminuição de leucócitos, eosinofilia, leucocitose, leucopenia, neutropenia), hepáticos (aumento das enzimas hepáticas), metabólicos (anorexia), musculoesqueléticos (rigidez), neurológicos (acatisia, acinesia, convulsões, disartria, hipocinesia, mioclonia, síncopes, sintomas extrapiramidais, tremor), oculares (alteração visual, visão borrada), psiquiátricos (agitação, confusão, inquietação, pesadelos), outros (distúrbio na regulação da temperatura, fadiga, hipertermia benigna). **Incomuns:** Hematológicos (agranulocitose), neurológicos (SNM), psiquiátricos (disfemia). **Raros:** Gastrointestinais (disfagia, íleo paralítico, pancreatite, pancreatite aguda), hematológicos (anemia), hepáticos (colestase, hepatite, icterícia colestática), metabólicos (agravamento de diabetes, alteração de tolerância à glicose, cetoacidose, coma hiperosmolar, diabetes melito, hiperglicemia grave), musculoesqueléticos (aumento de CPK), psiquiátricos (*delirium*, intensificação de sonhos), respiratórios (aspiração de alimentos ingeridos, depressão respiratória, embolia pulmonar, infecção do trato respiratório inferior, parada respiratória, parada respiratória com/sem colapso circulatório, pneumonia). **Muito raros:** Cardiovasculares (cardiomiopatia associada à clozapina, parada cardíaca, prolongamento de intervalo QT, reação cutânea, *torsades de pointes*), gastrointestinais (alargamento de glândula parótida, íleo paralítico, impactação fecal, obstrução intestinal), geniturinários (alteração de ejaculação, dismenorreia, impotência, priapismo), hematológicos (trombocitemia, trombocitopenia), hepáticos (necrose hepática fulminante), metabólicos (hipercolesterolemia, hipertrigliceridemia), neurológicos (discinesia tardia), psiquiátricos (sintomas de TOC), renais (nefrite intersticial aguda), respiratórios (asma alérgica), outros (morte súbita). **Pós-comercialização:** Cardiovasculares (alteração de valva mitral, fibrilação atrial, palpitação, TVP), dermatológicos (distúrbio de pigmentação de pele, eritema multiforme, fotossensibilidade, SSJ), endocrinológicos (pseudofeocromocitoma), gastrointestinais (edema de glândula salivar, infarto intestinal, isquemia intestinal, megacólon), geniturinários (ejaculação retrógrada, enurese noturna), hematológicos (aumento de hematócrito, hemoglobina e VHS, granulocitopenia, leucopenia leve, moderada e grave, trombocitose), hepáticos (cirrose, esteatose, fibrose hepática, hepatotoxicidade, icterícia, lesão colestática e hepática, insuficiência hepática), hipersensibilidade (reação de hipersensibilidade), metabólicos (hipernatremia, hiperuricemia, obesidade, perda de peso), musculoesqueléticos (rabdomiólise), neurológicos (alterações no EEG, convulsões induzidas por clozapina, EEG anormal, estado de mal epiléptico, instabilidade motora e sensorial, mioclonia, parestesia, pleurotótono, possível cataplexia, reações adversas de rebote colinérgico pós-descontinuação, síndrome colinérgica, síndrome miastênica), oculares (edema periorbital, glaucoma de ângulo estreito), renais (insuficiência renal), respiratórios (efusão pleural, síndrome da apneia do sono), outros (queda, polisserosite, sepse).

● **GRAVIDEZ:** Não há evidências de teratogênese causada pela clozapina em estudos animais, porém não há estudos que assegurem a segurança do fármaco em gestantes. Um estudo de dados de farmacovigilância não encontrou nenhuma evidência de que a clozapina seja menos segura durante a gestação comparada com outros antipsicóticos.[3] Assim, deve ser usada na gravidez se os benefícios superarem os riscos. Categoria B da FDA (classificação até 2015).

● **AMAMENTAÇÃO:** A clozapina é excretada no leite materno, não sendo indicado seu uso durante a amamentação.

● **CRIANÇAS E ADOLESCENTES:** Existem evidências que indicam a segurança do uso de clozapina em crianças, tendo um efeito superior em casos resistentes. É importante estar atento ao risco aumentado de neutropenia.

● **IDOSOS:** Para idosos, é recomendado que o tratamento com clozapina seja iniciado com uma dose baixa (12,5 mg, em dose única no primeiro dia) e com incrementos restritos a 25 mg/dia, sem ultrapassar doses de 450 mg/dia.

● **INSUFICIÊNCIA RENAL:** Não foram realizados estudos sobre a clozapina nessa população. É esperado um aumento das concentrações desse fármaco em pacientes com insuficiência renal.

● **INSUFICIÊNCIA HEPÁTICA:** Não foram realizados estudos sobre a clozapina nessa população. É esperado um aumento das concentrações desse fármaco em pacientes com insuficiência hepática.

● **COMO MANEJAR EFEITOS ADVERSOS:** Efeitos colaterais podem surgir durante o uso de clozapina. Se for um sintoma tolerável, é possível aguardar e avaliar a evolução do quadro. Se intolerável, é possível ajustar a dosagem, substituí-la por outro fármaco ou usar sintomáticos. É importante seguir de maneira rígida as orientações de exames laboratoriais para prevenção e controle de leucopenia ou agranulocitose. Sugere-se aumento gradual para minimizar ortostase e sedação, com tomada à noite devido ao efeito sedativo. Em casos de hipersalivação, pode-se usar atropina a 1% em gotas (1-3 gotas sublingualmente) ou brometo de ipratrópio a 0,06% em *spray* (1-3

> **BIPP TIPS**
>
> ○ A clozapina, apesar de ser considerada o padrão-ouro para pacientes resistentes, não é utilizada como primeira escolha devido à sobrecarga de monitoramento e efeitos colaterais.
>
> ○ O tabagismo pode alterar as concentrações de clozapina em razão de sua atuação como indutor da CYP1A2; assim, os pacientes tabagistas podem estar em risco de recaída.
>
> ○ É recomendado cuidado especial ao se iniciar o tratamento com clozapina em pacientes que tenham tomado ou estejam tomando BZDs ou fármacos psicoativos, pois o risco de colapso circulatório é aumentado nessa população.
>
> ○ A miocardite é um efeito raro da clozapina e costuma ocorrer no início do tratamento; dessa maneira, é importante estar atento aos sintomas relacionados e, se necessário, encaminhar para exames laboratoriais.
>
> ○ Os pacientes que ficarem mais de 2 dias sem tomar clozapina devem reiniciar o tratamento com 12,5 mg administrados 1 ou 2 vezes no primeiro dia. Os acréscimos podem ser mais rápidos em comparação com o tratamento inicial, até se alcançar as concentrações terapêuticas.
>
> ○ A associação de aripiprazol pode ser benéfica em casos de esquizofrenia refratária em uso de clozapina.

pulverizações intraorais na hora de dormir), até 3x/dia. Para ganho de peso e efeitos metabólicos, pode-se considerar metformina profilática (500 mg por 1 semana, aumentando-se depois), além de recomendar mudanças no estilo de vida e exercícios físicos no caso de ganho de peso. A taquicardia pode ser manejada com atenolol (12,5 mg e aumentando-se para manter a frequência cardíaca em repouso em menos de 100 bpm). Em casos de dor torácica e febre no início do tratamento, é importante realizar exames para miocardite.

Toxicidade

ORAL EM HUMANOS: A dose máxima de clozapina é de 900 mg/dia. Deve-se considerar a possibilidade do aumento de reações adversas (sobretudo convulsões) com doses superiores a 450 mg/dia. A dose letal é de aproximadamente 2.500 mg, mas há casos de sobrevivência com doses de até 4 g.

TOXICIDADE AGUDA: Em casos de intoxicação por clozapina, os sintomas avaliados geralmente envolvem alterações de consciência, delírios, taquicardia, hipotensão, depressão respiratória, hipersalivação e convulsões. O manejo adequado para situação de intoxicação envolve manter as vias aéreas permeáveis, iniciar ventilação, usar carvão ativado com sorbitol, realizar monitoramento cardíaco e descartar uso de outros agentes depressores do SNC. Não é recomendado utilizar epinefrina para a hipotensão.

Referências

1. Goldani AAS, Rabelo-da-Ponte FD, Feiten JG, Lobato MIR, Belmonte-de-Abreu PS, Gama CS. Risk of neutropenia among clozapine users and non-users: results from 5,847 patients. Braz J Psychiatry. 2022;44(1):21-25.

2. Thorn CF, Müller DJ, Altman RB, Klein TE. PharmGKB summary: clozapine pathway, pharmacokinetics. Pharmacogenet Genomics. 2018;28(9):214-22.

3. Beex-Oosterhuis MM, Samb A, Heerdink ER, Souverein PC, Van Gool AR, Meyboom RHB, et al. Safety of clozapine use during pregnancy: analysis of international pharmacovigilance data. Pharmacoepidemiol Drug Saf. 2020;29(6):725-35.

Leituras Recomendadas

Centorrino F, Baldessarini RJ, Kando JC, Frankenburg FR, Volpicelli SA, Flood JG. Clozapine and metabolites: concentrations in serum and clinical findings during treatment of chronically psychotic patients. J Clin Psychopharmacol. 1994;14(2):119-2.

Clozaril® (clozapine) [Internet]. New Jersey: Novartis Pharmaceuticals; 2014 [capturado em 1 out. 2024]. Disponível em: https://www.accessdata.fda.gov/drugsatfda_docs/label/2014/019758s073lbl.pdf.

DrugBank Online. Clozapine [Internet]. 2005 [capturado em 1 out. 2024]. Disponível em: https://go.drugbank.com/drugs/DB00363.

Drugs.com. Clozapine side effects [Internet]. 2023 [capturado em 1 out. 2024]. Disponível em: https://www.drugs.com/sfx/clozapine-side-effects.html#professional.

Frogley C, Taylor D, Dickens G, Picchioni M. A systematic review of the evidence of clozapine's anti-aggressive effects. Int J Neuropsychopharmacol. 2012;15(9):1351-71.

Lewis SW, Barnes TR, Davies L, Murray RM, Dunn G, Hayhurst KP, et al. Randomized controlled trial of effect of prescription of clozapine versus other second-generation antipsychotic drugs in resistant schizophrenia. Schizophr Bull. 2006;32(4):715-23.

McEvoy JP, Lieberman JA, Stroup TS, Davis SM, Meltzer HY, Rosenheck RA, et al. Effectiveness of clozapine versus olanzapine, quetiapine, and risperidone in patients with chronic schizophrenia who did not respond to prior atypical antipsychotic treatment. Am J Psychiatry. 2006;163(4):600-10.

Ronaldson KJ, Fitzgerald PB, McNeil JJ. Clozapine-induced myocarditis, a widely overlooked adverse reaction. Acta Psychiatr Scand. 2015;132(4):231-40.

Schaber G, Stevens I, Gaertner HJ, Dietz K, Breyer-Pfaff U. Pharmacokinetics of clozapine and its metabolites in psychiatric patients: plasma protein binding and renal clearance. Br J Clin Pharmacol. 1998;46(5):453-9.

Seeman P. Clozapine, a fast-off-D2 antipsychotic. ACS Chem Neurosci. 2014;5(1):24-29.

Spivak B, Mester R, Abesgaus J, Wittenberg N, Adlersberg S, Gonen N, et al. Clozapine treatment for neuroleptic-induced tardive dyskinesia, parkinsonism, and chronic akathisia in schizophrenic patients. J Clin Psychiatry. 1997;58(7):318-22.

D

- D-Ciclosserina 210
- Desipramina 213
- Desvenlafaxina 220
- Deutetrabenazina 225
- Dextrometorfano 228
- Diazepam 231
- Difenidramina 236
- Dissulfiram 239
- Donepezila 243
- Dosulepina 247
- Doxepina 252
- Droperidol 258
- Duloxetina 263

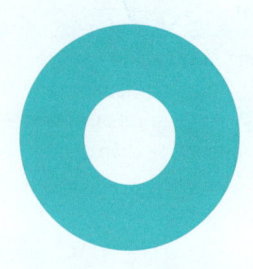

D-Ciclosserina

A d-ciclosserina é um fármaco antibiótico de amplo espectro. Classicamente, é utilizada para o tratamento de tuberculose e algumas infecções que atingem o trato urinário, porém tem sido usada no manejo de transtornos de ansiedade. Após administração oral, é bem absorvida rapidamente pelo trato gastrointestinal; sua concentração máxima ocorre entre 4 e 8 horas e sua eliminação se dá pela via renal, sobretudo na forma inalterada.

Nomes no Brasil:
Não disponível no Brasil (EUA: Seromycin).

SUS:
Não disponível na Rename.

- **INDICAÇÕES DE BULA – ANVISA:** Não possui aprovação da Anvisa até o momento.

- **INDICAÇÕES DE BULA – FDA:** Usado em combinação com até 5 outros medicamentos como tratamento para o complexo *Mycobacterium avium*. Tratamento da tuberculose.

- **INDICAÇÕES OFF-LABEL:** A d-ciclosserina pode ser utilizada para doença de Alzheimer, esquizofrenia, transtorno depressivo maior, TEA, TEPT e transtorno por uso de substâncias.

- **CONTRAINDICAÇÕES:** A d-ciclosserina não deve ser utilizada por pacientes com histórico de alergia a esse medicamento, pacientes com epilepsia e que tenham insuficiência renal grave. A d-ciclosserina deve ser utilizada com cautela em pacientes que fazem uso de bebida alcoólica, com ansiedade grave, depressão e sintomas psicóticos.

- **TESTES LABORATORIAIS SUGERIDOS OU NECESSÁRIOS:** É recomendado realizar monitoramento do hemograma, bem como da função renal e hepática do paciente.

- **ROTA FARMACOLÓGICA:** Ver Figura 1.

Farmacologia

ABSORÇÃO: Após administração oral, a d-ciclosserina atinge seu pico de concentração plasmática entre 4 e 8 horas.

VOLUME DE DISTRIBUIÇÃO: 10,5 L.

LIGAÇÃO PROTEICA: A ligação da d-ciclosserina às proteínas plasmáticas é bastante baixa (até inexistente).

METABOLISMO/FARMACOCINÉTICA: Não há dados disponíveis para a d-ciclosserina.

ROTA DE ELIMINAÇÃO: A excreção da d-ciclosserina se dá pela via renal, sendo a maior parte dos compostos eliminados na forma inalterada (65%), embora haja eliminação na forma de metabólitos (35%), os quais não são farmacologicamente ativos.

MEIA-VIDA: 10 horas. Em pacientes com comprometimento da função renal, a meia-vida é maior.

DEPURAÇÃO: 1,16 L/h.

FARMACODINÂMICA: A d-ciclosserina atua como um agonista parcial ao se ligar ao sítio destinado à glicina presente nos receptores glutamatérgicos do tipo NMDA.

MECANISMO DE AÇÃO: A d-ciclosserina, ao se ligar no sítio de ligação da glicina presente nos recepto-

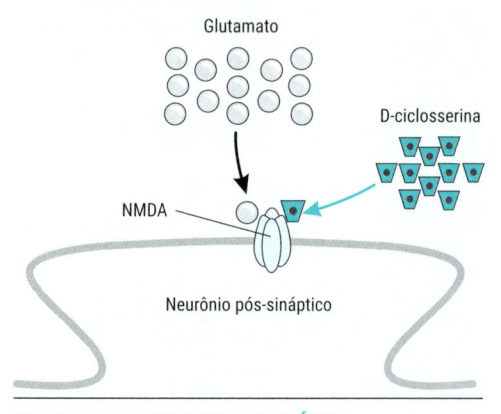

FIGURA 1 ▶ ROTA FARMACOLÓGICA DA D-CICLOSSERINA.

res NMDA, atua como um modulador indireto da transmissão glutamatérgica. Sendo os receptores NMDA bastante envolvidos com os processos de neuroplasticidade, o uso de d-ciclosserina parece favorecer tal processo, o que auxilia o sucesso do tratamento de transtornos de ansiedade pelas terapias comportamentais.

● Interações ● Medicamentosas

○ O uso de isoniazida pode potencializar os efeitos da d-ciclosserina sobre o SNC.

○ O uso de etionamida pode aumentar os efeitos neurotóxicos da d-ciclosserina.

AFINIDADE LIGANTE/KI:

LOCAL	KI (NM)
Ki (NMDA)	2.330 nM

○ Farmacogenética

Acesse https://www.pharmgkb.org/chemical/PA164764600 ou utilize o *QR code* ao lado.

ANOTAÇÕES CLÍNICAS

Nível de evidência 1A, 1B, 2A, 2B, 3: Não há dados para a d-ciclosserina no PharmGKB até a data de publicação deste livro.

Nível de evidência 4: Acesse o *site* para mais informações.

○ Prática Clínica

● **DOSAGEM:** Recomenda-se a utilização da d-ciclosserina em doses que variam de 50 a 500 mg/dia. O resultado obtido não parece ser proporcional à dose utilizada, porém deve-se sempre administrar o medicamento imediatamente antes do início da sessão de terapia ou assim que ela tiver terminado.

● **TITULAÇÃO:** Não há dados disponíveis sobre a titulação da d-ciclosserina.

● **EFEITOS ADVERSOS: Comuns:** Cefaleia, inquietação, irritabilidade, sonolência, tremor. **Incomuns:** Agressividade, alteração visual, coma, confusão, convulsão, desorientação, disartria, espasmo muscular, hiper-reflexia, ideação suicida, paresia, parestesia, psicose, transaminases aumentadas, vertigem.

● **GRAVIDEZ:** Não há estudos sobre o uso de d-ciclosserina durante a gravidez em humanos, porém estudos em modelos animais não mostraram efeitos teratogênicos quando esse medicamento foi utilizado durante a gestação.[1] Categoria C da FDA (classificação até 2015).

● **AMAMENTAÇÃO:** O uso de d-ciclosserina não é recomendado durante o período da amamentação, pois pode ter efeitos adversos importantes no lactente.

● **CRIANÇAS E ADOLESCENTES:** Embora ainda existam poucos estudos consistentes, a d-ciclosserina tem sido utilizada em crianças com TEA e TOC, mostrando-se segura e eficaz nesses casos.

● **IDOSOS:** É recomendado que se atente para a possibilidade de efeitos colaterais mais intensos com o uso de d-ciclosserina nessa população.

● **INSUFICIÊNCIA RENAL:** Pacientes com insuficiência renal devem utilizar doses reduzidas de d-ciclosserina.

● **INSUFICIÊNCIA HEPÁTICA:** Não é necessário o ajuste de dose de d-ciclosserina em pacientes com insuficiência hepática.

● **COMO MANEJAR EFEITOS ADVERSOS:** É necessário aguardar e observar se os efeitos da d-ciclosserina irão desaparecer; caso não desapareçam, é recomendada a redução de dose do medicamento. Se persistirem, deve-se descontinuar seu uso.

○ Toxicidade

ORAL EM HUMANOS: Não há dados específicos sobre superdosagem de d-ciclosserina em humanos. A dose letal da d-ciclosserina é de 5.290 mg/kg em camundongos e 5.000 mg/kg em ratos.

TOXICIDADE AGUDA: Os sintomas decorrentes da superdosagem de d-ciclosserina (doses acima de 500 mg/dia) são comportamentos anormais, confusão, convulsão, dor de cabeça, dificuldade

> **BIPP TIPS**
>
> - A piridoxina (200-300 mg/dia) pode ser utilizada para prevenir e até tratar os efeitos neurotóxicos causados por doses elevadas da d-ciclosserina.
> - Deve-se reduzir a dose de d-ciclosserina e até descontinuar seu uso em caso de dermatite alérgica ou sintomas de toxicidade central.
> - Os efeitos neurotóxicos da d-ciclosserina são diretamente proporcionais às concentrações séricas elevadas, sobretudo aquelas que se encontram acima de 30 mcg/mL.
> - Os pacientes devem ser orientados a não consumirem bebida alcoólica durante o tratamento com d-ciclosserina, pois o uso concomitante das duas substâncias pode levar o paciente a uma crise convulsiva.

de fala, dormência, formigamento, inconsciência, irritabilidade, paralisia, sonolência e tontura.

Referência

1. Wellmann KA, Varlinskaya EI, Mooney SM. D-Cycloserine ameliorates social alterations that result from prenatal exposure to valproic acid. Brain Res Bull. 2014;108:1-9.

Leituras Recomendadas

Alghamdi WA, Alsultan A, Al-Shaer MH, An G, Ahmed S, Alkabab Y, et al. Cycloserine population pharmacokinetics and pharmacodynamics in patients with tuberculosis. Antimicrob Agents Chemother. 2019;63(5):e00055-19.

Aye SZ, Ni H, Sein HH, Mon ST, Zheng Q, Wong YKY. The effectiveness and adverse effects of D-cycloserine compared with placebo on social and communication skills in individuals with autism spectrum disorder. Cochrane Database Syst Rev. 2021;2021(2):CD013457.

Cole J, Selby B, Ismail Z, McGirr A. D-cycloserine normalizes long-term motor plasticity after transcranial magnetic intermittent theta-burst stimulation in major depressive disorder. Clin Neurophysiol. 2021;132(8):1770-6.

Deshpande D, Alffenaar JWC, Köser CU, Dheda K, Chapagain ML, Simbar N, et al. d-Cycloserine pharmacokinetics/pharmacodynamics, susceptibility, and dosing implications in multidrug-resistant tuberculosis: a faustian deal. Clin Infect Dis. 2018;67 suppl 3:S308-16.

Goff D. The therapeutic role of d-cycloserine in schizophrenia. Adv Pharmacol. 2016;76:39-66.

Goff DC. D-cycloserine in schizophrenia: new strategies for improving clinical outcomes by enhancing plasticity. Curr Neuropharmacol. 2017;15(1):21-34.

Grillon C. D-cycloserine facilitation of fear extinction and exposure-based therapy might rely on lower-level, automatic mechanisms. Biol Psychiatry. 2009;66(7):636-41.

Hofmann SG, Otto MW, Pollack MH, Smits JA. D-cycloserine augmentation of cognitive behavioral therapy for anxiety disorders: an update. Curr Psychiatry Rep. 2015;17(1):532.

Hofmann SG. D-cycloserine for treating anxiety disorders: making good exposures better and bad exposures worse. Depress Anxiety. 2014;31(3):175-7.

Klass A, Glaubitz B, Tegenthoff M, Lissek S. d-Cycloserine facilitates extinction learning and enhances extinction-related brain activation. Neurobiol Learn Mem. 2017;144:235-47.

Laake K, Oeksengaard AR. D-cycloserine for Alzheimer's disease. Cochrane Database Syst Rev. 2002;2002(2):CD003153.

Nikolaus S, Wittsack HJ, Wickrath F, Müller-Lutz A, Hautzel H, Beu M, et al. Differential effects of D-cycloserine and amantadine on motor behavior and D2/3 receptor binding in the nigrostriatal and mesolimbic system of the adult rat. Sci Rep. 2019;9(1):16128.

Otto MW, Basden SL, Leyro TM, McHugh RK, Hofmann SG. Clinical perspectives on the combination of D-cycloserine and cognitive-behavioral therapy for the treatment of anxiety disorders. CNS Spectr. 2007;12(1):51-61.

Schade S, Paulus W. D-cycloserine in neuropsychiatric diseases: a systematic review. Int J Neuropsychopharmacol. 2016;19(4):pyv102.

Woud ML, Blackwell SE, Steudte-Schmiedgen S, Browning M, Holmes EA, Harmer CJ, et al. Investigating d-cycloserine as a potential pharmacological enhancer of an emotional bias learning procedure. J Psychopharmacol. 2018;32(5):569-77.

Xia J, Du Y, Han J, Liu G, Wang X. D-cycloserine augmentation in behavioral therapy for obsessive-compulsive disorder: a meta-analysis. Drug Des Devel Ther. 2015;9:2101-17.

Desipramina

A desipramina é o metabólito ativo derivado da imipramina, pertencente à classe das aminas secundárias dos fármacos tricíclicos. Seu uso foi aprovado pela FDA em 1964, sendo recomendada para o tratamento de várias síndromes depressivas. Hoje, além dessa indicação, também pode ser utilizada para o tratamento de dor neuropática, bulimia nervosa, SII, bexiga hiperativa, neuralgia pós-herpética e TDAH em crianças. Seus mecanismos de ação não estão completamente elucidados e, assim como todos os tricíclicos, seu uso clínico requer atenção médica. Não é comercializada no Brasil. Sua metabolização atinge picos de concentração plasmática máxima em cerca de 4 a 6 horas e é majoritariamente excretada pela via renal.

Nomes no Brasil:
Não disponível no Brasil (EUA: Norpramin).

SUS:
Não disponível na Rename.

● **INDICAÇÕES DE BULA – ANVISA:** Não possui aprovação da Anvisa até o momento.

● **INDICAÇÕES DE BULA – FDA:** Tratamento da depressão.

● **INDICAÇÕES OFF-LABEL:** A desipramina pode ser usada no tratamento de dor neuropática periférica crônica, bulimia nervosa, SII, bexiga hiperativa, neuralgia pós-herpética, TDAH em crianças e transtornos do espectro da ansiedade, como transtorno de pânico e TAG.

● **CONTRAINDICAÇÕES:** A desipramina é contraindicada em caso de hipersensibilidade à substância, em associação com IMAOs (mesmo após 14 dias) e com dibenzapinas, bem como em caso de IAM recente.

● **TESTES LABORATORIAIS SUGERIDOS OU NECESSÁRIOS:** É aconselhável monitoramento médico cuidadoso durante o tratamento com desipramina. O ganho de peso é comum em pacientes tratados com fármacos tricíclicos e tetracíclicos, sendo necessário acompanhamento do peso corporal e do IMC, da pressão arterial e da glicemia, sobretudo em pacientes pré-diabéticos e diabéticos. É aconselhável também monitorar possíveis dislipidemias (colesterol total, LDL e triglicerídeos aumentados e HDL diminuído). Em casos de pacientes que tenham ganhado mais que 5% do peso basal, é recomendada a avaliação da possibilidade de pré-diabetes ou diabetes e, em casos positivos, pode ser indicada a substituição do medicamento. Pacientes idosos, com hipertireoidismo, com problemas cardiovasculares preexistentes (ou histórico familiar) ou pessoas tratadas concomitantemente com outros agentes que prolonguem o intervalo QTc devem ser monitorados com ECG. Pacientes acima de 50 anos devem ser monitorados com ECG basal; além disso, pessoas com mais de 50 anos e pacientes em terapias diuréticas apresentam risco aumentado de distúrbios eletrolíticos, motivo pelo qual os eletrólitos requerem monitoramento especial nesse grupo.

● **ROTA FARMACOLÓGICA:** Ver Figura 1.

○ Farmacologia

ABSORÇÃO: A desipramina é rápida e quase completamente absorvida pelo trato gastrointestinal, sofre extenso metabolismo de primeira passagem e atinge picos de concentração plasmática máxima em cerca de 4 a 6 horas, com biodisponibilidade oral entre 60 e 70%.

VOLUME DE DISTRIBUIÇÃO: 10 a 50 L/kg.

LIGAÇÃO PROTEICA: 73 a 92%.

METABOLISMO/FARMACOCINÉTICA: A desipramina é extensamente metabolizada pelos hepatócitos, sobretudo pela isoenzima CYP2D6 e, secundariamente, pela CYP1A2. Seu principal metabólito é a 2-hidroxi-desipramina, que possui atividade potencialmente inibidora da recaptação

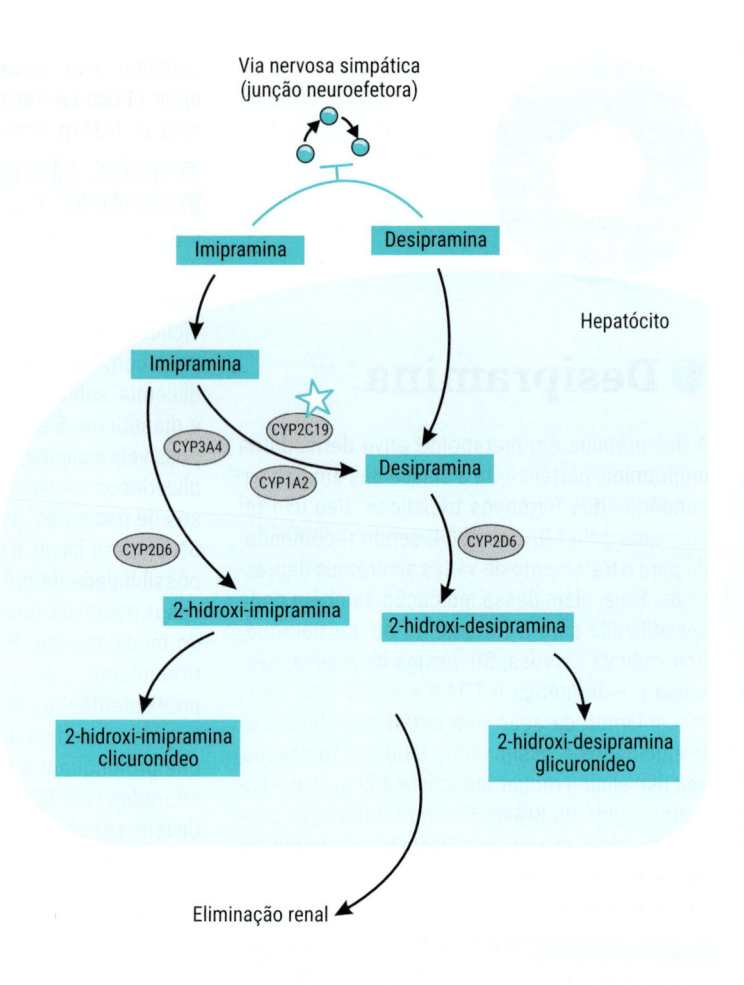

FIGURA 1 ▶

ROTA FARMACOLÓGICA DA DESIPRAMINA.

Fonte: Elaborada com base em Whirl-Carrillo e colaboradores.[3]

de aminas e é cardiotóxica. Diferentes perfis genéticos podem influenciar na metabolização da 2-hidroxilação da desipramina, podendo a concentração variar em até 36 vezes.

ROTA DE ELIMINAÇÃO: A desipramina tem excreção primordialmente renal (70%) e secundariamente pelas fezes.

MEIA-VIDA: 7 a 60 horas.

DEPURAÇÃO: Não há dados disponíveis sobre a depuração da desipramina.

FARMACODINÂMICA: A desipramina é um inibidor das proteínas transportadoras de noradrenalina e, em menor escala, de serotonina. Apresenta baixa afinidade para o transportador de dopamina e possui atividade anticolinérgica, anti-histamínica e glutamatérgica.

MECANISMO DE AÇÃO: A teoria mais aceita acerca do mecanismo de ação da desipramina é que ela bloqueia majoritariamente a recaptação da noradrenalina na membrana neuronal pré-sináptica e, em menor escala, a recaptação da serotonina. A literatura indica que os ADTs de amina secundária, como a desipramina, apresentam mais afinidade pelo NET, promovendo maior bloqueio da recaptação da noradrenalina, em comparação com os ADTs de amina terciária, os quais promovem maior bloqueio da recaptação de serotonina, sendo que tal efeito sobre as monoaminas aumenta sua disponibilidade nas fendas sinápticas.[1] Ademais, o uso crônico de desipramina parece induzir redução da expressão e/ou da atividade dos receptores β-adrenérgicos e sensibilização dos receptores serotoninérgicos no córtex cerebral. Em conjunto, os mecanismos facilitadores da neurotransmissão noradrenérgica e serotoninérgica, especialmente nas vias corticolímbicas relacionadas à regulação do humor, parecem responsáveis pelo gerenciamento da resposta ao estresse e da precipitação dos transtornos emocionais. Com relação aos mecanismos antinociceptivos da desipramina, acredita-se que sua ação reguladora da neurotransmissão noradrenérgica nas vias descendentes modulatórias da transmissão da dor e da nocicepção seja responsável pelos efeitos clínicos observados. Além disso, um estudo associou os efeitos antinociceptivos da desipramina à sua modulação de receptores centrais de NMDA por reduzirem a neurotransmissão glutaminérgica na medula espinal, responsável pela hiperexcitabilidade central associada à dor crônica.[2] Diversas linhas de evidência correlacionam a dor aos estados emocionais, uma vez que o cérebro apresenta interações complexas entre as bases neurobiológicas que regulam ambos os aspectos, como a existência de um circuito subcortical responsável por modular as respostas defensivas e pelo processamento inconsciente de estímulos subjacentes aos estados emocionais associados à dor.[4,5] Entretanto, diferentemente de outros antidepressivos, foi demonstrado em modelos animais que os efeitos antinociceptivos da desipramina podem ser independentes de seus efeitos antidepressivos e ansiolíticos.

● Interações Medicamentosas

○ O uso concomitante de ADTs, como a desipramina, com fármacos inibidores das isoenzimas do citocromo CYP2D6, como quinidina e cimetidina, bem como as substâncias que são substratos dessas isoenzimas, como outros antidepressivos, fenotiazinas e os antiarrítmicos do tipo 1C (propafenona e flecainida), pode promover aumento da exposição à desipramina e elevar a frequência ou a intensidade de seus efeitos adversos. Desse modo, pode ser necessário administrar doses menores de desipramina ou do medicamento usado em combinação. Nos casos em que houver retirada de uma das medicações da terapia combinada, pode ser necessário o aumento da dose da desipramina.

○ Apesar de todos os ISRSs, tais como a fluoxetina, a sertralina e a paroxetina, inibirem o citocromo CYP2D6, o grau de inibição pode variar, sendo que o ajuste de dose deve ser realizado conforme características individuais dos pacientes, como efeitos adversos mais intensos ou redução da eficácia. O uso de ADTs juntamente a outras substâncias que modulem as vias serotoninérgicas, como ISRSs ou triptanos, pode acarretar síndrome serotoninérgica grave, com alterações de cognição, comportamento, função do sistema nervoso autônomo e atividade neuromuscular, até mesmo potencialmente fatal.

○ O uso concomitante de desipramina com agentes depressores do SNC pode aumentar a resposta ao álcool e os efeitos dos barbitúricos e de outros depressores do SNC. Em caso de administração concomitante de desipramina com agentes anticolinérgicos ou simpaticomiméticos, incluindo epinefrina combinada ou não com anestésicos locais, é altamente recomendado o acompanhamento médico e, quando necessário, ajustes nas dosagens. Pode haver casos de íleo paralítico em pacientes que tomam ADTs em combinação com medicamentos anticolinérgicos. A desipramina pode bloquear a ação anti-hipertensiva da guanetidina ou de compostos de ação similar. Os ADTs podem aumentar a frequência e/ou a intensidade de tontura em pacientes tratados com tramadol.

AFINIDADE LIGANTE/KI:

LOCAL	KI (NM)
Ki (SERT)	17,6-163
Ki (NET)	0,63-3,5
Ki (DAT)	3.190
Ki ($5\text{-}HT_{1A}$)	> 6.400
Ki ($5\text{-}HT_{2A}$)	115-350
Ki ($5\text{-}HT_{2C}$)	244-748
Ki ($5\text{-}HT_3$)	> 2.500
Ki ($5\text{-}HT_7$)	> 1.000
Ki (α_1)	23-130
Ki (α_2)	> 1.379
Ki (β)	> 1.700
Ki (D_1)	5.460
Ki (D_2)	3.400
Ki (H_1)	60-110
Ki (H_2)	1.550

◯ Farmacogenética

Acesse https://www.pharmgkb.org/chemical/PA449233 ou utilize o *QR code* ao lado.

ANOTAÇÕES CLÍNICAS

Nível de evidência 1A: Ver Tabela 1.

Nível de evidência 1B, 2A, 2B: Não há dados para a desipramina no PharmGKB até a data de publicação deste livro.

Nível de evidência 3: Variantes diversas dos genes *BDNF* e *MC1R*.

Nível de evidência 4: Acesse o *site* para mais informações.

◯ Prática Clínica

● **DOSAGEM:** A dosagem de desipramina varia conforme a condição clínica: em geral, cerca de 100 a 200 mg/dia para depressão e 50 a 150 mg/dia para dor crônica.

● **TITULAÇÃO**

TRANSTORNO DEPRESSIVO MAIOR: Em adultos, a dose oral recomendada para início do tratamento é de 50 a 75 mg/dia, em dose única ou dividida, de acordo com a resposta individual e tolerabilidade de cada paciente. Para incrementos, deve ser respeitado o intervalo mínimo de 1 semana, aumentando a dose diária em 25 a 50 mg, até que se chegue na dose diária usual de 100 a 200 mg. A dose máxima diária recomendada é de 300 mg e, nesses casos, os pacientes em geral devem ser hospitalizados para início da terapia. Para pacientes idosos, recomenda-se inicialmente a dose de 25 mg, ao deitar. Pode haver titulação em intervalos semanais em 25 a 50 mg, dependendo da resposta e tolerabilidade de cada paciente. A dose diária máxima recomendada é de 100 mg, em dose única ou fracionada. Em alguns casos, pode ser necessária a dose diária de 150 mg, o que requer hospitalização. Uma vez estabilizada em uma dosagem de manutenção, a administra-

TABELA 1 ▶ NÍVEL DE EVIDÊNCIA 1A PARA A DESIPRAMINA

VARIANTE	GENE	MOLÉCULA	TIPO	FENÓTIPO
CYP2D6*1				
CYP2D6*3				Transtorno depressivo, transtorno depressivo maior
CYP2D6*4	*CYP2D6*	Desipramina	Toxicidade	
CYP2D6*5				
CYP2D6*6				
CYP2D6*1				
CYP2D6*2				
CYP2D6*2xN				
CYP2D6*4	*CYP2D6*	Desipramina	Metabolismo Farmacocinética	Transtorno depressivo maior, transtornos mentais
CYP2D6*5				
CYP2D6*6				
CYP2D6*9				
CYP2D6*10				

ção da dose diária total ao deitar pode minimizar a sedação diurna e melhorar a adesão.

BULIMIA NERVOSA: É recomendada uma dose inicial de 25 mg, 3x/dia, inicialmente. Após intervalos mínimos de 1 semana e de acordo com a resposta e tolerabilidade, pode ser titulada em incrementos de 25 ou 50 mg diários, até que se atinja a dose máxima diária de 200 mg. Após 2 semanas, avaliar se houve redução dos episódios de compulsividade alimentar em, pelo menos, 50%. Descontinuar o tratamento se não forem observados benefícios terapêuticos nesse período.

TRANSTORNO DE ANSIEDADE SOCIAL E TRANSTORNO DE PÂNICO: Recomenda-se iniciar o tratamento com 10 mg/dia, preferencialmente ao deitar. A dose pode ser titulada em 10 mg a cada 2 ou 4 dias, até um intervalo entre 100 e 200 mg/dia, não devendo ser excedida a dosagem diária de 300 mg/dia.

NEURALGIA PÓS-HERPÉTICA: São recomendadas, inicialmente, doses de 10 a 25 mg, 1x/dia, na hora de dormir, com titulação semanal até que se atinja alívio da dor, conforme tolerado. Em um estudo, a dose diária média de desipramina após 6 semanas de tratamento foi de 167 mg/dia.[6]

NEUROPATIA DIABÉTICA: Recomenda-se iniciar o tratamento em doses baixas, de cerca de 25 mg, 1x/dia, na hora de dormir. Em seguida, conforme tolerado para a eficácia, pode haver titulação em incrementos de 25 a 50 mg semanalmente. Em geral, a dosagem diária no intervalo de 75 a 150 mg, ao deitar, pode proporcionar alívio da dor semelhante ao fornecido pela amitriptilina.

● **DESCONTINUAÇÃO:** Em todos os casos supracitados, o tratamento com desipramina não deve ser interrompido de maneira abrupta, visto que há relatos de sintomas associados à retirada, tais como náusea, tontura, dor de cabeça, entre outros. Nesse sentido, a interrupção deve ser realizada de maneira gradual, em geral diminuindo-se a dosagem pela metade a cada 3 dias ou administrando-se em dias alternados, por um período mínimo de 2 semanas antes da interrupção completa do tratamento. O esquema de interrupção deve considerar a tolerabilidade do paciente em relação às reduções. Em casos de sintomas intoleráveis após a suspensão do tratamento, é recomendado retornar à dose anterior de desipramina, reinstituindo-se o esquema de retirada de forma mais lenta.

● **EFEITOS ADVERSOS:** Comuns: Ansiedade, aumento do apetite, azia, cefaleia, constipação, diarreia, disfunção sexual, fadiga, ganho de peso, náusea, sedação, sudorese, taquicardia moderada, tontura, visão turva, boca seca. Incomuns: Agitação, confusão, convulsões, distúrbios da atenção e da fala, midríase, olho seco, parestesia.

● **GRAVIDEZ:** Não existem estudos clínicos suficientes que atestem a segurança do uso de desipramina durante a gravidez. Em geral, seu uso não é recomendado, principalmente no primeiro trimestre da gestação. Nesse caso, o tratamento de gestantes com essa substância deve ser avaliado conforme possíveis riscos e benefícios. Não categorizado pela FDA (classificação até 2015).

● **AMAMENTAÇÃO:** A desipramina é secretada no leite materno e há relatos de sintomas nos lactentes, como insônia e irritabilidade. Entretanto, os dados clínicos acerca da segurança do uso desse medicamento são escassos, de modo que o aleitamento materno durante o tratamento com desipramina deve ser avaliado conforme possíveis riscos e benefícios.

● **CRIANÇAS E ADOLESCENTES:** Não foram conduzidos estudos clínicos suficientes para avaliar a eficácia e a tolerabilidade da desipramina nessa faixa etária. Diversas linhas de evidência indicam falta de eficácia de ADTs para o tratamento de depressão em pacientes pediátricos.[7] Entretanto, alguns estudos sugerem que ela possa ser utilizada, desde que aplicadas medidas de acompanhamento, visto que podem ocorrer alterações comportamentais notáveis, como ativação de transtorno bipolar conhecido ou desconhecido e/ou ideação suicida.[8] Portanto, devem ser ponderados os potenciais riscos e benefícios dessa terapêutica em pacientes pediátricos e informar pais ou responsáveis para que possam ajudar a observar a criança ou o adolescente.

● **IDOSOS:** A desipramina deve ser administrada com cautela, preferencialmente em doses reduzidas em comparação a pacientes mais jovens, visto que alguns pacientes idosos podem ser mais suscetíveis aos seus efeitos adversos. Ape-

BIPP TIPS

- Os ADTs, como a desipramina, permanecem como fármacos de primeira escolha no tratamento de cefaleia e uma ampla variedade de síndromes de dor crônica, incluindo dor neuropática, fibromialgia, enxaqueca, dor cervical e dor lombar.

- Os pacientes com retenção urinária, hipertrofia prostática, glaucoma, constipação, insuficiência hepática ou doença cardiovascular tratados com desipramina requerem maior atenção.

- O tratamento com desipramina é contraindicado em pacientes com bloqueio cardíaco ou arritmias ou imediatamente após infarto do miocárdio e em pacientes com doença hepática grave. Em alguns casos, pode acarretar efeitos adversos graves, como íleo paralítico, prolongamento do intervalo QTc, convulsões, efeitos extrapiramidais e agravar sintomas psicóticos.

- Durante o tratamento com desipramina, bem como com outros ADTs, o consumo de álcool deve ser evitado devido aos efeitos aditivos centrais.

- Crianças, pacientes com hidratação inadequada, pacientes abaixo do peso e aqueles com doença cardíaca podem ser mais suscetíveis à cardiotoxicidade induzida por ADTs.

- De acordo com as diretrizes da Academia Americana de Neurologia, não há evidências suficientes sobre o uso de desipramina para neuropatia diabética devido à falta de dados robustos em comparação com outros tratamentos aceitos.[10] No entanto, alguns estudos demonstram que a desipramina promove redução da intensidade da dor em pacientes diabéticos, em pacientes com e sem depressão.[11] São necessários mais estudos, principalmente em relação à melhora da função, da qualidade de vida e da segurança da desipramina.

sar disso, há estudos indicando que o tratamento com antidepressivos em idosos é eficaz, sobretudo no manejo do risco de suicídio.[9]

● **INSUFICIÊNCIA RENAL:** Utilizar a desipramina com cautela e sempre com monitoramento regular devido à excreção renal do fármaco. Não é necessário ajuste de dose.

● **INSUFICIÊNCIA HEPÁTICA:** Utilizar a desipramina com cautela, de preferência em doses mais baixas em relação à população saudável, e sempre com monitoramento regular das concentrações plasmáticas e das funções hepáticas.

● **COMO MANEJAR EFEITOS ADVERSOS:** A avaliação médica constante por meio de exames se faz mais que necessária, especialmente nos casos de ganho de peso acima de 5% do peso basal do paciente e nos pacientes pré-diabéticos e diabéticos. Nesses casos ou se houver efeitos adversos intoleráveis, deve-se considerar reduzir a dose. Em geral, medidas de suporte e acompanhamento bastam até a adaptação do paciente ao medicamento, visto que a maioria dos efeitos adversos desaparecem com o tempo. Todavia, pode ser necessário substituir a desipramina por outro medicamento da mesma classe.

● Toxicidade

ORAL EM HUMANOS: A dose máxima diária recomendada de desipramina é de 300 mg.

TOXICIDADE AGUDA: A desipramina apresenta uma taxa de mortalidade desproporcionalmente maior em comparação a outros ADTs. Casos de superdosagens com esse medicamento resultam em disritmia cardíaca, hipotensão crítica, convulsões, reflexos hiperativos, letargia, sonolência, hipotermia, confusão, coma e morte. Pode ocorrer síndrome serotoninérgica, principalmente se administrada em combinação com outras substâncias que atuem sobre o sistema serotoninérgico, como IMAOs. Os sinais e sintomas da síndrome serotoninérgica incluem hipertermia, agitação, pupilas dilatadas, tremor, acatisia, rigidez muscular, rubor e diaforese. O tratamento de primeira linha para toxicidade aguda envolve, em geral, estabelecimento de medidas de suporte, alcalinização do soro, lavagem gástrica e administração de carvão ativado, o que pode auxiliar a reduzir a absorção da substância se for feita em 1 a 2 horas após a ingestão. Se a pessoa afetada estiver inconsciente, o carvão ativado pode ser administrado via sonda nasogástrica. Em pacientes com síndrome serotoninérgica, o manejo consiste em cuidados de suporte e antagonistas da serotonina, como ciproeptadina. Deve ser realizado monitoramento da temperatura corporal, dos sinais vitais e cardíacos, com observação do ECG para possíveis anormalidades de condução cardíaca. O paciente deve ser observado por 6 horas, no mínimo, a fim de evitar síncope, falta de ar e taquicardia.

Referências

1. Nybäck HV, Walters JR, Aghajanian GK, Roth RH. Tricyclic antidepressants: effects on the firing rate of brain noradrenergic neurons. Eur J Pharmacol. 1975;32(2):302-12.

2. Mjellem N, Lund A, Hole K. Reduction of NMDA-induced behaviour after acute and chronic administration of desipramine in mice. Neuropharmacology. 1993;32(6):591-5.

3. Whirl-Carrillo M, Huddart R, Gong L, Sangkuhl K, Thorn CF, Whaley R, et al. An evidence-based framework for evaluating pharmacogenomics knowledge for personalized medicine. Clin Pharmacol Ther. 2021;110(3):563-72.

4. Zidda F, Lyu Y, Nees F, Radev ST, Sitges C, Montoya P, et al. Neural dynamics of pain modulation by emotional valence. Cereb Cortex. 2024;34(9):bhae358.

5. Cai YQ, Wang W, Paulucci-Holthauzen A, Pan ZZ. Brain circuits mediating opposing effects on emotion and pain. J Neurosci. 2018;38(28):6340-9.

6. Kishore-kumar R, Max MB, Schafer SC, Gaughan AM, Smoller B, Gracely RH, et al. Desipramine relieves postherpetic neuralgia. Clin Pharmacol Ther. 1990;47(3):305-12.

7. Masi G. Controversies in the pharmacotherapy of adolescent depression. Curr Pharm Des. 2022;28(24):1975-84.

8. Carandang C, Jabbal R, Macbride A, Elbe D. A review of escitalopram and citalopram in child and adolescent depression. J Can Acad Child Adolesc Psychiatry. 2011;20(4):315-24.

9. Barak Y, Olmer A, Aizenberg D. Antidepressants reduce the risk of suicide among elderly depressed patients. Neuropsychopharmacology. 2006;31(1):178-81.

10. Pop-Busui R, Boulton AJM, Feldman EL, Bril V, Freeman R, Malik RA, et al. Diabetic neuropathy: a position statement by the American Diabetes Association. Diabetes Care. 2017;40(1):136-54.

11. Max MB, Kishore-Kumar R, Schafer SC, Meister B, Gracely RH, Smoller B, et al. Efficacy of desipramine in painful diabetic neuropathy: a placebo-controlled trial. Pain. 1991;45(1):3-9.

Leituras Recomendadas

Amitai Y, Frischer H. Excess fatality from desipramine and dosage recommendations. Ther Drug Monit. 2004;26(5):468-73.

Gueorguieva I, Jackson K, Wrighton SA, Sinha VP, Chien JY. Desipramine, substrate for CYP2D6 activity: population pharmacokinetic model and design elements of drug-drug interaction trials. Br J Clin Pharmacol. 2010;70(4):523-36.

Laddu AR, Somani P. Desipramine toxicity and its treatment. Toxicol Appl Pharmacol. 1969;15(2):287-94.

Leonard HL, Meyer MC, Swedo SE, Richter D, Hamburger SD, Allen AJ, et al. Electrocardiographic changes during desipramine and clomipramine treatment in children and adolescents. J Am Acad Child Adolesc Psychiatry. 1995;34(11):1460-8.

Levitt AJ, Joffe RT, Esche I, Sherret D. The effect of desipramine on body weight in depression. J Clin Psychiatry. 1987;48(1):27-8.

Nagy A, Johansson R. Plasma levels of imipramine and desipramine in man after different routes of administration. Naunyn Schmiedebergs Arch Pharmacol. 1975;290(2-3):145-60.

Norpramin® (desipramine hydrochloride tablets USP) [internet]. Bridgewater: Sanofi-Aventis; 2014 [acesso em 2024 out. 7]. Disponivel em: https://www.accessdata.fda.gov/drugsatfda_docs/label/2014/014399s069lbl.pdf.

Ramey K, Ma JD, Best BM, Atayee RS, Morello CM. Variability in metabolism of imipramine and desipramine using urinary excretion data. J Anal Toxicol. 2014;38(6):368-74.

Sallee FR, Pollock BG. Clinical pharmacokinetics of imipramine and desipramine. Clin Pharmacokinet. 1990;18(5):346-64.

Thompson LW, Coon DW, Gallagher-Thompson D, Sommer BR, Koin D. Comparison of desipramine and cognitive/behavioral therapy in the treatment of elderly outpatients with mild-to-moderate depression. Am J Geriatr Psychiatry. 2001;9(3):225-40.

Desvenlafaxina

A desvenlafaxina é o principal metabólito ativo da venlafaxina e pertence à categoria de substâncias que inibem a recaptação da serotonina e da noradrenalina. É utilizada no tratamento do transtorno depressivo maior e apresenta-se como uma ferramenta clínica de grande relevância no manejo de pacientes que apresentem ideação suicida. O uso em crianças e adolescentes requer atenção especial. Seu metabolismo atinge o pico plasmático em torno de 7,5 horas e sua eliminação ocorre principalmente por via renal.

Nomes no Brasil:
Andes, Deller, Desduo, Desve, Desventag, Elifore, Imense, Pristiq, Vellana, Vendexla, Zodel.

SUS:
Não disponível na Rename.

● **INDICAÇÕES DE BULA – ANVISA E FDA:** Tratamento de adultos com TDM.

● **INDICAÇÕES OFF-LABEL:** A desvenlafaxina pode ser utilizada para profilaxia de enxaquecas, redução dos sintomas vasomotores associados à menopausa, manejo de TAG, fibromialgia e transtorno disfórico pré-menstrual. Algumas evidências a consideram uma opção de segunda linha para tratamento de TOC, TEPT e sintomas da perimenopausa. Além disso, pode ser usada também para o manejo da dor neuropática, embora as evidências de eficácia estejam incompletas.

● **CONTRAINDICAÇÕES:** A desvenlafaxina é contraindicada em caso de hipersensibilidade à substância, a seus excipientes ou à venlafaxina, bem como em associação com IMAOs (mesmo após 14 dias).

● **TESTES LABORATORIAIS SUGERIDOS OU NECESSÁRIOS:** A desvenlafaxina está associada à elevação sustentada da pressão arterial, estando indicado o monitoramento da pressão durante o tratamento. Havendo a persistência da desregulação da pressão, a dose de desvenlafaxina deverá ser reduzida ou até mesmo descontinuada. Pacientes com função renal debilitada devem ser monitorados e observados se a taxa de filtração glomerular é reduzida abaixo de 30 mL/min. Em caso positivo, a dose de desvenlafaxina deve ser reduzida e administrada em dose única diária.

● **ROTA FARMACOLÓGICA:** Ver Figura 1.

Farmacologia

ABSORÇÃO: Após administração oral, a desvenlafaxina é bem absorvida, atingindo cerca de 80% de biodisponibilidade, com pico plasmático em torno de 7,5 horas. Não sofre influência pela ingestão de alimentos.

VOLUME DE DISTRIBUIÇÃO: 3,4 L/kg.

LIGAÇÃO PROTEICA: 30%.

METABOLISMO/FARMACOCINÉTICA: Diferente da venlafaxina, a desvenlafaxina não sofre metabolização pela isoenzima CYP2D6. A desvenlafaxina sofre N-desmetilação oxidativa via citocromo CYP3A4, porém em menor extensão.

ROTA DE ELIMINAÇÃO: A desvenlafaxina é excretada principalmente na urina, sendo cerca de 45% da dose excretados de forma inalterada, 19% sob a forma de metabólitos glicuronídeos e menos de 5% sob a forma de N,O-didesmetil-venlafaxina.

MEIA-VIDA: Cerca de 11,1 horas.

DEPURAÇÃO: 0,26 L/h/kg.

FARMACODINÂMICA: A desvenlafaxina é um IRSN que age bloqueando os transportadores SERT e NET. Em doses elevadas, pode inibir também a proteína responsável pela recaptação de dopamina. Seus efeitos sobre os receptores são observados progressivamente, inibindo SERT nas dosagens mais baixas, NET em seguida e DAT nas dosagens mais elevadas (efeito dose-dependente). Ao contrário dos tricíclicos, a desvenlafaxina

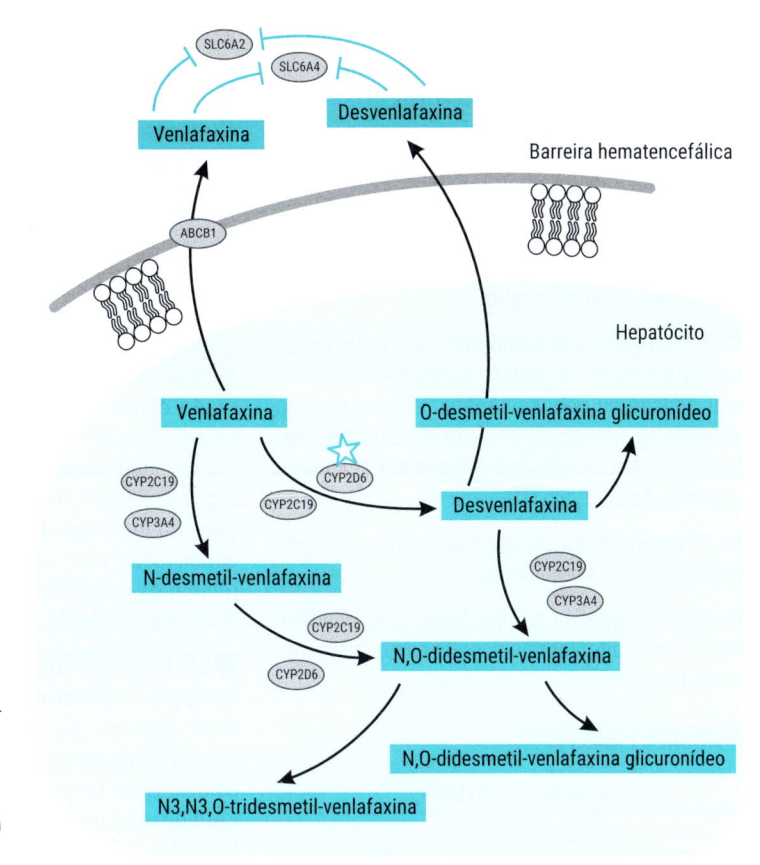

FIGURA 1 ▶

ROTA FARMACOLÓGICA DA DESVENLAFAXINA.

Fonte: Elaborada com base em Sangkuhl e colaboradores.[1]

não possui afinidade pelos receptores histaminérgicos, muscarínicos ou adrenérgicos.

MECANISMO DE AÇÃO: O mecanismo de ação da desvenlafaxina consiste na potencialização da atividade neurotransmissora no SNC por meio da inibição da recaptação de serotonina, noradrenalina e dopamina nas fendas sinápticas. A potência de inibição da serotonina é maior que a da noradrenalina; além disso, a literatura indica que a inibição da recaptação da dopamina só ocorre em doses muito elevadas. Embora o mecanismo de ação da desvenlafaxina não esteja totalmente elucidado, a literatura sugere que seus efeitos sobre as vias de neurotransmissão dessas monoaminas repercutem em efeitos neuroplásticos, os quais contribuem para suas ações antidepressivas, de maneira semelhante ao fármaco original (venlafaxina).[2,3] Apresenta menor afinidade para receptores muscarínicos, histamínicos e $α_1$-adrenérgicos.

● Interações Medicamentosas

○ Não é recomendado prescrever desvenlafaxina juntamente a IMAOs por, no mínimo, cinco meias-vidas após a descontinuação da desvenlafaxina.

○ A desvenlafaxina pode causar fraqueza, hiper-reflexia e incoordenação quando combinada com sumatriptana ou outros triptanos e, por isso, requer monitoramento atento do paciente.

○ É necessário atenção ao prescrever desvenlafaxina com outros medicamentos que podem aumentar os níveis de serotonina, incluindo ISRSs, IRSNs, triptanos e tramadol, pois podem levar à síndrome serotoninérgica, com risco de vida.

○ A desvenlafaxina não deve ser combinada com medicamentos para perda de peso, como a fentermina. A literatura indica que tais combinações estão associadas com perda excessiva de peso, síndrome serotoninérgica e problemas cardíacos, como taquicardia e hipertensão.[4]

○ É preciso cuidado em relação às combinações de tratamento de desvenlafaxina com medicamentos que possam interagir com as vias de coagulação, como a varfarina, bem como AINEs como AAS e ibuprofeno, tendo em vista o risco aumentado de hemorragias.

○ Tratamentos concomitantes entre desvenlafaxina e cimetidina podem aumentar o risco de hipertensão ou doença hepática, assim como o tratamento concomitante entre venlafaxina e haloperidol está associado a maior risco de prolongamento do intervalo QT.

○ O metoprolol pode ser menos eficaz quando tomado com desvenlafaxina.

○ A desvenlafaxina, administrada com zolpidem, lorazepam e difenidramina, pode causar aumento da sedação.

AFINIDADE LIGANTE/KI:

LOCAL	KI (NM)
Ki (SERT)	40,2
Ki (NET)	558,4
Ki (DAT)	> 10.000

○ Farmacogenética

Acesse https://www.pharmgkb.org/chemical/PA165958374 ou utilize o *QR code* ao lado.

ANOTAÇÕES CLÍNICAS

Nível de evidência 1A, 1B, 2A, 2B, 3: Não há dados para a desvenlafaxina no PharmGKB até a data de publicação deste livro.

Nível de evidência 4: Acesse o *site* para mais informações.

○ Prática Clínica

● **DOSAGEM:** A dose de desvenlafaxina varia de 50 a 200 mg/dia.

● **TITULAÇÃO:** A dose inicial de desvenlafaxina é de 50 mg, 1x/dia, podendo ser aumentada para 100 mg, 1x/dia, até 200 mg. Não é recomendado ultrapassar 400 mg ingeridos 1x/dia, pois, apesar de a literatura indicar eficácia, doses elevadas estão mais associadas a efeitos adversos graves, que contribuem para a descontinuação do tratamento.[5] O paciente deve ser orientado a não mastigar ou dividir o comprimido, pois isso pode afetar as propriedades de liberação prolongada. Para a interrupção, é necessário reduzir a dose gradualmente a fim de evitar efeitos de retirada, como tontura, náusea, diarreia, sudorese, ansiedade e irritabilidade. Recomenda-se reduzir a dose administrando uma dose completa de 50 mg de maneira menos frequente. Em caso de surgimento de sintomas de retirada durante a descontinuação, deve-se aumentar a dose para interromper os sintomas e depois reiniciar a retirada de forma mais lenta.

● **EFEITOS ADVERSOS:** Mais comuns: Dermatológicos (hiperidrose), gastrointestinais (boca seca, constipação, náusea), geniturinários (disfunção erétil), neurológicos (sonolência, tontura), psiquiátricos (insônia), outros (fadiga). Comuns: Cardiovasculares (aumento de pressão arterial, fogacho, hipertensão, hipotensão ortostática, palpitação, taquicardia), dermatológicos (*rash*), gastrointestinais (diarreia, vômito), geniturinários (anejaculação, disfunção sexual, distúrbio ejaculatório, hesitação urinária, proteinúria, retardo ejaculatório), hepáticos (alteração em exames de função hepática), metabólicos (aumento/diminuição de peso, aumento de colesterol total, LDL, triglicerídeos em jejum, diminuição de apetite), musculoesqueléticos (rigidez muscular), neurológicos (alteração de atenção, cefaleia, disgeusia, parestesia, tremor, vertigem), oculares (midríase, visão borrada), psiquiátricos (alteração de orgasmo, anorgasmia, ansiedade, diminuição de libido, irritabilidade, nervosismo, síndrome de abstinência, sonhos anormais), respiratórios (bocejo), outros (astenia, calafrio, nervosismo, zumbido). Incomuns: Cardiovasculares (extremidades frias), dermatológicos (alopecia), geniturinários (retenção urinária), endocrinológicos (hiperprolactinemia), hipersensibilidade (reação de hipersensibilidade), metabólicos (aumento de triglicerídeos), neurológicos (discinesia, síncope, sintomas extrapiramidais), psiquiátricos (desper-

sonalização, hipomania), respiratórios (epistaxe).
Raros: Dermatológicos (reação de fotossensibilidade, SSJ), gastrointestinais (pancreatite aguda), hipersensibilidade (angiedema), metabólicos (hiponatremia), neurológicos (convulsão, distonia, síndrome serotoninérgica), psiquiátricos (alucinação, mania).

● **GRAVIDEZ:** Não é recomendado o uso de desvenlafaxina durante a gestação, especialmente no primeiro trimestre. Há evidências que indicam correlação com risco aumentado de aborto ou malformações, como anencefalia, coarctação da aorta, fenda palatina, entre outros.[6] Entretanto, não foram realizados ensaios clínicos controlados que possam comprovar esses efeitos. Em alguns casos, o tratamento com desvenlafaxina pode ser necessário na gestação, devendo ser ponderados os riscos para a mãe e a criança. Categoria C da FDA (classificação até 2015).

● **AMAMENTAÇÃO:** A desvenlafaxina é excretada no leite materno e encontrada no plasma dos lactentes amamentados por mulheres tratadas com esse medicamento. No entanto, não foram relatados efeitos adversos a curto ou longo prazo nessas crianças. Devem ser ponderados os riscos e benefícios do tratamento com antidepressivo para a mãe e o lactente.

● **CRIANÇAS E ADOLESCENTES:** A desvenlafaxina deve ser prescrita com extrema cautela, uma vez que os dados acerca de seu uso em crianças e adolescentes são controversos. É necessário atenção a mudanças de comportamento bruscas, que podem envolver ideação suicida, devendo-se sempre contar com a observação cautelosa dos pais nesse acompanhamento.

● **IDOSOS:** As evidências indicam que a desvenlafaxina é eficaz e bem tolerada em idosos, da mesma forma que em pacientes adultos jovens, em especial em casos nos quais há risco associado de suicídio. O tratamento deve ser iniciado com doses mais baixas e aumentado progressivamente até que se atinja a dose eficaz.

● **INSUFICIÊNCIA RENAL:** Utilizar a desvenlafaxina com cautela em pacientes com insuficiência renal grave, sendo recomendado o uso da dose-padrão (50 mg/dia) em dias alternados. Pacientes em diálise não devem receber a dose subsequente até que a diálise esteja concluída.

> **BIPP TIPS**
>
> ● A desvenlafaxina aparenta ser útil especialmente nos pacientes com depressão resistente a mais de duas abordagens terapêuticas, incluindo ISRSs. Algumas linhas de evidência demonstram também maiores taxas de remissão da depressão no tratamento com desvenlafaxina em comparação com ISRSs.[7] Aparenta ser útil também no tratamento dos sintomas da perimenopausa.[8]
>
> ● A desvenlafaxina deve ser utilizada com cautela em pacientes com histórico de convulsões ou doença cardíaca, bem como naqueles com transtorno bipolar, exceto se estiverem sendo tratados concomitantemente com um agente estabilizador do humor.
>
> ● Ao tratar crianças, é necessário ponderar de modo cuidadoso os riscos e benefícios do tratamento farmacológico com a desvenlafaxina.
>
> ● Todos os pacientes devem ser monitorados cuidadosamente para a precipitação de ideação suicida, em especial crianças e adolescentes.

● **INSUFICIÊNCIA HEPÁTICA:** Utilizar a desvenlafaxina com cautela, de preferência na dose-padrão de 50 mg/dia, sem ultrapassar a dosagem máxima de 100 mg/dia.

● **COMO MANEJAR EFEITOS ADVERSOS:** É recomendado que o uso de desvenlafaxina seja estabelecido inicialmente com monitoramento médico. A maioria dos efeitos adversos são dose-dependentes, isto é, aumentam com doses mais elevadas e reduzem com doses menores. Além disso, são também tempo-dependentes, ou seja, mais intensos no início da dosagem ou durante incrementos de dosagem, desaparecendo com o tempo. Dessa forma, uma maneira adequada de gerenciar os efeitos adversos consiste em aumentar a dose progressivamente até que seja atingida a eficácia e reduzi-la se houver efeitos adversos intoleráveis.

Toxicidade

ORAL EM HUMANOS: Há quatro casos descritos de sobrevivência após uso de 900, 1.800, 4.000, 5.200 mg de desvenlafaxina.

TOXICIDADE AGUDA: Os principais sintomas de superdosagem com desvenlafaxina são efeitos cardiovasculares leves e transitórios, incluindo hipertensão e taquicardia, e foram associados à ingestão de doses mais elevadas. A síndrome serotoninérgica é observada apenas com a ingestão de doses mais altas ou quando são tomadas em combinação com outros antidepressivos serotoninérgicos. Convulsões, arritmias e alterações no intervalo QRS ou QT aparentam ser raras. É altamente improvável que doses abaixo de 800 mg causem efeitos significativos ou duradouros. O manejo adequado para situação de intoxicação envolve manter as vias aéreas permeáveis e iniciar ventilação e monitoramento dos sinais vitais e do ritmo cardíaco.

Referências

1. Sangkuhl K, Stingl JC, Turpeinen M, Altman RB, Klein TE. PharmGKB summary: venlafaxine pathway. Pharmacogenet Genomics. 2014;24(1):62-72.

2. Asokan A, Ball AR, Laird CD, Hermer L, Ormerod BK. Desvenlafaxine may accelerate neuronal maturation in the dentate gyri of adult male rats. PLoS One. 2014;9(6):e98530.

3. Bansal R, Hellerstein DJ, Sawardekar S, Chen Y, Peterson BS. A randomized controlled trial of desvenlafaxine-induced structural brain changes in the treatment of persistent depressive disorder. Psychiatry Res Neuroimaging. 2023;331:111634.

4. Low Y, Setia S, Lima G. Drug-drug interactions involving antidepressants: focus on desvenlafaxine. Neuropsychiatr Dis Treat. 2018;14:567-80.

5. Ferguson JM, Tourian KA, Rosas GR. High-dose desvenlafaxine in outpatients with major depressive disorder. CNS Spectrums. 2012;17(3):121-30.

6. Polen KN, Rasmussen SA, Riehle-Colarusso T, Reefhuis J. Association between reported venlafaxine use in early pregnancy and birth defects, national birth defects prevention study, 1997-2007. Birth Defects Res A Clin Mol Teratol. 2013;97(1):28-35.

7. Liebowitz MR, Tourian KA. Efficacy, safety, and tolerability of Desvenlafaxine 50 mg/d for the treatment of major depressive disorder: a systematic review of clinical trials. Prim Care Companion J Clin Psychiatry. 2010;12(3):PCC.09r00845.

8. Clayton AH, Kornstein SG, Dunlop BW, Focht K, Musgnung J, Ramey T, et al. Efficacy and safety of desvenlafaxine 50 mg/d in a randomized, placebo-controlled study of perimenopausal and postmenopausal women with major depressive disorder. J Clin Psychiatry. 2013;74(10):1010-7.

Leituras Recomendadas

Colvard MD. Key differences between Venlafaxine XR and Desvenlafaxine: An analysis of pharmacokinetic and clinical data. Mental Health Clin. 2014;4(1):35-9.

Cooper JM, Brown JA, Cairns R, Isbister GK. Desvenlafaxine overdose and the occurrence of serotonina toxicity, seizures and cardiovascular effects. Clin Toxicol. 2017;55(1):18-24.

Drugs.com. Desvenlafaxine side effects [Internet]. 2023 [capturado em 15 out. 2024]. Disponível em: https://www.drugs.com/sfx/desvenlafaxine-side-effects.html#professional.

Naseeruddin R, Rosani A, Marwaha R. Desvenlafaxine. In: StatPearls [internet]. Treasure Island: StatPearls; 2024 [acaeeo em 2024 out. 7]. Disponível em: https://www.ncbi.nlm.nih.gov/books/NBK534829/.

Nichols AI, Richards LS, Behrle JA, Posener JA, McGrory SB, Paul J. The pharmacokinetics and safety of desvenlafaxine in subjects with chronic renal impairment. Int J Clin Pharmacol Ther. 2011;49(1):3-13.

Nichols AI, Tourian KA, Tse SY, Paul J. Desvenlafaxine for major depressive disorder: incremental clinical benefits from a second-generation serotonin-norepinephrine reuptake inhibitor. Expert Opin Drug Metab Toxicol. 2010;6(12):1565-74.

Pristiq® (desvenlafaxine) [Internet]. Philadelphia: Wyeth Pharmaceuticals; 2011 [capturado em 15 out. 2024]. Disponível em: https://www.accessdata.fda.gov/drugsatfda_docs/label/2012/021992s030lbl.pdf.

Weihs KL, Murphy W, Abbas R, Chiles D, England RD, Ramaker S, et al. Desvenlafaxine versus placebo in a fluoxetine-referenced study of children and adolescents with major depressive disorder. J Child Adolesc Psychopharmacol. 2018;28(1):36-46.

Yang LP, Plosker GL. Desvenlafaxine extended release. CNS Drugs. 2008;22(12):1061-9.

● Deutetrabenazina

A deutetrabenazina é um fármaco que inibe o VMAT2, de forma que as monoaminas não são armazenadas em vesículas e acabam sendo depletadas. É utilizada no tratamento de condições motoras, como discinesia tardia e coreia decorrente da doença de Huntington. Após administração oral, sua concentração máxima ocorre em 3 ou 4 horas e sua eliminação se dá sobretudo pela via renal, majoritariamente na forma de metabólitos.

Nomes no Brasil:
Austedo.

SUS:
Não disponível na Rename.

● **INDICAÇÕES DE BULA – ANVISA E FDA:** Tratamento de adultos com coreia associada à doença de Huntington. Tratamento da discinesia tardia.

● **INDICAÇÕES OFF-LABEL:** A deutetrabenazina pode ser utilizada em transtorno de tiques e síndrome de Tourette.

● **CONTRAINDICAÇÕES:** A deutetrabenazina não deve ser utilizada por pacientes com histórico de alergia a esse medicamento. Não é recomendada a utilização da deutetrabenazina em pacientes com doença de Huntington que tenham histórico de tentativa ou ideação suicida e naqueles que apresentam quadros depressivos não tratados, em pacientes com doença hepática e em pacientes que fazem uso de IMAOs, reserpina, tetrabenazina e valbenazina.

● **TESTES LABORATORIAIS SUGERIDOS OU NECESSÁRIOS:** Testes laboratoriais não são necessários.

● **ROTA FARMACOLÓGICA:** Ver Figura 1.

○ Farmacologia

ABSORÇÃO: Após administração oral, a deutetrabenazina exibe seu pico de concentração plasmática entre 3 e 4 horas.

VOLUME DE DISTRIBUIÇÃO: 500 L (α-di-hidro-tetrabenazina) e 730 L (β-di-hidro-tetrabenazina).

LIGAÇÃO PROTEICA: A ligação da deutetrabenazina às proteínas plasmáticas varia entre 82 e 85% (60-68% para α-di-hidro-tetrabenazina e 59-63% para β-di-hidro-tetrabenazina).

METABOLISMO/FARMACOCINÉTICA: A deutetrabenazina sofre metabolização hepática pelas enzimas da família do citocromo P450, principalmente CYP2D6, CYP1A2 e CYP3A4/5, dando origem aos seus principais metabólitos ativos, α-di-hidro-tetrabenazina e β-di-hidro-tetrabenazina.

ROTA DE ELIMINAÇÃO: A excreção da deutetrabenazina se dá pela via renal (75-86%), sobretudo na forma de metabólitos, mas também pela via fecal (8-11%).

MEIA-VIDA: 9 a 10 horas.

DEPURAÇÃO: A depuração plasmática da α-di-hidro-tetrabenazina é de 47 L/h, e a da β-di-hidro-tetrabenazina, de 70 L/h.

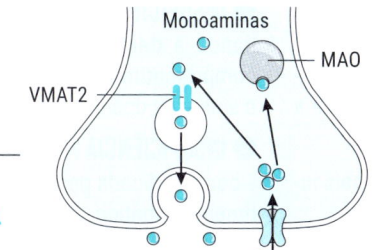

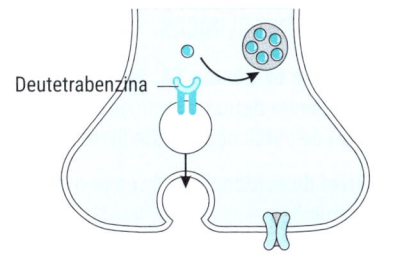

FIGURA 1 ▶
ROTA FARMACOLÓGICA DA DEUTETRABENAZINA.

FARMACODINÂMICA: A deutetrabenazina se mostrou eficaz em reduzir os sintomas de movimentos involuntários em pacientes com discinesia tardia e doença de Huntington. Ela proporcionou uma redução na pontuação média na escala de movimentos anormais involuntários.

MECANISMO DE AÇÃO: A deutetrabenazina e seus metabólitos se ligam, de forma reversível, no VMAT2, que é responsável pelo armazenamento das monoaminas em vesículas, para que sejam liberadas na fenda sináptica. Com o bloqueio do VMAT2, as monoaminas sofrem degradação pela MAO e não são liberadas na fenda sináptica. Dessa forma, com a redução da liberação de dopamina no estriado, ocorre melhora dos sintomas motores presentes na discinesia tardia e na coreia de Huntington.

● Interações Medicamentosas

A fluoxetina e a paroxetina, fármacos inibidores da CYP2D6, podem aumentar o tempo de circulação da deutetrabenazina no organismo.

AFINIDADE LIGANTE/KI:

	LOCAL	KI (NM)
α-di-hidro-tetrabenazina:	Ki (VMAT2)	3,8
β-di-hidro-tetrabenazina:	Ki (VMAT2)	22

○ Farmacogenética

Acesse https://www.pharmgkb.org/chemical/PA166169881 ou utilize o *QR code* ao lado.

ANOTAÇÕES CLÍNICAS

Nível de evidência 1A, 1B, 2A, 2B, 3: Não há dados para a deutetrabenazina no PharmGKB até a data de publicação deste livro.

Nível de evidência 4: Acesse o *site* para mais informações.

○ Prática Clínica

● **DOSAGEM E TITULAÇÃO:** Recomenda-se a utilização da deutetrabenazina para o tratamento da discinesia tardia em doses de 12 a 48 mg/dia, divididas em 2 tomadas diárias, durante as refeições. Para o tratamento da coreia de Huntington, as doses utilizadas variam entre 6 e 48 mg/dia, divididas em 2 tomadas diárias em casos de doses acima de 12 mg.

Deve-se iniciar o uso de deutetrabenazina para o tratamento da discinesia tardia com uma dose de 12 mg/dia, podendo ser aumentada em 6 mg/dia semanalmente. A dose máxima recomendada é de 48 mg/dia. No caso da coreia de Huntington, deve-se iniciar o tratamento com dose inicial de 6 mg/dia (tomada em dose única), podendo ser aumentada em 6 mg/dia a cada semana. A dose máxima recomendada é de 48 mg/dia.

● **EFEITOS ADVERSOS:** Mais comuns: Neurológicos (sedação). Comuns: Dermatológicos (contusão), gastrointestinais (boca seca, constipação, diarreia), geniturinários (ITU), neurológicos (tontura), psiquiátricos (acatisia, agitação, ansiedade, depressão, insônia), outros (fadiga).

● **GRAVIDEZ:** Não há estudos em humanos. Não foi observada malformação em fetos de modelos animais quando a deutetrabenazina foi administrada durante a fase de organogênese, mas foi observado um aumento de mortalidade pós-natal. Categoria C da FDA (classificação até 2015).

● **AMAMENTAÇÃO:** Não há dados disponíveis sobre a secreção da deutetrabenazina no leite materno e acerca dos possíveis efeitos para o lactente.

● **CRIANÇAS E ADOLESCENTES:** Não há estudos avaliando a segurança e a eficácia da deutetrabenazina em crianças e adolescentes.

● **IDOSOS:** Idosos tendem a tolerar melhor doses reduzidas de deutetrabenazina.

● **INSUFICIÊNCIA RENAL:** Não há estudos avaliando a deutetrabenazina em pacientes com comprometimento renal, porém não é necessário o ajuste de dose.

● **INSUFICIÊNCIA HEPÁTICA:** A deutetrabenazina é contraindicada para pacientes com comprometimento hepático.

● **COMO MANEJAR EFEITOS ADVERSOS:** É necessário aguardar e observar se os efeitos da deutetrabenazina irão desaparecer; caso não desapareçam, é recomendada a redução de dose do medicamento ou até a suspensão do seu uso.

◯ Toxicidade

ORAL EM HUMANOS: Não há informações específicas sobre superdosagem de deutetrabenazina em humanos. A dose letal em animais é de 5.000 mg/kg em ratos.

TOXICIDADE AGUDA: Os sintomas decorrentes da superdosagem de deutetrabenazina são alucinação, confusão, crise oculogírica, diarreia, distonia aguda, hipotensão, náusea, rubor, sedação, sudorese, tremor e vômito.

◯ Leituras Recomendadas

Austedo™ (deutetrabenazine) [Internet]. North Wales: Teva Pharmaceuticals; 2017 [capturado em 9 out. 2024]. Disponível em: https://www.accessdata.fda.gov/drugsatfda_docs/label/2017/208082s000lbl.pdf.

Dorfman BJ, Jimenez-Shahed J. Deutetrabenazine for treatment of involuntary movements in patients with tardive dyskinesia. Expert Rev Neurother. 2021;21(1):9-20.

Fernandez HH, Stamler D, Davis MD, Factor SA, Hauser RA, Jimenez-Shahed J, et al. Long-term safety and efficacy of deutetrabenazine for the treatment of tardive dyskinesia. J Neurol Neurosurg Psychiatry. 2019;90(12):1317-23.

Jankovic J, Jimenez-Shahed J, Budman C, Coffey B, Murphy T, Shprecher D, et al. Deutetrabenazine in tics associated with tourette syndrome. Tremor Other Hyperkinet Mov. 2016;6:422.

Niemann N, Jankovic J. Treatment of tardive dyskinesia: a general overview with focus on the vesicular monoamine transporter 2 inhibitors. Drugs. 2018;78(5):525-41.

Niemann N, Jimenez-Shahed J. Deutetrabenazine in the treatment of tardive dyskinesia. Neurodegener Dis Manag. 2019;9(2):59-71.

Paton DM. Deutetrabenazine: treatment of hyperkinetic aspects of huntington's disease, tardive dyskinesia and tourette syndrome. Drugs Today. 2017;53(2):89-102.

Richard A, Frank S. Deutetrabenazine in the treatment of Huntington's disease. Neurodegener Dis Manag. 2019;9(1):31-7.

BIPP TIPS

- A deutetrabenazina é utilizada para controlar efeitos colaterais dos medicamentos antipsicóticos.
- A ingestão de deutetrabenazina deve ser feita juntamente com alimentos. Os alimentos aumentam a concentração máxima da deutetrabenazina em até 50%.
- A deutetrabenazina exibe farmacodinâmica semelhante à da tetrabenazina, porém difere quanto à farmacocinética. Seus metabólitos ativos exibem maior meia-vida e melhor absorção que os metabólitos da tetrabenazina.
- Deve-se evitar o uso de deutetrabenazina em pacientes com síndrome congênita do QT longo ou com arritmia que resulte em prolongamento do intervalo QT.
- Embora de forma discreta, os metabólitos da deutetrabenazina podem bloquear os receptores dopaminérgicos do tipo D_2 e os receptores serotoninérgicos do tipo $5-HT_7$.
- Há baixo risco de sintomas adversos psiquiátricos, como ansiedade, com o uso de deutetrabenazina.
- Os comprimidos de deutetrabenazina não devem ser macerados ou mastigados.
- Pacientes que têm risco aumentado de apresentar prolongamento do intervalo QT devem ter esse parâmetro monitorado antes do início do tratamento com deutetrabenazina e após aumento de dose que resulte em dose diária de 24 mg.
- A deutetrabenazina pode causar sintomas depressivos ou ideação suicida em pacientes com doença de Huntington, os quais devem ser monitorados quanto a qualquer sinal ou sintoma de depressão ou ideação suicida.
- Raramente, a deutetrabenazina pode causar acatisia.

Schneider F, Stamler D, Bradbury M, Loupe PS, Hellriegel E, Cox DS, et al. Pharmacokinetics of deutetrabenazine and tetrabenazine: dose proportionality and food effect. Clin Pharmacol Drug Dev. 2021;10(6):647-59.

Skaff R. Valbenazine and Deutetrabenazine as possible treatments for neuroleptic-induced supersensitivity psychosis and antipsychotic dependence. CNS Spectr. 2019;24(4):352-3.

Thornton P. Deutetrabenazine side effects [Internet]. Drugs.com.; 2023 [capturado em 9 out. 2024]. Disponível em: https://www.drugs.com/sfx/deutetrabenazine-side-effects.html#professional.

Dextrometorfano

O dextrometorfano é um fármaco antagonista dos receptores glutamatérgicos do tipo NMDA. É utilizado como estabilizador do humor e do afeto em pacientes com TEPT e também em pacientes com labilidade emocional. Trata-se de um medicamento com potencial para uso recreacional e abuso. Após administração oral, sua absorção se dá pelo trato gastrointestinal e sua eliminação ocorre sobretudo pela via renal, majoritariamente na forma de metabólitos, embora também haja traços de fármaco inalterado na urina de pacientes que fazem uso desse medicamento.

Nomes no Brasil:
Disponível somente em xaropes de tosse (EUA: Nuedexta).

SUS:
Não disponível na Rename.

● **INDICAÇÕES DE BULA – ANVISA:** Indicação principal: expectorante para o alívio da tosse produtiva que geralmente acompanha gripes e resfriados. Indicação secundária: alívio da tosse seca de origem irritativa, geralmente secundária, presente com frequência em gripes e resfriados (devido à irritação da garganta e brônquios) ou associada a agentes irritantes. A combinação de dextrometorfano (antitussígeno) com guaifenesina (expectorante) pode ser utilizada para descongestionar as vias respiratórias e acalmar e aliviar a tosse.

● **INDICAÇÕES DE BULA – FDA:** Alívio temporário da tosse de origem irritativa. Em combinação com bupropiona é indicada para o tratamento do TDM em adultos. Em combinação com guaifenesina, ajuda a soltar o muco e afinar as secreções brônquicas para livrar as passagens brônquicas de muco incômodo e tornar a tosse mais produtiva. Em combinação com sulfato de quinidina é indicada para o tratamento do efeito pseudobulbar.

● **INDICAÇÕES *OFF-LABEL*:** O dextrometorfano é indicado para o manejo da labilidade emocional. Pode ser utilizado como estabilizador de humor em pacientes com TEPT, para o tratamento da dor neuropática periférica em pacientes diabéticos, como medicamento de terceira linha para o tratamento de depressão resistente a outras classes de medicamentos, bem como para outras condições (AVC, TCE, convulsão, doença de Parkinson).

● **CONTRAINDICAÇÕES:** O dextrometorfano não deve ser utilizado por pacientes que fazem uso de medicamentos da classe dos IMAOs, em associação com medicamentos metabolizados pela CYP2D6 ou outros medicamentos que contenham quinidina, quinino ou mefloquina (se utilizado na combinação com quinidina), além de pacientes com intervalo QT prolongado, síndrome congênita do QT longo, história sugestiva de *torsades de pointes*, insuficiência cardíaca, com bloqueio atrioventricular ou que façam uso de medicamentos que proloquem o intervalo QT. Também não deve ser usado por pessoas que apresentem histórico de alergia a esse medicamento ou reação de hipersensibilidade a tais compostos.

● **TESTES LABORATORIAIS SUGERIDOS OU NECESSÁRIOS:** Testes laboratoriais não são necessários.

- **ROTA FARMACOLÓGICA:** Ver Figura 1.

◐ Farmacologia

ABSORÇÃO: Após administração oral, o dextrometorfano exibe seu pico de concentração máxima após 2,86 horas e seu início de ação se dá entre 15 e 30 minutos.

VOLUME DE DISTRIBUIÇÃO: 5,0 a 6,7 L/kg.

LIGAÇÃO PROTEICA: 60 a 70%.

METABOLISMO/FARMACOCINÉTICA: O dextrometorfano sofre metabolização no fígado, pelas enzimas CYP3A4, CYP2D6 e CYP2C9, onde ocorrem os processos de hidroxilação, desmetilação, glicuronidação e sulfonação.

ROTA DE ELIMINAÇÃO: A excreção do dextrometorfano acontece via renal, majoritariamente como metabólitos.

MEIA-VIDA: 3 a 30 horas.

DEPURAÇÃO: 1.280 L/h.

FARMACODINÂMICA: O dextrometorfano atua como depressor do SNC, sendo utilizado, principalmente, como analgésico, antidepressivo e estabilizador do humor.

MECANISMO DE AÇÃO: O dextrometorfano atua como analgésico na dor neuropática periférica causada pelo diabetes por meio de sua ligação ao receptor opioide ς_1, e age como estabilizador do humor mediante bloqueio dos receptores glutamatérgicos do tipo NMDA, reduzindo a transmissão glutamatérgica no SNC, diminuindo, dessa forma, a frequência e a gravidade dos episódios de risos ou choros descontrolados em pacientes com labilidade emocional. Seu efeito antidepressivo, em quadros de depressão resistente aos demais tipos de tratamento, se deve à sua afinidade ao transportador de serotonina e noradrenalina, modulando os níveis serotoninérgicos na fenda sináptica. Atua também como antagonista de receptores nicotínicos $\alpha_3\beta_4$, $\alpha_4\beta_2$ e β_7.

● Interações Medicamentosas

O uso concomitante de dextrometorfano e medicamentos que sejam metabolizados pela enzima CYP2D6 (como desipramina) e medicamentos inibidores da CYP2D6 (como fluoxetina, paroxetina e bupropiona) pode aumentar a concentração plasmática desses medicamentos.

AFINIDADE LIGANTE/KI:

LOCAL	KI (NM)
Ki (ς_1)	348/5.070
Ki (canal de sódio)	4.800
Ki (M_2)	10.000

◐ Farmacogenética

Acesse https://www.pharmgkb.org/chemical/PA449273 ou utilize o *QR code* ao lado.

ANOTAÇÕES CLÍNICAS

Nível de evidência 1A, 1B, 2A, 2B: Não há dados para o dextrometorfano no PharmGKB até a data de publicação deste livro.

Nível de evidência 3: Variantes diversas do gene *CYP2D6*.

Nível de evidência 4: Acesse o *site* para mais informações.

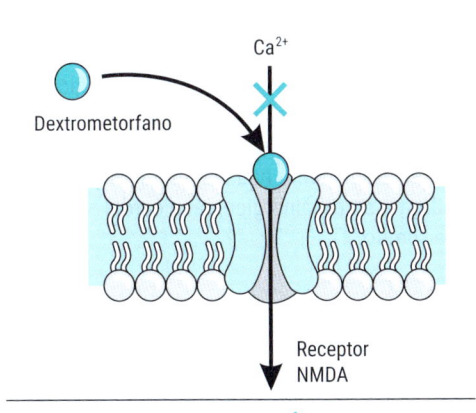

FIGURA 1 ▶ ROTA FARMACOLÓGICA DO DEXTROMETORFANO.

BIPP TIPS

- Em altas doses, o dextrometorfano pode causar euforia e alucinações dissociativas, semelhantemente aos efeitos da fenciclidina e cetamina.
- Em pacientes em que a CYP2D6 é hipofuncionante (metabolizadores pobres), pode ser necessário uso de doses menores de dextrometorfano.
- O dextrometorfano não deve ser utilizado por pacientes com histórico de uso abusivo de substâncias.
- Polimorfismos no gene que codifica a enzima CYP2D6 podem contribuir para a variação na resposta individual ao dextrometorfano e também na sua toxicidade.
- O dextrometorfano pode ser utilizado para o manejo da instabilidade afetiva observada em pacientes com doença de Alzheimer.

Prática Clínica

DOSAGEM: Recomenda-se a utilização do dextrometorfano na dose de 10 a 20 mg, 2x/dia.

TITULAÇÃO: É recomendado que se inicie a utilização do dextrometorfano com uma dose entre 10 e 20 mg, 1x/dia. Após a primeira semana de tratamento, o medicamento deve ser utilizado 2x/dia.

EFEITOS ADVERSOS: Raros: Dermatológicos (erupção fixa ao fármaco). Sem frequência avaliada: Astenia, diarreia, edema, euforia, hepatotoxicidade, ITU, prolongamento do intervalo QT (dose-dependente), tontura, tosse, trombocitopenia, vômito.

GRAVIDEZ: Não há estudos em humanos sobre os efeitos do uso de dextrometorfano durante a gravidez, porém estudos em modelos animais têm mostrado alguns efeitos adversos. Categoria C da FDA (classificação até 2015).[1]

AMAMENTAÇÃO: Não se sabe se há secreção de dextrometorfano no leite materno, nem se ela acontece em quantidades significativas; apesar disso, em caso de irritabilidade ou sedação no lactente, é recomendada a interrupção da amamentação ou a descontinuação do uso do medicamento.

CRIANÇAS E ADOLESCENTES: A eficácia e a segurança do dextrometorfano nessa faixa etária não foram comprovadas; apesar disso, em caso de uso, este deve ser feito com cautela e vigilância.

IDOSOS: Nessa faixa etária, em muitos casos, são recomendadas doses menores de dextrometorfano, pois podem ser mais bem toleradas.

INSUFICIÊNCIA RENAL: Não é necessário o ajuste de dose do dextrometorfano em pacientes com comprometimento renal leve ou moderado.

INSUFICIÊNCIA HEPÁTICA: Não é necessário o ajuste de dose do dextrometorfano em pacientes com comprometimento hepático leve ou moderado.

COMO MANEJAR EFEITOS ADVERSOS: Em caso de efeitos adversos com dextrometorfano, recomenda-se que se aguarde um tempo, pois eles tendem a melhorar. Caso isso não ocorra, é recomendado que se reduza a dose utilizada e, em último caso, que se interrompa o uso desse medicamento, substituindo-o por outro agente da mesma classe.

Toxicidade

ORAL EM HUMANOS: Não há informações específicas sobre superdosagem de dextrometorfano em humanos. A dose letal é de 165 mg/kg em camundongos e 350 mg/kg em ratos.

TOXICIDADE AGUDA: Pode ocorrer alteração de reflexos musculares, ataxia, cefaleia, coma, convulsão, depressão respiratória, distonia, estupor, hiperexcitabilidade, náusea, nistagmo, psicose, síndrome serotoninérgica, taquicardia, visão turva e vômito.

Referência

1. Nuedexta dextromethorphan hydrobromide and quinidine sulfate capsule, gelatin coated [Internet]. Aliso Viejo: Avanir Pharmaceuticals; 2010 [capturado em 22 out. 2024]. Disponível em: https://dailymed.nlm.nih.gov/

dailymed/drugInfo.cfm?setid=484e0918-3442-49dc-8ccf-177f1f3ee9f3#:~.

Leituras Recomendadas

Borges S, Li L, Hamman MA, Jones DR, Hall SD, Gorski JC. Dextromethorphan to dextrorphan urinary metabolic ratio does not reflect dextromethorphan oral clearance. Drug Metab Dispos. 2005;33(7):1052-5.

Boyer EW. Dextromethorphan abuse. Pediatr Emerg Care. 2004;20(12):858-63.

Criner TM, Perdun CS. Dextromethorphan and diabetic neuropathy. Ann Pharmacother. 1999;33(11):1221-3.

Drugs.com. Dextromethorphan side effects [Internet]. 2023 [capturado em 15 out. 2024]. Disponível em: https://www.drugs.com/sfx/dextromethorphan-side-effects.html#professional.

Majeed A, Xiong J, Teopiz KM, Ng J, Ho R, Rosenblat JD, et al. Efficacy of dextromethorphan for the treatment of depression: a systematic review of preclinical and clinical trials. Expert Opin Emerg Drugs. 2021;26(1):63-74.

Nguyen L, Thomas KL, Lucke-Wold BP, Cavendish JZ, Crowe MS, Matsumoto RR. Dextromethorphan: an update on its utility for neurological and neuropsychiatric disorders. Pharmacol Ther. 2016;159:1-22.

Nuedexta (dextromethorphan hydrobromide and quinidine sulfate) [Internet]. Aliso Viejo: Avanir Pharmaceuticals; 2010 [capturado em 15 out. 2024]. Disponível em: https://www.accessdata.fda.gov/drugsatfda_docs/label/2010/021879s000lbl.pdf.

Oh SR, Agrawal S, Sabir S, Taylor A. Dextromethorphan. In: StatPearls [Internet]. Treasure Island: StatPearls; 2024 [capturado em 15 out. 2024]. Disponível em: https://www.ncbi.nlm.nih.gov/books/NBK538216/.

Silva AR, Dinis-Oliveira RJ. Pharmacokinetics and pharmacodynamics of dextromethorphan: clinical and forensic aspects. Drug Metab Rev. 2020;52(2):258-82.

Stahl SM. Dextromethorphan/bupropion: a novel oral NMDA (n-methyl-d-aspartate) receptor antagonist with multimodal activity. CNS Spectr. 2019;24(5):461-6.

Sun MZ, Zheng QC. The regioselectivity of the interaction between dextromethorphan and CYP2D6. Phys Chem Chem Phys. 2022;24(4):2234-42.

Yang LP, Deeks ED. Dextromethorphan/quinidine: a review of its use in adults with pseudobulbar affect. Drugs. 2015;75(1):83-90.

Diazepam

O diazepam é o fármaco protótipo dos BZDs; ele age por meio da potencialização do efeito inibitório da transmissão gabaérgica pela ligação ao sítio alostérico nos receptores GABA-A. É utilizado desde 1963 para o tratamento de transtornos de ansiedade, principalmente no transtorno de pânico e no TAG. É também usado no tratamento de epilepsia, espasmos musculares causados por tétano ou esclerose múltipla, no controle de sintomas decorrentes da retirada do álcool ou outros BZDs e na prevenção de mialgias pós-anestesia. Após administração oral, sua absorção é rápida e sua meia-vida é longa, apresentando excreção renal.

Nomes no Brasil:
Compaz, Diazepam, Valium.

SUS:
Está disponível na Rename pelo componente básico em comprimidos de 5 e 10 mg e solução injetável de 5 mg/mL.

● **INDICAÇÕES DE BULA – ANVISA:** Alívio sintomático da ansiedade, tensão e outras queixas somáticas ou psicológicas associadas com a síndrome da ansiedade. Adjuvante no tratamento da ansiedade ou agitação associada a distúrbios psiquiátricos. Alívio do espasmo muscular reflexo devido a traumas locais (lesão, inflamação). Tratamento da espasticidade devido à lesão dos interneurônios espinhais e supraespinhais, tal como ocorre na paralisia cerebral e na paraplegia, assim como na atetose e na síndrome rígida. Os benzodiazepínicos são indicados apenas para distúrbiuos intensos, debilitantes ou dores extremas.

● **INDICAÇÕES DE BULA – FDA:** Tratamento de transtornos de ansiedade ou para o alívio de curto prazo dos sintomas de ansiedade. Na abstinência aguda de álcool, pode ser útil no alívio sintomático de agitação aguda, tremor, *delirium tremens* iminente ou agudo e alucinose. É um complemento útil para o alívio de espasmo muscular esquelético devido a espasmo reflexo à patologia local (inflamação dos músculos ou articulações, ou secundário a trauma), espasticidade causada por distúrbios do neurônio motor superior (como paralisia cerebral e paraplegia), atetose e síndrome do homem rígido. Pode ser usado como adjuvante em distúrbios convulsivos, embora não tenha se mostrado útil como terapia única.

○ Gel retal: tratamento agudo de episódios intermitentes e estereotipados de atividade convulsiva frequente (ou seja, grupos de convulsões, convulsões repetitivas agudas) – distintos do padrão convulsivo usual – de pacientes com epilepsia de 2 anos ou mais.

○ Filme bucal: tratamento agudo de episódios intermitentes e estereotipados de atividade convulsiva frequente que são distintos do padrão convulsivo usual de um paciente em pacientes com epilepsia de 2 a 5 anos.

○ *Spray* nasal: tratamento agudo de episódios intermitentes e estereotipados de atividade convulsiva frequente – distintos do padrão usual de convulsões – de pacientes com epilepsia de 6 anos ou mais.

● **INDICAÇÕES *OFF-LABEL*:** O diazepam pode ser utilizado para tratamento de ansiedade pré-operatória, insônia, TAG, transtorno de pânico, catatonia, endoscopia (como pré-anestésico), SII, tensão muscular, terapia adjuvante no tratamento da discinesia tardia e terror noturno em crianças.

● **CONTRAINDICAÇÕES:** O diazepam é contraindicado em caso de hipersensibilidade à substância, aos componentes da fórmula ou a outros BZDs, miastenia grave, insuficiência respiratória grave, síndrome da apneia do sono, insuficiência hepática grave e glaucoma de ângulo fechado.

● **TESTES LABORATORIAIS SUGERIDOS OU NECESSÁRIOS:** Sugere-se o acompanhamento das concentrações séricas do diazepam, uma vez que seus efeitos ansiolíticos são observados em dosagens séricas entre 300 e 400 mcg/mL, ao passo que a toxicidade se manifesta com níveis entre 900 e 1.000 mcg/mL. Em uso crônico, recomenda-se o monitoramento do funcionamento hepático e dos parâmetros hematológicos.

● **ROTA FARMACOLÓGICA:** Ver Figura 1.

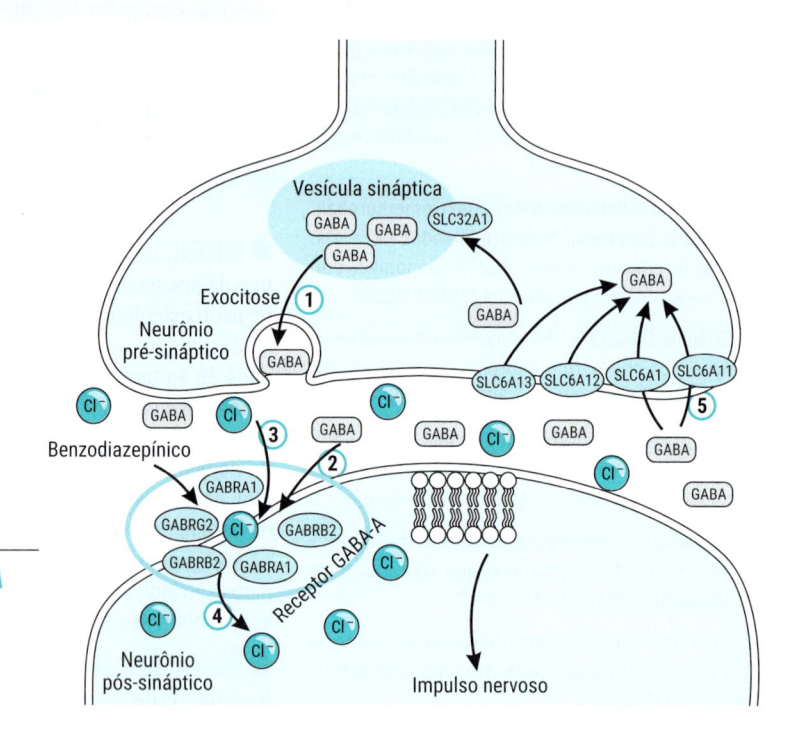

FIGURA 1 ▶

ROTA FARMACOLÓGICA DO DIAZEPAM.

Fonte: Elaborada com base em Whirl-Carrillo e colaboradores.[1]

◯ Farmacologia

ABSORÇÃO: Após administração oral, o diazepam é absorvido rapidamente, tendo seu pico de concentração plasmática entre 30 e 90 minutos em adultos e 15 e 30 minutos em crianças.

VOLUME DE DISTRIBUIÇÃO: 0,8 a 1,0 L/kg.

LIGAÇÃO PROTEICA: 98%.

METABOLISMO/FARMACOCINÉTICA: O metabolismo do diazepam é hepático, por meio das reações de desmetilação, hidroxilação, conjugação e oxidação, pelas enzimas CYP3A4, CYP2C19 e CYP3A pertencentes à família do citocromo P450.

ROTA DE ELIMINAÇÃO: A excreção do diazepam acontece principalmente por via renal, na forma de metabólitos.

MEIA-VIDA: A meia-vida do diazepam é dividida em uma fase inicial de até 3 horas e uma fase duradoura que varia entre 20 e 100 horas.

DEPURAÇÃO: 20 a 30 mL/min.

FARMACODINÂMICA: O diazepam tem efeitos comuns aos demais medicamentos da classe dos BZDs, atuando como depressor do SNC, sendo, portanto, utilizado como ansiolítico, anticonvulsivante, relaxante muscular e sedativo.

MECANISMO DE AÇÃO: O diazepam age por meio da sua ligação ao sítio alostérico presente em receptores gabaérgicos do tipo GABA-A. Ao se ligar nesse local, ele provoca alterações conformacionais que promovem maior influxo de íons cloreto, potencializando os efeitos inibitórios da transmissão gabaérgica. Também demonstra ter efeito local na amígdala, participando do controle da via de resposta ao medo e preocupação, no córtex pré-frontal, atuando para aliviar os efeitos de crises convulsivas, e na medula espinal, combatendo espasmos musculares.

● Interações Medicamentosas

◯ O uso concomitante de diazepam e cimetidina pode reduzir a eliminação do diazepam e aumentar seus efeitos.

◯ Quando o diazepam é usado concomitantemente com outros depressores do SNC, pode haver aumento dos efeitos sedativos.

AFINIDADE LIGANTE/KI:

LOCAL	KI (NM)
Ki (GABA-A)	16,9/17/10.000
Ki (GABA-B)	18/19/20/22/26
Ki (colinesterase)	43/5.010
Ki (L-FABP)	531/115.000
Ki (receptor periférico tipo BZD)	574
Ki (colecistocinina)	10.000
Ki (D_2)	10.000
Ki (D_1)	10.000
Ki (acetilcolinesterase)	13.000/251.000

◯ Farmacogenética

Acesse https://www.pharmgkb.org/chemical/PA449283 ou utilize o *QR code* ao lado.

ANOTAÇÕES CLÍNICAS

Nível de evidência 1A, 1B: Não há dados para o diazepam no PharmGKB até a data de publicação deste livro.

Nível de evidência 2A, 2B, 3: Variantes diversas do gene *CYP2C19*.

Nível de evidência 4: Acesse o *site* para mais informações.

◯ Prática Clínica

● **DOSAGEM E TITULAÇÃO:** No tratamento de transtornos de ansiedade, espasmos musculares e crises convulsivas, recomenda-se a utilização diária de 2 a 10 mg, divididos em 2 a 4x/dia. A utilização deve ser breve, aproximadamente por 3 semanas, estendendo-se por, no máximo, 8 semanas. No tratamento de sintomas decorrentes da síndrome de retirada do uso do álcool, a dose inicial deve ser de 10 mg, de 3 a 4x/dia, no primeiro dia de tratamento. A partir de então, recomenda-se a retirada gradual de 10% ao dia, de acordo com a evolução clínica do paciente. No tratamento de transtornos de ansiedade, espasmos mus-

BIPP TIPS

- Os alimentos alteram a absorção do diazepam, logo este deve ser ingerido antes das refeições.
- A retirada do diazepam deve ser feita de forma gradual para evitar sintomas da síndrome de abstinência por retirada.
- O diazepam deve ser utilizado de forma cautelosa em pacientes com insuficiência respiratória ou DPOC e miastenia grave.
- O diazepam é o BZD de escolha para o tratamento de epilepsia.
- O uso concomitante de diazepam com bebida alcoólica ou outros sedativos pode resultar em hipotensão, redução do nível de consciência e frequência respiratória.
- O diazepam já foi um dos medicamentos mais prescritos no mundo e o BZD mais utilizado.
- O uso de diazepam IM deve ser evitado devido à sua absorção errática.
- O diazepam não deve ser utilizado em pacientes com glaucoma de ângulo fechado.
- O diazepam pode comprometer a capacidade de conduzir veículos e operar máquinas, uma vez que reduz a atenção, os reflexos e causa lentificação motora.
- O diazepam pode ser utilizado como medicamento adjuvante juntamente com ISRSs/IRSNs no tratamento de transtornos de ansiedade, com antipsicóticos no tratamento de psicose e com estabilizadores do humor/antipsicóticos no tratamento do transtorno bipolar.
- O diazepam tende a ser usado de forma abusiva por alcoolistas, usuários de drogas ou indivíduos com transtorno grave da personalidade, casos em que sua prescrição não é recomendada.

culares e crises convulsivas, deve-se aumentar a dose utilizada de acordo com a resposta e evolução de cada paciente.

● **EFEITOS ADVERSOS (VIA ORAL):** Comuns: Cardiovasculares (hipotensão, palpitação), dermatológicos (sudorese), gastrointestinais (distúrbio gastrointestinal), metabólicos (perda de apetite), musculoesqueléticos (espasmo muscular, fraqueza muscular), neurológicos (alteração de sensopercepção, ataxia, crises epilépticas, habilidade motora prejudicada, tontura, tremor), psiquiátricos (agressividade, ansiedade, confusão, delírio, *delirium*, irritabilidade, pânico, sintomas de abstinência), outros (fadiga, mal-estar). Incomuns: Dermatológicos (eritema, prurido, *rash*, reações cutâneas alérgicas), gastrointestinais (boca seca, constipação, diarreia, náusea, salivação excessiva, vômito), geniturinários (incontinência, retenção urinária), metabólicos (aumento de apetite), musculoesqueléticos (miastenia), neurológicos (alteração de equilíbrio, amnésia, cefaleia, dificuldade de concentração, disartria, discurso arrastado, tontura, vertigem), oculares (diplopia, visão borrada), psiquiátricos (alteração/aumento/redução de libido, depressão), respiratórios (depressão respiratória). Raros: Cardiovasculares (bradicardia, insuficiência cardíaca), endocrinológicos (ginecomastia), geniturinários (impotência sexual), hematológicos (discrasia sanguínea), hepáticos (alteração de parâmetros hepáticos, elevação de TGO/TGP, icterícia), hipersensibilidade (anafilaxia, reações de hipersensibilidade), metabólicos (elevação de fosfatase alcalina), neurológicos (diminuição do estado de alerta, perda de consciência e de memória, síncope), psiquiátricos (agitação, alucinação, comportamento inadequado, delírio, excitabilidade, inquietação, insônia, pesadelos, pobreza emocional, psicose, raiva), respiratórios (aumento de secreção brônquica, parada respiratória), outros (reação paradoxal). Muito raros: Hematológicos (leucopenia, neutropenia). Pós-comercialização: Musculoesqueléticos (fraturas).

● **GRAVIDEZ:** O uso de diazepam durante o primeiro trimestre da gestação está relacionado com risco aumentado, porém pequeno, de malformação, como fenda palatina e lábio leporino. Apesar disso, é necessária a análise da relação risco-benefício da utilização desse medicamento nesse período, sendo sugerido que seja feita pelo menor tempo possível e na menor dose para atingir os efeitos terapêuticos desejados, sendo estas divididas em várias tomadas. O uso também deve ser evitado no último trimestre da gravidez, visto que pode gerar efeitos no recém-nascido, como Apgar reduzido, diarreia, irritabilidade, tremores e vômito. Categoria D da FDA (classificação até 2015).

● **AMAMENTAÇÃO:** Por ser excretado no leite, o diazepam pode causar letargia, perda de peso e sedação nos bebês, sendo contraindicada sua utilização nesse período. Caso seja necessário o uso prolongado, recomenda-se que a amamentação seja interrompida.

● **CRIANÇAS E ADOLESCENTES:** Crianças metabolizam o diazepam de forma mais lenta, razão pela qual são mais sensíveis aos efeitos colaterais desse medicamento. A utilização nessa faixa etária também pode causar excitação paradoxal, sobretudo em crianças hipercinéticas ou que apresentem convulsões decorrentes de estados febris. Para o tratamento de crises epilépticas, recomenda-se a utilização do diazepam na forma injetável ou retal.

● **IDOSOS:** Em idosos, os efeitos colaterais do diazepam tendem a ser mais graves, já que nessa faixa etária a metabolização desse fármaco é de 2 a 5 vezes mais lenta, além da meia-vida prolongada devido ao aumento da gordura corporal (depois dos 20 anos, a meia-vida aumenta em 1 hora por ano). Caso a utilização seja necessária, deve-se usar uma dose inicial de 2 a 2,5 mg, 1 a 2x/dia.

● **INSUFICIÊNCIA RENAL:** O uso de diazepam em pacientes com insuficiência renal deve ser feito com cautela, já que esse medicamento apresenta excreção renal. Recomenda-se a utilização de uma dose inicial de 2 a 2,5 mg, 1 a 2x/dia.

● **INSUFICIÊNCIA HEPÁTICA:** O uso de diazepam deve ser feito com cautela em casos de insuficiência hepática grave. Recomenda-se a utilização de uma dose inicial de 2 a 2,5 mg, 1 a 2x/dia.

● **COMO MANEJAR EFEITOS ADVERSOS:** Os efeitos colaterais do diazepam tendem a ser imediatos e melhorar com o tempo. Dessa forma, é necessário aguardar e observar se os efeitos irão desaparecer; caso não desapareçam, são recomendadas a redução de dose, a troca por outro medicamento semelhante ou de liberação lenta e a utilização de doses mais altas para a noite (horário de dormir).

○ Toxicidade

ORAL EM HUMANOS: Há relatos de intoxicação por diazepam com concentrações séricas de 900 a 1.000 mcg/mL.

TOXICIDADE AGUDA: Em caso de dosagem excessiva de diazepam, deve-se realizar lavagem gástrica, monitorar frequência cardíaca, respiratória e pressão arterial e fornecer suporte, como hidratação e permeabilidade de vias aéreas. Em caso de intoxicação ou efeitos colaterais graves e potencialmente fatais, deve-se usar o flumazenil como antídoto.

○ Referência

1. Whirl-Carrillo M, Huddart R, Gong L, Sangkuhl K, Thorn CF, Whaley R, et al. An Evidence-based framework for evaluating pharmacogenomics knowledge for personalized medicine. Clin Pharmacol Ther. 2021;110(3):563-72.

○ Leituras Recomendadas

Bacon AK. Diazepam in tetanus. Br Med J. 1968;4(5631):646.

Erkkola R, Kanto J. Diazepam and breast-feeding. Lancet. 1972;1(7762):1235-6.

Friedman H, Greenblatt DJ, Peters GR, Metzler CM, Charlton MD, Harmatz JS, et al. Pharmacokinetics and pharmacodynamics of oral diazepam: effect of dose, plasma concentration, and time. Clin Pharmacol Ther. 1992;52(2):139-50.

Heinälä P, Piepponen T, Heikkinen H. Diazepam loading in alcohol withdrawal: clinical pharmacokinetics. Int J Clin Pharmacol Ther Toxicol. 1990;28(5):211-7.

McEvoy JP, Lohr JB. Diazepam for catatonia. Am J Psychiatry. 1984;141(2):284-5.

Thornton P. Diazepam side effects [Internet]. Drugs.com; 2024 [capturado em 15 out. 2024]. Disponível em: https://www.drugs.com/sfx/diazepam-side-effects.html#professional.

Valium® (diazepam)[Internet]. San Francisco: La Roche; 2016 [capturado em 15 out. 2024]. Disponível em: https://www.accessdata.fda.gov/drugsatfda_docs/label/2016/013263s094lbl.pdf.

Verrotti A, Milioni M, Zaccara G. Safety and efficacy of diazepam autoinjector for the management of epilepsy. Expert Rev Neurother. 2015;15(2):127-33.

● Difenidramina

A difenidramina é um fármaco que age como antagonista dos receptores de histamina e acetilcolina, classificado como anti-histamínico por bloquear os receptores do tipo H_1. Embora seu uso clássico seja como antialérgico e antiemético, tem sido utilizada no manejo do parkinsonismo e de distúrbios extrapiramidais. Após administração oral, a difenidramina é rapidamente absorvida pelo trato gastrointestinal, tendo seu pico de concentração plasmática em 2 a 3 horas, e sua eliminação se dá pela via renal, como metabólitos.

Nomes no Brasil:
Benalet, Benatux, Difenidrin, Endcoff.

SUS:
Não disponível na Rename.

● **INDICAÇÕES DE BULA – ANVISA:** Prevenção e tratamento de reações alérgicas associadas à transfusão de sangue ou plasma. Adjuvante da epinefrina no manejo de anafilaxia. Prevenção de reações anafilactóides ou alérgicas durante procedimentos cirúrgicos em pacientes com histórico de alergias. Solução injetável: controle de sintomas agudos em condições alérgicas não complicadas, nos casos em que a terapia oral se encontra impossibilitada ou contraindicada. Tratamento de náuseas. Alívio de vertigem, náusea e vômito decorrentes da cinetose (distúrbios causados pelo movimento).

● **INDICAÇÕES DE BULA – FDA:** Alívio de espirros, coriza, lacrimejamento e coceira nos olhos, irritação nasal ou na garganta, insônia, prurido, urticária, picadas de insetos, erupções cutâneas alérgicas e náuseas.

● **INDICAÇÕES *OFF-LABEL*:** A difenidramina pode ser utilizada no manejo de distúrbios extrapiramidais.

● **CONTRAINDICAÇÕES:** A difenidramina não deve ser utilizada por pacientes com histórico de alergia a esse medicamento, em lactantes, em bebês recém-nascidos e prematuros, em pacientes com glaucoma de ângulo fechado, com obstrução pilórica ou duodenal, com úlcera péptica estenosante, com hipertrofia prostática e com obstrução do colo da bexiga e em pacientes que fazem uso de IMAOs. Deve-se utilizar esse medicamento com cautela em pacientes com histórico de asma brônquica, doença cardiovascular, doenças que afetem o trato respiratório inferior, hipertensão, hipertireoidismo e pressão intraocular aumentada.

● **TESTES LABORATORIAIS SUGERIDOS OU NECESSÁRIOS:** Não são necessários testes laboratoriais.

● **ROTA FARMACOLÓGICA:** Ver Figura 1.

O Farmacologia

ABSORÇÃO: Após administração oral, a difenidramina exibe seu pico de concentração plasmática em 2 a 3 horas.

VOLUME DE DISTRIBUIÇÃO: 3,3 a 6,8 L/kg.

LIGAÇÃO PROTEICA: 78 a 85%.

METABOLISMO/FARMACOCINÉTICA: A difenidramina sofre metabolização no fígado, onde ocorrem os processos de desmetilação, oxidação e conjugação pelas enzimas pertencentes à família do citocromo P450, como CYP2D6, CYP1A2, CYP2C6 e CYP2C19.

ROTA DE ELIMINAÇÃO: A excreção da difenidramina se dá principalmente pela via renal,

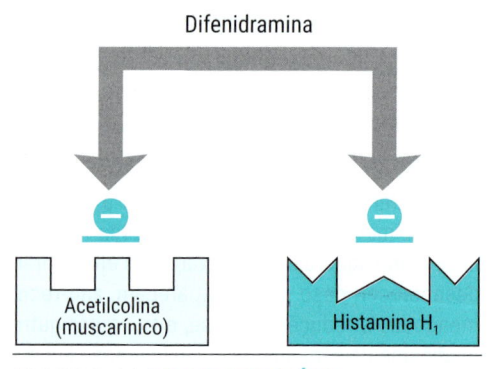

FIGURA 1 ▶ ROTA FARMACOLÓGICA DA DIFENIDRAMINA.

de maneira bastante lenta, sobretudo na forma de metabólitos.

MEIA-VIDA: 2,4 a 9,3 horas (em adultos saudáveis).

DEPURAÇÃO: 600 a 1.300 mL/min.

FARMACODINÂMICA: A difenidramina apresenta atividade anti-histamínica, por bloquear os receptores de histamina do tipo H_1, e também anticolinérgica, por meio do bloqueio dos receptores muscarínicos. Dessa forma, ela apresenta atividade antialérgica, antiemética, hipnótica e sedativa.

MECANISMO DE AÇÃO: A difenidramina apresenta seus efeitos anti-histaminérgicos e anticolinérgicos por meio do bloqueio dos receptores H_1 (histamina) e muscarínicos (acetilcolina). Ao bloquear os receptores H_1, exerce seus efeitos como antialérgico e antiemético, além do seu efeito sedativo. Por outro lado, por meio do bloqueio dos receptores muscarínicos, reduzindo a transmissão colinérgica, a difenidramina exerce seu efeito como antiparkinsoniano e como medicamento para tratamento de distúrbios extrapiramidais.

Interações Medicamentosas

○ A difenidramina pode potencializar os efeitos de medicamentos depressores do SNC.

○ O uso concomitante de difenidramina com agentes anticolinérgicos pode potencializar os efeitos anticolinérgicos.

AFINIDADE LIGANTE/KI:

LOCAL	KI (NM)
Ki (H_1)	9,20/9,57/11,7/13,5/14,1/14,8/17/62
Ki (M_1)	100
Ki (M_4)	112
Ki (M_2)	120
Ki (M_3)	229
Ki (M_5)	260
Ki (α_1-adrenérgico)	3.500
Ki (H_3)	10.000
Ki (H_4)	10.000/11.000/42.700

Farmacogenética

Acesse https://www.pharmgkb.org/chemical/PA449349 ou utilize o *QR code* ao lado.

ANOTAÇÕES CLÍNICAS

Nível de evidência 1A, 1B, 2A, 2B, 3: Não há dados para a difenidramina no PharmGKB até a data de publicação deste livro.

Nível de evidência 4: Acesse o *site* para mais informações.

Prática Clínica

●**DOSAGEM:** Recomenda-se a utilização da difenidramina, VO, na dose de 50 mg/dia, e por via injetável, em doses que variam de 10 a 50 mg. Para o tratamento de sintomas de parkinsonismo, deve-se utilizar a formulação injetável apenas em pacientes nos quais a formulação oral seja contraindicada ou impossível.

●**TITULAÇÃO:** Quando utilizada na forma injetável, as doses da difenidramina devem ficar entre 10 e 50 mg (IV), com volume de aplicação que não exceda 25 mg/min. A dose máxima diária recomendada é de 400 mg.

●**EFEITOS ADVERSOS:** Mais comuns: Aperto no peito, chiado, congestão nasal, distúrbio de coordenação, espessamento da secreção brônquica, sintomas anticolinérgicos (insônia, irritabilidade, nervosismo, obstipação, palpitação, retenção urinária, secura na garganta e no nariz, taquicardia, tremores, boca seca), sonolência, tontura, visão turva. Raros: Agitação, euforia, irritabilidade, tremor.

●**GRAVIDEZ:** Não há estudos sobre o uso de difenidramina por grávidas, porém estudos em modelos animais mostraram que não houve prejuízo para o feto. Categoria B da FDA (classificação até 2015).[1]

●**AMAMENTAÇÃO:** A difenidramina não deve ser utilizada por mulheres que estão amamentando.

●**CRIANÇAS E ADOLESCENTES:** A difenidramina não é indicada para o uso em crianças e adolescentes com menos de 12 anos de idade.

BIPP TIPS

- A difenidramina pode ser muito sedativa em alguns pacientes, podendo causar confusão mental em pacientes idosos e naqueles com demência.
- A meia-vida da difenidramina pode ser aumentada em pacientes pediátricos e idosos.
- A resposta clínica ao uso de difenidramina pode não ser satisfatória em pacientes com prejuízo cognitivo.
- A difenidramina pode ser um medicamento utilizado como adjuvante para potencializar o efeito dos medicamentos antipsicóticos.
- Embora a eficácia do medicamento possa ser reduzida com o passar do tempo, os efeitos colaterais tendem a permanecer.
- A difenidramina apresenta potencial para uso abusivo quando utilizada no contexto correcional ou institucional.
- Não é necessária a retirada gradual da difenidramina.
- O uso crônico de difenidramina pode levar a prejuízo cognitivo.
- O uso de difenidramina pode potencializar os efeitos depressores do SNC de outros medicamentos ou substâncias.
- Pacientes que experimentam sedação excessiva pelo uso de difenidramina podem ingerir o medicamento no período da noite.
- Quando a difenidramina causa efeito adverso de boca seca, o paciente pode utilizar goma de mascar.

● **IDOSOS:** A difenidramina pode ser o medicamento de escolha em pacientes idosos com doença de Parkinson que não tolerem bem outros agentes mais potentes para esse fim, porém alguns pacientes dessa faixa etária podem tolerar melhor doses reduzidas do fármaco.

● **INSUFICIÊNCIA RENAL:** Não é necessário o ajuste de dose de difenidramina em pacientes com insuficiência renal.

● **INSUFICIÊNCIA HEPÁTICA:** Não é necessário o ajuste de dose de difenidramina em pacientes com insuficiência hepática.

● **COMO MANEJAR EFEITOS ADVERSOS:** Em caso de confusão ou alucinações, recomenda-se a interrupção do uso de difenidramina. Para sedação, deve-se reduzir a dose e/ou ingerir o medicamento no período da noite. Em caso de boca seca, deve-se utilizar chiclete e/ou beber água. Em caso de retenção urinária, é necessária uma avaliação urológica. Caso os sintomas não desapareçam ou melhorem, pode ser necessária a interrupção do uso.

Toxicidade

ORAL EM HUMANOS: Não há dados específicos sobre superdosagem de difenidramina em humanos. A dose letal da difenidramina é de 500 mg/kg em ratos.

TOXICIDADE AGUDA: Os sintomas decorrentes da intoxicação por difenidramina são alucinação, alteração do EEG, boca seca, depressão do SNC, dilatação das pupilas, distonia, febre, hiperpirexia, rubor, sintomas gastrointestinais, sonolência e tremor. Quando a superdosagem é excessivamente alta, pode ocorrer arritmia, ataque cardíaco, colapso cardiovascular, coma, convulsão, delírio, psicose e rabdomiólise, havendo risco de morte. Crianças podem apresentar sintomas de excitação do SNC, alucinação, convulsão e até colapso cardiovascular.

Referência

1. Sicari V, Zabbo CP. Diphenhydramine. In: StatPearls [Internet]. Treasure Island: StatPearls; 2024 [capturado em 22 out. 2024]. Disponível em: https://www.ncbi.nlm.nih.gov/books/NBK526010/.

Leituras Recomendadas

Berlinger WG, Goldberg MJ, Spector R, Chiang CK, Ghoneim M. Diphenhydramine: kinetics and psychomotor effects in elderly women. Clin Pharmacol Ther. 1982;32(3):387-91.

Gelotte CK, Zimmerman BA, Thompson GA. Single-dose pharmacokinetic study of diphenhydramine hcl in children and adolescents. Clin Pharmacol Drug Dev. 2018;7(4):400-7.

Gengo F, Gabos C, Miller JK. The pharmacodynamics of diphenhydramine-induced drowsiness and changes in mental performance. Clin Pharmacol Ther. 1989;45(1):15-21.

Nguyen T, Polyakova B, Cerenzio J, Ramilo JR. Diphenhydramine use in end-stage kidney disease. Am J Ther. 2021;28(2):e232-7.

Palmer RB, Reynolds KM, Banner W, Bond GR, Kauffman RE, Paul IM, et al. Adverse events associated with diphenhydramine in children, 2008-2015. Clin Toxicol. 2020;58(2):99-106.

Simons KJ, Watson WT, Martin TJ, Chen XY, Simons FE. Diphenhydramine: pharmacokinetics and pharmacodynamics in elderly adults, young adults, and children. J Clin Pharmacol. 1990;30(7):665-71.

Dissulfiram

O dissulfiram é um fármaco inibidor da enzima aldeído-desidrogenase, responsável pelo metabolismo do álcool. É um medicamento utilizado para o tratamento do uso abusivo de álcool. Após administração oral, o dissulfiram é absorvido rapidamente pelo trato gastrointestinal, tendo seu pico de efeito depois de 12 horas, e sua eliminação se dá pela via renal, de forma bastante lenta.

Nomes no Brasil:
Antietanol, Sarcoton (no momento da publicação deste livro, a distribuição do medicamento enfrenta problemas, tornando-o indisponível no mercado).

SUS:
Não disponível na Rename.

● **INDICAÇÕES DE BULA – ANVISA:** Não possui aprovação da Anvisa até o momento.

● **INDICAÇÕES DE BULA – FDA:** Adjuvante no tratamento de pacientes alcoolistas crônicos selecionados que desejam manter a abstinência. O medicamento proporciona um estado de sobriedade forçada que favorece a aplicação eficaz do tratamento de suporte e da psicoterapia.

● **INDICAÇÕES *OFF-LABEL*:** O dissulfiram pode ser utilizado no manejo do uso abusivo de cocaína. Há estudos pré-clínicos avaliando os possíveis efeitos benéficos do uso de dissulfiram no manejo de doenças inflamatórias e do câncer.[1,2]

● **CONTRAINDICAÇÕES:** O dissulfiram não deve ser utilizado por pacientes com histórico de alergia a esse medicamento, epilepsia, hepatopatia grave, hipertensão portal, nefrite aguda ou crônica, oclusão coronariana ou psicose, nem por pacientes que estão fazendo uso de amprenavir, metronidazol, ritonavir e sertralina.

● **TESTES LABORATORIAIS SUGERIDOS OU NECESSÁRIOS:** É recomendado que se realize acompanhamento de hemograma, transaminases hepáticas, perfil lipídico e tireoidiano (TSH e T4L) dos pacientes antes e durante o tratamento com dissulfiram.

● **ROTA FARMACOLÓGICA:** Ver Figura 1.

Farmacologia

ABSORÇÃO: Após administração oral, o dissulfiram exibe seu pico de ação depois de 12 horas.

VOLUME DE DISTRIBUIÇÃO: 1,3 L/kg.

LIGAÇÃO PROTEICA: A ligação do dissulfiram às proteínas plasmáticas é de 96,1%, principalmente à albumina.

METABOLISMO/FARMACOCINÉTICA: O dissulfiram sofre metabolização hepática, através de diversos sistemas, como glutationa redutase, enzimas pertencentes à família do citocromo P450, microssomo metiltransferase e glicuronil transferase.

ROTA DE ELIMINAÇÃO: A excreção do dissulfiram se dá pela via renal, de forma bastante lenta, podendo ser eliminado completamente entre 7 e 15 dias. Há menor grau de excreção pela via fecal e também pela via pulmonar. A maior parte do dissulfiram é eliminado na forma de metabólitos.

MEIA-VIDA: 60 a 120 horas.

DEPURAÇÃO: 0,531 L/h.

FARMACODINÂMICA: O dissulfiram, ao inibir a enzima aldeído-desidrogenase – que participa do metabolismo do álcool –, aumenta os níveis de acetaldeído nos pacientes, resultando em sensações bastante desagradáveis, mesmo quando o paciente ingere pequenas quantidades de álcool. Tais sensações, conhecidas como reações álcool-dissulfiram (efeito antabuse), são caracterizadas por alteração dos níveis de consciência, além de sintomas como cefaleia, cansaço, náusea, precordialgia, rubor facial, sudorese, sonolência, taquipneia, vertigem, visão borrada e vômito. Esses sintomas são proporcionais aos níveis de álcool ingerido e da dose do dissulfiram e vão persistir até que o metabolismo do álcool tenha sido finalizado. Quanto mais longo for o tratamento com o dissulfiram, mais sensível aos efeitos do álcool o paciente se tornará.

MECANISMO DE AÇÃO: O dissulfiram, ao inibir a enzima aldeído-desidrogenase – que participa da segunda etapa da metabolização do álcool –, impede que ela converta o acetaldeído em acetato, havendo acúmulo de acetaldeído na corrente sanguínea do paciente. Esse acúmulo é responsável por sensações e sintomas bastante desagradáveis, o que tende a levar o paciente a não mais fazer uso de álcool.

● Interações Medicamentosas

○ O dissulfiram pode inibir o metabolismo da cocaína.

○ O dissulfiram reduz o metabolismo da teofilina.

○ O uso de dissulfiram pode aumentar a concentração plasmática da fenitoína.

AFINIDADE LIGANTE/KI: Não há dados disponíveis para o dissulfiram.

○ Farmacogenética

Acesse https://www.pharmgkb.org/chemical/PA449376 ou utilize o *QR code* ao lado.

ANOTAÇÕES CLÍNICAS

Nível de evidência 1A, 1B, 2A, 2B: Não há dados para o dissulfiram no PharmGKB até a data de publicação deste livro.

Nível de evidência 3: Variantes diversas dos genes *ANKK1*, *DRD2*, *MTHFR*, *OPRD1* e *SLC6A3*.

Nível de evidência 4: Acesse o *site* para mais informações.

○ Prática Clínica

●**DOSAGEM:** Recomenda-se a utilização do dissulfiram em doses que variam de 250 a 500 mg/dia. O tratamento deve ter uma duração máxima de 1 ano.

●**TITULAÇÃO:** Deve-se iniciar o tratamento com a dose de 250 mg/dia durante as 2 primeiras semanas. Após esse período, a dose pode ser aumentada para 500 mg/dia, se necessário. Costuma-se utilizar dose de manutenção de 125 a 250 mg/dia, embora esta também possa ser aumentada para 500 mg/dia, que é a dose máxima recomendada.

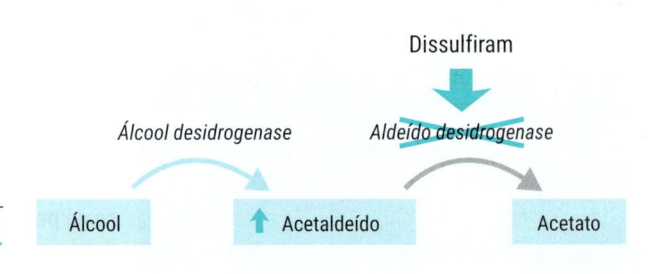

FIGURA 1 ▶
ROTA FARMACOLÓGICA DO DISSULFIRAM.

Álcool desidrogenase → Álcool → ↑ Acetaldeído
Dissulfiram ↓ Aldeído desidrogenase → Acetato

●**EFEITOS ADVERSOS:** Comuns: Cefaleia, letargia, náusea, precordialgia, rubor facial, sonolência, sudorese, taquipneia, tontura, vômito. Incomuns: Cansaço, cefaleia, convulsão, função hepática alterada, gosto metálico na boca, hepatite, hipotireoidismo em longo prazo, impotência sexual, libido reduzida, polineurite em longo prazo, *rash* cutâneo, tremor, vertigem, visão borrada.

●**GRAVIDEZ:** O dissulfiram apresenta potencial teratogênico, não devendo ser utilizado durante a gestação, sobretudo no primeiro trimestre. Categoria C da FDA (classificação até 2015).

●**AMAMENTAÇÃO:** Embora não se saiba se o dissulfiram é excretado no leite materno, não se deve utilizar esse medicamento durante a lactação.

●**CRIANÇAS E ADOLESCENTES:** Não há estudos atestando a segurança e a eficácia do uso de dissulfiram em pacientes com menos de 12 anos, estando liberado apenas para pacientes com 12 anos ou mais. Ele mostrou ser bem tolerado e eficaz quando utilizado para o tratamento de adolescentes dependentes de álcool.

●**IDOSOS:** No geral, não é recomendado o uso de dissulfiram em pacientes com mais de 60 anos. Quando imprescindível seu uso, é recomendada a utilização de doses reduzidas, uma vez que pacientes idosos podem experimentar sedação exacerbada quando tratados com dissulfiram.

●**INSUFICIÊNCIA RENAL:** Não se deve utilizar o dissulfiram em pacientes com insuficiência renal crônica.

●**INSUFICIÊNCIA HEPÁTICA:** Não é recomendada a utilização do dissulfiram em pacientes que apresentem insuficiência hepática.

●**COMO MANEJAR EFEITOS ADVERSOS:** É necessário aguardar e observar se os efeitos irão desaparecer; caso não desapareçam, deve-se reduzir a dose utilizada. Para evitar sedação diurna, a opção é tomar o medicamento durante a noite.

○ Toxicidade

ORAL EM HUMANOS: Não há dados específicos sobre superdosagem de dissulfiram em humanos. A dose letal do dissulfiram é de 8,6 g/kg em ratos.

BIPP TIPS

○ A adesão ao tratamento com dissulfiram tende a ser baixa devido aos efeitos colaterais desagradáveis causados.

○ O dissulfiram pode ser ingerido com ou sem alimentos. Não há alteração em sua absorção por conta disso.

○ Embora o tratamento com dissulfiram costume ser realizado pela manhã, ele pode ser utilizado à noite quando o paciente experimenta sedação exacerbada.

○ Não é necessário fazer a retirada gradual do dissulfiram.

○ Não se deve ingerir bebida alcoólica antes de 14 dias após a interrupção do uso de dissulfiram.

○ O paciente deve ser alertado sobre a necessidade de evitar alimentos que possam conter álcool, como bombons, sobremesa, vinagre, etc. durante o uso de dissulfiram.

○ O paciente não deve ingerir o dissulfiram em um intervalo menor que 12 horas após ter ingerido bebidas alcoólicas.

○ O paciente que usa dissulfiram deve portar um cartão informando sobre o uso desse medicamento, em caso de emergências.

○ O tratamento com dissulfiram deve acontecer em associação com outros tipos de intervenções não farmacológicas, como psicoterapia e grupos de apoio.

○ O tratamento com dissulfiram não deve ser feito sem o conhecimento do paciente.

○ O uso de ADTs pode potencializar os efeitos do dissulfiram.

○ O uso de dissulfiram juntamente com isoniazida pode causar alteração do estado mental e marcha instável nos pacientes.

○ Pacientes com diabetes devem utilizar o dissulfiram com cuidado, pois pode haver aumento nas concentrações séricas de

- colesterol e precipitação de neuropatia periférica.
- Pacientes com hipotireoidismo não devem utilizar dissulfiram, pois ele pode acentuar o quadro.
- Pacientes que fazem uso de dissulfiram e de anticoagulantes orais podem experimentar aumento do efeito anticoagulante e risco hemorrágico. Deve-se acompanhar os parâmetros de coagulação desses pacientes.
- Pelo fato de o dissulfiram inibir o metabolismo da cocaína, pode haver maior concentração desta, aumentando o risco de prolongamento do intervalo QT.
- Pode haver efeitos sedativos exacerbados dos BZDs quando usados concomitantemente ao dissulfiram, pois há inibição do seu metabolismo oxidativo.
- Quando o paciente tem histórico de dermatite de contato causada por materiais de borracha, deve-se atentar para o uso de dissulfiram.

TOXICIDADE AGUDA: Os sintomas decorrentes da intoxicação por dissulfiram são alteração de comportamento, coma, comprometimento da memória, confusão mental, distúrbios gastrointestinais, hipotensão ortostática, irritação, letargia, náusea, paralisia flácida ascendente, sonolência e vômito. Em adultos, uma intoxicação aguda pode acontecer com a ingestão de 5 g de dissulfiram e, em crianças, com a ingestão de 2 g. Já uma intoxicação subaguda pode acontecer quando há ingestão de doses de 1,5 a 3 g/dia, durante várias semanas.

Referências

1. Zhou W, Zhang H, Huang L, Sun C, Yue Y, Cao X, et al. Disulfiram with Cu2+ alleviates dextran sulfate sodium-induced ulcerative colitis in mice. Theranostics. 2023;13(9):2879-95.

2. Wang L, Yu Y, Zhou C, Wan R, Li Y. Anticancer effects of disulfiram: a systematic review of in vitro, animal, and human studies. Syst Rev. 2022;11(1):109.

Leituras Recomendadas

Barth KS, Malcolm RJ. Disulfiram: an old therapeutic with new applications. CNS Neurol Disord Drug Targets. 2010;9(1):5-12.

Deng W, Yang Z, Yue H, Ou Y, Hu W, Sun P. Disulfiram suppresses NLRP3 inflammasome activation to treat peritoneal and gouty inflammation. Free Radic Biol Med. 2020;152:8-17.

Farooq MA, Aquib M, Khan DH, Hussain Z, Ahsan A, Baig MMFA, et al. Recent advances in the delivery of disulfiram: a critical analysis of promising approaches to improve its pharmacokinetic profile and anticancer efficacy. Daru. 2019;27(2):853-62.

Jiao Y, Hannafon BN, Ding WQ. Disulfiram's anticancer activity: evidence and mechanisms. Anticancer Agents Med Chem. 2016;16(11):1378-84.

Johansson B. A review of the pharmacokinetics and pharmacodynamics of disulfiram and its metabolites. Acta Psychiatr Scand Suppl. 1992;369:15-26.

Kleczkowska P, Sulejczak D, Zaremba M. Advantages and disadvantages of disulfiram coadministered with popular addictive substances. Eur J Pharmacol. 2021;904:174143.

Krampe H, Ehrenreich H. Supervised disulfiram as adjunct to psychotherapy in alcoholism treatment. Curr Pharm Des. 2010;16(19):2076-90.

Larson EW, Olincy A, Rummans TA, Morse RM. Disulfiram treatment of patients with both alcohol dependence and other psychiatric disorders: a review. Alcohol Clin Exp Res. 1992;16(1):125-30.

Lee SA, Elliott JH, McMahon J, Hartogenesis W, Bumpus NN, Lifson JD, et al. Population pharmacokinetics and pharmacodynamics of disulfiram on inducing latent HIV-1 transcription in a phase IIb trial. Clin Pharmacol Ther. 2019;105(3):692-702.

Lu C, Li X, Ren Y, Zhang X. Disulfiram: a novel repurposed drug for cancer therapy. Cancer Chemother Pharmacol. 2021;87(2):159-72.

Malcolm R, Olive MF, Lechner W. The safety of disulfiram for the treatment of alcohol and cocaine dependence in randomized clinical trials: guidance for clinical practice. Expert Opin Drug Saf. 2008;7(4):459-72.

Ou AT, Zhang JX, Fang YF, Wang R, Tang XP, Zhao PF, et al. Disulfiram-loaded lactoferrin nanoparticles for treating inflammatory diseases. Acta Pharmacol Sin. 2021;42(11):1913-20.

Donepezila

A donepezila pertence à classe dos inibidores da acetilcolinesterase e é utilizada para tratar os sintomas comportamentais e cognitivos da doença de Alzheimer, além de outros tipos de demência. Ela é lentamente absorvida pelo trato gastrointestinal, atingindo sua concentração plasmática máxima em torno de 3 a 4 horas após administração oral. Sua biodisponibilidade é de 100%, seu metabolismo é hepático e seus metabólitos são excretados sobretudo na urina (79%), mas podem ser encontrados nas fezes (21%). A donepezila está disponível em formulação farmacêutica para uso oral e como adesivo transdérmico. Também está disponível em formulação de liberação prolongada em combinação com a memantina para o tratamento de demência moderada a grave associada à doença de Alzheimer.

Nomes no Brasil:
Alois, Danpezil, Don, Donezyd, Donila, Epéz, Eranz, Labrea, Nepezil, Reczil, Senes, Ziledon, Zymea.

SUS
Não disponível na Rename.

● **INDICAÇÕES DE BULA – ANVISA E FDA:** Tratamento da doença de Alzheimer.

● **INDICAÇÕES OFF-LABEL:** A donepezila pode ser indicada para o tratamento de transtornos de memória associados à demência vascular, demência associada à doença de Parkinson, demência de corpos de Lewy, entre outros. Também pode ser usada em casos de déficits cognitivos decorrentes de lesão traumática cerebral e para os sintomas cognitivos da esquizofrenia.

● **CONTRAINDICAÇÕES:** A donepezila é contraindicada em pacientes que possuem alergia comprovada ao princípio ativo, a derivados de piperidina ou a qualquer componente da fórmula farmacêutica.

● **TESTES LABORATORIAIS SUGERIDOS OU NECESSÁRIOS:** É recomendado um ECG antes de iniciar o uso de donepezila.

● **ROTA FARMACOLÓGICA:** Ver Figura 1.

Farmacologia

ABSORÇÃO: A biodisponibilidade da donepezila é de 100% e a concentração plasmática máxima é alcançada em 3 a 4 horas após administração oral.

VOLUME DE DISTRIBUIÇÃO: 12 a 16 L/kg.

LIGAÇÃO PROTEICA: 96%, sendo aproximadamente 75% de ligação à albumina e 21% de ligação à $α_1$-glicoproteína.

METABOLISMO/FARMACOCINÉTICA: A donepezila sofre metabolismo de primeira passagem no fígado, onde é metabolizada pelas isoenzimas CYP3A4 e CYP2D6. Em seguida, sofre um processo de glicuronidação que resulta em quatro metabólitos primários, dos quais apenas dois são farmacologicamente ativos, sendo que múltiplos metabólitos inativos ainda não foram completamente caracterizados.

ROTA DE ELIMINAÇÃO: A donepezila e seus metabólitos são excretados principalmente na urina (79%), mas podem ser encontrados nas fezes (21%).

MEIA-VIDA: Cerca de 70 horas.

DEPURAÇÃO: 0,13 a 0,19 L/h/kg.

FARMACODINÂMICA: A donepezila é um inibidor reversível e seletivo da acetilcolinesterase. Também pode induzir internalização dos receptores glutamatérgicos do tipo NMDA, regular a

FIGURA 1 ▶

ROTA FARMACOLÓGICA DA DONEPEZILA.

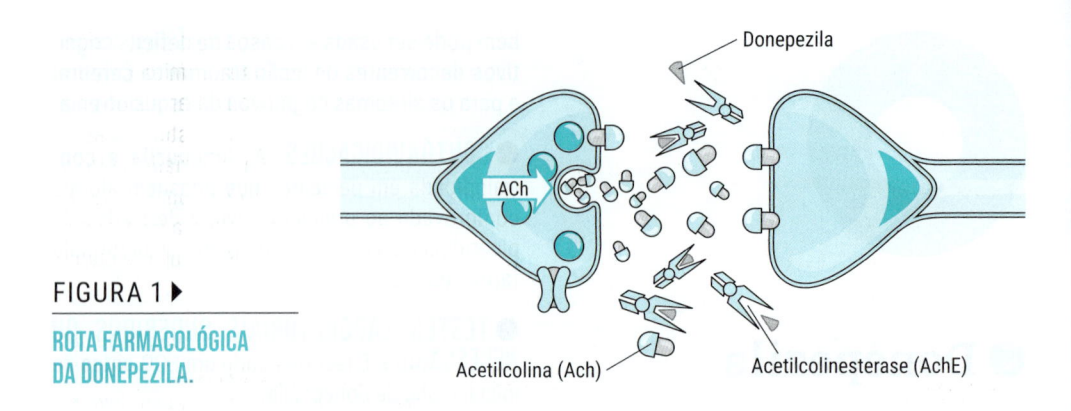

deposição de proteínas amiloides, inibir vias de sinalização inflamatórias e alterar a liberação de fatores de crescimento.

MECANISMO DE AÇÃO: Como resultado da inibição da enzima acetilcolinesterase, ocorre potencialização da transmissão colinérgica especialmente no hipocampo e no córtex cerebral, regiões envolvidas na doença de Alzheimer. Acredita-se que sua ação indireta sobre os receptores NMDA possa reduzir a morte neuronal causada pelo excesso de glutamato, melhorando o prognóstico do transtorno. Outras possíveis ações neuroprotetoras da donepezila incluem a inibição de vias de sinalização inflamatórias e a redução da formação de placas β-amiloides.

● Interações Medicamentosas

○ A administração de donepezila pode aumentar os efeitos de anestésicos e deve ser descontinuada antes da cirurgia.

○ O uso concomitante de donepezila com inibidores de enzimas hepáticas CYP2D6 e CYP3A4 pode aumentar as concentrações plasmáticas de donepezila. Ao contrário, a utilização de indutores das enzimas CYP2D6 e CYP3A4 pode reduzir as concentrações plasmáticas de donepezila.

○ A combinação de donepezila com agentes anticolinérgicos pode reduzir a eficácia de ambos.

○ A administração concomitante de donepezila com colinomiméticos produz efeito sinérgico. Quando combinada com β-bloqueadores, pode induzir bradicardia.

○ Em pacientes com doença de Parkinson, a administração de donepezila pode reduzir a eficácia da levodopa.

○ A donepezila e seus metabólitos não inibem o metabolismo da teofilina, varfarina, cimetidina, digoxina, tioridazina, risperidona e sertralina em humanos. Da mesma forma, o metabolismo da donepezila não é alterado pela administração concomitante de digoxina, cimetidina, tioridazina, risperidona e sertralina.

AFINIDADE LIGANTE/KI:

LOCAL	KI (NM)
Ki (acetilcolinesterase)	20,5
Ki (butirilcolinesterase)	12.540
Ki (5-HT$_{1A}$)	> 10.000
Ki (5-HT$_{1B}$)	10.000
Ki (5-HT$_{1D}$)	10.000
Ki (5-HT$_{1E}$)	> 10.000
Ki (5-HT$_{2A}$)	> 10.000
Ki (5-HT$_{2B}$)	6.761
Ki (5-HT$_{2C}$)	> 10.000
Ki (5-HT$_{3}$)	> 10.000
Ki (5-HT$_{4}$)	> 10.000
Ki (5-HT$_{5A}$)	> 10.000

Ki (5-HT$_6$)	> 10.000
Ki (5-HT$_7$)	> 10.000
Ki (α_{1A})	1.463
Ki (α_{1B})	> 10.000
Ki (α_{1D})	1.918
Ki (D$_1$)	> 10.000
Ki (D$_2$)	> 10.000
Ki (D$_3$)	> 10.000
Ki (D$_4$)	614.000.000
Ki (D$_5$)	> 10.000

◯ Farmacogenética

Acesse https://www.pharmgkb.org/chemical/PA449394 ou utilize o *QR code* ao lado.

ANOTAÇÕES CLÍNICAS

Nível de evidência 1A, 1B, 2A, 2B: Não há dados para a donepezila no PharmGKB até a data de publicação deste livro.

Nível de evidência 3: Variantes diversas dos genes *BCHE*, *CHAT*, *CHRNA7* e *CYP2D6*.

Nível de evidência 4: Acesse o *site* para mais informações.

◯ Prática Clínica

● **DOSAGEM:** A donepezila deve ser administrada VO, 1x/dia, de preferência à noite. Em casos leves a moderadamente graves, as doses recomendadas são de 5 e 10 mg/dia. Em casos moderadamente graves a graves, a dose efetiva é 10 mg/dia. A dose máxima diária recomendada é de 10 mg.

● **TITULAÇÃO:** A dose inicial sugerida é de 5 mg/dia e pode ser aumentada para 10 mg/dia após 4 a 6 semanas, dependendo da resposta observada. Não há evidências de efeito rebote ou de abstinência após a descontinuação abrupta da terapia.

● **EFEITOS ADVERSOS:** Mais comuns: Cãibra, diarreia, fadiga, insônia, náusea, vômito. Comuns: Acidentes, bloqueio atrioventricular e sinoatrial, bradicardia, cefaleia, desmaios, distúrbios abdominais, dores, hipocalemia, resfriado comum, sonhos anormais, tontura. Incomuns: Agitação, alucinações, convulsão, hemorragia gastrointestinal, hepatite, rabdomiólise, SNM, úlcera duodenal e gástrica.

● **GRAVIDEZ:** Não há estudos adequados ou bem controlados sobre o uso de donepezila em mulheres grávidas, motivo pelo qual seu uso deve ser evitado durante a gravidez. Categoria C da FDA (classificação até 2015).

● **AMAMENTAÇÃO:** Não existem estudos sobre o uso de donepezila em mulheres lactantes, razão pela qual não se sabe se ela é excretada no leite humano, não sendo portanto aconselhada a amamentação durante o tratamento com esse medicamento.

● **CRIANÇAS E ADOLESCENTES:** A segurança e a eficácia da donepezila não estão bem estabelecidas em crianças e adolescentes. Relatos preliminares mostraram uma possível eficácia como adjuvante no tratamento do TDAH em pacientes com idade entre 8 e 17 anos.

● **IDOSOS:** Apesar de a donepezila ser indicada para essa faixa etária, é recomendado atenção especial, uma vez que o uso de inibidores da colinesterase pode estar associado a taxas aumentadas de síncope, bradicardia, inserção de marca-passo e fratura do quadril em idosos com demência. Além disso, doses mais baixas podem ser mais bem toleradas por alguns pacientes.

● **INSUFICIÊNCIA RENAL:** A depuração da donepezila não parece ser alterada pela insuficiência renal; portanto, é possível seguir com um esquema posológico semelhante em pacientes com essa condição.

● **INSUFICIÊNCIA HEPÁTICA:** A depuração da donepezila não parece ser alterada pela insuficiência hepática quando esta é leve a moderada; portanto, é possível seguir com um esquema posológico semelhante em pacientes com essa condição.

BIPP TIPS

- Uma combinação em forma farmacêutica de liberação prolongada em dose fixa de memantina e donepezila foi aprovada para o tratamento de demência de Alzheimer moderada a grave em pacientes estabilizados com uso de donepezila na dose de 10 mg/dia há pelo menos 4 semanas.

- Não há reversão drástica dos sintomas da doença de Alzheimer com inibidores da colinesterase, sendo que uma pequena regressão em 6 a 9 meses pode ser observada quando os medicamentos são efetivos.

- Com a progressão da degeneração induzida pelo transtorno, os inibidores da acetilcolinesterase, incluindo a donepezila, deixam de ter eficácia, pois esta depende de alvos intactos para ação da acetilcolina. Dessa forma, esses medicamentos podem ser mais efetivos nos estágios iniciais da doença de Alzheimer.

- Devido à sua ação farmacológica, os inibidores da colinesterase podem ter efeitos vagotônicos sobre a frequência cardíaca (p. ex., bradicardia). Em pacientes com alteração do nó sinoatrial ou outras de condução cardíaca supraventricular, como bloqueio sinoatrial e atrioventricular, o potencial dessa ação pode ser particularmente importante.

- Os colinomiméticos podem promover produção de ácido gástrico. Portanto, é recomendado monitoramento dos pacientes quanto a sintomas de sangramento gastrointestinal ativo ou oculto, especialmente naqueles com maior risco de desenvolver úlceras, como indivíduos com história de doença ulcerosa ou recebendo AINEs concomitantes.

- Os inibidores da colinesterase devem ser prescritos com cautela a pacientes com história de asma ou doença pulmonar obstrutiva.

- Raros casos de rabdomiólise foram relatados em pacientes tratados com donepezila, particularmente nos dias após o início ou o aumento da dose. É recomendado monitoramento para dor, sensibilidade ou fraqueza muscular e escurecimento da urina, sobremaneira se acompanhados de mal-estar e febre. Em pacientes que apresentem tais sintomas, os níveis sanguíneos de CPK devem ser avaliados. É indicado descontinuar a donepezila em caso de níveis acentuadamente elevados de CPK e/ou se o paciente desenvolver sinais e sintomas indicativos de rabdomiólise. A prescrição de donepezila deve ser avaliada em pacientes com fatores de predisposição/risco, tais como histórico de distúrbios musculares, hipotireoidismo não controlado, insuficiência hepática ou renal e em pacientes que receberam concomitantemente medicamentos que podem causar rabdomiólise, como estatinas, antipsicóticos, ISRSs e IRSNs.

- A donepezila pode causar fadiga, tontura e cãibras musculares, principalmente ao iniciar ou aumentar a dose. Considerando que a demência pode causar comprometimento do desempenho da capacidade de dirigir veículos ou operar máquinas, é necessário aconselhar o paciente sobre o risco e a contraindicação de atividades de risco que exijam atenção e coordenação motora.

●**COMO MANEJAR EFEITOS ADVERSOS:** Em caso de insônia, a donepezila pode ser administrada durante o dia. Uma titulação mais lenta da dose pode ajudar nos sintomas de cãibra, fadiga e depressão. Em casos mais graves, como convulsões e síncope, a redução da dose, a troca de agente farmacológico ou a adição de um agente mais apropriado devem ser consideradas.

⬤ Toxicidade

ORAL EM HUMANOS: A dose letal oral da donepezila é de 45, 32 e 15 mg/kg em camundongos, ratos e cães, respectivamente. Em humanos, a dose máxima estudada foi de 23 mg/dia.

TOXICIDADE AGUDA: Os sintomas observados na intoxicação por donepezila são similares aos dos casos de intoxicação por outros colinomiméticos e incluem náusea grave, vômito, cólicas gastrointestinais, salivação, lacrimejamento, incontinência urinária e fecal, sudorese, bradicardia, hipotensão, convulsões, fraqueza muscular, depressão respiratória e colapso. Fraqueza muscular significativa pode resultar em morte se os músculos respiratórios forem afetados por *overdose* de donepezila. Em caso de toxicidade, medidas gerais de suporte devem ser adotadas. Como tratamento para os casos graves de intoxicação, é possível usar fármacos anticolinérgicos, como a atropina.

⬤ Leituras Recomendadas

2022 Alzheimer's disease facts and figures. Alzheimers Dement. 2022;18(4):700-89.

Brewster JT 2nd, Dell'Acqua S, Thach DQ, Sessler JL. Classics in chemical neuroscience: donepezil. ACS Chem Neurosci. 2019;10(1):155-67.

Dong H, Yuede CM, Coughlan CA, Murphy KM, Csernansky JG. Effects of donepezil on amyloid-beta and synapse density in the Tg2576 mouse model of Alzheimer's disease. Brain Res 2009;1303:169-78.

Jia J, Wei C, Chen W, Jia L, Zhou A, Wang F, et al. Safety and efficacy of donepezil 10 mg/day in patients with mild to moderate Alzheimer's disease. J Alzheimers Dis. 2020;74(1):199-211.

Kho J, Ioannou A, Mandal AKJ, Missouris CG. Donepezil induces ventricular arrhythmias by delayed repolarisation. Naunyn Schmiedebergs Arch Pharmacol. 2021;394(3):559-60.

Shen H, Kihara T, Hongo H, Wu X, Kem WR, Shimohama S, et al. Neuroprotection by donepezil against glutamate excitotoxicity involves stimulation of $\alpha 7$ nicotinic receptors and internalization of NMDA receptors. Br J Pharmacol. 2010;161(1):127-39.

⬤ Dosulepina

A dosulepina é um fármaco pertencente à classe dos tricíclicos e derivado da amitriptilina, com eficácia semelhante a esse medicamento, exibindo propriedades anticolinérgicas, anti-histamínicas e sedativas. Anteriormente conhecida como dotiepina, é utilizada hoje em dia em diversos países europeus e do sul da Ásia, bem como na Austrália, África do Sul e Nova Zelândia. No entanto, não é aprovada pela FDA nem no Brasil devido ao baixo índice terapêutico e à significativa toxicidade em casos de *overdose*. A dosulepina inibe a recaptação de aminas biogênicas, aumentando a disponibilidade de neurotransmissores disponíveis na fenda sináptica. Seu uso é recomendado apenas para pacientes intolerantes ou irresponsivos a outras abordagens terapêuticas. Sua absorção atinge concentrações plasmáticas em 2 horas e sua eliminação ocorre majoritariamente por via renal.

Nomes no Brasil:

Não disponível no Brasil (em outros países: Prothiaden).

SUS:

Não disponível na Rename.

⬤ **INDICAÇÕES DE BULA – ANVISA E FDA:** Não possui aprovação da Anvisa e da FDA até o momento.

⬤ **INDICAÇÕES *OFF-LABEL*:** A dosulepina é utilizada ocasionalmente na fibromialgia e para prevenir enxaquecas.

⬤ **CONTRAINDICAÇÕES:** A dosulepina é contraindicada em caso de hipersensibilidade à substância, arritmia cardíaca, IAM recente, insuficiência cardíaca, em associação com agentes que causam prolongamento de intervalo QT (pimozida, tioridazina, entre outros) e em associação com inibidores da CYP2D6.

● **TESTES LABORATORIAIS SUGERIDOS OU NECESSÁRIOS:** É aconselhável acompanhamento médico cuidadoso durante o tratamento com dosulepina. O monitoramento das funções cardíacas por meio de ECG deve ser realizado periodicamente, avaliando-se possíveis prolongamentos do intervalo QRS ou QTc, sobretudo em pacientes idosos, com hipertireoidismo, com problemas cardiovasculares preexistentes (ou histórico familiar) ou pessoas tratadas concomitantemente com outros agentes que prolonguem o intervalo QTc. O ganho de peso é comum em pacientes tratados com fármacos tricíclicos, sendo necessário acompanhamento do peso corporal e do IMC, da pressão arterial e da glicemia. É aconselhável também monitorar possíveis dislipidemias (colesterol total, LDL e triglicerídeos aumentados e HDL diminuído). Indivíduos acima de 50 anos e pacientes em terapias diuréticas apresentam risco aumentado de distúrbios eletrolíticos; portanto, os eletrólitos requerem monitoramento especial.

● **ROTA FARMACOLÓGICA:** Ver Figura 1.

Farmacologia

ABSORÇÃO: A dosulepina é bem absorvida após administração oral, atingindo concentrações plasmáticas máximas em cerca de 2 horas.

VOLUME DE DISTRIBUIÇÃO: 45 L/kg.

LIGAÇÃO PROTEICA: 84%.

METABOLISMO/FARMACOCINÉTICA: A dosulepina sofre extenso metabolismo hepático, que forma cerca de 12 metabólitos básicos, sendo dois os principais: a N-desmetil-dosulepina e o S-óxido de dosulepina. Dados da literatura indicam que as principais vias metabólicas da dosulepina envolvem N-desmetilação, S-oxidação e conjugação com ácido glicurônico.[1]

ROTA DE ELIMINAÇÃO: A dosulepina é predominantemente excretada por eliminação renal, sobretudo na forma de metabólitos, que constituem cerca de 50 a 60%. Os outros 15 a 40% são eliminados por meio de excreção fecal e biliar.

MEIA-VIDA: 14 a 40 horas .

DEPURAÇÃO: 1,36 L/h.

FARMACODINÂMICA: A dosulepina é um inibidor do NET e do SERT.

MECANISMO DE AÇÃO: Por se ligar ao NET e ao SERT de forma equipotente e inibir a atividade

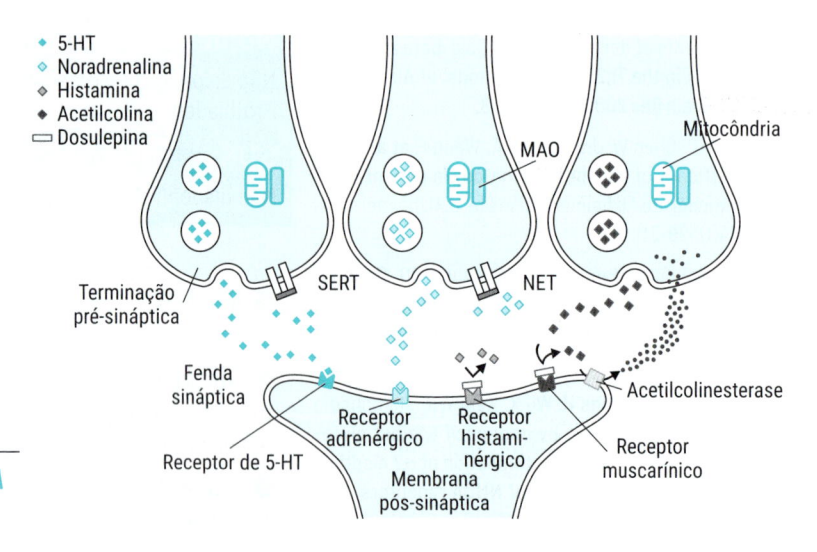

FIGURA 1 ▶

ROTA FARMACOLÓGICA DA DOSULEPINA.

de recaptação, a dosulepina aumenta a disponibilidade de noradrenalina e serotonina (5-HT) na fenda sináptica. Seu principal metabólito, N-desmetil-dosulepina, é um inibidor mais potente da recaptação de noradrenalina do que a substância original. A dosulepina exibe afinidade para os adrenoceptores $α_2$ e, em menor grau, para os adrenoceptores $α_1$. O bloqueio de $α_2$ pré-sináptico por esse fármaco facilita a liberação de noradrenalina e potencializa os efeitos clínicos. Foi observado também que a dosulepina é responsável por reduzir a expressão de receptores β-adrenérgicos no SNC, o que leva à redução da síntese de AMP cíclico induzida pela noradrenalina. Além disso, a dosulepina atua como antagonista dos receptores $5\text{-}HT_{1A}$ e $5\text{-}HT_{2A}$ no córtex cerebral e no hipocampo. Uma vez que os autorreceptores $5\text{-}HT_{1A}$ inibem a liberação de 5-HT e os receptores $5\text{-}HT_{2A}$, acoplados a G_i/G_o, reduzem a liberação de dopamina após a ativação, a ação da dosulepina aumenta a sinalização serotoninérgica e dopaminérgica em áreas corticolímbicas, promovendo os efeitos clínicos. Além disso, o antagonismo de $5\text{-}HT_{2A}$ está associado à melhora dos padrões de sono, o que se relaciona ao progresso clínico dos pacientes. Os efeitos adversos da dosulepina estão associados à sua afinidade por outros receptores, como os colinérgicos muscarínicos e os receptores de histamina do tipo H_1.

● Interações Medicamentosas

○ A dosulepina não deve ser administrada concomitantemente a IMAOs, inclusive nas primeiras 2 semanas após a interrupção do IMAO. É recomendado evitar o uso concomitante a ISRSs, visto que os ADTs tendem a elevar as concentrações plasmáticas de alguns ISRSs. Anestésicos administrados durante a terapia com ADTs podem elevar o risco de arritmias e hipotensão. A dosulepina tem ações semelhantes às da quinidina no coração; sendo assim, seu uso concomitante a fármacos que podem afetar a condutância cardíaca, como sotalol, terfenadina, astemizol e halofantrina, deve ser preferencialmente evitado.

○ Os efeitos hipotensores de alguns agentes anti-hipertensivos (p. ex., betanidina, debrisoquina e guanetidina) podem ser reduzidos pela dosulepina. É aconselhável reavaliar as terapias anti-hipertensivas durante o tratamento com ADTs. Há um risco aumentado de hipotensão postural quando ADTs são administrados com diuréticos. Os ADTs também podem antagonizar o efeito anticonvulsivante de antiepilépticos. Foi observado que barbitúricos podem diminuir a concentração sérica de dosulepina e o metilfenidato pode aumentá-la, impactando no efeito clínico da dosulepina. Além disso, a dosulepina também pode alterar o efeito farmacológico de algumas substâncias depressoras do SNC, tais como álcool e analgésicos.

AFINIDADE LIGANTE/KI:

LOCAL	KI (NM)
Ki (SERT)	78
Ki (NET)	70
Ki (DAT)	5.310
Ki ($α_1$, dados em ratos)	419
Ki ($5\text{-}HT_{1A}$, dados em ratos)	4.004
Ki ($5\text{-}HT_{2A}$, dados em ratos)	152
Ki ($α_2$)	2.400
Ki (H_1)	3,6-4
Ki (M_1)	18
Ki (M_2)	109
Ki (M_3)	38
Ki (M_4)	61
Ki (M_5)	92

○ Farmacogenética

ANOTAÇÕES CLÍNICAS

Nível de evidência 1A, 1B, 2A, 2B, 3, 4: Não há dados para a dosulepina no PharmGKB até a data de publicação deste livro.

○ Prática Clínica

● **DOSAGEM:** A dose de dosulepina varia de 75 a 150 mg/dia.

● **TITULAÇÃO:** O tratamento com dosulepina deve ser iniciado com uma dose única (ou dividida) de 75 mg/dia, ingerida à noite, com aumentos gradativos até 150 mg/dia. É sugerido um regime diário de 25 a 50 mg, 3x/dia, ou 75 a 150 mg em dose única à noite. Em circunstâncias especiais, como no uso hospitalar, podem ser aplicadas dosagens de até 225 mg/dia. A dosulepina provoca efeitos de retirada, devendo ser descontinuada de maneira progressiva.

● **EFEITOS ADVERSOS:** Comuns: Alterações da libido, alterações nos padrões de EEG, arritmias, constipação, defeitos de condução, desorientação, efeitos anticolinérgicos (como retenção urinária, sudorese e boca seca), estados confusionais, hipotensão postural, náuseas, palpitações, parestesia, redução da pressão arterial, sintomas extrapiramidais, sonolência, taquicardia, tontura, tremores, visão turva, vômitos.

● **GRAVIDEZ:** O uso seguro de dosulepina durante a gestação não foi avaliado de maneira formal. Há relatos de sintomas de abstinência, incluindo insônia, irritabilidade e transpiração excessiva em neonatos cujas mães foram tratadas com tricíclicos durante o terceiro trimestre da gravidez. Dessa forma, o uso em gestantes requer que os potenciais benefícios sejam avaliados em relação aos possíveis perigos. Categoria C da FDA (classificação até 2015).

● **AMAMENTAÇÃO:** Informações limitadas indicam que doses de dosulepina de até 225 mg/dia administradas em lactantes são liberadas em baixos níveis no leite materno, sendo encontradas apenas quantidades residuais no plasma dos lactentes. Os dados indicam que essa excreção vestigial não apresenta nenhuma consequência clinicamente relevante, sobretudo em bebês acima de 2 meses de vida. Ainda assim, é necessário observar se há algum sintoma, como irritabilidade, sudorese ou insônia, nos lactentes. Em caso positivo, é necessário reavaliar ou suspender o uso.

● **CRIANÇAS E ADOLESCENTES:** O uso de dosulepina não foi avaliado de maneira extensa em crianças e adolescentes, de modo que sua segurança e eficácia não são garantidas nesse grupo.

● **IDOSOS:** A dosulepina deve ser utilizada com extrema cautela, e a dose recomendada é de 50 a 75 mg/dia. Pacientes idosos requerem dose inicial mais baixa, com aumento lento e cuidadoso.

● **INSUFICIÊNCIA RENAL:** Utilizar a dosulepina com cautela em pacientes com insuficiência renal, de preferência em doses reduzidas. É necessário atenção, já que nesses pacientes a concentração plasmática do fármaco pode se apresentar elevada.

● **INSUFICIÊNCIA HEPÁTICA:** Utilizar a dosulepina com cautela em pacientes com insuficiência hepática, já que nesses pacientes a concentração plasmática do fármaco pode se apresentar elevada. Administrar preferencialmente em doses reduzidas.

● **COMO MANEJAR EFEITOS ADVERSOS:** Em casos de efeitos adversos, é indicada a redução da dosagem ou a substituição do fármaco. É necessário acompanhamento rigoroso durante o tratamento com dosulepina, visando evitar efeitos tóxicos, os quais podem ser fatais (consultar item Toxicidade aguda).

◯ Toxicidade

ORAL EM HUMANOS: A dose média letal de dosulepina é de mais de 5 mg/kg, sendo 90 mg/kg em crianças e 4,5 mg/kg em mulheres adultas.

TOXICIDADE AGUDA: Uma alta taxa de mortalidade está associada à superdosagem de dosulepina, com o início dos sintomas de toxicidade em cerca de 4 a 6 horas. A dosulepina apresenta efeitos cardiotóxicos, promovendo arritmias cardíacas, distúrbios de condução, insuficiência cardíaca, colapso circulatório e hipotensão grave. Seus efeitos são mais pronunciados e perigosos em idosos. Devem ser garantidas vias aéreas desobstruídas e ventilação adequada. Em caso de hipóxia e desequilíbrios ácido-básicos, estes devem ser corrigidos com assistência da ventilação e administração IV de bicarbonato de sódio, sem utilização de flumazenil para reverter toxicidade induzida por BZDs em casos de *overdoses* mistas. De preferência, deve ser adotado o uso de carvão ativado nos casos de pacientes que forem identificados com intoxicação dentro das primeiras 2 horas após a ingestão. A aspiração gástrica ou intestinal repetida ou a administração repetida de carvão ativado pode auxiliar a remover o fármaco e seus metabólitos do organismo. O benefício da lavagem gástrica é incerto e a técnica deve ser evitada nos pacientes que apresentem as vias aéreas prejudicadas. Nos casos em que o paciente se encontra inconsciente, os pulmões devem ser protegidos por um tubo endotraqueal com balonete. Não é recomendada a indução de diurese. A pressão arterial, o pulso e o ritmo cardíaco devem ser monitorados por um período mínimo de 6 horas após o evento de toxicidade. Os casos de arritmias são tratados de maneira mais apropriada corrigindo-se a hipóxia e as alterações ácido-básicas; é necessário aconselhamento especializado antes de administrar qualquer agente antiarrítmico, pois eles podem exacerbar a arritmia. Em casos de parada cardíaca, persistir com RCP por, no mínimo, 1 hora. As convulsões podem ser controladas com diazepam ou lorazepam administrados por via IV.

Referência

1. Lancaster SG, Gonzalez JP. Dothiepin: a review of its pharmacodynamic and pharmacokinetic properties, and therapeutic efficacy in depressive illness. Drugs. 1989;38(1):123-47.

Leituras Recomendadas

Bukh JD, Jørgensen MB, Dam H, Plenge P. Comparison of the antidepressant effects of venlafaxine and dosulepin in a naturalistic setting. Nord J Psychiatry. 2009;63(4):347-51.

Deslandes PN, Jenkins KS, Haines KE, Hutchings S, Cannings-John R, Lewis TL, et al. A change in the trend in dosulepin usage following the introduction of a prescribing indicator but not after two national safety warnings. J Clin Pharm Ther. 2016;41(2):224-8.

Dothiepin. In: Drugs and lactation database (LactMed®) [Internet]. Bethesda: National Library of Medicine; 2006 [capturado em 15 out. 2024]. Disponível em: https://www.ncbi.nlm.nih.gov/books/NBK501760/.

Howell BA, Chauhan A. Binding of imipramine, dosulepin, and opipramol to liposomes for overdose treatment. J Pharm Sci. 2009;98(10):3718-29.

Kittnar O, Paclt I, Mlcek M, Slavícek J, Dohnalová A, Havránek S, et al. QT dispersion and electrical heart field morphology in patients treated with dosulepin. Physiol Res. 2004;53(4):379-86.

Stahl S. Prescriber's guide: Stahl's essential psychopharmacology. 7th ed. Cambridge: Cambridge University; 2020.

BIPP TIPS

- A dosulepina foi um antidepressivo comum no passado, conhecido também como dotiepina; entretanto, as preocupações acerca de seus extensos efeitos adversos resultaram em redução de sua prescrição, sendo reservada apenas para casos de pacientes intolerantes ou irresponsivos a outros antidepressivos.

- São inúmeras as notificações de aumento de pensamento ou comportamento suicida com o tratamento com dosulepina.

- Os sintomas de abstinência são relatados em caso de interrupção súbita da terapia e incluem insônia, irritabilidade, dor de cabeça, náusea, tontura, pânico, ansiedade, extrema inquietação motora e transpiração excessiva.

- O uso de dosulepina deve ser evitado em pacientes com histórico de epilepsia, doenças da tireoide, mania, retenção urinária, glaucoma de ângulo estreito ou com sintomas sugestivos de hipertrofia prostática. Pacientes com insuficiência hepática e aqueles submetidos à terapia eletroconvulsiva também devem evitar seu uso.

- A dosulepina está associada a efeitos cardiotóxicos, como arritmias cardíacas, distúrbios de condução, insuficiência cardíaca e colapso circulatório, especialmente nos idosos. Assim, o uso em pacientes idosos ou com suspeita de doença cardiovascular deve ser realizado com cautela.

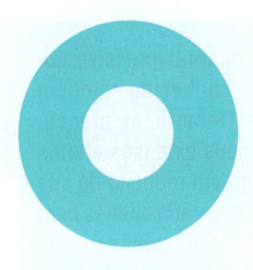

Doxepina

A doxepina é uma amina terciária apresentada como estereoisômeros cis e trans. Cada um desses estereoisômeros apresenta atividade majoritariamente sedativa (puramente histaminérgica em baixas doses) ou de inibição da recaptação de serotonina. Esse fármaco foi aprovado pela FDA em 1969 para o tratamento do transtorno depressivo maior e em 2010 para o tratamento da insônia, porém, devido ao seu perfil farmacológico amplo, diversas linhas de evidência sugerem potencial uso para uma variedade de outras condições clínicas. Sua absorção atinge picos plasmáticos em cerca de 3,5 horas e sua eliminação ocorre principalmente por via renal.[1,2]

Nomes no Brasil:
Disponível apenas em farmácias de manipulação.

SUS:
Não disponível na Rename.

● **INDICAÇÕES DE BULA – ANVISA:** Não possui aprovação da Anvisa até o momento.

● **INDICAÇÕES DE BULA – FDA:**

○ Via oral: tratamento da insônia caracterizada por dificuldades na manutenção do sono.

○ Tópica: tratamento de curto prazo (até 8 dias) de prurido moderado em pacientes adultos com dermatite atópica ou líquen simples crônico.

● **INDICAÇÕES *OFF-LABEL*:** A doxepina pode ser utilizada para tratamento de dermatite atópica, prurido/coceira, líquen simples crônico, transtornos de ansiedade, depressão resistente ao tratamento, tabagismo, dor crônica, como antipruriginoso nas síndromes renais crônicas, úlcera péptica duodenal, SII e dor neuropática.

● **CONTRAINDICAÇÕES:** O uso de doxepina, assim como de outros ADTs, é contraindicado concomitantemente a IMAOs, uma vez que pode gerar crises hiperpiréticas, convulsões graves e outros eventos potencialmente fatais. Recomenda-se descontinuar o IMAO pelo menos 2 semanas antes do início do tratamento com doxepina. Pacientes recentemente recuperados ou durante recuperação de IAM ou ainda aqueles com bloqueio de ramo também são fortemente desaconselhados a ingerirem doxepina, além de pacientes que apresentem hipersensibilidade comprovada a esse medicamento ou a quaisquer de seus componentes, como seus ingredientes inativos. O uso de doxepina é desaconselhado ainda em pacientes com hiperplasia de próstata, íleo paralítico, alterações na condução cardíaca demonstradas por meio de ECG ou que apresentem histórico de convulsões.

● **TESTES LABORATORIAIS SUGERIDOS OU NECESSÁRIOS:** É aconselhável o monitoramento clínico cuidadoso durante o tratamento com doxepina. O ganho de peso é comum em pacientes tratados com fármacos tricíclicos e tetracíclicos, sendo necessário acompanhamento do peso corporal e do IMC, da pressão arterial e da glicemia, especialmente em pacientes pré-diabéticos e diabéticos. É aconselhável também monitorar possíveis dislipidemias (colesterol total, LDL e triglicerídeos aumentados e HDL diminuído). Em casos de pacientes que tenham ganhado mais que 5% do peso basal (antes do tratamento), é recomendada a avaliação da possibilidade de pré-diabetes ou diabetes e, em casos positivos, pode ser indicada a substituição do fármaco. Pacientes idosos, com hipertireoidismo, com problemas cardiovasculares preexistentes (ou histórico familiar) ou pessoas tratadas concomitantemente com outros agentes que prolonguem o intervalo QTc devem ser monitorados com ECG. Pacientes com mais de 50 anos devem ser monitorados com ECG basal; além disso, indivíduos acima de 50 anos e pacientes em terapias diuréticas apresentam risco aumentado de distúrbios eletrolíticos; portanto, os eletrólitos requerem monitoramento especial nesse grupo.

● **ROTA FARMACOLÓGICA:** Ver Figura 1.

FIGURA 1 ▶
ROTA FARMACOLÓGICA DA DOXEPINA.

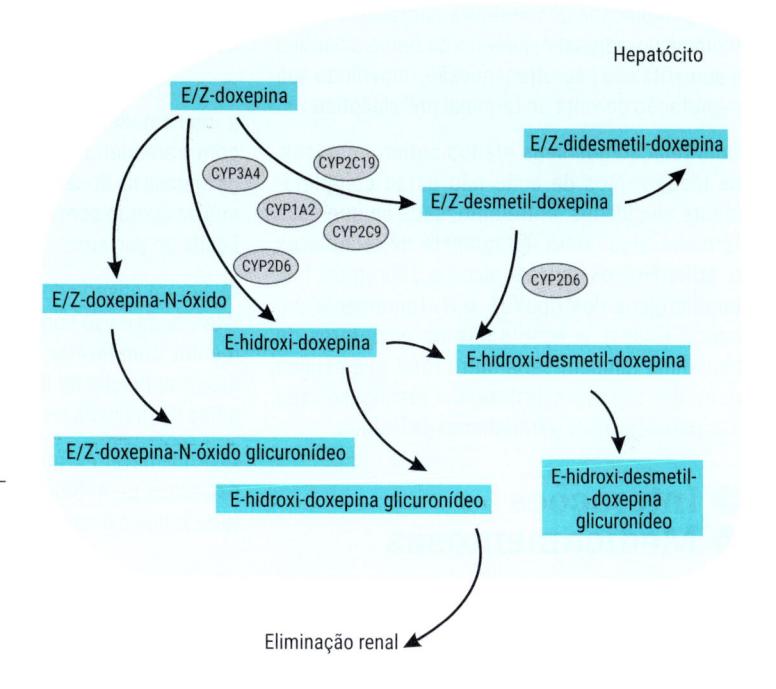

Fonte: Elaborada com base em Whirl-Carrillo e colaboradores.[3]

⭘ Farmacologia

ABSORÇÃO: A doxepina é absorvida de forma moderada no trato gastrointestinal, atingindo picos de concentração plasmática em cerca de 3,5 horas após administração oral e com biodisponibilidade de 30%. Sua absorção é incrementada se administrada juntamente a alimentos ricos em gordura.

VOLUME DE DISTRIBUIÇÃO: 20 L/kg.

LIGAÇÃO PROTEICA: 75,5% (76% para o metabólito desmetil-doxepina).

METABOLISMO/FARMACOCINÉTICA: A doxepina é extensamente metabolizada nos hepatócitos, por meio das enzimas CYP2C19, CYP2D6 e, com menor extensão, CYP1A2 e CYP2C9. Durante sua biotransformação, é transformada em um metabólito biologicamente ativo, a N-desmetil-doxepina, e em outros metabólitos inativos. Sofre metabolismo de primeira passagem, o qual transforma entre 55 e 87% da dose administrada. Nas etapas secundárias, o metabólito ativo é transformado em outros conjugados glicuronídeos.

ROTA DE ELIMINAÇÃO: A eliminação da doxepina é majoritariamente renal, sendo que menos de 3% de uma dose de doxepina são excretados sob forma inalterada na urina.

MEIA-VIDA: 15 horas.

DEPURAÇÃO: 0,93 L/h.

FARMACODINÂMICA: O principal efeito farmacodinâmico da doxepina consiste em inibir as proteínas SERT e NET, facilitando assim a atividade dos neurotransmissores serotonina e noradrenalina, respectivamente. Ela exerce efeitos de antagonista de receptores muscarínicos, adrenérgicos e histaminérgicos nos receptores H_1 e H_2, bem como inibe os canais de sódio e potássio em cardiomiócitos.

MECANISMO DE AÇÃO: Em geral, a doxepina é apresentada como uma mistura racêmica Z (cis) e E (trans), sendo o isômero trans mais ativo como inibidor da recaptação de serotonina, enquanto o isômero cis apresenta maior atividade como sedativo. Assim, a doxepina promove inibição da recaptação de serotonina e noradrenalina, sendo capaz de potencializar ou prolongar a atividade neuronal, uma vez que a recaptação dessas aminas biogênicas é fisiologicamente importante para suprir suas ações transmissoras. Nesse sentido, a literatura considera tal interferência nas vias de neurotransmissão de serotonina e noradrenalina como sendo a base da atividade antidepressiva dessa substância.[4] Tal ação prolonga a disponibilidade dos neurotransmissores (serotonina e noradrenalina) dentro da fenda sináptica e aumenta sua neurotransmissão, impedindo sua recaptação de volta ao terminal pré-sináptico.

Com relação aos seus efeitos antipruriginosos, os mecanismos de ação não estão completamente elucidados; entretanto, sabe-se que esse fármaco atua como antagonista de receptores $α_1$-adrenérgicos, muscarínicos e, sobretudo, histaminérgicos dos tipos H_1 e H_2 (puramente em baixas doses). A ação sobre os receptores de histamina também seria outro fator que explica os efeitos sedativos da doxepina, justificando seu uso potencial para o tratamento da insônia.

● Interações Medicamentosas

○ Certos medicamentos inibidores da atividade da CYP2D6, como quinidina, cimetidina, antidepressivos de outras classes, fenotiazinas e os antiarrítmicos do tipo 1C, como propafenona e flecainida, reduzem a atividade dessa isoenzima e promovem um aumento das concentrações plasmáticas de ADTs.

○ Os ISRSs (p. ex., fluoxetina, sertralina e paroxetina) inibem a CYP2D6, porém de maneira variada e com consequências clínicas não totalmente esclarecidas. Nesse sentido, recomenda-se cautela na coadministração de ADTs com qualquer um dos ISRSs, bem como durante os períodos de mudança de uma classe para outra. Especialmente com relação à fluoxetina, dada a longa meia-vida de seu principal metabólito ativo, recomenda-se aguardar pelo menos 5 semanas entre a interrupção do ADT e o início do ISRS.

○ Durante uso concomitante de ADTs com medicamentos que podem inibir a CYP2D6, é necessário cautela na redução das doses normalmente prescritas para o ADT ou para o outro medicamento. Além disso, nos casos em que haja necessidade da retirada de um destes, pode ser necessário aumentar a dose do ADT.

○ A administração concomitante de cimetidina e ADTs pode produzir aumentos significativos nas concentrações plasmáticas do ADT.

○ Pode haver interações entre doxepina e outros medicamentos anticolinérgicos e simpaticomiméticos, o que demanda acompanhamento criterioso e possivelmente ajuste da dose.

○ Os ADTs podem aumentar a frequência e/ou a intensidade de tontura em pacientes tratados com tramadol. Nesse caso, quando necessário, os ajustes na dose de doxepina devem ser realizados de acordo com a resposta clínica e a tolerabilidade do paciente.

○ Foram observados efeitos colaterais graves e letais após o uso concomitante de certos medicamentos com IMAOs. Portanto, é recomendável a descontinuação do IMAO pelo menos 2 semanas antes do início da terapia com doxepina.

○ Pode haver eventos de hipoglicemia grave em pacientes com diabetes do tipo 2 tratados com tolazamida e doxepina.

AFINIDADE LIGANTE/KI:

LOCAL	KI (NM)
Ki (SERT)	68-95
Ki (NET)	30-58
Ki (DAT)	> 10.000
Ki ($5-HT_{1A}$)	276
Ki ($5-HT_{2A}$)	11-27
Ki ($5-HT_{2C}$)	200
Ki ($5-HT_6$)	136
Ki ($α_1$)	24
Ki ($α_{1B}$)	12
Ki ($α_{2A}$)	1.100-1.270
Ki ($α_{2B}$)	28
Ki ($α_{2C}$)	96
Ki (D_2)	360
Ki (H_1)	0,09-1,23
Ki (H_2)	174
Ki (H_3)	39,8
Ki (H_4)	15,1
Ki (mACh)	23-80
Ki (M_1)	18-38
Ki (M_2)	160-230
Ki (M_3)	25-52
Ki (M_4)	20-82
Ki (M_5)	5,6-75

Farmacogenética

Acesse https://www.pharmgkb.org/chemical/PA449409 ou utilize o *QR code* ao lado.

ANOTAÇÕES CLÍNICAS

Nível de evidência 1A: Ver Tabela 1.

Nível de evidência 1B, 2A, 2B: Não há dados para a doxepina no PharmGKB até a data de publicação deste livro.

Nível de evidência 3: Variantes diversas do gene *CYP2C9*.

Nível de evidência 4: Acesse o *site* para mais informações.

Prática Clínica

DOSAGEM: Para o tratamento da depressão, a variação típica da dose é de 75 a 300 mg/dia; já para o tratamento da insônia, a dose recomendada pode variar entre 3 e 6 mg.

TITULAÇÃO

DEPRESSÃO: Iniciar com dose de 25 mg/dia na hora de dormir, podendo ser incrementada em 25 mg a cada 3 a 7 dias, de acordo com a eficácia e tolerabilidade do paciente. Não ultrapassar os 300 mg diários. As doses podem ser divididas para reduzir os efeitos adversos, como sedação. Para retirada, sugere-se redução gradual da dose, de preferência retirando-se 50% da dose a cada 3 dias, mas ainda assim poderão ser observados sintomas de abstinência em algumas situações. Nesses casos, é prudente aumentar a dose para interromper os sintomas e depois reiniciar a retirada de maneira mais gradual.

INSÔNIA: Ingerir entre 3 e 6 mg em dose única meia hora antes de deitar, evitando-se ingerir nas 3 horas seguintes às refeições, especialmente se forem ricas em gorduras. Para retirada, em geral não é necessária a redução gradual da dosagem. No caso de formulações de uso tópico, recomenda-se aplicar uma camada fina sobre a pele a cada 3, 4 ou 6 horas enquanto acordado.

EFEITOS ADVERSOS: Mais comuns: Neurológicos (sedação, sonolência). Comuns: Cardiovasculares (hipertensão), gastrointestinais

TABELA 1 ▶ NÍVEL DE EVIDÊNCIA 1A PARA A DOXEPINA

VARIANTE	GENE	MOLÉCULA	TIPO	FENÓTIPO
CYP2C19*1	CYP2C19	Doxepina	Metabolismo Farmacocinética	–
CYP2C19*2				
CYP2D6*1	CYP2C19	Doxepina	Metabolismo Farmacocinética	–
CYP2D6*1xN				
CYP2D6*2xN				
CYP2D6*3				
CYP2D6*4				
CYP2D6*5				
CYP2D6*9				
CYP2D6*10				
CYP2D6*35				
CYP2D6*35xN				
CYP2D6*41				

(gastrenterite, náusea), respiratórios (IVAS, nasofaringite). Pós-comercialização: Cardiovasculares (arritmia, distúrbio de condução), gastrointestinais (dor abdominal superior, edema de língua), neurológicos (disgeusia, hipoestesia), outros (mal-estar).

● **GRAVIDEZ:** Não foram conduzidos ensaios clínicos controlados avaliando a segurança do tratamento com doxepina em gestantes. Foram relatados efeitos adversos em bebês cujas mães eram tratadas com fármacos tricíclicos, como letargia e malformações fetais. Categoria C da FDA (classificação até 2015).

● **AMAMENTAÇÃO:** A doxepina é excretada no leite materno, sendo que seu principal metabólito ativo possui uma longa meia-vida, embora sejam escassas as informações acerca das consequências clínicas para os lactentes amamentados por mães em tratamento com doxepina. Nesse caso, é preferível a descontinuação do fármaco e a substituição por tratamento com um medicamento cujas informações clínicas sejam mais bem estabelecidas.

● **CRIANÇAS E ADOLESCENTES:** Caso seja necessária, a prescrição de doxepina deve ser feita com cautela, evitando-se o uso em indivíduos menores de 12 anos. Há alguns relatos de casos de morte súbita em crianças tratadas com tricíclicos ou tetracíclicos.[4] Caso seja opção terapêutica, é preciso observar a possibilidade de ativação de transtorno bipolar conhecido ou desconhecido e/ou ideação suicida. É importante informar aos pais ou responsáveis sobre os riscos para que possam auxiliar no monitoramento da criança ou do adolescente.

● **IDOSOS:** Os estudos com doxepina em pacientes idosos indicam que a substância é segura e bem tolerada nessa população.[5] No entanto, recomenda-se ECG basal para pacientes acima de 50 anos. Nessa faixa etária, pode haver maior sensibilidade aos efeitos anticolinérgicos cardiovasculares, hipotensores e sedativos da doxepina. Pode ser adequado o tratamento em doses menores em relação à população mais jovem, com aumentos graduais e mais lentos que em geral. Os ensaios clínicos demonstram que o tratamento para insônia com doxepina em idosos pode ser realizado com segurança na dose de 3 mg/dia.[6] A literatura indica eficácia na redução do risco de suicídio em pacientes acima de 65 anos tratados com antidepressivos.[7]

● **INSUFICIÊNCIA RENAL:** Prescrever a doxepina com cautela em pacientes com insuficiência renal; pode ser prudente acompanhar as concentrações plasmáticas em tais pacientes.

● **INSUFICIÊNCIA HEPÁTICA:** Prescrever a doxepina com cautela em pacientes com insuficiência hepática; recomenda-se diminuir a dose para essa população, bem como titular de maneira mais gradual e acompanhar as concentrações plasmáticas.

● **COMO MANEJAR EFEITOS ADVERSOS:** A avaliação médica constante por meio de exames se faz mais que necessária, especialmente nos casos de ganho de peso acima de 5% do peso basal do paciente e nos pacientes pré-diabéticos e diabéticos. Nesses casos ou em casos de efeitos adversos intoleráveis, deve-se considerar a redução da dose. Em geral, medidas de suporte e acompanhamento bastam até a adaptação do paciente ao medicamento, visto que a maioria dos efeitos adversos desaparecem com o tempo. Todavia, pode ser necessário substituir a doxepina por outro medicamento da mesma classe.

● Toxicidade

ORAL EM HUMANOS: A dose letal oral de doxepina avaliada em ratos e camundongos é de 147 e 180 mg/kg, respectivamente. A literatura indica que a provável dose tóxica letal em humanos seja de 50 a 500 mg ou 5 a 50 mg/kg.

TOXICIDADE AGUDA: Os casos de superdosagem com doxepina envolvem medidas sintomáticas e de suporte. Os sintomas incluem arritmias cardíacas, alterações no ECG (principalmente no intervalo QRS), hipotensão, convulsões e depressão do SNC, incluindo coma. Pode haver também confusão mental, alterações de concentração, alucinações visuais transitórias, pupilas dilatadas, agitação, hiper-reflexia, estupor, sonolência, rigidez muscular, vômitos, hipotermia ou hiperpirexia. Não são conhecidos antídotos específicos para a doxepina, porém os BZDs podem ser utilizados para controlar possíveis convulsões. Recomenda-se um mínimo de 6 horas de observação com monitoramento cardíaco e observação de sinais de SNC ou depressão respiratória, hipotensão, arritmias cardíacas e/ou bloqueios de condução e convulsões. Se ocorrerem sinais de toxicidade a qualquer momento durante esse período, recomenda-se um monitoramento prolongado. Existem relatos de pacientes que sucumbiram a arritmias fatais tardiamente após a superdosagem, os quais apresentavam evidências clínicas de envenenamento significativo antes da morte, sendo que a maioria recebeu descontaminação gastrointestinal inadequada. O monitoramento das concentrações plasmáticas do fármaco não deve orientar o manejo do paciente. Nesse sentido, a lavagem gástrica, a indução de êmese e a administração de carvão ativado podem auxiliar a reduzir a absorção se realizadas em 1 a 2 horas após a ingestão. Se a pessoa afetada estiver inconsciente ou com reflexo de vômito prejudicado, o carvão ativado pode ser administrado via sonda nasogástrica. Deve ser realizado monitoramento da temperatura corporal, dos sinais vitais e cardíacos, com observação do ECG para possíveis anormalidades de condução cardíaca, monitoramento este recomendado durante pelo menos 5 dias após a superdosagem.

Referências

1. Zhang M, Huang F, Jiang F, Mai M, Guo X, Zhang Y, et al. Clinical efficacy and safety of low-dose doxepin in Chinese patients with generalized anxiety disorder: a before-after study. Medicine. 2022;101(42):e31201.

2. Goforth HW. Low-dose doxepin for the treatment of insomnia: emerging data. Expert Opin Pharmacother. 2009;10(10):1649-55.

3. Whirl-Carrillo M, Huddart R, Gong L, Sangkuhl K, Thorn CF, Whaley R, et al. An Evidence-based framework for evaluating pharmacogenomics knowledge for personalized medicine. Clin Pharmacol Ther. 2021;110(3):563-72.

4. Pinder RM, Brogden RN, Speight TM, Avery GS. Doxepin up-to-date: a review of its pharmacological properties and therapeutic efficacy with particular reference to depression. Drugs. 1977;13(3):161-218.

5. Popper CW, Elliott GR. Sudden death and tricyclic antidepressants: clinical considerations for children. J Child Adolesc Psychopharmacol. 1990;1(2):125-32.

6. Krystal AD, Durrence HH, Scharf M, Jochelson P, Rogowski R, Ludington E, et al. Efficacy and safety of doxepin 1 mg and 3 mg in a 12-week sleep laboratory and out-

BIPP TIPS

- Algumas linhas de evidência apontam para um efeito analgésico da doxepina, sugerindo possível eficácia no tratamento da dor neuropática; além disso, também tem sido utilizada como agente profilático contra enxaquecas, embora ainda não tenha recebido aprovação da FDA para uso nessas condições.

- Formulações de doxepina em cremes tópicos têm sido utilizadas como anestésico local no controle da dor e têm sido úteis no tratamento de irritação uretral e disúria.

- Assim como outros tricíclicos, a doxepina é metabolizada pelas enzimas CYP2D6 e CYP2C19, cujos genes são altamente suscetíveis a polimorfismos. Assim, os pacientes podem apresentar perfil de metabolização ultrarrápida, rápida, extensiva (normal), intermediária e pobre. Tais variações individuais no metabolismo da doxepina podem acarretar diferenças nas respostas clínicas ao tratamento, bem como alterações nas concentrações plasmáticas desse fármaco, o que pode promover diferentes níveis de toxicidade e extensão dos efeitos adversos.

- Assim como outros ADTs, a doxepina deve ser administrada com cautela em pacientes com retenção urinária, hipertrofia prostática, glaucoma, constipação, insuficiência hepática ou doença cardiovascular. É indicado evitar esse tratamento em pacientes com bloqueio cardíaco ou arritmias ou imediatamente após infarto do miocárdio e em pacientes com doença hepática grave.

- Em alguns casos, a doxepina pode acarretar efeitos adversos graves, como íleo paralítico, prolongamento do intervalo QTc, convulsões e efeitos extrapiramidais, além de agravar sintomas psicóticos.

- Durante o tratamento com doxepina, bem como com outros ADTs, o consumo de álcool deve ser evitado devido aos efeitos aditivos centrais.

- Crianças, pacientes com hidratação inadequada, indivíduos abaixo do peso e aqueles com doença cardíaca podem ser mais suscetíveis à cardiotoxicidade induzida por ADT.
- Em alguns casos de populações vulneráveis, como crianças, idosos, indivíduos com doenças cardíacas e aqueles em tratamento com medicações concomitantes, poderá ser necessária a avaliação do perfil farmacogenômico para detectar possíveis variabilidades genéticas relacionadas à farmacocinética da doxepina.

patient trial of elderly subjects with chronic primary insomnia. Sleep. 2010;33(11):1553-61.

7. Laflamme L, Vaez M, Lundin K, Sengoelge M. Prevention of suicidal behavior in older people: a systematic review of reviews. PLoS One. 2022;17(1):e0262889.

Leituras Recomendadas

Almasi A, Patel P, Meza CE. Doxepin. In: StatPearls [Internet]. Treasure Island: StatPearls; 2024 [capturado em 15 out. 2024]. Disponível em: https://pubmed.ncbi.nlm.nih.gov/31194446/.

Drake LA, Millikan LE. The antipruritic effect of 5% doxepin cream in patients with eczematous dermatitis. Arch Dermatol. 1995;131(12):1403-8.

Drugs.com. Doxepin side effects [Internet]. 2024 [capturado em 15 out. 2024]. Disponível em: https://www.drugs.com/sfx/doxepin-side-effects.html.

Figueiredo A, Ribeiro CF, Goncalo M, Almeida J, Poiares-Baptista A, Teixeira F. Mechanism of action of doxepin in the treatment of chronic urticaria. Fundam Clin Pharmacol. 1990;4(2):147-58.

Kerr GW, McGuffie AC, Wilkie S. Tricyclic antidepressant overdose: a review. Emerg Med J. 2001;18(4):236-41.

Roth T, Rogowski R, Hull S, Schwartz H, Koshorek G, Corser B, et al. Efficacy and safety of doxepin 1 mg, 3 mg, and 6 mg in adults with primary insomnia. Sleep. 2007;30(11):1555-61.

Scharf M, Rogowski R, Hull S, Cohn M, Mayleben D, Feldman N, et al. Efficacy and safety of doxepin 1 mg, 3 mg, and 6 mg in elderly patients with primary insomnia: a randomized, double-blind, placebo-controlled crossover study. J Clin Psychiatry. 2008;69(10):1557-64.

Droperidol

O droperidol é um fármaco da classe das butirofenonas com propriedades gerais semelhantes às do haloperidol e comumente utilizado para prevenção e tratamento de náuseas e vômitos pós-operatórios ou induzidos por analgésicos opioides. Seu uso é por via parenteral e, portanto, tem rápido início de ação (cerca de 3-10 minutos), com meia-vida de cerca de 2 horas, apesar de seus efeitos sedativos persistirem por mais tempo. É cerca de 75% excretado pela urina, razão pela qual o uso em pacientes com insuficiência renal deve ser realizado com cautela.

Nomes no Brasil:
Droperdal.

SUS:
Não disponível na Rename.

● **INDICAÇÕES DE BULA – ANVISA E FDA:** Redução da incidência de náuseas e vômitos associados a procedimentos cirúrgicos e diagnósticos.

● **INDICAÇÕES *OFF-LABEL*:** O droperidol poderia ser utilizado para tranquilização rápida em pacientes com agitação psicomotora e no tratamento de enxaquecas.

● **CONTRAINDICAÇÕES:** O droperidol é contraindicado em caso de hipersensibilidade à substância ou a seus componentes e em pacientes com suspeita de prolongamento do intervalo QT.

● **TESTES LABORATORIAIS SUGERIDOS OU NECESSÁRIOS:** O droperidol parece ter risco de induzir prolongamento do intervalo QT. Tal efeito pode estar associado a outros fatores de risco que poderiam ser investigados por meio de exames laboratoriais, se possível. Portanto, uma avaliação cardíaca e testes laboratoriais para dosagem de eletrólitos e creatinina seriam importantes para diminuir riscos associados ao uso de droperidol em relação ao prolongamento do intervalo QT. Pacientes com risco de arritmia cardíaca e desequilíbrio nas concentrações séricas de eletrólitos e creatinina não devem receber droperidol.

● **ROTA FARMACOLÓGICA:** Não há imagens ilustrativas disponíveis para a rota farmacológica do droperidol.

○ Farmacologia

ABSORÇÃO: O droperidol pode ser administrado por via IV, na qual não passaria pelo processo de absorção, ou por via IM, onde é completamente absorvido após a administração.

VOLUME DE DISTRIBUIÇÃO: 1,5 L/kg em adultos e 0,58 L/kg em crianças de 3,5 a 12 anos.

LIGAÇÃO PROTEICA: 85 a 90% ligam-se às proteínas plasmáticas.

METABOLISMO/FARMACOCINÉTICA: O droperidol é extensamente metabolizado no fígado e sofre oxidação, desalquilação, desmetilação e hidroxilação pelas isoenzimas CYP1A2 e CYP3A4 do citocromo P450 e, em menor extensão, pela CYP2C. Os metabólitos são desprovidos de atividade.

ROTA DE ELIMINAÇÃO: 75% do droperidol são excretados pela urina (mas apenas 1% na forma inalterada) e 11% nas fezes.

MEIA-VIDA: Aproximadamente 2,2 horas em adultos (podendo aumentar em pacientes geriátricos) e 1,7 hora em crianças.

DEPURAÇÃO: 41,9 L/h.

FARMACODINÂMICA: O droperidol tem um perfil farmacológico caracterizado principalmente por efeitos bloqueadores da dopamina e $α_1$-adrenérgicos com pouca atividade anticolinérgica e anti-histamínica. Apesar desse bloqueio dos receptores $α_1$-adrenérgicos, o droperidol não tem efeito inotrópico negativo, mas pode causar hipotensão modesta e diminuição da resistência vascular periférica.

MECANISMO DE AÇÃO: A ação inibitória do droperidol nos receptores dopaminérgicos da zona quimiorreceptora na área postrema é responsável pelo seu potente efeito antiemético, especialmente útil para prevenção e tratamento de náuseas e vômitos pós-operatórios ou induzidos por analgésicos opioides. Além disso, o droperidol produz sedação marcante, com diminuição de apreensão e proporcionando um estado de distanciamento mental e indiferença, ao mesmo tempo em que mantém um estado de alerta reflexo. O mecanismo de ação responsável por esse efeito ainda não está bem elucidado, mas possivelmente envolve o bloqueio dos receptores dopaminérgicos.

● Interações Medicamentosas

○ O droperidol pode interagir com medicamentos que têm o potencial de causar alterações no prolongamento QT, como antiarrítmicos de classe IA (quinidina, disopiramida, procainamida), antiarrítmicos de classe III (amiodarona, sotalol), antibióticos macrolídios (eritromicina, claritromicina), antibióticos da classe das fluoroquinolonas (esparfloxacino), anti-histamínicos (astemizol, terfenadina), alguns medicamentos antipsicóticos (clorpromazina, haloperidol, pimozida, tioridazina), agentes antimaláricos (cloroquina, halofantrina) e outros fármacos como cisaprida, domperidona, metadona e pentamidina.

○ Medicamentos diuréticos, laxantes e glicocorticoides podem levar ao desequilíbrio eletrolítico; assim, não é recomendado o uso de droperidol com esses fármacos devido ao aumento do risco de prolongamento do intervalo QT.

○ Não é recomendado o uso de droperidol com medicamentos que podem induzir sintomas extrapiramidais, como a metoclopramida e outros antipsicóticos, em razão do risco de aumento da incidência desses sintomas.

◌ Não é recomendado o uso de droperidol com sedativos, como barbitúricos, BZDs ou derivados da morfina, por exemplo, devido ao risco de potencialização do efeito sedativo. É importante destacar que, assim como outros sedativos, o droperidol pode potencializar a depressão respiratória induzida por opioides.

◌ Não é recomendado o uso de droperidol com agentes anti-hipertensivos devido ao aumento do risco de hipotensão ortostática.

◌ O droperidol pode antagonizar os efeitos da levodopa e de agonistas dopaminérgicos.

◌ Os fármacos e substâncias que inibem a atividade da CYP1A2 e CYP3A4 podem diminuir a taxa de metabolização do droperidol e prolongar sua ação farmacológica. Portanto, recomenda-se cautela se o droperidol for administrado concomitantemente com inibidores da CYP1A2 (ciprofloxacino, ticlopidina) e inibidores da CYP3A4 (diltiazem, eritromicina, fluconazol, indinavir, itraconazol, cetoconazol, nefazodona, nelfinavir, verapamil, cimetidina, mibefradil).

AFINIDADE LIGANTE/KI:

LOCAL	KI (NM)
Ki (5-HT$_{2A}$)	4,6
Ki (D$_1$)	880
Ki (D$_2$)	0,25
Ki (D$_4$)	0,84
Ki (H$_1$)	2.500
Ki (α-adrenérgico)	1,4

◌ Farmacogenética

Acesse https://www.pharmgkb.org/chemical/PA449422 ou utilize o *QR code* ao lado.

ANOTAÇÕES CLÍNICAS

Nível de evidência 1A, 1B, 2A, 2B, 3, 4: Não há dados para o droperidol no PharmGKB até a data de publicação deste livro.

◌ Prática Clínica

● **DOSAGEM E TITULAÇÃO:** Para prevenção e tratamento de náusea e vômitos pós-operatórios, usar dose de 0,625 a 1,25 mg para adultos, 0,625 mg para idosos (acima de 65 anos) e 10 a 50 mcg/kg para crianças (2-11 anos) e adolescentes (12-18 anos), sendo 1,25 mg a dose máxima para crianças e adolescentes. O droperidol também pode ser utilizado para prevenção de náuseas e vômitos induzidos por morfina durante analgesia controlada em pacientes no pós-operatório. Nesse caso, usar para adultos a dose de 15 a 50 mcg de droperidol por mg de morfina, até uma dose diária máxima de 5 mg de droperidol. Para idosos (acima de 65 anos), crianças e adolescentes e para pacientes com insuficiência renal e hepática, não há dados disponíveis, motivo pelo qual não é indicado o uso de droperidol associado à terapia com morfina nesses pacientes. A administração de droperidol é recomendada 30 minutos antes do final previsto da cirurgia. Doses repetidas podem ser administradas a cada 6 horas, conforme necessário. A dosagem deve ser adaptada por idade, peso corporal, uso de outros medicamentos, tipo de anestesia e procedimento cirúrgico.

● **EFEITOS ADVERSOS:** Mais comuns: Sedação, sonolência. Comuns: Arritmias cardíacas, disartria, distúrbios do movimento (como acatisia, agitação, ansiedade e discinesias), hipotensão, tontura. Incomuns: Alucinações, amenorreia, anorgasmia, boca seca, broncospasmo, cãibras, constipação, convulsões, crises oculogíricas, diminuição da libido, discinesia tardia, disforias, galactorreia, ginecomastia, laringospasmo, parkinsonismo, prolongamento do intervalo QT, retenção urinária, rigidez muscular, síncope, SNM, tremores, visão borrada.

● **GRAVIDEZ:** Uma quantidade limitada de dados clínicos utilizando o droperidol para tratamento de êmese em pacientes grávidas e sedação pré-anestésica para cesarianas não mostrou aumento do risco de malformações. Em estudos pré-clínicos, o droperidol também não mostrou ser teratogênico em ratos.[1] O droperidol não é um antipsicótico, mas possui perfil farmacodinâmico relacionado com os antipsicóticos; assim, é importante considerar que neonatos expostos a medicamentos antipsicóticos durante o terceiro trimestre de gestação estão sob risco de sintomas extrapiramidais. Há relatos de agitação, hipertonia, tremor, sonolência, dificuldade respiratória e distúrbios de alimentação em neonatos expostos a antipsicóticos. No entanto, esse risco é relativamente diminuído pelo perfil de uso em dose única de droperidol, e não por tratamento crônico como em geral ocorre no caso dos antipsicóticos. Categoria C da FDA (classificação até 2015).

● **AMAMENTAÇÃO:** Não existem estudos clínicos sobre a eliminação de droperidol pelo leite materno, mas outros fármacos da classe das butirofenonas são eliminados pelo leite materno, levantando a possibilidade de o droperidol também ser excretado pelo leite. Assim, não é provável que o uso de dose única ou de curto prazo durante a amamentação (em casos de cirurgia) afete adversamente o bebê amamentado, sobretudo se o bebê tiver mais de 2 meses. Se doses múltiplas forem administradas à mãe, é necessário ter mais cautela ou não recomendar a amamentação.

● **CRIANÇAS E ADOLESCENTES:** Não é recomendado o uso de droperidol em crianças menores de 2 anos, mas há relatos de uso em crianças de 2 a 11 anos e adolescentes de 12 a 18 anos.

● **IDOSOS:** O droperidol pode ser usado em idosos para tratamento de náusea ou vômitos pós-operatórios, mas a dose deve ser diminuída. Além disso, não foi testado o uso em pacientes idosos que receberam droperidol concomitantemente com morfina, razão pela qual, nesse caso, o uso não é recomendado.

● **INSUFICIÊNCIA RENAL:** Em pacientes com insuficiência renal, a dose de droperidol deve ser diminuída para 0,625 mg.

● **INSUFICIÊNCIA HEPÁTICA:** Em pacientes com insuficiência hepática, a dose de droperidol deve ser diminuída para 0,625 mg.

● **COMO MANEJAR EFEITOS ADVERSOS:** A oximetria de pulso contínua deve ser realizada em pacientes com risco identificado ou suspeito de arritmia ventricular, devendo continuar por 30 minutos após a injeção, sobretudo nos casos em que o droperidol estiver sendo administrado concomitantemente ao tratamento com morfina. Pelo fato de aumentar a depressão do SNC, principalmente em associação com outros fármacos depressores do SNC, é recomendado que os pacientes que receberem droperidol sejam monitorados quanto a sintomas de depressão do SNC. Em razão do risco de hipotensão induzida por droperidol, deve-se monitorar a pressão arterial do paciente. Alguns casos de hipotensão podem desaparecer espontaneamente; entretanto, caso persista, pode ser considerada uma reposição de fluidos devido à possibilidade de hipovolemia. Antes de prescrever o droperidol, é preciso investigar fatores de risco, como histórico de doença cardíaca, bloqueio atrioventricular, disfunção do nó sinusal, ICC, doença cardíaca isquêmica, hipertrofia ventricular, histórico familiar de morte súbita, insuficiência renal, DPOC, insuficiência respiratória, bem como fatores de risco para distúrbios eletrolíticos.

◯ Toxicidade

ORAL EM HUMANOS: Não há informações específicas sobre superdosagem de droperidol em humanos. A dose máxima recomendada é de 5 mg/dia.

TOXICIDADE AGUDA: As manifestações de toxicidade de droperidol são uma extensão de suas ações farmacológicas. Os sintomas de superdosagem acidental incluem indiferença psíquica com uma transição para o sono, às vezes associada a uma redução da pressão arterial. Podem ocorrer também distúrbios extrapiramidais (salivação, movimentos anormais, às vezes rigidez muscular) e convulsões. Não há antídoto específico para superdose de droperidol, mas as reações extrapiramidais podem ser tratadas com anticolinérgicos. Pacientes com superdosagem de droperidol devem ser cuidadosamente monitorados quanto a sinais de prolongamento do intervalo QT e fatores que predispõem a *torsades de pointes*, como distúrbios eletrolíticos (sobretudo hipocalemia ou hipomagnesemia). A hipotensão pode ser tratada aumentando-se a volemia. É sugerido manter vias aéreas desobstruídas e oxigenação adequada.

BIPP TIPS

- É necessário cautela nos seguintes casos:
  - Intervalo QT prolongado conhecido ou suspeito (QTc > 450 ms em mulheres e > 440 ms em homens) – isso inclui pacientes com intervalo QT congênito longo, doentes com história familiar de prolongamento QT congênito e pacientes tratados concomitantemente com medicamentos conhecidos por terem risco de *torsades de pointes* por meio do prolongamento QT.
  - Hipocalemia ou hipomagnesemia.
  - Bradicardia (< 55 bpm).
  - Tratamento concomitante conhecido que causa bradicardia.
  - Feocromocitoma.
  - Estados comatosos.
  - Doença de Parkinson.
  - Depressão grave.
- É recomendado cautela no uso em pacientes com epilepsia devido à potencial diminuição do limiar convulsivo.
- Não é recomendado o uso em pacientes com, ou suspeita de, histórico de abuso de álcool ou ingestão elevada recente devido à possível potencialização dos efeitos depressores do SNC.
- Em caso de hipertermia inexplicada, é fundamental considerar a hipótese de SNM relacionada ao uso de neurolépticos, sendo portanto fundamental interromper o tratamento imediatamente.
- Um estudo clínico recente mostrou que o droperidol foi mais efetivo que o lorazepam e a ziprasidona no tratamento de agitação aguda, causando menos episódios de depressão respiratória, indicando assim que o uso de droperidol para essa indicação parece ser seguro.[2]

Referências

1. Nageotte MP, Briggs GG, Towers CV, Asrat T. Droperidol and diphenhydramine in the management of hyperemesis gravidarum. Am J Obstet Gynecol. 1996;174(6):1801-6.

2. Martel ML, Driver BE, Miner JR, Biros MH, Cole JB. Randomized double-blind trial of intramuscular droperidol, ziprasidone, and lorazepam for acute undifferentiated agitation in the emergency department. Acad Emerg Med. 2021;28(4):421-34.

Leituras Recomendadas

Belkacemi L, Darmani NA. Dopamine receptors in emesis: molecular mechanisms and potential therapeutic function. Pharmacol Res. 2020;161:105124.

Calver L, Page CB, Downes MA, Chan B, Kinnear F, Wheatley L, et al. The safety and effectiveness of droperidol for sedation of acute behavioral disturbance in the emergency department. Ann Emerg Med. 2015;66(3):230-8.e1.

Foo LK, Duffull SB, Calver L, Schneider J, Isbister GK. Population pharmacokinetics of intramuscular droperidol in acutely agitated patients. Br J Clin Pharmacol. 2016;82(6):1550-6.

Gupta SK, Southam M, Hwang S. Pharmacokinetics of droperidol in healthy volunteers following intravenous infusion and rectal administration from an osmotic drug delivery module. Pharm Res. 1992;9(5):694-6.

Isbister GK, Calver LA, Page CB, Stokes B, Bryant JL, Downes MA. Randomized controlled trial of intramuscular droperidol versus midazolam for violence and acute behavioral disturbance: the DORM study. Ann Emerg Med. 2010;56(4):392-401.e1.

Kelly G. American regent re-introduces droperidol injection, USP; AP rated and therapeutically equivalent to Inapsine® [Internet]. New York: American Regent; 2019 [capturado em 15 out. 2024]. Disponível em: https://americanregent.com/media/2276/pp-dp-us-0011_droperidol_pressrelease_14feb2019.pdf.

Kramer KJ. The surprising re-emergence of droperidol. Anesth Prog. 2020;67(3):125-6.

Lehmann KA, Van Peer A, Ikonomakis M, Gasparini R, Heykants J. Pharmacokinetics of droperidol in surgical patients under different conditions of anaesthesia. Br J Anaesth. 1988;61(3):297-301.

Peroutka SJ, Synder SH. Relationship of neuroleptic drug effects at brain dopamine, serotonin, alpha-adrenergic, and histamine receptors to clinical potency. Am J Psychiatry. 1980;137(12):1518-22.

Duloxetina

A duloxetina é um fármaco inibidor relativamente equilibrado e potente das proteínas transportadoras de recaptação de serotonina e noradrenalina (SERT e NET, respectivamente). Apresenta baixa afinidade para o transportador de dopamina e afinidade insignificante para mais de 60 receptores de neurotransmissores, incluindo muscarínicos, histaminérgicos, opioides, glutamatérgicos e gabaérgicos. Seu mecanismo de ação presumido no tratamento dos transtornos de humor é associado à inibição da recaptação neuronal de serotonina e noradrenalina, promovendo aumento na neurotransmissão dessas substâncias no SNC; além disso, a ação de inibição da dor proporcionada pela duloxetina é creditada aos seus efeitos de potenciação das vias descendentes inibitórias de dor no SNC. Sua absorção atinge picos plasmáticos a partir de 2 horas e sua eliminação ocorre principalmente pela via renal.

Nomes no Brasil:
Abretia, Cymbalta, Cymbi, Dual, Velija.

SUS:
Não disponível na Rename.

● **INDICAÇÕES DE BULA – ANVISA:** Tratamento de TDM, dor neuropática periférica diabética, fibromialgia em pacientes com ou sem TDM; estados de dor crônica associados à dor lombar crônica, estados de dor crônica associados à dor devido à osteoartrite de joelho (doença articular degenerativa) em pacientes com idade superior a 40 anos e TAG.

● **INDICAÇÕES DE BULA – FDA:** Tratamento de TDM em adultos, TAG em adultos e crianças (> 7 anos), dor neuropática periférica diabética em adultos, fibromialgia em adultos e pacientes pediátricos (> 13 anos) e dor musculoesquelética crônica em adultos.

● **INDICAÇÕES *OFF-LABEL*:** A duloxetina pode ser usada para manejo clínico da neuropatia periférica induzida por quimioterápicos, tratamento da incontinência urinária de esforço em homens adultos após prostatectomia e em outros transtornos de ansiedade.

● **CONTRAINDICAÇÕES:** A duloxetina é contraindicada em casos de hipersensibilidade à substância, em associação com IMAOs e em glaucoma de ângulo fechado.

● **TESTES LABORATORIAIS SUGERIDOS OU NECESSÁRIOS:** Em bula, não há necessidade de solicitar exames laboratoriais. Em estudos clínicos para transtorno depressivo maior, foram relatados aumentos médios nos exames para dosagem de fosfatase alcalina e de transaminases, como TGP, TGO e CPK.[1] Já em estudos clínicos para o tratamento da dor neuropática diabética, foram observadas alterações glicêmicas em jejum e aumento do colesterol total nos pacientes tratados com duloxetina.[2] Nesse sentido, pode ser interessante realizar tais avaliações clínicas durante o tratamento com duloxetina. Em nenhum dos estudos relatados foram observadas alterações em quaisquer parâmetros do ECG.[3]

● **ROTA FARMACOLÓGICA:** Não há imagens ilustrativas disponíveis para a rota farmacológica da duloxetina.

Farmacologia

ABSORÇÃO: A duloxetina é absorvida de maneira incompleta. Por ser suscetível à hidrólise em ambientes ácidos, como os do estômago, é necessário o revestimento entérico para protegê-la, o que cria um intervalo de cerca de 2 horas entre a administração até o início da absorção. Apresenta biodisponibilidade média de 50%, com ampla variação de 30 a 80%.

VOLUME DE DISTRIBUIÇÃO: 1.620 a 1.800 L/kg.

LIGAÇÃO PROTEICA: > 90%.

METABOLISMO/FARMACOCINÉTICA: A duloxetina apresenta metabolismo predominantemente hepático, sobretudo via CYP1A2 e, em menor extensão, CYP2D6. Nem todos os metabólitos da duloxetina foram caracterizados.

ROTA DE ELIMINAÇÃO: Cerca de 70% da duloxetina são excretados na urina, principalmente na forma de metabólitos, e 20% são excretados nas fezes como fármaco original e como metabólitos. Aparentemente, a secreção biliar também desempenha um papel relevante na eliminação da duloxetina, uma vez que seu tempo de excreção fecal excede o tempo esperado de trânsito gastrointestinal.

MEIA-VIDA: 12 horas (variação de 8-17 horas).

DEPURAÇÃO: Altamente variável entre os indivíduos, tendo valores relatados entre 57 e 114 L/h.

FARMACODINÂMICA: A duloxetina é um inibidor das proteínas transportadoras de serotonina e noradrenalina (SERT e NET, respectivamente). Apresenta baixa afinidade para o transportador de dopamina e afinidade insignificante para receptores de neurotransmissores muscarínicos, histaminérgicos, opioides, glutamatérgicos e gabaérgicos.

MECANISMO DE AÇÃO: Os mecanismos envolvidos nos benefícios da duloxetina para depressão e ansiedade não foram totalmente elucidados. Acredita-se que a sinalização disfuncional de serotonina e noradrenalina esteja envolvida na regulação das bases neurobiológicas relacionadas aos transtornos emocionais, como as vias corticolímbicas. Por inibir as proteínas SERT e NET, a duloxetina promove facilitação da neurotransmissão de serotonina e noradrenalina, uma vez que aumenta a disponibilidade desses neurotransmissores nas fendas sinápticas, o que explicaria seus efeitos terapêuticos nessas condições. A duloxetina é também utilizada para o tratamento da dor, e tal ação está relacionada à sua modulação serotoninérgica e noradrenérgica no corno dorsal da medula espinal, promovendo inibição das vias descendentes da dor por meio da ativação de 5-HT_{1A}, 5-HT_{1B}, 5-HT_{1D}, 5-HT_2, 5-HT_3 e receptores $α_1$ e $α_2$-adrenérgicos. A ativação de receptores 5-HT_2, 5-HT_3 e $α_1$-adrenérgicos medeia a ativação neuronal por meio da regulação de interneurônios inibitórios gabaérgicos, cujas sinapses com neurônios de projeção nociceptiva inibem a transmissão de estímulos dolorosos ao cérebro. Já os receptores 5-HT_1 e $α_2$ são acoplados à proteína G_i/G_o, e sua ativação leva ao aumento da corrente de potássio e à diminuição da sinalização da adenilil ciclase e da proteína cinase A, as quais contribuem para a inibição neuronal. Esses receptores inibitórios estão presentes nas projeções neuronais, bem como no gânglio da raiz dorsal que o precede, e agem suprimindo diretamente a transmissão de estímulos dolorosos. O cérebro apresenta interações complexas entre as bases neurobiológicas da dor e dos estados emocionais, sendo que um circuito subcortical específico regula as respostas defensivas e envolve o processamento inconsciente de estímulos subjacentes aos estados emocionais associados à dor. Quando desregulado, esse circuito defensivo subcortical interage com o córtex, produzindo experiências conscientes de medo e ansiedade, bem como avaliação acerca das consequências da dor ou lesão. Assim, a ativação sustentada de tais regiões pode contribuir para reações emocionais secundárias associadas à dor. Além disso, as projeções recíprocas do córtex para o circuito de defesa subcortical podem exacerbar ou inibir a desregulação, sugerindo que os processos conscientes modulam o medo, o sofrimento e a deficiência. Nesse sentido, a serotonina e a noradrenalina estão intimamente relacionadas à modulação das bases neurobiológicas relacionadas ao humor, modulação do gerenciamento de estresse, depressão e ansiedade, bem como mecanismos endógenos de analgesia e nocicepção, sobretudo por meio das vias inibitórias descendentes da dor presentes no encéfalo e na medula espinal. Desse modo, a modulação dessas vias pela duloxetina pode explicar seus efeitos terapêuticos no contexto da dor, dos transtornos emocionais e nas circunstâncias de potenciais comorbidades entre elas. A duloxetina também promove ações no SNC que controlam o esfíncter urinário por aumentar as concentrações de serotonina e noradrenalina no núcleo de Onuf da medula espinal, promovendo aumento da ativação dos receptores 5-HT_2 e $α_1$-adrenérgicos. Ambos os receptores são acoplados à proteína G, e sua ativação aumenta a atividade das vias de trifosfato de inositol e da fosfolipase C, vias estas que levam à liberação de estoques de cálcio intracelular e à facilitação da excitabilidade neuronal. Além disso, a duloxetina atua sobre receptores 5-HT$_3$, os quais atuam como um canal de sódio controlado por ligante, de modo que o aumento do fluxo de sódio para o neurônio contribui para a despolarização e ativação dos canais dependentes de voltagem envolvidos na geração do potencial de ação. A ação combinada desses três receptores contribui para o aumento da excitabilidade do nervo pudendo em resposta ao glutamato, produzindo efeitos terapêuticos nos casos de incontinência urinária.

● Interações Medicamentosas

○ O uso de duloxetina com inibidores da CYP1A2, como fluvoxamina, pode acarretar aumento das concentrações plasmáticas de duloxetina, levando a um provável aumento da frequência ou da intensidade dos seus efeitos adversos. Por inibir a CYP1A2, a duloxetina pode, em teoria, reduzir a eliminação de teofilina e de clozapina.

○ Inibidores da CYP2D6, como paroxetina, fluoxetina e quinidina, podem aumentar as concentrações plasmáticas de duloxetina, requerendo uma redução na dosagem desta, visto que pode haver provável aumento da frequência ou da intensidade dos seus efeitos adversos. Por inibir as isoenzimas CYP2D6, a duloxetina pode teoricamente interferir nas ações analgésicas da codeína e aumentar as concentrações plasmáticas de alguns β-bloqueadores, da atomoxetina e da tioridazina. Nesse último caso, tal efeito pode promover arritmias cardíacas perigosas.

○ A duloxetina pode incrementar o risco de sangramentos, principalmente quando combinada com anticoagulantes, como varfarina, ou AINEs.

○ A duloxetina pode aumentar os níveis de ADTs, sendo necessário cautela durante tal coadministração. Se possível, é recomendada a substituição de um desses fármacos. Quando em combinação com IMAOs, o tratamento conjunto com duloxetina pode gerar síndrome serotoninérgica grave e até mesmo fatal em alguns casos. Nessa situação, é recomendado aguardar pelo menos entre 2 e 5 semanas após interrupção do IMAO para iniciar o tratamento com duloxetina. Por outro lado, também é contraindicado iniciar o tratamento com um IMAO antes de um período mínimo de cinco meias-vidas (5-7 dias para a maioria das substâncias) após interrupção da duloxetina.

AFINIDADE LIGANTE/KI:

LOCAL	KI (NM)
Ki (SERT)	0,7-0,8
Ki (NET)	7,5
Ki (DAT)	240
Ki (5-HT$_{2A}$)	504
Ki (5-HT$_{2C}$)	916
Ki (5-HT$_6$)	419

○ Farmacogenética

Acesse https://www.pharmgkb.org/chemical/PA10066 ou utilize o *QR code* ao lado.

ANOTAÇÕES CLÍNICAS

Nível de evidência 1A, 1B, 2A, 2B: Não há dados para a duloxetina no PharmGKB até a data de publicação deste livro.

Nível de evidência 3: Variantes diversas dos genes *ATP10A*, *DRD3*, *FCN2*, *INVS*, *KMT2E*, *MIEF2*, *NCAM1*, *RXN1*, *TEX10*, *TREML4*, *TTC37* e *ZNF385D*.

Nível de evidência 4: Não há dados para a duloxetina no PharmGKB até a data de publicação deste livro.

○ Prática Clínica

● **DOSAGEM:** Para a maioria dos casos, a dose de duloxetina indicada é de 60 mg/dia, sendo a dose máxima diária de 120 mg.

● **TITULAÇÃO**

TRANSTORNO DEPRESSIVO MAIOR: O tratamento deve ser iniciado com uma dose de 30 ou 60 mg, administrada 1x/dia. Alguns pacientes podem se beneficiar de doses acima da dose diária recomendada de 60 mg, não sendo excedida a dose máxima de 120 mg/dia, as quais devem ser divididas em 2 administrações. Algumas evidências sugerem que, em casos de depressão grave, a dose de 120 mg de duloxetina pode ser mais eficaz que a de outros ISRSs.

TRANSTORNO DE ANSIEDADE GENERALIZADA:
O tratamento com duloxetina deve ser iniciado com uma dose única diária de 30 mg, durante 1 semana, permitindo a adaptação do paciente à medicação. Em seguida, a dose deve ser aumentada gradualmente até 60 mg, administrada 1x/dia, podendo chegar até 120 mg em 1 ou 2 tomadas diárias. O aumento da dose deve ser gradual, de 30 em 30 mg, 1x/dia.

NEUROPATIA PERIFÉRICA DIABÉTICA:
O tratamento deve ser iniciado com uma dose de 60 mg, chegando até a dosagem de 120 mg, 1x/dia. Não há evidência de que doses acima de 60 mg promovam benefícios adicionais significativos, e doses maiores apresentam menores índices de tolerabilidade. Em alguns pacientes, podem ser necessárias doses menores que 60 mg.

FIBROMIALGIA:
O tratamento deve ser iniciado com uma dose de 30 ou 60 mg, administrada 1x/dia. Embora alguns pacientes necessitem de doses maiores, as evidências clínicas não mostram benefícios adicionais em tratamentos com doses superiores a 60 mg/dia. Além disso, doses mais altas estão associadas a uma taxa maior de reações adversas.

INCONTINÊNCIA URINÁRIA:
A duloxetina apresenta perfil de redução da incontinência dose-dependente, ou seja, quanto maior a dosagem, maior o controle da micção. Deve-se iniciar o tratamento com 30 mg/dia, proporcionando ao paciente tempo para se adaptar à medicação. Caso seja necessário, pode-se aumentar a dosagem diária até 90 mg, de forma gradual.

DOR CRÔNICA ASSOCIADA À DOR LOMBAR CRÔNICA OU À DOR DEVIDO À OSTEOARTRITE DE JOELHO:
O tratamento deve ser iniciado com dose de 60 mg, administrada 1x/dia, mas para alguns pacientes pode ser conveniente iniciar o tratamento com a dose de 30 mg, 1x/dia, garantindo que o paciente se adapte à medicação. Em seguida, pode-se aumentar a dosagem gradualmente, podendo ser atingida a dosagem máxima de 120 mg/dia, até que se alcance a eficácia desejada. Doses maiores que 60 mg devem ser ingeridas em 2 administrações diárias.

● **DESCONTINUAÇÃO:** Em todos os casos supracitados, o tratamento com duloxetina não deve ser interrompido de maneira abrupta, visto que há relatos de sintomas associados à retirada, tais como náusea, tontura, dor de cabeça, fadiga, parestesia, vômito, entre outros. Nesse sentido, a interrupção deve ser realizada de maneira gradual, em geral diminuindo-se a dosagem pela metade ou administrando-se em dias alternados, por um período mínimo de 2 semanas antes da interrupção completa do tratamento. O esquema de interrupção deve considerar a tolerabilidade do paciente em relação às reduções. Em casos de sintomas intoleráveis após a suspensão do tratamento, é recomendado retornar à dose anterior de duloxetina, reinstituindo-se o esquema de retirada de forma mais lenta.

● **EFEITOS ADVERSOS:** Mais comuns: Gastrointestinais (boca seca, constipação, diarreia, dor abdominal, náusea, vômito), metabólicos (diminuição de apetite e de peso), neurológicos (cefaleia, sonolência, tontura), respiratórios (nasofaringite), psiquiátricos (insônia), outros. Comuns: Cardiovasculares (aumento de pressão arterial, palpitação, rubor), dermatológicos (hiperidrose, prurido, *rash*), gastrointestinais (desconforto estomacal, dispepsia, flatulência, gastrenterite viral, parestesia oral), geniturinários (aumento de frequência urinária, distúrbio ejaculatório e erétil, poliúria, retardo ejaculatório), imunológicos (*influenza*), metabólicos (anorexia, aumento de peso), neurológicos (agitação psicomotora, disgeusia, hipoestesia, letargia, parestesia, tremor, vertigem), musculoesqueléticos (cãibra, dor cervical e musculoesquelética, espasmo muscular), respiratórios (bocejo, dor faringolaríngea e orofaríngea, IVAS, tosse), oculares (visão borrada), psiquiátricos (agitação, anorgasmia, ansiedade, diminuição de libido, distúrbio do sono, inquietação, orgasmo alterado, sonhos anormais, tensão), outros. Incomuns: Cardiovasculares (arritmia supraventricular, aumento de pressão diastólica e sistólica, cardiomiopatia de takotsubo, dor no peito, extremidades frias, fibrilação atrial, hipertensão ortostática, infarto do miocárdio, taquicardia), dermatológicos (dermatite de contato, eritema, reação de fotossensibilidade, sudorese fria e noturna, urticária), endocrinológicos (hipotireoidismo), gastrointestinais (disfagia, eructação, estomatite, fezes soltas, gastrite, halitose, sangramento gastrointestinal), geniturinários (disfunção ejaculatória e sexual, disúria, dor testicular, falha ejaculatória, hesitação urinária, odor anormal de urina, retenção urinária, sintomas de menopausa, urgência miccional), hematológicos (hematoma), hepáticos (elevação de bilirrubina, enzimas hepáticas, fosfatase alcalina, GGT e TGO/TGP, hepatite, lesão hepática), hipersensibilidade (distúrbio de hipersensibilidade), imunológicos (laringite), metabólicos (aumento de potássio e de colesterol, desidratação, hiperglicemia, hiperlipidemia, sede), musculoesqueléticos (aumento de CPK, espasmo, rigidez muscular, trismo), neurológicos (acatisia, alteração de atenção e de marcha, discinesia, mioclonia, pior qualidade de sono, síncope), oculares (déficit visual, diplopia, midríase, olho seco), respiratórios (epistaxe, globo), psiquiátricos (apatia, bruxismo, desorientação, estado confusional, ideação suicida, irritabilidade, labilidade emocional, nervosismo, pesadelo, tentativa de suicídio), outros (dor de ouvido, mal-estar, sensação de anormalidade, sensação de frio/calor). Raros: Cardiovasculares (crise hipertensiva, fibrilação ventricular), endocrinológicos (hiperprolactinemia, SIADH), gastrointestinais (colite microscópica, hematoquezia, úlcera péptica), dermatológicos (equimose), hipersensibilidade (reação anafilática), metabólicos (hiponatremia), geniturinários (diminuição de fluxo urinário, distúrbio menstrual), hepáticos (icterícia, insuficiência hepática), neurológicos (convulsão, disartria, distúrbio extrapiramidal, inquietação psicomotora, síndrome serotoninérgica), oculares (glaucoma), respiratórios (doença pulmonar intersticial, pneumonia eosinofílica), psiquiátricos (agressividade, alucinação, comportamento suicida, mania, raiva, suicídio consumado). Muito raros: Dermatológicos (contusão, SSJ, vasculite cutânea), geniturinários (galactorreia, sangramento ginecológico), hipersensibilidade (edema angioneurótico, hipersensibilidade), neurológicos (epilepsia, sensação de choque). Pós-comercialização: Cardiovasculares (arritmia ventricular, eventos cardíacos), gastrointestinais (colite inespecífica, pancreatite), hematológicos (sangramentos anormais), musculoesqueléticos (rabdomiólise), neurológicos (hemorragia cerebral), renais (disfunção renal).

● **GRAVIDEZ:** Não existem estudos clínicos suficientes que atestem a segurança do uso de duloxetina durante a gestação. Em geral, seu uso não é recomendado, sobretudo no primeiro trimestre da gestação. Nesse caso, o tratamento de gestantes com esse fármaco deve ser avaliado conforme possíveis riscos e benefícios. A literatura indica que recém-nascidos expostos a ISRSs no fim do terceiro trimestre necessitavam de hospitalização prolongada, suporte respiratório e alimentação por sonda, sintomas compatíveis com efeitos tóxicos promovidos por ISRSs e IRSNs ou, eventualmente, por efeitos de retirada da substância.[4] Categoria C da FDA (classificação até 2015).

● **AMAMENTAÇÃO:** A duloxetina é secretada no leite materno, e há relatos de sintomas nos lactentes, como insônia e irritabilidade. Entretanto, os dados clínicos acerca da segurança do seu uso são escassos, de modo que o aleitamento materno durante o tratamento com duloxetina deve ser avaliado conforme possíveis riscos e benefícios.

● **CRIANÇAS E ADOLESCENTES:** Não foram conduzidos estudos clínicos suficientes para avaliar a eficácia e a tolerabilidade da duloxetina nessa faixa etária. Entretanto, algumas linhas de evidência sugerem que ela possa ser utilizada, desde que aplicadas medidas de acompanhamento, visto que podem ocorrer alterações comportamentais notáveis como ativação de transtorno bipolar conhecido ou desconhecido e/ou ideação suicida.[5] Portanto, devem ser ponderados os potenciais riscos e benefícios dessa terapêutica em pacientes pediátricos e informar pais ou responsáveis para que possam ajudar a observar a criança ou o adolescente.

● **IDOSOS:** A duloxetina deve ser administrada com cautela, de preferência em doses reduzidas em comparação a pacientes mais jovens, visto que alguns pacientes idosos podem ser mais suscetíveis aos efeitos adversos desse fármaco e há aumento de meia-vida em 4 horas. Apesar disso, estudos indicam que o tratamento com ISRSs em idosos é eficaz, especialmente no manejo do risco de suicídio.[10]

BIPP TIPS

○ A duloxetina não é recomendada para pacientes com uso de álcool substancial. Além disso, pacientes fumantes podem apresentar redução das concentrações plasmáticas de duloxetina, visto que a nicotina induz a isoenzima CYP1A2, mas não são necessárias modificações nas dosagens para esse grupo de pacientes.

○ A duloxetina não deve ser administrada em doses diárias maiores que 120 mg, visto que pode promover hipertensão arterial. Podem ocorrer ações noradrenérgicas potentes em doses maiores que 60 mg/dia, motivo pelo qual os pacientes devem ser cautelosamente acompanhados.

○ A literatura apoia de forma robusta a eficácia da duloxetina no tratamento dos sintomas físicos dolorosos relacionados à depressão.[6,7] Além disso, a literatura sugere maior eficácia da duloxetina enquanto IRSN para pacientes resistentes a outros tratamentos.[8]

○ Algumas linhas de evidência sugerem potencial eficácia da duloxetina no tratamento do TDAH, mas ainda faltam mais estudos que comprovem esse fato.[9]

● **INSUFICIÊNCIA RENAL:** Utilizar a duloxetina com cautela e sempre com monitoramento regular em pacientes com insuficiência renal. Não é necessário nenhum ajuste de dose. Entretanto, não é recomendada em pacientes que requeiram diálise, como insuficiência renal grave ou doença renal terminal.

● **INSUFICIÊNCIA HEPÁTICA:** O uso de duloxetina é contraindicado em pacientes que apresentem qualquer nível de insuficiência hepática.

● **COMO MANEJAR EFEITOS ADVERSOS:** Em geral, medidas de suporte e acompanhamento bastam até a adaptação do paciente ao medicamento, visto que a maioria dos efeitos adversos desaparecem com o tempo. A dose média recomendada para os diversos tratamentos é de 60 mg/dia, sendo que em alguns pacientes pode ser necessário reduzi-la para 30 mg/dia, visando à diminuição da frequência ou intensidade dos efeitos adversos. Também pode ser necessário substituí-la por outro medicamento da mesma classe. Pode ainda ser necessária a descontinuação da duloxetina e sua substituição por outro agente antidepressivo.

○ Toxicidade

ORAL EM HUMANOS: Estudos relatam casos de superdosagem com duloxetina eventualmente fatais já a partir de 1.000 mg ingeridos VO, isoladamente ou em combinação com outras substâncias.[5]

TOXICIDADE AGUDA: Os sinais e sintomas de superdose com duloxetina, isoladamente ou em combinação com outros fármacos, incluem sonolência, coma, síndrome serotoninérgica, convulsões, vômito e taquicardia. Não são conhecidos antídotos específicos para a superdosagem com duloxetina. Porém, em caso de síndrome serotoninérgica persistente, pode ser adequado estabelecer tratamento com ciproeptadina e/ou controle de temperatura. Em geral, casos de superdosagem aguda devem ser tratados conforme as medidas sintomáticas e de suporte gerais empregadas no manejo da superdose com qualquer fármaco, incluindo estabelecimento adequado de ventilação e oxigenação das vias aéreas, além de monitoramento dos sinais vitais e cardíacos. Não é recomendado realizar diurese forçada, diálise, hemoperfusão, suporte dialítico e transfusão ou indução de vômito, porém pode ser útil a lavagem gástrica nos casos identificados precocemente logo após a ingestão ou em pacientes sintomáticos. A administração de carvão ativado pode ser útil para diminuir a absorção. É necessário avaliar a possibilidade do envolvimento de múltiplos fármacos ou substâncias, sendo crucial o cuidado específico em relação aos pacientes em tratamento atual ou que tenham descontinuado recentemente fármacos tricíclicos, sobretudo se tiverem ingerido quantidade excessiva das substâncias. Nesses casos, o acúmulo do tricíclico, bem como de seus metabólitos, pode aumentar o risco de sequelas clinicamente significativas e estender o tempo necessário de observação clínica cuidadosa.

Referências

1. Kang SG, Park YM, Lee HJ, Yoon B. Duloxetine-induced liver injury in patients with major depressive disorder. Psychiatry Investig. 2011;8(3):269-71.

2. Hardy T, Sachson R, Shen S, Armbruster M, Boulton AJ. Does treatment with duloxetine for neuropathic pain impact glycemic control? Diabetes Care. 2007;30(1):21-6.

3. Thase ME, Tran PV, Wiltse C, Pangallo BA, Mallinckrodt C, Detke MJ. Cardiovascular profile of duloxetine, a dual reuptake inhibitor of serotonin and norepinephrine. J Clin Psychopharmacol. 2005;25(2):132-40.

4. Dubovicky M, Belovicova K, Csatlosova K, Bogi E. Risks of using SSRI / SNRI antidepressants during pregnancy and lactation. Interdiscip Toxicol. 2017;10(1):30-4.

5. Cymbalta duloxetine hydrochloride capsule, delayed release [Internet]. Indianapolis: Eli Lilly and Company; 2004 [capturado em 22 out. 2024]. Disponível em: https://dailymed.nlm.nih.gov/dailymed/drugInfo.cfm?setid=2f7d4d67-10c1-4bf4-a7f2-c185fbad64ba.

6. Gaynor PJ, Gopal M, Zheng W, Martinez JM, Robinson MJ, Marangell LB. A randomized placebo-controlled trial of duloxetine in patients with major depressive disorder and associated painful physical symptoms. Curr Med Res Opin. 2011;27(10):1849-58.

7. Harada E, Tokuoka H, Fujikoshi S, Funai J, Wohlreich MM, Ossipov MH, et al. Is duloxetine's effect on painful physical symptoms in depression an indirect result of improvement of depressive symptoms? Pooled analyses of three randomized controlled trials. Pain. 2016;157(3):577-84.

8. Thase ME, Pritchett YL, Ossanna MJ, Swindle RW, Xu J, Detke MJ. Efficacy of duloxetine and selective serotonin reuptake inhibitors: comparisons as assessed by remission rates in patients with major depressive disorder. J Clin Psychopharmacol. 2007;27(6):672-6.

9. Bilodeau M, Simon T, Beauchamp MH, Lespérance P, Dubreucq S, Dorée JP, et al. Duloxetine in adults with ADHD: a randomized, placebo-controlled pilot study. J Atten Disord. 2014;18(2):169-75.

10. Barak Y, Olmer A, Aizenberg D. Antidepressants reduce the risk of suicide among elderly depressed patients. Neuropsychopharmacology. 2006;31(1):178-81.

Leituras Recomendadas

Cymbalta (duloxetine hydrochloride) [Internet]. Indianapolis: Eli Lilly; 2010 [capturado em 15 out. 2024]. Disponível em: https://www.accessdata.fda.gov/drugsatfda_docs/label/2010/022516lbl.pdf.

Drugs.com. Duloxetine side effects [Internet]. 2024 [capturado em 15 out. 2024]. Disponível em: https://www.drugs.com/sfx/duloxetine-side-effects.html#professional.

Frampton JE, Plosker GL. Duloxetine. CNS Drugs. 2007;21(7):581-609.

Ganesh M, Ubaidulla U, Hemalatha P, Peng MM, Jang HT. Development of duloxetine hydrochloride loaded mesoporous silica nanoparticles: characterizations and in vitro evaluation. AAPS PharmSciTech. 2015;16(4):944-51.

Knadler MP, Lobo E, Chappell J, Bergstrom R. Duloxetine: clinical pharmacokinetics and drug interactions. Clin Pharmacokinet. 2011;50(5):281-94.

Kremer M, Yalcin I, Goumon Y, Wurtz X, Nexon L, Daniel D, et al. A dual noradrenergic mechanism for the relief of neuropathic allodynia by the antidepressant drugs duloxetine and amitriptyline. J Neurosci. 2018;38(46):9934-54.

Nemeroff CB, Schatzberg AF, Goldstein DJ, Detke MJ, Mallinckrodt C, Lu Y, et al. Duloxetine for the treatment of major depressive disorder. Psychopharmacology Bulletin. 2002;36(4):106-32.

Rodrigues-Amorim D, Olivares JM, Spuch C, Rivera-Baltanás T. A systematic review of efficacy, safety, and tolerability of duloxetine. Front Psychiatry. 2020;11:554899.

E

- **Escetamina** 272
- **Escitalopram** 277
- **Estazolam** 284
- **Eszopiclona** 288

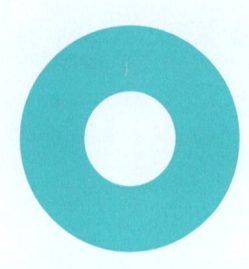

Escetamina

A escetamina é o enantiômero S da cetamina, a qual foi aprovada pela FDA em 1970. Os dados indicam que a escetamina pode ser um tratamento promissor para pacientes com transtorno depressivo maior e/ou comportamento suicida resistentes a outras abordagens terapêuticas. É um antagonista não seletivo e não competitivo do receptor ionotrópico de glutamato (NMDA), mas o mecanismo exato pelo qual atua permanece por ser esclarecido. Seu uso por via intranasal permite fácil administração e rápido início de ação, o que diferencia a escetamina de muitos outros agentes que podem levar várias semanas para fazer efeito, mas requer que essa administração seja realizada apenas em instalações clínicas ou hospitais, sob supervisão profissional devido a possíveis efeitos adversos. Sua absorção atinge picos de concentração plasmática em 20 a 40 minutos e sua eliminação acontece majoritariamente pela via renal. Neste capítulo vamos nos ater principalmente à formulação intranassal, dado que no momento da publicação deste livro, é a única formulação que apresenta indicação em bula para tratamento de transtornos psiquiátricos.

Nomes no Brasil:

Spravato (escetamina intranassal), Ketamin (escetamina [dextrocetamina], solução injetável de 50 mg/mL, disponível em frascos-ampola de 10 mL).

SUS:

Não disponível na Rename.

- **INDICAÇÕES DE BULA – ANVISA:** Em conjunto com a terapia antidepressiva oral, é indicada para a rápida redução dos sintomas depressivos em pacientes adultos com TDM e comportamento ou ideação suicida aguda.

- **INDICAÇÕES DE BULA – FDA:** Associado ao antidepressivo oral, é indicada para o tratamento da depressão resistente ao tratamento em adultos.

- **INDICAÇÕES *OFF-LABEL*:** Também tem sido estudada no tratamento de transtornos dolorosos, na depressão bipolar, no TEPT, TOC resistente e nos transtornos de ansiedade resistentes ao tratamento.

- **CONTRAINDICAÇÕES:** A escetamina é contraindicada em caso de hipersensibilidade à substância, a outros excipientes e à cetamina, bem como em casos de hemorragia intracerebral e aneurisma.

- **TESTES LABORATORIAIS SUGERIDOS OU NECESSÁRIOS:** É necessário medir a pressão arterial antes da administração; em caso de pressão elevada (sistólica > 140 mmHg e diastólica > 90 mmHg), é preciso avaliar os riscos de aumentos de curto prazo na pressão arterial e o benefício do tratamento. A escetamina não deve ser administrada caso a elevação da pressão arterial ou da pressão intracraniana represente um risco sério. Após a dosagem, a pressão deve ser reavaliada em cerca de 40 minutos, tempo que corresponde ao pico de concentração plasmática. O paciente deve ser liberado apenas quando a pressão estiver entre os valores de referência e se ele estiver clinicamente estável por pelo menos 2 horas; caso contrário, o monitoramento clínico deve ser mantido.

- **ROTA FARMACOLÓGICA:** Ver Figura 1.

Farmacologia

ABSORÇÃO: A escetamina intranassal apresenta absorção rápida, principalmente por ser administrada por *spray* nasal. Sua biodisponibilidade absoluta média é de cerca de 48% após a administração por essa via, atingindo pico de concentração plasmática em cerca de 20 a 40 minutos. Mas a escetamina também pode ser administrada (pela bula brasileira do Ketamin) por algumas

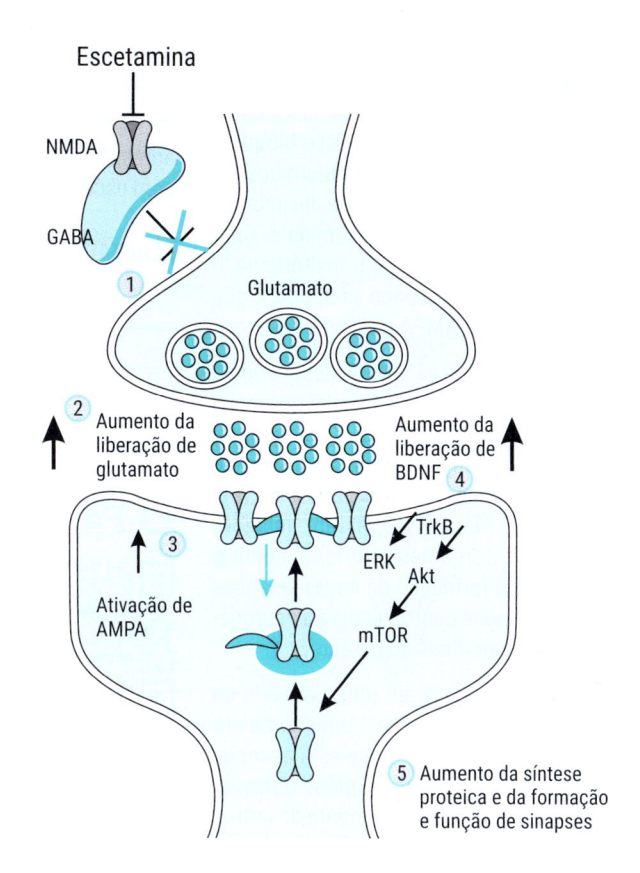

FIGURA 1 ▶

ROTA FARMACOLÓGICA DA ESCETAMINA.

outras vias, como a IV e a IM. Para essa aplicação, a taxa de absorção e a biodisponibilidade variam conforme a via utilizada:

○ Via intravenosa: a administração é direta na corrente sanguínea, resultando em absorção completa e imediata, com biodisponibilidade de praticamente 100%.

○ Via intramuscular: a absorção é rápida, com concentrações plasmáticas máximas ocorrendo entre 5 a 15 minutos após a iaplicação. A biodisponibilidade neste caso é elevada, embora possa variar dependendo de fatores como o local da aplicação e a perfusão sanguínea do tecido muscular.

VOLUME DE DISTRIBUIÇÃO: 709 L.

LIGAÇÃO PROTEICA: 43 a 45%.

METABOLISMO/FARMACOCINÉTICA: A escetamina é metabolizada sobretudo pelas isoenzimas do citocromo P450, CYP2B6 e CYP3A4, e em menor extensão pelas enzimas CYP2C9 e CYP2C19, sendo transformada principalmente em norescetamina, a qual é mais tarde metabolizada por vias dependentes do citocromo, seguida de glicuronidação.

ROTA DE ELIMINAÇÃO: Cerca de 78% de uma dose inicial de escetamina podem ser recuperados na urina, principalmente sob a forma de metabólitos, e menos de 1% é medido como fármaco inalterado. Apenas uma pequena fração (≤ 2%) é observada nas fezes.

MEIA-VIDA: 7 a 12 horas.

DEPURAÇÃO: 89 L/h (após administração IV).

FARMACODINÂMICA: A escetamina é um antagonista não seletivo e não competitivo do receptor NMDA.

MECANISMO DE AÇÃO: O mecanismo de ação da escetamina é complexo e envolve múltiplas vias neurobiológicas. Inicialmente, a escetamina atua como um antagonista não seletivo e não competitivo dos receptores NMDA, que são subtipos de receptores de glutamato no SNC. Esse bloqueio ocorre predominantemente em interneurônios inibitórios GABAérgicos, levando a uma desinibição dos neurônios glutamatérgicos piramidais. Consequentemente, há um aumento transitório na liberação de glutamato no espaço sináptico, o que estimula os receptores AMPA pós-sinápticos.

A ativação dos receptores AMPA desencadeia uma cascata de sinalização intracelular que inclui a ativação da via mTOR. Esta via é crucial para a neuroplasticidade, promovendo a síntese de proteínas relacionadas à sobrevivência e crescimento neuronal. Além disso, há um aumento na expressão de fatores neurotróficos, como o BDNF, que facilita a formação de novas sinapses (sinaptogênese) e pode contribuir para a neurogênese em nichos específicos do cérebro.

Esses processos resultam em uma melhoria da conectividade sináptica e na restauração de circuitos neurais disfuncionais, o que está associado aos efeitos antidepressivos rápidos observados com a escetamina. Diferentemente de outros antidepressivos tradicionais, os efeitos clínicos da escetamina não estão diretamente ligados à modulação dos sistemas monoaminérgicos, como os sistemas serotoninérgico ou noradrenérgico, mas sim à modulação da neurotransmissão glutamatérgica e à promoção da plasticidade sináptica.

Interações Medicamentosas

- É necessário atenção quanto ao uso concomitante com depressores do SNC, como BZDs, opioides e álcool, os quais podem aumentar os efeitos sedativos.

- O tratamento com escetamina associada a psicoestimulantes (p. ex., anfetaminas, metilfenidato, modafinila ou armodafinila) pode aumentar a pressão arterial, devendo-se monitorá-la rotineiramente nesses casos.

- O uso concomitante de IMAOs, como isocarboxazida, linezolida, fenelzina ou selegilina, também pode aumentar a pressão arterial, sendo necessário seu monitoramento.

- Sedativos e relaxantes musculares podem apresentar potenciais riscos quando combinados com escetamina.

AFINIDADE LIGANTE/KI:

LOCAL	KI (NM)
Ki (NMDA)	0,30
Ki (μ-opioide)	28,6
Ki (SERT)	156

Farmacogenética

Acesse https://www.pharmgkb.org/chemical/PA166364961 ou utilize o *QR code* ao lado.

ANOTAÇÕES CLÍNICAS

Nível de evidência 1A, 1B, 2A, 2B: Não há dados para a escetamina no PharmGKB até a data de publicação deste livro.

Nível de evidência 3: Variantes diversas do gene *CYP2B6*.

Nível de evidência 4: Acesse o *site* para mais informações.

Prática Clínica

- **DOSAGEM:** A dosagem de escetamina intranassal varia de 56 ou 84 mg por administração, não mais que 2x/semana.

- **TITULAÇÃO:** O tratamento com escetamina intranassal deve ser administrado em clínica ou hospital, sempre sob a supervisão de um profissional de saúde. Nas primeiras 4 semanas, deve ser administrado 2x/semana, sendo a primeira dose de 56 mg e as doses subsequentes de 56 ou 84 mg. Nas semanas seguintes (5ª-8ª semana), devem ser administradas doses de manutenção de 56 ou 84 mg apenas 1x/semana. Após a 9ª semana, é preciso avaliar a necessidade de dosagem de manutenção, de 56 ou 84 mg, que pode ser feita 1x/semana ou 1x a cada 2 semanas, dependendo da resposta clínica. Pela indicação da bula do medicamento, após o período inicial de 2 meses da indução do tratamento, se permanece com o tratamento de escetamina intranassal por cerca de pelo menos 6 meses.

● **EFEITOS ADVERSOS (VIA INTRANASAL):** Mais comuns: Cardiovasculares (aumento de pressão diastólica e sistólica), gastrointestinais (náusea, vômito), neurológicos (cefaleia, disgeusia, hipoestesia, letargia, sedação, sonolência, vertigem), psiquiátricos (ansiedade, dissociação). Comuns: Cardiovasculares (aumento de pressão arterial diastólica > 90 mmHg e sistólica > 180 mmHg, taquicardia), dermatológicos (hiperidrose), gastrointestinais (boca seca, constipação, diarreia, hiperestesia oral, náusea e vômito severos), geniturinários (disúria, polaciúria, urgência miccional), neurológicos (déficit mental, disartria, parestesia, tremor), oculares (visão borrada), psiquiátricos (agitação, alucinação, ansiedade, crise de pânico, desrealização, humor eufórico, ilusão, insônia, irritabilidade, percepção alterada de tempo), respiratórios (crostas no nariz, desconforto nasal, dor orofaríngea, irritação na garganta, prurido nasal, parestesia faríngea, secura nasal), outros (hiperacusia, mudança de temperatura corporal, sensação anormal e de embriaguez, zumbido). Incomuns: Gastrointestinais (hipersecreção salivar), psiquiátricos (ideação suicida), musculoesqueléticos (fraqueza muscular).

● **GRAVIDEZ:** A escetamina não é recomendada durante a gravidez, uma vez que não há dados acerca da sua segurança nesse período. Dados pré-clínicos indicam que a substância originária da escetamina (cetamina) pode causar malformações.[2] Não categorizada pela FDA (classificação até 2015).

● **AMAMENTAÇÃO:** Foi observada excreção de escetamina no leite materno humano, embora não haja dados formais acerca dos efeitos clínicos dessa liberação. Estudos pré-clínicos relataram neurotoxicidade nos filhotes expostos à escetamina, razão pela qual o tratamento com escetamina deve ser suspenso durante o período de amamentação.[3]

BIPP TIPS

○ Em um estudo clínico com escetamina intranasal para o tratamento da depressão resistente, o efeito antidepressivo foi rápido e relacionado à dose.[6] A resposta pareceu persistir por mais de 2 meses, mesmo com uma frequência de dosagem menor.

○ Recomenda-se que o tratamento com escetamina em pacientes com transtorno depressivo maior resistentes ao tratamento seja realizado em associação a medicamentos antidepressivos orais, como ISRSs ou ISRNS, visando a uma melhor resposta clínica. Todavia, é necessário avaliar cuidadosamente as possíveis interações medicamentosas.

○ O profissional de saúde deve orientar o paciente em tratamento com escetamina acerca do risco de dirigir ou operar grandes máquinas durante as primeiras horas após a administração do medicamento, devido aos seus efeitos sedativos.

○ A escetamina apresentou potencial teratogênico e neurotóxico em lactentes, sendo indicada a suspensão do tratamento em gestantes e durante a amamentação. Ela pode causar efeitos de retirada, dependência e potencial abuso, justificando a necessidade de aplicação em instalações clínicas ou hospitais sob supervisão profissional.

● **CRIANÇAS E ADOLESCENTES:** A segurança e a eficácia da escetamina não foram avaliadas nessa faixa etária.

● **IDOSOS:** A escetamina apresentou segurança em um estudo clínico de fase 3 em idosos, mas, em um estudo duplo-cego com duração de 4 semanas, a eficácia da escetamina associada a um antidepressivo oral não foi estatisticamente significativa quando comparada a um placebo intranasal associado a um antidepressivo oral em pacientes com mais de 65 anos.

● **INSUFICIÊNCIA RENAL:** Não há dados clínicos suficientes obtidos em pacientes com insuficiência renal que permitam concluir pela segurança ou não do tratamento nessa população.

● **INSUFICIÊNCIA HEPÁTICA:** O uso em pacientes com insuficiência hepática ainda não foi avaliado formal e amplamente, de modo que deve ser evitado nessa população.

● **COMO MANEJAR EFEITOS ADVERSOS:** A administração da escetamina em instalações clínicas favorece o suporte e o acompanhamento do paciente em caso de efeitos adversos. O monitoramento de sua estabilidade, da pressão arterial e dos efeitos sedativos em geral permite avaliar se o paciente se apresenta em condições para ser liberado. Náuseas, vertigens ou outros efeitos adversos tendem a desaparecer ao longo do tempo; caso contrário, e na ausência de efeitos benéficos constatados, a redução da dosagem ou descontinuação do tratamento deve ser considerada.

◐ Toxicidade

ORAL EM HUMANOS: A escetamina é administrada por via intranasal, de modo que não existem dados clínicos relevantes acerca dos valores de sua toxicidade oral. Em estudos pré-clínicos, a dose letal média da mistura racêmica de cetamina varia entre 140 mg/kg (dados obtidos em ratos, por meio de injeção intraperitoneal) e 616 mg/kg (dados obtidos em camundongos, com administração oral).[4,5]

TOXICIDADE AGUDA: Normalmente, apenas cuidados de suporte são necessários para pacientes com toxicidade por escetamina intranasal. Os efeitos da intoxicação por escetamina costumam durar entre 15 minutos e várias horas. O monitoramento inclui a liberação das vias aéreas e da circulação. Em caso de vômito, o paciente deve ser posicionado de modo a evitar o comprometimento das vias aéreas e a aspiração. Se ocorrer comprometimento das vias aéreas, a intubação pode fornecer suporte respiratório. Os sinais vitais, especialmente a temperatura, também devem ser monitorados quanto a outros sintomas, sobretudo hipertermia. Se o paciente desenvolver sintomas ou complicações graves, deve ser colocado em um monitor e internado para observação. Pacientes que apresentam alívio dos sintomas após a intoxicação devem ser monitorados continuamente por 1 a 2 horas após a resolução do último sintoma.

◐ Referências

1. He S, Shao LR, Wang Y, Bausch SB. Synaptic and extrasynaptic plasticity in glutamatergic circuits involving dentate granule cells following chronic N-methyl-D-aspartate receptor inhibition. J Neurophysiol. 2013;109(6):1535-47.

2. Zhao T, Li C, Wei W, Zhang H, Ma D, Song X, et al. Prenatal ketamine exposure causes abnormal development of prefrontal cortex in rat. Sci Rep. 2016;6:26865.

3. Cheung HM, Yew DTW. Effects of perinatal exposure to ketamine on the developing brain. Front Neurosci. 2019;13:138.

4. Rebuelto M, Ambros L, Montoya L, Bonafine R. Treatment-time-dependent difference of ketamine pharmacological response and toxicity in rats. Chronobiol Int. 2002;19(5):937-45.

5. Bruce DL, Capan L. Antidepressants do not increase the lethality of ketamine in mice. Br J Anaesth. 1983;55(5):457-9.

6. Daly EJ, Singh JB, Fedgchin M, Cooper K, Lim P, Shelton RC, et al. Efficacy and safety of intranasal esketamine adjunctive to oral antidepressant therapy in treatment-resistant depression: a randomized clinical trial. JAMA Psychiatry. 2018;75(2):139-48.

◐ Leituras Recomendadas

Ago Y, Tanabe W, Higuchi M, Tsukada S, Tanaka T, Yamaguchi T, et al. (R)-ketamine induces a greater increase in prefrontal 5-HT release than (S)-ketamine and ketamine metabolites via an AMPA receptor-independent mechanism. Int J Neuropsychopharmacol. 2019;22(10):665-74.

Drugs.com. Esketamine side effects [Internet]. 2023 [capturado em 1 out. 2024]. Disponível em: https://www.drugs.com/sfx/esketamine-side-effects.html#professional.

Kaur U, Pathak BK, Singh A, Chakrabarti SS. Esketamine: a glimmer of hope in treatment-resistant depression. Eur Arch Psychiatry Clin Neurosci. 2021;271(3):417-29.

Kryst J, Kawalec P, Pilc A. Efficacy and safety of intranasal esketamine for the treatment of major depressive disorder. Expert Opin Pharmacother. 2020;21(1):9-20.

Spravato™ (esketamine) [Internet]. Titusville: Pharmaceuticals; 2019 [capturado em 1 out. 2024]. Disponível em: https://www.accessdata.fda.gov/drugsatfda_docs/label/2019/211243lbl.pdf.

Swainson J, Thomas RK, Archer S, Chrenek C, MacKay MA, Baker G, et al. Esketamine for treatment resistant depression. Expert Rev Neurother. 2019;19(10):899-911.

Escitalopram

O escitalopram pertence à classe dos ISRSs. É usado para restaurar a função serotoninérgica no tratamento de depressão, ansiedade e outros transtornos psiquiátricos. Ele é o enantiômero S do citalopram racêmico, sendo cerca de 150 vezes mais potente que o enantiômero R. Entre os ISRSs, o escitalopram exerce o maior grau de seletividade para o SERT em relação a outros alvos, o que poderia explicar suas menores taxas de efeitos adversos em comparação com outros agentes dessa classe. Pode ser administrado 1x/dia, o que favorece a adesão ao tratamento. A absorção atinge picos plasmáticos em cerca de 5 horas e sua eliminação ocorre majoritariamente por via renal.

Nomes no Brasil:
Deciprax, Eficentus, Esc, Esc ODT, Escena, Escilex, Escip, Espran, Eudok, Exodus, Lexapro, Mind, Reconter, Remis, Unitram.

SUS:
Não disponível na Rename.

● **INDICAÇÕES DE BULA – ANVISA:** Tratamento e prevenção da recaída ou recorrência da depressão. Tratamento do transtorno de pânico com ou sem agorafobia. Tratamento do TAG. Tratamento do TAS (fobia social). Tratamento do TOC.

● **INDICAÇÕES DE BULA – FDA:** Tratamento do TDM em adultos e adolescentes com 12 anos ou mais. Tratamento do TAG em adultos e crianças com 7 anos ou mais.

● **INDICAÇÕES *OFF-LABEL*:** O escitalopram também pode ser utilizado para o tratamento de transtorno disfórico pré-menstrual, tricotilomania, transtorno do jogo, transtorno dismórfico corporal, ejaculação precoce, fogachos e depressão bipolar.

● **CONTRAINDICAÇÕES:** O escitalopram é contraindicado para pacientes que apresentam hipersensibilidade ao princípio ativo ou a qualquer um dos componentes da formulação farmacêutica, bem como em concomitância com IMAOs não seletivos e pimozida.

● **TESTES LABORATORIAIS SUGERIDOS OU NECESSÁRIOS:** Para indivíduos saudáveis, não é necessário acompanhamento laboratorial.

● **ROTA FARMACOLÓGICA:** Ver Figura 1.

◯ Farmacologia

ABSORÇÃO: A absorção do escitalopram após administração oral é quase completa, com uma

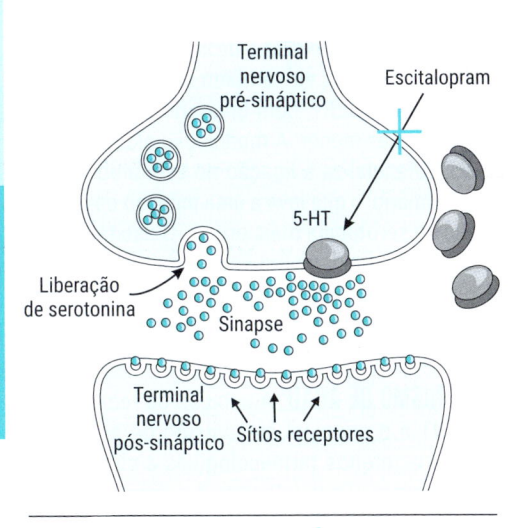

FIGURA 1 ▶ ROTA FARMACOLÓGICA DO ESCITALOPRAM.

biodisponibilidade absoluta estimada de aproximadamente 80% e pico plasmático em 5 horas. Pode ser administrado a qualquer momento do dia, com ou sem alimentos. É recomendado que os comprimidos não sejam mastigados.

VOLUME DE DISTRIBUIÇÃO: 12 a 26 L/kg.

LIGAÇÃO PROTEICA: 55 a 56%.

METABOLISMO/FARMACOCINÉTICA: O metabolismo do escitalopram é principalmente hepático, mediado sobretudo por CYP2C19 e CYP3A4 e, em menor extensão, CYP2D6. A N-desmetilação oxidativa pelo sistema enzimático CYP resulta em S-desmetil-citalopram (S-DCT) e S-didesmetil-citalopram (S-DDCT), metabólitos estes que não contribuem para a atividade farmacológica do escitalopram (7-27 vezes mais potente que os metabólitos) e estão no plasma em pequenas quantidades. No cérebro, o escitalopram também é metabolizado em um metabólito do ácido propiônico pela MAO-A e B.

ROTA DE ELIMINAÇÃO: O escitalopram e seus principais metabólitos são eliminados tanto pela via hepática como pela via renal, sendo a maior parte da dose excretada como metabólitos na urina. Aproximadamente 8% são eliminados na urina como escitalopram inalterado.

MEIA-VIDA: 27 a 32 horas (S-DCT: 54 horas).

DEPURAÇÃO: 600 mL/min.

FARMACODINÂMICA: O escitalopram é um ISRS de afinidade alta pelo sítio de ligação primário do SERT. Além disso, ele também se liga a um sítio alostérico no SERT, com uma afinidade de ligação mil vezes menor. A modulação alostérica do SERT potencializa a ligação do escitalopram ao sítio primário, o que leva a uma inibição da recaptação de serotonina mais eficaz. O escitalopram é isento de afinidade (ou esta é muito baixa) por diversos receptores, como $5-HT_{1A}$, $5-HT_2$, D_1, D_2, $α_1$, $α_2$, β-adrenorreceptores, H_1, muscarínicos, colinérgicos, BZDs e opioides.

MECANISMO DE AÇÃO: A inibição da recaptação de 5-HT é o principal mecanismo de ação que explica os efeitos farmacológicos e clínicos do escitalopram. O escitalopram é o enantiômero S do racemato (citalopram), sendo ele o responsável pela atividade terapêutica. Estudos farmacológicos demonstraram que o R-citalopram pode interferir negativamente na potencialização da recaptação de serotonina e, por consequência, nas propriedades farmacológicas do enantiômero S.[1] O escitalopram, como outros ISRSs, aumenta a atividade serotoninérgica ao se ligar ao sítio de ligação ortostérico (ou seja, primário) no SERT, o mesmo local ao qual a serotonina endógena se liga e, assim, impede a recaptação de serotonina no neurônio pré-sináptico. O escitalopram, assim como a paroxetina, também é considerado um inibidor alostérico da recaptação da serotonina, potencializando ainda mais a inibição da recaptação de 5-HT. Portanto, a combinação de atividade ortostérica e alostérica no SERT possibilita maiores níveis extracelulares de serotonina, permitindo assim um início de ação hipoteticamente mais rápido e possível maior eficácia em comparação com alguns outros ISRSs.

● Interações
  ● Medicamentosas

○ Foram registrados casos de reações graves em pacientes em uso de um ISRS combinado com um IMAO; portanto, a combinação de escitalopram com IMAOs é contraindicada devido ao risco de desenvolvimento de síndrome serotoninérgica. Se a combinação for considerada necessária, deve ser iniciada com a dose mínima recomendada e o monitoramento clínico deve ser reforçado. Em caso de troca de medicamentos, é sugerido iniciar o uso de escitalopram 14 dias após a suspensão do tratamento com um IMAO irreversível. Em caso de iniciar o tratamento com um IMAO irreversível não seletivo, é recomendado esperar, no mínimo, 14 dias após a suspensão do tratamento com escitalopram.

○ A coadministração de pimozida com escitalopram é contraindicada pelo risco de aumento significativo do intervalo QTc.

○ Não é recomendado o uso de escitalopram com outros medicamentos que prolongam o intervalo QT, como antiarrítmicos das classes IA e III, antipsicóticos (p. ex., derivados da fenotiazina, pimozida e haloperidol), ADTs, alguns agentes antimicrobianos (p. ex., esparfloxacino, moxifloxacino, eritromicina IV, pentamidina e antimaláricos, particularmente halofantrina), alguns anti-histamínicos (astemizol e mizolastina), etc.

O É necessário precaução se houver necessidade do uso de escitalopram concomitante com fármacos de ação serotoninérgica como opioides (incluindo tramadol) e triptanos (incluindo sumatriptana) pelo risco de síndrome serotoninérgica.

O Também se recomenda cautela no uso concomitante do escitalopram e medicamentos capazes de diminuir o limiar convulsivo, como antidepressivos (tricíclicos), neurolépticos (fenotiazinas, tioxantenos e butirofenonas), mefloquina, bupropiona e tramadol.

O O uso de lítio ou triptofano deve ser realizado com cautela quando combinado com escitalopram.

O O uso concomitante de escitalopram e produtos fitoterápicos que contenham erva-de-são-joão (*Hypericum perforatum*) pode levar a aumento da incidência de reações adversas. A combinação de escitalopram com anticoagulantes orais pode causar alterações nos efeitos anticoagulantes. O uso concomitante de AINEs pode aumentar tendências hemorrágicas.

O É sugerido precaução no uso concomitante de escitalopram com medicamentos indutores de hipocalemia/hipomagnesemia, uma vez que essas condições podem aumentar o risco de arritmias malignas.

O É necessário cuidado na administração concomitante de inibidores da CYP2C19 com escitalopram, como omeprazol, esomeprazol, fluvoxamina, lansoprazol, ticlopidina ou cimetidina. Poderá ser necessária a redução da dose do escitalopram com base no monitoramento dos efeitos colaterais durante o tratamento concomitante.

O O escitalopram é um inibidor moderado da enzima CYP2D6; portanto, quando coadministrado com medicamentos cuja metabolização dependa dessa enzima e cujo índice terapêutico é estreito (como flecainida, propafenona e metoprolol), com antidepressivos (como desipramina, clomipramina e nortriptilina) ou com antipsicóticos (como risperidona, tioridazina e haloperidol), pode ser necessário o ajuste da dose.

O O escitalopram pode causar uma leve inibição da CYP2C19, segundo alguns estudos *in vitro*. Dessa forma, é recomendado cautela no uso concomitante de medicamentos que dependem da CYP2C19 para metabolização.

AFINIDADE LIGANTE/KI:

LOCAL	KI (NM)
Ki (SERT)	0,8-1,1
Ki (NET)	7.800
Ki (DAT)	27.400
Ki (5-HT$_{1A}$)	> 1.000
Ki (5-HT$_{2A}$)	> 1.000
Ki (5-HT$_{2C}$)	2.500
Ki (α_1)	3.900
Ki (α_2)	> 1.000
Ki (D$_2$)	> 1.000
Ki (H$_1$)	2.000
Ki (mACh)	1.240
Ki (hERG)	2.600 (IC50)

O Farmacogenética

Acesse https://www.pharmgkb.org/chemical/PA10074 ou utilize o *QR code* ao lado.

ANOTAÇÕES CLÍNICAS

Nível de evidência 1A: Ver Tabela 1.

Nível de evidência 1B, 2A, 2B: Não há dados para o escitalopram no PharmGKB até a data de publicação deste livro.

Nível de evidência 3: Variantes diversas dos genes *BDNF*, *BMP5*, *CYP1A2*, *CYP2D6*, *ERICH3*, *FKBP5*, *GLDC*, *GRK5*, *HTR1B*, *HTR2A*, *HTR2C*, *HTR7*, *RPP30*, *IL11*, *RFK* e *SLC6A4*.

TABELA 1 ▶ NÍVEL DE EVIDÊNCIA 1A PARA O ESCITALOPRAM

VARIANTE	GENE	MOLÉCULA	TIPO	FENÓTIPO
CYP2C19*1	CYP2C19	Escitalopram	Metabolismo Farmacocinética	Transtorno depressivo maior, transtornos mentais
CYP2C19*2				
CYP2C19*3				
CYP2C19*17				

Nível de evidência 4: Acesse o *site* para mais informações.

● Prática Clínica

● **DOSAGEM:** A dose usual do escitalopram é de 10 mg/dia; dependendo da resposta individual, pode ser aumentada até o máximo de 20 mg/dia.

● **TITULAÇÃO:** É recomendada uma dose inicial de 5 mg na primeira semana de tratamento; após, pode-se aumentar a dose para 10 mg/dia, para evitar a ansiedade paradoxal que pode ocorrer nesses casos. Se necessário, dependendo da tolerância e resposta individual do paciente, a dose pode ser aumentada em até um máximo de 20 mg/dia. Em geral são necessárias 2 a 4 semanas para obter uma resposta terapêutica. Após a remissão dos sintomas, o tratamento por pelo menos 6 meses é indicado para consolidação da resposta. A interrupção abrupta do tratamento com escitalopram deve ser evitada. Para interromper, é sugerido reduzir gradualmente a dose durante um período de 1 a 2 semanas, no intuito de evitar possíveis sintomas de descontinuação. Se reações intoleráveis ocorrerem após a redução da dose ou interrupção do tratamento, pode ser considerado o retorno da dose anteriormente prescrita. Após, o médico pode continuar reduzindo a dose, porém de forma mais lenta. Doses maiores do que 20 mg/dia, podendo chegar a 60 mg/dia, já foram estudadas, mas o potencial terapêutico adicional versus o risco de efeitos adversos e aumento do intervalo QT não recomenda o uso destas doses acima das indicadas em bula na maioria dos cenários clínicos.

● **EFEITOS ADVERSOS: Mais comuns:** Gastrointestinais (diarreia, náusea), geniturinários (distúrbio de ejaculação), neurológicos (cefaleia, sonolência), psiquiátricos (insônia). **Comuns:** Cardiovasculares (palpitação), dermatológicos (aumento de sudorese), gastrointestinais (boca seca, constipação, dispepsia, dor abdominal e de dente, flatulência, indigestão, vômito), geniturinários (anorgasmia, diminuição de libido, distúrbio menstrual, falha na ejaculação, sangramento vaginal), imunológicos (síndrome gripal), metabólicos (aumento/diminuição de apetite, ganho de peso), musculoesqueléticos (artralgia, dor nas costas e nos ombros, mialgia), neurológicos (letargia, parestesia, tontura, tremor), psiquiátricos (agitação, ansiedade, inquietação, nervosismo, sonhos anormais), respiratórios (bocejo, IVAS, faringite, rinite, sinusite), outros (fadiga, febre). **Incomuns:** Cardiovasculares (alteração de ECG, *angina pectoris*, aperto no peito, bradicardia, distúrbio venoso, dor no peito, edema, edema de extremidades e periférico, hematoma, hiper/hipotensão, infarto do miocárdio, isquemia miocárdica e periférica, miocardite, piora de hipertensão, rubor, taquicardia, veias distendidas e varicosas), dermatológicos (acne, alopecia, celulite, cicatriz, dermatite fúngica e liquenoide, distúrbio cutâneo, eczema, furúnculo, onicomicose, pele seca, piora de psoríase, prurido, *rash* eritematoso e pustular, urticária, verruga), gastrointestinais (alteração de hábito intestinal e periodontal, arroto, aumento de frequência intestinal, azia, cãibra abdominal, colite, colite ulcerativa, desconforto abdominal e epigástrico, enterite, estomatite, gastrite, hemorragia gastrointestinal, hemorroida, inchaço, melena, refluxo esofágico, sangramento gastrointestinal, SII), geniturinários (alteração de função sexual, amenorreia, candidíase vaginal, cistite, cólica menstrual, dismenorreia, distúrbio miccional e prostático, disúria, dor mamária, fibrose uterina, frequência urinária aumentada, gestação não planejada, hemorragia vaginal, incontinência urinária, ITU, infecção genital, menorragia, metrorragia, moniliase, perda de libido, retardo ejaculatório, retenção urinária, sangramento intermenstrual, sintomas de menopausa, tensão pré-menstrual, vaginite), hematológicos (anemia, anemia hipocrômica, leucopenia), hepáticos (aumento de enzimas hepáticas, bilirrubinemia), imunológicos (infecção, infecção bacteriana e parasitária, herpes simples, herpes-zóster, moniliase, tuberculose), metabólicos (anorexia, *craving* por carboidrato, diabetes melito, diminuição de peso, gota, hipercolesterolemia, hiperglicemia, hiperlipidemia, intolerância à glicose, sede), musculoesqueléticos (artrite, artropatia, artrose, bursite, cãibras em pernas, contração muscular, costocondrite, dor em membros e nas pernas, espasmo muscular, fasciíte plantar, fibromialgia, fraqueza muscular, lesão discal, miopatia, neuralgia isquial, osteoporose, rigidez muscular, tendinite, tenossinovite, tetania), neurológicos (alteração de paladar, amnésia, ataxia, dificuldade de concentração e de equilíbrio, disestesia, disgeusia, distonia, distúrbio cerebrovascular, enxaqueca, hipercinesia, hiper-reflexia, hipertonia, hipoestesia, lesão de nervo, neuralgia, neuropatia, paralisia, sedação, síncope, síndrome do túnel do carpo), oculares (acomodação anormal, blefaroespasmo, distúrbio visual, dor ocular, hemorragia, irritação ocular, midríase, olhos secos, visão anormal e borrada, xeroftalmia), oncológicos (cisto, cisto ovariano, neoplasia de mama), psiquiátricos (alucinação auditiva e visual, apatia, ataque de pânico, bruxismo, confusão, depressão, despersonalização, esquecimento, excitabilidade, hipomania, inquietação, irritabilidade, labilidade emocional, paranoia, pensamento anormal, piora de depressão, problema com álcool, reação agressiva, sensação de irrealidade, tentativa de suicídio, tiques, TOC, transtorno de sono), renais (cálculo renal, pielonefrite), respiratórios (aperto na garganta, asma, bronquite, congestão nasal e sinusal, dispneia, epistaxe, infecção de trato respiratório, laringite, nasofaringite, pneumonia, respiração curta, ronco, tosse, traqueíte), outros (abscesso, astenia, distúrbio de ouvido, dor de ouvido, edema facial, fratura de fêmur, hematoma traumático, hérnia, lesão acidental e não intencional, intervenção cirúrgica, intoxicação alimentar, mal-estar, mordida, otite externa, otossalpingite, queda, queimadura, picada, surdez, *tinnitus*, vertigem). Raros: Neurológicos (síndrome serotoninérgica). Pós-comercialização: Cardiovasculares (arritmia ventricular, crise hipertensiva, fibrilação atrial, flebite, hipotensão postural, parada cardíaca, taquicardia ventricular, trombose, TVP), dermatológicos (eritema multiforme, necrólise epidérmica tóxica, SJJ), endocrinológicos (hiperprolactinemia), gastrointestinais (disfagia, estomatite, pancreatite), hematológicos (agranulocitose, anemia aplásica e hemolítica, aumento de INR, diminuição de protrombina, púrpura trombocitopênica idiopática), hepáticos (aumento de bilirrubina, função hepática anormal, hepatite, hepatite fulminante, insuficiência hepática, necrose), metabólicos (hipocalemia, hipoglicemia), musculoesqueléticos (rabdomiólise), neurológicos (disartria, discinesia tardia, nistagmo, parkinsonismo, síndrome das pernas inquietas, SNM), oculares (diplopia, glaucoma de ângulo fechado), psiquiátricos (delírio, *delirium*, desorientação, labilidade de humor, pesadelo, psicose aguda, síndrome de abstinência, suicídio completo, transtorno psicótico), renais (IRA), respiratórios (embolia pulmonar, hipertensão pulmonar neonatal), outros (aborto espontâneo, lesão não especificada).

● GRAVIDEZ: Apesar dos riscos conhecidos de usar ISRSs na gestação, estudos em animais não indicaram associação do escitalopram com malformações congênitas.[2] Uma revisão de literatura sugere que esse fármaco poderia ser considerado uma escolha relativamente segura na gestação, porém ainda são necessárias mais evidências para afirmar a sua segurança.[3] Categoria C da FDA (classificação até 2015).

● AMAMENTAÇÃO: O escitalopram é excretado no leite materno (entre 3-6%, sendo que algumas referências consideram 3,9% da dose). Em geral, a dose relativa do lactente (RID, do inglês *relative*

BIPP TIPS

- Alguns pacientes com transtorno de pânico ou TAG podem apresentar sintomas de ansiedade intensificados no início do tratamento com escitalopram. Essa reação paradoxal costuma desaparecer em aproximadamente 2 semanas durante o tratamento contínuo. É sugerido que a dose inicial seja baixa para reduzir a probabilidade de tal efeito ansiogênico paradoxal.

- Pacientes com atividade diminuída da isoenzima CYP2C19 apresentam uma concentração plasmática de escitalopram duas vezes maior quando comparados com pacientes com atividade normal. Da mesma forma, pacientes com aumento da atividade da enzima CYP2C19 têm uma diminuição na concentração plasmática de escitalopram. Porém, diferentes atividades da isoenzima CYP2D6 não parecem modificar a exposição ao escitalopram. Portanto, resultados de testes farmacogenéticos avaliando a atividade da CYP2C19 poderiam auxiliar na dosagem do escitalopram de acordo com as possíveis alterações farmacocinéticas.

- Quando o escitalopram for prescrito para tratamento de depressão bipolar, sintomas de ativação e agitação podem representar a indução de uma desestabilização do estado bipolar. Alguns casos podem exigir a adição de lítio, um estabilizador do humor ou um antipsicótico atípico e/ou a descontinuação do escitalopram.

- Deve-se estar atento ao risco de hiponatremia em idosos fazendo uso de escitalopram.

- O escitalopram, quando combinado com quetiapina, pode aumentar o risco de irregularidades nos batimentos cardíacos.

- O escitalopram está entre os antidepressivos com melhor tolerabilidade.

infant dose) é aceitável quando o valor for menor que 10, mas para psicotrópicos pode ser considerado abaixo de 5%.

● **CRIANÇAS E ADOLESCENTES:** Não é recomendado o uso de escitalopram no tratamento de crianças e adolescentes com menos de 12 anos; no entanto, foi aprovado para o tratamento de depressão em adolescentes entre 12 e 17 anos. Em estudos clínicos, os comportamentos relacionados a suicídio e hostilidade foram observados com mais frequência entre crianças e adolescentes tratados com antidepressivos em comparação com aqueles tratados com placebo.[4] Dessa forma, se houver necessidade clínica de tratamento, o paciente deve ser cuidadosamente monitorado.

● **IDOSOS:** A meia-vida de eliminação do escitalopram pode ser aumentada em aproximadamente 50% em idosos; portanto, considerar a dosagem inicial de 5 mg, 1x/dia. Dependendo da resposta individual do paciente, a dose pode ser aumentada para até 10 mg/dia.

● **INSUFICIÊNCIA RENAL:** Em pacientes com disfunção renal leve ou moderada, não é necessário o ajuste da dose. Porém, é recomendado cautela em pacientes com função renal gravemente reduzida (depuração de creatinina < 30 mL/min).

● **INSUFICIÊNCIA HEPÁTICA:** Em pacientes com alterações da função hepática leve e moderada (Child-Pugh: A e B), a meia-vida do escitalopram foi em torno de duas vezes mais longa e as concentrações em equilíbrio foram em média 60% maiores quando comparados a pacientes com função hepática normal. Portanto, é recomendada uma dose inicial de 5 mg/dia durante as 2 primeiras semanas do tratamento em pacientes com comprometimento hepático leve ou moderado. Após, pode-se aumentar para 10 mg/dia dependendo da resposta individual do paciente. Em casos de comprometimento hepático grave, é sugerido ter cautela e cuidados extras na titulação.

● **COMO MANEJAR EFEITOS ADVERSOS:** Alguns efeitos adversos do escitalopram são tempo ou dose-dependentes; portanto, o indicado é aguardar e avaliar a evolução ou então o ajuste de dose. Se os efeitos adversos forem persistentes e intoleráveis, recomenda-se a substituição por outro agente ou adição de outras substâncias.

◉ Toxicidade

ORAL EM HUMANOS: São raros os casos fatais de *overdose* com escitalopram isoladamente, sendo que a maioria desses casos envolve medicamentos concomitantes. Já foram ingeridas doses de até 600 mg de escitalopram sem qualquer sintoma grave.

TOXICIDADE AGUDA: Os sintomas de superdosagem podem incluir efeitos no SNC, como tonturas, convulsões, coma e sonolência. Em raros casos de síndrome serotoninérgica, pode haver tremor e agitação. Sintomas como desconforto gastrointestinal, incluindo náuseas e vômitos, e/ou anormalidades cardíacas como hipotensão, taquicardia e alterações no ECG também podem ser observados. Não há antídoto específico para *overdose* de escitalopram. O manejo da superdosagem deve concentrar-se no monitoramento de anomalias cardíacas e alterações dos sinais vitais, bem como no tratamento com medidas de suporte. É recomendado manter a viabilidade das vias aéreas, assegurando uma adequada oxigenação e ventilação. Como o escitalopram é altamente distribuído nos tecidos após administração oral, é improvável que diurese forçada, diálise e outros métodos de extração do fármaco do plasma sejam benéficos. Em pacientes com ICC/bradiarritmias e naqueles que utilizam concomitantemente medicamentos que prolongam o intervalo QT ou com alteração de metabolismo (p. ex., insuficiência hepática), é recomendável o monitoramento do ECG.

◉ Referências

1. í Stórustovu S, Sánchez C, Pörzgen P, Brennum LT, Larsen AK, Pulis M, et al. R-citalopram functionally antagonises escitalopram in vivo and in vitro: evidence for kinetic interaction at the serotonin transporter. Br J Pharmacol. 2004;142(1):172-80.

2. Sestario CS, Mestre VF, Martins CCN, Zeffa AC, Frítola M, Salles MJS. Congenital anomalies and spontaneous abortion in mice resulting from the use of escitalopram. Reprod Fertil Dev. 2022;34(17):1099-106.

3. Bellantuono C, Bozzi F, Orsolini L, Catena-Dell'Osso M. The safety of escitalopram during pregnancy and breastfeeding: a comprehensive review. Hum Psychopharmacol. 2012;27(6):534-9.

4. Dubicka B, Hadley S, Roberts C. Suicidal behaviour in youths with depression treated with new-generation antidepressants: meta-analysis. Br J Psychiatry. 2006;189:393-8.

◉ Leituras Recomendadas

Baldwin OS, Reines EH, Guiton C, Weiller E. Escitalopram therapy for major depression and anxiety disorders. Ann Pharmacother. 2007;41(10):1583-92.

Burke WJ. Escitalopram. Expert Opin Investigv Drugs. 2002;11(10):1477-86.

Drugs.com. Escitalopram side effects [Internet]. [capturado em 1 out. 2024]. Disponível em: https://www.drugs.com/sfx/escitalopram-side-effects.html#professional.

Emslie GJ, Ventura D, Korotzer A, Tourkodimitris S. Escitalopram in the treatment of adolescent depression: a randomized placebo-controlled multisite trial. J Am Acad Child Adolesc Psychiatry. 2009;48(7):721-9.

Lexapro® (escitalopram oxalate) [Internet]. Irvine: Lundbeck; 2016 [capturado em 1 out. 2024]. Disponível em: https://www.accessdata.fda.gov/drugsatfda_docs/label/2017/021323s047lbl.pdf.

Lu L, Mills JA, Li H, Schroeder HK, Mossman SA, Varney ST, et al. Acute neurofunctional effects of escitalopram in pediatric anxiety: a double-blind, placebo-controlled trial. J Am Acad Child Adolesc Psychiatry. 2021;60(10):1309-18.

Strawn JR, Mills JA, Schroeder H, Mossman SA, Varney ST, Ramsey LB, et al. Escitalopram in adolescents with generalized anxiety disorder: a double-blind, randomized, placebo-controlled study. J Clin Psychiatry. 2020;81(5):20m13396.

Wang X, Fan Y, Li G, Li H. The efficacy of escitalopram in major depressive disorder: a multicenter randomized, placebo-controlled double-blind study. Int Clin Psychopharmacol. 2021;36(3):133-9.

Estazolam

O estazolam é um fármaco da classe dos BZDs que age por meio da potencialização do efeito inibitório da transmissão gabaérgica pela ligação ao sítio alostérico nos receptores GABA-A. Sua principal utilização clínica é no tratamento de curto prazo da insônia. Após administração oral, a absorção acontece no duodeno; sua ação é intermediária devido à sua meia-vida. Apresenta eliminação majoritariamente renal (80%), mas também é eliminado pelas fezes, na maior parte sob a forma de metabólitos.

Nomes no Brasil:
Noctal.

SUS:
Não disponível na Rename.

● **INDICAÇÕES DE BULA – ANVISA E FDA:** Tratamento de curto prazo da insônia caracterizada por dificuldade em adormecer, frequentes despertares noturnos e/ou despertares precoces.

● **INDICAÇÕES OFF-LABEL:** O estazolam pode ser utilizado para o tratamento de catatonia e de insônia em pacientes com TAG.

● **CONTRAINDICAÇÕES:** O estazolam é contraindicado em caso de hipersensibilidade à substância ou a um de seus componentes, bem como em associação com cetoconazol e itraconazol (CYP3A4).

● **TESTES LABORATORIAIS SUGERIDOS OU NECESSÁRIOS:** Em uso crônico, recomenda-se o monitoramento do funcionamento hepático e renal e dos parâmetros hematológicos e urinários.

● **ROTA FARMACOLÓGICA:** Ver Figura 1.

◯ Farmacologia

ABSORÇÃO: Após administração oral, o estazolam é absorvido rapidamente, tendo seu pico de concentração plasmática entre 0,5 e 6 horas.

VOLUME DE DISTRIBUIÇÃO: 0,6 L/kg.

LIGAÇÃO PROTEICA: 93%.

METABOLISMO/FARMACOCINÉTICA: O metabolismo do estazolam é hepático, por meio de reações de oxidação e hidroxilação pela enzima CYP3A4, pertencente à família do citocromo P450.

ROTA DE ELIMINAÇÃO: A excreção do estazolam acontece principalmente por via renal e, em menor grau, por via fecal, na forma de metabólitos.

MEIA-VIDA: 17 horas (10-24 horas).

DEPURAÇÃO: 0,24 mL/min/kg.

FARMACODINÂMICA: O estazolam tem efeitos comuns aos demais medicamentos da classe dos BZDs, atuando como depressor do SNC, sendo portanto utilizado como anticonvulsivante, hipnótico e relaxante muscular.

MECANISMO DE AÇÃO: O estazolam age por meio da sua ligação ao sítio alostérico presente em receptores gabaérgicos do tipo GABA-A. Ao se ligar nesse local, ele provoca alterações conformacionais que promovem maior influxo de íons cloreto, potencializando os efeitos inibitórios da transmissão gabaérgica.

● Interações Medicamentosas

◯ Quando o estazolam é usado concomitantemente com outros depressores do SNC, pode haver aumento dos efeitos sedativos.

◯ Apesar de não existirem estudos *in vivo* de interação com CYP3A4, acredita-se haver diminuição de concentração de estazolam com fortes

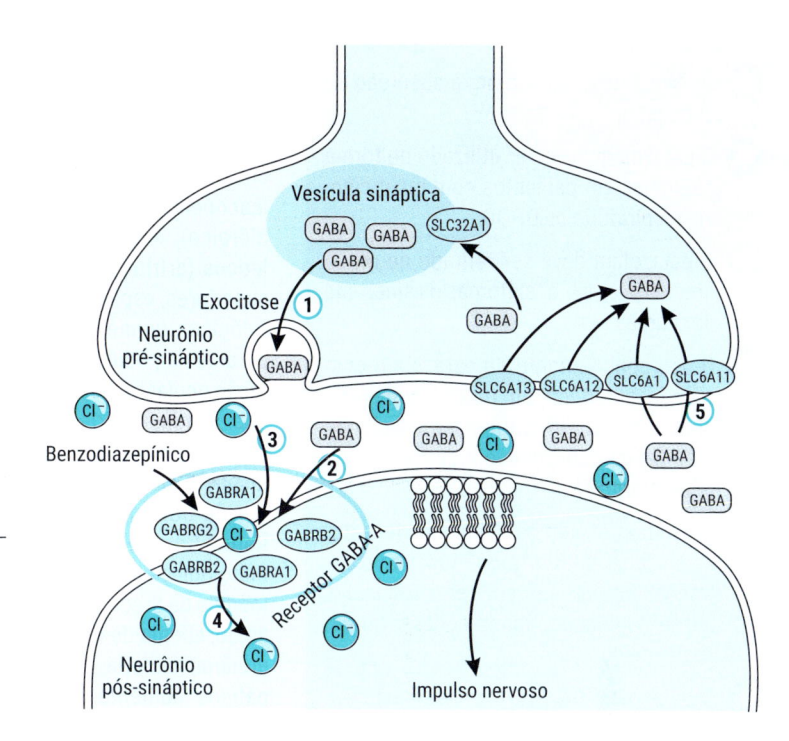

FIGURA 1 ▶

ROTA FARMACOLÓGICA DO ESTAZOLAM.

Fonte: Elaborada com base em Whirl-Carrillo e colaboradores.[1]

indutores de CYP3A4 (carbamazepina, fenitoína, rifampicina).

AFINIDADE LIGANTE/KI:

LOCAL	KI (NM)
Ki (GABA-A)	9,64
Ki (BZD1)	21,8

◯ Farmacogenética

Acesse https://www.pharmgkb.org/chemical/PA449502 ou utilize o *QR code* ao lado.

ANOTAÇÕES CLÍNICAS

Nível de evidência 1A, 1B, 2A, 2B, 3: Não há dados para o estazolam no PharmGKB até a data de publicação deste livro.

Nível de evidência 4: Acesse o *site* para mais informações.

◯ Prática Clínica

● **DOSAGEM:** Para o tratamento de insônia, recomenda-se a utilização de estazolam na dose de 1 a 2 mg/dia antes de deitar.

● **TITULAÇÃO:** É recomendado que se inicie o tratamento de insônia com o estazolam na dose de 1 mg/dia antes de dormir. Nos casos em que tal dose não seja eficaz, deve-se aumentá-la para 2 mg/dia. Sugere-se que o tratamento não dure mais que 1 mês.

● **EFEITOS ADVERSOS:** Mais comuns: Neurológicos (cefaleia), psiquiátricos (sonolência), outros (astenia). Comuns: Gastrointestinais (boca seca, constipação, dispepsia, náusea), musculoesqueléticos (dor em extremidades inferiores e nas costas, rigidez), neurológicos (confusão, coordenação anormal, hipocinesia, nervosismo, ressaca, tontura), psiquiátricos (ansiedade, depressão, pensamento anormal, sonhos anormais), respiratórios (faringite, sintomas gripais), outros (dor corporal, mal-estar). Incomuns: Cardiovasculares (fogacho, palpitação), dermatológicos (*rash*, sudorese, urticária), gastrointestinais (aumento/

BIPP TIPS

- Os alimentos não alteram a absorção do estazolam.
- O estazolam deve ser utilizado de forma cautelosa em pacientes com insuficiência respiratória ou DPOC.
- O estazolam deve ser retirado de modo gradual para evitar sintomas da síndrome de retirada.
- O uso concomitante de estazolam com bebida alcoólica ou outros sedativos pode resultar em hipotensão e redução do nível de consciência e da frequência respiratória.
- Os fumantes têm eliminação de estazolam aumentada; logo, suas concentrações séricas podem estar reduzidas nessa população, sendo necessário um ajuste de dose.
- O estazolam não deve ser utilizado em pacientes com glaucoma de ângulo fechado.
- O estazolam pode comprometer a capacidade de conduzir veículos e operar máquinas, uma vez que reduz a atenção e os reflexos e causa lentificação motora.
- O estazolam pode causar ideação suicida em alguns pacientes com depressão.
- A utilização do estazolam deve ser a mais breve possível, não devendo exceder 12 semanas.
- O estazolam deve ser utilizado apenas na hora de dormir.
- O estazolam tende a ser usado de forma abusiva por alcoolistas, usuários de drogas ou indivíduos com transtorno grave da personalidade, casos estes em que sua prescrição não é recomendada.

diminuição de apetite, flatulência, gastrite, vômito), geniturinários (aumento de frequência urinária, cólica menstrual, corrimento vaginal, hesitação urinária, prurido vaginal, urgência miccional), hematológicos (aumento de linfonodos, leucopenia, púrpura), hipersensibilidade (reação alérgica), metabólicos (sede), musculoesqueléticos (artrite, dor cervical e em extremidades superiores, espasmos musculares, mialgia), neurológicos (amnésia, cãibra, convulsão, estupor, parestesia), oculares (dor, edema, fotofobia, irritação ocular, visão anormal), psiquiátricos (agitação, apatia, euforia, hostilidade, labilidade emocional, transtorno do sono), respiratórios (asma, dispneia, rinite, sinusite, tosse), outros (calafrio, dor de ouvido, febre, gosto amargo, zumbido).
Raros: Cardiovasculares (arritmia, síncope), dermatológicos (acne, pele seca), endocrinológicos (nódulo de tireoide), geniturinários (diminuição da libido, edema de mama, hematúria, incontinência urinária, noctúria, oligúria, secreção peniana), hepáticos (aumento de TGO), metabólicos (ganho/perda de peso), musculoesqueléticos (artralgia, dor na mandíbula), neurológicos (ataxia, diminuição de reflexos, neurite, nistagmo, parestesia, tremor), psiquiátricos (alucinações), oculares (diplopia, escotomas), respiratórios (epistaxe, hiperventilação, laringite), outros (edema, hipoacusia).
Pós-comercialização: Dermatológicos (fotossensibilidade, SSJ), hematológicos (agranulocitose).

● **GRAVIDEZ:** Não há estudos sobre a segurança do uso de estazolam durante a gravidez, sendo necessário avaliar a relação risco-benefício do medicamento nesse período, principalmente no primeiro e último trimestres da gestação. O estazolam atravessa a barreira placentária e, portanto, pode causar depressão do SNC do recém-nascido, sobretudo quando ele é prematuro. Em alguns casos após o nascimento, pode haver alteração no EEG e letargia nos bebês de mães que utilizaram altas doses de estazolam no final da gravidez e próximo ao parto. Categoria X da FDA (classificação até 2015).

● **AMAMENTAÇÃO:** Por ser excretado no leite, o estazolam pode causar apatia, comprometimento da sucção, letargia e sonolência nos bebês, sendo contraindicada sua utilização nesse período.

Se necessário o uso prolongado, recomenda-se que a amamentação seja interrompida.

● **CRIANÇAS E ADOLESCENTES:** Crianças metabolizam o estazolam de forma mais lenta, de modo que são mais sensíveis aos efeitos colaterais desse medicamento. A utilização nessa faixa etária também pode causar excitação paradoxal, sobretudo em crianças hipercinéticas. Por conta disso, o estazolam é contraindicado para menores de 18 anos.

● **IDOSOS:** Em idosos, os efeitos colaterais do estazolam tendem a ser mais graves, já que nessa faixa etária a metabolização desse fármaco é mais lenta, podendo gerar quadros confusionais. Em pacientes com comprometimento cerebral, pode ocorrer excitação paradoxal. Há indícios de que o estazolam aumenta o risco de quedas em idosos, quando comparado a outros BZDs. Assim sendo, é recomendado que se inicie o tratamento com 0,5 mg, aumentando a dose somente em pacientes que não respondam a essa dose menor.

● **INSUFICIÊNCIA RENAL:** Utilizar o estazolam com cautela em pacientes com insuficiência renal, já que esse medicamento apresenta excreção renal.

● **INSUFICIÊNCIA HEPÁTICA:** Utilizar o estazolam com cautela em casos de insuficiência hepática grave.

● **COMO MANEJAR EFEITOS ADVERSOS:** Os efeitos colaterais do estazolam tendem a ser imediatos e melhorarem com o tempo. Dessa forma, é necessário aguardar e observar se os efeitos irão desaparecer; caso não desapareçam, são recomendadas a redução de dose, a troca por outro medicamento semelhante ou de liberação lenta e a utilização de doses mais altas para a noite (horário de dormir).

◯ Toxicidade

ORAL EM HUMANOS: Não há informações específicas disponíveis sobre superdosagem de estazolam em humanos.

TOXICIDADE AGUDA: Em caso de dosagem excessiva, deve-se realizar lavagem gástrica, monitorar frequência cardíaca, respiratória e pressão arterial e fornecer suporte, como hidratação e permeabilidade de vias aéreas. Em caso de intoxicação ou efeitos colaterais graves e potencialmente fatais, deve-se usar o flumazenil como antídoto.

◯ Referência

1. Whirl-Carrillo M, Huddart R, Gong L, Sangkuhl K, Thorn CF, Whaley R, et al. An evidence-based framework for evaluating pharmacogenomics knowledge for personalized medicine. Clin Pharmacol Ther. 2021;110(3):563-72.

◯ Leituras Recomendadas

Drugs.com. Estazolam side effects [Internet]. 2024 [capturado em 1 out. 2024]. Disponível em: https://www.drugs.com/sfx/estazolam-side-effects.html#-professional.

Estazolam [Internet]. Parsippany: Actavis Pharma; 2019 [capturado em 1 out. 2024]. Disponível em: https://fda.report/DailyMed/a1e3b4bf-22e9-430a-a768-4d86ae886c9e.

Kagota S, Morikawa K, Ishida H, Chimoto J, Maruyama-Fumoto K, Yamada S, et al. Vasorelaxant effects of benzodiazepines, non-benzodiazepine sedative-hypnotics, and tandospirone on isolated rat arteries. Eur J Pharmacol. 2021;892:173744.

Miller LG, Galpern WR, Byrnes JJ, Greenblatt DJ. Benzodiazepine receptor binding of benzodiazepine hypnotics: receptor and ligand specificity. Pharmacol Biochem Behav. 1992;43(2):413-6.

Otsuji Y, Okuyama N, Aoshima T, Fukasawa T, Kato K, Gerstenberg G, et al. No effect of itraconazole on the single oral dose pharmacokinetics and pharmacodynamics of estazolam. Ther Drug Monit. 2002;24(3):375-8.

Post GL, Patrick RO, Crowder JE, Houston J, Ferguson JM, Bielski RJ, et al. Estazolam treatment of insomnia in generalized anxiety disorder: a placebo-controlled study. J Clin Psychopharmacol. 1991;11(4):249-53.

Vogel GW, Morris D. The effects of estazolam on sleep, performance, and memory: a long-term sleep laboratory study of elderly insomniacs. J Clin Pharmacol. 1992;32(7):647-51.

Eszopiclona

A eszopiclona é um fármaco hipnótico não BZD (fármaco Z), modulador alostérico positivo de GABA, que se liga a um sítio específico do receptor gabaérgico, o $α_1$, aumentando essa neurotransmissão e, consequentemente, os efeitos inibitórios sobre o SNC. É utilizada no manejo da insônia, tanto para indução quanto para manutenção do sono. A eszopiclona é eliminada na urina, na maior parte como metabólito.

Nomes no Brasil:
Ezonia, Hezo, Prysma.

SUS:
Não disponível na Rename.

● **INDICAÇÕES DE BULA – ANVISA:** Tratamento de insônia em adultos.

● **INDICAÇÕES DE BULA – FDA:** Tratamento da insônia. Demonstrou ser capaz de diminuir a latência do sono e melhorar a manutenção do sono.

● **INDICAÇÕES OFF-LABEL:** A eszopiclona já foi estudada para o manejo de sintomas negativos da esquizofrenia em pacientes crônicos, com resultados conflitantes.

● **CONTRAINDICAÇÕES:** A eszopiclona não é indicada para pessoas que apresentem hipersensibilidade a esse medicamento.

● **TESTES LABORATORIAIS SUGERIDOS OU NECESSÁRIOS:** Não há necessidade de exames laboratoriais.

● **ROTA FARMACOLÓGICA:** Ver Figura 1.

○ Farmacologia

ABSORÇÃO: Após administração oral, a eszopiclona atinge seu pico de concentração plasmática dentro de 1 hora.

VOLUME DE DISTRIBUIÇÃO: 89,9 L.

LIGAÇÃO PROTEICA: 52 a 59%.

METABOLISMO/FARMACOCINÉTICA: A eszopiclona sofre metabolização no fígado, sobretudo pelas enzimas CYP2C8 e CYP2E1, onde ocorrem os processos de oxidação e desmetilação. Seus metabólitos são farmacologicamente inativos.

ROTA DE ELIMINAÇÃO: A eliminação da eszopiclona é renal, majoritariamente na forma de metabólitos (75%).

MEIA-VIDA: 6 horas.

DEPURAÇÃO: 184 mL/min.

FARMACODINÂMICA: A eszopiclona é um depressor do SNC que altera o estado de alerta e a coordenação motora, agindo como anticonvulsivante, hipnótico, relaxante muscular e sedativo.

MECANISMO DE AÇÃO: A eszopiclona é um medicamento modulador alostérico positivo do GABA que é utilizado como hipnótico. Sua ação se deve

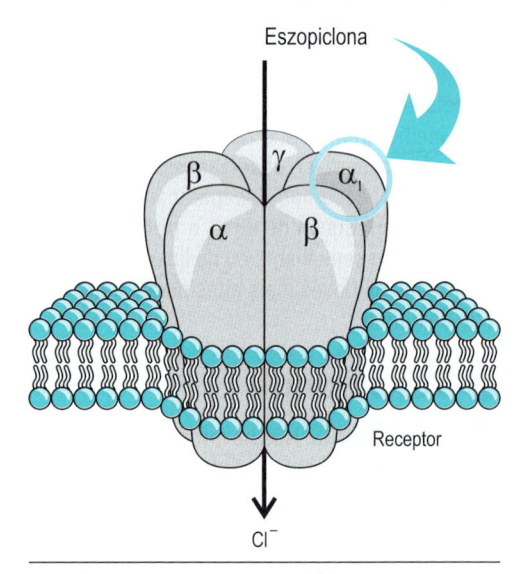

FIGURA 1 ▶ ROTA FARMACOLÓGICA DA ESZOPICLONA.

à sua ligação ao sítio α₁ localizado nos receptores gabaérgicos, principalmente do tipo GABA-A, porém também age em α₃ e α₅. Ao se ligar ao seu sítio, a eszopiclona aumenta a entrada de íons cloreto no neurônio, resultando em hiperpolarização e inibição neuronal.

● Interações Medicamentosas

○ Fármacos que induzem as enzimas do CYP3A4, como a rifampicina, podem reduzir as concentrações plasmáticas da eszopiclona (até 80%) e, assim, seus efeitos.

○ O uso concomitante de eszopiclona com inibidores da CYP3A4, como fluvoxamina e nefazodona, pode aumentar as concentrações de eszopiclona e, consequentemente, seus efeitos.

○ Quando a eszopiclona é usada concomitantemente com outros depressores do SNC, pode haver aumento dos efeitos sedativos.

AFINIDADE LIGANTE/KI:

LOCAL	KI (NM)
Ki (α₁)	50,1
Ki (α₂)	114
Ki (α₄)	102
Ki (α₅)	162

○ Farmacogenética

Acesse https://www.pharmgkb.org/chemical/PA162630444 ou utilize o *QR code* ao lado.

ANOTAÇÕES CLÍNICAS

Nível de evidência 1A, 1B, 2A, 2B, 3: Não há dados para a eszopiclona no PharmGKB até a data de publicação deste livro.

Nível de evidência 4: Acesse o *site* para mais informações.

○ Prática Clínica

● **DOSAGEM:** Recomenda-se a utilização da eszopiclona nas doses de 1 a 3 mg/dia, sempre imediatamente antes de deitar.

● **TITULAÇÃO:** É recomendado que se inicie o tratamento com eszopiclona na dose de 1 mg, antes de o paciente ir dormir. Após avaliação da resposta clínica, se necessário, pode-se aumentar a dose para 3 mg, se o indivíduo for saudável, ou 2 mg, se for debilitado ou idoso. Deve-se sempre usar a menor dose eficaz possível.

● **EFEITOS ADVERSOS:** Mais comuns: Neurológicos (alteração de paladar, cefaleia). Comuns: Cardiovasculares (dor no peito, edema periférico), dermatológicos (prurido, *rash*), endocrinológicos (ginecomastia), gastrointestinais (boca seca, diarreia, dispepsia, náusea, vômito), geniturinários (dismenorreia, ITU), imunológicos (infecção), metabólicos (anorexia, aumento de apetite e de peso, hipercolesterolemia, perda de peso, sede), neurológicos (migrânea, neuralgia, sonolência, tontura), psiquiátricos (alucinação, ansiedade, confusão, depressão, diminuição de libido, nervosismo, sonhos bizarros), outros (dor). Incomuns: Cardiovasculares (hipertensão, insolação), dermatológicos (acne, alopecia, celulite, dermatite de contato, descoloração de pele, eczema, fotossensibilidade, pele seca, sudorese), gastrointestinais (estomatite ulcerativa, halitose, melena, úlcera oral), geniturinários (amenorreia, aumento de mama, cistite, disúria, dor mamária, hematúria, incontinência urinária, mastite, menorragia, metrorragia, urgência miccional, vaginite), hematológicos (anemia, linfadenopatia), hepáticos (colelitíase), hipersensibilidade (reação alérgica), musculoesqueléticos (artrite, bursite, cãibra, dor articular, edema de articulação, miastenia, rigidez articular e cervical), neurológicos (alteração vestibular, ataxia, diminuição da concentração, da memória e dos reflexos, hemorragia vaginal, hiperestesia, hipertonia, nistagmo, parestesia, vertigem), oncológicos (neoplasia de mama), psiquiátricos (agitação, apatia, hostilidade, insônia, labilidade emocional, pensamento anormal), renais (cálculo renal, dor renal), respiratórios (conjuntivite, olho seco), outros (dor de ouvido, edema de face, febre, hérnia, mal-estar,

BIPP TIPS

- Alguns pacientes podem desenvolver síndrome de abstinência após a retirada da eszopiclona.
- A eszopiclona apresenta início rápido de ação, efeitos de curto prazo e boa segurança, o que lhe confere preferência de prescrição.
- A eszopiclona deve ser utilizada apenas no período da noite, antes de dormir.
- A eszopiclona deve ser usada com cautela por pacientes com comprometimento respiratório relevante e apneia obstrutiva do sono.
- O uso concomitante de eszopiclona com bebida alcoólica ou outros sedativos pode resultar em hipotensão e redução do nível de consciência e da frequência respiratória.
- A eszopiclona não deve ser administrada juntamente com alimentos gordurosos, pois estes podem comprometer sua absorção.
- Pacientes com diagnóstico de depressão podem exibir piora da ideação suicida com o uso de eszopiclona.
- Pacientes com histórico de dependência ou uso abusivo de substâncias devem ser monitorados de perto quanto ao uso de eszopiclona, embora ela seja considerada um medicamento seguro mesmo para essa população.
- A eszopiclona pode comprometer a capacidade de conduzir veículos e operar máquinas, uma vez que reduz os níveis de alerta, atenção e concentração.
- Pode haver insônia de rebote após interrupção do uso de eszopiclona.
- A eszopiclona pode ser útil como tratamento adjuvante na depressão.
- Pode haver efeitos residuais no dia seguinte ao uso de eszopiclona, como sedação, letargia, déficit de memória, ataxia e amnésia.
- O uso de eszopiclona não é restrito para tratamentos de curto prazo.

otite externa e média, *tinnitus*). Raros: Cardiovasculares (tromboflebite), dermatológicos (eritema multiforme, furúnculo, hirsutismo, *rash* maculopapular e vesicobolhoso), gastrointestinais (colite, disfagia, edema de língua, estomatite, gastrite, hemorragia retal, úlcera péptica), geniturinários (uretrite), imunológicos (herpes-zóster), hepáticos (hepatite, hepatomegalia, lesão hepática), metabólicos (desidratação, gota, hiperlipidemia, hipocalemia), musculoesqueléticos (artrose, miopatia), neurológicos (alteração de marcha, estupor, hiperestesia, hipocinesia, neurite, neuropatia, tremor), psiquiátricos (euforia), renais (oligúria, pielonefrite), respiratórios (fotofobia, irite, midríase, ptose), outros (hiperacusia). Pós-comercialização: Neurológicos (disosmia).

● **GRAVIDEZ:** A utilização de eszopiclona não é recomendada durante a gestação, pois não há estudos em humanos mostrando sua segurança. Categoria C da FDA (classificação até 2015).

● **AMAMENTAÇÃO:** O uso de eszopiclona não é recomendado durante a lactação, pois não se sabe se ela é excretada no leite materno.

● **CRIANÇAS E ADOLESCENTES:** Não há estudos demonstrando a segurança e a eficácia do uso de eszopiclona em crianças e adolescentes.

● **IDOSOS:** Em idosos, há menor metabolização da eszopiclona, de forma que sua meia-vida pode ser de até 9 horas nessa faixa etária. Recomenda-se que a dose máxima utilizada nessa população seja de 2 mg/dia.

● **INSUFICIÊNCIA RENAL:** Não é necessário ajuste de dose da eszopiclona para pacientes com doenças renais.

● **INSUFICIÊNCIA HEPÁTICA:** Em casos de insuficiência hepática leve ou moderada, não é necessário ajuste de dose, porém, em casos de doença grave, a dose máxima utilizada deve ser de 2 mg/dia.

● **COMO MANEJAR EFEITOS ADVERSOS:** É necessário aguardar e observar se os efeitos da eszopiclona irão desaparecer; caso não desapareçam, deve-se reduzir a dose ou ainda utilizar um agente da mesma classe com duração de ação mais curta. Em casos de efeitos graves que ofereçam risco à vida, utilizar flumazenil.

◯ Toxicidade

ORAL EM HUMANOS: Não há informações disponíveis sobre superdosagem em humanos. A dose letal da eszopiclona é de 980 mg/kg em ratos e 3.200 mg/kg em coelhos.

TOXICIDADE AGUDA: Pacientes com intoxicação por eszopiclona podem apresentar alteração de humor, descoordenação motora, fraqueza, inconsciência, problemas respiratórios e sedação. Há baixo risco de óbito por dose excessiva de eszopiclona (em ensaios clínicos, houve um caso de 36 mg com recuperação completa), geralmente ocorrendo durante uso concomitante a outros depressores do SNC.

◯ Leituras Recomendadas

Abad VC, Guilleminault C. Insomnia in elderly patients: recommendations for pharmacological management. Drugs Aging. 2018;35(9):791-817.

Drugs.com. Eszopiclone side effects [Internet]. 2023 [capturado em 1 out. 2024]. Disponível em: https://www.drugs.com/sfx/eszopiclone-side-effects.html#professional.

Filbey WA, Sanford DT, Baghdoyan HA, Koch LG, Britton SL, Lydic R. Eszopiclone and dexmedetomidine depressa ventilation in obese rats with features of metabolic syndrome. Sleep. 2014;37(5):871-80.

Mehta UM, Ravishankar V, Thirthalli J. Eszopiclone for persistent negative symptoms in schizophrenia: an unintended N-of-1 study. Schizophr Res. 2018;193:438-40.

Najib J. Eszopiclone, a nonbenzodiazepine sedative-hypnotic agent for the treatment of transient and chronic insomnia. Clin Ther. 2006;28(4):491-516.

National Center for Advancing Translational Sciences. Eszopiclone [Internet]. Bethesda: NCATS; 2015 [capturado em 1 out. 2024]. Disponível em: https://drugs.ncats.io/drug/eszopiclone.

Stranks EK, Crowe SF. The acute cognitive effects of zopiclone, zolpidem, zaleplon, and eszopiclone: a systematic review and meta-analysis. J Clin Exp Neuropsychol. 2014;36(7):691-700.

F

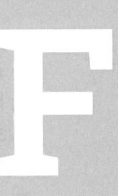

- **Fenelzina** 294
- **Fentermina-topiramato** 299
- **Flibanserina** 303
- **Flufenazina** 307
- **Flumazenil** 313
- **Flunarizina** 316
- **Flunitrazepam** 321
- **Fluoxetina** 325
- **Flupentixol** 334
- **Flurazepam** 339
- **Fluvoxamina** 342

Fenelzina

A fenelzina é uma substância inibidora não seletiva e irreversível das MAOs, recomendada para o tratamento de depressão com características atípicas, transtorno de pânico e transtorno de ansiedade social. Foi aprovada pela FDA em 1961, mas não está disponível no Brasil. Pode ser útil em pacientes com comorbidades como transtornos alimentares, incluindo bulimia nervosa. Embora alguns estudos indiquem benefícios nesses quadros, essa indicação ainda não está consolidada nas diretrizes clínicas. Os efeitos clínicos da fenelzina decorrem de sua inibição irreversível das monoaminoxidases (MAO-A e MAO-B), levando a um aumento sustentado da disponibilidade de neurotransmissores como serotonina, noradrenalina e dopamina. A duração do efeito terapêutico está mais relacionada à renovação enzimática do que à meia-vida plasmática do fármaco. Assim como a maioria dos IMAOs, durante tratamento com fenelzina são indicadas restrições dietéticas rígidas que devem ser acompanhadas pelo profissional de saúde. Sua absorção atinge picos plasmáticos em 43 minutos e sua eliminação ocorre majoritariamente por via renal.

Nomes no Brasil:
Não disponível no Brasil (EUA: Nardil).

SUS:
Não disponível na Rename.

● **INDICAÇÕES DE BULA – ANVISA:** Não possui aprovação da Anvisa até o momento.

● **INDICAÇÕES DE BULA – FDA:** Tratamento de pacientes deprimidos clinicamente caracterizados como "atípicos", "não endógenos" ou "neuróticos". Esses pacientes geralmente apresentam ansiedade e depressão mistas e características fóbicas ou hipocondríacas. Há menos evidências conclusivas de sua utilidade em pacientes gravemente deprimidos com características endógenas.

● **INDICAÇÕES** *OFF-LABEL***:** A fenelzina pode ser usada para tratamento de depressão resistente, transtorno de pânico, TOC e transtornos do espectro de ansiedade, como transtorno de ansiedade social.

● **CONTRAINDICAÇÕES:** A fenelzina está contraindicada em pacientes com hipersensibilidade à substância e a outros excipientes, bem como em indivíduos com feocromocitoma, ICC, insuficiência renal, anormalidades de função hepática e pacientes que não fazem adesão à dieta sem tiramina. Também está contraindicada em associação com fármacos simpaticomiméticos (anfetamina, metilfenidato, entre outros), depressores do SNC, meperidina e outros IMAOs.

● **TESTES LABORATORIAIS SUGERIDOS OU NECESSÁRIOS:** É recomendado monitoramento da pressão arterial, bem como das funções cardiovasculares. Pacientes tratados com dosagens de fenelzina elevadas ou a longo prazo devem ser avaliados com relação à função hepática, especialmente monitoramento das transaminases (TGP, TGO). O tratamento com IMAOs costuma estar associado a ganho de peso, sendo necessário avaliar o IMC basal visando determinar se existe sobrepeso (IMC 25,0-29,9) prévio ao tratamento ou mesmo obesidade (IMC > 30); nesses pacientes, é necessário também avaliar a presença de estado pré-diabético, diabetes ou dislipidemia (colesterol total, LDL e triglicerídeos aumentados; HDL reduzido). Em casos positivos, esses pacientes devem ser encaminhados para tratamento adequado, incluindo acompanhamento nutricional e do peso, aconselhamento de atividade física e cessação do tabagismo. Pacientes que apresentem ganho de peso superior a 5% do peso inicial devem ser reavaliados considerando a substituição por outro agente antidepressivo.

● **ROTA FARMACOLÓGICA:** Ver Figura 1.

Farmacologia

ABSORÇÃO: Após administração oral, a fenelzina é rapidamente absorvida, atingindo o pico de concentração plasmática em cerca de 43 minutos.

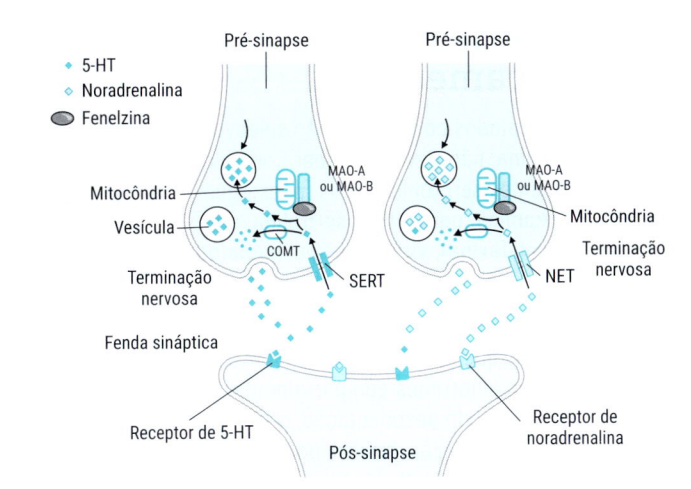

FIGURA 1 ▶
ROTA FARMACOLÓGICA DA FENELZINA.

VOLUME DE DISTRIBUIÇÃO: Não há dados disponíveis para a fenelzina; a avaliação do volume de distribuição para IMAOs é difícil de estabelecer, uma vez que se difunde para os tecidos do SNC muito rapidamente.

LIGAÇÃO PROTEICA: Alta.

METABOLISMO/FARMACOCINÉTICA: Acredita-se que o metabolismo da fenelzina ocorra por acetilação; alguns de seus principais metabólitos são ácido fenilacético, 2-feniletilamina e ácido 4-hidroxi-fenilacético.

ROTA DE ELIMINAÇÃO: A eliminação da fenelzina é majoritariamente renal, sendo cerca de 79% excretados na urina sob a forma de metabólitos.

MEIA-VIDA: Cerca de 11,6 horas.

DEPURAÇÃO: Não há dados disponíveis sobre a depuração da fenelzina.

FARMACODINÂMICA: Por inibir de modo não seletivo e irreversível as enzimas MAO-A e MAO-B, com ligeira preferência pela primeira, a fenelzina impede a degradação dos neurotransmissores serotonina, noradrenalina e dopamina, bem como de neuromoduladores como fenetilamina, tiramina, octopamina e triptamina. Isso promove o incremento das concentrações extracelulares desses agentes neuromoduladores, o que, por sua vez, leva a uma alteração no balanço neuroquímico das vias de neurotransmissão, sendo que os benefícios terapêuticos promovidos pela fenelzina são creditados a tais efeitos. Além disso, a fenelzina e seus metabólitos também inibem, em menor grau, as GABA-transaminases (GABA-T), causando aumento nos níveis de GABA, o qual consiste no principal neurotransmissor inibitório do SNC, responsável pela modulação e pelo gerenciamento de ansiedade, estresse e sintomas depressivos. Nesse sentido, a ação da fenelzina em aumentar as concentrações de GABA pode contribuir de forma significativa para seu efeito antidepressivo e, especialmente, para as propriedades ansiolíticas e antipânico, nas quais a fenelzina foi considerada superior a outros antidepressivos em alguns estudos.[1]

MECANISMO DE AÇÃO: A fenelzina é um inibidor não seletivo e irreversível das MAOs que leva ao aumento da disponibilidade central de monoaminas. A redução na atividade da MAO resulta em elevação na concentração desses neurotransmissores no SNC e no sistema nervoso periférico. Nesse sentido, o aumento da disponibilidade dos neurotransmissores, bem como de sua sinalização, tem sido relacionado à ação antidepressiva dos IMAOs. A inibição não seletiva de fenelzina promove a dessensibilização dos receptores α ou β-adrenérgicos e dos receptores serotoninérgicos, de modo que, possivelmente, tais alterações na sensibilidade e atividade dos receptores produzidas pela administração crônica de IMAOs correlacionam-se melhor com a atividade antidepressiva do que apenas o aumento das concentrações de neurotransmissores, segundo alguns estudos.[2] Tal ação seria igualmente uma possível explicação para a latência de aparecimento dos efeitos terapêuticos. A fenelzina também apresenta uma estrutura semelhante à da anfetamina, o que explica o efeito sobre a recaptação e liberação de dopamina, noradrenalina e serotonina.

● Interações Medicamentosas

○ Pacientes tratados com IMAOs não seletivos, como a fenelzina, não devem receber combinações com agentes serotoninérgicos (p. ex., fluoxetina, fluvoxamina, paroxetina, sertralina, citalopram ou venlafaxina), visto que houve relatos de efeitos adversos graves e, em alguns casos, fatais.

○ Há relatos de que a combinação de IMAOs e triptofano causa síndromes comportamentais e neurológicas, incluindo desorientação, confusão, amnésia, *delirium*, agitação, sinais hipomaníacos, ataxia, mioclonia, hiper-reflexia, tremores, entre outros sintomas.

○ A administração simultânea de IMAO e bupropiona é contraindicada, devendo-se respeitar um intervalo mínimo de 14 dias entre a interrupção do IMAO e o início do tratamento com bupropiona.

○ Os pacientes em tratamento com fenelzina não devem ser submetidos a cirurgia eletiva que exija anestesia, devendo a fenelzina ser descontinuada, pelo menos, 10 dias antes do procedimento previsto.

○ Não devem ser administrados anestésicos locais contendo vasoconstritores simpaticomiméticos.

○ Os IMAOs, incluindo fenelzina, são contraindicados em pacientes que recebem o anti-hipertensivo guanetidina.

AFINIDADE LIGANTE/KI:

LOCAL	KI (NM)
Ki (SERT)	> 10.000
Ki (NET)	> 10.000
Ki (DAT)	8.400

○ Farmacogenética

Acesse https://www.pharmgkb.org/chemical/PA450903 ou utilize o *QR code* ao lado.

ANOTAÇÕES CLÍNICAS

Nível de evidência 1A, 1B, 2A, 2B, 3: Não há dados para a fenelzina no PharmGKB até a data de publicação deste livro.

Nível de evidência 4: Acesse o *site* para mais informações.

○ Prática Clínica

● **DOSAGEM:** A dose de fenelzina varia de 45 a 75 mg/dia.

● **TITULAÇÃO:** A dose inicial é de 15 mg/dia, podendo ser aumentada para 3 doses de 15 mg, totalizando 45 mg/dia. Na fase inicial do tratamento, a dosagem deve ser aumentada para pelo menos 60 mg/dia, de acordo com a tolerância do paciente. Muitos pacientes não apresentam resposta ao tratamento até que uma dose de 60 mg seja mantida por, pelo menos, 4 semanas. Pode ser necessário aumentar até a dose máxima diária de 90 mg visando obter inibição suficiente da MAO. Após estabelecimento da eficácia desejada, deve-se definir uma dosagem de manutenção, a qual deve ser reduzida lentamente ao longo de várias semanas. Tal dose de manutenção pode ser de apenas 15 mg/dia ou em dias alternados, continuando o tratamento pelo tempo necessário. Para a descontinuação, a redução da dose deve ser lenta e gradual, de acordo com a tolerância do paciente, para evitar sintomas de retirada. Recomenda-se reduzir até 15 mg/dia, seguidos de administrações em dias alternados até a completa descontinuação.

● **EFEITOS ADVERSOS:** Comuns: Cardiovasculares (edema, hipotensão postural), gastrointestinais (boca seca, constipação, distúrbio gastrointestinal, náusea, vômito), geniturinários (anorgasmia, distúrbio ejaculatório e sexual, impotência), hepáticos (aumento de transaminases), metabólicos (ganho de peso), musculoesqueléticos (espasmos), neurológicos (cefaleia, hiper-reflexia, movimentos mioclônicos, sonolência, tontura, tremor), oculares (visão borrada), psiquiátricos (anorgasmia, hipersonia, hipomania, insônia, transtorno do sono), outros (desorientação, fadiga, fraqueza). Incomuns: Cardiovasculares (arritmia), dermatológicos (discrasia sanguínea), geniturinários (dificuldade na micção, retardo ejaculatório, retenção urinária), metabólicos (aumento de apetite, hipernatremia), musculoesqueléticos (tremor), hepáticos (aumento de enzimas hepáticas), neurológicos (convulsão, neurite periférica, palilalia, parestesia), oculares (glaucoma, nistagmo), psiquiátricos (agitação, alucinações, confusão, euforia, mudança de comportamento, nervosismo, pesadelos vívidos, psicose), outros (nervosismo, síndrome de abstinência). Raros: Cardiovasculares (alteração de pressão arterial, taquicardia), dermatológicos (leucopenia), endocrinológicos (SIADH), hepáticos (icterícia reversível, lesão hepatocelular necrosante progressiva fatal), metabólicos (acidose metabólica, síndrome hipermetabólica), hipersensibilidade (edema de glote), imunológicos (lúpus-*like*), neurológicos (ataxia, bloqueio de fala, coma, depressão respiratória pós-ECT, neuropatia periférica, reação distônica aguda, SNM), psiquiátricos (ansiedade aguda, delírio, parasitose delirante, precipitação de esquizofrenia, virada maníaca), respiratórios (hipóxia, taquipneia), outros (febre associada à hipertonia, hiperpirexia, mal-estar).

● **GRAVIDEZ:** Não foram conduzidos estudos controlados em gestantes que possam garantir a segurança do tratamento com fenelzina. Algumas evidências sugerem incidência aumentada de malformações fetais, principalmente se ela for utilizada durante o primeiro trimestre da gestação.[3] Nesse sentido, seu uso não é recomendado durante a gravidez, sobretudo no primeiro trimestre. É necessário ponderar o potencial benefício do tratamento em relação aos seus riscos. Categoria C da FDA (classificação até 2015).

● **AMAMENTAÇÃO:** A fenelzina é excretada no leite materno em alguma quantidade. Se o lactente apresentar algum sintoma, como irritabilidade ou sedação, seu uso deverá ser descontinuado. Devem ser levadas em consideração outras opções terapêuticas durante a amamentação.

● **CRIANÇAS E ADOLESCENTES:** A fenelzina deve ser prescrita com atenção extrema, ponderando-se a relação risco-benefício dessa abordagem terapêutica; caso seja uma opção, os pacientes devem ser cuidadosamente monitorados, sobretudo nas primeiras 4 a 6 semanas de tratamento. Deve-se observar a precipitação de transtorno bipolar conhecido ou desconhecido, bem como ideação suicida, e informar os pais ou responsáveis visando acompanhamento mais completo. Todavia, em geral não é recomendada para uso em menores de 16 anos.

● **IDOSOS:** O uso de fenelzina em pacientes idosos requer atenção, uma vez que eles podem ter maior sensibilidade aos efeitos adversos. Nesse caso, recomenda-se uma dosagem inicial de 7,5 mg/dia, sendo aumentada a cada 3 ou 4 dias em 7,5 ou 15 mg/dia, conforme a tolerabilidade do paciente.

● **INSUFICIÊNCIA RENAL:** O uso de fenelzina demanda atenção cuidadosa, podendo ser necessária uma dose menor em relação à dosagem típica comparada ao restante da população. É contraindicada em caso de insuficiência renal grave.

● **INSUFICIÊNCIA HEPÁTICA:** A fenelzina não é recomendada para pacientes com insuficiência hepática.

● **COMO MANEJAR EFEITOS ADVERSOS:** A avaliação médica constante por meio de exames se faz necessária. Em casos de efeitos adversos intoleráveis, ganho de peso exacerbado ou precipitação de diabetes ou pré-diabetes, deve-se considerar reduzir a dose de fenelzina ou substituí-la por um ISRS ou algum fármaco mais recente.

○ Toxicidade

ORAL EM HUMANOS: Não existem dados disponíveis sobre a dose letal de fenelzina em humanos.

TOXICIDADE AGUDA: Os sinais e sintomas de superdosagem podem incluir, isoladamente ou em combinação, sonolência, tontura, desmaio, irritabilidade, hiperatividade, agitação severa, cefaleia, alucinações, rigidez, convulsões, coma, pulso rápido e irregular, hipertensão, hipotensão, colapso vascular, depressão e insuficiência respiratória, hiperpirexia, diaforese e pele fria e úmida. Nesses casos, é necessário tratamento intensivo sintomático e de suporte. Em caso de suspeita de superdosagem com fenelzina, a diálise e a acidificação da urina devem ser aplicadas imediatamente; além disso, a lavagem gástrica e uso de carvão ativado podem ser úteis no envenenamento precoce, desde que as vias aéreas tenham sido protegidas contra aspiração. Sinais e sintomas neurológicos, incluindo convulsões, devem ser tratados com diazepam (administração IV lenta). Derivados de fenotiazina e estimulantes do SNC devem

BIPP TIPS

- Restrições dietéticas rígidas são indicadas para pacientes tratados com IMAOs (p. ex., carnes defumadas, peixes, queijos envelhecidos, derivados de soja, etc.) devido à presença das MAOs no intestino, as quais participam da metabolização de aminas da dieta. No entanto, essa necessidade pode reduzir a adesão ao tratamento.

- É necessário observar restrições dietéticas e a combinação entre medicamentos, no sentido de evitar episódios de hipertensão e síndrome serotoninérgica; contudo, os efeitos adversos mais comuns da combinação entre IMAOs e tricíclicos/tetracíclicos podem ser ganho de peso e hipotensão ortostática.

- A amoxapina tende a ser o medicamento mais adequado a ser combinado com IMAO. Nesse caso, deve-se iniciar o IMAO simultaneamente com o antidepressivo tricíclico/tetracíclico em doses reduzidas e, então, aumentar de maneira alternada as doses de cada um dos agentes a cada poucos dias de acordo com a tolerabilidade do paciente.

- Transtornos do humor podem estar associados a transtornos alimentares, sobretudo em adolescentes, e a fenelzina pode ser utilizada no tratamento de ambos os tipos de transtorno, como depressão e bulimia, respectivamente.

- Uma das principais desvantagens da fenelzina é a necessidade de múltiplas doses diárias, o que pode aumentar a frequência ou a intensidade dos efeitos adversos e, consequentemente, reduzir a adesão ao tratamento.

ser evitados. A clorpromazina é uma opção em caso de crise hipertensiva secundária à suspeita de superdosagem de fenelzina; da mesma forma, casos de hipotensão e colapso vascular podem ocorrer e devem ser encaminhados para avaliação da pressão arterial. O tratamento deve incluir infusão IV de agentes vasopressores, embora agentes adrenérgicos possam produzir um efeito brusco na elevação da resposta pressórica. A respiração deve ser apoiada por medidas adequadas, garantindo-se a liberação das vias aéreas, o uso de oxigenação suplementar e a assistência ventilatória mecânica, se necessário. É recomendado também monitoramento da temperatura corporal, já que o tratamento intensivo de hiperpirexia pode ser necessário. A manutenção do equilíbrio de fluidos e eletrólitos é essencial. Os efeitos da superdosagem podem persistir por vários dias, uma vez que a substância atua inibindo os sistemas de enzimas de maneira irreversível. Assim, com a aplicação de medidas sintomáticas e de suporte, a recuperação deve ocorrer dentro de 3 a 4 dias.

Referências

1. Suchting R, Tirumalajaru V, Gareeb R, Bockmann T, Dios C, Aickareth J, et al. Revisiting monoamine oxidase inhibitors for the treatment of depressive disorders: a systematic review and network meta-analysis. J Affect Disord. 2021;282:1153-60.

2. Davidson J, McLeod MN, White HL. Inhibition of platelet monoamine oxidase in depressed subjects treated with phenelzine. Am J Psychiatry. 1978;135(4):470-2.

3. Nardil phenelzine sulfate tablet, film coated [Internet]. Nova York: Parke-Davis; 2009 [capturado em 23 out. 2024]. Disponível em: https://dailymed.nlm.nih.gov/dailymed/drugInfo.cfm?setid=513a41d0-37d4-4355-8a6d-a2c643bce6fa.

Leituras Recomendadas

Alemany R, Olmos G, García-Sevilla JA. The effects of phenelzine and other monoamine oxidase inhibitor anti-depressants on brain and liver I2 imidazoline-preferring receptors. Br J Pharmacol. 1995;114(4):837-45.

Blanco C, Heimberg RG, Schneier FR, Fresco DM, Chen H, Turk CL, et al. A placebo-controlled trial of phenelzine, cognitive behavioral group therapy, and their combination for social anxiety disorder. Arch Gen Psychiatry. 2010;67(3):286-95.

Caddy B, Tilstone WJ, Johnstone EC. Phenelzine in urine: assay and relation to acetylator status. Br J Clin Pharmacol. 1976;3(4):633-7.

Cebak JE, Singh IN, Hill RL, Wang JA, Hall ED. Phenelzine protects brain mitochondrial function in vitro and in vivo following traumatic brain injury by scavenging the reactive carbonyls 4-hydroxynonenal and acrolein leading to cortical histological neuroprotection. J Neurotrauma. 2017;34(7):1302-17.

Chiuccariello L, Cooke RG, Miler L, Levitan RD, Baker GB, Kish SJ, et al. Monoamine oxidase-A occupancy by moclobemide and phenelzine: implications for the development of monoamine oxidase inhibitors. Int J Neuropsychopharmacol. 2015;19(1):pyv078.

Drugs.com. Phenelzine side effects [Internet]. 2023 [capturado em 15 ou. 2024]. Disponível em: https://www.drugs.com/sfx/phenelzine-side-effects.html#professional.

Nardil® (Phenelzine) [Internet]. New York: Pfizer; 2009 [capturado em 15 out. 2024]. Disponívelem: https://cdn.pfizer.com/pfizercom/products/uspi_nardil.pdf.

Robinson DS, Nies A, Ravaris CL, Ives JO, Bartlett D. Clinical pharmacology of phenelzine. Arch Gen Psychiatry. 1978;35(5):629-35.

Fentermina-topiramato

A fentermina-topiramato é uma associação de dois fármacos, sendo a fentermina um inibidor da recaptação de noradrenalina e dopamina, e o topiramato um modulador dos canais de cálcio sensível à voltagem. É utilizada para o manejo do peso em adultos com IMC elevado. Após administração oral, a fentermina exibe sua concentração máxima em 6 horas e o topiramato em 9 horas, e sua eliminação se dá principalmente pela via renal.

Nomes no Brasil:
Não disponível no Brasil (EUA: Qnexa).

SUS:
Não disponível na Rename.

● **INDICAÇÕES DE BULA – ANVISA:** Não possui aprovação da Anvisa até o momento.

● **INDICAÇÕES DE BULA – FDA:** Adjuvante na promoção de redução do excesso de peso corporal e sua manutenção a longo prazo, juntamente com dieta de restrição calórica e prática regular de atividade física, para adultos e crianças a partir de 12 anos diagnosticados com obesidade. Para adultos com sobrepeso que apresentem ao menos uma condição comórbida relacionada ao peso.

● **INDICAÇÕES *OFF-LABEL*:** A fentermina-topiramato pode ser utilizada para manejo de compulsão alimentar, bulimia e uso abusivo de cocaína.

● **CONTRAINDICAÇÕES:** A fentermina-topiramato não deve ser utilizada por indivíduos com histórico de alergia a esse medicamento, nem por mulheres grávidas e pacientes com glaucoma, hipertireoidismo ou que fazem uso de IMAOs.

● **TESTES LABORATORIAIS SUGERIDOS OU NECESSÁRIOS:** É recomendada a dosagem das concentrações séricas de bicarbonato, creatinina, glicose e potássio antes do início do uso do medicamento e regularmente ao longo do tratamento.

● **ROTA FARMACOLÓGICA:** Ver Figura 1.

○ Farmacologia

ABSORÇÃO: Após administração oral, a fentermina exibe seu pico de concentração plasmática em 6 horas, enquanto o topiramato apresenta tal pico em 9 horas.

VOLUME DE DISTRIBUIÇÃO: 5 L/kg para a fentermina e 0,6 a 0,8 L/kg para o topiramato.

LIGAÇÃO PROTEICA: 17,5% para a fentermina e 15 a 41% para o topiramato.

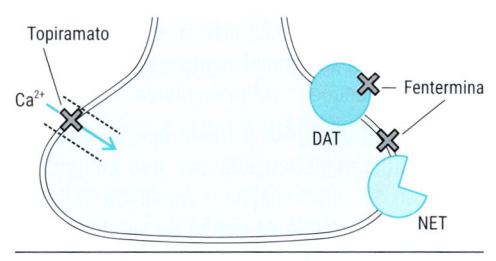

FIGURA 1 ▶ ROTA FARMACOLÓGICA DA FENTERMINA-TOPIRAMATO.

METABOLISMO/FARMACOCINÉTICA: A fentermina sofre metabolização no fígado, porém bastante discreta (6% da dose administrada), onde ocorrem os processos de hidroxilação, oxidação e conjugação. O topiramato também sofre metabolização no fígado, onde ocorrem os processos de glicuronidação, hidroxilação e hidrólise. Os metabólitos produzidos não são farmacologicamente ativos.

ROTA DE ELIMINAÇÃO: A excreção da fentermina e do topiramato se dá, principalmente, pela via renal, sendo que 70 a 80% de ambos os fármacos são eliminados na forma inalterada.

MEIA-VIDA: 20 horas para a fentermina e 65 horas para o topiramato.

DEPURAÇÃO: 8,79 L/h para a fentermina e 1,17 L/h para o topiramato.

FARMACODINÂMICA: A fentermina atua na redução do peso pela supressão do apetite mediante aumento das concentrações de leptina, além de parecer elevar o gasto energético do paciente em condição de repouso. Além da redução de peso dos pacientes, a fentermina aumenta a chance de tal perda ser sustentada, mesmo após a retirada do medicamento. Embora seja um derivado da anfetamina, a fentermina apresenta menor risco de efeitos adversos observados do que com o uso de anfetaminas, como estimulação do SNC, aumento da pressão arterial, prolongamento do intervalo QT e taquifilaxia. O topiramato reduz a excitabilidade neuronal, uma vez que bloqueia os canais de cálcio voltagem-dependentes, afetando a transmissão sináptica, porém também parece agir sobre os níveis de neuropeptídeo-Y, sobre o hormônio liberador de corticotrofinas e receptor de glicocorticoide II, o que explica sua utilização como medicamento para controle do diabetes. Dessa forma, o uso de tal combinação parece ser efetivo em pacientes com sobrepeso ou obesidade, pois, além da diminuição e manutenção do peso, auxilia na regulação da pressão arterial e na redução da circunferência abdominal, o que resulta em menor risco de disfunções cardiovasculares.

MECANISMO DE AÇÃO: A fentermina é um agente simpaticomimético indireto, que aumenta a liberação de noradrenalina e dopamina na fenda sináptica, sobretudo na região do hipotálamo lateral. O aumento da concentração de noradrenalina e dopamina no hipotálamo lateral promove a liberação da pró-opiomelanocortina (POMC), que se liga a receptores específicos, reduzindo o apetite. Ela também atua inibindo o neuropeptídeo-Y, importante regulador da sensação de fome. Dessa forma, a fentermina aumenta o gasto calórico mediante ativação do sistema nervoso simpático (luta ou fuga) e reduz a sensação de fome e o apetite dos pacientes. O topiramato, por meio da modulação dos canais de cálcio voltagem-dependentes, reduz a transmissão glutamatérgica e aumenta a transmissão gabaérgica na via que participa da regulação do apetite, diminuindo-o. A associação fentermina-topiramato inibe o apetite de forma mais acentuada e duradoura do que quando esses medicamentos são utilizados isoladamente.

● Interações Medicamentosas

○ Carbamazepina, fenitoína e valproato podem reduzir as concentrações plasmáticas de topiramato devido ao aumento de sua eliminação, de modo que pode ser necessário o ajuste de dose.

○ O uso concomitante de topiramato e metformina pode aumentar as concentrações plasmáticas de ambos os medicamentos.

○ O uso do topiramato pode aumentar a eliminação da fenitoína e do valproato, reduzindo suas concentrações plasmáticas.

AFINIDADE LIGANTE/KI:

LOCAL	KI (NM)
Fentermina:	
Ki (α_1-adrenérgico)	1.400/24.000
Ki (transportador de serotonina sódio-dependente)	10.000
Ki (transportador de dopamina sódio-dependente)	1.580
Ki (5-HT$_{2A}$)	10.000
Ki (5-HT$_{2B}$)	10.000
Ki (5-HT$_{2C}$)	10.000
Ki (NAT)	244
Topiramato:	
Ki (anidrase carbônica 7)	0,87/0,90
Ki (anidrase carbônica 12)	3,5/3,8
Ki (anidrase carbônica 2)	5,0/9,0/ 10,0/10,3

⚪ Farmacogenética

Acesse https://www.pharmgkb.org/chemical/PA164748099 (fentermina) ou utilize o *QR code* ao lado.

Acesse https://www.pharmgkb.org/chemical/PA451728 (topiramato) ou utilize o *QR code* ao lado.

ANOTAÇÕES CLÍNICAS

Fentermina

Nível de evidência 1A, 1B, 2A, 2B, 3: Não há dados para a fentermina no PharmGKB até a data de publicação deste livro.

Nível de evidência 4: Acesse o *site* para mais informações.

Topiramato

Nível de evidência 1A, 1B, 2A, 2B: Não há dados para o topiramato no PharmGKB até a data de publicação deste livro.

Nível de evidência 3: Variantes diversas dos genes *CA12*, *GRIK1*, *INSR* e *SCN2A*.

Nível de evidência 4: Acesse o *site* para mais informações.

⚪ Prática Clínica

● **DOSAGEM:** Recomenda-se a utilização da fentermina-topiramato em doses diárias de 7,5 mg/46 mg até 15 mg/92 mg.

● **TITULAÇÃO:** Deve-se iniciar o tratamento com fentermina-topiramato com dose diária de 3,75 mg/23 mg, aumentando-se após 14 dias para dose diária de 7,5 mg/46 mg. Em pacientes que não apresentarem redução de, pelo menos, 3% do peso após 12 semanas de tratamento, pode-se aumentar a dose diária para 11,25 mg/69 mg e, após 14 dias, aumentar novamente, para uma dose diária de 15 mg/92 mg.

● **EFEITOS ADVERSOS:** Comuns: Boca seca, constipação, déficit cognitivo, disgeusia, insônia, parestesia. Incomuns: Acidose metabólica, aumento da frequência cardíaca, cálculo renal, glaucoma de ângulo fechado secundário, hipertermia, hipoglicemia, ideação/comportamento suicida, oligoidrose.

● **GRAVIDEZ:** O uso de fentermina-topiramato é contraindicado em mulheres grávidas. O topiramato aumenta o risco de ocorrência de lábio leporino e fenda palatina em bebês. Categoria X da FDA (classificação até 2015).

● **AMAMENTAÇÃO:** O uso de fentermina-topiramato não é recomendado durante a lactação; no entanto, quando imprescindível, deve-se interromper a amamentação, uma vez que esse medicamento é excretado no leite materno.

● **CRIANÇAS E ADOLESCENTES:** Não há estudos avaliando a segurança e a eficácia do uso de fentermina-topiramato em crianças e adolescentes, de modo que não é recomendada em pacientes pediátricos.

● **IDOSOS:** Alguns pacientes idosos tendem a tolerar melhor doses reduzidas de fentermina-topiramato.

● **INSUFICIÊNCIA RENAL:** Em pacientes com insuficiência renal moderada a grave, é recomendada a utilização de doses diárias de fentermina-topiramato de 7,5 mg/46 mg; porém, em pacientes com doença renal em estágio terminal, a utilização desse medicamento não é recomendada.

● **INSUFICIÊNCIA HEPÁTICA:** Em pacientes com insuficiência hepática moderada, é recomendada a utilização de doses diárias de fentermina-topiramato de 7,5 mg/46 mg; porém, em pacientes com insuficiência hepática grave, a utilização desse medicamento não é recomendada.

● **COMO MANEJAR EFEITOS ADVERSOS:** É necessário aguardar e observar se os efeitos da fentermina-topiramato irão desaparecer; caso não haja melhora dentro de algumas semanas, é recomendada a substituição por outro agente da

BIPP TIPS

- A retirada da fentermina-topiramato deve ser gradual, pois há risco de precipitação de convulsão quando a retirada é feita de forma abrupta.

- É recomendado o monitoramento constante da frequência cardíaca em repouso dos pacientes antes do início do tratamento com fentermina-topiramato e também antes dos incrementos de dose, sobretudo naqueles com histórico de doença cardíaca ou cerebrovascular.

- Em caso de aumento sustentado da frequência cardíaca em repouso e creatinina sérica, deve-se reduzir a dose utilizada de fentermina-topiramato ou até descontinuar seu uso.

- Em pacientes que não apresentarem pelo menos 5% de redução de peso após 12 semanas de tratamento com dose máxima de fentermina-topiramato, deve-se descontinuar o medicamento.

- A fentermina-topiramato não deve ser prescrita para pacientes com histórico de abuso de estimulantes.

- Há risco aumentado de formação de cálculo renal em pacientes que fazem uso de inibidores da anidrase carbônica.

- Mulheres que usam contraceptivos orais podem experimentar sangramento irregular ao utilizarem fentermina-topiramato, porém não há risco aumentado de gravidez.

- A fentermina-topiramato pode ser ingerida com ou sem alimentos.

- O uso combinado de fentermina com topiramato tende a proporcionar uma perda de peso mais sustentada e com maior tolerabilidade pelos pacientes. Trata-se do medicamento com maior tamanho de efeito sobre a perda de peso entre as opções disponíveis.

- O uso de medicamentos anti-hipertensivos juntamente com fentermina-topiramato pode causar hipotensão nos pacientes.

- O uso de fentermina-topiramato junto com depressores do SNC pode exacerbar os efeitos depressores.

- Os efeitos colaterais da fentermina-topiramato tendem a diminuir ao longo do tempo, porém podem reincidir quando há aumento de dose.

- Pacientes em tratamento para hipertensão devem aferir a pressão arterial antes e durante o tratamento com fentermina-topiramato.

- Pacientes que usam medicamentos diuréticos não poupadores de potássio podem experimentar aumento da hipocalemia.

- Pacientes que usam fentermina-topiramato podem apresentar ideação suicida.

mesma classe. Para evitar ocorrência de insônia, o medicamento não deve ser usado no período da tarde e/ou noite.

Toxicidade

ORAL EM HUMANOS: Não há dados específicos sobre superdosagem de fentermina-topiramato em humanos. A dose letal da fentermina é de 151 mg/kg em ratos, e a dose letal do topiramato é de 1.500 mg/kg em ratos.

TOXICIDADE AGUDA: Os sintomas decorrentes de superdosagem de fentermina são agressividade, alteração de personalidade, alucinação, arritmia, aumento da frequência respiratória, colapso circulatório, cólica abdominal, depressão, dermatose, diarreia, estado de pânico, fadiga, hiper-reflexia, hipertensão, hipotensão, inquietação, insônia, irritabilidade, náusea, psicose (casos graves), taquicardia, tremor e vômito. A superdosagem do topiramato pode resultar em acidose metabólica, agitação, alteração da fala, coma, convulsão, depressão, distúrbio visual, dor abdominal, estupor, hipotensão, prejuízo cognitivo e motor, sonolência e tontura.

Leituras Recomendadas

Bays HE, Gadde KM. Phentermine/topiramate for weight reduction and treatment of adverse metabolic consequences in obesity. Drugs Today. 2011; 47(12):903-14.

Cosentino G, Conrad AO, Uwaifo GI. Phentermine and topiramate for the management of obesity: a review. Drug Des Devel Ther. 2011;7:267-78.

Dalai SS, Adler S, Najarian T, Safer DL. Study protocol and rationale for a randomized double-blinded crossover trial of phentermine-topiramate ER versus placebo to treat binge eating disorder and bulimia nervosa. Contemp Clin Trials. 2018;64:173-8.

Guerdjikova AI, Williams S, Blom TJ, Mori N, McElroy SL. Combination phentermine-topiramate extended release for the treatment of binge eating disorder: an open-label, prospective study. Innov Clin Neurosci. 2018;15(5-6):17-21.

Jordan J, Astrup A, Engeli S, Narkiewicz K, Day WW, Finer N. Cardiovascular effects of phentermine and topiramate: a new drug combination for the treatment of obesity. J Hypertens. 2014;32(6):1178-88.

Kiortsis DN. A review of the metabolic effects of controlled-release Phentermine/Topiramate. Hormones. 2013;12(4):507-16.

Lei XG, Ruan JQ, Lai C, Sun Z, Yang X. Efficacy and safety of phentermine/topiramate in adults with overweight or obesity: a systematic review and meta-analysis. Obesity. 2021;29(6):985-94.

Ritchey ME, Harding A, Hunter S, Peterson C, Sager PT, Kowey PR, et al. Cardiovascular safety during and after use of phentermine and topiramate. J Clin Endocrinol Metab. 2019;104(2):513-22.

Rush CR, Stoops WW, Lile JA, Alcorn JL 3rd, Bolin BL, Reynolds AR, et al. Topiramate-phentermine combinations reduce cocaine self-administration in humans. Drug Alcohol Depend. 2021;218:108413.

Smith SM, Meyer M, Trinkley KE. Phentermine/topiramate for the treatment of obesity. Ann Pharmacother. 2013;47(3):340-9.

Sweeting AN, Tabet E, Caterson ID, Markovic TP. Management of obesity and cardiometabolic risk: role of phentermine/extended release topiramate. Diabetes Metab Syndr Obes. 2014;7:35-44.

Flibanserina

A flibanserina é o primeiro tratamento a ser aprovado para transtorno do interesse/excitação sexual feminino na pré-menopausa. Seu mecanismo de ação não é totalmente compreendido, mas seus efeitos clínicos são atribuídos à modulação das vias serotoninérgicas, já que é agonista de $5-HT_{1A}$ e antagonista de $5-HT_{2A}$. Além disso, a flibanserina também exerce efeitos sobre a sinalização noradrenérgica e dopaminérgica, as quais estão envolvidas na modulação do comportamento sexual e no gerenciamento de respostas de recompensa. Sua absorção atinge picos plasmáticos em 45 minutos a 4 horas e sua eliminação ocorre majoritariamente pelas fezes.

Nomes no Brasil:
Disponível para manipulação no Brasil (EUA: Addyi).

SUS:
Não disponível na Rename.

● **INDICAÇÕES DE BULA – ANVISA:** Não possui aprovação da Anvisa até o momento.

● **INDICAÇÕES DE BULA – FDA:** Tratamento de mulheres na pré-menopausa diagnosticadas com transtorno de desejo sexual hipoativo generalizado adquirido, caracterizado por redução significativa do desejo sexual, resultando em sofrimento marcante ou dificuldades interpessoais, e que não seja atribuível à condição médica ou psiquiátrica coexistente, problemas no relacionamento e/ou efeitos decorrentes do uso de medicamentos ou outras substâncias.

● **INDICAÇÕES *OFF-LABEL*:** Não existem indicações *off-label* para a flibanserina. Há estudos avaliando seu potencial efeito no tratamento de degenerações retinianas.[1]

● **CONTRAINDICAÇÕES:** A flibanserina é contraindicada em pacientes com hipersensibilidade à substância e a outros excipientes, com insuficiência hepática, bem como em associação com álcool e inibidores potentes da CYP3A4.

● **TESTES LABORATORIAIS SUGERIDOS OU NECESSÁRIOS:** Em geral nenhum exame específico é recomendado para pacientes saudáveis tratadas com flibanserina.

● **ROTA FARMACOLÓGICA:** Não há imagens disponíveis para a rota farmacológica da flibanserina.

⬤ Farmacologia

ABSORÇÃO: A flibanserina apresenta boa absorção oral, com biodisponibilidade de cerca de 33%; no entanto, a administração juntamente a alimentos diminui sua velocidade de absorção e aumenta sua taxa de absorção em até 56%. Atinge picos plasmáticos dentro de 45 minutos a 4 horas após a ingestão.

VOLUME DE DISTRIBUIÇÃO: 2 a 3 L/kg.

LIGAÇÃO PROTEICA: 98%.

METABOLISMO/FARMACOCINÉTICA: A flibanserina é metabolizada principalmente via CYP3A4 e ligeiramente via CYP2C19. É metabolizada também em menor extensão por CYP1A2, CYP2B6, CYP2C8, CYP2C9 e CYP2D6. Seu metabolismo produz cerca de 35 metabólitos diferentes, dos quais dois apresentam concentrações plasmáticas equivalentes às do fármaco original, porém são farmacologicamente inativos.

ROTA DE ELIMINAÇÃO: A flibanserina apresenta eliminação sobretudo pelas fezes (51%), mas também pela urina (44%).

MEIA-VIDA: Cerca de 11 horas.

DEPURAÇÃO: Dados pré-clínicos demonstram uma depuração rápida de 27 mL/min em machos e 18 mL/min em fêmeas.[2,3]

FARMACODINÂMICA: A flibanserina é agonista de $5\text{-}HT_{1A}$ e antagonista de $5\text{-}HT_{2A}$.

MECANISMO DE AÇÃO: O exato mecanismo de ação da flibanserina não está completamente elucidado, sendo seus efeitos clínicos atribuídos à seletividade regional para receptores de serotonina em regiões corticolímbicas, como córtex pré-frontal e hipocampo. A flibanserina tem efeito agonista sobre os receptores $5\text{-}HT_{1A}$ pós-sinápticos, o que resulta em modulação da liberação *downstream* de outras monoaminas, como dopamina e noradrenalina. Além disso, o efeito antagonista da flibanserina sobre os receptores $5\text{-}HT_{2A}$ promove aumento das concentrações de dopamina na área mesocortical do córtex pré-frontal, especialmente no tratamento crônico. Mediante desinibição de receptores noradrenérgicos no *locus coeruleus*, a flibanserina promove incremento da sinalização noradrenérgica cortical. A literatura indica que a dopamina e a noradrenalina desempenham importante papel na modulação do comportamento sexual, sendo a primeira relacionada à regulação da libido e do desejo sexual, e a segunda relacionada à modulação da excitação sexual.[4,5] A flibanserina reduz a liberação de serotonina no córtex pré-frontal em esquemas de tratamento crônico e, assim como outras monoaminas, a serotonina modula a atividade sexual, diminuindo a liberação de dopamina no córtex pré-frontal. Além de modular os receptores $5\text{-}HT_{1A}$ e $5\text{-}HT_{2A}$, a flibanserina também promove antagonismo discreto nos receptores serotoninérgicos $5\text{-}HT_{2C}$, $5\text{-}HT_{2B}$ e dopaminérgicos do tipo D_4, sendo tais ações também relacionadas aos efeitos terapêuticos desse fármaco. A ação da flibanserina nas vias dopaminérgicas do *nucleus accumbens* são mínimas ou inexistentes, de modo que esse medicamento não apresenta propriedades de abuso.

● Interações Medicamentosas

⬤ A flibanserina é metabolizada principalmente pela CYP3A4 e está sujeita a interações farmacocinéticas mediadas pela inibição e indução dessa isoenzima. Assim, é contraindicada a prescrição dessa substância com fármacos inibidores moderados ou fortes da CYP3A4, como contraceptivos orais e rifampicina, devido a um potencial aumento da concentração plasmática de flibanserina e uma maior incidência de reações adversas.

⬤ Indutores da CYP3A4 também não são recomendados em associação com flibanserina, já que podem promover reduções consideráveis da concentração plasmática desse medicamento, levando à diminuição de seus efeitos terapêuticos.

⭘ Embora não sejam contraindicados, inibidores fortes da CYP2C19 devem ser usados com cautela com flibanserina, uma vez que poderiam teoricamente aumentar suas concentrações plasmáticas e causar mais efeitos adversos, como hipotensão, síncope e depressão do SNC.

⭘ A flibanserina pode elevar as concentrações plasmáticas de digoxina, levando à toxicidade. Nesse caso, o uso concomitante deve ser evitado.

⭘ Os dados acerca das interações farmacodinâmicas são escassos, mas substâncias conhecidas por causar disfunção sexual, como ISRSs, inibidores da recaptação da noradrenalina, antipsicóticos, tricíclicos, anticolinérgicos, anti-histamínicos, progesteronas antiandrogênicas, vários anti-hipertensivos e diuréticos, podem ter efeitos negativos na função sexual e limitar a utilidade da flibanserina.

⭘ Estudos de segurança clínica revelam que o tratamento com flibanserina pode comumente causar sonolência, e, portanto, o uso concomitante de flibanserina com depressores do SNC, incluindo opioides, BZDs e anti-histamínicos sedativos, deve ser feito com cautela, já que tais combinações podem aumentar o risco de depressão do SNC.[6,7]

AFINIDADE LIGANTE/KI:

LOCAL	KI (NM)
Ki (5-HT$_{1A}$)	1
Ki (5-HT$_{2A}$)	49
Ki (D$_4$)	4-24

⭘ Farmacogenética

Acesse https://www.pharmgkb.org/chemical/PA166153431 ou utilize o QR code ao lado.

ANOTAÇÕES CLÍNICAS

Nível de evidência 1A, 1B, 2A, 2B, 3: Não há dados para a flibanserina no PharmGKB até a data de publicação deste livro.

Nível de evidência 4: Acesse o site para mais informações.

⭘ Prática Clínica

● **DOSAGEM:** A dose típica da flibanserina é de 100 mg/dia.

● **TITULAÇÃO:** A flibanserina deve ser administrada na dose de 100 mg/dia, preferencialmente antes da hora de dormir, uma vez que promove efeitos sedativos. Caso a paciente perca um dia de tratamento, deve ser instruída a tomar a próxima dose no dia seguinte na hora de dormir, como de costume. Nesses casos, não se deve dobrar a dose. Se, após 8 semanas de tratamento, o medicamento não tiver surtido efeito, deve ser descontinuado. Em geral, não há necessidade de redução gradual da dose.

● **EFEITOS ADVERSOS: Mais comuns:** Gastrointestinais (náusea), neurológicos (sonolência, tontura). **Comuns:** Dermatológicos (rash), gastrointestinais (boca seca, constipação), hematológicos (metrorragia), musculoesqueléticos (dor abdominal), neurológicos (fadiga, sedação, vertigem), psiquiátricos (ansiedade, insônia), outros (lesão acidental). **Incomuns:** Cardiovasculares (hipotensão, síncope), gastrointestinais (apendicite). **Pós-comercialização:** Hipersensibilidade (anafilaxia, angioedema, prurido, urticária).

● **GRAVIDEZ:** Não foram conduzidos estudos clínicos para avaliar a eficácia e a tolerabilidade da flibanserina em gestantes. Dados pré-clínicos demonstraram toxicidade fetal somente na presença de toxicidade materna significativa, principalmente efeitos de redução do ganho de peso e sedação.[8] Não classificado pela FDA (classificação até 2015).

● **AMAMENTAÇÃO:** Não se sabe se a flibanserina é secretada no leite materno, mas presume-se que todos os psicotrópicos sejam secretados no leite materno. Desse modo, não é recomendado amamentar durante o tratamento com flibanserina.

● **CRIANÇAS E ADOLESCENTES:** A flibanserina não é recomendada para crianças e adolescentes, visto que não foram conduzidos estudos clínicos para avaliar sua eficácia e tolerabilidade nessa faixa etária.

● **IDOSOS:** Utilizar a flibanserina com cautela em pacientes idosos, os quais podem tolerar melhor

> **BIPP TIPS**
>
> - Estudos de segurança clínica revelam que o tratamento com flibanserina pode comumente causar sonolência, motivo pelo qual se recomenda a ingestão apenas na hora de dormir.[9]
>
> - O uso de flibanserina não é indicado para outras pessoas além de mulheres na pré-menopausa, como mulheres na pós-menopausa ou homens. Da mesma forma, a flibanserina não é indicada para a melhora do desempenho sexual.
>
> - Não é recomendado o uso concomitante de flibanserina e álcool, uma vez que aumenta o risco de hipotensão e síncope graves. Nesse caso, antes de prescrever flibanserina, é necessário avaliar a probabilidade de a paciente se abster do consumo de álcool, considerando o comportamento de consumo atual e passado da paciente, bem como outros antecedentes sociais e médicos pertinentes.
>
> - A flibanserina não é um medicamento comumente prescrito, de modo que é um grande desafio clínico encontrar dados e análises disponíveis sobre ele. Além disso, interações com outros agentes e efeitos de metabólitos desconhecidos podem resultar em apresentações clínicas inesperadas.

doses menores. Não foram conduzidos estudos clínicos para avaliar a eficácia e a tolerabilidade da flibanserina nessa faixa etária.

INSUFICIÊNCIA RENAL: Utilizar a flibanserina com cautela em pacientes com insuficiência renal. Um estudo clínico demonstrou que a exposição à flibanserina aumentou cerca de 1,1 vez em pacientes com insuficiência renal leve a moderada e 1,2 vez em pacientes com insuficiência renal grave, quando comparados aos controles saudáveis.

INSUFICIÊNCIA HEPÁTICA: Não é recomendado o uso de flibanserina em pacientes com insuficiência hepática.

COMO MANEJAR EFEITOS ADVERSOS: É importante reavaliar tratamentos farmacológicos concomitantes e considerar a redução da dose ou a descontinuação de outros agentes que possam estar interagindo com a flibanserina. Caso haja efeitos adversos intoleráveis ou ausência de eficácia, deve-se avaliar a possibilidade de substituição por outra opção terapêutica.

Toxicidade

ORAL EM HUMANOS: Não existem dados suficientes acerca da dose tóxica oral da flibanserina em humanos. Um estudo de caso relatou toxicidade em uma criança que ingeriu 600 mg de flibanserina acidentalmente.[10]

TOXICIDADE AGUDA: Não existem dados suficientes acerca da superdosagem com flibanserina, mas ela pode causar aumento na incidência ou gravidade de qualquer um dos efeitos adversos relatados. Em caso de superdosagem, o tratamento consiste em gerenciar os sinais e sintomas, bem como oferecer medidas de suporte, conforme necessário. Não existe nenhum tratamento específico conhecido para a superdosagem com flibanserina.

Referências

1. Coyner AS, Ryals RC, Ku CA, Fischer CM, Patel RC, Datta S, et al. Retinal neuroprotective effects of flibanserin, an FDA-approved dual serotonin receptor agonist-antagonist. PLoS One. 2016;11(7):e0159776.

2. Sharma MK, Rathod R, Sengupta P. Mass spectrometry-based rapid quantitative bioanalysis of flibanserin: pharmacokinetic and brain tissue distribution study in female rats. J Anal Toxicol. 2020;44(6):559-69.

3. Stahl SM, Sommer B, Allers KA. Multifunctional pharmacology of flibanserin: possible mechanism of therapeutic action in hypoactive sexual desire disorder. J Sex Med. 2011;8(1):15-27.

4. Pfaus JG. Pathways of sexual desire. J Sex Med. 2009;6(6):1506-33.

5. Sanna F, Bratzu J, Piludu MA, Corda MG, Melis MR, Giorgi O, et al. Dopamine, noradrenaline and differences in sexual behavior between roman high and low avoidance male rats: a microdialysis study in the medial prefrontal cortex. Front Behav Neurosci. 2017;11:108.

6. Addyi flibanserin tablet, film coated [Internet]. Raleigh: Sprout Pharmaceuticals; 2019 [capturado em 23 out. 2024]. Disponível em: https://dailymed.nlm.

nih.gov/dailymed/drugInfo.cfm?setid=3819daf3-e935-2c53-c527-e1d57922f394.

7. Dean L. Flibanserin therapy and CYP2C19 genotype. In: Pratt VM, Scott SA, Pirmohamed M, Esquivel B, Kattman BL, Malheiro AJ, editors. Medical genetics summaries [Internet]. Bethesda: National Center for Biotechnology Information; 2012 [capturado em 23 out. 2024]. Disponível em: https://pubmed.ncbi.nlm.nih.gov/31550099/.

8. Dooley EM, Miller MK, Clayton AH. Flibanserin: from bench to bedside. Sex Med Rev. 2017;5(4):461-9.

9. Jaspers L, Feys F, Bramer WM, Franco OH, Leusink P, Laan ET. Efficacy and safety of flibanserin for the treatment of hypoactive sexual desire disorder in women: a systematic review and meta-analysis. JAMA Intern Med. 2016;176(4):453-62.

10. Whitaker MB, Chehab MM, Chang CY, McCulley LV, Sewell CA. Accidental flibanserin ingestion in children causing acute respiratory and central nervous system depression: what health care professionals need to know. Obstet Gynecol. 2022;139(4):687-91.

Leituras Recomendadas

Addyi (flibanserin) [Internet]. Raleigh: Sprout Pharmaceuticals; 2015 [capturado em 15 out. 2024]. Disponível em: https://www.accessdata.fda.gov/drugsatfda_docs/label/2015/022526lbl.pdf.

Basson R, Driscoll M, Correia S. Flibanserin for low sexual desire in women: a molecule from bench to bed? EBioMedicine. 2015;2(8):772-3.

Drugs.com. Flibanserin side effects [Internet]. 2024 [capturado em 15 out. 2024]. Disponível em: https://www.drugs.com/sfx/flibanserin-side-effects.html#professional.

English C, Muhleisen A, Rey JA. Flibanserin (Addyi): the First FDA-approved treatment for female sexual interest/arousal disorder in premenopausal women. P & T. 2017;42(4):237-41.

Granzella N, Chen BC, Baird GS, Valento M. Flibanserin toxicity in a toddler following ingestion. Clin Toxicol. 2018;56(3):226-8.

Kornstein SG, Simon JA, Apfel SC, Yuan J, Barbour KA, Kissling R. Effect of flibanserin treatment on body weight in premenopausal and postmenopausal women with hypoactive sexual desire disorder: a post hoc analysis. J Womens Health. 2017;26(11):1161-8.

Lazenka MF, Blough BE, Negus SS. Preclinical abuse potential assessment of flibanserin: effects on intracranial self-stimulation in female and male rats. J Sex Med. 2016;13(3):338-49.

Rueter LE, Blier P. Electrophysiological examination of the effects of sustained flibanserin administration on serotonin receptors in rat brain. Br J Pharmacol. 1999;126(3):627-38.

Flufenazina

A flufenazina, um fármaco da classe das fenotiazinas, é usada no tratamento de psicoses, com propriedades e usos geralmente semelhantes aos da clorpromazina. Apresenta forte ação extrapiramidal e fraca ação antiemética, anticolinérgica, hipotensiva e sedativa. O início de sua ação antipsicótica é gradual e varia entre os pacientes. O efeito antipsicótico é observado em cerca de 4 a 7 dias. Por ter uma formulação de depósito, com liberação prolongada, a flufenazina pode ser administrada em intervalos mais longos, o que garante a adesão do paciente.

Nomes no Brasil:
Flufenan, Flufenan depot.

SUS:
Não disponível na Rename.

● **INDICAÇÕES DE BULA – ANVISA:** Controle dos distúrbios psicóticos. Monitoramento da esquizofrenia, de estados maníacos e outras psicoses. Dada a sua ação duradoura, é útil não apenas no ambiente hospitalar, mas também na terapêutica prolongada de manutenção dos pacientes com psicoses crônicas que podem ser tratados em ambulatório. Adjunto de antidepressivos tricíclicos para tratamento de alguns pacientes com dor crônica, como pacientes com síndrome de abstinência de narcóticos e dor neuropática em pacientes com diabetes.

● **INDICAÇÕES DE BULA – FDA:** Tratamento de transtornos psiquiátricos, incluindo esquizofrenia, mania, ansiedade grave e distúrbios comportamentais. Formulação injetável: manejo de pacientes que necessitam de terapia neuroléptica parenteral de longa duração, como aqueles com esquizofrenia crônica.

● **INDICAÇÕES OFF-LABEL:** A flufenazina pode ser usada em associação com ADTs para o tratamento de pacientes em com dor crônica e pacientes com síndrome de abstinência, bem como para o tratamento de sintomas de diabetes neuropático.

● **CONTRAINDICAÇÕES:** A flufenazina é contraindicada em pacientes com hipersensibilidade à substância ou a fenotiazínicos, discrasia sanguínea, lesão hepática, lesão cerebral subcortical, depressão de SNC e em associação com altas doses de hipnóticos.

● **TESTES LABORATORIAIS SUGERIDOS OU NECESSÁRIOS:** É recomendado que sejam realizadas avaliações periódicas da função hepática, renal e hematológica em pacientes que usam flufenazina. Em caso de anormalidade da ureia, o tratamento deve ser suspenso. Pacientes que podem desenvolver retenção urinária devem ser cuidadosamente acompanhados. A flufenazina também pode induzir agranulocitose, assim como outros derivados da fenotiazina, o que em geral ocorre entre a 4ª e 10ª semana de tratamento. Dessa forma, recomenda-se a observação cautelosa dos pacientes, sobretudo nessa fase de tratamento, caso apresentem sintomas como dor de garganta, febre e fraqueza. Se os sintomas aparecerem, recomenda-se interromper o tratamento e avaliar a função hepática. A realização periódica de exame hematológico completo e testes de função hepática durante o tratamento é altamente recomendada.

● **ROTA FARMACOLÓGICA:** Ver Figura 1.

○ Farmacologia

ABSORÇÃO: A flufenazina administrada VO tem boa absorção. A formulação para injeção IM é completamente absorvida.

VOLUME DE DISTRIBUIÇÃO: 216 L (flufenazina decanoato) e 51 L (flufenazina) em cães beagle. Dados de volume de distribuição em humanos ainda não estão disponíveis.

LIGAÇÃO PROTEICA: > 90%.

METABOLISMO/FARMACOCINÉTICA: A flufenazina é metabolizada sobretudo pela enzima hepática CYP2D6, gerando seu principal metabólito, o sulfóxido de flufenazina, por uma reação de S-oxidação.

ROTA DE ELIMINAÇÃO: A eliminação da flufenazina é principalmente renal, mas também biliar.

MEIA-VIDA: Após administração VO, a meia-vida da flufenazina é de 12,9 horas. Após injeção IM, a meia-vida do decanoato de flufenazina varia de 2,5 a 16 semanas.

DEPURAÇÃO: 42,9 L/h em cães beagle. Dados de depuração em humanos ainda não estão disponíveis.

FARMACODINÂMICA: A flufenazina é um fármaco da classe das fenotiazinas piperazinas, sendo um antagonista potente do receptor D_2 de dopamina, o que possivelmente lhe confere sua ação antipsicótica. Além disso, bloqueia os receptores D_4, D_1 e D_3, bem como $α_1$, $5-HT_2$ e H_1.

MECANISMO DE AÇÃO: O mecanismo de ação da flufenazina não está completamente elucidado. Acredita-se que ela aja sobre o hipotálamo, exercendo ação depressora sobre vários componentes do sistema ativador mesodiencefálico que envolve o controle do metabolismo basal e da temperatura

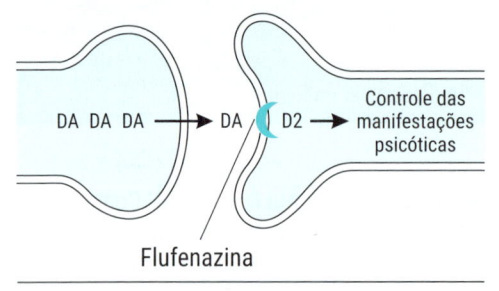

FIGURA 1 ▶ ROTA FARMACOLÓGICA DA FLUFENAZINA.

corporal, estado de vigília, tonicidade vasomotora, êmese e balanço hormonal. No tratamento da esquizofrenia, a flufenazina possivelmente exerce seu efeito sobre os sintomas psicóticos atuando como um antagonista do receptor D_2 de dopamina, diminuindo o tônus dopaminérgico aumentado na via mesolímbica. Além disso, tem forte ação extrapiramidal e fraca ação antiemética, anticolinérgica, hipotensiva e sedativa.

Interações Medicamentosas

○ O uso concomitante com levodopa ou agonistas dopaminérgicos é contraindicado devido ao antagonismo de efeito que a flufenazina pode causar. São contraindicados antiarrítmicos por ação aditiva no aumento do intervalo QTc (p. ex., sotalol, amiodarona, disopiramida, quinidina, ibutilida e procainamida), antagonistas dos receptores H_1 da histamina (astemizol, terfenadina), agonistas dos receptores da serotonina (cisaprida), alguns diuréticos (indapamida) e antipsicóticos (pimozida, droperidol).

○ O uso concomitante de flufenazina com metrizamida é contraindicado devido ao risco de convulsões.

○ O uso concomitante de flufenazina com guanetidina e seus derivados pode causar inibição do efeito anti-hipertensivo desses fármacos.

○ O uso concomitante de flufenazina e lítio pode provocar síndrome confusional e aumento da litemia.

○ O uso de flufenazina com sultoprida pode levar a risco maior de problemas de arritmia ventricular.

○ A flufenazina pode interagir com sais, óxidos e hidróxidos de magnésio, alumínio e cálcio, o que diminui sua absorção. Além disso, ela aumenta a toxicidade do ácido aminolevulínico e metilaminolevulinato por sinergismo farmacodinâmico.

○ Quando a flufenazina é administrada com ADTs (p. ex., amitriptilina), opioides (apomorfina), trióxido de arsênio, arteméter/lumefantrina, claritromicina, eritromicina, fluconazol, epinefrina, formoterol, itraconazol, cetoconazol, moxifloxacino, inibidores da tirosina cinase (nilotinibe), análogos da somatostatina (octreotida), alguns antieméticos (ondansetrona, prometazina) e inibidores de protease (saquinavir), pode haver aumento do risco de prolongamento do intervalo QT.

○ O uso de flufenazina reduz o efeito das seguintes medicações: bromocriptina, cabergolina, dopamina, levodopa, lisurida, metildopa, pramipexol, ropinirol e ioimbina.

○ Por outro lado, fluoxetina e paroxetina podem aumentar o efeito da flufenazina por ação na enzima hepática CYP2D6.

○ As fenotiazinas podem aumentar os efeitos de anestésicos gerais, opiáceos, barbitúricos, álcool e outros depressores do SNC, bem como atropina e inseticidas fosforados.

AFINIDADE LIGANTE/KI:

LOCAL	KI (NM)
Ki (5-HT_{1A})	145
Ki (5-HT_{1B})	334
Ki (5-HT_{1D})	334
Ki (5-HT_{1E})	540
Ki (5-HT_{2A})	3,8
Ki (5-HT_{2C})	174
Ki (5-HT_{5A})	145
Ki (5-HT_6)	7,9
Ki (5-HT_7)	8
Ki (D_1)	14,4
Ki (D_2)	0,89
Ki (D_3)	1,41
Ki (D_4)	89,12
Ki ($α_{1A}$)	6,4
Ki ($α_{1B}$)	13
Ki ($α_{2C}$)	28,8
Ki (H_1)	7,3
Ki (H_2)	560

○ Farmacogenética

Acesse https://www.pharmgkb.org/chemical/PA449676 ou utilize o *QR code* ao lado.

ANOTAÇÕES CLÍNICAS

Nível de evidência 1A, 1B, 2A, 2B: Não há dados para a flufenazina no PharmGKB até a data de publicação deste livro.

Nível de evidência 3: Variantes diversas do gene *CYP1A2*.

Nível de evidência 4: Acesse o *site* para mais informações.

Prática Clínica

● **DOSAGEM:** Para uso de flufenazina VO, a dose recomendada é de 1 a 5 mg/dia em dose única ou dividida. A dose máxima recomendada é de 40 mg/dia. Para uso de decanoato de flufenazina via IM, em pacientes sem prévia exposição, recomenda-se 0,5 mL, ou seja, 12,5 mg por injeção. A frequência das injeções é determinada de acordo com a resposta e tolerância do paciente. Para pacientes previamente mantidos em flufenazina oral, não é possível predizer a dose equivalente de formulação de decanoato de flufenazina em razão da grande variabilidade da resposta individual. A dose máxima de decanoato de flufenazina é 100 mg/dia. Para pacientes com prévia exposição às formulações de decanoato de flufenazina que sofreram recaída após o término do tratamento, pode ser administrada a mesma dose anterior, embora possa ser necessário o aumento da frequência das injeções nas primeiras semanas de tratamento a fim de se obter um controle satisfatório.

● **TITULAÇÃO:** Para início do tratamento VO, são sugeridas doses de 2,5 a 10 mg/dia, dividindo-as entre 6 e 8 horas, devendo ser aumentadas gradualmente conforme a necessidade e tolerância. Em pacientes fragilizados ou debilitados, pode ser melhor usar uma dose inicial baixa, de 1 a 2,5 mg/dia, podendo ser aumentada de forma gradual conforme necessidade e tolerância. Para as formulações de depósito, o início da ação antipsicótica é gradual e pode levar várias semanas, além de variar entre pacientes. O efeito antipsicótico é atingido em 4 a 7 dias aproximadamente. O pico do efeito terapêutico pode levar de 6 semanas a 6 meses. O declínio lento das concentrações plasmáticas na maioria dos pacientes significa que uma concentração plasmática razoavelmente estável em geral pode ser alcançada com injeções espaçadas em intervalos de 2 a 4 semanas. Após 4 a 6 semanas com uma dosagem inicial de decanoato de flufenazina que demonstra eficácia, a dose deve ser reduzida ou o intervalo de injeção aumentado para diminuir a acumulação excessiva à medida que o estado de equilíbrio é atingido. O limiar de resposta é 0,81 ng/mL. Concentrações plasmáticas acima de 2 a 3 ng/mL em geral não são bem toleradas. A administração deve ser realizada de maneira lenta e profunda no quadrante superior das nádegas. Após a injeção, o paciente deve permanecer deitado por cerca de 30 minutos para evitar possíveis efeitos hipotensivos. Para retirada, no geral, as fenotiazinas não produzem dependência, mas foram observados casos de gastrite, náuseas e vômitos, tonturas e tremores após a retirada abrupta desses fármacos. Assim, é sugerida a retirada gradual e lenta da flufenazina (6-8 semanas).

● **EFEITOS ADVERSOS:** Raros: Hematológicos (discrasia sanguínea), hepáticos (icterícia), metabólicos (aumento de colesterol). Muito raros: Imunológicos (presença de anticorpo antinuclear), musculoesqueléticos (LES). Pós-comercialização: Desregulação da temperatura corporal (hipertemia/hipotermina), morte súbita.

● **GRAVIDEZ:** Não foram conduzidos estudos em gestantes em tratamento com flufenazina. É importante considerar que neonatos expostos a medicamentos antipsicóticos durante o terceiro trimestre de gravidez estão sob risco de sintomas extrapiramidais. Há relatos de agitação, hipertonia, tremor, sonolência, dificuldade respiratória e distúrbios de alimentação em neonatos expostos a antipsicóticos. Assim, não é indicado usar a flufenazina durante a gestação, a não ser que os benefícios para a mãe superem os riscos para o feto. Categoria C da FDA (classificação até 2015).

● **AMAMENTAÇÃO:** A flufenazina é excretada pelo leite materno, razão pela qual não é recomendada a amamentação durante o tratamento com esse fármaco.

● **CRIANÇAS E ADOLESCENTES:** Não existem estudos que assegurem a segurança e a eficácia da flufenazina em crianças e adolescentes, de modo que seu uso não é recomendado.

● **IDOSOS:** Não há dados específicos para essa população em relação ao uso de flufenazina. Pacientes idosos podem ser mais suscetíveis a reações extrapiramidais, efeitos sedativos e hipotensivos. Para contornar tais efeitos, pode ser necessária uma dose de manutenção reduzida e uma dose inicial menor (1-2,5 mg/dia, podendo ser aumentada gradualmente conforme necessidade e tolerância). A flufenazina não é recomendada para o tratamento de estados de ansiedade e tensão ou confusão e agitação em pacientes idosos. Além disso, há um aumento do risco de mortalidade em pacientes idosos que usam antipsicóticos, e o uso de flufenazina para o tratamento de psicose associada a demência não foi aprovado. Outro ponto importante é que o íleo paralítico pode ser um efeito adverso do uso de flufenazina, ocorrendo principalmente em pacientes idosos, motivo pelo qual deve haver monitoramento nesse sentido; se houver desenvolvimento de constipação, medidas apropriadas devem ser tomadas.

● **INSUFICIÊNCIA RENAL:** O uso de flufenazina é contraindicado em casos de insuficiência renal.

● **INSUFICIÊNCIA HEPÁTICA:** O uso de flufenazina é contraindicado em casos de insuficiência hepática.

● **COMO MANEJAR EFEITOS ADVERSOS:** Efeitos colaterais podem surgir durante o uso de flufenazina. Se for um sintoma tolerável, é possível aguardar e avaliar a evolução do quadro. Se intolerável, é possível ajustar a dosagem, substituí-la por outro medicamento ou usar sintomáticos. Podem ser usados antiparkinsonianos anticolinérgicos para melhora de efeitos extrapiramidais. Caso haja sedação, pode-se recomendar a administração do medicamento à noite. Em caso de ganho de peso, é recomendado o encaminhamento para programas de manejo clínico para IMC, avaliação nutricional e exercícios físicos.

> **BIPP TIPS**
>
> ● A flufenazina é um antipsicótico com formulação de depósito disponível. Essa formulação tem como principal vantagem a adesão do paciente ao tratamento, mas o risco de efeitos extrapiramidais ou acatisia nas primeiras 48 horas e reações no local da aplicação são desvantagens a considerar. Além disso, é recomendado cautela no primeiro episódio de tratamento injetável, considerando o risco de reação alérgica ao veículo oleoso.
>
> ● Devido às características reológicas do produto em baixas temperaturas, pode ocorrer um incremento de viscosidade da flufenazina durante o armazenamento, com aspecto semelhante ao de congelado. Logo após sua retirada da geladeira, o produto costuma retornar ao seu aspecto oleoso, sem impacto na qualidade do medicamento, mas é necessário aguardar o retorno do produto ao seu aspecto oleoso antes da sua administração.
>
> ● Pacientes com insuficiência mitral ou feocromocitoma tiveram hipotensão grave após doses recomendadas de certas fenotiazinas, motivo pelo qual se sugere cuidado adicional com esses pacientes.
>
> ● É contraindicado o uso de flufenazina em pacientes em estados comatosos ou deprimidos por ação de depressores do SNC. O uso também é contraindicado em pacientes com arteriosclerose cerebral acentuada, insuficiência cardíaca grave, lesões renais, câncer de mama ou retenção urinária.
>
> ● A flufenazina de depósito pode ser administrada por via SC, além da via IM, mas é preciso ter cautela em relação ao volume (deve-se administrar até 1 mL) e estar atento a possíveis reações locais, como edema, calor, endurecimento e necrose no local da injeção.
>
> ● A flufenazina pode interferir em habilidades físicas ou mentais. Assim, o paciente

deve ser orientado para ter cautela na realização de atividades perigosas como dirigir veículos, operar máquinas, entre outras. Além disso, o álcool pode potencializar o efeito depressor do SNC, de modo que o paciente deve ser instruído a não consumir álcool durante o tratamento com flufenazina.

- A flufenazina deve ser usada com cautela em pacientes com abstinência por uso de álcool e histórico de distúrbios convulsivos devido à diminuição do limiar convulsivo.
- O tabagismo pode diminuir as concentrações de flufenazina.
- É possível associar o uso de flufenazina *depot* com uma suplementação oral de flufenazina.
- O uso de flufenazina está contraindicado se o paciente estiver tomando cabergolina, pergolida ou metrizamida.
- Em caso de suspeita de SNM, o tratamento deve ser descontinuado imediatamente.

Toxicidade

ORAL EM HUMANOS: Não há informações específicas sobre superdosagem de flufenazina em humanos. A dose máxima recomendada é de 40 mg/dia.

TOXICIDADE AGUDA: Os sintomas de toxicidade podem incluir boca seca, constipação, inchaço ou dores de estômago, tontura extrema, sono, movimentos musculares incontroláveis e bradipneia. É recomendado monitorar função respiratória, temperatura corporal e função cardiovascular (por pelo menos 5 dias), além de controlar arritmias cardíacas (pode-se usar fenitoína, IV, 9-11 mg/kg). Em caso de hipotensão, pode-se administrar vasopressor como a noradrenalina ou fenilefrina, mas a epinefrina não é recomendada pelo risco de causar hipotensão paradoxal. Se houver convulsões, pode-se controlá-las com diazepam seguido de fenitoína (15 mg/kg) e monitorar ECG. Em caso de sintomas parkinsonianos, pode-se administrar benzitropina ou difenidramina. A diálise em caso de intoxicação por flufenazina não é recomendada devido à elevada ligação proteica.

Leituras Recomendadas

Adams CE, Eisenbruch M. Depot fluphenazine for schizophrenia. Cochrane Database Syst Rev. 2000;(2):CD000307.

Dossenbach MR, Folnegovic-Smalc V, Hotujac L, Uglesic B, Tollefson GD, Grundy SL, et al. Double-blind, randomized comparison of olanzapine versus fluphenazine in the long-term treatment of schizophrenia. Prog Neuropsychopharmacol Biol Psychiatry. 2004;28(2):311-8.

Drugs.com. Fluphenazine side effects [Internet]. 2023 [capturado em 15 out. 2024]. Disponível em: https://www.drugs.com/search.php?searchterm=-fluphenazine+side+effects&a=1

Flufenazine decanoate [Internet]. Schaumburg: APP Pharmaceuticals; 2010 [capturado em 15 out. 2024]. Disponível em: https://www.accessdata.fda.gov/drugsatfda_docs/label/2010/071413s019lbl.pdf.

Jann MW, Ereshefsky L, Saklad SR. Clinical pharmacokinetics of the depot antipsychotics. Clin Pharmacokinet. 1985;10(4):315-33.

Koytchev R, Alken RG, McKay G, Katzarov T. Absolute bioavailability of oral immediate and slow release fluphenazine in healthy volunteers. Eur J Clin Pharmacol. 1996;51(2):183-7.

Luo JP, Hubbard JW, Midha KK. Studies on the mechanism of absorption of depot neuroleptics: fluphenazine decanoate in sesame oil. Pharm Res. 1997;14(8):1079-84.

Matar HE, Almerie MQ. Oral fluphenazine versus placebo for schizophrenia. Cochrane Database Syst Rev. 2007;(1):CD006352.

Midha KK, Hawes EM, Hubbard JW, Korchinski ED, McKay G. Variation in the single dose pharmacokinetics of fluphenazine in psychiatric patients. Psychopharmacology. 1988;96(2):206-11.

Flumazenil

O flumazenil é um antagonista BZD competitivo que exerce seus efeitos ao bloquear o sítio de ligação dos BZDs nos receptores gabaérgicos, impedindo sua ligação. É utilizado para reverter parcial ou completamente os efeitos sedativos causados pelos BZDs, seja em situação de reversão de anestesia ou em casos de superdosagem e efeitos colaterais graves. Sua eliminação ocorre principalmente por via renal (95%) e em menor proporção pelas fezes (5%), quase totalmente na forma de metabólito (99%).

Nomes no Brasil:
Flumazenil, Flumazil, Lanexat.

SUS:
Está disponível na Rename pelo componente básico em solução injetável de 0,1 mg/mL.

- **INDICAÇÕES DE BULA – ANVISA:** Reversão completa ou parcial dos efeitos sedativos centrais dos benzodiazepínicos. É usado em anestesiologia e em unidades de terapia intensiva.
  - Em anestesiologia:
    - Encerramento de anestesia geral induzida e mantida com benzodiazepínicos em pacientes hospitalizados.
    - Neutralização do efeito sedativo dos benzodiazepínicos usados em procedimentos diagnósticos e terapêuticos de curta duração em pacientes hospitalizados e em ambulatório.
  - Em terapia intensiva e manuseio de inconsciência de origem desconhecida:
    - Diagnóstico e tratamento de superdose de benzodiazepínicos.
    - Determinar, em casos de inconsciência de causa desconhecida, se o fármaco envolvido é um benzodiazepínico.
    - Neutralizar, especificamente, os efeitos causados por doses excessivas de benzodiazepínicos sobre o SNC (restabelecimento da respiração espontânea e da consciência a fim de evitar a entubação e posterior extubação).

- **INDICAÇÕES DE BULA – FDA:** Reversão completa ou parcial dos efeitos sedativos dos benzodiazepínicos em casos em que a anestesia geral foi induzida e/ou mantida com benzodiazepínicos e nos procedimentos diagnósticos e terapêuticos realizados com sedação por benzodiazepínicos. Tratamento de *overdose* de benzodiazepínicos.

- **INDICAÇÕES *OFF-LABEL*:** O flumazenil pode ser utilizado para auxiliar na retirada do uso crônico de BZDs.

- **CONTRAINDICAÇÕES:** O flumazenil não é indicado para pacientes que foram tratados com BZDs para controlar situações com risco de fatalidade e para pacientes com sinal de intoxicação por ADTs. Também não deve ser utilizado por pessoas que apresentem hipersensibilidade a esse medicamento.

- **TESTES LABORATORIAIS SUGERIDOS OU NECESSÁRIOS:** Não são necessários exames laboratoriais.

- **ROTA FARMACOLÓGICA:** Ver Figura 1.

Farmacologia

ABSORÇÃO: O flumazenil é administrado por via IV, sendo rapidamente absorvido (dentro de 5 minutos). Seu início de ação acontece em 1 a 2 minutos e seu pico se dá entre 6 e 10 minutos.

VOLUME DE DISTRIBUIÇÃO: 0,9 a 1,1 L/kg.

LIGAÇÃO PROTEICA: A ligação do flumazenil às proteínas plasmáticas é de 50%, sendo a albumina a principal (66%).

METABOLISMO/FARMACOCINÉTICA: O metabolismo do flumazenil é hepático e seu metabólito não é farmacologicamente ativo.

ROTA DE ELIMINAÇÃO: A excreção do flumazenil é principalmente renal (90-95%) e em menor parte fecal (5-10%), ambos na forma de metabólito.

MEIA-VIDA: 40 a 80 minutos.

DEPURAÇÃO: 1 L/h/kg.

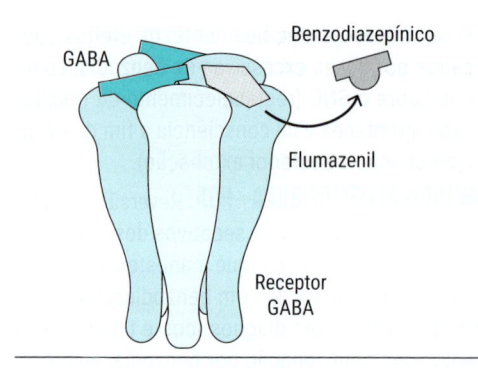

FIGURA 1 ▶ ROTA FARMACOLÓGICA DO FLUMAZENIL.

FARMACODINÂMICA: O flumazenil antagoniza os efeitos dos BZDs no SNC, revertendo os efeitos depressores que esses medicamentos causam. No entanto, ele não é capaz de reverter tais efeitos quando causados por outros depressores e pelos opioides.

MECANISMO DE AÇÃO: O flumazenil é um fármaco da classe dos antagonistas BZDs utilizado para reverter os efeitos sedativos causados por esses medicamentos. Ele inibe, de forma competitiva, a ligação dos BZDs ao seu sítio de ligação específico nos receptores gabaérgicos, também sendo capaz de deslocar esses ligantes de maneira dose-dependente.

● Interações Medicamentosas

A infusão do flumazenil juntamente com alimentos pode provocar aumento da sua eliminação e, portanto, causar redução do seu efeito.

AFINIDADE LIGANTE/KI:

LOCAL	KI (NM)
Ki (GABA)	0,19-270

○ Farmacogenética

Acesse https://www.pharmgkb.org/chemical/PA449659 ou utilize o *QR code* ao lado.

ANOTAÇÕES CLÍNICAS

Nível de evidência 1A, 1B, 2A, 2B, 3: Não há dados para o flumazenil no PharmGKB até a data de publicação deste livro.

Nível de evidência 4: Acesse o *site* para mais informações.

○ Prática Clínica

● **DOSAGEM:** É recomendada a utilização do flumazenil via IV na dose de 0,1 mg/mL. Para reversão de efeitos causados por doses terapêuticas dos BZDs, deve-se utilizar 0,4 a 1 mg; já em casos de superdosagem de BZDs, deve-se utilizar de 1 a 3 mg.

● **TITULAÇÃO:** Para reversão de sedação consciente e anestesia geral, deve-se iniciar com infusão de 0,2 mg em 2 mL por 15 segundos; após 45 segundos, pode-se administrar mais 0,2 mg e posteriormente pode-se administrar 0,2 mg a cada 60 segundos, sem exceder 1 mg. Em caso de superdosagem, deve-se iniciar o tratamento com 0,2 mg por 30 segundos, mais 0,3 mg por 30 segundos; passado 1 minuto, pode-se infundir 0,5 mg por 30 segundos, sem exceder 5 mg ao final. Em casos de BZDs de meia-vida mais longa que a do flumazenil, pode ser necessária a administração de doses de acompanhamento. Doses acima de 3 a 5 mg provavelmente não terão resposta clínica.

● **EFEITOS ADVERSOS:** Mais comuns: Neurológicos (ataxia, tontura, vertigem). Comuns: Cardiovasculares (rubor, sudorese, vasodilatação cutânea), locais (alteração de pele, dor, *rash*, reação), neurológicos (cefaleia, hipoestesia, parestesia), oculares (alteração de campo visual, diplopia), psiquiátricos (agitação, ansiedade, boca seca, crise de choro, depressão, despersonalização, disforia, dispneia, euforia, hiperventilação, insônia, nervosismo, palpitação, paranoia), outros (fadiga). Incomuns: Cardiovasculares (arritmia cardíaca, taquicardia ventricular). Pós-comercialização: Psiquiátricos (crise de pânico, medo), outros (abstinência).

● **GRAVIDEZ:** Não há estudos em humanos sobre os efeitos do flumazenil durante a gestação, de modo que não é recomendada sua utilização nesse período, a menos que se trate de uma situação de extrema necessidade.[1] Nesse caso, deve-se usar a menor dose efetiva possível e pelo menor tempo. Estudos em modelos animais mostraram não haver mutagenicidade ou teratogenicidade.[2] Categoria C da FDA (classificação até 2015).

● **AMAMENTAÇÃO:** Em caso de emergência, o uso do flumazenil durante o período da lactação não é contraindicado, desde que feito com cautela. Não se sabe se o flumazenil é excretado no leite materno.

● **CRIANÇAS E ADOLESCENTES:** O flumazenil é seguro e eficaz para reversão da sedação consciente em crianças com mais de 1 ano, sendo indicada, nesse caso, uma dose inicial de 0,1 mg/kg (0,2 mg) por 15 segundos, sendo a dose máxima recomendada de 1 mg.

● **IDOSOS:** Não há alteração relevante de farmacocinética nessa faixa etária, de forma que não é necessário o ajuste de dose.

● **INSUFICIÊNCIA RENAL:** Embora a eliminação do flumazenil seja majoritariamente por via renal, não é necessário o ajuste de dose em pacientes com doenças renais.

● **INSUFICIÊNCIA HEPÁTICA:** Pacientes com doenças hepáticas podem experimentar uma meia-vida aumentada, com efeitos prolongados em 1,3 a 2,4 horas (a depuração diminui para 40-60%). Em caso de insuficiência moderada, a eliminação é reduzida pela metade, e em caso de doença grave, em três quartos, sendo necessário avaliar a redução de dose nesses casos.

● **COMO MANEJAR EFEITOS ADVERSOS:** Recomenda-se monitorar o paciente e impedir a deambulação, pois pode haver tontura, visão turva e retorno à sedação.

⬤ Toxicidade

ORAL EM HUMANOS: Não há informações específicas sobre superdosagem de flumazenil em humanos. A dose letal do flumazenil é de 1.360 mg/kg em ratos e 4 g/kg em camundongos.

TOXICIDADE AGUDA: Não há registro de intoxicação por flumazenil com doses de até 100 mg.

⬤ Referências

1. ASGE Standard of Practice Committee; Shergill AK, Ben-Menachem T, Chandrasekhara V, Chathadi K, Decker

---

BIPP TIPS

- É necessário atenção ao se utilizar o flumazenil para reversão de sedação e tratamento de superdosagem em crianças com menos de 1 ano e para ressuscitação em bebês nascidos de mães que fizeram uso de BZDs durante o parto.

- Após despertos e conscientes, os pacientes não devem dirigir automóveis ou operar máquinas nas primeiras 24 horas, pois pode haver reaparecimento dos efeitos dos BZDs.

- O flumazenil deve ser administrado com cautela em pacientes que apresentam intoxicação mista por outros medicamentos, pois pode haver precipitação de efeitos tóxicos ao se reverter os efeitos dos BZDs.

- Os pacientes devem ser monitorados por um período apropriado para verificar se não há ocorrência de depressão respiratória, sedação ou efeito residual.

- Em pacientes que usam BZDs por longos períodos, o flumazenil não deve ser administrado de forma rápida, pois pode precipitar sintomas da síndrome de retirada.

- O flumazenil não deve ser administrado até que os efeitos dos bloqueadores neuromusculares estejam cessados.

- O flumazenil não deve ser administrado em pacientes que fazem uso de BZDs para controle de pressão intracraniana ou epilepsia, nem em pacientes com possível intoxicação devido ao uso de ADTs.

- O flumazenil pode causar crise epiléptica em pacientes que usam BZDs por período prolongado.

- Pacientes com traumatismo craniano devem receber flumazenil com cautela, pois pode haver alteração do fluxo sanguíneo e convulsão.

- Pode haver sintomas de hiperativação do SNC em pacientes que fizeram uso de flumazenil para reversão de quadros de superdosagem de BZDs.

cálcio, evitando assim as consequências deletérias dentro da célula, já que o cálcio promove efeitos citotóxicos. A diminuição do cálcio intracelular inibe os processos contráteis das células musculares lisas, causando dilatação das artérias coronárias e sistêmicas, aumento da oferta de oxigênio ao tecido miocárdico, diminuição da resistência periférica total, redução da pressão arterial sistêmica e diminuição da pós-carga. Os principais efeitos clínicos da flunarizina são atribuídos à tal modulação da homeostase do influxo de cálcio intracelular. Há investigações científicas em curso buscando avaliar a relevância clínica dos outros efeitos dessa substância.[2] Os efeitos da flunarizina na tolerância do cérebro à privação de oxigênio foram demonstrados em vários modelos animais. Essencialmente, o tratamento agudo ou crônico com flunarizina promove aumento da sobrevivência das células cerebrais após hipóxia ou anóxia, efeito também atribuído à ação preventiva da sobrecarga de cálcio celular. Em estudos clínicos e pré-clínicos, a flunarizina também demonstrou efeito depressivo vestibular, bem como aumento da sinalização de vias neuromoduladoras, como as mediadas por adenosina, que estão relacionadas a importantes efeitos neuroprotetores.[3,4] Algumas linhas de evidência indicam ainda efeito antagonista dos receptores D_2 de dopamina, o qual está relacionado à possível eficácia da flunarizina no tratamento da esquizofrenia.[5] Além disso, estudos com animais revelaram uma ação anti-histamínica, principalmente sobre receptores tipo H_1.[6] A flunarizina atravessa a barreira hematencefálica de maneira lenta, porém sua meia-vida longa promove acúmulo nesse compartimento e efeitos aditivos, o que explica seus efeitos predominantemente centrais, bem como a latência para início dos efeitos terapêuticos.[7,8]

● Interações Medicamentosas

○ O uso de flunarizina com amiodarona deve ser realizado com cautela, visto que a combinação pode promover aumento da concentração plasmática de um ou de ambos os fármacos, podendo causar bradicardia ou piorar bloqueios atrioventriculares.

○ Depressores do SNC, como sedativos e tranquilizantes, podem potencializar os efeitos depressores, como sonolência e lentificação, quando associados com flunarizina.

○ O uso combinado a β-bloqueadores, como propranolol, atenolol, timolol e sotalol, pode gerar hipotensão, bradicardia ou piorar o desempenho cardíaco devido a efeitos aditivos que reduzem a contratilidade cardíaca e a condução do estímulo elétrico.

○ O uso associado a droperidol pode provocar prolongamento do intervalo QTc, efeito observado no ECG.

○ A combinação de flunarizina com fentanila pode causar efeitos hipotensores.

○ Anticonvulsivantes como carbamazepina, fenitoína e valproato de sódio podem aumentar a metabolização da flunarizina, podendo levar à redução de seus efeitos terapêuticos, sendo necessário o aumento da dose de flunarizina. Além disso, a carbamazepina pode ter sua concentração plasmática elevada, facilitando a ocorrência de intoxicação por esse fármaco.

○ O indinavir e o saquinavir podem reduzir o metabolismo da flunarizina, aumentando sua concentração sérica e facilitando a ocorrência de intoxicação.

○ A rifampicina pode reduzir a concentração da flunarizina no sangue, potencialmente diminuindo seus efeitos terapêuticos.

○ AINEs (como diclofenaco, ibuprofeno, cetoprofeno e naproxeno) e anticoagulantes orais, quando associados à flunarizina, apresentam aumento do risco de sangramento gastrointestinal.

AFINIDADE LIGANTE/KI: Não há dados disponíveis para a flunarizina.

○ Farmacogenética

Acesse https://www.pharmgkb.org/chemical/PA164776636 ou utilize o *QR code* ao lado.

ANOTAÇÕES CLÍNICAS

Nível de evidência 1A, 1B, 2A, 2B, 3: Não há dados para a flunarizina no PharmGKB até a data de publicação deste livro.

Nível de evidência 4: Acesse o *site* para mais informações.

○ Prática Clínica

● **DOSAGEM:** Recomendam-se doses de 10 mg/dia para tratamento de enxaqueca e vertigens, 40 mg/dia para epilepsia, 30 mg/dia para esquizofrenia e de 5 a 20 mg/dia para hemiplegia alternante da infância.

● **TITULAÇÃO:** Em geral, para adultos, recomenda-se a dose diária de manutenção de 10 mg de flunarizina. Devido à sua longa meia-vida, é aconselhável administração única e preferencialmente à noite, já que promove sonolência. Nos casos em que há necessidade de atingir a eficácia total de maneira rápida, a dose diária nas 2 primeiras semanas pode ser estabelecida em 20 mg/dia, visto que o início do efeito máximo pode ser gradual. Após isso, deve-se reduzi-la para 10 mg/dia. Para crianças com menos de 40 kg, é recomendada a dose diária de apenas 5 mg. Para interromper o tratamento, não há necessidade de redução gradual da dose de flunarizina devido à sua longa meia-vida. Se não houver melhora significativa após 3 meses de terapia, o uso deve ser interrompido.

● **EFEITOS ADVERSOS:** Comuns: Cefaleia, fadiga, ganho de peso, sedação, sonolência (durante o tratamento prolongado, alguns pacientes notam dificuldade para dormir, letargia e redução da motivação). Incomuns: Acatisia, astenia, aumento da sudorese, depressão, diplopia, discinesia tardia, edema periférico, epigastralgia, eritema multiforme, hiperprolactinemia, hipertrofia gengival, insônia, irritabilidade, náusea, parkinsonismo, porfiria, tromboflebite, visão borrada, boca seca.

● **GRAVIDEZ:** Não há evidências formais e suficientes que atestem a segurança do uso de flunarizina durante a gestação. Categoria C da FDA (classificação até 2015).

● **AMAMENTAÇÃO:** Não há evidências formais e suficientes que atestem a segurança do uso de flunarizina durante a amamentação. De modo geral, os psicofármacos são excretados no leite materno, de modo que o tratamento com flunarizina deve ser suspenso durante o período de amamentação.

● **CRIANÇAS E ADOLESCENTES:** Os estudos demonstram perfis de segurança e eficácia do uso de flunarizina em crianças e adolescentes, principalmente para tratar enxaqueca e hemiplegia alternante da infância.[9] Algumas linhas de evidência questionam o uso.[10]

● **IDOSOS:** Utilizar a flunarizina com cautela nessa população. Diversas linhas de evidência relacionam o uso crônico desse fármaco à indução de parkinsonismo em idosos.

● **INSUFICIÊNCIA RENAL:** Não há recomendações específicas de ajuste de dosagem para pacientes com insuficiência renal. Não parece haver acúmulo da substância, visto que a flunarizina é excretada na urina.

● **INSUFICIÊNCIA HEPÁTICA:** Embora a flunarizina seja metabolizada nos hepatócitos, não há recomendações específicas de ajuste de dosagem para pacientes com insuficiência hepática.

● **COMO MANEJAR EFEITOS ADVERSOS:** A flunarizina deve ser usada com cuidado em pacientes com depressão ou naqueles que estão fazendo uso concomitante de outros agentes que podem causar efeitos extrapiramidais, como fenotiazinas. Medidas de suporte e monitoramento médico devem ser aplicadas. A incidência de efeitos adversos pode ser reduzida com o estabelecimento de 2 dias consecutivos sem medicação por semana. Em casos de efeitos adversos intoleráveis, deve-se considerar a redução da dosagem diária pela metade ou a substituição por outro agente.

○ Toxicidade

ORAL EM HUMANOS: Não existem dados acerca da toxicidade oral da flunarizina em humanos, mas estudos pré-clínicos demonstram que a dose de 80 mg/kg, a qual é muito superior à dose terapêutica, apresenta toxicidade em diversas espécies animais, como camundongos, ratos e cachorros da raça beagle.[11,12]

TOXICIDADE AGUDA: Casos de superdosagem (600 mg) com flunarizina incluem sintomas de sedação, agitação e taquicardia. Nessas situações, medidas como a administração de carvão ativado, a lavagem gástrica ou a indução de êmese podem ser úteis. Além disso, é necessário adotar medidas de suporte e cuidados dos sinais e sin-

> **BIPP TIPS**
> - A flunarizina é usada no tratamento de vertigem e enxaqueca, apresentando um perfil farmacológico interessante e geralmente um bom perfil de segurança e tolerabilidade. Entretanto, por apresentar efeitos sobre as vias de neurotransmissão dopaminérgicas, pode promover efeitos extrapiramidais.
> - O médico deve orientar o paciente acerca dos riscos de dirigir ou operar grandes máquinas e realizar tarefas que exijam atenção extrema, já que a flunarizina apresenta efeito sedativo.
> - Caso não ocorra melhora significativa após 3 meses de terapia, é necessário interromper o uso e avaliar a substituição da flunarizina por outro agente.

tomas da intoxicação. Devido à longa meia-vida, alguns casos de intoxicação podem ter duração maior que 1 dia, necessitando de acompanhamento médico até a recuperação completa do paciente. Nenhum antídoto específico é conhecido para tratar a superdosagem de flunarizina.

Referências

1. Taylor JE, Defeudis FV. Interactions of verapamil, D 600, flunarizine and nifedipine with cerebral histamine-receptors. Neurochem Int. 1986;9(3):379-81.

2. Schmidt R, Oestreich W. Flunarizine in migraine prophylaxis: the clinical experience. J Cardiovasc Pharmacol. 1991;18 Suppl 8:S21-6.

3. Verspeelt J, De Locht P, Amery WK. Postmarketing study of the use of flunarizine in vestibular vertigo and in migraine. Eur J Clin Pharmacol. 1996;51(1):15-22.

4. Leeuwin RS, Zeegers A, Van Wilgenburg H. Flunarizine but not theophylline modulates inotropic responses of the isolated rat heart to diazepam. Eur J Pharmacol. 1996;315(2):153-7.

5. Wöber C, Brücke T, Wöber-Bingöl C, Asenbaum S, Wessely P, Podreka I. Dopamine D2 receptor blockade and antimigraine action of flunarizine. Cephalalgia. 1994;14(3):235-40.

6. Taylor JE, Defeudis FV. Interactions of verapamil, D 600, flunarizine and nifedipine with cerebral histamine-receptors. Neurochem Int. 1986;9(3):379-81.

7. Shinde V, Yegnanarayan R, Shah P, Gupta A, Pophale P. Antidepressant-like activity of flunarizine in modified tail suspension test in rats. N Am J Med Sci. 2015;7(3):100-3.

8. Holmes B, Brogden RN, Heel RC, Speight TM, Avery GS. Flunarizine. Drugs. 1984;27(1):6-44.

9. Visudtibhan A, Lusawat A, Chiemchanya S, Visudhiphan P. Flunarizine for prophylactic treatment of childhood migraine. J Med Assoc Thai. 2004;87(12):1466-70.

10. Oskoui M, Pringsheim T, Billinghurst L, Potrebic S, Gersz EM, Gloss D, et al. Practice guideline update summary: pharmacologic treatment for pediatric migraine prevention: report of the guideline development, dissemination, and implementation subcommittee of the American Academy of Neurology and the American Headache Society. Neurology. 2019;93(11):500-9.

11. Fischer W, Kittner H, Regenthal R, De Sarro G. Anticonvulsant profile of flunarizine and relation to Na(+) channel blocking effects. Basic Clin Pharmacol Toxicol. 2004;94(2):79-88.

12. Handforth A, Mai T, Treiman DM. Rising dose study of safety and tolerance of flunarizine. Eur J Clin Pharmacol. 1995;49(1-2):91-4.

Leituras Recomendadas

Agarwal VK, Jain S, Vaswani M, Padma MV, Maheshwari MC. Flunarizine as add-on therapy in refractory epilepsy: an open trial. J Epilepsy. 1996;9(1):20-2.

Flunarizine [Internet]. DrugBank Online; 2007 [captura do em 15 out. 2024]. Disponível em: https://go.drugbank.com/drugs/DB04841.

Luo N, Di W, Zhang A, Wang Y, Ding M, Qi W, et al. A randomized, one-year clinical trial comparing the efficacy of topiramate, flunarizine, and a combination of flunarizine and topiramate in migraine prophylaxis. Pain Med. 2012;13(1):80-6.

Sorge F, Marano E. Flunarizine v. placebo in childhood migraine: a double-blind study. Cephalalgia. 1985;5(2 suppl):145-8.

Stubberud A, Flaaen NM, McCrory DC, Pedersen SA, Linde M. Flunarizine as prophylaxis for episodic migraine: a systematic review with meta-analysis. Pain. 2019;160(4):762-72.

Teive HA, Troiano AR, Germiniani FM, Werneck LC. Flunarizine and cinnarizine-induced parkinsonism: a historical and clinical analysis. Parkinsonism Relat Disord. 2004;10(4):243-5.

Todd PA, Benfield P. Flunarizine. Drugs. 1989;38(4): 481-99.

Victor S, Ryan S. Withdrawn: drugs for preventing migraine headaches in children. Cochrane Database Syst Rev. 2014;2014(7):CD002761.

Flunitrazepam

O flunitrazepam é um fármaco da classe dos BZDs que age por meio da potencialização do efeito inibitório da transmissão gabaérgica pela ligação ao sítio alostérico nos receptores GABA-A. Sua principal utilização clínica é para tratamento da insônia, sobretudo quando o paciente não responde a outros medicamentos, controle do comportamento agressivo em indivíduos psicóticos e sedação antes de cirurgias. Após administração oral, seu início de ação é bastante rápido. Sua eliminação é principalmente renal, sob a forma de metabólitos. O flunitrazepam é a substância que ficou conhecida como "boa noite, Cinderela" e pode ser usado indevidamente como droga recreativa.

Nomes no Brasil:
Rohydorm, Rohypnol.

SUS:
Não disponível na Rename.

● **INDICAÇÕES DE BULA - ANVISA:** Tratamento de curta duração da insônia.

● **INDICAÇÕES DE BULA - FDA:** Não possui aprovação da FDA até o momento.

● **INDICAÇÕES *OFF-LABEL*:** O flunitrazepam pode ser utilizado para o tratamento de catatonia e para o controle de comportamento agressivo em pacientes psicóticos.

● **CONTRAINDICAÇÕES:** O flunitrazepam é contraindicado em casos de hipersensibilidade à substância, aos componentes da fórmula ou a outros BZDs, bem como em pacientes com miastenia grave, insuficiência respiratória grave, síndrome da apneia do sono e insuficiência hepática grave.

● **TESTES LABORATORIAIS SUGERIDOS OU NECESSÁRIOS:** Em pacientes que fazem uso de múltiplos medicamentos por longo prazo, recomenda-se o monitoramento do funcionamento hepático e dos parâmetros hematológicos.

● **ROTA FARMACOLÓGICA:** Ver Figura 1.

○ Farmacologia

ABSORÇÃO: Após administração oral, o flunitrazepam é absorvido rapidamente, tendo seu pico de concentração plasmática entre 1 e 4 horas.

VOLUME DE DISTRIBUIÇÃO: 3 a 5 L/kg.

LIGAÇÃO PROTEICA: 80%.

METABOLISMO/FARMACOCINÉTICA: O metabolismo do flunitrazepam é hepático, sofrendo reações de hidroxilação e desmetilação pelas enzimas CYP3A4, CYP2C9 e CYP2C19, pertencentes à família do citocromo P450.

ROTA DE ELIMINAÇÃO: A excreção do flunitrazepam acontece principalmente por via renal e em menor grau por via fecal, na forma de metabólitos.

MEIA-VIDA: 18 a 26 horas.

DEPURAÇÃO: 120 a 140 mL/min.

FARMACODINÂMICA: O flunitrazepam tem efeitos comuns aos demais medicamentos da classe dos BZDs, atuando como depressor do SNC, sendo, portanto, utilizado como ansiolítico, hipnótico, relaxante muscular e sedativo.

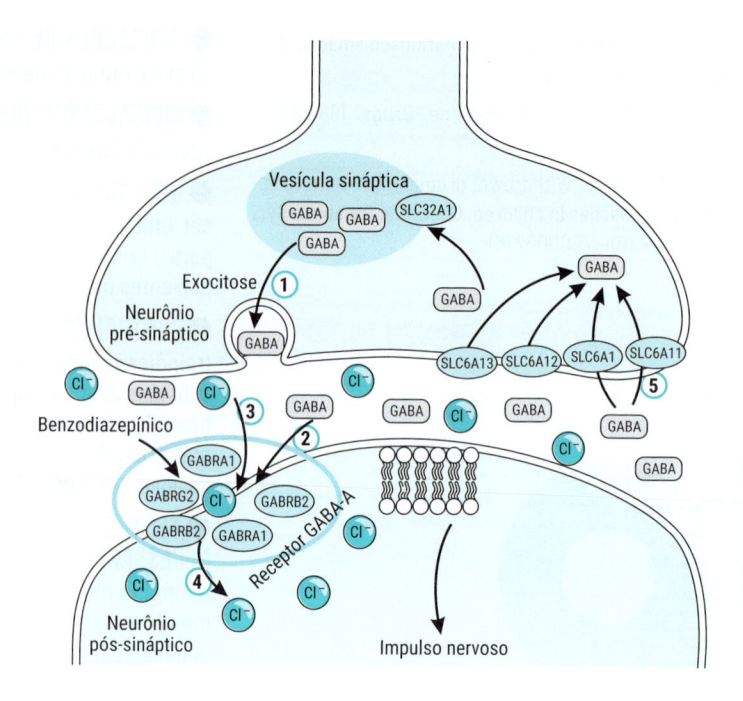

FIGURA 1 ▶

ROTA FARMACOLÓGICA DO FLUNITRAZEPAM.

Fonte: Elaborada com base em Whirl-Carrillo e colaboradores.[1]

MECANISMO DE AÇÃO: O flunitrazepam age por meio da sua ligação ao sítio alostérico presente em receptores gabaérgicos do tipo GABA-A. Ao se ligar nesse local, ele provoca alterações conformacionais que promovem maior influxo de íons cloreto, potencializando os efeitos inibitórios da transmissão gabaérgica. Sua ação hipnótica e sedativa parece ser superior à dos demais BZDs, o que pode ser resultado da importante ação inibitória que esse medicamento exerce sobre os centros de controle do sono.

● Interações
● Medicamentosas

○ Fármacos inibidores da CYP3A4, como fluconazol, cetoconazol, itraconazol, cimetidina, inibidores da HIV-protease, genfibrozila, eritromicina, claritromicina, telitromicina, nefazodona, estatinas e verapamil, podem aumentar a atividade e os efeitos do flunitrazepam.

○ O uso de cisaprida pode acelerar a absorção do flunitrazepam, aumentando seus efeitos sedativos.

○ Quando o flunitrazepam é usado concomitantemente com outros depressores do SNC, pode haver aumento dos efeitos sedativos.

AFINIDADE LIGANTE/KI:

LOCAL	KI (NM)
Ki (GABA-A)	1,37/1,52/ 5,20/5,5/ 11,5/14,9/ 15,7/29/ 40,4/3.140/ 3.450/10.000
Ki (GABA-B)	5/6,10/ 7,5/8,80/10
Ki (H_1)	10.000

○ Farmacogenética

Acesse
https://www.pharmgkb.org/chemical/PA164781320
ou utilize o QR code ao lado.

ANOTAÇÕES CLÍNICAS

Nível de evidência 1A, 1B, 2A, 2B, 3: Não há dados para o flunitrazepam no PharmGKB até a data de publicação deste livro.

Nível de evidência 4: Acesse o *site* para mais informações.

⭕ Prática Clínica

● **DOSAGEM:** Para o tratamento de insônia, recomenda-se a utilização de 0,5 a 1 mg de flunitrazepam antes de deitar. Em casos de insônia grave, pode-se usar a dose de 1 a 2 mg/dia.

● **TITULAÇÃO:** É recomendado que se inicie o tratamento de insônia com o flunitrazepam na dose de 1 mg/dia antes de dormir. Nos casos em que essa dose não é eficaz, deve-se aumentá-la para 2 mg/dia. Sugere-se que o tratamento não dure mais que 1 mês.

● **EFEITOS ADVERSOS: Comuns:** Cardiovasculares (boca seca, hipotensão), neurológicos (amnésia, ataxia, cefaleia, estado confusional, tontura), psiquiátricos (estresse emocional), outros (fadiga, ressaca). **Incomuns:** Cardiovasculares (hipotensão ortostática, taquicardia), dermatológicos (*rash*, sudorese), hipersensibilidade (angiedema), musculoesqueléticos (fraqueza muscular), neurológicos (desequilíbrio), psiquiátricos (desorientação, fala arrastada), outros (astenia, mal-estar, soluço). **Raros:** Neurológicos (agitação, distúrbio do sono), psiquiátricos (alucinações, ansiedade). **Pós-comercialização:** Neurológicos (diplopia), psiquiátricos (agressividade, delírio, irritabilidade, pesadelo, psicose).

● **GRAVIDEZ:** Não é recomendada a utilização de flunitrazepam durante o primeiro e o último trimestres da gestação. Embora pequeno, há um risco desse medicamento causar malformação fetal. Ele atravessa a barreira placentária, portanto pode causar depressão do SNC do recém-nascido, sobretudo quando é prematuro. O uso contínuo e em altas doses no final da gravidez e próximo ao parto pode resultar nas síndromes da criança hipotônica e de abstinência no bebê. Categoria D da FDA (classificação até 2015).

● **AMAMENTAÇÃO:** Por ser excretado no leite, o flunitrazepam pode causar apatia, comprometimento da sucção, letargia e sonolência nos bebês, sendo contraindicada sua utilização nesse período.

● **CRIANÇAS E ADOLESCENTES:** Crianças metabolizam o flunitrazepam de forma mais lenta, de modo que são mais sensíveis aos efeitos colaterais desse medicamento. A utilização nessa faixa etária também pode causar excitação paradoxal, sobretudo em crianças hipercinéticas. Por conta disso, o flunitrazepam é contraindicado para menores de 18 anos.

● **IDOSOS:** Em idosos, os efeitos colaterais do flunitrazepam tendem a ser mais graves, já que nessa faixa etária a metabolização desse fármaco é mais lenta, podendo causar ataxia, comprometimento motor, confusão mental, prejuízo de memória, queda e sedação diurna. Em pacientes com comprometimento cerebral, pode ocorrer excitação paradoxal. Assim sendo, é recomendado que se inicie o tratamento com 0,5 mg, aumentando a dose somente em pacientes que não respondem a essa menor dose, sendo a dose máxima recomendada de 1 mg/dia.

● **INSUFICIÊNCIA RENAL:** Utilizar o flunitrazepam com cautela em pacientes com insuficiência renal, já que esse medicamento apresenta excreção renal.

● **INSUFICIÊNCIA HEPÁTICA:** Usar o flunitrazepam com cautela em pacientes com insuficiência hepática, utilizando-se doses reduzidas; não deve ser usado em pacientes com insuficiência hepática grave, pois pode causar encefalopatia.

● **COMO MANEJAR EFEITOS ADVERSOS:** Os efeitos colaterais do flunitrazepam tendem a ser imediatos e melhorar com o tempo. Dessa forma, é necessário aguardar e observar se os efeitos irão desaparecer; caso não desapareçam, são recomendadas a redução de dose, a troca por outro medicamento semelhante ou de liberação lenta e a utilização de doses mais altas para a noite (horário de dormir).

BIPP TIPS

- Os alimentos não alteram a absorção do flunitrazepam. Recomenda-se que esse medicamento seja ingerido juntamente com alimentos.

- A retirada do flunitrazepam deve ser gradual para evitar sintomas da síndrome de retirada.

- O uso concomitante de flunitrazepam com bebida alcoólica ou outros sedativos pode resultar em hipotensão e redução do nível de consciência e da frequência respiratória.

- Em mulheres, a combinação de flunitrazepam com álcool pode reduzir o julgamento, inibições e habilidades físicas de resistir a investidas sexuais, assim como reduzir ou eliminar as recordações de tais eventos.

- O flunitrazepam pode causar maior número de sintomas psiquiátricos e reações paradoxais mais frequentes quando comparado com os outros BZDs. Ele pode provocar dependência física e psicológica.

- O flunitrazepam não deve ser utilizado em pacientes com glaucoma de ângulo fechado, apneia do sono, hipercapnia crônica grave e miastenia grave.

- O flunitrazepam é 10 vezes mais potente que o diazepam.

- O flunitrazepam pode comprometer a capacidade de conduzir veículos e operar máquinas, uma vez que reduz a atenção e os reflexos e causa lentificação motora.

- Pacientes com deficiência de lactose, intolerância à galactose ou prejuízo na absorção de glicose-galactose não devem fazer uso de flunitrazepam.

- Recomenda-se que a utilização do flunitrazepam seja a mais breve possível, não devendo exceder 4 semanas.

- O flunitrazepam só deve ser administrado na hora de dormir.

- O flunitrazepam tende a ser usado de forma abusiva por alcoolistas, usuários de drogas ou indivíduos com transtorno grave da personalidade, casos estes em que a prescrição não é recomendada.

Toxicidade

ORAL EM HUMANOS: Não há informação específica de superdosagem de flunitrazepam em adultos.

TOXICIDADE AGUDA: Em caso de dosagem excessiva de flunitrazepam, deve-se realizar lavagem gástrica, monitorar frequência cardíaca, respiratória e pressão arterial e fornecer suporte, como hidratação e permeabilidade de vias aéreas. Em caso de intoxicação ou efeitos colaterais graves e potencialmente fatais, deve-se usar o flumazenil como antídoto.

Referência

1. Whirl-Carrillo M, Huddart R, Gong L, Sangkuhl K, Thorn CF, Whaley R, et al. An evidence-based framework for evaluating pharmacogenomics knowledge for personalized medicine. Clin Pharmacol Ther. 2021;110(3):563-72.

Leituras Recomendadas

Bareggi SR, Ferini-Strambi L, Pirola R, Smirne S. Impairment of memory and plasma flunitrazepam levels. Psychopharmacology. 1998;140(2):157-63.

Dorevitch A, Katz N, Zemishlany Z, Aizenberg D, Weizman A. Intramuscular flunitrazepam versus intramuscular haloperidol in the emergency treatment of aggressive psychotic behavior. Am J Psychiatry. 1999;156(1):142-4.

Flunitrazepam [Internet]. Side Effect; 2024 [capturado em 15 out. 2024]. Disponível em: http://sideeffects.embl.de/drugs/3380/.

Mattila MA, Larni HM. Flunitrazepam: a review of its pharmacological properties and therapeutic use. Drugs. 1980;20(5):353-74.

Nicholson AN, Stone BM. Activity of the hypnotics, flunitrazepam and triazolam, in man. Br J Clin Pharmacol. 1980;9(2):187-94.

Simmons MM, Cupp MJ. Use and abuse of flunitrazepam. Ann Pharmacother. 1998;32(1):117-9.

Woods JH, Winger G. Abuse liability of flunitrazepam. J Clin Psychopharmacol. 1997;17(3 Suppl 2):1S-57S.

Fluoxetina

A fluoxetina revolucionou a psicofarmacologia, uma vez que foi um dos primeiros fármacos da classe dos ISRSs originado da pesquisa racional em medicamentos tão eficazes quanto os tricíclicos, porém com menores taxas de problemas de tolerabilidade e segurança. Seu efeito primário é facilitar a neurotransmissão serotoninérgica por meio da inibição potente e seletiva da recaptação desse neurotransmissor. Foi aprovada pela FDA em 1987 e apresenta um perfil farmacológico compatível com diversos grupos populacionais, sobretudo crianças e pacientes idosos. Promove melhora sintomática em pacientes com depressão de forma satisfatória por pelo menos 6 meses. Dados prévios também indicam que a fluoxetina pode ser útil no tratamento de TOC, bem como de diversos outros transtornos mentais. Doses usuais de fluoxetina causam significativamente menos efeitos colaterais do tipo anticolinérgico do que outros medicamentos da classe dos tricíclicos. Sua absorção atinge picos plasmáticos entre 6 e 8 horas e sua eliminação ocorre majoritariamente por via renal.

Nomes no Brasil:
Daforin, Fluxene, Prozac, Verotina.

SUS:
Está disponível na Rename pelo componente básico em cápsulas e comprimidos de 20 mg.

● **INDICAÇÕES DE BULA – ANVISA:** Tratamento da depressão associada ou não à ansiedade, da bulimia nervosa, do TOC e do transtorno disfórico pré-menstrual, incluindo tensão pré-menstrual, irritabilidade e disforia.

● **INDICAÇÕES DE BULA – FDA:** Tratamento agudo e de manutenção de TDM, TOC e bulimia nervosa. Tratamento agudo do transtorno de pânico com ou sem agorafobia. Em combinação com a alanzapaina, a fluoxetina é indicada para o tratamento de episódios depressivos agudos associados ao TB tipo I e à depressão resistente ao tratamento.

● **INDICAÇÕES *OFF-LABEL*:** A fluoxetina pode ser usada para tratamento de TAG, ejaculação precoce, enxaqueca, neuropatia diabética e fibromialgia.

● **CONTRAINDICAÇÕES:** A fluoxetina é contraindicada em caso de hipersensibilidade à substância, em associação com IMAOs (mesmo após 5 semanas) e em associação com fármacos que causem prolongamento do intervalo QT (pimozida, tioridazina).

● **TESTES LABORATORIAIS SUGERIDOS OU NECESSÁRIOS:** Não existem recomendações laboratoriais específicas para pacientes saudáveis que estejam sendo tratados com fluoxetina.

● **ROTA FARMACOLÓGICA:** Ver Figura 1.

Farmacologia

ABSORÇÃO: A fluoxetina apresenta absorção oral inferior a 90% devido ao extenso metabolismo de primeira passagem, com pico de concentração em 8 horas. A alimentação não aparenta afetar sua biodisponibilidade.

VOLUME DE DISTRIBUIÇÃO: 20 a 42 L/kg.

LIGAÇÃO PROTEICA: 94,5%.

METABOLISMO/FARMACOCINÉTICA: A fluoxetina é metabolizada principalmente pelas isoenzimas CYP1A2, CYP2B6, CYP2C9, CYP2C19, CYP2D6, CYP3A4 e CYP3A5. Embora todas as enzimas mencionadas contribuam para a N-desmetilação da fluoxetina, as enzimas CYP2D6, CYP2C9 e CYP3A4 parecem ser as principais responsáveis pelo metabolismo de fase I. Tanto a fluoxetina quanto seu principal metabólito, a norfluoxetina, passam por processos de glicuronidação que facilitam sua excreção. É um importante inibidor da CYP2D6.

ROTA DE ELIMINAÇÃO: A fluoxetina é eliminada principalmente pela urina.

MEIA-VIDA: Variável conforme esquema de administração, sendo em média 1 a 3 dias após a

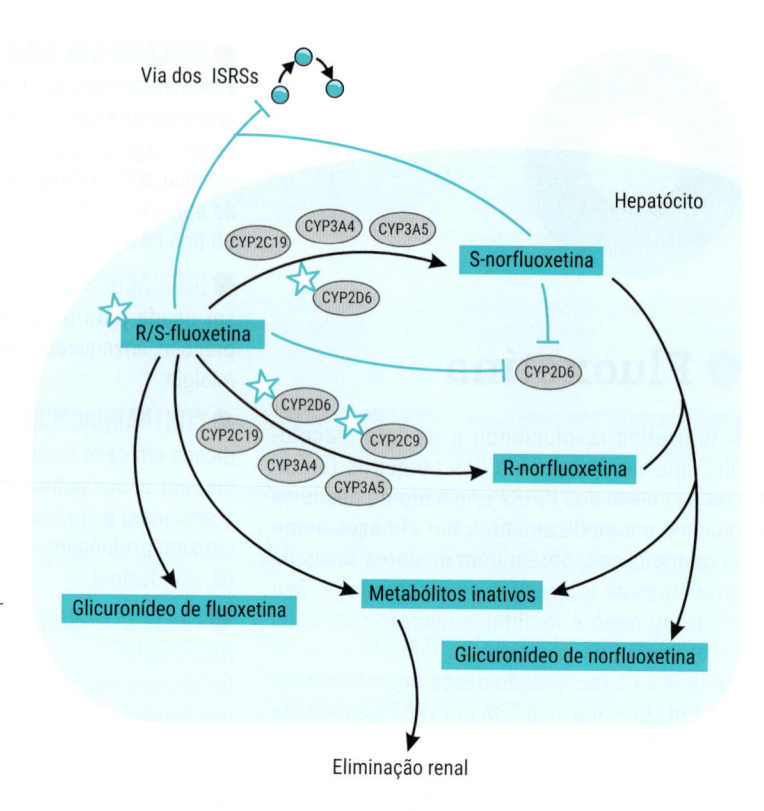

FIGURA 1 ▶

ROTA FARMACOLÓGICA DA FLUOXETINA.

Fonte: Elaborada com base em Whirl-Carrillo e colaboradores.[1]

administração aguda e 4 a 6 dias após a administração crônica. A meia-vida da norfluoxetina varia entre 4 e 16 dias.

DEPURAÇÃO: 9,6 mL/min.

FARMACODINÂMICA: A fluoxetina é um inibidor de SERT e um fraco inibidor de NET e 5-HT$_{2C}$.

MECANISMO DE AÇÃO: Os efeitos terapêuticos da fluoxetina são atribuídos à sua ação inibidora de maneira seletiva e potente de SERT, facilitando assim a neurotransmissão serotoninérgica por meio da recaptação da serotonina pré-sináptica, sendo tal mecanismo demonstrado em estudos *in vitro* e *in vivo*. Experimentos *in vitro* demonstram que as concentrações necessárias de fluoxetina para inibir SERT são cerca de 192 vezes menores que as concentrações necessárias para inibir NET.[2] Além disso, estudos de receptor demonstraram que a fluoxetina possui afinidade fraca ou nula para a maioria dos receptores de neurotransmissores, embora possa promover dessensibilização dos receptores 5-HT$_1$, 5-HT$_2$ e receptores dopaminérgicos.[3,4] Algumas linhas de pesquisa indicam que os tratamentos agudo e crônico com fluoxetina influenciam a taxa de síntese de serotonina de diferentes maneiras. Uma única dose de fluoxetina é capaz de gerar um aumento significativo na síntese de serotonina no córtex (visual, auditivo e parietal), na substância nigra, no hipotálamo, no tálamo ventral e no hipocampo dorsal.[5] Por outro lado, o tratamento crônico promove diminuições do conteúdo de serotonina na substância nigra, no caudado, no *nucleus accumbens*, no córtex auditivo, parietal, sensório-motor e frontal e na área tegmental ventral. Além disso, reduções significativas na disponibilidade de serotonina foram observadas no núcleo dorsal da rafe dorsal tanto após o esquema terapêutico agudo quanto após o crônico. Esses dados podem ser relevantes para pacientes no início do tratamento com fluoxetina, pois um aumento na taxa de síntese de serotonina pode ocorrer na fase aguda do tratamento. As descobertas do estudo acerca das características da serotonina no tratamento crônico podem fornecer uma melhor compreensão de como o sistema serotoninérgico se adapta às alterações promovidas pelo fármaco. Algumas linhas de evidência também indicam outras consequências do aumento da disponibilidade de serotonina nas fendas sinápticas, como a capacidade de alterar a expressão de receptores para serotonina em regiões corticolímbicas. Além disso, a desmetil-fluoxetina, principal metabólito da fluoxetina, é um inibidor potente da recaptação de serotonina e pode ser responsável pela longa duração de ação da fluoxetina. Por fim, algumas evidências indicam que a fluoxetina, assim como outros ISRSs, estão relacionados à modulação de mecanismos neuroplásticos, como formação de novas sinapses, reestruturação das conectividades celulares no cérebro e até mesmo formação de novos neurônios, de modo que essa atividade neuroplástica poderia contribuir para a longa duração a fim de que sejam observados os efeitos terapêuticos da fluoxetina.[6]

● Interações
● Medicamentosas

○ A fluoxetina apresenta uma ampla gama de interações medicamentosas. Não é recomendado o uso concomitante com fármacos metabolizados pelo citocromo CYP2D6, visto que a fluoxetina é capaz de inibir tal enzima, podendo elevar suas concentrações plasmáticas e aumentar a incidência ou a frequência de efeitos adversos. Nesse caso, é recomendado considerar a redução da dose da medicação original. Por inibir as isoenzimas CYP2D6, a fluoxetina pode teoricamente elevar as concentrações de tioridazina e causar arritmias ventriculares graves e morte súbita. Assim, o uso concomitante de fluoxetina com tioridazina deve ser evitado, sendo que, antes de se administrar esse medicamento, é indicado aguardar pelo menos 5 semanas após a interrupção da fluoxetina para se administrar a tioridazina.

○ A fluoxetina é capaz de reduzir a eliminação de diazepam ou trazodona, promovendo incremento das concentrações plasmáticas desses fármacos, o que pode resultar em aumento da frequência ou intensidade de seus efeitos adversos.

○ Por meio da inibição da CYP3A4, a fluoxetina pode aumentar as concentrações plasmáticas de alprazolam, buspirona e triazolam, bem como das concentrações de alguns inibidores da HMG CoA redutase, utilizados para o tratamento do colesterol elevado (como sinvastatina, atorvastatina e lovastatina, mas não pravastatina ou fluvastatina). Tal efeito pode resultar em risco elevado de rabdomiólise. Nesse caso, a combinação de tais fármacos deve ser realizada com máxima cautela. Ainda devido à inibição da CYP3A4, a fluoxetina pode, em teoria, elevar as concentrações plasmáticas de pimozida, gerando prolongamento de QTc e potenciais arritmias cardíacas.

○ Fármacos com ação no SNC, como fenitoína, carbamazepina, haloperidol, clozapina, diazepam, alprazolam, lítio, imipramina e desipramina, podem ter suas concentrações plasmáticas elevadas quando em tratamento conjunto com fluoxetina, havendo relatos de alguns casos clínicos de toxicidade. Para essas situações, devem ser aplicados esquemas conservadores de titulação dos medicamentos concomitantes e monitoramento do estado clínico do paciente. O uso juntamente a outros fármacos com atividade serotoninérgica, como outros ISRSs, IRSNs, triptanos ou tramadol, pode causar síndrome serotoninérgica.

○ Também é contraindicado o tratamento concomitante com fluoxetina e IMAOs, inclusive dentro dos primeiros 14 dias da suspensão do tratamento com um IMAO ou em um intervalo de, pelo menos, 5 semanas da fluoxetina e o início do tratamento com um IMAO. Casos graves e fatais de síndrome serotoninérgica foram relatados em pacientes tratados com esses fármacos sem que fossem respeitados os intervalos entre uma terapia e outra. Assim como outros ISRSs, não é recomendado o uso de ervas medicinais, como erva-de-são-joão, juntamente à fluoxetina, uma vez que pode promover aumento dos efeitos adversos, como síndrome serotoninérgica.

○ A serotonina desempenha um papel importante na homeostase plaquetária, de modo que AINEs e varfarina devem ser administrados com cautela, visto que podem elevar o risco de sangramento gastrointestinal. Além disso, a varfarina ainda apresenta uma alta taxa de ligação às proteínas plasmáticas. Nesse sentido, é necessário monitoramento durante uso concomitante a essa substância, uma vez que pode promover alteração na coagulação. Esses pacientes devem ser cuidadosamente monitorados quanto à coagulação, sobretudo durante o início ou a interrupção do tratamento.

AFINIDADE LIGANTE/KI:

LOCAL	KI (NM)
Ki (SERT)	1
Ki (NET)	660
Ki (DAT)	4.180
Ki (5-HT$_{2A}$)	200
Ki (5-HT$_{2B}$)	5.000
Ki (5-HT$_{2C}$)	72,6
Ki (α_1)	3.000
Ki (H$_1$)	3.250

● Farmacogenética

Acesse https://www.pharmgkb.org/chemical/PA449673 ou utilize o *QR code* ao lado.

ANOTAÇÕES CLÍNICAS

Nível de evidência 1A, 1B, 2A, 2B: Não há dados para a fluoxetina no PharmGKB até a data de publicação deste livro.

Nível de evidência 3: Variantes diversas dos genes *ABCB1, ACE, BDNF, CRH1, CYP2D6, FKBP5, GSK3B, HTR1A, HTR1B, REEP5, SERPINE1, SLCA4* e *SRP19*.

Nível de evidência 4: Acesse o *site* para mais informações.

● Prática Clínica

● DOSAGEM

TRANSTORNO DEPRESSIVO MAIOR: Em pacientes adultos, a dose inicial recomendada é de 20 mg/dia; já em pacientes pediátricos, a dose inicial recomendada situa-se no intervalo de 10 a 20 mg/dia.

TOC: Em pacientes adultos, a dose inicial recomendada é de 20 mg/dia; já em pacientes pediátricos, a dose inicial recomendada é de 10 mg/dia.

BULIMIA NERVOSA: 60 mg/dia. Se conveniente, esta pode ser atingida progressivamente após vários dias.

TRANSTORNO DE PÂNICO: Dose inicial de 10 mg/dia.

EPISÓDIOS DEPRESSIVOS ASSOCIADOS COM TRANSTORNO BIPOLAR TIPO I: Deve-se prescrever dose inicial de 20 mg/dia combinados com 5 mg/dia de olanzapina para pacientes adultos e 2,5 mg/dia de olanzapina para pacientes pediátricos.

DEPRESSÃO RESISTENTE: Dose inicial de 20 mg/dia de fluoxetina combinada com 5 mg/dia de olanzapina.

● TITULAÇÃO

TRANSTORNO DEPRESSIVO MAIOR: Em adultos, iniciar o tratamento com 20 mg/dia pela manhã. Após algumas semanas, pode-se aumentar a dose para 20 mg, 2x/dia, pela manhã e ao meio-dia. A dose diária máxima não deve exceder 80 mg/dia. Em crianças, a dose inicial pode ser de 10 ou 20 mg/dia. Após 1 semana com 10 mg, aumentar para 20 mg. Em geral, os efeitos terapêuticos levam cerca de 4 semanas ou mais para serem notados.

TRANSTORNO OBSESSIVO-COMPULSIVO: Em adultos, iniciar o tratamento com fluoxetina na dose oral de 20 mg/dia, pela manhã. Se, após várias semanas, a melhora clínica tenha sido insuficiente, é indicado aumento gradual da dose. Em alguns casos, o efeito terapêutico completo pode ser observado após cerca de 5 semanas, de modo que pode ser necessário administrar uma dose maior que 20 mg, 1x/dia, pela manhã, ou 2x/dia, ou seja, pela manhã e ao meio-dia. É recomendado manter-se dentro do intervalo de 20 a 60 mg/dia, embora doses de até 80 mg/dia tenham sido bem toleradas em estudos clínicos de TOC, não devendo ser excedida a dose máxima de fluoxetina de 80 mg/dia. Já em pacientes pediátricos, com peso normal para a idade ou baixo peso, é indicado iniciar o tratamento com uma dose de 10 mg/dia e considerar aumentos de dose adicionais após algumas semanas caso seja observada melhora clínica insuficiente. É recomendado um intervalo de dose de 20 a 30 mg/dia; além disso, é importante reavaliar periodicamente a necessidade de tratamento. Para os pacientes adolescentes e crianças com peso elevado, é recomendado iniciar o tratamento com uma dose diária de 10 mg. Após 2 semanas, a dose deve ser elevada para 20 mg/dia. Caso necessário, as doses podem ser aumentadas após mais algumas semanas se for observada melhora clínica insuficiente. Recomenda-se estabelecer um intervalo de dose de 20 a 60 mg/dia.

BULIMIA NERVOSA: O início do tratamento consiste em administrar fluoxetina pela manhã na dose de 60 mg. Em caso de sensibilidade, pode ser necessária a titulação lenta, inicialmente com 20 mg/dia e incrementos de 20 em 20 mg conforme a tolerabilidade do paciente. Entretanto, é relevante considerar que nos ensaios clínicos apenas a dose de 60 mg foi significativamente superior ao placebo na redução da frequência de compulsão alimentar e indução da êmese. É necessária a reavaliação periódica da necessidade de manutenção do tratamento.

TRANSTORNO DE PÂNICO: É recomendado iniciar na dose de 10 mg/dia, aumentando-a para 20 mg/dia. Pode ser necessário incremento da dose após algumas semanas caso nenhuma melhora clínica seja observada. Porém, doses diárias de fluoxetina acima de 60 mg não foram avaliadas sistematicamente em ensaios clínicos referentes ao transtorno de pânico. É preciso realizar reavaliação periódica para determinar a necessidade de tratamento continuado.

EPISÓDIOS DEPRESSIVOS ASSOCIADOS AO TRANSTORNO BIPOLAR TIPO I: Para o tratamento de adultos, é recomendado administrar fluoxetina em combinação com olanzapina oral, 1x/dia, à noite, em geral iniciando-se na dose de 5 mg de olanzapina oral e 20 mg de fluoxetina. Se necessário, ajustar a dose de acordo com a eficácia e tolerabilidade dentro dos intervalos de dose de fluoxetina de 20 a 50 mg e olanzapina oral de 5 a 12,5 mg. Em relação ao tratamento de crianças e adolescentes (entre 10-17 anos de idade), recomenda-se administrar a combinação de olanzapina e fluoxetina, 1x/dia, no período da noite. Geralmente, inicia-se com 2,5 mg de olanzapina e 20 mg de fluoxetina. Se necessário, ajustar a dose de acordo com a eficácia e tolerabilidade. Reavaliar periodicamente a necessidade da continuidade da farmacoterapia.

Existem formulações de liberação lenta entérica na dose de 90 mg, as quais costumam ser usadas para tratamentos de manutenção, já que podem ser administradas apenas 1x/semana e apresentam menores taxas ou menor intensidade de efeitos adversos. Para utilização dessa formulação, é adequado interromper outros tipos de esquemas terapêuticos e começá-la dentro de 7 dias, idealmente no 3º dia após interrupção do esquema terapêutico anterior.

● **EFEITOS ADVERSOS:** Mais comuns: Gastrointestinais (boca seca, diarreia, náusea), geniturinários (aumento/diminuição de libido), imunológicos (síndrome gripal), metabólicos (anorexia), neurológicos (cefaleia, sonolência, tontura, tremor), psiquiátricos (ansiedade, insônia, nervosismo), respiratórios (bocejo, faringite, rinite), outros (astenia, fadiga). Comuns: Cardiovasculares (dor no peito, fogacho, hipertensão, palpitação, prolongamento do intervalo QT, vasodilatação), dermatológicos (prurido, *rash*, sudorese, urticária), gastrointestinais (constipação, dispepsia, distúrbio gastrointestinal, flatulência, vômito), geniturinários (aumento de frequência urinária, disfunção erétil, dismenorreia, ejaculação anormal, impotência, inquietação, sangramento ginecológico), imunológicos (infecção), hipersensibilidade (reação alérgica), metabólicos (aumento/diminuição de apetite), musculoesqueléticos (artralgia, espasmo muscular), neurológicos (amnésia, disgeusia, hipercinesia, parestesia), oculares (visão anormal e borrada), psiquiátricos (agitação, distúrbio de atenção, de personalidade e de sono, hipomania/mania, hostilidade, inquietação, labilidade emocional, pensamento anormal, sonhos anormais, tensão), respiratórios (epistaxe, sinusite), outros (calafrio, dor de ouvido, febre, lesão acidental, letargia, nervosismo, sede, zumbido). Incomuns: Cardiovasculares (*angina pectoris*, arritmia, edema generalizado e periférico, hipotensão, hipotensão postural, infarto do miocárdio, insuficiência congestiva), dermatológicos (acne, alopecia, dermatite de contato, descoloração de pele, eczema, equimose, hematoma, *rash* maculopapular, sudorese fria, úlcera de pele), endocrinológicos (hipotireoidismo), gastrointestinais (alteração de libido e de urina, aumento de salivação, colite, disfagia, distúrbio sexual, dor pélvica, eructação, estomatite aftosa, gastrenterite, gastrite, glossite, hematúria, hemorragia gastrointestinal e gengival, hipercloridria, lactação feminina, melena, síndrome bucoglossal, úlcera oral e péptica), geniturinários (albuminúria, amenorreia, anorgasmia, aumento de libido e de mama, hemorragia vaginal, leucorreia, menorragia, metrorragia, noctúria, retenção urinária), hepáticos (alteração de exames de função hepática, colelitíase), imunológicos (infecção), metabólicos (desidratação, gota, hipercolesterolemia, hiperlipidemia, hipocalemia), musculoesqueléticos (artrite, bursite, cãibra, dor óssea, tenossinovite), neurológicos (alteração de memória, ataxia, cefaleia vascular, depressão/estimulação de SNC, discinesia, distúrbio de equilíbrio, hipercinesia, hiperestesia, hipertonia, incoordenação, marcha alterada, migrânea, mioclonia, neuralgia, neuropatia, síncope, síndrome cerebral aguda, vertigem), oculares (conjuntivite, fotofobia, midríase, olhos secos), psiquiátricos (acatisia, apatia, bruxismo, despersonalização, elevação de humor, euforia, hiperatividade psicomotora, *overdose* intencional, pensamento suicida, psicose, tentativa de suicídio, virada maníaca), renais (albuminúria), respiratórios (asma, dispneia, hiperventilação, soluço), outros (aborto, edema de face, mal-estar, sentimento anormal). Raros: Cardiovasculares (arritmia ventricular, bloqueio cardíaco, bradicardia, choque, distúrbio vascular periférico, extrassístoles, fibrilação ventricular, flebite, palidez, tromboflebite, trombose, vasculite, vasospasmo), dermatológicos (eritema multiforme, erupção purpúrica, furunculose, hirsutismo, petéquias, psoríase, púrpura, reação de fotossensibilidade, seborreia, síndrome de Lyell, SSJ), endocrinológicos (SIADH), gastrointestinais (alargamento de glândula salivar, diarreia com sangue, dor esofágica, edema de língua, enterite, hematêmese, incontinência fecal, obstrução intestinal, pancreatite, úlcera duodenal, esofagiana e péptica), geniturinários (aumento de mamas, glicosúria, hemorragia uterina, hipomenorreia), hematológicos (anemia ferropriva e hipocrômica, discrasia sanguínea, leucopenia, linfedema, linfocitose, neutropenia, trombocitopenia), hepáticos (aumento de GGT e transaminases, colecistite, depósitos de gordura no fígado, dor biliar, hepatite, hepatite idiossincrática), hipersensibilidade (angiedema, doença do soro, reação anafilática), imunológicos (herpes-zóster), metabólicos (acidose diabética, aumento de fosfatase alcalina, glicemia, hipercalemia, hiperuricemia, hipocalemia, hiponatremia, intolerância ao álcool), musculoesqueléticos (artrite reumatoide, artrose, aumento de CPK, condrodistrofia, mialgia, miastenia, miopatia, osteomielite, osteoporose), neurológicos (alteração de EEG, convulsão/epilepsia, delírio, disartria, distonia, embolia cerebral, estupor, hiperestesia, hiporreflexia, isquemia cerebral, neurite, paralisia, parestesia circum-oral, parosmia, pé caído, perda do paladar, síndrome extrapiramidal, síndrome serotoninérgica), oculares (blefarite, defeitos de campo visual, diplopia, esclerite, estrabismo, exoftalmia, glaucoma, irite), psiquiátricos (agressividade, alucinação, crise de pânico, delírios, disfemia, reação antissocial), renais (aumento de ureia, dor renal, oligúria), respiratórios (apneia, atelectasia, edema de pulmão, enfisema, eventos pulmonares, estridor, hemoptise, hipoventilação, hipóxia, pneumotórax), outros (hemorragia de mucosa, hipotermia, surdez). Muito raros: Neurológicos (cefaleia de intensidade leve). Pós-comercialização: Cardiovasculares (arritmia de *torsades de pointes*, fibrilação atrial, parada cardíaca), dermatológicos (dermatite esfoliativa, eritema nodoso, púrpura trombocitopênica), geniturinários (clitóris aumentado, polaciúria), hematológicos (anemia aplásica, anemia hemolítica autoimune, eosinofilia, pancitopenia), metabólicos (hipoglicemia), neurológicos (AVC, discinesia tardia, distúrbio de movimento), oculares (catarata, crises oculogíricas, neurite óptica), psiquiátricos (comportamento violento, confusão, irritabilidade, sintomas de abstinência), renais (falência renal), respiratórios (embolia, hipertensão pulmonar, pneumonia eosinofílica), outros (hipertermia maligna).

● **GRAVIDEZ:** Não existem estudos clínicos suficientes que atestem a segurança do uso de fluoxetina durante a gestação. Embora ensaios pré-clínicos tenham demonstrado potencial risco teratogênico, a fluoxetina já foi utilizada por um número significativo de gestantes sem a ocorrência desse efeito.[7] Nesse caso, o tratamento de gestantes com fluoxetina deve ser avaliado conforme possíveis riscos e benefícios. A literatura indica que recém-nascidos expostos a ISRSs no fim do terceiro trimestre necessitavam de hospitalização prolongada, suporte respiratório e alimentação por sonda, sintomas estes compatíveis com efeitos tóxicos promovidos por ISRSs e IRSNs ou, eventualmente, por efeitos de retirada da substância.[8] Categoria C da FDA (classificação até 2015).

● **AMAMENTAÇÃO:** A fluoxetina é secretada no leite materno e apresenta meia-vida relativamente longa em relação a outros ISRSs, o que justificaria alguns relatos de sintomas nos lactentes, como insônia e irritabilidade. Entretanto, os dados clínicos acerca da segurança desse uso são escassos, de modo que o aleitamento materno durante o tratamento com fluoxetina deve ser avaliado conforme possíveis riscos e benefícios.

● **CRIANÇAS E ADOLESCENTES:** Devido ao grande número de estudos demonstrando eficácia, tolerabilidade e segurança em crianças e adolescentes, o uso pediátrico da fluoxetina é aprovado pela FDA, especialmente para o tratamento de transtorno depressivo maior e TOC, embora ela possa ser indicada para o tratamento de diversos outros transtornos nessa faixa etária.[9] Apesar disso, é recomendado iniciar o tratamento com doses inferiores àquelas recomendadas aos adultos, ou seja, entre 5 e 10 mg/dia. Pode haver alterações comportamentais notáveis, como agitação, insônia e até mesmo precipitação de comportamento e ideação suicida. Assim, devem ser ponderados os potenciais riscos e benefícios dessa terapêutica em pacientes pediátricos.

● **IDOSOS:** A fluoxetina deve ser administrada com cautela, de preferência em doses reduzidas em comparação a pacientes mais jovens, visto que alguns pacientes idosos podem ser mais suscetíveis aos seus efeitos adversos (hiponatremia). Apesar disso, os estudos indicam que o tratamento com ISRSs em idosos é eficaz, especialmente no manejo do risco de suicídio. A falta de resposta à fluoxetina em idosos requer consideração de déficit cognitivo leve ou doença de Alzheimer.[10]

● **INSUFICIÊNCIA RENAL:** Utilizar a fluoxetina com cautela em pacientes com insuficiência renal. Não é necessário nenhum ajuste de dose, mas o uso deve ser monitorado.

● **INSUFICIÊNCIA HEPÁTICA:** Utilizar a fluoxetina com cautela em pacientes com insuficiência hepática; pode ser indicado reduzir a dose ou aumentar o intervalo entre as doses.

● **COMO MANEJAR EFEITOS ADVERSOS:** É necessário salientar que muitos dos efeitos adversos da fluoxetina são dose e tempo-dependentes, isto é, aumentam à medida que a dose aumenta ou ressurgem até que se desenvolva tolerância, ou ainda iniciam imediatamente após a dosagem inicial e a cada alteração de dose, desaparecendo com o tempo. Em alguns casos, como insônia, a ingestão matinal da fluoxetina pode auxiliar a diminuir os efeitos adversos. Em outros casos, pode ser necessário reduzir a dose até uma dosagem efetiva e que apresente menor frequência ou intensidade de efeitos adversos. Também pode haver necessidade de substituição por outro medicamento da mesma classe. O acréscimo de outras substâncias pode ser empregado em algumas condições, embora não seja a indicação ideal para tratar os efeitos adversos. Assim, hipnóticos podem ser utilizados para insônia; bupropiona, sildenafila, vardenafila ou tadalafila podem ser usadas nos casos de disfunção sexual; mirtazapina para insônia, agitação e efeitos gastrointestinais; e BZDs para manejar nervosismo e ansiedade, principalmente no início do tratamento e para pacientes com comorbidade de ansiedade. A agitação pode representar indução de um estado bipolar, algumas vezes associada à ideação suicida, o que exige monitoramento médico cuidadoso e adição de lítio, um estabilizador do humor ou um antipsicótico atípico, em alguns casos. Pode ainda ser necessária a descontinuação da fluoxetina.

⬤ Toxicidade

ORAL EM HUMANOS: Dados médios variam em torno de 1.200 a 1.400 mg.

TOXICIDADE AGUDA: Em geral, os sintomas resultantes de superdosagem com fluoxetina são leves e de curta duração. Os efeitos adversos de *overdose* mais comuns incluem sonolência, tremor, taquicardia, náuseas e vômitos. Podem ocorrer efeitos adversos mais graves (convulsão), os quais muitas vezes têm sido associados à ingestão de fluoxetina com outras substâncias. A recomendação mais apropriada é fornecer ao paciente medidas de suporte e acompanhamento, bem como descontinuação de quaisquer terapias serotoninérgicas e controle da agitação com BZDs. O uso de droperidol e haloperidol não é recomendado para controlar a agitação, visto que tais fármacos podem piorar a hipertermia pelo fato de inibirem a sudorese por meio de suas propriedades anticolinérgicas. Em alguns casos

BIPP TIPS

- Em muitos casos, a fluoxetina é considerada primeira escolha para depressão atípica, isto é, as que apresentam hipersonia, hiperfagia, baixa energia e reatividade do humor.

- A fluoxetina deve ser evitada em pacientes insones agitados e, em alguns casos, há relatos de efeito de "aplainamento" cognitivo e afetivo.

- A fluoxetina pode ser útil no tratamento de disfunção sexual, especialmente quando associada a bupropiona, sildenafila, vardenafila ou tadalafila.

- Tanto a fluoxetina quanto seu principal metabólito, a norfluoxetina, inibem as isoenzimas CYP2D6, de modo que os pacientes tratados com fluoxetina são suscetíveis a interações medicamentosas.

- Na maioria dos casos, não é necessária a redução gradual da dose de fluoxetina durante descontinuação/interrupção do tratamento, visto que sua longa meia-vida favorece sua diminuição nas concentrações plasmáticas de maneira gradativa. Em casos de sintomas intoleráveis após uma redução na dose ou após a interrupção do tratamento, o médico pode considerar a retomada da dose previamente prescrita para, em seguida, retomar a redução da dose de modo gradual.

- A fluoxetina é o ISRS mais associado a efeitos adversos extrapiramidais, os quais são relatados até mesmo em adolescentes tratados com esse medicamento.

- Em estudos formais, não foram encontradas alterações nas concentrações plasmáticas de álcool, nem alterações em seus efeitos, em pacientes tratados com fluoxetina. Todavia, a combinação do tratamento com ISRS e álcool não é aconselhável.[11]

- Não existem relatos de interações entre fluoxetina e alimentos.

- Os efeitos da fluoxetina sobre os receptores 5-HT_{2C} podem explicar, pelo menos em parte, a eficácia da fluoxetina em combinação com a olanzapina no tratamento de depressão bipolar e depressão resistente.

- Transtornos do humor podem estar associados a transtornos alimentares, principalmente em adolescentes, sendo que algumas evidências indicam que a fluoxetina apresenta boa eficácia nesses casos. Os ISRSs podem apresentar menor eficácia clínica em mulheres com mais de 50 anos, sobretudo naquelas que não são tratadas concomitantemente com estrogênio, sendo que a depressão de algumas mulheres na pós-menopausa tende a apresentar melhor resposta clínica naquelas que estão recebendo tratamento com estrogênios em relação àquelas cujo tratamento é realizado com fluoxetina isoladamente. Os ISRSs podem ser úteis para fogachos em mulheres na perimenopausa e têm se mostrado benéficos no tratamento de transtorno disfórico pré-menstrual.

---

mais graves de superdosagem (p. ex., nos casos em que BZDs não controlarem suficientemente o espasmo muscular ou se a temperatura corporal estiver acima de 41,1 °C) pode ser necessário realizar intubação endotraqueal com bloqueio neuromuscular, suporte ventilatório e monitoramento de possível hipertonicidade, rigidez e febre alta. A rigidez muscular é considerada a principal causa de hipertermia e morte, razão pela qual pacientes com sintomas graves devem ser resfriados rapidamente. Embora raros, há casos resistentes aos cuidados de suporte, os quais podem ser tratados com ciproeptadina (administrada por sonda nasogástrica ou orogástrica, visto que não apresenta formulação IV) ou clorpromazina, que possuem propriedades antisserotoninérgicas. Apesar disso, os dados da literatura não são suficientemente robustos para indicar se essa abordagem é capaz de alterar o desfecho clínico. Não é recomendado tratamento da hipertermia com paracetamol, AAS ou outros AINEs, uma vez que os mecanismos de hipertermia não são mediados por mecanismos de ajuste hipotalâmico da temperatura.

○ Referências

1. Whirl-Carrillo M, Huddart R, Gong L, Sangkuhl K, Thorn CF, Whaley R, et al. An evidence-based framework for evaluating pharmacogenomics knowledge for personalized medicine. Clin Pharmacol Ther. 2021;110(3):563-72.

2. Owens MJ, Knight DL, Nemeroff CB. Second-generation SSRIs: human monoamine transporter binding profile of escitalopram and R-fluoxetine. Biol Psychiatry. 2001;50(5):345-50.

3. Beasley CM, Masica DN, Potvin JH. Fluoxetine: a review of receptor and functional effects and their clinical implications. Psychopharmacology. 1992;107(1):1-10.

4. Le Poul E, Boni C, Hanoun N, Laporte AM, Laaris N, Chauveau J, et al. Differential adaptation of brain 5-HT1A and 5-HT1B receptors and 5-HT transporter in rats treated chronically with fluoxetine. Neuropharmacology. 2000;39(1):110-22.

5. Mück-Seler D, Jevric-Causevic A, Diksic M. Influence of fluoxetine on regional serotonin synthesis in the rat brain. J Neurochem. 1996;67(6):2434-42.

6. Puścian A, Winiarski M, Łęski S, Charzewski Ł, Nikolaev T, Borowska J, et al. Chronic fluoxetine treatment impairs motivation and reward learning by affecting neuronal plasticity in the central amygdala. Br J Pharmacol. 2021;178(3):672-88.

7. Bakhtiarian A, Takzare N, Sheykhi M, Sistany N, Jazaeri F, Giorgi M, et al. Teratogenic effects of coadministration of fluoxetine and olanzapine on rat fetuses. Adv Pharmacol Sci. 2014;2014:132034.

8. Huybrechts KF, Sanghani RS, Avorn J, Urato AC. Preterm birth and antidepressant medication use during pregnancy: a systematic review and meta-analysis. PLoS One. 2014;9(3):e92778.

9. Yan T, Goldman RD. Time-to-effect of fluoxetine in children with depression. Can Fam Physician. 2019 Aug;65(8):549-551. PMID: 31413023; PMCID: PMC6693597.

10. Lenze EJ, Oughli HA. Antidepressant treatment for late-life depression: considering risks and benefits. J Am Geriatr Soc. 2019;67(8):1555-6.

11. Zalewska-Kaszubska J, Górska D, Dyr W, Czarnecka E. Lack of changes in beta-endorphin plasma levels after repeated treatment with fluoxetine: possible implications for the treatment of alcoholism a pilot study. Pharmazie. 2008;63(4):308-11.

○ Leituras Recomendadas

Addis A, Koren G. Safety of fluoxetine during the first trimester of pregnancy: a meta-analytical review of epidemiological studies. Psychol Med. 2000;30(1):89-94.

Altamura AC, Moro AR, Percudani M. Clinical pharmacokinetics of fluoxetine. Clin Pharmacokinet. 1994;26(3):201-14.

Christodoulou C, Papadopoulou A, Rizos E, Tournikioti K, Gonda X, Douzenis A, et al. Extrapyramidal side effects and suicidal ideation under fluoxetine treatment: a case report. Ann Gen Psychiatry. 2010;9:5.

Drugs.com. Fluoxetine side effects [Internet]. 2024 [capturado em 15 out. 2024]. Disponível em: https://www.drugs.com/sfx/fluoxetine-side-effects.html#-professional.

Emslie GJ, Heiligenstein JH, Wagner KD, Hoog SL, Ernest DE, Brown E, et al. Fluoxetine for acute treatment of depression in children and adolescents: a placebo-controlled, randomized clinical trial. J Am Acad Child Adolesc Psychiatry. 2002;41(10):1205-15.

Fairbanks JM, Pine DS, Tancer NK, Dummit ES, Kentgen LM, Martin J, et al. Open fluoxetine treatment of mixed anxiety disorders in children and adolescents. J Child Adolesc Psychopharmacol. 1997;7(1):17-29.

Ferguson JM, Hill H. Pharmacokinetics of fluoxetine in elderly men and women. Gerontology. 2006;52(1):45-50.

Messiha FS. Fluoxetine: adverse effects and drug-drug interactions. J Toxicol Clin Toxicol. 1993;31(4):603-30.

Perez-Caballero L, Torres-Sanchez S, Bravo L, Mico JA, Berrocoso E. Fluoxetine: a case history of its discovery and preclinical development. Expert Opin Drug Discov. 2014;9(5):567-78.

Prozac® fluoxetine [Internet]. Toronto: Eli Lilly Canada; 2024 [capturado em 15 out. 2024]. Disponível em: https://pi.lilly.com/ca/prozac-ca-pm.pdf.

von Moltke LL, Greenblatt DJ, Shader RI. Clinical pharmacokinetics of antidepressants in the elderly. Clin Pharmacokinet. 1993;24(2):141-60.

Wernicke JF. The side effect profile and safety of fluoxetine. J Clin Psychiatry. 1985;46(3 Pt 2):59-67.

Wong DT, Perry KW, Bymaster FP. The discovery of fluoxetine hydrochloride (Prozac). Nat Rev Drug Discov. 2005;4(9):764-74.

Flupentixol

O flupentixol é um fármaco da classe dos tioxantenos usado no tratamento da esquizofrenia. O decanoato de flupentixol é um dos ingredientes ativos encontrados nas formulações de medicamentos injetáveis, sendo produzido pela esterificação do isômero cis (Z) flupentixol com ácido decanoico. No entanto, também estão disponíveis formulações para administração oral. O flupentixol é um antagonista dos receptores D_1 e D_2 de dopamina, apresentando meia-vida de 35 horas após administração oral e 3 semanas após administração IM. Em relação ao uso oral, os alimentos parecem não afetar sua biodisponibilidade.

Nomes no Brasil:
Não disponível no Brasil (EUA: Fluanxol, porém descontinuado).

SUS:
Não disponível na Rename.

- **INDICAÇÕES DE BULA – ANVISA E FDA:** Não possui aprovação da Anvisa e da FDA até o momento.

- **INDICAÇÕES *OFF-LABEL*:** O flupentixol pode ser usado, em pacientes adultos, para o tratamento da depressão que pode estar ou não associada à ansiedade (doses de 1-3 mg). Também pode ser indicado para o tratamento de transtorno bipolar e abuso de cocaína.

- **CONTRAINDICAÇÕES:** O flupentixol é contraindicado se houver hipersensibilidade à substância, a seus componentes ou a tioxantenos, em pacientes com intoxicação por álcool, opioides e barbitúricos, bem como em caso de depressão do SNC e insuficiências hepática, renal e cardíaca graves.

- **TESTES LABORATORIAIS SUGERIDOS OU NECESSÁRIOS:** Danos hepáticos foram relatados com fármacos da classe dos tioxantenos. Portanto, é fortemente recomendada a realização de testes de função hepática, sobretudo durante os primeiros meses de terapia. Se houver dano hepático após o início do tratamento com flupentixol, este deve ser descontinuado. Além disso, assim como para outros antipsicóticos, também é recomendado acompanhar o peso e o IMC. Deve-se avaliar se o paciente tem histórico de obesidade na família e determinar peso, circunferência da cintura, pressão arterial, glicose plasmática e lipidograma em jejum. Após o início do tratamento, determinar o IMC mensalmente por 3 meses e depois a cada trimestre. Em pacientes com alto risco de complicações metabólicas e quando do início ou troca dos antipsicóticos, é recomendado o monitoramento dos triglicerídeos em jejum mensalmente. Para pacientes saudáveis, pressão arterial, glicose plasmática em jejum e lipídeos em jejum poderão ser mensurados em uma frequência de 3 meses e depois anualmente, porém para pacientes com diabetes ou que ganharam mais de 5% do peso inicial essas medidas devem ser mais frequentes. Deve-se considerar a troca por outro antipsicótico atípico para pacientes que adquirem sobrepeso ou tornam-se obesos, pré-diabéticos, diabéticos, hipertensos ou dislipidêmicos enquanto recebem o flupentixol. É importante estar vigilante para cetoacidose diabética, mesmo que o paciente não seja diabético. Para pacientes com baixa contagem de leucócitos ou história de leucopenia/neutropenia induzida por substância, é recomendada a realização de hemograma completo no início do tratamento com flupentixol, o qual deve ser imediatamente descontinuado em caso de diminuição leucocitária concomitante ao tratamento.

- **ROTA FARMACOLÓGICA:** Ver Figura 1.

Farmacologia

ABSORÇÃO: O flupentixol tem biodisponibilidade oral de cerca de 40%. O tempo para atingir a concentração máxima varia de 3 a 8 horas. A alimentação não interfere na sua absorção. No local da

FIGURA 1 ▶
ROTA FARMACOLÓGICA DO FLUPENTIXOL.

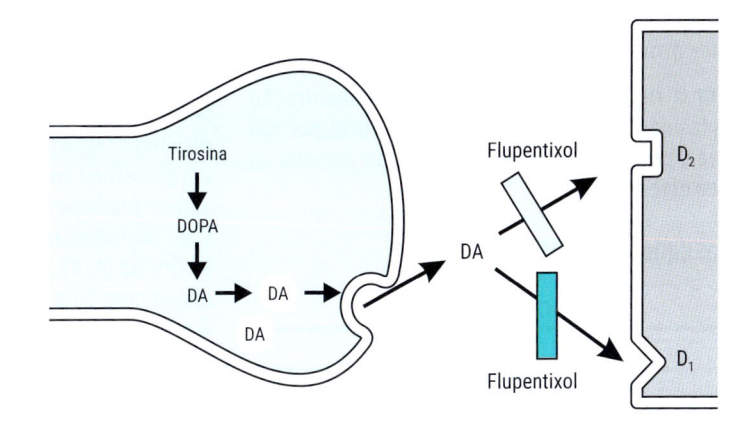

injeção IM, o flupentixol esterificado difunde-se lentamente da solução oleosa, atingindo as concentrações máximas entre 4 e 7 dias após a injeção, levando 3 meses para alcançar estabilidade na concentração.

VOLUME DE DISTRIBUIÇÃO: 14,11 L/kg.

LIGAÇÃO PROTEICA: 99%.

METABOLISMO/FARMACOCINÉTICA: O flupentixol tem metabolização hepática por sulfoxidação, desalquilação e glicuronidação, formando metabólitos farmacologicamente inativos.

ROTA DE ELIMINAÇÃO: Nas fezes (principal via), o flupentixol é recuperado principalmente na forma inalterada, mas também em seus metabólitos lipofílicos (desalquil-flupentixol). Na urina, o flupentixol é recuperado na forma inalterada, mas também em seus metabólitos flupentixol sulfóxido e glicuronídeo.

MEIA-VIDA: 35 horas após administração VO e 3 semanas após administração IM.

DEPURAÇÃO: 0,29 L/min.

FARMACODINÂMICA: O flupentixol é um agente antipsicótico com ações ansiolítica (mecanismo de ação desconhecido), sedativa leve (provavelmente associada com sua alta afinidade por receptores H_1) e antiemética, com fracos efeitos anticolinérgicos e adrenérgicos. Por ser um antagonista dopaminérgico, pode causar efeitos extrapiramidais, principalmente em doses superiores a 10 mg.

MECANISMO DE AÇÃO: O isômero cis (Z)-flupentixol é um antagonista dos receptores D_1 e D_2, com afinidades semelhantes, principalmente na via mesolímbica, e dos receptores D_3 e D_4, com menor afinidade. No entanto, outros estudos demonstram uma afinidade maior pelo receptor D_2 em relação ao D_1. De qualquer forma, mais estudos são necessários para uma melhor compreensão do mecanismo de ação do flupentixol e dos receptores e circuitos envolvidos.[1]

● Interações Medicamentosas

O O uso concomitante de flupentixol com medicamentos que podem prolongar o intervalo QTc (p. ex., antagonistas 5-HT_3, ADTs, citalopram, eritromicina, moxifloxacino, etc.) não é recomendado devido ao aumento do risco de prolongamento do intervalo QTc.

O O uso de flupentixol com lítio é contraindicado devido ao possível aumento da litemia e da consequente toxicidade do lítio, bem como em razão da possível ocorrência de síndrome encefalopática.

O O uso de flupentixol com depressores do SNC, como opioides, álcool e barbitúricos, não é recomendado devido ao risco aumentado de depressão do SNC.

O O flupentixol pode aumentar o efeito de alguns fármacos anti-hipertensivos e antagonizar os efeitos da levodopa e de agonistas dopaminérgicos, além de antagonizar os efeitos anti-hipertensivos da guanetidina.

○ O ritonavir pode aumentar a concentração plasmática do flupentixol, e o flupentixol, por sua vez, pode aumentar a concentração plasmática da carbamazepina.

AFINIDADE LIGANTE/KI:

LOCAL	KI (NM)
Ki (D_1)	0,35
Ki (D_2)	0,35
Ki (D_3)	1,75
Ki (D_4)	66,3
Ki (H_1)	0,86
Ki ($5\text{-}HT_{1A}$)	8.028
Ki ($5\text{-}HT_{2A}$)	87,5
Ki ($5\text{-}HT_{2C}$)	102,2

○ Farmacogenética

Acesse https://www.pharmgkb.org/chemical/PA10268 ou utilize o *QR code* ao lado.

ANOTAÇÕES CLÍNICAS

Nível de evidência 1A, 1B, 2A, 2B, 3, 4: Não há dados para o flupentixol no PharmGKB até a data de publicação deste livro.

○ Prática Clínica

● **DOSAGEM:** A dose oral de flupentixol varia de 3 a 6 mg/dia. A dose máxima é 18 mg/dia. Para administração IM, a dose varia de 40 a 120 mg a cada 1 a 4 semanas. O decanoato de flupentixol deve ser administrado por injeção IM profunda na região glútea; volumes de injeção que excedam 2 mL devem ser distribuídos entre dois locais de injeção.

● **TITULAÇÃO:** Para administração oral, é recomendado iniciar com 1 mg, 3x/dia, com aumentos de 1 mg a cada 2 ou 3 dias. Para o tratamento IM, a dose inicial para pacientes que nunca foram tratados com antipsicóticos injetáveis de liberação lenta é de 5 a 20 mg. No entanto, uma dose-teste de 5 mg é recomendada em idosos fragilizados e em pacientes cuja história individual ou familiar sugere predisposição a reações extrapiramidais. Para pacientes que já foram tratados com antipsicóticos injetáveis de liberação lenta, deve-se iniciar com 20 a 40 mg. Após, pode-se titular de 4 a 10 dias o aumento de dose (recomendam-se 20 mg a cada aumento), chegando até a dose máxima de 200 mg a cada 1 a 4 semanas. Ao mudar a medicação de flupentixol oral para tratamento de manutenção com flupentixol decanoato, são recomendadas as seguintes diretrizes:

○ (x) mg, VO, diariamente, correspondem a 4x (x) mg de decanoato a cada 2 semanas.

○ (x) mg, VO, diariamente, correspondem a 8x (x) mg de decanoato a cada 4 semanas.

Por exemplo:

○ 3 mg, VO, diariamente, correspondem a 12 mg de decanoato a cada 2 semanas.

○ 3 mg, VO, diariamente, correspondem a 24 mg de decanoato a cada 4 semanas.

O flupentixol oral deve ser continuado durante a primeira semana após a primeira injeção, mas em dosagem decrescente.

Para retirada no tratamento VO, deve-se fazer a diminuição lenta e gradual da dose por 6 a 8 semanas. A descontinuação abrupta do tratamento pode causar psicose de rebote e piora dos sintomas.

● **EFEITOS ADVERSOS:** Mais comuns: Efeitos extrapiramidais (cerca de 30% dos pacientes). Comuns: Acatisia, aumento de peso, cefaleia, diarreia, dispepsia, dispneia, distúrbios da visão, fadiga, fraqueza muscular, hipercinesia, hiperidrose, hipersecreção salivar, hipocinesia, insônia, palpitações, prolongamento do intervalo QT, prurido, redução da libido, retenção urinária, sonolência, taquicardia, tontura, boca seca. Incomuns: Agranulocitose, alteração na função hepática, amenorreia, arritmias, convulsões, crises oculogíricas, dermatite, diminuição do apetite, distúrbios sexuais, dor abdominal, eczema, eritema, estado confusional, flatulência, galactorreia, ginecomastia, hiperglicemia, hiperprolactinemia, leucopenia, náuseas, neutropenia, prolongamento do intervalo QT, rigidez muscular, *torsades de pointes*, trombocitopenia.

● **GRAVIDEZ:** Não há estudos sobre gestantes em tratamento com flupentixol, mas se sabe que esse fármaco atravessa a placenta humana. É importante considerar que neonatos expostos a medicamentos antipsicóticos (incluindo o flupentixol) durante o terceiro trimestre de gravidez estão sob risco de sintomas extrapiramidais. Há relatos de agitação, hipertonia, tremor, sonolência, dificuldade respiratória e distúrbios de alimentação em neonatos expostos a antipsicóticos. Assim, seu uso não é indicado durante a gestação, a não ser que os benefícios para a mãe superem os riscos para o feto. Categoria D da FDA (classificação até 2015).

● **AMAMENTAÇÃO:** O flupentixol é excretado pelo leite materno, de modo que não se recomenda a amamentação concomitante ao uso desse medicamento.

● **CRIANÇAS E ADOLESCENTES:** O flupentixol não foi testado em crianças e adolescentes, não sendo, portanto, recomendado nessa população.

● **IDOSOS:** É recomendada uma dose de um quarto ou meio da dose usual de flupentixol para adultos. Além disso, há um aumento do risco de mortalidade em pacientes idosos que usam antipsicóticos, e o uso de flupentixol para o tratamento de psicose associada à demência não foi aprovado.

● **INSUFICIÊNCIA RENAL:** O flupentixol é contraindicado em pacientes com insuficiência renal; se for usado, é recomendado que seja na metade da dose usual para adultos, ou menos.

● **INSUFICIÊNCIA HEPÁTICA:** O flupentixol é contraindicado em pacientes com insuficiência hepática; se for usado, é recomendado que seja na metade da dose usual para adultos, ou menos.

● **COMO MANEJAR EFEITOS ADVERSOS:** Efeitos colaterais podem surgir durante o uso de flupentixol. Se for um sintoma tolerável, pode-se aguardar e avaliar a evolução do quadro. Se intolerável, é possível ajustar a dosagem, substituí-lo por outro medicamento ou usar sintomáticos. Se houver efeitos motores, a opção é utilizar anticolinérgicos. Em caso de sedação, recomenda-se o uso no período noturno. Caso haja ganho de peso, é recomendado o encaminhamento para programas de manejo clínico para IMC, avaliação nutricional e exercícios físicos.

◎ Toxicidade

ORAL EM HUMANOS: Não existem informações específicas sobre superdosagem de flupentixol em adultos. Para o tratamento VO, a dose máxima recomendada é de 18 mg, e por via IM, 200 mg. A dose letal de flupentixol é de 423 mg/kg em camundongos e 791 mg/kg em ratos, e a dose letal IV é de 37 mg/kg em ratos.

TOXICIDADE AGUDA: A toxicidade por flupentixol pode ser caracterizada por sedação, frequentemente precedida por agitação extrema, excitação, confusão, sonolência, coma, convulsões e hipertermia ou hipotermia. Pode haver desenvolvimento de sintomas extrapiramidais e colapso respiratório e circulatório. Há relatos de alterações de ECG, prolongamento do intervalo QT, *torsades de pointes*, parada cardíaca e arritmias ventriculares quando o flupentixol é administrado em doses altas associado a medicamentos que modulam o sistema cardiovascular. O tratamento é sintomático, relacionado ao monitoramento médico. É recomendado manter vias aéreas desobstruídas, tratar a hipotensão (mas não com adrenalina, porque ela pode causar hipotensão paradoxal) e manejar sintomas extrapiramidais, se houver, com medicações antiparkinsonianas. No caso de intoxicação por uso de flupentixol na formulação de comprimidos, a lavagem gástrica deve ser realizada imediatamente. Novas injeções de flupentixol devem ser suspensas em caso de overdose do medicamento administrado por IM. Quando o paciente apresentar sinais de recidiva dos sintomas psicóticos, a reintrodução do fármaco poderá ser considerada, porém em uma dose reduzida. A diálise não é recomendada devido à alta ligação do flupentixol às proteínas plasmáticas.

BIPP TIPS

- O flupentixol tem um perfil favorável para o tratamento da esquizofrenia, principalmente para pacientes resistentes ao tratamento oral, uma vez que pode ser administrado intramuscularmente. Esse fármaco tem menor propensão a produzir hipotensão ortostática e sedação, porém podem ser observados mais efeitos extrapiramidais em relação a outros antipsicóticos.

- O flupentixol pode aumentar o risco de prolongamento do intervalo QT, arritmias, doenças cardiovasculares e eventos cerebrovasculares. Assim, é recomendado cautela em pacientes que tenham histórico de doenças cardiovasculares ou cerebrovasculares.

- Alguns estudos sugerem o flupentixol, administrado em doses baixas, como tratamento de curto prazo de segunda linha para depressão.[2]

- O flupentixol pode diminuir o limiar convulsivo de pacientes com abstinência alcoólica ou distúrbios convulsivos, razão pela qual deve ser utilizado com cautela nessa população.

- É preciso estar atento para interações medicamentosas entre depressores do SNC e álcool. Os pacientes devem ser informados de que esse medicamento pode causar sedação, de modo que se deve evitar dirigir veículos e operar máquinas após sua utilização, principalmente em associação com outros depressores do SNC.

- O flupentixol é contraindicado em pacientes comatosos, com discrasia sanguínea, feocromocitoma, danos hepáticos, distúrbios cardiovasculares graves, insuficiência renal, problemas cerebrovasculares ou alérgicos ao medicamento.

- Existe a possibilidade do desenvolvimento de discinesias irreversíveis com o uso do flupentixol.

Referências

1. Reimold M, Solbach C, Noda S, Schaefer JE, Bartels M, Beneke M, et al. Occupancy of dopamine D(1), D(2) and serotonin (2A) receptors in schizophrenic patients treated with flupentixol in comparison with risperidone and haloperidol. Psychopharmacology. 2007;190(2):241-9.

2. Fujiwara J, Ishino H, Baba O, Hanaoka M, Sasaki K. Effect of flupenthixol on depression with special reference to combination use with tricyclic antidepressants. An uncontrolled pilot study with 45 patients. Acta Psychiatr Scand. 1976;54(2):99-105.

Leituras Recomendadas

Al-Jedai AH, Balhareth SS, Algain RA. Assessment of foetal risk associated with 93 non-US-FDA approved medications during pregnancy. Saudi Pharm J. 2012;20(4):287-99.

Fluanxol® Flupentixol [Internet]. St-Laurent: Lundbeck Canada; 2017 [capturado em 15 out. 2024]. Disponível em: https://www.lundbeck.com/content/dam/lundbeck-com/americas/canada/products/files/fluanxol_product_monograph_english.pdf.

Flupentixol [Internet]. DrugBank Online; 2005 [capturado em 15 out. 2024]. Disponível em: https://go.drugbank.com/drugs/DB00875.

Gentile S. Antipsychotic therapy during early and late pregnancy: a systematic review. Schizophr Bull. 2010;36(3):518-44.

Hyttel J. Flupentixol and dopamine receptor selectivity. Psychopharmacology. 1981;75(2):217.

Levin FR, Evans SM, Coomaraswammy S, Collins ED, Regent N, Kleber HD. Flupenthixol treatment for cocaine abusers with schizophrenia: a pilot study. Am J Drug Alcohol Abuse. 1998;24(3):343-60.

Mahapatra J, Quraishi SN, David A, Sampson S, Adams CE. Flupenthixol decanoate (depot) for schizophrenia or other similar psychotic disorders. Cochrane Database Syst Rev. 2014;2014(6):CD001470.

Shen X, Xia J, Adams CE. Flupenthixol versus placebo for schizophrenia. Cochrane Database Syst Rev. 2012;11:CD009777.

Soyka M, De Vry J. Flupenthixol as a potential pharmacotreatment of alcohol and cocaine abuse/dependence. Eur Neuropsychopharmacol. 2000;10(5):325-32.

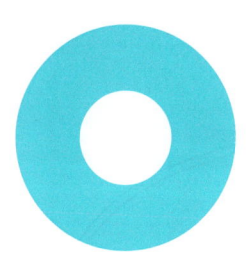

Flurazepam

O flurazepam é um fármaco da classe dos BZDs que age mediante a potencialização do efeito inibitório da transmissão gabaérgica por meio da ligação ao sítio alostérico nos receptores GABA-A. Sua principal utilização clínica é no tratamento da insônia. Após administração oral, seu início de ação é rápido e seu efeito é duradouro, podendo ter efeitos residuais no dia seguinte ao seu uso. Sua eliminação é principalmente renal, sob a forma de metabólitos.

Nomes no Brasil:
Dalmadorm.

SUS:
Não disponível na Rename.

- **INDICAÇÕES DE BULA – ANVISA:** Tratamento de curto prazo da insônia.

- **INDICAÇÕES DE BULA – FDA:** Tratamento da insônia caracterizada por dificuldade em adormecer, despertares noturnos frequentes e/ou despertares matinais precoces.

- **INDICAÇÕES OFF-LABEL:** O flurazepam pode ser utilizado para o tratamento de catatonia.

- **CONTRAINDICAÇÕES:** O flurazepam é contraindicado em caso de hipersensibilidade à substância e aos componentes da fórmula.

- **TESTES LABORATORIAIS SUGERIDOS OU NECESSÁRIOS:** Em pacientes que fazem uso de múltiplos medicamentos por longo prazo, recomenda-se o monitoramento do funcionamento hepático e dos parâmetros hematológicos.

- **ROTA FARMACOLÓGICA:** Ver Figura 1.

Farmacologia

ABSORÇÃO: Após administração oral, o flurazepam é absorvido rapidamente, tendo seu pico de concentração plasmática após 30 a 60 minutos.

VOLUME DE DISTRIBUIÇÃO: 1,4 L/kg.

LIGAÇÃO PROTEICA: 97%.

METABOLISMO/FARMACOCINÉTICA: O metabolismo do flurazepam é hepático, sendo transformado em dois metabólitos ativos, o hidroetilflurazepam (meia-vida curta) e o N-desalquilflurazepam (meia-vida entre 50-80 horas).

ROTA DE ELIMINAÇÃO: A excreção do flurazepam acontece via renal, na forma de metabólitos.

MEIA-VIDA: A meia-vida do flurazepam é de 2,3 horas, porém seu metabólito N-desalquilflurazepam tem uma meia-vida de 50 a 80 horas.

DEPURAÇÃO: Não há dados disponíveis sobre a depuração do flurazepam.

FARMACODINÂMICA: O flurazepam tem efeitos comuns aos demais medicamentos da classe dos BZDs, atuando como depressor do SNC, sendo utilizado, principalmente, como hipnótico.

MECANISMO DE AÇÃO: O flurazepam age por meio da sua ligação ao sítio alostérico presente em receptores gabaérgicos do tipo GABA-A. Ao se ligar nesse local, ele provoca alterações conformacionais que promovem maior influxo de íons cloreto, potencializando os efeitos inibitórios da transmissão gabaérgica. Esse medicamento tem importante ação inibitória sobre os centros de controle do sono, resultando em potente efeito hipnótico.

Interações Medicamentosas

- A cimetidina pode levar a uma menor eliminação do flurazepam, aumentando suas concentrações plasmáticas e sua ação.

- Quando o flurazepam é usado concomitantemente com outros depressores do SNC, pode haver aumento dos efeitos sedativos.

FIGURA 1 ▶

ROTA FARMACOLÓGICA DO FLURAZEPAM.

Fonte: Elaborada com base em Whirl-Carrillo e colaboradores.[1]

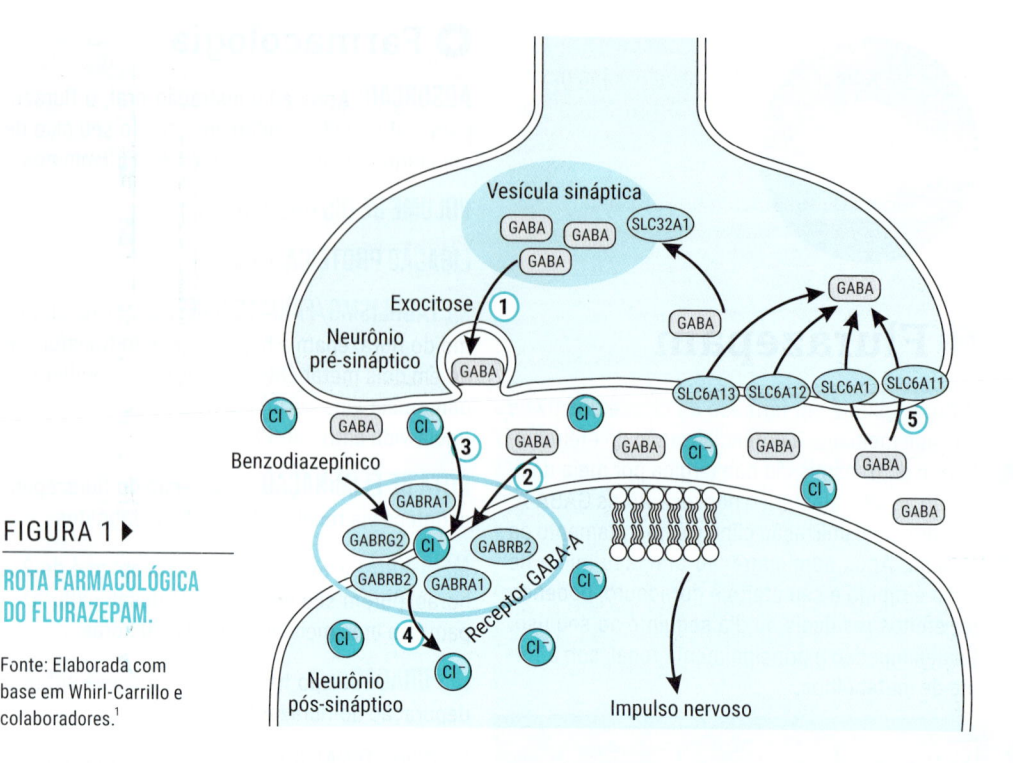

AFINIDADE LIGANTE/KI:

LOCAL	KI (NM)
Ki (GABA)	10,7

◯ Farmacogenética

Acesse https://www.pharmgkb.org/chemical/PA449681 ou utilize o *QR code* ao lado.

ANOTAÇÕES CLÍNICAS

Nível de evidência 1A, 1B, 2A, 2B, 3: Não há dados para o flurazepam no PharmGKB até a data de publicação deste livro.

Nível de evidência 4: Acesse o *site* para mais informações.

◯ Prática Clínica

● **DOSAGEM:** Para o tratamento de insônia, recomenda-se a utilização de uma dose única de 15 a 30 mg.

● **TITULAÇÃO:** É recomendado que se inicie o tratamento de insônia em indivíduos jovens e sem comorbidades com uma dose de 15 mg/dia, podendo-se aumentá-la para 30 mg/dia, se necessário. Em pacientes com histórico de outras doenças, debilitados ou idosos, deve-se utilizar a dose de 15 mg/dia. A retirada do medicamento deve ser gradual para evitar sintomas da síndrome de retirada.

● **EFEITOS ADVERSOS:** Comuns: Neurológicos (ataxia, cefaleia, confusão, diminuição de alerta, tontura), oculares (visão dupla), psiquiátricos (emoções entorpecidas), outros (fadiga). Raros: Dermatológicos (prurido, *rash*, sudorese), gastrointestinais (boca seca, gosto amargo, salivação), hematológicos (granulocitopenia, leucopenia), hepáticos (aumento de bilirrubina direta, fosfatase alcalina e TGO/TGP), metabólicos (anorexia), musculoesqueléticos (fraqueza muscular), neurológicos (confusão, desmaio, dificuldade de concentração, fala arrastada, inquietação, vertigem), oculares (irritação ocular, visão borrada), psiquiátricos (alucinação, depressão, euforia). Muito raros: Hipersensibilidade (reação anafilática).

● GRAVIDEZ: Não é recomendada a utilização de flurazepam durante o primeiro e o último trimestres da gestação. Embora pequeno, há um risco desse medicamento causar malformação fetal. Ele atravessa a barreira placentária, de modo que pode causar depressão do SNC do recém-nascido, sobretudo quando prematuro. O uso contínuo e em altas doses no final da gravidez e próximo ao parto pode resultar nas síndromes da criança hipotônica e de abstinência no bebê. Categoria C da FDA (classificação até 2015).

● AMAMENTAÇÃO: É contraindicada a utilização do flurazepam nesse período.

● CRIANÇAS E ADOLESCENTES: O flurazepam é contraindicado para menores de 15 anos, uma vez que não há estudos que tenham avaliado a segurança e a eficácia desse medicamento nessa faixa etária.

● IDOSOS: Em idosos, os efeitos colaterais do flurazepam tendem a ser mais graves, já que nessa faixa etária a meia-vida do metabólito desalquilflurazepam é maior, podendo causar ataxia, comprometimento motor, confusão mental, prejuízo de memória, quedas e sedação diurna. Em idosos, a ocorrência de reações paradoxais tende a ser mais frequente. Assim sendo, é recomendado que se utilize uma dose-limite de 15 mg/dia e que o tratamento seja feito com extrema cautela.

● INSUFICIÊNCIA RENAL: Utilizar o flurazepam com cautela em pacientes com insuficiência renal, já que esse medicamento apresenta excreção renal. A dose recomendada é de 15 mg/dia.

> **BIPP TIPS**
>
> ○ Os alimentos não alteram a absorção do flurazepam.
>
> ○ O flurazepam deve ser interrompido gradualmente para evitar sintomas da síndrome de retirada.
>
> ○ O uso concomitante de flurazepam com bebida alcoólica ou outros sedativos pode resultar em hipotensão e redução do nível de consciência e da frequência respiratória.
>
> ○ O flurazepam não deve ser usado em pacientes com glaucoma de ângulo fechado, apneia do sono e miastenia grave.
>
> ○ O flurazepam pode comprometer a capacidade de conduzir veículos e operar máquinas, uma vez que reduz a atenção e os reflexos, além de causar lentificação motora.
>
> ○ O flurazepam tende a causar menos insônia de rebote, devido à sua meia-vida mais longa que outros BZDs utilizados como hipnóticos.
>
> ○ Recomenda-se que a utilização do flurazepam seja pelo menor tempo possível.
>
> ○ O flurazepam tende a ser usado de forma abusiva por alcoolistas, usuários de drogas ou indivíduos com transtorno grave da personalidade, casos estes em que sua prescrição não é recomendada.

● INSUFICIÊNCIA HEPÁTICA: Utilizar o flurazepam com cautela em pacientes com insuficiência hepática. A dose recomendada é de 15 mg/dia.

● COMO MANEJAR EFEITOS ADVERSOS: Os efeitos colaterais do flurazepam tendem a ser imediatos e melhorar com o tempo. Dessa forma, é necessário aguardar e observar se os efeitos irão desaparecer; caso não desapareçam, são recomendadas a redução de dose, a troca por outro medicamento semelhante ou de liberação lenta e a utilização de doses mais altas para a noite (horário de dormir).

◯ Toxicidade

ORAL EM HUMANOS: A menor dose tóxica publicada do flurazepam é de 380 μg/kg; a dose letal de flurazepam é de 980 mg/kg em ratos.

TOXICIDADE AGUDA: Em caso de dosagem excessiva, deve-se realizar lavagem gástrica, monitorar frequência cardíaca, respiratória e pressão arterial e fornecer suporte, como hidratação e permeabilidade de vias aéreas. Em caso de intoxicação ou efeitos colaterais graves e potencialmente fatais, deve-se usar o flumazenil.

◯ Referência

1. Whirl-Carrillo M, Huddart R, Gong L, Sangkuhl K, Thorn CF, Whaley R, et al. An evidence-based framework for evaluating pharmacogenomics knowledge for personalized medicine. Clin Pharmacol Ther. 2021;110(3):563-72.

◯ Leituras Recomendadas

Dalmane® (flurazepam hydrochloride) [Internet]. Aliso Viejo: Valeant; 2007 [capturado em 15 out. 2024]. Disponível em: https://www.accessdata.fda.gov/drugsatfda_docs/label/2007/016721s076lbl.pdf.

Drugs.com. Flurazepam side effects [Internet]. 2024 [capturado em 15 out. 2024]. Disponível em: https://www.drugs.com/sfx/flurazepam-side-effects.html#-professional.

Greenblatt DJ, Abernethy DR, Koepke HH, Shader RI. Interaction of cimetidine with oxazepam, lorazepam, and flurazepam. J Clin Pharmacol. 1984;24(4):187-93.

Greenblatt DJ, Allen MD, Shader RI. Toxicity of high-dose flurazepam in the elderly. Clin Pharmacol Ther. 1977;21(3):355-61.

Karacan I, Orr W, Roth T, Kramer M, Thornby J, Bingham S, et al. Dose-related effects of flurazepam on human sleep-walking patterns. Psychopharmacology. 1981;73(4):332-9.

Miller LG, Greenblatt DJ, Abernethy DR, Friedman H, Luu MD, Paul SM, et al. Kinetics, brain uptake, and receptor binding characteristics of flurazepam and its metabolites. Psychopharmacology. 1988;94(3):386-91.

◯ Fluvoxamina

A fluvoxamina é um dos primeiros fármacos ISRSs desenvolvidos. Além disso, também apresenta ação agonista do receptor ς_1, mecanismo que potencialmente justifica seus efeitos no tratamento de algumas condições graves e de resistência ao tratamento. Foi o primeiro ISRS aprovado pela FDA para o tratamento específico do TOC. É utilizada também no tratamento da depressão e de transtornos do espectro da ansiedade, como transtorno de pânico e TEPT. Seu mecanismo de ação agonista de ς_1, que diferencia a fluvoxamina de outros ISRSs, poderia explicar sua potencial latência reduzida para início dos efeitos terapêuticos. Além disso, os agonistas de ς_1, como a fluvoxamina, também têm potencial indutor de mecanismos neuroplásticos e neurogenerativos. Ela apresenta um perfil farmacológico seguro e eficaz, com larga margem de segurança em relação à superdosagem, e tolerabilidade compatível com diversos grupos de pacientes, como crianças e idosos. Sua absorção atinge picos plasmáticos em 3 a 8 horas e sua eliminação ocorre majoritariamente por via renal.

Nomes no Brasil:
Luvox, Revoc.

SUS:
Não disponível na Rename.

● **INDICAÇÕES DE BULA – ANVISA:** Tratamento do TDM, dos sintomas do transtorno depressivo e dos sintomas do TOC.

● **INDICAÇÕES DE BULA – FDA:** Tratamento de obsessões e compulsões em pacientes com TOC.

- **INDICAÇÕES OFF-LABEL:** A fluvoxamina pode ser usada no tratamento de bulimia nervosa, TEPT e transtornos do espectro da ansiedade.

- **CONTRAINDICAÇÕES:** A fluvoxamina é contraindicada em caso de hipersensibilidade à substância, bem como em associação com IMAOs (mesmo após 5 semanas) e com fármacos que causem prolongamento do intervalo QT (pimozida, tioridazina).

- **TESTES LABORATORIAIS SUGERIDOS OU NECESSÁRIOS:** Não existem indicações específicas de monitoramento clínico para pacientes saudáveis.

- **ROTA FARMACOLÓGICA:** Ver Figura 1.

Farmacologia

ABSORÇÃO: A fluvoxamina possui boa absorção oral, com biodisponibilidade de 53% e pico de concentração em 3 a 8 horas.

VOLUME DE DISTRIBUIÇÃO: 25 L/kg.

LIGAÇÃO PROTEICA: 77 a 80%.

METABOLISMO/FARMACOCINÉTICA: As isoenzimas específicas do citocromo P450 envolvidas no metabolismo da fluvoxamina ainda não foram identificadas, mas acredita-se que o metabolismo primário desse fármaco ocorra via desmetilação oxidativa, desaminação oxidativa e N-acetilação.

ROTA DE ELIMINAÇÃO: A excreção da fluvoxamina é predominantemente renal, com cerca de 94% de uma dose oral sendo recuperados na urina sob a forma de metabólitos e menos de 4% recuperados como fármaco inalterado.

MEIA-VIDA: 15,6 horas (variando entre 9-28 horas).

DEPURAÇÃO: 65 L/h.

FARMACODINÂMICA: A fluvoxamina é um inibidor da proteína SERT e agonista do receptor ς_1.

MECANISMO DE AÇÃO: Os efeitos terapêuticos da fluvoxamina são atribuídos à sua ação inibidora de maneira seletiva e potente da proteína SERT, facilitando assim a neurotransmissão serotoninérgica por meio da recaptação da serotonina pré-sináptica, sendo este mecanismo demonstrado em estudos *in vitro* e *in vivo*. Estudos evidenciaram que a administração aguda de fluvoxamina é capaz de aumentar significativamente as concentrações extraneuronais de serotonina em regiões corticolímbicas, responsáveis pela

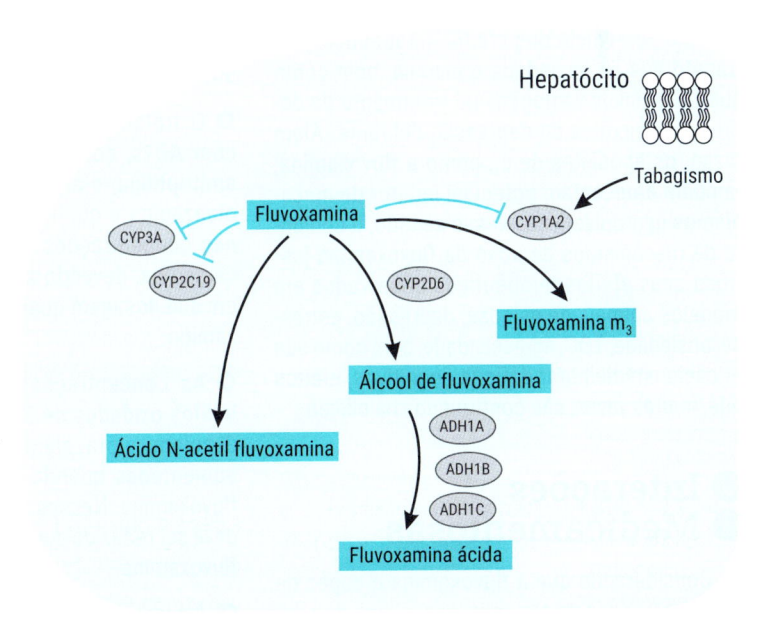

FIGURA 1 ▶

ROTA FARMACOLÓGICA DA FLUVOXAMINA.

Fonte: Elaborada com base em Whirl-Carrillo e colaboradores.[1]

regulação do humor, como córtex pré-frontal e núcleo dorsal da rafe.[2] Além disso, a fluvoxamina não costuma apresentar efeito sobre a neurotransmissão noradrenérgica e dopaminérgica, tem pouca ou nenhuma afinidade por outros tipos de receptores de neurotransmissores, como D_2, H_1, $5-HT_1$, $5-HT_2$ ou receptores muscarínicos e não parece inibir a MAO. Nesse sentido, seu mecanismo altamente seletivo para SERT parece justificar seu perfil de segurança e baixa probabilidade de toxicidade. Estudos pré-clínicos e clínicos indicam que efeitos cardiovasculares, anticolinérgicos ou pró-convulsivantes são relativamente raros com a fluvoxamina, sobretudo quando comparada com tricíclicos.[3,4] Ensaios clínicos de EEG sugerem que a fluvoxamina apresenta menor potencial sedativo que outros antidepressivos, especialmente quando comparados com tricíclicos ou tetracíclicos, como a imipramina ou a mianserina.[5] A modulação das vias serotoninérgicas parece também justificar o papel modulador da fluvoxamina sobre as vias de nocicepção. A fluvoxamina ainda apresenta um possível mecanismo secundário baseado em seu expressivo efeito agonista dos receptores ς_1, abundantes em áreas relacionadas à modulação do gerenciamento de estresse, situações traumáticas, depressão e ansiedade. A ação da fluvoxamina sobre esses receptores poderia explicar algumas vezes, pelo menos em parte, sua menor latência para início dos efeitos terapêuticos em transtornos de ansiedade e insônia, bem como suas potenciais vantagens no tratamento da depressão psicótica ou depressão delirante. Além disso, os agonistas de ς_1, como a fluvoxamina, também apresentam potencial indutor de mecanismos neuroplásticos. Nesse sentido, o conjunto de mecanismos de ação da fluvoxamina justifica seus efeitos terapêuticos observados em modelos animais de psicose, depressão, estresse, ansiedade, TOC, agressividade, bem como sua eficácia em melhorar déficits cognitivos, efeitos que, muitas vezes, são confirmados na clínica.

● Interações Medicamentosas

○ Considerando que a fluvoxamina é capaz de inibir a atividade de algumas isoenzimas do citocromo P450, como CYP1A2, CYP2C19, CYP2C9, CYP2D6 e CYP3A4, medicamentos amplamente metabolizados por essas isoenzimas podem ser eliminados de forma mais lenta, o que resulta em elevadas concentrações plasmáticas e possíveis aumentos dos efeitos adversos, quando coadministrados com a fluvoxamina. Nesses casos, é recomendado que, se necessário, o tratamento concomitante de fluvoxamina com esses medicamentos seja ajustado visando à menor dose possível e a um maior intervalo entre a administração.

○ Quando a fluvoxamina é administrada concomitantemente com ramelteona, as concentrações plasmáticas desse fármaco podem ser elevadas, sobretudo em esquemas terapêuticos na dose de 100 mg, 2x/dia, juntamente a uma dose de ramelteona de 16 mg.

○ O uso concomitante com outros fármacos com atividade serotoninérgica, como outros ISRSs, inibidores seletivos da recaptação da noradrenalina, triptanos ou tramadol, pode causar síndrome serotoninérgica. Além disso, é contraindicado o tratamento concomitante de fluvoxamina com IMAOs, inclusive dentro dos primeiros 14 dias da suspensão do tratamento com um IMAO ou em um intervalo de, pelo menos, 2 semanas da fluvoxamina e o início do tratamento com um IMAO. Há relatos de casos graves e fatais de síndrome serotoninérgica em pacientes tratados com esses fármacos sem que fossem respeitados os intervalos entre uma terapia e outra.

○ O tratamento em conjunto de fluvoxamina com ADTs, como clomipramina, imipramina e amitriptilina, e antipsicóticos, como clozapina, olanzapina e quetiapina, pode causar aumento nas concentrações plasmáticas desses medicamentos, devendo-se considerar uma redução em sua dosagem quando associados com fluvoxamina.

○ As concentrações plasmáticas dos metabólitos oxidados de BZDs (p. ex., triazolam, midazolam, alprazolam e diazepam) podem ser aumentadas quando há coadministração com fluvoxamina. Nesses casos, a dose desses BZDs deve ser reduzida durante a coadministração com fluvoxamina.

○ A coadministração de fluvoxamina e fármacos com janela terapêutica estreita, como tacrina, teofilina, metadona, mexiletina, fenitoína, carbamazepina e ciclosporina, deve ser cuidadosamente monitorada, considerando-se, de preferência, o ajuste da dosagem.

○ No caso do tratamento de fluvoxamina com ropinirol, deve-se levar em consideração que as concentrações plasmáticas de ropinirol podem sofrer elevações quando administrado em combinação com fluvoxamina, aumentando assim o risco de efeitos adversos ou até mesmo superdosagem. Portanto, é recomendado acompanhamento médico cuidadoso, além de redução na dose do ropinirol, durante o tratamento com fluvoxamina e após sua interrupção.

○ As concentrações plasmáticas de propranolol e varfarina aumentam quando administrados em combinação com fluvoxamina, podendo ser necessário reduzir a dose de propranolol.

○ Há relatos de casos isolados de toxicidade cardíaca em tratamentos combinados entre fluvoxamina e tioridazina.

○ O uso de fluvoxamina é contraindicado em tratamento conjunto com terfenadina, astemizol, cisaprida e sildenafila.

AFINIDADE LIGANTE/KI:

LOCAL	KI (NM)
Ki (SERT)	2,5
Ki (ς_1)	36
Ki (NET)	1.427
Ki ($5-HT_{2C}$)	5.786
Ki (α_1)	1.288

○ Farmacogenética

Acesse https://www.pharmgkb.org/chemical/PA449690 ou utilize o QR code ao lado.

ANOTAÇÕES CLÍNICAS

Nível de evidência 1A: Ver Tabela 1.

Nível de evidência 1B, 2A, 2B: Não há dados para a fluvoxamina no PharmGKB até a data de publicação deste livro.

Nível de evidência 3: Variantes diversas dos genes *ABCB1*, *COMT*, *FGF2*, *HTR1A*, *HTR2A*, *MDGA2* e *SLC6A4*.

Nível de evidência 4: Acesse o *site* para mais informações.

○ Prática Clínica

● **DOSAGEM:** Os comprimidos de fluvoxamina de 50 ou 100 mg são sulcados, o que permite o corte para redução da dosagem pela metade. Entretanto, a fluvoxamina apresenta uma formulação de liberação controlada (cápsulas de 100 ou 150 mg), não disponível no Brasil, a qual não deve ser dividida ou mastigada. Em geral, essa formulação tende a ser mais bem tolerada do que a formulação de liberação imediata.

● **TITULAÇÃO**

TRANSTORNO DEPRESSIVO MAIOR: Recomenda-se uma dose inicial única de 50 mg, ao anoitecer.

TABELA 1 ▶ NÍVEL DE EVIDÊNCIA 1A PARA A FLUVOXAMINA

VARIANTE	GENE	MOLÉCULA	TIPO	FENÓTIPO
CYP2D6*1	CYP2D6	Fluvoxamina	Metabolismo Farmacocinética	Transtorno depressivo maior
CYP2D6*4				
CYP2D6*5				
CYP2D6*6				
CYP2D6*10				
CYP2D6*14				

Em seguida, deve-se incrementar a dose (de maneira gradual e de acordo com a tolerabilidade de cada paciente até que se atinja a eficácia clínica desejada), a qual costuma ser de 100 mg. Em alguns casos, pode ser necessário dosar até o total de 300 mg/dia. Quando a dose diária total é superior a 150 mg, sugere-se dividi-la. Para dose de manutenção ou prevenção da recorrência da depressão, em geral recomenda-se a dose de 100 mg/dia.

TRANSTORNO OBSESSIVO-COMPULSIVO: Recomenda-se uma dose inicial de 50 mg/dia, por um período de 3 a 4 dias. Em seguida, deve-se incrementar a dose até a obtenção da resposta clínica desejada. A dose diária máxima indicada é de 300 mg para adultos e 200 mg para crianças (acima de 8 anos). Em geral, a dose eficaz diária fica em torno de 100 e 300 mg. O profissional de saúde deve avaliar o paciente de maneira individualizada, a fim de titular a menor dose eficaz possível. Em pacientes pediátricos (de 8-17 anos), recomenda-se iniciar o tratamento com a dose de 25 mg/dia na hora de dormir, incrementando-a em 25 mg a cada 4 ou 7 dias. As doses acima de 50 mg/dia devem ser divididas, com a maior dose sendo administrada antes de dormir. Em casos de TOC resistente ao tratamento, pode-se considerar, com cautela, a combinação de fluvoxamina e clomipramina.

● **EFEITOS ADVERSOS:** Mais comuns: Gastrointestinais (boca seca, constipação, diarreia, dispepsia, náusea), geniturinários (ejaculação anormal), metabólicos (anorexia), neurológicos (astenia, cefaleia, sonolência, tontura), psiquiátricos (diminuição de libido masculina, insônia, nervosismo), outros (dor). Comuns: Cardiovasculares (dor no peito, edema, fogacho, hipertensão, hipotensão, palpitação, sensação de calor, taquicardia, vasodilatação), dermatológicos (acne, equimose, hiperidrose, sudorese), gastrointestinais (abscesso, cárie, disfagia, dor abdominal e de dente, extração dentária, flatulência, gengivite, vômito), geniturinários (aumento de frequência urinária, função sexual feminina/masculina anormal, impotência, ITU, menorragia, poliúria, retardo ejaculatório, retenção urinária), hepáticos (elevação de transaminases, função hepática anormal), metabólicos (diminuição de apetite, ganho/perda de peso), musculoesqueléticos (espasmo, mialgia), neurológicos (amnésia, estimulação do SNC, hipercinesia, hipertonia, hipocinesia, mioclonia, parestesia, síncope, tremor), oculares (ambliopia, visão borrada), psiquiátricos (agitação, anorgasmia, ansiedade, depressão, diminuição de libido feminina, pensamento anormal, reação psicótica, sonhos anormais, virada maníaca), respiratórios (aumento de tosse, bocejo, bronquite, dispneia, epistaxe, faringite, IVAS, laringite, sinusite), outros (astenia, calafrio, lesão acidental, mal-estar). Incomuns: Cardiovasculares (alteração de segmento ST, *angina pectoris*, atraso de condutância, bradicardia, cardiomiopatia, doença cardiovascular, extremidades frias, hipotensão, hipotensão ortostática, infarto do miocárdio, palidez, pulso irregular), dermatológicos (alopecia, dermatite esfoliativa, descoloração de pele, eczema, edema angioneurótico, fotossensibilidade, furunculose, prurido, *rash*, reação cutânea de hipersensibilidade, seborreia, urticária), endocrinológicos (hipotireoidismo), gastrointestinais (aumento de salivação, colite, eructação, esofagite, estomatite, gastrenterite, gastrite, glossite, hemorragia gastrointestinal e retal, hemorroida, melena, úlcera gastrointestinal), geniturinários (alteração de urina, anúria, atraso de menstruação, disúria, hematospermia, hematúria, hemorragia vaginal, lactação, menopausa, metrorragia, noctúria, síndrome pré-menstrual, vaginite), hematológicos (anemia, leucocitose, linfadenopatia, trombocitopenia), hipersensibilidade (reação alérgica), metabólicos (desidratação, hipercolesterolemia), musculoesqueléticos (artralgia, artrite, bursite, dor cervical, espasmo muscular generalizado, miastenia, rigidez cervical), neurológicos (acatisia, alteração de marcha, ataxia, convulsão, depressão de SNC, discinesia, distonia, distúrbio de campo visual, estupor, hemiplegia, hipersonia, hipotonia, incoordenação, paralisia, parosmia, perda de paladar, vertigem), oculares (acomodação anormal, conjuntivite, diplopia, dor ocular, fotofobia, midríase, olho seco), psiquiátricos (agorafobia, agressividade, alucinação, aumento de libido, delírio, *delirium*, despersonalização, estado confusional, euforia, hipocondria, histeria, hostilidade, instabilidade emocional, psicose, reação paranoide, tendência suicida, tentativa de suicídio, transtorno do sono), renais (cistite), respiratórios (asma, hiperventilação, rouquidão), outros (otite média, *overdose*). Raros: Cardiovasculares (bloqueio atrioventricular, extrassístoles supraventriculares, flebite, pericardite), endocrinológicos (gota), gastrointestinais (hematêmese, incontinência fecal, obstrução intestinal), hematológicos (leucopenia, púrpura), hepáticos (colecistite, colelitíase, dor biliar, icterícia), metabólicos (aumento de DHL, diabetes melito, hiperglicemia, hiperlipidemia, hipocalemia, hipoglicemia), musculoesqueléticos (miopatia, torcicolo, trismo), neurológicos (acinesia, AVC, coma, diminuição de reflexos, discinesia tardia, fala arrastada, fibrilação), oculares (úlcera de córnea), psiquiátricos (mania, mutismo, obsessão, síndrome de abstinência), renais (cálculo renal, oligúria), respiratórios (apneia, congestão de via aérea superior, doença pulmonar obstrutiva, hemoptise, infarto pulmonar, laringismo, pneumonia, soluço), outros (morte súbita). Pós-comercialização: Cardiovasculares (arritmia ventricular, choque, parada cardiorrespiratória, prolongamento do intervalo QT, taquicardia ventricular, *torsades de pointes*, vasculite), dermatológicos (erupção bolhosa, necrólise epidérmica tóxica, púrpura de Henoch-Schönlein, SSJ), gastrointestinais (DRGE, glossodinia, pancreatite, síndrome de oclusão intestinal), hematológicos (agranulocitose, anemia aplásica, diminuição de contagem de leucócitos), hepáticos (hepatite), hipersensibilidade (angiedema, reação anafilática), musculoesqueléticos (fraqueza muscular, rabdomiólise), neurológicos (alteração de marcha, disartria, distúrbio sensorial, inquietação psicomotora, perversão de paladar, SNM-*like*), psiquiátricos (agressividade, bruxismo, comportamento de autoagressão e impulsivo, ideação homicida, síndrome de ativação), renais (insuficiência renal, IRA), respiratórios (doença pulmonar intersticial), outros (choro, fadiga, nervosismo, pirexia, queda, sensação de embriaguez).

● GRAVIDEZ: Não existem estudos clínicos suficientes que atestem a segurança da fluvoxamina em gestantes. Em geral, seu uso não é recomendado durante a gravidez, especialmente no primeiro trimestre. Em alguns casos, pode ser necessária a continuidade do tratamento durante a gestação, mas devem ser ponderados os riscos da exposição à fluvoxamina ao feto em relação aos benefícios do não tratamento para a mãe. A literatura indica que recém-nascidos expostos a ISRSs no fim do terceiro trimestre necessitavam de hospitalização prolongada, suporte respiratório e alimentação por sonda, sintomas estes compatíveis com efeitos tóxicos promovidos pelos ISRSs e IRSNs ou, eventualmente, por efeitos de retirada da substância.[6] Categoria C da FDA (classificação até 2015).

● AMAMENTAÇÃO: A fluvoxamina é secretada no leite materno, o que justificaria alguns relatos de sintomas nos lactentes, como sedação ou irritabilidade. Entretanto, os dados clínicos acerca da segurança desse uso são escassos, de modo que o aleitamento materno durante o tratamento com fluvoxamina deve ser avaliado conforme possíveis benefícios do tratamento para a mãe e riscos da exposição à substância para o lactente.

● CRIANÇAS E ADOLESCENTES: A fluvoxamina não é indicada para o tratamento de transtorno depressivo maior em pacientes pediátricos. Para TOC, pode ser prescrita em pacientes com mais de 8 anos de idade. É necessário analisar cuidadosamente a relação risco-benefício desse tipo de tratamento farmacológico quanto ao não tratamento com antidepressivos nessa faixa etária, registrando no prontuário. Deve-se observar o possível potencial de ativação de transtorno bipolar conhecido ou desconhecido, informando os pais/responsáveis sobre esse risco para que possam auxiliar no monitoramento das crianças e adolescentes tratados com fluvoxamina. O monitoramento desses pacientes deve ser rigoroso, principalmente nas primeiras semanas de tratamento ou durante as alterações de dosagem. Dados da literatura sugerem eficácia para outros transtornos de ansiedade e depressão nessa faixa etária, mas ainda são necessários mais estudos sobre o assunto.

● IDOSOS: A fluvoxamina deve ser administrada com cautela nessa população, preferencialmente em doses reduzidas em comparação a pacientes mais jovens, visto que alguns pacientes idosos podem ser mais suscetíveis aos seus efeitos adversos. A titulação também deve ser mais lenta em relação a pacientes jovens. Apesar disso, os estudos indicam que o tratamento com ISRSs em idosos é eficaz, especialmente no manejo do risco de suicídio.

BIPP TIPS

- Algumas linhas de evidência sugerem que a fluvoxamina, assim como outros ISRSs, poderiam desempenhar um papel no tratamento da covid-19, incluindo redução na agregação plaquetária, diminuição da degranulação dos mastócitos, interferência com o tráfego viral endolisossômico e regulação da inflamação induzida pela infecção. Entretanto, faltam mais dados que embasem esse possível uso.

- Em estudo com voluntários sadios, foi observado um aumento da exposição à fluvoxamina quando ingerida em conjunto com suco de toranja, responsável por inibir a ação da CYP3A4 e da glicoproteína P.[7]

- As concentrações plasmáticas de cafeína podem sofrer aumento durante a administração conjunta com fluvoxamina. É necessário, portanto, que pacientes que costumam ingerir grandes quantidades de bebidas contendo cafeína diminuam a ingestão durante o tratamento com fluvoxamina, visando evitar efeitos adversos, como tremor, palpitação, náusea, inquietação ou insônia.

- Algumas evidências preliminares sugerem que a fluvoxamina é eficaz para o tratamento de esquizofrenia quando combinada com antipsicóticos.[8]

● **INSUFICIÊNCIA RENAL:** Utilizar a fluvoxamina com cautela em pacientes com insuficiência renal, considerando a diminuição da dosagem.

● **INSUFICIÊNCIA HEPÁTICA:** Utilizar a fluvoxamina com cautela em pacientes com insuficiência hepática, com titulação mais lenta que o usual e doses reduzidas em relação a pacientes saudáveis.

● **COMO MANEJAR EFEITOS ADVERSOS:** É necessário promover medidas de suporte ao paciente. Os sintomas costumam passar com o tempo. A redução da dose pode estar indicada. Nos casos em que o principal efeito adverso é a sedação, recomenda-se administrar o medicamento à noite, antes de dormir. Caso haja sintomas adversos intoleráveis, deve-se considerar a substituição da fluvoxamina por outro fármaco da mesma classe.

Toxicidade

ORAL EM HUMANOS: Embora sua dose máxima recomendada seja de 300 mg, a literatura relata raríssimos casos de toxicidade letal com uso isolado de fluvoxamina.

TOXICIDADE AGUDA: A fluvoxamina apresenta uma larga margem de segurança em relação à superdosagem. Podem ocorrer convulsões com doses acima de 1.500 mg e há um caso relatado de depressão do SNC prolongada após ingestão de 3.000 mg, mas superdosagens de até 12.000 mg apresentam recuperação total. Os sintomas observados costumam ser leves e transitórios e incluem sonolência, tremor, náuseas, vômitos, dor abdominal, bradicardia e/ou efeitos anticolinérgicos (boca seca, midríase, taquicardia sinusal, etc.). Eventualmente, podem ocorrer complicações mais graves em casos de superdosagem intencional com fluvoxamina em associação com outras substâncias. Nesses casos, o paciente deve ser encaminhado imediatamente para cuidados médicos. Não existem antídotos específicos para superdosagem com fluvoxamina. Assim, recomenda-se esvaziamento ou lavagem gástrica imediata e uso repetido de carvão ativado juntamente com laxante osmótico, caso necessário. Diurese forçada ou diálise não apresentam eficácia comprovada nessas situações.

Referências

1. Whirl-Carrillo M, Huddart R, Gong L, Sangkuhl K, Thorn CF, Whaley R, et al. An evidence-based framework for evaluating pharmacogenomics knowledge for personalized medicine. Clin Pharmacol Ther. 2021;110(3):563-72.

2. Bel N, Artigas F. Fluvoxamine preferentially increases extracellular 5-hydroxytryptamine in the raphe nuclei: an in vivo microdialysis study. Eur J Pharmacol. 1992;229(1):101-3.

3. Hewer W, Rost W, Gattaz WF. Cardiovascular effects of fluvoxamine and maprotiline in depressed patients. Eur Arch Psychiatry Clin Neurosci. 1995;246(1):1-6.

4. Flett SR, Szabadi E, Bradshaw CM. A comparison of the effects of fluvoxamine and amitriptyline on autonomic functions in healthy volunteers. Eur J Clin Pharmacol. 1992;42(5):529-33.

5. Saletu B, Grünberger J, Rajna P. Pharmaco-EEG profiles of antidepressants. Pharmacodynamic studies with fluvoxamine. Br J Clin Pharmacol. 1983;15(Suppl 3):369S-83S.

6. Huybrechts KF, Sanghani RS, Avorn J, Urato AC. Preterm birth and antidepressant medication use during pregnancy: a systematic review and meta-analysis. PLoS One. 2014;9(3):e92778.

7. Hanley MJ, Cancalon P, Widmer WW, Greenblatt DJ. The effect of grapefruit juice on drug disposition. Expert Opin Drug Metab Toxicol. 2011;7(3):267-86.

8. Kishi T, Hirota T, Iwata N. Add-on fluvoxamine treatment for schizophrenia: an updated meta-analysis of randomized controlled trials. Eur Arch Psychiatry Clin Neurosci. 2013;263(8):633-41.

Leituras Recomendadas

Drugs.com. Fluvoxamine side effects [Internet]. 2024 [capturado em 15 out. 2024]. Disponível em: https://www.drugs.com/sfx/fluvoxamine-side-effects.html#-professional.

Figgitt DP, McClellan KJ. Fluvoxamine: an updated review of its use in the management of adults with anxiety disorders. Drugs. 2000;60(4):925-54.

Fluvoxamine maleate [Internet]. Baudette: ANI Pharmaceuticals; 2012 [capturado em 15 out. 2024]. Disponível em: https://www.accessdata.fda.gov/drugsatfda_docs/label/2012/021519s003lbl.pdf.

Garnier R, Azoyan P, Chataigner D, Taboulet P, Dellattre D, Efthymiou ML. Acute fluvoxamine poisoning. J Int Med Res. 1993;21(4):197-208.

Henry JA. Overdose and safety with fluvoxamine. Int Clin Psychopharmacol. 1991;6 Suppl 3:41-7.

Omori IM, Watanabe N, Nakagawa A, Cipriani A, Barbui C, McGuire H, et al. Fluvoxamine versus other anti-depressive agents for depression. Cochrane Database Syst Rev. 2010;17(3):CD006114.

Perse TL, Greist JH, Jefferson JW, Rosenfeld R, Dar R. Fluvoxamine treatment of obsessive-compulsive disorder. Am J Psychiatry. 1987;144(12):1543-8.

Sukhatme VP, Reiersen AM, Vayttaden SJ, Sukhatme VV. Fluvoxamine: a review of its mechanism of action and its role in COVID-19. Front Pharmacol. 2021;12:652688.

G

- Gabapentina 352
- Galantamina 356
- Guanfacina 361

BIPP TIPS

- É sugerido atenção para possíveis reações cutâneas graves como SSJ e pustulose exantemática generalizada aguda, uma vez que estas já foram relatadas com o uso de galantamina.

- O tratamento com inibidores da colinesterase, incluindo a galantamina, é associado com perda de peso. Considerando que este é um sintoma comum em pacientes com Alzheimer, o monitoramento de peso deve ser realizado.

- Devido à sua ação farmacológica, os inibidores da colinesterase podem ter efeitos vagotônicos sobre a frequência cardíaca (p. ex., bradicardia). Em pacientes com alterações do nó sinoatrial ou outras de condução cardíaca supraventricular, como bloqueio sinoatrial e atrioventricular, o potencial dessa ação pode ser particularmente importante.

- Os colinomiméticos podem promover aumento da produção de ácido gástrico. Portanto, é recomendado monitoramento quanto a sintomas de sangramento gastrointestinal ativo ou oculto, especialmente nos pacientes com maior risco de desenvolver úlceras (p. ex., aqueles com história de doença ulcerosa ou recebendo AINEs concomitantemente).

- Os inibidores da colinesterase devem ser prescritos com cautela a pacientes com história de asma ou DPOC.

- O uso de galantamina não é recomendado em pacientes com obstrução urinária ou em recuperação de cirurgia da bexiga.

uso de galantamina deve ser evitado durante a gravidez. Categoria C da FDA (classificação até 2015).

● **AMAMENTAÇÃO:** Não existem estudos em mulheres lactantes; portanto, não está estabelecido se a galantamina é excretada no leite humano. Não é aconselhada a amamentação durante o tratamento com esse fármaco.

● **CRIANÇAS E ADOLESCENTES:** A segurança e a eficácia da galantamina não estão bem estabelecidas em crianças e adolescentes, motivo pelo qual o uso de galantamina não é recomendado para essa faixa etária.

● **IDOSOS:** Embora o uso de galantamina seja indicado para essa faixa etária, é recomendado atenção, visto que os inibidores da acetilcolinesterase podem aumentar as taxas de síncope, bradicardia, inserção de marca-passo e fratura do quadril.

● **INSUFICIÊNCIA RENAL:** Em pacientes com insuficiência renal moderada (depuração de creatinina: 52-104 mL/min) ou grave (depuração de creatinina: 9-51 mL/min), foi encontrado um aumento de 38% e 67% das concentrações plasmáticas da galantamina, respectivamente. No entanto, uma análise farmacocinética da população e simulações indicaram que não são necessários ajustes de dose em pacientes com Alzheimer com insuficiência renal desde que a depuração de creatinina seja de, pelo menos, 9 mL/min, uma vez que a depuração da galantamina é menor na população com Alzheimer.

● **INSUFICIÊNCIA HEPÁTICA:** Em pacientes com insuficiência hepática leve (Child-Pugh: 5-6), a farmacocinética da galantamina parece comparável à de indivíduos saudáveis. No entanto, a ASC e a meia-vida da galantamina aumentam em cerca de 30% em pacientes com insuficiência hepática moderada (Child-Pugh: 7-9). Dessa forma, é recomendado utilizar a galantamina com cautela em pacientes com insuficiência hepática moderada e, se possível, evitar seu uso em pacientes com insuficiência hepática grave.

● **COMO MANEJAR EFEITOS ADVERSOS:** A titulação mais lenta da dose pode auxiliar no alívio dos sintomas gastrointestinais e de outros efeitos adversos. Também é possível considerar redução da dose ou troca por um agente diferente caso haja efeitos adversos mais graves e intoleráveis.

○ Toxicidade

ORAL EM HUMANOS: Não há dados específicos sobre superdosagem em humanos, embora já tenha sido relatada a ingestão de 160 mg de galantamina com recuperação sintomática da intoxicação em 24 horas. A dose letal oral da galantamina é de 75 mg/kg em ratos.

TOXICIDADE AGUDA: Os sintomas observados na intoxicação por galantamina são similares aos dos casos de intoxicação por outros colinomiméticos e incluem fraqueza, fasciculações musculares, náusea grave, vômito, cólicas gastrointestinais, salivação, lacrimejamento, incontinência urinária e fecal, sudorese, bradicardia, hipotensão, convulsões, depressão respiratória e colapso.

É necessário ficar atento para o aumento da fraqueza muscular junto com hipersecreções traqueais e broncospasmo, que podem levar a um comprometimento vital das vias aéreas.

A conduta envolve medidas gerais de suporte; como tratamento farmacológico para os casos graves de intoxicação, anticolinérgicos como a atropina são uma opção. Recomenda-se uma dose inicial de 0,5 a 1 mg IV, sendo as doses subsequentes baseadas na resposta clínica.

Leituras Recomendadas

Birks JS. Cholinesterase inhibitors for Alzheimer's disease. Cochrane Database Syst Rev. 2006;2006(1): CD005593.

Naguy A, Husain K, Alamiri B. Galantamine beyond Alzheimer's disease-a fact or artefact? CNS Spectr. 2022;27(3):268-71.

Peng DY, Sun Q, Zhu XL, Lin HY, Chen Q, Yu NX, et al. Design, synthesis, and bioevaluation of benzamides: novel acetylcholinesterase inhibitors with multi-functions on butylcholinesterase, Aβ aggregation, and β-secretase. Bioorg Med Chem. 2012;20(22):6739-50.

Raskind MA, Peskind ER, Wessel T, Yuan W. Galantamine in AD: a 6-month randomized, placebo-controlled trial with a 6-month extension. The Galantamine USA-1 Study Group. Neurology. 2000;54(12):2261-8.

Razay G, Wilcock GK. Galantamine in Alzheimer's disease. Expert Rev Neurother. 2008;8(1):9-17.

Scott LJ, Goa, KL. Galantamine: a review of its use in Alzheimer's disease. Drugs. 2000;60:1095-122.

Guanfacina

A guanfacina é um fármaco agonista seletivo dos receptores adrenérgicos tipo $\alpha_2 A$ que atua no SNC. É utilizada no tratamento do TDAH, na formulação de liberação prolongada, porém não se trata de um medicamento estimulante. Após administração oral, sua concentração máxima ocorre em 5 horas e a duração do seu efeito é bastante longa. Sua eliminação se dá pela via renal.

Nomes no Brasil:
Não disponível no Brasil (EUA: Estulic, Intuniv XR, Tenex).

SUS:
Não disponível na Rename.

● **INDICAÇÕES DE BULA - ANVISA:** Não possui aprovação da Anvisa até o momento.

● **INDICAÇÕES DE BULA - FDA:** Tratamento do TDAH como monoterapia ou como terapia adjuvante a medicamentos estimulantes.

● **INDICAÇÕES *OFF-LABEL*:** A guanfacina pode ser utilizada no manejo do transtorno da conduta, no transtorno de oposição desafiante, no transtorno global de desenvolvimento, para tiques motores e na síndrome de Tourette. Pode ainda ser utilizada para controlar sintomas decorrentes da síndrome de abstinência de opioides, no manejo da fissura decorrente da retirada de cocaína e nicotina, para o manejo de TEPT em crianças e adolescentes e em pacientes com TEA (para manejo da hiperatividade).

● **CONTRAINDICAÇÕES:** A guanfacina não deve ser utilizada por pacientes com histórico de alergia ao medicamento. Deve ser utilizada com cautela em pacientes com bloqueio cardíaco, bradicardia, desidratação, doença cardiovascular, história de hipotensão e síncope. Também é necessário atenção na prescrição da guanfacina para pacientes que fazem uso de medicamentos anti-hipertensivos e que causem prolongamento do intervalo QT.

● **TESTES LABORATORIAIS SUGERIDOS OU NECESSÁRIOS:** Testes laboratoriais não são necessários.

● **ROTA FARMACOLÓGICA:** Ver Figura 1.

○ Farmacologia

ABSORÇÃO: Após administração oral, a guanfacina exibe seu pico de concentração plasmática em 5 horas. Há aumento da concentração máxima em aproximadamente 75% quando ingerida com alimentos. Tem biodisponibilidade de 80%.

VOLUME DE DISTRIBUIÇÃO: 6,3 L/kg.

LIGAÇÃO PROTEICA: Aproximadamente 70%.

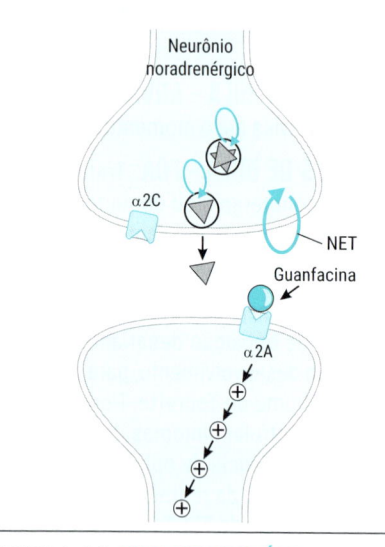

FIGURA 1 ▶ ROTA FARMACOLÓGICA DA GUANFACINA.

METABOLISMO/FARMACOCINÉTICA: A guanfacina sofre metabolização no fígado pelas enzimas da família do citocromo P450, principalmente CYP3A4, onde sofre os processos de oxidação, glicuronidação e sulfonação.

ROTA DE ELIMINAÇÃO: A excreção da guanfacina se dá principalmente pela via renal.

MEIA-VIDA: Entre 10 e 30 horas, comumente 17 horas.

DEPURAÇÃO: 360 ± 262 mL/min.

FARMACODINÂMICA: A guanfacina se liga nos receptores adrenérgicos α_{2A} com uma afinidade 15 a 20 vezes superior do que nos receptores α_2B e α_2C, o que explica seu efeito terapêutico desejado sem muitos efeitos colaterais.

MECANISMO DE AÇÃO: Ao se ligar nos receptores adrenérgicos α_{2A} pós-sinápticos no córtex pré-frontal, a guanfacina melhora a transmissão noradrenérgica e a neuroconectividade do *locus coeruleus* até essa região, que parece estar deficitária no TDAH, resultando em melhora dos sintomas do referido transtorno, principalmente desatenção, controle de impulso e planejamento. Não se trata de um medicamento estimulante, como outros medicamentos utilizados no tratamento do TDAH.

● Interações Medicamentosas

○ A concentração plasmática de guanfacina pode ser reduzida pelo uso de fenitoína e fenobarbital.

○ A concentração plasmática de valproato pode ser aumentada com o uso concomitante com guanfacina.

○ Cetoconazol, fluoxetina, fluvoxamina e nefazodona, inibidores da CYP3A4, podem tornar mais lenta a eliminação da guanfacina e, consequentemente, aumentar suas concentrações plasmáticas.

○ Indutores da CYP3A4 podem otimizar a eliminação da guanfacina e, consequentemente, reduzir suas concentrações plasmáticas.

AFINIDADE LIGANTE/KI:

LOCAL	KI (NM)
Ki (receptor α$_2$A-adrenérgico)	20,4/24,9/ 50,3/93,9/ 340
Ki (receptor α$_2$B-adrenérgico)	1.020/1.380
Ki (receptor α$_2$C-adrenérgico)	1.120/3.890

○ Farmacogenética

Acesse https://www.pharmgkb.org/chemical/PA449825 ou utilize o *QR code* ao lado.

ANOTAÇÕES CLÍNICAS

Nível de evidência 1A, 1B, 2A, 2B, 3: Não há dados para a guanfacina no PharmGKB até a data de publicação deste livro.

Nível de evidência 4: Acesse o *site* para mais informações.

○ Prática Clínica

● **DOSAGEM:** Recomenda-se a utilização da guanfacina para o tratamento do TDAH em doses que variam entre 1 e 4 mg/dia.

● **TITULAÇÃO:** Deve-se iniciar o uso de guanfacina para o tratamento do TDAH com uma dose de 1 mg/dia, pela manhã ou à noite, podendo esta dose ser aumentada em 1 mg a cada semana, não excedendo a dose máxima de 4 mg/dia.

● **EFEITOS ADVERSOS: Mais comuns:** Gastrointestinais (boca seca, constipação, dor abdominal), metabólicos (aumento de apetite), neurológicos (cefaleia, sedação, sonolência, tontura), outros (fadiga). **Comuns:** Cardiovasculares (bradicardia, hipotensão, hipotensão ortostática, taquicardia), dermatológicos (prurido, *rash*), gastrointestinais (desconforto abdominal, diarreia, náusea), genitourinários (enurese, impotência), metabólicos (ganho de peso), neurológicos (convulsão, hipotensão postural, letargia, síncope), psiquiátricos (ansiedade, depressão, insônia, irritabilidade, labilidade emocional, pesadelo), outros (astenia). **Incomuns:** Cardiovasculares (arritmia sinusal, aumento de pressão arterial, bloqueio atrioventricular, diminuição de frequência cardíaca, palidez), gastrointestinais (dispepsia), genitourinários (polaciúria), hepáticos (aumento de TGP), imunológicos (hipersensibilidade), psiquiátricos (agitação, alucinação), respiratórios (asma), outros (dor no peito). **Raros:** Cardiovasculares (hipertensão), neurológicos (hipersonia), outros (mal-estar). **Pós-comercialização:** Cardiovasculares (hipertensão de rebote, palpitação), dermatológicos (alopecia, dermatite, dermatite esfoliativa), genitourinários (disfunção erétil), metabólicos (edema), musculoesqueléticos (artralgia, cãibras, dor em membros inferiores, mialgia), neurológicos (alteração de paladar, encefalopatia hipertensiva, parestesia, tremor, vertigem), oculares (visão borrada), psiquiátricos (confusão), respiratórios (dispneia).

● **GRAVIDEZ:** Os estudos sobre o uso seguro da guanfacina durante a gestação ainda não são tão bem estabelecidos em humanos.[1] Em modelos animais, observou-se que o fármaco é capaz de atravessar a barreira placentária.[2] Em estudos utilizando doses mais baixas (4-6 vezes maiores que a recomendada para uso em humanos), não foram observados quaisquer tipos de danos para os fetos, porém em estudos com doses mais elevadas (20 vezes maiores que a recomendada para uso em humanos), houve menor sobrevivência fetal e também toxicidade para as mães.[2] Dessa forma, o uso de guanfacina durante a gestação só é indicado em caso de extrema necessidade, quando os benefícios superarem os riscos. Categoria B da FDA (classificação até 2015).

● **AMAMENTAÇÃO:** A guanfacina é secretada no leite materno em roedores, mas não é sabido se o mesmo acontece em humanos. Quando a guanfacina for utilizada por mulheres que estão amamentando, deve-se atentar para qualquer sinal de sedação e sonolência nos bebês. Nesses casos, deve-se interromper o uso da medicação ou a amamentação.

BIPP TIPS

- A guanfacina não é um medicamento controlado, uma vez que não há relato de potencial para uso abusivo.
- A ingestão de guanfacina juntamente com alimentos gordurosos pode afetar a absorção do medicamento, aumentando o tempo de exposição a ele.
- A retirada da guanfacina deve ser feita de maneira gradual, reduzindo 1 mg a cada 3 a 7 dias, pois pode haver hipertensão de rebote em caso de interrupção abrupta.
- Durante o tratamento com guanfacina, deve-se monitorar a pressão arterial com frequência.
- Em caso de esquecimento de duas ou mais doses consecutivas, o tratamento deve ser reiniciado de forma gradual.
- Em caso de sinais de letargia em crianças, estas devem ser monitoradas por 24 horas, pois há risco de toxicidade grave.
- O uso de guanfacina em concomitância com outros medicamentos depressores do SNC pode intensificar os efeitos depressores.
- Os efeitos colaterais resultantes do uso de guanfacina são dose-dependentes e tendem a ser transitórios.
- Os pacientes devem ser orientados para evitar atividades como dirigir ou operar máquinas perigosas, uma vez que há risco de sedação.
- Pacientes que sofrem desidratação ou superaquecimento podem ter risco aumentado de experimentar hipotensão ou síncope devido ao uso de guanfacina.

● **CRIANÇAS E ADOLESCENTES:** Não há estudos avaliando a segurança e a eficácia do uso de guanfacina em crianças com menos de 6 anos de idade. Crianças que usam guanfacina podem exibir sintomas de mania ou comportamento agressivo.

● **IDOSOS:** Embora não existam estudos avaliando o uso de guanfacina em idosos, o tempo de eliminação desse medicamento em tais pacientes pode ser aumentado. Nessa faixa etária, os efeitos de sedação podem ser mais pronunciados.

● **INSUFICIÊNCIA RENAL:** Utilizar doses reduzidas de guanfacina em pacientes com comprometimento renal.

● **INSUFICIÊNCIA HEPÁTICA:** Utilizar a guanfacina com cautela em pacientes com comprometimento hepático, pois 50% da depuração ocorre no fígado.

● **COMO MANEJAR EFEITOS ADVERSOS:** É necessário aguardar e observar se os efeitos irão desaparecer; caso não desapareçam, é recomendada a redução de dose do medicamento e até suspensão do seu uso, optando por outro agente da mesma classe.

Toxicidade

ORAL EM HUMANOS: Não há dados específicos de superdosagem em humanos. A dose letal é de 142 mg/kg em ratos e de 15,3 mg/kg em camundongos.

TOXICIDADE AGUDA: Os sintomas decorrentes de superdosagem de guanfacina são bradicardia, hipotensão, letargia, miose e sonolência. Pode haver hipertensão inicial seguida de hipotensão.

Referências

1. Ornoy A, Koren G. The effects of drugs used for the treatment of attention deficit hyperactivity disorder (ADHD) on pregnancy outcome and breast-feeding: a critical review. Curr Neuropharmacol. 2021;19(11):1794-804.

2. Intuniv guanfacine tablet, extended release [Internet]. Lexington: Takeda Pharmaceuticals America; 2022 [capturado em 23 out. 2024]. Disponível em: https://dailymed.nlm.nih.gov/dailymed/lookup.cfm?setid=b972af81-3a37-40be-9fe1-3ddf59852528.

Leituras Recomendadas

Anderson J, Wang C, Zaidi A, Rice T, Coffey BJ. Guanfacine as a treatment for posttraumatic stress disorder in an adolescent female. J Child Adolesc Psychopharmacol. 2020;30(6):398-401.

Arnsten AFT. Guanfacine's mechanism of action in treating prefrontal cortical disorders: successful translation across species. Neurobiol Learn Mem. 2020;176:107327.

Drugs.com. Guanfacine side effects [Internet]. 2024 [capturado em 15 out. 2024]. Disponível em: https://www.drugs.com/sfx/guanfacine-side-effects.html#-professional.

Fox H, Sinha R. The role of guanfacine as a therapeutic agent to address stress-related pathophysiology in cocaine-dependent individuals. Adv Pharmacol. 2014;69:217-65.

Fukuyama K, Nakano T, Shiroyama T, Okada M. Chronic administrations of guanfacine on mesocortical catecholaminergic and thalamocortical glutamatergic transmissions. Int J Mol Sci. 2021;22(8):4122.

Guanfacine [Internet]. DrugBank Online; 2005 [capturado em 15 out. 2024]. Disponível em: https://go.drugbank.com/drugs/DB01018.

Guanfacine for ADHD in children and adolescents. Drug Ther Bull. 2016;54(5):56-60.

Haney M, Cooper ZD, Bedi G, Herrmann E, Comer SD, Reed SC, et al. Guanfacine decreases symptoms of cannabis withdrawal in daily cannabis smokers. Addict Biol. 2019;24(4):707-16.

Intuniv® (guanfacine) [Internet]. Wayne: Shire US; 2013 [capturado em 15 out. 2024]. Disponível em: https://www.accessdata.fda.gov/drugsatfda_docs/label/2013/022037s009lbl.pdf.

Moran-Santa Maria MM, Baker NL, Ramakrishnan V, Brady KT, McRae-Clark A. Impact of acute guanfacine administration on stress and cue reactivity in cocaine-dependent individuals. Am J Drug Alcohol Abuse. 2015;41(2):146-52.

Rizzo R, Martino D. Guanfacine for the treatment of attention deficit hyperactivity disorder in children and adolescents. Expert Rev Neurother. 2015;15(4):347-54.

Scahill L, McCracken JT, King BH, Rockhill C, Shah B, Politte L, et al. Extended-release guanfacine for hyperactivity in children with autism spectrum disorder. Am J Psychiatry. 2015;172(12):1197-206.

H

- **Haloperidol** **368**
- **Hidrato de cloral** **376**
- **Hidroxizina** **380**
- **Hipérico** **384**

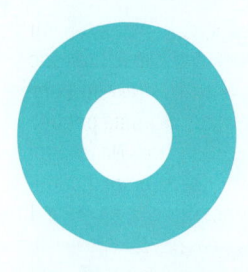

Haloperidol

O haloperidol pertence ao grupo das butirofenonas e exerce seu efeito antipsicótico por meio de forte antagonismo no receptor de dopamina D_2. Está indicado para esquizofrenia, episódios maníacos do transtorno bipolar, demências, agitação e agressividade no idoso, transtornos graves do comportamento e psicoses infantis acompanhadas de excitação psicomotora, movimentos coreiformes, tiques, estados impulsivos e agressivos, síndrome de Tourette, além de ser usado como antiemético para náuseas e vômitos incoercíveis de várias origens, quando outras terapêuticas mais específicas não forem suficientemente eficazes. Seu pico plasmático em geral é atingido entre 2 e 6 horas após a dose oral. No Brasil, o haloperidol está disponível na forma de comprimidos, gotas e solução injetável de liberação rápida ou lenta, o que permite uma adequação ao tratamento de acordo com necessidades individuais. O haloperidol em solução oral pode ser administrado junto às refeições ou entre elas. Após administração intramuscular, suas concentrações plasmáticas máximas são atingidas em 20 a 40 minutos; para a formulação de haloperidol decanoato, as concentrações plasmáticas máximas são atingidas dentro de 6 dias após a injeção.

Nomes no Brasil:
Haldol, Haldol Decanoato.

SUS:
Está disponível na Rename pelo componente básico em comprimidos de 1 e 5 mg, solução oral de 2 mg/mL e solução injetável de 5 mg/mL.

● **INDICAÇÕES DE BULA – ANVISA:** Como agente antipsicótico: em delírios e alucinações relacionados à esquizofrenia aguda e crônica e na confusão mental aguda. Como agente antiagitação psicomotora: mania, demência. agitação e agressividade no idoso, distúrbios graves do comportamento, psicoses infantis acompanhadas de excitação psicomotora, movimentos coreiformes, tiques, estados impulsivos e agressivos e síndrome de Tourette. Como antiemético: náuseas e vômitos incoercíveis de várias origens, quando outras terapêuticas mais específicas não foram suficientemente eficazes.

● **INDICAÇÕES DE BULA – FDA:** É indicado para uma série de condições, incluindo tratamento da esquizofrenia e das manifestações de transtornos psicóticos, controle de tiques e expressões vocais do transtorno de Tourette em crianças e adultos, tratamento de problemas graves de comportamento em crianças com hiperexcitabilidade combativa e explosiva (que não pode ser explicada por provocação imediata). Tratamento de curto prazo de crianças hiperativas que apresentam atividade motora excessiva com transtornos de conduta concomitantes, apresentando alguns ou todos os seguintes sintomas: impulsividade, dificuldade em manter a atenção, agressividade, labilidade de humor e baixa tolerância à frustração.

● **INDICAÇÕES *OFF-LABEL*:** O haloperidol também é usado para o tratamento de *delirium,* distúrbios graves do comportamento e hiperatividade em crianças, coreia associada à doença de Huntington, soluços intratáveis, outros episódios psicóticos e transtorno bipolar.

● **CONTRAINDICAÇÕES:** O haloperidol é contraindicado em casos de hipersensibilidade à substância, depressão do SNC e doença de Parkinson.

● **TESTES LABORATORIAIS SUGERIDOS OU NECESSÁRIOS:** Foram observados casos de morte súbita, prolongamento do intervalo QT e *torsades de pointes* em pacientes que receberam haloperidol. Assim, é recomendado um cuidado especial no tratamento de pacientes com risco de prolongamento do QT. Se possível, recomenda-se a realização de exames cardíacos com frequência e dosagens para avaliação do perfil eletrolítico. Assim como para outros antipsicóticos, também é recomendado acompanhar o peso e o IMC. Deve-se avaliar se o paciente tem histórico de obesidade na família e determinar peso, circunferência da cintura, pressão arterial, glicose plasmática e lipidograma em jejum. Após o início do tratamento, determinar o IMC mensalmente por 3 meses e depois a cada trimestre. Em pacientes com alto risco de complicações metabólicas e quando do início ou troca dos antipsicóticos, é recomendado o monitoramento dos triglicerídeos em jejum mensalmente. Para pacientes saudáveis, pressão arterial, glicose plasmática em jejum e lipídeos em jejum poderão ser mensurados em uma frequência de 3 meses e depois anualmente, porém para pacientes com diabetes ou que ganharam mais de 5% do peso inicial as medidas devem ser mais frequentes. Deve-se considerar troca por outro antipsicótico atípico em pacientes que adquirem sobrepeso ou tornam-se obesos, pré-diabéticos, diabéticos, hipertensos ou dislipidêmicos enquanto recebem o haloperidol. É importante estar vigilante para cetoacidose diabética, mesmo que o paciente não seja diabético. Para pacientes com baixa contagem de leucócitos ou história de leucopenia/neutropenia induzida por substância, é recomendada a realização de hemograma no início do tratamento com o haloperidol, o qual deve ser imediatamente descontinuado em caso de diminuição leucocitária concomitante ao tratamento.

● **ROTA FARMACOLÓGICA:** Ver Figura 1.

⭕ Farmacologia

ABSORÇÃO: O haloperidol administrado oralmente é bem absorvido, com biodisponibilidade média de 60 a 70%. Atinge o pico plasmático em geral entre 2 e 6 horas após a dose oral. A solução oral pode ser administrada junto às refeições ou entre elas. As gotas podem ser dissolvidas em uma pequena quantidade de água ou suco de frutas. Na formulação intramuscular, o haloperidol é completamente absorvido, com pico de concentração em 20 a 40 minutos; na formulação de haloperidol decanoato, as concentrações plasmáticas máximas são atingidas dentro de 6 dias após a injeção.

VOLUME DE DISTRIBUIÇÃO: 9,5 a 21,7 L/kg.

LIGAÇÃO PROTEICA: 88 a 92%.

METABOLISMO/FARMACOCINÉTICA: O haloperidol é extensamente metabolizado no fígado. Suas principais vias metabólicas em humanos são glicuronidação, redução de cetonas, N-dealquilação oxidativa e formação de metabólitos piridínicos. Os metabólitos do haloperidol parecem não contribuir para sua atividade. As enzimas envolvidas em sua metabolização são CYP3A4 e CYP2D6. A modulação das enzimas CYP3A4 ou CYP2D6 pode afetar o metabolismo do haloperidol.

ROTA DE ELIMINAÇÃO: Em torno de 21% do haloperidol são eliminados nas fezes e 33% na urina. Menos de 3% da dose são excretados inalterados na urina, enquanto 18% são excretados na urina como glicuronídeo de haloperidol, demonstrando que este é um metabólito principal na urina, assim como no plasma em humanos.

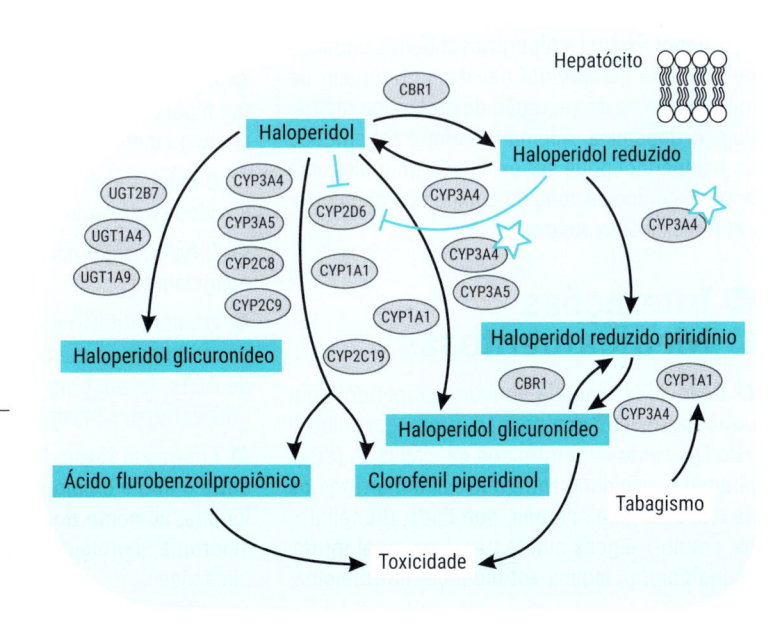

FIGURA 1 ▶

ROTA FARMACOLÓGICA DO HALOPERIDOL.

Fonte: Elaborada com base em Whirl-Carrillo e colaboradores.[1]

MEIA-VIDA: 24 horas (com variação de 15-37 horas) para administração oral e 20,7 horas para administração intramuscular. Para a formulação de haloperidol decanoato, a meia-vida é de 21 dias.

DEPURAÇÃO: 0,9 a 1,5 L/h/kg (é importante ressaltar que a depuração de haloperidol pode ser reduzida em metabolizadores pobres dos substratos da CYP2D6).

FARMACODINÂMICA: O haloperidol é um antagonista potente do receptor D_2 de dopamina, o que pode estar associado ao seu efeito antipsicótico. Nas dosagens terapêuticas, esse medicamento tem baixa atividade antiadrenérgica $α_1$ e nenhuma atividade anti-histaminérgica ou anticolinérgica, o que está possivelmente associado ao seu perfil favorável em relação aos efeitos adversos observados com outros antipsicóticos típicos, como sonolência e hipotensão postural.

MECANISMO DE AÇÃO: O haloperidol parece exercer seu efeito sobre delírios e alucinações em razão do bloqueio da sinalização dopaminérgica na via mesolímbica, uma vez que o tônus dopaminérgico está aumentado nessa via em pacientes com psicoses. O efeito central de bloqueio da dopamina tem atividade sobre os gânglios da base (via nigroestriatal), razão pela qual pode produzir efeitos extrapiramidais (distonia, acatisia, parkinsonismo, entre outros); no entanto, isso possivelmente explica o mecanismo de ação do haloperidol no tratamento de síndrome de Tourette. A inibição dos receptores de dopamina na hipófise anterior explica a hiperprolactinemia causada pelo uso de haloperidol devido ao bloqueio da inibição tônica da secreção de prolactina mediada pela dopamina. Ademais, o efeito antiemético do haloperidol pode ser explicado pelo bloqueio dopaminérgico na zona de gatilho dos quimiorreceptores da área postrema.

● Interações Medicamentosas

○ Deve-se ter cautela ao usar haloperidol com outros fármacos que possam prolongar o intervalo QT, como antiarrítmicos de classe IA (disopiramida, quinidina, entre outros), antiarrítmicos de classe III (amiodarona, dofetilida, dronedarona, sotalol), alguns antidepressivos (citalopram, escitalopram), alguns antibióticos (eritromicina, levofloxacino), alguns antifúngicos (pentamidina), alguns antimaláricos (halofantrina), medicamentos que modulam o sistema gastrointestinal (dolasetrona), medicamentos utilizados para o tratamento de câncer (toremifeno, vandetanibe) e outros. Além disso, não é recomendado usar haloperidol com medicamentos que causam desequilíbrio hidreletrolítico.

○ Não é recomendado o uso de haloperidol com inibidores da CYP3A4 (alprazolam, itraconazol, cetoconazol, nefazodona), inibidores da CYP2D6 (clorpromazina, prometazina, quinidina, paroxetina, sertralina, venlafaxina) e inibidores combinados de CYP3A4 e CYP2D6 (fluoxetina, fluvoxamina, ritonavir) devido ao aumento na concentração plasmática de haloperidol, o que pode resultar em maior risco de efeitos adversos, como prolongamento do intervalo QT e efeitos extrapiramidais.

○ Por um mecanismo incerto, não é recomendado o uso concomitante de buspirona com haloperidol.

○ Não é recomendada a coadministração de haloperidol com potentes indutores enzimáticos da CYP3A4 (carbamazepina, fenobarbital, fenitoína, rifampicina) devido à redução nas concentrações plasmáticas de haloperidol e, consequentemente, à diminuição da sua eficácia.

○ Assim como outros medicamentos antipsicóticos, não é recomendado o uso concomitante de haloperidol com fármacos que causam depressão do SNC, como hipnóticos, sedativos e analgésicos potentes.

○ O uso de haloperidol pode antagonizar os efeitos hipotensores de bloqueadores adrenérgicos, como guanetidina e adrenalina.

○ O haloperidol pode antagonizar os efeitos da levodopa e de agonistas dopaminérgicos.

○ O haloperidol pode reduzir o efeito dos anticoagulantes.

○ O haloperidol é um inibidor da enzima CYP2D6, de modo que seu uso pode inibir o metabolismo de ADTs, levando ao consequente aumento nas concentrações plasmáticas desses fármacos.

○ Em casos raros, foram relatadas interações entre o lítio e o haloperidol, provocando encefalopatia, aumento dos sintomas extrapiramidais, síndrome neuroléptica aguda, entre outras complicações.

○ O uso concomitante de haloperidol e anticolinérgicos pode causar o aumento da pressão intraocular.

AFINIDADE LIGANTE/KI:

LOCAL	KI (NM)
Ki (D_1)	120
Ki (D_2)	0,7
Ki (D_3)	0,2
Ki (D_4)	5-9
Ki ($5-HT_{1A}$)	1.927
Ki ($5-HT_{2A}$)	53
Ki ($5-HT_{2C}$)	10.000
Ki ($5-HT_6$)	3.666
Ki ($5-HT_7$)	377,2
Ki (H_1)	1.800
Ki (M_1)	10.000
Ki (α_{1A})	12
Ki (α_{2A})	1.130
Ki (α_{2B})	480
Ki (α_{2C})	550

○ Farmacogenética

Acesse https://www.pharmgkb.org/chemical/PA449841/overview ou utilize o *QR code* ao lado.

ANOTAÇÕES CLÍNICAS

Nível de evidência 1A: Ver Tabela 1.

Nível de evidência 1B, 2A, 2B: Não há dados para o haloperidol no PharmGKB até a data de publicação deste livro.

Nível de evidência 3: Variantes diversas dos genes *ABCB5*, *CNR1*, *COMT*, *DTNBP1*, *EIF2AK4*, *EPM2A*, *FAAH*, *MC4R* e *SLC6A5*.

Nível de evidência 4: Acesse o *site* para mais informações.

○ Prática Clínica

● **DOSAGEM:** A dose oral recomendada para adultos é de 0,5 a 20 mg/dia, sendo 0,5 a 2 mg para sintomatologia moderada e 3 a 5 mg para sintomatologia grave. Para pacientes graves, pode ser necessário um ajuste para doses mais elevadas. Para crianças, a dose recomendada é de 0,05 mg/kg de peso, 2x/dia, VO, podendo variar de acordo com a tolerância e necessidade. Para o tratamento de crianças com transtorno do comportamento não psicótico e transtorno de Tourette, a dose recomendada é de 0,05 a 0,075 mg/kg/dia, podendo ser dividida em diversas tomadas por dia.

A injeção IM de liberação imediata é indicada nos estados agudos de agitação psicomotora ou quando a VO é impraticável. A dose recomendada é de 2,5 a 5 mg IM. Pode-se repetir após cada hora, se necessário, embora intervalos de 4 a 8 horas sejam recomendados. Quando possível, a via IM deve ser substituída pela VO.

TABELA 1 ▶ NÍVEL DE EVIDÊNCIA 1A PARA O HALOPERIDOL

VARIANTE	GENE	MOLÉCULA	TIPO	FENÓTIPO
CYP2D6*1				
CYP2D6*2				
CYP2D6*3			Metabolismo	
CYP2D6*4	CYP2D6	Haloperidol	Farmacocinética	Esquizofrenia
CYP2D6*5				
CYP2D6*10				
CYP2D6*17				

Para injeção de haloperidol de liberação lenta (decanoato), pode-se usar de 10 a 20 vezes a dose diária indicada previamente na administração oral.

● **TITULAÇÃO**

VIA ORAL: Para o tratamento de adultos a dose inicial recomendada é de 0,5 a 2 mg, 2 a 3x/dia, podendo ser aumentada de acordo com a necessidade e tolerância do paciente. Para o tratamento VO de crianças, a terapia deve começar com a dose mais baixa possível (0,5 mg/dia). Se necessário, a dose deve ser aumentada em incrementos de 0,5 mg em intervalos de 5 a 7 dias até que o efeito terapêutico desejado seja obtido. Ao atingir uma resposta terapêutica satisfatória, a dosagem deve então ser gradualmente reduzida para o menor nível de manutenção efetiva.

VIA INTRAMUSCULAR: Para o uso da injeção de haloperidol de liberação prolongada, é sugerido iniciar com a carga de 10 a 20 vezes a dose oral diária no primeiro mês, que pode ser dividida em 2 injeções a cada 2 semanas. Para a primeira semana, a dose oral de cobertura pode ser apropriada. É importante atentar-se para aplicação completa da dose, pois uma vez que os pacientes estejam em tratamento com dose injetável de liberação prolongada, se não for carregada a dose toda, os pacientes podem ficar com concentrações subterapêuticas por semanas ou meses. Além disso, o volume máximo de injeção é de 3 mL em razão de problemas de tolerância no local de injeção causados pelo veículo oleoso.

● **DESCONTINUAÇÃO:** Para a retirada do haloperidol VO, a diminuição de dose deve ser lenta e gradual por 6 a 8 semanas. A descontinuação abrupta do tratamento pode causar psicose de rebote e piora dos sintomas. O haloperidol pode produzir inibição enzimática da CYP2D6, que pode ser observada após alguns dias de tratamento. A inibição enzimática máxima costuma ser observada em aproximadamente 2 semanas e pode então ser mantida durante o mesmo período após a cessação do tratamento com esse medicamento, devendo-se portanto estar atento a possíveis interações farmacológicas durante e após a retirada do haloperidol.

● **EFEITOS ADVERSOS: Mais comuns:** Neurológicos (cefaleia, distúrbio extrapiramidal, hipercinesia), psiquiátricos (agitação, insônia). Comuns: Cardiovasculares (hipotensão, hipotensão ortostática), dermatológicos (*rash*), gastrointestinais (boca seca, constipação, hipersalivação, náusea, vômito), geniturinários (disfunção erétil e sexual, retenção urinária), hepáticos (função hepática anormal), locais (reação em local de injeção), metabólicos (aumento/diminuição de peso), musculoesqueléticos (rigidez muscular), neurológicos (acatisia, bradicinesia, discinesia, distonia, hipertonia, parkinsonismo, tontura, tremor), oculares (crise oculogírica, distúrbio visual), psiquiátricos (depressão, transtorno psicótico), outros (hipertermia). Incomuns: Cardiovasculares (edema, taquicardia), dermatológicos (hiperidrose, prurido, reação de fotossensibilidade, urticária), geniturinários (amenorreia, desconforto mamário, dismenorreia, galactorreia), hematológicos (leucopenia), hepáticos (hepatite, icterícia), hipersensibilidade (reação de hipersensibilidade), musculoesqueléticos (espasmos, rigidez muscular, torcicolo), neurológicos (acinesia, contração muscular involuntária, convulsão, discinesia tardia, perturbação de marcha, rigidez em roda dentada), oculares (visão borrada), psiquiátricos (alucinação, aumento/diminuição de libido, confusão, inquietação), respiratórios (dispneia), outros (fraqueza). Raros: Cardiovasculares (prolongamento de intervalo QT), geniturinários (distúrbio menstrual, menorragia), endocrinológicos (hiperprolactinemia), musculoesqueléticos (rigidez muscular, trismo), neurológicos (disfunção motora, nistagmo, SNM), respiratórios (broncospasmo). Pós-comercialização: Cardiovasculares (arritmia ventricular, hipertensão, parada cardíaca), metabólicos (hiperamonemia), musculoesqueléticos (rabdomiólise), neurológicos (opistótono).

● **GRAVIDEZ:** O haloperidol atravessa a placenta. Em um estudo acompanhando 215 gestações expostas ao haloperidol (N = 188) ou penfluridol (N = 27), houve um caso de defeitos de membros no grupo exposto ao haloperidol.[2] Apesar de a taxa de anomalias congênitas não diferir entre os grupos, uma taxa mais elevada de interrupções eletivas da gravidez (8,8% *vs*. 3,8%, p = 0,004), uma taxa mais elevada de partos prematuros (13,9% *vs*. 6,9%, p = 0,006), um peso médio de nascimento prematuro inferior (3.155 g *vs*. 3.370 g, p < 0,001) e um menor peso médio de bebês ao nascer (3.250 g *vs*. 3.415 g, p = 0,004) foram encontrados no grupo exposto a butirofenonas em comparação com os controles. Além disso, há descrição de alguns casos isolados envolvendo malformação congênita após a exposição fetal ao haloperidol, a maioria incluindo outros medicamentos, razão pela qual não se pode assumir uma relação de causalidade.[2,3] Em animais, o haloperidol induziu fenda palatina em filhotes de camundongos cujas mães foram expostas a doses 15 vezes mais altas do que as recomendadas, mas nenhum efeito teratogênico foi relatado em ratos, coelhos ou cães que receberam doses em um intervalo de 2 a 20 vezes maior do que a dose recomendada. É importante considerar que neonatos expostos a medicamentos antipsicóticos durante o terceiro trimestre de gravidez estão sob risco de sintomas extrapiramidais. Há relatos de agitação, hipertonia, tremor, sonolência, dificuldade respiratória e distúrbios de alimentação em neonatos expostos a antipsicóticos. Assim, não é indicado usar haloperidol durante a gestação, a não ser que os benefícios para a mãe superem os riscos para o feto. Categoria C da FDA (classificação até 2015).

● **AMAMENTAÇÃO:** O haloperidol é excretado no leite materno. Ademais, pequenas quantidades de haloperidol foram detectadas no plasma e na urina de recém-nascidos amamentados por mães tratadas com haloperidol. É importante avaliar se a amamentação é considerada essencial, ponderando os potenciais riscos do medicamento.

● **CRIANÇAS E ADOLESCENTES:** Embora a segurança e a efetividade não estejam bem estabelecidas em crianças, o haloperidol é indicado para o controle de tiques e expressões vocais do transtorno de Tourette em crianças e adultos. Também pode ser usado no tratamento de problemas graves de comportamento como hiperexcitabilidade combativa e explosiva, no tratamento de curto prazo de crianças hiperativas com atividade motora excessiva e transtornos da conduta com sintomas de impulsividade, dificuldade em manter a atenção, agressividade, instabilidade de humor e baixa tolerância à frustração. É sugerido que o haloperidol só seja uma opção de tratamento para os transtornos em crianças após falha na psicoterapia com outros medicamentos. O haloperidol deve ser usado em crianças de 3 a 12 anos, com peso entre 15 e 40 kg, não estando recomendado em crianças abaixo de 3 anos. É importante ressaltar que a meia-vida desse medicamento nas crianças geralmente é mais curta em comparação com adultos.

● **IDOSOS:** Não há estudos clínicos suficientes para determinar se o haloperidol exerce distintos efeitos em indivíduos com mais de 65 anos. No entanto, a prevalência de discinesia tardia parece ser maior entre idosos, especialmente em mulheres. Além disso, as concentrações plasmáticas de haloperidol em pacientes idosos parecem ser maiores que em adultos que receberam a mesma dosagem, motivo pelo qual o haloperidol em pacientes geriátricos deve ser usado em doses mais baixas. Outras diferenças farmacocinéticas incluem uma depuração menor e uma meia-vida de eliminação mais longa do haloperidol em idosos. Assim, recomenda-se ajuste posológico nessa faixa etária. Também é importante destacar que há um aumento do risco de mortalidade em pacientes idosos que utilizam antipsicóticos, sendo que o uso de haloperidol para o tratamento de psicose associada à demência não foi aprovado.

● **INSUFICIÊNCIA RENAL:** Embora a influência da insuficiência renal na farmacocinética do haloperidol não tenha sido avaliada, considerando que menos de 3% do medicamento administrado é eliminado inalterado na urina, não é esperado que o comprometimento da função renal afete a eliminação do fármaco. O ajuste de dose não é necessário em pacientes com insuficiência renal, mas recomenda-se cautela no tratamento dessa população.

● **INSUFICIÊNCIA HEPÁTICA:** Pelo fato de ser extensamente metabolizado no fígado, a influência da insuficiência hepática deve ser considerada. Assim, recomenda-se ajuste posológico e cautela nessa população.

● **COMO MANEJAR EFEITOS ADVERSOS:** Efeitos colaterais podem surgir durante o uso de haloperidol. Se for um sintoma tolerável, é possível aguardar e avaliar a evolução do quadro. Se intolerável, é possível ajustar a dosagem, substituí-lo ou usar sintomáticos. Se houver efeitos motores, anticolinérgicos são uma opção. Para ganho de peso, é recomendado o encaminhamento para programas de manejo clínico para IMC, avaliação nutricional e exercícios físicos.

BIPP TIPS

- O haloperidol é um fármaco bastante usado devido à sua eficácia e custo baixo. Por ser menos sedativo do que outros antipsicóticos convencionais, pode ser usado em doses baixas juntamente com antipsicóticos atípicos em pacientes que demandam controle de agressão ou comportamento violento ou mesmo em pacientes com resposta inadequada a antipsicóticos atípicos que podem buscar uma potencialização com o haloperidol.

- Estudos farmacogenéticos *in vivo* demonstram que a atividade polimórfica da CYP2D6 geneticamente determinada pode modular o metabolismo do haloperidol; assim, caso o perfil genético do paciente seja conhecido, é importante consultar possíveis alterações na CYP2D6 e proceder com ajuste de dose.[4,5]

- Alguns estudos sugerem que concentrações plasmáticas de haloperidol de 0,6 a 3,2 ng/mL estão associadas à ocupação de 60 a 80% dos receptores dopaminérgicos, sendo este valor o mais apropriado para obter-se resposta terapêutica adequada e limitação dos sintomas extrapiramidais.[6,7]

- O uso de haloperidol é contraindicado em pacientes em estados comatosos, pacientes com depressão do SNC devido a uso de bebidas alcoólicas ou drogas depressoras, pacientes portadores de doença de Parkinson, demência com corpos de Lewy, paralisia supranuclear progressiva e hipersensibilidade a haloperidol.

- É necessário cautela na prescrição de haloperidol para pacientes com síndrome de Sjögren, distúrbios convulsivos, câncer de mama, bexiga neurogênica e hipertrofia de próstata.

- A toxicidade do haloperidol pode ser aumentada pela tiroxina, razão pela qual a terapia antipsicótica em pacientes com hipertireoidismo deve ser realizada com cautela e acompanhada com a terapia para manutenção do estado eutireoidiano.

- Alguns estudos sugerem que doses baixas de haloperidol podem ter eficácia similar à de antipsicóticos atípicos para sintomas positivos e negativos da esquizofrenia.[8] No entanto, doses altas de haloperidol podem piorar os sintomas negativos e cognitivos.[9,10]

- Alguns efeitos colaterais induzidos pelo haloperidol podem ser irreversíveis, como a discinesia tardia.

- O haloperidol é menos sedativo do que vários outros antipsicóticos convencionais, especialmente quando comparado às fenotiazinas.

- Pacientes com resposta insuficiente a antipsicóticos atípicos podem necessitar da associação de um antipsicótico típico como o haloperidol para controlar a agressividade e o comportamento violento.

O Toxicidade

ORAL EM HUMANOS: Já foram relatados casos de intoxicação com haloperidol em doses no intervalo de 300 a 420 mg. A dose letal do haloperidol é de 51 mg/kg em ratos.

TOXICIDADE AGUDA: Os sintomas de toxicidade do haloperidol consistem em uma exacerbação dos efeitos farmacológicos e reações adversas já referidas, predominando as reações graves do tipo extrapiramidal, hipotensão e sedação. Em geral, observa-se quadro de rigidez muscular e tremor generalizado ou localizado. Também pode ocorrer hipertensão e, em casos extremos, o paciente pode apresentar-se comatoso, com depressão respiratória e hipotensão. É importante considerar o risco de arritmias ventriculares, muitas vezes associadas ao prolongamento do intervalo QT. O tratamento sugerido é de suporte, incluindo monitoramento e tratamento dos sintomas. As vias aéreas devem permanecer abertas e, se necessário, pode-se usar respiração artificial. ECG e sinais vitais devem ser monitorados; caso se identifique arritmia, esta deve ser tratada. A hipotensão pode ser controlada com aumento de volemia pela infusão de soro, plasma ou albumina concentrada e agentes vasopressores, mas não é recomendado o uso de adrenalina porque esta pode causar hipotensão paradoxal. Para efeitos extrapiramidais, é possível administrar fármacos antiparkinsonianos. A diálise não é recomendada no tratamento da toxicidade ao haloperidol devido à sua alta taxa de ligação às proteínas plasmáticas.

Referências

1. Whirl-Carrillo M, Huddart R, Gong L, Sangkuhl K, Thorn CF, Whaley R, et al. An evidence-based framework for evaluating pharmacogenomics knowledge for personalized medicine. Clin Pharmacol Ther. 2021;110(3):563-72.

2. Diav-Citrin O, Shechtman S, Ornoy S, Arnon J, Schaefer C, Garbis H, et al. Safety of haloperidol and penfluridol in pregnancy: a multicenter, prospective, controlled study. J Clin Psychiatry. 2005;66(3):317-22.

3. McCullar FW, Heggeness L. Limb malformations following maternal use of haloperidol. JAMA. 1975;231(1):62-4.

4. Brockmöller J, Kirchheiner J, Schmider J, Walter S, Sachse C, Müller-Oerlinghausen B, et al. The impact of the CYP2D6 polymorphism on haloperidol pharmacokinetics and on the outcome of haloperidol treatment. Clin Pharmacol Ther. 2002;72(4):438-52.

5. Someya T, Suzuki Y, Shimoda K, Hirokane G, Morita S, Yokono A, et al. The effect of cytochrome P450 2D6 genotypes on haloperidol metabolism: a preliminary study in a psychiatric population. Psychiatry Clin Neurosci. 1999;53(5):593-7.

6. Kapur S, Zipursky R, Roy P, Jones C, Remington G, Reed K, et al. The relationship between D2 receptor occupancy and plasma levels on low dose oral haloperidol: a PET study. Psychopharmacology. 1997;131(2):148-52.

7. Fitzgerald PB, Kapur S, Remington G, Roy P, Zipursky RB. Predicting haloperidol occupancy of central dopamine D2 receptors from plasma levels. Psychopharmacology. 2000;149(1):1-5.

8. Oosthuizen P, Emsley R, Turner HJ, Keyter N. A randomized, controlled comparison of the efficacy and tolerability of low and high doses of haloperidol in the treatment of first-episode psychosis. Int J Neuropsychopharmacol. 2004;7(2):125-31.

9. Saeedi H, Remington G, Christensen BK. Impact of haloperidol, a dopamine D2 antagonist, on cognition and mood. Schizophr Res. 206;85(1-3):222-31.

10. Woodward ND, Purdon SE, Meltzer HY, Zald DH. A meta-analysis of cognitive change with haloperidol in clinical trials of atypical antipsychotics: dose effects and comparison to practice effects. Schizophr Res. 2007;89(1-3):11-24.

Leituras Recomendadas

Drugs.com. Haloperidol side effects [Internet]. 2023 [capturado em 15 out. 2023]. Disponível em: https://www.drugs.com/sfx/haloperidol-side-effects.html#-professional.

Haldol® [Internet]. Raritan: Ortho-McNeil Pharmaceutical; 2005 [capturado em 15 out. 2024]. Disponível em: https://www.accessdata.fda.gov/drugsatfda_docs/label/2008/015923s082,018701s057lbl.pdf.

Haloperidol [Internet]. DrugBank Online; 2005 [capturado em 15 out. 2024]. Disponível em: https://go.drugbank.com/drugs/DB00502.

Kane JM, Davis JM, Schooler N, Marder S, Casey D, Brauzer B, et al. A multidose study of haloperidol decanoate in the maintenance treatment of schizophrenia. Am J Psychiatry. 2002;159(4):554-60.

Leucht C, Kitzmantel M, Chua L, Kane J, Leucht S. Haloperidol versus chlorpromazine for schizophrenia. Cochrane Database Syst Rev. 2008;(1):CD004278.

Leucht S, Cipriani A, Spineli L, Mavridis D, Orey D, Richter F, et al. Comparative efficacy and tolerability of 15 antipsychotic drugs in schizophrenia: a multiple-treatments meta-analysis. Lancet. 2013;382(9896):951-62.

Powney MJ, Adams CE, Jones H. Haloperidol for psychosis- induced aggression or agitation (rapid tranquillisation). Cochrane Database Syst Rev. 2012;11:CD009377.

Prommer E. Role of haloperidol in palliative medicine: an update. Am J Hosp Palliat Care. 2012;29(4):295-301.

Rahman S, Marwaha R. Haloperidol. In: StatPearls [Internet]. Treasure Island: StatPearls; 2024 [capturado em 15 out. 2024]. Disponível em: https://pubmed.ncbi.nlm.nih.gov/32809727/.

Reddy VP, Kozielska M, Johnson M, Mafirakureva N, Vermeulen A, Liu J, et al. Population pharmacokinetic- pharmacodynamic modeling of haloperidol in patients with schizophrenia using positive and negative syndrome rating scale. J Clin Psychopharmacol. 2013;33(6):731-9.

Stahl SM. Essential psychopharmacology: the prescriber's guide. 7th ed. Cambridge: Cambridge University; 2020.

Hidrato de cloral

O hidrato de cloral é uma molécula da classe dos hidrocarbonetos halogenados, sintetizado em 1832 e considerado um dos mais antigos agentes sintéticos. Desde 1869, tem sido usado para fins hipnóticos ou sedativos. No passado, era considerado seguro, sendo utilizado principalmente na sedação de pacientes pediátricos para pequenos procedimentos cirúrgicos, odontológicos ou diagnósticos. Sua propriedade farmacológica passou a ser conhecida a partir de 1948, quando seu principal metabólito ativo foi descoberto: o tricloroetanol. Após administração oral ou retal, é rapidamente absorvido pelo trato gastrointestinal, atingindo picos de concentração plasmática em cerca de 30 a 60 minutos, e sua eliminação se dá via urina e, em menor quantidade, via bile e fezes. Não existem formulações de hidrato de cloral aprovadas pela FDA para uso clínico; o fármaco também não está disponível para uso no Brasil.

Nomes no Brasil:
Não disponível no Brasil.
SUS:
Não disponível na Rename.

- **INDICAÇÕES DE BULA – ANVISA E FDA:** Não possui aprovação da Anvisa e da FDA até o momento.
- **INDICAÇÕES *OFF-LABEL*:** O hidrato de cloral pode ser usado para o manejo de sintomas de ansiedade e sintomas angustiantes em pacientes com distúrbios motores e para alívio de dores pós-cirúrgicas. Além disso, também foi utilizado para o tratamento de sintomas de abstinência de álcool.
- **CONTRAINDICAÇÕES:** O hidrato de cloral é contraindicado a pacientes que apresentem hipersensibilidade suspeita ou comprovada ao princípio ativo ou a quaisquer dos componentes do medicamento, como seus ingredientes inativos. Também é contraindicado em pacientes com doença cardíaca, hepática e renal, bem como naqueles com porfiria ou problemas gástricos, incluindo esofagite, perfurações e úlceras gástricas ou duodenais.
- **TESTES LABORATORIAIS SUGERIDOS OU NECESSÁRIOS:** É recomendado avaliar os sinais vitais e as funções cardíacas, hepáticas e renais, além de verificar se o paciente apresenta problemas gástricos.
- **ROTA FARMACOLÓGICA:** Não há imagens disponíveis para a rota farmacológica do hidrato de cloral.

Farmacologia

ABSORÇÃO: Após administração oral ou retal, o hidrato de cloral é rapidamente absorvido pelo trato gastrointestinal, atingindo picos de concentração plasmática em cerca de 30 a 60 minutos.

VOLUME DE DISTRIBUIÇÃO: 0,6 L/kg.

LIGAÇÃO PROTEICA: 98 a 99%.

METABOLISMO/FARMACOCINÉTICA: O hidrato de cloral é metabolizado pelos hepatócitos e eritrócitos para formar tricloroetanol, um metabólito ativo. Essa reação é catalisada pela enzima álcool-desidrogenase e por outras enzimas. O tricloroetanol, por sua vez, sofre glicuronidação e gera um metabólito inativo.

ROTA DE ELIMINAÇÃO: O hidrato de cloral é majoritariamente excretado pela urina e, em menor quantidade, pela bile e pelas fezes.

MEIA-VIDA: A meia-vida do hidrato de cloral é curta, de cerca de 5 a 25 minutos. No entanto, a meia-vida de seu metabólito ativo, o tricloroetanol, é de 8 a 12 horas.

DEPURAÇÃO: Não há dados farmacocinéticos disponíveis para o hidrato de cloral.

FARMACODINÂMICA: Não há dados disponíveis para o hidrato de cloral. Entretanto, sugere-se que seu metabólito ativo, o tricloroetanol, seja um modulador de receptores pré-sinápticos GABA-A.

MECANISMO DE AÇÃO: O exato mecanismo de ação sedativo e hipnótico do hidrato de cloral é desconhecido, mas algumas linhas de evidência sugerem que os efeitos clínicos desse fármaco se devam à sua biotransformação no metabólito tricloroetanol, que, por sua vez, modula receptores ionotrópicos GABA-A de maneira semelhante à dos barbitúricos. Nesse sentido, uma vez ligada ao receptor, a substância promove abertura dos canais de cloreto da neurotransmissão gabaérgica, reduzindo assim a estimulação dos impulsos nervosos de forma a produzir sedação, sonolência e hipnose.

Interações Medicamentosas

- Não foram realizadas avaliações suficientes e formais acerca das interações farmacocinéticas entre o hidrato de cloral e outros fármacos.

- O uso de hidrato de cloral em combinação com depressores do SNC, incluindo antipsicóticos, hipnóticos, ansiolíticos/sedativos, agentes antidepressivos, relaxantes musculares de ação central, analgésicos narcóticos, agentes antiepilépticos, anestésicos e anti-histamínicos sedativos, pode promover um aumento do efeito depressivo central.

- O uso concomitante de medicamentos que também prolongam o intervalo QT no ECG (p. ex., antiarrítmicos de classe IA ou III, antibióticos, antimaláricos, anti-histamínicos H_1, antipsicóticos ou medicamentos conhecidos por causar hipocalemia ou hipomagnesemia) pode levar a arritmias cardíacas.

- O hidrato de cloral promove um estado hipermetabólico devido ao deslocamento do hormônio tireoidiano. Dessa forma, se ingerido juntamente à furosemida IV, pode promover sudorese, ondas de calor e pressão arterial variável, incluindo hipertensão.

- Em pacientes tratados concomitantemente com anticoagulantes, é necessário o monitoramento criterioso do tempo de protrombina quando o hidrato de cloral é adicionado ou retirado do regime medicamentoso, ou quando sua dosagem é alterada.

AFINIDADE LIGANTE/Ki: Não há dados disponíveis para o hidrato de cloral.

Farmacogenética

Acesse https://www.pharmgkb.org/chemical/PA448925 ou utilize o *QR code* ao lado.

ANOTAÇÕES CLÍNICAS

Nível de evidência 1A, 1B, 2A, 2B, 3: Não há dados para o hidrato de cloral no PharmGKB até a data de publicação deste livro.

Nível de evidência 4: Acesse o *site* para mais informações.

Prática Clínica

- **DOSAGEM:** A dose típica de hidrato de cloral varia de 430 a 860 mg.

- **TITULAÇÃO**

ADULTOS E CRIANÇAS ACIMA DE 12 ANOS: Administrar 430-860 mg, VO, em dose única, antes da hora de dormir ou do procedimento cirúrgico a ser realizado. Não ultrapassar a dose máxima de 2 g/dia.

CRIANÇAS ENTRE 2 E 12 ANOS: Administrar 30 a 50 mg/kg, VO, em dose única, antes da hora de dormir ou do procedimento cirúrgico a ser realizado.

● **EFEITOS ADVERSOS:** Mais comuns: Cefaleia, diarreia, dificuldade para acordar pela manhã, dor de estômago, náuseas, sonolência, vômitos. Comuns: Ansiedade, confusão, dependência, distensão abdominal, flatulência, gastrite, hiperatividade, irritação gástrica. Incomuns: Alterações mentais e de humor, delírios, desmaio, necrose gástrica, perda de equilíbrio, perfuração gástrica, sonambulismo, tontura.

● **GRAVIDEZ:** Os dados clínicos acerca da segurança do hidrato de cloral durante a gravidez são escassos em humanos, de modo que seu uso é contraindicado para gestantes. Categoria C da FDA (classificação até 2015).

● **AMAMENTAÇÃO:** O hidrato de cloral é excretado no leite materno; no entanto, ainda que o lactente possa apresentar certo grau de sedação, os potenciais efeitos clínicos sobre a criança não são considerados prejudiciais. Essa substância é avaliada como segura durante o aleitamento materno pela Academia Americana de Pediatria. Apesar disso, deve-se considerar que o metabólito ativo do hidrato de cloral apresenta meia-vida longa, de forma que outros sedativo-hipnóticos podem ser ponderados para uso prolongado durante a amamentação. É necessário o monitoramento do bebê quanto à sonolência excessiva.

● **CRIANÇAS E ADOLESCENTES:** Apesar de controverso, o uso de hidrato de cloral em pacientes pediátricos é considerado seguro. Dessa forma, esse fármaco é utilizado na população infantil como um sedativo leve, especialmente durante pequenos procedimentos cirúrgicos ou odontológicos. No entanto, é recomendado manter o acompanhamento criterioso do paciente com relação aos sinais vitais e cardiorrespiratórios por até 24 horas após sua administração. O uso de hidrato de cloral em crianças abaixo de 2 anos não é recomendado devido à limitação dos estudos que atestem a segurança e eficácia nessa faixa etária.

● **IDOSOS:** Em geral, o uso de hidrato de cloral em pacientes geriátricos deve ser cauteloso, adotando-se o limite inferior da faixa de dosagem e considerando-se a maior frequência de insuficiência da função hepática, renal ou cardíaca, bem como de outras doenças concomitantes e/ou uso de outros fármacos. É necessário considerar que os pacientes idosos podem ser mais sensíveis aos efeitos sedativos desse medicamento.

● **INSUFICIÊNCIA RENAL:** Utilizar o hidrato de cloral com cautela em pacientes com insuficiência renal leve a moderada. Não existem diretrizes específicas para a dosagem nesses pacientes, porém pode ser cauteloso o uso de dosagens menores em relação à população em geral. Seu uso em pacientes com insuficiência renal grave é contraindicado.

● **INSUFICIÊNCIA HEPÁTICA:** Utilizar o hidrato de cloral com cautela em pacientes com insuficiência hepática leve a moderada. Não existem diretrizes específicas para a dosagem nesses pacientes, porém pode ser cauteloso o uso de dosagens menores em relação à população em geral. Seu uso em pacientes com insuficiência hepática grave é contraindicado.

● **COMO MANEJAR EFEITOS ADVERSOS:** A maioria dos efeitos adversos do hidrato de cloral tende a desaparecer ou diminuir significativamente ao longo do tempo. Problemas estomacais podem ser reduzidos administrando-se a medicação junto com um copo de água. Todavia, caso os efeitos sejam intoleráveis, a troca por outro agente pode se fazer necessária.

⊙ Toxicidade

ORAL EM HUMANOS: Não é recomendada a ingestão de mais de 2 g/dia de hidrato de cloral. Há relatos de casos letais com dosagens a partir de 5 g.

TOXICIDADE AGUDA: Os sinais e sintomas mais comuns de superdosagem com hidrato de cloral incluem hipersedação, vômitos (que podem levar à aspiração do conteúdo estomacal em um paciente sedado), esofagite, necrose da mucosa gástrica com subsequente perfuração e enterite, depressão respiratória, parada respiratória, arritmias ventriculares, coma e até mesmo morte. O tratamento consiste em empregar medidas gerais de suporte e sintomáticas, assegurando ventilação adequada das vias aéreas e realização de monitoramento do ritmo cardíaco e dos sinais vitais. Caso o paciente não apresente êmese espontaneamente, deve-se considerar a indução de vômito, sendo que a lavagem gástrica imediata também é sugerida. Não é recomendada a realização de diurese forçada ou diálise, sobretudo se a superdosagem ocorrer em pacientes pediátricos. Não são conhecidos antídotos específicos para o hidrato de cloral. No entanto, esse medicamento pode induzir irritabilidade ventricular por meio da superestimulação de receptores β_1 cardíacos, de forma que o tratamento para tais casos é a administração de β-bloqueadores. Nos casos de superdosagem, deve-se considerar a possibilidade do envolvimento de outras substâncias.

Referências

1. George MH, Moore T, Kilburn S, Olson GR, DeAngelo AB. Carcinogenicity of chloral hydrate administered in drinking water to the male F344/N rat and male B6C3F1 mouse. Toxicol Pathol. 2000;28(4):610-8.

2. Liu H, Zhang X, Yao X, Jin Y, Liu M, Meng Z, et al. Efficacy and safety of chloral hydrate in auditory brainstem response test: a systematic review and single-arm meta-analysis. Clin Otolaryngol. 2024;49(2):161-75.

Leituras Recomendadas

Armstrong C. ACOG guidelines on psychiatric medication use during pregnancy and lactation. Am Fam Physician. 2008;78(6):772-8.

Butler TC. The metabolic fate of chloral hydrate. J Pharmacol Exp Ther. 1948;92(1):49-58.

Fong CY, Lim WK, Li L, Lai NM. Chloral hydrate as a sedating agent for neurodiagnostic procedures in children. Cochrane Database Syst Rev. 2021;8(8):CD011786.

Gauillard J, Cheref S, Vacherontrystram MN, Martin JC. Chloral hydrate: a hypnotic best forgotten? L'Encephale. 2002;28(3 Pt 1):200-4.

Nordt SP, Rangan C, Hardmaslani M, Clark RF, Wendler C, Valente M. Pediatric chloral hydrate poisonings and death following outpatient procedural sedation. J Med Toxicol. 2014;10(2):219-22.

Peoples RW, Weight FF. Trichloroethanol potentiation of gamma-aminobutyric acid-activated chloride current in mouse hippocampal neurones. Br J Pharmacol. 1994;113(2):555-63.

Pershad J, Palmisano P, Nichols M. Chloral hydrate: the good and the bad. Pediatr Emerg Care. 1999;15(6):432-5.

BIPP TIPS

- Devido à absorção errática, a administração de hidrato de cloral por via retal não é mais recomendada.

- Recentemente, em 2021, dados obtidos de estudos com animais descreveram uma nova restrição ao uso de hidrato de cloral em razão do potencial efeito carcinogênico.[1]

- Assim como diversos agentes sedativos, o hidrato de cloral tem potencial de abuso moderado. Embora não produza o mesmo grau de dependência observado com outros fármacos e substâncias, a tolerância ao hidrato de cloral pode se desenvolver com o uso crônico, o que significa que os usuários crônicos podem necessitar de doses cada vez maiores para que ele seja eficaz.

- Por ser um fármaco muito antigo e com janela terapêutica muito estreita, diversas linhas de evidência sugerem que o hidrato de cloral não deve ser mais empregado como alternativa sedativa em pacientes de qualquer idade.[2]

- O hidrato de cloral deve ser empregado com cautela e cuidado especial em pacientes com baixos níveis de potássio, bradiarritmia, síndrome congênita do QT longo e outros distúrbios cardíacos (especialmente arritmias).

- O hidrato de cloral pode interferir nos testes laboratoriais da função da tireoide.

- Pacientes em tratamento com hidrato de cloral devem ser avisados de que sua capacidade de dirigir ou operar máquinas pode ser prejudicada pela sonolência.

- O uso concomitante de álcool e hidrato de cloral pode potencializar o efeito sedativo, devendo portanto ser evitado.

- O uso concomitante de hidrato de cloral com psicotrópicos ou anticolinérgicos pode provocar delírios, sobretudo em idosos.

Hidroxizina

A hidroxizina é um anti-histamínico de primeira geração da família química das piperazinas. Atua como antagonista dos receptores H_1 da histamina, sendo portanto utilizada em diversas condições médicas, incluindo alívio dos sintomas de ansiedade, prurido e quadros alérgicos; em alguns países, é usada também como medicação prévia a procedimentos cirúrgicos. Recebeu aprovação da FDA para uso clínico pela primeira vez em 1956, tendo sido o 75º medicamento mais prescrito nos EUA em 2019. Após administração oral, a hidroxizina é rapidamente absorvida pelo trato gastrointestinal, atingindo sua concentração plasmática máxima em cerca de 2 horas, e sua eliminação se dá majoritariamente pela via urinária.

Nomes no Brasil:
Drics, Drotizin, Droxy, Hidroalerg, Hixelivium, Hixilerg, Hixizine, Hoxidrin, Pergo, Pruri-gran, Prurizin.

SUS:
Não disponível na Rename.

- **INDICAÇÕES DE BULA – ANVISA:** Alívio do prurido causado por condições alérgicas da pele – como urticária, dermatite atópica e de contato – e prurido decorrente de outras doenças sistêmicas.

- **INDICAÇÕES DE BULA – FDA:** Alívio sintomático da ansiedade e tensão associadas à psiconeurose e como um adjuvante em estados de doenças orgânicas em que a ansiedade se manifesta. Tratamento do prurido devido a condições alérgicas – como urticária crônica e dermatoses atópicas e de contato – e no prurido mediado por histamina. Como sedativo na terapia adjuvante pré-anestésica e após anestesia geral (quando usada como pré-medicação e após anestesia geral, a hidroxizina pode potencializar os efeitos da meperidina e dos barbitúricos; portanto, seu uso na terapia adjuvante pré-anestésica deve ser modificado individualmente.

- **INDICAÇÕES *OFF-LABEL*:** A hidroxizina também é utilizada no controle de náuseas e vômitos, excluindo-se casos de gravidez.

- **CONTRAINDICAÇÕES:** A hidroxizina é contraindicada para pacientes que apresentem hipersensibilidade suspeita ou comprovada ao princípio ativo ou a quaisquer dos componentes do medicamento, como seus ingredientes inativos. Ela também é contraindicada para gestantes, especialmente no primeiro trimestre, e para pacientes que fazem uso de substâncias depressoras do SNC.

- **TESTES LABORATORIAIS SUGERIDOS OU NECESSÁRIOS:** Nenhum exame adicional é sugerido para pacientes saudáveis.

- **ROTA FARMACOLÓGICA:** Não há imagens disponíveis para a rota farmacológica da hidroxizina.

Farmacologia

ABSORÇÃO: Após administração oral, a hidroxizina é rapidamente absorvida pelo trato gastrointestinal, atingindo sua concentração plasmática máxima em cerca de 2 horas. Não há consenso quanto à sua biodisponibilidade, mas acredita-se que ela seja superior a 80% após administração oral.

VOLUME DE DISTRIBUIÇÃO: 16,0 ± 3,0 L/kg.

LIGAÇÃO PROTEICA: Cerca de 93%.

METABOLISMO/FARMACOCINÉTICA: O metabolismo da hidroxizina não está totalmente esclarecido, mas sabe-se que ela é metabolizada pelos hepatócitos via ação das isoenzimas CYP3A4 e CYP3A5. Apresenta a cetirizina como metabólito principal e farmacologicamente ativo, que corresponde a cerca de 45 a 60% de uma dose administrada oralmente. A literatura sugere que a hidroxizina provavelmente seja biotransformada em vários outros submetabólitos, embora as estruturas e vias específicas não tenham sido elucidadas em humanos.[1]

ROTA DE ELIMINAÇÃO: Em torno de 70% de uma dose de hidroxizina são eliminados sob a forma de seu principal metabólito, a cetirizina, pela via urinária. A extensão exata da participação de outras vias de excreção em humanos não foi amplamente determinada.

MEIA-VIDA: 14 a 25 horas.

DEPURAÇÃO: 31,1 ± 11,1 mL/min/kg em crianças e 9,8 ± 3,3 mL/min/kg em adultos.

FARMACODINÂMICA: A hidroxizina é um potente agonista inverso dos receptores H_1 da histamina.

MECANISMO DE AÇÃO: Após liberação de histamina pelos mastócitos e basófilos, ocorre liberação de mediadores inflamatórios. A histamina se liga e ativa os receptores H_1, que são os principais receptores histaminérgicos responsáveis por mediar hipersensibilidade e reações alérgicas. Essa ação resulta na liberação adicional de citocinas pró-inflamatórias, como interleucinas, as quais em conjunto são responsáveis por uma ampla variedade de sintomas alérgicos, como prurido, rinorreia e lacrimejamento ocular. Por ser um potente agonista inverso dos receptores H_1 da histamina, ao se ligar no receptor, a hidroxizina é capaz de reduzir ativamente sua atividade, justificando seus efeitos em casos de prurido, reações alérgicas e edemas.

Com relação a seus efeitos ansiolíticos, sabe-se que a hidroxizina não é um depressor cortical, portanto suas propriedades sedativas provavelmente ocorrem no nível subcortical do SNC. As bases neurobiológicas da ansiedade envolvem fatores inibitórios e mecanismos modulatórios que favorecem ou não o estado de ansiedade. Uma das principais regiões associadas a esses mecanismos é o hipocampo, responsável por gerenciar as informações recebidas dos sistemas límbicos, relacionados às emoções. No contexto da ansiedade, o hipocampo atua amplificando os eventos aversivos relacionados ao transtorno; ademais, a literatura indica que alterações na sinalização dopaminérgica e serotoninérgica no hipocampo estão relacionadas aos transtornos de ansiedade.[2,3] A hidroxizina apresenta ação antagonista dos receptores da serotonina, de modo que seus efeitos ansiolíticos podem estar relacionados à modulação da sinalização serotoninérgica subcortical, a qual medeia estados de ansiedade. Algumas linhas de evidência indicam que a atividade ansiolítica está relacionada à atividade sedativa da hidroxizina.[4] No entanto, outros autores sugerem que o efeito ansiolítico é independente do efeito sedativo, indicando que a hidroxizina possa atuar por meio de outros alvos farmacológicos desconhecidos.[5] Nesse sentido, a eficácia antiemética da hidroxizina seria atribuída a uma ação secundária em outros alvos farmacológicos.

● Interações Medicamentosas

A ação da hidroxizina pode ser potencializada quando administrada concomitantemente com agentes depressores do SNC, como narcóticos, analgésicos não narcóticos e barbitúricos. Portanto, quando houver indicação do uso desse fármaco junto com depressores do SNC, recomenda-se reduzir a dose destes últimos.

AFINIDADE LIGANTE/KI:

LOCAL	KI (NM)
Ki (H_1)	2-19
Ki (H_4)	> 10.000
Ki (D_1)	> 10.000
Ki (D_2)	378
Ki (mACh)	4.600

○ Farmacogenética

Acesse https://www.pharmgkb.org/chemical/PA449943 ou utilize o *QR code* ao lado.

ANOTAÇÕES CLÍNICAS

Nível de evidência 1A, 1B, 2A, 2B, 3: Não há dados para a hidroxizina no PharmGKB até a data de publicação deste livro.

Nível de evidência 4: Acesse o *site* para mais informações.

○ Prática Clínica

● **DOSAGEM :** Para adultos, a dose oral recomendada varia de 25 a 100mg. Para crianças, de 0,7 mg/kg de peso. Para idosos, 50 mg/dia.

● **TITULAÇÃO:** Em adultos, a titulação é de 25 mg, 3 a 4x/dia; ou seja, de 8/8 horas ou de 6/6 horas. Em crianças, 0,7 mg/kg de peso, 3 x/dia; ou seja, de 8/8 horas. Em idosos, o uso deve ser realizado com muita cautela; porém, se necessário, a dose máxima recomendada para essa população é de 50 mg/dia. Em razão do risco cardiovascular aumentado, o tratamento para adultos e crianças com idade superior a 6 anos deve ser restrito ao menor tempo possível.

● **EFEITOS ADVERSOS:** Mais comuns: Sedação, sonolência, boca seca. Comuns: Gastrointestinais (constipação, diarreia, dor epigástrica, dor de estômago, náusea, vômito). Incomuns: Agitação, crises convulsivas, tremor.

● **GRAVIDEZ:** Os dados clínicos acerca da segurança no início da gravidez são escassos em humanos, de modo que a hidroxizina é contraindicada para gestantes, especialmente no primeiro trimestre. Abre-se uma exceção para o uso agudo de hidroxizina como sedativo para o pré-parto, podendo ser administrada por via IM, o que permite a redução do uso de outros narcóticos em até 50% da dose. Categoria C da FDA (classificação até 2015).

● **AMAMENTAÇÃO:** Não se sabe se a hidroxizina é excretada no leite humano. Porém, considerando que a maioria dos psicofármacos são encontrados no leite materno, o risco para a criança amamentada não pode ser excluído. Caso seja necessário prescrever esse medicamento a lactantes, é preciso ponderar os benefícios da amamentação para a criança frente aos benefícios da terapia para a mulher. Assim, deve-se optar por descontinuar a amamentação ou a terapia com hidroxizina.

● **CRIANÇAS E ADOLESCENTES:** O uso de hidroxizina é considerado seguro e eficaz em pacientes pediátricos, mas para crianças abaixo de 6 anos são recomendadas doses inferiores (consultar os itens Dosagem e Titulação). Visando identificar efeitos paradoxais em crianças ou adolescentes hiperativos é necessário um acompanhamento clínico criterioso, informando aos pais ou responsáveis para que possam ajudar a observar a criança ou o adolescente. Além disso, em crianças pequenas não é recomendada a administração IM de hidroxizina na periferia do quadrante superior das nádegas devido ao risco de danos ao nervo ciático, exceto em casos absolutamente necessários.

● **IDOSOS:** Em geral, o uso de hidroxizina em pacientes acima de 65 anos deve ser cauteloso, adotando-se o limite inferior da faixa de dosagem e considerando-se a maior frequência de insuficiência da função hepática, renal ou cardíaca, bem como de outras doenças concomitantes e/ou uso de outros fármacos. É necessário considerar que os pacientes idosos podem ser mais sensíveis aos efeitos sedativos e anticolinérgicos. Além disso, é recomendado evitar o uso de hidroxizina em pacientes geriátricos com algum grau de demência.

● **INSUFICIÊNCIA RENAL:** Utilizar a hidroxizina com cautela em pacientes com insuficiência renal, porém em geral não é necessário ajuste de dose.

● **INSUFICIÊNCIA HEPÁTICA:** Utilizar a hidroxizina com cautela em pacientes com insuficiência hepática, porém em geral não é necessário ajuste de dose.

● **COMO MANEJAR EFEITOS ADVERSOS:** A maioria dos efeitos adversos da hidroxizina tende a desaparecer ou diminuir significativamente ao longo do tempo. Todavia, caso os efeitos sejam intoleráveis, a troca por outro agente pode se fazer necessária.

◯ Toxicidade

ORAL EM HUMANOS: Não existem dados específicos sobre superdosagem de hidroxizina em adultos. A dose letal oral da hidroxizina é de 840 mg/kg em ratos e 400 mg/kg em camundongos.

TOXICIDADE AGUDA: O sintoma mais comum de superdosagem de hidroxizina é a hipersedação. Além disso, podem ocorrer convulsões, estupor, náuseas e vômitos. O tratamento consiste em empregar medidas gerais de suporte e sintomáticas, assegurando ventilação adequada das vias aéreas e realização de monitoramento do ritmo cardíaco e dos sinais vitais. Caso o paciente não apresente êmese espontaneamente, deve-se considerar a indução de vômito, sendo que a lavagem gástrica imediata também é sugerida. Não é recomendado realizar diurese forçada ou diálise. Não são conhecidos antídotos específicos para a hidroxizina. A hipotensão pode ser controlada por fluidos intravenosos e pressores, e a injeção de cafeína e benzoato de sódio pode ser usada para neutralizar quaisquer efeitos depressores do SNC observados. Nos casos de superdosagem, deve-se considerar a possibilidade do envolvimento de outras substâncias.

Referências

1. Chłopaś-Konowałek A, Szpot P, Zawadzki M, Kukula-Koch W, Dudzińska E. Development of two ultra-sensitive UHPLC-QqQ-MS/MS methods for the simultaneous determination of hydroxyzine and its active metabolite (cetirizine) in human blood: applications to real cases of forensic toxicology. Arch Toxicol. 2024;98(12):3987-4012.

2. Hjorth OR, Frick A, Gingnell M, Hoppe JM, Faria V, Hultberg S, et al. Expression and co-expression of serotonin and dopamine transporters in social anxiety disorder: a multitracer positron emission tomography study. Mol Psychiatry. 2021;26(8):3970-9.

3. Liu KC, Guo Y, Zhang J, Chen L, Liu YW, Lv SX, et al. Activation and blockade of dorsal hippocampal Serotonin6 receptors regulate anxiety-like behaviors in a unilateral 6-hydroxydopamine rat model of Parkinson's disease. Neurol Res. 2019;41(9):791-801.

4. Levander S, Ståhle-Bäckdahl M, Hägermark O. Peripheral antihistamine and central sedative effects of single and continuous oral doses of cetirizine and hydroxyzine. Eur J Clin Pharmacol. 1991;41(5):435-9.

5. Llorca PM, Spadone C, Sol O, Danniau A, Bougerol T, Corruble E, et al. Efficacy and safety of hydroxyzine in the treatment of generalized anxiety disorder: a 3-month double-blind study. J Clin Psychiatry. 2002;63(11):1020-7.

6. Sakaguchi T, Itoh H, Ding WG, Tsuji K, Nagaoka I, Oka Y, et al. Hydroxyzine, a first generation H(1)-receptor antagonist, inhibits human ether-a-go-go-related gene (HERG) current and causes syncope in a patient with the HERG mutation. J Pharmacol Sci. 2008;108(4):462-71.

7. Lee BH, Lee SH, Chu D, Hyun JW, Choe H, Choi BH, et al. Effects of the histamine H(1) receptor antagonist hydroxyzine on hERG K(+) channels and cardiac action potential duration. Acta Pharmacol Sin. 2011;32(9):1128-37.

8. Sánchez-Rico M, Limosin F, Vernet R, Beeker N, Neuraz A, Blanco C, et al. Hydroxyzine use and mortality in patients hospitalized for COVID-19: a multicenter observational study. J Clin Med. 2021;10(24):5891.

Leituras Recomendadas

Dowben JS, Grant JS, Froelich KD, Keltner NL. Biological perspectives: hydroxyzine for anxiety: another look at an old drug. Perspect Psychiatr Care. 2013;49(2):75-7.

Einarson A, Bailey B, Jung G, Spizzirri D, Baillie M, Koren G. Prospective controlled study of hydroxyzine and cetirizine in pregnancy. Ann Allergy Asthma Immunol. 1997;78(2):183-6.

Gale CK, Millichamp J. Generalised anxiety disorder in children and adolescents. BMJ Clin Evid. 2016;2016:1002.

Gladney M, Stanley RT, Hendricks SE. Anxiolytic activity of chloral hydrate and hydroxyzine. Pediatr Dent. 1994;16(3):183-9.

Goldberg HL, Finnerty RJ. The use of hydroxyzine (Vistaril) in the treatment of anxiety neurosis. Psychosomatics. 1973;14(1):38-41.

BIPP TIPS

- Considerando a possibilidade de ocorrência de sonolência durante o uso de hidroxizina, os pacientes devem ser aconselhados quanto à condução de veículos, ao manuseio de máquinas perigosas e outros equipamentos que requeiram atenção.

- O consumo de álcool durante tratamento com hidroxizina deve ser evitado devido à possibilidade da potencialização do efeito sedativo.

- Relatos pós-comercialização indicam que a hidroxizina prolonga o intervalo QT/QTc e está associada a eventos raros de *torsades de pointes*, parada cardíaca e morte súbita.[6,7] Desse modo, é recomendado cautela em pacientes com risco basal aumentado de prolongamento do intervalo QTc.

- A hidroxizina pode potencializar os efeitos dos depressores do SNC após anestesia geral; portanto, pacientes mantidos com hidroxizina devem receber doses reduzidas de quaisquer outros depressores do SNC necessários.

- Um estudo multicêntrico observacional retrospectivo relatou uma associação entre o uso de hidroxizina e a redução da mortalidade em pacientes hospitalizados por covid-19.[8] No entanto, ensaios clínicos randomizados duplo-cegos controlados por placebo de hidroxizina para covid-19 são necessários para confirmar esses resultados, especialmente em pacientes ambulatoriais e no uso como profilaxia pós-exposição para indivíduos com alto risco de covid-19 grave.

Guaiana G, Barbui C, Cipriani A. Hydroxyzine for generalised anxiety disorder. Cochrane Database Syst Rev. 2010;(12):CD006815.

Serreau R, Komiha M, Blanc F, Guillot F, Jacqz-Aigrain E. Neonatal seizures associated with maternal hydroxyzine hydrochloride in late pregnancy. Reprod Toxicol. 2005;20(4):573-4.

Simons KJ, Watson WT, Chen XY, Simons FER. Pharmacokinetic and pharmacodynamic studies of the H1-receptor antagonist hydroxyzine in the elderly. Clin Pharmacol Ther. 1989;45(1):9-14.

Hipérico

A erva-de-são-joão ou hipérico (*Hypericum perforatum*) é uma erva frondosa e extensa que cresce em áreas abertas em grande parte das regiões temperadas do mundo. O uso dessa espécie como remédio herbal para tratar uma variedade de doenças internas e externas, incluindo queimaduras, cortes e sintomas de humor reduzido, remonta ao tempo dos antigos gregos. Essa planta produz dezenas de substâncias biologicamente ativas, embora duas se destaquem por sua atividade farmacológica mais bem conhecida: a hipericina, uma naftodiantrona, e a hiperforina, um floroglucinol lipofílico. Outros compostos, incluindo os flavonoides rutina, quercetina e kaempferol, também parecem ter atividade farmacológica, porém demandam estudos mais aprofundados acerca de seus efeitos clínicos.

Nomes no Brasil:
Deprenon Vita, Hipericin, Hipérico Herbarium, Hyperativ, Hyperinat.

SUS:
Não disponível na Rename.

● **INDICAÇÕES DE BULA – ANVISA E FDA:** Não possui aprovação da Anvisa e da FDA até o momento.

● **INDICAÇÕES *OFF-LABEL*:** As diretrizes acerca do uso *off-label* do hipérico são limitadas. No entanto, de acordo com o conhecimento popular, pode ser usado como laxante, diurético, antitérmico e cicatrizante, bem como no tratamento de insônias, dores de cabeça, gastrite, entre outras condições. Dados mais recentes da literatura sugerem a eficácia dessa erva no tratamento de outras doenças, incluindo síndrome pré-menstrual,[1] câncer,[2] distúrbios relacionados à inflamação e infecções,[3] mas ainda são necessários mais estudos que comprovem esses fatos.

● **CONTRAINDICAÇÕES:** O uso do hipérico é contraindicado para pacientes com histórico de hipersensibilidade aos componentes da fórmula, episódios de depressão grave e para crianças menores de 6 anos. Não deve ser administrado durante o tratamento com anticoagulantes, como varfarina, e pode reduzir a eficácia de contraceptivos orais, medicamentos para asma (teofilina), digoxina e outros fármacos, incluindo ciclosporina, anticoagulantes cumarínicos e alguns antivirais. O hipérico não deve ser combinado com antidepressivos, nem utilizado no período de duas semanas após o término do tratamento com IMAOs, também não é recomendado seu uso com clorpromazina ou tetraciclina. Durante a gravidez e a lactação, seu uso é desaconselhado devido ao risco de inibição da prolactina e à falta de estudos conclusivos. Embora não haja interação comprovada com álcool, este pode agravar quadros depressivos.

● **TESTES LABORATORIAIS SUGERIDOS OU NECESSÁRIOS:** Não são necessários para indivíduos saudáveis.

● **ROTA FARMACOLÓGICA:** Não há imagens disponíveis para a rota farmacológica do hipérico.

○ Farmacologia

ABSORÇÃO: Não há dados farmacocinéticos disponíveis sobre o hipérico.

VOLUME DE DISTRIBUIÇÃO: Não há dados farmacocinéticos disponíveis sobre o hipérico.

LIGAÇÃO PROTEICA: Não há dados farmacocinéticos disponíveis sobre o hipérico.

METABOLISMO/FARMACOCINÉTICA: Não há dados farmacocinéticos disponíveis sobre o hipérico.

ROTA DE ELIMINAÇÃO: Não há dados farmacocinéticos disponíveis sobre o hipérico.

MEIA-VIDA: Não há dados farmacocinéticos disponíveis sobre o hipérico.

DEPURAÇÃO: Não há dados farmacocinéticos disponíveis sobre o hipérico.

FARMACODINÂMICA: Não há dados farmacocinéticos disponíveis sobre o hipérico.

MECANISMO DE AÇÃO: O mecanismo de ação pelo qual o hipérico pode auxiliar no tratamento de estados leves a moderados de depressão não é completamente elucidado. A literatura indica que a hipericina e a hiperforina são fitocomplexos mais relacionados ao efeito clínico, possivelmente por interagir com a recaptação da serotonina.[4,5] No entanto, o hipérico contém diversas outras moléculas, como taninos, pectina, flavonoides, fitosteróis, carotenos, aminoácidos e saponinas, as quais podem ter participação nos efeitos observados. Dessa forma, são necessários estudos mais aprofundados para determinar seu mecanismo de ação.

● Interações Medicamentosas

○ A utilização concomitante de hipérico com fármacos antidepressivos da classe dos ISRSs, IRSNs e IMAOs pode causar síndrome serotoninérgica.

○ O hipérico é capaz de aumentar a eliminação de outros fármacos por induzir as enzimas metabólicas. Dessa forma, há interação de medicamentos à base dessa planta com ciclosporina, anticoagulantes cumarínicos, anticoncepcionais orais, teofilina, digoxina, indinavir e possivelmente outros inibidores de protease e transcriptase reversa, prejudicando os efeitos destes. O uso concomitante de hipérico em combinação com tais fármacos deverá ser realizado com acompanhamento médico criterioso, avaliando se é necessário um ajuste de dosagem.

○ O hipérico pode alterar as propriedades anticoagulantes da varfarina, resultando em valores instáveis de INR e complicações hemorrágicas. Portanto, não é recomendado o uso desse medicamento durante tratamento com anticoagulantes.

○ A literatura indica que o hipérico pode interagir com a ciclosporina, levando a complicações clínicas em pacientes transplantados que necessitem desse tratamento.[6]

AFINIDADE LIGANTE/KI: Não há dados de farmacodinâmica (afinidade) disponíveis para o hipérico.

○ Farmacogenética

Acesse https://www.pharmgkb.org/chemical/PA164924486 ou utilize o *QR code* ao lado.

ANOTAÇÕES CLÍNICAS

Nível de evidência 1A, 1B, 2A, 2B, 3: Não há dados para o hipérico no PharmGKB até a data de publicação deste livro.

Nível de evidência 4: Acesse o *site* para mais informações.

○ Prática Clínica

● **DOSAGEM:** A dose típica de hipérico varia de 100 a 300 mg/dia.

● **TITULAÇÃO:** Administrar 1 comprimido de hipérico entre 1 e 3x/dia, ou conforme indicado pelo médico. A dose diária total deve estar entre 100 e 300 mg de hipérico, dos quais cerca de 0,9 a 2,7 mg devem ser de hipericinas. Para descontinuar o uso de hipérico, em geral, não é necessário redução gradual. Para crianças entre 6 e 12 anos, não é recomendado ultrapassar a dosagem de 1 comprimido por dia, ou 100 mg/dia.

● **EFEITOS ADVERSOS:** Mais comuns: Fotossensibilidade. Comuns: Agitação, fadiga, irritações gastrointestinais, reações alérgicas.

● **GRAVIDEZ:** Os dados clínicos acerca da segurança do hipérico na gravidez são escassos em humanos. Não categorizado pela FDA na classificação vigente até 2015.

BIPP TIPS

- Durante o uso de hipérico, deve-se evitar a exposição ao sol ou aos raios ultravioleta, principalmente sem proteção, devido ao efeito fotossensibilizante desse medicamento.
- É recomendável evitar o contato da pele com o hipérico.
- O consumo do hipérico é mais adequado sob a forma de cápsulas. No entanto, algumas populações têm o costume de consumir essa erva sob a forma de infusões. Assim, é necessário informar o clínico a respeito do uso da substância, sobretudo em pacientes tratados com outros fármacos.
- Em pacientes que estejam em tratamento psiquiátrico com outras classes de medicamentos, principalmente ISRSs, a interação do hipérico com o sistema serotoninérgico pode levar o paciente a desenvolver um grave quadro de síndrome serotoninérgica, a qual requer manejo criterioso.
- É recomendável evitar o uso de hipérico em pacientes transplantados tratados com ciclosporina, uma vez que ele parece reduzir o efeito clínico desse medicamento.

● **AMAMENTAÇÃO:** A erva-de-são-joão contém hipericina e hiperforina, bem como flavonoides, como a quercetina. Costuma ser utilizada para depressão pós-parto. Tanto a hipericina quanto a hiperforina são pouco excretadas no leite materno, porém não foram avaliados outros componentes no leite. A literatura indica que lactentes cujas mães estavam ingerindo a erva apresentam frequência ligeiramente aumentada de cólicas, sonolência e letargia, mas de forma leve e sem necessitar de tratamento. Dessa forma, caso seja necessário administrar hipérico para lactantes, deve-se realizar acompanhamento médico cuidadoso.[7]

● **CRIANÇAS E ADOLESCENTES:** Não existem diretrizes específicas para o uso de hipérico em pacientes pediátricos, uma vez que os dados da literatura são escassos. Em geral, sua prescrição não é recomendada para indivíduos abaixo dos 6 anos de idade.

● **IDOSOS:** Não existem diretrizes específicas para o uso de hipérico em pacientes geriátricos, uma vez que os dados da literatura são escassos. Caso seja opção terapêutica, recomenda-se acompanhamento médico criterioso.

● **INSUFICIÊNCIA RENAL:** Não existem diretrizes específicas para o uso de hipérico em pacientes com insuficiência renal, uma vez que os dados da literatura são escassos. Caso seja opção terapêutica, recomenda-se acompanhamento médico criterioso.

● **INSUFICIÊNCIA HEPÁTICA:** Não existem diretrizes específicas para o uso de hipérico em pacientes com insuficiência hepática, uma vez que os dados da literatura são escassos. Caso seja opção terapêutica, recomenda-se acompanhamento médico criterioso.

● **COMO MANEJAR EFEITOS ADVERSOS:** Em geral, os efeitos adversos do hipérico desaparecem com o tempo. Caso sejam persistentes ou intensos, pode ser necessário descontinuar o uso e substituí-lo por outra substância.

○ Toxicidade

ORAL EM HUMANOS: Não há dados específicos sobre superdosagem de hipérico em humanos.

TOXICIDADE AGUDA: A experiência e os dados clínicos acerca da superdosagem com hipérico são limitados. Casos envolvendo cápsulas em geral tendem a ser relatados apenas como sintomas leves, sendo náusea e vômitos os mais comuns. Também há alguns relatos de eventos de convulsão e síndrome serotoninérgica. Em geral, casos de superdosagem aguda tendem a ocorrer mais facilmente com infusões de preparo popular. As situações mais graves devem ser tratadas conforme as medidas sintomáticas e de suporte gerais empregadas no manejo da superdose com qualquer fármaco, incluindo estabelecimento adequado de ventilação e oxigenação das vias aéreas, monitoramento dos sinais vitais e cardíacos. Deve-se investigar a possibilidade de envolvimento de outras substâncias.

Referências

1. Canning S, Waterman M, Orsi N, Ayres J, Simpson N, Dye L. The efficacy of hypericum perforatum (St John's wort) for the treatment of premenstrual syndrome: a randomized, double-blind, placebo-controlled trial. CNS Drugs. 2010;24(3):207-25.

2. Menegazzi M, Masiello P, Novelli M. Anti-tumor activity of hypericum perforatum l. and hyperforin through modulation of inflammatory signaling, ROS generation and proton dynamics. Antioxidants. 2020;10(1):18.

3. Hammer KDP, Birt DF. Evidence for contributions of interactions of constituents to the anti-inflammatory activity of hypericum perforatum. Crit Rev Food Sci Nutr. 2014;54(6):781-9.

4. Barnes JJ, Anderson LA, Phillipson JD. St John's wort (hypericum perforatum L.): a review of its chemistry, pharmacology and clinical properties. J Pharm Pharmacol. 2001;53(5):583-600.

5. Rizzo P, Altschmied L, Ravindran BM, Rutten T, D'Auria JC. The biochemical and genetic basis for the biosynthesis of bioactive compounds in hypericum perforatum L., one of the largest medicinal crops in Europe. Genes. 2020;11(10):1210.

6. Mai I, Bauer S, Perloff ES, Johne A, Uehleke B, Frank B, et al. Hyperforin content determines the magnitude of the St John's wort-cyclosporine drug interaction. Clin Pharmacol Ther. 2004;76(4)330-40.

7. Lee A, Minhas R, Matsuda N, Lam M, Ito S. The safety of St. John's wort (hypericum perforatum) during breastfeeding. J Cli Psychiatry. 2003;64(8):966-8.

Leituras Recomendadas

Clauson KA, Santamarina ML, Rutledge JC. Clinically relevant safety issues associated with St. John's wort product labels. BMC Complement Altern Med. 2008;8:42.

Gregoretti B, Stebel M, Candussio L, Crivellato E, Bartoli F, Decorti G. Toxicity of Hypericum perforatum (St. John's wort) administered during pregnancy and lactation in rats. Toxicol Appl Pharmacol. 2004;200(3):201-5.

Grush LR, Nierenberg A, Keefe B, Cohen LS. St John's wort during pregnancy. JAMA. 1998;280(18):1566.

Klier CM, Schäfer MR, Schmid-Siegel B, Lenz G, Mannel M. St. John's wort (hypericum perforatum): is it safe during breastfeeding? Pharmacopsychiatry. 2002;35(1):29-30.

Klier CM, Schmid-Siegel B, Schäfer MR, Lenz G, Saria A, Lee A, et al. St. John's wort (hypericum perforatum) and breastfeeding: plasma and breast milk concentrations of hyperforin for 5 mothers and 2 infants. J Clin Psychiatry. 2006;67(2):305-9.

Moschella C, Jaber BL. Interaction between cyclosporine and hypericum perforatum (St. John's wort) after organ transplantation. Am J Kidney Dis. 2001;38(5):1105-7.

I

- Iloperidona 390
- Imipramina 395
- Isocarboxazida 403

Iloperidona

A iloperidona é um fármaco aprovado pela FDA em 2009 para o tratamento da esquizofrenia. Tem alta afinidade pelos receptores 5-HT_{2A} e D_2, mas parece se diferenciar de outros fármacos utilizados para o tratamento da esquizofrenia pela sua alta afinidade por receptores α-adrenérgicos, teoricamente responsáveis pelo seu efeito de melhora cognitiva. A iloperidona é bem absorvida pelo trato gastrointestinal, com biodisponibilidade de 96%, e o tempo para atingir sua concentração máxima é de 2 a 4 horas. Ela pode ser administrada com ou sem alimentos.

Nomes no Brasil:
Não disponível no Brasil (EUA: Fanapt).

SUS:
Não disponível na Rename.

● **INDICAÇÕES DE BULA – ANVISA:** Não possui aprovação da Anvisa até o momento.

● **INDICAÇÕES DE BULA – FDA:** Tratamento de esquizofrenia em adultos. Tratamento agudo de episódios maníacos ou mistos associados ao TB tipo I em adultos.

● **INDICAÇÕES OFF-LABEL:** A iloperidona pode ser usada no tratamento de transtornos psicóticos, transtorno bipolar, transtornos comportamentais em crianças e adolescentes, transtornos do controle de impulsos, TEPT e transtornos comportamentais nas demências.

● **CONTRAINDICAÇÕES:** A iloperidona é contraindicada em caso de hipersensibilidade à substância.

● **TESTES LABORATORIAIS SUGERIDOS OU NECESSÁRIOS:** Em um estudo clínico com pacientes diagnosticados com esquizofrenia ou transtorno esquizoafetivo, foi demonstrado que o tratamento com iloperidona (na dose de 12 mg, 2x/dia) foi associado com prolongamento do intervalo QT de 9 ms.[1] Assim, é recomendado um cuidado especial no tratamento de pacientes com risco de prolongamento do QT. Se possível, sugere-se a realização frequente de exames cardíacos e dosagens para avaliação do perfil eletrolítico. Além disso, como para outros antipsicóticos, também é recomendado acompanhar o peso e o IMC. Deve-se avaliar se o paciente tem histórico de obesidade na família e determinar peso, circunferência da cintura, pressão arterial, glicose plasmática e lipidograma em jejum. Após o início do tratamento, determinar o IMC mensalmente por 3 meses e depois a cada trimestre. Em pacientes com alto risco de complicações metabólicas e quando do início ou troca dos antipsicóticos, é recomendado o monitoramento dos triglicerídeos em jejum mensalmente. Para pacientes saudáveis, pressão arterial, glicose plasmática em jejum e lipídeos em jejum poderão ser mensurados em uma frequência de 3 meses e depois anualmente, porém para pacientes com diabetes ou que ganharam mais de 5% do peso inicial as medidas devem ser mais frequentes. Deve-se considerar troca por outro antipsicótico atípico para pacientes que adquirem sobrepeso ou tornam-se obesos, pré-diabéticos, diabéticos, hipertensos ou dislipidêmicos enquanto recebem a iloperidona. É importante estar vigilante para cetoacidose diabética, mesmo que o paciente não seja diabético. Para pacientes com baixa contagem de leucócitos ou história de leucopenia/neutropenia induzida por substância, é recomendada a realização de hemograma no início do tratamento com a iloperidona, a qual deve ser imediatamente descontinuada em caso de diminuição leucocitária concomitante ao tratamento.

● **ROTA FARMACOLÓGICA:** Ver Figura 1.

Farmacologia

ABSORÇÃO: A iloperidona é bem absorvida pelo trato gastrointestinal, com biodisponibilidade de 96%, e o tempo para atingir sua concentração má-

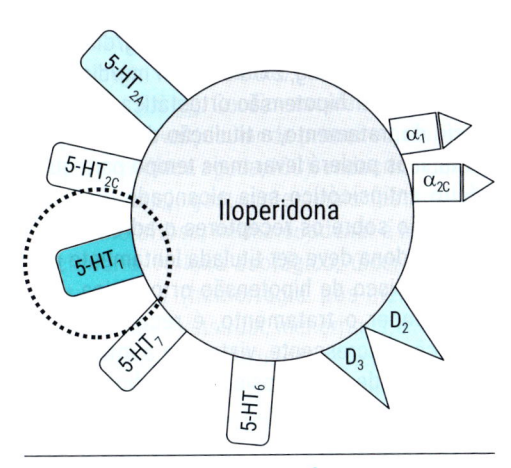

FIGURA 1 ▶ ROTA FARMACOLÓGICA DA ILOPERIDONA.

xima é de 2 a 4 horas. Pode ser administrada com ou sem alimentos.

VOLUME DE DISTRIBUIÇÃO: 1.340 a 2.800 L.

LIGAÇÃO PROTEICA: 95%.

METABOLISMO/FARMACOCINÉTICA: A iloperidona é metabolizada principalmente pelas isoenzimas hepáticas CYP3A4 e CYP2D6, gerando, por processos de O-desalquilação, hidroxilação e descarboxilação/redução, os metabólitos P95, P88 e P89 (em menor quantidade). A afinidade do P88 pelos ligantes comuns à iloperidona costuma ser igual ou menor do que a do composto original, e este atravessa a barreira hematencefálica.

ROTA DE ELIMINAÇÃO: A iloperidona é eliminada sobretudo por via renal (58%), mas uma parte também é eliminada por via fecal (20%), sendo 1% do fármaco eliminado de forma inalterada.

MEIA-VIDA: Nos metabolizadores plenos da enzima CYP2D6, a meia-vida da iloperidona é de 18 horas, e a dos metabólitos P88 e P95, de 26 e 23 horas, respectivamente. Nos metabolizadores pobres da enzima CYP2D6, a meia-vida da iloperidona é de 33 horas, e a dos metabólitos P88 e P95, de 37 e 31 horas, respectivamente.

DEPURAÇÃO: 47 a 102 L/h.

FARMACODINÂMICA: A iloperidona tem alta afinidade pelos receptores $5-HT_{2A}$, D_2, D_3 e $α_1$, que podem estar relacionados ao seu efeito antipsicótico. Além disso, liga-se com afinidade moderada aos receptores de dopamina D_4, serotonina $5-HT_6$ e $5-HT_7$ e com afinidade fraca aos receptores $5-HT_{1A}$, D_1 e H_1.

MECANISMO DE AÇÃO: O mecanismo de ação da iloperidona não é completamente elucidado. Acredita-se que o efeito antipsicótico esteja relacionado com a ocupação do receptor de dopamina D_2 na via mesolímbica, regulando o tônus dopaminérgico aumentado dos pacientes com esquizofrenia. A melhora na cognição é atribuída à alta afinidade da iloperidona pelos receptores $α_1$-adrenérgicos, de serotonina $5-HT_{2A}$ e de dopamina D_3. No entanto, a afinidade da iloperidona pelos receptores $5-HT_6$ e $5-HT_7$ também pode estar envolvida na melhora cognitiva e nos sintomas negativos, porém mais estudos são necessários para compreensão dos circuitos regulados pela iloperidona.

● Interações Medicamentosas

◯ O uso de iloperidona deve ser evitado em combinação com outros medicamentos que podem prolongar o intervalo QT, incluindo, mas não somente, antiarrítmicos da classe 1A (quinidina, procainamida), antiarrítmicos da classe III (amiodarona, sotalol), antipsicóticos (clorpromazina, tioridazina), antibióticos (gatifloxacino, moxifloxacino) ou outros fármacos como pentamidina, acetato de levometadil, metadona, entre outros.

◯ A iloperidona pode antagonizar os efeitos da levodopa e de agonistas dopaminérgicos.

◯ Considerando que a iloperidona é metabolizada por CYP3A4 e CYP2D6, inibidores dessas enzimas, como cetoconazol e fluoxetina, respectivamente, podem diminuir sua eliminação, levando ao aumento das suas concentrações plasmáticas.

AFINIDADE LIGANTE/KI:

LOCAL	KI (NM)
Ki ($5HT_{2A}$)	5,6
Ki (D_2)	6,3
Ki (D_3)	7,1

BIPP TIPS

- A iloperidona é um fármaco que se mostrou eficaz para o tratamento da esquizofrenia, produzindo poucos efeitos extrapiramidais; no entanto, devido à sua afinidade pelo receptor α-adrenérgico, ela tem como principais limitadores os efeitos autonômicos.

- O uso de iloperidona deve ser evitado em pacientes com síndrome do QT longo congênito e em pacientes com história de arritmias; portanto, sugere-se que o médico pesquise o histórico familiar do paciente e investigue se há risco de desidratação ou desequilíbrio hidreletrolítico.

- A iloperidona não deve ser usada se houver história de prolongamento de QTc ou arritmia cardíaca, IAM recente e insuficiência cardíaca descompensada.

- A iloperidona apresenta como desvantagem a necessidade de titulação lenta, o que pode ser desafiador em pacientes que precisam de início rápido de ação antipsicótica.

- Alguns estudos demonstram uma possível eficácia da iloperidona no tratamento de transtorno bipolar, mas seu uso para esse transtorno ainda não está aprovado pela FDA.[3]

- A iloperidona pode ser uma boa opção nos casos em que se deseja evitar a síndrome parkinsoniana induzida por fármacos desta classe.

3 dias.[2] Nenhuma morte foi relatada a partir desses casos. A maior ingestão única de iloperidona foi de 576 mg, e nenhum efeito adverso físico foi observado em tal paciente. O paciente que ingeriu 438 mg durante um período de 4 dias apresentou sintomas extrapiramidais e um intervalo QTc de 507 ms, porém sem sequelas cardíacas. Esse paciente retomou o tratamento com iloperidona por mais 11 meses. Em geral, os sinais e sintomas relatados nos casos de superdosagem supracitados foram aqueles resultantes de um exagero dos efeitos farmacológicos conhecidos como sonolência e sedação, taquicardia e hipotensão.

TOXICIDADE AGUDA: Para toxicidade com iloperidona, devem ser instituídas medidas de suporte e monitoramento. É sugerido estabelecer e manter as vias aéreas e assegurar oxigenação e ventilação adequadas. Pode-se realizar lavagem gástrica (após intubação, se o paciente estiver inconsciente) e considerar a administração de carvão ativado juntamente com um laxante. A possibilidade de obstrução, convulsões ou reação distônica de cabeça e pescoço após a superdosagem pode criar um risco de aspiração com êmese induzida. Monitoramento cardiovascular e monitoramento contínuo de ECG estão indicados para detectar possíveis arritmias. Caso haja necessidade de terapia antiarrítmica, disopiramida, procainamida e quinidina não devem ser usadas devido ao potencial efeito de prolongamento do intervalo QT que pode ser aditivo ao da iloperidona. Hipotensão e colapso circulatório devem ser tratados com medidas apropriadas, como aumento da volemia com fluidos intravenosos ou agentes simpaticomiméticos (epinefrina e dopamina não devem ser usadas pois podem causar hipotensão paradoxal). Caso haja sintomas extrapiramidais graves, é possível administrar medicamentos anticolinérgicos. A diálise não é recomendada no tratamento da toxicidade por iloperidona devido à sua alta taxa de ligação às proteínas plasmáticas.

Referências

1. Potkin SG, Preskorn S, Hochfeld M, Meng X. A thorough QTc study of 3 doses of iloperidone including metabolic inhibition via CYP2D6 and/or CYP3A4 and a comparison to quetiapine and ziprasidone. J Clin Psychopharmacol. 2013;33(3):3-10.

2. Fanapt (iloperidone) tablets [Internet]. Washington: Vanda Pharmaceuticals; 2016 [capturado em 26 nov.

2024]. Disponível em: https://dailymed.nlm.nih.gov/dailymed/getFile.cfm?setid=69d63a08-1920-427a-a967-2ffea04fd974&type=pdf.

3. Singh V, Arnold JG, Prihoda TJ, Martinez M, Bowden CL. An open trial of iloperidone for mixed episodes in bipolar disorder. J Clin Psychopharmacol. 2017;37(5):615-9.

Leituras Recomendadas

Citrome L. Iloperidone for schizophrenia: a review of the efficacy and safety profile for this newly commercialised second-generation antipsychotic. Int J Clin Pract. 2009;63(8):1237-48.

Citrome L. Iloperidone: a clinical overview. J Clin Psychiatry. 2011;72 Suppl 1:19-23.

Citrome L. Iloperidone: chemistry, pharmacodynamics, pharmacokinetics and metabolism, clinical efficacy, safety and tolerability, regulatory affairs, and an opinion. Expert Opin Drug Metab Toxicol. 2010;6(12):1551-64.

Drugs.com. Iloperidone side effects [Internet]. 2024 [capturado em 20 out. 2024]. Disponível em: https://www.drugs.com/sfx/iloperidone-side-effects.html#-professional.

Fanapt® (iloperidone) [Internet]. Washington: Vanda Pharmaceuticals; 2016 [capturado em 20 out. 2024]. Disponível em: https://www.accessdata.fda.gov/drugsatfda_docs/label/2016/022192s017lbl.pdf.

Iloperidone [Internet]. DrugBank Online; 2007 [capturado em 20 out. 2024]. Disponível em: https://go.drugbank.com/drugs/DB04946.

Nair A, Salem A, Asamoah AL, Gosal R, Grossberg GT. An update on the efficacy and safety of iloperidone as a schizophrenia therapy. Expert Opin Pharmacother. 2020;21(15):1793-8.

Pei Q, Huang L, Huang J, Gu JK, Kuang Y, Zuo XC, et al. Influences of CYP2D6*10 polymorphisms on the pharmacokinetics of iloperidone and its metabolites in Chinese patients with schizophrenia: a population pharmacokinetic analysis. Acta Pharmacol Sin. 2016;37(11):1499-508.

Weiden PJ. Iloperidone for the treatment of schizophrenia: an updated clinical review. Clin Schizophr Relat Psychoses. 2012;6(1):34-44.

Imipramina

A imipramina, primeira amina terciária da classe dos fármacos tricíclicos, foi sintetizada em 1951 e disponibilizada para uso clínico já em 1957. Sua descoberta revolucionou a psicofarmacologia e serviu de base para o desenvolvimento de diversos outros fármacos visando ao tratamento específico da depressão. Embora esta seja sua indicação principal, é considerada um medicamento de segunda linha para depressão grave com características melancólicas e atípicas devido aos seus vastos efeitos adversos e frequência relativamente alta de toxicidade. É utilizada como terapia adjuvante na enurese noturna em crianças com mais de 6 anos de idade, bem como para o tratamento de dor neuropática crônica e transtornos do espectro da ansiedade, como transtorno de pânico. Sua absorção atinge picos plasmáticos de 2 a 6 horas e sua eliminação ocorre majoritariamente por via renal.

Nomes no Brasil:
Imipra, Tofranil.

SUS:
Não disponível na Rename.

INDICAÇÕES DE BULA – ANVISA:

- Adultos: Tratamento de todas as formas de depressão, incluindo as formas endógenas, as orgânicas e as psicogênicas, bem como a depressão associada a distúrbios de personalidade ou ao alcoolismo crônico. Tratamento do transtorno de pânico. Tratamento de condições dolorosas crônicas.

- Crianças e adolescentes: tratamento da enurese noturna (apenas em pacientes com mais de 5 anos, para os quais as terapias alternativas não são consideradas apropriadas, e somente se as causas orgânicas tiverem sido excluídas).

● **INDICAÇÕES DE BULA – FDA:** Alívio dos sintomas da depressão. A depressão endógena tende a responder melhor ao tratamento em comparação a outros estados depressivos. Terapia adjuvante temporária na redução da enurese em crianças com idade igual ou superior a 6 anos, após a exclusão de possíveis causas orgânicas. Em pacientes que apresentam sintomas diurnos de frequência e urgência urinária, a avaliação deve incluir exames como cistouretrografia miccional e cistoscopia, quando necessário. A eficácia do tratamento pode diminuir com a administração prolongada do medicamento.

● **INDICAÇÕES *OFF-LABEL*:** A imipramina pode ser usada no tratamento de dor neuropática periférica crônica, bulimia nervosa, SII, bexiga hiperativa, neuralgia pós-herpética, TDAH em crianças, transtornos de ansiedade, como transtorno de pânico, TEPT e TAG.

● **CONTRAINDICAÇÕES:** A imipramina é contraindicada em caso de hipersensibilidade à substância, IAM recente, bem como em associação com IMAOs (mesmo após 14 dias) e dibenzapinas.

● **TESTES LABORATORIAIS SUGERIDOS OU NECESSÁRIOS:** É aconselhável monitoramento médico cuidadoso durante o tratamento com imipramina. O ganho de peso é comum em pacientes tratados com fármacos tricíclicos e tetracíclicos, sendo necessário acompanhamento do peso corporal e do IMC, da pressão arterial e da glicemia, especialmente em pacientes pré-diabéticos e diabéticos. É aconselhável também monitorar possíveis dislipidemias (colesterol total, LDL e triglicerídeos aumentados e HDL diminuído). Em casos de pacientes que tenham ganhado mais que 5% do peso basal (antes do tratamento), é recomendada a avaliação da possibilidade de pré-diabetes ou diabetes e, em casos positivos, pode ser indicada a substituição do medicamento. Pacientes idosos, com hipertireoidismo, com problemas cardiovasculares preexistentes (ou histórico familiar) ou pessoas tratadas concomitantemente com outros agentes que prolonguem o intervalo QTc ou o intervalo QRS devem ser monitorados com ECG. Pacientes acima de 50 anos devem ser monitorados com ECG basal; além disso, pacientes em terapias diuréticas apresentam risco aumentado de distúrbios eletrolíticos; portanto, os eletrólitos requerem monitoramento especial nesse grupo.

● **ROTA FARMACOLÓGICA:** Ver Figura 1.

○ Farmacologia

ABSORÇÃO: A imipramina é bem absorvida pelo intestino delgado, atingindo picos de concentração plasmática em cerca de 2 a 6 horas, com biodisponibilidade altamente variável entre os indivíduos (29-77%).

VOLUME DE DISTRIBUIÇÃO: 10 a 20 L/kg.

LIGAÇÃO PROTEICA: 60 a 96%.

METABOLISMO/FARMACOCINÉTICA: A imipramina é extensivamente metabolizada pelos hepatócitos, pelas isoenzimas do citocromo P450 (CYP1A2, CYP3A4 e CYP2C19), formando seu principal metabólito ativo, a desipramina. Tanto a imipramina quanto a desipramina são hidroxiladas pela CYP2D6.

ROTA DE ELIMINAÇÃO: A rota de eliminação da imipramina é principalmente renal (80%), com menos de 5% da substância sendo excretada na forma inalterada, e o restante é eliminado nas fezes (20%).

MEIA-VIDA: 12 horas.

DEPURAÇÃO: 1 L/h.

FARMACODINÂMICA: A imipramina é um inibidor de SERT e NET e, em menor extensão, de DAT. Também atua diretamente em receptores de neurotransmissores, como receptores dopaminérgicos, muscarínicos, adrenérgicos e histaminérgicos.

MECANISMO DE AÇÃO: O exato mecanismo de ação dos ADTs não está completamente estabelecido, embora suas ações em relação ao sistema monoaminérgico sejam bem conhecidas. Por ser um ADT de amina terciária, a imipramina atua inibindo SERT de maneira equipotente à inibição de NET, e inibe DAT com menor potência. Esses efeitos na membrana pré-sináptica promovem maior disponibilidade desses neurotransmissores na fenda sináptica e facilitam sua sinalização. Todavia, são necessários mais estudos para estabelecer a influência dessas substâncias nos

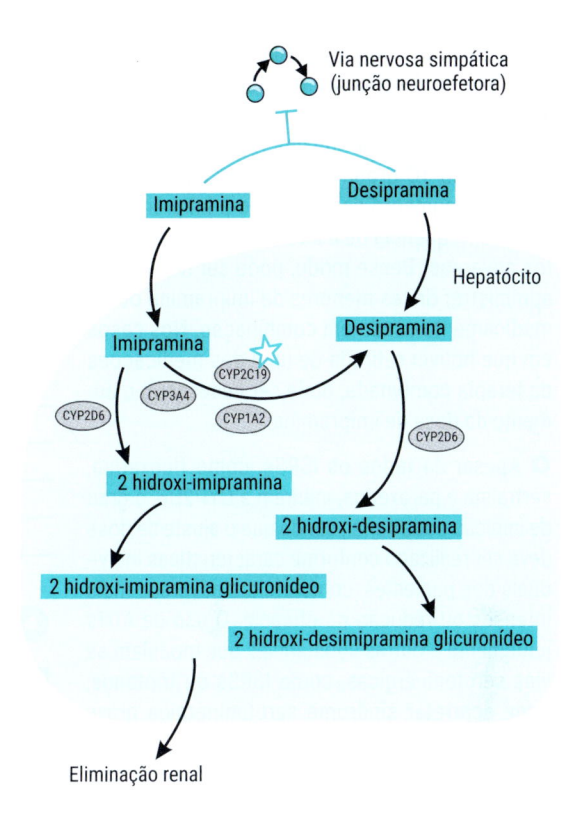

FIGURA 1 ▶
ROTA FARMACOLÓGICA DA IMIPRAMINA.

Fonte: Elaborada com base em Whirl-Carrillo e colaboradores.[1]

mecanismos catecolaminérgicos relacionados ao estresse, especificamente no contexto do eixo HPA e da resposta ao estresse. Os ADTs também bloqueiam os receptores de histamina H_1, receptores $α_1$-adrenérgicos e receptores muscarínicos. Tais ações explicam os efeitos sedativos, hipotensores e anticolinérgicos, como visão turva, boca seca, constipação e retenção urinária. Embora seja um efeito adverso em muitos casos, a ação anticolinérgica que promove a retenção urinária em muitos pacientes é clinicamente útil para o tratamento da enurese noturna infantil. Com relação aos mecanismos antinociceptivos da imipramina, acredita-se que sua ação reguladora da neurotransmissão noradrenérgica nas vias descendentes modulatórias da transmissão da dor e da nocicepção seja responsável pelos efeitos clínicos observados. Além disso, os efeitos antinociceptivos da imipramina são associados em diversos estudos à sua modulação de receptores centrais de NMDA pelo fato de reduzirem a neurotransmissão glutamatérgica na medula espinal, responsável pela hiperexcitabilidade central associada à dor crônica. Diversas linhas de evidência correlacionam a dor aos estados emocionais, uma vez que o cérebro apresenta interações complexas entre as bases neurobiológicas que regulam ambos os aspectos, como a existência de um circuito subcortical responsável pela modulação das respostas defensivas e pelo processamento inconsciente de estímulos subjacentes aos estados emocionais associados à dor. Por fim, para além da ativação adicional das vias noradrenérgicas e serotoninérgicas, a ação analgésica e/ou antinociceptiva dos ADTs também é correlacionada à sua modulação de outras vias de neurotransmissão, havendo participação dos sistemas opioides endógenos e histaminérgicos. Nesse sentido, os efeitos antinociceptivos da imipramina podem também estar associados a seus efeitos antidepressivos, bem como à vasta modulação de sistemas regulatórios do organismo, embora sejam necessárias avaliações mais aprofundadas acerca de tais interações.

● Interações
● Medicamentosas

○ O uso concomitante de ADTs, como a imipramina, com fármacos inibidores das isoenzimas do citocromo P450 2D6, como quinidina e cimetidina, bem como os medicamentos que são substratos dessas isoenzimas, como outros antidepressivos, fenotiazinas e os antiarrítmicos do tipo 1C propafenona e flecainida, pode promover aumento da exposição à imipramina e elevar a frequência ou a intensidade de seus efeitos adversos. Desse modo, pode ser necessário administrar doses menores de imipramina ou do medicamento usado em combinação. Nos casos em que houver retirada de uma das medicações da terapia combinada, pode ser necessário o aumento da dose de imipramina.

○ Apesar de todos os ISRSs, como fluoxetina, sertralina e paroxetina, inibirem a CYP2D6, o grau de inibição pode variar, sendo que o ajuste de dose deve ser realizado conforme características individuais dos pacientes, como efeitos adversos mais intensos ou redução da eficácia. O uso de ADTs juntamente a outras substâncias que modulam as vias serotoninérgicas, como ISRSs ou triptanos, pode acarretar síndrome serotoninérgica grave (com alterações de cognição, comportamento, função do sistema nervoso autônomo e atividade neuromuscular) e até mesmo potencialmente fatal.

○ O uso concomitante de imipramina com agentes depressores do SNC pode aumentar a resposta ao álcool e os efeitos dos barbitúricos e de outros depressores do SNC. Em caso de administração concomitante de imipramina com agentes anticolinérgicos ou simpaticomiméticos, incluindo epinefrina combinada ou não com anestésicos locais, é altamente recomendado realizar acompanhamento médico e, quando necessário, ajustes nas dosagens. Pode haver casos de íleo paralítico em pacientes que tomam ADTs em combinação com medicamentos anticolinérgicos. A imipramina pode bloquear a ação anti-hipertensiva da guanetidina ou de compostos de ação similar. Os ADTs podem aumentar a frequência e/ou a intensidade de tontura em pacientes tratados com tramadol.

AFINIDADE LIGANTE/KI:

LOCAL	KI (NM)
Ki (SERT)	1,3-1,4
Ki (NET)	20-37
Ki (DAT)	8.500
Ki ($5-HT_{1A}$)	> 5.800
Ki ($5-HT_{2A}$)	80-150
Ki ($5-HT_{2C}$)	120
Ki ($5-HT_3$)	970-3.651
Ki ($5-HT_6$)	190-209
Ki ($5-HT_7$)	> 1.000
Ki (α_1)	32
Ki (α_2)	3.100
Ki (β)	> 10.000
Ki (D_1)	> 10.000
Ki (D_2)	620-726
Ki (D_3)	387
Ki (H_1)	7,6-37

○ Farmacogenética

Acesse https://www.pharmgkb.org/chemical/PA449969 ou utilize o *QR code* ao lado.

ANOTAÇÕES CLÍNICAS

Nível de evidência 1A: Ver Tabela 1.

Nível de evidência 1B, 2A, 2B, 3, 4: Não há dados para a imipramina no PharmGKB até a data de publicação deste livro.

○ Prática Clínica

● DOSAGEM

TRANSTORNO DEPRESSIVO MAIOR (UNIPOLAR) E SÍNDROMES DEPRESSIVAS: Em adultos, a dose máxima diária não deve ultrapassar 200 mg; para pacientes hospitalizados, não deve ultrapassar 300 mg; para idosos, é recomendado não ultrapassar 50 mg/dia.

TRANSTORNO DE PÂNICO: A dose máxima diária é de 200 mg.

CONDIÇÕES DOLOROSAS CRÔNICAS OU BULIMIA NERVOSA: A dose máxima diária recomendada é de 300 mg.

TABELA 1 ▶ NÍVEL DE EVIDÊNCIA 1A PARA A IMIPRAMINA

VARIANTE	GENE	MOLÉCULA	TIPO	FENÓTIPO
CYP2C19*1 CYP2C19*2 CYP2C19*3 CYP2C19*17	CYP2C19	Imipramina	Metabolismo Farmacocinética	Transtorno depressivo, transtorno depressivo maior
CYP2D6*1 CYP2D6*3 CYP2D6*4 CYP2D6*5	CYP2D6	Imipramina	Metabolismo Farmacocinética	Transtorno depressivo, transtorno depressivo maior, transtornos mentais
CYP2D6*1 CYP2D6*3 CYP2D6*4 CYP2D6*5 CYP2D6*6	CYP2D6	Imipramina	Toxicidade	Transtorno depressivo
CYP2D6*1 CYP2D6*1xN CYP2D6*2xN CYP2D6*4 CYP2D6*5	CYP2D6	Imipramina	Dosagem	Transtorno depressivo

ENURESE NOTURNA: Para pacientes com idade entre 6 e 8 anos, a dose máxima não deve exceder 30 mg; para aqueles entre 9 e 12 anos, a dose máxima recomendada é de 50 mg/dia; para pacientes com mais de 12 anos, 80 mg.

● **TITULAÇÃO**

TRANSTORNO DEPRESSIVO MAIOR (UNIPOLAR): É recomendado iniciar o tratamento na dose oral de 25 a 50 mg/dia, administrados em doses divididas ou como dose única antes de dormir. Após um intervalo mínimo de 1 semana, pode ser titulada em 25 a 50 mg/dia de acordo com a resposta e tolerabilidade do paciente, ou até que seja atingida a dose usual diária de 100 a 300 mg. Em pacientes ambulatoriais, a dose inicial diária poderá ser de 75 mg, sendo aumentada de forma gradual com base na resposta e tolerabilidade até 200 mg/dia. Em geral, a dose diária de manutenção habitual é de 50 a 150 mg, podendo ser administrada em doses divididas ou como dose única ao deitar. Para pacientes hospitalizados, a dose inicial recomendada é de 100 mg/dia, a qual pode ser incrementada gradualmente até 200 mg/dia, de acordo com a resposta e tolerabilidade individual. É importante observar os pacientes em cerca de 2 semanas; se não houver resposta nesse período, a dose pode ser aumentada até 250 a 300 mg/dia, administrados em doses divididas ou como dose única ao deitar.

BULIMIA NERVOSA: Iniciar o tratamento com a dose de 50 mg e aumentar gradualmente com base na resposta e tolerabilidade até 300 mg, sempre na hora de dormir.

DOR NEUROPÁTICA: A dose inicial recomendada é de 50 mg, 1x/dia, ou em doses divididas 2x/dia, podendo ser aumentada de forma gradual até 150 mg/dia.

TRANSTORNO DE PÂNICO: Iniciar com 10 mg/dia e aumentar gradualmente ao longo de 3 a 5 semanas até uma dose-alvo de 100 a 300 mg/dia.

● **DESCONTINUAÇÃO:** Em todos os casos supracitados, sobretudo aqueles tratamentos com duração igual ou maior que 3 semanas, para interrupção do tratamento é indicada a redução gradual da dose durante pelo menos 2 a 4 semanas, visando minimizar os sintomas de retirada e detectar possíveis sintomas reemergentes. O esquema de interrupção deve considerar a tolerabilidade do paciente em relação às reduções. Caso haja sintomas de retirada intoleráveis, deve-se retomar a dose anteriormente prescrita e, em seguida, retornar à interrupção de modo mais gradual.

● **EFEITOS ADVERSOS:** Comuns: Cardiovasculares (alargamento do complexo QRS, alterações de ECG clinicamente irrelevantes, alterações de onda PR, ST, T, anormalidades de ECG, arritmia, distúrbios de condução, hipotensão ortostática e postural, palpitações, taquicardia sinusal), dermatológicos (dermatite alérgica, hiperidrose, *rash*, transpiração excessiva, urticária), gastrointestinais (boca seca, constipação, diarreia, dor abdominal, náusea, vômito), geniturinários (distúrbio de micção), hepáticos (alteração de função hepática, aumento de transaminases), metabólicos (anorexia, aumento de peso), neurológicos (cefaleia, parestesia, sonolência, tontura, tremor), oculares (diminuição lacrimal, distúrbio de acomodação, visão borrada), psiquiátricos (agitação, alucinação, ansiedade, confusão, *delirium*, desorientação, distúrbio de libido, hipomania, inquietação, insônia, mania, nervosismo, sintomas de abstinência), outros (fadiga). Incomuns: Geniturinários (ejaculação anormal, impotência), neurológicos (sonolência), psiquiátricos (distúrbio do sono, virada maníaca). Raros: Hepáticos (alteração de função hepática), neurológicos (convulsão, epilepsia), psiquiátricos (psicose). Muito raros: Cardiovasculares (AVC, aumento de intervalo QT, aumento/diminuição de pressão arterial, arritmia ventricular, descompensação cardíaca, edema generalizado e local, fibrilação ventricular, hipotensão, insuficiência cardíaca, reações vasoespásticas periféricas, taquicardia ventricular, *torsades de pointes*, vasospasmo), dermatológicos (alopecia, fotossensibilidade, hiperpigmentação, perda de cabelo, petéquia, prurido), endocrinológicos (SIADH), gastrointestinais (cáries, distúrbio abdominal, estomatite, íleo paralítico, úlcera de língua), geniturinários (aumento de glândula mamária, hipertrofia de mama, galactorreia, retenção urinária), hematológicos (agranulocitose, depressão de medula óssea, eosinofilia, leucopenia, púrpura, trombocitopenia), hepáticos (hepatite aguda, hepatite com ou sem icterícia, necrose hepática), hipersensibilidade (reação anafilática), metabólicos (elevação de glicemia, perda de peso), neurológicos (alteração de EEG e fala, ataxia, distúrbio extrapiramidal, mioclonia), oculares (glaucoma, midríase), psiquiátricos (agressividade), respiratórios (alveolite alérgica com ou sem eosinofilia), outros (astenia, febre, fraqueza, morte súbita, pirexia, vertigem).

● **GRAVIDEZ:** Não existem estudos clínicos suficientes que atestem a segurança da imipramina durante a gestação. Em geral, não é recomendado o uso de imipramina, principalmente no primeiro trimestre da gravidez, já que ela atravessa a placenta. Nesse caso, o tratamento de gestantes com esse medicamento deve ser avaliado conforme possíveis riscos e benefícios. Categoria C da FDA (classificação até 2015).

● **AMAMENTAÇÃO:** A imipramina é secretada no leite materno e há relatos de sintomas nos lactentes, como insônia e irritabilidade. Entretanto, os dados clínicos acerca da segurança do seu uso são escassos, de modo que o aleitamento materno durante o tratamento com imipramina deve ser avaliado conforme possíveis riscos e benefícios.

● **CRIANÇAS E ADOLESCENTES:** Diversas linhas de evidência indicam a falta de eficácia dos ADTs para o tratamento de depressão em pacientes pediátricos, mas ela é indicada para o tratamento da enurese a partir dos 6 anos e para outros transtornos acima dos 12 anos. Pode ser utilizada para tratar comportamentos hiperativos e/ou impulsivos. É necessário acompanhamento médico, uma vez que podem ocorrer alterações comportamentais notáveis como ativação de transtorno bipolar conhecido ou desconhecido e/ou ideação suicida. Portanto, devem ser ponderados os potenciais riscos e benefícios dessa terapêutica em pacientes pediátricos e informar pais ou responsáveis para que possam ajudar a observar a criança ou o adolescente.

● **IDOSOS:** A imipramina deve ser administrada com cautela, de preferência em doses reduzidas em comparação a indivíduos mais jovens, visto que alguns pacientes idosos podem ser mais suscetíveis aos seus efeitos adversos. Apesar disso, os estudos indicam que o tratamento com antidepressivos em idosos é eficaz, especialmente no manejo do risco de suicídio.[2]

● **INSUFICIÊNCIA RENAL:** Utilizar a imipramina com cautela e sempre com monitoramento regular. Pode ser necessário o ajuste de dose.

● **INSUFICIÊNCIA HEPÁTICA:** Utilizar a imipramina com cautela e sempre com monitoramento regular. Pode ser necessário o ajuste de dose.

● **COMO MANEJAR EFEITOS ADVERSOS:** A avaliação médica constante por meio de exames se faz mais que necessária, sobretudo nos casos de ganho de peso acima de 5% do peso basal e em pacientes pré-diabéticos e diabéticos. Nesses casos ou em casos de efeitos adversos intoleráveis, deve-se considerar a redução da dose. Em geral, medidas de suporte e acompanhamento bastam até a adaptação do paciente ao medicamento, visto que a maioria dos efeitos adversos desaparecem com o tempo. Todavia, pode ser necessário substituir a imipramina por outro medicamento da mesma classe.

● Toxicidade

ORAL EM HUMANOS: Doses de imipramina acima das terapêuticas podem ser consideradas tóxicas, e doses acima de 2,5 mg podem ser fatais.

BIPP TIPS

- Com sua descoberta por volta dos anos de 1950, sendo um dos primeiros fármacos específicos para o tratamento da depressão, a imipramina já foi um dos principais medicamentos utilizados para esse transtorno; entretanto, com o advento dos ISRSs, cujos efeitos adversos são em gerais mais toleráveis, ela deixou de figurar entre os agentes de primeira escolha.

- A imipramina provavelmente é hoje o principal tricíclico utilizado no tratamento da enurese noturna em pacientes pediátricos.

- Os pacientes com retenção urinária, hipertrofia prostática, glaucoma, constipação, insuficiência hepática ou doença cardiovascular em uso de imipramina requerem maior atenção.

- O tratamento com imipramina está contraindicado em pacientes com bloqueio cardíaco, arritmias, doença hepática grave e imediatamente após infarto do miocárdio.

- Em alguns casos de indivíduos vulneráveis, como crianças, idosos, pacientes com doenças cardíacas e aqueles em tratamento com medicações concomitantes, poderá ser necessária a avaliação do perfil farmacogenômico para detectar possíveis variabilidades genéticas relacionadas à farmacocinética da imipramina. Os ADTs e os antidepressivos tetracíclicos são substratos para CYP2D6, e principalmente a população branca (cerca de 7% da população) pode apresentar uma variante genética relacionada à atividade reduzida dessa isoenzima. Nesses casos, a tolerabilidade aos efeitos adversos pode ser menor, sendo necessário realizar acompanhamento médico criterioso e até mesmo redução da dose ou substituição por outro agente que não dependa do metabolismo via CYP2D6.

TOXICIDADE AGUDA: A superdosagem com imipramina pode resultar em sintomas graves, principalmente disritmia cardíaca, hipotensão crítica, vômito, febre, convulsões, coma, confusão, reflexos hiperativos e hipotermia. A imipramina tem efeitos antiarrítmicos do tipo 1, pois atua nos cardiomiócitos bloqueando o canal rápido de sódio, o que promove inibição da despolarização e prolongamento do intervalo QRS, podendo levar à arritmia cardíaca. O tratamento inclui avaliação e desobstrução das vias aéreas, da respiração e da circulação, além do monitoramento cardíaco por meio de ECG e dos sinais vitais. O manejo inicial deve se concentrar sobremaneira na correção de possível hipóxia e da acidose mediante administração de bicarbonato de sódio. Isso auxilia a reverter o efeito da imipramina sobre os canais rápidos de sódio no miocárdio, reduzindo a cardiotoxicidade. Além disso, o aumento do pH facilita a excreção da imipramina. Havendo convulsões, a recomendação é o uso de BZDs como terapia de primeira linha.

Referências

1. Whirl-Carrillo M, Huddart R, Gong L, Sangkuhl K, Thorn CF, Whaley R, et al. An evidence-based framework for evaluating pharmacogenomics knowledge for personalized medicine. Clin Pharmacol Ther. 2021;110(3):563-72.

2. Barak Y, Olmer A, Aizenberg D. Antidepressants reduce the risk of suicide among elderly depressed patients. Neuropsychopharmacology. 2006;31(1):178-81.

Leituras Recomendadas

Brown WA, Rosdolsky M. The clinical discovery of imipramine. Am J Psychiatry. 2015;172(5):426-9.

Crombie DL, Pinsent RJ, Fleming D. Imipramine in pregnancy. Br Med J. 1972;1(5802):745.

Drugs.com. Imipramine side effects [Internet]. 2023 [capturado em 20 out. 2024]. Disponível em: https://www.drugs.com/sfx/imipramine-side-effects.html#-professional.

Frank E, Kupfer DJ, Buhari A, McEachran AB, Grochocinski VJ. Imipramine and weight gain during the longterm treatment of recurrent depression. J Affect Disord. 1992;26(1):65-72.

Gepertz S, Nevéus T. Imipramine for therapy resistant enuresis: a retrospective evaluation. J Urol. 2004;171(6 Pt 2):2607-10.

Goel KM, Shanks RA. Amitriptyline and imipramine poisoning in children. Br Med J. 1974;1(5902):261-3.

Imipramine hydrochloride [Internet]. Fairfield: Excellium Pharmaceutical; 2012 [capturado em 20 out. 2024]. Disponível em: https://www.accessdata.fda.gov/drugsatfda_docs/label/2012/040903lbl.pdf.

Kuenssberg EV, Knox JD. Imipramine in pregnancy. Br Med J. 1972;2(5808):292.

Luby ED, Domino EF. Toxicity from large doses of imipramine and an MAO inhibitor in suicidal intent. JAMA. 1961;177:68-9.

MacLean REG. Imipramine hydrochloride (tofrānil) and enuresis. Am J Psychiatry. 1960;117:551.

Manzanares J, Tamargo J. Electrophysiological effects of imipramine in nontreated and in imipramine-pretreated rat atrial fibres. Br J Pharmacol. 1983;79(1):167-75.

Rohner TJ Jr, Sanford EJ. Imipramine toxicity. J Urol. 1975;114(3):402-3.

Rojas-Corrales MO, Casas J, Moreno-Brea MR, Gibert-Rahola J, Micó JA. Antinociceptive effects of tricyclic antidepressants and their noradrenergic metabolites. Eur Neuropsychopharmacol. 2003;13(5):355-63.

Rose JB. Tricyclic antidepressant toxicity. Clin Toxicol. 1977;11(4):391-402.

Valverderk O, Micó JA, Maldonado R, Mellado M, Gibert-Rahola J. Participation of opioid and monoaminergic mechanisms on the antinociceptive effect induced by tricyclic antidepressants in two be-havioural pain tests in mice. Prog Neuropsychopharmacol Biol Psychiatry. 1994;18(6):1073-92.

Yokogawa F, Kiuchi Y, Ishikawa Y, Otsuka N, Masuda Y, Oguchi K, et al. An investigation of monoamine receptors involved in antinociceptive effects of antidepressants. Anesth Analg. 2002;95(1):163-8.

Isocarboxazida

A isocarboxazida é um fármaco quimicamente derivado da hidrazina cuja principal ação é inibir de forma irreversível as monoaminoxidases, que por sua vez inibem a degradação de serotonina, noradrenalina e dopamina. Sua eficácia clínica foi estabelecida por meio de uma série de ensaios clínicos randomizados conduzidos na década de 1980 e início da década de 1990. Ainda que se apresente como uma ferramenta terapêutica potencialmente vantajosa na clínica, em geral é utilizada como último recurso farmacológico, visto que promove uma série de eventos adversos, muitas vezes intoleráveis. Sua absorção atinge picos plasmáticos em cerca de 1 a 2 horas e sua eliminação ocorre sobretudo por via renal.

Nomes no Brasil:
Não disponível no Brasil (EUA: Marplan).

SUS:
Não disponível na Rename.

● **INDICAÇÕES DE BULA – ANVISA:** Não possui aprovação da Anvisa até o momento.

● **INDICAÇÕES DE BULA – FDA:** Tratamento da depressão. Devido aos seus potenciais efeitos adversos graves, não é considerada um antidepressivo de primeira escolha para o tratamento de pacientes recentemente diagnosticados com depressão.

● **INDICAÇÕES *OFF-LABEL*:** A experiência clínica acerca dos usos *off-label* de isocarboxazida é limitada.

● **CONTRAINDICAÇÕES:** A combinação de isocarboxazida é contraindicada com qualquer IMAO ou dibenzazepina e derivados, simpaticomiméticos (incluindo anfetaminas), alguns depressores do SNC (incluindo narcóticos e álcool), anti-hipertensivos, diuréticos, anti-histamínicos, sedativos ou anestésicos, bupropiona, buspirona, dextrometorfano, queijo ou outros alimentos com alto teor de tiramina, ou quantidades excessivas de cafeína. Também está contraindicada em pacientes com suspeita ou diagnóstico de problemas cerebrovasculares, doença cardiovascular, hipertensão, feocromocitoma, histórico de cefaleia, doença hepática ou naqueles com testes de função hepática anormais, insuficiência renal grave, bem como em indivíduos com hipersensibilidade comprovada ao princípio ativo ou a quaisquer dos ingredientes inativos do medicamento.

● **TESTES LABORATORIAIS SUGERIDOS OU NECESSÁRIOS:** É prudente investigar a presença de doenças cerebrovasculares ou cardiovasculares, como hipertensão ou cefaleia, antes de iniciar tratamento com isocarboxazida.

● **ROTA FARMACOLÓGICA:** Não há imagens disponíveis para a rota farmacológica da isocarboxazida.

Farmacologia

ABSORÇÃO: A isocarboxazida é prontamente absorvida pelo trato gastrointestinal, atingindo picos de concentração plasmática em cerca de 1 a 2 horas, porém apresenta baixa biodisponibilidade.

VOLUME DE DISTRIBUIÇÃO: Não há dados disponíveis para a isocarboxazida.

LIGAÇÃO PROTEICA: A isocarboxazida apresenta uma alta porcentagem de ligação proteica.

METABOLISMO/FARMACOCINÉTICA: O perfil farmacocinético da isocarboxazida não foi totalmente esclarecido, mas acredita-se que ela seja rapidamente metabolizada por vias de acetilação nos hepatócitos, sendo que um de seus metabólitos importantes é o ácido hipúrico.

ROTA DE ELIMINAÇÃO: A maior parte de uma dose administrada oralmente é eliminada na urina (mais de 42%), sobretudo sob a forma do metabólito ácido hipúrico, e 22% da dose são eliminados pelo trato intestinal.

MEIA-VIDA: 1,5 a 4 horas.

DEPURAÇÃO: Não há dados disponíveis para a isocarboxazida.

FARMACODINÂMICA: Por inibir de modo não seletivo e irreversível as enzimas MAO (MAO-A e MAO-B), a isocarboxazida impede a degradação dos neurotransmissores serotonina, melatonina, noradrenalina, adrenalina e dopamina, bem como dos neuromoduladores, como fenetilamina, tiramina, octopamina e triptamina. Isso promove o incremento das concentrações extracelulares desses agentes neuromoduladores, causando, portanto, uma alteração no balanço neuroquímico das vias de neurotransmissão. A tais efeitos são creditados os benefícios terapêuticos promovidos pelos IMAOs, como a isocarboxazida.

MECANISMO DE AÇÃO: A isocarboxazida é um inibidor não seletivo e irreversível das enzimas MAO, que leva ao aumento da disponibilidade central de catecolaminas. A redução na atividade da MAO resulta em aumento na concentração desses neurotransmissores no SNC e no sistema nervoso simpático. Nesse sentido, o aumento da disponibilidade dos neurotransmissores, bem como de sua sinalização, tem sido relacionado à ação antidepressiva dos IMAOs.

● Interações Medicamentosas

○ A isocarboxazida não deve ser administrada concomitantemente ou em um período próximo a outros IMAOs ou substâncias relacionadas à dibenzazepina, visto que reações graves e potencialmente letais podem ocorrer, como crises hipertensivas, convulsões graves, coma ou colapso circulatório. Para a realização da troca de outro IMAO ou de uma substância relacionada à dibenzazepina por isocarboxazida, ou vice-versa, é recomendado um intervalo de pelo menos 1 semana. Após isso, o tratamento com isocarboxazida pode ser iniciado utilizando-se metade da dose inicial típica pelo menos durante a primeira semana de tratamento.

○ A administração concomitante de um IMAO e bupropiona ou meperidina é contraindicada, sendo recomendado aguardar pelo menos 14 dias entre a descontinuação do IMAO e o início do tratamento com bupropiona.

○ A isocarboxazida não deve ser administrada em combinação com qualquer ISRS, uma vez que há relatos de casos de reações graves e eventualmente fatais, como hipertermia, rigidez, mioclonia, instabilidade autonômica com possíveis flutuações rápidas dos sinais vitais e estado mental alterado, confusão, delírio e coma em pacientes recebendo ISRS em combinação com um IMAO. Portanto, os ISRSs não devem ser usados em combinação com isocarboxazida ou dentro de 14 dias após a interrupção do tratamento com isocarboxazida.

○ A isocarboxazida não deve ser usada em combinação com buspirona, uma vez que há relatos de aumento da pressão arterial em pacientes tratados com tal combinação. É recomendado aguardar pelo menos 10 dias entre a descontinuação de isocarboxazida e o início do tratamento com buspirona.

○ A isocarboxazida não deve ser administrada em combinação com simpaticomiméticos, incluindo anfetaminas, compostos como guanetidina, metildopa, metilfenidato, reserpina, adrenalina e noradrenalina, fenilalanina, dopamina, levodopa, tirosina e triptofano ou, ainda, medicamentos de venda livre, como antigripais e antipiréticos ou preparações para redução de peso que contenham vasoconstritores. Tais combinações podem precipitar hipertensão, cefaleia e outros sintomas graves, como desorientação, confusão, amnésia, delírio, agitação, sinais hipomaníacos, ataxia, mioclonia, hiper-reflexia, tremores, oscilações oculares e sinais de Babinski.

○ A isocarboxazida não deve ser utilizada em combinação com dextrometorfano. Foi relatado que a combinação de IMAO e dextrometorfano pode promover episódios breves de psicose ou comportamentos bizarros.

○ Não é recomendado o uso de isocarboxazida em combinação com alguns depressores do SNC, como narcóticos, barbitúricos ou álcool. Além disso, a isocarboxazida não deve ser utilizada em combinação com agentes anti-hipertensivos, incluindo diuréticos tiazídicos. Um efeito potencializador marcante sobre esses medicamentos foi relatado, resultando em hipotensão.

AFINIDADE LIGANTE/KI: Inibidor não seletivo de MAO-A e MAO-B. Não há dados de afinidade disponíveis para a isocarboxazida.

◯ Farmacogenética

Acesse https://www.pharmgkb.org/chemical/PA450101 ou utilize o *QR code* ao lado.

ANOTAÇÕES CLÍNICAS

Nível de evidência 1A, 1B, 2A, 2B, 3: Não há dados para a isocarboxazida no PharmGKB até a data de publicação deste livro.

Nível de evidência 4: Acesse o *site* para mais informações.

◯ Prática Clínica

● **DOSAGEM:** A dosagem típica da isocarboxazida é de 60 mg/dia.

● **TITULAÇÃO:** Pode-se iniciar o tratamento com isocarboxazida na dose de 20 mg/dia, administrados 2x/dia. A cada 2 a 4 dias, a dosagem pode ser aumentada em 10 mg diários, até um máximo de 40 mg/dia na primeira semana de tratamento. De acordo com a resposta clínica e tolerabilidade do paciente, a dosagem pode ser incrementada até um máximo de 60 mg/dia ingeridos em 2 doses diárias. Depois que a resposta clínica máxima é alcançada, a recomendação é tentar reduzir a dosagem de forma lenta por um período de várias semanas sem comprometer a resposta terapêutica. Caso não seja observada nenhuma resposta após 6 semanas de tratamento, é improvável que o paciente obtenha sucesso terapêutico com a isocarboxazida. Para interrupção do tratamento, recomenda-se reduzir a dosagem lentamente a cada semana, conforme a tolerabilidade do paciente.

● **EFEITOS ADVERSOS:** Mais comuns: Neurológicos (cefaleia, tontura). Comuns: Cardiovasculares (hipotensão ortostática, palpitação), dermatológicos (sudorese), gastrointestinais (boca seca, constipação, diarreia, náusea), geniturinários (frequência urinária aumentada, hesitação urinária, impotência), neurológicos (esquecimento, hiperatividade, letargia, mioclonia, parestesia, sedação, síncope, tontura, tremor), psiquiátricos (ansiedade, insônia, transtorno do sono), outros (arrepio, sensação de peso). Raros: Hematológicos (discrasia sanguínea, granulocitopenia, púrpura). Pós-comercialização: Dermatológicos (fotossensibilidade, telangiectasia), endocrinológicos (SIADH), gastrointestinais (língua preta), geniturinários (distúrbio sexual, disúria, incontinência urinária, retenção urinária), hematológicos (alterações hematológicas), neurológicos (acatisia, ataxia, coma, neurite), oculares (ambliopia tóxica), psiquiátricos (alucinação, euforia).

● **GRAVIDEZ:** A isocarboxazida não é recomendada durante a gestação, especialmente no primeiro trimestre, uma vez que não foram realizados ensaios clínicos controlados acerca da sua segurança nesse período. Caso o uso de isocarboxazida seja necessário durante a gestação, é preciso ponderar os riscos para a mãe e a criança. Categoria C da FDA (classificação até 2015).

● **AMAMENTAÇÃO:** Podem ser encontrados traços de isocarboxazida excretada pelo leite materno. Não são conhecidas as consequências clínicas sobre recém-nascidos expostos a essa substância. Nesse sentido, devem ser ponderados os riscos e benefícios do tratamento com isocarboxazida para a mãe e o lactente.

● **CRIANÇAS E ADOLESCENTES:** O uso de isocarboxazida em pacientes com menos de 16 anos não é recomendado devido à limitação dos estudos clínicos que assegurem sua eficácia e segurança nessa faixa etária.

● **IDOSOS:** O uso de isocarboxazida em pacientes com mais de 65 anos requer acompanhamento criterioso, devendo-se observá-los quanto a alterações na pressão arterial durante o tratamento. A princípio, não são necessários ajustes da dosagem. Devem ser avaliados conforme indicado nos itens Contraindicações e Interações Medicamentosas se o paciente se enquadrar em alguma das observações citadas.

● **INSUFICIÊNCIA RENAL:** Utilizar a isocarboxazida com cautela em pacientes com insuficiência renal, não sendo recomendado seu uso em pacientes com insuficiência renal grave (depuração de creatinina menor do que 30 mL/min).

BIPP TIPS

- Os ISRSs não devem ser utilizados em combinação com isocarboxazida ou dentro de 14 dias após a interrupção do tratamento com isocarboxazida. Uma vez que a fluoxetina e seu principal metabólito apresentam meias-vidas de eliminação muito longas (cerca de 5 semanas), é recomendado aguardar esse período antes de interromper o tratamento com fluoxetina para iniciar a isocarboxazida. Do mesmo modo, é necessário aguardar pelo menos 2 semanas após a interrupção de sertralina ou paroxetina antes de iniciar o tratamento com isocarboxazida.

- Durante tratamento com isocarboxazida, cirurgias eletivas que requeiram anestesia geral devem ser evitadas.

- O tratamento com isocarboxazida não deve ser considerado como primeira escolha para pacientes recém-diagnosticados, devendo ser realizado somente em pacientes capazes de manter restrições dietéticas rígidas.

INSUFICIÊNCIA HEPÁTICA: Utilizar a isocarboxazida com cautela em pacientes com insuficiência hepática, não sendo recomendado seu uso em casos graves.

COMO MANEJAR EFEITOS ADVERSOS: A maioria dos efeitos adversos da isocarboxazida, em geral, se apresenta de forma tempo-dependente, sendo mais intensos no início ou durante incrementos de dosagem, desaparecendo com o tempo. Caso os efeitos sejam intoleráveis, a troca por outro agente antidepressivo pode se fazer necessária.

Toxicidade

ORAL EM HUMANOS: Não há dados disponíveis. Há relatos de fatalidade em pacientes que ingeriram 400 mg de isocarboxazida juntamente com uma quantidade não especificada de outro medicamento. Não é recomendado ultrapassar a dose máxima diária de 60 mg.

TOXICIDADE AGUDA: A superdosagem com isocarboxazida pode ser evidenciada pelos seguintes sintomas: taquicardia, hipotensão, coma, convulsões, depressão respiratória, reflexos lentos, pirexia e sudorese. Tais sinais podem persistir por 8 a 14 dias. O tratamento consiste em aplicação de medidas gerais de suporte, juntamente com lavagem gástrica imediata ou indutores de êmese, assegurando ventilação adequada das vias aéreas (com suplementação de oxigênio, caso necessário) e realização de monitoramento do ritmo cardíaco, dos sinais vitais e da função hepática. É recomendado monitoramento cauteloso do paciente durante 4 a 6 semanas após a recuperação. Ao controlar a superdosagem, é necessário considerar a possibilidade do envolvimento de vários medicamentos.

Leituras Recomendadas

Alidoosti ZS, Mirzaei M. Comparative examination of moclobemide, tranylcypromine, phenelzine and isocarboxazid for monoamine oxidase: a inhibition. Adv J Chem Sect B Nat Prod Med Chem. 2019;1(1):23-8.

Drapkin A, Goldberger E. Use of isocarboxazid in hypertensive patients. J New Drugs. 1996;6(4):237-42.

Drugs.com. Isocarboxazid side effects [Internet]. 2024 [capturado em 20 out. 2024]. Disponível em: https://www.drugs.com/sfx/isocarboxazid-side-effects.html.

Holm M, Larsen JK, Ishtiak-Ahmed K, Speed M, Gasse C, Østergaard SD. Treatment history characteristics associated with use of isocarboxazid: a nationwide register-based study. J Clin Psychopharmacol. 2022;42(2):154-8.

Isocarboxazide [Internet]. DrugBank Online; 2005 [capturado em 20 out. 2024]. Disponível em: https://go.drugbank.com/drugs/DB01247.

Joshi VG. Controlled Clinical trial of isocarboxazid ("marplan") in hospital psychiatry. J Mental Sci. 1961;107:567-71.

Schwartz MA. Monoamine oxidase inhibition by isocarboxazid. J Pharmacol Exp Ther. 1962;135:1-6.

L

- **Lamotrigina** 408
- **Lemborexanto** 415
- **Levetiracetam** 419
- **Levomepromazina** 422
- **Levomilnaciprana** 428
- **Lisdexanfetamina** 432
- **Lítio** 437
- **Lodenafila** 443
- **Lofepramina** 446
- **Lofexidina** 452
- **Loflazepato** 456
- **Lorazepam** 459
- **Lorcasserina** 464
- **Loxapina** 468
- **Lumateperona** 472
- **Lurasidona** 476

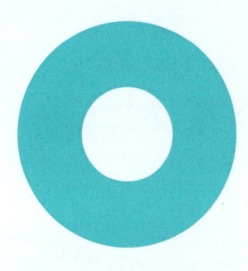

Lamotrigina

A lamotrigina pertence à classe das feniltriazinas e é usada para o tratamento de alguns tipos de epilepsia e transtorno bipolar. Apresenta relativamente poucos efeitos colaterais e não requer monitoramento laboratorial, sendo indicada também para o tratamento de epilepsia em crianças acima de 2 anos. A lamotrigina é rápida e totalmente absorvida, com uma biodisponibilidade estimada em 98%, e atinge seu pico de concentração plasmática no intervalo de 1,4 a 4,8 horas após a administração.

Nomes no Brasil:
Forlut, Lamictal, Lamitor CD, Neural.

SUS:
Está disponível na Rename pelo componente especializado (epilepsia) em comprimidos de 25, 50 e 100 mg.

● **INDICAÇÕES DE BULA – ANVISA:** Tratamento adjuvante ou em monoterapia para o tratamento de crises convulsivas parciais e crises generalizadas, incluindo crises tônico-clônicas.

● **INDICAÇÕES DE BULA – FDA:** Terapia adjuvante em pacientes com idade igual ou superior a 2 anos com epilepsia: crises convulsivas parciais, generalizadas tônico-clônicas primárias e associadas à síndrome de Lennox-Gastaut. Monoterapia antiepilética para o tratamento de pacientes com 16 anos ou mais com epilepsia: conversão para monoterapia em pacientes com crises parciais que estejam em tratamento com carbamazepina, fenitoína, fenobarbital, primidona ou valproato. Tratamento de manutenção do TB tipo I com o objetivo de retardar a ocorrência de episódios de alteração do humor em pacientes previamente tratados com terapia-padrão para episódios agudos.

● **INDICAÇÕES *OFF-LABEL*:** A lamotrigina pode ser usada para depressão ou mania no transtorno bipolar, transtorno da personalidade *borderline*, esquizofrenia e outras psicoses (principalmente como tratamento adjuvante). Também parece ser eficaz para o tratamento de dor neuropática ou dor crônica, bem como para transtorno depressivo maior.

● **CONTRAINDICAÇÕES:** A lamotrigina é contraindicada em caso de hipersensibilidade à substância ou a seus componentes.

● **TESTES LABORATORIAIS SUGERIDOS OU NECESSÁRIOS:** Não é necessária uma rotina laboratorial prévia e durante o tratamento com lamotrigina. No entanto, com base em dados indicando a ligação dessa medicação em tecidos contendo melanina, verificações oftalmológicas podem ser consideradas. Recomenda-se o monitoramento hepático devido a relatos de alterações hepáticas observadas sobretudo em crianças. Outro ponto importante a ressaltar é que a lamotrigina pode interferir em testes rápidos de urina para detecção de drogas de abuso, podendo gerar resultados falso-positivos (principalmente com a fenciclidina).

● **ROTA FARMACOLÓGICA:** Ver Figura 1.

Farmacologia

ABSORÇÃO: A lamotrigina tem baixo metabolismo de primeira passagem, com biodisponibilidade de 98%, atingindo o pico de concentração plasmática em 1,4 a 4,8 horas.

VOLUME DE DISTRIBUIÇÃO: 0,9 a 1,3 L/kg. A lamotrigina pode se depositar em tecidos que contêm melanina, como olhos e pele pigmentada.

LIGAÇÃO PROTEICA: 55%.

METABOLISMO/FARMACOCINÉTICA: A lamotrigina é metabolizada por glicuronidação por uma UDP-glicuronil transferase (UGT), formando o conjugado 2-N-glicuronídeo, um metabólito farmacologicamente inativo. A lamotrigina induz discretamente seu próprio metabolismo, dependendo da dose. Entretanto, não existem evidências de que a lamotrigina afete a farmacocinética de outros fármacos antiepilépticos.

ROTA DE ELIMINAÇÃO: Cerca de 94% da lamotrigina são eliminados pela urina e 2% pelas fezes.

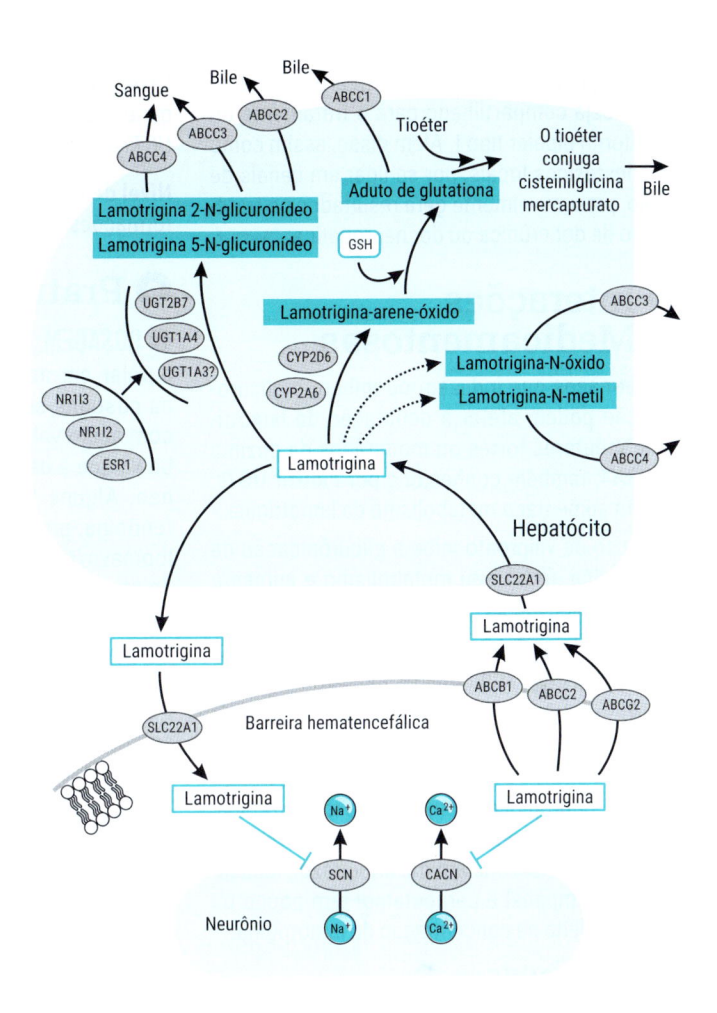

FIGURA 1 ▶

ROTA FARMACOLÓGICA DA LAMOTRIGINA.

Fonte: Elaborada com base em Mitra-Ghosh e colaboradores.[1]

Menos de 10% da lamotrigina são eliminados pela urina na forma inalterada.

MEIA-VIDA: A meia-vida média de eliminação da lamotrigina varia de 14 a 59 horas, dependendo da dose administrada e da terapia medicamentosa associada. Em voluntários saudáveis, a meia-vida da lamotrigina variou de 22,8 a 37,4 horas. O uso de lamotrigina com medicamentos antiepilépticos indutores de enzimas hepáticas, como fenobarbital, fenitoína ou carbamazepina, diminui a meia-vida da lamotrigina para cerca de 14 horas. Por outro lado, o valproato aumenta a meia-vida da lamotrigina para 70 horas, aproximadamente.

DEPURAÇÃO: 0,18 a 1,21 mL/min/kg. Em voluntários saudáveis, a depuração de lamotrigina foi de cerca de 0,44 mL/min/kg após uma única dose.

FARMACODINÂMICA: A lamotrigina exibe propriedades de ligação a vários receptores diferentes. Ela demonstra um efeito inibitório fraco no receptor 5-HT_3 da serotonina e também se liga fracamente aos receptores de adenosina A_1/A_2, receptores $α_1/α_2/β$-adrenérgicos, receptores de dopamina D_1/D_2, receptores GABA-A/B, receptores de histamina H_1, receptor κ-opioide, receptores de acetilcolina e 5-HT_2. Além disso, a lamotrigina inibe os canais de sódio sensíveis a voltagem, o que também pode contribuir para seus efeitos anticonvulsivantes.

MECANISMO DE AÇÃO: A lamotrigina inibe os canais de sódio sensíveis a voltagem, levando à estabilização das membranas neuronais, modulando assim a liberação de neurotransmissores excitatórios pré-sinápticos. Essa inibição ocorre por ligação seletiva ao canal de sódio inativo, suprimindo a liberação do glutamato e aspartato, neurotransmissores excitatórios que desempenham papel-chave no desencadeamento de crises epilépticas. É possível que esse mecanismo seja compartilhado para o tratamento do transtorno bipolar tipo I. Além disso, assim como os anestésicos locais, por se ligar em canais de sódio, presumivelmente gera resultados no tratamento de dor crônica ou dor neuropática.

● Interações Medicamentosas

○ Fármacos que induzem ou inibem a glicuronidação podem afetar a depuração da lamotrigina. Indutores fortes ou moderados da enzima CYP3A4, também conhecidos por induzir UGTs, podem aumentar o metabolismo da lamotrigina.

○ O uso de valproato inibe a glicuronidação da lamotrigina, reduz seu metabolismo e aumenta sua meia-vida média em cerca de 2 vezes.

○ O uso de carbamazepina, fenitoína, primidona, fenobarbital, rifampicina, lopinavir/ritonavir, atazanavir e a associação de etinilestradiol e levonorgestrel podem reduzir a concentração plasmática da lamotrigina.

○ Lítio, bupropiona, olanzapina, oxcarbazepina, felbamato, gabapentina, levetiracetam, pregabalina, topiramato, zonisamida, aripiprazol, lacosamida, perampanel e paracetamol têm pouco ou nenhum efeito na concentração de lamotrigina.

AFINIDADE LIGANTE/KI:

LOCAL	KI (NM)
Ki (MAO-A)	15
Ki (MAO-B)	18
Ki (5-HT$_3$)	18

○ Farmacogenética

Acesse https://www.pharmgkb.org/chemical/PA450164 ou utilize o *QR code* ao lado.

ANOTAÇÕES CLÍNICAS

Nível de evidência 1A, 1B, 2A, 2B: Não há dados para a lamotrigina no PharmGKB até a data de publicação deste livro.

Nível de evidência 3: Variantes diversas dos genes *ABCG2, HLA-A, HLA-B, SCN2A, SLC22A1, UGT1A4* e *UGT2B7*.

Nível de evidência 4: Acesse o *site* para mais informações.

○ Prática Clínica

● **DOSAGEM:** Para o tratamento de transtorno bipolar em adultos, a dosagem de lamotrigina costuma ser de 200 mg/dia. Se combinada com ácido valproico, a dosagem deve ser mais baixa que a usual devido ao risco de *rash* cutâneo. Alguns fármacos como carbamazepina, fenitoína, primidona, fenobarbital, rifampicina, lopinavir/ritonavir, atazanavir e a associação de etinilestradiol e levonorgestrel podem reduzir a concentração plasmática da lamotrigina. Nesses casos, a dose necessária pode chegar a até 400 mg, divididos em 2 tomadas diárias. Para o tratamento de crises epilépticas, as doses costumam alcançar até 500 mg, divididos em 2 tomadas diárias.

● **TITULAÇÃO:** Devido ao risco de *rash* cutâneo, a lamotrigina deve ser iniciada de forma gradual com 25 mg nas primeiras 2 semanas e 50 mg na 3ª e 4ª semana; a partir da 5ª semana, pode-se chegar a 100 mg e ir aumentando de 50 a 100 mg por semana até que a resposta terapêutica seja alcançada.

● **DESCONTINUAÇÃO:** Para a retirada da lamotrigina, é recomendada diminuição gradual da dose por pelo menos 2 semanas. Sua descontinuação rápida pode aumentar o risco de recaída no transtorno bipolar, bem como o risco de aumentar convulsões na epilepsia.

● **EFEITOS ADVERSOS:** Mais comuns: Dermatológicos (*rash*), gastrointestinais (diarreia, náusea, vômito), neurológicos (ataxia, cefaleia, sonolência, tontura), oculares (diplopia, visão borrada), respiratórios (rinite), outros (febre, lesão acidental). Comuns: Cardiovasculares (dor no peito, enxaqueca), dermatológicos (dermatite de contato, eczema, pele seca, prurido, sudorese), gastrointestinais (anorexia, boca seca, constipação, dispepsia, dor abdominal, flatulência, hemorragia retal, úlcera péptica, vômito), geniturinários (amenorreia, aumento de frequência urinária, diminuição de libido, dismenorreia, ITU, vaginite), metabólicos (aumento/diminuição de peso, edema facial e periférico), hepáticos (linfadenopatia), musculoesqueléticos (artralgia, astenia, diminuição de reflexos, dor cervical e nas costas, mialgia), neurológicos (amnésia, anormalidade da marcha, confusão, dispraxia, distúrbio da fala, dor, exacerbação de convulsão, hipoestesia, incoordenação, insônia, parestesia, tremor, vertigem), oculares (ambliopia, anormalidade visual, fotossensibilidade, nistagmo), psiquiátricos (ansiedade, depressão, distúrbio da concentração, irritabilidade, labilidade emocional, nervosismo, pensamento anormal), respiratórios (aumento de tosse, broncospasmo, bronquite, dispneia, epistaxe, faringite, sinusite), outros (fadiga). Incomuns: Cardiovasculares (fogacho, hipertensão, hipotensão postural, palpitação, síncope, taquicardia, vasodilatação), dermatológicos (acne, alopecia, descoloração de pele, equimose, hirsutismo, leucopenia, *rash* maculopapular, urticária), gastrointestinais (aumento de apetite e de salivação, disfagia, eructação, gastrite, gengivite, úlcera oral), geniturinários (diminuição de libido, ejaculação anormal, hematúria, impotência, incontinência urinária, menorragia, poliúria), hematológicos (agranulocitose, anemia hemolítica, linfadenopatia), hepáticos (alteração de função hepática, aumento de TGO), hipersensibilidade (calafrio, mal-estar, reação alérgica), musculoesqueléticos (artrite, cãibras, espasmos, miastenia), neurológicos (acatisia, afasia, depressão do SNC, disartria, discinesia, distúrbio do movimento, hipercinesia, hipertonia, mioclonia, morte súbita inexplicada na epilepsia), oculares (anormalidade de acomodação, conjuntivite, fotofobia, olho seco), psiquiátricos (aceleração do pensamento, alucinações, apatia, crise de pânico, despersonalização, diminuição da memória, estupor, euforia, hostilidade, psicose, reação paranoica, transtorno da personalidade, transtorno do sono), respiratórios (bocejo), outros (dor de ouvido, perversão de paladar, zumbido). Raros: Dermatológicos (angiedema, dermatite esfoliativa e fúngica, eritema multiforme, herpes-zóster, leucodermia, *rash*, *rash* vesicobolhoso, SSJ), gastrointestinais (colite hemorrágica, edema de língua, estomatite, glossite, hematêmese, hemorragia gastrointestinal e gengival, hiperplasia gengival, melena, úlcera gástrica), geniturinários (abscesso mamário, anorgasmia, aumento de creatinina, cistite, disúria, epididimite, lactação em mulheres, neoplasia de mama, noctúria, retenção urinária, urgência miccional), hepáticos (aumento de TGP, dor renal, hepatite, insuficiência renal), metabólicos (aumento de GGT, bilirrubinemia, edema generalizado, hiperglicemia), musculoesqueléticos (atrofia muscular, bursite, contratura tendínea, fratura patológica), neurológicos (convulsões, coreoatetose, desmaios, distonia, espasmo muscular, hemiplegia, hiperalgesia, hiperestesia, hipocinesia, hipotonia, neuralgia, neurite periférica, paralisia, síndrome extrapiramidal), oculares (defeito em campo visual, distúrbio de lacrimejamento, estrabismo, osciolopsia, ptose, uveíte), psiquiátricos (delírio, *delirium*, disforia, neurose, reação maníaco-depressiva), respiratórios (hiperventilação, soluço), outros (hipoacusia, intolerância ao álcool, parosmia, perda de paladar). Muito raros: Gastrointestinais (esofagite, pancreatite), neurológicos (espasmo muscular, neurite periférica, paralisia). Pós-comercialização: Imunológicos (DRESS, imunossupressão progressiva, linfoistiocitose hemofagocítica, reação lúpus-*like*, vasculite), musculoesqueléticos (rabdomiólise), neurológicos (exacerbação de sintomas parkinsonianos na doença de Parkinson, tiques), psiquiátricos (agressividade, pesadelos), respiratórios (apneia).

● **GRAVIDEZ:** Os resultados prospectivos de diversos registros documentaram cerca de 8.700 mulheres grávidas expostas à lamotrigina em monoterapia durante o primeiro trimestre de gestação. De maneira global, os dados não indicam um aumento substancial no risco de malformações congênitas. No entanto, um número limitado de registros demonstra aumento do risco de fendas orais, embora um estudo de caso-controle não tenha evidenciado risco de fendas orais em comparação com outras malformações após o tratamento de mulheres grávidas com lamotrigina.[2] Em animais, doses inferiores a 400 mg/dia em humanos mostraram toxicidade no desenvolvimento (aumento da mortalidade, diminuição do peso corporal, aumento das variações estruturais, anormalidades neurocomportamentais), mas efeitos teratogênicos não foram observados. Quando a lamotrigina está associada a outros fármacos, não há dados suficientes para avaliar o risco do tratamento combinado em mulheres grávidas. Assim, não é recomendado o uso de lamotrigina na gravidez, a não ser que os riscos possíveis para o feto sejam justificáveis em relação aos benefícios para a mãe. Além disso, as alterações fisiológicas associadas à gravidez podem afetar as concentrações e/ou os efeitos terapêuticos da lamotrigina. Pode haver diminuição das concentrações plasmáticas de lamotrigina durante a gravidez e restabelecimento da cinética da lamotrigina após o parto. Portanto, é aconselhável o acompanhamento. Outro ponto importante é que, considerando que a lamotrigina é um fraco inibidor de di-hidrofolato redutase, existe risco teórico de ocorrerem malformações fetais humanas quando a mãe é tratada com um inibidor de folato durante a gravidez. Categoria C da FDA (classificação até 2015).

● **AMAMENTAÇÃO:** Há relatos de que a lamotrigina é excretada pelo leite materno em concentrações altamente variáveis.[3] Já foram observadas em lactentes concentrações totais de lamotrigina de até 50% das observadas nas mães, de modo que, em lactentes amamentados, as altas concentrações de lamotrigina no plasma podem levar a efeitos farmacológicos indesejáveis.[4] Além disso, os lactentes estão em risco para desenvolvimento de *rash* cutâneo grave e letal. Assim, o benefício da amamentação deve ser balanceado com o risco potencial dos efeitos da lamotrigina nos bebês.

● **CRIANÇAS E ADOLESCENTES:** Não há estudos sobre o uso de lamotrigina em monoterapia para crianças com menos de 2 anos de idade ou em terapia combinada para crianças com menos de 1 mês de idade. Assim, a segurança e a eficácia da lamotrigina em crianças menores de 2 anos não foram determinadas, não se recomendando seu uso nessa faixa etária. No entanto, em crianças de 2 a 12 anos, a lamotrigina é indicada como adjuvante no tratamento de epilepsia, crises convulsivas parciais e crises generalizadas, incluindo crises tônico-clônicas. Não é recomendado o tratamento inicial em monoterapia para pacientes pediátricos com diagnóstico recente. Em crianças, a depuração ajustada ao peso corporal é maior comparada à de adultos, com valores ainda mais altos em crianças com menos de 5 anos. Além disso, a meia-vida da lamotrigina costuma ser menor em crianças quando comparada à de adultos. Quando a lamotrigina é administrada concomitantemente com agentes indutores enzimáticos, como carbamazepina e fenitoína, sua meia-vida pode ser diminuída em um valor aproximado de 7 horas; por outro lado, quando é administrada com valproato em crianças, sua meia-vida é aumentada para um valor médio de 45 a 50 horas. A lamotrigina não é indicada no tratamento de transtorno bipolar em crianças e adolescentes menores de 18 anos de idade por não ter a segurança e eficácia estabelecidas para essa condição.

● **IDOSOS:** A depuração média da lamotrigina em idosos (0,39 mL/min/kg) parece não diferir dos valores médios de depuração de adultos não idosos (0,31-0,65 mL/min/kg), de modo que não é necessário nenhum ajuste de dose de lamotrigina em pacientes idosos. Entretanto, não existem estudos suficientes determinando a eficácia da lamotrigina no tratamento de epilepsia e transtorno bipolar nessa faixa etária. A seleção da dose para pacientes idosos deve ser cautelosa, em geral começando na extremidade inferior da faixa de dosagem, devido à maior frequência de diminuição da função hepática, renal ou cardíaca e de doença concomitante ou outra terapia medicamentosa nessa população.

● **INSUFICIÊNCIA RENAL:** A lamotrigina é metabolizada principalmente pela conjugação do ácido glicurônico; portanto, a maioria dos metabólitos são recuperados na urina. Em indivíduos com insuficiência renal, a meia-vida plasmática da lamotrigina foi 2 vezes maior em comparação com a de indivíduos saudáveis. Assim, as doses iniciais de lamotrigina podem ser baseadas no uso concomitante de outros fármacos, mas a dose de manutenção pode ser reduzida em pacientes com insuficiência renal significativa.

- Não se deve fracionar ou mastigar comprimidos com a formulação de liberação prolongada de lamotrigina.

- Os pacientes devem ser orientados a relatar sintomas de hipersensibilidade, exantema ou meningite asséptica para que o médico possa tomar medidas adequadas de manejo.

- Em um estudo com 16 voluntárias, a lamotrigina aumentou a depuração do levonorgestrel, o que resultou em uma diminuição na concentração plasmática deste.[5] Assim sendo, é importante ter em mente que esse medicamento pode ter um impacto no efeito contraceptivo em mulheres que usam contraceptivos hormonais contendo levonorgestrel.

- Apesar de a lamotrigina induzir seu próprio metabolismo, esse efeito é modesto e, provavelmente, não apresenta consequências clínicas significativas.

- Eventos como vertigem, ataxia, diplopia, visão turva e náuseas foram relatados em pacientes recebendo carbamazepina após a introdução de lamotrigina. Nesses casos, é sugerida a diminuição das doses de carbamazepina. Há relatos de que a combinação de oxcarbazepina e lamotrigina também apresentou os efeitos supracitados.

- No tratamento de transtorno bipolar, a lamotrigina é recomendada para a prevenção de futuros episódios depressivos. Durante o regime de titulação para início da lamotrigina, outras substâncias psicotrópicas e antiepilépticas podem ser retiradas, mas a terapia concomitante deve ser considerada para prevenção de episódios de mania, considerando que a eficácia da lamotrigina para o tratamento de mania não foi estabelecida.

- Em pacientes com doença de Parkinson, a lamotrigina pode piorar os sintomas parkinsonianos. Há relatos de aumento de efeitos extrapiramidais e aparecimento de coreoatetose.

- Devido ao seu potencial para causar eventos adversos neurológicos como diplopia e vertigem, é recomendado que os pacientes em uso de lamotrigina façam uma avaliação de como estão sendo afetados pela terapia antes de dirigir ou operar máquinas.

- Pacientes que apresentarem, principalmente durante as 4 primeiras semanas após o início do tratamento, sinais e sintomas clínicos como febre, erupção cutânea (*rash*), sintomas neurológicos, hepatoesplenomegalia, linfadenopatia, citopenias, ferritina sérica elevada, hipertrigliceridemia e anormalidades da função hepática e coagulação devem ser investigados para linfoistiocitose hemofagocítica, uma vez que a prevalência dessa complicação foi observada em pacientes que usam lamotrigina. Se tal condição for diagnosticada, o uso de lamotrigina deve ser imediatamente descontinuado, a menos que uma etiologia alternativa seja estabelecida.

- A lamotrigina é um fraco inibidor da di-hidrofolato redutase, de modo que há possibilidade de interferência com o metabolismo do folato em tratamentos prolongados com lamotrigina. Embora haja estudos mostrando que a lamotrigina em tratamento prolongado não induziu alterações na concentração da hemoglobina,[6] no volume corpuscular médio e nas concentrações séricas de folato ou das hemácias, seu uso pode ser um complicador quando também houver outros fatores que interferem no metabolismo do folato.

- A suspensão abrupta da lamotrigina pode causar convulsões.

- A ocorrência de SSJ não é uma contraindicação para a lamotrigina. Para reduzir o risco de recorrência, é preciso considerar o momento da reintrodução e a gravidade da reação cutânea anterior.

● **INSUFICIÊNCIA HEPÁTICA:** Em pacientes com prejuízo hepático moderado (Child-Pugh: B), é sugerido que as doses inicial, de escalonamento e de manutenção sejam geralmente reduzidas de 25 a 50%. Em pacientes com insuficiência hepática grave (Child-Pugh: C), as doses podem ser reduzidas de 50 a 75%. As doses de escalonamento e manutenção devem ser ajustadas de acordo com a resposta clínica.

● **COMO MANEJAR EFEITOS ADVERSOS:** Considerando que o risco de *rash* cutâneo parece estar associado com altas doses iniciais de lamotrigina e doses que excedam a titulação recomendada, é de extrema importância atentar-se para as sugestões de titulação no início ou na reintrodução da terapia. Em caso de exantema leve, pode-se diminuir a dose ou parar o aumento de dosagem, prescrever anti-histamínico ou corticosteroide tópico para o prurido, monitorar o paciente e alertá-lo para interrupção do tratamento caso haja piora do quadro. Pode-se fracionar a dose para 2 tomadas por dia em caso de efeitos adversos tópicos ou não tópicos. O paciente deve ser orientado para não introduzir novos medicamentos, alimentos ou produtos durante os 3 primeiros meses de tratamento com lamotrigina para reduzir o risco de erupção cutânea que não esteja relacionada à lamotrigina. É importante evitar iniciar o tratamento com lamotrigina próximo a uma infecção viral, erupção cutânea ou vacinação, recomendando-se um período de espera de pelo menos 2 semanas. Em caso de reação cutânea grave, a lamotrigina deve ser suspensa imediatamente.

◯ Toxicidade

ORAL EM HUMANOS: *Overdoses* envolvendo quantidades de até 15 g foram relatadas com a lamotrigina, algumas delas fatais.

TOXICIDADE AGUDA: Os casos de toxicidade com a lamotrigina resultaram em ataxia, nistagmo, convulsões (incluindo convulsões tônico-clônicas), diminuição do nível de consciência, coma e retardo da condução intraventricular. Em caso de toxicidade, é aconselhada a hospitalização, com manutenção e cuidados gerais de suporte como monitoramento frequente dos sinais vitais e observação do paciente. O vômito pode ser induzido e precauções são indicadas para a desobstrução de vias aéreas. Não se sabe se a hemodiálise é um meio eficaz de remover a lamotrigina do sangue. Em seis pacientes com insuficiência renal, cerca de 20% da quantidade de lamotrigina no corpo foi removida por hemodiálise durante uma sessão de 4 horas.

◯ Referências

1. Mitra-Ghosh T, Callisto SP, Lamba JK, Remmel RP, Birnbaum AK, Barbarino JM, et al. PharmGKB summary: lamotrigine pathway, pharmacokinetics and pharmacodynamics. Pharmacogenet Genomics. 2020;30(4):81-90.

2. Dolk H, Jentink J, Loane M, Morris J, de Jong-van den Berg LTW. Does lamotrigine use in pregnancy increase orofacial cleft risk relative to other malformations? Neurology. 2008;71(10):714-22.

3. Newport DJ, Pennell PB, Calamaras MR, Ritchie JC, Newman M, Knight B, et al. Lamotrigine in breast milk and nursing infants: determination of exposure. Pediatrics. 2008;122(1):e223-31.

4. Kacirova I, Grundmann M, Brozmanova H. A short communication: lamotrigine levels in milk, mothers, and breastfed infants during the first postnatal month. Ther Drug Monit. 2019;41(3):401-4.

5. Sidhu J, Job S, Singh S, Philipson R. The pharmacokinetic and pharmacodynamic consequences of the co-administration of lamotrigine and a combined oral contraceptive in healthy female subjects. Br J Clin Pharmacol. 2006;61(2):191-9.

6. Sander JW, Patsalos PN. An assessment of serum and red blood cell folate concentrations in patients with epilepsy on lamotrigine therapy. Epilepsy Res. 1992;13(1):89-92.

◯ Leituras Recomendadas

Calabrese JR, Bowden CL, Sachs GS, Ascher JA, Monaghan E, Rudd GD. A double-blind placebo-controlled study of lamotrigine monotherapy in outpatients with bipolar I depression: Lamictal 602 Study Group. J Clin Psychiatry. 1999;60(2):79-88.

Calabrese JR, Sullivan JR, Bowden CL, Suppes T, Goldberg JF, Sachs GS, et al. Rash in multicenter trials of lamotrigine in mood disorders: clinical relevance and management. J Clin Psychiatry. 2002;63(11):1012-9.

Culy CR, Goa KL. Lamotrigine: a review of its use in childhood epilepsy. Paediatr Drugs. 2000;2(4):299-330.

Cunnington M, Tennis P. Lamotrigine and the risk of malformations in pregnancy. Neurology. 2005;64(6):955-60.

DrugBank Online. Lamotrigine [Internet]. 2005 [capturado em 30 nov. 2024]. Disponível em: https://go.drugbank.com/drugs/DB00555.

Drugs.com. Lamotrigine side effects [Internet]. 2024 [capturado em 30 nov. 2024]. Disponível em: https://www.drugs.com/sfx/lamotrigine-side-effects.html#professional.

Edinoff AN, Nguyen LH, Fitz-Gerald MJ, Crane E, Lewis K, Pierre SS, et al. Lamotrigine and Stevens-Johnson syndrome prevention. Psychopharmacol Bull. 2021;51(2):96-114.

Green B. Lamotrigine in mood disorders. Curr Med Res Opin. 2003;19(4):272-7.

Herzog AG, Blum AS, Farina EL, Maestri XE, Newman J, Garcia E, et al. Valproate and lamotrigine level variation with menstrual cycle phase and oral contraceptive use. Neurology. 2009;72(10):911-4.

Lamictal (lamotrigine) tablets [Internet]. Vandalia: GlaxoSmithKline; 2009 [capturado em 30 nov. 2024]. Disponível em: https://www.accessdata.fda.gov/drugsatfda_docs/label/2009/022251,020764s029,020241s036lbl.pdf.

Mitchell PB, Hadzi-Pavlovic D, Evoniuk G, Calabrese JR, Bowden CL. A factor analytic study in bipolar depression, and response to lamotrigine. CNS Spectr. 2013;18(4):214-24.

Rho JM, Sankar R. The pharmacologic basis of antiepileptic drug action. Epilepsia. 1999;40(11):1471-83.

Southam E, Pereira R, Stratton SC, Sargent R, Ford AJ, Butterfield LJ, et al. Effect of lamotrigine on the activities of monoamine oxidases A and B in vitro and on monoamine disposition in vivo. Eur J Pharmacol. 2005;519(3):237-45.

Tennis P, Eldridge RR. Preliminary results on pregnancy outcomes in women using lamotrigine. Epilepsia. 2002;43(10):1161-7.

Lemborexanto

O lemborexanto é um hipnótico que exerce seu efeito mediante bloqueio dos receptores de orexina, sendo classificado como antagonista orexinérgico competitivo. É utilizado clinicamente para o tratamento da insônia, tanto nos casos em que há dificuldade para início do sono quanto para sua manutenção. Após administração oral, sua concentração máxima ocorre entre 1 e 3 horas, quando ingerido em jejum, e sua eliminação se dá sobretudo pela via fecal, mas também pela via renal, majoritariamente na forma de metabólitos.

Nomes no Brasil:
Não disponível no Brasil (EUA: Dayvigo).
SUS:
Não disponível na Rename.

● **INDICAÇÕES DE BULA – ANVISA:** Não possui aprovação da Anvisa até o momento.

● **INDICAÇÕES DE BULA – FDA:** Tratamento de pacientes adultos com insônia, caracterizada por dificuldades no início e/ou manutenção do sono.

● **INDICAÇÕES OFF-LABEL:** O lemborexanto pode ser utilizado para tratamento do delírio em pacientes com câncer e com depressão bipolar, assim como para manejo dos sintomas de retirada do cigarro.[1]

● **CONTRAINDICAÇÕES:** O lemborexanto não deve ser utilizado em pacientes com histórico de alergia a esse medicamento, nem em pacientes com narcolepsia. Deve ser utilizado com cautela em pacientes com comprometimento respiratório ou apneia obstrutiva do sono.

● **TESTES LABORATORIAIS SUGERIDOS OU NECESSÁRIOS:** Testes laboratoriais não são necessários.

● **ROTA FARMACOLÓGICA:** Ver Figura 1.

◯ Farmacologia

ABSORÇÃO: Após administração oral, o lemborexanto exibe seu pico de concentração plasmática entre 1 e 3 horas, quando ingerido em jejum. A ingestão juntamente com alimentos gordurosos pode atrasar o pico de concentração plasmática para 3 a 5 horas.

VOLUME DE DISTRIBUIÇÃO: 28,14 L/kg

LIGAÇÃO PROTEICA: Aproximadamente 94%.

METABOLISMO/FARMACOCINÉTICA: O lemborexanto sofre metabolização hepática pelas enzimas pertencentes à família do citocromo P450, sobretudo CYP3A4 e CYP3A5. Seu principal metabólito é farmacologicamente ativo, bloqueando os receptores de orexina.

ROTA DE ELIMINAÇÃO: A excreção do lemborexanto se dá pelas vias fecal (57,4%) e renal (29,1%), majoritariamente na forma de metabólitos.

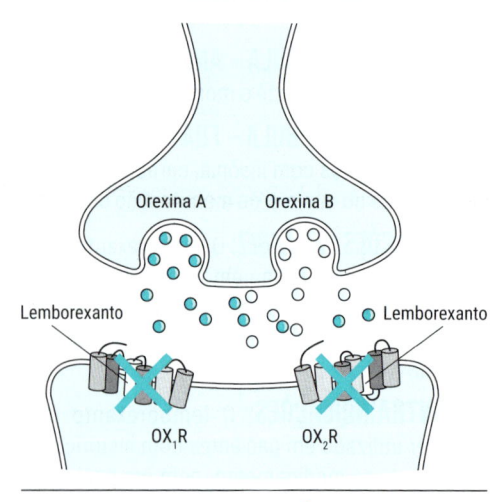

FIGURA 1 ▶ ROTA FARMACOLÓGICA DO LEMBOREXANTO.

MEIA-VIDA: 17 a 19 horas.

DEPURAÇÃO: 22,3 L/h em pacientes saudáveis e 14,9 L/h em pacientes com comprometimento renal grave.

FARMACODINÂMICA: O lemborexanto pertence à classe dos hipnóticos, promovendo e/ou mantendo o tempo de sono nos indivíduos. Tal efeito se deve à sua capacidade de bloquear os receptores de orexina, neuropeptídeo importante na regulação do ciclo sono-vigília.

MECANISMO DE AÇÃO: O lemborexanto se liga e bloqueia de forma competitiva os receptores orexinérgicos do tipo OX_1 e OX_2, localizados na região do hipotálamo. Dessa forma, ele impede a ligação da orexina em tais receptores, o que resultaria no processo de vigília, motivo pelo qual é capaz de promover o sono.

● Interações Medicamentosas

◯ Fármacos indutores da enzima CYP3A4 podem reduzir a eficácia do lemborexanto, motivo pelo qual ele não é recomendado em pacientes que usam medicamentos que sejam indutores moderados ou fortes dessa enzima.[2]

◯ Fármacos inibidores da enzima CYP3A4 podem aumentar a eficácia do lemborexanto, motivo pelo qual ele não é recomendado em pacientes que usam medicamentos que sejam inibidores moderados ou fortes dessa enzima.[2]

◯ O lemborexanto pode reduzir a efetividade de medicamentos como bupropiona e metadona, que são substratos da CYP2B6.[2]

AFINIDADE LIGANTE/KI:

LOCAL	KI (NM)
Ki (OX_1)	2,5/5,7/6
Ki (OX_2)	0,44/0,501/3

⬤ Farmacogenética

ANOTAÇÕES CLÍNICAS

Nível de evidência 1A, 1B, 2A, 2B, 3, 4: Não há dados para o lemborexanto no PharmGKB até a data de publicação deste livro.

⬤ Prática Clínica

● **DOSAGEM:** Recomenda-se a utilização do lemborexanto para o tratamento da insônia em doses de 5 a 10 mg/dia. O medicamento deve ser tomado imediatamente antes de ir dormir e com uma margem de sono de, no mínimo, 7 horas. Não se deve ingeri-lo mais de 1x/noite. Deve-se utilizá-lo na menor dose eficaz possível.

● **TITULAÇÃO:** Deve-se iniciar o uso de lemborexanto com a dose de 5 mg/dia. Em caso de boa tolerância sem se atingir o efeito esperado, pode-se aumentar a dose para 10 mg/dia (a dose máxima recomendada).

● **EFEITOS ADVERSOS:** Comuns: Alucinação, dor de cabeça, paralisia do sono, sedação, sonhos bizarros. Raros: Sintomas semelhantes aos da catalepsia.

● **GRAVIDEZ:** Não há estudos bem estabelecidos avaliando os riscos do uso de lemborexanto durante a gestação em humanos, porém estudos em modelos animais não observaram efeitos tóxicos ou adversos para os fetos quando administrado durante a organogênese. Categoria C da FDA.

● **AMAMENTAÇÃO:** Não há estudos bem estabelecidos avaliando os riscos do uso de lemborexanto durante o período da lactação. Além disso, não se sabe se o medicamento é excretado no leite materno e, em caso positivo, em qual quantidade, motivos pelos quais sua utilização não é recomendada durante esse período.

● **CRIANÇAS E ADOLESCENTES:** Não há estudos avaliando a segurança e a eficácia do uso de lemborexanto em crianças e adolescentes.

BIPP TIPS

- Alguns pacientes em uso de lemborexanto podem experimentar sintomas neuropsiquiátricos, alterações cognitivas e alterações comportamentais durante o sono, podendo ainda haver paralisia do sono, catalepsia e alucinações.
- O lemborexanto só deve ser utilizado no momento em que o paciente for deitar.
- O lemborexanto costuma ser prescrito para pacientes que não apresentam boa resposta prévia a outros medicamentos utilizados para o tratamento da insônia.
- Há risco de ideação suicida e piora de sintomas depressivos em pacientes que usam lemborexanto.
- Há risco de uso abusivo do lemborexanto, o qual deve ser utilizado com cautela em pacientes com histórico de uso abusivo de álcool ou outras substâncias.
- Ingerir o lemborexanto junto com a refeição ou imediatamente após pode atrasar o início do sono.
- Não é necessário fazer a retirada gradual do lemborexanto.
- Não se deve ingerir álcool durante o tratamento com lemborexanto.
- O lemborexanto não parece causar insônia de rebote.
- Pacientes que usam lemborexanto devem ser alertados para o risco de sonolência e prejuízo da coordenação motora no dia seguinte.
- Pelo fato de ser um antagonista competitivo, o efeito do lemborexanto pode ser revertido à medida que os níveis de orexina endógenos aumentam, podendo haver despertar durante a noite, o que não acontece com o uso de BZDs e fármacos Z.

> Quando o lemborexanto for utilizado concomitantemente com outros fármacos depressores do SNC, há risco aumentado de depressão excessiva do SNC.

● **IDOSOS:** Pacientes idosos parecem tolerar melhor doses mais baixas do lemborexanto.

● **INSUFICIÊNCIA RENAL:** Não é necessário ajuste de dose em pacientes com disfunção renal, porém pacientes com comprometimento renal grave podem experimentar maior sonolência com o lemborexanto.[2]

● **INSUFICIÊNCIA HEPÁTICA:** Em pacientes com comprometimento hepático leve, não é necessário ajuste de dose. Pacientes com comprometimento moderado devem utilizar doses reduzidas (5 mg/dia). Pacientes com comprometimento hepático grave não devem usar lemborexanto.

● **COMO MANEJAR EFEITOS ADVERSOS:** É necessário aguardar e observar se os efeitos do lemborexanto irão desaparecer; caso não desapareçam, é recomendada a redução de sua dose ou ainda a troca por outro medicamento da classe dos hipnóticos.

Toxicidade

ORAL EM HUMANOS: Não há dados específicos sobre superdosagem de lemborexanto em humanos. O efeito observado com doses até 10 vezes superiores ao recomendado foi de sonolência progressiva, conforme a dose utilizada.

TOXICIDADE AGUDA: Existem dados limitados sobre os efeitos da superdosagem do lemborexanto. O efeito documentado, até o momento, é sonolência excessiva dose-dependente. Não existe um antídoto específico para uma possível *overdose* de lemborexanto. Em caso de intoxicação, as práticas médicas padrão deverão ser realizadas e a possibilidade do uso simultâneo de outras substâncias deve ser considerada.

Referências

1. Hamidovic A. Dual orexin receptor antagonists (DORAs) as an adjunct treatment for smoking cessation. CNS Drugs. 2022;36(5):411-7.

2. Landry I, Aluri J, Hall N, Filippov G, Dayal S, Moline M, et al. Effect of severe renal impairment on pharmacokinetics, safety, and tolerability of lemborexant. Pharmacol Res Perspect. 2021;9(2):e00734.

Leituras Recomendadas

Asakura S, Shiotani M, Gauvin DV, Fujiwara A, Ueno T, Bower N, et al. Nonclinical evaluation of abuse liability of the dual orexin receptor antagonista lemborexant. Regul Toxicol Pharmacol. 2021;127:105053.

Citrome L, Juday T, Frech F, Atkins N Jr. Lemborexant for the treatment of insomnia: direct and indirect comparisons with other hypnotics using number needed to treat, number needed to harm, and likelihood to be helped or harmed. J Clin Psychiatry. 2021;82:20m13795.

Kärppä M, Yardley J, Pinner K, Filippov G, Zammit G, Moline M, et al. Longterm efficacy and tolerability of lemborexant compared with placebo in adults with insomnia disorder: results from the phase 3 randomized clinical trial SUNRISE 2. Sleep. 2020;43(9):zsaa123.

Landry I, Aluri J, Nakai K, Hall N, Miyajima Y, Ueno T, et al. Evaluation of the CYP3A and CYP2B6 drug-drug interaction potential of lemborexant. Clin Pharmacol Drug Dev. 2021;10(6):681-90.

Murphy P, Moline M, Mayleben D, Rosenberg R, Zammit G, Pinner K, et al. Lemborexant, a dual orexin receptor antagonist (DORA) for the treatment of insomnia disorder: results from a bayesian, adaptive, randomized, double-blind, placebo-controlled study. J Clin Sleep Med. 2017;13(11):1289-99.

Shibata S, Oda Y, Ohki N, Ikemizu Y, Hayatsu R, Hirose Y, et al. Narcolepsy-like symptoms triggered by lemborexant in the context of hyperactive delirium in a patient with bipolar depression: a case report. J Clin Sleep Med. 2022;18(5):1459-62.

Suzuki H, Hibino H. The effect of lemborexant for insomnia disorder. SAGE Open Med. 2021;9: 20503121211039098.

Terada T, Hirayama T, Sadahiro R, Wada S, Nakahara R, Matsuoka H. Pilot study of lemborexant for insomnia in cancer patients with delirium. J Palliat Med. 2022;25(5):797-801.

Levetiracetam

O levetiracetam é um fármaco anticonvulsivante utilizado tanto como monoterapia quanto como medicamento adjuvante para o tratamento da epilepsia. Também é usado para o manejo de diversas condições psiquiátricas, como transtorno de ansiedade, dependência de álcool e sua síndrome de retirada, sintomas relacionados ao TEA, síndrome de Tourette e transtorno bipolar. Após administração oral, é rapidamente absorvido, apresentando pico de concentração plasmática em pouco mais de 1 hora. Sua eliminação se dá pela via renal (95%), majoritariamente na forma inalterada.

Nomes no Brasil:
Antara, Etira, Iludral, Keppra, Levetiracetam, Spark, Tam.

SUS:
Está disponível na Rename pelo componente especializado (epilepsia) em comprimidos de 250, 500, 750, 1.000 mg e solução oral de 100 mg/mL.

● **INDICAÇÕES DE BULA – ANVISA:** Como monoterapia para o tratamento de crises focais/parciais, com ou sem generalização secundária, em pacientes a partir dos 16 anos com diagnóstico recente de epilepsia. Como terapia adjuvante no tratamento de crises focais/parciais, com ou sem generalização secundária, em adultos, adolescentes e crianças (≥ 6 anos), com epilepsia; crises mioclônicas em adultos, adolescentes e crianças (≥ 12 anos) com epilepsia mioclônica juvenil; crises tônico-clônicas primárias generalizadas em adultos, adolescentes e crianças (≥ 6 anos) com epilepsia idiopática generalizada.

● **INDICAÇÕES DE BULA – FDA:** Tratamento de crises de início focal em pacientes com idade igual ou superior a 1 mês. Terapia adjuvante para o tratamento de crises mioclônicas em pacientes com 12 anos ou mais, diagnosticados com epilepsia mioclônica juvenil; crises tônico-clônicas generalizadas primárias em pacientes com idade igual ou superior a 6 anos com diagnóstico de epilepsia generalizada idiopática.

● **INDICAÇÕES *OFF-LABEL*:** O levetiracetam pode ser utilizado para o tratamento da dor crônica e neuropática, para o manejo da mania, no transtorno bipolar, assim como para sintomas relacionados ao transtorno de ansiedade, dependência/abstinência alcoólica, TEA e síndrome de Tourette. Pode ser usado ainda em pacientes com TEPT refratário, transtorno de pânico, transtorno dismórfico corporal, discinesia tardia, doença de Huntington e tremor essencial.

● **CONTRAINDICAÇÕES:** O levetiracetam não deve ser utilizado por pessoas que apresentem histórico de alergia a esse medicamento.

● **TESTES LABORATORIAIS SUGERIDOS OU NECESSÁRIOS:** Testes laboratoriais não são necessários.

● **ROTA FARMACOLÓGICA:** Ver Figura 1.

Farmacologia

ABSORÇÃO: Após administração oral, o levetiracetam exibe seu pico de concentração plasmática por volta de 1,3 hora. Alimentos podem aumentar o tempo para 1,5 hora.

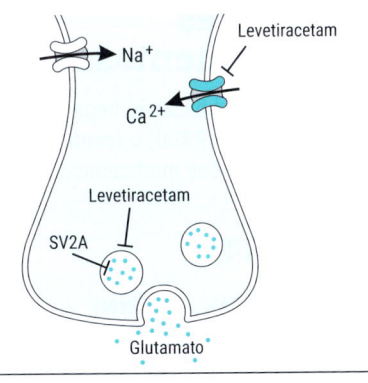

FIGURA 1 ▶ ROTA FARMACOLÓGICA DO LEVETIRACETAM.

VOLUME DE DISTRIBUIÇÃO: 0,5 a 0,7 L/kg.

LIGAÇÃO PROTEICA: Menos de 10% do levetiracetam se liga às proteínas plasmáticas.

METABOLISMO/FARMACOCINÉTICA: O levetiracetam é minimamente metabolizado no organismo humano, sofrendo hidrólise enzimática, independente das vias relacionadas ao citocromo P450.

ROTA DE ELIMINAÇÃO: A excreção do levetiracetam acontece de maneira quase exclusiva via renal, majoritariamente (66%) de forma inalterada. Cerca de 0,3% desse medicamento é eliminado via fecal.

MEIA-VIDA: 6 a 8 horas (pode ser maior em pacientes com doença renal e idosos).

DEPURAÇÃO: 0,96 mL/min/kg.

FARMACODINÂMICA: O levetiracetam atua como depressor do SNC, sendo utilizado, principalmente, como anticonvulsivante, analgésico, ansiolítico, etc.

MECANISMO DE AÇÃO: O levetiracetam se liga à proteína SV2A presente nas vesículas sinápticas, responsáveis pela exocitose dessas vesículas, interferindo com a liberação de neurotransmissores na fenda sináptica. Este parece ser o principal mecanismo pelo qual o levetiracetam exerce seu efeito como antiepiléptico. Além do mais, ele atua de forma indireta sobre a transmissão gabaérgica, embora não atue sobre tais receptores, além do bloqueio dos canais de cálcio do tipo N. Todos esses mecanismos são responsáveis pelo efeito depressor do SNC causado pelo fármaco.

● Interações Medicamentosas

Por não sofrer metabolização hepática pelas enzimas do citocromo P450, o levetiracetam não causa/sofre interações medicamentosas importantes.

AFINIDADE LIGANTE/KI:

LOCAL	KI (NM)
Ki (SV2A)	5,2
Ki (SV2B)	3,1
Ki (SV2C)	3,2

○ Farmacogenética

Acesse https://www.pharmgkb.org/chemical/PA450206 ou utilize o *QR code* ao lado.

ANOTAÇÕES CLÍNICAS

Nível de evidência 1A, 1B, 2A, 2B: Não há dados para o levetiracetam no PharmGKB até a data de publicação deste livro.

Nível de evidência 3: Variantes diversas do gene *HLA-A*.

Nível de evidência 4: Variantes diversas do gene *SCN1A*.

○ Prática Clínica

● **DOSAGEM:** Recomenda-se a utilização do levetiracetam em doses que variam entre 1.000 e 3.000 mg/dia, divididos em 2 tomadas.

● **TITULAÇÃO:** É recomendado que se inicie a utilização do levetiracetam com doses entre 250 e 500 mg, a cada 12 horas (500-1.000 mg/dia). Se necessário, pode haver aumento de 1.000 mg/dia a cada 2 semanas. A dose máxima recomendada é de 3.000 mg/dia, em 2 tomadas.

● **EFEITOS ADVERSOS:** Mais comuns: Cardiovasculares (aumento de pressão diastólica), imunológicos (infecção), neurológicos (cefaleia, sonolência), psiquiátricos (alteração do humor), outros (astenia, fadiga). Comuns: Gastrointestinais (constipação, diarreia, gastrenterite), hematológicos (aumento de linfócitos e eosinófilos, diminuição de leucócitos e neutrófilos), imunológicos (*influenza*), metabólicos (anorexia), musculoesqueléticos (dor cervical), neurológicos (ataxia, dificuldade de coordenação, parestesia, tontura, vertigem), oculares (diplopia), psiquiátricos (amnésia, ansiedade, apatia, choro, confusão, depressão, hipersonia, hostilidade, irritabilidade, labilidade emocional, negativismo, nervosismo, risco aumentado de pensamentos e comportamentos suicidas e sintomas psicóticos), respiratórios (faringite, rinite, sinusite, tosse), outros (dor, vertigem). Incomuns: Gastrointestinais (náusea). Pós-comercialização: Dermatológicos (alopecia, angiedema, eritema multiforme), gastrointestinais (pancreatite), hematológicos (agranulocitose, pancitopenia, trombocitopenia), hepáticos (alteração de função hepática, hepatite, insuficiência hepática), hipersensibilidade (anafilaxia), imunológicos (DRESS), musculoesqueléticos (fraqueza muscular), metabólicos (hiponatremia, perda de peso), neurológicos (coreoatetose, discinesia), psiquiátricos (crise de pânico), renais (lesão renal aguda).

● **GRAVIDEZ:** Um estudo em modelos animais apontou que a utilização de levetiracetam durante a gestação causou alterações de desenvolvimento,[1] porém estudos em humanos mostram que há relativa segurança no uso gestacional, apresentando baixa incidência de malformação fetal.[2] Apesar disso, não há total segurança em relação ao uso desse medicamento na gravidez, sobretudo durante o primeiro trimestre. Categoria C da FDA (classificação até 2015).

● **AMAMENTAÇÃO:** O levetiracetam é secretado no leite materno, não sendo recomendado seu uso durante a lactação. Caso não seja possível sua interrupção, o lactente deve ser submetido a monitoramento constante.

● **CRIANÇAS E ADOLESCENTES:** O levetiracetam é utilizado em crianças e adolescentes como terapia adjuvante da epilepsia, e as doses precisam ser ajustadas de acordo com o peso. Apesar disso, sua segurança em menores de 4 anos não está bem estabelecida. Em crianças fazendo uso desse medicamento, é mais comum a ocorrência de alterações comportamentais.

● **IDOSOS:** Nessa faixa etária, pode ser necessário ajuste de dose do levetiracetam, uma vez que a meia-vida pode estar aumentada nessa população e sua excreção é renal.

● **INSUFICIÊNCIA RENAL:** Para pacientes com insuficiência renal leve, recomendam-se doses de 500 a 1.500 mg de levetiracetam; para insuficiência renal moderada, 250 a 750 mg; e para insuficiência renal grave, 250 a 500 mg, sendo que em todos os casos devem ser tomadas 2 doses diárias. Para pacientes em diálise, pode ser necessária uma dose suplementar de 250 a 500 mg ingerida após a realização do procedimento.

> **BIPP TIPS**
>
> ● A retirada do uso de levetiracetam deve ser lenta e gradual. Sua retirada pode provocar crises convulsivas, sobretudo quando realizada de forma abrupta.
>
> ● Há risco de desenvolvimento de reações dermatológicas graves, como SSJ, com o uso de levetiracetam.
>
> ● O levetiracetam é um agente potencializador de outros anticonvulsivantes, lítio e antipsicóticos para o tratamento do transtorno bipolar, e de gabapentina, tiagabina, outros anticonvulsivantes, ADTs e IRSNs para o tratamento da dor neuropática.
>
> ● Pode haver ativação de ideação suicida em pacientes que fazem uso de levetiracetam. Deve-se atentar para alterações comportamentais, como agitação, agressividade, apatia, ansiedade, depressão, hostilidade, irritabilidade, raiva e sintomas psicóticos.
>
> ● O uso concomitante de levetiracetam com outros medicamentos depressores do SNC pode potencializar tais efeitos depressores.

● **INSUFICIÊNCIA HEPÁTICA:** Não é necessário o ajuste de dose de levetiracetam.

● **COMO MANEJAR EFEITOS ADVERSOS:** É necessário aguardar e observar se os efeitos do levetiracetam irão desaparecer; caso não desapareçam, deve-se reduzir a dose ou ainda pode-se optar por outro agente da mesma classe. Para evitar sedação diurna, a alternativa é tomar o medicamento durante a noite.

⬤ Toxicidade

ORAL EM HUMANOS: 10 mg/kg.

TOXICIDADE AGUDA: Os sintomas de intoxicação mais comuns do levetiracetam são agitação, agressividade, alteração dos níveis de consciência, coma, depressão respiratória e sonolência. Há relatos de sintomas bastante leves, mesmo no caso de ingestão de grandes quantidades desse medicamento.

Referências

1. Kantarci BC, Sanli A, Gavas S, Toplu A, Asik ZNT, Cilingir-Kaya OT, et al. Effects of in utero exposure to valproate or levetiracetam on the seizures and newborn histopathology of genetic absence epilepsy rats. Neurosci Lett. 2022 Apr;776:136574.

2. Hoeltzenbein M, Bartz I, Fietz AK, Lohse L, Onken M, Dathe K, et al. Antiepileptic treatment with levetiracetam during the first trimester and pregnancy outcome: an observational study. Epilepsia. 2024;65(1):226-36.

Leituras Recomendadas

Drugs.com. Levetiracetam side effects [Internet]. 2024 [capturado em 30 nov. 2024]. Disponível em: https://www.drugs.com/sfx/levetiracetam-side-effects.html#professional.

Esang M, Santos MG, Ahmed S. Levetiracetam and suicidality: a case report and literature review. Prim Care Companion CNS Disord. 2020;22(4):19nr02502.

Hansen CC, Ljung H, Brodtkorb E, Reimers A. Mechanisms underlying aggressive behavior induced by antiepileptic drugs: focus on topiramate, levetiracetam, and perampanel. Behav Neurol. 2018;2018:2064027.

Kaplan YC, Demir O. Use of phenytoin, phenobarbital carbamazepine, levetiracetam lamotrigine and valproate in pregnancy and breastfeeding: risk of major malformations, dose-dependency, monotherapy vs polytherapy, pharmacokinetics and clinical implications. Curr Neuropharmacol. 2021;19(11):1805-24.

Keppra® (levetiracetam) [Internet]. Smyrna: UCB; 2009 [capturado em 30 nov. 2024]. Disponível em: https://www.accessdata.fda.gov/drugsatfda_docs/label/2009/021035s078s080%2C021505s021s024lbl.pdf.

Li ZR, Wang CY, Zhu X, Jiao Z. Population pharmacokinetics of levetiracetam: a systematic review. Clin Pharmacokinet. 2021;60(3):305-18.

Swami M, Kaushik JS. Levetiracetam in neonatal seizures. Indian Pediatr. 2019;56(8):639-40.

Wood M, Daniels V, Provins L, Wolff C, Kaminski RM, Gillard M. Pharmacological profile of the novel antiepileptic drug candidate padsevonil: interactions with synaptic vesicle 2 proteins and the GABAA receptor. J Pharmacol Exp Ther. 2020;372(1):1-10.

Levomepromazina

A levomepromazina é um fármaco da classe das fenotiazinas, com atividade farmacológica similar à da clorpromazina e da prometazina. Possui as propriedades antagonistas de histamina dos anti-histamínicos, além dos efeitos sobre o SNC semelhantes aos da clorpromazina. A levomepromazina está disponível na formulação farmacêutica de comprimidos e gotas e é absorvida oralmente, apresentando uma biodisponibilidade de cerca de 50%, o que indica um considerável metabolismo de primeira passagem. Após administração oral, as concentrações plasmáticas máximas são atingidas, em média, dentro de 1 a 3 horas.

Nomes no Brasil:
Levozine, Neozine.

SUS:
Não disponível na Rename, mas pode ser encontrada em alguns municípios (Remume).

● **INDICAÇÕES DE BULA – ANVISA:** Para os casos em que há necessidade de ação neuroléptica e/ou sedativa em pacientes psicóticos e na terapia adjuvante para o alívio do delírio, agitação, inquietação e confusão associados com a dor em pacientes terminais.

● **INDICAÇÕES DE BULA – FDA:** Não possui aprovação da FDA até o momento.

● **INDICAÇÕES *OFF-LABEL*:** A levomepromazina também é usada para o tratamento de sintomas ansiosos, crises de mania aguda com sintomas psicóticos no transtorno bipolar, depressão psicótica (como adjuvante), transtorno esquizoafetivo, psicoses breves e transtornos neurocognitivos, insônia e agitação psicomotora na esquizofrenia associada ao haloperidol.

● **CONTRAINDICAÇÕES:** A levomepromazina é contraindicada em pacientes com hipersensibilidade à substância ou a fenotiazinas, histórico de agranulocitose, glaucoma de ângulo fechado e retenção urinária associada a alterações uretroprostáticas.

● **TESTES LABORATORIAIS SUGERIDOS OU NECESSÁRIOS:** Fármacos fenotiazínicos podem potencializar o prolongamento do intervalo QT, o que aumenta o risco de episódios de arritmias ventriculares graves do tipo *torsades de pointes*, que podem ser fatais. Portanto, se possível, é importante realizar avaliações médicas e laboratoriais para descartar potenciais fatores de risco antes do início do uso de levomepromazina, além de fazer acompanhamento durante o tratamento. A realização de um ECG pode ser importante antes do início do tratamento. Ao iniciar o uso de levomepromazina, também devem ser realizados testes da função hepática, e, durante o tratamento crônico, os exames de acompanhamento devem ser realizados pelo menos a cada 6 a 12 meses. Além disso, alguns antipsicóticos podem causar alterações hematológicas, razão pela qual se recomenda orientar os pacientes a informarem imediatamente o médico em caso de aparecimento de febre, dor de garganta, angina e infecção, situação que demanda a pronta realização de um hemograma. Se houver modificação espontânea do último resultado (hiperleucocitose, granulocitopenia), a administração de levomepromazina deve ser imediatamente interrompida. O tratamento com esse medicamento pode levar a resultados falso-positivos em testes de gravidez e em exames de dosagem da bilirrubina urinária. Também pode causar interferência nos exames de secreção de ACTH.

● **ROTA FARMACOLÓGICA:** Ver Figura 1.

○ Farmacologia

ABSORÇÃO: A levomepromazina é absorvida oralmente, apresentando uma biodisponibilidade de cerca de 50%. Após administração oral, as concentrações plasmáticas máximas são atingidas, em média, em 1 a 3 horas. O comprimido de levomepromazina nunca deve ser partido ou mastigado. Quando em formulação em gotas, a levomepromazina deve ser diluída em água e nunca administrada diretamente sobre a língua.

VOLUME DE DISTRIBUIÇÃO: 14 L/kg.

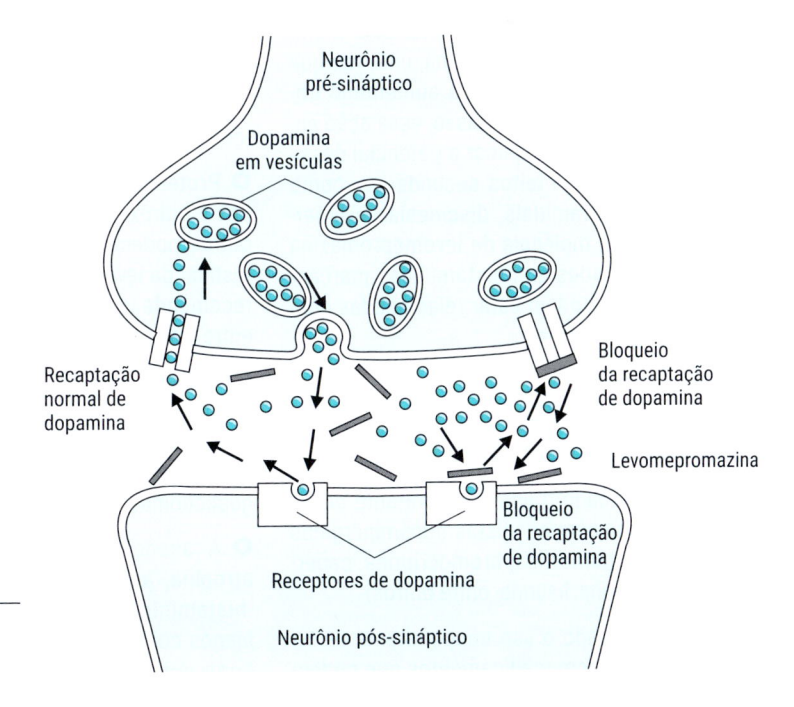

FIGURA 1 ▶
ROTA FARMACOLÓGICA DA LEVOMEPROMAZINA.

LIGAÇÃO PROTEICA: 90%.

METABOLISMO/FARMACOCINÉTICA: A levomepromazina é metabolizada preferencialmente pela CYP3A4 e, em menor extensão, pela CYP2D6 e CYP1A2, gerando metabólitos sulfóxidos, glicuronídeos e um derivado dimetil ativo. Um desses metabólitos é o N-monodesmetil-levomepromazina, que é farmacologicamente ativo e quase tão potente quanto a levomepromazina inalterada. Já o sulfóxido de levomepromazina é um metabólito muito menos ativo.

ROTA DE ELIMINAÇÃO: A eliminação da levomepromazina se dá principalmente pela urina e, em menor extensão, pelas fezes. Apenas 1% tem eliminação de maneira inalterada.

MEIA-VIDA: 15 a 77 horas.

DEPURAÇÃO: 48 L/min.

FARMACODINÂMICA: A levomepromazina é um fármaco com atividade semelhante à da clorpromazina e da prometazina. Possui as propriedades antagonistas de histamina, tal como a prometazina, além dos efeitos semelhantes aos da clorpromazina em relação ao antagonismo de receptores de dopamina D_2.

MECANISMO DE AÇÃO: É possível que a ação como antagonista dos receptores de dopamina do subtipo D_2 seja a responsável pelo efeito antipsicótico da levomepromazina, uma vez que modula o tônus dopaminérgico aumentado observado nas psicoses. Além disso, essa ação antidopaminérgica pode explicar o potencial desse fármaco em causar efeitos secundários, como sintomas extrapiramidais, discinesias e hiperprolactinemia. A molécula de levomepromazina possui propriedades anti-histamínicas marcantes que também podem estar relacionadas com a sedação e sonolência.

● Interações Medicamentosas

○ É contraindicado o uso concomitante de levomepromazina com agonistas dopaminérgicos (amantadina, apomorfina, bromocriptina, cabergolina, entacapona, lisurida, entre outros).

○ É contraindicado o uso concomitante de levomepromazina com medicamentos que podem induzir *torsades de pointes* ou prolongamento do intervalo QT, como antiarrítmicos da classe Ia (quinidina, hidroquinidina, disopiramida, entre outros), antiarrítmicos da classe III (amiodarona, dofetilida, ibutilida, sotalol, entre outros), alguns antipsicóticos da classe dos fenotiazínicos (clorpromazina, ciamemazina, tioridazina, entre outros), benzamidas (amissulprida, sulpirida, tiaprida, entre outros), butirofenonas (droperidol, haloperidol, entre outros), outros antipsicóticos (pimozida, entre outros) e fármacos como bepridil, cisaprida, difemanila, mizolastina, vincamina IV, entre outros.

○ Também é contraindicado o uso concomitante de levomepromazina com medicamentos que causam bradicardia, como antagonistas de cálcio, diltiazem, verapamil, β-bloqueadores, bem como com diuréticos hipopotassemiantes, laxantes estimulantes, anfotericina B, entre outros.

○ A levomepromazina e seus metabólitos são considerados inibidores da CYP2D6, de modo que há possibilidade de interação farmacocinética com outros inibidores e substratos da CYP2D6. A administração de levomepromazina com fármacos metabolizados pela CYP2D6 pode levar ao aumento das concentrações plasmáticas desses medicamentos.

○ A levomepromazina pode diminuir o limiar convulsivo, razão pela qual não se recomenda sua associação a medicamentos que são pró-convulsivantes (devido ao risco adicional).

○ Protetores gastrointestinais como sais, óxidos e hidróxidos de magnésio e alumínio, entre outros, podem interagir com a absorção gastrointestinal da levomepromazina, de maneira que se recomenda um intervalo de, no mínimo, 2 horas entre a administração desses medicamentos.

○ A associação de levomepromazina com anti-hipertensivos pode aumentar o risco de hipotensão ortostática; além disso, o uso de levomepromazina pode inibir o efeito anti-hipertensivo da guanetidina.

○ A associação de levomepromazina com atropina, antidepressivos imiprâmicos, anti-histamínicos, anticolinérgicos, antiparkinsonianos colinérgicos, disopiramida, entre outros, pode potencializar os efeitos anticolinérgicos indesejáveis como retenção urinária, constipação e boca seca.

○ A associação de levomepromazina com depressores do SNC, como derivados morfínicos (analgésicos, antitussígenos, entre outros), barbitúricos, BZDs, ansiolíticos (carbamatos, captodiamo, etifoxina), hipnóticos, antidepressivos sedativos, anti-histamínicos, sedativos, anti-hipertensivos centrais, baclofeno, talidomida, entre outros, pode aumentar a depressão do SNC e a depressão respiratória.

○ A associação de levomepromazina com lítio pode causar aumento da litemia e intoxicação e aparecimento de sinais sugestivos de SNM.

○ Devido ao metabolismo da levomepromazina pela CYP3A4, há probabilidade teórica de interações farmacocinéticas envolvendo esse medicamento e substratos da CYP3A4 (p. ex., ADTs, antagonistas do canal de cálcio, antibióticos macrolídios, testosterona), inibidores da CYP3A4 (p. ex., cetoconazol, eritromicina, ISRSs) ou indutores da CYP3A4 (p. ex., rifampicina, carbamazepina).

AFINIDADE LIGANTE/KI:

LOCAL	KI (NM)
Ki (D_1)	493
Ki (D_2)	15
Ki (H_1)	1,66
Ki (H_3)	> 100.000
Ki (H_4)	74.131
Ki (M_1)	124
Ki (M_2)	285
Ki ($α_1$)	0,57
Ki ($α_2$)	583
Ki (5-HT_1)	594
Ki (5-HT_2)	18,5

○ Farmacogenética

Acesse https://www.pharmgkb.org/chemical/PA134687942 ou utilize o *QR code* ao lado.

ANOTAÇÕES CLÍNICAS

Nível de evidência 1A, 1B, 2A, 2B, 3, 4: Não há dados para a levomepromazina no PharmGKB até a data de publicação deste livro.

○ Prática Clínica

● **DOSAGEM:** A dosagem recomendada da levomepromazina em crianças de 2 a 15 anos de idade é de 0,1 a 0,2 mg/kg/dia. Para uso adulto em psiquiatria, a dose de manutenção é de 150 a 250 mg/dia, mas na crise podem ser utilizadas doses de 400 a 600 mg/dia. Também há relatos de boa tolerância com doses altas de 800 a 1.000 mg em casos específicos. Para uso adulto em terapia adjuvante da dor em pacientes terminais, a dose de manutenção é de 50 a 75 mg/dia.

● **TITULAÇÃO:** A titulação para crianças não está bem estabelecida, mas recomenda-se que seja lenta e gradual considerando que elas são muito suscetíveis aos efeitos hipotensores da levomepromazina. Para uso adulto, é indicado iniciar com doses de 25 a 50 mg/dia fracionadas em 2 a 4 administrações no primeiro dia. Nos dias subsequentes, pode-se aumentar de maneira lenta e progressiva até a dose de manutenção de 150 a 250 mg/dia. É recomendado que o paciente permaneça deitado após a primeira administração de cada dose por pelo menos 1 hora. Para terapia adjuvante da dor em pacientes terminais, é sugerida a dose de 50 mg, 2 a 3x/dia, a qual pode ser aumentada progressivamente, se necessário, até 300 a 500 mg. Após, deve-se reduzi-la de maneira progressiva em uma média de manutenção de 50 a 75 mg/dia. Para interromper o tratamento, recomenda-se a titulação decrescente, visto que sua interrupção abrupta pode causar psicose de rebote e piora dos sintomas.

● **EFEITOS ADVERSOS: Comuns:** Acatisia, boca seca, discinesia precoce, discinesia tardia, hipotensão ortostática, náusea, parkinsonismo, sedação, sintomas extrapiramidais, sonolência, taquicardia, vômito. **Incomuns:** Agranulocitose, alterações no ECG, incluindo prolongamento do intervalo QT, arritmias cardíacas, boca seca, confusão, constipação, convulsões, delírio, desregulação térmica, distúrbios de acomodação visual, distúrbios oculares, efeitos anticolinérgicos como íleo paralítico, embolismo pulmonar, enterocolite necrosante, fotossensibilidade, ganho de peso, hiperglicemia, hiperprolactinemia, hiponatremia, indiferença, intolerância à glicose, lesões hepáticas colestáticas, hepatocelulares e mistas, leucopenia, priapismo, reações cutâneas alérgicas, reações de ansiedade, risco de retenção urinária, SIADH, *torsades de pointes*, tromboembolismo venoso, variações do estado de humor.

● **GRAVIDEZ:** Dados pré-clínicos não são suficientes para predizer a toxicidade reprodutiva, e estudos clínicos epidemiológicos não excluem o risco de malformações congênitas em crianças cujas mães foram expostas à levomepromazina. É importante considerar que neonatos expostos a medicamentos antipsicóticos durante o terceiro trimestre de gravidez estão sob risco de sintomas extrapiramidais. Há relatos de agitação, hipertonia, tremor, sonolência, dificuldade respiratória e distúrbios de alimentação em neonatos expostos a antipsicóticos. Assim, o uso de levomepromazina não é indicado durante a gravidez, a não ser que os benefícios para a mãe superem os riscos para o feto. Categoria C da FDA (classificação até 2015).

● **AMAMENTAÇÃO:** A levomepromazina é excretada no leite materno em baixas quantidades, razão pela qual não é recomendada a amamentação durante o tratamento com esse fármaco.

● **CRIANÇAS E ADOLESCENTES:** O uso de levomepromazina nessa faixa etária deve ser realizado somente em crianças com mais de 2 anos de idade, sendo que sua administração em crianças com menos de 6 anos de idade deve ser feita apenas em situações excepcionais. Devido ao impacto cognitivo potencial que a levomepromazina pode causar, é recomendado um exame clínico anual para avaliar a capacidade de aprendizagem em crianças que fazem uso desse fármaco. Visto que as crianças são muito suscetíveis aos efeitos hipotensores da levomepromazina, recomenda-se a formulação farmacêutica em gotas para o melhor ajuste das doses nessa população.

● **IDOSOS:** A levomepromazina deve ser utilizada com cautela em pacientes idosos. Em razão da sensibilidade à sedação e à hipotensão ortostática nessa população, algumas precauções devem ser tomadas, incluindo a verificação de pressão arterial com certa frequência e a realização de EEG. Pacientes idosos também têm grande sensibilidade a efeitos extrapiramidais, constipação crônica e eventual hipertrofia prostática, motivo pelo qual sinais e sintomas devem ser avaliados para garantir a segurança do uso desse medicamento nessa população. Além disso, há aumento do risco de mortalidade em pacientes idosos que utilizam antipsicóticos, e o uso de levomepromazina para o tratamento de psicose associada a demência não foi aprovado.

● **INSUFICIÊNCIA RENAL:** Há um risco considerável de acúmulo da levomepromazina em pacientes com insuficiência renal grave, razão pela qual deve ser utilizada com cautela.

● **INSUFICIÊNCIA HEPÁTICA:** Há um risco considerável de acúmulo da levomepromazina em pacientes com insuficiência hepática grave, motivo pelo qual deve ser usada com cautela.

● **COMO MANEJAR EFEITOS ADVERSOS:** Efeitos colaterais podem surgir durante o uso de levomepromazina. Se for um sintoma tolerável, é possível aguardar e avaliar a evolução do quadro. Se intolerável, é possível ajustar a dosagem, substituir por outro medicamento ou usar sintomáticos. Em caso de aparecimento de sinais e sintomas extrapiramidais, não se deve tratar com agonista dopaminérgico, mas sim com um anticolinérgico. Para sedação, pode-se recomendar a administração à noite. É comum haver tolerância em relação ao efeito sedativo com o passar do tempo de tratamento. Se houver ganho de peso, é recomendado o encaminhamento para programas de manejo clínico para IMC, avaliação nutricional e exercícios físicos.

◯ Toxicidade

ORAL EM HUMANOS: Alguns estudos relatam o potencial risco letal da toxicidade por levomepromazina, sendo que um deles relatou a concentração plasmática de 4,1 mg/L em um caso fatal de intoxicação por esse medicamento.[1,2] Também há relatos de uma paciente que ingeriu 2.500 mg de levomepromazina e apresentou sinais de sonolência, porém estava consciente, conseguia tomar líquidos pela boca e controlar a função da bexiga.

TOXICIDADE AGUDA: Estudos *post-mortem* revelam toxicidade fatal da levomepromazina, motivo pelo qual não é indicada a prescrição desse fármaco para pacientes com risco de toxicidade acidental ou tentativa de suicídio.[3] Os principais sintomas de intoxicação por levomepromazina são síndrome parkinsoniana gravíssima, convulsão, sonolência ou perda de consciência, hipotensão, taquicardia, alterações de ECG, arritmias ventriculares, hipotermia e coma. Se o paciente for examinado em tempo suficiente (até 6 horas) após a ingestão de uma dose tóxica, pode-se tentar a lavagem gástrica ou a ingestão de carvão ativado. O tratamento sugerido é sintomático e de monitoramento, com vigilância respiratória e cardíaca contínua principalmente devido ao risco de prolongamento do intervalo QT. Pode ser necessário o aumento de volemia com fluidos IV para tratar a hipotensão. Os fluidos de infusão devem ser aquecidos antes da administração para não agravar a hipotermia. Não se deve usar epinefrina devido ao risco de hipotensão paradoxal. As taquiarritmias ventriculares ou supraventriculares costumam responder à restauração da temperatura corporal normal e à correção de distúrbios circulatórios ou metabólicos. Em caso de persistência ou risco de vida, pode ser considerada terapia antiarrítmica, porém lembrando que o uso de lidocaína e agentes antiarrítmicos de ação prolongada é contraindicado.

Referências

1. Avis SP, Holzbecher MD. A fatal case of methotrimeprazine overdose. J Forensic Sci. 1996;41(6):1080-1.

2. Garzotto N, Burti L, Tansella M. A fatal case of pancytopenia due to levomepromazine. Br J Psychiatry. 1976;129:443-5.

3. Schreinzer D, Frey R, Stimpfl T, Vycudilik W, Berzlanovich A, Kasper S. Different fatal toxicity of neuroleptics identified by autopsy. Eur Neuropsychopharmacol. 2001;11(2):117-24.

Leituras Recomendadas

Allgen LG, Hellstroem L, Santorp CJ. On the metabolism and elimination of the psychotropic phenothiazine

BIPP TIPS

- A levomepromazina tem contraindicação absoluta de uso em pacientes com hipersensibilidade ao fármaco e aos demais excipientes da formulação ou a outras fenotiazinas, em pacientes com retenção urinária relacionada a distúrbios uretroprostáticos, risco de glaucoma de ângulo fechado, risco de agranulocitose ou histórico de alterações leucocitárias, em pacientes que usam agonistas dopaminérgicos, bem como em pacientes com hipotireoidismo, insuficiência cardíaca, feocromocitoma, câncer de mama e que fazem uso de medicamentos que podem induzir *torsades de pointes*.

- É necessário cautela no uso de levomepromazina em pacientes que conduzem veículos ou operam máquinas devido ao risco de sonolência, desorientação e confusão que esse fármaco pode causar. Tal risco pode ser potencializado caso haja ingestão concomitante de álcool durante o tratamento com levomepromazina, de modo que o paciente deve ser orientado a evitar o consumo de álcool.

- A levomepromazina não é recomendada em pacientes portadores da doença de Parkinson.

- Pacientes que apresentarem sintomas como dores abdominais ou distensão devem ser investigados para o aparecimento de íleo paralítico induzido por levomepromazina (principalmente idosos). Há relatos raros de enterocolite necrosante, de modo que é preciso estar atento a esses sintomas.

- A levomepromazina pode levar ao aparecimento de discinesia tardia, que pode ser reversível após a retirada do fármaco, mesmo em doses baixas, especialmente em crianças e idosos.

- Há relatos de hiperglicemia ou intolerância à glicose em pacientes que foram tratados com levomepromazina, razão pela qual seu uso deve ser evitado em pacientes com diagnóstico de diabetes melito ou fatores de risco para o desenvolvimento de doenças metabólicas. É recomendado o monitoramento glicêmico em pacientes com algum fator de risco para o desenvolvimento de diabetes e que fazem uso de levomepromazina.

- A levomepromazina deve ser usada com cautela em pacientes epilépticos, pois pode diminuir o limiar convulsivo.

drug levomepromazine (nozinan) in man. Acta Psychiatr Scand. 1963;38(s169):366-81.

Bagli M, Höflich G, Rao ML, Langer M, Baumann P, Kolbinger M, et al. Bioequivalence and absolute bioavailability of oblong and coated levomepromazine tablets in CYP2D6 phenotyped subjects. Int J Clin Pharmacol Ther. 1995;33(12):646-52.

Dahl SG, Strandjord RE, Sigfusson S. Pharmacokinetics and relative bioavailability of levomepromazine after repeated administration of tablets and syrup. Eur J Clin Pharmacol. 1977;11(4):305-10.

Green B, Pettit T, Faith L, Seaton K. Focus on levomepromazine. Curr Med Res Opin. 2004;20(12):1877-81.

Haduch A, Ogórka T, Boksa J, Daniel WA. Interactions between neuroleptics and CYP2C6 in rat liver: in vitro and ex vivo study. Pharmacol Rep. 2005;57(6):872-7.

Lal S, Nair NP, Cecyre D, Quirion R. Levomepromazine receptor binding profile in human brain: implications for treatment-resistant schizophrenia. Acta Psychiatr Scand. 1993;87(6):380-3.

Llewellyn A, Stowe ZN. Psychotropic medications in lactation. J Clin Psychiatry. 1998;59 Suppl 2:41-52.

Schreinzer D, Frey R, Stimpfl T, Vycudilik W, Berzlanovich A, Kasper S. Different fatal toxicity of neuroleptics identified by autopsy. Eur Neuropsychopharmacol. 2001;11(2):117-24.

Sivaraman P, Rattehalli RD, Jayaram MB. Levomepromazine for schizophrenia. Cochrane Database Syst Rev. 2010;(10):CD007779.

Wójcikowski J, Basińska A, Daniel WA. The cytochrome P450-catalyzed metabolism of levomepromazine: a phenothiazine neuroleptic with a wide spectrum of clinical application. Biochem Pharmacol. 2014;90(2):188-95.

Levomilnaciprana

A levomilnaciprana é um IRSN que apresenta pouco ou nenhum efeito sobre receptores pré-sinápticos ou pós-sinápticos. Quimicamente, é o enantiômero (1S,2R) mais ativo da milnaciprana, tendo sido aprovado para uso clínico pela FDA em 2013. Porém, ao contrário de sua molécula original, a levomilnaciprana não é aprovada pela FDA para tratamento de fibromialgia. Suas características farmacocinéticas e farmacodinâmicas únicas a distinguem dos outros IRSNs disponíveis. Sua absorção atinge picos plasmáticos em cerca de 6 a 8 horas, e sua eliminação ocorre majoritariamente por via renal.

Nomes no Brasil:
Não disponível no Brasil (EUA: Fetzima).

SUS:
Não disponível na Rename.

- **INDICAÇÕES DE BULA – ANVISA:** Não possui aprovação da Anvisa até o momento.
- **INDICAÇÕES DE BULA – FDA:** Tratamento do TDM em adultos.
- **INDICAÇÕES *OFF-LABEL*:** A levomilnaciprana pode ser usada para o tratamento de transtornos de ansiedade, depressão bipolar, TEPT, sintomas

vasomotores associados à menopausa, dor neuropática periférica diabética, fibromialgia e dor musculoesquelética crônica.

● **CONTRAINDICAÇÕES:** A levomilnaciprana é contraindicada em pacientes comprovadamente alérgicos à substância, à milnaciprana ou a quaisquer dos componentes do medicamento e seus ingredientes inativos, bem como em pacientes com glaucoma de ângulo fechado não controlado. O uso concomitante ou em proximidade temporal com IMAOs também é contraindicado.

● **TESTES LABORATORIAIS SUGERIDOS OU NECESSÁRIOS:** É prudente o monitoramento da pressão arterial, da frequência cardíaca e de TGO e TGP antes do início e periodicamente durante todo o tratamento com levomilnaciprana devido a algumas evidências clínicas de elevação desses parâmetros.

● **ROTA FARMACOLÓGICA:** Não há imagens disponíveis para a rota farmacológica da levomilnaciprana.

● Farmacologia

ABSORÇÃO: A levomilnaciprana é bem absorvida no trato gastrointestinal, não sendo afetada pela presença de alimentos. No entanto, suas diferentes formulações podem interferir nos parâmetros farmacocinéticos. A biodisponibilidade relativa após a administração de cápsula de liberação prolongada é de 92%, atingindo picos de concentração plasmática em cerca de 6 a 8 horas após administração oral.

VOLUME DE DISTRIBUIÇÃO: 387 a 473 L/kg.

LIGAÇÃO PROTEICA: Apenas 22%.

METABOLISMO/FARMACOCINÉTICA: A levomilnaciprana sofre extenso metabolismo hepático, com contribuição principalmente das enzimas CYP3A4 e, em menor grau, CYP2C8, 2C19, 2D6 e 2J2, as quais promovem reações de desetilação e hidroxilação, que formam desetil levomilnaciprana e p-hidroxi-levomilnaciprana, respectivamente.

ROTA DE ELIMINAÇÃO: A levomilnaciprana apresenta excreção majoritariamente renal, sendo que 58% de uma dose são excretados inalterados na urina. Não tem metabólitos ativos em concentrações farmacologicamente significativas.

MEIA-VIDA: 12 horas.

DEPURAÇÃO: 21 a 29 L/h.

FARMACODINÂMICA: A levomilnaciprana apresenta alta afinidade por SERT e NET, inibindo a recaptação dos neurotransmissores serotonina e noradrenalina, respectivamente, sendo a potência da inibição da recaptação da noradrenalina 2 vezes maior que a da serotonina. Não apresenta afinidade por nenhum outro receptor.

MECANISMO DE AÇÃO: A capacidade da levomilnaciprana de inibir a recaptação de noradrenalina e serotonina justifica seu mecanismo de ação no tratamento dos transtornos depressivos. De acordo com a hipótese monoaminérgica da depressão, a redução da sinalização serotoninérgica pode estar associada com ansiedade, anedonia e humor depressivo, enquanto a diminuição da sinalização noradrenérgica pode resultar em diminuição do estado de alerta, energia, atenção e interesse geral pela vida. Nesse sentido, embora o mecanismo de ação dessa substância no contexto da depressão não esteja completamente elucidado, propõe-se que as atividades básicas da levomilnaciprana de aumentar a disponibilidade de serotonina e noradrenalina sejam responsáveis pelos seus efeitos clínicos.

● Interações Medicamentosas

○ As evidências indicam que é praticamente improvável que a levomilnaciprana apresente interações farmacocinéticas clinicamente significativas. No entanto, devido ao mecanismo de ação dos IRSNs, como a levomilnaciprana, e ao seu potencial efeito semelhante à síndrome serotoninérgica ou SNM, recomenda-se cautela quando for necessária a coadministração com outros medicamentos que podem afetar os sistemas de neurotransmissores serotoninérgicos (como triptanos, lítio, triptofano, antipsicóticos e antagonistas da dopamina) e noradrenérgicos (como catecolaminas).

○ Pode haver interações clinicamente importantes resultantes do uso concomitante de levomilnaciprana e certos agentes cardiovasculares, como a digoxina (com a potencialização dos seus efeitos adversos) e a clonidina (que pode ter seu efeito anti-hipertensivo alterado), uma vez que a levomilnaciprana modula a sinalização noradrenérgica.

○ Medicamentos com perfil de forte inibição do CYP3A4, como cetoconazol, podem promover a elevação das concentrações plasmáticas de levomilnaciprana, não sendo recomendado exceder 80 mg/dia.

○ Alguns estudos demonstraram que o uso concomitante de um AINE ou AAS com levomilnaciprana pode potencializar o risco de sangramento, e há relatos de alteração na coagulação com a coadministração de ISRSs e IRSNs com varfarina.[1] Assim, pacientes que fazem uso de AINEs, AAS e varfarina devem ser monitorados quando for iniciado tratamento com levomilnaciprana.

AFINIDADE LIGANTE/KI:

LOCAL	KI (NM)
Ki (SERT)	11,2
Ki (NET)	92,2

○ Farmacogenética

Acesse https://www.pharmgkb.org/chemical/PA166182150 ou utilize o *QR code* ao lado.

ANOTAÇÕES CLÍNICAS

Nível de evidência 1A, 1B, 2A, 2B, 3: Não há dados para a levomilnaciprana no PharmGKB até a data de publicação deste livro.

Nível de evidência 4: Acesse o *site* para mais informações.

○ Prática Clínica

● **DOSAGEM:** A dose típica de levomilnaciprana varia entre 40 e 120 mg/dia.

● **TITULAÇÃO:** O tratamento com levomilnaciprana deve ser iniciado com uma dose de 20 mg, 1x/dia, ingerida com ou sem alimentos, durante 2 dias consecutivos. Em seguida, a dose é aumentada para 40 mg/dia e, de acordo com a eficácia e tolerabilidade do paciente, pode ser incrementada em 40 mg com intervalos de 2 ou mais dias, sem ultrapassar a dose única diária de 120 mg. Para a descontinuação do tratamento, é recomendável reduzir a dose gradualmente com base na tolerabilidade do paciente.

● **EFEITOS ADVERSOS:** Mais comuns: Gastrointestinais (náusea). Comuns: Cardiovasculares (aumento de frequência cardíaca e pressão arterial, hipertensão, hipotensão, palpitação, rubor, taquicardia), dermatológicos (hiperidrose, *rash*), gastrointestinais (constipação, vômito), geniturinários (disfunção erétil, distúrbio de ejaculação, dor testicular, hesitação urinária), metabólicos (diminuição de apetite). Pós-comercialização: Cardiovasculares (cardiomiopatia de *takotsubo*).

● **GRAVIDEZ:** Não existem estudos clínicos suficientes que atestem a segurança do uso de levomilnaciprana durante a gestação. Em geral, o uso dessa substância não é recomendado na gravidez, principalmente no primeiro trimestre. Nesse caso, o tratamento de gestantes com levomilnaciprana deve ser avaliado conforme possíveis riscos e benefícios. A literatura indica que recém-nascidos expostos a ISRSs no fim do terceiro trimestre necessitavam de hospitalização prolongada, suporte respiratório e alimentação por sonda, sintomas estes compatíveis com efeitos tóxicos promovidos por ISRSs e IRSNs ou, eventualmente, por efeitos de retirada da substância.[2] Categoria C da FDA (classificação até 2015).

● **AMAMENTAÇÃO:** Não há estudos adequados sobre o uso de levomilnaciprana em mulheres que determinem se há risco para os lactentes durante a amamentação. Alguma quantidade pode ser encontrada no leite materno, de modo que, ao se prescrever essa substância para lactantes, é importante avaliar os possíveis benefícios em relação aos seus potenciais riscos.

● **CRIANÇAS E ADOLESCENTES:** A levomilnaciprana não é aprovada para uso pediátrico, sendo necessários mais estudos clínicos em pacientes dessa faixa etária.

● **IDOSOS:** Nenhum ajuste de dose é necessário com base na idade, exceto para os pacientes cujas funções renais estejam gravemente comprometidas. Diversos ISRSs e IRSNs, incluindo a levomilnaciprana, foram associados a casos de hiponatremia em pacientes idosos, os quais podem estar em maior risco para esse evento adverso.

● **INSUFICIÊNCIA RENAL:** Em casos de insuficiência renal leve a moderada, não se deve exceder a dose de 80 mg/dia de levomilnaciprana; já para casos de insuficiência renal grave, a dose máxima recomendada é de 40 mg/dia.

● **INSUFICIÊNCIA HEPÁTICA:** Utilizar a levomilnaciprana com cautela em pacientes com insuficiência hepática grave, acompanhando os níveis de transaminases hepáticas; no entanto, não é necessário ajuste de dose para esses pacientes.

● **COMO MANEJAR EFEITOS ADVERSOS:** Em geral, medidas de suporte e acompanhamento bastam até a adaptação do paciente à levomilnaciprana, visto que a maioria dos seus efeitos adversos desaparecem com o tempo. Caso não desapareçam, pode ser necessário substituí-la por outro medicamento da mesma classe.

⭕ Toxicidade

ORAL EM HUMANOS: A experiência clínica com superdosagem de levomilnaciprana em humanos é limitada. Há estudos clínicos relatando casos de ingestão de até 360 mg/dia, porém sem relatos de mortes.

TOXICIDADE AGUDA: Não são conhecidos antídotos específicos para a superdosagem de levomilnaciprana. Entretanto, casos de síndrome serotoninérgica persistente podem exigir tratamento com ciproeptadina e/ou controle de temperatura. Casos de superdosagem aguda devem ser tratados conforme as medidas sintomáticas

BIPP TIPS

- Por ser um enantiômero derivado de outra molécula, neste caso a milnaciprana, acredita-se que a levomilnaciprana apresente maior especificidade em relação aos seus alvos farmacológicos e, consequentemente, menos efeitos adversos.

- Assim como a milnaciprana, a levomilnaciprana também pode ser distinguida de outros IRSNs, como duloxetina e venlafaxina, por sua maior seletividade para a noradrenalina em relação à serotonina, uma vez que tanto a duloxetina quanto a venlafaxina (dose baixa) são mais seletivas para a inibição da recaptação de serotonina.

- Pode haver risco de síndrome serotoninérgica quando a levomilnaciprana é coadministrada com erva-de-são-joão, buspirona, fentanila, lítio, triptofano, anfetaminas, outros fármacos para tratar depressão ou alguns medicamentos para dor ou enxaqueca.

- Embora os parâmetros farmacodinâmicos da levomilnaciprana não indiquem interações medicamentosas clinicamente relevantes, sua ação sobre o sistema noradrenérgico requer atenção cuidadosa do profissional da saúde em relação aos pacientes tratados com esse medicamento, sobretudo idosos.

- A levomilnaciprana não é indicada ou aprovada para uso terapêutico pediátrico. É relevante salientar que essa substância pode promover agitação, irritabilidade ou outros comportamentos anormais em adolescentes e jovens adultos. Além disso, a levomilnaciprana pode evocar pensamentos e tendências suicidas ou sintomas depressivos em alguns pacientes. Nesse sentido, o acompanhamento criterioso do profissional de saúde é de extrema importância.

- Em idosos, a ausência de resposta clínica ao tratamento com levomilnaciprana pode significar quadro de déficit cognitivo leve ou mesmo doença de Alzheimer.

e de suporte gerais empregadas no manejo da superdose com qualquer fármaco, incluindo estabelecimento adequado de ventilação e oxigenação das vias aéreas, além de monitoramento dos sinais vitais e cardíacos. A lavagem gástrica pode ser útil nos casos identificados precocemente logo após a ingestão ou em pacientes sintomáticos, e a administração de carvão ativado pode auxiliar na diminuição da absorção do medicamento. É necessário avaliar a possibilidade do envolvimento de múltiplos fármacos ou substâncias.

Referências

1. Bruno A, Morabito P, Spina E, Muscatello MR. The role of levomilnacipran in the management of major depressive disorder: a comprehensive review. Curr Neuropharmacol. 2016;14(2):191-9.

2. Malm H, Klaukka T, Neuvonen PJ. Risks associated with selective serotonin reuptake inhibitors in pregnancy. Obstet Gynecol. 2005;106(6):1289-96.

Leituras Recomendadas

Auclair AL, Martel JC, Assié MB, Bardin L, Heusler P, Cussac D, et al. Levomilnacipran (F2695), a norepinephrine-preferring SNRI: profile in vitro and in models of depression and anxiety. Neuropharmacology. 2013;70:338-47.

Citrome L. Levomilnacipran for major depressive disorder: a systematic review of the efficacy and safety profile for this newly approved antidepressant-what is the number needed to treat, number needed to harm and likelihood to be helped or harmed? Int J Clin Pract. 2013;67(11):1089-104.

Drugs.com. Levomilnacipran [Internet]. 2024 [capturado em 30 nov. 2024]. Disponível em: https://www.drugs.com/sfx/levomilnacipran-side-effects.html.

Gautam M, Kaur M, Jagtap P, Krayem B. Levomilnacipran: more of the same? The Prim Care Companion CNS Disord. 2019;21(5):19nr02475.

Saraceni MM, Venci JV, Gandhi MA. Levomilnacipran (fetzima): a new serotonin-norepinephrine reuptake inhibitor for the treatment of major depressive disorder. Journal of pharmacy practice. 2014;27(4):389-95.

Lisdexanfetamina

A lisdexanfetamina é um profármaco da dextroanfetamina. Após sua biotransformação, tem ação de estimulante, inibindo a recaptação da dopamina e noradrenalina, além de estimular a liberação desses neurotransmissores na fenda sináptica. É utilizada para o tratamento de TDAH e compulsão alimentar. Após administração oral, seu pico de concentração acontece entre 1 e 4,4 horas e sua eliminação se dá majoritariamente por via renal.

Nomes no Brasil:
Juneve, Venvanse, Juneve, Lisdev, Lisvenx, Lyberdia, Lind.

SUS:
Não disponível na Rename.

● **INDICAÇÕES DE BULA – ANVISA:** Tratamento do TDAH em crianças (≥ 6 anos), adolescentes e adultos.

● **INDICAÇÕES DE BULA – FDA:** Tratamento do TDAH em adultos e pacientes pediátricos (≥ 6 anos). Transtorno de compulsão alimentar moderado a grave em adultos.

● **INDICAÇÕES *OFF-LABEL*:** A lisdexanfetamina pode ser utilizada no manejo da narcolepsia e em associação com medicamentos antidepressivos para o tratamento do transtorno depressivo maior.

● **CONTRAINDICAÇÕES:** A lisdexanfetamina não deve ser utilizada por pessoas que apresentem histórico de alergia ou hipersensibilidade a esse medicamento, ou que estejam em uso de IMAOs (e até 14 dias após). Deve ser evitada em pacientes com doença cardiocirculatória avançada, doença cardiovascular sintomática, estados de agitação ou tiques, glaucoma, hipertensão arterial moderada ou grave, hipertireoidismo e histórico de uso abusivo de substâncias.

● **TESTES LABORATORIAIS SUGERIDOS OU NECESSÁRIOS:** Testes laboratoriais não são necessários.

● **ROTA FARMACOLÓGICA:** Ver Figura 1.

◐ Farmacologia

ABSORÇÃO: Após administração oral, a lisdexanfetamina exibe seu pico de concentração plasmática entre 1 e 4,4 horas. Após administração injetável, seu pico se dá em 15 minutos. Alimentos podem aumentar o pico em aproximadamente 1 hora.

VOLUME DE DISTRIBUIÇÃO: 377 L/kg.

LIGAÇÃO PROTEICA: Cerca de 14,5%.

METABOLISMO/FARMACOCINÉTICA: A lisdexanfetamina, inicialmente, é transformada em d-anfetamina por peptidases presentes nas hemácias. Posteriormente, a d-anfetamina sofre metabolização hepática, sobretudo pelas enzimas pertencentes à família do citocromo P450 (CYP2D6).

ROTA DE ELIMINAÇÃO: A excreção da lisdexanfetamina se dá por via renal (96%), principalmente na forma de metabólitos, e em pequena proporção na forma inalterada (2,2%).

MEIA-VIDA: 0,5 hora (porém 12 horas para seu metabólito ativo d-anfetamina).

DEPURAÇÃO: 1 L/h/kg em pacientes entre 18 e 45 anos, 0,7 L/h/kg em pacientes entre 55 e 74 anos e 0,55 L/h/kg em pacientes com mais de 75 anos.

FARMACODINÂMICA: A lisdexanfetamina é um profármaco da d-anfetamina, uma amina simpaticomimética que atua como estimulante do SNC. Por melhorar a transmissão noradrenérgica na região do córtex pré-frontal e na via dopaminérgica no estriado, é capaz de melhorar o foco e a atenção.

MECANISMO DE AÇÃO: A lisdexanfetamina é convertida em d-anfetamina e, a partir dessa conversão, exerce seu efeito terapêutico. A d-anfetamina, então, se liga aos transportadores de dopamina e noradrenalina, impedindo sua recaptação, aumentando sua disponibilidade na fenda sináptica. Além do mais, aumenta a liberação desses neurotransmissores na fenda e estimula seu transporte reverso (VMAT2), principalmente na região do estriado. Por fim, tem atuação sobre o receptor TAAR1. Dessa forma, atua como estimulante do SNC.

● Interações Medicamentosas

◯ A lisdexanfetamina pode antagonizar os efeitos de medicamentos anti-hipertensivos e de bloqueadores adrenérgicos.

◯ A lisdexanfetamina pode atrasar a absorção de etossuximida, fenitoína e fenobarbital.

◯ Acidificantes urinários, como ácido ascórbico, aumentam a excreção urinária e reduzem a meia-vida da lisdexanfetamina.

◯ Alcalinizantes urinários, como o bicarbonato de sódio, reduzem a excreção urinária e aumentam a meia-vida da lisdexanfetamina.

◯ Desipramina e protiptilina podem aumentar a concentração da lisdexanfetamina no SNC.

◯ O uso concomitante de lisdexanfetamina e guanfacina pode aumentar as concentrações plasmáticas da guanfacina.

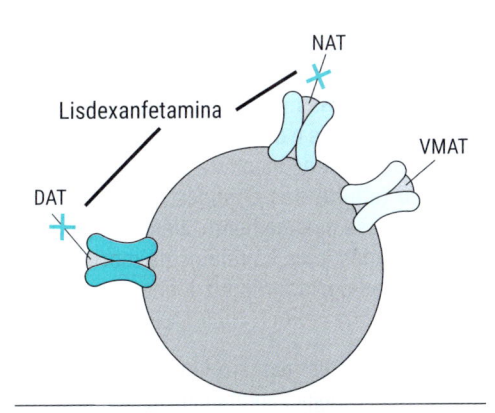

FIGURA 1 ▶ ROTA FARMACOLÓGICA DA LISDEXANFETAMINA.

○ Pode haver aumento plasmático de corticosteroides quando utilizados concomitantemente com a lisdexanfetamina.

AFINIDADE LIGANTE/KI: Não há dados disponíveis para a lisdexanfetamina.

○ Farmacogenética

Acesse https://www.pharmgkb.org/chemical/PA164748975 ou utilize o *QR code* ao lado.

ANOTAÇÕES CLÍNICAS

Nível de evidência 1A, 1B, 2A, 2B, 3: Não há dados para a lisdexanfetamina no PharmGKB até a data de publicação deste livro.

Nível de evidência 4: Acesse o *site* para mais informações.

○ Prática Clínica

● **DOSAGEM:** Recomenda-se a utilização da lisdexanfetamina para o tratamento do TDAH em doses de 30 a 70 mg/dia, tomadas pela manhã. Para o manejo da compulsão alimentar, são recomendadas doses de 50 a 70 mg/dia.

● **TITULAÇÃO:** É recomendado que se inicie a utilização da lisdexanfetamina para o manejo do TDAH e da compulsão alimentar com uma dose de 30 mg/dia, tomada em dose única e pela manhã. Quando necessário o aumento de dose, pode-se aumentar 20 mg em um intervalo de 1 semana, sem exceder a dose máxima de 70 mg/dia.

● **EFEITOS ADVERSOS: Mais comuns:** Gastrointestinais (boca seca, dor abdominal), metabólicos (diminuição de apetite e peso), neurológicos (cefaleia), psiquiátricos (insônia, irritabilidade). **Comuns:** Cardiovasculares (aumento de frequência cardíaca e pressão arterial, palpitação, taquicardia), gastrointestinais (constipação, diarreia, gastrenterite, náusea, vômito), geniturinários (ITU), metabólicos (anorexia), neurológicos (agitação psicomotora, convulsão, discinesia, parestesia, pesadelo, sonolência, tontura), psiquiátricos (agitação, agressividade, ansiedade, bruxismo, diminuição de libido, disfunção erétil, inquietação, insônia inicial, labilidade emocional, nervosismo, tique), outros (aumento de energia, fadiga, febre). **Incomuns:** Dermatológicos (fenômeno de Raynaud), hipersensibilidade (reações de hipersensibilidade), oculares (midríase, visão borrada), psiquiátricos (alucinação, depressão, dermatilomania, disforia, euforia, logorreia, mania). **Pós-comercialização:** Cardiovasculares (cardiomiopatia), hepáticos (hepatite eosinofílica), hipersensibilidade (reação anafilática), musculoesqueléticos (rabdomiólise), neurológicos (discinesia), oculares (dificuldade de acomodação visual, diplopia), psiquiátricos (alteração de libido, episódio psicótico, ereção prolongada), respiratórios (dispneia, dor orofaríngea).

● **GRAVIDEZ:** Não há estudos em humanos, mas é sabido que bebês cujas mães usaram lisdexanfetamina durante a gestação têm risco aumentado de nascimento prematuro ou baixo peso ao nascer, além de possíveis sintomas de síndrome de abstinência. É necessária uma avaliação criteriosa dos riscos e benefícios do uso desse medicamento durante a gravidez. Categoria C da FDA (classificação até 2015).

● **AMAMENTAÇÃO:** A lisdexanfetamina é excretada no leite materno, não sendo recomendado seu uso durante a lactação. Caso seja imprescindível, deve-se interromper a amamentação.

● **CRIANÇAS E ADOLESCENTES:** Não há estudos sobre a segurança e a eficácia do uso de lisdexanfetamina em menores de 6 anos. Pode haver piora de sintomas relacionados a transtornos comportamentais e de pensamento em crianças psicóticas. Deve-se monitorar o desenvolvimento físico (altura) das crianças que fazem uso crônico desse medicamento, além dos parâmetros cardíacos, pois há relatos de morte súbita em crianças portadoras de doenças cardíacas graves.

● **IDOSOS:** Há um número limitado de estudos sobre o uso de lisdexanfetamina nessa faixa etária.[1] Observou-se uma eliminação renal diminuída nessa população, independentemente da função renal do paciente.[2] Porém, o perfil de segurança e eficácia é semelhante ao observado em jovens e adultos. Nessa faixa etária, os pacientes tendem a tolerar melhor doses reduzidas.

● **INSUFICIÊNCIA RENAL:** Pode ser necessário um ajuste de dose de lisdexanfetamina, uma vez que há redução da depuração na população com comprometimento da função renal. A dose máxima não deve exceder 50 mg/dia em pacientes com insuficiência renal grave e 30 mg/dia em pacientes com doença renal em estágio terminal (TFG < 15 mL/min/1,73 m²).

● **INSUFICIÊNCIA HEPÁTICA:** Utilizar a lisdexanfetamina com cautela em pacientes com insuficiência hepática.

● **COMO MANEJAR EFEITOS ADVERSOS:** É necessário aguardar e observar se os efeitos da lisdexanfetamina irão desaparecer; caso não desapareçam, é recomendada a redução da dose do medicamento. Para evitar ocorrência de insônia, não se deve usar o medicamento no período da tarde e/ou noite. Para manejo dos efeitos autonômicos periféricos, utilizar β-bloqueadores. Em caso de hipertensão decorrente do uso excessivo de lisdexanfetamina, pode-se utilizar fentolamina e clorpromazina para atenuar os efeitos estimulantes sobre o SNC.

⭕ Toxicidade

ORAL EM HUMANOS: Não há dados específicos sobre superdosagem de lisdexanfetamina em humanos. A dose letal de lisdexanfetamina é de 7.060 mg/kg em ratos e 3.450 mg/kg em camundongos.

TOXICIDADE AGUDA: Os sintomas de intoxicação mais comuns são alucinação, arritmia, colapso circulatório, cólica abdominal, coma, confusão, convulsão, depressão, diarreia, estado de pânico, fadiga, hiper-reflexia, hipertensão arterial, hipertermia, hipotensão arterial, inquietude, náusea, rabdomiólise, taquipneia, tremores e vômito.

BIPP TIPS

- A lisdexanfetamina é o único medicamento aprovado para o tratamento da compulsão alimentar.
- Em razão do risco de causar insônia, a lisdexanfetamina não deve ser tomada no período da tarde.
- A lisdexanfetamina deve ser interrompida de forma gradual para evitar sintomas de abstinência. Pacientes que fazem uso abusivo podem experimentar sintomas depressivos graves quando o medicamento é retirado.
- A lisdexanfetamina deve ser interrompida em crianças que não estejam crescendo e/ou ganhando peso.
- Em pacientes que tenham hipotensão ou hipertireoidismo, o uso de lisdexanfetamina deve ser feito com cautela.
- Em crianças, a meia-vida e a duração dos efeitos clínicos da lisdexanfetamina tendem a ser mais curtos.
- O uso concomitante de lisdexanfetamina com ISRSs e IRSNs pode causar síndrome serotoninérgica.
- A lisdexanfetamina pode reduzir o limiar convulsivo, razão pela qual deve ser usada com cautela em pacientes com histórico de convulsão.
- Pacientes que utilizam a lisdexanfetamina por longos períodos podem desenvolver tolerância aos seus efeitos, além de dependência e/ou abuso.
- Pode haver piora de tiques motores e fônicos, bem como de transtornos comportamentais e de pensamento, em pacientes psicóticos tratados com lisdexanfetamina.
- A lisdexanfetamina pode precipitar ideação suicida.
- A lisdexanfetamina pode reverter a disfunção sexual causada por outras condi-

ções psiquiátricas ou pelo uso de medicamentos antidepressivos.

- A lisdexanfetamina pode ser útil no tratamento de sintomas depressivos em pacientes idosos enfermos, na depressão pós-infarto, como medicamento adjuvante para o tratamento de depressão refratária ou que não responde bem aos tratamentos convencionais, bem como em pacientes com HIV e câncer.
- A lisdexanfetamina pode ser utilizada em associação com antidepressivos para a melhora de pacientes com depressão altamente resistente aos tratamentos-padrão.
- A lisdexanfetamina pode ser usada em associação com antipsicóticos atípicos para o manejo do transtorno bipolar ou TDAH resistente aos tratamentos convencionais.
- A lisdexanfetamina pode ser utilizada em pacientes terminais para potencializar a analgesia dos opioides com menor efeito sedativo no tratamento paliativo.
- Por ser um profármaco, a lisdexanfetamina apresenta risco menor de uso abusivo, intoxicação ou dependência quando comparada com outros estimulantes, sendo o fármaco de escolha para tratamento de TDAH em adultos.
- Pelo fato de ter alto risco de uso abusivo, a lisdexanfetamina deve ser utilizada com cautela por pacientes com histórico de abuso de substâncias e/ou álcool e por pacientes emocionalmente instáveis.

Referências

1. Sassi KLM, Rocha NP, Colpo GD, John V, Teixeira AL. Amphetamine use in the elderly: a systematic review of the literature. Curr Neuropharmacol. 2020;18(2):126-35.

2. Ermer J, Haffey MB, Richards C, Lasseter K, Adeyi B, Corcoran M, et al. Double-blind, placebo-controlled, two-period, crossover trial to examine the pharmacokinetics of lisdexamfetamine dimesylate in healthy older adults. Neuropsychiatr Dis Treat. 2013;9:219-29.

Leituras Recomendadas

Aguilar AC, Frange C, Pimentel LH Filho, Reis MJ, Tufik S, Coelho FMS. Lisdexamfetamine to improve excessive daytime sleepiness and weight management in narcolepsy: a case series. Braz J Psychiatry. 2020;42(3):314-6.

Comiran E, Kessler FH, Fröehlich PE, Limberger RP. Lisdexamfetamine: a pharmacokinetic review. Eur J Pharm Sci. 2016;89:172-9.

DrugBank Online. Lisdexamfetamine [Internet]. 2007 [capturado em 16 set. 2024]. Disponível em: https://go.drugbank.com/drugs/DB01255.

Drugs.com. Lisdexamfetamine side effects [Internet]. 2023 [capturado em 30 nov. 2024]. Disponível em: https://www.drugs.com/sfx/lisdexamfetamine-side-effects.html#professional.

Frampton JE. Lisdexamfetamine dimesylate: a review in paediatric ADHD. Drugs. 2018;78(10):1025-36.

Frampton JE. Lisdexamfetamine: a review in ADHD in adults. CNS Drugs. 2016;30(4):343-54.

Hudson JI, McElroy SL, Ferreira-Cornwell MC, Radewonuk J, Gasior M. Efficacy of lisdexamfetamine in adults with moderate to severe binge-eating disorder: a randomized clinical trial. JAMA Psychiatry. 2017;74(9):903-10.

Vyvanse® (lisdexamfetamine dimesylate) [Internet]. Lexington: Shire; 2017 [capturado em 30 nov. 2024]. Disponível em: https://www.accessdata.fda.gov/drugsatfda_docs/label/2017/208510lbl.pdf.

Ward K, Citrome L. Lisdexamfetamine: chemistry, pharmacodynamics, pharmacokinetics, and clinical efficacy, safety, and tolerability in the treatment of binge eating disorder. Expert Opin Drug Metab Toxicol. 2018;14(2):229-38.

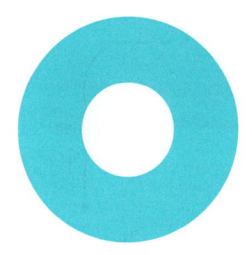

Lítio

O lítio tem sido usado para tratar episódios maníacos desde o século XIX. Embora seja amplamente utilizado, seu mecanismo de ação não está completamente elucidado. O carbonato de lítio tem uma faixa terapêutica estreita e, portanto, é necessário um monitoramento cuidadoso para evitar efeitos adversos e interações medicamentosas. A absorção do lítio é rápida e a biodisponibilidade oral é próxima de 100%. O lítio não é metabolizado antes da excreção, que é realizada principalmente pelos rins. No entanto, pode ocorrer depleção do sódio durante o tratamento com lítio, sendo essencial que o paciente mantenha uma dieta normal, que inclui ingestão adequada de sal e líquidos, sobretudo durante o período de estabilização do tratamento. Sua absorção atinge picos plasmáticos em 1 a 5 horas, dependendo da formulação prescrita, e sua eliminação ocorre majoritariamente por via renal.

Nomes no Brasil:
Bylit, Carbolitium, Carlit, Literata.

SUS:
Está disponível na Rename pelo componente básico em comprimidos de 300 mg.

● **INDICAÇÕES DE BULA – ANVISA:** Tratamento de episódios maníacos no transtorno bipolar. Tratamento de manutenção do transtorno bipolar, diminuindo a frequência dos episódios maníacos e a intensidade desses quadros. Profilaxia da mania recorrente. Prevenção da fase depressiva. Tratamento de hiperatividade psicomotora. No tratamento da depressão, o lítio tem sua indicação nos casos em que os pacientes não obtiveram resposta total após uso de ISRSs ou antidepressivos tricíclicos por 4 a 6 semanas, com doses efetivas. Nesses casos, a associação com lítio potencializará a terapia em curso. Terapia adjunta aos antidepressivos na depressão recorrente grave, como um suplemento para o tratamento antidepressivo na depressão maior aguda.

● **INDICAÇÕES DE BULA – FDA:** Como monoterapia para o tratamento do TB tipo I: tratamento de episódios maníacos agudos e mistos em pacientes com 7 anos ou mais; tratamento de manutenção em pacientes com 7 anos ou mais.

● **INDICAÇÕES *OFF-LABEL*:** O carbonato de lítio também é indicado como adjunto aos antidepressivos na depressão recorrente grave e como suplemento para o tratamento antidepressivo na depressão maior aguda, dor de cabeça vascular e neutropenia.

● **CONTRAINDICAÇÕES:** O lítio é contraindicado em caso de hipersensibilidade ao princípio ativo e/ou aos demais componentes da formulação. Não deve ser administrado em pacientes portadores de doenças renais e cardiovasculares ou diagnosticados com síndrome de Brugada, nem em pacientes debilitados ou desidratados, com quadros de depleção de sódio e/ou que estejam fazendo uso de diuréticos, devido ao alto risco de intoxicação. Contudo, caso o benefício seja maior que o risco, pode ser utilizado com precaução (o que inclui dosagens séricas frequentes e ajuste de doses abaixo das habituais), sob hospitalização do paciente.

● **TESTES LABORATORIAIS SUGERIDOS OU NECESSÁRIOS:** Sugere-se que sejam realizados testes de função renal e tireoidiana antes do início do tratamento. Para pacientes com mais de 50 anos, também é recomendada a realização de um ECG. Os testes de função renal devem ser repetidos 1 ou 2 vezes ao ano. Considerando a janela terapêutica estreita do lítio, as concentrações plasmáticas desse fármaco devem ser monitoradas com frequência: inicialmente a dosagem deve ser realizada a cada 1 a 2 semanas até que seja atingida a concentração ideal. Em seguida, a dosagem pode ser realizada a cada 2 ou 3 meses durante os 6 meses iniciais. Quando o monitoramento estiver estável, a frequência para dosagem pode ser a cada 6 a 12 meses. Após mudança de dosagem, de medicação ou no diagnóstico, um monitoramento pontual deverá ser realizado. O exame deve ser feito cerca de 12 horas depois da última dose, e as concentrações esperadas estão entre 0,8 e 1,2 mEq/L para o tratamento agudo e entre 0,6 e 1,0 mEq/L para o tratamento de manutenção.

O tratamento com lítio está diretamente associado ao ganho de peso, de modo que é necessário determinar o IMC do paciente antes de começar a utilizá-lo. Se o paciente for obeso ou se houver aumento maior do que 5% do peso inicial durante o tratamento com lítio, deve-se observar a possível presença de pré-diabetes, diabetes ou dislipidemia e iniciar tratamento ou encaminhamento do paciente para manejo nutricional e de peso.

● **ROTA FARMACOLÓGICA:** Ver Figuras 1 e 2.

◯ Farmacologia

ABSORÇÃO: A absorção do lítio é rápida, com pico plasmático em 1 a 2 horas (4-5 horas na formulação de liberação controlada). Apresenta biodisponibilidade de 80 a 100%.

VOLUME DE DISTRIBUIÇÃO: 0,7 a 1,0 L/kg.

LIGAÇÃO PROTEICA: O lítio não tem ligação significativa a proteínas plasmáticas.

METABOLISMO/FARMACOCINÉTICA: O carbonato de lítio não é metabolizado.

ROTA DE ELIMINAÇÃO: O lítio é eliminado principalmente pela urina.

MEIA-VIDA: 18 a 36 horas (aumenta conforme o uso).

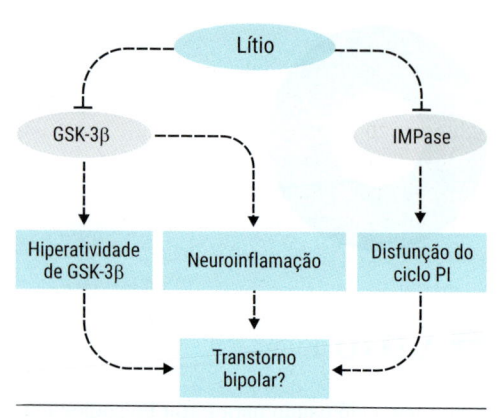

FIGURA 1 ▶ ROTA FARMACOLÓGICA DO LÍTIO (PARTE 1).

Fonte: Elaborada com base em Pacholko e Bekar.[1]

DEPURAÇÃO: 10 a 40 mL/min (aproximadamente 15 mL/min em pacientes idosos ou com insuficiência renal).

FARMACODINÂMICA: A ação terapêutica do lítio pode ser devida a uma série de efeitos, que vão desde a inibição de enzimas, como GSK-3 e IP_3, até a modulação de outros sistemas de segundos mensageiros.

MECANISMO DE AÇÃO: Embora o mecanismo de ação do lítio não esteja elucidado, algumas teorias sugerem as enzimas inositol monofosfatase, inositol polifosfatase e GSK-3 como os três principais alvos potenciais para ação do lítio. Em nível neuronal, o lítio reduz a neurotransmissão ex-

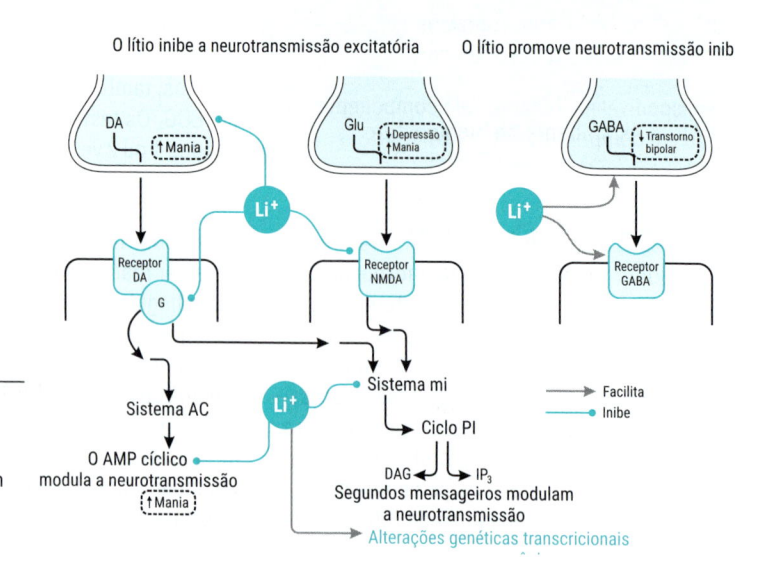

FIGURA 2 ▶

ROTA FARMACOLÓGICA DO LÍTIO (PARTE 2).

Fonte: Elaborada com base em Malhi e colaboradores.[2]

citatória (dopamina e glutamato), ao passo que aumenta a neurotransmissão inibitória (GABA), mas esses amplos efeitos são sustentados por sistemas complexos de neurotransmissores que visam alcançar a homeostase por meio de alterações compensatórias. Portanto, em nível intracelular e molecular, o lítio tem como alvo os sistemas de segundos mensageiros que modulam a neurotransmissão. Além disso, também foi proposto que os efeitos neuroprotetores do lítio podem ser fundamentais para suas ações terapêuticas. Por isso, o lítio demonstrou reduzir o estresse oxidativo que ocorre com múltiplos episódios de mania e depressão. No geral, acredita-se que os processos que sustentam as ações terapêuticas do lítio são sofisticados e provavelmente inter-relacionados.

● Interações Medicamentosas

○ O uso de lítio com haloperidol pode levar à síndrome encefalopática, que é uma síndrome cerebral caracterizada por cansaço, confusão mental, febre, letargia, leucocitose, sintomas extrapiramidais, tremores e elevação de enzimas hepáticas, seguida de danos cerebrais irreversíveis. Se o uso dessa combinação for necessário, os pacientes devem ser monitorados e evidências de toxicidade neurológica devem direcionar à interrupção do tratamento logo que os sinais forem identificados. Interações adversas semelhantes também podem ocorrer com outros medicamentos antipsicóticos.

○ O risco de efeitos neurotóxicos pode ser aumentado com a administração concomitante de carbamazepina e lítio.

○ O uso concomitante de bloqueadores de canais de cálcio (anlodipino) com lítio pode aumentar o risco de neurotoxicidade (ataxia, tremores, náuseas, vômitos, diarreia e/ou zumbido).

○ O uso concomitante de metronidazol com lítio pode provocar toxicidade do lítio, devido à depuração renal reduzida. É recomendado monitoramento.

○ O uso concomitante de fluoxetina com lítio pode aumentar ou diminuir as concentrações séricas de lítio. É recomendado monitoramento dos pacientes que fizerem uso dessa associação.

○ O lítio pode prolongar os efeitos de bloqueadores neuromusculares, os quais, portanto, devem ser administrados com cautela a pacientes em uso de lítio.

○ Quando os pacientes iniciarem ou interromperem o uso de AINEs, as concentrações de lítio devem ser cuidadosamente monitoradas. A indometacina e o piroxicam podem levar a um aumento significativo das concentrações plasmáticas de lítio.

○ A associação do lítio com fenilbutazona, diuréticos, como hidroclorotiazida, ou IECAs requer cautela, pois a perda de sódio pode diminuir a depuração renal do lítio, consequentemente aumentando sua concentração plasmática. Quando houver essas associações, as doses de lítio devem ser diminuídas e suas concentrações séricas determinadas com maior frequência.

○ Pode haver diminuição de concentração de lítio na associação com osmóticos (manitol), xantinas (cafeína) e inibidor de anidrase carbônica (acetazolamida).

AFINIDADE LIGANTE/KI: Não há informações disponíveis sobre a afinidade do lítio em receptores celulares.

○ Farmacogenética

Acesse https://www.pharmgkb.org/chemical/PA450243 ou utilize o *QR code* ao lado.

ANOTAÇÕES CLÍNICAS

Nível de evidência 1A, 1B, 2A, 2B: Não há dados para o lítio no PharmGKB até a data de publicação deste livro.

Nível de evidência 3: Variantes diversas dos genes *ABCB1*, *ADCY1*, *ASIC2*, *CACNG2*, *CRY1*, *DRD1*, *EPHX2*, *FAM177A1*, *FAM178B*, *FKBP5*, *GRAMD1B*, *GSK3B*, *HTR1B*, *MYO1H*, *NR1D1*, *THRA*, *OR52E2*, *OR52J2P*, *OR52J3*, *RABEP1*, *SH2B1*, *TPH1* e *ZNF804A*.

Nível de evidência 4: Acesse o *site* para mais informações.

○ Prática Clínica

● **DOSAGEM**

FORMULAÇÃO DE LIBERAÇÃO IMEDIATA

○ Tratamento de mania aguda: As doses devem ser ajustadas individualmente de acordo com as concentrações séricas e a resposta clínica. Recomendam-se litemias entre 0,8 e 1,2 mEq/L. Essas concentrações podem ser atingidas com doses de 600 mg (dois comprimidos de 300 mg) a cada 8 horas.

○ Tratamento da fase de manutenção: As concentrações séricas do lítio podem ser reduzidas para uma faixa de 0,6 a 1,2 mEq/L, o que equivale geralmente a doses entre 900 e 1.200 mg. Recomenda-se a dose de 300 mg, 3 a 4x/dia, totalizando 900 a 1.200 mg.

○ Tratamento como potencializador de antidepressivos em episódio depressivo unipolar: As doses devem ser ajustadas individualmente de acordo com as concentrações séricas e a resposta clínica. Recomendam-se litemias entre 0,5 e 1,0 mEq/L, o que equivale a doses aproximadas de 600 a 900 mg do medicamento, em 2 a 3 tomadas diárias.

FORMULAÇÃO DE LIBERAÇÃO CONTROLADA

○ Tratamento de mania aguda: Recomendam-se litemias entre 0,8 e 1,2 mEq/L. Essas concentrações podem ser atingidas com doses de 900 a 1.800 mg divididos em 2 a 3 tomadas diárias. A dose única não é recomendada no início do tratamento. As litemias devem ser determinadas 2 vezes por semana na fase aguda do tratamento até a estabilização.

○ Tratamento da fase de manutenção: As concentrações séricas do lítio podem ser reduzidas para uma faixa de 0,6 a 1,2 mEq/L, o que equivale geralmente a doses entre 900 a 1.200 mg/dia.

TRANSIÇÃO DA FORMULAÇÃO DE LIBERAÇÃO IMEDIATA PARA A DE LIBERAÇÃO PROLONGADA

○ Deve-se administrar a mesma dose total diária, quando possível. A maioria dos pacientes em terapia de manutenção são estabilizados em 900 mg/dia, o que não oferece nenhuma dificuldade para a migração, sendo indicados 450 mg, 2x/dia, nesse caso. Contudo, quando a dose anterior de lítio de liberação imediata não for um múltiplo de 450 mg, deve-se utilizar a dose múltipla de 450 mg mais próxima, porém abaixo da dose anterior. Por exemplo, em um caso de uso de 1.500 mg/dia de lítio de liberação imediata, a nova dose de lítio deverá ser de 1.350 mg. Quando as duas doses são desiguais, a maior dose deve ser administrada à noite. Esses pacientes devem ser monitorados a cada 1 a 2 semanas com ajuste de dose se necessário, até que concentrações séricas estáveis e satisfatórias sejam atingidas e o estado clínico esteja adequado.

○ Tratamento como potencializador de antidepressivos em episódio depressivo unipolar: Recomendam-se litemias entre 0,5 e 1,0 mEq/L, o que equivale a doses aproximadas de 600 a 900 mg em 2 a 3 tomadas por dia, ou 450 a 900 mg em 1 a 2 tomadas por dia.

● **TITULAÇÃO:** Em todos os casos, recomenda-se iniciar com 300 mg, podendo-se fazer aumentos de 300 mg/dia até o terceiro dia, e depois aumentar a dosagem conforme indicado pelas concentrações plasmáticas de lítio até atingir a concentração plasmática ideal dentro da janela terapêutica para cada caso. Para interromper o medicamento, é recomendada a redução gradual da dose durante 3 meses no intuito de evitar recaídas ou suicídio.

● **EFEITOS ADVERSOS:** Comuns: Bócio, diarreia, hipotireoidismo, incontinência urinária, náusea, polidipsia, poliúria, tremor involuntário dos membros. Incomuns: Acne, dispneia, ganho de peso, leucocitose, palpitações, pré-síncope, *rash* cutâneo, sensação de distensão abdominal. Raros: Alopecia, alteração do paladar (disgeusia), depressão, dores nas articulações, nos dedos e nos pés, euforia, fadiga, gosto metálico, neuropatia periférica, palidez e frio nas extremidades (semelhantes ao fenômeno de Raynaud), prolongamento do intervalo QT no ECG, pseudotumor cerebral (aumento da pressão intracraniana e papiledema), retenção de fluidos, rouquidão, xerodermia.

● **GRAVIDEZ:** Estudos clínicos demonstram que o lítio pode causar malformação fetal quando administrado a mulheres grávidas.[3] Existem evidências de um aumento no número de anomalias cardíacas, entre outras, causadas pelo lítio, ao nascimento, sobretudo a anomalia de Ebstein no primeiro trimestre (RR = 1,65).[4] Em casos de gravidez durante o tratamento com lítio, a mulher deve ser orientada sobre os potenciais riscos para o feto, principalmente se tomado no primeiro trimestre. Categoria D da FDA (classificação até 2015).

● **AMAMENTAÇÃO:** O lítio é excretado no leite materno, sendo encontradas concentrações de 33 a 50%. A amamentação não é recomendada com o uso materno de lítio, mas, se for continuada, o bebê deve ser monitorado quanto à função da tireoide e aos sintomas de toxicidade do lítio, como hipertonia, hipotermia, cianose e alterações no ECG.

● **CRIANÇAS E ADOLESCENTES:** A segurança e a eficácia do lítio em pacientes com menos de 7 anos não foram estabelecidas, mas a dosagem para pacientes com 7 anos ou mais é semelhante à de pacientes adultos.

● **IDOSOS:** Pacientes idosos geralmente requerem dosagens mais baixas de lítio, dose única e um acompanhamento mais frequente do que adultos mais jovens em razão da maior propensão para comprometimento da função renal, com taxa de depuração renal e volume de distribuição reduzidos. Além disso, o lítio é mais tóxico para o SNC nos pacientes idosos, que também são mais propensos a desenvolver bócio lítio-induzido e hipotireoidismo clínico. Sintomas como sede excessiva e poliúria como efeitos colaterais precoces da terapia de lítio podem ser mais frequentes em pacientes idosos. Além disso, a meia-vida do lítio nessa população é de até 36 horas. Assim, recomenda-se cautela ao usar o lítio em pacientes idosos.

● **INSUFICIÊNCIA RENAL:** O lítio é excretado quase exclusivamente pela urina; portanto, a excreção renal do lítio é proporcional à sua concentração plasmática. Pacientes com depuração de creatinina entre 30 e 89 mL/min devem iniciar o tratamento com uma dose mais baixa, titulada de forma lenta até a dose correta, monitorando as concentrações séricas de lítio frequentemente. Não é recomendado o uso de lítio em pacientes com depuração de creatinina inferior a 30 mL/min, sobretudo no caso de dieta com baixo teor de sódio devido ao elevado risco de intoxicação. Também há que se ter cautela em casos de albuminúria.

● **INSUFICIÊNCIA HEPÁTICA:** O lítio não é metabolizado antes da excreção, portanto não há recomendações especiais para pacientes com insuficiência hepática.

● **COMO MANEJAR EFEITOS ADVERSOS:** Dependendo do efeito adverso do lítio, pode-se esperar e avaliar sua progressão ou regressão. Nesses casos, é preferível tomar a maior parte da dose no período noturno enquanto a eficácia persistir ao longo do dia. Caso haja ganho de peso, é recomendado o encaminhamento para programas de manejo clínico para IMC, avaliação nutricional e exercícios físicos. Há também a possibilidade de trocar por outra formulação farmacêutica, como a de liberação prolongada. Se houver sinais de toxicidade, é sugerida sua descontinuação imediata. Em caso de náuseas ou dor de estômago, deve-se administrá-lo com alimentos. Além disso, deve-se evitar o uso associado com cafeína, devido ao aumento dos possíveis tremores.

⭕ Toxicidade

ORAL EM HUMANOS: Em ratos, a dose letal oral é de 525 mg/kg e a dose letal de inalação é mais de 2,17 mg/L em 4 horas.

TOXICIDADE AGUDA: Não há antídoto específico para o lítio. A intoxicação leve por lítio ocorre em concentrações plasmáticas na faixa de 1,5 a 2,5 mEq/L com sinais de náuseas, tremores finos e diarreia. A intoxicação moderada ocorre na faixa de 2,5 a 3,5 mEq/L, com sinais e sintomas como anorexia, vômito, diarreia, distonia, sedação excessiva, ataxia, polidipsia e poliúria. A intoxicação grave ocorre na faixa de 3 a 4 mEq/L e pode levar a coma e morte. Dessa forma, os pacientes e seus familiares devem estar atentos a sintomas precoces de intoxicação, informando o médico imediatamente para possível interrupção do tratamento. Sintomas de intoxicação leve a moderada podem ser tratados com a interrupção do tratamento e sua reintrodução 24 a 48 horas após a diminuição da dose. Nos casos de intoxicação grave, o objetivo é diminuir a depuração do íon por procedimentos como lavagem gástrica, correção do balanço hidreletrolítico e regulação da função renal. Os fármacos ureia, manitol e aminofilina aumentam a excreção do lítio, podendo ser úteis nesses casos. A diálise é possivelmente o meio mais eficaz de se remover o íon do organismo e pode ser considerada no caso de superdosagem. Profilaxia para quadros infecciosos, medidas de suporte e suporte ventilatório são altamente recomendados.

BIPP TIPS

- As concentrações séricas de lítio estão diretamente relacionadas com a ocorrência e a gravidade de reações adversas e com a resposta individual do paciente. Concentrações séricas acima de 1,5 mEq/L representam maiores riscos de toxicidade.

- Durante a terapia inicial da fase maníaca aguda, podem ser observados sinais de tremor fino das mãos, poliúria, sede, náuseas e desconforto geral que podem persistir ao longo do tratamento. Esses efeitos costumam desaparecer com a continuação do tratamento ou com a redução temporária ou suspensão da dose.

- Para realização da dosagem de lítio no sangue, as amostras de sangue devem ser colhidas de 8 a 12 horas após a última tomada e antes da seguinte.

- A terapia crônica com o lítio pode causar diminuição da capacidade de concentração renal, acarretando diabetes insípido nefrogênico, com sinais de poliúria e polidipsia. É necessário cautela nesses pacientes para evitar desidratação e os riscos da intoxicação pelo lítio. Com a retirada do lítio, tal condição costuma ser revertida.

- A excreção renal do lítio é proporcional à sua concentração plasmática. Portanto, pode ocorrer depleção do sódio durante o tratamento com lítio devido à diminuição da reabsorção de sódio nos túbulos renais induzida pelo lítio. Dessa forma, é recomendado que o paciente mantenha uma dieta normal, que inclui a ingestão adequada de sal e líquidos, principalmente durante o período de estabilização do tratamento. Uma dieta com níveis baixos de sal pode levar à depleção do cloreto de sódio e aumentar a toxicidade do lítio. Nesse contexto, é importante destacar que alguns outros fatores como quadros infecciosos com temperatura elevada, sudorese prolongada ou diarreia podem levar a uma diminuição da tolerância ao lítio, de modo que, nesses casos, é recomendado aumentar a ingestão de líquidos e sal ou mesmo interromper temporariamente o tratamento com lítio.

- Doenças na tireoide preexistentes ao tratamento com lítio não necessariamente constituem uma contraindicação ao uso dessa substância. Nos casos de hipotireoidismo, o monitoramento cauteloso da função tireoidiana é importante para a correção das alterações tireoidianas.

- A síndrome de Brugada é um distúrbio caracterizado por alteração eletrocardiográfica e risco de morte súbita. De modo geral, deve-se evitar o tratamento com lítio em pacientes portadores ou com suspeita dessa síndrome. Em pacientes que apresentam fatores de risco, como síncope, histórico familiar de morte súbita inexplicada antes dos 45 anos de idade ou relato de síncope ou palpitações após o início do tratamento com lítio, deve ser realizada a avaliação clínica cardiológica.

- A formulação de liberação controlada pode diminuir os efeitos colaterais de pico da dose, como os que ocorrem em até 2 horas após a administração. Além disso, a irritação gástrica também pode ser diminuída com essa formulação.

- O lítio pode reduzir suicídio e suas tentativas no transtorno bipolar tipo I, tipo II e na depressão unipolar.

- É sugerido recomendar um maior cuidado com higiene bucal em pacientes que fazem uso de lítio devido ao possível aumento de cáries induzido por essa substância.

◯ Referências

1. Pacholko AG, Bekar LK. Lithium orotate: a superior option for lithium therapy? Brain Behav. 2021;11:e2262.

2. Malhi GS, Tanious M, Das P, Coulston CM, Berk M. Potential mechanisms of action of lithium in bipolar disorder: current understanding. CNS Drugs. 2013;27(2):135-53.

3. Fornaro M, Maritan E, Ferranti R, Zaninotto L, Miola A, Anastasia A, et al. Lithium exposure during pregnancy and the postpartum period: a systematic review and meta-analysis of safety and efficacy outcomes. Am J Psychiatry. 2020;177(1):76-92.

4. Patorno E, Huybrechts KF, Bateman BT, Cohen JM, Desai RJ, Mogun H, et al. Lithium use in pregnancy and the risk of cardiac malformations. N Engl J Med. 2017;376(23):2245-54.

◯ Leituras Recomendadas

Bauer M, Adli M, Bschor T, Pilhatsch M, Pfennig A, Sasse J, et al. Lithium's emerging role in the treatment of refractory major depressive episodes: augmentation of antidepressants. Neuropsychobiology. 2010;62(1):36-42.

Grandjean EM, Aubry JM. Lithium: updated human knowledge using an evidence-based approach: part III: clinical safety. CNS Drugs. 2009;23(5):397-418.

Lithium oral solution, for oral use [Internet]. Eatontown: West-Ward Pharmaceuticals; 2018 [capturado em 30 nov. 2024]. Disponível em: https://www.accessdata.fda.gov/drugsatfda_docs/label/2018/017812s033,018421s032,018558s027lbl.pdf.

Malhi, GS, Tanious M, Das P, Coulston CM, Berk M. Potential mechanisms of action of lithium in bipolar disorder: current understanding. CNS Drugs. 2013;27:135-53.

McKnight RF, Adida M, Budge K, Stockton S, Goodwin GM, Geddes JR. Lithium toxicity profile: a systematic review and meta-analysis. Lancet. 2012;379(9817):721-8.

Morlet E, Costemale-Lacoste JF, Poulet E, McMahon K, Hoertel N, Limosin F, et al. Psychiatric and physical outcomes of long-term use of lithium in older adults with bipolar disorder and major depressive disorder: a cross-sectional multicenter study. J Affect Disord. 2019;259:210-7.

Rybakowski JK. Lithium in neuropsychiatry: a 2010 update. World J Biol Psychiatry. 2011;12(5):340-8.

Tueth MJ, Murphy TK, Evans DL. Special considerations: use of lithium in children, adolescents, and elderly populations. J Clin Psychiatry 1998;59(Suppl 6):S66-73.

Yatham LN, Kennedy SH, Parikh SV, Schaffer A, Bond DJ, Frey BN, et al. Canadian Network for Mood and Anxiety Treatments (CANMAT) and International Society for Bipolar Disorders (ISBD) 2018 guidelines for the management of patients with bipolar disorder. Bipolar Disord. 2018;20(2):97-170.

◯ Lodenafila

A lodenafila é o composto farmacologicamente ativo que surge após a hidrólise do carbonato de lodenafila, um profármaco, passando a atuar como inibidor da enzima PDE5. É um medicamento utilizado para tratamento da disfunção erétil. Após administração oral, a lodenafila exibe sua concentração máxima em 2 horas e sua eliminação se dá pelas fezes.

Nomes no Brasil:
Helleva.

SUS
Não disponível na Rename.

● **INDICAÇÕES DE BULA – ANVISA:** Tratamento da disfunção erétil.

● **INDICAÇÕES DE BULA – FDA:** Não possui aprovação da FDA até o momento.

● **INDICAÇÕES OFF-LABEL:** A lodenafila pode ser usada no manejo da dor neuropática e da hipertensão pulmonar (ambas as indicações são provenientes de estudos pré-clínicos).

● **CONTRAINDICAÇÕES:** A lodenafila está contraindicada em pacientes com histórico de alergia a esse medicamento, em pacientes que fazem uso de nitrato ou algum outro fármaco para o tratamento da disfunção erétil, bem como em pacientes com retinite pigmentosa e em hemodiálise.

● **TESTES LABORATORIAIS SUGERIDOS OU NECESSÁRIOS:** Testes laboratoriais não são necessários.

● **ROTA FARMACOLÓGICA:** Ver Figura 1.

○ Farmacologia

ABSORÇÃO: Após administração oral, a lodenafila exibe seu pico de concentração plasmática em 2 horas.

VOLUME DE DISTRIBUIÇÃO: 2,73 L/kg.

LIGAÇÃO PROTEICA: Não há dados disponíveis para a lodenafila.

METABOLISMO/FARMACOCINÉTICA: A lodenafila sofre metabolização hepática pelas enzimas pertencentes à família do citocromo P450, principalmente CYP3A4 e CYP2C9.

ROTA DE ELIMINAÇÃO: A excreção da lodenafila é predominantemente fecal, com proporções irrelevantes eliminadas pelos rins.

MEIA-VIDA: 0,57 hora.

DEPURAÇÃO: 3,24 L/h/kg.

FARMACODINÂMICA: A lodenafila é um inibidor da enzima PDE5 que, por ser um profármaco, apresenta maior biodisponibilidade após administração que outros medicamentos da mesma classe.

MECANISMO DE AÇÃO: A lodenafila, ao inibir a enzima PDE5, impede que ela degrade o GMP cíclico presente nos corpos cavernosos, localizados ao redor do pênis. Com o aumento dos níveis de GMP cíclico, ocorre o relaxamento muscular dos vasos sanguíneos e a melhora do fluxo sanguíneo no pênis, promovendo a ereção peniana.

● Interações Medicamentosas

○ O uso de lodenafila pode aumentar o efeito de nitratos.

○ O uso de inibidores da CYP2C9, como tolbutamida e varfarina, pode aumentar as concentrações plasmáticas de lodenafila.

○ O uso de inibidores da CYP3A4, como cetoconazol, cimetidina e eritromicina, pode aumentar as concentrações plasmáticas de lodenafila.

AFINIDADE LIGANTE/KI: Não há dados disponíveis para a lodenafila.

○ Farmacogenética

ANOTAÇÕES CLÍNICAS

Nível de evidência 1A, 1B, 2A, 2B, 3, 4: Não há dados para a lodenafila no PharmGKB até a data de publicação deste livro.

○ Prática Clínica

● **DOSAGEM E TITULAÇÃO:** Recomenda-se a utilização da lodenafila em doses que variam de 40 a 160 mg, sendo administrada apenas 1x/dia, 1 hora antes do início da atividade sexual.

● **EFEITOS ADVERSOS:** Comuns: Cefaleia, rinite, rubor, tontura. Incomuns: Agitação, alteração visual, boca seca, cãibra, dispepsia, dispneia, dor lombar, nas articulações, no peito e nos olhos, fadiga, gastrenterite, hiperemia conjuntival, lacrimejamento, náusea, sensação de calor, sintomas urinários.

● **GRAVIDEZ:** Não se aplica.

● **AMAMENTAÇÃO:** Não se aplica.

● **CRIANÇAS E ADOLESCENTES:** Não há estudos atestando a segurança e a eficácia da lodenafila em pacientes com menos de 18 anos, não sendo indicado seu uso na população pediátrica.

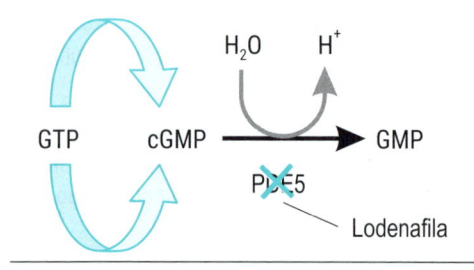

FIGURA 1 ▶ ROTA FARMACOLÓGICA DA LODENAFILA.

● **IDOSOS:** Não é necessário ajuste de dose de lodenafila em pacientes idosos, porém deve-se atentar para o risco de aumento dos efeitos dos nitratos quando houver uso concomitante de ambos os medicamentos nessa faixa etária.

● **INSUFICIÊNCIA RENAL:** Não há dados disponíveis para a lodenafila.

● **INSUFICIÊNCIA HEPÁTICA:** Não há dados disponíveis para a lodenafila.

● **COMO MANEJAR EFEITOS ADVERSOS:** É necessário aguardar e observar se os efeitos da lodenafila irão desaparecer; caso não desapareçam, é recomendada a redução de dose do medicamento. Se persistirem, deve-se descontinuar seu uso.

Toxicidade

ORAL EM HUMANOS: Não há dados específicos sobre superdosagem de lodenafila em humanos. A dose letal de lodenafila é de 2.000 mg/kg em ratos.

TOXICIDADE AGUDA: Não há relatos de superdosagem de lodenafila. Em estudos pré-clínicos, não foi observada mortalidade ou morbidade com administração única das doses de 100, 550, 775 e 1.000 mg/kg.[1]

Referência

1. Toque HA, Teixeira CE, Lorenzetti R, Okuyama CE, Antunes E, De Nucci G. Pharmacological characterization of a novel phosphodiesterase type 5 (PDE5) inhibitor lodenafil carbonate on human and rabbit corpus cavernosum. Eur J Pharmacol. 2008;591(1-3):189-95.

Leituras Recomendadas

Alshehri YM, Al-Majed AA, Attwa MW, Bakheit AH. Lodenafil. Profiles Drug Subst Excip Relat Methodol. 2022;47:113-47.

Glina S, Fonseca GN, Bertero EB, Damião R, Rocha LC, Jardim CR, et al. Efficacy and tolerability of lodenafil carbonate for oral therapy of erectile dysfunction: a phase III clinical trial. J Sex Med. 2010;7(5):1928-36.

Glina S, Toscano I, Gomatzky C, Góes PM, Nardozza A Júnior, Claro JF, et al. Efficacy and tolerability of lodenafil carbonate for oral therapy in erectile dysfunction: a phase II clinical trial. J Sex Med. 2009;6(2):553-7.

Mendes GD, Santos HO Filho, Pereira AS, Mendes FD, Ilha JO, Alkharfy KM, et al. A Phase I clinical trial of lodenafil carbonate, a new phosphodiesterase Type 5 (PDE5) inhibitor, in healthy male volunteers. Int J Clin Pharmacol Ther. 2012;50(12):896-906.

Polonio IB, Acencio MM, Pazetti R, Almeida FM, Silva BS, Pereira KA, et al. Lodenafil treatment in the monocrotaline model of pulmonary hypertension in rats. J Bras Pneumol. 2014;40(4):421-4.

Silva AC, Toffoletto O, Lucio LA, Santos PF, Afiune JB, Massud J Filho, et al. Cardiovascular repercussion of lodenafil carbonate, a new PDE5 inhibitor, with and without alcohol consumption. Arq Bras Cardiol. 2010;94(2):150-6, 160-7, 152-8.

Vieira MC, Monte FBM, Dematte BE, Montagnoli TL, Montes GC, Silva JS, et al. Antinociceptive effect of lodenafil carbonate in rodent models of inflammatory pain and spinal nerve ligation-induced neuropathic pain. J Pain Res. 2021;14:857-66.

BIPP TIPS

○ As possíveis causas, tanto físicas quanto psicológicas, da disfunção erétil devem ser avaliadas antes do início do tratamento com lodenafila.

○ É recomendado avaliar o paciente em relação ao risco cardiovascular durante o tratamento com lodenafila, embora os dados disponíveis até o momento não apontem para alteração de frequência cardíaca, intervalo QT e pressão arterial em pacientes que façam uso desse medicamento.

○ A lodenafila não deve ser utilizada mais de uma vez em 24 horas.

○ Não parece haver influência da ingestão de lodenafila juntamente com alimentos ou não.

○ O uso concomitante de lodenafila com vasodilatadores deve ser feito com cautela, pois pode haver redução exacerbada da pressão arterial, precipitando sintomas como desmaio, tontura e vertigem.

○ O uso concomitante de nitratos e lodenafila pode levar a um quadro de hipotensão exacerbada.

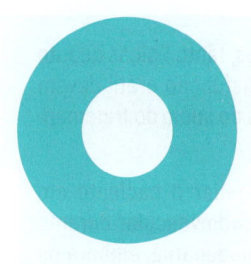

Lofepramina

A lofepramina é um fármaco da família dos tricíclicos, cuja estrutura química é semelhante à da imipramina, sendo considerada um profármaco da desipramina. Sua eficácia terapêutica global é comparável à de outros tricíclicos, mas a literatura indica que a incidência dos efeitos adversos e de toxicidade é menor entre os pacientes tratados com lofepramina do que com outros tricíclicos. Assim, por apresentar um perfil aparentemente favorável, a lofepramina pode ser uma alternativa valiosa para o tratamento clínico no qual haja necessidade da indicação de um tricíclico. Apesar de seu perfil de segurança, até a data de publicação deste livro, a lofepramina não havia recebido aprovação da FDA nem estava disponível para uso clínico nos EUA ou no Brasil. Após administração oral a indivíduos saudáveis, a lofepramina é rapidamente absorvida, e as concentrações plasmáticas máximas dessa substância e de seu principal metabólito, a desipramina, são atingidas em 1 e 4 horas, respectivamente. Sua via de excreção se dá sobretudo pela urina.

Nomes no Brasil:
Não disponível no Brasil.

SUS:
Não disponível na Rename.

● **INDICAÇÕES DE BULA – ANVISA E FDA:** Não possui aprovação da Anvisa e da FDA até o momento.

● **INDICAÇÕES OFF-LABEL:** A lofepramina pode ser usada para o tratamento de estados de ansiedade, insônia, dor neuropática/dor crônica e casos de depressão resistente ao tratamento.

● **CONTRAINDICAÇÕES:** A lofepramina é contraindicada para pacientes que apresentem hipersensibilidade suspeita ou comprovada ao princípio ativo ou a quaisquer dos componentes do medicamento, como seus ingredientes inativos. Não deve ser utilizada em pacientes com hipersensibilidade às dibenzazepinas, histórico de mania, insuficiência hepática e/ou renal grave, bloqueio cardíaco, arritmias cardíacas ou durante a fase de recuperação após infarto do miocárdio, bem como em pacientes com glaucoma de ângulo estreito não tratado, hipertrofia prostática com retenção urinária e aqueles em risco de íleo. O uso de lofepramina, assim como de outros ADTs, é contraindicado em concomitância a um IMAO, uma vez que pode gerar crises hiperpiréticas, convulsões graves e outros eventos potencialmente fatais. Recomenda-se descontinuar o IMAO pelo menos 2 semanas antes do início do tratamento com lofepramina.

● **TESTES LABORATORIAIS SUGERIDOS OU NECESSÁRIOS:** É aconselhável monitoramento médico cuidadoso durante o tratamento com lofepramina. O ganho de peso é comum em pacientes tratados com fármacos tricíclicos e tetracíclicos, sendo necessário acompanhamento do peso corporal e do IMC, da pressão arterial e da glicemia, sobretudo em pacientes pré-diabéticos e diabéticos. É aconselhável também monitorar possíveis dislipidemias (colesterol total, LDL e triglicerídeos aumentados e HDL diminuído). Em casos de pacientes que tenham ganhado mais que 5% do peso basal (antes do tratamento), é recomendada a avaliação da possibilidade de pré-diabetes ou diabetes e, em casos positivos, pode ser indicada a substituição do fármaco. Pacientes idosos, com hipertireoidismo, com problemas cardiovasculares preexistentes (ou histórico familiar) ou pessoas tratadas concomitantemente com outros agentes que prolonguem o intervalo QTc devem ser monitorados com ECG. Pacientes acima de 50 anos devem ser monitorados com ECG basal, lembrando que indivíduos com mais de 50 anos e pacientes em terapias diuréticas apresentam risco aumentado de distúrbios eletrolíticos; portanto, os eletrólitos requerem monitoramento especial nesse grupo.

● **ROTA FARMACOLÓGICA:** Não há imagens disponíveis para a rota farmacológica da lofepramina.

○ Farmacologia

ABSORÇÃO: Após administração oral a indivíduos saudáveis, a lofepramina é rapidamente absorvida, e suas concentrações plasmáticas máximas e de seu principal metabólito (a desipramina) são atingidas em 1 e 4 horas, respectivamente. Por sofrer extenso metabolismo de primeira passagem, a biodisponibilidade aparente da lofepramina é inferior a 10%.

VOLUME DE DISTRIBUIÇÃO: Não há dados farmacocinéticos disponíveis sobre a lofepramina.

LIGAÇÃO PROTEICA: 99%.

METABOLISMO/FARMACOCINÉTICA: A lofepramina é extensamente metabolizada pelos hepatócitos por meio das isoenzimas do citocromo P450, sobretudo a CYP2D6. O principal metabólito produzido é a desipramina, uma molécula farmacologicamente ativa.

ROTA DE ELIMINAÇÃO: A lofepramina é excretada principalmente por meio da urina, sob a forma de metabólitos.

MEIA-VIDA: 2,5 a 5 horas.

DEPURAÇÃO: Não há dados farmacocinéticos disponíveis sobre a depuração da lofepramina.

FARMACODINÂMICA: O principal efeito farmacodinâmico da lofepramina consiste em inibir as proteínas de transporte da recaptação de serotonina e noradrenalina, SERT e NET, respectivamente, facilitando assim a atividade desses neurotransmissores.

MECANISMO DE AÇÃO: A lofepramina é um ADT estruturalmente semelhante à imipramina e extensamente metabolizado em desipramina. Na ausência de outros efeitos farmacológicos importantes, a literatura indica que sua atividade antidepressiva decorre da facilitação da neurotransmissão noradrenérgica pela inibição da captação desse neurotransmissor e, possivelmente, pela facilitação adicional da neurotransmissão serotoninérgica. Ambos os efeitos são relacionados a uma possível potencialização ou prolongamento da atividade neural, uma vez que a recaptação dessas aminas biogênicas é fisiologicamente importante para suprir suas ações transmissoras. Nesse sentido, a literatura atribui as bases da atividade antidepressiva da lofepramina a essa interferência nas vias de neurotransmissão de serotonina e noradrenalina.[1] A lofepramina também possui propriedades analgésicas. O mecanismo pelo qual os agentes antidepressivos causam efeitos analgésicos permanece controverso. Algumas linhas de evidência corroboram a teoria de que as dores crônicas estão associadas a transtornos afetivos, de modo que a atividade analgésica exibida pela lofepramina seja secundária a seus efeitos antidepressivos.[2] Todavia, diversos estudos não relataram correlação entre seus efeitos analgésicos e seus efeitos antidepressivos.[3] Além disso, o efeito analgésico é observado em pacientes com e sem depressão. Desse modo, a lofepramina, assim como outros ADTs, possui atividade farmacológica inespecífica, sendo, portanto, concebível que ela exerça efeitos analgésicos por meio de um mecanismo específico desconhecido, ou por meio de mecanismos combinados. Ao inibir a recaptação de serotonina e noradrenalina, a lofepramina pode influenciar as vias descendentes modulatórias da transmissão da dor e da nocicepção. Entretanto, a dor neuropática é também mediada por vias diferentes daquelas relacionadas à nocicepção. Nesse sentido, é possível que a analgesia induzida pelos antidepressivos seja mediada por outros mecanismos além do bloqueio da recaptação de serotonina e noradrenalina. Tal hipótese é apoiada por resultados clínicos que têm demonstrado que outros antidepressivos com atividade inibitória da recaptação da serotonina apresentam pouca ou nenhuma atividade analgésica.

● Interações Medicamentosas

○ A combinação de lofepramina com alguns analgésicos, como tramadol, pode promover aumento do risco de toxicidade do SNC e/ou intensificar os efeitos adversos. Por outro lado, os efeitos sedativos podem ser incrementados em combinações com opioides.

- Quando combinada com antiarrítmicos, como amiodarona e propafenona, a lofepramina pode promover risco aumentado de arritmias ventriculares, de modo que é recomendável evitar seu uso concomitante. Da mesma forma, pode haver risco aumentado de arritmias ventriculares com medicamentos que prolongam o intervalo QT. A lofepramina pode diminuir o efeito anti-hipertensivo de agentes bloqueadores de neurônios adrenérgicos; portanto, é aconselhável rever essa forma de terapia anti-hipertensiva durante o tratamento com lofepramina.

- Simpaticomiméticos, como adrenalina e noradrenalina, foram correlacionados ao aumento do risco de hipertensão e arritmias quando combinados com lofepramina.

- O metabolismo da lofepramina pode ser inibido pelo metilfenidato.

- A sibutramina em associação com a lofepramina pode aumentar o risco de toxicidade do SNC, de modo que se deve evitar seu uso concomitante.

- O uso de lofepramina juntamente com antibacterianos, como moxifloxacino, pode elevar o risco de arritmias ventriculares, motivo pelo qual tal associação deve ser evitada. A exposição à lofepramina pode ser reduzida durante o uso concomitante com rifampicina.

- É recomendável evitar o uso concomitante de lofepramina com antimaláricos como artemeter e lumefantrina.

- Há relatos na literatura de aumento dos efeitos colaterais de fármacos tricíclicos quando combinados com alguns antivirais, como o amprenavir, e a concentração da lofepramina pode ser elevada durante combinações com ritonavir.[4]

- Anticoagulantes, principalmente agentes da família das cumarinas, podem ter seu efeito reduzido ou aumentado quando associados com lofepramina, o que exige acompanhamento clínico criterioso.

- Deve-se ter cuidado com as combinações de lofepramina com outros antidepressivos, visto que pode haver aumento da excitação do SNC e crises de hipertensão com IMAOs e moclobemida; além disso, pode haver aumento das concentrações de ISRSs.

- A coadministração de lofepramina com ISRSs pode levar a efeitos aditivos no sistema serotoninérgico. Sua coadministração com fluvoxamina e fluoxetina também pode aumentar as concentrações plasmáticas de lofepramina, resultando em diminuição do limiar convulsivo.

- Antiepilépticos combinados com lofepramina podem reduzir o limiar convulsivo. Além disso, alguns antiepilépticos podem diminuir a concentração plasmática de fármacos tricíclicos como a lofepramina, de modo que é necessário acompanhamento criterioso dos pacientes medicados com essas combinações.

- Antipsicóticos podem induzir aumento do risco de arritmias ventriculares e efeitos antimuscarínicos durante combinação com lofepramina, bem como ter suas concentrações aumentadas por tricíclicos.

- A atomoxetina combinada com a lofepramina pode promover incremento do risco de arritmias ventriculares, bem como do risco de convulsões.

- Durante uso combinado de lofepramina com β-bloqueadores, como sotalol, pode haver aumento do risco de arritmias ventriculares.

- A literatura relata que os fármacos tricíclicos, como a lofepramina, antagonizam o efeito hipotensor da clonidina.[5] Pode haver aumento do risco de hipertensão na retirada da clonidina, de forma que é necessário acompanhamento clínico criterioso dos pacientes em uso dessa combinação.

- É recomendável evitar a combinação de lofepramina com fármacos dopaminérgicos, como entacapona. Foi relatado incremento da toxicidade do SNC durante uso com selegilina e rasagilina.

- Há relatos de aumento do risco de arritmias ventriculares durante uso combinado de lofepramina com pentamidina.

- Em caso de coadministração de terfenadina com lofepramina, observa-se um aumento do efeito antimuscarínico e sedativo, com elevação do risco de arritmias ventriculares, motivo pelo qual se deve evitar essa combinação.

○ A literatura indica que pode ocorrer aumento do efeito relaxante muscular promovido pelo baclofeno quando este é administrado com lofepramina.[6]

○ Os nitratos sublinguais podem ter seu efeito reduzido devido à xerostomia (boca seca) quando administrados juntamente à lofepramina.

○ A coadministração da lofepramina com glicosídeos digitálicos aumenta o risco de arritmias.

○ Efeitos cardíacos indesejados podem ser agravados durante o tratamento concomitante de lofepramina com terapia hormonal da tireoide.

AFINIDADE LIGANTE/KI:

LOCAL	KI (NM)
Ki (SERT)	70
Ki (NET)	5,4
Ki (DAT)	> 10.000
Ki (5-HT$_{1A}$)	4.600
Ki (5-HT$_{2A}$)	200
Ki (α_1)	100
Ki (α_2)	2.700
Ki (β)	> 10.000
Ki (D$_1$)	500
Ki (D$_2$)	2.000
Ki (H$_1$)	245-360
Ki (H$_2$)	4.270
Ki (H$_3$)	79.400
Ki (H$_4$)	36.300
Ki (mACh)	67
Ki (M$_1$)	67
Ki (M$_2$)	330
Ki (M$_3$)	130
Ki (M$_4$)	340
Ki (M$_5$)	460
Ki (σ_1)	2.520

○ Farmacogenética

ANOTAÇÕES CLÍNICAS

Nível de evidência 1A, 1B, 2A, 2B, 3, 4: Não há dados para a lofepramina no PharmGKB até a data de publicação deste livro.

○ Prática Clínica

● **DOSAGEM:** A dosagem típica de lofepramina varia de 140 a 210 mg/dia.

● **TITULAÇÃO:** Recomenda-se iniciar o tratamento com uma dose de 70 mg, administrados 2x/dia (totalizando 140 mg/dia). Dependendo da resposta do paciente, após 1 semana, a dose pode ser incrementada em mais 70 mg, totalizando 210 mg/dia. As doses devem ser administradas sempre de forma dividida, sem exceder 70 mg por dose. No tratamento de estados de depressão/ansiedade associados a características de transtorno de pânico, durante a primeira semana, a dose inicial deve ser de 70 mg/dia, sendo então incrementada semanalmente em 70 mg, de acordo com a resposta do paciente.

● **EFEITOS ADVERSOS:** Mais comuns: Aumento do apetite e do peso, azia, boca seca, constipação, diarreia, náusea, retenção de urina, sedação, visão turva. Comuns: Ansiedade, cefaleia, fadiga, hipotensão, inquietação, nervosismo, parestesia, tontura, tremor. Incomuns: Alucinações, confusão, delírio, disfunções sexuais, hipomania, mania, pesadelos, psicoses, sudorese, transtornos do sono.

● **GRAVIDEZ:** A segurança da lofepramina durante a gravidez não foi completamente estabelecida, e há evidências de efeitos nocivos na gestação em animais quando altas doses são administradas. Assim, a administração de lofepramina durante a gravidez não é aconselhada, a menos que existam razões médicas imperiosas. Deve-se ponderar os possíveis riscos para o feto e os benefícios para a gestante. Há relatos de efeitos adversos, como sintomas de abstinência, depressão respiratória e agitação, em recém-nascidos cujas mães foram tratadas com ADTs durante o último trimestre da gravidez. Categoria C da FDA.

● **AMAMENTAÇÃO:** A lofepramina é excretada no leite materno, embora sejam escassas as informações acerca das consequências clínicas para os lactentes amamentados por mães em tratamento com esse medicamento. Nesse caso, é preferível a descontinuação da lofepramina e sua substituição por um fármaco cujas

BIPP TIPS

- A lofepramina é um profármaco metabolizado em desipramina e de curta ação, embora as evidências da literatura não tenham conseguido comprovar se essa biotransformação é relacionada ao mecanismo de ação antidepressivo da lofepramina, uma vez que ela apresenta menos efeitos adversos anticolinérgicos, especialmente efeitos sedativos, em relação a outros ADTs, como a desipramina.

- Em alguns casos, a lofepramina pode acarretar efeitos adversos graves, como íleo paralítico, prolongamento do intervalo QTc, convulsões e efeitos extrapiramidais, além de agravar sintomas psicóticos. Durante tratamento com lofepramina, bem como com outros ADTs, o consumo de álcool deve ser evitado, devido aos efeitos aditivos centrais.

- Crianças, pacientes com hidratação inadequada, indivíduos abaixo do peso e aqueles com doença cardíaca podem ser mais suscetíveis à cardiotoxicidade induzida por ADTs.

- Em alguns casos de populações vulneráveis, como crianças, idosos, pessoas com doenças cardíacas e pacientes em tratamento com medicações concomitantes, pode ser necessária a avaliação do perfil farmacogenômico para detectar possíveis variabilidades genéticas relacionadas à farmacocinética da lofepramina. Assim como outros tricíclicos, a lofepramina é metabolizada pela enzima CYP2D6, cujo gene é altamente suscetível a polimorfismos, o que pode estar relacionado a diferentes perfis de metabolização. Dessa forma, tais variações individuais no metabolismo da lofepramina podem resultar em diferenças nas respostas clínicas ao tratamento, bem como em alterações nas concentrações plasmáticas desse fármaco, o que pode promover diferentes níveis de toxicidade e extensão dos efeitos adversos.

informações clínicas sejam mais bem estabelecidas.

● **CRIANÇAS E ADOLESCENTES:** Os dados clínicos são limitados com relação à segurança e eficácia da lofepramina em pacientes pediátricos, não estando aprovada pela FDA para esses pacientes. Caso seja necessária, a prescrição deve ser feita com cautela, evitando-se o uso em crianças menores de 12 anos. Há alguns relatos de casos de morte súbita em crianças tratadas com tricíclicos ou tetracíclicos. É importante informar aos pais ou responsáveis sobre os riscos para que possam auxiliar no monitoramento da criança ou do adolescente.

● **IDOSOS:** Nessa faixa etária, pode haver maior sensibilidade aos efeitos adversos da lofepramina. Assim, é adequado o tratamento em doses menores em relação à população mais jovem, com aumentos graduais e mais lentos do que em geral. Recomenda-se ECG basal para pacientes acima de 50 anos e acompanhamento clínico criterioso durante o tratamento. A literatura indica eficácia na redução do risco de suicídio em pacientes com mais de 65 anos tratados com antidepressivos.

● **INSUFICIÊNCIA RENAL:** Em pacientes com insuficiência renal leve ou moderada, a lofepramina pode ser prescrita com cautela, de preferência em doses reduzidas e com acompanhamento clínico criterioso, especialmente das concentrações plasmáticas. O uso de lofepramina é contraindicado em pacientes com insuficiência renal grave.

● **INSUFICIÊNCIA HEPÁTICA:** Em pacientes com insuficiência hepática leve ou moderada, a lofepramina pode ser prescrita com cautela, de preferência em doses reduzidas e com acompanhamento clínico criterioso, especialmente das concentrações plasmáticas. O uso de lofepramina é contraindicado em pacientes com insuficiência hepática grave.

● **COMO MANEJAR EFEITOS ADVERSOS:** A avaliação médica constante por meio de exames se faz mais que necessária, sobretudo nos casos de ganho de peso acima de 5% do peso basal do paciente e nos pacientes pré-diabéticos e diabéticos. Nesses casos ou se houver efeitos adversos intoleráveis, deve-se considerar a redução da dose. Em geral, medidas de suporte e acompanhamento bastam até a adaptação do paciente ao medicamento, visto que a maioria dos efeitos adversos desaparecem com o tempo. Todavia, pode ser necessário substituir a lofepramina por outro antidepressivo da mesma classe ou de classe distinta.

⦿ Toxicidade

ORAL EM HUMANOS: Não há dados específicos sobre superdosagem de lofepramina em humanos.

TOXICIDADE AGUDA: A lofepramina apresenta um baixo número de mortes por milhão de prescrições, bem como uma toxicidade mínima em casos de superdosagem, se comparada a outros ADTs. Tais casos de superdosagem em geral são tratados como quaisquer outros casos de superdosagem com tricíclicos, envolvendo medidas sintomáticas e de suporte. Os sintomas podem incluir náusea, vômito, depressão do SNC, convulsões, coma, síndrome serotoninérgica e efeitos cardíacos gerais, como taquicardia, arritmias cardíacas, hipotensão grave, alterações no ECG e, eventualmente, morte. Não são conhecidos antídotos específicos para a lofepramina, mas os BZDs podem ser utilizados para controlar possíveis convulsões. Além disso, a lavagem gástrica, a indução de êmese e a administração de carvão ativado podem auxiliar a reduzir a absorção do fármaco se realizadas em 1 a 2 horas após sua ingestão. Se a pessoa afetada estiver inconsciente ou com reflexo de vômito prejudicado, o carvão ativado pode ser administrado via sonda nasogástrica. A diálise não é indicada, devido ao alto grau de ligação proteica da lofepramina. Deve ser realizado monitoramento da temperatura corporal, dos sinais vitais e cardíacos, com observação do ECG quanto a possíveis anormalidades de condução cardíaca. O monitoramento cardíaco é recomendado durante pelo menos 5 dias após a superdosagem. É importante considerar a possível participação de outros medicamentos nos casos de superdosagem.

⦿ Referências

1. Sánchez C, Hyttel J. Comparison of the effects of antidepressants and their metabolites on reuptake of biogenic amines and on receptor binding. Cell Mol Neurobiol. 1999;19(4):467-89.

2. Yokogawa F, Kiuchi Y, Ishikawa Y, Otsuka N, Masuda Y, Oguchi K, et al. An investigation of monoamine receptors involved in antinociceptive effects of antidepressants. Anesth Analg. 2002;95(1):163-8.

3. Dharmshaktu P, Tayal V, Kalra BS. Efficacy of antidepressants as analgesics: a review. J Clin Pharmacol. 2012;52(1):6-17.

4. Usach I, Melis V, Gandía P, Peris JE. Pharmacokinetic interaction between nevirapine and nortriptyline in rats: inhibition of nevirapine metabolism by nortriptyline. Antimicrob Agents Chemother. 2014;58(12):7041-8.

5. Thornton WE. Tricyclic antidepressant and cardiovascular drug interactions. Am Fam Physician. 1979;20(1):97-9.

6. Sabetkasai M, Khansefid N, Yahyavi SH, Zarrindast MR. Baclofen and antidepressant: induced antinociception in formalin test: possible GABA(B) mechanism involvement. Psychopharmacology. 1999;142(4):426-31.

⦿ Leituras Recomendadas

Ghose K, Spragg BP. Pharmacokinetics of lofepramine and amitriptyline in elderly healthy subjects. Int Clin Psychopharmacol. 1989;4(3):201-15.

Kendrick T, Taylor D, Johnson CF. Which first-line antidepressant? Br J Gen Pract. 2019;69(680):114-5.

Kerihuel JC, Dreyfus JF, Whitford GM, Merck E. Meta-analyses of the efficacy and tolerability of the tricyclic antidepressant lofepramine. J Int Med Res. 1991;19(3):183-201.

Lancaster SG, Gonzalez JP. Lofepramine. Drugs. 1989;37(2):123-40.

Reid F, Henry JA. Lofepramine overdosage. Pharmacopsychiatry. 1990;23 Suppl 1:23-27.

Rickels K, Weise CC, Zal HM, Csanalosi I, Werblowsky J. Lofepramine and imipramine in unipolar depressed outpatients. Acta Psychiatr Scand. 1982;66(2):109-20.

Robertson MM, Abou-Saleh MT, Harrison DA, Nairac BL, Edwards DRL, Lock T, et al. A double-blind controlled comparison of fluoxetine and lofepramine in major depressive illness. J Psychopharmacol. 1994;8(2):98-103.

Tan RS, Barlow RJ, Abel C, Reddy S, Palmer AJ, Fletcher AE, et al. The effect of low dose lofepramine in depressed elderly patients in general medical wards. Br J Clin Pharmacol. 1994;37(4):321-4.

Lofexidina

A lofexidina é um fármaco estruturalmente análogo à clonidina, a princípio desenvolvida como um anti-hipertensivo devido à sua ação agonista do receptor α_2-adrenérgico. No entanto, após ter se mostrado menos eficaz para o tratamento da hipertensão do que a clonidina, descobriu-se sua utilidade para o tratamento da abstinência de opioides. A lofexidina apresentou-se mais econômica e tolerável do que outros fármacos disponíveis para o mesmo uso, tendo sido aprovada pela FDA em 2018 e sendo considerada o primeiro fármaco não opioide para o tratamento da abstinência de opioides. É bem absorvida pelo trato gastrointestinal, atingindo picos de concentração plasmática em cerca de 3 a 5 horas, e sua eliminação acontece majoritariamente pela via renal.

Nomes no Brasil:
Não disponível no Brasil (EUA: Lucemyra).

SUS:
Não disponível na Rename.

- **INDICAÇÕES DE BULA – ANVISA:** Não possui aprovação da Anvisa até o momento.

- **INDICAÇÕES DE BULA – FDA:** Alívio dos sintomas de abstinência de opioides para facilitar a interrupção do uso em adultos.

- **INDICAÇÕES *OFF-LABEL*:** Os usos *off-label* da lofexidina são limitados.

- **CONTRAINDICAÇÕES:** A lofexidina é contraindicada em casos de hipersensibilidade conhecida ou suspeita ao fármaco ou a qualquer um dos seus excipientes.

- **TESTES LABORATORIAIS SUGERIDOS OU NECESSÁRIOS:** A lofexidina está associada a um maior risco de hipotensão e bradicardia, podendo levar à diminuição da pressão arterial, alteração da frequência cardíaca e síncope. É, portanto, recomendado monitorar os sinais vitais, incluindo sinais de bradicardia e ortostasia, antes do início do tratamento. É prudente manter esse acompanhamento durante o tratamento. Deve-se, ainda, monitorar por meio de ECG os pacientes com anormalidades eletrolíticas, ICC, bradiarritmias, insuficiência hepática ou renal, bem como aqueles em tratamento com outros medicamentos que levam ao prolongamento do intervalo QT.

- **ROTA FARMACOLÓGICA:** Não há imagens disponíveis para a rota farmacológica da lofexidina.

Farmacologia

ABSORÇÃO: A lofexidina é bem absorvida pelo trato gastrointestinal, atingindo picos de concentração plasmática em cerca de 3 a 5 horas. Apresenta biodisponibilidade absoluta de 72%, a qual não é modificada pela presença de alimentos.

VOLUME DE DISTRIBUIÇÃO: Aproximadamente 300 L/kg.

LIGAÇÃO PROTEICA: Cerca de 55%.

METABOLISMO/FARMACOCINÉTICA: A lofexidina é metabolizada principalmente pela atividade da CYP2D6, com menor participação das isoenzimas CYP1A2 e CYP2C19. Essas enzimas catalisam a hidroxilação da lofexidina e a abertura do anel imidazólico para formar seus principais metabólitos desamidados, os quais são farmacologicamente inativos.

ROTA DE ELIMINAÇÃO: A eliminação da lofexidina é realizada primariamente pelo sistema renal e representa 94% de uma dose administrada, enquanto a eliminação nas fezes corresponde a apenas 0,93%. Somente cerca de 10% de uma dose são eliminados sob a forma inalterada.

MEIA-VIDA: 11 horas.

DEPURAÇÃO: 17,6 L/h.

FARMACODINÂMICA: A lofexidina é um agonista α_2-adrenérgico central que se liga a receptores nos neurônios adrenérgicos, reduzindo a liberação de noradrenalina e diminuindo o tônus simpático.

MECANISMO DE AÇÃO: O mecanismo primário da lofexidina é o mesmo de muitos agonistas α_2. O receptor α_2 possui três subtipos (α_{2A}, α_{2B} e α_{2C}) e foi identificado como um possível alvo terapêutico para diversas condições, como hipertensão, TDAH, dependência de nicotina e abstinência de opioides e álcool. Uma característica-chave na neurobiologia da abstinência de opioides é o aumento da atividade noradrenérgica central. Tanto os opioides quanto os agonistas α_2 atuam no *locus coeruleus*, mas os opioides e os opiáceos atuam no receptor opioide, enquanto os agonistas α_2 não têm seu efeito antagonizado por antagonistas opioides. A literatura indica que os subtipos α_{2B} e α_{2C} sejam mais expressos no SNC, potencializando efeitos anti-hipertensivos e sedação.[1] Sabe-se ainda que o receptor α_2 inibe a adenilil ciclase, que diminui os níveis de AMP cíclico,[2] reduzindo então os níveis intracelulares de AMP cíclico. Tal efeito promove a inibição dos disparos neurais por impedir a entrada de cálcio no terminal nervoso. A noradrenalina é suprimida, causando uma diminuição na resposta simpática ao estresse. Esse processo é um *feedback* negativo que resulta em analgesia, sedação e efeitos anti-hipertensivos. O aumento do *turnover* de noradrenalina causa diminuição dos sintomas de abstinência de opioides, mas efeitos adversos como hipotensão e sedação permanecem prevalentes.

Interações Medicamentosas

○ A coadministração de lofexidina e naltrexona promove diferenças na farmacocinética durante o estado de equilíbrio da naltrexona. É possível que a naltrexona administrada de forma oral tenha sua eficácia reduzida se forem administradas juntas ou dentro de um intervalo de 2 horas após a administração de lofexidina. Essa interação não é esperada se a naltrexona for administrada por vias não orais.

○ A lofexidina pode potencializar os efeitos depressores do SNC dos BZDs, barbitúricos e outros agentes sedativos. Os pacientes tratados com essas combinações devem ser acompanhados cuidadosamente.

○ A coadministração de lofexidina e paroxetina, um inibidor da CYP2D6, resulta no aumento de 28% na absorção de lofexidina. Portanto, é recomendável o monitoramento da hipotensão ortostática e da bradicardia quando um inibidor da CYP2D6 for utilizado concomitantemente com lofexidina.

○ A combinação de lofexidina e metadona pode prolongar o intervalo QT. Desse modo, é recomendado o monitoramento com ECG em pacientes recebendo tal combinação.

AFINIDADE LIGANTE/KI:

LOCAL	KI (NM)
Ki (α_{2A})	4
Ki (α_{2B})	67
Ki (α_{2C})	69

○ Farmacogenética

Acesse https://www.pharmgkb.org/chemical/PA164744510 ou utilize o *QR code* ao lado.

ANOTAÇÕES CLÍNICAS

Nível de evidência 1A, 1B, 2A, 2B, 3: Não há dados para a lofexidina no PharmGKB até a data de publicação deste livro.

Nível de evidência 4: Acesse o *site* para mais informações.

○ Prática Clínica

● **DOSAGEM:** A dose típica de lofexidina varia de 0,72 a 2,88 mg/dia.

● **TITULAÇÃO:** A dose inicial usual de lofexidina é de 3 comprimidos de 0,18 mg administrados VO, 4x/dia, durante o período de pico dos sintomas de abstinência, que ocorrem geralmente após os primeiros 5 a 7 dias desde o último uso de opioide. Entre cada dose, deve-se aguardar de 5 a 6 horas. O tratamento com lofexidina pode ser continuado por até 14 dias com dosagem guiada de acordo com os sintomas e efeitos colaterais, sendo que a dose diária total de lofexidina não deve exceder 2,88 mg (16 comprimidos) e nenhuma dose única deve exceder 0,72 mg (4 comprimidos). Doses mais baixas podem ser apropriadas à medida que os sintomas de abstinência de opioides diminuem. Para a descontinuação da lofexidina, recomenda-se uma redução gradual da dose durante um período de 2 a 4 dias, visando mitigar os sintomas de abstinência desse fármaco. Muitos pacientes podem tolerar a redução de um comprimido por dose a cada 1 a 2 dias.

● **EFEITOS ADVERSOS:** Mais comuns: Boca seca, bradicardia, hipotensão, hipotensão ortostática, insônia, sedação, sonolência, tontura. Comuns: Arrepios, cansaço incomum, suores frios, zumbido nos ouvidos. Incomuns: Ansiedade, arritmias (*torsades de pointes*), confusão, desconforto ou dor no peito, desmaio, diarreia, dor nas pernas ou nos braços, parada cardíaca, prolongamento do intervalo QT, síncope, sudorese, tontura, zumbido nos ouvidos.

● **GRAVIDEZ:** Não existem estudos suficientes e bem controlados acerca do uso de lofexidina em mulheres grávidas. Dados pré-clínicos indicam risco aumentado de toxicidade ao feto, incluindo redução no peso fetal, aumento nas reabsorções fetais e perda de ninhadas.[3] Uma vez que os efeitos desse medicamento durante a gestação em humanos não estão bem estabelecidos, seu uso nesse período não é recomendado. Entretanto, caso seja necessário utilizar essa substância durante a gravidez, deve-se considerar cuidadosamente se os possíveis benefícios superam os potenciais riscos do tratamento. Não classificada pela FDA.

● **AMAMENTAÇÃO:** Não há informações sobre a presença de lofexidina ou seus metabólitos no leite humano. Assim, os possíveis efeitos da exposição dessa substância ao lactente são desconhecidos. Recomenda-se cautela caso seja necessário administrar lofexidina a uma mulher que está amamentando. Os riscos para o lactente devem ser considerados juntamente com a necessidade clínica da mãe.

● **CRIANÇAS E ADOLESCENTES:** Os dados acerca do uso de lofexidina em pacientes pediátricos são escassos, não sendo possível estabelecer a segurança e a eficácia dessa substância para crianças e adolescentes. Caso seja necessário seu uso em pacientes pediátricos, recomenda-se observação criteriosa, devendo-se contar sempre com a atenção dos pais ou responsáveis nesse acompanhamento.

● **IDOSOS:** Não foram realizados estudos suficientes para caracterizar a farmacocinética da lofexidina ou estabelecer sua segurança e eficácia em pacientes geriátricos. Portanto, deve-se ter cautela ao administrá-la a pacientes com mais de 65 anos de idade. É recomendável ajustar a dose de forma semelhante às diretrizes estabelecidas para o tratamento de pacientes com insuficiência renal.

● **INSUFICIÊNCIA RENAL:** O uso de lofexidina em pacientes com insuficiência renal requer acompanhamento clínico criterioso. Para pacientes com insuficiência renal leve ou moderada, recomenda-se a dosagem de 2 comprimidos, ingeridos 4x/dia, totalizando 1,44 mg/dia. Já para pacientes com insuficiência renal grave, recomenda-se a dosagem de 1 comprimido, administrado 4x/dia, totalizando 0,72 mg/dia.

● **INSUFICIÊNCIA HEPÁTICA:** O uso de lofexidina em pacientes com insuficiência hepática deve ser realizado com acompanhamento clínico criterioso. Para pacientes com insuficiência hepática leve, recomenda-se a dosagem de 3 comprimidos, ingeridos 4x/dia, totalizando 2,16 mg/dia. Para pacientes com insuficiência hepática moderada, recomenda-se a dosagem de 2 comprimidos, ingeridos 4x/dia, totalizando 1,44 mg/dia. Já para pacientes com insuficiência hepática grave, recomenda-se a dosagem de 1 comprimido, administrado 4x/dia, totalizando 0,72 mg/dia.

● **COMO MANEJAR EFEITOS ADVERSOS:** A maioria dos efeitos adversos da lofexidina é tempo-dependente, sendo mais intensos no início do tratamento. Caso os efeitos sejam intoleráveis, a redução da dosagem ou a troca por outro agente pode se fazer necessária.

⦿ Toxicidade

ORAL EM HUMANOS: Não há dados específicos sobre superdosagem de lofexidina em humanos.

TOXICIDADE AGUDA: Casos de superdosagem com lofexidina podem se manifestar com sintomas de hipotensão, bradicardia e sedação. O tratamento consiste em empregar medidas gerais de suporte e sintomáticas, assegurando ventilação adequada das vias aéreas, realização de ECG e monitoramento dos demais sinais vitais. A indução de vômito não é recomendada, porém a lavagem gástrica com sonda orogástrica de grande calibre com proteção apropriada das vias aéreas pode ser indicada se realizada logo após a ingestão, ou em pacientes sintomáticos. Não se recomenda a realização de diurese forçada ou diálise. Não são conhecidos antídotos específicos para a lofexidina. Nos casos de superdosagem, deve-se considerar a possibilidade do envolvimento de outras substâncias.

⦿ Referências

1. Klára Gyires 1, Zoltán S Zádori, Tamás Török, Péter Mátyus. alpha(2)-Adrenoceptor subtypes-mediated physiological, pharmacological actions. Neurochem Int. 2009;55(7):447-53.

2. Knaus AE, Muthig V, Schickinger S, Moura E, Beetz N, Gilsbach R, et al. Alpha2-adrenoceptor subtypes: unexpected functions for receptors and ligands derived from gene-targeted mouse models. Neurochem Int. 2007;51(5):277-81.

3. Tsai TH, Beitman RE, Gibson JP, Larson EJ. Teratologic and reproductive studies of lofexidine. Arzneimittelforschung. 1982;32(8a):962-6.

4. Haney M, Hart CL, Vosburg SK, Comer SD, Reed SC, Foltin RW. Effects of THC and lofexidine in a human laboratory model of marijuana withdrawal and relapse. Psychopharmacology. 2008;197(1):157-68.

⦿ Leituras Recomendadas

Doughty B, Morgenson D, Brooks T. Lofexidine: a newly FDA-approved, nonopioid treatment for opioid withdrawal. Ann Pharmacother. 2019;53(7):746-53.

Gish EC, Miller JL, Honey BL, Johnson PN. Lofexidine, an α2-receptor agonist for opioid detoxification. Annals of Pharmacotherapy. 2010;44(2):343-51.

Gold MS, Pottash AC, Sweeney DR, Extein I, Annitto WJ. Opiate detoxification with lofexidine. Drug Alcohol Depend. 1981;8(4):307-15.

Kuszmaul AK, Palmer EC, Frederick EK. Lofexidine versus clonidine for mitigation of opioid withdrawal symptoms: a systematic review. J Am Pharm Assoc. 2020;60(1):145-52.

BIPP TIPS

- Os pacientes em tratamento com lofexidina devem ser aconselhados a ter cautela ou evitar atividades como dirigir ou operar máquinas pesadas até que aprendam como respondem ao medicamento, uma vez que alguns indivíduos podem ser mais suscetíveis aos seus efeitos sedativos.

- Algumas linhas de evidência indicam que a combinação de lofexidina e tetraidrocanabinol justifica mais testes como um tratamento potencial para a dependência de maconha.[4]

- Os pacientes devem ser orientados a não descontinuar o tratamento sem informar ao médico previamente, uma vez que podem ocorrer sintomas de retirada, os quais incluem náuseas, vômitos, diarreia, cólicas abdominais, mialgia, lacrimejamento, midríase, piloereção, hiperidrose, agitação, insônia e ansiedade, entre outros.

- Pode haver aumento do risco de *overdose* de opioides após sua descontinuação caso o uso seja retomado. Assim, o tratamento com lofexidina deve ser acompanhado por um programa de gerenciamento abrangente do transtorno, com abordagens psicoterapêuticas e acolhimento familiar, sempre que possível. É necessário informar esse risco aumentado de *overdose* aos pacientes, familiares e/ou responsáveis.

Pergolizzi JV Jr, Annabi H, Gharibo C, LeQuang JA. the role of lofexidine in management of opioid withdrawal. Pain Ther. 2019;8(1):67-78.

Schmittner J, Schroeder JR, Epstein DH, Preston KL. QT interval increased after single dose of lofexidine. BMJ. 2004;329(7474):1075.

Urits I, Patel A, Zusman R, Virgen CG, Mousa M, Berger AA, et al. A comprehensive update of lofexidine for the management of opioid withdrawal symptoms. Psychopharmacol Bull. 2020;50(3):76-96.

Loflazepato

O loflazepato é um fármaco da classe dos BZDs que age na potencialização do efeito inibitório da transmissão gabaérgica por meio da ligação ao sítio alostérico nos receptores GABA-A. É utilizado no tratamento de transtornos de ansiedade, crises agudas de ansiedade, insônia e para evitar sintomas da síndrome de retirada do álcool. Após administração oral, o loflazepato é absorvido rapidamente, tendo seu pico de concentração plasmática entre 1,5 e 3 horas. Possui meia-vida ultralonga, chegando a 122 horas, e sua eliminação é feita principalmente pela via renal.

Nomes no Brasil:
Victan (descontinuado desde 2020).
SUS:
Não disponível na Rename.

● **INDICAÇÕES DE BULA – ANVISA E FDA:** Não possui aprovação da Anvisa e da FDA até o momento.

● **INDICAÇÕES *OFF-LABEL*:** O loflazepato pode ser utilizado para o tratamento de catatonia e para o tratamento de crises epilépticas refratárias em crianças.

● **CONTRAINDICAÇÕES:** O loflazepato é contraindicado em pacientes com hipersensibilidade à substância ou a outros BZDs, bem como em pacientes com miastenia grave e glaucoma de ângulo fechado.

● **TESTES LABORATORIAIS SUGERIDOS OU NECESSÁRIOS:** Em pacientes que fazem uso de múltiplos medicamentos por longo prazo, recomenda-se o monitoramento do funcionamento hepático e de parâmetros hematológicos.

● **ROTA FARMACOLÓGICA:** Ver Figura 1.

⬤ Farmacologia

ABSORÇÃO: Após administração oral, o loflazepato é absorvido rapidamente, tendo seu pico de concentração plasmática entre 1,5 e 3 horas.

VOLUME DE DISTRIBUIÇÃO: 2,25 L/kg.

LIGAÇÃO PROTEICA: 94 a 97%.

METABOLISMO/FARMACOCINÉTICA: O metabolismo do loflazepato é hepático.

ROTA DE ELIMINAÇÃO: A excreção do loflazepato acontece via renal.

MEIA-VIDA: 51-103 horas.

DEPURAÇÃO: 0,02 L/kg/h.

FARMACODINÂMICA: O loflazepato tem efeitos comuns aos demais medicamentos da classe dos BZDs, atuando como depressor do SNC, sendo utilizado, principalmente, como ansiolítico, anticonvulsivante, hipnótico, relaxante muscular e sedativo.

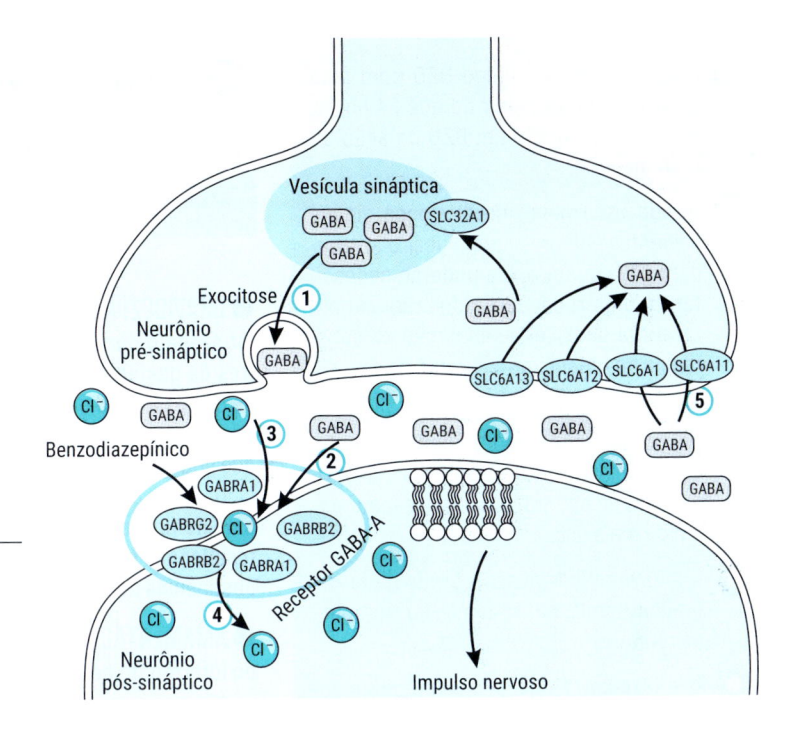

FIGURA 1 ▶

ROTA FARMACOLÓGICA DO LOFLAZEPATO.

Fonte: Elaborada com base em Whirl-Carrillo e colaboradores.[1]

MECANISMO DE AÇÃO: O loflazepato age por meio da sua ligação ao sítio alostérico presente em receptores gabaérgicos do tipo GABA-A. Ao se ligar nesse local, ele provoca alterações conformacionais que promovem maior influxo de íons cloreto, potencializando os efeitos inibitórios da transmissão gabaérgica. Ele também age nos centros de medo e preocupação localizados na amígdala, tendo efeitos sobre sintomas relacionados aos transtornos de ansiedade.

● Interações Medicamentosas

○ O uso concomitante de loflazepato e cimetidina pode aumentar as concentrações plasmáticas do loflazepato.

○ Quando usado concomitantemente com outros depressores do SNC, pode haver aumento dos efeitos sedativos.

AFINIDADE LIGANTE/KI: Não há dados disponíveis para o loflazepato.

● Farmacogenética

ANOTAÇÕES CLÍNICAS

Nível de evidência 1A, 1B, 2A, 2B, 3, 4: Não há dados para o loflazepato no PharmGKB até a data de publicação deste livro.

● Prática Clínica

● **DOSAGEM:** Recomenda-se a utilização do loflazepato em doses de 1 mg, 1 ou 2x/dia. No tratamento de transtorno de pânico, pode haver necessidade de doses superiores a 2 mg/dia.

● **TITULAÇÃO:** É recomendado que se inicie o tratamento com 1 mg/dia, aumentando para 1 mg, 2x/dia, ou 2 mg, 1x/dia, se necessário. A retirada deve ser gradual, reduzindo 0,5 mg entre 3 e 7 dias, para evitar sintomas da síndrome de retirada.

● **EFEITOS ADVERSOS:** Ataxia, boca seca, confusão, depressão, esquecimento, fadiga, fala arrastada, fraqueza, hiperexcitabilidade, hipersalivação, nervosismo, sedação, tontura. Raramente pode ocorrer alucinação, hipotensão e mania.

BIPP TIPS

- O loflazepato é o único BZD com uma meia-vida muito maior do que 24 horas, sendo considerado um BZD de ação ultralonga.

- Devido à sua meia-vida ultralonga, alguns pacientes que precisarem usar o loflazepato de forma crônica poderão necessitar de uma redução da dose inicial em razão da possível acumulação da substância no organismo.

- Também devido à sua meia-vida ultralonga, os pacientes podem não ter tantos sinais e sintomas de abstinência caso esqueçam ou não tomem o loflazepato por um ou mais dias.

- O loflazepato deve ser retirado de forma gradual para evitar sintomas da síndrome de retirada.

- O loflazepato é utilizado como tratamento adjuvante em transtornos de ansiedade, esquizofrenia e transtorno bipolar.

- O uso concomitante de loflazepato com bebida alcoólica ou outros sedativos pode resultar em hipotensão e redução do nível de consciência e da frequência respiratória.

- O loflazepato não deve ser usado em pacientes com glaucoma de ângulo fechado, apneia do sono e miastenia grave. Deve ser utilizado com cautela em pacientes com doenças pulmonares graves e apneia do sono.

- O loflazepato pode comprometer a capacidade de conduzir veículos e operar máquinas, uma vez que reduz a atenção e os reflexos e causa lentificação motora.

- Pacientes com depressão que utilizam loflazepato podem desenvolver hipomania ou mania, podendo haver ideação suicida em tais pacientes.

- Recomenda-se que a utilização de loflazepato seja a mais breve possível.

- O loflazepato tende a ser usado de forma abusiva por alcoolistas, usuários de drogas ou indivíduos com transtorno grave da personalidade, casos estes em que sua prescrição não é recomendada.

● **GRAVIDEZ:** Não é recomendada a utilização de loflazepato durante o primeiro e o último trimestres da gestação. Há um risco, embora pequeno, de que esse medicamento cause malformação fetal. Ele atravessa a barreira placentária, de modo que pode causar depressão do SNC do recém-nascido. O uso contínuo e em altas doses de loflazepato no final da gravidez e próximo ao parto pode resultar nas síndromes da criança hipotônica e de abstinência no bebê. Não classificado pela FDA.

● **AMAMENTAÇÃO:** É contraindicada a utilização do loflazepato nesse período.

● **CRIANÇAS E ADOLESCENTES:** Não há estudos que indiquem os efeitos em longo prazo do loflazepato em crianças e adolescentes. Se for utilizado nessa faixa etária, recomendam-se doses mais baixas e monitoramento constante.

● **IDOSOS:** O tratamento com loflazepato em pacientes idosos deve ser extremamente cauteloso, iniciando-se com a menor dose eficaz possível.

● **INSUFICIÊNCIA RENAL:** Utilizar o loflazepato com cautela em pacientes com insuficiência renal, já que esse medicamento apresenta excreção renal.

● **INSUFICIÊNCIA HEPÁTICA:** Utilizar o loflazepato com cautela em pacientes com insuficiência hepática.

● **COMO MANEJAR EFEITOS ADVERSOS:** Os efeitos colaterais do loflazepato tendem a ser imediatos e melhorar com o tempo. Dessa forma, é necessário aguardar e observar se os efeitos irão desaparecer; caso não desapareçam, são recomendadas a redução de dose, a troca por outro medicamento semelhante ou de liberação lenta e a utilização de doses mais altas para a noite (horário de dormir).

⬤ Toxicidade

ORAL EM HUMANOS: Não há dados específicos sobre superdosagem de loflazepato em humanos. A dose letal de loflazepato é de > 10 mg/kg em ratos.

TOXICIDADE AGUDA: Em caso de dosagem excessiva, deve-se realizar lavagem gástrica, monitorar frequência cardíaca, respiratória e pressão arterial e fornecer suporte, como hidratação e permeabilidade de vias aéreas. Em caso de intoxicação ou efeitos colaterais graves e potencialmente fatais, deve-se usar o flumazenil.

⬤ Referência

1. Whirl-Carrillo M, Huddart R, Gong L, Sangkuhl K, Thorn CF, Whaley R, et al. An Evidence-based framework for evaluating pharmacogenomics knowledge for personalized medicine. Clin Pharmacol Ther. 2021;110(3):563-72.

⬤ Leituras Recomendadas

Cautreels W, Jeanniot JP. Quantitative analysis of CM 6912 (ethyl loflazepate) and its metabolites in plasma and urine by chemical ionization gas chromatography mass spectrometry: application to pharmacokinetic studies in man. Biomed Mass Spectrom. 1980;7(11-12):565-71.

Davi H, Guyonnet J, Sales Y, Cautreels W. Metabolism of ethyl loflazepate in the rat, the dog, the baboon and in man. Arzneimittelforschung. 1985;35(7):1061-5.

Kanemura H, Sano F, Sugita K, Aihara M. Effects of ethyl loflazepate on refractory epilepsy in children. J Child Neurol. 2011;26(10):1284-9.

Pulce C, Mollon P, Pham E, Frantz P, Descotes J. Acute poisonings with ethyle loflazepate, flunitrazepam, prazepam and triazolam in children. Vet Hum Toxicol. 1992;34(2):141-3.

Stahl SM. Essential psychopharmacology: the prescriber's guide. 7th ed. Cambridge: Cambridge University; 2020.

⬤ Lorazepam

O lorazepam é um fármaco da classe dos BZDs de curta duração que age por meio da potencialização do efeito inibitório da transmissão gabaérgica pela ligação ao sítio alostérico nos receptores GABA-A. Por ser menos lipossolúvel que outros BZDs, sua absorção e, consequentemente, seu início de ação são mais lentos. É utilizado no tratamento de transtornos de ansiedade graves, no transtorno de pânico e também no tratamento de crises convulsivas. Após administração oral, o lorazepam é absorvido rapidamente, tendo seu pico de concentração plasmática em 2 horas. Sua eliminação acontece sobretudo pela via renal, sob a forma de metabólitos inativos.

Nomes no Brasil:
Lorax, Lorazepam.

SUS:
Não disponível na Rename.

⬤ **INDICAÇÕES DE BULA – ANVISA:** Controle dos distúrbios de ansiedade ou para alívio a curto prazo dos sintomas de ansiedade ou da ansiedade associada com sintomas depressivos. Tratamento da ansiedade em estados psicóticos e de depressão intensa, quando estiver indicada terapia adjuvante. Como medicação pré-operatória, tomada na noite anterior e/ou 1 a 2 horas antes do procedimento cirúrgico.

⬤ **INDICAÇÕES DE BULA – FDA:** Tratamento de transtornos de ansiedade ou para o alívio a curto prazo dos sintomas de ansiedade ou da ansiedade associada a sintomas depressivos.

● **INDICAÇÕES OFF-LABEL:** O lorazepam pode ser utilizado para tratamento de transtorno de pânico, catatonia, tratamento agudo do TAG, manejo de crises convulsivas na epilepsia, tratamento adjuvante de quadros de mania, manejo de sintomas de abstinência de álcool, bem como para prevenção de memórias intrusivas no TEPT e como sedativo pré-anestésico.

● **CONTRAINDICAÇÕES:** O lorazepam é contraindicado em caso de hipersensibilidade à substância e em pacientes com glaucoma de ângulo fechado.

● **TESTES LABORATORIAIS SUGERIDOS OU NECESSÁRIOS:** Em pacientes que fazem uso de múltiplos medicamentos por longo prazo, recomenda-se o monitoramento da função hepática (aumento de DHL) e de parâmetros hematológicos (leucopenia).

● **ROTA FARMACOLÓGICA:** Ver Figura 1.

⭘ Farmacologia

ABSORÇÃO: Após administração oral, o lorazepam é absorvido rapidamente, com pico de concentração plasmática em 2 horas, e apresenta biodisponibilidade de 90%.

VOLUME DE DISTRIBUIÇÃO: 1,30 L/kg.

LIGAÇÃO PROTEICA: 80 a 85%.

METABOLISMO/FARMACOCINÉTICA: O metabolismo do lorazepam é hepático, sofrendo processo de conjugação pelas enzimas hepáticas pertencentes à família do citocromo P450.

ROTA DE ELIMINAÇÃO: A excreção do lorazepam acontece via renal, na forma de metabólitos inativos.

MEIA-VIDA: 12 horas.

DEPURAÇÃO: 5,8 mL/min/kg.

FARMACODINÂMICA: O lorazepam tem efeitos comuns aos demais medicamentos da classe dos BZDs, atuando como depressor do SNC, sendo utilizado, principalmente, como ansiolítico, anticonvulsivante, hipnótico, relaxante muscular e sedativo.

MECANISMO DE AÇÃO: O lorazepam age por meio da sua ligação ao sítio alostérico presente em receptores gabaérgicos do tipo GABA-A. Ao se ligar nesse local, ele provoca alterações conformacionais que promovem maior influxo de íons cloreto, potencializando os efeitos inibitórios da transmissão gabaérgica. O lorazepam também se liga

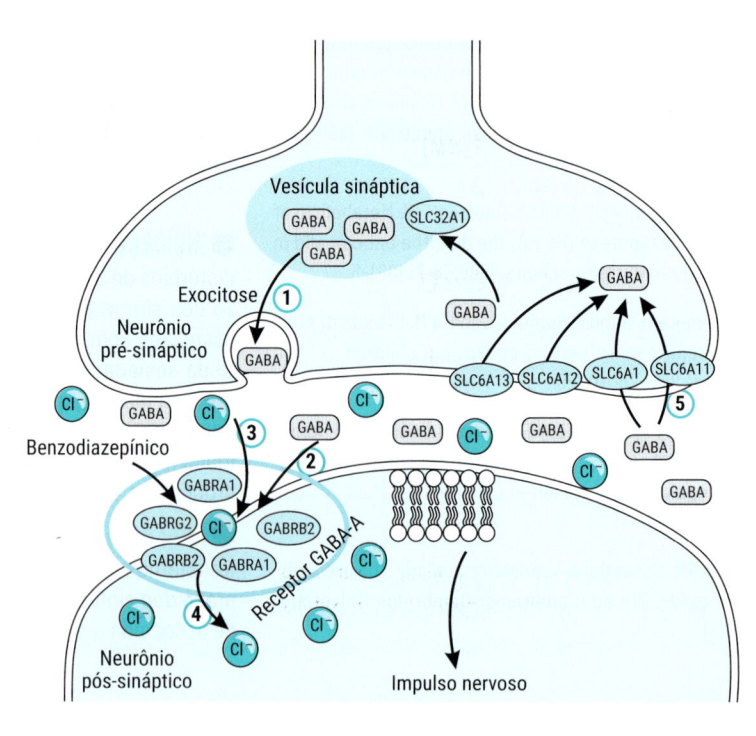

FIGURA 1 ▶

ROTA FARMACOLÓGICA DO LORAZEPAM.

Fonte: Elaborada com base em Whirl-Carrillo e colaboradores.[1]

aos canais de sódio dependentes de voltagem, limitando seus disparos repetitivos e sustentados pela lenta recuperação dos canais de sódio, exercendo suas propriedades anticonvulsivantes. Ao agir nos centros de medo e preocupação localizados na amígdala, tem efeitos sobre sintomas relacionados aos transtornos de ansiedade, assim como ao agir na região do córtex, sendo eficaz no tratamento de crises convulsivas.

● Interações Medicamentosas

○ O uso de contraceptivos orais pode aumentar a eliminação do lorazepam e, consequentemente, reduzir sua concentração plasmática e seus efeitos.

○ O uso de valproato e probenecida pode reduzir a eliminação do lorazepam devido à inibição da glicuronidação e, como resultado, elevar sua concentração plasmática e seus efeitos.

○ Quando o lorazepam é usado concomitantemente com outros depressores do SNC, pode haver aumento dos efeitos sedativos.

○ A aminofilina e a teofilina podem diminuir os efeitos sedativos do lorazepam e de outros BZDs.

AFINIDADE LIGANTE/KI:

LOCAL	KI (NM)
Ki (GABA-A)	1,57

○ Farmacogenética

Acesse https://www.pharmgkb.org/chemical/PA450267 ou utilize o *QR code* ao lado.

ANOTAÇÕES CLÍNICAS

Nível de evidência 1A, 1B, 2A, 2B: Não há dados para o lorazepam no PharmGKB até a data de publicação deste livro.

Nível de evidência 3: Variante do gene *UGT2B15*.

Nível de evidência 4: Acesse o *site* para mais informações.

○ Prática Clínica

● **DOSAGEM E TITULAÇÃO:** Recomenda-se a utilização do lorazepam para o tratamento de transtornos de ansiedade em doses de 2 a 3 mg/dia, dividindo-as em 2 a 3x/dia, sem exceder a dose máxima diária de 10 mg. Para o tratamento da catatonia, a dose inicial deve ser de 1 a 2 mg, repetindo a administração a cada 3 horas. Para o tratamento da insônia, recomenda-se a dose de 1 a 4 mg/dia, no período da noite, antes de deitar. Para uso como pré-anestésico, recomenda-se a utilização de 2 a 4 mg, administrado na noite anterior ao procedimento, ou 1 a 2 horas antes da sua realização.

● **EFEITOS ADVERSOS (VIA ORAL):** Mais comuns: Neurológicos (sedação). Comuns: Neurológicos (amnésia, ataxia, sonolência diurna, tontura), psiquiátricos (confusão, depressão), outros (astenia, estafa, fadiga, fraqueza). Incomuns: Gastrointestinais (náusea), psiquiátricos (alteração de libido, diminuição de orgasmo, impotência), outros (calafrio). Raros: Cardiovasculares (hipotensão), dermatológicos (dermatite, *rash*), gastrointestinais (alteração de salivação, constipação), geniturinários (impotência sexual), hepáticos (alteração de exames de função hepática, aumento de bilirrubinas e transaminases, icterícia), metabólicos (alteração de apetite, aumento de fosfatase alcalina), neurológicos (alteração de memória, amnésia transitória, cefaleia, disartria, fala arrastada), oculares (diplopia, distúrbio visual, visão borrada), psiquiátricos (alteração/diminuição de libido, confusão, desinibição, distúrbio do sono, emoções entorpecidas, euforia), respiratórios (apneia, depressão respiratória, obstrução pulmonar, piora de apneia do sono). Muito raros: Endocrinológicos (SIADH), hematológicos (agranulocitose, leucopenia, pancitopenia, trombocitopenia), hipersensibilidade (reação de hipersensibilidade, reações anafiláticas), metabólicos (hiponatremia), neurológicos (coma, sintomas extrapiramidais, tremor), outros (hipotermia).

● **EFEITOS ADVERSOS (VIA PARENTERAL):** Mais comuns: Locais (dor, queimação). Comuns: Cardiovasculares (hipertensão, hipotensão), locais (eritema, resposta dolorosa), musculoesqueléticos (fraqueza muscular), neurológicos (ataxia, cefaleia, coma, estupor, sedação, sonolência), psiquiátricos (alucinações visuais, confusão, *delirium*, depressão, inquietação), respiratórios (apneia, distúrbio respiratório, hipoventilação, insuficiência respiratória), outros (astenia, choro, fadiga, soluço). Incomuns: Gastrointestinais (aumento de salivação, náusea, vômito), geniturinários (impotência), hepáticos (alteração de exames de função hepática), imunológicos (infecção), locais (reação no local de injeção), metabólicos (acidose, aumento de fosfatase alcalina), neurológicos (convulsão, edema cerebral, mioclonia, tremor), psiquiátricos (nervosismo, síndrome cerebral aguda), renais (cistite), respiratórios (hiperventilação), outros (calafrio). Pós-comercialização: Cardiovasculares (arritmia, arritmia ventricular, bloqueio, bradicardia, derrame pericárdico, parada cardíaca, taquicardia), endocrinológicos (agravo de feocromocitoma), gastrointestinais (hemorragia gastrointestinal), geniturinários (incontinência urinária), hematológicos (alteração de coagulação), hepáticos (lesão hepática), neurológicos (paralisia, SNM), psiquiátricos (fatalidades), respiratórios (edema, hemorragia, hipertensão pulmonar, insuficiência respiratória, pneumotórax).

● **GRAVIDEZ:** Não é recomendada a utilização de lorazepam durante o último trimestre da gestação. Ele apresenta um risco, embora pequeno, de causar malformação fetal. Esse medicamento atravessa a barreira placentária, de modo que pode causar depressão do SNC do recém-nascido. O uso contínuo e em altas doses no final da gravidez e próximo ao parto pode resultar nas síndromes da criança hipotônica e de abstinência no bebê. Se for de extrema necessidade, deve ser utilizado na menor dose eficaz e pelo menor tempo possível, fracionado em 2 ou 3 doses diárias.

● **AMAMENTAÇÃO:** Por ser excretado no leite, a utilização do lorazepam durante a amamentação deve ser feita com cautela. Apesar disso, pelo fato de ter uma meia-vida mais curta, o lorazepam é um dos medicamentos indicados para uso durante o período da lactação, porém em baixas doses.[2] Pode causar dependência e diminuição da sucção pelo neonato. Recomenda-se que o uso desse medicamento pela mãe seja feito após a última amamentação da noite.

● **CRIANÇAS E ADOLESCENTES:** O lorazepam é utilizado em crianças para sedação pré-cirúrgica, como ansiolítico e no controle de convulsões na epilepsia. Recomenda-se utilizar dose de 0,025 mg/kg em indivíduos de 6 a 18 anos para melhora dos sintomas de ansiedade.

● **IDOSOS:** Embora seja um dos BZDs de escolha para utilização nessa faixa etária, recomendam-se doses reduzidas e monitoramento constante desses pacientes. A dose inicial sugerida de lorazepam não deve exceder 2 mg/dia, sendo dividida em 2 a 3 tomadas. Deve-se atentar para o risco de quedas e fraturas e também para maior efeito sedativo e respiratório.

● **INSUFICIÊNCIA RENAL:** O uso de lorazepam em pacientes com insuficiência renal deve ser feito com cautela, já que esse medicamento apresenta excreção renal. Recomenda-se a utilização de 1 a 2 mg/dia, em 2 a 3 doses.

● **INSUFICIÊNCIA HEPÁTICA:** O uso de lorazepam em pacientes com insuficiência hepática deve ser feito com cautela. Recomenda-se a utilização de 1 a 2 mg/dia, em 2 a 3 doses. Devido à sua menor meia-vida e produção de metabólitos inativos, é um dos BZDs de escolha para uso em pacientes com doença hepática.

● **COMO MANEJAR EFEITOS ADVERSOS:** Os efeitos colaterais do lorazepam tendem a ser imediatos e melhorar com o tempo. Dessa forma, é necessário aguardar e observar se os efeitos irão desaparecer; caso não desapareçam, são recomendadas a redução de dose, a troca por outro medicamento semelhante ou de liberação lenta e a utilização de doses mais altas para a noite (horário de dormir).

○ Toxicidade

ORAL EM HUMANOS: Não há dados específicos sobre superdosagem de lorazepam em humanos. A dose letal do lorazepam é de 1.850 mg/kg em camundongos.

TOXICIDADE AGUDA: Em caso de dosagem excessiva, deve-se realizar lavagem gástrica, monitorar frequência cardíaca, respiratória e pressão arterial e fornecer suporte, como hidratação e permeabilidade de vias aéreas. Em caso de intoxicação ou efeitos colaterais graves e potencialmente fatais, deve-se usar o flumazenil.

Referência

1. Whirl-Carrillo M, Huddart R, Gong L, Sangkuhl K, Thorn CF, Whaley R, et al. An Evidence-based framework for evaluating pharmacogenomics knowledge for personalized medicine. Clin Pharmacol Ther. 2021;110(3):563-72.

2. Lorazepam [Leaflet].[Internet]. Bethesda: National Institute of Child Health and Human Development; 2006. [capturado em 15 jan. 2024]. Disponível em: https://pubmed.ncbi.nlm.nih.gov/30000290/.

Leituras Recomendadas

Ativan® C-IV (lorazepam) tablets [Internet]. Cologne: Meda Manufacturing; 2016 [capturado em 30 nov. 2024]. Disponível em: https://www.accessdata.fda.gov/drugsatfda_docs/label/2016/017794s044lbl.pdf.

Drugs.com. Lorazepam side effects [Internet]. 2024 [capturado em 30 nov. 2024]. Disponível em: https://www.drugs.com/sfx/lorazepam-side-effects.html#professional.

Fahey JM, Pritchard GA, Grassi JM, Pratt JS, Shader RI, Greenblatt DJ. Pharmacodynamic and receptor binding changes during chronic lorazepam administration. Pharmacol Biochem Behav. 2001;69(1-2):1-8.

Kousgaard SJ, Licht RW, Nielsen RE. Effects of intramuscular midazolam and lorazepam on acute agitation in non-elderly subjects: a systematic review. Pharmacopsychiatry. 2017;50(4):129-35.

Menza MA. Lorazepam and catatonia. J Clin Psychiatry. 1991;52(4):186-8.

Stahl SM. Essential psychopharmacology: the prescriber's guide. 7th ed. Cambridge: Cambridge University; 2020.

Wu W, Zhang L, Xue R. Lorazepam or diazepam for convulsive status epilepticus: a meta-analysis. J Clin Neurosci. 2016;29:133-8.

BIPP TIPS

- O lorazepam deve ser retirado de forma gradual para evitar sintomas da síndrome de retirada.
- O lorazepam é o BZD mais popular e utilizado para tratamento de agitação em psicose e transtorno bipolar.
- O uso concomitante de lorazepam com bebida alcoólica ou outros sedativos pode resultar em hipotensão e redução do nível de consciência e da frequência respiratória.
- O lorazepam é utilizado como tratamento adjuvante em transtornos de ansiedade, psicose e transtorno bipolar.
- O lorazepam não deve ser utilizado em pacientes com glaucoma de ângulo fechado. Deve ser usado com cautela em pacientes dependentes químicos, com doença de Alzheimer, doenças pulmonares graves, esclerose múltipla, miastenia grave, bem como em insuficiência hepática, renal e respiratória.
- O lorazepam pode comprometer a capacidade de conduzir veículos e operar máquinas, uma vez que reduz a atenção e os reflexos e causa lentificação motora.
- Pacientes com depressão que utilizam lorazepam podem ter agravamento de sintomas depressivos, podendo haver ideação suicida.
- Recomenda-se que o lorazepam seja usado pelo menor tempo possível.
- O lorazepam tende a ser usado de forma abusiva por alcoolistas, usuários de drogas ou indivíduos com transtorno grave da personalidade.
- O lorazepam pode ser usado em casos de *delirium* em combinação com haloperidol.

Lorcasserina

A lorcasserina é um fármaco agonista seletivo do receptor serotoninérgico 5-HT$_{2C}$. Essa substância foi desenvolvida como um inibidor de apetite visando minimizar o risco de toxicidade cardiovascular associada a agentes serotoninérgicos não seletivos. Sua principal indicação, portanto, era como adjuvante no tratamento associado a dieta hipocalórica e aumento da atividade física em indivíduos com sobrepeso ou obesos. No entanto, em 2020, 8 anos após a aprovação pela FDA, um grande estudo de segurança sugeriu um risco potencial de câncer, culminando na retirada da lorcasserina do mercado. Tal medida foi seguida por diversos outros países, inclusive o Brasil, por recomendação da Anvisa. Sua absorção atinge picos plasmáticos em cerca de 1,5 a 2 horas e sua eliminação ocorre majoritariamente pela via renal.

Nomes no Brasil:
Não disponível no Brasil ou nos EUA (Belviq).

SUS:
Não disponível na Rename.

● **INDICAÇÕES DE BULA – ANVISA:** Perda e manutenção de peso para adultos obesos ou com sobrepeso que também têm problemas médicos relacionados ao peso. Deve ser usada em associação a uma dieta de redução de calorias e ao aumento da atividade física.

● **INDICAÇÕES DE BULA – FDA:** Não possui aprovação da FDA até o momento.

● **INDICAÇÕES *OFF-LABEL*:** A lorcasserina é utilizada para o controle de convulsões em pacientes com síndrome de Dravet, também conhecida como epilepsia mioclônica grave da infância.

● **CONTRAINDICAÇÕES:** A lorcasserina é contraindicada em pacientes com hipersensibilidade comprovada ao princípio ativo ou a qualquer um dos ingredientes inativos do medicamento. Também é contraindicada durante a gestação e em pacientes com insuficiência renal grave.

● **TESTES LABORATORIAIS SUGERIDOS OU NECESSÁRIOS:** É recomendado monitoramento periódico com hemograma completo durante o tratamento com lorcasserina em todos os pacientes. A avaliação dos níveis de glicose no sangue antes de iniciar a lorcasserina e durante seu tratamento é recomendada em pacientes com diabetes tipo 2.

● **ROTA FARMACOLÓGICA:** Não há imagens disponíveis para a rota farmacológica da lorcasserina.

Farmacologia

ABSORÇÃO: A lorcasserina é absorvida de forma completa pelo trato gastrointestinal e atinge picos de concentração plasmática em cerca de 1,5 a 2 horas. Sua biodisponibilidade não é conhecida.

VOLUME DE DISTRIBUIÇÃO: O volume de distribuição da lorcasserina em humanos não foi estabelecido.

LIGAÇÃO PROTEICA: Aproximadamente 70%.

METABOLISMO/FARMACOCINÉTICA: A lorcasserina é metabolizada por diversas vias enzimáticas, incluindo CYP1A1, CYP1A2, CYP2A6, CYP2B6, CYP2C19, CYP2D6, CYP2E1 e CYP3A4, bem como pela flavina humana contendo mono-oxigenase 1 (FMO1). Após sofrer extenso metabolismo hepático, a lorcasserina é biotransformada em diversos compostos inativos, sendo o sulfamato de lorcasserina e o N-carbamoil glicuronídeo os principais metabólitos encontrados no plasma e na urina, respectivamente.

ROTA DE ELIMINAÇÃO: A lorcasserina é eliminada majoritariamente pela via renal, na qual podem ser encontrados cerca de 92,3% dos metabólitos, e em menor proporção também pelas fezes (2,2%).

MEIA-VIDA: Cerca de 11 horas.

DEPURAÇÃO: A depuração da lorcasserina em humanos não foi estabelecida.

FARMACODINÂMICA: A lorcasserina é um agonista seletivo dos receptores $5\text{-}HT_{2C}$ presentes principalmente nos neurônios anorexígenos do hipotálamo.

MECANISMO DE AÇÃO: A lorcasserina atua como agonista dos receptores $5\text{-}HT_{2C}$ nos neurônios anorexígenos pró-opiomelanocortina (POMC) no núcleo arqueado do hipotálamo, promovendo a liberação do hormônio estimulante α-melanocortina, cuja ação sobre os receptores de melanocortina-4 no núcleo paraventricular contribui para a redução do apetite.

● Interações Medicamentosas

○ O mecanismo de ação da lorcasserina possibilita um potencial teórico para síndrome serotoninérgica quando utilizada com outras substâncias que modulam os sistemas neurotransmissores serotoninérgicos. Nesse sentido, deve-se prescrever esse fármaco com extrema cautela caso haja necessidade de combinação com outros medicamentos, como triptanos, triptofano, IMAOs (incluindo linezolida), ISRSs, IRSNs, dextrometorfano, ADTs, bupropiona, lítio, tramadol e erva-de-são-joão.

○ Tramadol, venlafaxina, atomoxetina, duloxetina, haloperidol e quaisquer outros medicamentos que também são substratos da CYP2D6 podem ter sua exposição aumentada quando administrados juntamente a lorcasserina, requerendo, portanto, cautela durante sua prescrição.

AFINIDADE LIGANTE/KI:

LOCAL	KI (NM)
Ki ($5\text{-}HT_{2C}$)	13
Ki ($5\text{-}HT_{2B}$)	147
Ki ($5\text{-}HT_{2A}$)	92

○ Farmacogenética
ANOTAÇÕES CLÍNICAS

Nível de evidência 1A, 2B, 2A, 2B, 3, 4: Não há dados para a lorcasserina no PharmGKB até a data de publicação deste livro.

○ Prática Clínica

● **DOSAGEM:** A dose recomendada de lorcasserina é de 20 mg/dia.

● **TITULAÇÃO:** O tratamento consiste em administrar 10 mg, VO, 2x/dia, na presença ou não de alimentos, totalizando 20 mg/dia, dosagem esta que não deve ser ultrapassada. Se após 12 semanas de tratamento não for observada uma redução de, pelo menos, 5% no peso corporal, o tratamento com lorcasserina deve ser interrompido. Para a interrupção do tratamento, em geral, não é necessária a redução gradual da dosagem.

● **EFEITOS ADVERSOS:** Mais comuns: Endocrinológicos (hipoglicemia), hematológicos (diminuição de contagem de linfócitos e hemoglobina), musculoesqueléticos (dor nas costas), neurológicos (cefaleia), respiratórios (IVAS, nasofaringite). Comuns: Cardiovasculares (hipertensão), dermatológicos (*rash*), endocrinológicos (aumento de prolactina, piora do diabetes melito), gastrointestinais (boca seca, constipação, diarreia, dor de dente, gastrenterite, náusea, vômito), geniturinários (ITU), hematológicos (diminuição de hemácias e neutrófilos), imunológicos (alergia sazonal), metabólicos (diminuição de apetite), musculoesqueléticos (dor musculoesquelética, espasmo muscular), neurológicos (dificuldade de atenção e memória, tontura), oculares (distúrbio ocular), psiquiátricos (ansiedade, depressão, estresse, insônia),

BIPP TIPS

- Após o trabalho da Dravet Foundation com a principal indústria farmacêutica responsável pela produção de lorcasserina nos EUA, a FDA concordou com um programa de "acesso expandido" para permitir o uso contínuo desse fármaco em pacientes com síndrome de Dravet, apesar de sua retirada do mercado como medicamento para obesidade.

- Não se sabe se a lorcasserina pode ser utilizada com segurança ou eficácia com agentes antipsicóticos atípicos que possam causar ganho de peso, alguns dos quais têm propriedades antagonistas 5-HT$_{2C}$.

- A literatura demonstra que o risco de valvopatia induzido pela lorcasserina tende a ser baixo e não é estatisticamente diferente do placebo.[1] Nesse sentido, a FDA considera improvável que a lorcasserina eleve o risco de valvopatia.

- Os estudos clínicos demonstraram baixa probabilidade de sucesso terapêutico nos pacientes que não perderam pelo menos 5% do peso corporal basal até a 12ª semana, sendo indicado que esses pacientes interrompam o tratamento com lorcasserina e sejam direcionados para outras abordagens terapêuticas.[2]

respiratórios (congestão sinusal, dor orofaríngea, tosse), outros (arrepio, edema periférico, fadiga). Incomuns: Cardiovasculares (bradicardia, insuficiência valvar regurgitante), dermatológicos (hiperidrose), hematológicos (diminuição de leucócitos), neurológicos (confusão, desorientação, tremor), psiquiátricos (euforia, ideação suicida). Muito raros: Neurológicos (reação serotoninérgica). Pós-comercialização: Neurológicos (SNM, síndrome serotoninérgica, sonolência), oncológicos (aumento de risco de câncer).

● **GRAVIDEZ:** O uso de lorcasserina durante a gestação é contraindicado em razão da ausência de benefícios potenciais da perda de peso para a gestante e dos possíveis riscos para o feto. A exposição materna à lorcasserina no final da gestação em ratas resultou em menor peso corporal na prole, o qual persistiu até a idade adulta. Se esse medicamento for usado durante a gravidez ou se a paciente engravidar durante seu uso, ela deve ser informada do risco potencial para o feto. Categoria X da FDA (classificação até 2015).

● **AMAMENTAÇÃO:** Não é sabido se a lorcasserina é excretada pelo leite materno, mas diversos outros fármacos são encontrados no leite materno. Não são conhecidas as consequências clínicas da exposição de recém-nascidos a essa substância. Assim, devem ser ponderados os riscos e benefícios do tratamento com lorcasserina para a mãe e o lactente.

● **CRIANÇAS E ADOLESCENTES:** Os dados acerca da segurança e eficácia do tratamento com lorcasserina em pacientes pediátricos com sobrepeso ou obesos não estão bem estabelecidos na literatura. Portanto, o tratamento com esse fármaco em indivíduos abaixo de 18 anos visando à perda de peso não é recomendado. É importante ressaltar que o principal uso *off-label* da lorcasserina é o controle de convulsões em pacientes com epilepsia mioclônica grave da infância.

● **IDOSOS:** Os dados de estudos clínicos em pacientes acima de 65 anos são escassos. Assim, não está estabelecido se a segurança e a eficácia da lorcasserina nesses pacientes diferem em relação a de indivíduos mais jovens; entretanto, a probabilidade de uma maior sensibilidade de alguns pacientes geriátricos não pode ser descartada. Uma vez que a incidência de insuficiência renal é maior entre os idosos, a prescrição de lorcasserina para tais pacientes deve ser baseada na função renal. Não há necessidade de ajuste na dosagem em pacientes idosos com função renal normal.

● **INSUFICIÊNCIA RENAL:** É recomendado cautela na prescrição de lorcasserina para pacientes com insuficiência renal leve a moderada, embora não seja necessário ajuste da dose nessa população. O uso em pacientes com insuficiência grave ou doença renal em estágio terminal não é indicado.

● **INSUFICIÊNCIA HEPÁTICA:** É recomendado cautela na prescrição de lorcasserina para pacientes com insuficiência hepática, embora não seja necessário ajuste da dose nessa população.

● **COMO MANEJAR EFEITOS ADVERSOS:** A maioria dos efeitos adversos, em geral, são tempo-dependentes, sendo mais intensos no início do tratamento e desaparecendo com o tempo. Caso os efeitos sejam intoleráveis, a troca por outro agente inibidor do apetite ou outras abordagens, farmacológicas ou não, podem ser necessárias.

Toxicidade

ORAL EM HUMANOS: Não há dados disponíveis acerca da toxicidade oral da lorcasserina em humanos. Estudos clínicos relataram que doses únicas de 40 e 60 mg de lorcasserina causaram euforia, humor alterado e alucinações em alguns indivíduos.[3]

TOXICIDADE AGUDA: A experiência clínica acerca da toxicidade aguda com lorcasserina é limitada. O tratamento da superdosagem deve consistir na descontinuação da substância e no estabelecimento de medidas gerais de suporte para o controle da superdosagem, assegurando ventilação adequada das vias aéreas e realização de monitoramento do ritmo cardíaco e dos sinais vitais. A indução de vômito, a lavagem gástrica e/ou a administração de carvão ativado podem ser úteis nos casos de envenenamento precoce, desde que as vias aéreas sejam protegidas contra aspiração. Não são conhecidos antídotos específicos para a lorcasserina. Ela não é eliminada em grau terapeuticamente significativo por hemodiálise. Os casos de superdosagem devem ser analisados considerando-se a possibilidade do envolvimento de outras substâncias.

Referências

1. Weissman NJ, Sanchez M, Koch GG, Smith SR, Shanahan WR, Anderson CM. Echocardiographic assessment of cardiac valvular regurgitation with lorcaserin from analysis of 3 phase 3 clinical trials. Circ Cardiovasc Imaging. 2013;6(4):560-7.

2. Smith SR, O'Neil PM, Astrup A, Finer N, Sanchez-Kam M, Fraher K, et al. Early weight loss while on lorcaserin, diet and exercise as a predictor of week 52 weight-loss outcomes. Obesity. 2014;22(10):2137-46.

3. Garvey WT, Mechanick JI, Brett EM, Garber AJ, Hurley DL, Jastreboff AM, et al. American Association of Clinical Endocrinologists and American College of Endocrinology comprehensive clinical practice guidelines for medical care of patients with obesity. Endocr Pract. 2016;22 Suppl 3:1-203.

Leituras Recomendadas

Bialer M, Perucca E. Lorcaserin for dravet syndrome: a potential advance over fenfluramine? CNS Drugs. 2022;36(2):113-22.

Bohula EA, Wiviott SD, McGuire DK, Inzucchi SE, Kuder J, Im K, et al. Cardiovascular safety of lorcaserin in overweight or obese patients. N Engl J Med. 2018;379(12):1107-17.

Drugs.com. Lorcaserin side effects [Internet]. 2024 [capturado em 30 nov. 2024]. Disponível em: https://www.drugs.com/sfx/lorcaserin-side-effects.html#-professional.

Greenway FL, Shanahan W, Fain R, Ma T, Rubino D. Safety and tolerability review of lorcaserin in clinical trials. Clin Obes. 2016;6(5):285-95.

Gustafson A, King C, Rey JA. Lorcaserin (Belviq): a selective serotonin 5-HT2C agonist in the treatment of obesity. P & T. 2013;38(9):525-34.

Mesquita LA, Piccoli GF, Natividade GR, Spiazzi BF, Colpani V, Gerchman F. Is lorcaserin really associated with in-creased risk of cancer? A systematic review and metaanalysis. Obesity Reviews. 2021;22(3):e13170.

Loxapina

A loxapina é um composto dibenzoxazepínico com propriedades antagonistas dos receptores de dopamina D_2 e receptores de serotonina $5-HT_{2A}$. A loxapina é extensamente metabolizada pelo fígado. Os metabólitos gerados são N-óxido de loxapina, amoxapina (N-desmetil-loxapina), 8-hidroxi-loxapina e 7-hidroxi-loxapina, ativos e com meias-vidas mais longas que a da loxapina. Essa substância está disponível em formulações para administração oral, intramuscular e, em alguns países, inalatória. Após administração oral, a loxapina é absorvida com biodisponibilidade de 33% e sua excreção acontece principalmente pela via urinária, na forma de metabólitos conjugados.

Nomes no Brasil:
Não disponível no Brasil.

SUS:
Não disponível na Rename.

● **INDICAÇÕES DE BULA – ANVISA:** Não possui aprovação da Anvisa até o momento.

● **INDICAÇÕES DE BULA – FDA:** Tratamento agudo da agitação associada à esquizofrenia ou ao TB tipo I em adultos.

● **INDICAÇÕES *OFF-LABEL*:** A loxapina pode ser utilizada para o tratamento de agitação associada à esquizofrenia ou ao transtorno bipolar, assim como para outros transtornos psicóticos.

● **CONTRAINDICAÇÕES:** O uso de loxapina é contraindicado em pacientes com hipersensibilidade conhecida a dibenzoxazepinas ou qualquer componente de sua fórmula farmacêutica. Também é contraindicado para pacientes em estados de depressão comatosos ou graves induzidos por drogas (álcool, barbitúricos, entorpecentes, etc.), assim como para pacientes com histórico de asma, DPOC, outra doença pulmonar associada a broncospasmo, ou condições específicas relacionadas a modulações nas vias aéreas.

● **TESTES LABORATORIAIS SUGERIDOS OU NECESSÁRIOS:** Assim como para o tratamento com outros antipsicóticos, é sugerido acompanhar o peso e o IMC. Deve-se avaliar se o paciente tem histórico de obesidade na família e determinar peso, circunferência da cintura, pressão arterial, glicose plasmática e lipidograma em jejum. Após o início do tratamento, determinar o IMC mensalmente por 3 meses e depois a cada trimestre. Em pacientes com alto risco de complicações metabólicas e quando do início ou troca dos antipsicóticos, é recomendado o monitoramento dos triglicerídeos em jejum mensalmente. Para pacientes saudáveis, pressão arterial, glicose plasmática em jejum e lipídeos em jejum poderão ser mensurados em uma frequência de 3 meses e depois anualmente, porém para pacientes com diabetes ou que ganharam mais de 5% do peso inicial essas medidas devem ser mais frequentes. Deve-se considerar troca por outro antipsicótico atípico para pacientes que adquirem sobrepeso ou tornam-se obesos, pré-diabéticos, diabéticos, hipertensos ou dislipidêmicos enquanto recebem a loxapina. É importante estar vigilante para cetoacidose diabética, mesmo que o paciente não seja diabético. Para pacientes com baixa contagem de leucócitos ou história de leucopenia/neutropenia induzida por substância, é recomendada a realização de hemograma completo no início do tratamento com a loxapina, a qual deve ser imediatamente descontinuada em caso de diminuição leucocitária concomitante ao tratamento.

● **ROTA FARMACOLÓGICA:** Não há imagens disponíveis para a rota farmacológica da loxapina.

Farmacologia

ABSORÇÃO: Após administração oral, a loxapina é absorvida com biodisponibilidade de 33%.

VOLUME DE DISTRIBUIÇÃO: 23 a 26 L/kg em ratos.

LIGAÇÃO PROTEICA: 96,8%.

METABOLISMO/FARMACOCINÉTICA: A loxapina é extensamente metabolizada pelo fígado. Os metabólitos gerados são N-óxido de loxapina, amoxapina (N-desmetil-loxapina), 8-hidroxi-loxapina e 7-hidroxi-loxapina, ativos e com meias-vidas mais longas que a da loxapina.

ROTA DE ELIMINAÇÃO: Os metabólitos da loxapina são excretados principalmente na urina, na forma de metabólitos conjugados.

MEIA-VIDA: 4 horas na formulação para uso VO e 12 horas na formulação para uso IM.

DEPURAÇÃO: 61,3 L/h.

FARMACODINÂMICA: Embora o mecanismo de ação da loxapina não tenha sido completamente elucidado, acredita-se que esteja diretamente relacionado com seus efeitos como antagonista dos receptores de dopamina e dos receptores de serotonina do tipo 5-HT$_{2A}$.

MECANISMO DE AÇÃO: Na esquizofrenia, as ações da loxapina podem ocorrer a partir do antagonismo dos receptores de dopamina D$_2$ e de serotonina 5-HT$_{2A}$, o que contribui para as propriedades antipsicóticas clínicas e também parece estar associado à redução da suscetibilidade para os efeitos colaterais extrapiramidais.

● Interações
● Medicamentosas

○ Foram relatados raros casos de depressão respiratória significativa, estupor e/ou hipotensão com o uso concomitante de loxapina e lorazepam.

○ A loxapina pode antagonizar os efeitos da levodopa e de agonistas dopaminérgicos e potencializar o efeito hipotensor dos fármacos anti-hipertensivos, exceto da guanetidina (podendo antagonizar seus efeitos anti-hipertensivos).

○ A loxapina pode potencializar a ação de outros depressores do SNC.

○ Com epinefrina, a loxapina pode causar hipotensão paradoxal.

AFINIDADE LIGANTE/KI:

LOCAL	KI (NM)
Ki (5-HT$_{1A}$)	2.460
Ki (5-HT$_{1B}$)	388
Ki (5-HT$_{1D}$)	3.470
Ki (5-HT$_{1E}$)	1.400
Ki (5-HT$_{2A}$)	6,6
Ki (5-HT$_{2C}$)	13
Ki (5-HT$_3$)	190
Ki (5-HT$_{5A}$)	780
Ki (5-HT$_6$)	31
Ki (5-HT$_7$)	88
Ki (α_{1A})	31
Ki (α_{1B})	53
Ki (α_{2A})	151
Ki (α_{2B})	108
Ki (α_{2C})	80
Ki (β_1)	> 10.000
Ki (β_2)	> 10.000
Ki (M$_1$)	120
Ki (M$_2$)	445
Ki (M$_3$)	211
Ki (M$_4$)	1.270
Ki (M$_5$)	166
Ki (D$_1$)	54
Ki (D$_2$)	11
Ki (D$_3$)	19
Ki (D$_4$)	8,4
Ki (D$_5$)	75
Ki (H$_1$)	2,2-4,9
Ki (H$_2$)	208
Ki (H$_3$)	55.000
Ki (H$_4$)	5.050-8.710
Ki (SERT)	> 10.000
Ki (NET)	5.700
Ki (DAT)	> 10.000

○ Farmacogenética

Acesse https://www.pharmgkb.org/chemical/PA450273 ou utilize o *QR code* ao lado.

ANOTAÇÕES CLÍNICAS

Nível de evidência 1A, 2A, 2B, 3, 4: Não há dados para a loxapina no PharmGKB até a data de publicação deste livro.

○ Prática Clínica

● **DOSAGEM:** Para terapia de manutenção da esquizofrenia, recomendam-se dosagens na faixa de 20 a 60 mg/dia. Doses diárias superiores a 250 mg não são recomendadas.

● **TITULAÇÃO:** Recomenda-se a dosagem inicial de 10 mg, 2x/dia, embora em pacientes gravemente perturbados a dosagem inicial de até um total de 50 mg/dia possa ser desejável. A dosagem deve então ser aumentada rapidamente durante os primeiros 7 a 10 dias, até que haja controle efetivo dos sintomas da esquizofrenia. A terapêutica habitual e de manutenção é de 60 a 100 mg/dia.

● **VIA INTRAMUSCULAR:** Essa via de administração pode ser utilizada para controle sintomático imediato em pacientes com agitação aguda e em pacientes cujos sintomas tornam a medicação oral temporariamente impraticável. A loxapina deve ser administrada por injeção IM em doses de 12,5 a 50 mg em intervalos de 4 a 6 horas ou mais, podendo variar dependendo da resposta do paciente.

Muitos pacientes respondem satisfatoriamente a um regime de 2x/dia. Uma vez alcançado o controle sintomático desejado e o paciente sendo capaz de tomar a medicação por VO, a loxapina deve ser administrada por essa via.

● **DESCONTINUAÇÃO:** A retirada da loxapina deve ser lenta e gradual. Sua retirada abrupta pode causar piora dos sintomas ou psicose de rebote. Se agentes antiparkinsonianos estiverem sendo utilizados, é sugerido a continuação destes algumas semanas após a retirada da loxapina.

● **EFEITOS ADVERSOS:** Mais comuns: Acatisia, sintomas extrapiramidais, sonolência. Comuns: Boca seca, congestão nasal, constipação, contrações anormais prolongadas de grupos musculares, distonia, náuseas, retenção urinária, visão turva, vômitos. Incomuns: Acinesia, agitação, agranulocitose, alopecia, amenorreia, andar arrastado e cambaleante, cefaleia, convulsões, dermatite, desmaios, discinesia tardia, dispneia, dormência, edema, erupção cutânea, espasmos musculares, estados confusionais, face ruborizada, fala arrastada, fraqueza, galactorreia, ganho de peso, hiperpirexia, hipertensão, hipotensão, hipotensão ortostática, íleo paralítico, insônia, leucopenia, parestesia, perda de peso, polidipsia, prurido, síncope, taquicardia, tensão, tontura, trombocitopenia.

● **GRAVIDEZ:** A segurança do uso de loxapina durante a gravidez em humanos não foi estabelecida, porém não há relatos de embriotoxicidade ou teratogenicidade em estudos em animais. No entanto, é importante considerar que neonatos expostos a medicamentos antipsicóticos durante o terceiro trimestre de gravidez estão sob risco de sintomas extrapiramidais. Há relatos de agitação, hipertonia, tremor, sonolência, dificuldade respiratória e distúrbios de alimentação em neonatos expostos a antipsicóticos. Assim, não é indicado usar a loxapina durante a gravidez, a não ser que os benefícios para a mãe superem os riscos para o feto e caso outras alternativas mais seguras não estejam disponíveis. Categoria C da FDA.

● **AMAMENTAÇÃO:** A extensão da excreção de loxapina ou seus metabólitos no leite humano não é conhecida. No entanto, foi demonstrada a excreção de loxapina e seus metabólitos pelo leite de cadelas lactantes. Dessa forma, não é aconselhada a lactação durante o tratamento com loxapina.

● **CRIANÇAS E ADOLESCENTES:** A segurança e a eficácia da loxapina em pacientes pediátricos não foram estabelecidas.

● **IDOSOS:** Pacientes idosos podem tolerar melhor doses mais baixas, de modo que é recomendada a diminuição da dose e sua titulação lenta. Também é importante considerar que pode haver um aumento do risco de fraturas de quadril em pacientes idosos recebendo antipsicóticos, possivelmente devido à sedação ou hipotensão ortostática induzida por esses fármacos. Além disso, a loxapina não é indicada para o tratamento de psicose relacionada à demência devido ao aumento da taxa de mortalidade e eventos cerebrovasculares em pacientes idosos em uso de antipsicóticos.

● **INSUFICIÊNCIA RENAL:** Utilizar a loxapina com cautela em pacientes com insuficiência renal.

● **INSUFICIÊNCIA HEPÁTICA:** Utilizar a loxapina com cautela em pacientes com insuficiência hepática.

● **COMO MANEJAR EFEITOS ADVERSOS:** No caso de aparecimento de sinais e sintomas extrapiramidais, não se deve tratar com agonista dopaminérgico, mas é possível utilizar um anticolinérgico. Dependendo do efeito adverso, pode-se esperar e avaliar sua progressão ou regressão. Em caso de sonolência, é recomendada sua administração no período noturno. Também se recomenda ajuste de dose. Para ganho de peso, é recomendado o encaminhamento para programas de manejo clínico para IMC, avaliação nutricional e exercícios físicos. Se necessário, deve-se trocar a loxapina por outro antipsicótico.

● Toxicidade

ORAL EM HUMANOS: Não há dados específicos sobre superdosagem de loxapina em humanos, embora doses diárias superiores a 250 mg não sejam recomendadas.

TOXICIDADE AGUDA: É necessário estar atento ao efeito antiemético da loxapina, uma vez que este pode mascarar sinais de superdosagem e condições como obstrução intestinal. Os sinais e sintomas geralmente observados são os resultantes de uma exacerbação dos efeitos farmacológicos e adversos da loxapina, incluindo depressão leve do SNC e do sistema cardiovascular, hipotensão profunda, depressão respiratória, inconsciência e sintomas extrapiramidais. Também há relatos de insuficiência renal após superdosagem com

---

BIPP TIPS

- A loxapina pode diminuir o limiar convulsivo, razão pela qual deve ser usada com cautela em pacientes com histórico de distúrbios convulsivos.

- Sugere-se observação cuidadosa para retinopatia pigmentar e pigmentação lenticular, considerando a possibilidade destes casos em pacientes que fazem uso de medicamentos antipsicóticos por períodos prolongados.

- A loxapina deve ser usada com cautela em pacientes com glaucoma ou tendência à retenção urinária, particularmente com a administração concomitante de fármacos anticolinérgicos ou antiparkinsonianos.

- Recomenda-se aconselhar os pacientes sobre a possibilidade do desenvolvimento de discinesia tardia com o uso crônico de antipsicóticos.

- Um metabólito ativo da loxapina tem efeito antidepressivo (amoxapina, também conhecida como N-desmetil-loxapina); portanto, em teoria, a loxapina pode ter ações antidepressivas, embora mais estudos sejam necessários para comprovar sua ação sobre sintomas depressivos ou negativos da esquizofrenia.

- A loxapina parece aumentar a eficácia em respondedores parciais da clozapina.

- Em alguns países, a loxapina é encontrada em formulação farmacêutica para uso por via inalatória. Alguns estudos apontam um potencial dessa formulação para uma rápida melhora dos sintomas da agitação psicomotora em pacientes com transtorno bipolar ou esquizofrenia.[1] No entanto, essa formulação é contraindicada em pacientes com doença pulmonar. Além disso, o uso de loxapina inalada pode estar associado a disgeusia e irritação na garganta. Apesar de inovador e promissor para alguns casos, a loxapina inalada requer algum grau de cooperação do paciente e, portanto, pode não ser apropriada para todos os pacientes agitados.

loxapina. O tratamento sugerido é sintomático e inclui monitoramento respiratório e cardíaco contínuo, principalmente devido ao risco de prolongamento do intervalo QT. Pode ser necessário o aumento de volemia por meio de fluidos IV para tratar hipotensão. As taquiarritmias ventriculares ou supraventriculares costumam responder à restauração da temperatura corporal normal e à correção de distúrbios circulatórios ou metabólicos. Pode-se utilizar carvão ativado em combinação com um laxativo. Se houver sintomas extrapiramidais, agentes anticolinérgicos podem ser administrados. Analépticos, como pentilenotetrazol, devem ser evitados, pois podem causar convulsões.

Referência

1. Keating GM. Loxapine inhalation powder: a review of its use in the acute treatment of agitation in patients with bipolar disorder or schizophrenia. CNS Drugs. 2013;27(6):479-89.

Leituras Recomendadas

Faden J, Citrome L. Examining the safety, efficacy, and patient acceptability of inhaled loxapine for the acute treatment of agitation associated with schizophrenia or bipolar I disorder in adults. Neuropsychiatr Dis Treat. 2019;15:2273-83.

Fenton M, Murphy B, Wood J, Bagnall A, Chue P, Leitner M. Loxapine for schizophrenia. Cochrane Database Syst Rev. 2000;(2):CD001943.

Rosso G, Teobaldi E, Maina G. Inhaled loxapine as na option for psychomotor agitation in complex patients. J Clin Psychopharmacol. 2020;40(6):645-7.

Spyker DA, Munzar P, Cassella JV. Pharmacokinetics of loxapine following inhalation of a thermally generated aerosol in healthy volunteers. J Clin Pharmacol. 2010;50(2):169-79.

Lumateperona

A lumateperona é um fármaco aprovado para o tratamento da esquizofrenia e de episódios depressivos associados ao transtorno bipolar em adultos, como monoterapia e/ou terapia adjuvante com lítio ou valproato. Tem um perfil único de ligação aos receptores e parece diferir de outros antipsicóticos por modular o glutamato, a serotonina e a dopamina. A lumateperona é facilmente absorvida e pode ser administrada com ou sem alimentos. Após administração oral, o tempo para atingir a concentração plasmática máxima é de 3 a 4 horas, e sua eliminação acontece majoritariamente pelas fezes.

Nomes no Brasil:
Não disponível no Brasil (EUA: Caplyta).

SUS:
Não disponível na Rename.

● **INDICAÇÕES DE BULA – ANVISA:** Não possui aprovação da Anvisa até o momento.

● **INDICAÇÕES DE BULA – FDA:** Tratamento da esquizofrenia em adultos. Tratamento como monoterapia ou como terapia adjuvante (com lítio ou valproato) de episódios depressivos associados ao TB tipo I ou II (depressão bipolar) em adultos.

- **INDICAÇÕES *OFF-LABEL*:** A lumateperona pode ser utilizada para o tratamento de agitação associada à esquizofrenia ou ao transtorno bipolar, assim como para outros transtornos psicóticos.

- **CONTRAINDICAÇÕES:** A lumateperona é contraindicada em pacientes com hipersensibilidade conhecida ao medicamento ou a qualquer componente de sua fórmula farmacêutica. As reações de hipersensibilidade à lumateperona parecem incluir prurido, erupção cutânea (p. ex., dermatite alérgica, erupção cutânea papular e erupção cutânea generalizada) e urticária.

- **TESTES LABORATORIAIS SUGERIDOS OU NECESSÁRIOS:** Assim como para o tratamento com outros antipsicóticos, é sugerido acompanhar o peso e o IMC. Deve-se avaliar se o paciente tem histórico de obesidade na família e determinar peso, circunferência da cintura, pressão arterial, glicose plasmática e lipidograma em jejum. Após o início do tratamento, determinar o IMC mensalmente por 3 meses e depois a cada trimestre. Em pacientes com alto risco de complicações metabólicas e quando do início ou troca dos antipsicóticos, é recomendado o monitoramento dos triglicerídeos em jejum mensalmente. Para pacientes saudáveis, pressão arterial, glicose plasmática em jejum e lipídeos em jejum poderão ser mensurados em uma frequência de 3 meses e depois anualmente, porém para pacientes com diabetes ou que ganharam mais de 5% do peso inicial as medidas devem ser mais frequentes. Deve-se considerar a troca por outro antipsicótico atípico para pacientes que adquirem sobrepeso ou tornam-se obesos, pré-diabéticos, diabéticos, hipertensos ou dislipidêmicos enquanto recebem a lumateperona. É importante estar vigilante para cetoacidose diabética, mesmo que o paciente não seja diabético. Para pacientes com baixa contagem de leucócitos ou história de leucopenia/neutropenia induzida por substância, é recomendada a realização de hemograma no início do tratamento com a lumateperona, a qual deve ser imediatamente descontinuada em caso de diminuição leucocitária concomitante ao tratamento.

- **ROTA FARMACOLÓGICA:** Não há imagens disponíveis para a rota farmacológica da lumateperona.

Farmacologia

ABSORÇÃO: A lumateperona é capaz de permear a proteína multirresistente 1 (MDR1) e é bastante lipofílica em pH de 7,4, características que permitem que o antipsicótico seja absorvido com facilidade no intestino delgado e na barreira hematencefálica. Após administração oral, o tempo para atingir a concentração plasmática máxima é de 3 a 4 horas.

VOLUME DE DISTRIBUIÇÃO: 4,1 L/kg.

LIGAÇÃO PROTEICA: 97,4%.

METABOLISMO/FARMACOCINÉTICA: A lumateperona é extensivamente metabolizada no fígado pelas enzimas CYP3A4 em dois principais metabólitos: carbonil N-desmetilado ativo (IC200161) ou álcool N-desmetilado (IC200565).

ROTA DE ELIMINAÇÃO: Devido ao seu peso molecular, praticamente toda a lumateperona inalterada é excretada nas fezes. Cerca de 58% de uma dose de lumateperona podem ser recuperados na urina, enquanto 29% podem ser recuperados nas fezes.

MEIA-VIDA: 13 a 18 horas. As meias-vidas relatadas dos metabólitos ICI200161 e ICI200131 são de 20 e 21 horas, respectivamente.

DEPURAÇÃO: 27,9 L/h.

FARMACODINÂMICA: A lumateperona tem atividade agonista parcial nos receptores pré-sinápticos de dopamina D_2, resultando em liberação pré-sináptica reduzida de dopamina e atividade antagônica em receptores de dopamina D_2 pós-sinápticos. Essas características permitem que ela reduza eficientemente a sinalização da dopamina. Além disso, a lumateperona também tem como alvo os receptores de dopamina D_1, o que leva ao aumento da fosforilação do GluN2B do receptor glutamatérgico de NMDA como consequência da ativação de D_1. Também é capaz de modular o tônus serotoninérgico por inibir SERT e antagonizar o receptor 5-HT_{2A}.

MECANISMO DE AÇÃO: O mecanismo de ação da lumateperona é desconhecido. No entanto, sua eficácia pode ser mediada por uma combinação de atividade antagonista nos receptores centrais de serotonina 5-HT$_{2A}$ e atividade antagonista pós-sináptica nos receptores centrais de dopamina D$_2$.

● Interações Medicamentosas

O uso concomitante de lumateperona com indutores da CYP3A4 diminui a exposição à lumateperona. Por outro lado, o uso concomitante com inibidores da CYP3A4 pode levar a um aumento da exposição à lumateperona. Portanto, essas associações de medicamentos devem ser evitadas ou, em casos especiais, a dose de lumateperona deve ser ajustada.

AFINIDADE LIGANTE/KI:

LOCAL	KI (NM)
Ki (5-HT$_{2A}$)	0,54
Ki (D$_1$)	41
Ki (SERT)	33
Ki (D$_2$)	32
Ki (D$_4$)	< 100
Ki (receptor adrenérgico α$_{1A}$)	< 100
Ki (receptor adrenérgico α$_{1B}$)	< 100

○ Farmacogenética

ANOTAÇÕES CLÍNICAS

Nível de evidência 1A, 1B, 2A, 2B, 3, 4: Não há dados para a lumateperona no PharmGKB até a data de publicação deste livro.

○ Prática Clínica

● **DOSAGEM E TITULAÇÃO:** A dose recomendada de lumateperona é de 42 mg administrados VO, 1x/dia, com ou sem alimentos. Se houver coadministração com inibidores fortes da CYP3A4, a dosagem recomendada é de 10,5 mg, 1x/dia. Se houver coadministração com inibidores moderados da CYP3A4, a dosagem recomendada é de 21 mg, 1x/dia.

● **EFEITOS ADVERSOS:** Mais comuns: Boca seca, dor de cabeça, náusea, sonolência. Comuns: Diarreia, distonia, sintomas extrapiramidais, tontura. Incomuns: Aumento de prolactina, diminuição do apetite, dor abdominal, fadiga, IVAS, visão borrada, vômito.

● **GRAVIDEZ:** Dados disponíveis sobre o uso de lumateperona em mulheres grávidas são insuficientes para estabelecer quaisquer riscos associados ao medicamento quanto a defeitos congênitos, aborto espontâneo e desfechos maternos ou fetais adversos. Além disso, é importante considerar que neonatos expostos a antipsicóticos durante o terceiro trimestre de gravidez estão sob risco de sintomas extrapiramidais. Há relatos de agitação, hipertonia, tremor, sonolência, dificuldade respiratória e distúrbios de alimentação em neonatos expostos a antipsicóticos. Assim, a lumateperona não é indicada durante a gestação, a não ser que os benefícios para a mãe superem os riscos para o feto e que outras alternativas mais seguras não estejam disponíveis. Não classificada pela FDA.

● **AMAMENTAÇÃO:** Não há dados disponíveis sobre a presença de lumateperona ou seus metabólitos no leite humano; no entanto, considerando que muitos antipsicóticos são excretados pelo leite materno, a lactação durante o tratamento com lumateperona não é aconselhada.

● **CRIANÇAS E ADOLESCENTES:** A segurança e a eficácia da lumateperona não foram estabelecidas em pacientes pediátricos.

● **IDOSOS:** Não há estudos específicos em idosos para avaliar possíveis diferenças em relação a essa população. No entanto, pacientes idosos podem tolerar melhor doses mais baixas de lumateperona, portanto é recomendada a diminuição da dose. Também é importante considerar que pode haver um aumento do risco de fraturas de quadril em pacientes idosos recebendo antipsicóticos, possivelmente devido à sedação ou hipotensão ortostática induzida por esses fármacos. Além disso, esse medicamento não é indicado para o tratamento de psicose relacionada à demência devido ao aumento da taxa de mortalidade e eventos cerebrovasculares em pacientes idosos em uso de antipsicóticos.

● **INSUFICIÊNCIA RENAL:** Utilizar a lumateperona com cautela em pacientes com insuficiência renal.

● **INSUFICIÊNCIA HEPÁTICA:** Pacientes com insuficiência hepática moderada ou grave (Child-Pugh: B ou C) tendem a ter concentrações plasmáticas de lumateperona mais altas do que aqueles com função hepática normal. Por esse motivo, pacientes com insuficiência hepática moderada ou grave devem receber metade da dose diária recomendada (21 mg/dia). Nenhum ajuste de dose é recomendado para pacientes com insuficiência hepática leve (Child-Pugh: A).

● **COMO MANEJAR EFEITOS ADVERSOS:** Em caso de aparecimento de sinais e sintomas extrapiramidais, não se deve tratar com agonista dopaminérgico, mas é possível utilizar um anticolinérgico. Dependendo do efeito adverso, pode-se esperar e avaliar sua progressão ou regressão. Para sonolência, é recomendada a administração do medicamento no período noturno. Também se recomenda ajuste de dose. Para ganho de peso, é recomendado o encaminhamento para programas de manejo clínico para IMC, avaliação nutricional e exercícios físicos. Por fim, se for necessário, deve-se substituí-la por outro antipsicótico.

◯ Toxicidade

ORAL EM HUMANOS: Não há dados específicos sobre superdosagem de lumateperona em humanos.

TOXICIDADE AGUDA: Os sinais e sintomas geralmente esperados para uma intoxicação com lumateperona são os resultantes de uma exacerbação dos efeitos farmacológicos e adversos desse fármaco. O tratamento sugerido é sintomático e de monitoramento, com vigilância respiratória e cardíaca contínua, principalmente devido ao risco de prolongamento do intervalo QT. Pode ser necessário o aumento de volemia com fluidos IV para tratar hipotensão. As taquiarritmias ventriculares ou supraventriculares costumam responder à restauração da temperatura corporal normal e à correção de distúrbios circulatórios ou metabólicos. Pode-se utilizar carvão ativado em combinação com um laxativo. Se houver sintomas extrapiramidais, agentes anticolinérgicos podem ser administrados.

> **BIPP TIPS**
>
> ● Assim como ocorre com alguns fármacos com efeito antidepressivo, a lumateperona pode aumentar pensamentos e ações suicidas em algumas crianças, adolescentes e adultos jovens, especialmente nos primeiros meses de tratamento ou quando a dose é alterada. Assim, o médico deve recomendar atenção à família ou aos cuidadores quanto a quaisquer mudanças repentinas de humor, comportamento, pensamentos ou sentimentos no paciente e, caso ocorram, orientar para que seja imediatamente contatado.
>
> ● Devido à sua ação glutamatérgica e serotoninérgica, a lumateperona parece ter potencial de melhora em sintomas negativos e cognitivos da esquizofrenia.
>
> ● A lumateperona parece ter perfil metabólico favorável e baixo potencial de induzir parkinsonismo ou acatisia.

◯ Leituras Recomendadas

Calabrese JR, Durgam S, Satlin A, Vanover KE, Davis RE, Chen R, et al. Efficacy and safety of lumateperone for major depressive episodes associated with bipolar I or bipolar II disorder: a phase 3 randomized placebo-controlled trial. Am J Psychiatry. 2021;178(12):1098-106.

Corponi F, Fabbri C, Bitter I, Montgomery S, Vieta E, Kasper S, et l. Novel antipsychotics specificity profile: a clinically oriented review of lurasidone, brexpiprazole, cariprazine and lumateperone. Eur Neuropsychopharmacol. 2019;29(9):971-85.

Correll CU, Davis RE, Weingart M, Saillard J, O'Gorman C, Kane JM, et al. Efficacy and safety of lumateperone for treatment of schizophrenia: a randomized clinical trial. JAMA Psychiatry. 2020;77(4):349-58.

Greenwood J, Acharya RB, Marcellus V, Rey JA. Lumateperone: a novel antipsychotic for schizophrenia. Ann Pharmacother. 2021;55(1):98-104.

Lurasidona

A lurasidona é um derivado de benzotiazol indicado para o tratamento da esquizofrenia e de episódios depressivos associados ao transtorno bipolar tipo I em monoterapia ou terapia adjuvante. É rapidamente absorvida, com uma biodisponibilidade de 9 a 19%, e atinge as concentrações plasmáticas máximas em cerca de 1 a 4 horas. Quando administrada com alimentos, há um aumento de 2 a 3 vezes na ASC e na concentração plasmática máxima atingida, razão pela qual é indicado orientar o paciente a tomar a lurasidona sempre com alimentos.

Nomes no Brasil:
Latuda, Lutab.

SUS:
Não disponível na Rename.

● **INDICAÇÕES DE BULA – ANVISA:** Em monoterapia para o tratamento de adultos e adolescentes com 13 anos ou mais com episódios depressivos associados ao TB tipo I. Como terapia adjuvante (associada ao lítio ou ao valproato) para o tratamento de pacientes adultos com episódios depressivos associados ao TB tipo I (depressão bipolar). Tratamento de adultos e adolescentes com 15 anos ou mais com esquizofrenia.

● **INDICAÇÕES DE BULA – FDA:** Tratamento da esquizofrenia em adultos e adolescentes com 13 anos ou mais. Como monoterapia em episódios depressivos associados ao TB tipo I (depressão bipolar) em adultos, adolescentes e crianças com 10 anos ou mais. Como terapia adjuvante (associada ao lítio ou ao valproato) para o tratamento de pacientes adultos com episódio depressivo associado ao TB tipo I (depressão bipolar).

● **INDICAÇÕES OFF-LABEL:** A lurasidona também é usada para o tratamento de depressão com características mistas, depressão resistente a outros tratamentos farmacológicos, outros transtornos psicóticos, TEPT e transtornos associados à impulsividade.

● **CONTRAINDICAÇÕES:** A lurasidona é contraindicada em caso de hipersensibilidade à substância ou a seus componentes, em associação com inibidores potentes da CYP3A4 (p. ex., cetoconazol, claritromicina, ritonavir) e indutores potentes da CYP3A4 (p. ex., rifampicina, fenitoína, carbamazepina).

● **TESTES LABORATORIAIS SUGERIDOS OU NECESSÁRIOS:** Foram relatados casos de diminuição de leucócitos com o uso de antipsicóticos atípicos, razão pela qual é recomendado investigar o histórico do paciente quanto a risco de leucopenia ou neutropenia induzida por medicamentos. Se for o caso, esses pacientes devem ser submetidos a monitoramento sanguíneo frequente com hemogramas completos, principalmente durante os primeiros meses da terapia com lurasidona. Em casos de diminuição leucocitária na ausência de outros fatores de causalidade, a lurasidona deve ser imediatamente descontinuada. Além disso, como para outros antipsicóticos, também é recomendado acompanhar glicemia, perfil lipídico, peso e IMC. Deve-se avaliar se o paciente tem histórico de obesidade na família e determinar peso, circunferência da cintura, pressão arterial, glicose plasmática e lipidograma em jejum. Após o início do tratamento, determinar o IMC mensalmente por 3 meses e depois a cada trimestre. Em pacientes com alto risco de complicações metabólicas e quando do início ou troca dos antipsicóticos, é recomendado o monitoramento dos triglicerídeos em jejum mensalmente. Para pacientes saudáveis, pressão arterial, glicose plasmática em jejum e lipídeos em jejum poderão ser mensurados em uma frequência de 3 meses e depois anualmente, porém para pacientes com diabetes ou que ganharam mais de 5% do peso inicial as medidas devem ser mais frequentes. Deve-se considerar a troca por outro antipsicótico atípico para pacientes que adquirem sobrepeso ou tornam-se obesos, pré-diabéticos, diabéticos, hipertensos ou dislipidêmicos enquanto recebem a lurasidona.

● **ROTA FARMACOLÓGICA:** Ver Figura 1.

◐ Farmacologia

ABSORÇÃO: A lurasidona é rapidamente absorvida, com uma biodisponibilidade de 9 a 19%, e atinge as concentrações plasmáticas máximas em cerca de 1 a 3 horas. Quando administrada com alimentos, há um aumento de 2 vezes na concentração plasmática máxima e 3 vezes na ASC. Isso ocorre independentemente do teor de gordura ou calórico do alimento (contanto que seja acima de 350 calorias).

VOLUME DE DISTRIBUIÇÃO: 88,2 L/kg.

LIGAÇÃO PROTEICA: 99%.

METABOLISMO/FARMACOCINÉTICA: A lurasidona tem metabolismo hepático pela isoenzima CYP3A4, gerando seu principal metabólito ativo (ID-14283) e outros dois metabólitos em menor quantidade (ID-14326 e ID-11614).

ROTA DE ELIMINAÇÃO: A lurasidona é excretada principalmente pelas fezes (cerca de 80%) e, em menor extensão, pela urina (cerca de 9%).

MEIA-VIDA: 18 horas para uma dose de 40 mg e 29 a 37 horas para doses de 120 a 160 mg.

DEPURAÇÃO: 3.902 mL/min.

FARMACODINÂMICA: A lurasidona é um fármaco que se liga com alta afinidade aos receptores D_2 de dopamina e $5-HT_{2A}$ e $5-HT_7$ de serotonina. Também se liga com afinidade moderada aos receptores adrenérgicos α_{2C} (antagonismo) e $5-HT_{1A}$ (agonismo parcial). Suas ações nos receptores histaminérgicos e muscarínicos são desprezíveis, o que poderia estar relacionado com sua baixa propensão a causar aumento de peso e sonolência, comparada a outros antipsicóticos.

MECANISMO DE AÇÃO: O mecanismo de ação da lurasidona não está completamente elucidado. Acredita-se que sua eficácia seja mediada pela combinação entre o antagonismo do receptor D_2 de dopamina, que poderia estar associado à melhora dos sintomas positivos da esquizofrenia, e a afinidade pelos receptores de serotonina, que poderiam estar relacionados à melhora dos sintomas negativos e cognitivos da esquizofrenia e também ao efeito sobre os sintomas depressivos do transtorno bipolar. A afinidade da lurasidona pelos receptores serotoninérgicos também poderia estar envolvida com a redução dos efeitos colaterais extrapiramidais frequentemente associados aos antipsicóticos.

● Interações Medicamentosas

○ A lurasidona é metabolizada pela enzima CYP3A4, de modo que seu uso é contraindicado com inibidores potentes da CYP3A4, como, mas não somente, boceprevir, claritromicina, cobicistate, indinavir, itraconazol, cetoconazol, nefazodona, nelfinavir, posaconazol, ritonavir, saquinavir, telaprevir, telitromicina e voriconazol. A administração de lurasidona combinada com cetoconazol resulta em aumento de até 9 vezes na concentração plasmática da lurasidona.

○ A associação de lurasidona com inibidores moderados da CYP3A4, como o diltiazem, pode resultar em aumento de 2 a 5 vezes na concentração plasmática da lurasidona. Portanto, é recomendado cautela ao administrar medicamentos inibidores da CYP3A4, como, mas não somente, diltiazem, eritromicina, fluconazol e verapamil.

○ O uso de indutores potentes da CYP3A4 também é contraindicado em combinação com a lurasidona, como, mas não somente, carbamazepina, fenobarbital, fenitoína, rifampicina e erva-de-são-joão. A administração simultânea de lurasidona com rifampicina resultou na diminuição de 6 vezes na concentração plasmática de lurasidona.

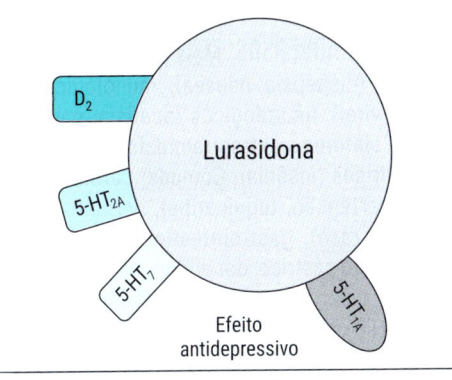

FIGURA 1 ▶ ROTA FARMACOLÓGICA DA LURASIDONA.

○ A administração simultânea de indutores fracos ou moderados da CYP3A4 com a lurasidona pode resultar na redução de menos que 2 vezes a concentração plasmática da lurasidona e por até 2 semanas após a descontinuação dos indutores fracos ou moderados da CYP3A4. Portanto, a lurasidona deve ser usada com cautela em combinação com indutores fracos da CYP3A4, como, mas não somente, armodafinila, amprenavir, aprepitanto, prednisona e rufinamida, ou moderados, como bosentana, efavirenz, etravirina, modafinila e nafcilina.

○ A lurasidona não parece interferir ou sofrer interferência do lítio ou valproato, de modo que o ajuste de dose não é necessário nesses casos.

○ O suco de toranja é um inibidor da enzima CYP3A4 e, portanto, pode alterar as concentrações de lurasidona.

○ A lurasidona pode aumentar os efeitos dos fármacos anti-hipertensivos e antagonizar os efeitos da levodopa e de agonistas dopaminérgicos.

AFINIDADE LIGANTE/KI:

LOCAL	KI (NM)
Ki (5-HT$_{1A}$)	6,38
Ki (5-HT$_{2A}$)	0,47
Ki (5-HT$_{2C}$)	415
Ki (5-HT$_3$)	> 1.000
Ki (5-HT$_4$)	> 1.000
Ki (5-HT$_7$)	0,495
Ki (α$_1$)	47,9
Ki (α$_{2A}$)	40,7
Ki (α$_{2C}$)	10,8
Ki (β$_1$)	> 1.000
Ki (β$_2$)	> 1.000
Ki (D$_1$)	262
Ki (D$_2$)	0,994
Ki (D$_3$)	15,7
Ki (D$_4$)	30 nM
Ki (H$_1$)	> 1.000
Ki (M$_1$)	> 1.000

○ Farmacogenética

Acesse https://www.pharmgkb.org/chemical/PA166129557 ou utilize o *QR code* ao lado.

ANOTAÇÕES CLÍNICAS

Nível de evidência 1A, 1B, 2A, 2B: Não há dados para a lurasidona no PharmGKB até a data de publicação deste livro.

Nível de evidência 3: Variantes diversas do gene *HTR1A*.

Nível de evidência 4: Acesse o *site* para mais informações.

○ Prática Clínica

● **DOSAGEM:** A dose típica de lurasidona para esquizofrenia é de 40 a 160 mg. Para depressão bipolar, a dose é de 20 a 120 mg.

● **TITULAÇÃO**

ESQUIZOFRENIA: Para reduzir os efeitos colaterais, deve-se iniciar com uma dose de 20 a 40 mg à noite, de preferência junto com uma refeição acima de 350 calorias. A dose pode ser aumentada de 20 a 40 mg a cada 3 dias até que se alcance a resposta clínica desejada.

DEPRESSÃO BIPOLAR: Deve-se iniciar com dose de 20 mg à noite, de preferência junto com alguma refeição acima de 350 calorias. A dose pode ser aumentada a cada 3 dias, sendo que a dose modal é de 40 mg ao dia.

● **EFEITOS ADVERSOS:** Mais comuns: Gastrointestinais (dispepsia, náusea), imunológicos (infecção viral), neurológicos (acatisia, parkinsonismo, sintomas extrapiramidais, sonolência), psiquiátricos (insônia). Comuns: Cardiovasculares (hipertensão, taquicardia), dermatológicos (prurido, *rash*), gastrointestinais (boca seca, desconforto gástrico, dor abdominal e abdominal superior, hipersecreção salivar, vômito), geniturinários (ITU), hipersensibilidade (reações de hipersensibilidade), imunológicos (*influenza*), metabólicos (aumento e diminuição de apetite, aumento de peso), musculoesqueléticos (aumento de CPK, dor nas costas, rigidez muscular), neurológicos (discinesia, discinesia tardia, distonia, tontura), oculares (visão borrada), psiquiátricos (agitação, ansiedade, hiperatividade psicomotora, inquietação, sonhos anormais), renais (aumento de creatinina e CPK), respiratórios (dor orofaríngea, nasofaringite, rinite), outros (fadiga). Incomuns: Cardiovasculares (*angina pectoris*, aumento de pressão arterial, bloqueio atrioventricular de primeiro grau, bradicardia, fogacho, hipotensão, hipotensão ortostática), dermatológicos (hiperidrose), endocrinológicos (aumento de prolactina), gastrointestinais (disfagia, flatulência, gastrite), geniturinários (amenorreia, disfunção erétil, dismenorreia, disúria), hematológicos (anemia), hepáticos (aumento de TGP), hipersensibilidade (angiedema), metabólicos (aumento de glicemia, hiponatremia), musculoesqueléticos (dor nas costas, mialgia, rigidez muscular), neurológicos (AVC, disartria, distúrbio de marcha, síncope, vertigem), psiquiátricos (catatonia, crise de pânico, pesadelo, transtorno do sono, virada maníaca), outros (morte súbita). Raros: Geniturinários (aumento de mama, dor mamária, galactorreia), hematológicos (eosinofilia), musculoesqueléticos (rabdomiólise), neurológicos (convulsão, SNM), psiquiátricos (comportamento, ideação suicida), renais (insuficiência renal). Pós-comercialização: Dermatológicos (dermatite bolhosa, erupção cutânea, esfoliação cutânea, *rash* maculopapular e pustular, reação cutânea severa), respiratórios (dispneia, edema de garganta).

● **GRAVIDEZ:** Não existem estudos controlados em mulheres grávidas que fizeram uso de lurasidona. Em doses de até 25 e 50 mg/kg/dia, não foram observados efeitos teratogênicos na prole de ratas e coelhas prenhes que receberam a lurasidona durante o período da organogênese. É importante considerar que neonatos expostos a medicamentos antipsicóticos durante o terceiro trimestre de gravidez estão sob risco de sintomas extrapiramidais. Há relatos de agitação, hipertonia, tremor, sonolência, dificuldade respiratória e distúrbios de alimentação em neonatos expostos a antipsicóticos. Assim, não é indicado usar a lurasidona durante a gravidez, a não ser que os benefícios para a mãe superem os riscos para o feto. Categoria B da FDA (classificação até 2015).

● **AMAMENTAÇÃO:** A lurasidona é excretada no leite de ratas durante a lactação. Não se sabe se a lurasidona ou seus metabólitos são excretados no leite humano, motivo pelo qual é preciso avaliar se a amamentação é considerada essencial, ponderando potenciais riscos e benefícios.

● **CRIANÇAS E ADOLESCENTES:** Existem estudos indicando a segurança e a eficácia da lurasidona no tratamento da esquizofrenia em adolescentes de 13 a 17 anos e no tratamento do transtorno bipolar em pacientes de 10 a 17 anos, mas ela não é indicada no tratamento da esquizofrenia em adolescentes e crianças com menos de 13 anos de idade, nem no transtorno bipolar em adolescentes e crianças com menos de 10 anos de idade.[1,2] A farmacocinética da lurasidona em pacientes pediátricos de 13 a 17 anos parece ser similar à observada em adultos.

● **IDOSOS:** Não há estudos avaliando a diferença na resposta de pacientes idosos comparados a pacientes mais jovens no tratamento com lurasidona. Contudo, em pacientes idosos com psicose, as concentrações da lurasidona foram semelhantes às dos pacientes mais jovens, de modo que não parece haver necessidade de ajuste de dose. No entanto, há um aumento do risco de mortalidade em pacientes idosos que utilizam antipsicóticos, e o uso de lurasidona para o tratamento de psicose associada à demência não foi aprovado.

● **INSUFICIÊNCIA RENAL:** Estudos de farmacocinética indicam que houve um aumento de 40, 92 e 54% na concentração máxima de lurasidona em pacientes com insuficiência renal leve, moderada e grave, respectivamente.[3] A ASC dos pacientes com insuficiência renal leve, moderada e grave foi de 53%, 91% e 2 vezes maior, respectivamente, em comparação aos valores para indivíduos saudáveis. Assim, a dose inicial sugerida para pacientes com comprometimento renal moderado (depuração da creatinina < 30-50 mL/min) e grave (depuração da creatinina < 30 mL/min) é de 20 mg. A dose para pacientes com insuficiência renal não deve ultrapassar 80 mg/dia.

● **INSUFICIÊNCIA HEPÁTICA:** Estudos de farmacocinética indicam que a concentração máxima média de lurasidona em pacientes com insuficiência hepática foi 1,3, 1,2 e 1,3 vezes maior nos sujeitos com insuficiência hepática leve

BIPP TIPS

- Uma das vantagens da lurasidona diz respeito à sua administração diária única, o que facilita a adesão ao tratamento, mas sua absorção pode ser reduzida em até 50% se tomada em jejum, de modo que sua desvantagem é o comprometimento do paciente em manter a constância de tomar o fármaco com refeições de, pelo menos, 350 calorias.

- O mecanismo de ação da lurasidona não está completamente elucidado, mas estudos pré-clínicos indicam a relevância dos receptores serotoninérgicos $5-HT_7$ e $5-HT_{1A}$ na melhora dos sintomas negativos e cognitivos.

- Devido ao antagonismo no receptor $α_1$-adrenérgico, a lurasidona pode causar hipotensão ortostática, razão pela qual se sugere cautela no uso em pacientes com distúrbios cardiovasculares, distúrbio vascular cerebral ou condições que predispõem à hipotensão.

- Estudos demonstram que a lurasidona parece ter um perfil mais tolerável quanto ao risco de alterações metabólicas.[5] Além disso, é um dos poucos antipsicóticos que não está diretamente relacionado ao risco de prolongamento do intervalo QT.[6]

- Em um estudo comparativo recente, a lurasidona foi associada a uma probabilidade significativamente maior de resposta em pacientes com depressão bipolar em comparação com cariprazina, aripiprazol e ziprasidona, mas a resposta da lurasidona foi semelhante à da olanzapina e quetiapina.[2] Além disso, a lurasidona e o aripiprazol tiveram uma alteração de peso semelhante em comparação com o placebo, enquanto a olanzapina, a quetiapina e a cariprazina foram associadas a maior ganho de peso.

- De acordo com estudos recentes, o tratamento de curto e longo prazo com lurasidona demonstrou melhora significativa nos sintomas maníacos e não foi associado a um risco aumentado de mania emergente pelo tratamento em populações de pacientes adultos ou pediátricos.[7] Assim, a lurasidona parece ser eficaz e segura para o tratamento de transtorno bipolar e sintomas maníacos.

- Em crianças e adolescentes com depressão bipolar (10-17 anos), um período de tratamento com lurasidona de até 2 anos foi associado à melhora contínua dos sintomas depressivos, resultando em taxas progressivamente mais altas de resposta, remissão e recuperação.

- O uso de lurasidona não está aprovado para o tratamento de TEPT, mas em um estudo recente ela mostrou uma diminuição estatisticamente significativa em eventos relacionados a suicídio quando comparada com outros antipsicóticos como aripiprazol, haloperidol, olanzapina, quetiapina, risperidona e ziprasidona.[8] Assim, o uso *off-label* de lurasidona para o tratamento de TEPT poderia ser uma opção a ser considerada.

(Child-Pugh: A), moderada (Child-Pugh: B) e grave (Child-Pugh: C), respectivamente, em comparação com indivíduos saudáveis.[4] A ASC dos pacientes com insuficiência hepática leve, moderada e grave foi de 1,5, 1,7 e 3 vezes maior, respectivamente, em comparação aos valores para indivíduos saudáveis. Assim, é sugerido ajuste da dose em pacientes com insuficiência hepática moderada (pontuação de Child-Pugh = 7-9), sendo a dose inicial recomendada de 20 mg. A dose em pacientes com insuficiência hepática moderada não deve ultrapassar 80 mg/dia. Em pacientes com comprometimento hepático grave (pontuação de Child-Pugh = 10-15), o uso de lurasidona é contraindicado.

● **COMO MANEJAR EFEITOS ADVERSOS:** Efeitos colaterais podem surgir durante o uso de lurasidona. Se for um sintoma tolerável, é possível aguardar e avaliar a evolução do quadro. Se intolerável, é possível ajustar a dosagem, substituí-la por outro medicamento ou usar sintomáticos.

Em caso de aparecimento de sinais e sintomas extrapiramidais, não se deve tratar com agonista dopaminérgico, mas é possível utilizar um anticolinérgico. Para sedação, pode-se recomendar a administração à noite. É comum haver tolerância em relação ao efeito sedativo com o passar do tempo de tratamento. Para ganho de peso, é recomendado o encaminhamento para programas de manejo clínico para IMC, avaliação nutricional e exercícios físicos.

Toxicidade

ORAL EM HUMANOS: A dose mais alta registrada de intoxicação por lurasidona foi de 560 mg.

TOXICIDADE AGUDA: Os efeitos adversos mais comuns relatados em pacientes que ingeriram superdoses de lurasidona foram sonolência, taquicardia, vômitos e hipertensão. Para intoxicação com lurasidona, recomenda-se monitoramento cardiovascular e respiratório. O monitoramento eletrocardiográfico contínuo para possíveis arritmias está indicado. É contraindicado o tratamento de arritmias com disopiramida, procainamida e quinidina devido ao risco de efeitos aditivos de prolongamento do QT quando administradas a pacientes com toxicidade aguda por lurasidona. Da mesma forma, bretílio, dopamina e epinefrina não devem ser usados devido à possibilidade de hipotensão paradoxal. Hipotensão e colapso circulatório devem ser tratados com condutas como aumento de volemia, por exemplo. Se houver sintomas extrapiramidais graves, um medicamento anticolinérgico deve ser administrado. Podem ser consideradas lavagem gástrica (após a intubação se o paciente estiver inconsciente) e administração de carvão ativado somado a um laxativo. Não se deve induzir vômito em razão da possibilidade de convulsões ou reação distônica da cabeça e pescoço que podem levar ao risco de aspiração.

Referências

1. Goldman R, Loebel A, Cucchiaro J, Deng L, Findling RL. Efficacy and safety of lurasidone in adolescents with schizophrenia: a 6-week, randomized placebo-controlled study. J Child Adolesc Psychopharmacol. 2017;27(6):515-25.

2. DelBello MP, Kadakia A, Heller V, Singh R, Hagi K, Nosaka T, et al. Systematic review and network meta-analysis: efficacy and safety of second-generation antipsychotics in youths with bipolar depression. J Am Acad Child Adolesc Psychiatry. 2022;61(2):243-54.

3. Greenberg WM, Citrome L. Pharmacokinetics and pharmacodynamics of lurasidone hydrochloride, a second-generation antipsychotic: a systematic review of the published literature. Clin Pharmacokinet. 2017;56(5):493-503.

4. Caccia S, Pasina L, Nobili A. Critical appraisal of lurasidone in the management of schizophrenia. Neuropsychiatr Dis Treat. 2012;8:155-68.

5. Mattingly GW, Haddad PM, Tocco M, Xu J, Phillips D, Pikalov A, et al. Switching to lurasidone following 12 months of treatment with risperidone: results of a 6-month, open-label study. BMC Psychiatry. 2020;20(1):199.

6. Bordet C, Garcia P, Salvo F, Touafchia A, Galinier M, Sommet A, et al. Antipsychotics and risk of QT prolongation: a pharmacovigilance study. Psychopharmacology. 2023;240(1):199-202.

7. Miller S, Do D, Gershon A, Wang PW, Hooshmand F, Chang LS, et al. Longer-term effectiveness and tolerability of adjunctive open lurasidone in patients with bipolar disorder. J Clin Psychopharmacol. 2018;38(3):207-11.

8. Delapaz NR, Hor WK, Gilbert M, La AD, Liang F, Fan P, et al. An emulation of randomized trials of administrating antipsychotics in PTSD patients for outcomes of suicide-related events. J Pers Med. 2021;11(3):178.

Leituras Recomendadas

Carli M, Kolachalam S, Longoni B, Pintaudi A, Baldini M, Aringhieri S, et al. Atypical antipsychotics and metabolic syndrome: from molecular mechanisms to clinical differences. Pharmaceuticals. 2021;14(3):238.

Cordioli AV, Gallois CB, Passos IC, organizadores. Psicofármacos: consulta rápida. 6. ed. Porto Alegre: Artmed; 2023.

Correll C, Tocco M, Pikalov A, Hsu J, Goldman R. Efficacy of lurasidone in antipsychotic-naive vs. antipsychotic-exposed adolescents with schizophrenia: post-hoc analysis of a two-year, open-label study. CNS Spectr. 2021;26(2):147.

Costamagna I, Calisti F, Cattaneo A, Hsu J, Tocco M, Pikalov A, et al. Efficacy and safety of lurasidone in adolescents and young adults with schizophrenia: a pooled post hoc analysis of double-blind, placebo-controlled 6-week studies. Eur Psychiatry. 2021;64(1):e35.

DrugBank Online. Lurasidone [Internet]. 2011 [capturado de 30 set. 2024]. Disponível em: https://go.drugbank.com/drugs/DB08815.

Drugs.com. Lurasidone side effects [Internet]. 2024 [capturado em 30 nov. 2024]. Disponível em: https://www.drugs.com/sfx/lurasidone-side-effects.html#-professional.

Iyo M, Ishigooka J, Nakamura M, Sakaguchi R, Okamoto K, Mao Y, et al. Efficacy and safety of lurasidone in acutely psychotic patients with schizophrenia: a 6-week, randomized, double-blind, placebo-controlled study. Psychiatry Clin Neurosci. 2021;75(7):227-35.

Kadakia A, Dembek C, Heller V, Singh R, Uyei J, Hagi K, et al. Efficacy and tolerability of atypical antipsychotics for acute bipolar depression: a network meta-analysis. BMC Psychiatry. 2021;21(1):249.

Kato T, Ishigooka J, Miyajima M, Watabe K, Fujimori T, Masuda T, et al. Double-blind, placebo-controlled study of lurasidone monotherapy for the treatment of bipolar I depression. Psychiatry Clin Neurosci. 2020;74(12):635-44.

Latuda (lurasidone hydrochloride) tablets [Internet]. Marlborough: Sunovion Pharmaceuticals; 2013 [capturado em 30 nov. 2024]. Disponível em: https://www.accessdata.fda.gov/drugsatfda_docs/label/2013/200603lbls10s11.pdf.

Lurasidone. In: Drugs and lactation database (LactMed®) [Internet]. Bethesda: National Institute of Child Health and Human Development; 2006 [capturado em 30 nov. 2024]. Disponível em: https://www.ncbi.nlm.nih.gov/books/NBK501728/.

Okubo R, Hasegawa T, Fukuyama K, Shiroyama T, Okada M. Current limitations and candidate potential of 5-HT7 receptor antagonism in psychiatric pharmacotherapy. Front Psychiatry. 2021;12:623684.

Singh M, Tocco M, Schweizer E, Pikalov A. Long-term effectiveness of lurasidone in pediatric bipolar depression: response, remission and recovery. CNS Spectr. 2021;26(2):148.

Singh MK, Pikalov A, Siu C, Tocco M, Loebel A. Lurasidone in children and adolescents with bipolar depression presenting with mixed (subsyndromal hypomanic) features: post hoc analysis of a randomized placebo-controlled trial. J Child Adolesc Psychopharmacol. 2020;30(10):590-8.

Tocco M, Pikalov A, Zeni C, Goldman R. Effect of lurasidone on manic symptoms and treatment-emergent mania in adult and pediatric populations with bipolar depression. CNS Spectr. 2021;26(2):147-8.

Tran K, Ford C. Lurasidone hydrochloride for bipolar disorder: a review of clinical effectiveness, cost-effectiveness, and guidelines. Ottawa: Canadian Agency for Drugs and Technologies in Health, 2020.

Wang H, Xiao L, Wang HL, Wang GH. Efficacy and safety of lurasidone versus placebo as adjunctive to mood stabilizers in bipolar I depression: a meta-analysis. J Affect Disord. 2020;264:227-33.

Weiss SJ, Cueto-Vilorio VA, Dharmaraj R, Barolia D, Nashat A, Walsh SJ, et al. Characterization of intentional lurasidone ingestions using the United States National Poison Data System. Clin Toxicol. 2020;58(12):1342-6.

M

- **Maprotilina** **484**
- **Melatonina** **488**
- **Memantina** **492**
- **Metadona** **496**
- **Metilfenidato** **504**
- **Metilfolato** **511**
- **Mianserina** **514**
- **Midazolam** **518**
- **Milnaciprana** **523**
- **Mirtazapina** **528**
- **Moclobemida** **534**
- **Modafinila** **538**
- **Molindona**. **543**

Maprotilina

A maprotilina é uma amina secundária da classe dos fármacos tetracíclicos. Química e estruturalmente, está relacionada a outros ADTs de amina secundária, como nortriptilina e protriptilina, possuindo efeitos semelhantes a eles. Foi aprovada pela FDA para uso clínico em 1980. No Brasil, sua venda foi descontinuada em 2019 por motivos técnicos de produção. Sua absorção atinge picos plasmáticos em 8 a 24 horas e sua eliminação ocorre majoritariamente por via renal.

Nomes no Brasil:
Não disponível no Brasil (EUA: Ludiomil).

SUS:
Não disponível na Rename.

● **INDICAÇÕES DE BULA – ANVISA E FDA:** Não possui aprovação da Anvisa até o momento.

● **INDICAÇÕES OFF-LABEL:** Há poucos dados acerca dos usos *off-label* da maprotilina. No entanto, pode ser utilizada para o tratamento de dores crônicas (embora sua eficácia aparente ser inferior à da amitriptilina) e insônia.

● **CONTRAINDICAÇÕES:** A maprotilina é contraindicada para pacientes que apresentem hipersensibilidade comprovada ao princípio ativo ou a quaisquer dos componentes do medicamento, como seus ingredientes inativos, pacientes com distúrbios convulsivos conhecidos ou suspeitos, pacientes na fase aguda de um infarto do miocárdio, pacientes recentemente recuperados ou durante recuperação de um desses eventos e em concomitância a um IMAO, uma vez que pode gerar crises hiperpiréticas, convulsões graves e outros eventos potencialmente fatais.

● **TESTES LABORATORIAIS SUGERIDOS OU NECESSÁRIOS:** É recomendado monitoramento do hemograma durante o tratamento com maprotilina. Caso haja evidência de diminuição de neutrófilos, o fármaco deve ser descontinuado. O ganho de peso é comum em pacientes tratados com fármacos tricíclicos e tetracíclicos, sendo necessário acompanhamento do peso corporal, do IMC, da pressão arterial e da glicemia, especialmente em pacientes pré-diabéticos e diabéticos. É aconselhável também monitorar possíveis dislipidemias (colesterol total, LDL e triglicerídeos aumentados e HDL diminuído). Em casos de pacientes que tenham ganhado mais que 5% do peso basal (antes do tratamento), é recomendada a avaliação da possibilidade de pré-diabetes ou diabetes e, em casos positivos, pode ser indicada a substituição do medicamento. Pacientes idosos, com hipertireoidismo, problemas cardiovasculares preexistentes (ou histórico familiar) ou pessoas tratadas concomitantemente com outros agentes que prolonguem o intervalo QTc devem ser monitorados com ECG. Pacientes acima de 50 anos devem ser monitorados com ECG basal; além disso, indivíduos com mais de 50 anos e pacientes em terapias diuréticas apresentam risco aumentado de distúrbios eletrolíticos; portanto, os eletrólitos requerem monitoramento especial nesse grupo.

● **ROTA FARMACOLÓGICA:** Não há imagens disponíveis para a rota farmacológica da maprotilina.

Farmacologia

ABSORÇÃO: Após administração oral, a maprotilina tem absorção lenta, mas completa, no trato gastrointestinal, atingindo biodisponibilidade absoluta de cerca de 66 a 70%, com picos de concentração plasmática entre 8 e 24 horas.

VOLUME DE DISTRIBUIÇÃO: 23 a 27 L/kg.

LIGAÇÃO PROTEICA: 88%.

METABOLISMO/FARMACOCINÉTICA: A maprotilina tem metabolismo majoritariamente hepático, sofrendo reações de N-desmetilação, desaminação, hidroxilações alifáticas e aromáticas. É metabolizada de forma lenta, principalmente em desmetil-maprotilina, um metabólito farmacologicamente ativo, o qual pode sofrer hidroxilações subsequentes até formas inativadas.

ROTA DE ELIMINAÇÃO: A maprotilina é majoritariamente excretada pela via renal (60%) sob a forma de metabólitos conjugados, sendo 30% eliminados nas fezes.

MEIA-VIDA: Cerca de 51 horas (varia entre 27-58 horas).

DEPURAÇÃO: 14 L/h.

FARMACODINÂMICA: A maprotilina exibe fortes efeitos como inibidor da recaptação de noradrenalina, com efeitos discretos sobre a recaptação da serotonina e dopamina. É também forte antagonista do receptor H_1 e $5-HT_7$, antagonista moderado dos receptores $5-HT_2$ e $α_1$-adrenérgicos e antagonista fraco dos receptores D_2 e muscarínicos.

MECANISMO DE AÇÃO: A maprotilina é um antidepressivo tetracíclico cujo principal uso terapêutico é no tratamento da depressão. Age por meio da inibição da recaptação pré-sináptica de catecolaminas, principalmente de noradrenalina, aumentando assim sua concentração nas fendas sinápticas do cérebro. Somado a isso, foi demonstrado que esse medicamento também inibe o SERT, retardando a recaptação de serotonina, porém de forma leve. Além disso, há relatos recentes de que esse medicamento exerce potente efeito antagonista do receptor $5-HT_7$.[1] A maprotilina é um forte inibidor do receptor H_1 da histamina, o que explica suas ações sedativas. Em estudo acerca do efeito sobre o sono, a maprotilina demonstrou aumentar a duração da fase do sono REM em pacientes deprimidos, em comparação com a imipramina, que reduz essa fase do sono.[2] Por fim, a maprotilina mostrou ser um antagonista $α_1$-adrenérgico periférico moderado, o que pode explicar a hipotensão ortostática ocasional relatada em associação com seu uso.

● Interações Medicamentosas

○ Devido à possibilidade de efeitos aditivos semelhantes aos da atropina, são recomendados supervisão criteriosa e ajuste de dosagem quando a maprotilina for administrada concomitantemente com agentes anticolinérgicos ou simpaticomiméticos.

○ Em pacientes que estejam em tratamento com medicações para hipertireoidismo, a maprotilina deve ser administrada com cautela devido à possibilidade de aumento do potencial de toxicidade cardiovascular desse fármaco.

○ A maprotilina pode bloquear os efeitos farmacológicos da guanetidina ou de fármacos similares.

○ Há risco elevado de convulsões quando há administração concomitante de maprotilina com fenotiazinas ou quando a dosagem de BZDs é reduzida rapidamente.

○ A concentração plasmática de maprotilina pode ser aumentada quando o fármaco é administrado junto com inibidores de enzimas hepáticas (p. ex., cimetidina, fluoxetina). O efeito contrário, ou seja, redução da concentração plasmática de maprotilina, pode ser observado em pacientes tratados concomitantemente com indutores enzimáticos hepáticos, como barbitúricos e fenitoína. Portanto, em ambos os eventos, o ajuste da dosagem da maprotilina pode ser necessário.

AFINIDADE LIGANTE/KI:

LOCAL	KI (NM)
Ki (SERT)	5.800
Ki (NET)	11-12
Ki (DAT)	1.000
Ki ($5-HT_{2A}$)	51
Ki ($5-HT_{2C}$)	122
Ki ($5-HT_7$)	50
Ki ($α_1$)	90
Ki ($α_2$)	9.400
Ki (D_1)	402
Ki (D_2)	350-665
Ki (D_3)	504

Ki (D$_5$)	429
Ki (H$_1$)	0,79-2,0
Ki (H$_2$)	776
Ki (H$_3$)	66.100
Ki (H$_4$)	85.100
Ki (mACh)	570

⬤ Farmacogenética

Acesse https://www.pharmgkb.org/chemical/PA450322 ou utilize o *QR code* ao lado.

ANOTAÇÕES CLÍNICAS

Nível de evidência 1A, 1B, 2A, 2B: Não há dados para a maprotilina no PharmGKB até a data de publicação deste livro.

Nível de evidência 3: Variantes diversas do gene *CYP2D6*.

Nível de evidência 4: Acesse o *site* para mais informações.

⬤ Prática Clínica

● **DOSAGEM:** Para tratamento da depressão, a dosagem de maprotilina pode variar entre 75 e 150 mg/dia, 1x/dia, ou em até 3 doses divididas. Já para o tratamento de dores crônicas, recomendam-se dosagens entre 50 e 225 mg/dia.

● **TITULAÇÃO:** Em pacientes ambulatoriais com depressão moderada, recomenda-se iniciar o tratamento com a dose de 75 mg/dia, embora ela possa ser diminuída para 25 mg/dia em alguns casos, como nos pacientes idosos. Após cerca de 2 semanas, a dosagem pode ser incrementada gradualmente em 25 mg/dia, conforme eficácia e tolerabilidade do paciente, até que seja atingida a dose máxima diária de 150 mg. Recomenda-se que tal dose não seja excedida, a não ser em pacientes mais gravemente deprimidos. Nesses casos, as doses podem ser aumentadas de maneira gradual até um máximo de 225 mg. Pacientes hospitalizados (mais gravemente deprimidos) podem iniciar o tratamento com uma dose diária de 100 a 150 mg, que pode ser aumentada gradualmente conforme necessário e tolerado, até a dose máxima de 225 mg/dia. Para a retirada da maprotilina, em geral recomenda-se descontinuação gradativa da dosagem, conforme tolerado pelo paciente. Pode ser útil a redução de 50% da dose a cada 3 dias. Caso os efeitos de retirada sejam intoleráveis, recomenda-se retornar à dose anterior e reiniciar a retirada de forma mais lenta.

● **EFEITOS ADVERSOS:** Mais comuns: Gastrointestinais (boca seca), neurológicos (sedação). Comuns: Gastrointestinais (constipação, náusea), neurológicos (cefaleia, tontura, tremor), oculares (visão borrada), psiquiátricos (agitação, ansiedade, insônia, nervosismo), outros (fadiga, fraqueza). Raros: Cardiovasculares (arritmia, bloqueio cardíaco, edema, hipertensão, hipotensão, palpitação, síncope, taquicardia), dermatológicos (alopecia, edema, fotossensibilidade, prurido, *rash*, transpiração excessiva), gastrointestinais (aumento de salivação, cãibra abdominal, diarreia, disfagia, dor epigástrica, gosto amargo, vômito), geniturinários (diminuição de frequência urinária e micção, impotência, retenção urinária), hepáticos (alteração de função hepática, icterícia), metabólicos (aumento/diminuição de glicemia, ganho/perda de peso), neurológicos (acatisia, alteração de EEG, ataxia, déficit de memória, disartria, dormência, formigamento, sintomas extrapiramidais), oculares (distúrbio de acomodação, midríase), psiquiátricos (alucinação, aumento de psicose, delírio, desorientação, desrealização, diminuição de libido, estado confusional, hipomania, inquietação, mania, pesadelo), respiratórios (congestão nasal), outros (febre, *tinnitus*). Pós-comercialização: Dermatológicos (necrólise epidérmica tóxica, SSJ), hepáticos (aumento de enzimas hepáticas), respiratórios (pneumonite intersticial).

● **GRAVIDEZ:** Não foram realizados estudos adequados e bem controlados em mulheres grávidas que possam garantir a segurança da maprotilina durante a gestação. Estudos pré-clínicos com animais indicam potenciais riscos ao desenvolvimento fetal.[3] Desse modo, seu uso não é recomendado durante a gravidez, a menos que os possíveis benefícios justifiquem os potenciais riscos para o feto. Categoria B da FDA (classificação até 2015).

● **AMAMENTAÇÃO:** A maprotilina é excretada no leite materno, embora sejam escassas as informações acerca das consequências clínicas para os lactentes amamentados por mães em tratamento com esse medicamento. É preferível a descontinuação do seu uso e a substituição por um fármaco cujas informações clínicas sejam mais bem estabelecidas. Porém, caso a maprotilina seja usada durante a amamentação, é recomendada a avaliação dos possíveis benefícios em relação aos potenciais riscos.

● **CRIANÇAS E ADOLESCENTES:** Caso seja necessária, a prescrição de maprotilina nessa faixa etária deve ser realizada com cautela, evitando-se o uso em crianças menores de 12 anos. Há alguns relatos de casos de morte súbita em crianças tratadas com tricíclicos ou tetracíclicos. Caso seja opção terapêutica, deve-se observar a possibilidade de ativação de transtorno bipolar conhecido ou desconhecido e/ou ideação suicida. É importante informar aos pais ou responsáveis sobre os riscos para que possam auxiliar no monitoramento da criança ou do adolescente.

● **IDOSOS:** Recomenda-se ECG basal para pacientes acima de 50 anos em uso de maprotilina. Nessa faixa etária, pode haver maior sensibilidade aos efeitos anticolinérgicos cardiovasculares, hipotensores e sedativos desse fármaco. Nesse sentido, é adequado o tratamento em doses menores em relação à população mais jovem, iniciando-se com 25 mg/dia, com aumentos graduais e mais lentos que em geral.

● **INSUFICIÊNCIA RENAL:** Não é necessário o ajuste de dosagem de maprotilina para indivíduos com insuficiência renal, porém recomenda-se administração com cautela, além de acompanhamento criterioso, nessa população.

● **INSUFICIÊNCIA HEPÁTICA:** Não é necessário o ajuste de dosagem de maprotilina para indivíduos com insuficiência hepática, porém recomenda-se administração com cautela, além de acompanhamento criterioso, nessa população.

● **COMO MANEJAR EFEITOS ADVERSOS:** Em geral, apenas promover apoio ao paciente aparenta ser a melhor abordagem até que se atinja a eficácia clínica desejada. Durante início do tratamento com maprotilina, as doses devem ser tituladas com cautela e de acordo com a tolerabilidade individual. Em casos de sintomas intoleráveis, pode ser recomendada a substituição do medicamento por outro agente terapêutico.

> **BIPP TIPS**
>
> ○ Em geral, os fármacos tricíclicos e tetracíclicos têm indicação *off-label* para tratamento de dores crônicas e dor neuropática, entre outras. Embora a maprotilina também seja utilizada eventualmente para esses fins, a literatura relata que sua eficácia no tratamento de dores crônicas seja inferior à da amitriptilina.[4]
>
> ○ Assim como outros tricíclicos e tetracíclicos, o efeito sedativo da maprotilina, especialmente em dose única diária, pode ser mais bem gerenciado se ela for administrada antes da hora de dormir.
>
> ○ Os efeitos terapêuticos da maprotilina podem ser observados dentro de 3 a 7 dias, embora em geral sejam necessárias 2 a 3 semanas, assim como ocorre para outros antidepressivos.

○ Toxicidade

ORAL EM HUMANOS: Os dados acerca da dose tóxica em humanos são escassos, mas a dose letal da maprotilina é de 600 a 750 mg/kg em camundongos, 760 a 900 mg/kg em ratos, mais de 1.000 mg/kg em coelhos, mais de 300 mg/kg em gatos e mais de 30 mg/kg em cães.

TOXICIDADE AGUDA: Os sinais e sintomas de superdosagem com maprotilina são semelhantes àqueles observados com superdosagem de tricíclicos e outros tetracíclicos. As manifestações críticas de superdosagem compreendem arritmias cardíacas, hipotensão, convulsões e depressão do SNC, incluindo coma. Alterações no ECG, em particular no eixo ou largura do QRS, são indicadores clinicamente significativos de toxicidade. Outras manifestações clínicas incluem sonolência, taquicardia, ataxia, vômitos, cianose, choque, inquietação, agitação, hiperpirexia, rigidez muscular, movimentos atetoides e midríase. Esse quadro de toxicidade se desenvolve rapidamente após a superdosagem, sendo, portanto, necessário o monitoramento hospitalar o quanto antes. Não são conhecidos antídotos específicos para a maprotilina, porém os BZDs podem ser utilizados para controlar possíveis convulsões. Além disso, a lavagem gástrica e a administração de carvão ativado podem auxiliar a reduzir a absorção. Indução de êmese e procedimento de diálise não estão recomendados devido ao alto grau de ligação proteica da maprotilina. Caso o paciente esteja inconsciente ou com reflexo de vômito prejudicado, o carvão ativado pode ser administrado via sonda nasogástrica. Deve ser realizado monitoramento da temperatura corporal, dos sinais vitais e cardíacos, com observação do ECG quanto a possíveis anormalidades de condução cardíaca.

Referências

1. Lucchelli A, Santagostino-Barbone MG, D'Agostino G, Masoero E, Tonini M. The interaction of antidepressant drugs with enteric 5-HT7 receptors. Naunyn Schmiedeberg's Arch Pharmacol. 2000;362(3):284-9.

2. Logue JN, Sachais BA, Feighner JP. Comparisons of maprotiline with imipramine in severe depression: a multicenter controlled trial. J Clin Pharmacol. 1979;19(1):64-74.

3. Iqbal MM. Effects of antidepressants during pregnancy and lactation. Ann Clin Psychiatry 1999;11(4):237-56.

4. Vrethem M, Boivie J, Arnqvist H, Holmgren H, Lindström T, Thorell LH. A comparison a amitriptyline and maprotiline in the treatment of painful polyneuropathy in diabetics and nondiabetics. Clin J Pain. 1997;13(4): 313-23.

Leituras Recomendadas

Barbaccia ML, Ravizza L, Costa E. Maprotiline: an antidepressant with an unusual pharmacological profile. J Pharmacol Experiment Ther. 1986;236(2):307-12.

DrugBank Online. Maprotiline [Internet]. 2005 [capturado em 30 nov. 2024]. Disponível em: https://go.drugbank.com/drugs/DB00934.

Knudsen K, Heath A. Effects of self poisoning with maprotiline. Br Med J. 1984;288(6417):601-3.

Pinder RM, Brogden RN, Speight TM, Avery GS. Maprotiline: a review of its pharmacological properties and therapeutic efficacy in mental depressive states. Drugs. 1977;13(5):321-52.

Vrethem M, Boivie J, Arnqvist H, Holmgren H, Lindström T, Thorell LH. A comparison of amitriptyline and maprotiline in the treatment of painful polyneuropathy in diabetics and nondiabetics. Clin J Pain. 1997;13(4):313-23.

Melatonina

A melatonina é um hormônio indolaminérgico, sendo sintetizada a partir do triptofano e derivada da serotonina. É encontrada em diversas espécies de micróbios, plantas e animais. Em mamíferos, é sintetizada e secretada pela glândula pineal, principalmente durante o período noturno, na ausência de luz. Quando há exposição à luz, sua secreção é reduzida. Desse modo, a liberação de melatonina regula o ritmo circadiano e diversas funções biológicas, incluindo o ciclo sono-vigília e a regulação da temperatura corporal. A melatonina também está envolvida na regulação do humor, memória e aprendizado, sistema imunológico e sistema reprodutivo. A maioria dos seus efeitos é mediada pela ação como agonista de receptores de melatonina. É utilizada para o tratamento de transtornos do sono, como insônia e *jet-lag*. Seu mecanismo de ação é único entre os fármacos desta classe disponíveis na clínica. Sua absorção atinge picos plasmáticos em cerca de 45 minutos e sua eliminação ocorre majoritariamente por via renal.

Nomes no Brasil:
Vários nomes comerciais.
SUS:
Não disponível na Rename.

- **INDICAÇÕES DE BULA – ANVISA:** Não possui aprovação da Anvisa como medicamento até o momento. Ela está aprovada para formulação de suplementos alimentares para adultos com idade igual ou superior a 19 anos e para o consumo diário máximo de 0,21 mg.

- **INDICAÇÕES DE BULA – FDA:** Não possui aprovação da FDA até o momento.

- **INDICAÇÕES *OFF-LABEL*:** A melatonina pode ser usada em transtorno do trabalho em turnos, abstinência a BZDs e nicotina, transtornos do sono-vigília do ritmo circadiano em crianças e adultos com deficiência visual, transtornos do sono em crianças e adolescentes com TDAH, insônia crônica infantil, enxaqueca, *delirium* em idosos, fibromialgia e câncer.

- **CONTRAINDICAÇÕES:** A melatonina é contraindicada em caso de hipersensibilidade à substância.

- **TESTES LABORATORIAIS SUGERIDOS OU NECESSÁRIOS:** Não existem recomendações específicas para os pacientes saudáveis tratados com melatonina.

- **ROTA FARMACOLÓGICA:** Ver Figura 1.

Farmacologia

ABSORÇÃO: Dados sobre a melatonina na literatura são escassos e parecem variar conforme a dose e a via de administração. Aparenta absorção total quando administrada oralmente e atinge picos de concentração plasmática em cerca de 45 minutos se ingerida em jejum, com biodisponibilidade oral de cerca de 15% (variando entre 9-33%). A administração juntamente com alimentos reduz sua taxa de absorção.

VOLUME DE DISTRIBUIÇÃO: Varia conforme a dose e a via de administração. Após administração IV em bólus, o volume varia de 35 L (dose de 0,005 mg/kg) a 185 L (dose de 0,0005 mg/kg). Após infusão IV, os valores variam entre 53,8 e 73,1 L (dose de 0,023 mg, 250 mL/h). Após administração oral, varia entre 451 L (dose de 5 mg) a 1.602 L (dose de 4 mg).

LIGAÇÃO PROTEICA: Cerca de 60% (estudos *in vitro*).

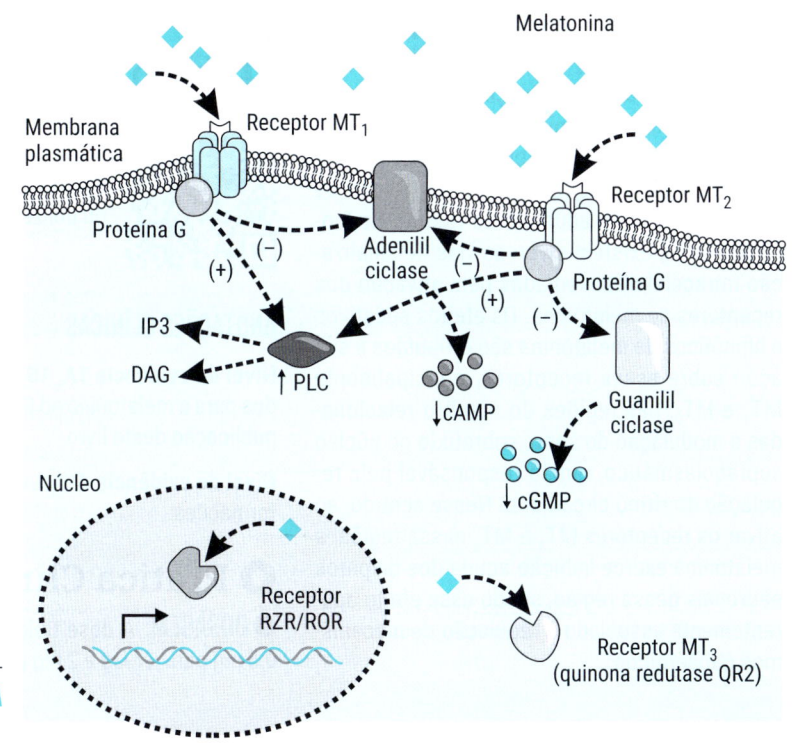

FIGURA 1 ▶
ROTA FARMACOLÓGICA DA MELATONINA.

METABOLISMO/FARMACOCINÉTICA: A melatonina sofre metabolismo hepático pelas isoenzimas CYP1A1, CYP1A2 e possivelmente CYP2C9, gerando cerca de 14 metabólitos principais.

ROTA DE ELIMINAÇÃO: A rota de eliminação da melatonina, assim como da molécula endógena, é predominantemente renal, com cerca de 89% eliminados na forma de metabólito e apenas 1 a 5% excretados na urina sob a forma inalterada.

MEIA-VIDA: 0,5 a 1 hora para a formulação de liberação imediata; 3,5 a 4 horas para a formulação de liberação prolongada.

DEPURAÇÃO: Dados sobre a melatonina na literatura são escassos e aparentam variar conforme a dose, com intervalos entre 2 e 5 L/min.

FARMACODINÂMICA: A melatonina é um agonista dos receptores MT_1 e MT_2 de melatonina.

MECANISMO DE AÇÃO: A melatonina é um agonista de receptor de melatonina dos tipos 1, 2 e 3 (MT_1, MT_2 e MT_3), os quais são expressos em diversas regiões do corpo e do SNC, como núcleo supraquiasmático do hipotálamo, hipocampo, substância nigra, cerebelo, vias dopaminérgicas centrais, área tegmental ventral e *nucleus accumbens*. A ativação dos receptores MT_1 e MT_2 inibe a adenilatociclase e a sinalização intracelular de AMP cíclico, além de promover a elevação transitória na concentração de cálcio citosólico e acúmulo de fosfato de inositol. Assim, existem diversas vias de sinalização intracelulares mediadas pela ativação dos receptores de melatonina. Os efeitos sedativos e hipnóticos da melatonina são atribuídos à sua ação sobre esses receptores, principalmente MT_1 e MT_2, nas regiões do cérebro relacionadas à modulação do sono, sobretudo no núcleo supraquiasmático, região responsável pela regulação do ritmo circadiano. Nesse sentido, ao ativar os receptores MT_1 e MT_2 nessa região, a melatonina exerce inibição aguda dos disparos neuronais dessa região, sendo esse efeito aparentemente associado à regulação de mecanismos gabaérgicos.

● Interações Medicamentosas

○ Não é recomendado utilizar melatonina, ou outros agonistas de receptores para melatonina, em combinação com fluvoxamina ou outros inibidores fortes da CYP1A2, devido à potencial elevação das concentrações plasmáticas dessa substância, o que pode aumentar o risco de reações e efeitos adversos.

○ Não é aconselhável o uso de melatonina, ou outros agonistas de receptores de melatonina, em associação com rifampicina ou outros indutores da CYP3A4, uma vez que podem diminuir as concentrações plasmáticas de melatonina, reduzindo seu efeito terapêutico. O uso concomitante com varfarina não é recomendado.

AFINIDADE LIGANTE/KI: Não há dados disponíveis para a melatonina sintética. A melatonina endógena apresenta os seguintes valores médios:

LOCAL	KI (NM)
Ki (MT_1)	0,52
Ki (MT_2)	0,29
Ki (MT_3)	1,87

○ Farmacogenética

Acesse https://www.pharmgkb.org/chemical/PA164752558 ou utilize o *QR code* ao lado.

ANOTAÇÕES CLÍNICAS

Nível de evidência 1A, 1B, 2A, 2B, 3: Não há dados para a melatonina no PharmGKB até a data de publicação deste livro.

Nível de evidência 4: Acesse o *site* para mais informações.

○ Prática Clínica

● **DOSAGEM:** A dose típica de melatonina é de 0,5 mg para *jet-lag* e 2 mg para insônia.

● **TITULAÇÃO:** Para as formulações de liberação prolongada e tratamento da insônia, é recomendada a ingestão de 2 mg, de 1 a 2 horas antes de dormir, preferencialmente em jejum ou algum tempo após a última refeição diária. Não deve ser mantida por mais de 13 semanas e não precisa ser retirada de maneira gradual. Para tratamento do *jet-lag*, administrar 0,5 mg antes da hora de dormir, apenas nas situações de viagem. Possui eficácia mais evidente quando em situação de diferença de cinco ou mais fusos horários.

● **EFEITOS ADVERSOS:** Comuns: Artralgia, cefaleia, dores nas costas, fadiga, nasofaringite. Incomuns: Aftas, agitação psicomotora, alterações nos sonhos, ansiedade, astenia, boca seca, dermatite, dor abdominal, ganho de peso, hipertensão arterial, irritabilidade, letargia, náusea, nervosismo, pesadelos, prurido, sonolência, sudorese (sobretudo à noite), tontura.

● **GRAVIDEZ:** Os dados sobre a melatonina são escassos na literatura, principalmente por ser considerada um suplemento dietético, sendo que não existem ensaios clínicos suficientes para atestar sua segurança durante a gestação. No entanto, alguns estudos pré-clínicos avaliaram agonistas de receptores de melatonina e relataram toxicidade para o feto, como mortalidade embriofetal, comprometimento neurocomportamental e diminuição do crescimento e desenvolvimento da prole em doses maiores do que as usadas clinicamente.[1] Alguns dados clínicos indicam que concentrações maiores de melatonina no plasma podem estar associadas a maior risco de pré-eclâmpsia.[2] Categoria C da FDA (classificação até 2015).

● **AMAMENTAÇÃO:** A melatonina aparentemente é secretada no leite materno, da mesma forma que a melatonina endógena. Entretanto, os dados acerca desse grupo específico são escassos na literatura. Dessa maneira, não é recomendada a amamentação durante tratamento com melatonina.

● **CRIANÇAS E ADOLESCENTES:** Não há estudos suficientes acerca do uso de melatonina nessa faixa etária. Como a melatonina é um hormônio, é possível que os suplementos de melatonina possam afetar o desenvolvimento hormonal, incluindo a puberdade e a regulação da produção de prolactina, mas faltam estudos para atestar tais efeitos.

● **IDOSOS:** Os dados indicam que a suplementação de melatonina pode ser segura e eficaz para tratar transtornos do sono em idosos.[3] No entanto, essa faixa etária pode ser mais suscetível a reações adversas.

● **INSUFICIÊNCIA RENAL:** Não existem dados suficientes acerca do uso de melatonina em pacientes com insuficiência renal. Utilizar com cautela.

● **INSUFICIÊNCIA HEPÁTICA:** Não existem dados suficientes acerca do uso de melatonina em pacientes com insuficiência hepática.

● **COMO MANEJAR EFEITOS ADVERSOS:** Podem ocorrer efeitos adversos de leve a moderados, de modo que não há recomendações específicas.

BIPP TIPS

○ O uso de melatonina como opção terapêutica é ainda relativamente novo, e os dados acerca de sua segurança e tolerabilidade são escassos na literatura. Nesses casos, é necessário cautela ao administrar esse medicamento, sobretudo nas populações especiais, como pessoas com insuficiência renal e hepática.

○ Os dados da literatura acerca da dosagem e titulação são, além de escassos, muito variáveis, podendo haver necessidade de adaptar a dose de acordo com o paciente até que seja atingida a eficácia necessária.[4]

○ O efeito sedativo da melatonina pode comprometer a capacidade de direção, o uso de grandes máquinas e atividades que requeiram atenção. Assim, cabe ao médico informar o fato aos pacientes.

○ Os comprimidos de melatonina podem conter lactose, de modo que pacientes intolerantes a lactose, galactose ou com deficiência na absorção de glucose-galactose não devem tomar esse medicamento.

⬤ Toxicidade

ORAL EM HUMANOS: Não há dados disponíveis em humanos. A dose letal de melatonina em ratos é de mais de 3.200 mg/kg.

TOXICIDADE AGUDA: Não há relatos de casos de superdosagem com melatonina, de modo que nenhuma recomendação especial é conhecida. Tal como acontece com o tratamento de qualquer superdosagem, medidas gerais sintomáticas e de suporte devem ser adotadas. Se necessário, pode-se fazer lavagem gástrica imediata e administrar fluidos IV. Além disso, é importante monitorar respiração, pulso, pressão arterial e outros sinais vitais apropriados.

⬤ Referências

1. Hsu CN, Huang LT, Tain YL. Perinatal use of melatonin for offspring health: focus on cardiovascular and neurological diseases. Int J Mol Sci. 2019;20(22):5681.

2. Fantasia I, Bussolaro S, Stampalija T, Rolnik DL. The role of melatonin in pregnancies complicated by placental insufficiency: a systematic review. Eur J Obstet Gynecol Reprod Biol. 2022;278:22-8.

3. Tuft C, Matar E, Schrire ZM, Grunstein RR, Yee BJ, Hoyos CM. Current insights into the risks of using melatonin as a treatment for sleep disorders in older adults. Clin Interv Aging. 2023;18:49-59.

4. Cruz-Sanabria F, Bruno S, Crippa A, Frumento P, Scarselli M, Skene DJ, et al. Optimizing the time and dose of melatonin as a sleep-promoting drug: a systematic review of randomized controlled trials and dose-response meta-analysis. J Pineal Res. 2024;76(5):e12985.

⬤ Leituras Recomendadas

Andersen LP, Werner MU, Rosenkilde MM, Harpsøe NG, Fuglsang H, Rosenberg J, et al. Pharmacokinetics of oral and intravenous melatonin in healthy volunteers. BMC Pharmacol Toxicol. 2016;17:8.

Harpsøe NG, Andersen LP, Gögenur I, Rosenberg J. Clinical pharmacokinetics of melatonin: a systematic review. Eur J Clin Pharmacol. 2015;71(8):901-9.

Srinivasan V, Pandi-Perumal SR, Trahkt I, Spence DW, Poeggeler B, Hardeland R, et al. Melatonin and melatonergic drugs on sleep: possible mechanisms of action. Int J Neurosci. 2009;119(6):821-46.

Tordjman S, Chokron S, Delorme R, Charrier A, Bellissant E, Jaafari N, et al. Melatonin: pharmacology, functions and therapeutic benefits. Curr Neuropharmacol. 2017;15(3):434-43.

Zhang JJ, Meng X, Li Y, Zhou Y, Xu DP, Li S, et al. Effects of Melatonin on Liver Injuries and Diseases. International journal of molecular sciences. 2017;18(4):673.

⬤ Memantina

A memantina é um fármaco antagonista não competitivo dos receptores glutamatérgicos do tipo NMDA, com os quais têm moderada afinidade. É utilizada para o tratamento da demência moderada a grave em pacientes diagnosticados com doença de Alzheimer. Após administração oral, é bem absorvida, atingindo sua concentração máxima em 3 a 7 horas, e sua eliminação se dá principalmente pela via renal.

Nomes no Brasil:

Alois, Clomenac, Cloridrato de memantina, Ebix, Heimer, Memontil, Zider.

SUS:

Não disponível na Rename.

● **INDICAÇÕES DE BULA – ANVISA E FDA:** Tratamento da doença de Alzheimer moderada a grave.

● **INDICAÇÕES *OFF-LABEL*:** A memantina pode ser utilizada para manejo de déficit cognitivo leve, transtornos de memória decorrentes de outras condições, sintomas motores da doença de Parkinson, dores crônicas e TEPT. Pode ainda ser usada como tratamento adjuvante no transtorno bipolar, na esquizofrenia e no TOC.

● **CONTRAINDICAÇÕES:** A memantina não deve ser utilizada por pacientes com histórico de alergia a esse medicamento. Deve ser utilizada com cautela em pacientes com histórico de epilepsia.

● **TESTES LABORATORIAIS SUGERIDOS OU NECESSÁRIOS:** É recomendada a dosagem das concentrações séricas de creatinina antes do início do tratamento com memantina.

● **ROTA FARMACOLÓGICA:** Ver Figura 1.

○ Farmacologia

ABSORÇÃO: Após administração oral, a memantina exibe seu pico de concentração plasmática entre 3 e 7 horas.

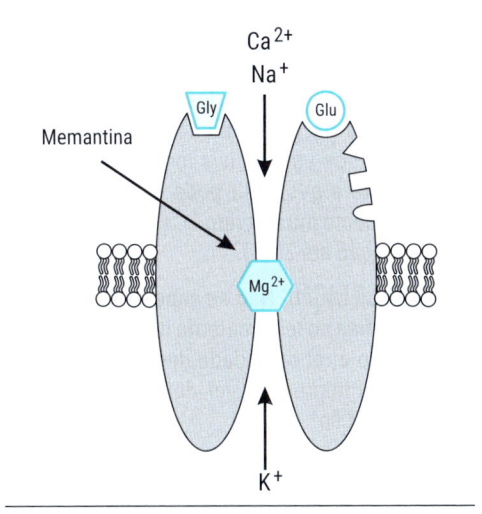

FIGURA 1 ▶ ROTA FARMACOLÓGICA DA MEMANTINA.

VOLUME DE DISTRIBUIÇÃO: 9 a 11 L/kg.

LIGAÇÃO PROTEICA: Aproximadamente 45%.

METABOLISMO/FARMACOCINÉTICA: A memantina sofre metabolização hepática pelas enzimas pertencentes à família do citocromo P450.

ROTA DE ELIMINAÇÃO: A excreção da memantina acontece, principalmente, pela via renal, sendo 48% eliminados na forma inalterada.

MEIA-VIDA: 60 a 100 horas.

DEPURAÇÃO: 0,15 L/h/kg.

FARMACODINÂMICA: A memantina inibe o influxo de cálcio para dentro dos neurônios, pelo antagonismo que exerce ao se ligar nos receptores glutamatérgicos do tipo NMDA. Ao reduzir a transmissão glutamatérgica, ela melhora os sintomas de déficits cognitivos apresentados por pacientes com doença de Alzheimer. Também é capaz de melhorar a plasticidade sináptica, resultando em melhoria da memória, além de atuar como neuroprotetora, protegendo o SNC dos efeitos tóxicos das transmissões excitatórias excessivas.

MECANISMO DE AÇÃO: A memantina se liga e bloqueia os receptores glutamatérgicos do tipo NMDA, de maneira não competitiva, impedindo a ligação do glutamato a esses receptores. Dessa forma, ela é eficaz em contrabalancear os efeitos neurotóxicos da ativação excessiva da transmissão glutamatérgica, o que parece resultar nos sintomas observados na doença de Alzheimer. A memantina também pode atuar como um agonista dos receptores de histamina, contribuindo assim para a melhora da cognição.

● Interações Medicamentosas

Inibidores da anidrase carbônica e bicarbonato de sódio, que são substâncias que alteram o pH da urina, podem reduzir a eliminação da memantina, resultando em elevação das concentrações plasmáticas dessa substância.

BIPP TIPS

- A absorção da memantina não é alterada por ingestão com ou sem alimentos.
- A memantina é um medicamento bem tolerado e com poucos efeitos adversos.
- A memantina pode retardar a progressão de doenças neurodegenerativas, mas não reverter o processo já ocorrido.
- Deve-se evitar o uso concomitante de memantina e antagonistas NMDA (que agem no mesmo sítio), como amantadina, cetamina e dextrometorfano.
- Não há relatos de sintomas decorrentes da retirada de memantina.
- Pacientes que fazem mudanças drásticas de dieta, que usam tampões gástricos em grande quantidade, com acidose tubular ou com infecção urinária grave devem ser observados quanto a quaisquer modificações de pH urinário, pois pode haver alteração da concentração sérica de memantina.

AFINIDADE LIGANTE/KI:

LOCAL	KI (NM)
Ki (NMDA)	690/700/1.000/1.320/1.370/1.780/2.420

O Farmacogenética

Acesse https://www.pharmgkb.org/chemical/PA10364 ou utilize o *QR code* ao lado.

ANOTAÇÕES CLÍNICAS

Nível de evidência 1A, 1B, 2A, 2B: Não há dados para a memantina no PharmGKB até a data de publicação deste livro.

Nível de evidência 3: Variantes diversas do gene *NR1I2*.

Nível de evidência 4: Acesse o *site* para mais informações.

O Prática Clínica

● **DOSAGEM:** Recomenda-se a utilização da memantina em doses de até 10 mg, 2x/dia, ou em dose de 28 mg, 1x/dia, no caso de se usar a formulação de liberação prolongada.

● **TITULAÇÃO:** Deve-se iniciar o tratamento com memantina na dose de 5 mg/dia, com aumento semanal de 5 mg. A dose máxima recomendada é de 10 mg, 2x/dia (20 mg/dia). Doses acima de 10 mg devem ser divididas. Quando se utiliza a formulação de liberação lenta, deve-se iniciar o tratamento com dose de 7 mg, 1x/dia, com aumento semanal de 7 mg, não devendo exceder a dose de 28 mg/dia.

● **EFEITOS ADVERSOS:** Comuns: Alucinação, cansaço, cefaleia, tontura. Incomuns: Agressividade, ansiedade, aumento de peso, cistite, constipação, diarreia, dispneia, dor lombar, hipertonia, incontinência urinária, libido aumentada, SSJ, sonolência, tosse, vômito.

● **GRAVIDEZ:** Não há estudos bem estabelecidos avaliando os riscos da memantina na gravidez, porém estudos em animais mostraram que seu uso durante a gestação pode causar restrição de crescimento intrauterino.[1] Categoria B da FDA (classificação até 2015).

● **AMAMENTAÇÃO:** Não se sabe se há excreção de memantina no leite materno humano, de modo que ela não é recomendada durante a lactação; se o uso for imprescindível, deve-se interromper a amamentação.

● **CRIANÇAS E ADOLESCENTES:** Não há estudos avaliando a segurança e a eficácia do uso de memantina em crianças e adolescentes, porém estudos com pequenas amostras de crianças com transtorno global do desenvolvimento e TDAH não constataram efeitos adversos graves.[2]

● **IDOSOS:** A memantina é um medicamento amplamente utilizado por essa população, cuja farmacocinética parece similar à de adultos jovens.

● **INSUFICIÊNCIA RENAL:** Em pacientes com insuficiência renal leve e moderada, não há necessidade de ajuste de dose de memantina, porém em pacientes com insuficiência renal grave é necessário o uso de dose reduzida.

● **INSUFICIÊNCIA HEPÁTICA:** Embora não haja estudos conclusivos, o ajuste de dose de memantina não parece ser necessário em pacientes com insuficiência hepática.

● **COMO MANEJAR EFEITOS ADVERSOS:** É necessário aguardar e observar se os efeitos adversos da memantina irão desaparecer; caso não desapareçam, deve-se reduzir sua dose ou substituí-la por outro medicamento com ação semelhante.

Toxicidade

ORAL EM HUMANOS: Não há dados específicos sobre superdosagem de memantina em humanos. A dose letal da memantina é de 437 a 498 mg/kg em camundongos e de 328 a 370 mg/kg em ratos.

TOXICIDADE AGUDA: Os sintomas decorrentes de superdosagem de memantina são convulsão, estupor, inquietação, inconsciência, sintomas psicóticos e sonolência.

Referências

1. Namenda XR® [Internet]. Madison: Allergan; 2019 [capturado em 2 dez. 2024]. Disponível em: https://dailymed.nlm.nih.gov/dailymed/drugInfo.cfm?setid=710f523f-0158-4639-8ce7-57598247d48c.

2. Findling RL, McNamara NK, Stansbrey RJ, Maxhimer R, Periclou A, Mann A, et al. A pilot evaluation of the safety, tolerability, pharmacokinetics, and effectiveness of memantine in pediatric patients with attention-deficit/hyperactivity disorder combined type. J Child Adolesc Psychopharmacol. 2007;17(1):19-33.

Leituras Recomendadas

Andrade C. Augmentation with memantine in obsessive-compulsive disorder. J Clin Psychiatry. 2019;80(6):19f13163.

Elbeltagy M, Atieh DA, Abdin BH, S-Yasin KA, Abdulraheem AM, Qattan D, et al. Memantine improves memory and hippocampal proliferation in adult male rats. Folia Neuropathol. 2021;59(2):143-51.

Lu S, Nasrallah HA. The use of memantine in neuropsychiatric disorders: an overview. Ann Clin Psychiatry. 2018;30(3):234-48.

Matsunaga S, Kishi T, Iwata N. Memantine for Lewy body disorders: systematic review and meta-analysis. Am J Geriatr Psychiatry. 2015;23(4):373-83.

McShane R, Westby MJ, Roberts E, Minakaran N, Schneider L, Farrimond LE, et al. Memantine for dementia. Cochrane Database Syst Rev. 2019;3(3):CD003154.

Ovejero-Benito MC, Ochoa D, Enrique-Benedito T, Del Peso-Casado M, Zubiaur P, Navares M, et al. Pharmacogenetics of donepezil and memantine in healthy subjects. J Pers Med. 2022;12(5):788.

Pickering G, Morel V. Memantine for the treatment of general neuropathic pain: a narrative review. Fundam Clin Pharmacol. 2018;32(1):4-13.

Reisberg B, Doody R, Stöffler A, Schmitt F, Ferris S, Möbius HJ. Memantine in moderate-to-severe Alzheimer's disease. N Engl J Med. 2003;348(14):1333-41.

Zheng W, Zhu XM, Zhang QE, Cai DB, Yang XH, Zhou YL, et al. Adjunctive memantine for major mental disorders: a systematic review and meta-analysis of randomized double-blind controlled trials. Schizophr Res. 2019;209:12-21.

Metadona

A metadona é um potente agonista opioide e sintético com uma estrutura de difeniletano semelhante ao propoxifeno e que atua como agonista de receptores opioides μ, com afinidade semelhante à da morfina. Além disso, apresenta efeito antagonista sobre os receptores NMDA e inibidor da recaptação de monoaminas. Outras pequenas diferenças farmacológicas fazem desse medicamento um opioide único. A metadona é indicada para o tratamento de dores crônicas, com intensidade variando de moderada a grave. Pode ser utilizada em pacientes que requerem administração de opioides 24 horas por dia, durante longos períodos. De acordo com alguns dados da literatura, sua eficácia potencialmente maior que a de outros opioides em relação ao tratamento da dor neuropática é atribuída à sua ação sobre os receptores NMDA.[1] A metadona também é usada para o tratamento de desintoxicação de narcóticos, como heroína ou outras substâncias similares à morfina. Sua absorção atinge picos plasmáticos de 1 a 7,5 horas e sua eliminação ocorre por via renal e fecal.

Nomes no Brasil:
Mytedom.

SUS:
Está disponível na Rename pelo componente especializado (dor crônica) em comprimidos de 5 e 10 mg e solução injetável de 20 mg/mL.

● **INDICAÇÕES DE BULA – ANVISA:** Alívio da dor aguda e crônica intensa que requer controle por mais de 24 horas e que não respondeu adequadamente a outros analgésicos. Tratamento de desintoxicação de aditos em narcóticos (heroína ou outras drogas similares à morfina). Terapia de manutenção temporária de aditos em narcóticos em conjunto com serviços médicos e sociais adequados.

● **INDICAÇÕES DE BULA – FDA:** Tratamento de desintoxicação da dependência de opioides (heroína ou outras drogas semelhantes à morfina). Tratamento de manutenção da abstinência de opioides (heroína ou outras drogas semelhantes à morfina) em conjunto com serviços sociais e médicos apropriados.

● **INDICAÇÕES *OFF-LABEL*:** A metadona pode ser usada em dores pós-operatórias, dor neuropática, manejo da dor relacionada ao câncer e como analgésico em populações pediátricas.

● **CONTRAINDICAÇÕES:** A metadona é contraindicada em caso de hipersensibilidade à substância, depressão respiratória significativa, asma aguda ou grave e íleo paralítico.

● **TESTES LABORATORIAIS SUGERIDOS OU NECESSÁRIOS:** O tratamento com metadona pode promover alterações na função da tireoide, sendo recomendado o monitoramento das concentrações de TSH e T_3 e T_4 livres. O uso de metadona está associado a alterações pressóricas, incluindo hipotensão severa e hipotensão ortostática em alguns casos, sendo tal risco maior em pacientes cuja capacidade de manter sua pressão arterial normal esteja comprometida. Deve-se, portanto, monitorar esses pacientes em relação a sinais de hipotensão após início e durante a titulação da dose de metadona. Durante o tratamento com metadona, é recomendado monitorar a incidência de crises convulsivas em pacientes que apresentem histórico de doença convulsiva. O monitoramento com ECG basal, visando avaliar o risco de prolongamento do intervalo QTc, é recomendado em todos os pacientes, bem como o monitoramento anual com ECG. Entretanto, algumas condições requerem maior atenção: em pacientes com fatores de risco para prolongamento do intervalo QTc, deve-se realizar o ECG basal e um ECG de acompanhamento 2 a 4 semanas após o início do tratamento. Já pacientes tratados com doses crescentes de metadona devem ser monitorados com ECG quando a dose diária de metadona atingir 30 ou 40 mg e, novamente, se atingir 100 mg/dia. Além disso, pacientes com propensão a novos fatores de risco devem ser avaliados com ECG sempre que surgirem outros fatores de risco ou na presença de sinais ou sintomas adicionais sugestivos de arritmia.

● **ROTA FARMACOLÓGICA:** Não há imagens disponíveis para a rota farmacológica da metadona.

◯ Farmacologia

ABSORÇÃO: A metadona possui boa absorção oral, com picos de concentração plasmática entre 1 e 7,5 horas e biodisponibilidade variando entre 36 e 100%. Um segundo pico de concentração plasmática pode ser detectado cerca de 4 horas após a administração, provavelmente devido à circulação êntero-hepática. Em razão do atraso do esvaziamento gástrico promovido pelos opioides, pacientes usuários dessas substâncias apresentam absorção mais lenta em comparação com não usuários.

VOLUME DE DISTRIBUIÇÃO: Variável de acordo com sexo e peso corporal dos indivíduos, conforme indicado por estudo farmacocinético populacional, apresentando um intervalo entre 189 e 470 L/kg.

LIGAÇÃO PROTEICA: 85 a 90%.

METABOLISMO/FARMACOCINÉTICA: A metadona sofre extenso metabolismo de primeira passagem, sobretudo pelas isoenzimas CYP3A4, CYP2B6 e CYP2C19 e, em menor extensão, pelas isoenzimas CYP2C9, CYP2C8 e CYP2D6. Os enantiômeros da metadona também são convertidos pelas isoenzimas do citocromo P450, as quais apresentam diferentes afinidades para cada enantiômero: CYP2C19, CYP3A7 e CYP2C8 metabolizam preferencialmente (R)-metadona, enquanto CYP2B6, CYP2D6 e CYP2C18 metabolizam preferencialmente (S)-metadona. A isoenzima CYP3A4 não apresenta preferência por nenhum dos enantiômeros. SNPs relacionados às enzimas do citocromo P450 podem afetar a farmacocinética dessa substância e contribuir para a variação interindividual na resposta terapêutica. Em particular, os polimorfismos CYP2B6 demonstraram ter impacto na resposta individual à metadona, uma vez que são os determinantes predominantes envolvidos na sua N-desmetilação e depuração. Já os SNPs CYP2B6 * 6, * 9, * 11, CYP2C19 * 2, * 3, CYP3A4 * 1B e CYP3A5 * 3 resultam em incrementos das concentrações plasmáticas de metadona e redução de N-desmetilação e da depuração, enquanto portadores homozigotos de CYP2B6 * 6 / * 6 demonstraram metabolismo e depuração de metadona diminuídos. As diferenças farmacogenômicas relacionadas à função das isoenzimas CYP podem ser clinicamente significativas, uma vez que a grande meia-vida da metadona pode resultar em elevação das concentrações plasmáticas em alguns indivíduos, aumentando o risco de efeitos adversos e toxicidade.

ROTA DE ELIMINAÇÃO: A rota de eliminação da metadona é predominantemente renal e fecal, mas as porcentagens de fármaco inalterado e metabólitos apresentam grande variabilidade.

MEIA-VIDA: Cerca de 15 a 207 horas (com média de 7-59 horas devido às diferenças individuais na farmacocinética).

DEPURAÇÃO: Aproximadamente 5,9 a 13 L/h (com alguns estudos demonstrando cerca de 1,4-126 L/h).

FARMACODINÂMICA: A metadona é um agonista opioide que age por meio da ligação aos receptores opioides μ, κ e δ (MOR, KOR e DOR, respectivamente), apresentando também efeito antagonista dos receptores NMDA.

MECANISMO DE AÇÃO: O mecanismo de ação da metadona é semelhante ao dos opioides de primeira linha, como codeína e morfina. A metadona é um agonista dos receptores opioides MOR, KOR e DOR. A ativação do receptor MOR é a principal responsável por suas propriedades farmacodinâmicas, tais como analgesia, depressão respiratória, dependência e tolerância. Sua afinidade por MOR é relativamente maior em comparação à da morfina, o que gera um cruzamento incompleto de tolerância quando o tratamento convencional com opioides clássicos é substituído por metadona. Foi observado que o isômero d da metadona é capaz de reverter a tolerância a opioides nos casos em que esta troca é necessária ou nos casos em que há abuso de substância opioide, com adição, por exemplo. A metadona também exibe efeito antagonista dos receptores NMDA em concentrações dentro da faixa clínica estabelecida. Esses receptores ionotrópicos são ativados predominantemente por glutamato e aspartato. Exibem atividade mínima nos sistemas de dor sob condições fisiológicas normais, mas em situações de lesões ou dores crônicas, os receptores NMDA são envolvidos no processamento e geração da dor, geração e manutenção de hipersensibilidade central, bem como nos processos de inflamação e neuroinflamação. Além disso, os receptores NMDA foram implicados nos processos biológicos que levam ao desenvolvimento da tolerância aos opioides. Assim, antagonistas de NMDA demonstraram prevenir o desenvolvimento desse efeito tanto em modelos pré-clínicos como em estudos com humanos.[2] Nesse sentido, um estudo relatou que a d-metadona é capaz de impedir a tolerância à morfina e a hiperalgesia induzida pela ativação de NMDA em modelos animais.[3] Diferentemente de outros opioides, a metadona demonstrou capacidade de inibir a recaptação de serotonina e noradrenalina. Assim, os efeitos clínicos da metadona estão relacionados à sua capacidade de modulação de diversos mecanismos, incluindo agonismo opioide, antagonismo de NMDA e inibição da recaptação monoaminérgica.

● Interações Medicamentosas

O uso de metadona associado a inibidores de CYP3A4, CYP2B6, CYP2C19, CYP2C9 ou CYP2D6, tais como antibióticos macrolídios (eritromicina), agentes antifúngicos azólicos (cetoconazol, fluconazol) e inibidores de protease (ritonavir), deve ser realizado com atenção, visto que pode aumentar a concentração plasmática da metadona e levar à maior frequência ou intensidade de efeitos adversos.

O uso de metadona associado a indutores de CYP3A4, CYP2B6, CYP2C19, CYP2C9 ou CYP2D6, tais como rifampicina, carbamazepina, fenitoína, erva-de-são-joão e fenobarbital, pode diminuir a concentração plasmática de metadona, promovendo redução da sua eficácia e, em alguns casos, desencadeando sintomas de abstinência.

É necessário atenção quando o tratamento com metadona estiver combinado a outras substâncias associadas à depressão do SNC, como BZDs e outros sedativos/hipnóticos, ansiolíticos, tranquilizantes, relaxantes musculares, anestésicos gerais, antipsicóticos, outros opioides e álcool. Tais combinações podem provocar aumento do risco de depressão respiratória, sedação profunda, coma e óbito. Assim, tais substâncias só devem ser usadas concomitantemente à metadona quando as alternativas de tratamento são inadequadas, devendo haver acompanhamento cuidadoso dos pacientes quanto a sinais de depressão respiratória e sedação. As doses devem ser ajustadas até o mínimo necessário e tituladas de acordo com a resposta clínica.

Fármacos com potencial conhecido de prolongar o intervalo QT, como antiarrítmicos de classe I e III, alguns neurolépticos, ADTs e bloqueadores de canal de cálcio, bem como fármacos capazes de induzir alterações eletrolíticas, como diuréticos, laxativos e, em raros casos, hormônios mineralocorticoides, devem ser usados com cautela em pacientes tratados com metadona, uma vez que podem ocorrer interações farmacodinâmicas, provocando hipomagnesemia e hipocalemia. Nesses casos, é recomendado monitorar os pacientes em relação a alterações na condução cardíaca.

O uso concomitante de opioides como metadona com outros fármacos que afetam o sistema neurotransmissor serotoninérgico pode levar à síndrome serotoninérgica. Quando o uso concomitante for estritamente necessário, é recomendada a observação cuidadosa do paciente, sobretudo no início do tratamento e caso haja ajuste de dose. Se houver suspeita de síndrome serotoninérgica, a metadona deve ser descontinuada. Alguns exemplos são ISRSs, IRSNs, ADTs, triptanos, antagonistas dos receptores 5-HT$_3$, fármacos que prejudicam o metabolismo da serotonina (p. ex., mirtazapina, trazodona, tramadol) e IMAOs, como linezolida e azul de metileno.

Butorfanol, nalbufina, pentazocina e buprenorfina podem reduzir o efeito analgésico da metadona e/ou precipitar sintomas de abstinência. A metadona pode aumentar a ação de bloqueio neuromuscular dos relaxantes musculares, produzindo incremento do grau de depressão respiratória. Nesses casos, é recomendado evitar o uso concomitante e monitorar os pacientes para sinais de depressão respiratória e diminuir a dose de metadona e/ou do relaxante muscular, quando necessário. Além disso, o uso concomitante de fármacos anticolinérgicos pode resultar em aumento do risco de retenção urinária e constipação grave, que poderá evoluir para íleo paralítico, sendo portanto necessário monitoramento dos sinais de retenção urinária ou motilidade gástrica reduzida nos pacientes.

AFINIDADE LIGANTE/KI:

LOCAL	KI (NM)
Ki (MOR)	0,72
Ki (DOR)	1.000
Ki (D_1)	> 10.000
Ki (D_2)	2.700
Ki (NET)	4,1
Ki (SERT)	0,23
Ki (DAT)	0,16-0,32

◯ Farmacogenética

Acesse https://www.pharmgkb.org/chemical/PA450401 ou utilize o QR code ao lado.

ANOTAÇÕES CLÍNICAS

Nível de evidência 1A, 1B: Não há dados para a metadona no PharmGKB até a data de publicação deste livro.

Nível de evidência 2A: Ver Tabela 1.

Nível de evidência 2B: Não há dados para a metadona no PharmGKB até a data de publicação deste livro.

Nível de evidência 3: Variantes diversas dos genes *ABCB1*, *ALDH5A1*, *ANKK1*, *BDNF*, *CCL11*, *CDH2*, *CNR1*, *COMT*, *TXNRD2*, *CYP2A7P1*, *CYP2B6*, *CYP2D6*, *CYP3A4*, *DRD2*, *GAD1* *GNB3*, *KCNJ6*, *NECTIN4*, *NGF*, *NTRK2*, *OPRD1*, *OPRK1*, *OPRL1*, *OPRM1*, *PNOC*, *SLC6A4*, *TPH2* e *UGT2B7*.

Nível de evidência 4: Acesse o *site* para mais informações.

◯ Prática Clínica

● **DOSAGEM:** A metadona está disponível como sal de cloridrato lipofílico em formulações VO, IM, IV, subcutâneas, epidurais e intratecais. As diferentes dosagens e formulações dependem da finalidade do uso, mas as formulações orais na forma de comprimido ou xarope concentrado são as mais usadas.

TRATAMENTO DA DOR EM PACIENTES NUNCA TRATADOS COM OPIOIDES: 2,5 mg, VO, a cada 8 horas, com incremento de dose, se necessário, cerca de 1 vez por semana.

TRATAMENTO DA DOR EM PACIENTES TOLERANTES A OPIOIDES: 10 mg, VO, de acordo com as equivalências de dosagem e fatores de conversão ajustados individualmente para cada paciente.

TRATAMENTO DE TRANSTORNO POR USO DE OPIOIDES: Em geral, a dosagem oral começa com 30 a 40 mg/dia, sendo aumentada em 10 a 20 mg/semana para um valor ideal de 80 a 150 mg/dia.

● **TITULAÇÃO:** Para a prescrição de metadona, é essencial considerar seu perfil farmacocinético altamente variável, devendo o uso ser adaptado à necessidade de cada paciente de maneira individual. Para a retirada de opioides, uma vez que os sintomas de abstinência sejam controlados, é recomendado que as dosagens sejam reduzidas entre 10 e 20% ao dia, com monitoramento dos possíveis sintomas de abstinência e de acordo com a tolerabilidade de cada paciente.

TABELA 1 ▶ NÍVEL DE EVIDÊNCIA 2A PARA A METADONA

VARIANTE	GENE	MOLÉCULA	TIPO	FENÓTIPO
CYP2B6*1	CYP2B6	Metadona	Metabolismo Farmacocinética	Dependência à heroína; transtornos relacionados a opioides
CYP2B6*4				
CYP2B6*6				
CYP2B6*18				

DOR CRÔNICA: É recomendada a dosagem eficaz mais baixa na duração mais curta possível. A dosagem deve ser baseada na gravidade da dor, na resposta do paciente, bem como na sua experiência prévia com outros analgésicos e nos fatores de risco para dependência, abuso e uso indevido. Em pacientes que nunca foram tratados com metadona previamente, é indicado utilizar comprimidos de 2,5 mg a cada 8 a 12 horas. Para substituição de outro opioide por metadona e estimativa da dose, é recomendado utilizar os seguintes fatores de conversão:

○ Conversão de outros opioides orais para metadona VO ou IV:

- Dose de metadona equivalente a < 100 mg de morfina: Administrar cerca de 20 a 30% de metadona oral ou 10 a 15% de metadona IV.

- Dose de metadona equivalente a cerca de 100 a 300 mg de morfina: Administrar 10 a 20% de metadona oral ou 5 a 10% de metadona IV.

- Dose de metadona equivalente a 300 a 600 mg de morfina: Administrar de 8 a 12% de metadona oral ou 4 a 6% de metadona IV.

- Dose equivalente de morfina de 600 a 1.000 mg: Administrar metadona oral entre 5 e 10% ou 3,5% de metadona IV.

- Dose equivalente de morfina maior do que 1.000 mg: Administrar metadona oral < 5% ou < 3% de metadona IV.

Para pacientes que utilizam apenas um opioide, é recomendado somar a dose atual do opioide e convertê-la na dose equivalente de morfina de acordo com o fator de conversão específico para esse opioide. Em seguida, deve-se multiplicar a dose equivalente de morfina pela porcentagem correspondente na descrição supracitada, obtendo-se assim a dose diária aproximada de metadona VO e IV. Pode ser necessário dividir a dose diária total de metadona visando atingir o cronograma de dosagem pretendido: por exemplo, para administração a cada 12 horas, deve-se dividir a dose diária total de metadona por dois.

Para pacientes em um regime de mais de um opioide, é necessário calcular a dose oral aproximada de metadona para cada opioide e, em seguida, somar os valores visando obter a dose diária total aproximada de metadona. Novamente, pode ser necessário dividir a dose diária total de metadona visando atingir o cronograma de dosagem pretendido: por exemplo, para administração a cada 12 horas, deve-se dividir a dose diária total de metadona por dois.

○ Conversão de morfina parenteral em metadona IV para administração crônica:

- Morfina parenteral diária total na dose de 10 a 30 mg: Administrar cerca de 40 a 66% de metadona.

- Morfina parenteral diária total na dose de 30 a 50 mg: Administrar cerca de 27 a 66% de metadona.

- Morfina parenteral diária total na dose de 50 a 100 mg: Administrar cerca de 22 a 50% de metadona.

- Morfina parenteral diária total na dose de 100 a 200 mg: Administrar cerca de 15 a 34% de metadona.

- Morfina parenteral diária total de 200 a 500 mg: Administrar cerca de 10 a 20% metadona.

Pode ser necessário dividir a dose diária total de metadona visando atingir o cronograma de dosagem pretendido: por exemplo, para administração a cada 12 horas, deve-se dividir a dose diária total de metadona por dois. Entretanto, a dosagem de metadona não deve ser baseada apenas nesses cálculos de conversão; os métodos de titulação da dose devem sempre ser individualizados para levar em consideração a exposição anterior do paciente a opioides, sua condição médica geral, tratamentos concomitantes, etc. O objetivo principal da titulação é a obtenção de um alívio adequado da dor, equilibrado com a tolerabilidade dos efeitos colaterais dos opioides. Quando houver presença de efeitos adversos intoleráveis relacionados a opioides, deve-se considerar redução da dose de metadona ou aumento do intervalo entre as doses. Nos casos de indivíduos em um regime de analgésicos contendo substâncias opioides e não opioides de proporção fixa, deve ser utilizado apenas o componente opioide de tais combinações para a conversão final. É indicado também arredondar a dose para baixo.

PACIENTES TOLERANTES A OPIOIDES: É recomendado descontinuar todos os outros opioides por um período mínimo de 24 horas. Os pacientes que são tolerantes a opioides são aqueles que recebem, por no mínimo 1 semana, pelo menos 60 mg/dia de morfina VO, 25 mcg/h de fentanila transdérmica, 30 mg/dia de oxicodona VO, 8 mg/dia de hidromorfona VO, 25 mg/dia de oximorfona VO, ou uma dose equianalgésica de outro opioide. O uso de doses iniciais mais altas em pacientes que não são tolerantes a opioides pode causar depressão respiratória fatal. Devem ser realizados os cálculos de conversão adequados a cada tipo de opioide e considerar que, em todos os casos, a titulação deve ser feita lentamente com aumentos de dose não mais frequentes do que a cada 3 a 5 dias. A interrupção de metadona não deve ser abrupta. Doses de manutenção e protocolos de retirada da medicação em geral funcionam bem com uma dose única diária de 20 a 30 mg sem promover efeitos de abstinência.

ADIÇÃO A NARCÓTICOS E OPIÁCEOS: Deve-se considerar que iniciar o tratamento com uma dose muito baixa pode causar sintomas de abstinência, levando os pacientes à recaída de outros analgésicos ou drogas ilícitas, como heroína, o que pode acarretar maior risco de toxicidade e morte. Em geral, as doses diárias iniciais são de 10 a 30 mg. Quando houver baixa tolerância ou tolerância incerta, a dose inicial de 10 a 20 mg é mais apropriada. Em casos extremos de pacientes altamente dependentes e tolerantes, e nos quais o médico seja bastante experiente, uma primeira dose máxima de 40 mg pode ser administrada. Em seguida, a dose pode ser aumentada em incrementos não superiores a 5 ou 10 mg/dia, em intervalos mínimos de 2 a 3 dias. Em geral, o aumento semanal total não deve exceder 30 mg acima da dose inicial da semana. A titulação nas primeiras semanas pode ser orientada pela dose-alvo estimada usando os cálculos de conversão. A titulação da dose deve ser continuada de maneira semelhante até que a dose ideal seja alcançada. A dose de manutenção eficaz usual é de 60 a 120 mg, e a dose para interrupção da "busca" pela droga é, em geral, muitas vezes maior do que a dose para interromper as abstinências, de modo que o uso continuado de opiáceos pode indicar a necessidade de aumento da dose, mesmo se o paciente não apresentar sintomas de abstinência. O monitoramento cuidadoso do progresso é de extrema importância e altamente indicado. O tratamento de longo prazo deve durar pelo menos 14 meses.

● **EFEITOS ADVERSOS:** Mais comuns: Gastrointestinais (náusea, vômito). Comuns: Cardiovasculares (edema), dermatológicos (*rash* transitório, sudorese), gastrointestinais (constipação), metabólicos (ganho de peso), neurológicos (sedação, sonolência), oculares (miose, olhos secos), psiquiátricos (alucinação, euforia), outros (fadiga, vertigem). Incomuns: Cardiovasculares (fogacho, hipotensão, síncope), dermatológicos (prurido, urticária), endocrinológicos (amenorreia, dismenorreia, galactorreia), gastrointestinais (boca seca, glossite), geniturinários (retenção urinária), hepáticos (discinesia de ducto biliar), respiratórios (depressão respiratória, edema pulmonar, exacerbação de asma, mucosa nasal seca), renais (efeito antidiurético), outros (astenia, hipotermia). Raros: Cardiovasculares (bradicardia, palpitação, prolongamento de intervalo QT, *torsades de pointes*), dermatológicos (urticária hemorrágica).

● **GRAVIDEZ:** Há relatos de casos de gestantes tratadas com metadona cujos bebês apresentaram sofrimento fetal intrauterino e baixo peso ao nascimento. A metadona não é recomendada para analgesia obstétrica, visto que seu efeito de longa duração pode acarretar risco aumentado de depressão respiratória neonatal. A relação risco-benefício deve ser avaliada cuidadosamente. Categoria C da FDA (classificação até 2015).

● **AMAMENTAÇÃO:** A metadona é excretada no leite materno, sendo que o uso dessa substância pode gerar dependência física no lactente. Assim, quando há administração de metadona a pacientes que estejam amamentando, é necessário considerar a relação risco-benefício.

● **CRIANÇAS E ADOLESCENTES:** Não foram conduzidos estudos clínicos suficientes acerca da segurança, efetividade e farmacocinética da metadona em pacientes menores de 18 anos de idade.

● **IDOSOS:** A metadona deve ser prescrita com cautela, uma vez que pacientes idosos podem

BIPP TIPS

- Os estudos demonstram variação interindividual nas concentrações plasmáticas de metadona de até 17 vezes, provavelmente devido à variabilidade individual na função das isoenzimas CYP.[4] Há também grande variabilidade na farmacocinética entre os enantiômeros da metadona, o que se torna um fator adicional de dificuldade na interpretação dos dados dos estudos. Portanto, devido a tais variabilidades, o tratamento com metadona deve ser individualizado para cada paciente.

- Em pacientes com traumatismo craniano, tumor cerebral, pressão intracraniana aumentada ou alterações de consciência, a metadona deve ser utilizada somente se houver grande necessidade, uma vez que opioides podem encobrir o quadro clínico de alguns desses pacientes. É essencial monitorar os pacientes que se apresentem mais suscetíveis aos efeitos intracranianos da retenção de CO_2 quanto a sinais de sedação e depressão respiratória, principalmente durante o início do tratamento com metadona, pois esse medicamento pode reduzir o estímulo respiratório e aumentar ainda mais a pressão intracraniana.

- Quando a metadona for utilizada com medicamentos anticolinérgicos, os pacientes devem ser monitorados quanto a sinais de retenção urinária ou redução da motilidade gástrica. Não é recomendado o tratamento com metadona em pacientes com obstrução gastrointestinal suspeita ou conhecida, incluindo íleo paralítico.

- A metadona pode causar espasmo do esfíncter de Oddi, devendo-se monitorar pacientes com doença do trato biliar, incluindo pancreatite aguda, em relação à piora dos sintomas.

- Os efeitos adversos da metadona são semelhantes aos descritos para a morfina. Porém, por ser um opioide de longa duração e meia-vida imprevisível, a metadona exige atenção especial devido ao risco de acúmulo e intoxicação, especialmente nos primeiros dias de tratamento ou durante a titulação da dose do analgésico. Esse perfil pode induzir depressão respiratória grave com doses tão baixas quanto 30 mg em indivíduos não tolerantes e com doses maiores em indivíduos tolerantes. Uma característica pontual da depressão respiratória induzida pela metadona é que seu pico ocorre após o pico analgésico e se sustenta por longos períodos, sobremaneira no início do tratamento. Portanto, o uso de metadona deve incluir avaliações sistemáticas e medidas para minimizar esse risco, como educação dos pacientes e monitoramento dos sintomas no início do tratamento ou durante titulação das doses.

- Durante o uso de metadona, pode haver prolongamento do intervalo QT, que configura um estado pró-arrítmico associado a maior risco de arritmia ventricular. Clinicamente, o paciente apresenta palpitações, síncope e até mesmo morte súbita. Tal risco é diretamente proporcional à duração do intervalo QT, sendo particularmente maior quando esse intervalo está acima de 500 ms e em esquemas terapêuticos com doses diárias de metadona acima de 100 mg.

apresentar maior suscetibilidade aos seus efeitos, principalmente depressão respiratória, hipertrofia ou obstrução prostática, insuficiência da função renal relacionada à idade e retenção urinária induzida por opioide. Pode haver maior risco de óbito em pacientes idosos, debilitados ou apresentando caquexia, pois essas populações apresentam padrões de farmacocinética e depuração plasmática alterados em relação aos pacientes mais jovens e saudáveis. Além disso, pacientes idosos podem metabolizar ou eliminar essa medicação mais lentamente que adultos jovens. Sendo assim, pode ser necessário considerar a prescrição em doses menores ou com intervalos maiores entre as doses para essa faixa etária. Analgésicos alternativos não opioides devem ser considerados para o tratamento de dor aguda ou crônica.

● **INSUFICIÊNCIA RENAL:** Em pacientes com insuficiência renal, é recomendado iniciar o tratamento com doses mais baixas (cerca de 50-75% da dose em indivíduos saudáveis) e com intervalos maiores, uma vez que a metadona e seus metabólitos são excretados na urina em grau variável. É aconselhável monitoramento cuidadoso em relação a sinais de depressão respiratória e do SNC.

● **INSUFICIÊNCIA HEPÁTICA:** Recomenda-se iniciar o tratamento com metadona usando doses mais baixas, com titulação lenta. Pacientes com insuficiência hepática podem apresentar maior risco de aumento da exposição sistêmica desse medicamento após administração de múltiplas doses, visto que a metadona sofre metabolização hepática. É aconselhável monitoramento cuidadoso em relação a sinais de depressão respiratória e do SNC. O uso de metadona não é recomendado em pacientes com insuficiência hepática grave.

● **COMO MANEJAR EFEITOS ADVERSOS:** É necessário acompanhamento rigoroso durante tratamento com metadona, visando evitar efeitos tóxicos (consultar item Toxicidade aguda), os quais podem ser fatais, sobretudo no início do tratamento e durante mudanças de dosagem. É importante estabelecer medidas de suporte ao paciente e monitorar os sinais vitais, a fim de evitar depressão respiratória e do SNC. Em casos de efeitos adversos intoleráveis ou potencialmente fatais, é indicada a redução da dosagem ou substituição do fármaco.

Toxicidade

ORAL EM HUMANOS: A dose diária máxima recomendada de metadona é de 40 mg, mas em alguns casos são utilizados até 120 mg/dia. A toxicidade depende muito das características individuais, de modo que a adequação fica a critério do médico, ao avaliar individualmente cada paciente.

TOXICIDADE AGUDA: Eventos de superdosagem com metadona podem se manifestar com miose, depressão respiratória, sonolência que progride para estupor ou coma, pele fria e úmida, apneia, edema pulmonar, obstrução parcial ou completa das vias aéreas, bradicardia e flacidez musculoesquelética, podendo progredir para hipotensão e morte. Casos de superdosagem severa, sobretudo aqueles induzidos por administração IV, podem se manifestar com apneia, colapso circulatório, parada cardíaca e morte. O tratamento consiste em estabelecer medidas de suporte e tratamento sintomático dos pacientes, principalmente visando ao restabelecimento da respiração adequada. É essencial manter as vias aéreas livres e instituir ventilação assistida ou controlada, quando necessário. A naloxona é um antagonista opioide contra a depressão respiratória ou circulatória e pode ser utilizada no tratamento da superdosagem da metadona. Além dela, o nalmefeno também pode ser usado neste caso. O paciente deve ficar sob monitoramento rigoroso até que esteja completamente estabilizado.

Referências

1. Aman MM, Mahmoud A, Deer T, Sayed D, Hagedorn JM, Brogan SE, et al. The American Society of Pain and Neuroscience (ASPN) best practices and guidelines for the interventional management of cancer-associated pain. J Pain Res. 2021;14:2139-64.

2. Bilsky EJ, Inturrisi CE, Sadée W, Hruby VJ, Porreca F. Competitive and non-competitive NMDA antagonists block the development of antinociceptive tolerance to morphine, but not to selective mu or delta opioid agonists in mice. Pain. 1996;68(2-3):229-37.

3. Davis AM, Inturrisi CE. d-methadone blocks morphine tolerance and N-methyl-D-aspartate-induced hyperalgesia. J Pharmacol Exp Ther. 1999;289(2):1048-53.

4. Eap CB, Buclin T, Baumann P. Interindividual variability of the clinical pharmacokinetics of methadone: implications for the treatment of opioid dependence. Clin Pharmacokinet. 2002;41(14):1153-93.

Leituras Recomendadas

Ahmad T, Valentovic MA, Rankin GO. Effects of cytochrome P450 single nucleotide polymorphisms on

9 horas. Os tempos médios para atingir as concentrações plasmáticas máximas em todas as doses de metilfenidato ocorrem em cerca de 6 a 10 horas. Sua biodisponibilidade média é de 30%, podendo variar de 11 a 54%.

VOLUME DE DISTRIBUIÇÃO: O volume de distribuição aparente do metilfenidato em crianças é de aproximadamente 20 L/kg, com variabilidade substancial de 11 a 33 L/kg. Em voluntários adultos saudáveis, quando avaliado após administração IV do racemato, o volume de distribuição é de 2,23 L/kg.

LIGAÇÃO PROTEICA: 10 a 33%.

METABOLISMO/FARMACOCINÉTICA: O metilfenidato sofre extensa metabolização hepática, especificamente por meio da enzima carboxilesterase CES1A1. Por meio dessa enzima, o metilfenidato sofre desesterificação em ácido ritalínico, um composto com atividade farmacológica insignificante.

ROTA DE ELIMINAÇÃO: Considerando uma dose única de metilfenidato em formulação de liberação imediata, cerca de 78 a 97% da dose são excretados na urina, sendo a maior parte sob a forma de ácido ritalínico e menos de 1% sob a forma inalterada. Uma pequena parcela (1-3%) é excretada pelas fezes na forma de metabólitos farmacologicamente inativos.

MEIA-VIDA: Cerca de 2 a 3 horas.

DEPURAÇÃO: 10,2 L/h/kg em crianças e 10,5 L/h/kg em adultos.

FARMACODINÂMICA: O metilfenidato é um inibidor de NET e DAT.

MECANISMO DE AÇÃO: Por inibir NET e DAT nos neurônios pré-sinápticos, o metilfenidato promove aumento das concentrações de noradrenalina e de dopamina na fenda sináptica. Os efeitos do metilfenidato são dose-dependentes: doses mais altas aumentam o efluxo de noradrenalina e dopamina por todo o cérebro, o que pode resultar em efeitos de ativação locomotora; doses baixas ativam seletivamente a neurotransmissão de noradrenalina e dopamina no córtex pré-frontal. Em comparação com outras anfetaminas derivadas da fenetilamina, o metilfenidato parece aumentar a taxa de disparo dos neurônios, sendo este considerado seu principal mecanismo de ação. Foi demonstrado também que os efeitos clinicamente benéficos do metilfenidato na manutenção da atenção são mediados por atividade do receptor α_1-adrenérgico. O metilfenidato também é um agonista fraco no receptor 5-HT$_{1A}$, exercendo assim um mecanismo adicional que contribui para o aumento da sinalização dopaminérgica. Por meio do aumento das concentrações de dopamina, o metilfenidato parece promover neuroproteção em certas condições, como a doença de Parkinson, que envolve perda de neurônios dopaminérgicos. Esse efeito ocorre não apenas por meio da inibição direta do transportador de dopamina, mas também por meio da regulação indireta do VMAT2. Dessa forma, pelo fato de modular simultaneamente ambos os transportadores, a quantidade de dopamina acumulada no citoplasma em pacientes com essas condições seria reduzida, inibindo, portanto, a formação de espécies reativas de oxigênio, as quais são neurotóxicas.

● Interações Medicamentosas

○ O metilfenidato pode diminuir a eficácia dos medicamentos usados no tratamento da hipertensão. Sua prescrição para pacientes tratados com medicamentos que elevam a pressão arterial deve ser feita com extrema cautela.

○ Devido à possibilidade de uma crise hipertensiva, o uso de metilfenidato é contraindicado em pacientes em tratamento, atual ou nos 14 dias anteriores, com IMAOs.

○ Durante uso concomitante de metilfenidato com anestésicos halogenados, existe o risco de aumento súbito da pressão arterial e da frequência cardíaca durante a cirurgia. O metilfenidato também pode antagonizar o efeito sedativo dos anestésicos gerais. Em casos de cirurgias planejadas, o metilfenidato deve ser interrompido no dia do procedimento cirúrgico.

○ Embora os dados da literatura sejam escassos, há relatos de casos de eventos adversos graves, incluindo morte súbita, com o uso concomitante de metilfenidato com agonistas α_2 de ação central, como a clonidina.

○ O metilfenidato pode estar associado a interações farmacodinâmicas quando coadministrado com agonistas diretos e indiretos da dopamina, como ADTs, bem como com antagonistas da dopamina, como antipsicóticos (p. ex., haloperidol). Uma vez que os mecanismos de ação do metilfenidato e dos antipsicóticos são contrários, a coadministração desse medicamento com antipsicóticos não é recomendada.

○ O uso concomitante de metilfenidato e agentes serotoninérgicos não é recomendado, visto que pode precipitar a ocorrência de síndrome serotoninérgica.

○ Teoricamente pode haver interações entre o metilfenidato e anticoagulantes cumarínicos, alguns anticonvulsivantes (p. ex., fenobarbital, dimetilidantoína, primidona) e fenilbutazona, embora essas interações farmacocinéticas não tenham sido confirmadas quando exploradas em amostras maiores. Dessa forma, podem ser necessários ajustes de dose desses medicamentos quando administrados concomitantemente com metilfenidato.

AFINIDADE LIGANTE/KI:

LOCAL	KI (NM)
Racemato (dl-MPH): Ki (DAT)	121
Ki (NET)	788
Ki (SERT)	> 10.000
Ki (5-HT$_{1A}$)	5.000
Ki (5-HT$_{2B}$)	> 10.000
Dexmetilfenidato (d-MPH): Ki (DAT)	161
Ki (NET)	206
Ki (SERT)	> 10.000
Ki (5-HT$_{1A}$)	3.400
Ki (5-HT$_{2B}$)	4.700
Levometilfenidato (l-MPH): Ki (DAT)	2.250
Ki (NET)	> 10.000
Ki (SERT)	> 6.700
Ki (5-HT$_{1A}$)	> 10.000
Ki (5-HT$_{2B}$)	> 10.000

○ Farmacogenética

Acesse https://www.pharmgkb.org/chemical/PA450464 ou utilize o *QR code* ao lado.

ANOTAÇÕES CLÍNICAS

Nível de evidência 1A, 1B, 2A, 2B: Não há dados para o metilfenidato no PharmGKB até a data de publicação deste livro.

Nível de evidência 3: Variantes diversas dos genes *ABCB1, ADGRL3, ALDH1L1, ARHGEF28, ARSA, CDH3, CES1, CHURC1, CMTM8, CORO7, CYP2D6, DRD2, DRD3, ELP5, ESYT2, ETFDH, FARP2, FXR2, GGH, HTT, NFIB, OPCML, PDIA2, PEBP4, PIGM, PURA, PYROXD2, RRP7A, SENP3, SLC6A2, STRBP, TH, TRIB3, ZDHHC7, ZNF134, ZNF211* e *ZNF565*.

Nível de evidência 4: Acesse o *site* para mais informações.

○ Prática Clínica

● **DOSAGEM:** Para TDAH, são recomendadas formulações de metilfenidato em mistura racêmica. Para crianças (≥ 6 anos), a dose máxima diária é de 2 mg/kg, sem ultrapassar 60 mg/dia. Para adultos, a dose varia normalmente de 20 a 60 mg/dia mas pode, em geral, ultrapassar este valor. No entanto, é importante lembrar que doses mais altas não necessariamente aumentam a eficácia, mas elevam o risco de efeitos adversos.

Para narcolepsia, a dose de metilfenidato varia de 20 a 60 mg/dia.

● **TITULAÇÃO**

FORMULAÇÕES DE LIBERAÇÃO IMEDIATA

○ **TDAH:** Iniciar com dose de 10 mg/dia, em 2 tomadas divididas, uma pela manhã e outra na hora do almoço. A dose pode ser incrementada em mais 5 a 10 mg/dia a cada semana, de acordo com a tolerabilidade do paciente. Não é recomendado ultrapassar a dose máxima diária de 60 mg.

○ **Narcolepsia:** Iniciar o tratamento com 20 mg/dia em 2 a 3 doses diárias, em geral antes das refeições. A dose pode ser incrementada em mais 10 mg/dia a cada semana, de acordo com a tolerabilidade do paciente. Não é recomendado ultrapassar a dose máxima diária de 60 mg.

FORMULAÇÕES DE LIBERAÇÃO SUSTENTADA: A dose inicial pode variar entre 10 mg/dia ingeridos pela manhã, com incrementos de 10 mg a cada semana, sem ultrapassar a dose máxima diária de 72 mg; 18 mg/dia ingeridos pela manhã, com incrementos semanais de 18 mg/dia até uma dose máxima de 60 mg/dia; e 20 mg/dia ingeridos pela manhã, com incrementos semanais de 10 ou 20 mg/dia sem ultrapassar a dose máxima de 60 mg/dia.

● **EFEITOS ADVERSOS:** Mais comuns: Gastrointestinais (boca seca, distúrbio gastrointestinal, náusea, vômito), imunológicos (infecção), locais (distúrbio no local de administração), metabólicos (diminuição de apetite, distúrbio nutricional), musculoesqueléticos (distúrbio de tecido conectivo), neurológicos (cefaleia, distúrbio neurológico), psiquiátricos (distúrbio psiquiátrico, insônia, irritabilidade), respiratórios (distúrbio mediastinal, respiratório e torácico, nasofaringite). Comuns: Cardiovasculares (alteração de frequência cardíaca e pressão arterial, arritmia, distúrbio cardíaco e vascular, hipertensão, palpitação, rubor), dermatológicos (alopecia, dermatite, distúrbio de tecido subcutâneo, escoriação, febre, hiperidrose, prurido, *rash*, urticária), endocrinológicos (distúrbio de mama e do sistema reprodutivo), gastrointestinais (desconforto abdominal, diarreia, dispepsia, dor abdominal e de dente), imunológicos (distúrbio do sistema imunológico, *influenza*), metabólicos (anorexia, diminuição de peso, sede), musculoesqueléticos (artralgia, entorse), neurológicos (cefaleia tensional, discinesia, hiperatividade psicomotora, náusea, nervosismo, parestesia, sedação, sonolência, tontura, tremor), oculares (distúrbio ocular, dor ocular), psiquiátricos (agitação, agressividade, ansiedade, bruxismo, comportamento anormal, crise de pânico, depressão, diminuição de libido, distúrbio do sono, estado confusional, inquietação, insônia inicial, labilidade de afeto, nervosismo), respiratórios (dispneia, dor orofaríngea/faringolaríngea, IVAS, tosse), outros (astenia, complicações por lesão/intoxicação, distúrbio de labirinto, febre, infecção de ouvido, letargia). Incomuns: Cardiovasculares (sopro), dermatológicos (condições bolhosas e esfoliativas, edema angioneurótico), gastrointestinais (constipação), geniturinários (hematúria, polaciúria), hepáticos (elevação de enzimas hepáticas), hipersensibilidade (anafilaxia, angiedema, edema auricular, exantema), musculoesqueléticos (espasmo muscular, mialgia, rigidez muscular), neurológicos (sedação, tremor), oculares (diplopia, visão borrada), psiquiátricos (alteração de humor, alucinação, choro fácil, hipervigilância, ideação suicida, piora de tiques ou síndrome de Tourette, raiva, transtorno psicótico). Raros: Cardiovasculares (*angina pectoris*), dermatológicos (eritema, *rash* macular), endocrinológicos (ginecomastia), neurológicos (convulsão, déficit neurológico isquêmico reversível, distúrbio cerebrovascular, movimento coreoatetoide, SNM), oculares (dificuldade de acomodação visual, distúrbio visual, midríase), psiquiátricos (desorientação, distúrbio de libido, mania). Muito raros: Cardiovasculares (ataque cardíaco, extremidades frias, fenômeno de Raynaud, infarto do miocárdio, morte súbita), dermatológicos (dermatite esfoliativa, eritema multiforme, erupção fixa à substância, púrpura trombocitopênica), hematológicos (alteração de leucócitos, anemia, diminuição de contagem de plaquetas, leucopenia, trombocitopenia), hepáticos (aumento de bilirrubina e fosfatase alcalina, coma hepático, função hepática alterada), musculoesqueléticos (cãibra), psiquiátricos (apatia, comportamento repetitivo, hiperfoco, humor depressivo transitório, tentativa de suicídio). Pós-comercialização: Cardiovasculares (*angina pectoris*, bradicardia, desconforto torácico, dor no peito, extrassístole, extrassístole ventricular, taquicardia supraventricular), hematológicos (pancitopenia, púrpura trombocitopênica, trombocitopenia), hepáticos (insuficiência hepática aguda, lesão hepatocelular), locais (reação no local onde foi colado o adesivo), oculares (dificuldade visual, diplopia, midríase), outros (hiperpirexia).

● **GRAVIDEZ:** O uso de metilfenidato não é recomendado durante a gestação, especialmente no primeiro trimestre, uma vez que não foram realizados ensaios clínicos suficientes acerca da segurança dessa substância na gravidez. Alguns estudos pré-clínicos demonstraram potenciais malformações em animais expostos ao metilfenidato durante o período embrionário.[2] Além disso, alguns dados clínicos demonstraram que bebês expostos ao metilfenidato durante a gestação apresentavam sintomas de abstinência.[3] Dessa forma, são necessárias avaliações mais detalhadas em relação ao uso desse fármaco em gestantes. Caso seu uso seja necessário durante a gestação, é preciso ponderar os riscos para a mãe e a criança. Entretanto, o mais recomendável é que o tratamento seja interrompido durante esse período. Categoria C da FDA (classificação até 2015).

● **AMAMENTAÇÃO:** A quantidade de metilfenidato excretada no leite materno é baixa, o que sugere baixa exposição ao bebê. Da mesma forma, o metilfenidato não é encontrado na corrente sanguínea de bebês cujas mães fizeram uso dessa medicação, porém ainda são necessários mais estudos comprovando a segurança dessa molécula durante o aleitamento.

● **CRIANÇAS E ADOLESCENTES:** Dados de segurança e eficácia não foram estabelecidos em crianças com menos de 6 anos, razão pela qual o uso nessa faixa etária deve ser realizado com extrema cautela. Para crianças com mais de 6 anos, recomenda-se o acompanhamento criterioso de peso e altura, uma vez que o metilfenidato possui efeitos agudos no hormônio do crescimento, além de os efeitos a longo prazo não serem conhecidos. Embora não seja consenso clínico, a American Heart Association recomenda ECG antes de iniciar tratamento com estimulantes em crianças.[4] É importante salientar, porém, que foram relatados casos de morte súbita em crianças e adolescentes com graves problemas cardíacos tratados com metilfenidato.

● **IDOSOS:** Não foram realizados estudos suficientes em pacientes acima de 65 anos, mas em geral essa população pode tolerar dosagens menores e titulações mais gradativas de metilfenidato.

● **INSUFICIÊNCIA RENAL:** Não foram realizados estudos suficientes em pacientes com insuficiência renal, mas em geral não é necessário ajuste de dosagem nessa população.

● **INSUFICIÊNCIA HEPÁTICA:** Não foram realizados estudos suficientes em pacientes com insuficiência hepática, mas em geral não é necessário ajuste de dosagem nessa população.

● **COMO MANEJAR EFEITOS ADVERSOS:** A maioria dos efeitos adversos do metilfenidato é tempo-dependente, sendo mais intensos no início do tratamento ou durante incrementos de dosagem, desaparecendo com o tempo. Ajustes de dosagem e uso das formulações transdérmicas ou das formulações de dexmetilfenidato (enantiômeros d-treo) podem contribuir para reduzir os efeitos adversos e melhorar a tolerabilidade ao tratamento. Caso os efeitos sejam intoleráveis, a troca por outro agente pode ser necessária.

O Toxicidade

ORAL EM HUMANOS: Existem relatos de casos letais com doses de metilfenidato a partir de 110 mg/dia.

TOXICIDADE AGUDA: Os sinais e sintomas de superdosagem aguda com metilfenidato derivam principalmente de superestimulação do SNC e de efeitos simpaticomiméticos excessivos. O quadro pode incluir vômitos, agitação, tremores, hiper-reflexia, espasmos musculares, convulsões (que podem ser seguidas de coma), euforia, confusão, alucinações, delírio, sudorese, rubor, cefaleia, hiperpirexia, taquicardia, palpitações, arritmias cardíacas, hipertensão, midríase, secura das mucosas e rabdomiólise. O profissional deve se ater a possíveis crises hipertensivas, arritmias cardíacas e convulsões. O manejo consiste em fornecer medidas de suporte e tratamento sintomático de eventos com risco de vida. Uma medida de suporte importante consiste em prevenir a autolesão e proteger o paciente de estímulos externos que exacerbariam a superestimulação já presente. Se a superdosagem ocorrer por via oral, a indução de êmese seguida de administração de carvão ativado pode ser útil em pacientes conscientes. Para pacientes inconscientes, hiperativos ou com quadro de depressão respiratória, a lavagem gástrica com proteção das vias aéreas é necessária. Para garantir circulação e trocas respiratórias adequadas, pode ser necessário colocar o paciente sob cuidados intensivos. Em pacientes com quadros de hiperpirexia, podem ser necessários procedimentos de resfriamento externo. A eficácia de diálise peritoneal, hemodiálise extracorpórea ou uso de agentes como antídotos para superdosagem de metilfenidato não foi estabelecida.

BIPP TIPS

- O álcool pode exacerbar os efeitos adversos no SNC de substâncias psicoativas, incluindo o metilfenidato. Portanto, os pacientes devem ser aconselhados a se abster de álcool durante o tratamento com esse medicamento.

- O metilfenidato pode induzir testes laboratoriais falso-positivos para anfetaminas, particularmente em imunoensaios.

- A literatura demonstra que o metilfenidato pode ser uma ferramenta farmacológica útil no manejo da depressão em diversos casos, como no tratamento de sintomas depressivos em pacientes pós-AVC, em idosos clinicamente doentes, ou em pacientes com depressão resistente ao tratamento, contribuindo de forma significativa para o manejo da disfunção cognitiva e fadiga como sintomas residuais em tais pacientes.[5] Além disso, o metilfenidato se mostra útil no tratamento de fadiga, déficit cognitivo e/ou sintomas depressivos em pacientes com infecção malcontrolada de HIV e em pacientes com câncer.

- As tecnologias mais atuais de liberação sustentada de metilfenidato permitem de fato apenas uma ingestão diária, pois são compostas por, pelo menos, duas camadas de princípio ativo, as quais são liberadas em duas etapas. Em geral, os medicamentos apresentam uma fase de liberação imediata, originada a partir do revestimento mais externo do comprimido, que ocorre logo após a ingestão. A segunda fase de liberação do fármaco pode ocorrer por meio da liberação osmoticamente controlada, mediada por um pequeno orifício no centro do comprimido, ou pela presença de grânulos entéricos de liberação prolongada.

- As formulações mais antigas de metilfenidato garantiam ação clínica de apenas 2 a 4 horas, enquanto algumas formulações atuais de metilfenidato podem apresentar efeito mais sustentado de até 12 horas, contribuindo para um esquema terapêutico de apenas uma administração diária, o que promove maior adesão ao tratamento. É recomendado que o profissional de saúde esteja atento às novas tecnologias visando a uma melhor abordagem terapêutica de seus pacientes.

- Além das formulações atuais de liberação sustentada, o metilfenidato também está disponível em uma formulação de aplicação transdérmica. Essas tecnologias estão associadas a uma maior adesão por parte dos pacientes, visto que permitem uma única aplicação diária com eficácia durante todo o dia.

- Na década de 1950, as primeiras formulações introduzidas no mercado incluíam uma mistura de ambos os racematos, resumidamente as formas treo e eritro. No entanto, alguns anos mais tarde, foi observado que os efeitos estimulantes centrais do metilfenidato estavam mais associados à atividade dos isômeros treo, enquanto os isômeros eritro estavam mais associados aos efeitos colaterais. Assim, a produção de preparações mais purificadas tornou-se objeto de interesse, as quais constituem hoje a maior parte das formulações disponíveis no mercado. Em geral, tais formulações contêm apenas os enantiômeros treo em igual proporção entre as formas e, por fim, foram desenvolvidas formulações de alta pureza contendo apenas d-treo-MPH, que é a forma mais potente desse fármaco.

Referências

1. Stevens T, Sangkuhl K, Brown JT, Altman RB, Klein TE. PharmGKB summary: methylphenidate pathway, pharmacokinetics/pharmacodynamics. Pharmacogenet Genomics. 2019;29(6):136-54.

2. Teo SK, Stirling DI, Thomas SD, Hoberman AM, Christian MS, Khetani VD. The perinatal and postnatal toxicity

of D-methylphenidate and D,L-methylphenidate in rats. Reprod Toxicol. 2002;16(4):353-66.

3. Ornoy A, Koren G. The effects of drugs used for the treatment of attention deficit hyperactivity disorder (ADHD) on pregnancy outcome and breast-feeding: a critical review. Curr Neuropharmacol. 2021;19(11):1794-804.

4. Maron BJ, Friedman RA, Kligfield P, Levine BD, Viskin S, Chaitman BR, et al. Assessment of the 12-lead ECG as a screening test for detection of cardiovascular disease in healthy general populations of young people (12-25 years of age): a scientific statement from the American Heart Association and the American College of Cardiology. Circulation. 2014;130(15):1303-34.

5. Hardy SE. Methylphenidate for treatment of depressive symptoms, apathy, and fatigue in medically ill older adults and terminally ill adults. Am J Geriatr Pharmacother. 2009;7(1):34-59.

Leituras Recomendadas

Bruera E, Chadwick S, Brenneis C, Hanson J, Mac-Donald RN. Methylphenidate associated with narcotics for the treatment of cancer pain. Cancer Treat Rep. 1987;71(1):67-70.

Challman TD, Lipsky JJ. Methylphenidate: its pharmacology and uses. Mayo Clin Proc. 2000;75(7):711-21.

Drugs.com. Methylphenidate side effects [Internet]. 2024 [capturado em 2 dez. 2024]. Disponível em: https://www.drugs.com/sfx/methylphenidate-side-effects.html#professional.

Emptage RE, Semla TP. Depression in the medically ill elderly: a focus on methylphenidate. Ann Pharmacother. 1996;30(2):151-7.

Kimko HC, Cross JT, Abernethy DR. Pharmacokinetics and clinical effectiveness of methylphenidate. Clin Pharmacokinet. 1999;37(6):457-70.

Mitler MM, Shafor R, Hajdukovich R, Timms RM, Browman CP. Treatment of narcolepsy: objective studies on methylphenidate, pemoline, and protriptyline. Sleep. 1986;9(1):260-4.

Morton WA, Stockton GG. Methylphenidate abuse and psychiatric side effects. Prim Care Companion J Clin Psychiatry. 2000;2(5):159-64.

Pelham WE, Gnagy EM, Burrows-Maclean L, Williams A, Fabiano GA, Morrisey SM, et al. Once-a-day concerta methylphenidate versus three-times-daily methylphenidate in laboratory and natural settings. Pediatrics. 2001;107(6):e105.

Metilfolato

O metilfolato é um suplemento de folato, ou vitamina B_9, que age como modulador de trimonoamina e na formação do Grupo SAMe, atuando na metilação do DNA. Costuma ser utilizado durante a gestação para prevenir defeitos de fechamento do tubo neural e para indivíduos que tenham deficiência nos níveis de folato. Na atualidade, tem sido empregado como tratamento adjuvante em transtornos mentais, como TDM e esquizofrenia, mas nunca em monoterapia. Após administração oral, sua absorção se dá no intestino delgado por meio de transporte ativo e difusão passiva e sua eliminação se dá pelas vias renal e fecal, principalmente como poliglutamato.

Nomes no Brasil:
Brainmetyl B_{12} (combinação de metilfolato com vitamina B_{12}).

SUS:
Não disponível na Rename.

● **INDICAÇÕES DE BULA – ANVISA E FDA:** Não possui aprovação da Anvisa e da FDA até o momento.

● **INDICAÇÕES *OFF-LABEL*:** O metilfolato pode ser indicado como tratamento adjuvante para pacientes com diagnóstico de depressão com baixos níveis de folato e também como medicamento adjuvante para o tratamento de pacientes com esquizofrenia que apresentem hiper-homocisteinemia. Também pode ser utilizado com o objetivo de buscar uma melhor resposta dos medicamentos antidepressivos no início do tratamento, além de ser uma alternativa para manejo de sintomas cognitivos ou alteração de humor em pacientes que apresentem déficit da enzima MTHFR.

● **CONTRAINDICAÇÕES:** O metilfolato não deve ser utilizado por pacientes com histórico de alergia a folato ou ácido fólico.

● **TESTES LABORATORIAIS SUGERIDOS OU NECESSÁRIOS:** É recomendado o acompanhamento das concentrações basais de folato e das concentrações de homocisteína. Pode ser solicitada análise genotípica das variantes C677T e A1298C da MTHFFR.

● **ROTA FARMACOLÓGICA:** Ver Figura 1.

○ Farmacologia

ABSORÇÃO: Após administração oral, o metilfolato é absorvido no intestino delgado e seu pico de concentração plasmática é de 39,4 nmol/L (para uma dose de 906 nmol).

VOLUME DE DISTRIBUIÇÃO: Circula de forma livre.

LIGAÇÃO PROTEICA: 56%.

METABOLISMO/FARMACOCINÉTICA: O metilfolato é armazenado na maior parte das células para ser utilizado por elas quando for necessário. É transformado em tetra-hidrofolato pela enzima metionina sintase.

ROTA DE ELIMINAÇÃO: A excreção do metilfolato acontece pelas vias renal e fecal, majoritariamente como metabólitos, e também pela via biliar, na forma inalterada.

MEIA-VIDA: Aproximadamente 3 horas.

DEPURAÇÃO: Não há dados disponíveis sobre a depuração do metilfolato.

FARMACODINÂMICA: O metilfolato é um metabólito ativo do ácido fólico, atuando como doador de metil em reações metabólicas. Ele é importante na regulação de diversas funções fisiológicas, como biossíntese de DNA, regulação da expressão gênica, síntese e metabolismo de aminoácidos, formação de hemácias, além da síntese e reparo da bainha de mielina. No SNC, o metilfolato atua como cofator na síntese dos neurotransmissores monoaminérgicos dopamina, serotonina e noradrenalina através da formação do cofator denominado BH4 (biopterina).

MECANISMO DE AÇÃO: O metilfolato atua, de forma indireta, na produção dos neurotransmissores monoaminérgicos. Ao doar o grupo metil, ele regula o cofator enzimático tetra-hidrobiopterina (BH4), fundamental para que a síntese desses neurotransmissores ocorra.

● Interações Medicamentosas

○ AINEs, aminopterina, anticonvulsivantes, ciclosserina, colestiramina, colestipol, fluoxetina, isotretinoína, metilprednisolona, metotrexato, pentamidina, pirimetamina, triantereno, trimetoprima e sulfassalazina diminuem as concentrações plasmáticas de metilfolato.

○ Anticonvulsivantes como carbamazepina, fenitoína, fenobarbital, fosfenitoína, primidona e valproato podem ter suas concentrações plasmáticas reduzidas pelo uso de metilfolato.

○ O metilfolato pode reduzir as concentrações plasmáticas da pirimetamina.

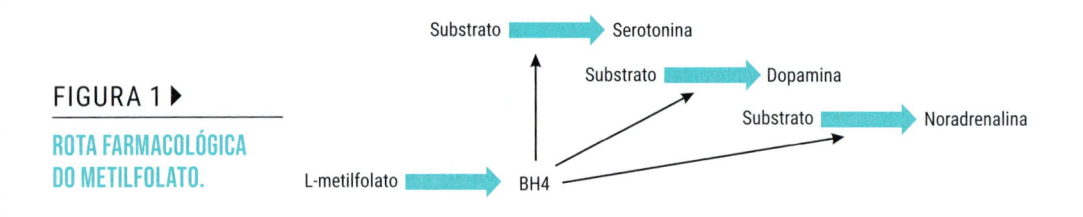

FIGURA 1 ▶

ROTA FARMACOLÓGICA DO METILFOLATO.

L-metilfolato → BH4 → Substrato → Serotonina
BH4 → Substrato → Dopamina
BH4 → Substrato → Noradrenalina

AFINIDADE LIGANTE/KI:

LOCAL	KI (NM)
Ki (transportador de ânion orgânico 1A3)	1.200
Ki (transportador de ânion orgânico 1)	121.000

◯ Farmacogenética

Acesse https://www.pharmgkb.org/chemical/PA166182939 ou utilize o *QR code* ao lado.

ANOTAÇÕES CLÍNICAS

Nível de evidência 1A, 1B, 2A, 2B: Não há dados para o metilfolato no PharmGKB até a data de publicação deste livro.

Nível de evidência 3: Variantes diversas do gene *MTHFR*.

Nível de evidência 4: Acesse o *site* para mais informações.

◯ Prática Clínica

● **DOSAGEM:** Recomenda-se a utilização do metilfolato em doses entre 7,5 e 15 mg/dia.

● **TITULAÇÃO:** É recomendado que se inicie a utilização do metilfolato com doses de 7,5 mg/dia. A dose pode ser aumentada progressivamente para 15 mg/dia. Lembrar que a aprovação nos EUA é apenas para dose de 15 mg/dia. A dose de 7,5 mg não se diferenciou do placebo nos estudos pivotais. Doses acima de 15 mg/dia devem ser divididas em mais tomadas.

● **EFEITOS ADVERSOS:** O metilfolato não costuma causar efeitos adversos importantes. Raramente pode induzir episódios de mania, ideação e comportamento suicida. Há relatos de aumento da ansiedade em doses altas, especialmente em pacientes com transtornos do humor, por isso é sugerida a titulação da dose no início.

● **GRAVIDEZ:** Não há estudos avaliando o uso de L-metilfolato durante a gestação em humanos, nem em modelos animais. O ácido fólico é utilizado durante a gravidez e, em doses recomendadas, não apresenta risco para o feto.

● **AMAMENTAÇÃO:** O metilfolato é excretado no leite, porém não há contraindicação do seu uso durante a lactação.

● **CRIANÇAS E ADOLESCENTES:** Não há estudos que tenham avaliado a segurança e a eficácia do metilfolato em pacientes dessa faixa etária. Portanto, deve ser utilizado com cautela nessa população, sempre atentando para a emergência de sintomas de transtorno bipolar ou ideação suicida.

● **IDOSOS:** Não é necessário ajustar a dose do metilfolato nessa população.

● **INSUFICIÊNCIA RENAL:** Não é necessário ajustar a dose do metilfolato em pacientes com comprometimento renal.

● **INSUFICIÊNCIA HEPÁTICA:** Não é necessário ajustar a dose do metilfolato em pacientes com comprometimento hepático.

● **COMO MANEJAR EFEITOS ADVERSOS:** É necessário aguardar e observar se os efeitos do metilfolato irão desaparecer; caso não desapareçam, deve-se reduzir a dose, tomar o medicamento em

---

BIPP TIPS

◉ Baixos níveis de folato no organismo podem ser associados a sintomas de depressão em alguns pacientes.

◉ Deve-se utilizar o metilfolato com cautela em pacientes com transtorno bipolar. Ele só pode ser usado se o paciente já estiver tomando um estabilizador do humor.

◉ O metilfolato pode ser tomado com ou sem alimentos.

◉ Pacientes que não toleram outros medicamentos antidepressivos podem se beneficiar da tentativa de adoção conjunta do metilfolato.

◉ Quando comparado com o ácido fólico, o metilfolato parece ser até 7 vezes mais disponível.

doses divididas ou substituí-lo por outro fármaco com ação semelhante.

◉ Toxicidade

ORAL EM HUMANOS: Não há dados específicos sobre superdosagem de metilfolato em humanos. A dose letal do metilfolato é de mais de 2.000 mg/kg em ratos.

TOXICIDADE AGUDA: Não há relatos de efeitos tóxicos em doses de metilfolato de até 90 mg/dia.

◉ Leituras Recomendadas

Ginsberg LD, Oubre AY, Daoud YA. L-methylfolate plus SSRI or snri from treatment initiation compared to SSRI or SNRI monotherapy in a major depressive episode. Innov Clin Neurosci. 2011;8(1):19-28.

Martone G. Enhancement of recovery from mental illness with l-methylfolate supplementation. Perspect Psychiatr Care. 2018;54(2):331-4.

Papakostas GI, Shelton RC, Zajecka JM, Etemad B, Rickels K, Clain A, et al. L-methylfolate as adjunctive therapy for SSRI-resistant major depression: results of two randomized, double-blind, parallel-sequential trials. Am J Psychiatry. 2012;169(12):1267-74.

Pietrzik K, Bailey L, Shane B. Folic acid and L-5-methyltetrahydrofolate: comparison of clinical pharmacokinetics and pharmacodynamics. Clin Pharmacokinet. 2010;49(8):535-48.

Rainka M, Aladeen T, Westphal E, Meaney J, Gengo F, Greger J, et al. L-methylfolate calcium supplementation in adolescents and children: a retrospective analysis. J Psychiatr Pract. 2019;25(4):258-67.

Roffman JL, Petruzzi LJ, Tanner AS, Brown HE, Eryilmaz H, Ho NF, et al. Biochemical, physiological and clinical effects of l-methylfolate in schizophrenia: a randomized controlled trial. Mol Psychiatry. 2018;23(2):316-22.

Stahl SM. L-methylfolate: a vitamin for your monoamines. J Clin Psychiatry. 2008;69(9):1352-3.

Stahl SM. Novel therapeutics for depression: L-methylfolate as a trimonoamine modulator and antidepressant-augmenting agent. CNS Spectr. 2007;12(10):739-44.

Mianserina

A mianserina é uma molécula de característica tetracíclica e quimicamente relacionada à mirtazapina, embora apresentem diferenças farmacológicas significativas entre si. Parece oferecer vantagens em relação a outras substâncias com mesmo objetivo clínico em termos de efeitos colaterais reduzidos, ausência de cardiotoxicidade, ampla janela terapêutica e, como consequência, maior segurança em casos de superdosagem. Apesar disso, a mianserina não possui aprovação para uso clínico pela FDA e só está disponível no Brasil na forma de medicamento manipulável. Apresenta perfil farmacológico complexo e relacionado ao potencial terapêutico para diversas condições clínicas, como ansiedade, esquizofrenia, abstinência de opiáceos, transtornos do sono, enxaqueca, vômitos e úlcera péptica. Sua absorção atinge picos plasmáticos em cerca de 1 a 3 horas e sua eliminação ocorre majoritariamente pelas fezes.

Nomes no Brasil:
Não disponível no Brasil (EUA: Tolvon).
SUS:
Não disponível na Rename.

● **INDICAÇÕES DE BULA – ANVISA E FDA:** Não possui aprovação da Anvisa até o momento.

● **INDICAÇÕES *OFF-LABEL*:** A mianserina pode ser usada para tratamento de sintomas negativos da esquizofrenia, acatisia, disfunção sexual causada pelos ISRSs, alucinações visuais e delírios leves na doença de Parkinson.

● **CONTRAINDICAÇÕES:** A mianserina é contraindicada para pacientes que apresentem hipersensibilidade comprovada à substância ou a quaisquer dos componentes do medicamento, como seus ingredientes inativos. É contraindicada também para pacientes com histórico ou predisposição à mania ou disfunção hepática grave.

● **TESTES LABORATORIAIS SUGERIDOS OU NECESSÁRIOS:** Devido à ação histaminérgica, é recomendado monitorar o peso e o IMC antes e durante o tratamento. Pacientes com ganho de peso superior a 5% do peso inicial devem ser avaliados com relação à presença de pré-diabetes, diabetes ou dislipidemia (colesterol total, colesterol LDL e triglicerídeos aumentados; colesterol HDL diminuído). Para os pacientes já em sobrepeso antes do início do tratamento, é necessário determinar se o indivíduo já se encontra pré-diabético, diabético ou com dislipidemia, visando à melhor abordagem terapêutica. Para pacientes acima de 50 anos, é prudente monitoramento por meio de hemograma e ECG basal durante o tratamento com mianserina. Em pacientes com discrasias sanguíneas, leucopenia ou granulocitopenia, o acompanhamento deve ser feito por meio de hemograma completo regularmente, especialmente nas primeiras semanas de tratamento, devido ao risco raro de agranulocitose e neutropenia.

● **ROTA FARMACOLÓGICA:** Não há imagens disponíveis para a rota farmacológica da mianserina.

◯ Farmacologia

ABSORÇÃO: A mianserina é bem absorvida após administração oral, atingindo picos de concentração plasmática em cerca de 1 a 3 horas, com biodisponibilidade de 20 a 30% devido ao metabolismo de primeira passagem.

VOLUME DE DISTRIBUIÇÃO: 15,7 L/kg.

LIGAÇÃO PROTEICA: 90 a 95%.

METABOLISMO/FARMACOCINÉTICA: O metabolismo da mianserina é majoritariamente hepático, sofrendo reações de hidroxilação aromática, N-oxidação e N-desmetilação por meio das enzimas CYP2D6.

ROTA DE ELIMINAÇÃO: Cerca de 4 a 7% de uma dose de mianserina são excretados na urina e 14 a 28% nas fezes.

MEIA-VIDA: 10 a 17 horas.

DEPURAÇÃO: 0,33 a 0,81 L/h.

FARMACODINÂMICA: A mianserina atua como antagonista de receptores α-adrenérgicos do tipo $α_2$, histaminérgicos H_1 e alguns tipos de receptores de serotonina ($5-HT_{2A}$, $5-HT_{2C}$ e $5-HT_3$).

MECANISMO DE AÇÃO: A mianserina é um antidepressivo atípico cujos efeitos clínicos são observados principalmente pelo antagonismo nos adrenoceptores $α_2$ pré-sinápticos que controlam a liberação de noradrenalina, e não por inibição da recaptação ou catálise de outros neurotransmissores monoaminérgicos ou oxidase. Para além desse efeito clássico da mianserina, seu antagonismo em receptores serotoninérgicos, como $5-HT_{2C}$, $5-HT_{2A}$ e $5-HT_3$, promove aumento da sinalização de 5-HT após administração crônica, o que também justifica seus efeitos antidepressivos. No entanto, os mecanismos de ação da mianserina ainda precisam ser investigados com mais profundidade.

● Interações Medicamentosas

◯ Ainda que a interação da mianserina com as enzimas da MAO seja menor em relação a outros antidepressivos tricíclicos e tetracíclicos, em teoria o uso concomitante de mianserina com um IMAO pode promover quadros de síndrome serotoninérgica potencialmente fatais. Assim, a mianserina não deve ser iniciada dentro de 2 semanas após a interrupção da terapia com IMAOs, e os IMAOs não devem ser iniciados em até pelo menos 1 a 2 semanas após a interrupção dos ADTs.

◯ Após interrupção da mianserina, não é prudente iniciar tratamento com moclobemida dentro de um período de até 1 semana.

◯ Carbamazepina, fenitoína e fenobarbital podem reduzir as concentrações plasmáticas da mianserina, de modo que elas devem ser monitoradas nos casos em que há tratamento concomitante com uma dessas substâncias.

◯ A mianserina pode antagonizar o efeito anticonvulsivante de antiepilépticos, barbitúricos e primidona, diminuindo o limiar de convulsões. É prudente, então, o monitoramento cauteloso em pacientes com epilepsia e outros fatores predisponentes, como danos cerebrais, uso concomitante de neurolépticos e abstinência de álcool. Além disso, pode haver aumento do risco de convulsões quando os antidepressivos são administrados com atomoxetina.

○ A experiência clínica demonstrou que a mianserina não interage com os anti-hipertensivos betanidina, clonidina, guanetidina ou propranolol. No entanto, o monitoramento da pressão arterial é recomendado para aqueles pacientes que recebem terapia anti-hipertensiva concomitante.

○ Pode haver um efeito hipotensor aumentado se a mianserina for tomada com diazóxido, hidralazina ou nitroprussiato.

○ A terapia concomitante com alguns agentes anticoagulantes, como varfarina, deve ser realizada de maneira cautelosa e com monitoramento constante.

○ Anti-histamínicos e antimuscarínicos podem ter seus efeitos potencializados se administrados juntamente à mianserina.

○ É recomendável evitar o uso concomitante de mianserina com apraclonidina, brimonidina, sibutramina ou artemeter com lumefantrina.

○ Na literatura, sugere-se que o tramadol aumente o risco de convulsões em pacientes que tomam um antidepressivo.[1]

AFINIDADE LIGANTE/KI:

LOCAL	KI (NM)
K_i (SERT)	4
K_i (NET)	71
K_i (DAT)	9,4
K_i (5-HT$_{1A}$)	400-2.600
K_i (5-HT$_{1B}$)	≥ 2.800
K_i (5-HT$_{1D}$)	220-400
K_i (5-HT$_{1F}$)	13
K_i (5-HT$_{2A}$)	1,6-55
K_i (5-HT$_{2B}$)	1,6-20
K_i (5-HT$_{2C}$)	0,63-20
K_i (5-HT$_3$)	5,8-300
K_i (5-HT$_6$)	55-81
K_i (5-HT$_7$)	48-56
K_i (α_1)	34
K_i (α_2)	73
K_i (α_{2A})	4,8
K_i (α_{2B})	27
K_i (α_{2C})	3,8
K_i (D$_1$)	426-1.420
K_i (D$_2$)	2.100-2.700
K_i (D$_3$)	2,84
K_i (H$_1$)	0,30-1,7
K_i (H$_2$)	437
K_i (H$_3$)	95,5
K_i (H$_4$)	> 100.000
K_i (mACh)	820
K_i (MOR)	21
K_i (DOR)	30,2

○ Farmacogenética

Acesse https://www.pharmgkb.org/chemical/PA134687937 ou utilize o *QR code* ao lado.

ANOTAÇÕES CLÍNICAS

Nível de evidência 1A, 1B, 2A, 2B: Não há dados para a mianserina no PharmGKB até a data de publicação deste livro.

Nível de evidência 3: Variantes diversas do gene *CYP2D6*.

Nível de evidência 4: Acesse o *site* para mais informações.

○ Prática Clínica

● **DOSAGEM:** A variação típica da dose de mianserina é de 30 a 60 mg/dia.

● **TITULAÇÃO:** Para tratamento de transtorno depressivo maior, deve-se iniciar com dose de 30 mg/dia, podendo ser administrada em dose única ou dividida em 2 tomadas. A dose pode ser incrementada em 30 mg diários conforme tolerabilidade do paciente, não devendo ser ultrapassada a dose máxima diária de 90 mg. Para a retirada, é prudente reduzir a dose gradualmente, conforme a tolerabilidade do paciente. Para o tratamento de acatisia, a dose é de 15 mg/dia.

● **EFEITOS ADVERSOS:** Mais comuns: Aumento de apetite, boca seca, ganho de peso, prisão de ventre, sonolência, tontura. Comuns: Astenia, aumento da sede, constipação, mialgia. Incomuns: Dor de estômago, edemas, hipotensão postural, redução da pressão arterial, sonhos anormais, tremores.

● **GRAVIDEZ:** Embora estudos em animais não tenham encontrado associação da mianserina com malformações, não existem estudos clínicos suficientes que atestem a segurança do seu uso durante a gestação.[2] Em geral, a mianserina não é recomendada, principalmente no primeiro trimestre da gravidez. Categoria C da FDA (classificação até 2015).

● **AMAMENTAÇÃO:** A mianserina tem baixa secreção no leite, porém os dados ainda são insuficientes para confirmar a segurança do aleitamento em pacientes fazendo uso desse medicamento.

● **CRIANÇAS E ADOLESCENTES:** Não foram conduzidos estudos clínicos suficientes para avaliar a eficácia e a tolerabilidade da mianserina nessa faixa etária. No geral, seu uso para menores de 18 anos não é indicado.

● **IDOSOS:** A depuração da mianserina é reduzida em idosos quando comparada a indivíduos mais jovens. Nesse sentido, é prudente prescrevê-la em doses mais baixas, as quais podem ser mais bem toleradas, e avaliar ECG basal.

● **INSUFICIÊNCIA RENAL:** O tratamento com mianserina deve ser prescrito com cautela, mas não existem evidências que indiquem necessidade da redução de dose nessa população.

● **INSUFICIÊNCIA HEPÁTICA:** O tratamento deve ser prescrito com cautela, mas não existem evidências que indiquem necessidade da redução de dose nessa população, exceto em pacientes com insuficiência hepática grave.

> **BIPP TIPS**
>
> ● A mianserina não apresenta atividade anticolinérgica e não possui efeitos sobre a condução cardíaca, sinalizando a marcada ausência de toxicidade cardiovascular.
>
> ● O risco global de fatalidade por superdosagem com mianserina e reações adversas ao medicamento é menor do que o de outros antidepressivos clinicamente conhecidos.
>
> ● A mianserina pode potencializar a ação depressora sobre o SNC do álcool, bem como de ansiolíticos, hipnóticos e antipsicóticos.
>
> ● A mianserina não costuma provocar disfunções sexuais, sendo relativamente mais bem tolerada em comparação com outros ADTs.

● **COMO MANEJAR EFEITOS ADVERSOS:** Em geral, medidas de suporte e acompanhamento bastam até a adaptação do paciente à mianserina. Caso o paciente apresente ganho de peso excessivo, dislipidemias, alterações metabólicas ou discrasias sanguíneas (evento raro), pode ser necessário substituí-la por outro agente antidepressivo.

○ Toxicidade

ORAL EM HUMANOS: A dose letal média de mianserina avaliada em ratos é de 780 mg/kg, mas a experiência clínica com humanos é insuficiente, o que pode se dever ao seu perfil relativamente seguro.

TOXICIDADE AGUDA: Os sinais e sintomas de superdose com mianserina, isolada ou em combinação com outros fármacos, incluem sonolência, coma, síndrome serotoninérgica, convulsões e vômito. Os efeitos cardiovasculares relatados incluem taquicardia ou bradicardia, hipotensão ou hipertensão, anormalidades do ECG, sendo que em casos graves pode ocorrer fibrilação ventricular e parada cardíaca. Não são conhecidos antídotos específicos para a superdosagem com mianserina. Em geral, casos de superdosagem aguda devem ser tratados conforme as medidas sintomáticas e de suporte gerais empregadas no manejo da superdose com qualquer fármaco, incluindo estabelecimento adequado de ventilação e oxigenação das vias aéreas, bem como monitoramento dos sinais vitais e cardíacos. Não há recomendação de diurese forçada, diálise, hemoperfusão, suporte dialítico e transfusão ou indução de vômito, porém a lavagem gástrica pode ser útil nos casos identificados precocemente logo após a ingestão ou em pacientes sintomáticos. A administração de carvão ativado pode ser útil para diminuir a absorção.

Referências

1. Hassamal S, Miotto K, Dale W, Danovitch I. Tramadol: understanding the risk of serotonin syndrome and seizures. Am J Med. 2018;131(11):1382.e1-6.

2. Gallitelli V, Franco R, Guidi S, Puri L, Parasiliti M, Vidiri A, et al. Depression treatment in pregnancy: is it safe, or is it not? Int J Environ Res Public Health. 2024;21(4):404.

Leituras Recomendadas

Altamura AC, Mauri MC, Rudas N, Carpiniello B, Montanini R, Perini M, et al. Clinical activity and tolerability of trazodone, mianserin, and amitriptyline in elderly subjects with major depression: a controlled multicenter trial. Clin Neuropharmacol. 1989;12(Suppl 1):S25-33.

Coppen A, Gupta R, Montgomery S, Ghose K, Bailey J, Burns B, et al. Mianserin hydrochloride: a novel antidepressant. Br J Psychiatry. 1976;129(4):342-5.

Hrdina PD, Lapierre YD, McIntosh B, Oyewumi LK. Mianserin kinetics in depressed patients. Clin Pharmacol Ther. 1983;33(6):757-62.

Montgomery SA, Bullock T, Pinder RM. The clinical profile of mianserin. Nordisk Psykiatrisk Tidsskrift. 1991;45(sup 24):27-35.

Shami M, Elliott HL, Kelman AW, Whiting B. The pharmacokinetics of mianserin. Br J Clin Pharmacol. 1983;15(Suppl 2):313S-22S.

Stahl S. Prescriber's guide: Stahl's essential psychopharmacology. 7th ed. Cambridge: Cambridge University Press; 2020.

Midazolam

O midazolam é um fármaco da classe dos BZDs com início de ação rápido e curta duração que age mediante potencialização do efeito inibitório da transmissão gabaérgica pela ligação ao sítio alostérico nos receptores GABA-A. Sua administração pode ser oral ou injetável. É utilizado no manejo de insônia, tratamento de eclâmpsia e como sedativo em UTIs e em procedimentos médicos invasivos. Também é útil para reduzir sintomas ansiosos e na contenção de crises epilépticas. Após administração oral, o midazolam é absorvido de forma rápida, tendo seu pico de concentração plasmática entre 15 e 20 minutos. Sua eliminação é principalmente renal, mas também há eliminação fecal no caso de administração oral.

Nomes no Brasil:
Dormonid, Midazolam.

SUS:
Está disponível na Rename pelo componente básico em solução oral de 2 mg/mL.

● **INDICAÇÕES DE BULA – ANVISA:** Indução de um sono semelhante ao normal em pessoas adultas. Sob a formulação injetável, é indicado para induzir o sono em pacientes adultos e pediátricos, incluindo recém-nascidos. Exclusivamente em ambiente hospitalar, é utilizado como sedativo antes e durante procedimentos diagnósticos ou terapêuticos com ou sem anestesia local, como pré-medicação antes da indução da anestesia para procedimentos cirúrgicos em adultos e como sedativo em pessoas internadas em UTI.

● **INDICAÇÕES DE BULA – FDA:** Tratamento do estado epiléptico em adultos. Sob a formulação intranasal, é indicado para o tratamento agudo de episódios intermitentes e estereotipados de atividade convulsiva frequente (ou seja, grupos de convulsões, convulsões repetitivas agudas) que são distintos do padrão usual de convulsões de um paciente com epilepsia de 12 anos de idade ou mais.

● **INDICAÇÕES *OFF-LABEL*:** O midazolam pode ser utilizado para tratamento de catatonia, sintomas psicomiméticos relacionados ao uso de cetamina e também como sedativo em pacientes com eclâmpsia em UTI.

● **CONTRAINDICAÇÕES:** O midazolam é contraindicado em casos de hipersensibilidade à substância, aos componentes da fórmula ou a outros BZDs, bem como em pacientes com glaucoma de ângulo fechado.

● **TESTES LABORATORIAIS SUGERIDOS OU NECESSÁRIOS:** Recomenda-se o monitoramento do funcionamento hepático e dos parâmetros hematológicos em pacientes que usam o midazolam por longo prazo.

● **ROTA FARMACOLÓGICA:** Ver Figura 1.

◯ Farmacologia

ABSORÇÃO: Após administração oral, o midazolam é absorvido rapidamente, tendo seu pico de concentração plasmática entre 15 e 20 minutos.

VOLUME DE DISTRIBUIÇÃO: 1,24 a 2,02 L/kg, via IV, em pacientes pediátricos; 1 a 3,1 L/kg, via IV, em pacientes adultos; 2.117 mL/kg, via IM, em pacientes adultos.

LIGAÇÃO PROTEICA: 97%.

METABOLISMO/FARMACOCINÉTICA: O metabolismo do midazolam é hepático, sofrendo processos de hidroxilação e conjugação pela ação das enzimas hepáticas CYP3A4 e UGT1A4. Também é metabolizado no intestino. Os metabólitos produzidos têm importante efeito farmacológico.

ROTA DE ELIMINAÇÃO: A excreção do midazolam acontece via renal, sobretudo na forma de metabólitos.

MEIA-VIDA: Aproximadamente 3 horas via IV e 4,2 horas via IM.

DEPURAÇÃO: 367,3 mL/h/kg via IM e 0,25 a 0,54 L/h/kg via IV.

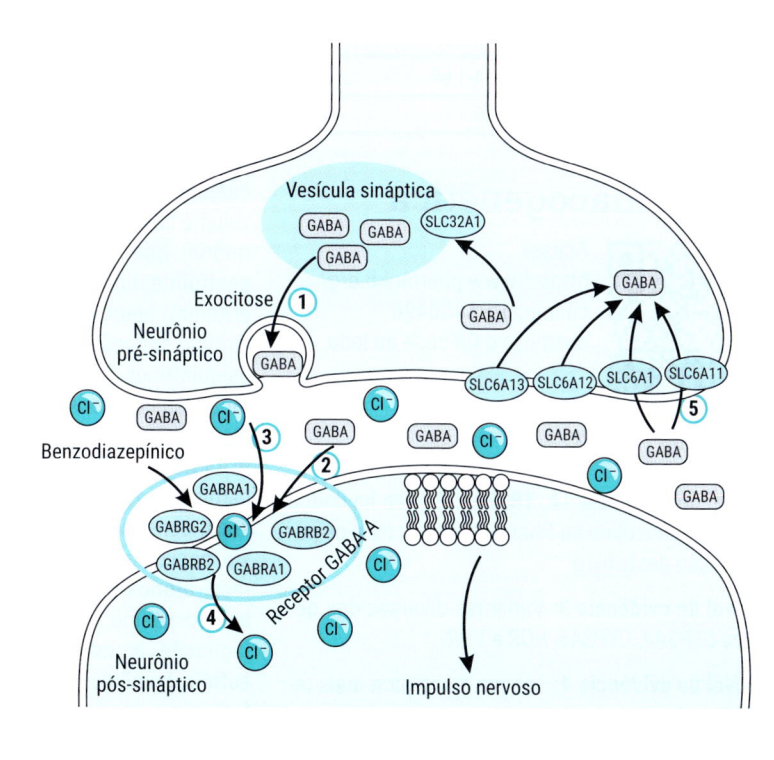

FIGURA 1 ▶

ROTA FARMACOLÓGICA DO MIDAZOLAM.

Fonte: Elaborada com base em Whirl-Carrillo e colaboradores.[1]

FARMACODINÂMICA: O midazolam tem efeitos comuns aos demais medicamentos da classe dos BZDs, atuando como depressor do SNC, sendo utilizado, principalmente, como ansiolítico, amnésico, anticonvulsivante, hipnótico, relaxante muscular e sedativo.

MECANISMO DE AÇÃO: O midazolam age por meio da sua ligação ao sítio alostérico presente em receptores gabaérgicos do tipo GABA-A. Ao se ligar nesse local, ele provoca alterações conformacionais que promovem maior influxo de íons cloreto, potencializando os efeitos inibitórios da transmissão gabaérgica.

● Interações Medicamentosas

○ O uso de inibidores da CYP3A4, como fluvoxamina e nefazodona, pode reduzir a eliminação do midazolam, aumentando suas concentrações plasmáticas e seus efeitos.

○ Quando usado concomitantemente com outros depressores do SNC, pode haver aumento dos efeitos sedativos.

AFINIDADE LIGANTE/KI:

LOCAL	KI (NM)
Ki (BZD1)	1,24-1,69
Ki (BZD2)	1,96

○ Farmacogenética

Acesse https://www.pharmgkb.org/chemical/PA450496 ou utilize o *QR code* ao lado.

ANOTAÇÕES CLÍNICAS

Nível de evidência 1A, 1B, 2A, 2B: Não há dados para o midazolam no PharmGKB até a data de publicação deste livro.

Nível de evidência 3: Variantes diversas dos genes *CYP3A4*, *CYP3A5*, *POR* e *VDR*.

Nível de evidência 4: Acesse o *site* para mais informações.

○ Prática Clínica

● **DOSAGEM:** Recomenda-se a utilização do midazolam como indutor de sono nas doses de 7,5 e 15 mg, VO. Como pré-medicação para procedimentos diagnósticos e cirúrgicos, recomenda-se a dose de 15 mg, VO, de 30 a 60 minutos antes do procedimento ou 2,5 mg, via IV, de 5 a 10 minutos antes do procedimento. Em crianças, a dose recomendada é de 0,15 a 0,20 mg/kg de peso corporal, 20 a 30 minutos antes do procedimento.

● **TITULAÇÃO:** A utilização do midazolam VO deve ser iniciada em doses únicas de 0,25 a 1,0 mg/kg, não devendo ser excedida a dose de 20 mg. Para uso IV, recomenda-se uma administração por 2 minutos, sendo os 2 próximos minutos ou mais de monitoramento do paciente, a fim de se analisar os efeitos da administração. Deve sempre haver intervalo de 3 a 5 minutos entre as administrações, as quais devem ser de, no máximo, 2,5 mg/2 minutos.

● **EFEITOS ADVERSOS (VO):** Mais comuns: Gastrointestinais (êmese, vômito), respiratórios (eventos adversos respiratórios). Comuns: Cardiovasculares (bradicardia, extrassístole), dermatológicos (*rash*), gastrointestinais (náusea), neurológicos (diminuição de consciência, sedação, sonolência), respiratórios (congestão, depressão respiratória, hipóxia, laringospasmo, obstrução de via aérea superior, roncos). Incomuns: Dermatológicos (prurido, urticária), respiratórios (espirros, rinorreia).

● **EFEITOS ADVERSOS (VIA PARENTERAL):** Mais comuns: Respiratórios (apneia, diminuição do volume corrente, diminuição da frequência respiratória). Comuns: Cardiovasculares (hipotensão), gastrointestinais (náusea, vômito), locais (dor, eritema), neurológicos (cefaleia, crise não epiléptica, sedação, tontura), oculares (nistagmo), psiquiátricos (agitação), respiratórios (dessaturação, soluço, tosse), outros (reação paradoxal). Incomuns: Locais (flebite, rigidez muscular). Muito raros: Cardiovasculares (bradicardia, parada cardíaca, vasodilatação), gastrointestinais (boca seca, constipação), neurológicos (amnésia, ataxia, convulsão, distúrbio de movimento, tontura), respiratórios (dispneia, espasmo de diafragma, laringospasmo, parada respiratória), psiquiátricos (agitação, agressividade, alucinação, confusão, euforia, hostilidade, raiva), outros (agressividade, fadiga, quedas). Pós-comercialização: Cardiovasculares (colapso cardiovascular, contrações ventriculares prematuras, eventos adversos cardiorrespiratórios graves, hematoma, reações cardiovasculares, ritmo nodal, taquicardia), dermatológicos (erupção cutânea, prurido, reações cutâneas, urticária), gastrointestinais (dor de dente, gosto ácido, náusea, salivação excessiva), hipersensibilidade (anafilaxia, reação alérgica), locais (calor, elevação e frio no local de injeção), neurológicos (agitação, amnésia retrógrada, episódio vasovagal, fala arrastada, letargia, movimentos atetoides, parestesia, perda de equilíbrio, sensação de queimação, tontura), psiquiátricos (alterações de humor, ansiedade, argumentatividade, disforia, inquietação, insônia, irritabilidade, nervosismo, pesadelo, sonhos vívidos, tensão, transtorno do sono), oculares (dificuldade em focalizar os olhos, diplopia, distúrbio visual, movimento cíclico das pálpebras, pupilas pontuais, visão turva), respiratórios (bocejo, broncospasmo, disfonia, fonação contínua, hiperventilação, obstrução das vias aéreas, respiração ofegante, respiração superficial, taquipneia), outros (anestesia prolongada, calafrios, fraqueza, inchaço).

● **GRAVIDEZ:** O midazolam não é recomendado durante o primeiro trimestre da gestação. Há relatos de hipotonia neonatal em bebês nascidos de mães que fizeram uso desse medicamento na gravidez. É utilizado no manejo da eclâmpsia em UTI e também no manejo de náusea e vômito em mulheres submetidas a anestesia espinal durante a cesariana.

● **AMAMENTAÇÃO:** O midazolam é excretado no leite, porém em baixas concentrações. Sua prescrição deve ser feita com precaução para mães que estão amamentando, porém estudos indicam que, após 4 horas da ingestão de midazolam, não há quantidade significativa desse medicamento sendo transferido pelo leite materno.[2] Os bebês que ingerirem o medicamento via aleitamento materno podem apresentar dificuldade de sucção, perda de peso e sedação.

● **CRIANÇAS E ADOLESCENTES:** O midazolam é utilizado em crianças acima dos 6 meses de vida, porém crianças e adolescentes são mais propensos a experimentar efeitos colaterais graves no sistema cardiorrespiratório, como depressão respiratória, parada respiratória e cardíaca, com risco de morte.

● **IDOSOS:** A eliminação do midazolam é reduzida nessa faixa etária, com aumento de sua meia-vida. Há risco de efeitos colaterais graves relacionados ao sistema cardiorrespiratório em adultos acima dos 60 anos, porém são raros. Os idosos são mais propensos a eventos como agressividade, excitação paradoxal, hiperatividade, hostilidade e reações paradoxais, como movimentos tônico-clônicos e tremor muscular. Recomenda-se a utilização de doses entre 1 e 3,5 mg, com administração máxima de 1,5 mg/2 minutos.

● **INSUFICIÊNCIA RENAL:** Utilizar o midazolam com cautela em pacientes com insuficiência renal, já que esse fármaco apresenta excreção renal. Nesses pacientes, pode haver aumento da meia-vida e do tempo de eliminação do medicamento, o que leva a um maior tempo de recuperação.

● **INSUFICIÊNCIA HEPÁTICA:** Utilizar o midazolam com cautela em casos de insuficiência hepática. Nesses pacientes, pode haver aumento da meia-vida e do tempo de eliminação do medicamento.

● **COMO MANEJAR EFEITOS ADVERSOS:** Os efeitos colaterais do midazolam tendem a ser imediatos e melhorar com o tempo. Dessa forma, é necessário aguardar e observar se os efeitos irão desaparecer; caso não desapareçam, são recomendadas a redução de dose, a troca por outro medicamento semelhante ou de liberação lenta e a utilização de doses mais altas para a noite (horário de dormir).

O Toxicidade

ORAL EM HUMANOS: Não há dados específicos sobre superdosagem de midazolam em humanos. A dose letal de midazolam é de 215 mg/kg em ratos.

TOXICIDADE AGUDA: Em caso de dosagem excessiva de midazolam, estão recomendadas medidas de suporte, como desobstrução das vias aéreas, monitoramento dos batimentos cardíacos e, se necessário, lavagem gástrica caso a ingestão tenha ocorrido há pouco tempo. Em caso de intoxicação ou efeitos colaterais graves e potencialmente fatais, deve-se usar o flumazenil como antídoto.

BIPP TIPS

- A alta clínica ou hospitalar do paciente que recebeu midazolam parenteral só pode ser feita após 3 horas do uso do medicamento.
- O midazolam deve ser retirado de forma gradual para evitar sintomas da síndrome de retirada.
- O midazolam deve ser administrado em subdoses, a fim de que seja possível observar seus efeitos, para somente então aumentar a dose com cautela e prudência, sempre com monitoramento atento do paciente.
- O uso concomitante de midazolam com bebida alcoólica ou outros sedativos pode resultar em hipotensão, redução do nível de consciência e da frequência respiratória.
- Em razão do risco aumentado de depressão respiratória em pacientes idosos, com insuficiência circulatória, renal e respiratória, estão recomendados o uso de doses menores e individuais de midazolam, bem como sua administração mais lenta e monitoramento constante.
- Mulheres durante a fase pré-menstrual podem ser menos sensíveis ao midazolam.
- A eliminação do midazolam pode ser reduzida em mulheres na pós-menopausa.
- O midazolam não deve ser usado em pacientes com glaucoma de ângulo fechado e miastenia grave.
- O midazolam não deve ser utilizado por longos períodos.
- Não se recomenda a administração parenteral de midazolam em pacientes em choque, coma e intoxicação alcoólica com sinais vitais lentificados.
- O midazolam pode comprometer a capacidade de conduzir veículos e operar máquinas, uma vez que reduz a atenção e os reflexos, além de causar lentificação motora.
- A meia-vida do midazolam pode ser aumentada em pacientes obesos.
- Pacientes com doenças agudas descompensadas, sobretudo quando há desequilíbrio eletrolítico, demandam maior cuidado durante a administração IV de midazolam.
- O midazolam tende a ser usado de forma abusiva por alcoolistas, usuários de drogas ou indivíduos com transtorno grave da personalidade.

Referências

1. Whirl-Carrillo M, Huddart R, Gong L, Sangkuhl K, Thorn CF, Whaley R, et al. An Evidence-based framework for evaluating pharmacogenomics knowledge for personalized medicine. Clin Pharmacol Ther. 2021;110(3):563-72.

2. Shergill AK, Ben-Menachem T, Chandrasekhara V, Chathadi K, Decker GA, Evans JA, et al. Guidelines for endoscopy in pregnant and lactating women. Gastrointest Endosc. 2012;76(1):18-24.

Leituras Recomendadas

Cordioli AV, Gallois CB, Passos IC. Psicofármacos: consulta rápida. 6. ed. Porto Alegre: Artmed; 2023.

Hanley DF, Kross JF. Use of midazolam in the treatment of refractory status epilepticus. Clin Ther. 1998;20(6):1093-105.

Midazolam [Internet]. Lake Zurich: Fresenius Kabi; 2017 [capturado em 2 dez. 2024]. Disponível em: https://www.accessdata.fda.gov/drugsatfda_docs/label/2017/208878Orig1s000lbl.pdf.

Misaka S, Kurosawa S, Uchida S, Yoshida A, Kato Y, Kagawa Y, et al. Evaluation of the pharmacokinetic interaction of midazolam with ursodeoxycholic acid, ketoconazole and dexamethasone by brain benzodiazepine receptor occupancy. J Pharm Pharmacol. 2011;63(1):58-64.

Ramsey-Williams VA, Wu Y, Rosenberg HC. Comparison of anticonvulsant tolerance, crosstolerance, and benzodiazepine receptor binding following chronic treatment with diazepam or midazolam. Pharmacol Biochem Behav. 1994;48(3):765-72.

Rodolà F. Midazolam as an anti-emetic. Eur Rev Med Pharmacol Sci. 2006;10(3):121-6.

Thornton, P. Midazolam side effects [Internet]. Drugs.com; 2024 [capturado em 2 dez. 20204]. Disponível em: https://www.drugs.com/sfx/midazolam-side-effects.html#professional.

Ulusoy E, Duman M, Türker HD, Çağlar A, Er A, Akgül F, et al. The effect of early midazolam infusion on the duration of pediatric status epilepticus patients. Seizure. 2019;71:50-5.

Vasakova J, Duskova J, Lunackova J, Drapalova K, Zuzankova L, Starka L, et al. Midazolam and its effect on vital signs and behavior in children under conscious sedation in dentistry. Physiol Res. 2020;69(Suppl 2):S305-14.

Milnaciprana

A milnaciprana é um IRSN que apresenta pouco ou nenhum efeito sobre receptores pré-sinápticos ou pós-sinápticos. Suas características farmacocinéticas e farmacodinâmicas únicas a tornam distinta dos outros IRSNs disponíveis, como venlafaxina, desvenlafaxina e duloxetina. Embora seu mecanismo de ação justifique o tratamento de transtornos depressivos, tal uso específico não recebeu aprovação da FDA e da Anvisa, sendo utilizado para esse fim apenas em alguns países europeus, como França, Portugal e Áustria, e no Japão. Sua absorção atinge picos plasmáticos em cerca de 2 a 4 horas e sua eliminação ocorre majoritariamente por via renal.

Nomes no Brasil:
Não disponível no Brasil (EUA: Savella).
SUS:
Não disponível na Rename.

- **INDICAÇÕES DE BULA – ANVISA:** Não possui aprovação da Anvisa até o momento.
- **INDICAÇÕES DE BULA – FDA:** Tratamento da fibromialgia.
- **INDICAÇÕES *OFF-LABEL*:** A milnaciprana também é indicada para transtorno depressivo maior, dor neuropática e dor crônica.
- **CONTRAINDICAÇÕES:** A milnaciprana está contraindicada em caso de uso concomitante ou em proximidade temporal a IMAOs, bem como para pacientes comprovadamente alérgicos à substância ou com glaucoma de ângulo estreito não controlado.
- **TESTES LABORATORIAIS SUGERIDOS OU NECESSÁRIOS:** É prudente o monitoramento da pressão arterial e da frequência cardíaca antes e periodicamente ao longo do tratamento devido a algumas evidências clínicas de elevação desses parâmetros. Além disso, pode-se realizar acompanhamento periódico da TGO e TGP, uma vez que é observada discreta elevação desses marcadores em relação ao placebo.
- **ROTA FARMACOLÓGICA:** Não há imagens disponíveis para a rota farmacológica da milnaciprana.

Farmacologia

ABSORÇÃO: Após administração oral, a mistura racêmica de milnaciprana apresenta concentrações máximas dentro de 2 a 4 horas, atingindo o estado de equilíbrio em cerca de 36 a 48 horas, com uma biodisponibilidade absoluta de cerca de 85 a 90%. Em relação à levomilnaciprana, o pico de concentração ocorre em cerca de 6 a 8 horas após administração oral, com biodisponibilidade relativa documentada em 92%. Em geral, em ambas as formulações, a administração conjunta do medicamento com alimentos não afeta sua absorção ou biodisponibilidade oral.

VOLUME DE DISTRIBUIÇÃO: Após dose IV, nota-se o volume médio de distribuição de aproximadamente 400 L; já para a levomilnaciprana, o volume aparente de distribuição pode variar entre 387 e 473 L.

LIGAÇÃO PROTEICA: 13% para a mistura racêmica e 22% para a levomilnaciprana.

METABOLISMO/FARMACOCINÉTICA: As reações são catalisadas sobretudo pela CYP3A4, com pequena contribuição da CYP2C8, 2C19 e 2D6. Além disso, a literatura sugere que, em geral, não há interconversão entre os enantiômeros da milnaciprana no organismo.[1] A levomilnaciprana sofre desetilação e hidroxilação, formando dois metabólitos oxidativos, os quais são adicionalmente conjugados e formam o conjugado final milnaciprana carbamoil-O-glicuronídeo.

ROTA DE ELIMINAÇÃO: A milnaciprana e seus metabólitos são eliminados principalmente por excreção renal, sendo que em torno de 55% da dose são excretados na urina sob a forma inalterada e 17% são excretados sob a forma do principal metabólito, levomilnaciprana carbamoil-O-glicuronídeo. Outros metabólitos identificáveis excretados na urina constituem cerca de 10% da dose.

MEIA-VIDA: A meia-vida de eliminação da milnaciprana racêmica é de aproximadamente 6 a 8 horas, sendo a meia-vida do l-enantiômero documentada em cerca de 4 a 6 horas.

DEPURAÇÃO: Em torno de 40 L/h.

FARMACODINÂMICA: A milnaciprana apresenta alta afinidade por NET e SERT, inibindo preferencialmente a recaptação de noradrenalina. Os ensaios *in vitro* indicam que essa substância não afeta de forma direta a recaptação de dopamina ou outros neurotransmissores; além disso, a substância não apresenta afinidade significativa pelos receptores serotoninérgicos, α e β-adrenérgicos, muscarínicos, histaminérgicos, dopaminérgicos, opioides, BZDs e gabaérgicos. A levomilnaciprana também parece não apresentar afinidade significativa por canais de cálcio, potássio, sódio ou cloreto, e tampouco inibe a atividade da acetilcolinesterase ou das MAO-A e MAO-B.

MECANISMO DE AÇÃO: A atividade dual da milnaciprano de inibir a recaptação de noradrenalina e serotonina é a base para o mecanismo de ação que justifica o tratamento da fibromialgia e do transtorno depressivo maior. Com relação à fibromialgia, é observada a participação de ambos os neurotransmissores na modulação de mecanismos analgésicos endógenos por meio das vias descendentes inibitórias da dor no cérebro e na medula espinal. Embora o mecanismo de ação específico continue sob investigação, diversas linhas de evidência indicam que a redução da sinalização serotoninérgica possa estar associada ao aumento da sensibilidade à dor, condição esta que aparentemente é melhorada pela capacidade da milnaciprana em aumentar a disponibilidade de serotonina por inibir sua recaptação. Além disso, a sinalização noradrenérgica promovida pelas vias descendentes pode reduzir a sensibilidade à dor, já que apresenta efeitos inibitórios em adrenoceptores do tipo $α_{2A}$ em terminais centrais de nociceptores aferentes primários, além de ação direta em receptores $α_2$-adrenérgicos e pela ativação mediada pelo $α_1$-adrenoceptor de interneurônios inibitórios. A capacidade da milnaciprana de inibir a recaptação de noradrenalina e serotonina também facilita o tratamento do transtorno depressivo maior. De acordo com a hipótese monoaminérgica da depressão, a redução da sinalização serotoninérgica pode estar associada a ansiedade, anedonia e humor depressivo, enquanto a diminuição da sinalização noradrenérgica pode resultar em diminuição do estado de alerta, energia, atenção e interesse geral pela vida. Nesse sentido, embora o mecanismo de ação dessa substância no contexto da depressão não esteja completamente elucidado, propõe-se que as atividades básicas da milnaciprana em aumentar a disponibilidade de serotonina e noradrenalina sejam responsáveis pelos seus efeitos clínicos.

● Interações Medicamentosas

○ Estudos *in vitro* e *in vivo* demonstram ser quase improvável que a milnaciprana apresente interações farmacocinéticas clinicamente significativas.[2] No entanto, devido ao mecanismo de ação dos IRSNs, como a milnaciprana, e ao seu potencial efeito semelhante à síndrome serotoninérgica ou SNM, recomenda-se cautela quando for necessária a coadministração com outros medicamentos que podem afetar os sistemas de neurotransmissores serotoninérgicos (como triptanos, lítio, triptofano, antipsicóticos e antagonistas da dopamina) e noradrenérgicos (como catecolaminas).

○ Pode haver interações clinicamente importantes resultantes do uso concomitante de milnaciprana e certos agentes cardiovasculares, como a digoxina (com a potencialização dos seus efeitos adversos) e a clonidina (que pode ter seu efeito anti-hipertensivo alterado), uma vez que a milnaciprana modula a sinalização noradrenérgica.

AFINIDADE LIGANTE/KI:

LOCAL	KI (NM)
Ki (SERT)	11
Ki (NET)	71-91

◯ Farmacogenética

Acesse https://www.pharmgkb.org/chemical/PA164752812 ou utilize o *QR code* ao lado.

ANOTAÇÕES CLÍNICAS

Nível de evidência 1A, 1B, 2A, 2B: Não há dados para a milnaciprana no PharmGKB até a data de publicação deste livro.

Nível de evidência 3: Variantes diversas dos genes *ADRA2A*, *HTR1A* e *MDGA2*.

Nível de evidência 4: Acesse o *site* para mais informações.

◯ Prática Clínica

● **DOSAGEM:** As doses de milnaciprana podem variar entre 30 e 200 mg/dia, a depender da tolerabilidade do paciente.

● **TITULAÇÃO:** Recomenda-se iniciar o tratamento com 12,5 mg/dia em dose única no primeiro dia, passando-se para 2 doses diárias de 25 mg, por 2 a 3 dias. Na sequência, durante o 4º ao 7º dia de tratamento, pode-se elevar a dose para 50 mg/dia divididos em 2 administrações diárias e, por fim, atingir a dosagem de 100 mg divididos em 2 administrações diárias de 50 mg cada. A depender da resposta individual do paciente, a dosagem pode ser incrementada para até 200 mg/dia, em 2 doses de 100 mg. Doses superiores não foram apropriadamente avaliadas. Sugere-se que a retirada do medicamento seja feita de maneira gradual, com base na tolerabilidade do paciente, uma vez que foram observados sintomas de abstinência após a descontinuação de milnaciprana e outros IRSNs.

● **EFEITOS ADVERSOS:** Mais comuns: Cardiovasculares (rubor), dermatológicos (hiperidrose), gastrointestinais (constipação, náusea), neurológicos (cefaleia, tontura), psiquiátricos (insônia). Comuns: Cardiovasculares (aumento de frequência cardíaca e pressão arterial, desconforto torácico, dor no peito, hipertensão, palpitação, rubor, taquicardia), dermatológicos (prurido, *rash*, sudorese noturna), gastrointestinais (boca seca, diarreia, dispepsia, distensão abdominal, doença do refluxo gastroesofágico, dor abdominal, flatulência, vômito), geniturinários (cistite, diminuição de fluxo urinário, disfunção erétil, distúrbio de ejaculação, disúria, dor escrotal, testicular e uretral, edema testicular, hesitação urinária, ITU, prostatite), imunológicos (*influenza*), metabólicos (aumento/diminuição de peso, diminuição de apetite, hipercolesterolemia), musculoesqueléticos (artralgia, dor em extremidades e nas costas, espasmo muscular, fibromialgia), neurológicos (alteração de memória, cefaleia tensional, convulsão, disestesia, enxaqueca, hipoestesia, parkinsonismo, perda de consciência, sonolência, tremor), oculares (visão borrada), psiquiátricos (agitação, ansiedade, depressão, estresse, irritabilidade), respiratórios (dispneia, IVAS, nasofaringite, sinusite), outros (arrepio, fadiga, febre, dor, queda). Incomuns: Cardiovasculares (arritmia, extrassístole, fenômeno de Raynaud, hipotensão, hipotensão ortostática), dermatológicos (urticária), gastrointestinais (estomatite, gastrite, hemorroidas), geniturinários (metrorragia, polaciúria), hepáticos (aumento de enzimas hepáticas), neurológicos (síncope, vertigem), oculares (diminuição de acuidade visual, midríase, olho seco), psiquiátricos (alucinação, confusão, crise de pânico, diminuição de libido, ideação suicida, pesadelo), respiratórios (dispneia), outros (sensação de alteração de temperatura, *tinnitus*). Raros: Cardiovasculares (*angina pectoris*, síndrome coronariana aguda), dermatológicos (reação de fotossensibilidade), geniturinários (amenorreia), hepáticos (hepatite), neurológicos (AVC, distúrbio de equilíbrio), respiratórios (epistaxe). Pós-comercialização: Cardiovasculares (crise hipertensiva, taquicardia supraventricular), dermatológicos (equimose, eritema multiforme, sangramento de mucosa, SSJ), endocrinológicos (galactorreia, hiperprolactinemia), gastrointestinais (pancreatite), hematológicos (leucopenia, neutropenia, trombocitopenia), hepáticos (hepatite citolítica), metabólicos (anorexia, hiponatremia), musculoesqueléticos (rabdomiólise), oculares (distúrbio de acomodação visual), psiquiátricos (agressividade, *delirium*, diminuição de inibição psicomotora em pacientes com risco de suicídio, ideação suicida, reativação de delírio em paciente psicótico, virada maníaca), renais (IRA).

● **GRAVIDEZ:** Não existem estudos clínicos suficientes atestando a segurança do uso de milnaciprana durante a gestação. Em geral, essa substância não é recomendada, principalmente no primeiro trimestre. Nesse caso, o tratamento de gestantes com esse medicamento deve ser avaliado conforme possíveis riscos e benefícios. A literatura indica que recém-nascidos expostos a ISRSs no fim do terceiro trimestre necessitavam de hospitalização prolongada, suporte respiratório e alimentação por sonda, sintomas estes compatíveis com efeitos tóxicos promovidos por ISRSs e IRSNs ou, eventualmente, por efeitos de retirada da substância.[3] Categoria C da FDA (classificação até 2015).

● **AMAMENTAÇÃO:** Não há estudos adequados em mulheres que possam determinar o risco infantil do uso de milnaciprana durante a amamentação. Alguma quantidade da substância pode ser encontrada no leite materno (5% do pico plasmático materno), razão pela qual é importante avaliar os possíveis benefícios em relação aos potenciais riscos da sua prescrição para lactantes.

● **CRIANÇAS E ADOLESCENTES:** A milnaciprana não é aprovada para uso pediátrico, sendo necessários mais estudos clínicos em pacientes dessas faixas etárias.

● **IDOSOS:** Nenhum ajuste de dose de milnaciprana é necessário com base na idade, exceto nos pacientes cujas funções renais estejam gravemente comprometidas.

● **INSUFICIÊNCIA RENAL:** Nenhum ajuste de dose é necessário para pacientes com insuficiência renal leve. No entanto, recomenda-se cautela em pacientes com insuficiência renal moderada. O ajuste da dose é necessário na insuficiência renal grave, diminuindo em 50% até 50 mg/dia.

● **INSUFICIÊNCIA HEPÁTICA:** Utilizar a milnaciprana com cautela em pacientes com insuficiência hepática grave, acompanhando as concentrações das aminotransferases hepáticas.

● **COMO MANEJAR EFEITOS ADVERSOS:** Em geral, medidas de suporte e acompanhamento bastam até a adaptação do paciente à milnaciprana, visto que a maioria dos efeitos adversos desaparecem com o tempo. Pode ser necessário substituí-la por outro medicamento da mesma classe.

⊙ Toxicidade

ORAL EM HUMANOS: Os dados acerca da toxicidade oral em humanos são limitados, sendo que há relatos na literatura de casos de ingestão aguda de até 1.000 mg/dia, nenhum deles fatal.[4] No entanto, em estudos com ratos, a dose letal encontrada foi de 213 mg/kg.

TOXICIDADE AGUDA: Dados pós-comercialização indicaram desfechos fatais para superdosagens agudas envolvendo principalmente a combinação de vários medicamentos, embora também sejam encontrados casos apenas com milnaciprana.[4] Os sinais e sintomas mais comuns de superdosagem incluem aumento da pressão arterial, parada cardiorrespiratória, alterações do nível de consciência (variando de sonolência a coma), estado confusional, tontura e aumento das enzimas hepáticas. O efeito emético de altas doses de milnaciprana pode reduzir o risco apresentado pela superdosagem. Não são conhecidos antídotos específicos para a superdosagem com milnaciprana. Entretanto, casos de síndrome serotoninérgica persistente podem requerer tratamento com ciproeptadina e/ou controle de temperatura. Em geral, casos de superdosagem aguda devem ser tratados conforme as medidas sintomáticas e de suporte gerais empregadas no manejo da superdose com qualquer fármaco, incluindo estabelecimento adequado de ventilação e oxigenação das vias aéreas, bem como monitoramento dos sinais vitais e cardíacos. Pode ser útil a lavagem gástrica nos casos identificados precocemente logo após a ingestão ou em pacientes sintomáticos; além disso, a administração de carvão ativado pode ser útil para diminuir a absorção do medicamento. É necessário avaliar a possibilidade do envolvimento de múltiplos fármacos ou substâncias.

Referências

1. Li F, Chin C, Wangsa J, Ho J. Excretion and metabolism of milnacipran in humans after oral administration of milnacipran hydrochloride. Drug Metab Dispos. 2012;40(9):1723-35.

2. Puozzo C, Lens S, Reh C, Michaelis K, Rosillon D, Deroubaix X, et al. Lack of interaction of milnacipran with the cytochrome p450 isoenzymes frequently involved in the metabolism of antidepressants. Clin Pharmacokinet. 2005;44(9):977-88.

3. Malm H, Klaukka T, Neuvonen PJ. Risks associated with selective serotonin reuptake inhibitors in pregnancy. Obstet Gynecol. 2005 Dec;106(6):1289-96.

4. Montgomery SA, Prost JF, Solles A, Briley M. Efficacy and tolerability of milnacipran: an overview. Int Clin Psychopharmacol. 1996;11 Suppl 4:47-51.

Leituras Recomendadas

Bellantuono C, Vargas M, Mandarelli G, Nardi B, Martini MG. The safety of serotonin-noradrenaline reuptake inhibitors (SNRIs) in pregnancy and breastfeeding: a comprehensive review. Hum Psychopharmacol. 2015;30(3):143-51.

Briley M, Prost JF, Moret C. Preclinical pharmacology of milnacipran. Int Clin Psychopharmacol. 1996;11 Suppl 4:9-14.

Drugs.com. Milnacipran side effects [Internet]. 2024 [capturado em 2 dez. 2024]. Disponível em: https://www.drugs.com/sfx/milnacipran-side-effects.html#-professional.

Gendreau RM, Thorn MD, Gendreau JF, Kranzler JD, Ribeiro S, Gracely RH, et al. Efficacy of milnacipran in patients with fibromyalgia. J Rheumatol. 2005;32(10):1975-85.

Lopez-Ibor J, Guelfi JD, Pletan Y, Tournoux A, Prost JF. Milnacipran and selective serotonin reuptake inhibitors in major depression. Int Clin Psychopharmacol. 1996;11 Suppl 4:41-6.

Pae CU, Marks DM, Shah M, Han C, Ham BJ, Patkar AA, et al. Milnacipran: beyond a role of antidepressant. Clinical neuropharmacology. 2009;32(6):355-63.

Savella® (milnacipran HCl) [Internet]. Earth City: Forest Pharmaceuticals; 2012 [capturado em 2 dez. 2024]. Disponível em: https://www.accessdata.fda.gov/drugsatfda_docs/label/2012/022256s013lbl.pdf.

BIPP TIPS

- Farmacologicamente, a milnaciprana pode ser distinguida de outros IRSNs, como duloxetina e venlafaxina, por sua maior seletividade para a noradrenalina em relação à serotonina, uma vez que tanto a duloxetina quanto a venlafaxina (em doses baixas) são mais seletivas para a inibição da recaptação de serotonina.

- Pode haver risco de síndrome serotoninérgica em caso de coadministração com erva-de-são-joão, buspirona, fentanila, lítio, triptofano, anfetaminas, outros medicamentos para tratar a depressão ou alguns medicamentos para dor ou enxaqueca.

- Embora os parâmetros farmacodinâmicos da milnaciprana não indiquem interações medicamentosas clinicamente relevantes, sua ação sobre o sistema noradrenérgico requer atenção cuidadosa do profissional da saúde em relação aos pacientes tratados com esse medicamento.

- A milnaciprana não é indicada para uso terapêutico pediátrico. É relevante salientar que essa substância pode promover agitação, irritabilidade ou outros comportamentos anormais em adolescentes e jovens adultos. Além disso, a milnaciprana pode evocar pensamentos e tendências suicidas ou sintomas depressivos em alguns pacientes. Por esse motivo, o acompanhamento criterioso do profissional de saúde é de extrema importância.

Mirtazapina

A mirtazapina é uma substância da classe das piperazinoazepinas tetracíclicas com efeito noradrenérgico e serotoninérgico específico aprovada nos EUA em 1997 e em muitos outros países para tratamento do transtorno depressivo maior. Apresenta perfil farmacológico diferenciado, sendo uma mistura racêmica de dois enantiômeros, S (+) e R (–), farmacologicamente ativos. Mesmo em esquemas de monoterapia, a mirtazapina promove efeitos clínicos rápidos e sustentados, inclusive em pacientes idosos. Além disso, apresenta eficácia e tolerabilidade similares às de outras substâncias da mesma classe, podendo ter início de ação mais rápido do que os ISRSs. Embora sejam necessários estudos mais amplos, a literatura indica potencial para uso em diversas indicações psiquiátricas.[1] Sua absorção atinge picos plasmáticos em cerca de 2 horas e sua eliminação ocorre majoritariamente por via renal.[2]

Nomes no Brasil:
Menelat, Razapina, Remeron.

SUS:
Não disponível na Rename.

● **INDICAÇÕES DE BULA – ANVISA E FDA:** Tratamento de episódios de TDM.

● **INDICAÇÕES DE BULA – FDA:** Tratamento do TDM em adultos.

● **INDICAÇÕES *OFF-LABEL*:** A mirtazapina também pode ser usada para tratamento de insônia, transtorno de pânico, TEPT, TOC, TAG, transtorno de ansiedade social, fibromialgia, prurido refratário, hiperêmese gravídica, acatisia e enxaqueca.

● **CONTRAINDICAÇÕES:** A mirtazapina é contraindicada em pacientes comprovadamente alérgicos à substância e pacientes em tratamento atual com IMAOs.

● **TESTES LABORATORIAIS SUGERIDOS OU NECESSÁRIOS:** Devido à ação histaminérgica, é recomendado monitorar o peso e o IMC antes e durante o tratamento. Pacientes com ganho de peso superior a 5% do peso inicial devem ser avaliados com relação à presença de pré-diabetes, diabetes ou dislipidemia (colesterol total, colesterol LDL e triglicerídeos aumentados; colesterol HDL diminuído). Para os pacientes já em sobrepeso antes do início do tratamento, é necessário determinar se o indivíduo já se encontra pré-diabético, diabético ou com dislipidemia, visando à melhor abordagem terapêutica. Poderão ser necessários testes da função hepática para os pacientes com anormalidades das funções hepáticas antes do início e durante o tratamento. Devido a algumas evidências de neutropenia e agranulocitose causadas pelo tratamento com mirtazapina, pode ser prudente o monitoramento do hemograma, especialmente em pacientes com alterações sanguíneas, como leucopenia ou granulocitopenia.

● **ROTA FARMACOLÓGICA:** Não há imagens disponíveis para a rota farmacológica da mirtazapina.

● Farmacologia

ABSORÇÃO: A absorção da mirtazapina é rápida (2 horas) e completa, não sendo modificada pela interação com qualquer alimento. Por sofrer metabolismo hepático de primeira passagem e metabolismo na parede intestinal, sua biodisponibilidade absoluta é de apenas 50%.

VOLUME DE DISTRIBUIÇÃO: 107 ± 42 L.

LIGAÇÃO PROTEICA: Cerca de 85%.

METABOLISMO/FARMACOCINÉTICA: Em geral, reações de desmetilação, hidroxilação e conjugação glicuronídica são as principais vias pelas quais a mirtazapina é metabolizada. As enzimas do citocromo 2D6 e 1A2 metabolizam-na, formando o 8-hidroxi, e a CYP3A gera N-desmetil e N-óxido.

ROTA DE ELIMINAÇÃO: A excreção da mirtazapina é majoritariamente renal (cerca de 75%), e em menor extensão fecal (15%).

MEIA-VIDA: 20 a 40 horas. O enantiômero (−) tem meia-vida 2 vezes maior, e mulheres também (37 horas *vs.* 26 horas).

DEPURAÇÃO: A depuração da mirtazapina avaliada em homens jovens e saudáveis é de 21 L/h, podendo variar de acordo com sexo e idade.

FARMACODINÂMICA: A mirtazapina apresenta efeito noradrenérgico, o qual ocorre por meio do bloqueio de autorreceptores α_2 pré-sinápticos inibitórios, o que leva ao incremento da liberação de noradrenalina na fenda sináptica e ao aumento de sua disponibilidade pós-sináptica. Todavia, a mirtazapina não interfere com os mecanismos de recaptação de noradrenalina ou outros transportadores. Além disso, ela antagoniza os heterorreceptores α_2 nos terminais nervosos serotoninérgicos, aumentando assim a liberação de serotonina. Com relação aos efeitos serotoninérgicos da mirtazapina, há também bloqueio dos receptores $5-HT_2$ e $5-HT_3$, porém apresenta baixa afinidade para os receptores $5-HT_{1A}$, $5-HT_{1B}$ e $5-HT_{1D}$. É interessante salientar que o enantiômero S (+) é responsável pelo antagonismo dos receptores $5-HT_2$ e α_2, enquanto o enantiômero R (−) bloqueia os receptores $5-HT_3$. Por fim, a mirtazapina tem alta afinidade pelos receptores H_1 da histamina e baixa afinidade pelos receptores dopaminérgicos e muscarínico-colinérgicos.

MECANISMO DE AÇÃO: Os efeitos farmacológicos da mirtazapina são atribuídos à sua capacidade de aumento da sinalização dos sistemas serotoninérgicos e noradrenérgicos no SNC. A afinidade da mirtazapina pelos receptores α_2-adrenérgicos centrais é 10 vezes maior do que pelos receptores periféricos, resultando em menos efeitos periféricos, como aumento da pressão arterial. A mirtazapina também se liga a vários tipos de receptores de serotonina, com baixa afinidade para os receptores do tipo $5-HT_1$, de modo que não promove efeitos antagonistas das ações serotoninérgicas nas regiões do SNC nas quais os receptores $5-HT_1$ atuam, permitindo, em vez disso, que o aumento da serotonina liberada atue no local. Acredita-se que esse mecanismo de ação seja responsável pelos seus efeitos antidepressivos e ansiolíticos. Por ser um potente antagonista dos receptores $5-HT_{2A}$, $5-HT_{2C}$ e $5-HT_3$, a mirtazapina reduz a sinalização desses receptores, promovendo diminuição da frequência de efeitos adversos como ansiedade, insônia, disfunção sexual e náuseas, ao contrário de outros agentes que aumentam a neurotransmissão da serotonina, como os ISRSs. A alta afinidade da mirtazapina pelos receptores H_1 da histamina justifica seus efeitos sobre o sono, já que promove sedação, e sobre o ganho de peso. Acredita-se, no entanto, que a tendência à sedação seja parcialmente compensada pelo aumento da neurotransmissão da noradrenalina.

● Interações Medicamentosas

○ Os IMAOs ou outros fármacos que interajam com o sistema serotoninérgico, como ISRSs ou IRSNs, podem provocar síndrome serotoninérgica quando administrados concomitantemente ou em proximidade temporal (cerca de 2 semanas) com a mirtazapina, motivo pelo qual se recomenda evitar o uso de tais substâncias durante o tratamento com esse medicamento.

○ Diversas linhas de evidência indicam que o tramadol aumenta o risco de convulsões em pacientes que tomam um antidepressivo, de modo que se faz necessária atenção cuidadosa em relação ao uso concomitante de tais medicamentos.

○ O metabolismo e a farmacocinética da mirtazapina podem ser afetados pela indução ou inibição das enzimas metabolizadoras de medicamentos, embora o uso concomitante de mirtazapina com a maioria dos outros medicamentos metabolizados por essas enzimas não tenha sido formalmente estudado.

○ O uso concomitante de BZDs, como o diazepam, em pacientes em tratamento com mirtazapina pode produzir/ter um efeito aditivo, comprometendo a capacidade cognitiva e as habilidades motoras. Assim sendo, é recomendado evitar o uso de BZDs durante o tratamento com mirtazapina.

○ Da mesma forma, o uso concomitante de álcool em pacientes em tratamento com mirtazapina pode produzir/ter um efeito aditivo, comprometendo a capacidade cognitiva e as habilidades motoras. Assim, também é recomendado evitar o álcool durante o tratamento com mirtazapina.

AFINIDADE LIGANTE/KI:

LOCAL	KI (NM)
Ki (D_2)	> 5.454
Ki (SERT)	> 10.000
Ki (DAT)	> 10.000
Ki ($5\text{-}HT_{4L}$)	> 10.000
Ki (β)	> 10.000
Ki (H_2)	> 10.000
Ki (H_4)	> 100.000
Ki (NET)	≥ 4.600
Ki (H_1)	0,14-1,6
Ki (α_{1A})	1.815
Ki ($5\text{-}HT_{2A}$)	6,3-69
Ki ($5\text{-}HT_{2C}$)	8,9-39
Ki (α_{2C})	18
Ki (α_{2A})	20
Ki (α_{2B})	88
Ki ($5\text{-}HT_{2B}$)	200
Ki ($5\text{-}HT_7$)	265
Ki ($5\text{-}HT_{1F}$)	583
Ki ($5\text{-}HT_{5A}$)	670
Ki (mACh)	670
Ki ($5\text{-}HT_{1E}$)	728
Ki ($5\text{-}HT_{1D}$)	794-5.010
Ki (D_4)	2.518
Ki ($5\text{-}HT_3$)	8,1
Ki ($5\text{-}HT_{1A}$)	3.330-5.010
Ki ($5\text{-}HT_{1B}$)	3.534-12.600
Ki (D_1)	4.167
Ki (D_3)	5.723
Ki (VGSC)	6.905
Ki (H_3)	83,2

○ Farmacogenética

Acesse https://www.pharmgkb.org/chemical/PA450522 ou utilize o *QR code* ao lado.

ANOTAÇÕES CLÍNICAS

Nível de evidência 1A, 1B: Não há dados para a mirtazapina no PharmGKB até a data de publicação deste livro.

Nível de evidência 2A: Ver Tabela 1.

Nível de evidência 2B: Não há dados para a mirtazapina no PharmGKB até a data de publicação deste livro.

Nível de evidência 3: Variantes diversas dos genes *CYP2B6*, *FKBP5*, *GAL*, *RABEP1*, *SH2B1*, *SLCC6A4* e *TPH2*.

Nível de evidência 4: Acesse o *site* para mais informações.

○ Prática Clínica

● **DOSAGEM:** As doses de mirtazapina variam de 15 a 45 mg/dia, administrados à noite.

● **TITULAÇÃO:** Sugere-se a utilização de dose inicial de mirtazapina de 15 mg, a ser ingerida à noite, não sendo recomendável dividir o comprimido pela metade. Pode-se aumentar semanalmente a dose em mais 15 mg até que seja obtida resposta terapêutica, não ultrapassando os 45 mg/dia. Eventualmente, alguns casos podem requerer e tolerar até 90 mg/dia, o que deve ser realizado de forma criteriosa.

● **EFEITOS ADVERSOS:** Mais comuns: Gastrointestinais (boca seca, constipação), metabólicos (aumento de apetite, ganho de peso), neurológicos (sonolência). Comuns: Cardiovasculares (edema, edema periférico), gastrointestinais (náusea), geniturinários (frequência urinária aumentada), imunológicos (*influenza*, síndrome gripal), metabólicos (anorexia), musculoesqueléticos (dor nas costas, mialgia), neurológicos (cefaleia, sedação, tontura, tremor), psiquiátricos (confusão, pensamento anormal, sonho anormal), respiratórios

TABELA 1 ▸ NÍVEL DE EVIDÊNCIA 2A PARA A MIRTAZAPINA

VARIANTE	GENE	MOLÉCULA	TIPO	FENÓTIPO
CYP2D6*1				
CYP2D6*1xN				
CYP2D6*3	CYP2D6	Mirtazapina	Metabolismo Farmacocinética	–
CYP2D6*4				
CYP2D6*5				
CYP2D6*6				

(dispneia), outros (astenia). Incomuns: Cardiovasculares (hipertensão, hipotensão ortostática, vasodilatação), dermatológicos (exantema, prurido, *rash*), gastrointestinais (diarreia, dor abdominal, síndrome abdominal aguda, vômito), geniturinários (ITU), metabólicos (desidratação, perda de peso), musculoesqueléticos (artralgia, espasmo, miastenia), neurológicos (amnésia, hipercinesia, hiperestesia, hipocinesia, parestesia, vertigem), psiquiátricos (agitação, ansiedade, apatia, depressão, insônia), respiratórios (aumento de tosse, sinusite), outros (fadiga, mal-estar, sede). Raros: Cardiovasculares (*angina pectoris*, bradicardia, extrassístole ventricular, hipotensão, infarto do miocárdio), dermatológicos (acne, alopecia, dermatite esfoliativa, herpes simples, pele seca, reação de fotossensibilidade), gastrointestinais (alargamento abdominal, colite, eructação, estomatite, glossite, hemorragia gengival, hipoestesia oral, náusea, vômito), geniturinários (amenorreia, dismenorreia, disúria, dor mamária, hematúria, impotência, incontinência urinária, leucorreia, retenção urinária, vaginite), hepáticos (alteração de função hepática, colecistite), metabólicos (aumento de fosfatase alcalina, diabetes melito, gota, hiponatremia), musculoesqueléticos (artrite, dor cervical, rigidez muscular, tenossinovite), neurológicos (acatisia, ataxia, aumento de reflexos, coordenação anormal, disartria, discinesia, distonia, enxaqueca, inquietação, síncope, síndrome extrapiramidal), oculares (alteração de acomodação, ceratoconjuntivite, conjuntivite, distúrbio lacrimal, dor ocular, glaucoma de ângulo fechado), psiquiátricos (alucinação, aumento de libido, delírio, *delirium*, despersonalização, euforia, hostilidade, labilidade emocional, mania, reação paranoide, sonhos vívidos), renais (cálculo renal, cistite), respiratórios (asma, bronquite, epistaxe, pneumonia), outros (arrepio, dor de ouvido, edema de face, febre, hiperacusia, surdez, úlcera). Muito raros: Cardiovasculares (arritmia atrial, bigeminismo, cardiomegalia, dor subesternal, flebite, insuficiência cardíaca esquerda), dermatológicos (celulite, hipertrofia de pele, herpes-zóster, petéquia, seborreia, úlcera de pele, urticária), endocrinológicos (gota, hipotireoidismo), gastrointestinais (aumento de glândula salivar e de salivação, descoloração de língua, edema de língua, estomatite aftosa e ulcerativa, gastrenterite, gastrite, moníliase oral, obstrução intestinal, pancreatite), geniturinários (aumento de mama, ejaculação anormal, menorragia, metrorragia, poliúria, urgência miccional, uretrite), hematológicos (anemia, leucopenia, linfadenopatia, linfocitose, pancitopenia, trombocitopenia), hepáticos (aumento de TGO/TGP, cirrose), metabólicos (hipercolesterolemia, hiperlipidemia), musculoesqueléticos (artrose, bursite, dor óssea, fratura patológica, fratura por osteoporose, miosite, ruptura de tendão), neurológicos (afasia, cefaleia vascular, convulsão, demência, estupor, hipotonia, isquemia cerebral, mioclonia, nistagmo, parosmia, perda de paladar), oculares (blefarite, diplopia), psiquiátricos (agressividade, dependência de substâncias, depressão psicótica, síndrome de abstinência, síndrome serotoninérgica), respiratórios (asfixia, embolia pulmonar, laringite, pneumotórax, soluço), outros (alteração de cicatrização, hipoacusia transitória, otite média). Pós-comercialização: Cardiovascular (arritmia ventricular, edema generalizado e

BIPP TIPS

- De acordo com relatos na literatura, mulheres e pacientes idosos apresentam concentrações sanguíneas mais altas em comparação com homens e adultos mais jovens que receberam a mesma dose de mirtazapina.[5]

- As mulheres têm mais probabilidade de apresentar ganho de peso como consequência de tratamento com mirtazapina do que os homens, e mais antes da menopausa do que depois. Notavelmente, caso não tenha havido ganho de peso significativo até a sexta semana de tratamento, é menos provável que ocorra após esse período.

- A coadministração de mirtazapina com venlafaxina ou ISRSs pode reverter a ansiedade e a insônia induzidas pela substância, bem como outras reações adversas como náusea, diarreia e demais efeitos colaterais gastrointestinais induzidos pelo tratamento.

- Em comparação com os ISRSs, a mirtazapina não apresenta efeitos colaterais sexuais.

- A combinação de mirtazapina com venlafaxina é conhecida como "*California rocket fuel*" e tornou-se famosa nas aulas do Professor Stahl, por ter um alto potencial antidepressivo.

localizado, *torsades de pointes*), dermatológicos (dermatite bolhosa, eritema multiforme, necrólise epidérmica tóxica, *rash* eritematoso e maculopapular, SSJ), hematológicos (distúrbio de coagulação e tromboembólico), hepáticos (hepatite, icterícia), musculoesqueléticos (aumento de CPK, rabdomiólise), neurológicos (concentração alterada, distúrbio cerebrovascular e de movimento), oculares (glaucoma), psiquiátricos (inquietação psicomotora, sintomas de abstinência), respiratórios (embolia pulmonar).

● **GRAVIDEZ:** Não existem estudos clínicos suficientes que atestem a segurança da mirtazapina durante a gestação em humanos. Em geral, seu uso não é recomendado, principalmente no primeiro trimestre da gravidez. Nesse caso, o tratamento de gestantes com esse medicamento deve ser avaliado conforme possíveis riscos e benefícios.[3] Categoria C da FDA (classificação até 2015).

● **AMAMENTAÇÃO:** Não se sabe se a mirtazapina é excretada no leite humano, embora presuma-se que sim, visto que a maioria dos medicamentos são encontrados no leite materno humano. Recomenda-se, portanto, cautela se esse fármaco for usado durante a amamentação, avaliando-se os possíveis benefícios em relação aos potenciais riscos.

● **CRIANÇAS E ADOLESCENTES:** Não foram conduzidos estudos clínicos suficientes para avaliar a eficácia e a tolerabilidade da mirtazapina nessa faixa etária. Entretanto, algumas linhas de evidência sugerem que ela pode ser utilizada, desde que aplicadas medidas de acompanhamento.[3,4] Devem ser ponderados os potenciais riscos e benefícios dessa terapêutica em pacientes pediátricos e informar pais ou responsáveis para que possam ajudar a observar a criança ou o adolescente.

● **IDOSOS:** A depuração da mirtazapina é reduzida em idosos quando comparada ao de sujeitos mais jovens, sendo essa diferença mais evidente nos homens (40% menor) em comparação com as mulheres (10% menor). Assim, recomenda-se cautela na administração de mirtazapina para pacientes idosos, podendo ser necessário usar doses mais baixas. Apesar disso, os estudos indicam que o tratamento com antidepressivos em idosos é eficaz, especialmente no manejo do risco de suicídio.

● **INSUFICIÊNCIA RENAL:** O tratamento com mirtazapina deve ser prescrito com cautela para pacientes com insuficiência renal, possivelmente requerendo uma dosagem mais baixa. A depuração diminui em 30% nos quadros moderados e 50% nos casos graves.

● **INSUFICIÊNCIA HEPÁTICA:** O tratamento com mirtazapina deve ser prescrito com cautela para pacientes com insuficiência hepática, havendo necessidade de monitorar a função hepática. A depuração diminui em 30% nos quadros graves.

● **COMO MANEJAR EFEITOS ADVERSOS:** Em geral, medidas de suporte e acompanhamento bastam até a adaptação do paciente à mirtazapina. Caso o paciente apresente ganho de peso excessivo, dislipidemias ou outras alterações metabólicas, pode ser necessário substituí-la por outro agente antidepressivo.

◎ Toxicidade

ORAL EM HUMANOS: Os dados acerca da toxicidade oral em humanos são escassos, não havendo relatos na literatura de casos de morte por *overdose* de mirtazapina. Em camundongos machos, a dose letal oral observada foi de 830 mg/kg.

TOXICIDADE AGUDA: Os sinais e sintomas de superdose com mirtazapina, isolada ou em combinação com outros fármacos, incluem sonolência, coma, síndrome serotoninérgica, convulsões, vômito e taquicardia. Não são conhecidos antídotos específicos para a superdosagem com mirtazapina. Em geral, casos de superdosagem aguda devem ser tratados conforme as medidas sintomáticas e de suporte gerais empregadas no manejo da superdose com qualquer fármaco, incluindo estabelecimento adequado de ventilação e oxigenação das vias aéreas, além de monitoramento dos sinais vitais e cardíacos. Não é recomendada realização de diurese forçada, diálise, hemoperfusão, suporte dialítico, transfusão ou indução de vômito, porém a lavagem gástrica pode ser útil nos casos identificados precocemente logo após a ingestão ou em pacientes sintomáticos. A administração de carvão ativado pode ser útil para diminuir a absorção do medicamento.

◎ Referências

1. Croom KF, Perry CM, Plosker GL. Mirtazapine: a review of its use in major depression and other psychiatric disorders. CNS Drugs. 2009;23(5):427-52.

2. Timmer CJ, Sitsen JM, Delbressine LP. Clinical pharmacokinetics of mirtazapine. Clin Pharmacokinet. 2000;38(6):461-74.

3. Mrakotsky C, Masek B, Biederman J, Raches D, Hsin O, Forbes P, et al. Prospective open-label pilot trial of mirtazapine in children and adolescents with social phobia. J Anxiety Disord. 2008;22(1):88-97.

4. McDougle CJ, Thom RP, Ravichandran CT, Palumbo ML, Politte LC, Mullett JE, et al. A randomized double-blind, placebo-controlled pilot trial of mirtazapine for anxiety in children and adolescents with autism spectrum disorder. Neuropsychopharmacology. 2022;47(6):1263-70.

5. Unterecker S, Riederer P, Proft F, Maloney J, Deckert J, Pfuhlmann B. Effects of gender and age on serum concentrations of antidepressants under naturalistic conditions. J Neural Transm. 2013;120(8):1237-46.

◎ Leituras Recomendadas

Anttila SA, Leinonen EV. A review of the pharmacological and clinical profile of mirtazapine. CNS Drug Rev. 2001;7(3):249-64.

Berling I, Isbister GK. Mirtazapine overdose is unlikely to cause major toxicity. Clin Toxicol. 2014;52(1):20-4.

Drugs.com. Mirtazapine side effects [Internet]. 2024 [capturado em 2 dez. 20204]. Disponível em: https://www.drugs.com/sfx/mirtazapine-side-effects.html#professional.

Gorman JM. Mirtazapine: clinical overview. J Clin Psychiatry. 1999;60 Suppl 17:9-13.

Hirschfeld RMA. The use of mirtazapine in difficult-to-treat patient populations. Hum Psychopharmacol. 2002;17 Suppl 1:S33-6.

Laimer M, Kramer-Reinstadler K, Rauchenzauner M, Lechner-Schoner T, Strauss R, Engl J, et al. Effect of mirtazapine treatment on body composition and metabolism. J Clin Psychiatry. 2006;67(3):421-4.

Montgomery SA. Safety of mirtazapine: a review. Int Clin Psychopharmacol. 1995;10 Suppl 4:37-45.

Remeron® (mirtazapine) [Internet]. Kenilworth: Schering Corporation; 2009 [capturado em 2 dez. 2024]. Disponível em: https://www.accessdata.fda.gov/drugsatfda_docs/label/2010/020415s023s024.pdf.

Winokur A, DeMartinis NA III, McNally DP, Gary EM, Gary KA. Comparative effects of mirtazapine and fluoxetine on sleep physiology measures in patients with major depression and insomnia. J Clin Psychiatry. 2003;64(10):1224-9.

Moclobemida

A moclobemida é um medicamento derivado das benzamidas acetamidas, inibidor reversível da MAO tipo A (MAO-A). É utilizada principalmente para tratar o TDM e o transtorno da ansiedade social. Não está mais disponível para uso no Brasil ou nos EUA, mas é comercializada em outros países ocidentais, como Canadá, Reino Unido e Austrália. Sua absorção atinge picos plasmáticos em até 1 hora e sua eliminação ocorre majoritariamente por via renal.

Nomes no Brasil:
Não disponível no Brasil. No exterior costuma ser vendido com os nomes Aurorix ou Manerix.

SUS:
Não disponível na Rename.

●**INDICAÇÕES DE BULA – ANVISA E FDA:** Não possui aprovação da Anvisa até o momento.

●**INDICAÇÕES *OFF-LABEL*:** A moclobemida pode ser usada no tratamento de transtornos de ansiedade, como o transtorno de ansiedade social.

●**CONTRAINDICAÇÕES:** Em pacientes com tireotoxicose ou feocromocitoma, os inibidores convencionais da MAO podem precipitar reações hipertensivas. Como os dados disponíveis acerca do uso de moclobemida nesses pacientes são escassos, ela não é recomendada para essa população. A moclobemida também deve ser evitada em pacientes com hipersensibilidade comprovada à substância ou a qualquer componente do produto, em pacientes em estado confusional agudo e concomitantemente a antidepressivos tricíclicos/tetracíclicos ou ISRSs, bupropiona, triptanos, tramadol, selegilina, meperidina, tioridazina ou dextrometorfano.

●**TESTES LABORATORIAIS SUGERIDOS OU NECESSÁRIOS:** Não há necessidade de solicitar exames laboratoriais; somente acompanhamento periódico da pressão arterial.

●**ROTA FARMACOLÓGICA:** Não há imagens disponíveis para a rota farmacológica da moclobemida.

Farmacologia

ABSORÇÃO: A moclobemida costuma ser bem absorvida pelo trato gastrointestinal (> 95%). A administração oral junto de alimentos reduz sua taxa de absorção, mas não a extensão de sua absorção. Apresenta biodisponibilidade de cerca de 56% devido ao metabolismo hepático de primeira passagem; entretanto, após saturação desse efeito, pode atingir biodisponibilidade de até 90%. As concentrações plasmáticas máximas são atingidas em aproximadamente 0,3 a 1 hora.

VOLUME DE DISTRIBUIÇÃO: 1 a 1,5 L/kg.

LIGAÇÃO PROTEICA: Cerca de 50%.

METABOLISMO/FARMACOCINÉTICA: A moclobemida é quase completamente metabolizada no fígado pelas enzimas a CYP2C19 e CYP2D6; além disso, atua como inibidor de CYP1A2, CYP2C19 e CYP2D6.

ROTA DE ELIMINAÇÃO: A moclobemida é excretada principalmente pela via renal.

MEIA-VIDA: Cerca de 1 a 2 horas, podendo atingir até 4 horas em pacientes cirróticos.

DEPURAÇÃO: 30 a 78 L/h.

FARMACODINÂMICA: A moclobemida inibe de maneira seletiva e reversível a MAO-A, enzima responsável por catalisar a desaminação oxidativa de aminas, como dopamina, noradrenalina e serotonina. Apresenta afinidade discreta ou inexistente para os transportadores de monoaminas e afinidade insignificante para receptores de neurotransmissores, incluindo muscarínicos, histaminérgicos, opioides, glutamatérgicos e gabaérgicos.

MECANISMO DE AÇÃO: O mecanismo de ação da moclobemida no tratamento de sintomas de depressão envolve a inibição seletiva e reversível da MAO-A. Essa inibição leva a uma diminuição do metabolismo das monoaminas, com aumento de sua disponibilidade nas fendas sinápticas. No geral, os inibidores reversíveis e seletivos da MAO-A promovem aumento das concentrações citosólicas livres e concentrações extracelulares de noradrenalina, dopamina e serotonina. Especificamente, a moclobemida parece promover efeito mais pronunciado sobre as concentrações de serotonina. A inibição da MAO-A é de aproximadamente 80% em 2 horas, durando cerca de 8 a 10 horas, de modo que a atividade da MAO é completamente restabelecida 24 horas após a última dose. Nesse sentido, a troca rápida para outro fármaco antidepressivo pode ser realizada com segurança se as circunstâncias clínicas o exigirem.

Interações Medicamentosas

- Estudos revelaram que a combinação de moclobemida e selegilina teve um efeito adicional sobre a sensibilidade à tiramina, não sendo portanto recomendado o uso concomitante dessas duas substâncias.[1]

- O uso concomitante de moclobemida com um triptano pode levar a uma exposição potencialmente prejudicial ao triptano ou ao seu metabólito ativo. Os triptanos são agonistas potentes dos receptores de serotonina e, além disso, são metabolizados por MAOs e várias enzimas do citocromo P450. Assim, o uso concomitante de triptanos com moclobemida é contraindicado.

- Por ser um inibidor reversível e não seletivo da MAO, a linezolida tem seu uso contraindicado em combinação com a moclobemida.

- Foi observado que a cimetidina duplica a ASC da moclobemida. Assim, em pacientes tratados com cimetidina, é indicado reduzir em aproximadamente 50% a dosagem de moclobemida.

- O uso concomitante de moclobemida com trimipramina e maprotilina pode resultar em aumento de suas concentrações plasmáticas. Uma vez que a trimipramina e a maprotilina são inibidoras não seletivas da recaptação da serotonina, a elevação da sua concentração plasmática pode gerar aumento das concentrações de monoaminas, bem como eventos adversos graves, como síndrome serotoninérgica. Portanto, a combinação dessas substâncias com moclobemida é contraindicada.

- Os estudos de interação clínica entre moclobemida e ADTs sugerem a ocorrência de reações adversas graves, sendo contraindicada tal combinação.[2] Dados relacionados a outras classes de antidepressivos são limitados na literatura. Porém, considerando os riscos potenciais, até a divulgação de dados adicionais de segurança, não é recomendada a administração de moclobemida em combinação com esses agentes.

- Há pouca experiência acerca da combinação de moclobemida e antipsicóticos. Portanto, os pacientes devem ser cuidadosamente monitorados caso haja necessidade da combinação entre esses fármacos e a moclobemida.

- É recomendado cautela durante o uso concomitante de medicamentos que são metabolizados pela CYP2C19, como omeprazol, e CYP2D6, como tioridazina, pois a moclobemida é um inibidor dessas enzimas.

- Considerando a ação reversível da moclobemida e a curta meia-vida de eliminação, é recomendada sua descontinuação pelo menos 48 horas antes de procedimentos anestésicos, especialmente com agentes anestésicos espinais ou locais que contenham epinefrina. Além disso, a combinação de moclobemida e meperidina (petidina) não é recomendada. O uso concomitante a outros agentes opioides deve ser realizado com extrema cautela, considerando a necessidade de um ajuste de dose.

- É recomendado evitar o uso concomitante de moclobemida com aminas simpaticomiméticas, como compostos semelhantes a anfetamina e efedrina contidos em muitos medicamentos contra resfriados ou indicados para redução de peso. Embora seja raro, pode haver reações adversas do sistema nervoso em pacientes tratados com moclobemida coadministrada com dextrometorfano.

- Alguns dados da literatura relatam efeitos inconsistentes sobre a pressão arterial de pacientes hipertensos.[3] Portanto, recomenda-se monitoramento cauteloso durante o tratamento.

- O consumo excessivo de álcool deve ser evitado durante o tratamento com moclobemida.

AFINIDADE LIGANTE/KI:

LOCAL	KI (µM)
Ki (MAO-A)	11,5 ± 0,1
Ki (MAO-B)	> 100 ± 2

Farmacogenética

Acesse https://www.pharmgkb.org/chemical/PA452615 ou utilize o *QR code* ao lado.

ANOTAÇÕES CLÍNICAS

Nível de evidência 1A, 1B, 2A, 2B, 3: Não há dados para a moclobemida no PharmGKB até a data de publicação deste livro.

Nível de evidência 4: Acesse o *site* para mais informações.

Prática Clínica

● **DOSAGEM:** A dose média de moclobemida varia entre 300 e 600 mg/dia.

● **TITULAÇÃO:** A administração de moclobemida deve ser iniciada na dose diária de 300 mg, em 2 ou 3 doses fracionadas, e aumentada de forma gradual até um máximo de 600 mg/dia, se necessário, observando-se cuidadosamente quadro clínico, resposta e qualquer evidência de intolerância. A moclobemida deve ser administrada de preferência após as refeições, visando minimizar a probabilidade de interações com a tiramina. Devido às características farmacocinéticas da moclobemida, observa-se que sua biodisponibilidade aumenta ao longo da primeira semana de tratamento, razão pela qual a dose diária inicial de 300 mg não deve ser incrementada antes do término desta primeira semana de tratamento. É importante ressaltar que, em doses mais elevadas, a moclobemida passa a inibir a MAO-B, perdendo sua seletividade e promovendo consequências clínicas incertas. Para interrupção do tratamento, em geral não é necessária a redução gradual da dosagem.

● **EFEITOS ADVERSOS: Mais comuns:** Neurológicos (cefaleia leve a moderada, pressão na cabeça). **Comuns:** Cardiovasculares (batimentos cardíacos irregulares, hipertensão, taquicardia), dermatológicos (erupção cutânea, urticária), neurológicos (cansaço, desmaio, fraqueza incomum, tontura, vertigem), oculares (visão turva ou outras alterações na visão), psiquiátricos (ansiedade, inquietação, irritabilidade, nervosismo). **Raros:** Cardiovasculares (dor no peito), gastrointestinais (dor ou irritação na boca, dor ou queimação no estômago, sangramento nas gengivas) geniturinários (aumento da micção, ciclo menstrual irregular ou prolongado, dor ou esforço para urinar), neurológicos (dificuldade para falar, dor de cabeça intensa, movimentos descontrolados, especialmente do rosto, pescoço e costas, perda de controle de equilíbrio, problemas de memória, sensações de formigamento/queimação), oculares (aumento da fotossensibilidade, inchaço e vermelhidão do olho), psiquiátricos (aumento da depressão ou outras alterações de humor e mentais, comportamento agressivo, confusão), outros (coceira, ruído ou zumbido nos ouvidos).

● **GRAVIDEZ:** Não existem estudos clínicos suficientes que atestem a segurança da moclobemida durante a gravidez. Em geral, seu uso não é recomendado, principalmente no primeiro trimestre da gestação. Nesse caso, o tratamento de gestantes com esse medicamento deve ser avaliado conforme possíveis riscos e benefícios. Não classificado pela FDA (classificação até 2015).

● **AMAMENTAÇÃO:** A moclobemida é secretada no leite materno, mas os efeitos clínicos para os lactentes são desconhecidos. Os dados clínicos acerca da segurança do seu uso são escassos, de modo que o aleitamento materno durante o tratamento com moclobemida deve ser avaliado conforme possíveis riscos e benefícios para a gestante e o bebê.

● **CRIANÇAS E ADOLESCENTES:** Não foram conduzidos estudos clínicos suficientes para avaliar a eficácia e a tolerabilidade da moclobemida nessa faixa etária. Portanto, devem ser ponderados os potenciais riscos e benefícios dessa terapêutica em pacientes pediátricos e informar pais ou responsáveis para que possam ajudar a observar a criança ou o adolescente.

● **IDOSOS:** A moclobemida deve ser administrada com cautela, visto que alguns pacientes idosos podem ser mais suscetíveis aos seus efeitos adversos. Apesar disso, estudos indicam que o tratamento com antidepressivos em idosos é eficaz, especialmente no manejo do risco de suicídio.

● **INSUFICIÊNCIA RENAL:** Utilizar a moclobemida com cautela, porém nefropatias não alteram a eliminação da substância.

● **INSUFICIÊNCIA HEPÁTICA:** Utilizar a moclobemida com cautela. As concentrações plasmáticas são aumentadas, podendo exigir redução para metade ou um terço da dose típica.

● **COMO MANEJAR EFEITOS ADVERSOS:** Em geral, medidas de suporte e acompanhamento bastam até a adaptação do paciente ao medicamento, visto que a maioria dos efeitos adversos da moclobemida desaparecem com o tempo. Contudo, pode ser necessária sua descontinuação e substituição por um medicamento antidepressivo mais recente.

O Toxicidade

ORAL EM HUMANOS: Os valores em humanos são desconhecidos, mas a dose letal de moclobemida observada em estudos pré-clínicos é de 730 mg/kg em camundongos e 1.300 mg/kg em ratos.

TOXICIDADE AGUDA: Os sinais e sintomas de superdosagem com moclobemida incluem náuseas, vômitos, sonolência, desorientação, fala arrastada, amnésia, reflexos reduzidos, agitação, hipertensão e convulsões. Os efeitos da superdosagem isolada não são considerados clinicamente graves, mesmo em ingestões maciças. No entanto, a superdosagem de moclobemida em combinação com um agente serotoninérgico, ainda que em doses terapêuticas normais, pode causar toxicidade serotoninérgica grave. Os valores laboratoriais e sinais vitais costumam retornar ao intervalo normal dentro de 1 a 5 dias após a superdosagem com moclobemida isoladamente. Não são conhecidos antídotos específicos para a superdosagem com moclobemida. Porém, em caso de síndrome serotoninérgica persistente, pode ser adequado estabelecer tra-

---

BIPP TIPS

○ Cerca de 2% da população branca e 15% da população asiática podem ser geneticamente fenotipados como metabolizadores lentos/pobres em relação ao metabolismo hepático oxidativo da moclobemida. Nesse sentido, foi observado que a biodisponibilidade em indivíduos com metabolização lenta é aproximadamente 1,5 vez maior do que em indivíduos metabolizadores extensivos para a mesma dose de moclobemida. No entanto, tal aumento ocorre dentro da faixa normal de variação (até 2 vezes) em geral observada nos pacientes.

○ A moclobemida apresenta risco muito reduzido de interações com tiramina em relação a IMAOs não seletivos. Assim, pode representar uma alternativa mais segura aos clássicos inibidores irreversíveis não seletivos de MAO-A e MAO-B. Entretanto, especialmente com doses mais altas de moclobemida, é necessário evitar alimentos com alto teor de tiramina (p. ex., carne, aves e peixes curados, alimentos defumados ou fermentados, favas em geral, feijões ou soja e seus derivados).

○ Visando prevenir crises hipertensivas e síndrome serotoninérgica, as restrições dietéticas e de prescrições concomitantes são muito rígidas, mas os efeitos colaterais mais comuns de combinações de IMAOs com tricíclicos/tetracíclicos podem ser ganho de peso e hipotensão ortostática. Sendo assim, é importante considerar que tais fatores podem contribuir marcadamente para a redução da adesão ao tratamento com moclobemida.

tamento com ciproeptadina e/ou controle de temperatura. Em geral, casos de superdosagem aguda devem ser tratados conforme as medidas sintomáticas e de suporte gerais empregadas no manejo da superdose com qualquer fármaco, incluindo estabelecimento adequado de ventilação e oxigenação das vias aéreas, além de monitoramento dos sinais vitais e cardíacos. Lavagem gástrica ou indução de êmese, administração de carvão ativado e controle de fluidos podem ser benéficos.

Referências

1. Korn A, Wagner B, Moritz E, Dingemanse J. Tyramine pressor sensitivity in healthy subjects during combined treatment with moclobemide and selegiline. Eur J Clin Pharmacol. 1996;49(4):273-8.

2. François B, Marquet P, Desachy A, Roustan J, Lachatre G, Gastinne H. Serotonin syndrome due to an overdose of moclobemide and clomipramine: a potentially life-threatening association. Intensive Care Med. 1997;23(1):122-4.

3. Delini-Stula A, Baier D, Kohnen R, Laux G, Philipp M, Scholz HJ. Undesirable blood pressure changes under naturalistic treatment with moclobemide, a reversible MAO-A inhibitor: results of the drug utilization observation studies. Pharmacopsychiatry. 1999;32(2):61-7.

Leituras Recomendadas

Bonnet U. Moclobemide: therapeutic use and clinical studies. CNS Drug Rev. 2003;9(1):97-140.

Cesura AM, Kettler R, Imhof R, Da Prada M. Mode of action and characteristics of monoamine oxidase-A inhibition by moclobemide. Psychopharmacology. 1992;106 Suppl:S15-6.

Da Prada MO, Kettler RO, Keller HH, Burkard WP, Muggli-Maniglio DA, Haefely WE. Neurochemical profile of moclobemide, a short-acting and reversible inhibitor of monoamine oxidase type A. J Pharmacol Exp Ther. 1989;248(1):400-14.

Fitton A, Faulds D, Goa KL. Moclobemide. Drugs. 1992;43(4):561-96.

Isbister GK, Hackett LP, Dawson AH, Whyte IM, Smith AJ. Moclobemide poisoning: toxicokinetics and occurrence of serotonin toxicity. Br J Clin Pharmacol. 2003;56(4):441-50.

Modafinila

A modafinila é um estimulante não anfetamínico do SNC com propriedades promotoras da vigília. Seus efeitos clínicos são atribuídos à modulação da sinalização dopaminérgica que afeta as áreas do cérebro envolvidas com o ciclo do sono. Foi aprovada pela FDA em 1998, sendo utilizada no tratamento de condições que causam sonolência diurna excessiva. É bem absorvida após administração oral, atingindo picos de concentração plasmática em cerca de 2 a 4 horas, e sua eliminação acontece pela via renal.

Nomes no Brasil:
Stavigile.

SUS:
Não disponível na Rename.

● **INDICAÇÕES DE BULA – ANVISA:** Tratamento da sonolência excessiva diurna associada à narcolepsia (obrigatoriamente diagnosticada pelo teste de latência múltipla do sono e polissonografia), com ou sem cataplexia, em pacientes adultos.

● **INDICAÇÕES DE BULA – FDA:** Melhorar o estado de vigília em pacientes adultos com depressão ou mania.

● **INDICAÇÕES** *OFF-LABEL:* A modafinila pode ser usada para o tratamento adjuvante de pacientes com TDAH, episódios depressivos unipolares e bipolares agudos, dependência de cocaína e abuso de etanol, bem como fadiga relacionada ao câncer ou à esclerose múltipla.

● **CONTRAINDICAÇÕES:** A modafinila está contraindicada em pacientes com hipersensibilidade comprovada ou suspeita à modafinila ou à armodafinila ou a qualquer componente de sua formulação. Também está contraindicada em pacientes com hipertensão moderada a grave não controlada, em portadores de arritmias cardíacas e em pacientes menores de 18 anos de idade.

● **TESTES LABORATORIAIS SUGERIDOS OU NECESSÁRIOS:** Nenhum teste laboratorial adicional é necessário para pacientes saudáveis. No entanto, pode ser prudente realizar o acompanhamento dos sinais vitais, incluindo pressão arterial e frequência cardíaca, bem como das provas de função hepática.

● **ROTA FARMACOLÓGICA:** Não há imagens disponíveis para a rota farmacológica da modafinila.

⭘ Farmacologia

ABSORÇÃO: A modafinila é bem absorvida após administração oral, atingindo picos de concentração plasmática em cerca de 2 a 4 horas.

VOLUME DE DISTRIBUIÇÃO: 0,9 L/kg.

LIGAÇÃO PROTEICA: 60%.

METABOLISMO/FARMACOCINÉTICA: O metabolismo da modafinila ocorre majoritariamente nos hepatócitos, com participação das enzimas CYP1A2, CYP2B6, CYP2C9, CYP2C19, CYP3A4 e CYP3A5. Seus principais metabólitos são o ácido modafinílico e o modafinilsulfonato, os quais parecem não contribuir com as propriedades ativadoras do SNC da modafinila.

ROTA DE ELIMINAÇÃO: A modafinila é amplamente eliminada por via renal, sendo cerca de 90% de uma dose encontrados na urina sob a forma de metabólitos.

MEIA-VIDA: A meia-vida média da modafinila é de 12 a 15 horas em adultos saudáveis. Em pacientes com insuficiência hepática grave, a meia-vida pode aumentar para cerca de 19 horas. O metabólito inativo da modafinila, o modafinil ácido, pode ter uma meia-vida mais longa, mas não influencia diretamente os efeitos farmacológicos.

DEPURAÇÃO: Aproximadamente 2,3 mL/min.

FARMACODINÂMICA: A modafinila atua como um inibidor atípico, seletivo e fraco da recaptação de dopamina e indiretamente ativa a liberação dos neuropeptídeos orexina e histamina do hipotálamo lateral e do núcleo tuberomamilar, respectivamente, os quais podem contribuir para o aumento da excitação.

MECANISMO DE AÇÃO: O mecanismo de ação da modafinila ainda é desconhecido. No entanto, a literatura atribui os efeitos clínicos da modafinila à sua capacidade de inibir de maneira fraca, porém seletiva, o DAT. Isso foi demonstrado por modelos pré-clínicos, bem como por estudos de imagem em humanos por tomografia de emissão de pósitrons, os quais também demonstraram que a modafinila eleva significativamente os níveis extracelulares de dopamina no cérebro, incluindo o hipotálamo, o corpo estriado e, em particular, o *nucleus accumbens*. A modafinila foi descrita como um inibidor "atípico" de DAT por apresentar um perfil de efeitos muito diferente do de outros estimulantes dopaminérgicos, induzindo a vigília sem a necessidade de sono compensatório e promovendo um potencial de abuso relativamente baixo, se houver.

Esse fármaco apresenta afinidade discreta ou inexistente para os SERT ou NET. No entanto, concentrações elevadas de serotonina e de noradrenalina no córtex pré-frontal e no hipotálamo foram observadas após administração de modafinila, possivelmente devido a um efeito indireto do aumento da dopamina extracelular. Além disso, diversas linhas de evidência indicam que a modafinila promove aumento da sinalização nas vias hipotalâmicas dos neurotransmissores de orexina e histamina, bem como um efeito glutamatérgico.

● Interações Medicamentosas

○ A depuração de medicamentos que são substratos para CYP3A4/5, como contraceptivos esteroides, ciclosporina, midazolam e triazolam, pode estar aumentada na presença de modafinila, uma vez que ela promove indução das enzimas metabólicas, o que resulta em menor exposição sistêmica dos outros fármacos. O ajuste da dose desses medicamentos deve ser considerado quando forem usados concomitantemente com modafinila.

○ A eficácia dos contraceptivos esteroides pode ser reduzida quando usados com modafinila, efeito que pode se estender por até 1 mês após a descontinuação da terapia com modafinila. Métodos contraceptivos alternativos ou concomitantes são recomendados para pacientes em uso de contraceptivos esteroides (p. ex., etinilestradiol) em tratamento concomitante com modafinila.

○ As concentrações plasmáticas de ciclosporina podem ser reduzidas quando usada com modafinila. É recomendado o monitoramento das concentrações circulantes de ciclosporina, bem como o ajuste adequado da dose da ciclosporina quando tal combinação for empregada.

○ O uso concomitante de modafinila pode induzir prolongamento da eliminação de medicamentos que são substratos para CYP2C19 (incluindo fenitoína, diazepam, propranolol, omeprazol, clomipramina, entre outros), já que a modafinila pode inibir as enzimas metabólicas, resultando em maior exposição sistêmica. Em indivíduos portadores de polimorfismos no gene da enzima CYP2D6, os níveis de substratos CYP2D6 que possuem vias auxiliares de eliminação pela CYP2C19 (p. ex., ADTs e ISRSs) podem ser aumentados pela coadministração de modafinila. Podem ser necessários ajustes de dose desses e de outros medicamentos que são substratos para CYP2C19 quando usados concomitantemente com modafinila.

○ Recomenda-se monitoramento mais frequente dos tempos de protrombina/INR sempre que a modafinila for coadministrada com varfarina.

○ Deve-se ter cautela ao administrar concomitantemente IMAOs e modafinila.

AFINIDADE LIGANTE/KI:

LOCAL	KI (μM)
Ki (DAT)	1,8-2,6
Ki (NET)	> 10.000
Ki (SERT)	> 10.000
Ki (D_2)	> 10.000

○ Farmacogenética

Acesse https://www.pharmgkb.org/chemical/PA450530 ou utilize o *QR code* ao lado.

ANOTAÇÕES CLÍNICAS

Nível de evidência 1A, 1B, 2A, 2B: Não há dados para a modafinila no PharmGKB até a data de publicação deste livro.

Nível de evidência 3: Variantes diversas dos genes *ABCB1* e *COMT*.

Nível de evidência 4: Acesse o *site* para mais informações.

○ Prática Clínica

● **DOSAGEM:** A dose típica de modafinila é de 200 mg/dia.

● **TITULAÇÃO:** A dosagem usual recomendada é de 200 mg/dia, a qual pode ser administrada em dose única ingerida pela manhã ou dividida em 2 doses de 100 mg pela manhã e 100 mg ao meio-dia.

● **EFEITOS ADVERSOS:** Mais comuns: Cefaleia, náuseas. Comuns: Alterações dos testes sanguíneos e das enzimas hepáticas, boca seca, cansaço extremo, constipação, diarreia, dificuldade para dormir (insônia), dor no estômago e no peito, dormência ou formigamento nas mãos ou nos pés, fraqueza, indigestão, percepção de alteração nos batimentos cardíacos, perda de apetite, rubor, sonolência, tontura, visão embaçada. Incomuns: Acne, alterações na pressão arterial (hipertensão ou hipotensão), alterações no ECG, asma, batimentos cardíacos irregulares ou alterados, bradicardia, cãibras nas pernas, coceira na pele, contração muscular, coriza, dificuldade para engolir, dor muscular, nas costas e no pescoço, erupção na pele, falta de ar, fraqueza muscular, inchaço na língua, lacrimejamento dos olhos, problemas de coordenação, sudorese, tensão muscular, tosse, tremor, úlceras na boca, vertigem.

● **GRAVIDEZ:** Não existem estudos suficientes e bem controlados acerca do uso de modafinila em mulheres grávidas. Dados pré-clínicos indicam risco aumentado de restrição de crescimento intrauterino e aborto espontâneo por associação com modafinila. Uma vez que os efeitos desse fármaco durante a gestação em humanos não estão bem estabelecidos, seu uso nesse período não é recomendado. Categoria C da FDA (classificação até 2015).

● **AMAMENTAÇÃO:** Não há informações sobre a presença de modafinila ou de seus metabólitos no leite humano. Assim, os possíveis efeitos da exposição desse medicamento ao lactente são desconhecidos. Recomenda-se cautela caso seja necessário administrar modafinila a uma mulher que está amamentando. Os riscos para o lactente devem ser considerados juntamente com a necessidade clínica da mãe.

● **CRIANÇAS E ADOLESCENTES:** A segurança e a eficácia da modafinila em pacientes pediátricos não foram completamente estabelecidas, de modo que esse fármaco não está aprovado nessa população para qualquer indicação. Erupções cutâneas graves, incluindo eritema multiforme maior e SSJ, têm sido associadas ao uso de modafinila em pacientes pediátricos. Caso se opte pela prescrição de modafinila em pacientes pediátricos, recomenda-se acompanhamento criterioso, devendo-se contar sempre com a atenção dos pais ou responsáveis para a observação da criança ou do adolescente.

● **IDOSOS:** Na população geriátrica, a eliminação de modafinila e de seus metabólitos pode ser reduzida como consequência do envelhecimento. Portanto, em pacientes acima de 65 anos de idade, recomenda-se a dosagem diária de 100 mg, a

BIPP TIPS

○ Alguns estudos de caso relatam que a modafinila pode ser útil no tratamento da sonolência diurna excessiva associada à lesão cerebral.[1] Este potencial uso *off-label* da modafinila facilitaria a reabilitação, trazendo maior qualidade de vida. No entanto, são necessários ensaios clínicos adequadamente controlados para determinar completamente a eficácia e segurança da modafinila no tratamento dessas outras condições médicas além da narcolepsia.

○ A modafinila é um composto racêmico, cujos enantiômeros não se interconvertem e apresentam farmacocinética diferente. Por exemplo, a meia-vida de R-modafinila é aproximadamente 3 vezes maior do que de S-modafinila em humanos adultos. No estado estacionário, a exposição total para R-modafinila é aproximadamente 3 vezes maior que para S-modafinila.

○ Acredita-se que as propriedades psicotrópicas da modafinila se devem ao enantiômero R, o qual é comercializado independentemente como armodafinila.

○ Em humanos, a modafinila pode produzir efeitos psicoativos e eufóricos, alterações de humor, percepção, pensamento e sentimentos típicos de outros estimulantes do SNC. Esses efeitos podem levar ao abuso ou à dependência durante o tratamento de longo prazo com modafinila. Portanto, ao prescrever esse fármaco, é necessário investigar se os pacientes já apresentaram problemas de abuso e dependência com outros medicamentos, incluindo estimulantes.

○ É importante estar atento ao possível risco de *rash* cutâneo com o uso de modafinila.

qual pode ser administrada em dose única ingerida pela manhã ou dividida em 2 doses de 50 mg pela manhã e 50 mg ao meio-dia.

● **INSUFICIÊNCIA RENAL:** A modafinila deve ser prescrita com cautela nos pacientes com qualquer grau de insuficiência renal, sempre com acompanhamento clínico criterioso. Recomenda-se a dosagem diária de 100 mg, a qual pode ser administrada em dose única ingerida pela manhã ou dividida em 2 doses de 50 mg pela manhã e 50 mg ao meio-dia.

● **INSUFICIÊNCIA HEPÁTICA:** A modafinila deve ser prescrita com cautela nos pacientes com qualquer grau de insuficiência hepática, sempre com acompanhamento clínico criterioso. Recomenda-se a dosagem diária de 100 mg, a qual pode ser administrada em dose única ingerida pela manhã ou dividida em 2 doses de 50 mg pela manhã e 50 mg ao meio-dia.

● **COMO MANEJAR EFEITOS ADVERSOS:** A maioria dos efeitos adversos é tempo-dependente, sendo mais intensos no início do tratamento. É recomendada atenção especial para os possíveis sintomas de erupção cutânea grave, incluindo SSJ, reações de angiedema, anafilaxia e/ou reações de hipersensibilidade de múltiplos órgãos. No caso de surgimento de alguns desses sintomas ou de outros efeitos intoleráveis, recomenda-se interrupção imediata do tratamento e busca por acompanhamento médico.

Toxicidade

ORAL EM HUMANOS: Não existem dados específicos sobre superdosagem em humanos, porém dosagens acima da dose diária máxima recomendada (200 mg/dia) podem produzir efeitos tóxicos.

TOXICIDADE AGUDA: Os sintomas mais frequentemente relatados durante superdosagem com modafinila, isoladamente ou em combinação com outras substâncias, incluem insônia, sintomas do SNC, como inquietação, desorientação, confusão, agitação, ansiedade, excitação e alucinação. Podem ocorrer ainda alterações digestivas, como náuseas e diarreia, e alterações cardiovasculares, como taquicardia, bradicardia, hipertensão e dor. O tratamento consiste em empregar medidas gerais de suporte e sintomáticas, assegurando ventilação adequada das vias aéreas, realização de ECG e monitoramento dos demais sinais vitais. A indução de vômito não é recomendada, porém a lavagem gástrica com sonda orogástrica de grande calibre com proteção apropriada das vias aéreas pode ser indicada se realizada logo após a ingestão, ou em pacientes sintomáticos. Não é recomendada a realização de diurese forçada ou diálise. Não são conhecidos antídotos específicos para a modafinila. Nos casos de superdosagem, deve-se considerar a possibilidade do envolvimento de outras substâncias.

Referência

1. Kaiser PR, Valko PO, Werth E, Thomann J, Meier J, Stocker R, et al. Modafinil ameliorates excessive daytime sleepiness after traumatic brain injury. Neurology. 2010;75(20):1780-5.

Leituras Recomendadas

Greenblatt K, Adams N. Modafinil. In: StatPearls [Internet]. Treasure Island: StatPearls; 2024 [capturado em 2 dez. 2024]. Disponível em: https://www.ncbi.nlm.nih.gov/books/NBK531476/.

Ishizuka T, Murotani T, Yamatodani A. Action of modafinil through histaminergic and orexinergic neurons. Vitam Horm. 2012;89:259-78.

Lökk J. Daytime sleepiness in elderly Parkinson's disease patients and treatment with the psychostimulant modafinil: a preliminary study. Neuropsychiatr Dis Treat. 2010;6:93-7.

McClellan KJ, Spencer CM. Modafinil: a review of its pharmacology and clinical efficacy in the management of narcolepsy. CNS Drugs. 1998;9(4):311-24.

Robertson P, Hellriegel ET. Clinical pharmacokinetic profile of modafinil. Clin Pharmacokinet. 2003;42(2):123-37.

Teitelman E. Off-label uses of modafinil. Am J Psychiatry. 2001;158(8):1341.

Wong YN, King SP, Simcoe D, Gorman S, Laughton W, McCormick GC, et al. Open-label, single-dose pharmacokinetic study of modafinil tablets: influence of age and gender in normal subjects. J Clin Pharmacol. 1999;39(3):281-8.

Molindona

A molindona é um fármaco antagonista dos receptores dopaminérgicos do tipo D_2 que, ao se ligar em tais receptores, impede a ligação da dopamina, bloqueando seus efeitos, sendo um medicamento utilizado como antipsicótico, melhorando os sintomas positivos da esquizofrenia. Após administração oral, é rapidamente absorvida pelo trato gastrointestinal e sua eliminação se dá pelas vias renal e fecal.

Nomes no Brasil:
Não disponível no Brasil (EUA: Moban).

SUS:
Não disponível na Rename.

● **INDICAÇÕES DE BULA – ANVISA:** Não possui aprovação da Anvisa até o momento.

● **INDICAÇÕES DE BULA – FDA:** Tratamento da esquizofrenia.

● **INDICAÇÕES OFF-LABEL:** A molindona pode ser utilizada no tratamento de outros transtornos psicóticos e do transtorno bipolar.

● **CONTRAINDICAÇÕES:** A molindona não deve ser utilizada por pacientes com histórico de alergia a esse medicamento, nem por pacientes em estado de coma ou que apresentem depressão do SNC e tampouco no tratamento de psicose relacionada com quadros de demência em pacientes idosos. Deve ser usada com cautela por pacientes com doença de Parkinson, glaucoma e retenção urinária.

● **TESTES LABORATORIAIS SUGERIDOS OU NECESSÁRIOS:** Em pacientes com sobrepeso ou obesidade, é recomendado que sejam avaliados os níveis glicêmicos, de triglicerídeos e perfil lipídico, assim como naqueles que apresentem risco aumentado de alterações metabólicas. Em pacientes com baixa contagem de leucócitos ou com histórico de neutropenia ou leucopenia induzidas por fármacos, é recomendado que se faça hemograma antes e durante os primeiros meses de tratamento.

● **ROTA FARMACOLÓGICA:** Ver Figura 1.

Farmacologia

ABSORÇÃO: Após administração oral, a molindona é rapidamente absorvida pelo trato gastrointestinal.

VOLUME DE DISTRIBUIÇÃO: Não há dados disponíveis.

LIGAÇÃO PROTEICA: Não há dados disponíveis.

METABOLISMO/FARMACOCINÉTICA: A molindona sofre metabolização hepática, produzindo inúmeros metabólitos (36), sendo alguns deles farmacologicamente ativos.

ROTA DE ELIMINAÇÃO: A excreção da molindona se dá pelas vias renal e fecal, sobretudo na forma de metabólitos.

MEIA-VIDA: Aproximadamente 1,5 hora.

DEPURAÇÃO: Não há dados disponíveis sobre a depuração da molindona.

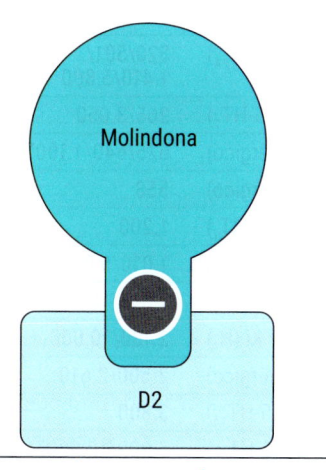

FIGURA 1 ▶ ROTA FARMACOLÓGICA DA MOLINDONA.

FARMACODINÂMICA: A molindona, assim como outros fármacos antipsicóticos, se liga e bloqueia os receptores dopaminérgicos do tipo D_2 no SNC, impedindo a ligação da dopamina em tais receptores, exercendo seus efeitos terapêuticos e também colaterais. A molindona é eficaz no manejo dos sintomas positivos da esquizofrenia.

MECANISMO DE AÇÃO: A molindona se liga aos receptores D_2, bloqueando-os. O bloqueio desses receptores na via mesolímbica é responsável pela melhora dos sintomas psicóticos presentes em inúmeros transtornos psicóticos, como na esquizofrenia.

● Interações Medicamentosas

○ A molindona pode aumentar os efeitos de medicamentos anti-hipertensivos.

○ Pelo fato de conter sulfato de cálcio em seus comprimidos, a molindona pode interferir na absorção da fenitoína e tetraciclina.

AFINIDADE LIGANTE/KI:

LOCAL	KI (NM)
Ki (D_2)	3,80/6,00/15,80/20/33/56/63/65/68/85/90/120/270
Ki (D_3)	20/51/94
Ki (D_4)	5,60/2.400
Ki (α_{2C}-adrenérgico)	173
Ki (5-HT_{2A})	320/501/1.410/5.800
Ki (5-HT_7)	265/3.050
Ki (α_{2A}-adrenérgico)	625/640/1.100
Ki (α_{2B}-adrenérgico)	558
Ki (5-HT_1)	1.200
Ki (5-HT_6)	1.010/5.000
Ki (D_1)	1.590/10.000
Ki (H_1)	2.130/10.000
Ki (α_{1A}-adrenérgico)	2.500/2.610
Ki (5-HT_{1A})	3.800
Ki (5-HT_{2C})	5.000/10.000
Ki (M_2)	10.000
Ki (M_3)	10.000

○ Farmacogenética

Acesse https://www.pharmgkb.org/chemical/PA164746756 ou utilize o *QR code* ao lado.

ANOTAÇÕES CLÍNICAS

Nível de evidência 1A, 1B, 2A, 2B, 3: Não há dados para a molindona no PharmGKB até a data de publicação deste livro.

Nível de evidência 4: Acesse o *site* para mais informações.

○ Prática Clínica

● **DOSAGEM:** Recomenda-se a utilização da molindona como medicamento antipsicótico em doses entre 40 e 100 mg/dia, em diversas tomadas diárias.

● **TITULAÇÃO:** Deve-se iniciar o uso de molindona com doses entre 50 e 70 mg/dia. Quando necessário, a dose pode ser aumentada para 100 mg/dia, após 3 ou 4 dias. A dose máxima recomendada de molindona é de 225 mg/dia.

● **EFEITOS ADVERSOS: Comuns:** Acatisia, amenorreia, boca seca, constipação, discinesia tardia, galactorreia, hipotensão, retenção urinária, sedação, sintomas tipo parkinsonismo, taquicardia, visão borrada. **Raros:** Convulsão, leucopenia, SNM.

● **GRAVIDEZ:** Ainda não há estudos conclusivos sobre os efeitos da molindona durante a gestação em humanos, embora estudos em modelos animais não tenham mostrado efeitos adversos sobre o feto. Categoria C da FDA (classificação até 2015).

● **AMAMENTAÇÃO:** Não há dados disponíveis sobre a excreção de molindona no leite materno, não sendo recomendado seu uso durante a lactação.

● **CRIANÇAS E ADOLESCENTES:** Não foram conduzidos estudos acerca da segurança e eficácia da molindona em crianças e adolescentes. É considerado um medicamento de segunda linha para uso nessa faixa etária.

● **IDOSOS:** Em idosos, o uso de molindona deve ser iniciado com doses reduzidas.

● **INSUFICIÊNCIA RENAL:** São recomendadas doses iniciais reduzidas de molindona em pacientes com insuficiência renal.

● **INSUFICIÊNCIA HEPÁTICA:** São recomendadas doses iniciais reduzidas de molindona em pacientes com insuficiência hepática.

● **COMO MANEJAR EFEITOS ADVERSOS:** Para os efeitos colaterais de sintomas tipo parkinsonismo, é possível utilizar amantadina, benztropina ou triexifenidil; para os sintomas de acatisia, β-bloqueadores, BZDs ou antagonistas 5-HT_{2A}; para os sintomas decorrentes da discinesia tardia, recomenda-se o uso de deutetrabenazina ou valbenazina; e para os efeitos sedativos, recomenda-se a utilização do medicamento durante a noite. Em caso de ganho de peso excessivo, pode-se utilizar a metformina.

⦿ Toxicidade

ORAL EM HUMANOS: A menor dose tóxica publicada da molindona é de 2.500 µg/kg.

TOXICIDADE AGUDA: Os sintomas decorrentes de superdosagem de molindona são coma, depressão respiratória, hipotensão, parkinsonismo e sedação, podendo causar a morte do paciente.

⦿ Leituras Recomendadas

Bagnall A, Fenton M, Kleijnen J, Lewis R. Molindone for schizophrenia and severe mental illness. Cochrane Database Syst Rev. 2007;(1):CD002083.

Gopalakrishnan G, Ganiger S, White TEK, Yu C. Reproductive toxicology studies supporting the safety of molindone, a dopamine receptor antagonist. Birth Defects Res. 2018;110(16):1250-62.

Yu C, Gopalakrishnan G. In vitro pharmacological characterization of SPN-810M (molindone). J Exp Pharmacol. 2018;10:65-73.

Zetin M, Cramer M, Garber D, Plon L, Paulshock M, Hoffman HE, et al. Bioavailability of oral and intramuscular molindone hydrochloride in schizophrenic patients. Clin Ther. 1985;7(2):169-75.

BIPP TIPS

○ A formulação líquida da molindona pode causar reação alérgica em alguns pacientes, principalmente em asmáticos.

○ A retirada da molindona deve ser feita de forma lenta e gradual. Em caso de retirada abrupta, pode haver psicose de rebote, além de piora dos sintomas.

○ Deve-se fazer o acompanhamento da pressão arterial de pacientes idosos que utilizam a molindona, sobremaneira no início do tratamento.

○ Os pacientes devem ser monitorados quanto ao desenvolvimento de discinesia tardia com exames neurológicos e a escala AIMS.

○ O uso de molindona pode estar associado com risco aumentado de eventos cerebrovasculares e morte em pacientes idosos com demência.

○ O uso concomitante de molindona com outros depressores do SNC pode causar efeitos depressores exacerbados.

○ A molindona pode causar ganho de peso excessivo, motivo pelo qual os pacientes em uso desse medicamento devem ter seu IMC constantemente monitorado.

○ Tendo em vista que a molindona pode causar hipotensão postural, instabilidade motora e sensorial, além de sonolência, é importante alertar os pacientes sobre tais sintomas colaterais.

○ A molindona pode ser eficaz para pacientes que não respondem bem aos antipsicóticos atípicos.

○ A molindona pode ser usada em combinação com anticonvulsivantes, como carbamazepina, lamotrigina e valproato, para o manejo da esquizofrenia e do transtorno bipolar, em combinação com o lítio para o manejo da mania e em combinação com BZDs para o manejo em curto prazo da agitação.

○ Pelo fato de reduzir o limiar convulsivo, a molindona deve ser usada com cautela por pacientes com epilepsia ou em período de abstinência alcoólica.

N

- **N-Acetilcisteína** 548
- **Nalmefeno** 552
- **Naltrexona** 555
- **Nefazodona** 559
- **Nicotina** 564
- **Nitrazepam** 570
- **Nortriptilina** 574

N-Acetilcisteína

A N-acetilcisteína é um agente mucolítico utilizado em doenças pulmonares e como antídoto na intoxicação por paracetamol. Recentemente, tem sido estudada e usada para manejo de transtornos mentais, como TEA, esquizofrenia, transtorno bipolar, transtorno de jogo, TOC, tabagismo e uso de substâncias, além da doença de Alzheimer. Após administração oral, sua absorção é rápida e sua concentração máxima ocorre após 2 ou 3 horas. Sua eliminação se dá por via renal (30%) e fecal (3%).

Nomes no Brasil:
Acetilcisteína, Aires, Cisteil, Flucetil, Flucistein, Fluimucil, Fluive.

SUS:
Não disponível na Rename.

● **INDICAÇÕES DE BULA – ANVISA:** Não possui aprovação da Anvisa até o momento.

● **INDICAÇÕES DE BULA – FDA:** Tratamento de *overdose* de paracetamol.

● **INDICAÇÕES *OFF-LABEL*:** A N-acetilcisteína pode ser utilizada na clínica psiquiátrica como monoterapia ou terapia adjuvante. É prescrita em casos de esquizofrenia, para o manejo de quadros depressivos em pacientes com transtorno bipolar, TEA, transtorno de jogo, TOC, transtorno por uso de substâncias, transtorno de escoriação, tricotilomania e ato de roer unhas de forma compulsiva. No entanto, a qualidade das suas evidências apoiando o uso e eficácia são limitadas.

● **CONTRAINDICAÇÕES:** A N-acetilcisteína não deve ser utilizada por pacientes com histórico de alergia a esse medicamento. Deve-se ter cuidado em pacientes com asma aguda e úlcera gastroduodenal.

● **TESTES LABORATORIAIS SUGERIDOS OU NECESSÁRIOS:** Testes laboratoriais não são necessários.

● **ROTA FARMACOLÓGICA:** Ver Figura 1.

Farmacologia

ABSORÇÃO: Após administração oral, a N-acetilcisteína é rapidamente absorvida e seu pico de concentração plasmática se dá entre 1 e 3,5 horas.

VOLUME DE DISTRIBUIÇÃO: 0,47 L/kg.

LIGAÇÃO PROTEICA: A ligação da N-acetilcisteína às proteínas plasmáticas varia entre 66 e 87%, ligando-se principalmente à albumina.

METABOLISMO/FARMACOCINÉTICA: A N-acetilcisteína sofre o processo de desacetilação pelas enzimas desacetilases, como aminoacilase 1, sendo transformada em cisteína. Esta, por sua vez, é transformada em glutationa e outros metabólitos.

ROTA DE ELIMINAÇÃO: A excreção da N-acetilcisteína se dá tanto pela via renal, onde uma maior proporção é eliminada (13-38%), quanto pela via fecal, em menor proporção (3%).

MEIA-VIDA: Aproximadamente 5,6 horas em adultos e 11 horas em neonatos pré-termo.

DEPURAÇÃO: 0,11 L/h/kg.

FARMACODINÂMICA: A N-acetilcisteína, embora amplamente utilizada como agente mucolítico em doenças pulmonares, tem sua ação em transtornos mentais devido à sua atividade antioxidante, atuando em condições psiquiátricas caracterizadas pela presença de estresse oxidativo sobre as células do SNC.

FIGURA 1 ▶

ROTA FARMACOLÓGICA
DA N-ACETILCISTEÍNA.

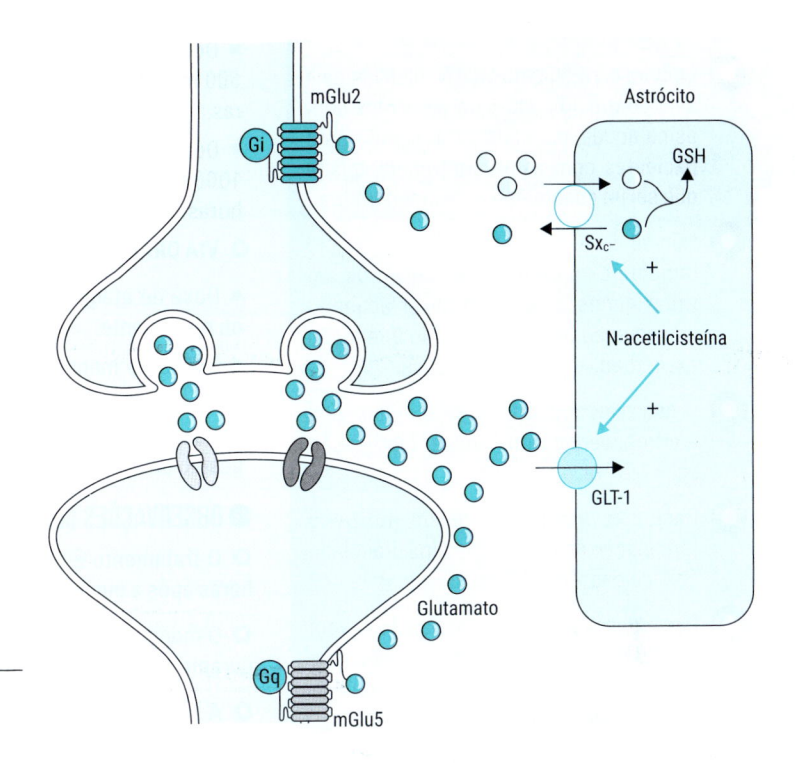

MECANISMO DE AÇÃO: A N-acetilcisteína é um precursor da glutationa, substância com importante papel antioxidante no organismo. A cisteína, presente na molécula de N-acetilcisteína, pode se ligar à glicina e ao glutamato, regulando seus níveis na fenda sináptica. Dessa forma, o mecanismo de ação desse medicamento não é transtorno-específico, mas sim regulador do sistema glutamatérgico, atuando sobre os níveis elevados de estresse oxidativo, muitas vezes exacerbados em inúmeras condições psiquiátricas.

Interações Medicamentosas

- O uso concomitante de carbamazepina e N-acetilcisteína pode diminuir os níveis de carbamazepina e, consequentemente, reduzir seu efeito.

- O uso concomitante de N-acetilcisteína e carvão ativado pode reduzir os efeitos da N-acetilcisteína.

AFINIDADE LIGANTE/KI:

LOCAL	KI (NM)
Ki (membro 6 da família 22 dos transportadores de soluto)	2.000.000

Farmacogenética

Acesse
https://www.pharmgkb.org/chemical/PA448033
ou utilize o *QR code* ao lado.

ANOTAÇÕES CLÍNICAS

Nível de evidência 1A, 1B, 2A, 2B: Não há dados para a N-acetilcisteína no PharmGKB até a data de publicação deste livro.

Nível de evidência 3: Variantes diversas do gene *TOLLIP*.

Nível de evidência 4: Acesse o *site* para mais informações.

BIPP TIPS

○ Embora o tratamento com N-acetilcisteína seja contraindicado para pacientes com asma aguda, ele pode ser prescrito para pacientes com asma controlada, desde que sejam constantemente monitorados.

○ Não se deve utilizar N-acetilcisteína juntamente com outros medicamentos antitussígenos, pois pode haver acúmulo de secreção brônquica devido à redução exacerbada do reflexo de tosse.

○ O uso concomitante de N-acetilcisteína e nitroglicerina pode causar hipotensão significativa.

○ Pacientes diabéticos devem utilizar a formulação de N-acetilcisteína granulada com cuidado, pois contém açúcar.

○ Pacientes com fenilcetonúria não devem utilizar a N-acetilcisteína de apresentação efervescente, pois contém fenilalanina.

○ Se o paciente estiver fazendo uso de antibióticos, deve haver um intervalo de 2 horas entre a administração da N-acetilcisteína e do antibiótico.

○ Prática Clínica

● **DOSAGEM:** Recomenda-se a utilização de N-acetilcisteína em doses que variam de 600 a 3.600 mg/dia para manejo de transtorno por uso de substâncias, 1.800 mg/dia para transtorno do jogo, 2.400 mg/dia para TOC (pacientes refratários), 2.000 mg/dia para esquizofrenia (sintomas negativos), 2.000 mg/dia para transtorno bipolar (sintomas depressivos), 2.700 mg/dia para TEA (irritabilidade) e entre 1.200 e 2.400 mg/dia para transtornos de *grooming* (roer unhas, transtorno de escoriação e tricotilomania).

O protocolo de uso da N-acetilcisteína na intoxicação por paracetamol é a seguinte:

○ **VIA INTRAVENOSA:** esquema padrão de 21 horas

• Dose de ataque: 150 mg/kg em 200 mL de SG5% ou SF0,9%, infundida em 60 minutos.

• Dose de manutenção – fase 1: 50 mg/kg em 500 mL de SG5% ou SF0,9%, infundida em 4 horas.

• Dose de manutenção – fase 2: 100 mg/kg em 1000 mL de SG5% ou SF0,9%, infundida em 16 horas.

○ **VIA ORAL:** alternativa em locais sem acesso IV:

• Dose de ataque: 140 mg/kg diluída em suco ou refrigerante.

• Doses de manutenção: 70 mg/kg 4/4 horas por 72 horas (17 doses).

• Nota: se houver vômito até 1 hora após a ingestão da dose, repeti-la.

● **OBSERVAÇÕES CLÍNICAS IMPORTANTES:**

○ O tratamento é mais eficaz se iniciado até 8 horas após a ingestão do paracetamol.

○ O monitoramento hepático é essencial antes, durante e após a aplicação do protocolo.

○ A indicação do tratamento deve considerar o nomograma de Rumack-Matthew, baseado no tempo de ingestão e nas concentrações plasmáticas de paracetamol.

● **TITULAÇÃO:** Pelo fato de ainda ser um medicamento em estudo para transtornos psiquiátricos, os resultados obtidos com a N-acetilcisteína são considerados preliminares, sendo necessária uma continuação da investigação do seu uso. Em todos os casos supracitados, o tratamento deve ser iniciado com doses reduzidas, aumentando-as progressivamente.

● **EFEITOS ADVERSOS:** Mais comuns: Gastrointestinais (vômito), hipersensibilidade (reação anafilática). Comuns: Cardiovasculares (taquicardia), dermatológicos (prurido, *rash*, rubor, urticária), gastrointestinais (náusea), metabólicos (edema), respiratórios (aperto na garganta, faringite, rinorreia, roncos, sintomas respiratórios). Incomuns: Cardiovasculares (hipotensão), hipersensibilidade (anafilaxia). Raros: Hipersensibilidade (sensibilização adquirida), outros (morte).

● **GRAVIDEZ:** Não há estudos avaliando o uso de N-acetilcisteína durante a gestação, devendo-se utilizá-la apenas se o benefício superar os potenciais riscos desse medicamento para o feto. Categoria B da FDA (classificação até 2015).

● **AMAMENTAÇÃO:** Não é sabido se a N-acetilcisteína é secretada no leite materno e não há estudos avaliando a segurança desse medicamento para os lactentes, motivo pelo qual sua utilização pelas mães durante a lactação não é recomendada.

● **CRIANÇAS E ADOLESCENTES:** A N-acetilcisteína não deve ser utilizada por crianças menores de 2 anos de idade. Acima dessa faixa etária, mostrou ser um medicamento seguro.

● **IDOSOS:** É recomendado que se inicie o tratamento com N-acetilcisteína usando doses menores. Se necessário, pode haver um aumento gradual da dose utilizada, de acordo com a tolerância de cada indivíduo em particular.

● **INSUFICIÊNCIA RENAL:** Em pacientes com insuficiência renal moderada a grave, a eliminação da N-acetilcisteína pode ser reduzida, resultando em maior exposição ao fármaco. Embora a maioria dos estudos não indique necessidade de ajuste de dose, recomenda-se monitoramento clínico, especialmente em pacientes com insuficiência renal avançada.

● **INSUFICIÊNCIA HEPÁTICA:** Não é necessário ajustar a dose de N-acetilcisteína em pacientes com comprometimento hepático. Sua toxicidade é bastante baixa.

● **COMO MANEJAR EFEITOS ADVERSOS:** É necessário aguardar e observar se os efeitos irão desaparecer; caso não desapareçam, é recomendada a redução da dose de N-acetilcisteína. Se persistirem, deve-se descontinuar seu uso.

Toxicidade

ORAL EM HUMANOS: Não há dados específicos sobre superdosagem de N-acetilcisteína em humanos. A dose letal de N-acetilcisteína é de mais de 10 g/kg em ratos e camundongos.

TOXICIDADE AGUDA: Os sintomas decorrentes da superdosagem de N-acetilcisteína são angiedema periorbitário, broncospasmo, hipotensão, náusea e vômito.

Leituras Recomendadas

Cetylev (acetylcisteine) [Internet]. Atlanta: Arbor Pharmaceuticals; 2016 [capturado em 2 dez. 20024]. Disponível em: https://www.accessdata.fda.gov/drugsatfda_docs/label/2016/207916s000lbl.pdf.

Deepmala, Slattery J, Kumar N, Delhey L, Berk M, Dean O, et al. Clinical trials of N-acetylcysteine in psychiatry and neurology: a systematic review. Neurosci Biobehav Rev. 2015;55:294-321.

Grant JE, Odlaug BL, Kim SW. N-acetylcysteine, a glutamate modulator, in the treatment of trichotillomania: a double-blind, placebo-controlled study. Arch Gen Psychiatry. 2009;66(7):756-63.

Lee TM, Lee KM, Lee CY, Lee HC, Tam KW, Loh EW. Effectiveness of N-acetylcysteine in autism spectrum disorders: a meta-analysis of randomized controlled trials. Aust N Z J Psychiatry. 2021;55(2):196-206.

Machado RCBR, Vargas HO, Baracat MM, Urbano MR, Verri WA Jr, Porcu M, et al. N-acetylcysteine as an adjunctive treatment for smoking cessation: a randomized clinical trial. Braz J Psychiatry. 2020;42(5):519-26.

Multum C. Acetylcysteine [Internet]. Drugs.com; 2023 [capturado em 2 dez. 2024]. Disponível em: https://www.drugs.com/mtm/acetylcysteine.html.

Raghu G, Berk M, Campochiaro PA, Jaeschke H, Marenzi G, Richeldi L, et al. The multifaceted therapeutic role of N-acetylcysteine (NAC) in disorders characterized by oxidative stress. Curr Neuropharmacol. 2021;19(8):1202-24.

Smaga I, Frankowska M, Filip M. N-acetylcysteine as a new prominent approach for treating psychiatric disorders. Br J Pharmacol. 2021;178(13):2569-94.

Smaga I, Frankowska M, Filip M. N-acetylcysteine in substance use disorder: a lesson from preclinical and clinical research. Pharmacol Rep. 2021;73(5):1205-19.

Woodcock EA, Lundahl LH, Khatib D, Stanley JA, Greenwald MK. N-acetylcysteine reduces cocaine-seeking behavior and anterior cingulate glutamate/glutamine levels among cocaine-dependent individuals. Addict Biol. 2021;26(2):e12900.

Zavodnick AD, Ali R. N-Acetylcysteine and metabotropic glutamate receptors: implications for the treatment of schizophrenia: a literature review. Psychiatr Q. 2014;85(2):177-85.

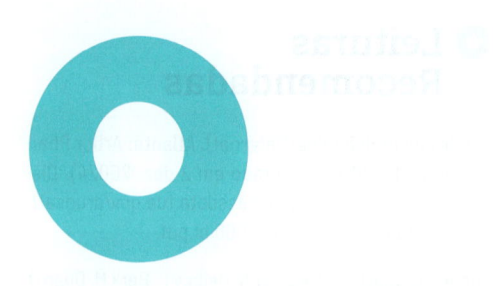

Nalmefeno

O nalmefeno é um fármaco modulador do sistema opioide, bloqueando os receptores μ e δ (antagonista), além de ser agonista parcial dos receptores κ. É utilizado para o tratamento da dependência alcoólica, reduzindo o consumo do álcool em pacientes com alto risco de beber, além de ser usado para tratamento e prevenção de *overdose* por opioides. Após administração oral, é absorvido rapidamente; sua concentração máxima ocorre em cerca de 1,5 hora, quando ingerido em jejum, e sua eliminação se dá principalmente pela via renal, na forma de metabólitos.

Nomes no Brasil:
Não disponível no Brasil (Europa: Selincro).

● **INDICAÇÕES DE BULA – ANVISA:** Não possui aprovação da Anvisa até o momento.

● **INDICAÇÕES DE BULA – FDA:** Prevenção ou reversão dos efeitos dos opioides, incluindo depressão respiratória, sedação e hipotensão.

● **INDICAÇÕES *OFF-LABEL*:** O nalmefeno pode ser utilizado no manejo de TEPT, transtorno do jogo e transtornos alimentares. Pode ainda ser usado como medicamento adjuvante em pacientes com esquizofrenia e para tratar e prevenir a ocorrência de *overdose* por opioides.

● **CONTRAINDICAÇÕES:** O nalmefeno não deve ser utilizado por pacientes com histórico de alergia a esse medicamento, além daqueles com deficiência de lactase, intolerância à galactose ou má absorção de glucose-galactose. Deve ser usado com cautela em pacientes que sejam ou tenham sido dependentes de opioides, pacientes que façam uso atual de analgésicos opioides, em casos de suspeita de uso recente de opioides, que apresentem sintomas agudos decorrentes da abstinência de opioides, além daqueles com histórico recente de síndrome de abstinência alcoólica, com sintomas como alucinações, apatia, convulsões, desorientação, irritabilidade, raiva e sonolência. O nalmefeno deve ser utilizado com cautela em pacientes com insuficiência hepática e renal.

● **TESTES LABORATORIAIS SUGERIDOS OU NECESSÁRIOS:** Embora não seja mandatória, é recomendada a realização de testes de função hepática.

● **ROTA FARMACOLÓGICA:** Ver Figura 1.

Farmacologia

ABSORÇÃO: Após administração oral, o nalmefeno exibe seu pico de concentração plasmática em aproximadamente 1,5 hora quando ingerido em jejum. A ingestão juntamente com alimentos

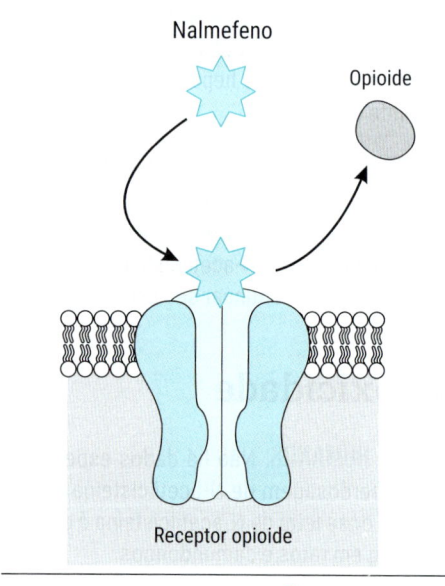

FIGURA 1 ▶ ROTA FARMACOLÓGICA DO NALMEFENO.

gordurosos pode atrasar o pico de concentração plasmática em 30 minutos.

VOLUME DE DISTRIBUIÇÃO: 3,9 L/kg.

LIGAÇÃO PROTEICA: 30 a 45%.

METABOLISMO/FARMACOCINÉTICA: O nalmefeno sofre metabolização no fígado, onde ocorrem os processos de glicuronidação, conjugação e desacetilação. Seu metabolismo se dá pelas enzimas pertencentes à família do citocromo P450, sobretudo CYP3A4 e CYP3A5. Sua metabolização origina alguns metabólitos farmacologicamente ativos e outros sem tal atividade.

ROTA DE ELIMINAÇÃO: A excreção do nalmefeno se dá pelas vias renal (54%) e fecal (17%), principalmente na forma de metabólitos.

MEIA-VIDA: Aproximadamente 12,5 horas.

DEPURAÇÃO: 169 L/h.

FARMACODINÂMICA: O nalmefeno é um antagonista dos receptores opioides μ e δ capaz de prevenir e reverter os efeitos da ligação dos opioides em seus receptores. Sua duração de efeito é longa, e 1 mg desse medicamento é capaz de bloquear mais de 80% dos receptores opioides presentes no SNC. Por não exercer efeito de agonista opioide, o nalmefeno não tende a causar tolerância, dependência física e potencial para uso abusivo.

MECANISMO DE AÇÃO: O nalmefeno se liga e bloqueia os receptores opioides do tipo μ e δ, além de ser um agonista parcial dos receptores opioides κ. Ao bloquear os receptores μ e δ, o nalmefeno impede a ligação dos opioides, liberados endogenamente pelo consumo do álcool, a esses receptores. Além disso, por ser um agonista parcial do receptor κ, é capaz de bloquear a resposta de recompensa provocada pelo consumo do álcool, reduzindo o reforço positivo causado pelo seu uso. É também devido à sua modulação sobre os receptores κ que o uso de nalmefeno pode reduzir a disforia decorrente da abstinência alcoólica.

Interações Medicamentosas

○ Acetato de medroxiprogesterona, ácido meclofenâmico, diclofenaco, fluconazol e inibidores da UGT2B7 podem aumentar as concentrações do nalmefeno.

○ Dexametasona, fenobarbital, omeprazol, rifampicina e indutores da UGT2B7 podem reduzir as concentrações de nalmefeno.

AFINIDADE LIGANTE/KI:

LOCAL	KI (NM)
Ki (μ)	0,3/0,91
Ki (κ)	0,3/1,03
Ki (δ)	2,6/7,3/13,3

Farmacogenética

Acesse https://www.pharmgkb.org/chemical/PA166176241 ou utilize o *QR code* ao lado.

ANOTAÇÕES CLÍNICAS

Nível de evidência 1A, 1B, 2A, 2B, 3: Não há dados para o nalmefeno no PharmGKB até a data de publicação deste livro.

Nível de evidência 4: Acesse o *site* para mais informações.

Prática Clínica

● **DOSAGEM E TITULAÇÃO:** Recomenda-se a utilização do nalmefeno em dose de 18 mg/dia, ingerindo o medicamento apenas quando necessário, nos dias em que o paciente percebe que há maior risco de consumo do álcool. A dose máxima de nalmefeno é de 18 mg/dia.

BIPP TIPS

- O uso concomitante de nalmefeno com outros depressores do SNC pode causar efeitos depressores aumentados, principalmente depressão respiratória. Pode ser necessária a redução de dose de um dos dois medicamentos.
- A cápsula do nalmefeno não deve ser dividida ou esmagada.
- Se necessário o uso de opioides, deve-se interromper o nalmefeno 1 semana antes.
- Pacientes que fazem uso de nalmefeno podem apresentar comprometimento do desempenho cognitivo e psicomotor. Ainda assim, parece haver pouco ou nenhum comprometimento da capacidade de dirigir ou operar máquinas.
- O nalmefeno pode ser ingerido com ou sem alimentos.
- Não é necessário fazer a retirada gradual do nalmefeno.
- O uso de nalmefeno foi capaz de diminuir o consumo de álcool em 60%, tendo se mostrado que a redução no consumo de álcool se manteve por 12 anos.
- O paciente só deve iniciar o tratamento com nalmefeno após 7 a 10 dias do último uso de opioides.

● **EFEITOS ADVERSOS: Comuns:** Dor de cabeça, insônia, náusea, tontura. **Incomuns:** Alteração da pressão, alucinação, astenia, boca seca, confusão, déficit de atenção, dissociação, espasmo muscular, fadiga, hiperidrose, inquietação, mal-estar, palpitação, parestesia, perda de apetite, de libido e de peso, sonolência, taquicardia, tremor, vômito.

● **GRAVIDEZ:** Não há estudos bem estabelecidos avaliando os riscos do nalmefeno na gravidez, porém estudos em animais mostraram que seu uso durante a gestação causou efeitos tóxicos sobre os fetos, como redução de peso e ossificação atrasada, motivo pelo qual não é recomendado nesse período.[1] Categoria B da FDA.

● **AMAMENTAÇÃO:** Não há dados disponíveis sobre a excreção de nalmefeno no leite materno, embora estudos com animais tenham observado a excreção dessa substância e de seus metabólitos no leite.[2] É necessário avaliar os riscos e benefícios individuais do uso de nalmefeno durante esse período.

● **CRIANÇAS E ADOLESCENTES:** Não há estudos avaliando a segurança e a eficácia do uso de nalmefeno em crianças e adolescentes.

● **IDOSOS:** Não é necessário ajuste de dose do nalmefeno para uso nessa população.

● **INSUFICIÊNCIA RENAL:** Em pacientes com insuficiência renal leve e moderada, não é necessário o ajuste de dose do nalmefeno, porém seu uso não é recomendado em pacientes com comprometimento renal grave.

● **INSUFICIÊNCIA HEPÁTICA:** Em pacientes com insuficiência hepática leve e moderada, não é necessário o ajuste de dose do nalmefeno, porém seu uso não é recomendado em pacientes com comprometimento hepático grave.

● **COMO MANEJAR EFEITOS ADVERSOS:** É necessário aguardar e observar se os efeitos irão desaparecer; caso não desapareçam, deve-se optar por outro agente da mesma classe.

Toxicidade

ORAL EM HUMANOS: Não há dados específicos sobre superdosagem de nalmefeno em humanos. A dose letal é de 200 a 230 mg/kg em camundongos, de 150 a 300 mg/kg em ratos e de 225 mg/kg em coelhos.

TOXICIDADE AGUDA: Os sintomas decorrentes de superdosagem de nalmefeno são calafrios, cólica abdominal, disforia, dor articular, mialgia e náusea.

⊙ Referências

1. Edinoff AN, Nix CA, Reed TD, Bozner EM, Alvarez MR, Fuller MC, et al. Pharmacologic and clinical considerations of nalmefene, a long duration opioid antagonist, in opioid overdose. Psychiatry Int. 2021;2(4):365-78.

2. Ghodse AH, Galea S. Opioid analgesics and narcotic antagonists. Side Eff Drugs Annu. 2010;32:183-224.

⊙ Leituras Recomendadas

Franchitto N, Jullian B, Salles J, Pelissier F, Rolland B. Management of precipitated opiate withdrawal syndrome induced by nalmefene mistakenly prescribed in opiate-dependent patients: a review for clinicians. Expert Opin Drug Metab Toxicol. 2017;13(6):669-77.

Johansen KGV, Tarp S, Astrup A, Lund H, Pagsberg AK, Christensen R. Harms associated with taking nalmefene for substance use and impulse control disorders: a systematic review and meta-analysis of randomised controlled trials. PLoS One. 2017;12(8):e0183821.

Karl D, Bumb JM, Bach P, Dinter C, Koopmann A, Hermann D, et al. Nalmefene attenuates neural alcohol cue-reactivity in the ventral striatum and subjective alcohol craving in patients with alcohol use disorder. Psychopharmacology. 2021;238(8):2179-89.

Keating GM. Nalmefene: a review of its use in the treatment of alcohol dependence. CNS Drugs. 2013;27(9):761-72.

Krieter P, Gyaw S, Crystal R, Skolnick P. Fighting fire with fire: development of intranasal nalmefene to treat synthetic opioid overdose. J Pharmacol Exp Ther. 2019;371(2):409-15.

Mann K, Torup L, Sørensen P, Gual A, Swift R, Walker B, et al. Nalmefene for the management of alcohol dependence: review on its pharmacology, mechanism of action and meta-analysis on its clinical efficacy. Eur Neuropsychopharmacol. 2016;26(12):1941-9.

⊙ Naltrexona

A naltrexona é um fármaco antagonista puro dos receptores opioides κ, δ e μ, embora sua maior afinidade seja pelo receptor μ. É utilizada para o tratamento da dependência alcoólica, reduzindo o consumo do álcool, além de ser usada para tratamento e prevenção de *overdose* por opioides e prevenção da recaída de pacientes com dependência dessa substância. Após administração oral, sua concentração máxima ocorre em cerca de 1 hora e sua eliminação se dá principalmente pela via renal, na forma de metabólitos.

Nomes no Brasil:
Revia, Uninaltrex.

SUS:
Não disponível na Rename.

● **INDICAÇÕES DE BULA – ANVISA:** Tratamento do alcoolismo. Antagonista no tratamento da dependência de opioides administrados exogenamente. Proporcionar um efeito terapêutico benéfico no programa direcionado a dependentes.

● **INDICAÇÕES DE BULA – FDA:** Tratamento da dependência de álcool. Bloqueio dos efeitos de opioides administrados exogenamente.

● **INDICAÇÕES *OFF-LABEL*:** A naltrexona pode ser utilizada para perda de peso em pacientes com sobrepeso ou obesidade (como adjuvante), para manejo da dependência de cocaína em pacientes alcoolistas, no tratamento do TEPT comórbido com alcoolismo (em associação com terapia de exposição), no tratamento do tabagismo (como adjuvante), para manejo de cleptomania e transtorno do jogo, além do tratamento da fibromialgia (em doses baixas).

● **CONTRAINDICAÇÕES:** A naltrexona não deve ser utilizada por pacientes com histórico de alergia a esse medicamento, por aqueles que fazem uso atual de opioides ou que apresentem insuficiência hepática/hepatite aguda.

● **TESTES LABORATORIAIS SUGERIDOS OU NECESSÁRIOS:** É recomendada a realização de testes de função hepática de forma periódica.

● **ROTA FARMACOLÓGICA:** Ver Figura 1.

○ Farmacologia

ABSORÇÃO: Após administração oral, a naltrexona exibe seu pico de concentração plasmática em cerca de 1 hora.

VOLUME DE DISTRIBUIÇÃO: 19,3 L/kg.

LIGAÇÃO PROTEICA: Aproximadamente 21%.

METABOLISMO/FARMACOCINÉTICA: A naltrexona sofre metabolização no fígado, onde ocorrem os processos de glicuronidação e redução. Seu principal metabólito é farmacologicamente ativo, contribuindo para seu efeito terapêutico.

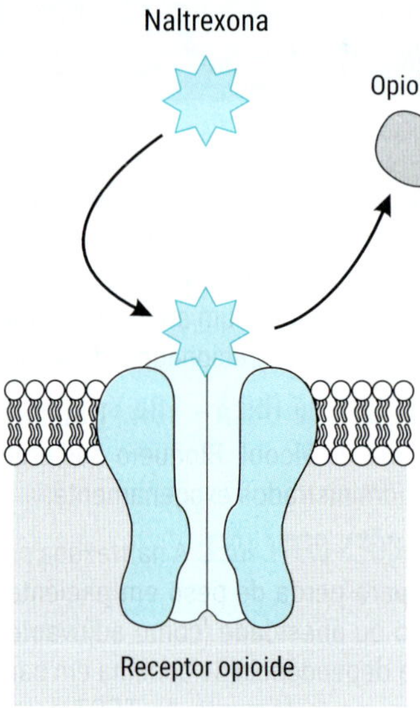

ROTA DE ELIMINAÇÃO: A excreção da naltrexona se dá, principalmente, pela via renal (53-79%), sobretudo na forma de metabólitos.

MEIA-VIDA: A meia-vida da naltrexona é de cerca de 4 horas; a de seu metabólito ativo, de 13 horas.

DEPURAÇÃO: 3,5 L/min.

FARMACODINÂMICA: A naltrexona é um antagonista dos receptores opioides capaz de prevenir e reverter os efeitos da ligação dos opioides em seus receptores.

MECANISMO DE AÇÃO: A naltrexona se liga e bloqueia os receptores opioides, impedindo a ligação dos opioides liberados endogenamente pelo consumo do álcool a esses receptores. Ela também é capaz de bloquear a resposta de recompensa provocada pelo consumo do álcool, reduzindo o reforço positivo causado pelo seu uso.

● Interações Medicamentosas

O uso concomitante de naltrexona e acamprosato pode aumentar as concentrações plasmáticas de acamprosato.

AFINIDADE LIGANTE/KI:

LOCAL	KI (NM)
Ki (μ)	0,3/2,39
Ki (κ)	0,81
Ki (δ)	16,3
Ki (NOP)	1.000

○ Farmacogenética

Acesse https://www.pharmgkb.org/chemical/PA450588 ou utilize o *QR code* ao lado.

FIGURA 1 ▶ ROTA FARMACOLÓGICA DA NALTREXONA.

ANOTAÇÕES CLÍNICAS

Nível de evidência 1A, 1B, 2A, 2B: Não há dados para a naltrexona no PharmGKB até a data de publicação deste livro.

Nível de evidência 3: Variantes diversas dos genes *ADH1B*, *ADH1C*, *AKR1C4*, *ALDH2*, *ANKK1*, *DRD2*, *DBH* e *OPRD1*.

Nível de evidência 4: Variantes diversas do gene *OPRM1*.

⭘ Prática Clínica

● **DOSAGEM:** Recomenda-se a utilização da naltrexona para o tratamento do transtorno por uso de álcool em dose de 50 mg/dia, por um período de 12 semanas contínuas. Para a manutenção de pacientes dependentes de opioides, a recomendação é de dose de 150 mg/dia, a cada 3 dias. O uso de naltrexona em associação com bupropiona para perda de peso em pacientes com obesidade ou sobrepeso costuma ser feito com uma dose final de 32 mg/dia de naltrexona.

● **TITULAÇÃO:** Para o tratamento da dependência alcoólica, não é necessário titulação, utilizando sempre a dose de 50 mg/dia. O uso de naltrexona em pacientes com dependência de opioides deve ser iniciado com a dose de 25 mg/dia no primeiro dia de tratamento, podendo ser aumentado para 50 mg/dia a partir do segundo dia. O paciente deve estar sem usar opioides por 7 a 10 dias antes de iniciar o tratamento.

● **EFEITOS ADVERSOS:** Comuns: Ansiedade, cefaleia, crise de abstinência (em pacientes que fazem uso de opioides), insônia, náusea, tontura, vômito. Incomuns: Anorexia, artralgia, cãibra, depressão, dor abdominal, dor muscular, ejaculação retrógrada, exantema cutâneo, fadiga, insuficiência hepática, ideação suicida, perda de cabelo e de peso, trombocitopenia.

● **GRAVIDEZ:** Não há estudos bem estabelecidos avaliando os riscos da naltrexona na gestação, porém estudos em animais mostraram que seu uso durante a gestação pode causar efeitos teratogê-

BIPP TIPS

○ A abstinência de álcool antes do início do tratamento com naltrexona resulta em maior probabilidade de abstinência total do uso de álcool durante o tratamento.

○ A naltrexona deve ser usada com cautela em pacientes com diagnóstico de transtornos psiquiátricos.

○ Há estudos avaliando os benefícios do uso de naltrexona em associação com a bupropiona sobre a saúde cardiovascular.[1]

○ Há queixas de pacientes sobre apatia ou perda de prazer quando a naltrexona é utilizada de forma crônica.

○ Não há necessidade de retirada gradual da naltrexona.

○ Não é recomendada a realização de tarefas que necessitem reflexos intactos, como dirigir ou operar máquinas perigosas, pois o uso de naltrexona pode causar fadiga nos pacientes.

○ A naltrexona pode aumentar a abstinência total de pacientes que fazem uso abusivo de álcool, assim como pode reduzir o número de dias que o paciente consome álcool excessivamente.

○ Pacientes que já fizeram uso de naltrexona podem responder a doses menores de opioides que as utilizadas anteriormente.

○ Pode haver piora de sintomas depressivos ou ideação suicida com o uso de naltrexona.

○ Quando houver necessidade de analgesia durante o tratamento com naltrexona, deve-se utilizar analgésicos não opioides e opioides de ação rápida.

○ Quando utilizada para o tratamento de pacientes dependentes de opioides, a naltrexona pode causar síndrome de abstinência.

nicos no feto, motivo pelo qual não é recomendado durante esse período. Categoria C da FDA.

● **AMAMENTAÇÃO:** Não há dados disponíveis sobre a excreção de naltrexona no leite materno, não sendo recomendado seu uso durante a lactação.

● **CRIANÇAS E ADOLESCENTES:** Não há estudos avaliando a segurança e a eficácia do uso de naltrexona em crianças e adolescentes, porém em certas situações ela pode ser utilizada para o manejo de alguns sintomas presentes em crianças com TEA.

● **IDOSOS:** Não é necessário o ajuste de dose para uso nessa população, embora alguns pacientes idosos possam tolerar melhor doses mais baixas.

● **INSUFICIÊNCIA RENAL:** Em pacientes com insuficiência renal leve, não é necessário ajuste de dose. Não há estudos bem estabelecidos sobre o uso de naltrexona em pacientes com insuficiência renal moderada e grave.

● **INSUFICIÊNCIA HEPÁTICA:** Em pacientes com insuficiência hepática leve, não é necessário ajuste de dose. Não há estudos bem estabelecidos sobre o uso de naltrexona em pacientes com insuficiência hepática moderada e grave. Quando utilizada em quantidade excessiva, pode causar lesão hepatocelular. Seu uso em pacientes com hepatite aguda ou insuficiência hepática está contraindicado.

● **COMO MANEJAR EFEITOS ADVERSOS:** É necessário aguardar e observar se os efeitos irão desaparecer; caso não desapareçam, é recomendada a suspensão do uso, optando-se por outro agente da mesma classe.

Toxicidade

ORAL EM HUMANOS: Não há dados específicos sobre superdosagem de naltrexona em humanos. A dose letal de naltrexona é de 1.100 a 1.550 mg/kg em camundongos, 1.450 mg/kg em ratos e 1.490 mg/kg em porquinhos-da-índia.

TOXICIDADE AGUDA: Os sintomas decorrentes de superdosagem de naltrexona (doses acima de 1.000 mg/kg) são convulsão, depressão/redução da atividade do SNC, salivação e tremores.

Referência

1. Sposito AC, Bonilha I, Luchiari B, Benchimol A, Hohl A, Moura F, et al. Cardiovascular safety of naltrexone and bupropion therapy: Systematic review and meta-analyses. Obes Rev. 2021;22(6):e13224.

Leituras Recomendadas

Dunbar JL, Turncliff RZ, Dong Q, Silverman BL, Ehrich EW, Lasseter KC. Single- and multiple-dose pharmacokinetics of long-acting injectable naltrexone. Alcohol Clin Exp Res. 2006;30(3):480-90.

Epstein AM, King AC. Naltrexone attenuates acute cigarette smoking behavior. Pharmacol Biochem Behav. 2004;77(1):29-37.

George S, Ekhtiari H. Naltrexone in the treatment of opioid dependence. Br J Hosp Med. 2010;71(10):568-70.

Gonzalez JP, Brogden RN. Naltrexone: a review of its pharmacodynamic and pharmacokinetic properties and therapeutic efficacy in the management of opioid dependence. Drugs. 1988;35(3):192-213.

Halpern B, Faria AM, Halpern A. Bupropion/naltrexone fixed-dose combination for the treatment of obesity. Drugs Today. 2011;47(8):575-81.

Hartmann PM. Naltrexone in alcohol dependence. Am Fam Physician. 1997;55(5):1877-9, 1883-4.

Malone M, McDonald R, Vittitow A, Chen J, Obi R, Schatz D, et al. Extended-release vs. oral naltrexone for alcohol dependence treatment in primary care (XON). Contemp Clin Trials. 2019;81:102-9.

Naltrexone/bupropion for obesity. Drug Ther Bull. 2017;55(11):126-9.

Younger J, Parkitny L, McLain D. The use of low-dose naltrexone (LDN) as a novel anti-inflammatory treatment for chronic pain. Clin Rheumatol. 2014;33(4):451-9.

Nefazodona

A nefazodona é uma molécula derivada sinteticamente da fenilpiperazina. Embora seja estruturalmente semelhante à trazodona, ela apresenta um mecanismo de ação diferente do de outras substâncias com o mesmo efeito clínico. Desse modo, apresenta risco de toxicidade cardiovascular reduzido em comparação com os dados observados em pacientes tratados com tricíclicos. Além disso, está menos associada à insônia e inibição do sono REM em comparação aos ISRSs. Entretanto, após 2003, sua venda foi descontinuada em diversos países devido a evidências de potencial risco hepatotóxico. Sua absorção atinge picos plasmáticos em 1 hora e sua eliminação ocorre majoritariamente por via renal.

Nomes no Brasil:
Não disponível no Brasil (EUA: Serzone).

SUS:
Não disponível na Rename.

● **INDICAÇÕES DE BULA – ANVISA:** Não possui aprovação da Anvisa até o momento.

● **INDICAÇÕES DE BULA – FDA:** Tratamento da depressão.

● **INDICAÇÕES *OFF-LABEL*:** A nefazodona pode ser utilizada para tratamento de transtorno bipolar, transtorno de pânico e TEPT.

● **CONTRAINDICAÇÕES:** A nefazodona é contraindicada para pacientes que apresentem hipersensibilidade comprovada à substância ou a quaisquer dos componentes do medicamento, seus ingredientes inativos ou outros antidepressivos de fenilpiperazina. Não é recomendada a coadministração com terfenadina, astemizol, cisaprida, pimozida ou carbamazepina. A coadministração de triazolam e nefazodona promove um aumento significativo das concentrações plasmáticas de triazolam. Caso haja necessidade da administração desses dois medicamentos em conjunto, recomenda-se uma redução de 75% na dose inicial. Porém, se a forma farmacêutica de triazolam comercialmente disponível impossibilitar a redução de dosagem, a coadministração dessas substâncias deve ser evitada, sobretudo em idosos. O uso de nefazodona também é desaconselhado em pacientes que apresentem pensamentos suicidas, infarto do miocárdio, hipovolemia, desidratação, hemorragia digestiva alta, pressão arterial baixa, distúrbios do sistema cardiovascular e doenças cerebrovasculares.

● **TESTES LABORATORIAIS SUGERIDOS OU NECESSÁRIOS:** A nefazodona apresenta risco significativo de hepatotoxicidade, podendo levar a insuficiência hepática fulminante. Asssim o monitoramento das transaminases (TGO e TGP) deve ser realizado antes do início do tratamento e regularmente durante seu uso.

○ Antes de iniciar o tratamento: solicitar dosagem de TGO e TGP basais.

○ Durante o tratamento: monitorar mensalmente nos primeiros 6 meses e, após esse período, a cada 3 meses.

○ Se TGP for ≥ 3 vezes o limite superior da normalidade, a nefazodona deve ser imediatamente descontinuada.

○ Pacientes devem ser instruídos a relatar sintomas sugestivos de dano hepático, como fadiga extrema, náuseas persistentes, icterícia, colúria e dor abdominal.

● **ROTA FARMACOLÓGICA:** Não há imagens ilustrativas disponíveis para a rota farmacológica da nefazodona até o momento.

Farmacologia

ABSORÇÃO: A nefazodona é absorvida de maneira rápida e completa em 1 hora, porém apresenta baixa biodisponibilidade, cerca de 20%.

VOLUME DE DISTRIBUIÇÃO: 0,22 a 0,87 L/kg.

LIGAÇÃO PROTEICA: Maior que 99%.

METABOLISMO/FARMACOCINÉTICA: A nefazodona é extensivamente metabolizada nos hepatócitos por meio de reações de N-desalquilação e hidroxilação alifática e aromática.

ROTA DE ELIMINAÇÃO: A eliminação da nefazodona é majoritariamente renal após administração oral, sendo menos de 1% da dose excretados inalterados na urina.

MEIA-VIDA: 2 a 4 horas para a nefazodona, 4 horas para seu metabólito hidroxi-nefazodona, 1,5, 4 a 8 horas para metaclorofenilpiperazina e 18 horas para triazoldiona, com uma média de 11 a 24 horas.

DEPURAÇÃO: 7,50 mL/min/kg.

FARMACODINÂMICA: A nefazodona atua como antagonista dos receptores 5-HT_2 e $α_1$-adrenérgicos. No entanto, não aparenta ter afinidade significativa para outros receptores, como $α_2$ e β-adrenérgico, 5-HT_{1A}, receptores colinérgicos, histamínicos, dopaminérgicos ou BZDs, entre outros.

MECANISMO DE AÇÃO: A nefazodona atua como antagonista de receptores 5-HT_{2A}, ação que tem sido associada ao efeito antidepressivo. Além disso, sua ação sobre esses receptores promove regulação negativa de sua expressão, limitando ainda mais sua atividade. Em modelos pré-clínicos, a nefazodona aparenta certa inibição da recaptação de monoaminas, especialmente serotonina, embora tal efeito ainda permaneça controverso na literatura.[1,2] Em resumo, a nefazodona parece ter dois mecanismos de ação antidepressiva: o bloqueio e a regulação negativa dos receptores 5-HT_{2A} e a inibição da recaptação de serotonina pelos neurônios serotoninérgicos pré-sinápticos, sendo que ambos aumentam a atividade pós-sináptica nos receptores 5-HT_{1B}. Tal aumento no tônus serotoninérgico pós-sináptico tem sido sugerido como mecanismo básico para a atividade antidepressiva da nefazodona. O fato de a nefazodona ter afinidades muito baixas para receptores adrenérgicos, histaminérgicos e colinérgicos sugere que ela deve ser relativamente livre de efeitos colaterais indesejáveis normalmente associados a alguns antidepressivos tradicionais, como os tricíclicos, promovendo menos sedação que a trazodona.

● Interações Medicamentosas

○ A nefazodona é uma substância com grande capacidade de ligação às proteínas plasmáticas, de maneira que sua administração a um paciente em tratamento com outro fármaco cuja ligação às proteínas seja equivalentemente alta pode causar aumento das concentrações livres do outro medicamento, resultando potencialmente em eventos adversos. Por outro lado, os efeitos adversos podem resultar do deslocamento da nefazodona por outros fármacos altamente ligados.

○ Pode haver alterações sobre a exposição do paciente em tratamento concomitante com nefazodona e varfarina; entretanto, os dados acerca dos efeitos sobre a protrombina e os tempos de sangramento indicam que essa mudança discreta não é clinicamente significativa. Assim, sugere-se que não seja necessário ajustar a dosagem de varfarina quando a nefazodona é administrada a pacientes estabilizados com varfarina, embora esses pacientes devam ser monitorados cuidadosamente.

○ Em pacientes recebendo antidepressivos com propriedades farmacológicas semelhantes às da nefazodona em combinação com um IMAO, houve relatos de reações graves e por vezes fatais. Pacientes que interromperam recentemente esse medicamento e iniciaram um IMAO apresentaram reações como hipertermia, rigidez, mioclonia e instabilidade autonômica, com possíveis flutuações rápidas dos sinais vitais e alterações do estado mental que incluem agitação extrema progredindo para delírio e coma. Alguns casos apresentaram características semelhantes às da SNM.

○ Hipertermia grave e convulsões, às vezes fatais, foram relatadas em associação com o uso combinado de ADTs e IMAOs. Tais reações também foram relatadas em pacientes que descontinuaram recentemente esses medicamentos e iniciaram um IMAO. Em razão de seu mecanismo de ação, que inibe a recaptação de serotonina e noradrenalina, recomenda-se que a nefazodona não seja usada em combinação com um IMAO ou dentro de 14 dias após a descontinuação do tratamento com um IMAO. É prudente aguardar pelo menos 1 semana após a interrupção da nefazodona antes de iniciar um IMAO.

○ A coadministração de haloperidol com nefazodona no estado de equilíbrio pode gerar redução da depuração aparente do haloperidol, sem aumento significativo nas concentrações plasmáticas máximas de haloperidol ou alterações em seus efeitos farmacodinâmicos. Não há relatos de alterações no perfil farmacocinético da nefazodona. A alteração da depuração, portanto, é de significado clínico desconhecido. No entanto, um ajuste da dose de haloperidol pode ser prudente quando coadministrado com nefazodona.

○ A nefazodona demonstrou em estudos *in vitro* ser um inibidor da CYP3A4. Estudos de interação da nefazodona com triazolam e alprazolam, ambos metabolizados pela CYP3A4, revelaram aumentos substanciais e clinicamente importantes nas concentrações plasmáticas desses compostos quando administrados concomitantemente com nefazodona. Assim, caso haja necessidade de coadministração, a dose inicial de alprazolam deve ser reduzida em 50% e a dose inicial de triazolam deve ser reduzida em 75%. Uma vez que nem todas as formas farmacêuticas de triazolam comercialmente disponíveis permitem redução de dose suficiente, a coadministração de triazolam com nefazodona deve ser evitada na maioria dos pacientes, sobretudo em idosos.

○ Terfenadina, astemizol, cisaprida e pimozida são todos metabolizados pela CYP3A4, tendo sido demonstrado que inibidores da CYP3A4, como a nefazodona, podem bloquear o metabolismo desses fármacos, o que pode resultar em aumento das concentrações plasmáticas do fármaco original. Concentrações plasmáticas aumentadas de terfenadina, astemizol, cisaprida e pimozida estão associadas ao prolongamento do intervalo QT e a casos raros de eventos adversos cardiovasculares, incluindo morte. Consequentemente, recomenda-se que a nefazodona não seja usada em combinação com terfenadina, astemizol, cisaprida ou pimozida.

○ A coadministração de carbamazepina e nefazodona no estado de equilíbrio promove extensa redução na exposição à nefazodona e seu metabólito hidroxi-nefazodona, provavelmente resultando em concentrações plasmáticas insuficientes para alcançar um efeito antidepressivo. Como resultado, recomenda-se que a nefazodona não seja usada em combinação com a carbamazepina.

AFINIDADE LIGANTE/KI:

LOCAL	KI (NM)
Ki (SERT)	200/459
Ki (NET)	360/618
Ki (DAT)	360
Ki (5-HT$_{1A}$)	80
Ki (5-HT$_{2A}$)	26
Ki (5-HT$_{2C}$)	72
Ki (α_1)	5,5/48
Ki (α_{1A})	48
Ki (α_2)	84/640
Ki (β)	> 10.000
Ki (D$_2$)	910
Ki (H$_1$)	≥ 370
Ki (mACh)	> 10.000

○ Farmacogenética

Acesse https://www.pharmgkb.org/chemical/PA450603 ou utilize o *QR code* ao lado.

ANOTAÇÕES CLÍNICAS

Nível de evidência 1A, 1B, 2A, 2B: Não há dados para a nefazodona no PharmGKB até a data de publicação deste livro.

Nível de evidência 3: Variantes diversas dos genes *ABCB1*, *FKBP5* e *HTR1B*.

Nível de evidência 4: Acesse o *site* para mais informações.

○ Prática Clínica

● **DOSAGEM:** A dosagem típica da nefazodona varia entre 300 e 600 mg/dia.

● **TITULAÇÃO:** O tratamento com nefazodona deve ser iniciado na dose de 100 mg, 2x/dia, seguindo com um aumento semanal de 100 a 200 mg/dia até que seja alcançada a eficácia desejada. Não é recomendado ultrapassar a dose máxima de 600 mg/dia. Embora problemas decorrentes da retirada dessa substância não sejam comuns, pode ser prudente reduzir a dose gradualmente para evitar efeitos de retirada.

● **EFEITOS ADVERSOS:** Mais comuns: Gastrointestinais (boca seca, constipação, náusea), neurológicos (cefaleia, sensação de cabeça leve, sonolência, tontura), oculares (visão anormal), psiquiátricos (insônia), outros (astenia). Comuns: Cardiovasculares (bradicardia sinusal, edema periférico, hipotensão, rubor, sensação de calor, vasodilatação), dermatológicos (prurido, *rash*), gastrointestinais (diarreia, dispepsia, gastrenterite, vômito), geniturinários (dor mamária, frequência urinaria aumentada ou diminuida, impotência, ITU, retenção urinária, vaginite), hematológicos (diminuição de hematócrito), imunológicos (infecção, síndrome gripal), metabólicos (aumento de apetite, sede), musculoesqueléticos (artralgia, rigidez cervical), neurológicos (alteração de memória e de paladar, ataxia, diminuição de concentração, hipertonia, incoordenação, tremor), oculares (alteração de campo visual, dor ocular, escotoma, visão borrada), psiquiátricos (agitação, confusão, diminuição de libido, retardo psicomotor, sonho anormal), respiratórios (aumento de tosse, bronquite, dispneia, faringite), outros (arrepio, febre, *tinnitus*). Incomuns: Cardiovasculares (*angina pectoris*, extrassístole ventricular, hipertensão, síncope, taquicardia), dermatológicos (acne, alopecia, eczema, edema de face, equimose, fotossensibilidade, pele seca, *rash* maculopapular e vesicobolhoso, urticária), gastrointestinais (abscesso periodontal, alargamento abdominal, colite, eructação, esofagite, estomatite, gastrite, gengivite, halitose, hemorragia retal, úlcera oral e péptica), geniturinários (amenorreia, aumento de mama, dor mamária e pélvica, ejaculação anormal, hematúria, hemorragia vaginal, incontinência urinária, menorragia, metrorragia, noctúria, poliúria, urgência miccional), hematológicos (anemia, leucopenia, linfadenopatia), hepáticos (alteração de função hepática, aumento de TGO/TGP), hipersensibilidade (reação alérgica), metabólicos (aumento de DHL, desidratação, gota, perda de peso), musculoesqueléticos (artrite, bursite, rigidez muscular, tenossinovite), neurológicos (alteração de marcha, diminuição de atenção, disartria, efeito de ressaca, espasmo, mioclonia, neuralgia, vertigem), oculares (acomodação anormal, ceratoconjuntivite, conjuntivite, diplopia, fotofobia, hiperacusia, midríase, olho seco), psiquiátricos (alucinação, apatia, aumento de libido, despersonalização, desrealização, euforia, hostilidade, pensamento anormal e suicida, reação paranoide, suicídio, tentativa de suicídio), renais (cálculo renal, cistite), respiratórios (alteração de voz, asma, epistaxe, laringite, pneumonia, soluço), outros (dor de ouvido, hérnia, mal-estar). Raros: Cardiovasculares (bloqueio atrioventricular, hemorragia, ICC, palidez, veias varicosas), dermatológicos (celulite), gastrointestinais (aumento de salivação, colite ulcerativa, disfagia, glossite, hemorragia gastrointestinal, monilíase oral), geniturinários (aumento de útero, hemorragia uterina, oligúria), hepáticos (hepatite), metabólicos (hipercolesterolemia, hipoglicemia), musculoesqueléticos (contração tendinosa), neurológicos (AVC, hipercinesia, hiperestesia, hipotonia, perda do paladar, SNM), ocular (cegueira noturna, glaucoma de ângulo fechado, ptose), psiquiátricos (anorgasmia), respiratórios (bocejo, hiperventilação), outros (surdez). Pós-comercialização: Dermatológicos (SSJ), endocrinológicos (aumento de prolactina, ginecomastia), geniturinários (galactorreia, priapismo), hematológicos (trombocitopenia), hepáticos (insuficiência hepática, necrose hepática), hipersensibilidade (angiedema, reação anafilática), metabólicos (hiponatremia), musculoesqueléticos (rabdomiólise), neurológicos (convulsão, epilepsia, síndrome serotoninérgica).

● **GRAVIDEZ:** O uso de nefazodona não é recomendado durante a gestação, especialmente durante o primeiro trimestre, uma vez que não foram realizados ensaios clínicos controlados acerca da segurança dessa substância na gravidez. Caso necessário o uso de um antidepressivo como a nefazodona durante a gestação, é necessário ponderar os riscos para a mãe e a criança. Categoria C da FDA (classificação até 2015).

● **AMAMENTAÇÃO:** Não se sabe se a nefazodona é excretada pelo leite materno; entretanto, diversos fármacos são encontrados no leite materno. Devem ser ponderados os riscos e benefícios do tratamento com antidepressivo para a mãe e o lactente.

● **CRIANÇAS E ADOLESCENTES:** A nefazodona deve ser prescrita com extrema cautela, uma vez que as informações acerca de seu uso em crianças e adolescentes não estão plenamente estabelecidas. É necessário ficar atento a mudanças de comportamento bruscas, que podem envolver ideação suicida, devendo sempre contar com a atenção dos pais nesse acompanhamento.

● **IDOSOS:** Recomenda-se iniciar o tratamento com nefazodona usando a metade da dose adulta típica, seguindo-se o mesmo protocolo de titulação descrito para pacientes mais jovens, incluindo a mesma dose máxima final.

- **INSUFICIÊNCIA RENAL:** Utilizar a nefazodona com cautela, porém não é necessário ajuste de dose.
- **INSUFICIÊNCIA HEPÁTICA:** Não é recomendado o uso de nefazodona em pacientes com insuficiência hepática de qualquer extensão.
- **COMO MANEJAR EFEITOS ADVERSOS:** A maioria dos efeitos adversos é tempo-dependente, sendo mais intensos no início ou durante incrementos de dosagem, desaparecendo com o tempo. Pode ser útil a prescrição em dose única ingerida à noite visando reduzir a sedação diurna. Além disso, a redução da dose com retomada da titulação de maneira mais lenta conforme tolerado pelo paciente pode auxiliar a gerenciar os efeitos adversos. Caso os efeitos sejam intoleráveis, a troca por outro agente antidepressivo pode se fazer necessária.

> **BIPP TIPS**
>
> - A nefazodona deve ser descontinuada caso os sinais ou sintomas clínicos sugiram insuficiência hepática. Pacientes que desenvolvem evidências de lesão hepatocelular, como concentrações séricas de TGO ou TGP três vezes maiores que o limite superior dos índices normais, durante o uso de nefazodona devem interromper o tratamento, presumindo-se que apresentam risco aumentado de lesão hepática se a nefazodona for reintroduzida.
> - O risco de hepatotoxicidade levou à retirada da nefazodona de diversos mercados ao redor do mundo.

Toxicidade

ORAL EM HUMANOS: Os valores em humanos são desconhecidos até o momento.

TOXICIDADE AGUDA: Os sintomas comumente relatados pela superdosagem de nefazodona incluem náuseas, vômitos e sonolência. O tratamento consiste em empregar medidas gerais de suporte e sintomáticas, assegurando ventilação adequada das vias aéreas e realização de monitoramento do ritmo cardíaco e dos sinais vitais. A indução de vômito não é recomendada, porém a lavagem gástrica com sonda orogástrica de grande calibre com proteção apropriada das vias aéreas pode ser indicada se realizada logo após a ingestão ou em pacientes sintomáticos. A administração de carvão ativado pode ser útil. Não é recomendado realizar diurese forçada ou diálise, uma vez que a nefazodona apresenta ampla distribuição nos tecidos. Não são conhecidos antídotos específicos para a nefazodona. Nos casos de superdosagem, deve-se considerar a possibilidade do envolvimento de outras substâncias.

Referências

1. Ellingrod VL, Perry PJ. Nefazodone: a new antidepressant. Am J Health Syst Pharm. 1995;52(24):2799-812.
2. Narayan M, Anderson G, Cellar J, Mallison RT, Price LH, Nelson JC. Serotonin transporter-blocking properties of nefazodone assessed by measurement of platelet serotonin. J Clin Psychopharmacol. 1998;18(1):67-71.

Leituras Recomendadas

Davis R, Whittington R, Bryson HM. Nefazodone. Drugs. 1997;53(4):608-36.

Drugs.com. Nefazodone side effects [Internet]. 2024 [capturado em 2 dez. 2024]. Disponível em: https://www.drugs.com/sfx/nefazodone-side-effects.html#professional.

Einarson A, Bonari L, Voyer-Lavigne S, Addis A, Matsui D, Johnson Y, et al. A multicentre prospective controlled study to determine the safety of trazodone and nefazodone use during pregnancy. Can J Psychiatry. 2003;48(2):106-10.

Ellingrod VL, Perry PJ. Nefazodone: a new antidepressant. Am J Health Syst Pharm. 1995;52(24):2799-812.

Profile P. Pharmacology of antidepressants: focus on nefazodone. J Clin Psychiatry. 2002;63(1):10-7.

Saiz-Ruiz J, Ibañez A, Díaz-Marsá M, Arias F, Carrasco JL, Huertas D, et al. Nefazodone in the treatment of elderly patients with depressive disorders. CNS Drugs. 2002;16(9):635-43.

Serzone® (nefazodone hydrochloride)[Internet]. Princeton: Bristol-Myers Squibb Company; 2001[capturado em 2 dez. 20204]. Disponível em: https://www.accessdata.fda.gov/drugsatfda_docs/nda/2001/20-152S026_nefazodone%20hydrochloride_Prntlbl.pdf.

Tzimas GN, Dion B, Deschênes M. Early onset, nefazodone-induced fulminant hepatic failure. Am J Gastroenterol. 2003;98(7):1663-4.

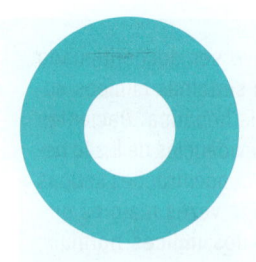

Nicotina

A nicotina é o principal componente do tabaco e produz desejo e efeito de abstinência. Apresenta grande semelhança com outras drogas de abuso em termos moleculares, neuroanatômicos e farmacológicos, em particular as que aumentam as funções cognitivas. O tabagismo foi estritamente correlacionado ao desenvolvimento de câncer de pulmão, boca, laringe e garganta, sendo que o aumento recente do uso de cigarros eletrônicos tem feito crescer os casos de síndromes respiratórias agudas. Nesse sentido, a nicotina isoladamente é usada como uma ferramenta adjuvante no tratamento para interrupção do hábito de fumar. Dados recentes da literatura indicam que todas as formulações de reposição de nicotina disponíveis na atualidade aumentam as chances de parar de fumar em cerca de 60%.[1] Quando utilizada como tratamento, é absorvida através das mucosas orais e da pele e sua eliminação acontece pela via urinária.

Nomes no Brasil:
Nicorette, Nicotinell, Niquitin.

SUS:
Não disponível na Rename.

● **INDICAÇÕES DE BULA – ANVISA:** Tratamento da dependência de tabaco para aliviar e/ou prevenir os sintomas da síndrome de abstinência de nicotina, levando à diminuição e ao abandono do hábito de fumar.

● **INDICAÇÕES DE BULA – FDA:** Redução dos sintomas de abstinência, incluindo o desejo pela nicotina, associados à cessação do tabagismo.

● **INDICAÇÕES *OFF-LABEL*:** Atualmente não há potenciais usos *off-label* de nicotina.

● **CONTRAINDICAÇÕES:** O uso de nicotina é contraindicado para pacientes que apresentem hipersensibilidade ao princípio ativo ou a qualquer dos componentes inativos da formulação. A nicotina é contraindicada para pacientes que estejam no período pós-infarto do miocárdio, que sofreram AVC recente, com arritmias cardíacas graves, portadores de *angina pectoris*, indivíduos com afecções ativas da articulação temporomandibular ou com hipertensão descontrolada.

● **TESTES LABORATORIAIS SUGERIDOS OU NECESSÁRIOS:** Pode ser benéfica uma avaliação prévia dos pacientes antes da prescrição de reposição de nicotina, especialmente nos seguintes casos:

○ Pacientes no período pós-infarto do miocárdio, com arritmias cardíacas graves, portadores de *angina pectoris*, que sofreram AVC recente e/ou com hipertensão não controlada.

○ Pacientes com diabetes melito: Essa condição requer monitoramento da glicemia com frequência maior do que a habitual, especialmente quando os pacientes estiverem parando de fumar e no início do tratamento com repositores de nicotina.

○ Pacientes com insuficiência renal e hepática: Repositores de nicotina devem ser utilizados com precaução em pacientes com insuficiência hepática moderada ou grave e insuficiência renal grave, uma vez que a depuração de nicotina e seus metabólitos pode estar reduzida, o que facilita a ocorrência de efeitos adversos.

○ Pacientes com feocromocitoma e hipertireoidismo descontrolado: Essas condições demandam uso criterioso, uma vez que a nicotina causa liberação de catecolaminas.

○ Pacientes com distúrbio gastrointestinal: O uso oral de nicotina pode exacerbar sintomas em pacientes com esofagite, úlceras gástricas ou pépticas.

● **ROTA FARMACOLÓGICA:** Ver Figura 1.

○ Farmacologia

ABSORÇÃO: A nicotina é absorvida imediatamente pelo trato respiratório, atingindo o SNC em cerca de 8 minutos após a inalação. Além disso, também é absorvida através das mucosas orais e da

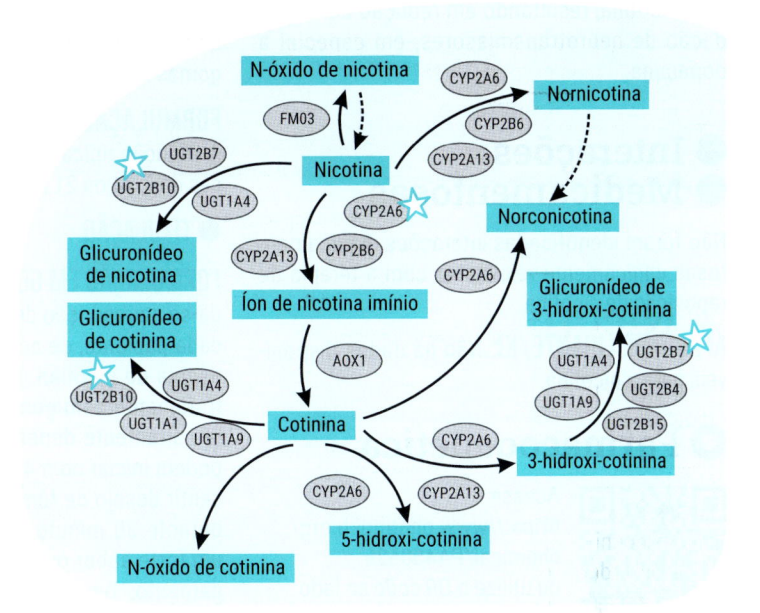

FIGURA 1 ▶

ROTA FARMACOLÓGICA DA NICOTINA.

Fonte: Elaborada com base em Whirl-Carrillo e colaboradores.[2]

pele, vias que são utilizadas para administração da nicotina enquanto tratamento.

VOLUME DE DISTRIBUIÇÃO: 2 a 3 L/kg.

LIGAÇÃO PROTEICA: > 5%.

METABOLISMO/FARMACOCINÉTICA: A nicotina sofre metabolismo majoritariamente hepático, através das enzimas do citocromo P450, incluindo a subfamília CYP2A6. Apresenta como principal metabólito farmacologicamente ativo a cotinina, molécula envolvida nos mecanismos de adição ao tabaco.

ROTA DE ELIMINAÇÃO: A nicotina é eliminada principalmente pela urina, sendo que menos de 10% de uma dose são eliminados sob a forma inalterada.

MEIA-VIDA: 1 a 3 horas para a nicotina e 15 a 20 horas para a cotinina.

DEPURAÇÃO: 1,2 L/min.

FARMACODINÂMICA: A nicotina é um agonista de receptores pré-sinápticos de ACh, aumentando assim a liberação e o metabolismo desse neurotransmissor. Atua também sobre o sistema dopaminérgico, facilitando a sinalização dopaminérgica no *nucleus accumbens*, que exerce um papel central nos circuitos de recompensa cerebral.

MECANISMO DE AÇÃO: A nicotina é um agonista de receptores nicotínicos de ACh, especialmente expressos em neurônios dopaminérgicos nas vias corticolímbicas. A ativação da nicotina nesses receptores promove abertura dos canais, permitindo a condutância de vários cátions, incluindo sódio, cálcio e potássio. Como resultado, ocorre despolarização da célula e ativação dos canais de cálcio controlados por voltagem, o que permite que mais cálcio entre no terminal axônico. O cálcio estimula o tráfego de vesículas em direção à membrana plasmática e a liberação de dopamina na sinapse. A facilitação da sinalização dopaminérgica está diretamente ligada aos efeitos eufóricos e viciantes da nicotina.[3] Os receptores nicotínicos de ACh nas células cromafins da medula adrenal também são alvo da nicotina. Resumidamente, a ativação desses receptores pela nicotina desencadeia a liberação de adrenalina que promove vasoconstrição, aumento da pressão arterial, aumento da frequência cardíaca e aumento do açúcar no sangue. De acordo com a literatura, outros sistemas de neurotransmissão, como gabaérgico, serotoninérgico, noradrenérgico e colinérgico do tronco encefálico, também podem estar envolvidos nas ações da nicotina.[3] Sugere-se ainda que as enzimas MAO-A e B sejam inibidas pela nicotina, resultando em redução da degradação de neurotransmissores, em especial a dopamina.

● Interações Medicamentosas

Não foram identificadas interações medicamentosas clinicamente relevantes com a terapia de reposição de nicotina.

AFINIDADE LIGANTE/KI: Não há dados disponíveis para a nicotina.

Farmacogenética

Acesse https://www.pharmgkb.org/chemical/PA450626 ou utilize o *QR code* ao lado.

ANOTAÇÕES CLÍNICAS

Nível de evidência 1A: Não há dados para a nicotina no PharmGKB até a data de publicação deste livro.

Nível de evidência 1B: Ver Tabela 1.

Nível de evidência 2A: Não há dados para a nicotina no PharmGKB até a data de publicação deste livro.

Nível de evidência 2B: Ver Tabela 2.

Nível de evidência 3: Variantes diversas dos genes *ADGRL3*, *ANKK1*, *DRD2*, *CHRM2*, *CHRNA3*, *CHRNA4*, *CHRNA5*, *CHRNA7*, *CHRNB2*, *CHRNB4*, *COMT*, *CYP2A13*, *CYP2A6*, *CYP2B6*, *DDC*, *DRD1*, *DRD2*, *EPB41*, *FMO1*, *FMO3*, *GALR1*, *GRIN3A*, *HINT1*, *HTR3B*, *OPRM1*, *POR* e *UGT2B10*.

Nível de evidência 4: Acesse o *site* para mais informações.

Prática Clínica

● DOSAGEM

FORMULAÇÃO EM GOMA DE MASCAR: O uso e a dose são feitos conforme recomendação médica e necessidade do paciente. O número máximo diário recomendado é de 24 gomas de 4 mg ou 30 gomas de 2 mg.

FORMULAÇÃO EM ADESIVO TRANSDÉRMICO: A variação típica é de um adesivo por dia nas doses de 7, 14 ou 21 mg.

● TITULAÇÃO

FORMULAÇÃO EM GOMA DE MASCAR: Recomenda-se a prescrição de forma individualizada para cada paciente, de acordo com o grau de dependência de nicotina. Em geral, pode-se iniciar o tratamento com gomas de 2 mg, porém fumantes altamente dependentes (> 20 cigarros/dia) podem iniciar com 4 mg. Sempre que o paciente sentir desejo de fumar, deve mascar uma goma durante 30 minutos ou até o aparecimento de um forte sabor ou uma leve sensação de formigamento. Deve-se então parar a mastigação, colocar a goma entre a bochecha e a gengiva até que o sabor ou o formigamento desapareça. O processo deve ser repetido. Após 30 minutos de mastigação, toda a nicotina é liberada e a velocidade e a frequência da mastigação devem ser ajustadas para que a deglutição da saliva seja minimizada, evitando a inativação da nicotina no trato digestivo. O número máximo de gomas permitidas em um período de 24 horas não deve ultrapassar mais que 24 gomas de 4 mg ou 30 gomas de 2 mg. O tempo de tratamento varia individualmente, mas em geral são recomendados pelo menos 3 meses e no máximo 12 meses de tratamento contínuo. De acordo com a necessidade, as doses podem então ser gradualmente reduzidas, diminuindo o número total de gomas utilizadas por dia. O uso deve ser reduzido de forma gradativa, devendo-se interromper o tratamento quando o consumo diário chegar a 1 a 2 gomas.

FORMULAÇÃO EM ADESIVO TRANSDÉRMICO: O uso diário é limitado a um adesivo por dia, podendo ser removido após um período de, pelo menos, 16 horas. Entretanto, o uso por 24 horas é recomendado para otimizar os efeitos contra o desejo intenso de fumar comum pela manhã. A terapia deve ser seguida conforme o esquema apresentado na Tabela 3.

TABELA 1 ▶ NÍVEL DE EVIDÊNCIA 1B PARA A NICOTINA

VARIANTE	GENE	MOLÉCULA	TIPO	FENÓTIPO
CYP2A6*1				
CYP2A6*1x2				
CYP2A6*2				
CYP2A6*4				
CYP2A6*7				
CYP2A6*9				
CYP2A6*10				
CYP2A6*11				
CYP2A6*12				
CYP2A6*13				
CYP2A6*14				
CYP2A6*15	CYP2A6	Nicotina	Metabolismo Farmacocinética	Transtorno por uso de tabaco
CYP2A6*17				
CYP2A6*19				
CYP2A6*20				
CYP2A6*23				
CYP2A6*24				
CYP2A6*25				
CYP2A6*26				
CYP2A6*27				
CYP2A6*28				
CYP2A6*35				
CYP2A6*38				
CYP2A6*46				

TABELA 2 ▶ NÍVEL DE EVIDÊNCIA 2B PARA A NICOTINA

VARIANTE	GENE	MOLÉCULA	TIPO	FENÓTIPO
rs16969968	CHRNA5	Nicotina	Toxicidade	Transtorno por uso de tabaco

TABELA 3 ▶ ESQUEMA RECOMENDADO DE USO DE ADESIVO TRANSDÉRMICO DE NICOTINA

ATÉ 10 CIGARROS/DIA		MAIS QUE 10 CIGARROS/DIA	
14 mg	2 semanas	21 mg	6 semanas
7 mg	2 semanas	14 mg	2 semanas
		7 mg	2 semanas

Em caso de necessidade de utilizar os adesivos por um período maior, é preciso realizar avaliação e acompanhamento médicos criteriosos.

● **EFEITOS ADVERSOS:** Mais comuns: Dor de cabeça, irritação na garganta, náusea, soluço. Comuns: Cefaleia, desconfortos gastrointestinais (incluindo aumento da salivação, boca seca, dor abdominal, estomatite, flatulência, indigestão, vômito), fadiga, hipersensibilidade, parestesia, perda de paladar, sensação de queimação oral, tosse. Incomuns: Aumento de lacrimação, desconfortos gastrointestinais (incluindo diarreia, eructação, garganta seca, inflamação na língua), distúrbios cardíacos (palpitação, taquicardia), distúrbios respiratórios e torácicos, dor e desconforto no peito, hipertensão, mal-estar, reação anafilática, reações cutâneas e subcutâneas (angiedema, aumento da transpiração, coceira, eritema, erupção, urticária), rigidez muscular e dor na mandíbula, rubor, sonhos anormais, visão turva.

● **GRAVIDEZ:** É recomendado evitar o uso de nicotina em pacientes gestantes, uma vez que essa substância atravessa a barreira placentária e atinge o feto, comprometendo o desenvolvimento dos sistemas respiratório e circulatório. No entanto, durante a gestação, o tabagismo representa um risco maior para o feto, quando comparado ao uso de terapias de reposição de nicotina por gestantes sob acompanhamento médico. Nesse sentido, os benefícios potenciais para a gestante podem, eventualmente, justificar o risco, como em casos de doenças graves ou que ameaçam a vida e para as quais não existam outros medicamentos mais seguros. Categoria D da FDA.

● **AMAMENTAÇÃO:** A nicotina é excretada por meio do leite materno em quantidades que podem afetar a criança, até mesmo quando utilizada em doses terapêuticas. Portanto, é recomendável evitar o medicamento durante a amamentação.

● **CRIANÇAS E ADOLESCENTES:** O uso por menores de 12 anos não é indicado. Para adolescentes fumantes, entre 12 e 17 anos de idade, o tratamento deve ser realizado com acompanhamento médico criterioso e sem ultrapassar o período de 10 semanas.

● **IDOSOS:** As propriedades farmacocinéticas da nicotina não se alteram consideravelmente em função da idade, de forma que não há necessidade de ajuste de dose em pacientes geriátricos.

● **INSUFICIÊNCIA RENAL:** As diretrizes para a prescrição de nicotina em pacientes com insuficiência renal não se alteram; no entanto, é aconselhável realizar acompanhamento médico regular.

● **INSUFICIÊNCIA HEPÁTICA:** As diretrizes para a prescrição de nicotina em pacientes com insuficiência hepática não se alteram; no entanto, é aconselhável realizar acompanhamento médico regular.

● **COMO MANEJAR EFEITOS ADVERSOS:** Durante o uso de nicotina, é recomendável evitar exposição constante e/ou intensa à luz do sol, visto que a fotossensibilidade é um dos efeitos adversos mais comuns. O tratamento com nicotina costuma ser realizado com diminuição gradual da dose, o que favorece a redução dos sintomas ao longo do tempo. Contudo, quando os sintomas ocorrem, em geral são relatados como leves e com tendência a desaparecer com o tempo. Caso os efeitos adversos sejam muito intensos e/ou prolongados, recomenda-se suspender o uso e entrar em contato com o médico.

⭕ Toxicidade

ORAL EM HUMANOS: A literatura indica que doses entre 50 e 60 mg de nicotina podem ser letais para indivíduos de aproximadamente 70 kg.[4]

TOXICIDADE AGUDA: A experiência clínica de toxicidade aguda com repositores de nicotina é limitada. Os sintomas de toxicidade aguda com nicotina podem incluir náusea, vômito, aumento da pressão arterial, frequência cardíaca anormal (arritmia, taquicardia), desidratação, fadiga extrema, tontura, dor de cabeça, ansiedade e alterações auditivas e/ou visuais. Em casos extremos, os sintomas podem ser seguidos por hipotensão, pulso fraco e irregular, respiração dificultada, prostração, colapso circulatório e convulsão generalizada.

É necessário considerar que caso a intoxicação ocorra em crianças, as doses tóxicas podem ser marcadamente menores que aquelas absorvidas normalmente por adultos fumantes. Casos suspeitos de envenenamento de crianças por nicotina devem ser considerados como emergência médica e tratados imediatamente. Em casos de intoxicação, a ingestão de nicotina deve ser interrompida de imediato, e o tratamento consiste em empregar medidas gerais de suporte e sintomáticas, assegurando ventilação adequada das vias aéreas e realização de monitoramento do ritmo cardíaco e dos sinais vitais.

⭕ Referências

1. Barua RS, Rigotti NA, Benowitz NL, Cummings KM, Jazayeri MA, Morris PB, et al. 2018 ACC expert consensus decision pathway on tobacco cessation treatment: a report of the American College of Cardiology task force on clinical expert consensus documents. J Am Coll Cardiol. 2018;72(25):333265.

2. Whirl-Carrillo M, Huddart R, Gong L, Sangkuhl K, Thorn CF, Whaley R, et al. An Evidence-based framework for evaluating pharmacogenomics knowledge for personalized medicine. Clin Pharmacol Ther. 2021;110(3):563-72.

BIPP TIPS

- Antes da prescrição da nicotina, é recomendável realizar uma abordagem terapêutica não farmacológica, especialmente em casos de gestantes, pacientes com problemas cardiovasculares e/ou cerebrovasculares, entre outros. Mudanças comportamentais, exercícios físicos regulares e acompanhamento psicológico podem ser úteis para o abandono do hábito de fumar.

- Mesmo para pacientes tratados com reposição de nicotina, a aquisição de novos hábitos comportamentais, a realização de exercício físico e o acompanhamento psicológico podem facilitar o processo de redução e/ou abandono do tabagismo.

- A nicotina tem como um dos seus principais efeitos adversos a fotossensibilidade, razão pela qual se recomenda que o paciente evite exposição à luz solar durante o tratamento.

- Durante o tratamento com as formulações transdérmicas de nicotina, é importante escolher uma parte da pele seca, limpa, sem oleosidade e sem pelos para colar o adesivo, assegurando que ele fique corretamente aderido mesmo quando o indivíduo se movimentar.

- Para o uso apropriado das formulações transdérmicas, é fundamental que se renove o adesivo uma vez por dia e, de preferência, sempre no mesmo horário. Sugere-se também que os locais de aplicação sejam alterados com frequência.

- Algumas formulações em goma/pastilha podem conter aspartame, sendo, portanto, recomendável cautela para a prescrição dessa formulação em pacientes com fenilcetonúria.

- Durante o tratamento com repositores de nicotina, há uso concomitante do medicamento e do cigarro, sobretudo no começo. Nesses casos, é importante

- manter atenção para a possibilidade de superdosagem de nicotina.
- Pode ocorrer transferência da dependência do cigarro para o medicamento repositor de nicotina. Apesar de ser menos prejudicial à saúde, é essencial estar atento a esse fato.

3. Benowitz NL. Pharmacology of nicotine: addiction, smoking-induced disease, and therapeutics. Annu Rev Pharmacol Toxicol. 2009;49:57-71.

4. Lee JE, Jang TC, Seo YW. Unintentional fatal toxicity due to nicotine chewing gum: a case report. Medicine. 2022;101(43):e31225.

Leituras Recomendadas

Barik J, Wonnacott S. Molecular and cellular mechanisms of action of nicotine in the CNS. Handb Exp Pharmacol. 2009;(192):173-207.

Benowitz NL, Hukkanen J, Jacob P 3rd. Nicotine chemistry, metabolism, kinetics and biomarkers. Handb Exp Pharmacol. 2009;(192):29-60.

Dempsey DA, Benowitz NL. Risks and benefits of nicotine to aid smoking cessation in pregnancy. Drug Saf. 2001;24(4):277-322.

Farber HJ, Groner J, Walley S, Nelson K. Protecting children from tobacco, nicotine, and Tobacco smoke. Pediatrics. 2015;136(5):e1439-67.

Fedt A, Bhattarai S, Oelstrom MJ. Vaping-associated lung injury: a new cause of acute respiratory failure. J Adoles Health. 2020;66(6):754-7.

Hartmann-Boyce J, Chepkin SC, Ye W, Bullen C, Lancaster T. Nicotine replacement therapy versus control for smoking cessation. Cochrane Database Syst Rev. 2018;5(5):CD000146.

Hukkanen J, Jacob P, Benowitz NL. Metabolism and disposition kinetics of nicotine. Pharmacol Rev. 2005;57(1):79-115.

Molander L, Hansson A, Lunell E. Pharmacokinetics of nicotine in healthy elderly people. Clin Pharmacol Ther. 2001;69(1):57-65.

Nitrazepam

O nitrazepam é um fármaco da classe dos BZDs com ação prolongada que age pela potencialização do efeito inibitório da transmissão gabaérgica por meio da ligação ao sítio alostérico nos receptores GABA-A. Após administração oral, é bem absorvido. Devido a seus efeitos hipnóticos intensos, é muito utilizado no manejo da insônia, tanto para indução quanto para manutenção do sono. Também é útil como medicamento pré-operatório para reduzir sintomas ansiosos. Sua eliminação é principalmente renal, sendo uma porcentagem considerável na forma inalterada.

Nomes no Brasil:
Nitrazepam, Sonebon.

SUS:
Não disponível na Rename.

- **INDICAÇÕES DE BULA – ANVISA:** Tratamento da insônia, independentemente de sua etiologia.
- **INDICAÇÕES DE BULA – FDA:** Não possui aprovação da FDA até o momento.
- **INDICAÇÕES *OFF-LABEL*:** O nitrazepam pode ser utilizado para tratamento da síndrome de Lennox-Gastaut em crianças.
- **CONTRAINDICAÇÕES:** O nitrazepam está contraindicado em caso de hipersensibilidade à substância, a componentes da fórmula ou a outros BZDs, glaucoma de ângulo fechado, dependência de substâncias (álcool), insuficiência respiratória, insuficiência hepática e hipotireoidismo (em idosos).

● **TESTES LABORATORIAIS SUGERIDOS OU NECESSÁRIOS:** Não há indicação para realização de testes laboratoriais em pacientes que fazem uso de nitrazepam.

● **ROTA FARMACOLÓGICA:** Ver Figura 1.

◐ Farmacologia

ABSORÇÃO: Após administração oral, o nitrazepam é absorvido rapidamente, tendo seu pico de concentração plasmática entre 0,5 e 7 horas.

VOLUME DE DISTRIBUIÇÃO: 1,35 L/kg.

LIGAÇÃO PROTEICA: 85 a 88%.

METABOLISMO/FARMACOCINÉTICA: O metabolismo do nitrazepam ocorre no fígado, onde sofre processo de acetilação.

ROTA DE ELIMINAÇÃO: A excreção do nitrazepam acontece via renal, tanto na forma inalterada quanto na forma de metabólitos.

MEIA-VIDA: 17 a 28 horas.

DEPURAÇÃO: 1,41 mL/min/kg.

FARMACODINÂMICA: O nitrazepam tem efeitos comuns aos demais medicamentos da classe dos BZDs, atuando como depressor do SNC, sendo utilizado, principalmente, como ansiolítico, amnésico, anticonvulsivante, hipnótico, relaxante muscular e sedativo.

MECANISMO DE AÇÃO: O nitrazepam age por meio da sua ligação ao sítio alostérico presente em receptores gabaérgicos do tipo GABA-A. Ao se ligar nesse local, ele provoca alterações conformacionais que promovem maior influxo de íons cloreto, potencializando os efeitos inibitórios da transmissão gabaérgica. Os efeitos anticonvulsivantes do nitrazepam se devem à sua ligação aos canais de cálcio voltagem-dependentes, retardando a recuperação desses canais após inativação, limitando seus disparos repetitivos sustentados.

● Interações Medicamentosas

◐ O nitrazepam pode alterar a disponibilidade metabólica da fenitoína.

◐ O nitrazepam pode reduzir o efeito terapêutico da levodopa.

◐ O uso de cimetidina pode reduzir a depuração do nitrazepam, potencializando seus efeitos, uma

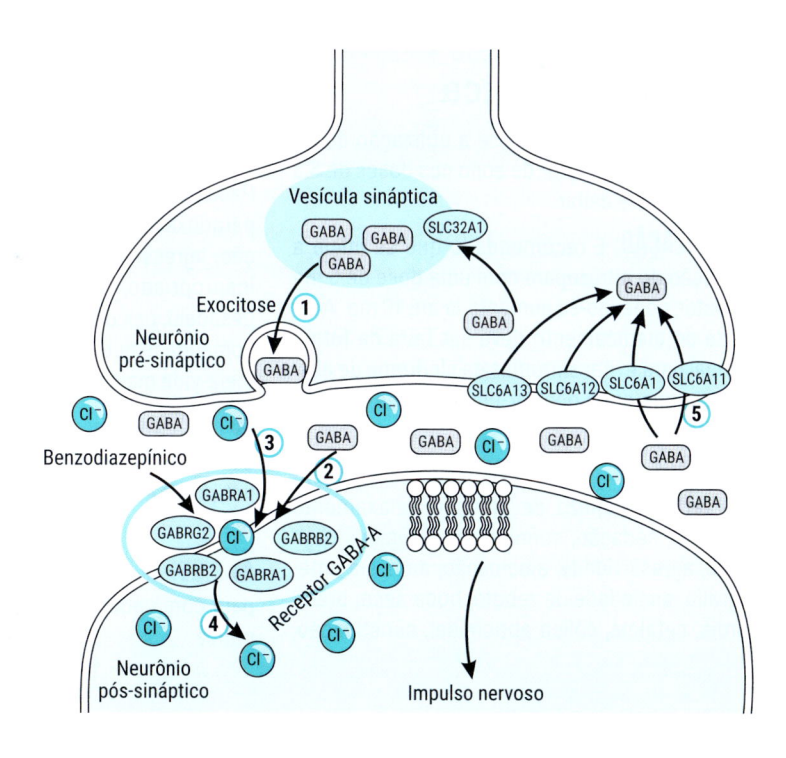

FIGURA 1 ▶

ROTA FARMACOLÓGICA DO NITRAZEPAM.

Fonte: Elaborada com base em Whirl-Carrillo e colaboradores.[1]

vez que permanece mais tempo no organismo do paciente.

○ Quando o nitrazepam é usado concomitantemente com outros depressores do SNC, pode haver aumento dos efeitos sedativos.

AFINIDADE LIGANTE/KI:

LOCAL	KI (NM)
Ki (BZD)	5,7
Ki (H_1)	1.000

○ Farmacogenética

Acesse https://www.pharmgkb.org/chemical/PA10242 ou utilize o *QR code* ao lado.

ANOTAÇÕES CLÍNICAS

Nível de evidência 1A, 1B, 2A, 2B, 3: Não há dados para o nitrazepam no PharmGKB até a data de publicação deste livro.

Nível de evidência 4: Acesse o *site* para mais informações.

○ Prática Clínica

● **DOSAGEM:** Recomenda-se a utilização do nitrazepam como indutor de sono nas doses de 5 a 10 mg antes de deitar.

● **TITULAÇÃO:** É recomendado que se inicie a utilização do nitrazepam com uma dose de 5 mg ao deitar, podendo-se aumentá-la até 10 mg. A retirada do medicamento deve ser feita de forma gradual para evitar sintomas da síndrome de abstinência que pode ocorrer em casos de retirada abrupta.

● **EFEITOS ADVERSOS:** Comuns: Ataxia, disartria, fadiga, prejuízo de atenção, relaxamento muscular, sedação, sonolência. Incomuns: Agitação, agressividade, alucinação, amnésia anterógrada, ansiedade de rebote, boca seca, bradicardia, cefaleia, cólica abdominal, constipação, dependência, desinibição, diarreia, diplopia, dor articular, erupção cutânea, espasmo muscular, euforia, função hepática alterada, hipotonia, ilusão, impotência sexual, incontinência urinária, inquietude, insônia de rebote, irritabilidade, náusea, palpitação, parestesia, perda de apetite e de libido, pesadelo, prejuízo de memória, prurido, psicose, raiva, retenção urinária, secreção brônquica aumentada, síndrome de confusão onírica, sudorese, taquicardia, tontura, tremor, vertigem, visão borrada, vômito.

● **GRAVIDEZ:** O uso de nitrazepam não é recomendado no primeiro e no terceiro trimestres da gestação, sendo fortemente desaconselhado que se utilizem altas doses desse medicamento sobretudo no trimestre final da gestação, pois há risco da ocorrência da síndrome do bebê hipotônico. Não classificado pela FDA.

● **AMAMENTAÇÃO:** Apesar de o nitrazepam ser excretado no leite, foi encontrado em concentrações bastante baixas, de forma que seu uso foi considerado seguro durante a amamentação, desde que utilizado por períodos curtos.

● **CRIANÇAS E ADOLESCENTES:** Não há estudos que mostrem a eficácia e a segurança do uso de nitrazepam nessa faixa etária.

● **IDOSOS:** Nessa faixa etária, são recomendadas doses reduzidas (entre 2,5-5 mg/dia) e utilização cautelosa, pois o nitrazepam pode produzir ataxia, sedação excessiva e tontura. Pacientes idosos são mais suscetíveis a reações paradoxais, apresentando sintomas como agitação, agressividade, alucinação, comportamento inapropriado, ilusão, inquietude, irritabilidade, pesadelo, psicose e raiva. Nessa população, é recomendado que se dê preferência para BZDs com meia-vida mais curta.

● **INSUFICIÊNCIA RENAL:** Utilizar o nitrazepam com cautela em pacientes com insuficiência renal, já que esse medicamento apresenta excreção renal.

● **INSUFICIÊNCIA HEPÁTICA:** Utilizar o nitrazepam com cautela em casos de insuficiência hepática.

- **COMO MANEJAR EFEITOS ADVERSOS:** Os efeitos colaterais do nitrazepam tendem a ser imediatos e melhorar com o tempo. Dessa forma, é necessário aguardar e observar se os efeitos irão desaparecer; caso não desapareçam, são recomendadas a redução de dose, a troca por outro medicamento semelhante ou de liberação lenta e a utilização de doses mais altas para a noite (horário de dormir).

Toxicidade

ORAL EM HUMANOS: Não há dados específicos sobre superdosagem de nitrazepam em humanos. A dose letal de nitrazepam é de 825 mg/kg em ratos e 550 mg/kg em camundongos.

TOXICIDADE AGUDA: Em caso de dosagem excessiva de nitrazepam, é preciso realizar medidas de suporte, como hidratação parenteral e permeabilidade das vias aéreas e, se necessário, lavagem gástrica em caso de ingestão recente. Em caso de intoxicação ou efeitos colaterais graves e potencialmente fatais, deve-se usar o flumazenil como antídoto.

Referência

1. Whirl-Carrillo M, Huddart R, Gong L, Sangkuhl K, Thorn CF, Whaley R, et al. An Evidence-based framework for evaluating pharmacogenomics knowledge for personalized medicine. Clin Pharmacol Ther. 2021;110(3):563-72.

Leituras Recomendadas

Hosain SA, Green NS, Solomon GE, Chutorian A. Nitrazepam for the treatment of Lennox-Gastaut syndrome. Pediatr Neurol. 2003;28(1):16-9.

Kangas L, Breimer DD. Clinical pharmacokinetics of nitrazepam. Clin Pharmacokinet. 1981;6(5):346-66.

Kangas L, Kanto J, Mansikka M. Nitrazepam premedication for minor surgery. Br J Anaesth. 1977;49(11):1153-7.

Konishi K, Fukami T, Gotoh S, Nakajima M. Identification of enzymes responsible for nitrazepam metabolismo and toxicity in human. Biochem Pharmacol. 2017;140:150-60.

Ochs HR, Greenblatt DJ, Gugler R, Müntefering G, Locniskar A, Abernethy DR. Cimetidine impairs nitrazepam clearance. Clin Pharmacol Ther. 1983;34(2):227-30.

Szczawińska K, Cenajek-Musiał D, Nowakowska E, Chodera A. Decrease in [3H]flunitrazepam receptor binding in rats tolerant to the effects of nitrazepam. Eur J Pharmacol. 1988;147(1):7-11.

BIPP TIPS

- A retirada do nitrazepam deve ser feita de forma gradual para evitar sintomas da síndrome de retirada.
- O nitrazepam deve ser usado com cautela em pacientes com apneia do sono, DPOC, função hepática comprometida, glaucoma de ângulo fechado, insuficiência respiratória e miastenia grave.
- O uso concomitante de nitrazepam com bebida alcoólica ou outros sedativos pode resultar em hipotensão, redução do nível de consciência e da frequência respiratória.
- O nitrazepam não deve ser utilizado por longos períodos.
- O nitrazepam pode comprometer a capacidade de conduzir veículos e operar máquinas, uma vez que reduz a atenção e os reflexos e causa lentificação motora.
- O uso de nitrazepam em idosos deve ser feito com cautela, já que pode prejudicar o desempenho cognitivo e motor durante o dia.
- Pacientes com comprometimento da função hepática ou renal precisam de uma prescrição individualizada de nitrazepam.
- O nitrazepam tende a ser usado de forma abusiva por alcoolistas, usuários de drogas ou indivíduos com transtorno grave da personalidade.

Nortriptilina

A nortriptilina é um metabólito ativo da amitriptilina formado a partir de reações de desmetilação, sendo quimicamente considerada uma amina secundária dibenzociclo-hepteno. Dentre os tricíclicos, é considerada um dos medicamentos com melhor perfil farmacológico, já que apresenta uma ampla margem entre efeitos desejados, efeitos colaterais e toxicidade. Além disso, apresenta uma variada gama de usos terapêuticos. A nortriptilina foi citada na literatura pela primeira vez em 1962, sendo patenteada no mesmo ano e utilizada em diversos países ao redor do mundo. Sua absorção atinge picos plasmáticos em 7 a 8,5 horas e sua eliminação ocorre majoritariamente por via renal.

Nomes no Brasil:
Pamelor.

SUS:
Está disponível na Rename pelo componente básico em cápsulas de 10, 25, 50 e 75 mg.

● **INDICAÇÕES DE BULA – ANVISA E FDA:** Alívio dos sintomas de depressão. Depressões endógenas são mais prováveis de serem aliviadas do que outros estados depressivos.

● **INDICAÇÕES *OFF-LABEL*:** A nortriptilina pode ser utilizada no tratamento de dores crônicas, dor miofascial, dor orofacial, neuropatia diabética, neuralgia pós-herpética, tratamento para cessação do tabagismo, SII, depressão em pacientes com doença de Parkinson, profilaxia de cefaleias, enurese noturna em crianças, tratamento de transtornos de ansiedade e TDAH.

● **CONTRAINDICAÇÕES:** A nortriptilina, assim como outros ADTs tricíclicos, é contraindicada concomitantemente a um IMAO, uma vez que pode gerar crises hiperpiréticas, convulsões graves e outros eventos potencialmente fatais. Recomenda-se descontinuar o IMAO pelo menos 2 semanas antes do início do tratamento com nortriptilina. Também é contraindicada para pacientes recentemente recuperados ou durante recuperação de IAM, na sensibilidade cruzada entre nortriptilina e outras dibenzazepinas e em pacientes que apresentem hipersensibilidade comprovada à nortriptilina ou a quaisquer dos componentes do medicamento, como seus ingredientes inativos. O uso de nortriptilina é desaconselhado ainda em pacientes com hiperplasia de próstata, íleo paralítico, alterações na condução cardíaca demonstradas por meio de ECG, bloqueio de ramo ou que apresentem histórico de convulsões.

● **TESTES LABORATORIAIS SUGERIDOS OU NECESSÁRIOS:** É aconselhável o monitoramento clínico cuidadoso durante o tratamento com nortriptilina. O ganho de peso é comum em pacientes tratados com fármacos tricíclicos e tetracíclicos, sendo necessário acompanhamento do peso corporal e do IMC, da pressão arterial e da glicemia, especialmente em pacientes pré-diabéticos e diabéticos. É aconselhável também monitorar possíveis dislipidemias (colesterol total, LDL e triglicerídeos aumentados e HDL diminuído). Em casos de pacientes que tenham ganhado mais que 5% do peso basal (antes do tratamento), é recomendada a avaliação da possibilidade de pré-diabetes ou diabetes e, em casos positivos, pode ser indicada a substituição do fármaco. Pacientes idosos, com hipertireoidismo, com problemas cardiovasculares preexistentes (ou histórico familiar) ou pessoas tratadas concomitantemente com outros agentes que prolonguem o intervalo QTc devem ser monitorados com ECG. Pacientes acima de 50 anos devem ser monitorados com ECG basal; além disso, indivíduos com mais de 50 anos e pacientes em terapias diuréticas apresentam risco aumentado de distúrbios eletrolíticos; portanto, os eletrólitos requerem monitoramento especial nesse grupo. Em doses > 100 mg/dia, é sugerido monitoramento sérico visando a uma concentração de 50 a 150 ng/mL.

● **ROTA FARMACOLÓGICA:** Ver Figuras 1 e 2.

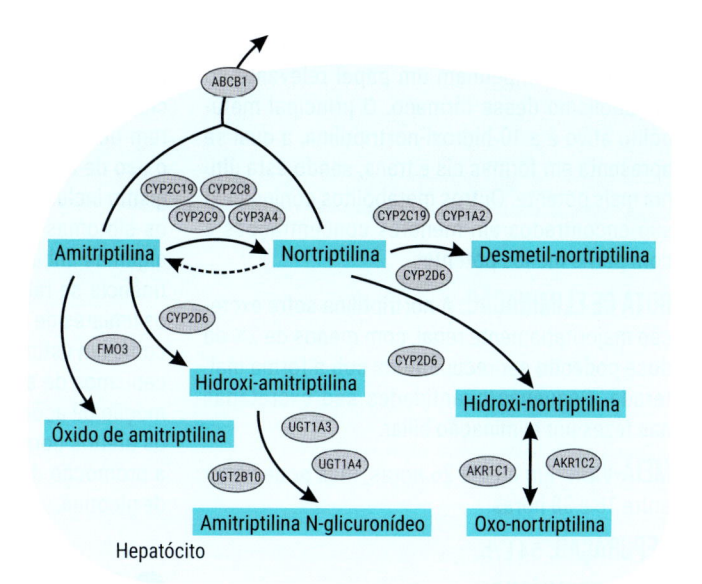

FIGURA 1 ▶

ROTA FARMACOLÓGICA DA NORTRIPTILINA: (PARTE 1).

Fonte: Elaborada com base em Whirl-Carrillo e colaboradores.[1]

○ Farmacologia

ABSORÇÃO: A nortriptilina é absorvida no trato gastrointestinal de maneira ampla, porém variada entre os pacientes. Por sofrer metabolismo de primeira passagem, apresenta biodisponibilidade variável entre 45 e 85% e pode atingir picos de concentrações plasmáticas dentro de 7 a 8,5 horas após administração oral.

VOLUME DE DISTRIBUIÇÃO: 23,3 ± 3,8 L/kg.

LIGAÇÃO PROTEICA: Cerca de 93%.

METABOLISMO/FARMACOCINÉTICA: A nortriptilina é metabolizada por desmetilação e hidroxilação nos hepatócitos, onde também passa por processos de conjugação com ácido glicurônico. As enzimas do citocromo P450, especificamen-

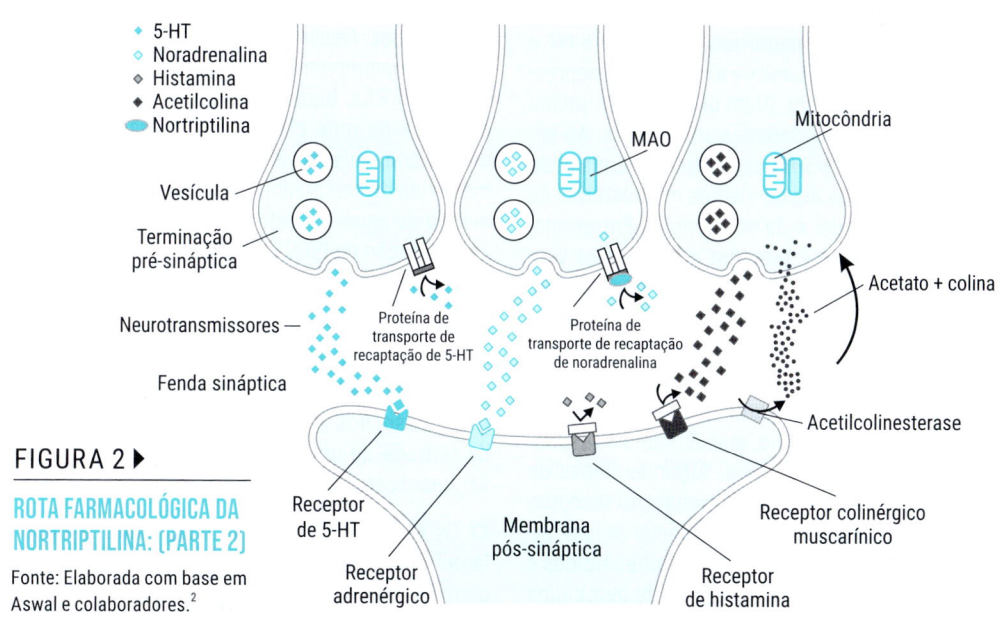

FIGURA 2 ▶

ROTA FARMACOLÓGICA DA NORTRIPTILINA: (PARTE 2)

Fonte: Elaborada com base em Aswal e colaboradores.[2]

te CYP2D6 e outras como CYP1A2, CYP2C19 e CYP3A4, desempenham um papel relevante no metabolismo desse fármaco. O principal metabólito ativo é a 10-hidroxi-nortriptilina, a qual se apresenta em formas cis e trans, sendo esta última mais potente. Outros metabólitos conjugados são encontrados em menores concentrações e com perfis menos potentes.

ROTA DE ELIMINAÇÃO: A nortriptilina sofre excreção majoritariamente renal, com menos de 2% da dose podendo ser recuperados sob a forma inalterada. Pequenas quantidades são excretadas nas fezes por eliminação biliar.

MEIA-VIDA: Em média 26 horas, mas pode variar entre 16 e 38 horas.

DEPURAÇÃO: 54 L/h.

FARMACODINÂMICA: O principal efeito farmacodinâmico da nortriptilina consiste em inibir SERT e NET, facilitando assim a atividade da serotonina e da noradrenalina, respectivamente. Além disso, a nortriptilina tem potente atividade antimuscarínica.

MECANISMO DE AÇÃO: A nortriptilina promove a inibição da recaptação de serotonina e noradrenalina, sendo capaz de potencializar ou prolongar a atividade neural, uma vez que a recaptação dessas aminas biogênicas é fisiologicamente importante para suprir suas ações transmissoras. Nesse sentido, a literatura considera que tal interferência nas vias de neurotransmissão de 5-HT e noradrenalina seja a base da atividade antidepressiva dessa substância. Além disso, a nortriptilina também possui propriedades analgésicas. Ao inibir a recaptação de 5-HT e noradrenalina, ela pode influenciar as vias descendentes modulatórias da transmissão da dor e da nocicepção. Entretanto, a dor neuropática é também mediada por vias diferentes daquelas relacionadas à nocicepção. Assim, é possível que a analgesia induzida pelos antidepressivos seja mediada por outros mecanismos além do bloqueio da recaptação de 5-HT e noradrenalina. A nortriptilina aumenta o efeito pressor da noradrenalina, mas dificulta a resposta pressora da fenetilamina. Algumas linhas de evidência indicam efeitos adicionais no receptor, incluindo dessensibilização da adenilil ciclase, regulação negativa dos receptores β-adrenérgicos e regulação negativa dos receptores da serotonina como outros mecanismos de ação paralelos aos já conhecidos. Alguns estudos indicam o potencial da nortriptilina em auxiliar pacientes a pararem de fumar. A justificativa mais comum para o uso de antidepressivos no tratamento do tabagismo inclui o fato de que a abstinência aumenta os sintomas depressivos e a recaída, visto que algumas linhas de evidência indicam que a abstinência se relaciona à depressão por aumentar os limiares de recompensa do cérebro e por atuar como um estímulo aversivo. Outros possíveis mecanismos de ação da nortriptilina incluem a promoção de ações noradrenérgicas que substituem os efeitos noradrenérgicos da nicotina ou, ainda, a promoção de efeitos antagonistas do receptor de nicotina.

● Interações Medicamentosas

○ Certos medicamentos inibidores da atividade da CYP2D6, como quinidina, cimetidina, antidepressivos de outras classes, fenotiazinas e antiarrítmicos do tipo 1C, como propafenona e flecainida, reduzem a atividade dessa isoenzima e promovem um aumento das concentrações plasmáticas de ADTs.

○ Os ISRSs (p. ex., fluoxetina, sertralina e paroxetina) inibem a CYP2D6, porém de maneira variada e com consequências clínicas não totalmente esclarecidas. Nesse sentido, recomenda-se cautela na coadministração de ADTs com qualquer um dos ISRSs, bem como durante períodos de mudança de uma classe para outra. Especialmente com relação à fluoxetina, dada a longa meia-vida de seu principal metabólito ativo, recomenda-se aguardar pelo menos 5 semanas entre a interrupção do ISRS e o início do ADT.

○ Durante uso concomitante de ADTs com medicamentos que podem inibir a CYP2D6, pode ser cauteloso reduzir as doses normalmente prescritas para o ADT ou para o outro medicamento. Além disso, nos casos em que haja necessidade da retirada de um desses medicamentos, pode ser necessário aumentar a dose do ADT.

○ Os ADTs podem apresentar um efeito "estimulante" em pacientes deprimidos quando tratados concomitantemente com reserpina.

○ A administração concomitante de cimetidina e ADTs pode produzir aumentos significativos nas concentrações plasmáticas do ADT.

○ Pode haver interações entre nortriptilina e outros medicamentos anticolinérgicos e simpaticomiméticos, o que demanda acompanhamento criterioso e possivelmente ajuste da dose.

○ O uso concomitante de nortriptilina e clorpropamida pode promover episódios de hipoglicemia significativa em pacientes com diabetes do tipo 2.

○ Os ADTs podem aumentar a frequência e/ou a intensidade de tontura em pacientes tratados com tramadol. Nesse caso, quando necessário, os ajustes na dose de nortriptilina devem ser realizados de acordo com a resposta clínica e a tolerabilidade do paciente.

AFINIDADE LIGANTE/KI:

LOCAL	KI (NM)
Ki (SERT)	15/18
Ki (NET)	1,8/4,4
Ki (DAT)	1,14
Ki (5-HT_{1A})	294
Ki (5-HT_{2A})	5,0/41
Ki (5-HT_{2C})	8,5
Ki (5-HT_3)	1,4
Ki (5-HT_6)	148
Ki (α_1)	55
Ki (α_2)	2,03
Ki (β)	> 10.000
Ki (D_2)	2,57
Ki (H_1)	3,0/15
Ki (H_2)	646
Ki (H_3)	45,7
Ki (H_4)	6,92
Ki (mACh)	37
Ki (M_1)	40
Ki (M_2)	110
Ki (M_3)	50
Ki (M_4)	84
Ki (M_5)	97
Ki (σ_1)	2

○ Farmacogenética

Acesse https://www.pharmgkb.org/chemical/PA450657 ou utilize o *QR code* ao lado.

ANOTAÇÕES CLÍNICAS

Nível de evidência 1A: Ver Tabela 1.

Nível de evidência 1B, 2A, 2B: Não há dados para a nortriptilina no PharmGKB até a data de publicação deste livro.

Nível de evidência 3: Variantes diversas dos genes *ABCB1*, *BDNF*, *GNB3*, *SLC39A14* e *UST*.

Nível de evidência 4: Acesse o *site* para mais informações.

○ Prática Clínica

● **DOSAGEM:** Para o tratamento da depressão, a dosagem de nortriptilina pode variar entre 75 e 150 mg/dia, 1x/dia, ou em até 4 doses divididas. Já para o tratamento de dores crônicas, recomendam-se dosagens entre 50 e 150 mg/dia.

● **TITULAÇÃO:** Para o tratamento da depressão ou de dores crônicas, é recomendada a dosagem inicial de 10 a 25 mg/dia, preferencialmente antes de dormir. A dosagem pode ser incrementada em 25 mg por dia a cada 3 a 7 dias, 1x/dia, ou em doses divididas, de acordo com a tolerância do paciente, sem ultrapassar os 150 mg diários.

● **EFEITOS ADVERSOS:** Comuns: Ansiedade, aumento do apetite, azia, boca seca, cefaleia, constipação, diarreia, disfunção sexual, fadiga, ganho de peso, náusea, sedação, sudorese, taquicardia moderada, tontura, visão turva. Incomuns: Agitação, confusão, convulsões, distúrbios da atenção e da fala, midríase, olho seco, parestesia. Pós-comercialização: Cardiovasculares (síndrome de Brugada), oculares (glaucoma de ângulo fechado).

● **GRAVIDEZ:** Não foram conduzidos ensaios clínicos controlados que avaliassem a segurança da nortriptilina em gestantes. Foram relatados efeitos adversos em bebês cujas mães eram tratadas com fármacos tricíclicos, como letargia e

TABELA 1 ▶ NÍVEL DE EVIDÊNCIA 1A PARA A NORTRIPTILINA

VARIANTE	GENE	MOLÉCULA	TIPO	FENÓTIPO
CYP2D6*1				
CYP2D6*3				
CYP2D6*4	CYP2D6	Nortriptilina	Toxicidade	Transtorno depressivo
CYP2D6*5				
CYP2D6*6				
CYP2D6*10				
CYP2D6*1				
CYP2D6*1xN				
CYP2D6*2				
CYP2D6*2xN			Metabolismo	Transtorno depressivo maior
CYP2D6*3	CYP2D6	Nortriptilina	Farmacocinética	
CYP2D6*4				
CYP2D6*5				
CYP2D6*6				
CYP2D6*10				
CYP2D6*17				

malformações fetais. Estudos pré-clínicos com nortriptilina indicam possíveis efeitos adversos, uma vez que ela é capaz de atravessar a placenta.[3] Categoria C da FDA (classificação até 2015).

● **AMAMENTAÇÃO:** A nortriptilina é excretada no leite materno, embora sejam escassas as informações acerca das consequências clínicas para os lactentes amamentados por mães em tratamento com tal fármaco. Nesse caso, é preferível descontinuar a nortriptilina e substituí-la por um fármaco cujas informações clínicas sejam mais bem estabelecidas.

● **CRIANÇAS E ADOLESCENTES:** A nortriptilina não é aprovada pela FDA para uso pediátrico. Caso seja necessária, a prescrição deve ser feita com cautela, evitando-se o uso em crianças menores de 12 anos. Há alguns casos relatados de morte súbita em crianças tratadas com tricíclicos ou tetracíclicos. A literatura demonstra eficácia dos tricíclicos e tetracíclicos no tratamento de enurese, TOC e TDAH, mas são escassos os dados evidenciando eficácia clínica para o tratamento de depressão e ansiedade em crianças e adolescentes.[4,5] Caso seja opção terapêutica, deve-se observar a possibilidade de ativação de transtorno bipolar conhecido ou desconhecido e/ou ideação suicida. É importante informar aos pais ou responsáveis sobre os riscos para que possam auxiliar no monitoramento da criança ou do adolescente.

● **IDOSOS:** Recomenda-se ECG basal para pacientes acima de 50 anos. Nessa faixa etária, pode haver maior sensibilidade aos efeitos anticolinérgicos cardiovasculares, hipotensores e sedativos da nortriptilina. Nesse sentido, é adequado o tratamento com doses menores em relação à população mais jovem, com aumentos graduais e mais lentos. A literatura indica eficácia na redução do risco de suicídio em pacientes acima de 65 anos tratados com antidepressivos.[5]

● **INSUFICIÊNCIA RENAL:** Prescrever a nortriptilina com cautela, recomendando-se a diminuição da dose para essa população e o acompanhamento das concentrações plasmáticas.

● **INSUFICIÊNCIA HEPÁTICA:** Prescrever a nortriptilina com cautela, recomendando-se a diminuição da dose para essa população, bem como a titulação mais gradual e o acompanhamento das concentrações plasmáticas.

● **COMO MANEJAR EFEITOS ADVERSOS:** A avaliação médica constante por meio de exames se faz mais que necessária, especialmente nos casos de ganho de peso acima de 5% do peso basal do paciente e nos pacientes pré-diabéticos e diabéticos. Nesses casos ou em casos de efeitos adversos intoleráveis, deve-se considerar a redução da dose. Em geral, medidas de suporte e acompanhamento bastam até a adaptação do paciente ao medicamento, visto que a maioria dos efeitos adversos desaparecem com o tempo. Todavia, pode ser necessário substituir a nortriptilina por outro medicamento da mesma classe.

⭕ Toxicidade

ORAL EM HUMANOS: A dose tóxica letal da nortriptilina em ratos é de 405 mg/kg. Já em humanos, a dose tóxica é cerca de dez vezes superior à dose terapêutica, sendo potencialmente fatais dosagens acima de 2 g. Em idosos, pode começar a apresentar toxicidade a partir dos 300 mg. De modo geral, a literatura indica que a provável dose tóxica letal em humanos seja de 5 a 50 mg/kg.

TOXICIDADE AGUDA: Os casos de superdosagem com nortriptilina em geral são tratados como quaisquer outros casos de superdosagem com tricíclicos, envolvendo medidas sintomáticas e de suporte. Os sintomas incluem náusea, vômito, depressão do SNC, convulsões, coma, síndrome serotoninérgica e efeitos cardíacos gerais, como taquicardia, arritmias cardíacas, hipotensão grave, alterações no ECG e até mesmo morte. Não são conhecidos antídotos específicos para a nortriptilina, porém os BZDs podem ser utilizados para controlar possíveis convulsões. Além disso,

BIPP TIPS

● Assim como outros ADTs, a nortriptilina deve ser administrada com cautela em pacientes com retenção urinária, hipertrofia prostática, glaucoma, constipação, insuficiência hepática ou doença cardiovascular. É indicado evitar esse tratamento em pacientes com bloqueio cardíaco ou arritmias ou imediatamente após infarto do miocárdio e em pacientes com doença hepática grave.

● Em alguns casos, a nortriptilina pode acarretar efeitos adversos graves, como íleo paralítico, prolongamento do intervalo QTc, convulsões e efeitos extrapiramidais, além de agravar sintomas psicóticos. Durante o tratamento com nortriptilina, bem como com outros ADTs, o consumo de álcool deve ser evitado devido aos efeitos aditivos centrais.

● Crianças, pacientes com hidratação inadequada, indivíduos abaixo do peso e aqueles com doença cardíaca podem ser mais suscetíveis à cardiotoxicidade induzida por ADTs.

● Em alguns casos de populações vulneráveis, como crianças, idosos, indivíduos com doenças cardíacas e aqueles em tratamento com medicações concomitantes, poderá ser necessária a avaliação do perfil farmacogenético para detectar possíveis variabilidades genéticas relacionadas à farmacocinética da nortriptilina. Assim como outros tricíclicos, a nortriptilina é metabolizada pelas enzimas CYP2D6 e CYP2C19, cujos genes são altamente suscetíveis a polimorfismos. Portanto, os pacientes podem apresentar perfil de metabolização ultrarrápido, rápido, normal, intermediário ou pobre. Tais variações individuais no metabolismo da nortriptilina podem acarretar diferenças nas respostas clínicas ao tratamento, bem como alterações nas concentrações plasmáticas desse fármaco, o que pode promover diferentes níveis de toxicidade e extensão dos efeitos adversos.

- É prudente monitorar as concentrações plasmáticas de ADT sempre que um ADT for coadministrado com outro medicamento conhecido como inibidor da CYP2D6.
- Ao tratar dependência de nicotina, a nortriptilina deve ser iniciada entre 10 e 28 dias antes da interrupção do tabagismo, visando atingir estados de equilíbrio da substância e aumentar a adesão do paciente ao tratamento.

lavagem gástrica, indução de êmese e administração de carvão ativado podem auxiliar a reduzir a absorção se ocorrerem em 1 a 2 horas após a ingestão. Se a pessoa afetada estiver inconsciente ou com reflexo de vômito prejudicado, o carvão ativado pode ser administrado via sonda nasogástrica. Não é indicada diálise devido ao alto grau de ligação proteica da nortriptilina. Deve ser realizado monitoramento da temperatura corporal, dos sinais vitais e cardíacos, com observação do ECG para possíveis anormalidades de condução cardíaca. O monitoramento cardíaco é recomendado durante pelo menos 5 dias após a superdosagem.

Referências

1. Whirl-Carrillo M, Huddart R, Gong L, Sangkuhl K, Thorn CF, Whaley R, et al. An Evidence-based framework for evaluating pharmacogenomics knowledge for personalized medicine. Clin Pharmacol Ther. 2021;110(3):563-72.

2. Aswal N, Singh SK, Kamarapu P. Study on antidepressant drug to cure depression. J Formul Sci Bioavailab. 2018;2:1-5.

3. Oliveira AC, Fascineli ML, Andrade TS, Sousa-Moura D, Domingues I, Camargo NS, et al. Exposure to tricyclic antidepressant nortriptyline affects early-life stages of zebrafish (Danio rerio). Ecotoxicol Environ Saf. 2021:210:111868.

4. Smellie JM, McGrigor VS, Meadow SR, Rose SJ, Douglas MF. Nocturnal enuresis: a placebo controlled trial of two antidepressant drugs. Arch Dis Child. 1996;75(1):62-6.

5. Ambrosini PJ. A review of pharmacotherapy of major depression in children and adolescents. Psychiatr Serv. 2000;51(5):627-33.

6. Barak Y, Olmer A, Aizenberg D. Antidepressants reduce the risk of suicide among elderly depressed patients. Neuropsychopharmacology. 2006;31(1):178-81.

Leituras Recomendadas

Drugs.com. Nortriptyline side effects [Internet]. 2024 [capturado em 2 dez. 2024]. Disponível em: https://www.drugs.com/sfx/nortriptyline-side-effects.html#professional.

Hughes JR, Stead LF, Lancaster T. Nortriptyline for smoking cessation: a review. Nicotine Tob Res. 2005;7(4):491-9.

Hyttel J, Christensen AV, Fjalland B. Neuropharmacological properties of amitriptyline, nortriptyline and their metabolites. Acta Pharmacol Toxicol. 1980;47(1):53-7.

Jeon SH, Jaekal J, Lee SH, Choi BH, Kim KS, Jeong HS, et al. Effects of nortriptyline on QT prolongation: a safety pharmacology study. Hum Exp Toxicol. 2011;30(10):1649-56.

Kerr GW, McGuffie AC, Wilkie S. Tricyclic antidepressant overdose: a review. Emerg Med J. 2001;18(4):236-41.

Merwar G, Gibbons JR, Hosseini SA, Saadabadi A. Nortriptyline. In: StatPearls [Internet]. Treasure Island: StatPearls; 2024 [capturado em 2 dez. 2024]. Disponível em: https://www.ncbi.nlm.nih.gov/books/NBK482214/.

Pamelor™ [Internet]. Lincoln: Novartis; 2012 [capturado em 2 dez. 2024]. Disponível em: https://www.accessdata.fda.gov/drugsatfda_docs/label/2012/018012s029,018013s061lbl.pdf.

Pollock BG, Perel JM, Paradis CF, Fasiczka AL, Reynolds CF 3rd. Metabolic and physiologic consequences of nortriptyline treatment in the elderly. Psychopharmacol Bull. 1994;30(2):145-50.

O

- Olanzapina 582
- Ômega-3 – ácidos graxos 588
- Ondansetrona 591
- Oxazepam 595
- Oxcarbazepina 599
- Oxibato de sódio 604

Olanzapina

A olanzapina é um fármaco da classe das tienobenzodiazepinas aprovado pela FDA em 1996. Ela se assemelha muito à clozapina, diferindo apenas por dois grupos metil adicionais e pela ausência de uma porção de cloreto. É indicada para o tratamento da esquizofrenia e de outras psicoses em adultos. Além disso, pode ser utilizada, em monoterapia ou em combinação com lítio ou valproato, para o tratamento de episódios de mania aguda ou mistos, podendo prolongar o tempo de eutimia e reduzir as taxas de recorrência dos episódios de mania, mistos ou depressivos no transtorno bipolar. Após administração oral, a olanzapina é bem absorvida, com uma biodisponibilidade de 60 a 65%, atingindo concentrações plasmáticas máximas em 5 a 8 horas. A absorção da olanzapina não é afetada pela administração concomitante de alimentos.

Nomes no Brasil:
Axonium, Crisapina, Olanzys, Onaz, Zap, Zopix, Zyprexa.

SUS:
Está disponível na Rename pelo componente especializado (esquizofrenia, transtorno bipolar e esquizoafetivo) em comprimidos de 5 e 10 mg.

● **INDICAÇÕES DE BULA – ANVISA:** Tratamento agudo e de manutenção da esquizofrenia e outras psicoses em adultos, nas quais sintomas positivos (p. ex., delírios, alucinações, alterações de pensamento, hostilidade e desconfiança) e/ou sintomas negativos (p. ex., afeto diminuído, isolamento emocional/social e pobreza de linguagem) são proeminentes. Alívio dos sintomas afetivos secundários, comumente associados com esquizofrenia e transtornos relacionados. Manutenção da melhora clínica durante o tratamento contínuo nos pacientes adultos que responderam ao tratamento inicial. Em monoterapia ou em combinação com lítio ou valproato para o tratamento de episódios de mania aguda ou mistos do transtorno bipolar em pacientes adultos, com ou sem sintomas psicóticos e com ou sem ciclagem rápida. É indicado para prolongar o tempo de eutimia e reduzir as taxas de recorrência dos episódios de mania, mistos ou depressivos no transtorno bipolar.

● **INDICAÇÕES DE BULA – FDA:**

○ **VIA ORAL:** tratamento da esquizofrenia. Tratamento agudo de episódios maníacos ou mistos associados ao TB tipo I e tratamento de manutenção do TB tipo I. Em terapia adjuvante com valproato ou lítio para o tratamento de episódios maníacos ou mistos associados ao TB tipo I.

○ **VIA INTRAMUSCULAR:** Tratamento da agitação aguda associada à esquizofrenia e à mania no TB tipo I.

● **INDICAÇÕES *OFF-LABEL*:** A olanzapina pode ser indicada para outros transtornos psicóticos, transtornos comportamentais associados a impulsividade, TEPT, transtornos da personalidade, *delirium*, anorexia e perturbações comportamentais em transtornos neurocognitivos maiores.

● **CONTRAINDICAÇÕES:** A olanzapina é contraindicada em caso de hipersensibilidade à substância ou a seus componentes. Há contraindicação relativa em pacientes com diabetes melito, doenças isquêmicas cardiovasculares e cerebrovasculares, obesidade e quadros demenciais.

● **TESTES LABORATORIAIS SUGERIDOS OU NECESSÁRIOS:** Elevações significativas nos níveis de triglicerídeos e no colesterol total foram observadas durante tratamento com olanzapina. Portanto, é recomendado realizar monitoramento e exames de avaliação do perfil lipídico com frequência. Além disso, também é sugerido acompanhar o peso e o IMC. Deve-se avaliar se o paciente tem histórico de obesidade na família e determinar peso, circunferência da cintura, pressão arterial, glicose plasmática e lipidograma em jejum. Após o início do tratamento, determinar o IMC mensalmente por 3 meses e depois a cada trimestre. Em pacientes com alto risco de complicações metabólicas e quando do início ou troca dos antipsicóticos, é recomendado o monitoramento dos triglicerídeos em jejum mensalmente. Para pacientes saudáveis, pressão arterial, glicose plasmática em jejum e lipídeos em jejum poderão ser mensurados em uma frequência de 3 meses e depois anualmente, porém para pacientes com diabetes ou que ganharam mais de 5% do peso inicial as medidas devem ser mais frequentes. Deve-se considerar troca por outro antipsicótico atípico para pacientes que adquirem sobrepeso ou tornam-se obesos, pré-diabéticos, diabéticos, hipertensos ou dislipidêmicos enquanto recebem a olanzapina. É importante estar vigilante para cetoacidose diabética, mesmo que o paciente não seja diabético. Para pacientes com baixa contagem de leucócitos ou história de leucopenia/neutropenia induzida por substância, é recomendada a realização de hemograma completo no início do tratamento com a olanzapina, a qual deve ser imediatamente descontinuada em caso de diminuição leucocitária concomitante ao tratamento.

● **ROTA FARMACOLÓGICA:** Não há imagens disponíveis para a rota farmacológica da olanzapina.

○ Farmacologia

ABSORÇÃO: Após administração oral, a olanzapina é bem absorvida, com uma biodisponibilidade de 60 a 65%, atingindo concentrações plasmáticas máximas em cerca de 6 horas (5-8 horas). A absorção da olanzapina não é afetada pela administração concomitante com alimentos. Estudos farmacocinéticos demonstraram que os comprimidos revestidos e os comprimidos orodispersíveis são bioequivalentes. Na formulação injetável, há pico em 15 a 45 minutos e biodisponibilidade de 100%.

VOLUME DE DISTRIBUIÇÃO: 1.000 L.

LIGAÇÃO PROTEICA: 93% (albumina e α_1-glicoproteína ácida).

METABOLISMO/FARMACOCINÉTICA: A olanzapina é extensamente metabolizada pelas enzimas CYP1A2 e CYP2D6. Os principais metabólitos são o 10-N-glicuronídeo e o 4'-N-desmetil-olanzapina (inativos), formados pela atividade da CYP1A2. Além disso, a CYP2D6 forma 2-OH-olanzapina e a FMO3 forma a N-óxido-olanzapina, que são ativos, porém em menor extensão. No metabolismo de fase II da olanzapina, a enzima UGT1A4 é a principal envolvida, gerando formas de conjugação direta da olanzapina.

ROTA DE ELIMINAÇÃO: 57% são excretados na urina, principalmente como metabólitos, e 30% via fecal. Apenas 7% do medicamento eliminado pode ser encontrado na forma inalterada.

MEIA-VIDA: 33 horas.

DEPURAÇÃO: 26 L/h.

FARMACODINÂMICA: A olanzapina antagoniza os receptores de dopamina D_1, D_2, D_3 e D_4 no cérebro, os receptores de serotonina 5-HT_{2A}, 5-HT_{2C}, 5-HT_3 e 5-HT_6, o receptor α_1-adrenérgico, o receptor de histamina H_1 e diversos receptores muscarínicos.

MECANISMO DE AÇÃO: O antagonismo no receptor de dopamina D_2 na via mesolímbica pode ser responsável pelo efeito antipsicótico, sobretudo nos sintomas positivos da esquizofrenia ou em episódios de mania no transtorno bipolar. O bloqueio dos receptores 5-HT_{2A} pode contribuir para reduzir sintomas negativos da esquizofrenia, além de auxiliar no tratamento da depressão bipolar quando combinada com fluoxetina. Ademais, a afinidade pelos receptores de serotonina poderia atenuar os efeitos adversos observados principalmente com antipsicóticos típicos, como os efeitos extrapiramidais. A olanzapina também parece diminuir vômitos e náuseas induzidos por quimioterapia. Tal efeito possivelmente está relacionado à afinidade da olanzapina pelos receptores de dopamina e serotonina.

● Interações Medicamentosas

○ A olanzapina pode sofrer influência de fármacos que modulam isoenzimas do citocromo P450, principalmente CYP1A2. Indutores da CYP1A2, como a carbamazepina, ou o tabagismo aumentam a depuração da olanzapina. Por outro lado, inibidores da CYP1A2, como a fluvoxamina, por exemplo, diminuem a depuração da olanzapina. A olanzapina, por sua vez, não exerce influência sobre a atividade da CYP1A2.

○ Fármacos que atuam no sistema gastrointestinal, como antiácidos contendo alumínio, magnésio ou cimetidina, não afetam a biodisponibilidade da olanzapina.

- A olanzapina também parece não interferir na metabolização de fármacos que são metabolizados por outras enzimas do citocromo P450, como imipramina, varfarina, teofilina, diazepam, lítio ou biperideno.

- A olanzapina pode aumentar os efeitos dos fármacos anti-hipertensivos e antagonizar os efeitos da levodopa e de agonistas dopaminérgicos.

AFINIDADE LIGANTE/KI:

LOCAL	KI (NM)
Ki (SERT)	> 3.676
Ki (NET)	> 10.000
Ki (DAT)	> 10.000
Ki (5-HT$_{1A}$)	2.063-2.720
Ki (5-HT$_{1B}$)	509-660
Ki (5-HT$_{1D}$)	540-1.582
Ki (5-HT$_{1E}$)	2.010-2.408
Ki (5-HT$_{1F}$)	310
Ki (5-HT$_{2A}$)	1,32-24,2
Ki (5-HT$_{2B}$)	11,8-12
Ki (5-HT$_{2C}$)	6,4-29
Ki (5-HT$_{3}$)	202
Ki (5-HT$_{5A}$)	1.212
Ki (5-HT$_{6}$)	6,0-42
Ki (5-HT$_{7}$)	105-365
Ki (α_{1A})	109-115
Ki (α_{2A})	192-470
Ki (α_{2B})	82-180
Ki (α_{2C})	29-210
Ki (β_{1})	> 10.000
Ki (β_{2})	> 10.000
Ki (D$_{1}$)	35-118
Ki (D$_{2}$)	3,0-106
Ki (D$_{3}$)	7,8-91
Ki (D$_{4}$)	1,6-50
Ki (D$_{5}$)	74-90
Ki (H$_{1}$)	0,65-4,9
Ki (H$_{2}$)	44
Ki (H$_{3}$)	3.713 (H3)
Ki (H$_{4}$)	> 10.000
Ki (M$_{1}$)	2,5-73
Ki (M$_{2}$)	48-622
Ki (M$_{3}$)	13-126
Ki (M$_{4}$)	10-350
Ki (M$_{5}$)	6,0-82

Farmacogenética

Acesse https://www.pharmgkb.org/chemical/PA450688 ou utilize o *QR code* ao lado.

ANOTAÇÕES CLÍNICAS

Nível de evidência 1A, 1B, 2A, 2B: Não há dados para a olanzapina no PharmGKB até a data de publicação deste livro.

Nível de evidência 3: Variantes diversas dos genes *ABCB1, ADRB3, AHR, ANKK1, APOC3, ATP1A2, BDNF, CHAT, CNR1, CYP1A1, CYP1A2, CYP2C9, CYP2D6, CYP3A43, CYP3A5, DRD2, DRD3, EIF2AK4, EPM2A, FAAH, FMO1, FMO3, GCG, GIPR, GLP1R, GNB3, GSTM3, HTR1A, HTR2A, HTR2C, IL1A, LEP, MC4R, MTHFR, PMCH, PPARG, RABEP1, RGS4, SH2B1, SLC22A1, SPOPL, SV2C, TBC1D1, TPMT* e *UGT1A1*.

Nível de evidência 4: Acesse o *site* para mais informações.

Prática Clínica

● **DOSAGEM:** Para o tratamento da esquizofrenia em adultos, a dose recomendada é de 10 a 20 mg/dia. Para o tratamento da mania associada ao transtorno bipolar, a dose recomendada é de 15 a 20 mg em monoterapia e 10 mg em terapia combinada ao lítio ou valproato.

● **TITULAÇÃO:** Para o tratamento da esquizofrenia em adultos, a dose inicial sugerida é de 10 mg, 1x/dia. Após, a dose pode ser ajustada dentro da faixa de 5 a 20 mg/dia de acordo com a evolução clínica. Para o tratamento da mania associada ao transtorno bipolar em adultos, a dose inicial sugerida é de 15 mg, 1x/dia, ou 10 mg, 1x/dia, se estiver em associação com lítio ou valproato. Após, a dose pode ser ajustada dentro da faixa de 5 a

20 mg/dia de acordo com a evolução clínica. Para interromper o tratamento, é recomendada a titulação decrescente, pois a interrupção abrupta pode causar psicose de rebote e piora dos sintomas.

● **EFEITOS ADVERSOS (VIA ORAL):** Mais comuns: Endocrinológicos (aumento de prolactina), gastrointestinais (boca seca, constipação, dispepsia), hematológicos (eosinofilia, leucopenia, neutropenia), hepáticos (aumento de TGO/TGP, diminuição de bilirrubina total), metabólicos (aumento de apetite, colesterol total, glicose e triglicerídeos, ganho de peso maior ou igual a 7% do peso corporal basal, sede), neurológicos (acatisia, cefaleia, eventos extrapiramidais e parkinsonianos, sedação, sonolência, tontura, tremor), psiquiátricos (depressão, insônia), outros (astenia, fadiga, lesão acidental). Comuns: Cardiovasculares (dor no peito, edema, edema periférico, hipertensão, hipotensão postural, taquicardia), dermatológicos (acne, equimose, pele seca, rash, sudorese), gastrointestinais (aumento de salivação, diarreia, dispepsia, dor abdominal, náusea, vômito), geniturinários (disfunção erétil, dismenorreia, glicosúria, incontinência urinária, ITU, vaginite), hematológicos (trombocitopenia, tromboembolismo), hepáticos (aumento assintomático de enzimas hepáticas e GGT), metabólicos (aumento de ácido úrico, colesterol total, fosfatase alcalina, glicemia e triglicerídeos, ganho de peso maior que 15% do peso corporal basal, hiperglicemia), musculoesqueléticos (artralgia, aumento de CPK e creatinina, dor em articulações e nas costas, rigidez muscular), neurológicos (alteração de marcha, amnésia, comprometimento de articulação, discinesia, distonia, distúrbio de fala, efeitos anticolinérgicos, hipertonia, incoordenação, parestesia), oculares (ambliopia, visão anormal), psiquiátricos (apatia, confusão, diminuição de libido, euforia, inquietação, transtorno da personalidade), renais (glicosúria), respiratórios (aumento de tosse, dispneia, faringite, infecção de trato respiratório, nasofaringite, rinite, sinusite), outros (dor em extremidades, eventos não específicos, febre, letargia, pirexia). Incomuns: Cardiovasculares (bradicardia, prolongamento do intervalo QT, trombose venosa profunda, vasodilatação), dermatológicos (alopecia, edema facial, reação de fotossensibilidade), endocrinológicos (ginecomastia), gastrointestinais (distensão abdominal, edema de língua), geniturinários (amenorreia, aumento de frequência urinária, de mama e de menstruação, dificuldade de urinar, diminuição da menstruação, dor mamária, galactorreia, hesitação urinária, impotência, menorragia, metrorragia, poliúria, retenção, urgência urinária), hepáticos (aumento de bilirrubina total), hipersensibilidade (reação de hipersensibilidade), metabólicos (exacerbação de diabetes com ou sem cetoacidose ou coma), neurológicos (ataxia, AVC, convulsão, disartria, discinesia tardia, estupor, síndrome das pernas inquietas), oculares (anormalidade em acomodação, oculogiria, olho seco), psiquiátricos (tentativa de suicídio), respiratórios (embolismo pulmonar, epistaxe), outros (calafrio). Raros: Cardiovasculares (fibrilação ventricular, taquicardia), gastrointestinais (obstrução intestinal, pancreatite), geniturinários (priapismo), hepáticos (esteatose hepática), musculoesqueléticos (osteoporose, rabdomiólise), neurológicos (coma, efeito de ressaca, SNM), oculares (midríase), psiquiátricos (sintomas de retirada), respiratórios (edema pulmonar). Pós-comercialização: Cardiovasculares (arritmia ventricular, eventos tromboembólicos, parada cardíaca, torsades de pointes), hepáticos (icterícia), hipersensibilidade (angiedema, reação alérgica e anafilática), metabólicos (cetoacidose diabética, hipertrigliceridemia, nível de colesterol acima de 240 mg/dL e de triglicerídeos acima de 1.000 mg/dL), neurológicos (coma diabético), psiquiátricos (reação de descontinuação).

● **GRAVIDEZ:** Um estudo recente demonstrou que o uso de olanzapina está associado a um risco aumentado de malformações congênitas importantes e, especificamente, malformações musculoesqueléticas.[1] Além disso, é importante considerar que neonatos expostos a medicamentos antipsicóticos durante o terceiro trimestre de gravidez estão sob risco de sintomas extrapiramidais. Há relatos de agitação, hipertonia, tremor, sonolência, dificuldade respiratória e distúrbios de alimentação em neonatos expostos a antipsicóticos. Assim, não é indicado usar a olanzapina durante a gravidez, a não ser que os benefícios para a mãe superem os riscos para o feto e que outras alternativas mais seguras não estejam disponíveis. A olanzapina deve ser preferível a anticonvulsivantes, caso um tratamento seja indispensável durante a gestação. Categoria C da FDA (classificação até 2015).

● **AMAMENTAÇÃO:** Em estudo com mulheres saudáveis e lactantes, a olanzapina foi excretada no leite materno.[2] A média de exposição infantil no estado de equilíbrio foi de 1,8% da dose materna de olanzapina. Além disso, alguns lactentes cujas mães receberam olanzapina apresentaram sonolência, irritabilidade, tremores e insônia. Portanto, não é recomendada a amamentação durante o tratamento com esse fármaco.

● **CRIANÇAS E ADOLESCENTES:** Não há dados sobre o uso de olanzapina em crianças com menos de 13 anos de idade, razão pela qual ela não é recomendada nessa população. Por outro lado, a olanzapina é aprovada para o tratamento de esquizofrenia e episódios maníacos ou mistos em adolescentes a partir dos 13 anos de idade, embora o uso desse fármaco por crianças e adolescentes pareça estar associado a ganho de peso, aumento de enzimas hepáticas, dislipidemia, hiperprolactinemia e hiperglicemia. A faixa terapêutica efetiva é de 0,12 a 0,29 mg/kg/dia. A dose inicial indicada para adolescentes a partir de 13 anos de idade é de 2,5 mg/dia. Pode-se aumentar a dose para até 20 mg/dia, se houver tolerância. Na formulação de olanzapina e fluoxetina, houve eficácia e segurança para maiores de 10 anos.

● **IDOSOS:** Os estudos indicam que não parece haver diferença na tolerabilidade da olanzapina em pacientes idosos e jovens; no entanto, pacientes idosos com psicose relacionada à demência têm risco aumentado de morte em comparação com placebo quando são tratados com olanzapina.[3] A olanzapina não está aprovada para o tratamento de pacientes com psicose relacionada à demência. A seleção da dose para pacientes idosos deve ser cautelosa, geralmente começando na extremidade inferior da faixa de dosagem devido à maior frequência de diminuição da função hepática, renal ou cardíaca e de doença concomitante ou polifarmácia nessa população. Para o tratamento com a olanzapina, a dose inicial recomendada para pacientes idosos é de 2,5 a 5 mg/dia.

● **INSUFICIÊNCIA RENAL:** Em pacientes com insuficiência renal grave, não houve diferença significativa na meia-vida média de eliminação ou na depuração da olanzapina em comparação com pacientes saudáveis, mas sugere-se que a dose inicial de olanzapina para pacientes com insuficiência renal grave seja de 5 mg e que o aumento seja realizado com cautela.

● **INSUFICIÊNCIA HEPÁTICA:** Pacientes com sinais e sintomas de insuficiência hepática com distúrbios associados a prejuízo funcional hepático e que estejam fazendo uso de fármacos potencialmente hepatotóxicos devem ter cautela ao utilizar a olanzapina. É recomendado acompanhamento e redução de dose em pacientes com níveis elevados de TGP e/ou TGO. Para pacientes com disfunção hepática moderada, sugere-se a dose inicial de 5 mg, realizando-se os aumentos com cautela.

● **COMO MANEJAR EFEITOS ADVERSOS:** Efeitos colaterais podem surgir durante o uso de olanzapina. Se for um sintoma tolerável, pode-se aguardar e avaliar a evolução do quadro. Se intolerável, é possível ajustar a dosagem, substituí-la por outro fármaco ou usar sintomáticos. Se houver efeitos motores, a opção é utilizar anticolinérgicos. Caso haja sonolência, o indicado é tomar a olanzapina no período noturno. Para ganho de peso, é recomendado o encaminhamento para programas de manejo clínico para IMC, avaliação nutricional, exercícios físicos ou início de metformina.

○ Toxicidade

ORAL EM HUMANOS: Há relatos de casos de superdosagem com 2 g de olanzapina com sobrevida, mas também há descrição de casos fatais com a dose de 450 mg.

TOXICIDADE AGUDA: Os sintomas mais relatados após superdosagem com olanzapina são taquicardia, agitação/agressividade, disartria, vários sintomas extrapiramidais e redução do nível de consciência, variando da sedação ao coma. Também podem ser observados *delirium*, convulsão, possível SNM, depressão respiratória, aspiração, hipertensão ou hipotensão, arritmias cardíacas e parada cardiorrespiratória. O tratamento para intoxicação por olanzapina inclui lavagem gástrica e administração de carvão ativado. A administração concomitante de carvão ativado mostrou reduzir a biodisponibilidade oral da olanzapina de 50 a 60%. Outras medidas incluem tratamento sintomático e monitoramento. Hipotensão e colapso circulatório podem ser tratados com condutas como aumento de volemia, por exemplo. Não é recomendado tratar hipotensão com adrenalina porque ela pode causar hipotensão paradoxal. A indução de êmese não é recomendada.

Referências

1. Ellfolk M, Leinonen MK, Gissler M, Kiuru-Kuhlefelt S, Saastamoinen L, Malm H. Second-generation antipsychotic use during pregnancy and risk of congenital malformations. Eur J Clin Pharmacol. 2021;77(11):1737-45.

2. Croke S, Buist A, Hackett LP, Ilett KF, Norman TR, Burrows GD. Olanzapine excretion in human breast milk: estimation of infant exposure. Int J Neuropsychopharmacol. 2002;5(3):243-7.

3. Ciudad A, Montes JM, Olivares JM, Gómez JC; EFESO Study Group. Safety and tolerability of olanzapine compared with other antipsychotics in the treatment of elderly patients with schizophrenia: a naturalistic study. Eur Psychiatry. 2004;19(6):358-65.

4. Yang L, Qi X. Effect of olanzapine combined with risperidone in the treatment of schizophrenia and its influence on cognitive function. Pak J Med Sci. 2021;37(3):646-50.

Leituras Recomendadas

Callaghan JT, Bergstrom RF, Ptak LR, Beasley CM. Olanzapine: pharmacokinetic and pharmacodynamic profile. Clin Pharmacokinet. 1999;37(3):177-93.

Cipriani A, Barbui C, Salanti G, Rendell J, Brown R, Stockton S, et al. Comparative efficacy and acceptability of antimanic drugs in acute mania: a multiple-treatments meta-analysis. Lancet. 2011;378(9799):1306-15.

Citrome L. Adjunctive aripiprazole, olanzapine, or quetiapine for major depressive disorder: an analysis of number needed to treat, number needed to harm,

BIPP TIPS

- A olanzapina é um fármaco eficaz para o tratamento de esquizofrenia e transtorno bipolar, mas vários estudos relataram risco aumentado de ganho de peso, dislipidemia, hiperglicemia e aumento de resistência à insulina em pacientes que fazem uso de olanzapina. Esse risco parece ser ainda maior no tratamento de crianças e adolescentes.

- Há relatos de DRESS com o uso de olanzapina. Essa síndrome é caracterizada por reação cutânea como *rash* cutâneo ou dermatite esfoliativa, eosinofilia, febre, linfadenopatia e outras complicações como hepatite, nefrite, pneumonite, miocardite e pericardite. Se houver suspeita de DRESS, deve-se proceder com a investigação e, se for o caso, suspender imediatamente o tratamento com olanzapina.

- Em razão de sua propriedade como antagonista dos receptores $α_1$, a olanzapina pode produzir hipotensão ortostática. Portanto, é importante observar, principalmente no início do tratamento, sintomas de vertigem, taquicardia, bradicardia ou síncope. Em caso de hipotensão ortostática, sugere-se realizar a titulação de maneira mais gradual ou tentar a diminuição da dose.

- O uso de olanzapina deve ser cauteloso em pacientes com acometimento hematológico de diversas naturezas.

- Em razão da sonolência – efeito adverso comumente observado com a olanzapina –, a capacidade de dirigir veículos ou operar máquinas pode estar prejudicada. Além disso, é contraindicado o consumo de álcool em pacientes que fazem uso de olanzapina devido ao potencial aumento de sedação.

- O tabagismo pode reduzir os níveis de olanzapina, de modo que os pacientes que fumam podem necessitar de um ajuste de dose desse medicamento.

- A combinação de olanzapina com fluoxetina tem eficácia documentada para transtorno depressivo maior não psicótico resistente ao tratamento ou depressão bipolar.
- A eliminação da olanzapina é sutilmente diminuída nas mulheres, quando comparadas aos homens, motivo pelo qual doses mais baixas podem ser necessárias.
- Um estudo recente indicou efeitos benéficos da combinação de risperidona e olanzapina para o tratamento de sintomas cognitivos da esquizofrenia.[4] A combinação, além de eficaz, parece ter tido boa tolerabilidade.

and likelihood to be helped or harmed. Postgrad Med. 2010;122(4):39-48.

DrugBank Online. Olanzapine [Internet]. 2005 [capturado em 1 dez. 20204]. Disponível em: https://go.drugbank.com/drugs/DB00334.

Drugs.com. Olanzapine side effects [Internet]. 2024 [capturado em 1 dez. 2024]. Disponível em: https://www.drugs.com/sfx/olanzapine-side-effects.html#-professional.

Koller D, Almenara S, Mejía G, Saiz-Rodríguez M, Zubiaur P, Román M, et al. Metabolic effects of aripiprazole and olanzapine multiple-dose treatment in a randomised crossover clinical trial in healthy volunteers: association with pharmacogenetics. Adv Ther. 2021;38(2):1035-54.

Komossa K, Rummel-Kluge C, Hunger H, Schmid F, Schwarz S, Duggan L, et al. Olanzapine versus other atypical antipsychotics for schizophrenia. Cochrane Database Syst Rev. 2010;(3):CD006654.

Nasrallah HA. Atypical antipsychotic-induced metabolic side effects: insights from receptor-binding profiles. Mol Psychiatry. 2008;13(1):27-35.

Zyprexa (olanzapine) [Internet]. Indianapolis: Eli Lilly and Company; 2010 [capturado em 1 dez. 2024]. Disponível em: https://www.accessdata.fda.gov/drugsatfda_docs/label/2010/020592s057,021086s036,021253s045lbl.pdf.

Ômega-3 – ácidos graxos

O ômega-3 é um ácido graxo essencial, ou seja, não sintetizado pelo organismo humano, composto pelos ácidos α-linoleico (ALA), eicosapentaenoico (EPA) e docosa-hexanoico (DHA). Seu uso no tratamento de transtornos psiquiátricos tem sido alvo de inúmeros estudos, principalmente no que se refere ao manejo dos transtornos do humor. Apesar disso, ainda não há consenso ou conclusões acerca de seu real efeito sobre tais condições. Após administração oral, é bem absorvido, passa por metabolização hepática e não sofre excreção pela via renal.

Nomes no Brasil:
Óleo de peixe, Ômega-3.

SUS:
Não disponível na Rename.

● **INDICAÇÕES DE BULA – ANVISA:** Óleo de peixe – Suplementação de nutrição parenteral com ácidos graxos ômega-3 de cadeia longa, especialmente o ácido eicosapentaenoico e o ácido docosa-hexaenoico, quando a nutrição oral ou enteral é impossível, insuficiente ou contraindicada.

● **INDICAÇÕES DE BULA – FDA:** Complemento à dieta para reduzir os níveis de triglicerídeos em pacientes adultos com hipertrigliceridemia grave (≥ 500 mg/dL).

● **INDICAÇÕES** *OFF-LABEL:* O ômega-3 pode ser utilizado para o tratamento de dislipidemias, como adjuvante ou monoterapia em transtornos depressivos unipolares ou bipolares, como tratamento profilático de demência em fase inicial, como medicamento adjuvante no manejo de esquizofrenia e transtornos psicóticos, em transtornos de ansiedade, no TDAH e no transtorno da personalidade *borderline*. Algumas destas indicações ainda tem nível de evidências, de alguma forma, bastante questionáveis.

● **CONTRAINDICAÇÕES:** O ômega-3 não deve ser utilizado por pessoas que apresentem histórico de alergia ou hipersensibilidade a tais compostos. Deve-se ter cuidado em indivíduos alérgicos a frutos do mar ou peixe, bem como em pacientes com fibrilação atrial ou *flutter*.

● **TESTES LABORATORIAIS SUGERIDOS OU NECESSÁRIOS:** Deve-se avaliar periodicamente enzimas hepáticas, TGO, TGP e perfil lipídico, bem como os níveis de HDL, LDL e triglicerídeos.

● **ROTA FARMACOLÓGICA:** Ver Figura 1.

◐ Farmacologia

ABSORÇÃO: Após administração oral, o ômega-3 é bem absorvido, apresentando uma taxa de absorção de aproximadamente 95%, sendo os picos plasmáticos observados em 2 a 4 horas após sua ingestão.

VOLUME DE DISTRIBUIÇÃO: 82 L.

LIGAÇÃO PROTEICA: A ligação do ômega-3 às proteínas plasmáticas é bastante alta.

METABOLISMO/FARMACOCINÉTICA: O ômega-3 sofre metabolização hepática.

ROTA DE ELIMINAÇÃO: A excreção do ômega-3 não se dá por via renal.

MEIA-VIDA: Cerca de 39 a 67 horas para o EPA e ao redor de 20 horas para o DHA.

DEPURAÇÃO: 757 mL/h para o EPA e 518 mL/h para o DHA.

FARMACODINÂMICA: Os níveis de ômega-3 sistêmicos só podem ser aumentados mediante suplementação ou ingestão de alimentos contendo tais compostos; são substâncias importantes para o bom funcionamento do organismo humano.

MECANISMO DE AÇÃO: Sabe-se que o ômega-3 apresenta um papel amplo e importante em diversos processos fisiológicos, porém o real mecanismo pelo qual ele pode exercer seu papel terapêutico ainda não é conhecido. Entre os diversos mecanismos, sua capacidade de estabilizar membranas e suas ações anti-inflamatória (prostaglandinas, tromboxanos, protectinas por via da COX e lipoxigenase) e neuroprotetora parecem ter relação importante com seus efeitos. Além disso, sua capacidade energética também contribui para tais processos, uma vez que ele pode ser capaz de melhorar os níveis de oxigênio e glicose nas células do SNC, o que contribui para seu bom funcionamento. Ele também parece ser capaz de modular os sistemas de neurotransmissão, favorecer a produção de BDNF, prevenir a apoptose neuronal, além de estimular a neurogênese e a plasticidade sináptica. Dessa forma, o ômega-3 parece agir de forma sinérgica com outros tratamentos convencionais utilizados em transtornos psiquiátricos para melhorar a resposta do paciente.

● Interações Medicamentosas

◐ O uso concomitante de ômega-3 e anti-hipertensivo pode resultar em redução da pressão arterial.

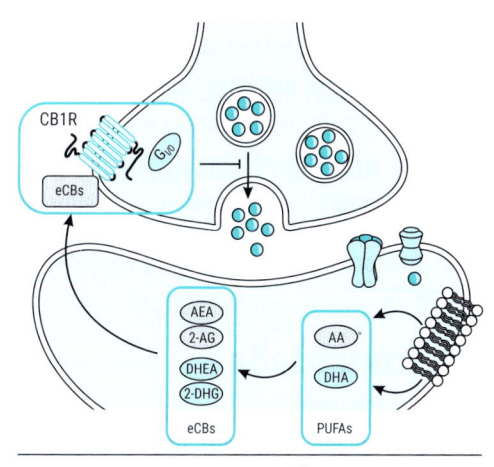

FIGURA 1 ▶ ROTA FARMACOLÓGICA DO ÔMEGA-3.

> **BIPP TIPS**
>
> - Devido a dados inconsistentes na literatura, relacionando câncer de próstata e ômega-3, deve-se utilizar esse composto de forma cautelosa nos pacientes que apresentem risco aumentado de desenvolver câncer de próstata ou já diagnosticados. Deve-se avaliar a relação risco-benefício desse uso e ainda monitorar constantemente os parâmetros clínicos e laboratoriais.
>
> - Pacientes que apresentem coagulopatia ou façam uso de medicamentos anticoagulantes devem utilizar ômega-3 com cautela devido à possibilidade de aumento do tempo de sangramento.
>
> - Pode ocorrer fibrilação atrial em pacientes que apresentam fibrilação atrial persistente ou fibrilação atrial paroxística.

O ômega-3 pode prolongar o tempo de sangramento quando combinado com anticoagulantes, como varfarina, heparina e inibidores da agregação plaquetária.

AFINIDADE LIGANTE/KI: Não há dados disponíveis para o ômega-3.

Farmacogenética

Não há dados para o ômega-3 no PharmGKB até a data de publicação deste livro.

Prática Clínica

DOSAGEM: A dose de ômega-3 utilizada em ensaios clínicos é bastante variável, não havendo ainda um consenso acerca da dose mais eficaz em cada situação em que é empregado. Apesar disso, as doses mais usadas variam entre 2 e 4 g/dia, tomadas em 1 ou 2 vezes. É possível ainda utilizar doses de até 10 g/dia.

TITULAÇÃO: Não há dados disponíveis para o ômega-3.

EFEITOS ADVERSOS: Comuns: Dermatológicos (rash), gastrointestinais (constipação, diarreia, dispepsia, distúrbio gastrointestinal, dor abdominal, DRGE, eructação, flatulência, náusea, vômito), musculoesqueléticos (dor nas costas), neurológicos (alteração de paladar), outros (dor, infecção). **Incomuns:** Cardiovasculares (hipotensão), dermatológicos (dermatite atópica), gastrointestinais (gastrenterite, hemorragia gastrointestinal), metabólicos (aumento de triglicerídeos, gota, hiperglicemia), neurológicos (cefaleia, disgeusia, hiperatividade, tontura), psiquiátricos (insônia, irritabilidade, tiques), respiratórios (epistaxe), outros (morte). **Raros:** Dermatológicos (acne, rash pruriginoso, urticária), gastrointestinais (dor gastrointestinal), hepáticos (aumento de TGO e TGP), hipersensibilidade (reação de hipersensibilidade), metabólicos (aumento de DHL). **Muito raros:** Gastrointestinais (hemorragia digestiva baixa), hematológicos (aumento de leucócitos), respiratórios (nariz seco). **Pós-comercialização:** Hematológicos (diátese hemorrágica), hipersensibilidade (reação anafilática).

GRAVIDEZ: Não há relatos que contraindiquem o uso de ômega-3 durante a gestação. Categoria C da FDA (classificação até 2015).

AMAMENTAÇÃO: Os efeitos em lactentes de mães que usam ômega-3 ainda são desconhecidos.

CRIANÇAS E ADOLESCENTES: A eficácia e a segurança do ômega-3 nessa população ainda não foram estudadas.

IDOSOS: O ômega-3 é um composto comumente utilizado por pacientes nessa faixa etária.

INSUFICIÊNCIA RENAL: Não é necessário ajuste de dose de ômega-3 nessa população.

INSUFICIÊNCIA HEPÁTICA: Não é necessário ajuste de dose de ômega-3 nessa população.

COMO MANEJAR EFEITOS ADVERSOS: É necessário aguardar e observar se os efeitos do ômega-3 irão desaparecer; caso não desapareçam, é recomendada a redução de dose do medicamento.

Toxicidade

ORAL EM HUMANOS: Não há relatos de efeitos tóxicos decorrentes do uso de ômega-3.

TOXICIDADE AGUDA: Os efeitos de superdosagem de ômega-3 tendem a ser leves, como azia, desconforto gastrointestinal, diarreia, dor de cabeça, gosto desagradável na boca, mau hálito e suor com odor desagradável.

○ Leituras Recomendadas

Agostoni C, Nobile M, Ciappolino V, Delvecchio G, Tesei A, Turolo S, et al. The role of omega-3 fatty acids in developmental psychopathology: a systematic review on early psychosis, autism, and ADHD. Int J Mol Sci. 2017;18(12):2608.

Deacon G, Kettle C, Hayes D, Dennis C, Tucci J. Omega 3 polyunsaturated fatty acids and the treatment of depression. Crit Rev Food Sci Nutr. 2017;57(1):212-23.

DrugBank Online. Omega-3 fatty acids [Internet]. 2015 [capturado em 2 dez. 2024]. Disponível em: https://go.drugbank.com/drugs/DB11133.

Drugs.com. Omega-3 fatty acids side effects [Internet]. 2024 [capturado em 2 dez. 2024]. Disponível em: https://www.drugs.com/sfx/omega-3-polyunsaturated-fatty-acids-side-effects.html#professional.

Healy-Stoffel M, Levant B. N-3 (Omega-3) Fatty acids: effects on brain dopamine systems and potential role in the etiology and treatment of neuropsychiatric disorders. CNS Neurol Disord Drug Targets. 2018;17(3):216-32.

Kidd PM. Omega-3 DHA and EPA for cognition, behavior, and mood: clinical findings and structural-functional synergies with cell membrane phospholipids. Altern Med Rev. 2007;12(3):207-27.

Lauritzen L, Brambilla P, Mazzocchi A, Harsløf LB, Ciappolino V, Agostoni C. DHA effects in brain development and function. Nutrients. 2016;8(1):6.

Lovaza (omega-3-acid ethyl esters) [Internet]. Brentford: GlaxoSmithKline; 2019 [capturado em 2 dez. 20204]. Disponível em: https://www.accessdata.fda.gov/drugsatfda_docs/label/2019/021654s043lbl.pdf.

Mocking RJT, Steijn K, Roos C, Assies J, Bergink V, Ruhé HG, et al. Omega-3 fatty acid supplementation for perinatal depression: a meta-analysis. J Clin Psychiatry. 2020;81(5):19r13106.

Oken E, Belfort MB. Fish, fish oil, and pregnancy. JAMA. 2010;304(15):1717-8.

Wysoczański T, Sokoła-Wysoczańska E, Pękala J, Lochyński S, Czyż K, Bodkowski R, et al. Omega-3 fatty acids and their role in central nervous system: a review. Curr Med Chem. 2016;23(8):816-31.

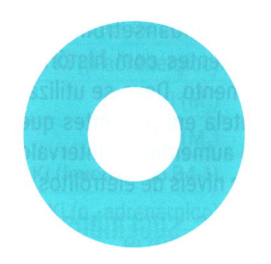

● Ondansetrona

A ondansetrona é um fármaco antagonista potente e altamente seletivo dos receptores serotoninérgicos do tipo 5-HT$_3$. Embora classicamente utilizada como medicamento antiemético, sobretudo na prevenção de náusea e vômitos causados por quimioterapia ou pós-operatórios, a ondansetrona tem sido usada no tratamento do alcoolismo. Após administração oral, é bem absorvida pelo trato gastrointestinal; sua concentração máxima ocorre entre 50 minutos e 2 horas e sua eliminação se dá pelas vias renal e fecal.

Nomes no Brasil:
Ansentron, Cloridrato de Ondansetrona, Emistop, Modifical, Nantron, Nausedron, Ondanles, Ondansetrona, Ondantril, Ondralix, Ontrax, Setronax, Vonau, Zofran.

SUS:
Não disponível na Rename.

● **INDICAÇÕES DE BULA – ANVISA:** Prevenção e tratamento de náuseas e vômitos em geral.

● **INDICAÇÕES DE BULA – FDA:** Prevenção de náuseas e vômitos associados à quimioterapia de câncer altamente emetogênica, incluindo cisplatina maior ou igual a 50 mg/m^2; com cursos iniciais e repetidos de quimioterapia moderadamente emetogênica para câncer; com radioterapia em pacientes que recebem irradiação corporal total, fração única de alta dose ou frações diárias no abdome. Prevenção de náuseas e vômitos pós-operatórios.

● **INDICAÇÕES *OFF-LABEL*:** A ondansetrona pode ser utilizada para o tratamento da dependência alcoólica, da esquizofrenia e também da hiperêmese na gravidez.

BIPP TIPS

- O uso concomitante de ondansetrona com outros medicamentos serotoninérgicos, como ISRSs e IRSNs, pode causar síndrome serotoninérgica, com alteração do estado mental, instabilidade autonômica e alteração das funções neuromusculares.

- Quando a ondansetrona é ingerida com ou logo após alimentos, sua biodisponibilidade é discretamente aumentada.

- Pacientes com comprometimento hepático grave apresentam menor depuração da ondansetrona e meia-vida aumentada.

- A administração de ondansetrona em altas doses, por via IV, aumenta o risco de ocorrência de prolongamento do intervalo QT, predispondo o paciente a uma arritmia cardíaca grave.

- Comprimidos de ondansetrona contêm fenilalanina, o que precisa ser informado a pacientes com fenilcetonúria.

- Pacientes que apresentaram reação de hipersensibilidade a outro antagonista serotoninérgico podem apresentar tal reação se utilizarem ondansetrona.

- A ondansetrona parece ter propriedades ansiolíticas e neurolépticas.

---

alcoólica, a dose recomendada é de 5 μg/kg, 2x/dia; por fim, para hiperêmese em mulheres grávidas, a dose varia entre 4 e 8 mg/dia.

● **EFEITOS ADVERSOS: Comuns:** Cefaleia, constipação, diarreia, dor abdominal, fadiga, tontura. **Incomuns:** Amaurose (transitória), anafilaxia, angioderma, broncospasmo, crise oculogírica, EEG alterado (transitório), efeitos extrapiramidais, hipotensão, *rash* cutâneo, soluço, transaminases hepáticas aumentadas, urticária.

● **GRAVIDEZ:** Embora os estudos sobre o uso de ondansetrona durante a gestação não sejam conclusivos, parece haver risco aumentado de ocorrência de fenda palatina e malformação cardíaca congênita em bebês cujas mães utilizaram esse medicamento na gravidez. Categoria B da FDA (classificação até 2015).

● **AMAMENTAÇÃO:** Não se sabe se a ondansetrona é excretada no leite materno humano. Recomenda-se cautela na prescrição desse medicamento para mulheres lactantes.

● **CRIANÇAS E ADOLESCENTES:** A ondansetrona é comumente utilizada no manejo de vômito e gastrenterite aguda em crianças e adolescentes, mostrando-se segura e eficaz nessa população, porém há poucos estudos sobre seu uso em crianças com menos de 3 anos de idade.

● **IDOSOS:** O ajuste de dose para utilização da ondansetrona nessa faixa etária não é necessário, mas os pacientes idosos podem ser mais sensíveis ao seu uso.

● **INSUFICIÊNCIA RENAL:** Não é necessário ajuste de dose de ondansetrona nessa população.

● **INSUFICIÊNCIA HEPÁTICA:** Em pacientes com insuficiência hepática moderada ou grave, a dose máxima recomendada é de 8 mg.

● **COMO MANEJAR EFEITOS ADVERSOS:** É necessário aguardar e observar se os efeitos da ondansetrona irão desaparecer; caso não desapareçam, é recomendada a redução da dose do medicamento ou até sua suspensão.

● Toxicidade

ORAL EM HUMANOS: Não há dados específicos sobre superdosagem de ondansetrona em humanos. A dose letal é de 95 mg/kg em ratos e 45 mg/kg em cachorros.

TOXICIDADE AGUDA: Os sintomas decorrentes da superdosagem de ondansetrona são alteração neuromuscular, amaurose transitória, constipação, convulsão tônico-clônica generalizada breve, desmaio, episódio vasovagal com bloqueio cardíaco de segundo grau transitório, hipotensão, instabilidade autonômica e sonolência. Os casos tendem a se resolver completamente sem maior gravidade ou complicações.

Leituras Recomendadas

Bennett AC, Vila TM. The role of ondansetron in the treatment of schizophrenia. Ann Pharmacother. 2010;44(7-8):1301-6.

Collins KL, Wilson M, Vincent EC, Safranek S. How safe and effective is ondansetron for nausea and vomiting in pregnancy? J Fam Pract. 2019;68(7):E12-4.

Fugetto F, Filice E, Biagi C, Pierantoni L, Gori D, Lanari M. Single-dose of ondansetron for vomiting in children and adolescents with acute gastroenteritis-an updated systematic review and meta-analysis. Eur J Pediatr. 2020;179(7):1007-16.

Gao C, Li B, Xu L, Lv F, Cao G, Wang H, et al. Efficacy and safety of ramosetron versus ondansetron for postoperative nausea and vomiting after general anesthesia: a meta-analysis of randomized clinical trials. Drug Des Devel Ther. 2015;9:2343-50.

Gill PJ, Thomas E, van den Bruel A. Managing paediatric gastroenteritis in primary care: is there a role for ondansetron? Br J Gen Pract. 2021;71(711):440-1.

Kwan C, Bédard D, Frouni I, Gaudette F, Beaudry F, Hamadjida A, et al. Pharmacokinetic profile of the selective 5-HT3 receptor antagonist ondansetron in the rat: an original study and a minireview of the behavioural pharmacological literature in the rat. Can J Physiol Pharmacol. 2020;98(7):431-40.

Macachor JD, Kurniawan M, Loganathan SB. Ondansetron-induced oculogyric crisis. Eur J Anaesthesiol. 2014;31(12):712-3.

Roila F, Del Favero A. Ondansetron clinical pharmacokinetics. Clin Pharmacokinet. 1995;29(2):95-109.

Siminerio LL, Bodnar LM, Venkataramanan R, Caritis SN. Ondansetron use in pregnancy. Obstet Gynecol. 2016;127(5):873-7.

Simpson KH, Hicks FM. Clinical pharmacokinetics of ondansetron: a review. J Pharm Pharmacol. 1996;48(8):774-81.

Ye JH, Ponnudurai R, Schaefer R. Ondansetron: a selective 5-HT(3) receptor antagonist and its applications in CNS-related disorders. CNS Drug Rev. 2001;7(2):199-213.

Zheng W, Cai DB, Zhang QE, He J, Zhong LY, Sim K, et al. Adjunctive ondansetron for schizophrenia: a systematic review and meta-analysis of randomized controlled trials. J Psychiatr Res. 2019;113:27-33.

Oxazepam

O oxazepam é um fármaco da classe dos BZDs, com meia-vida curta a intermediária, que age por meio da potencialização do efeito inibitório da transmissão gabaérgica pela ligação ao sítio alostérico nos receptores GABA-A. Por ser menos lipossolúvel que os demais, sua distribuição e início de ação são mais lentos. Entre os BZDs, o oxazepam é o medicamento de escolha para uso em idosos com sintomas de agitação, ansiedade e irritabilidade. É também utilizado no tratamento de insônia, sintomas ansiosos em pacientes diagnosticados com transtorno depressivo maior, TAG e ansiedade pré-cirúrgica. Sua eliminação é principalmente renal.

Nomes no Brasil:
Não disponível no Brasil (EUA: Oxpam).

SUS:
Não disponível na Rename.

● **INDICAÇÕES DE BULA – ANVISA:** Não possui aprovação da Anvisa até o momento.

● **INDICAÇÕES DE BULA – FDA:** Manejo de transtornos de ansiedade. Alívio a curto prazo dos sintomas de ansiedade. Ansiedade associada com depressão também é responsiva à terapia com oxazepam. O oxazepam também foi particularmente útil no manejo de ansiedade, tensão, agitação e irritabilidade em pacientes idosos. Alcoolatras com tremor agudo, embriaguez ou ansiedade associada à abstinência de álcool são responsivos à terapia com oxazepam.

● **INDICAÇÕES *OFF-LABEL*:** O oxazepam pode ser utilizado para o tratamento de TAG, ansiedade pré-operatória, síndrome de abstinência alcoólica e catatonia, mas deve ser reservado para uso de curta duração devido ao risco de dependência.

● **CONTRAINDICAÇÕES:** O oxazepam é contraindicado em caso de hipersensibilidade à substância.

● **TESTES LABORATORIAIS SUGERIDOS OU NECESSÁRIOS:** Recomenda-se o monitoramento do funcionamento hepático e dos parâmetros hematológicos em pacientes que usam oxazepam por longo prazo; além disso, como esse medicamento pode alterar padrões do EEG, também é recomendado que se faça acompanhamento desse parâmetro.

● **ROTA FARMACOLÓGICA:** Ver Figura 1.

◐ Farmacologia

ABSORÇÃO: Após administração oral, o oxazepam exibe seu pico de concentração plasmática em aproximadamente 3 horas.

VOLUME DE DISTRIBUIÇÃO: 0,6 a 2,0 L/kg.

LIGAÇÃO PROTEICA: 97%.

METABOLISMO/FARMACOCINÉTICA: O oxazepam é metabolizado no fígado exclusivamente por conjugação (glicuronidação), sem envolvimento da CYP, reduzindo o risco de interações medicamentosas.

ROTA DE ELIMINAÇÃO: A excreção do oxazepam acontece principalmente via renal, na forma de metabólitos, e uma proporção menor é eliminada via fecal, na forma inalterada.

MEIA-VIDA: 8,2 horas (5,7-10,9 horas).

DEPURAÇÃO: 0,9 a 2,0 mL/min/kg.

FARMACODINÂMICA: O oxazepam tem efeitos comuns aos demais medicamentos da classe dos BZDs, atuando como depressor do SNC, sendo utilizado, principalmente, como ansiolítico, anticonvulsivante, hipnótico e sedativo.

MECANISMO DE AÇÃO: O oxazepam age por meio da sua ligação ao sítio alostérico presente em receptores gabaérgicos do tipo GABA-A. Ao se ligar nesse local, ele provoca alterações conformacionais que promovem maior influxo de íons cloreto, potencializando os efeitos inibitórios da transmissão gabaérgica. Ao agir em receptores do circuito que regula a resposta de medo, localizado na região da amígdala, é eficaz no manejo de sintomas relacionados aos transtornos de ansiedade.

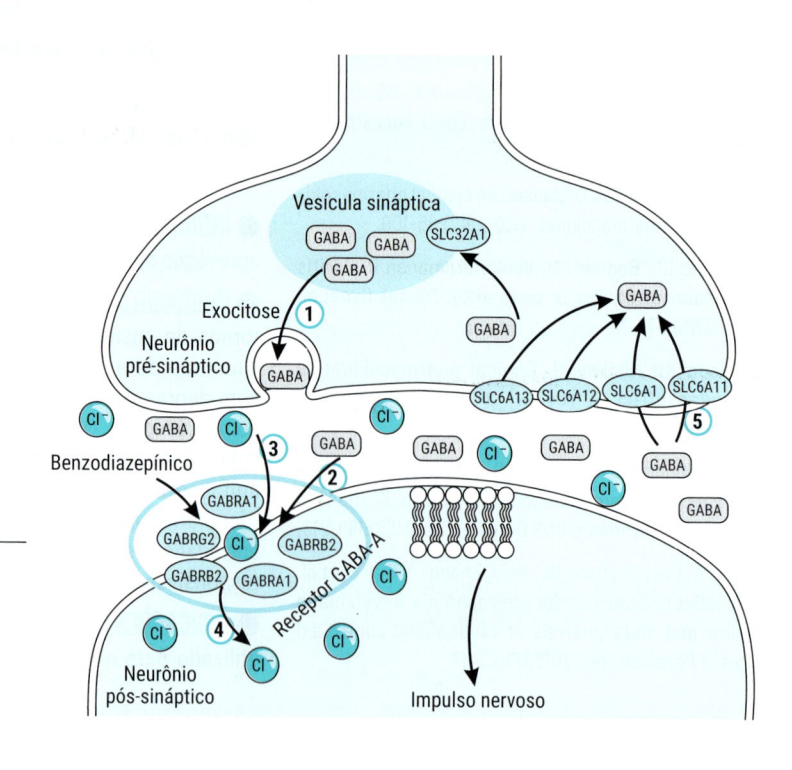

FIGURA 1 ▶

ROTA FARMACOLÓGICA DO OXAZEPAM.

Fonte: Elaborada com base em Whirl-Carrillo e colaboradores.[1]

● Interações Medicamentosas

Quando o oxazepam é usado concomitantemente com outros depressores do SNC, pode haver aumento dos efeitos sedativos.

AFINIDADE LIGANTE/KI:

LOCAL	KI (NM)
Ki (GABA-A)	350

○ Farmacogenética

Acesse https://www.pharmgkb.org/chemical/PA450731 ou utilize o *QR code* ao lado.

ANOTAÇÕES CLÍNICAS

Nível de evidência 1A, 1B, 2A, 2B: Não há dados para o oxazepam no PharmGKB até a data de publicação deste livro.

Nível de evidência 3: Variantes diversas do gene *UGT2B15*.

Nível de evidência 4: Acesse o *site* para mais informações.

○ Prática Clínica

● **DOSAGEM:** Recomenda-se a utilização do oxazepam para o tratamento da insônia na dose de 25 mg/dia. Para o tratamento do TAG, recomendam-se doses de 30 a 60 mg/dia, em 3 ou 4 tomadas. Para o tratamento de sintomas de ansiedade relacionados à síndrome de retirada do uso de álcool, recomendam-se doses entre 45 e 120 mg/dia, em 3 ou 4 tomadas.

● **TITULAÇÃO:** É recomendado que se inicie a utilização do oxazepam com doses entre 30 e 60 mg/dia, sendo a maior dose recomendada a de 120 mg/dia. As doses devem ser fracionadas, entre 3 ou 4x/dia, devendo sempre ser prescrita a menor dose eficaz para o paciente, sobretudo em pacientes idosos ou com disfunção hepática, renal ou hipoalbuminemia. A retirada do medicamento deve ser gradual para evitar sintomas da síndrome de abstinência que pode ocorrer em casos de retirada abrupta.

● **EFEITOS ADVERSOS:** Comuns: Abstinência, ataxia, cefaleia, fadiga, prejuízo de atenção, sedação, sonolência, tontura. Incomuns: Agitação, agressividade, amnésia anterógrada, anorgasmia, anovulação, ansiedade de rebote, ataxia, boca seca, bradicardia, cólica abdominal, constipação, convulsão, dependência, depressão, desinibição, despersonalização, desrealização, diplopia, disartria, disforia, distonia, dor articular, edema, fala arrastada, função hepática alterada, ganho de peso, gosto metálico, hiperacusia, hipersensibilidade sensorial, hipotonia, icterícia, impotência sexual, inquietude, insônia de rebote, irritabilidade, letargia, leucopenia, náusea, nervosismo, parestesia, perda de apetite e de libido, pesadelo, prejuízo cognitivo e de memória, prurido, *rash* cutâneo, reação paradoxal, relaxamento muscular, retenção urinária, síncope, sudorese, tontura, tremor, vertigem, visão borrada, vômito.

● **GRAVIDEZ:** Apesar de baixo, há um risco de malformação no bebê quando se utiliza oxazepam durante o primeiro trimestre da gravidez. Altas doses desse medicamento no trimestre final da gestação são fortemente desaconselhadas, pois há risco da ocorrência da síndrome do bebê hipotônico no recém-nascido. Deve-se sempre analisar a relação risco-benefício da utilização desse medicamento durante a gestação. Categoria D da FDA (classificação até 2015).

● **AMAMENTAÇÃO:** Por ser excretado no leite, o oxazepam pode causar apatia, letargia e sonolência nos bebês. Assim sendo, recomenda-se que se interrompa a amamentação caso seja necessário o uso prolongado e em altas doses desse medicamento.

● **CRIANÇAS E ADOLESCENTES:** Não há estudos mostrando eficácia, segurança e dose ideal para o uso de oxazepam nessa faixa etária. É contraindicado em menores de 6 anos de idade.

● **IDOSOS:** O oxazepam é um dos BZDs de escolha para utilização em idosos. Nessa faixa etária, recomendam-se doses reduzidas, iniciando-se o tratamento com 10 mg/dia, em 3 tomadas, aumentando para 15 mg/dia se necessário. Por haver redução da metabolização hepática desse medicamento nessa população, deve-se

BIPP TIPS

- O oxazepam deve ser retirado de forma gradual para evitar sintomas da síndrome de retirada.
- O oxazepam deve ser usado com cautela em pacientes com glaucoma de ângulo aberto tratado, psicose, esclerose múltipla, insuficiências hepática, renal e respiratória graves e miastenia grave.
- O uso concomitante de oxazepam com bebida alcoólica ou outros sedativos pode resultar em hipotensão e redução do nível de consciência e da frequência respiratória.
- O oxazepam não deve ser utilizado por longos períodos.
- O oxazepam não deve ser usado em pacientes com glaucoma de ângulo fechado e doença de Alzheimer.
- O oxazepam pode comprometer a capacidade de conduzir veículos e operar máquinas, uma vez que reduz a atenção e os reflexos e causa lentificação motora.
- O oxazepam pode ser o BZD de escolha para o tratamento de *delirium*.
- O oxazepam pode ser utilizado como adjuvante no tratamento da esquizofrenia e do transtorno bipolar.
- O oxazepam pode ser usado no tratamento da depressão em alguns pacientes, mas pode agravá-la em outros, podendo inclusive piorar quadros de ideação suicida.
- O oxazepam tende a ser usado de forma abusiva por alcoolistas, usuários de drogas ou indivíduos com transtorno grave da personalidade.

usar a menor dose eficaz e realizar monitoramento constante dos pacientes.

● **INSUFICIÊNCIA RENAL:** Utilizar o oxazepam com cautela em pacientes com insuficiência renal, já que esse medicamento apresenta excreção renal.

● **INSUFICIÊNCIA HEPÁTICA:** Utilizar o oxazepam com cautela em pacientes com insuficiência hepática. Entre os BZDs, o oxazepam é o medicamento de escolha para utilização em pacientes com doenças hepáticas em razão de sua meia-vida curta e metabólitos inativos.

● **COMO MANEJAR EFEITOS ADVERSOS:** Os efeitos colaterais do oxazepam tendem a ser imediatos e melhorar com o tempo. Dessa forma, é necessário aguardar e observar se os efeitos irão desaparecer; caso não desapareçam, são recomendadas a redução de dose, a troca por outro medicamento semelhante ou de liberação lenta e a utilização de doses mais altas para a noite (horário de dormir).

Toxicidade

ORAL EM HUMANOS: Não há dados específicos sobre superdosagem de oxazepam em humanos. A dose letal de oxazepam é de 8.000 mg/kg em ratos e 1.550 mg/kg em camundongos.

TOXICIDADE AGUDA: Em caso de dosagem excessiva de oxazepam, é essencial implementar medidas de suporte, como hidratação parenteral e permeabilidade das vias aéreas e, se necessário, lavagem gástrica caso a ingestão tenha ocorrido há pouco tempo. Em caso de intoxicação ou efeitos colaterais graves e potencialmente fatais, deve-se usar o flumazenil como antídoto.

Referência

1. Whirl-Carrillo M, Huddart R, Gong L, Sangkuhl K, Thorn CF, Whaley R, et al. An Evidence-based framework for evaluating pharmacogenomics knowledge for personalized medicine. Clin Pharmacol Ther. 2021;110(3):563-72.

Leituras Recomendadas

Deberdt R. Oxazepam in the treatment of anxiety in children and the elderly. Acta Psychiatr Scand Suppl. 1978;(274):104-10.

DrugBank Online. Oxazepam [Internet]. 2005 [capturado em 2 dez. 2024]. Disponível em: https://go.drugbank.com/drugs/DB00842.

Greenblatt DJ. Clinical pharmacokinetics of oxazepam and lorazepam. Clin Pharmacokinet. 1981;6(2):89-105.

Howland RH. Oxazepam for the treatment of substance abuse and depression: is it appropriate? J Psychosoc Nurs Ment Health Serv. 2016;54(5):21-4.

Lehmann W. The effect of oxazepam on sleep in normal human volunteers. Acta Psychiatr Scand Suppl. 1978;(274):33-9.

Serax® (oxazepam)[Internet]. Philadelphia: Wyeth Laboratories; 2000 [capturado em 2 dez. 2024]. Disponível em: https://www.accessdata.fda.gov/drugsatfda_docs/label/2001/15539s52lbl.pdf.

Sonne J. Factors and conditions affecting the glucuronidation of oxazepam. Pharmacol Toxicol. 1993;73 Suppl 1:1-23.

Oxcarbazepina

A oxcarbazepina é um fármaco semelhante à carbamazepina (mas não um metabólito) que age por meio do antagonismo dos canais de sódio voltagem-dependentes, sendo utilizada clinicamente como anticonvulsivante. É também usada como terceira linha de medicamentos para o manejo do transtorno bipolar, seja como tratamento adjuvante ou monoterapia. Após administração oral, é rapidamente absorvida, apresentando pico de concentração plasmática em torno de 4,5 horas. Sua eliminação se dá principalmente por via renal (70%).

Nomes no Brasil:
Oleptal, Oxcarb, Oxcarbazepina, Trileptal.

SUS:
Não disponível na Rename.

● **INDICAÇÕES DE BULA – ANVISA:** Tratamento de adultos e crianças com mais de 1 mês de idade com crises epilépticas parciais (as quais envolvem os subtipos simples, complexos e crises parciais evoluindo para crises com generalização secundária) e crises tônico-clônicas generalizadas. É indicado como antiepiléptico de primeira linha para uso como monoterapia ou terapia adjuvante.

● **INDICAÇÕES DE BULA – FDA:**

○ **Adultos:** Como monoterapia ou terapia adjuvante no tratamento de convulsões de início parcial.

○ **Crianças e adolescentes:** Como monoterapia no tratamento de convulsões de início parcial em crianças de 4 a 16 anos. Como terapia adjuvante no tratamento de crises parciais em crianças de 2 a 16 anos anos.

● **INDICAÇÕES OFF-LABEL:** A oxcarbazepina pode ser utilizada no manejo de crises tônico-clônicas (com ou sem generalização), crises de ausência, transtorno bipolar (monoterapia ou adjuvante), como tratamento adjuvante para esquizofrenia, no tratamento de neuralgia do trigêmeo, dor neuropática diabética, tricotilomania e síndrome das pernas inquietas, no manejo da agressividade e impulsividade e no manejo da dependência do álcool (adjuvante).

● **CONTRAINDICAÇÕES:** A oxcarbazepina não deve ser usada por pessoas que apresentem histórico de alergia a esse medicamento e bloqueio atrioventricular. Deve ser utilizada com cautela em pacientes com comprometimento da função renal e com hipersensibilidade à carbamazepina.

● **TESTES LABORATORIAIS SUGERIDOS OU NECESSÁRIOS:** Deve-se considerar o monitoramento dos níveis de sódio quando se faz uso de oxcarbazepina, pois há risco de ocorrência de hiponatremia, sobretudo nos primeiros 3 meses de utilização desse medicamento.

● **ROTA FARMACOLÓGICA:** Ver Figura 1.

Farmacologia

ABSORÇÃO: Após administração oral, a oxcarbazepina exibe seu pico de concentração plasmática por volta de 4,5 horas (3-13 horas).

VOLUME DE DISTRIBUIÇÃO: 49 L.

LIGAÇÃO PROTEICA: 40% (principalmente albumina).

FIGURA 1 ▶
ROTA FARMACOLÓGICA DA OXCARBAZEPINA.

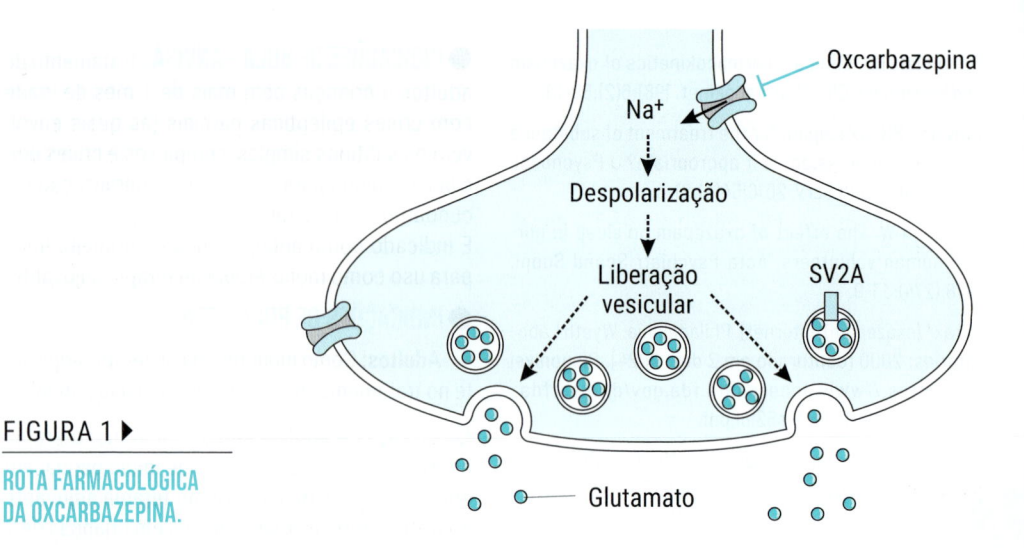

METABOLISMO/FARMACOCINÉTICA: A oxcarbazepina sofre metabolização no fígado, onde ocorre o processo de glicuronidação. Sua metabolização produz metabólitos farmacologicamente ativos (sendo o principal o derivado 10-mono-hidroxi ou MHD ou licarbazepina), uma vez que a oxcarbazepina é um profármaco.

ROTA DE ELIMINAÇÃO: A excreção da oxcarbazepina se dá principalmente pela via renal (70%), sob a forma de metabólitos.

MEIA-VIDA: 2 horas (9 horas para seu principal metabólito ativo, o MHD).

DEPURAÇÃO: 84,9 L/h (2,0 L/h para o metabólito ativo).

FARMACODINÂMICA: A oxcarbazepina atua como depressor do SNC, sendo utilizada, principalmente, como anticonvulsivante, analgésico, etc.

MECANISMO DE AÇÃO: A oxcarbazepina e seu principal metabólito ativo (MHD) se ligam aos canais de sódio voltagem-dependentes quando estes se encontram no modo inativo, prolongando assim o período que os canais permanecem nesse estado. Portanto, dificultam a passagem do potencial de ação e estabilizam as membranas neuronais hiperexcitadas, além de diminuírem a liberação de vesículas contendo o neurotransmissor glutamato na fenda sináptica. Como resultado, há diminuição da transmissão glutamatérgica excitatória, o que possibilita que as crises epilépticas sejam controladas. Também tem afinidade a receptores glutamatérgicos NMDA e gabaérgicos.

Interações Medicamentosas

○ Carbamazepina, fenobarbital, fenitoína e primidona, potentes indutores enzimáticos das enzimas do citocromo P450, podem reduzir as concentrações plasmáticas do metabólito ativo da oxcarbazepina.

○ O verapamil pode reduzir as concentrações plasmáticas do metabólito ativo da oxcarbazepina.

○ A oxcarbazepina pode reduzir as concentrações plasmáticas de contraceptivos hormonais orais e de antagonistas de cálcio di-hidropiridínicos.

○ Em doses acima de 1.200 mg/dia, a oxcarbazepina pode aumentar as concentrações plasmáticas de fenitoína, situação que pode exigir a redução da dose da fenitoína.

AFINIDADE LIGANTE/KI: Não há dados disponíveis para a oxcarbazepina.

Farmacogenética

Acesse https://www.pharmgkb.org/chemical/PA450732 ou utilize o *QR code* ao lado.

ANOTAÇÕES CLÍNICAS

Nível de evidência 1A: Variações diversas do gene *HLA-B*.

Nível de evidência 1B, 2A, 2B: Não há dados para a oxcarbazepina no PharmGKB até a data de publicação deste livro.

Nível de evidência 3: Variantes diversas dos genes *ABCB1*, *HLA-A*, *HLA-B*, *HLA-DRB1*, *SCN2A*, *UGT1A10*, *UGT1A7*, *UGT1A8*, *UGT1A9* e *UGT2B7*.

Nível de evidência 4: Variantes diversas dos genes *ABCC2*, *HLA-B* e *SCN1A*.

⭕ Prática Clínica

● **DOSAGEM:** Para o tratamento de epilepsia e dor neuropática, recomenda-se a utilização da oxcarbazepina em doses que variam de 1.200 a 2.400 mg/dia. Para o manejo do transtorno bipolar, recomendam-se doses entre 900 e 3.000 mg/dia (dose média de 1.200 mg/dia), de acordo com a resposta e tolerância individual de cada paciente. Tais doses devem ser divididas em 2 ou 3 tomadas diárias.

● **TITULAÇÃO:** A dose inicial da oxcarbazepina deve ser de 600 mg/dia, em 2 tomadas, seja como monoterapia ou tratamento adjuvante na epilepsia. Em monoterapia, deve-se aumentar a dose em 300 mg/dia a cada 3 dias, sem exceder a dose máxima de 2.400 mg/dia. No tratamento adjuvante, pode-se aumentar a dose em 600 mg/dia a cada semana, sendo recomendada uma dose de 1.200 mg/dia, sem exceder 2.400 mg/dia.

● **EFEITOS ADVERSOS:** Mais comuns: Gastrointestinais (dor abdominal, náusea, vômito), neurológicos (alteração de marcha, ataxia, cefaleia, nistagmo, sonolência, tontura, tremor), oculares (acomodação visual anormal, diplopia), respiratórios (asma, dispneia, laringismo, pleurisia), outros (fadiga, vertigem). Comuns: Cardiovasculares (dor no peito, edema de membros inferiores e generalizado, fogacho, hipotensão), dermatológicos (acne, alopecia, aumento da sudorese, contusão, púrpura, *rash*), gastrointestinais (boca seca, constipação, diarreia, dispepsia, dor abdominal e de dente, gastrite, hemorragia retal), geniturinários (aumento ou diminuição da frequência miccional, ITU, vaginite), hematológicos (linfadenopatia), hipersensibilidade (alergia), imunológicos (infecção, infecção viral), metabólicos (anorexia, aumento de peso, hiponatremia, sede), musculoesqueléticos (dor nas costas, distensão, entorse, fraqueza muscular), neurológicos (alteração de concentração, de coordenação, de EEG e de paladar, amnésia, ataxia, contração muscular involuntária, dismetria, distúrbio de equilíbrio, de fala e de marcha, hipoestesia, lesão craniana não especificada, piora de convulsão), oculares (distúrbio visual, visão borrada), psiquiátricos (agitação, ansiedade, apatia, confusão, depressão, insônia, labilidade emocional, nervosismo, pensamento anormal), respiratórios (bronquite, epistaxe, faringite, infecção pulmonar, nasofaringite, pneumonia, rinite, sinusite), outros (astenia, dor de ouvido, febre, infecção de ouvido, intolerância a substâncias, mal-estar, queda). Incomuns: Dermatológicos (urticária), hematológicos (leucopenia), hepáticos (aumento de fosfatase alcalina e de transaminases). Muito raros: Cardiovasculares (arritmia, bloqueio atrioventricular, hipertensão), dermatológicos (angiedema, eritema multiforme, necrólise epidérmica tóxica, SSJ), hematológicos (agranulocitose, anemia aplásica, aplasia medular, neutropenia, pancitopenia, trombocitopenia), hepáticos (hepatite), hipersensibilidade (reação anafilática, reação de hipersensibilidade), metabólicos (aumento de amilase e de lipase), musculoesqueléticos (diminuição de densidade óssea, fratura, osteopenia, osteoporose). Pós-comercialização: Dermatológicos (pustulose exantemática aguda generalizada), gastrointestinais (pancreatite).

● **GRAVIDEZ:** Embora se saiba que a oxcarbazepina e seu metabólito atravessam a barreira placentária, não há estudos avaliando sua segurança para uso durante a gestação. Entretanto, considera-se que a carbamazepina tem efeito teratogênico. O uso desse medicamento não é recomendado durante a gravidez e, em caso de necessidade extrema, deve-se utilizar a menor dose eficaz possível, acrescida do uso de ácido fólico e vitamina K. Categoria C da FDA (classificação até 2015).

BIPP TIPS

- A oxcarbazepina pode piorar quadros de glaucoma de ângulo fechado.

- Caso o tratamento com oxcarbazepina provoque sintomas como sonolência e/ou tontura, os pacientes devem ser orientados a evitar a realização de atividades que exijam atenção.

- A retirada da oxcarbazepina deve ser lenta e gradual, visto que pode haver crises convulsivas com a interrupção do medicamento, sobretudo quando feita de forma abrupta.

- Antes do início do tratamento com oxcarbazepina, recomenda-se fortemente a realização de hemograma e contagem de plaquetas, também sendo necessário atenção quanto a sintomas relacionados à depressão medular.

- No início do tratamento com oxcarbazepina, há aumento do risco de hiponatremia, podendo surgir fraqueza e tontura, sintomas estes dose-dependentes. Assim, pode ser necessário realizar dosagem sérica de sódio antes do início e nos primeiros 6 meses do tratamento.

- A oxcarbazepina traz consigo o risco de desenvolvimento de reações dermatológicas graves, como SSJ (principalmente se apresentar HLA B*1502) ou síndrome de Lyell. Em caso de reação cutânea, deve-se interromper o uso do medicamento.

- A oxcarbazepina é um agente potencializador de outros anticonvulsivantes, do lítio e de antipsicóticos para o tratamento do transtorno bipolar. No entanto, sua eficácia no tratamento do transtorno bipolar vêm sendo cada vez mais questionada. Ela pode ser utilizada como tratamento adjuvante para esquizofrenia.

- Em caso de esquecimento de dose, não se deve tomar dose dupla de oxcarbazepina.

- Pelo fato de a oxcarbazepina ser um fármaco bastante sensível a mudanças de temperatura ambiente, não se deve utilizar o medicamento de suspensão oral contido em frascos abertos há mais de 1 semana.

- Não se recomenda o uso simultâneo de oxcarbazepina e IMAOs. Deve-se iniciar o tratamento com IMAOs apenas 14 dias após a interrupção do uso de oxcarbazepina.

- O uso concomitante de oxcarbazepina com outros medicamentos depressores do SNC pode potencializar tais efeitos depressores.

- Os efeitos colaterais decorrentes do uso de oxcarbazepina são menores quando este medicamento é utilizado em monoterapia. Eles tendem a ser dose-dependentes.

- Mulheres que fazem uso de oxcarbazepina devem optar por contraceptivos com maior nível de estrogênio ou métodos contraceptivos de barreira.

- Pacientes que usam ISRS juntamente com oxcarbazepina devem ser monitorados quanto aos níveis de sódio.

- Pode haver ativação de ideação suicida em pacientes que fazem uso de oxcarbazepina.

- A oxcarbazepina é um medicamento com o mesmo mecanismo de ação da carbamazepina, porém com menos efeitos colaterais. Não se trata de um metabólito da carbamazepina.

● **AMAMENTAÇÃO:** A oxcarbazepina é secretada no leite materno, não sendo recomendado seu uso durante a lactação, embora os efeitos desse medicamento em lactentes não tenham sido avaliados.

● **CRIANÇAS E ADOLESCENTES:** A oxcarbazepina é utilizada em crianças e adolescentes como anticonvulsivante, seja como monoterapia ou terapia adjuvante. Crianças entre 2 e 4 anos devem utilizar doses de 8 a 10 mg/kg/dia (dose máxima de 600 mg/dia), em 2 tomadas diárias. Caso a criança tenha menos de 20 kg, o tratamento deve ser iniciado com doses entre 16 e 20 mg/kg/dia (dose máxima de 60 mg/kg/dia). Para crianças entre 4 e 16 anos, a dose inicial deve ser de 8 a 10 mg/kg/dia, com doses de manutenção proporcionais ao seu peso (20-29 kg: 900 mg/dia; 29,1-39 kg: 1.200 mg/dia; mais de 39 kg: 1.800 mg/dia). O uso desse medicamento em crianças deve ser constantemente monitorado, uma vez que há risco aumentado de hiponatremia e hipocloremia em pacientes nessa faixa etária.

● **IDOSOS:** Em idosos com comprometimento renal, devem-se utilizar doses reduzidas de oxcarbazepina. Essa faixa etária é mais suscetível a efeitos adversos e tende a tolerar melhor doses mais baixas.

● **INSUFICIÊNCIA RENAL:** Em pacientes com insuficiência renal, recomenda-se uma dose inicial reduzida pela metade e, possivelmente, uma titulação mais lenta. Caso haja depuração de creatinina < 30 mL/min, a meia-vida do metabólito é aumentada para 19 horas.

● **INSUFICIÊNCIA HEPÁTICA:** Não é necessário o ajuste de dose em caso de insuficiência hepática leve ou moderada; já em casos de insuficiência hepática grave, a oxcarbazepina deve ser usada com cautela.

● **COMO MANEJAR EFEITOS ADVERSOS:** É necessário aguardar e observar se os efeitos da oxcarbazepina irão desaparecer; caso não desapareçam, deve-se optar por outro agente da mesma classe.

Toxicidade

ORAL EM HUMANOS: 73 mg/kg em crianças. A dose letal de oxcarbazepina é de 1.240 mg/kg em mamíferos.

TOXICIDADE AGUDA: Os sintomas de intoxicação mais comuns são agitação, agressividade, ataxia, aumento de intervalo QT, cefaleia, coma, convulsão, discinesia, diminuição da consciência, diplopia, estado confusional, hipercinesia, hiponatremia, náusea, nistagmo, sonolência, tontura e vômito.

Leituras Recomendadas

Bang L, Goa K. Oxcarbazepine: a review of its use in children with epilepsy. Paediatr Drugs. 2003;5(8):557-73.

Bresnahan R, Atim-Oluk M, Marson AG. Oxcarbazepine add-on for drug-resistant focal epilepsy. Cochrane Database Syst Rev. 2020;3(3):CD012433.

Drugs.com. Oxcarbazepine side effects [Internet]. 2024 [capturado em 2 dez. 2024]. Disponível em: https://www.drugs.com/sfx/oxcarbazepine-side-effects.html#professional.

Glauser TA. Oxcarbazepine in the treatment of epilepsy. Pharmacotherapy. 2001;21(8):904-19.

Khalid K, Kwak BS, Leo RJ. Oxcarbazepine-induced Stevens-Johnson syndrome. Prim Care Companion CNS Disord. 2018;20(6):18l02304.

Popova E, Leighton C, Bernabarre A, Bernardo M, Vieta E. Oxcarbazepine in the treatment of bipolar and schizoaffective disorders. Expert Rev Neurother. 2007;7(6):617-26.

Ramakrishnan L, Desaer C. Carbamazepine inhibits distinct chemoconvulsant-induced seizure-like activity in dugesia tigrina. Pharmacol Biochem Behav. 2011;99(4):665-70.

Trileptal® (oxcarbazepine) [Internet]. Basel: Novartis; 2017 [capturado em 2 dez. 2024]. Disponível em: https://www.accessdata.fda.gov/drugsatfda_docs/label/2017/021014s036lbl.pdf.

Zhou M, Chen N, He L, Yang M, Zhu C, Wu F. Oxcarbazepine for neuropathic pain. Cochrane Database Syst Rev. 2017;12(12):CD007963.

Oxibato de sódio

O oxibato de sódio é um fármaco da classe dos agonistas gabaérgicos, sendo um agonista parcial dos receptores GABA-B. Embora seu mecanismo de ação não seja completamente conhecido, acredita-se que, por ser um composto semelhante a um dos metabólitos do neurotransmissor GABA, ele exerça sua ação sobre os receptores gabaérgicos, aumentando a transmissão. É utilizado no tratamento da cataplexia e sonolência excessiva devido à narcolepsia. Ficou mais conhecido como um dos compostos do "boa noite, Cinderela". É biotransformado em dióxido de carbono e eliminado pela expiração.

Nomes no Brasil:
Não disponível no Brasil (EUA: Xyrem).

SUS:
Não disponível na Rename.

- **INDICAÇÕES DE BULA – ANVISA:** Não possui aprovação da Anvisa até o momento.

- **INDICAÇÕES DE BULA – FDA:** Tratamento de cataplexia ou sonolência diurna excessiva em pacientes (> 7 anos) com narcolepsia.

- **INDICAÇÕES *OFF-LABEL*:** O oxibato de sódio pode ser utilizado para o tratamento de dependência de álcool, dor neuropática, fibromialgia e síndrome de Kleine-Levin.

- **CONTRAINDICAÇÕES:** O oxibato de sódio não é indicado para pacientes com deficiência de semialdeído succínico desidrogenase. Também não deve ser utilizado em associação com álcool, hipnóticos e sedativos.

- **TESTES LABORATORIAIS SUGERIDOS OU NECESSÁRIOS:** Não são requeridos exames laboratoriais.

- **ROTA FARMACOLÓGICA:** Ver Figura 1.

Farmacologia

ABSORÇÃO: Após administração oral, o oxibato de sódio atinge seu pico de concentração plasmática entre 30 minutos e 1,25 hora. Sua biodisponibilidade é de 88%.

VOLUME DE DISTRIBUIÇÃO: 52,7 L.

LIGAÇÃO PROTEICA: < 1%.

METABOLISMO/FARMACOCINÉTICA: O oxibato de sódio sofre metabolização hepática, sendo transformado em dióxido de carbono e água pelo ciclo de Krebs e β-oxidação.

ROTA DE ELIMINAÇÃO: Uma pequena proporção (< 5%) do oxibato de sódio é eliminada pelas fezes e urina, na forma inalterada. Sua eliminação se dá pela expiração, após ter sido convertido em dióxido de carbono pelo ciclo de Krebs.

MEIA-VIDA: 30 minutos a 1 hora.

DEPURAÇÃO: 895 a 1.361 mL/min.

FARMACODINÂMICA: O oxibato de sódio é um depressor do SNC, sendo usado, a princípio, como anestésico adjuvante em pequenos procedimentos cirúrgicos. Atualmente é utilizado como anestésico e analgésico, bem como no tratamento da narcolepsia e no tratamento e manutenção da abstinência alcoólica.

MECANISMO DE AÇÃO: O oxibato de sódio é um sal que se assemelha ao GHB, um metabólito do neurotransmissor GABA. Portanto, ele se liga aos receptores GABA-B, resultando em efeitos semelhantes aos da ativação do sistema gabaérgico. Embora não se tenha conhecimento exato sobre os mecanismos pelos quais esse composto é capaz de tratar cataplexia e sonolência excessiva, acredita-se que seja pela sua ligação aos receptores GABA-B que participam da regulação da transmissão noradrenérgica e dopaminérgica em neurônios talamocorticais.

Interações Medicamentosas

- Quando o oxibato de sódio é usado concomitantemente com outros depressores do SNC, pode haver aumento dos efeitos sedativos.

FIGURA 1 ▶

ROTA FARMACOLÓGICA DO OXIBATO DE SÓDIO.

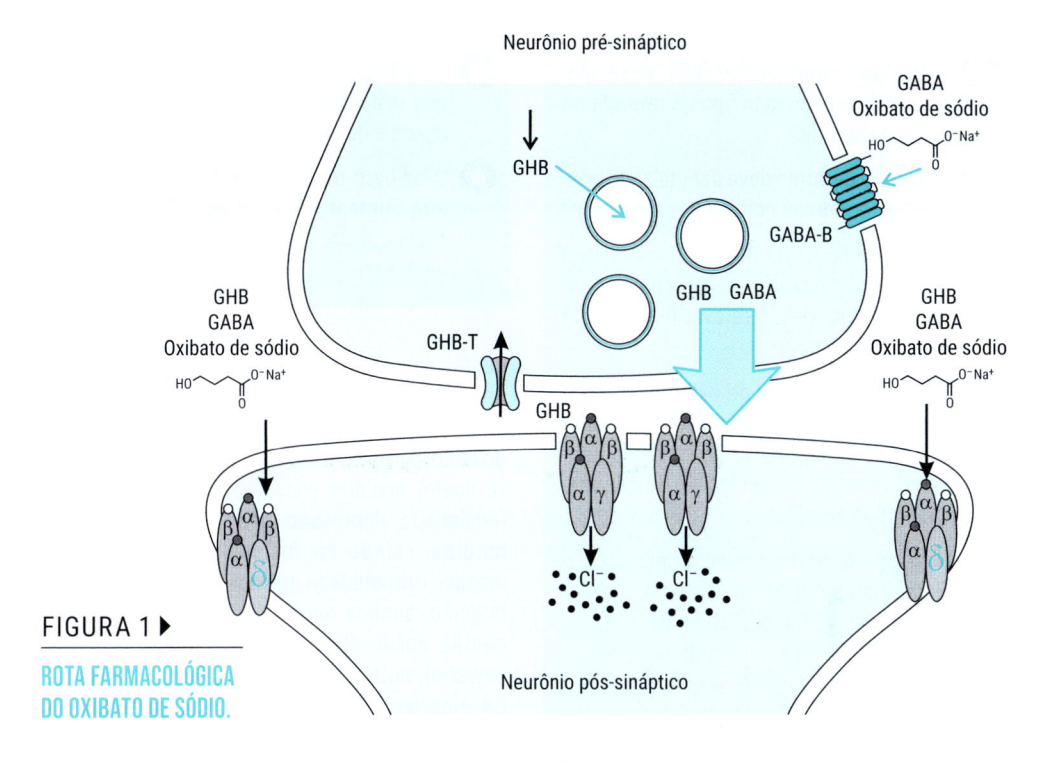

○ O uso concomitante de divalproato de sódio pode aumentar a concentração de oxibato de sódio em 25%.

AFINIDADE LIGANTE/KI:

LOCAL	KI
Ki (GABA-A)	140 nM
Ki (GABA-B)	79-126 µM

○ Farmacogenética

Acesse https://www.pharmgkb.org/chemical/PA166236501 ou utilize o *QR code* ao lado.

ANOTAÇÕES CLÍNICAS

Nível de evidência 1A, 1B, 2A, 2B, 3: Não há dados para o oxibato de sódio no PharmGKB até a data de publicação deste livro.

Nível de evidência 4: Acesse o *site* para mais informações.

○ Prática Clínica

● **DOSAGEM:** Recomenda-se a utilização do oxibato de sódio em doses entre 4,5 e 9 g/dia, no período da noite. No manejo dos sintomas da síndrome de retirada do álcool e para evitar a recaída do uso, recomendam-se doses de 50 a 100 mg/kg, divididas em 3 a 6 tomadas diárias.

● **TITULAÇÃO:** É recomendado que se inicie o tratamento com duas doses de 2,25 g/dia, com intervalo de 2,5 a 4 horas entre essas doses. Após avaliação da resposta clínica, se necessário, pode-se aumentar a dose em 1,5 g/dia, a cada 1 ou 2 semanas. Não se deve exceder a dose máxima de 9 g/dia.

● **EFEITOS ADVERSOS:** Mais comuns: Gastrointestinais (náusea, vômito), metabólicos (perda de peso), neurológicos (cefaleia, tontura), psiquiátricos (enurese). Comuns: Cardiovasculares (aumento de pressão arterial, edema periférico, hipertensão, palpitação), dermatológicos (hiperidrose, *rash*), gastrointestinais (boca seca, constipação, dor abdominal), geniturinários (incontinência urinária), metabólicos (anorexia, perda de apetite), musculoesqueléticos (artralgia, dor nas

BIPP TIPS

- Alguns pacientes podem desenvolver síndrome de abstinência após a retirada do oxibato de sódio.
- O oxibato de sódio deve ser utilizado apenas no período da noite, antes de dormir.
- O oxibato de sódio deve ser usado com cautela por obesos, com comprometimento respiratório relevante e apneia obstrutiva do sono.
- O uso concomitante de oxibato de sódio com bebida alcoólica ou outros sedativos pode resultar em hipotensão e redução do nível de consciência e da frequência respiratória.
- O oxibato de sódio não deve ser administrado juntamente com alimentos gordurosos, pois sua absorção pode ser comprometida. Deve ser ingerido pelo menos 2 horas após uma refeição.
- O oxibato de sódio não deve ser utilizado por pacientes com deficiência de semialdeído succínico desidrogenase.
- O oxibato de sódio pode comprometer a capacidade de conduzir veículos e operar máquinas, uma vez que reduz os níveis de alerta, atenção e concentração. Deve-se evitar a realização de tais atividades no período de 6 horas após ingestão desse medicamento.
- O oxibato de sódio aumenta os níveis do hormônio do crescimento. Ele pode ser utilizado de forma abusiva por atletas (*doping*).
- Por se tratar de um composto rico em sódio, pacientes hipertensos, com insuficiência cardíaca e renal devem ser orientados sobre a redução do consumo de sódio nas refeições.
- O oxibato de sódio pode ser utilizado como droga recreativa e de abuso, fazendo parte do coquetel conhecido como "boa noite, Cinderela". Deve ser usado com cautela em pacientes com histórico de abuso de substâncias.
- O oxibato de sódio pode ser um medicamento adjuvante no tratamento da narcolepsia e fibromialgia.
- O oxibato de sódio é um medicamento que aumenta o sono de ondas lentas, melhorando a qualidade de sono do paciente.

costas e nas extremidades, espasmo muscular), neurológicos (alteração de atenção e de equilíbrio, cataplexia, disgeusia, hipoestesia, paralisia do sono, parestesia, sedação, sonolência, tremor, vertigem), oculares (visão borrada), psiquiátricos (ansiedade, depressão, desorientação, enurese noturna, estado confusional, ideação suicida, insônia, irritabilidade, pesadelo, psicose, sonambulismo, sonhos anormais), respiratórios (congestão nasal, dispneia, nasofaringite, roncos, sinusite), outros (astenia, dor, fadiga, sensação de embriaguez). Incomuns: Gastrointestinais (incontinência fecal), hipersensibilidade (reação de hipersensibilidade), neurológicos (amnésia, mioclonia, síndrome das pernas inquietas), psiquiátricos (agitação, alucinação, insônia inicial, paranoia, pensamento anormal, psicose, tentativa de suicídio). Muito raros: Neurológicos (alteração de memória). Pós-comercialização: Metabólicos (aumento de apetite, desidratação, retenção de líquidos), psiquiátricos (alteração de humor, comportamento anormal), outros (ressaca).

● **GRAVIDEZ:** O oxibato de sódio não é recomendado durante a gestação, pois não há estudos em humanos mostrando sua segurança. Na anestesia obstétrica, usando formulação injetável, recém-nascidos tinham diminuição de Apgar. Em estudos realizados em modelos animais, não foram observados efeitos adversos do uso desse medicamento durante a gestação.[1] Categoria B da FDA (classificação até 2015).

● **AMAMENTAÇÃO:** O oxibato de sódio não é recomendado durante a lactação, apesar de não haver estudos mostrando se há passagem ou não da substância pelo leite materno.

● **CRIANÇAS E ADOLESCENTES:** O oxibato de sódio se mostrou eficaz e tolerável em um estudo com crianças e adolescentes entre 7 e 16 anos que sofriam com narcolepsia.

● **IDOSOS:** Não há estudos de segurança sobre o uso de oxibato de sódio em idosos. Se utilizado nessa faixa etária, é recomendado que se faça monitoramento constante desses pacientes.

● **INSUFICIÊNCIA RENAL:** Uma vez que o oxibato de sódio não é excretado pela via renal, não é necessário ajuste de dose para pacientes com doenças renais.

● **INSUFICIÊNCIA HEPÁTICA:** O oxibato de sódio deve ser usado com cautela nessa população, já que sofre metabolização hepática. Recomendam-se doses reduzidas pela metade e monitoramento desses pacientes.

● **COMO MANEJAR EFEITOS ADVERSOS:** É necessário aguardar e observar se os efeitos do oxibato de sódio irão desaparecer; caso não desapareçam, é recomendada a redução da dose do medicamento. Se persistirem, deve-se descontinuar seu uso ou de medicamentos concomitantes que possam contribuir para os efeitos colaterais.

Toxicidade

ORAL EM HUMANOS: Não há dados específicos sobre superdosagem de oxibato de sódio em humanos. A dose letal é de 9.690 mg/kg em ratos.

TOXICIDADE AGUDA: Pacientes com intoxicação por oxibato de sódio podem manifestar níveis diversos de alteração de consciência, apresentando-se desde agitados, atáxicos e confusos até comatosos. Podem ainda exibir sintomas como bradicardia, cefaleia, convulsão tônico-clônica, descoordenação motora, diaforese, hipotermia, hipotonia muscular, visão borrada e vômito.

Referência

1. Dominguez A, Gallego LS, Patel P, Parmar M. Sodium oxybate. In: StatPearls [Internet]. Treasure Island: StatPearls; 2024 [capturado em 2 dez. 2024]. Disponível em: https://www.ncbi.nlm.nih.gov/books/NBK562283/.

Leituras Recomendadas

Bay T, Eghorn LF, Klein AB, Wellendorph P. GHB receptor targets in the CNS: focus on high-affinity binding sites. Biochem Pharmacol. 2014;87(2):220-8.

Bernasconi R, Mathivet P, Bischoff S, Marescaux C. Gamma-hydroxybutyric acid: an endogenous neuromodulator with abuse potential? Trends Pharmacol Sci. 1999;20(4):135-41.

Brenneisen R, Elsohly MA, Murphy TP, Passarelli J, Russmann S, Salamone SJ, et al. Pharmacokinetics and excretion of gamma-hydroxybutyrate (GHB) in healthy subjects. J Anal Toxicol. 2004;28(8):625-30.

Busardò FP, Jones AW. GHB pharmacology and toxicology: acute intoxication, concentrations in blood and urine in forensic cases and treatment of the withdrawal syndrome. Curr Neuropharmacol. 2015;13(1):47-70.

Caputo F, Vignoli T, Tarli C, Domenicali M, Zoli G, Bernardi M, et al. A brief up-date of the use of sodium oxybate for the treatment of alcohol use disorder. Int J Environ Res Public Health. 2016;13(3):290.

Pardi D, Black J. Gamma-hydroxybutyrate/sodium oxybate: neurobiology, and impact on sleep and wakefulness. CNS Drugs. 2006;20(12):993-1018.

Staud R. Sodium oxybate for the treatment of fibromyalgia. Expert Opin Pharmacother. 2011;12(11):1789-98.

Thornton P. Sodium oxybate side effects [Internet]. Drugs.com; 2023 [capturado em 2 dez. 2024]. Disponível em: https://www.drugs.com/sfx/sodium-oxybate-side-effects.html#professional.

van den Brink W, Addolorato G, Aubin HJ, Benyamina A, Caputo F, Dematteis M, et al. Efficacy and safety of sodium oxybate in alcohol-dependent patients with a very high drinking risk level. Addict Biol. 2018;23(4):969-86.

Xyrem® (sodium oxybate) [Internet]. Palo Alto: Jazz Pharmaceuticals; 2018 [capturado em 2 dez. 2024]. Disponível em: https://www.accessdata.fda.gov/drugsatfda_docs/label/2018/021196s030lbl.pdf.

P

- Paliperidona 610
- Paroxetina 618
- Perfenazina 626
- Periciazina 631
- Perospirona 636
- Pimavanserina 639
- Pimozida 643
- Pindolol 647
- Pipotiazina 651
- Pitolisanto 655
- Pramipexol 659
- Prazosina 662
- Pregabalina 666
- Prometazina 671
- Propranolol 674
- Protriptilina 682

● Paliperidona

A paliperidona é o principal metabólito ativo da risperidona, tendo sido aprovada pela FDA para o tratamento da esquizofrenia em 2006. Além de ser usada para o tratamento da esquizofrenia em adultos, possui aprovação para uso em crianças e adolescentes de 12 a 17 anos de idade e também é uma alternativa para o tratamento do transtorno esquizoafetivo. A paliperidona está disponível em comprimidos de liberação prolongada para administração oral e em formulação injetável com liberação prolongada de 1 mês ou 3 meses para administração IM. Sua absorção atinge picos plasmáticos em 24 horas, 13 dias ou 30 dias, dependendo da formulação prescrita, e sua eliminação ocorre majoritariamente por via renal.

Nomes no Brasil:
Invega, Invega Sustenna, Invega Trinza.

SUS:
Não disponível na Rename.

● **INDICAÇÕES DE BULA – ANVISA:** Tratamento da esquizofrenia em adultos, incluindo tratamento agudo e prevenção de recorrência. Tratamento do transtorno esquizoafetivo em monoterapia ou em combinação com antidepressivos e/ou estabilizadores do humor. Tratamento da esquizofrenia em adolescentes de 12 a 17 anos de idade.

● **INDICAÇÕES DE BULA – FDA:** Tratamento da esquizofrenia em adultos. Tratamento do transtorno esquizoafetivo em adultos como monoterapia e como adjuvante de estabilizadores do humor ou de antidepressivos.

● **INDICAÇÕES *OFF-LABEL*:** A paliperidona pode ser usada para outros transtornos psicóticos, transtorno bipolar, transtorno da personalidade *borderline*, sintomas de irritabilidade no TEA, associada a ISRS no TOC ou transtornos associados ao controle de impulsos.

● **CONTRAINDICAÇÕES:** A paliperidona é contraindicada em pacientes com hipersensibilidade conhecida a qualquer componente de sua fórmula farmacêutica ou à risperidona.

● **TESTES LABORATORIAIS SUGERIDOS OU NECESSÁRIOS:** Há relatos de ganho de peso, hiperglicemia, diabetes melito e exacerbação de diabetes preexistente com o uso de paliperidona. Portanto, é sugerido acompanhar o peso e o IMC. Deve-se considerar a troca por outro antipsicótico atípico para pacientes que adquirem sobrepeso ou tornam-se obesos, pré-diabéticos, diabéticos, hipertensos ou dislipidêmicos enquanto recebem a paliperidona. É importante estar vigilante para cetoacidose diabética, mesmo que o paciente não seja diabético. Para pacientes com baixa contagem de leucócitos ou história de leucopenia/neutropenia induzida por substância, é recomendada a realização de hemograma no início do tratamento com a paliperidona, a qual deve ser imediatamente descontinuada em caso de diminuição leucocitária. Também foram observados aumentos na prolactina sérica em pacientes de ambos os sexos que fizeram uso de paliperidona. Os aumentos máximos da concentração de prolactina sérica foram observados por volta do 15º dia de tratamento, mas os níveis permaneceram elevados até o final do estudo. Portanto, é recomendado o acompanhamento laboratorial dos níveis de prolactina em pacientes tratados com paliperidona.

● **ROTA FARMACOLÓGICA:** Ver Figura 1.

○ Farmacologia

ABSORÇÃO: Após administração oral, a paliperidona atinge um pico de concentração em 24 horas, com biodisponibilidade oral de 28%. Sua absorção é reduzida se tomada em jejum; portanto, recomenda-se administrá-la com alimentos. A formulação farmacêutica de palmitato de paliperidona a ser injetada por via IM é completamente absorvida, atingindo o pico máximo de concentração plasmática 13 dias após a injeção para a formulação de 1 mês e 30 dias para a formulação de 3 meses de intervalo entre as injeções.

FIGURA 1 ▶

ROTA FARMACOLÓGICA DA PALIPERIDONA.

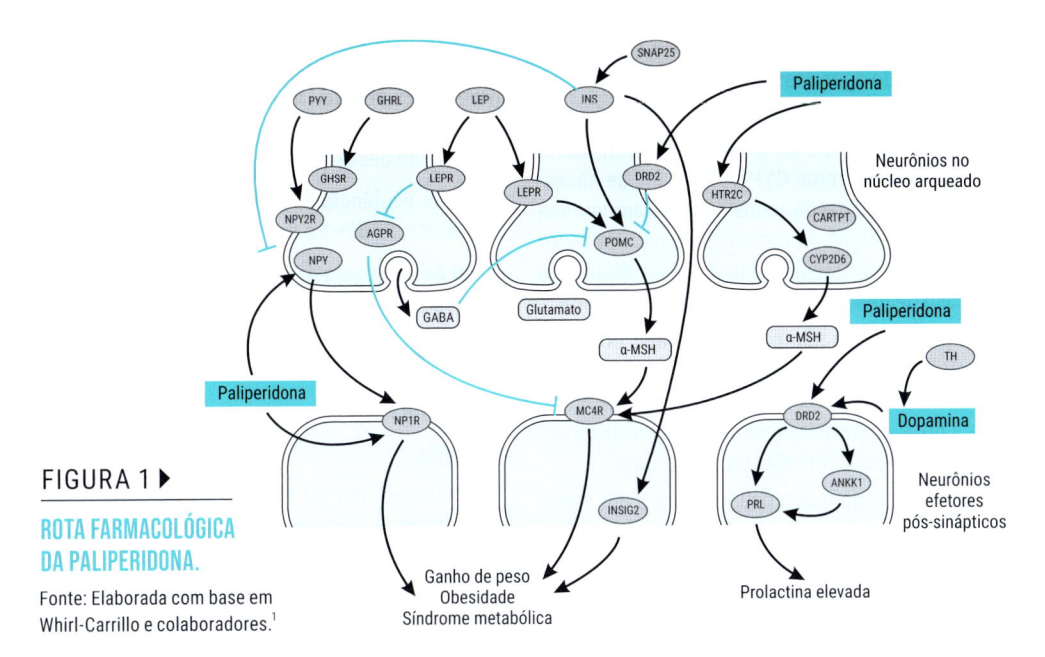

Fonte: Elaborada com base em Whirl-Carrillo e colaboradores.[1]

VOLUME DE DISTRIBUIÇÃO: 487 L para formulação oral, 391 L para formulação injetável de 1 mês e 1.960 L para formulação injetável de 3 meses.

LIGAÇÃO PROTEICA: 74% de ligação às proteínas plasmáticas, principalmente $α_1$-glicoproteína ácida e albumina.

METABOLISMO/FARMACOCINÉTICA: Embora os estudos in vitro tenham sugerido um papel da CYP2D6 e da CYP3A4 no metabolismo da paliperidona, in vivo sua função é limitada.[2] A despeito de serem responsáveis por menos que 10% da dose, quatro vias metabólicas primárias foram identificadas in vivo: desalquilação, hidroxilação, desidrogenação e cisão de benzisoxazol. Portanto, a paliperidona parece não sofrer metabolismo extenso e uma parte significativa do seu metabolismo ocorre nos rins. Além disso, não parece haver diferença na farmacocinética da paliperidona entre metabolizadores rápidos e lentos de substratos da CYP2D6.

ROTA DE ELIMINAÇÃO: Aproximadamente 80% da paliperidona são excretados na urina (59% excretados de forma inalterada) e 11% são excretados nas fezes.

MEIA-VIDA: 23 horas para formulação oral, 25 a 49 dias para formulação injetável de 1 mês, 84 a 95 dias após administração no deltoide e 118 a 139 dias após administração no glúteo para a formulação injetável de 3 meses.

DEPURAÇÃO: 3,84 L/h.

FARMACODINÂMICA: A paliperidona é predominantemente um antagonista de receptores de dopamina D_2 e de receptores de serotonina $5-HT_{2A}$. Também possui propriedades como antagonista de receptores adrenérgicos $α_1/α_2$ e de histamina H_1. A paliperidona tem afinidade para receptores colinérgicos muscarínicos ou adrenérgicos $β_1/β_2$ muito baixa. Além disso, não há diferença na atividade farmacológica dos enantiômeros (+)- e (−)- da paliperidona.

MECANISMO DE AÇÃO: O mecanismo de ação da paliperidona não está completamente elucidado. Acredita-se que a atividade terapêutica desse fármaco seja mediada pela combinação do antagonismo em receptores $5-HT_{2A}$ e D_2, levando ao equilíbrio do tônus dopaminérgico observado em pacientes com esquizofrenia. A afinidade por outros receptores como os adrenérgicos e histaminérgicos ou mesmo pelo receptor de serotonina $5-HT_7$ poderia explicar alguns dos outros efeitos da paliperidona (efeitos terapêuticos ou colaterais).

● Interações
● Medicamentosas

○ Não é recomendada a associação de paliperidona com fármacos que potencialmente prolongam o intervalo QT.

- A paliperidona pode antagonizar o efeito da levodopa e de agonistas dopaminérgicos.

- Há uma interação, ainda que pouco potente, da carbamazepina com a paliperidona devido à indução do citocromo CYP3A4. Assim, se necessário, a dose da paliperidona deve ser aumentada após a introdução da carbamazepina. Por outro lado, a dose da paliperidona deve ser diminuída em caso de descontinuação da carbamazepina.

- A paliperidona não parece interagir com o lítio, mas o valproato aumenta a concentração de paliperidona em aproximadamente 50%, de modo que a dose de paliperidona deve ser reduzida em caso de uso concomitante com valproato.

- Considerando que a paliperidona é um metabólito ativo da risperidona, não é recomendado o uso de risperidona em combinação com paliperidona, pois tal combinação pode conduzir a uma exposição aumentada de paliperidona.

- O uso de paliperidona com psicoestimulantes, como o metilfenidato, por exemplo, pode levar ao aparecimento de sintomas extrapiramidais.

AFINIDADE LIGANTE/KI:

LOCAL	KI (NM)
Ki ($5\text{-}HT_{1A}$)	617
Ki ($5\text{-}HT_{2A}$)	1,1
Ki ($5\text{-}HT_{2C}$)	48
Ki ($5\text{-}HT_{7}$)	2,7
Ki (α_{1A})	2,5
Ki (α_{2A})	3,9
Ki (α_{2C})	2,7
D_1	41
D_2	1.6
D_3	3.5
D_4	54
D_5	29
H_1	19
H_2	121
mACh	>10,000

⊙ Farmacogenética

Acesse https://www.pharmgkb.org/chemical/PA163518919 ou utilize o *QR code* ao lado.

ANOTAÇÕES CLÍNICAS

Nível de evidência 1A, 1B, 2A, 2B: Não há dados para a paliperidona no PharmGKB até a data de publicação deste livro.

Nível de evidência 3: Variantes diversas dos genes *MC4R*, *RABEP1* e *SH2B1*.

Nível de evidência 4: Acesse o *site* para mais informações.

⊙ Prática Clínica

● DOSAGEM

VIA ORAL

- Esquizofrenia ou transtorno esquizoafetivo em adultos: A dose recomendada é em média de 6 mg (podendo variar de 3-12 mg), 1x/dia, administrada pela manhã. Para o tratamento de transtorno esquizoafetivo, foi observada uma melhor eficácia com doses mais altas.

- Esquizofrenia em adolescentes (12-17 anos): A dose recomendada é de 3 mg/dia (podendo variar de 6-12 mg), administrada pela manhã.

VIA INTRAMUSCULAR

- Injeção de 1 mês: Para o tratamento de esquizofrenia ou transtorno esquizoafetivo em adultos, a dose de manutenção mensal recomendada é de 75 mg, mas alguns pacientes podem se adaptar a doses mais baixas ou mais altas em um intervalo de 50 a 150 mg.

- Injeção de 3 meses: Para o tratamento de esquizofrenia ou transtorno esquizoafetivo em adultos, deve ser utilizada somente quando o tratamento com a injeção de 1 mês estiver estabelecido por pelo menos 4 meses. Assim, deve-se determinar a dose de acordo com a Tabela 1.

● TITULAÇÃO

VIA ORAL: Não é necessária titulação inicial para o uso de paliperidona; no entanto, para o ajuste de dose, os incrementos devem ser de 3 mg/dia e feitos em intervalos maiores que 5 dias.

VIA INTRAMUSCULAR:

- Injeção de 1 mês: Para pacientes que vão iniciar o tratamento com paliperidona por via IM, é recomendado que primeiramente se estabeleça a tolerabilidade com paliperidona ou risperidona oral. A dose inicial para o tratamento de esquizo-

TABELA 1 ▶ DETERMINAÇÃO DA DOSE DE PALIPERIDONA PARA INJEÇÃO DE 3 MESES A PARTIR DA INJEÇÃO MENSAL

SE A ÚLTIMA INJEÇÃO MENSAL DO PALMITATO DE PALIPERIDONA FOR:	INICIAR A INJEÇÃO DE 3 MESES COM A DOSE DE:
50 mg	175 mg
75 mg	263 mg
100 mg	350 mg
150 mg	525 mg

frenia por via IM é de 150 mg no dia 1 de tratamento e 100 mg 1 semana após, administrados no músculo deltoide. Após a segunda dose, as outras doses mensais podem ser administradas no músculo deltoide ou no glúteo. As doses relacionadas entre a administração oral ou injetável são mostradas na Tabela 2.

Para trocar o tratamento com injeção de risperidona para injeção de palmitato de paliperidona, as doses a serem relacionadas estão apresentadas na Tabela 3.

Por fim, para evitar uma dose mensal não administrada, os pacientes podem receber a injeção até 7 dias antes ou depois do período mensal.

○ Injeção de 3 meses: iniciar o palmitato de paliperidona na formulação para injeção trimestral no momento em que a próxima injeção da formulação de 1 mês estiver programada, com uma dose baseada na injeção mensal anterior. Após administração da injeção trimestral, é preciso esperar 3 meses e, se necessário, o ajuste na dose pode ser realizado de maneira trimestral.

● **EFEITOS ADVERSOS (DA FORMULAÇÃO INJETÁVEL):** Mais comuns: Locais (reação no local de injeção), neurológicos (acatisia, cefaleia, distúrbio extrapiramidal, parkinsonismo), psiquiátricos (agitação, insônia). Comuns: Cardiovasculares (aumento de frequência cardíaca, bradicardia,

TABELA 2 ▶ RELAÇÃO DE EQUIVALÊNCIA ENTRE AS DOSES DE PALIPERIDONA ORAL E INJETÁVEL

	DOSES PRÉVIAS DE COMPRIMIDOS DE LIBERAÇÃO PROLONGADA DE PALIPERIDONA	INJEÇÃO DE PALMITATO DE PALIPERIDONA
	UMA VEZ AO DIA	UMA VEZ A CADA 4 SEMANAS
Dose	3 mg	50 mg eq.
	6 mg	75 mg eq.
	9 mg	100 mg eq.
	12 mg	150 mg eq.

TABELA 3 ▶ TROCA DE TRATAMENTO DE RISPERIDONA PARA PALMITATO DE PALIPERIDONA

DOSE ANTERIOR DE INJEÇÃO DE RISPERIDONA	INJEÇÃO DE INICIAÇÃO DE PALMITATO DE PALIPERIDONA
25 mg a cada 2 semanas	50 mg eq. mensalmente
37,5 mg a cada 2 semanas	75 mg eq. mensalmente
50 mg a cada 2 semanas	100 mg eq. mensalmente

hipertensão, prolongamento do intervalo QT, taquicardia), dermatológicos (laceração), gastrointestinais (boca seca, constipação, diarreia, dificuldade para deglutir, dispepsia, dor abdominal e de dente, DRGE, náusea, vômito), endocrinológicos (hiperprolactinemia), geniturinários (amenorreia, galactorreia, ITU), hepáticos (aumento de TGO/TGP), imunológicos (*influenza*), metabólicos (aumento de colesterol, glicemia, LDL e triglicerídeos, diminuição de apetite, ganho/perda de peso, hiperglicemia), musculoesqueléticos (artralgia, dor musculoesquelética e nas costas), neurológicos (discinesia, distonia, hipercinesia, sedação, sonolência, tremor), oculares (edema ocular), psiquiátricos (alucinação auditiva, ansiedade, depressão, ideação suicida, pesadelo), respiratórios (congestão nasal, dispneia, dor orofaríngea, IVAS, nasofaringite, tosse), outros (astenia, dor, fadiga, febre). Incomuns: Cardiovasculares (alteração de ECG, bloqueio atrioventricular, distúrbio de condução, dor no peito, edema, hipotensão, hipotensão ortostática, palpitação, taquicardia), dermatológicos (abscesso subcutâneo, acne, acrodermatite, alopecia, celulite, eczema, edema de face, endurecimento, eritema, onicomicose, pele seca, prurido, *rash*, urticária), endocrinológicos (ginecomastia), gastrointestinais (disfagia, flatulência, gastrenterite, hipersecreção salivar), geniturinários (atraso de menstruação, corrimento, disfunção erétil e sexual, distúrbio ejaculatório e menstrual, disúria, dor mamária, irregularidade menstrual), hematológicos (anemia, aumento de eosinófilos, diminuição de hematócrito e leucócitos, trombocitopenia), hepáticos (aumento de enzimas hepáticas e GGT), hipersensibilidade (reação de hipersensibilidade), metabólicos (anorexia, aumento de apetite, diabetes melito, hiperinsulinemia, sede), musculoesqueléticos (aumento de CPK, dor cervical, espasmo muscular, fraqueza, rigidez articular e muscular), neurológicos (alteração de marcha, bradicinesia, convulsão, disartria, discinesia tardia, disgeusia, distúrbio da atenção, hipoestesia, letargia, parestesia, salivação, síncope, tontura, vertigem), oculares (conjuntivite, infecção ocular, olho seco, visão borrada), renais (cistite), respiratórios (bronquite, chiado, congestão pulmonar, dor faringolaríngea, epistaxe, infecção pulmonar, pneumonia, sinusite, tonsilite), outros (aumento de temperatura corporal, dor no ouvido, infecção de ouvido, mal-estar, *tinnitus*). Raros: Cardiovasculares (arritmia sinusal, fibrilação atrial, rubor, trombose, tromboembolismo venoso), dermatológicos (caspa, dermatite seborreica, descoloração de pele, erupção, hiperceratose), endocrinológicos (SIADH), gastrointestinais (edema de língua, fecaloma, incontinência fecal, pancreatite, queilite), geniturinários (aumento de mama, galactorreia, retenção urinária), hematológicos (neutropenia), locais (abscesso, celulite, cisto, hematoma), metabólicos (cetoacidose diabética, hipoglicemia, polidipsia), musculoesqueléticos (edema articular, postura anormal, rabdomiólise, rigidez de nuca), neurológicos (AVC, coma diabético, diminuição do nível de consciência, distúrbio de equilíbrio, isquemia cerebral, perda de consciência e de resposta ao estímulo, SNM), oculares (aumento de lacrimejamento, distúrbio de movimento ocular, fotofobia, glaucoma, hiperemia ocular), psiquiátricos (anorgasmia, embotamento afetivo, síndrome de abstinência), renais (presença de glicose em urina), respiratórios (apneia do sono, síndrome congestiva pulmonar), outros (arrepio, diminuição de temperatura corporal, hipotermia). Pós-comercialização: Dermatológicos (hiperidrose, púrpura trombocitopênica), hematológicos (granulocitopenia, leucopenia), hipersensibilidade (anafilaxia, choque anafilático).

● **GRAVIDEZ:** Não existem estudos suficientes avaliando a segurança da paliperidona em mulheres grávidas. Estudos pré-clínicos em doses tóxicas para a mãe demonstraram um pequeno aumento da mortalidade fetal.[3] Doses 20 a 34 vezes maiores que as doses máximas recomendadas para humanos não afetaram a ninhada em estudos em animais. Além disso, é importante considerar que neonatos expostos a medicamentos antipsicóticos durante o terceiro trimestre de gravidez estão sob risco de sintomas extrapiramidais. Há relatos de agitação, hipertonia, tremor, sonolência, dificuldade respiratória e distúrbios de alimentação em neonatos expostos a antipsicóticos. Assim, não é indicado usar a paliperidona durante a gravidez, a não ser que os benefícios para a mãe superem os riscos para o feto e que outras alternativas mais seguras não estejam disponíveis. Categoria C da FDA (classificação até 2015).

● **AMAMENTAÇÃO:** A paliperidona é excretada no leite materno durante a lactação; portanto, deve-se avaliar se a amamentação é considerada essencial, ponderando-se os riscos potenciais.

● **CRIANÇAS E ADOLESCENTES:** A paliperidona não é recomendada em crianças menores de 12 anos de idade, pois sua segurança e eficácia não foram estabelecidas nessa população. No entanto, a exposição de adolescentes à paliperidona foi similar à exposição em adultos, e esse fármaco pode ser usado para tratar esquizofrenia em adolescentes de 12 a 17 anos. A dose inicial recomendada é de 3 mg, 1x/dia (pode-se usar no máximo 6 mg, 1x/dia, se necessário) em adolescentes com menos de 51 kg. Para adolescentes com mais de 51 kg, a dose inicial recomendada é de 3 mg/dia, podendo ser aumentada até um máximo de 12 mg/dia. Por outro lado, o palmitato de paliperidona por via IM ainda não foi testado em crianças e adolescentes, razão pela qual seu uso não é recomendado nessa população.

● **IDOSOS:** Um estudo controlado por placebo envolvendo 81 idosos que usaram paliperidona por até 6 semanas em doses na faixa de 3 a 12 mg, 1x/dia, indicou a segurança desse fármaco nessa população.[4] Ainda assim, não é prudente excluir uma maior sensibilidade dos indivíduos idosos no que se refere a reações adversas. Para idosos com função renal preservada (≥ 80 mL/min), as doses indicadas são as mesmas que para pacientes adultos. Também é importante considerar que há um aumento do risco de mortalidade em pacientes idosos que fazem uso de antipsicóticos, e o uso de paliperidona para o tratamento de psicose associada à demência não foi aprovado.

● **INSUFICIÊNCIA RENAL:** Em indivíduos com insuficiência renal leve (CLCr = 50-79 mL/min), moderada (CLCr = 30-49 mL/min) e grave (CLCr = 10-29 mL/min), a depuração da paliperidona foi reduzida em 32, 64 e 71%, respectivamente. Além disso, a meia-vida de eliminação foi de 24, 40 e 51 horas em pacientes com insuficiência renal leve, moderada e grave, respectivamente. Ou seja, houve um aumento da meia-vida em comparação com os indivíduos saudáveis nos quais a meia-vida de eliminação da paliperidona é de cerca de 23 horas. Assim, é recomendado o ajuste de dose em pacientes com insuficiência renal, de modo que pacientes com insuficiência renal leve que irão fazer tratamento oral recebam a dose inicial de 3 mg, 1x/dia. Essa dose pode ser aumentada para 6 mg dependendo da tolerabilidade e resposta clínica. Já em casos de insuficiência renal moderada a grave, a dose sugerida é de 3 mg/dia. Não é recomendado o uso de paliperidona oral em pacientes com depuração de creatinina menor do que 10 mL/min. Para o tratamento com palmitato de paliperidona por via IM na formulação farmacêutica de 1 mês em pacientes com insuficiência renal leve, é recomendada uma dose inicial de 100 mg no primeiro dia de tratamento e 75 mg 1 semana depois, ambas no músculo deltoide. Após, as injeções podem ser de 50 mg no músculo deltoide ou no glúteo. As doses podem ser aumentadas para até 100 mg dependendo da sua eficácia e da tolerabilidade do paciente. Para o uso de palmitato de paliperidona por via IM na formulação farmacêutica de 3 meses, é recomendado multiplicar a dose IM de formulação de 1 mês em pacientes com insuficiência renal leve por 3,5. Em pacientes com insuficiência renal moderada ou grave, não é recomendado o tratamento com paliperidona por via IM.

● **INSUFICIÊNCIA HEPÁTICA:** A paliperidona não parece ser extensivamente metabolizada pelo fígado. As concentrações plasmáticas de paliperidona livre foram similares entre indivíduos com insuficiência hepática moderada (Child-Pugh: B) e indivíduos saudáveis, mas não existem estudos envolvendo o tratamento com paliperidona em pacientes com insuficiência hepática grave. Dessa forma, não é necessário o ajuste de dose em pacientes com insuficiência hepática leve a moderada.

● **COMO MANEJAR EFEITOS ADVERSOS:** Efeitos colaterais podem surgir durante o uso de paliperidona. Se for um sintoma tolerável, pode-se aguardar e avaliar a evolução do quadro. Se intolerável, é possível ajustar a dosagem, substituí-la por outro fármaco ou usar sintomáticos. Em caso de aparecimento de sinais e sintomas extrapiramidais, pode-se utilizar um anticolinérgico ou esperar e avaliar a progressão ou regressão, com possibilidade de realizar somente ajuste de dose. Se houver ganho de peso, é recomendado o encaminhamento para programas de manejo clínico para IMC, avaliação nutricional e exercícios físicos. Caso contrário, trocar por outro antipsicótico.

BIPP TIPS

- Estudos recentes têm demonstrado a eficácia da paliperidona nos sintomas positivos, negativos e cognitivos da esquizofrenia; além disso, observou-se diminuição em pensamentos suicidas e obsessivo-compulsivos.[5]

- Uma metanálise demonstrou que os antipsicóticos injetáveis de longa duração foram associados com maior adesão à medicação e benefício clínico significativo, como redução de hospitalizações e admissões em emergência, quando comparados com os antipsicóticos orais.[6]

- Um estudo com 116 pacientes com diagnóstico de transtorno da personalidade *borderline* demonstrou que aqueles tratados com antipsicóticos injetáveis de longa duração (incluindo a paliperidona) tiveram uma diminuição do número de visitas à emergência em comparação com o grupo que recebeu tratamento oral com antipsicóticos.[7] Assim, a paliperidona poderia ser uma opção para o tratamento de transtorno da personalidade *borderline*, embora ainda não esteja aprovada pela FDA ou pela Anvisa para tal uso.

- A depuração da paliperidona é menor em mulheres do que em homens. Assim, pode ser necessário o uso de doses mais baixas em mulheres.

- Deve-se ter cautela ao prescrever paliperidona para pacientes com histórico de arritmias cardíacas, síndrome congênita do prolongamento do intervalo QT e uso associado com outros fármacos que podem prolongar o intervalo QT.

- Não é indicado o uso de paliperidona em pacientes com doença de Parkinson ou demência com corpos de Lewy devido ao aumento do risco de desenvolvimento de SNM. Além disso, esses pacientes podem ter um aumento da sensibilidade a medicamentos antipsicóticos, causando a exacerbação de alguns efeitos adversos.

- Em razão de seu potencial para causar sonolência, a paliperidona pode interferir com atividades que requerem alerta, como dirigir e operar máquinas. Assim, é importante orientar os pacientes, principalmente nos primeiros meses de tratamento, sobre o risco de realizar atividades perigosas durante o uso de paliperidona. Além disso, o álcool pode exercer um efeito aditivo, causando maior depressão do SNC.

- Os comprimidos de paliperidona não devem ser mastigados, partidos ou esmagados. Devem ser tomados da mesma maneira todos os dias, de preferência sempre em estado alimentado.

Toxicidade

ORAL EM HUMANOS: Uma revisão sistemática demonstrou diversos casos de intoxicação por paliperidona com doses de até 405 mg em crianças e adultos. Em nenhum dos casos houve morte.[8] Nos casos de intoxicação por paliperidona, foram observados os sintomas de exacerbação dos efeitos colaterais e outros sintomas como distonia aguda, IRA e anormalidades cardiovasculares.

TOXICIDADE AGUDA: Os sinais e sintomas geralmente observados são os resultantes de uma exacerbação dos efeitos farmacológicos e adversos da paliperidona, sendo eles sonolência, sedação, taquicardia, hipotensão, prolongamento do intervalo QT, sintomas extrapiramidais, mas também *torsades de pointes* e fibrilação ventricular. Em relação ao tratamento de superdosagem, deve-se considerar a natureza da liberação prolongada do medicamento. O tratamento sugerido é sintomático e de monitoramento, mantendo-se vigilância respiratória e cardíaca contínua principalmente devido ao risco de prolongamento do intervalo QT. Pode ser necessário o aumento de volemia por meio de fluidos IV para tratar a hipotensão. As taquiarritmias ventriculares ou supraventriculares costumam responder à restauração da temperatura corporal normal e à correção de distúrbios circulatórios ou metabólicos. Pode-se utilizar carvão ativado em combinação com um laxativo. Se houver sintomas extrapiramidais, agentes anticolinérgicos podem ser administrados.

Referências

1. Whirl-Carrillo M, Huddart R, Gong L, Sangkuhl K, Thorn CF, Whaley R, et al. An Evidence-based framework for evaluating pharmacogenomics knowledge for personalized medicine. Clin Pharmacol Ther. 2021;110(3):563-72.

2. Leon J, Wynn G, Sandson NB. The pharmacokinetics of paliperidone versus risperidone. Psychosomatics. 2010;51(1):80-8.

3. Onken M, Mick I, Schaefer C. Paliperidone and pregnancy: an evaluation of the German embryotox database. Arch Womens Ment Health. 2018;21(6):657-62.

4. Tzimos A, Samokhvalov V, Kramer M, Ford L, Gassmann-Mayer C, Lim P, et al. Safety and tolerability of oral paliperidone extended-release tablets in elderly patients with schizophrenia: a double-blind, placebo-controlled study with six-month open-label extension. Am J Geriatr Psychiatry. 2008;16(1):31-43.

5. Hong H, Liu L, Mojtabai R, Stuart EA. Calibrated meta-analysis to estimate the efficacy of mental health treatments in target populations: an application to paliperidone trials for treatment of schizophrenia. BMC Med Res Methodol. 2023;23(1):150.

6. Kishimoto T, Hagi K, Nitta M, Leucht S, Olfson M, Kane JM, et al. Effectiveness of long-acting injectable vs oral antipsychotics in patients with schizophrenia: a meta-analysis of prospective and retrospective cohort studies. Schizophr Bull. 2018;44(3):603-619

7. García-Carmona JA, Simal-Aguado J, Campos-Navarro MP, Valdivia-Muñoz F, Galindo-Tovar A. Off-label use of second-generation antipsychotics in borderline personality disorder: a comparative real-world study among oral and long-acting injectables in Spain. Int Clin Psychopharmacol. 2021;36(4):201-7.

8. Tsay ME, Klein-Schwartz W, Anderson B. Toxicity and clinical outcomes of paliperidone exposures reported to U.S. Poison Centers. Clin Toxicol. 2014;52(3):207-13.

Leituras Recomendadas

De Berardis D, Vellante F, Olivieri L, Rapini G, De Lauretis I, Orsolini L, et al. The effect of paliperidone palmitate long-acting injectable (PPLAI) on "non-core" symptoms of schizophrenia: a retrospective, collaborative, multicenter study in the "real world" everyday clinical practice. Riv Psichiatr. 2021;56(3):143-8.

Drugs.com. Paliperidone side effects [Internet]. 2024 [capturado em 8 dez. 2024]. Disponível em: https://www.drugs.com/sfx/paliperidone-side-effects.html#-professional.

Fernández-Miranda JJ, Díaz-Fernández S, De Berardis D, López-Muñoz F. Paliperidone palmitate every three months (PP3M) 2-year treatment compliance, effectiveness and satisfaction compared with paliperidone palmitate-monthly (PP1M) in people with severe schizophrenia. J Clin Med. 2021;10(7):1408.

Invega® (paliperidone) [Internet]. Titusville: Ortho-McNeil-Janssen Pharmaceuticals; 2010. Disponível em: https://www.accessdata.fda.gov/drugsatfda_docs/label/2010/021999s018lbl.pdf.

Kerbusch-Herben V, Cleton A, Berwaerts J, Vandebosch A, Remmerie B. Effect of carbamazepine on the pharmacokinetics of paliperidone extended-release tablets at steady-state. Clin Pharmacol Drug Dev. 2014;3(5):371-7.

Lin D, Thompson-Leduc P, Ghelerter I, Nguyen H, Lafeuille MH, Benson C, e al. Real-world evidence of the clinical and economic impact of long-acting injectable versus oral antipsychotics among patients with schizophrenia in the United States: a systematic review and meta-analysis. CNS Drugs. 2021;35(5):469-81.

Magnusson MO, Samtani MN, Plan EL, Jonsson EN, Rossenu S, Vermeulen A, et al. Population pharmacokinetics of a novel once-every 3 months intramuscular formulation of paliperidone palmitate in patients with schizophrenia. Clin Pharmacokinet. 2017;56(4):421-33.

Mathews M, Gopal S, Singh A, Nuamah I, Pungor K, Tan W, et al. Comparison of relapse prevention with 3 different paliperidone formulations in patients with schizophrenia continuing versus discontinuing active antipsychotic treatment: a post-hoc analysis of 3 similarly designed randomized studies. Neuropsychiatr Dis Treat. 2020;16:1533-42.

Ojimba C, Oyelakin A, Khandaker T. Accidental overdose of paliperidone palmitate. Case Rep Psychiatry. 2019;2019:7406298.

Segarra R, Recio-Barbero M, Sáenz-Herrero M, Mentxaka O, Cabezas-Garduño J, Eguiluz JI, et al. Oral and palmitate paliperidone long-acting injectable formulations use in schizophrenia spectrum disorders: a retrospective cohort study from the CRUPEP first episode psychosis intervention program. Int J Neuropsychopharmacol. 2021;24(9):694-702.

Toja-Camba FJ, Gesto-Antelo N, Maroñas O, Echarri Arrieta E, Zarra-Ferro I, González-Barcia M, et al. Review of pharmacokinetics and pharmacogenetics in atypical long-acting injectable antipsychotics. Pharmaceutics. 2021;13(7):935.

Yaylacı F, Küçük Ö, Erkuran HÖ. Delayed-onset toxicity in an adolescent case following attempted suicide with an overdose of paliperidone intake. Psychopharmacol Bull. 2019;49(2):46-51.

Paroxetina

A paroxetina é uma molécula derivada da fenilpiperidina. Comparada a outras substâncias com os mesmos propósitos clínicos, ela apresenta o efeito inibidor mais potente de recaptação da serotonina, incluindo a classe dos ISRSs. Seu efeito sobre a recaptação da noradrenalina é relativamente fraco, embora também seja mais potente do que nos outros ISRSs. A seletividade da paroxetina, ou seja, a relação de inibição da recaptação de noradrenalina *versus* serotonina, é a das mais altas entre os ISRSs. Sua absorção atinge picos plasmáticos em cerca de 2 a 8 horas e sua eliminação ocorre majoritariamente por via renal.

Nomes no Brasil:
Aropax, Cebrilin, Depaxan, Moratus, Paxil, Paxtrat, Pondera, Roxetin, Sincro.

SUS:
Não disponível na Rename.

● **INDICAÇÕES DE BULA – ANVISA:** Tratamento do TDM. Prevenção de recaídas e da recorrência dos sintomas depressivos. Tratamento dos sintomas e prevenção de recidiva do TOC. Tratamento dos sintomas e prevenção de recidiva do transtorno de pânico com ou sem agorafobia. Tratamento de fobia social/TAS. Tratamento dos sintomas e prevenção de recidiva do TAG. Tratamento do TEPT.

● **INDICAÇÕES DE BULA – FDA:** Tratamento de adultos com TDM, TOC, transtorno de pânico, TAS, TAG e TEPT.

● **INDICAÇÕES *OFF-LABEL*:** A paroxetina pode ser usada no tratamento de TOC e ansiedade social em crianças e adolescentes, transtorno de ansiedade de separação, distimia, transtorno dismórfico corporal, depressão pós-parto, ejaculação precoce, prurido relacionado a malignidade que não responde ao tratamento-padrão, transtorno disfórico pré-menstrual e sintomas vasomotores.

● **CONTRAINDICAÇÕES:** A paroxetina é contraindicada para pacientes que apresentam hipersensibilidade ao princípio ativo ou a qualquer dos componentes da formulação farmacêutica. Também é contraindicada em uso concomitante com IMAOs, como linezolida ou azul de metileno, devido ao risco de síndrome serotoninérgica (e dentro de um período de 14 dias após a interrupção do IMAO) e com tamoxifeno, tioridazina ou pimozida.

● **TESTES LABORATORIAIS SUGERIDOS OU NECESSÁRIOS:** Em pacientes saudáveis, não é recomendado nenhum exame adicional.

● **ROTA FARMACOLÓGICA:** Ver Figura 1.

Farmacologia

ABSORÇÃO: A paroxetina é bem absorvida pelo trato gastrointestinal, atingindo picos de concentração plasmática em cerca de 2 a 8 horas, porém apresenta biodisponibilidade variável, entre 30 e 60%, devido ao metabolismo de primeira passagem.

VOLUME DE DISTRIBUIÇÃO: 3,1 a 28 L/kg.

LIGAÇÃO PROTEICA: 93 a 95%.

METABOLISMO/FARMACOCINÉTICA: A paroxetina é extensamente metabolizada pelos hepatócitos, por meio das enzimas do citocromo CYP2D6, com contribuições de CYP3A4 e possivelmente de outras enzimas CYP. Ela é principalmente oxidada a um metabólito do tipo catecol, o qual é subsequentemente convertido em metabólitos glicuronídeos e sulfatos via reações de metilação e conjugação. Os metabólitos da paroxetina são considerados inativos.

ROTA DE ELIMINAÇÃO: Cerca de dois terços de uma dose de paroxetina são excretados pela via renal e apenas 2 a 3% são excretados sob a forma inalterada, sendo o restante excretado nas fezes.

MEIA-VIDA: Aproximadamente 21 horas.

DEPURAÇÃO: 167 L/h.

FARMACODINÂMICA: A paroxetina aumenta a atividade serotoninérgica por meio da inibição da recaptação pré-sináptica de serotonina pelo

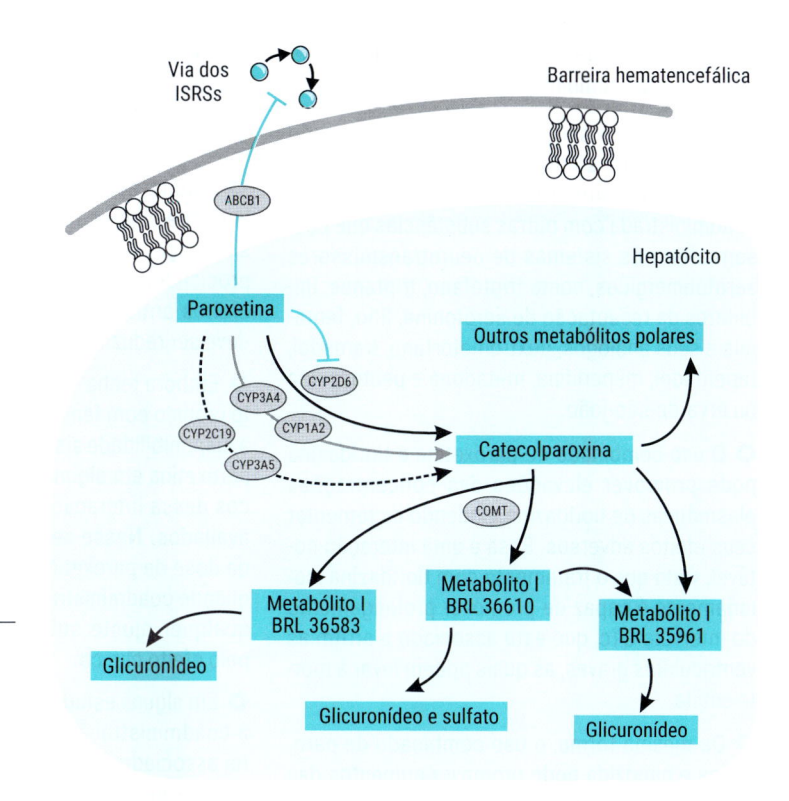

FIGURA 1 ▶
ROTA FARMACOLÓGICA DA PAROXETINA.

Fonte: Elaborada com base em Whirl-Carrillo e colaboradores.[1]

SERT. Diversas linhas de evidência sugerem que ela promove inibição do SERT de maneira mais potente em comparação a outros medicamentos da mesma classe, incluindo citalopram, fluoxetina e fluvoxamina. A paroxetina apresenta afinidade clinicamente insignificante para os receptores α_1 e α_2-adrenérgicos e β-adrenérgicos, receptores dopaminérgicos (D_1 e D_2), histaminérgicos do tipo H_1 e serotoninérgicos $5\text{-}HT_{1A}$, $5\text{-}HT_{2A}$ e $5\text{-}HT_{2C}$, embora apresente alguma afinidade por receptores colinérgicos, muscarínicos e $5\text{-}HT_{2B}$.

MECANISMO DE AÇÃO: A inibição da recaptação de serotonina é o principal mecanismo de ação que explica os efeitos farmacológicos e clínicos da paroxetina. Tal efeito, assim como outros ISRSs, promove incremento da atividade serotoninérgica ao se ligar ao sítio de ligação ortostérico (ou seja, primário) no SERT, o mesmo local ao qual a serotonina endógena se liga e, assim, impede a recaptação de serotonina no neurônio pré-sináptico. A paroxetina, assim como o escitalopram, também é considerada um inibidor alostérico da recaptação da serotonina, potencializando ainda mais a inibição da recaptação de serotonina.

Portanto, a combinação de atividade ortostérica e alostérica no SERT promove maiores concentrações extracelulares de serotonina, permitindo, assim, um início de ação mais rápido e maior eficácia em comparação com outros ISRSs. Em relação às diversas outras condições para as quais a paroxetina é prescrita, seu mecanismo de ação é desconhecido, porém algumas linhas de evidência sugerem que seu efeito no alívio dos sintomas vasomotores da menopausa possa ser mediado por efeitos na termorregulação.

● Interações Medicamentosas

O uso combinado de paroxetina e IMAOs, como linezolida e azul de metileno, é contraindicado devido à potencial ocorrência de reações graves com características semelhantes à síndrome serotoninérgica ou SNM.

Assim como com outros ISRSs, a paroxetina deve ser administrada com cautela em pacientes que já estejam recebendo antipsicóticos/neurolépticos, uma vez que sintomas sugestivos de casos de SNM foram relatados em pacientes recebendo essa combinação.

O Em razão do seu mecanismo de ação e do potencial para síndrome serotoninérgica, recomenda-se cautela quando a paroxetina for coadministrada com outras substâncias que possam afetar os sistemas de neurotransmissores serotoninérgicos, como triptofano, triptanos, inibidores da recaptação de serotonina, lítio, fentanila e seus análogos, dextrometorfano, tramadol, tapentadol, meperidina, metadona e pentazocina ou erva-de-são-joão.

O O uso combinado de paroxetina e tioridazina pode promover elevações das concentrações plasmáticas de tioridazina, podendo incrementar seus efeitos adversos. Essa é uma interação notável, visto que o tratamento com tioridazina isoladamente é capaz de promover prolongamento do intervalo QTc, que está associado a arritmias ventriculares graves, as quais podem levar à morte súbita.

O Da mesma forma, o uso combinado de paroxetina e pimozida pode promover aumentos das concentrações plasmáticas da pimozida, a qual apresenta um estreito índice terapêutico e notável capacidade de prolongamento do intervalo QT, promovendo arritmias cardíacas graves. Assim, o uso concomitante de pimozida e paroxetina é contraindicado.

O Algumas linhas de evidência, incluindo estudos in vitro e in vivo, sugerem que determinados antidepressivos, incluindo a paroxetina, podem reduzir a atividade da enzima colinesterase plasmática, resultando em um prolongamento da ação de bloqueio neuromuscular da succinilcolina.[2]

O A coadministração de fosamprenavir/ritonavir com paroxetina é capaz de promover redução das concentrações plasmáticas da paroxetina. Nesse sentido, é recomendável acompanhar o paciente que esteja sendo tratado com alguma dessas combinações, visando ajustar a dose de acordo com o efeito clínico em relação à eficácia e tolerabilidade do paciente.

O A paroxetina liga-se fortemente às proteínas plasmáticas, de modo que sua administração a um paciente em tratamento concomitante com outro medicamento altamente ligado às proteínas pode causar aumento das concentrações livres do outro fármaco, incrementando seus potenciais eventos adversos. Por outro lado, efeitos adversos podem resultar do deslocamento da paroxetina promovido por outros fármacos altamente ligados.

O Alguns estudos sugerem que a paroxetina aumenta significativamente a biodisponibilidade sistêmica de agentes anticolinérgicos como a prociclidina.[2] Nesse caso, se forem observados efeitos anticolinérgicos, a dose de prociclidina deve ser reduzida.

O Embora tenha sido observado que o tratamento crônico com fenobarbital seja capaz de reduzir a disponibilidade sistêmica de uma dose única de paroxetina em alguns indivíduos, os efeitos clínicos dessa interação não foram suficientemente avaliados. Nesse sentido, nenhum ajuste inicial da dose de paroxetina é considerado necessário quando coadministrada com fenobarbital. Assim, qualquer ajuste subsequente deve ser guiado pelo efeito clínico.

O Em alguns estudos com voluntários saudáveis, a coadministração de paroxetina com fenitoína foi associada à redução das concentrações plasmáticas de paroxetina e diminuição da incidência de experiências adversas.[3] No entanto, nenhum ajuste de dose inicial de paroxetina é considerado necessário quando o fármaco for coadministrado com indutores de enzimas metabolizadoras de fármacos conhecidos (p. ex., carbamazepina, fenitoína, valproato de sódio), e qualquer ajuste de dose subsequente deve ser realizado de acordo com o efeito clínico.

O A liberação de serotonina pelas plaquetas desempenha um papel importante na hemostasia. Efeitos anticoagulantes alterados, incluindo sangramento aumentado, foram relatados quando ISRSs, como a paroxetina, são coadministrados com varfarina. Pacientes recebendo terapia com agentes que afetam a função plaquetária, como AINEs, AAS, varfarina e outros anticoagulantes, devem ser cuidadosamente monitorados quando o tratamento com paroxetina for iniciado ou descontinuado.

O Há relatos de concentrações elevadas de teofilina associadas ao tratamento com paroxetina. Embora essa interação não tenha sido formalmente estudada, recomenda-se que as concentrações de teofilina sejam monitoradas quando esses medicamentos são administrados em conjunto. Além disso, as concentrações plasmáticas de paroxetina podem estar elevadas em cerca de 50% quando utilizada com cimetidina. Assim, recomenda-se o uso de paroxetina em doses próximas ao limite inferior do intervalo nos casos de coadministração com medicamentos conhecidos por inibirem a enzima metabolizadora.

○ O uso concomitante de paroxetina com outras substâncias metabolizadas pela CYP2D6 não foi formalmente estudado, mas pode exigir doses mais baixas do que as normalmente prescritas para a paroxetina. Os medicamentos metabolizados pela CYP2D6 incluem certos ADTs (p. ex., nortriptilina, amitriptilina, imipramina e desipramina), ISRSs (p. ex., fluoxetina), antipsicóticos fenotiazínicos (p. ex., perfenazina), risperidona, atomoxetina, antiarrítmicos do tipo IC (p. ex., propafenona e flecainida) e metoprolol.

AFINIDADE LIGANTE/KI:

LOCAL	KI (NM)
Ki (SERT)	0,07-0,2
Ki (NET)	40-85
Ki (DAT)	490
Ki (D_2)	7.700
Ki ($5-HT_{1A}$)	21.200
Ki ($5-HT_{2A}$)	6.300
Ki ($5-HT_{2C}$)	9.000
Ki (α_1)	1.000-2.700
Ki (α_2)	3.900
Ki (M_1)	72
Ki (H_1)	13.700-23.700

◯ Farmacogenética

Acesse https://www.pharmgkb.org/chemical/PA450801 ou utilize o *QR code* ao lado.

ANOTAÇÕES CLÍNICAS

Nível de evidência 1A: Ver Tabela 1.

Nível de evidência 1B, 2A, 2B: Não há dados para a paroxetina no PharmGKB até a data de publicação deste livro.

Nível de evidência 3: Variantes diversas dos genes *ABCB1*, *ADM*, *BDNF*, *COMT*, *CYP1A2*, *DRD3*, *FKBP5*, *GDNF*, *HTR1A*, *HTR1B*, *HTR7*, *RPP30*, *MDGA2*, *REEP5*, *SLC6A4* e *SRP19*.

Nível de evidência 4: Acesse o *site* para mais informações.

◯ Prática Clínica

● DOSAGEM (VARIAÇÃO TÍPICA)

DEPRESSÃO, TRANSTORNO DE ANSIEDADE SOCIAL, TAG E TEPT: 20 a 50 mg/dia.

TOC: 20 a 60 mg/dia.

TRANSTORNO DE PÂNICO: 10 a 60 mg/dia.

SINTOMAS VASOMOTORES: 7,5 mg, preferencialmente antes da hora de dormir.

● TITULAÇÃO

DEPRESSÃO: Iniciar o tratamento com 20 mg/dia e aguardar cerca de 3 a 4 semanas para observação dos efeitos terapêuticos. Para a maioria dos pacientes, a dose de 20 mg pode ser suficiente. Caso o paciente não apresente resposta clínica após esse período, recomenda-se semanalmente um incremento gradual da dosagem de acordo com a tolerabilidade individual, sem ultrapassar a dose máxima diária de 50 mg.

TRANSTORNOS DE ANSIEDADE SOCIAL, ANSIEDADE GENERALIZADA E DE ESTRESSE PÓS-TRAUMÁTICO: Iniciar o tratamento com a dose de 20 mg/dia. Os estudos não encontraram nenhuma relação clara de dose em uma faixa de 20 a 60 mg/dia.[4] Caso o paciente não responda à dose de 20 mg, a dosagem pode ser incrementada de maneira gradual em 10 mg/dia até a dose máxima diária de 50 mg.

TRANSTORNO OBSESSIVO-COMPULSIVO: Iniciar o tratamento com 20 mg/dia e aumentar até 40 mg/dia na semana seguinte. Para a maioria dos pacientes, a dose de 40 mg pode ser suficiente. Caso o paciente não apresente resposta clínica, recomenda-se semanalmente um incremento gradual da dosagem de acordo com a tolerabilidade individual, sem ultrapassar a dose máxima diária de 60 mg.

TRANSTORNO DE PÂNICO: Iniciar o tratamento com 10 mg/dia e aumentar semanalmente de

TABELA 1 ▸ NÍVEL DE EVIDÊNCIA 1A PARA A PAROXETINA

VARIANTE	GENE	MOLÉCULA	TIPO	FENÓTIPO
CYP2D6*1				
CYP2D6*1xN				
CYP2D6*2				
CYP2D6*2xN				
CYP2D6*3				
CYP2D6*4	CYP2D6	Paroxetina	Metabolismo Farmacocinética	–
CYP2D6*5				
CYP2D6*9				
CYP2D6*10				
CYP2D6*14				
CYP2D6*41				

maneira gradual até 40 mg/dia. Para a maioria dos pacientes, a dose de 40 mg pode ser suficiente. Caso o paciente não apresente resposta clínica, recomenda-se semanalmente um incremento gradual da dosagem de acordo com a tolerabilidade individual, sem ultrapassar a dose máxima diária de 60 mg.

● **DESCONTINUAÇÃO:** Diminuir a dose gradualmente de acordo com a tolerabilidade do paciente, visando reduzir/evitar os efeitos de retirada, como tontura, náusea, cólicas estomacais e sudorese. Em geral, os pacientes toleram reduções de 50% da dose a cada 3 a 7 dias, até a completa descontinuação. Caso ocorram sintomas de retirada intoleráveis durante a descontinuação, recomenda-se aumentar a dose para interromper esses efeitos e reiniciar a retirada de maneira mais lenta.

● **EFEITOS ADVERSOS:** Mais comuns: Dermatológicos (diaforese/sudorese), gastrointestinais (boca seca, constipação, diarreia, náusea), geniturinários (distúrbio de ejaculação e genital masculino, ejaculação anormal), neurológicos (cefaleia, sonolência, tontura, tremor), psiquiátricos (diminuição de libido, insônia), outros (astenia). Comuns: Cardiovasculares (dor no peito, hipertensão, hipotensão postural, palpitação, taquicardia, taquicardia sinusal, vasodilatação), dermatológicos (prurido, *rash*), gastrointestinais (dispepsia, distúrbio dentário e gastrointestinal, dor abdominal, estomatite, flatulência, vômito), geniturinários (alteração de micção, disfunção sexual, distúrbio genital feminino, diminuição da frequência urinária, ITU), imunológicos (infecção), metabólicos (aumento/diminuição de apetite, aumento de colesterol, ganho/perda de peso), musculoesqueléticos (artralgia, dor nas costas, mialgia, miastenia, miopatia), neurológicos (alteração do paladar, amnésia, concentração alterada, distúrbio sensorial, estimulação do SNC, hiperestesia, mioclonia, parestesia, sensação de embriaguez, síncope, vertigem), oculares (visão anormal e borrada), psiquiátricos (agitação, ansiedade, confusão, depressão, despersonalização, distúrbio de orgasmo e de sono, labilidade emocional, nervosismo, sonho anormal), respiratórios (bocejo, distúrbio de orofaringe e respiratório, rinite, sinusite), outros (arrepio, dor, febre, mal-estar, *tinnitus*, trauma). Incomuns: Cardiovasculares (alteração de ECG, aumento/diminuição de pressão arterial, bradicardia, edema, edema periférico, hematoma, hipotensão, sangramento de membrana de mucosa), dermatológicos (acne, alopecia, dermatite de contato, eczema, edema de face, equimose, fotossensibilidade, herpes simples, pele seca, púrpura, sangramento de pele, urticária), gastrointestinais (aumento de salivação, colite, disfagia, distúrbio de cavidade oral, eructação, estomatite ulcerativa, gastrenterite, gastrite, gengivite, glossite, hemorragia retal), geniturinários (amenorreia, cistite, disúria, dor mamária, hematúria, incontinência urinária, menorragia, noctúria, piúria, poliúria, sangramento ginecológico anormal, urgência miccional, vaginite), hematológicos (alteração de leucócitos, anemia, leucopenia, linfadenopatia, sangramento anormal), hepáticos (alteração de função hepática, aumento de TGO/TGP), hipersensibilidade (reação alérgica), imunológicos (candidíase, moniliase), metabólicos (alteração de glicemia, hiperglicemia, obesidade, sede), musculoesqueléticos (artrite, artrose, dor cervical, fratura traumática), neurológicos (ataxia, convulsão, discinesia, distonia, distúrbio extrapiramidal, enxaqueca, hipercinesia, hipertonia, hipocinesia, hipoestesia, incoordenação, paralisia), oculares (acomodação anormal, ceratoconjuntivite, conjuntivite, dor ocular, midríase), psiquiátricos (abuso de álcool, alucinação, aumento de libido, bruxismo, diminuição de emoções, hostilidade, mania, neurose, pensamento anormal, reação paranoide), respiratórios (asma, bronquite, dispneia, epistaxe, hiperventilação, pneumonia, resfriado), outros (dor no ouvido, otite média, *overdose*).

Raros: Cardiovasculares (alteração de condução, *angina pectoris*, arritmia, arritmia atrial e nodal, bloqueio de ramo, dor subesternal, extrassístoles, extrassístole supraventricular e ventricular, flebite, infarto do miocárdio, insuficiência cardíaca, isquemia do miocárdio, linfedema, palidez, tromboflebite, trombose, veia varicosa), dermatológicos (dermatite esfoliativa e fúngica, descoloração de pele, diminuição de sudorese, eritema multiforme e nodoso, furúnculo, hipertrofia de pele, hirsutismo, *rash* maculopapular e vesicobolhoso, úlcera de pele), endocrinológicos (gota, hiperprolactinemia, hiper/hipotireoidismo, tireoidite), gastrointestinais (aumento de glândula salivar, cárie, descoloração de língua, espasmo de cárdia, diarreia sanguinolenta, duodenite, enterite, esofagite, estomatite, estomatite aftosa, hematêmese, hemorragia gengival, ileíte, impactação fecal, incontinência fecal, melena, obstrução intestinal, parestesia circum-oral, úlcera estomacal, oral e péptica), geniturinários (alterações fibrocísticas da mama, atraso de menstruação, atrofia de mama, aumento de mama, distúrbio endometrial, dor pélvica, epididimite, espasmo uterino, hemorragia vaginal, leucorreia, mastite, menstruação irregular, metrorragia, monilíase vaginal, salpingite, uretrite), hematológicos (anemia ferropriva, hipocrômica, microcítica e normocítica, aumento de tempo de sangramento, basofilia, eosinofilia, eritrócito anormal, leucocitose, linfócito anormal, linfocitose, monocitose, trombocitemia, trombocitopenia), hepáticos (aumento de bilirrubina, fosfatase alcalina, função hepática e globulina, colelitíase, hepatite, icterícia), hipersensibilidade (angiedema), imunológicos (abscesso, celulite, herpes-zóster, peritonite, sepse), metabólicos (aumento de DHL, desidratação, diabetes melito, hiper/hipocalcemia, hiper/hipocalemia, hipercolesterolemia, hiperfosfatemia, hiper/hipoglicemia, hiponatremia, tétano), musculoesqueléticos (aumento de CPK, bursite, distúrbio de cartilagem, espasmo generalizado, miosite, osteoporose, rigidez cervical, tenossinovite, torcicolo, trismo), neurológicos (acatisia, acinesia, afasia, alteração de EEG e marcha, aumento de reflexos, AVC, cefaleia vascular, convulsão, coreoatetose, disartria, diminuição de reflexos, estupor, fasciculação, meningite, mielite, neuralgia, neurite periférica, neuropatia, nistagmo, parosmia, perda do paladar, síndrome das pernas inquietas, síndrome extrapiramidal), oculares (ambliopia, anisocoria, blefarite, catarata, cegueira noturna, diplopia, edema conjuntival, exoftalmia, fotofobia, glaucoma, hemorragia ocular e retiniana, lesão de córnea, ptose, úlcera de córnea), psiquiátricos (bulimia, crise de pânico, delírio, *delirium*, dependência de substância, depressão psicótica, histeria, psicose, reação antissocial e maníaco-depressiva, síndrome de abstinência), renais (aumento de nitrogênio e ureia, cálculo renal, dor renal, nefrite, oligúria), respiratórios (alteração de voz, aumento de escarro, edema pulmonar, embolia pulmonar, enfisema pulmonar, estridor, fibrose pulmonar, hemoptise, soluço), outros (aborto, alteração de valor laboratorial, arrepio, cisto, febre, hérnia, hiperacusia, otite externa, *overdose* intencional, surdez, úlcera).

Muito raros: Dermatológicos (necrólise epidérmica tóxica, reação cutânea grave, SSJ), endocrinológicos (SIADH), gastrointestinais (sangramento gastrointestinal), hepáticos (eventos hepáticos, insuficiência hepática), hipersensibilidade (reação anafilática e fatal), neurológicos (síndrome serotoninérgica). **Pós-comercialização:** Cardiovasculares (fibrilação ventricular, hipotensão grave, síndrome vascular, taquicardia ventricular, *torsades de pointes*), dermatológicos (púrpura de Henoch-Schonlein), endocrinológicos (sintomas de prolactinemia), gastrointestinais (pancreatite), geniturinários (distúrbio menstrual, galactorreia, priapismo), hematológicos (agranulocitose, alteração de hematopoiese, anemia aplásica e hemolítica, aplasia de medula, pancitopenia), hepáticos (aumento de transaminases com disfunção hepática grave, necrose hepática fatal), hipersensibilidade (anafilaxia), musculoesqueléticos (fratura), oculares (crise oculógira), renais (IRA), respiratórios (alveolite alérgica, hipertensão pulmonar, laringismo), outros (aumento de fenitoína sérica, eclâmpsia, prematuridade).

● **GRAVIDEZ:** A paroxetina, quando utilizada no primeiro trimestre da gestação, foi associada a malformações congênitas, principalmente cardíacas, motivo pelo qual seu uso não é recomendado durante a gravidez, a menos que a relação risco-benefício se justifique. Categoria D da FDA (classificação até 2015).

● **AMAMENTAÇÃO:** A paroxetina é excretada no leite materno, razão pela qual a amamentação não é recomendada durante o uso desse fármaco, devendo-se averiguar os potenciais riscos e benefícios caso esse medicamento seja necessário.

● **CRIANÇAS E ADOLESCENTES:** Não foram conduzidos estudos clínicos suficientes para avaliar a eficácia e a tolerabilidade da paroxetina nessa faixa etária. Entretanto, algumas linhas de evidência sugerem que possa ser eficaz em crianças e adolescentes com TOC, fobia social ou depressão, desde que aplicadas medidas de acompanhamento, visto que podem ocorrer alterações comportamentais notáveis, como ativação de transtorno bipolar conhecido ou desconhecido e/ou ideação suicida. Portanto, devem ser ponderados os potenciais riscos e benefícios dessa terapêutica em pacientes pediátricos e informar pais ou responsáveis para que possam ajudar a observar a criança ou o adolescente.

● **IDOSOS:** Em geral, recomenda-se reduzir a dose inicial (pico plasmático 70-80% maior), administrando-se 10 mg/dia (12,5 mg para formulações de liberação controlada), incrementando-se até a dose máxima de 40 mg/dia (50 mg para formulações de liberação controlada). Recomenda-se cuidado devido ao maior risco de hiponatremia nessa população. Notavelmente, os estudos indicam que o tratamento com ISRSs em idosos é eficaz, sobretudo no manejo do risco de suicídio.

● **INSUFICIÊNCIA RENAL:** É recomendado reduzir a dose inicial, administrando-se 10 mg/dia (12,5 mg para formulações de liberação controlada), incrementando-se até a dose máxima de 40 mg/dia (50 mg para formulações de liberação controlada).

● **INSUFICIÊNCIA HEPÁTICA:** É recomendado reduzir a dose inicial, administrando-se 10 mg/dia (12,5 mg para formulações de liberação controlada), incrementando-se até a dose máxima de 40 mg/dia (50 mg para formulações de liberação controlada).

● **COMO MANEJAR EFEITOS ADVERSOS:** Em geral, medidas de suporte e acompanhamento bastam até a adaptação do paciente ao medicamento, visto que a maioria dos efeitos adversos desaparecem com o tempo. Caso a dose administrada promova sedação, o tratamento deve ser administrado à noite para reduzir a sonolência diurna. Se os efeitos adversos forem persistentes e intoleráveis, recomenda-se a substituição por outro agente.

○ Toxicidade

ORAL EM HUMANOS: A maior ingestão conhecida da qual um paciente se recuperou é de 2 g (33 vezes a dose máxima), e a menor dose de paroxetina isolada associada a um desfecho fatal é de, aproximadamente, 400 mg.

TOXICIDADE AGUDA: Os sintomas de superdosagem podem incluir sonolência, náuseas, tremores, tonturas, vômitos, diarreia, agitação, agressividade, ansiedade, estado confuso, cefaleia, fadiga, insônia, taquicardia, hiperidrose, midríase, convulsão, parestesia, síndrome serotoninérgica, febre, alterações da pressão arterial, contrações musculares involuntárias e perda de consciência. Além disso, alterações no ECG também podem ser observadas. Não há antídoto específico para a *overdose* de paroxetina. Em geral, casos de superdosagem aguda devem ser tratados conforme as medidas sintomáticas e de suporte gerais empregadas no manejo da superdose com qualquer fármaco, incluindo estabelecimento adequado de ventilação e oxigenação das vias aéreas, monitoramento dos sinais vitais e cardíacos. Como a paroxetina é altamente distribuída nos tecidos após administração oral, é improvável que a diurese forçada, a diálise e outros métodos de extração do fármaco do plasma sejam benéficos. Em pacientes com ICC/bradiarritmias, em indivíduos que fazem uso concomitante de medicamentos que prolongam o intervalo QT ou com alteração de metabolismo (p. ex., insuficiência hepática), é recomendável o monitoramento do ECG.

Referências

1. Whirl-Carrillo M, Huddart R, Gong L, Sangkuhl K, Thorn CF, Whaley R, et al. An Evidence-based framework for evaluating pharmacogenomics knowledge for personalized medicine. Clin Pharmacol Ther. 2021;110(3):563-72.

2. Paxil® (paroxetine hydrochloride) [Internet]. Research Triangle Park: GlaxoSmithKline; 2012 [capturado em 8 dez. 2024]. Disponível em: https://www.accessdata.fda.gov/drugsatfda_docs/label/2012/020031s067,020710s031.pdf.

3. Italiano D, Spina E, Leon J. Pharmacokinetic and pharmacodynamic interactions between antiepileptics and antidepressants. Expert Opin Drug Metab Toxicol. 2014;10(11):1457-89.

4. Braun C, Adams A, Rink L, Bschor T, Kuhr K, Baethge C. In search of a dose-response relationship in SSRIs: a systematic review, meta-analysis, and network meta-analysis. Acta Psychiatr Scand. 2020;142(6):430-42

5. Fava M, Judge R, Hoog SL, Nilsson ME, Koke SC. Fluoxetine versus sertraline and paroxetine in major depressive disorder: changes in weight with long-term treatment. J Clin Psychiatry. 2000;61(11):863-7.

Leituras Recomendadas

Bell C, Nutt D. Paroxetine and its uses in psychiatry. Hosp Med. 1999;60(5):353-6.

Drugs.com. Paroxetine side effects [Internet]. 2024 [capturado em 8 dez. 2024]. Disponível em: https://www.drugs.com/sfx/paroxetine-side-effects.html#professional.

Feng Y, Pollock BG, Ferrell RE, Kimak MA, Reynolds CF 3rd, Bies RR. Paroxetine: population pharmacokinetic analysis in late-life depression using sparse concentration sampling. British jornal of clinical pharmacology. 2006;61(5):558-69.

BIPP TIPS

- O metabolismo da paroxetina está amplamente correlacionado a polimorfismos genéticos da enzima CYP2D6, os quais podem alterar a farmacocinética desse fármaco. Nesse sentido, metabolizadores pobres podem apresentar efeitos adversos aumentados, enquanto metabolizadores rápidos podem apresentar efeitos terapêuticos diminuídos.

- A paroxetina apresenta uma farmacocinética não linear, uma vez que inibe o próprio metabolismo. Assim, quando a paroxetina é retirada, a velocidade de sua metabolização e excreção pode aumentar, já que a retirada reduz a inibição de seu metabolismo. Nesse sentido, há mais probabilidade de ocorrência de efeitos de retirada com a paroxetina do que com alguns outros ISRSs.

- O uso concomitante de cloridrato de paroxetina e álcool não foi estudado e não é recomendado. Os pacientes devem ser aconselhados a evitar o álcool enquanto estiverem em tratamento com paroxetina.

- A paroxetina possui ações anticolinérgicas leves que podem estar relacionadas a um início mais rápido do efeito ansiolítico e hipnótico, mas que também podem estar associadas a mais efeitos colaterais anticolinérgicos.

- Algumas evidências sugerem maior probabilidade de ganho de peso e disfunção sexual com a paroxetina em relação a outros ISRSs, embora os estudos acerca desses efeitos sejam escassos.[5]

- A paroxetina, assim como os ISRSs em geral, pode ser menos efetiva em mulheres acima de 50 anos, sobretudo naquelas em fase de pós-menopausa que não estejam sendo tratadas concomitantemente com estrogênio.

Kaye CM, Haddock RE, Langley PF, Mellows G, Tasker TCG, Zussman BD, et al. A review of the metabolism and pharmacokinetics of paroxetine in man. Acta Psychiatr Scand Suppl. 1989;350:60-75.

Kowalska M, Nowaczyk J, Fijałkowski Ł, Nowaczyk A. Paroxetine: overview of the molecular mechanisms of action. Int J Mol Sci. 2021;22(4):1662.

Lundmark J, Thomsen IS, Fjord-Larsen T, Manniche PM, Mengel H, Møller-Nielsen EM, et al. Paroxetine: pharmacokinetic and antidepressant effect in the elderly. Acta Psychiatr Scand Suppl. 1989;350:76-80.

Perfenazina

A perfenazina é uma piperazinil fenotiazina, membro de uma classe de fármacos chamados fenotiazinas, que são antagonistas dos receptores de dopamina D_1 e D_2. É de 10 a 15 vezes mais potente que a clorpromazina e, em doses equivalentes, tem aproximadamente a mesma frequência e gravidade de efeitos adversos extrapiramidais precoces e tardios em comparação com o haloperidol. A perfenazina é uma fenotiazina usada para tratar a esquizofrenia, bem como náuseas e vômitos. Ela pode ser usada por via oral ou intramuscular, dependendo da necessidade terapêutica. Sua absorção atinge picos plasmáticos em cerca de 1 a 3 horas e sua eliminação ocorre majoritariamente por via renal.

Nomes no Brasil:
Não disponível no Brasil (EUA: Trilaphon).

SUS:
Não disponível na Rename.

● **INDICAÇÕES DE BULA – ANVISA:** Não possui aprovação da Anvisa até o momento.

● **INDICAÇÕES DE BULA – FDA:** Manejo das manifestações de transtornos psicóticos. Controle de náuseas e vômitos graves em adultos.

● **INDICAÇÕES *OFF-LABEL*:** A perfenazina pode ser utilizada para o tratamento de outros transtornos psicóticos ou transtorno bipolar.

● **CONTRAINDICAÇÕES:** A perfenazina é contraindicada em pacientes com hipersensibilidade conhecida a qualquer componente de sua fórmula farmacêutica, em pacientes em estado comatoso, obnubilados ou recebendo doses elevadas de depressores do SNC (barbitúricos, álcool, narcóticos, analgésicos ou anti-histamínicos), em pacientes com discrasias sanguíneas, lesão cerebral subcortical suspeita ou estabelecida, depressão da medula óssea ou dano hepático. Também se deve ter cautela ao administrá-la a pacientes que já exibiram reações adversas graves a outras fenotiazinas.

● **TESTES LABORATORIAIS SUGERIDOS OU NECESSÁRIOS:** Assim como para o tratamento com outros antipsicóticos, é sugerido acompanhar o peso e o IMC. Deve-se avaliar se o paciente tem histórico de obesidade na família e determinar peso, circunferência da cintura, pressão arterial, glicose plasmática e lipidograma em jejum. Após o início do tratamento, determinar o IMC mensalmente por 3 meses e depois a cada trimestre. Em pacientes com alto risco de complicações metabólicas e quando do início ou troca dos antipsicóticos, é recomendado o monitoramento dos triglicerídeos em jejum mensalmente. Para pacientes saudáveis, pressão arterial, glicose plasmática em jejum e lipídeos em jejum poderão ser mensurados em uma frequência de 3 meses e depois anualmente, porém para pacientes com diabetes ou que ganharam mais de 5% do peso inicial as medidas devem ser mais frequentes. Deve-se considerar a troca por outro antipsicótico atípico para pacientes que adquirem sobrepeso ou tornam-se obesos, pré-diabéticos, diabéticos, hipertensos ou dislipidêmicos enquanto recebem a perfenazina. É importante estar vigilante para cetoacidose diabética, mesmo que o paciente não seja diabético. Para pacientes com baixa contagem de leucócitos ou história de leucopenia/neutropenia induzida por substância, é recomendada a realização de hemograma no início do tratamento com a perfenazina, a qual deve ser imediatamente descontinuada em caso de diminuição leucocitária.

● **ROTA FARMACOLÓGICA:** Não há imagens disponíveis para a rota farmacológica da perfenazina.

○ Farmacologia

ABSORÇÃO: A perfenazina é bem absorvida oralmente e tem uma biodisponibilidade absoluta de 40%. Após administração oral, atinge sua concentração plasmática máxima em 1 a 3 horas, e seu metabólito 7-hidroxi-perfenazina, em 2 a 4 horas.

VOLUME DE DISTRIBUIÇÃO: 18.200 L.

LIGAÇÃO PROTEICA: Aproximadamente 90%.

METABOLISMO/FARMACOCINÉTICA: A perfenazina é extensivamente metabolizada por hidroxilação, sulfoxidação, desalquilação e glicuronidação. A primeira reação envolve o citocromo CYP 2D6 e, portanto, pode estar sujeita a polimorfismo genético (em 7-10% dos indivíduos brancos e em alguns asiáticos).

ROTA DE ELIMINAÇÃO: A perfenazina é excretada principalmente pela urina.

MEIA-VIDA: 9,5 horas (9,9-18,8 horas).

DEPURAÇÃO: 483 L/h.

FARMACODINÂMICA: A perfenazina é um antagonista dos receptores dopaminérgicos D_1 e D_2. Também se liga ao receptor α-adrenérgico que pode, via ativação de proteína G, levar à modulação do segundo mensageiro fosfatidilinositol-cálcio.

MECANISMO DE AÇÃO: A perfenazina parece exercer seu efeito sobre delírios e alucinações como consequência direta do bloqueio da sinalização dopaminérgica na via mesolímbica, uma vez que o tônus dopaminérgico parece estar aumentado nessa via em pacientes com psicoses. O efeito central de bloqueio da dopamina tem atividade sobre os gânglios da base (via dopaminérgica nigroestriatal), de modo que pode produzir efeitos extrapiramidais (distonia, acatisia, parkinsonismo, entre outros). A inibição dos receptores de dopamina na hipófise anterior explica a hiperprolactinemia que pode ser causada pelo uso de perfenazina devido ao bloqueio da inibição tônica da secreção de prolactina mediada pela dopamina.

● Interações
● Medicamentosas

○ Não é recomendada a administração concomitante da perfenazina com outros medicamentos que inibem a atividade da CYP2D6, como fluoxetina, sertralina e paroxetina, pelo risco de aumento das concentrações plasmáticas da perfenazina. Ao prescrever esses medicamentos a pacientes que já estão recebendo terapia antipsicótica, é essencial realizar um monitoramento rigoroso e considerar a possibilidade de redução da dose.

○ A perfenazina pode antagonizar os efeitos da levodopa e de agonistas dopaminérgicos.

○ O efeito anti-hipertensivo da guanetidina e de compostos relacionados pode ser diminuído com o uso concomitante de perfenazina.

○ A perfenazina pode potencializar a ação de outros depressores do SNC.

○ Assim como outras fenotiazinas, a perfenazina pode diminuir o limiar convulsivo. Dessa forma, é sugerido o ajuste de dosagem dos fármacos antiepilépticos.

○ As fenotiazinas também podem interferir no metabolismo da fenitoína, levando à toxicidade.

AFINIDADE LIGANTE/KI:

LOCAL	KI (NM)
Ki ($5-HT_{1A}$)	421
Ki ($5-HT_{2A}$)	5,6
Ki ($5-HT_{2C}$)	132
Ki ($5-HT_6$)	17
Ki ($5-HT_7$)	23
Ki ($α_{1A}$)	10
Ki ($α_{2A}$)	810
Ki ($α_{2B}$)	104,9

Ki ($α_{2C}$)	85,2
Ki (M_1)	2.000
Ki (M_3)	1.848
Ki (D_1)	29,9 (RS)
Ki (D_2)	0,765
Ki (D_3)	0,13
Ki (D_4)	17
Ki (H_1)	8
Ki ($σ$)	18,5 (RB)

○ Farmacogenética

Acesse https://www.pharmgkb.org/chemical/PA450882 ou utilize o *QR code* ao lado.

ANOTAÇÕES CLÍNICAS

Nível de evidência 1A, 1B, 2A, 2B: Não há dados para a perfenazina no PharmGKB até a data de publicação deste livro.

Nível de evidência 3: Variantes diversas do gene *RGS4*.

Nível de evidência 4: Acesse o *site* para mais informações.

○ Prática Clínica

● DOSAGEM

VIA ORAL: Para pacientes não hospitalizados com esquizofrenia, a dose é de 12 a 24 mg/dia; para pacientes hospitalizados com esquizofrenia, a dose é de 16 a 64 mg/dia; e para náuseas e vômitos graves em adultos, a dose é de 8 a 16 mg/dia.

VIA INTRAMUSCULAR: O tratamento por essa via é indicado para um efeito rápido e controle imediato de condições agudas ou intratáveis ou quando a administração oral não é viável. A injeção deve ser administrada com o paciente sentado ou deitado, e o paciente deve ser observado por um curto período após a administração. O efeito terapêutico costuma ser visto em 10 minutos e é máximo em 1 a 2 horas. A duração média da ação efetiva é de 6 horas, ocasionalmente 12 a 24 horas. No tratamento de esquizofrenia, embora a injeção de 5 mg tenha um efeito tranquilizante definitivo, pode ser necessário usar doses de 10 mg em casos graves. No tratamento de náuseas e vômitos graves em adultos, pode-se administrar 5 mg, mas, em casos raros, pode ser necessária uma dose de 10 mg.

● TITULAÇÃO

VIA ORAL

○ Pacientes não hospitalizados com esquizofrenia: Recomenda-se dose inicial de 4 a 8 mg, 3x/dia. Após, pode-se reduzir o mais rápido possível para a dosagem mínima eficaz.

○ Pacientes hospitalizados com esquizofrenia: Recomenda-se a dose de 8 a 16 mg, 2x/dia, evitando-se dosagens superiores a 64 mg/dia.

○ Para descontinuação do tratamento: Sugere-se titulação decrescente por 6 a 8 semanas para evitar psicose de rebote ou piora dos sintomas.

○ Náuseas e vômitos graves em adultos: Recomendam-se doses divididas de 8 a 16 mg/dia. No entanto, em alguns casos, pode ser necessária uma dose de 24 mg.

VIA INTRAMUSCULAR

○ Para tratamento de esquizofrenia: A dose inicial usual é de 5 mg, a qual pode ser repetida a cada 6 horas. Quando necessário para o controle satisfatório dos sintomas em condições graves, pode ser administrada uma dose IM inicial de 10 mg. No entanto, não é recomendado que a dose diária total exceda 15 mg em pacientes ambulatoriais ou 30 mg em pacientes hospitalizados. Quando possível, os pacientes devem ser colocados em terapia oral, sendo importante destacar que a perfenazina oral é menos potente do que a injetável, razão pela qual é sugerida uma dose igual ou mais alta na troca da injeção pelo comprimido. De modo geral, a troca pode ocorrer dentro de 24 horas, mas em alguns casos os pacientes são mantidos em terapia injetável por vários meses.

○ Para o tratamento de náuseas e vômitos graves em adultos: Para obter controle rápido dos vômitos, pode-se administrar uma dose de 5 mg. No entanto, em casos raros, pode ser necessário aumentá-la para 10 mg. Doses mais altas devem ser administradas apenas a pacientes hospitalizados.

● EFEITOS ADVERSOS: Mais comuns: Efeitos extrapiramidais, sedação, sonolência. Comuns: Acatisia, amenorreia, boca seca, congestão nasal, distúrbios de acomodação visual, galactorreia, ganho de peso, hipotensão ortostática, tontura, visão borrada. Incomuns: Agitação, alteração de peso, alterações no ECG tais como prolongamento do intervalo QT, alucinações, amenorreia, anormalidade das enzimas hepáticas, confusão, constipação, diarreia, distúrbios de ereção, dor de cabeça, inibição da ejaculação, irregularidades menstruais, irritabilidade, náusea, perda de apetite, retenção ou incontinência urinária, taquicardia, vômitos.

● GRAVIDEZ: Em humanos, a segurança e a eficácia da perfenazina durante a gestação não foram estabelecidas. No entanto, é importante considerar que neonatos expostos a medicamentos antipsicóticos durante o terceiro trimestre de gravidez estão sob risco de sintomas extrapiramidais (agitação, hipertonia, tremor), sonolência, dificuldade respiratória e distúrbios de alimentação. Assim, não é indicado usar a perfenazina durante a gravidez, a não ser que os benefícios para a mãe superem os riscos para o feto e que outras alternativas mais seguras não estejam disponíveis. Categoria C da FDA (classificação até 2015).

● AMAMENTAÇÃO: Na ausência de estudos sobre a passagem de perfenazina para o leite materno, não é aconselhada a lactação durante o tratamento.

● CRIANÇAS E ADOLESCENTES: A perfenazina não é recomendada para pacientes pediátricos com menos de 12 anos de idade. Para o tratamento em crianças com mais de 12 anos, é recomendada a dose mais baixa sugerida para pacientes adultos.

BIPP TIPS

○ Um estudo clínico demonstrou que a depuração média estimada da perfenazina em pacientes afro-americanos não fumantes foi 48% maior em relação a indivíduos de outras raças não fumantes.[1] Nesse estudo, observou-se que os fumantes ativos eliminaram a perfenazina 159 L/h mais rápido comparados aos não fumantes. Além disso, a depuração de perfenazina em fumantes afro-americanos comparada à de fumantes de outras raças foi de 671 L/h e 505 L/h, respectivamente. Dessa forma, é possível que diferenças entre raça e tabagismo venham a determinar potenciais ajustes de dose no tratamento com perfenazina.

○ A formulação farmacêutica injetável de perfenazina contém bissulfito de sódio, um sulfito que pode causar reações alérgicas, incluindo sintomas anafiláticos e episódios asmáticos com risco de vida em pessoas suscetíveis. A prevalência geral de sensibilidade ao sulfito é vista com mais frequência em asmáticos do que em não asmáticos.

○ A perfenazina pode diminuir o limiar convulsivo em indivíduos suscetíveis; portanto, recomenda-se cautela no uso em pacientes com abstinência alcoólica ou distúrbios convulsivos. Se o paciente estiver sendo tratado com um agente anticonvulsivante, pode ser necessário o aumento da dosagem.

○ É importante lembrar que o efeito antiemético da perfenazina pode mascarar os sinais de toxicidade por superdosagem de outras drogas ou dificultar o diagnóstico de distúrbios como tumores cerebrais ou obstrução intestinal.

○ Em um estudo clínico com pacientes idosos que sofriam de demência tratados com perfenazina, os metabolizadores pobres da CYP2D6 relataram efeitos colaterais significativamente maiores durante os primeiros 10 dias de tratamento comparados aos identificados como metabolizadores normais da CYP2D6.[2] Dessa forma, testes farmacogenéticos avaliando a atividade da CYP2D6 poderiam identificar pacientes com maior risco de eventos adversos, principalmente entre indivíduos idosos.

● **IDOSOS:** Pacientes idosos podem tolerar melhor doses mais baixas, de modo que se recomenda diminuição da dose e titulação lenta.

● **INSUFICIÊNCIA RENAL:** Recomenda-se iniciar com doses menores do que as da titulação indicada para pacientes saudáveis. Usar a perfenazina com cautela em pacientes com insuficiência renal, avaliando-se a função renal.

● **INSUFICIÊNCIA HEPÁTICA:** Recomenda-se iniciar com doses mais baixas. As fenotiazinas podem aumentar o risco de lesão hepática, razão pela qual devem ser usadas com cautela em pacientes com insuficiência hepática, avaliando-se a função hepática periodicamente.

● **COMO MANEJAR EFEITOS ADVERSOS:** Efeitos colaterais podem surgir durante o uso de perfenazina. Se for um sintoma tolerável, pode-se aguardar e avaliar a evolução do quadro. Se intolerável, é possível ajustar a dosagem, substituí-la por outro fármaco ou usar sintomáticos. Em caso de aparecimento de sinais e sintomas extrapiramidais motores, pode-se utilizar amantadina, beztropina ou triexifenidil. Se houver sonolência, pode-se administrar a perfenazina no período noturno. Caso ocorra ganho de peso, é recomendado o encaminhamento para programas de manejo clínico para IMC, avaliação nutricional e exercícios físicos.

○ Toxicidade

ORAL EM HUMANOS: A dose máxima indicada para humanos é de 64 mg/dia. Em estudos pré-clínicos, a dose letal oral foi de 318 mg/kg em ratos e 64 mg/kg em camundongos.

TOXICIDADE AGUDA: Alguns sinais e sintomas de *overdose* por perfenazina incluem bloqueio atrioventricular, arritmia ventricular, hipotensão, prolongamento dos intervalos QRS ou QTc, taquicardia, *torsades de pointes* ou parada cardíaca. Nas crianças, pode haver convulsões. O tratamento para intoxicação inclui procedimentos de terapia intensiva, como manutenção de vias aéreas desobstruídas, oxigenação e ventilação adequadas e monitoramento e suporte do sistema cardiovascular. Hipotensão e colapso circulatório podem ser tratados com condutas como aumento de volemia, por exemplo. Não é recomendado tratar hipotensão com adrenalina devido ao risco de hipotensão paradoxal. Pode-se realizar lavagem gástrica seguida de administração de carvão ativado. Já a indução de êmese não é indicada em razão do risco de reações distônicas e da potencial aspiração de vômito.

○ Referências

1. Jin Y, Pollock BG, Coley K, Miller D, Marder SR, Florian J, et al. Population pharmacokinetics of perphenazine in schizophrenia patients from CATIE: impact of race and smoking. J Clin Pharmacol. 2010;50(1):73-80.

2. Jerling M, Dahl ML, Aberg-Wistedt A, Liljenberg B, Landell NE, Bertilsson L, et al. The CYP2D6 genotype predicts the oral clearance of the neuroleptic agents perphenazine and zuclopenthixol. Clin Pharmacol Ther. 1996;59(4):423-8.

○ Leituras Recomendadas

Dencker SJ, Giös I, Mårtensson E, Nordén T, Nyberg G, Persson R, et al. A longterm cross-over pharmacokinetic study comparing perphenazine decanoate and haloperidol decanoate in schizophrenic patients. Psychopharmacology. 1994;114(1):24-30.

Hartung B, Sampson S, Leucht S. Perphenazine para esquizofrenia. Cochrane Database Syst Rev. 2015;2015(3):CD003443.

Perphenazine [Internet]. Princeton: Sandoz; 2010 [capturado em 8 dez. 2024]. Disponível em: https://www.accessdata.fda.gov/drugsatfda_docs/label/2013/089683s024lbl.pdf.

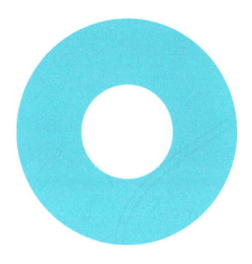

Periciazina

A periciazina é uma fenotiazina sedativa do grupo piperidina, com propriedades antipsicóticas fracas. Ela parece reduzir a excitação patológica e a tensão afetiva em alguns pacientes psicóticos. É usada como medicação adjuvante para o controle da hostilidade, impulsividade e agressividade residuais prevalecentes em alguns pacientes psicóticos. A periciazina parece ser bem absorvida oralmente, apesar da baixa biodisponibilidade, e o pico plasmático ocorre em cerca de 1,8 hora. Recomenda-se administrar a periciazina de preferência com as refeições. Sua absorção atinge picos plasmáticos entre 1 e 4 horas e sua eliminação ocorre majoritariamente por via renal.

Nomes no Brasil:
Neuleptil.

SUS:
Não disponível na Rename.

- **INDICAÇÕES DE BULA – ANVISA:** Tratamento de distúrbios do caráter e do comportamento, revelando-se particularmente eficaz no tratamento dos distúrbios caracterizados por autismo (desordem com sintomas que afetam a comunicação e interação social e geram comportamentos repetitivos), negativismo, desinteresse, indiferença, bradipsiquismo (lentidão dos processos psíquicos), apragmatismo (incapacidade de realizar atos eficientes, objetivos e propositais), suscetibilidade, impulsividade, oposição, hostilidade, irritabilidade, agressividade, reações de frustração, hiperemotividade (reações emotivas excessivas), egocentrismo (tendência a interpretar os eventos como centrados em si), instabilidade afetiva e psicomotora (instabilidade para realizar atividades de coordenação, força, movimento) e desajustamentos.

- **INDICAÇÕES DE BULA – FDA:** Não possui aprovação da FDA até o momento.

- **INDICAÇÕES *OFF-LABEL*:** A periciazina pode ser utilizada em pacientes com ansiedade, estados de confusão aguda, perturbações comportamentais, insônia, psicoses agudas ou crônicas, deficiência intelectual com ou sem atividade convulsiva, transtorno delirante, transtorno esquizoafetivo e transtorno da personalidade antissocial.

- **CONTRAINDICAÇÕES:** Pessoas com hipersensibilidade à periciazina, outras fenotiazinas ou a qualquer outro componente do produto. Não deve ser utilizada por pacientes em uso de medicamentos agonistas dopaminérgicos (amantadina, apomorfina, bromocriptina, cabergolina, entacapona, lisurida, pramipexol, ropinirol, pergolida, piribedil, quinagolida), com exceção no caso de pacientes parkinsonianos.

- **TESTES LABORATORIAIS SUGERIDOS OU NECESSÁRIOS:** Antipsicóticos fenotiazínicos podem potencializar o prolongamento do intervalo QT, de modo que avaliações médicas e laboratoriais devem ser realizadas antes do início do tratamento com periciazina e, se possível, periodicamente durante o tratamento para descartar possíveis fatores de risco. Além disso, há relatos de hiperglicemia e intolerância à glicose em pacientes tratados com periciazina. Portanto, é sugerido acompanhar o peso e o IMC. Deve-se avaliar se o paciente tem histórico de obesidade na família e determinar peso, circunferência da cintura, pressão arterial, glicose e lipidograma em jejum. Após o início do tratamento, determinar o IMC mensalmente por 3 meses e depois a cada trimestre. Em pacientes com alto risco de complicações metabólicas e quando do início ou troca dos antipsicóticos, é recomendado o monitoramento dos triglicerídeos em jejum mensalmente. Para pacientes saudáveis, pressão arterial, glicose plasmática em jejum e lipídeos em jejum poderão ser mensurados em uma frequência de 3 meses e depois anualmente, porém para pacientes com diabetes ou que ganharam mais de 5% do peso inicial as medidas devem ser mais frequentes. Deve-se considerar a troca por outro antipsicótico atípico para pacientes que adquirem sobrepeso ou tornam-se obesos, pré-diabéticos, diabéticos, hipertensos ou dislipidêmicos enquanto recebem a periciazina. É importante estar vigilante para cetoacidose dia-

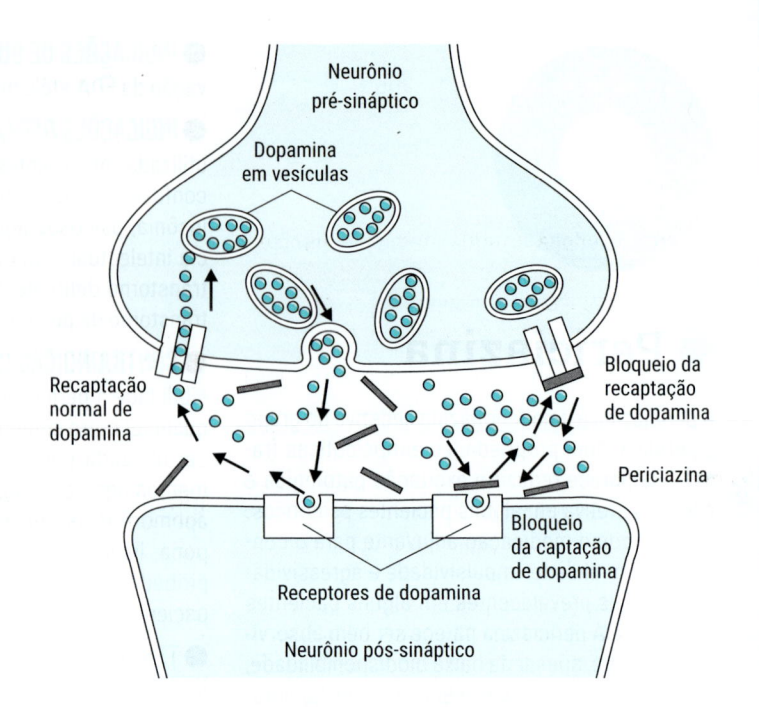

FIGURA 1 ▶
ROTA FARMACOLÓGICA DA PERICIAZINA.

bética, mesmo que o paciente não seja diabético. Para pacientes com baixa contagem de leucócitos ou história de leucopenia/neutropenia induzida por substância, é recomendada a realização de hemograma no início do tratamento com a periciazina, a qual deve ser imediatamente descontinuada em caso de diminuição leucocitária.

● **ROTA FARMACOLÓGICA:** Ver Figura 1.

○ Farmacologia

ABSORÇÃO: A periciazina parece ser bem absorvida oralmente, e seu pico plasmático ocorre em cerca de 1,8 hora (1-4 horas). Sua biodisponibilidade é baixa, o que indica que esse fármaco sofre intenso metabolismo de primeira passagem. Recomenda-se administrar a periciazina de preferência com as refeições. A formulação farmacêutica de periciazina em gotas não deve ser administrada diretamente na boca; deve ser diluída em água e, então, administrada.

VOLUME DE DISTRIBUIÇÃO: Não há dados disponíveis para a periciazina.

LIGAÇÃO PROTEICA: Não há dados disponíveis para a periciazina.

METABOLISMO/FARMACOCINÉTICA: A maior parte do medicamento é conjugada no fígado, mas as enzimas envolvidas e os metabólitos não foram elucidados.

ROTA DE ELIMINAÇÃO: A periciazina é excretada pela urina.

MEIA-VIDA: Aproximadamente 8 horas.

DEPURAÇÃO: Não há dados disponíveis para a periciazina.

FARMACODINÂMICA: A periciazina é um fraco antagonista dos receptores dopaminérgicos, o que possivelmente está relacionado ao seu mecanismo de ação. Além disso, é um antagonista dos receptores $α_1$-adrenérgicos, colinérgicos, histaminérgicos e serotoninérgicos.

MECANISMO DE AÇÃO: A periciazina, assim como outros antipsicóticos fenotiazínicos, parece bloquear o receptor de dopamina D_2, regulando o tônus dopaminérgico aumentado observado em algumas regiões cerebrais em pacientes com psicoses. No entanto, o mecanismo pelo qual ela aparenta exercer outros efeitos não está elucidado. A periciazina parece ter propriedades anti-histaminérgicas, adrenolíticas, serotoninérgicas e anticolinérgicas, o que também poderia estar relacionado com seu mecanismo de ação e/ou efeitos adversos.

● Interações Medicamentosas

◐ É contraindicado o uso de periciazina com agonistas dopaminérgicos, como amantadina, apomorfina, bromocriptina, cabergolina, entacapona, levodopa, lisurida, pergolida, piribedil, pramipexol, quinagolida, ropinirol, entre outros, devido ao antagonismo recíproco dos agonistas dopaminérgicos com antipsicóticos.

◐ Não é aconselhada a associação de sultoprida com periciazina em razão do aumento do risco de arritmias ventriculares.

◐ Protetores gastrointestinais de ação tópica como sais, óxidos e hidróxidos de magnésio, de alumínio e de cálcio, entre outros, podem diminuir a absorção da periciazina. Portanto, essas substâncias devem ser administradas com um intervalo de pelo menos 2 horas antes ou depois da periciazina.

◐ Os antipsicóticos fenotiazínicos, como a periciazina, são inibidores potentes da CYP2D6, de modo que podem interagir com amitriptilina e outros substratos, levando a um aumento nas concentrações de amitriptilina.

◐ O uso concomitante de periciazina com lítio pode aumentar o risco de prolongamento do intervalo QT e sintomas sugestivos de síndrome neuroléptica aguda ou intoxicação por lítio. Assim, quando houver associação de periciazina com lítio, o monitoramento das concentrações plasmáticas de lítio deve ser mais rigoroso.

◐ A periciazina pode potencializar os efeitos atropínicos indesejáveis, como retenção urinária e boca seca. Portanto, deve-se evitar o uso concomitante com ADTs, anti-histamínicos, antiparkinsonianos anticolinérgicos, antiespasmódicos atropínicos, disopiramida e atropina.

◐ A periciazina pode incrementar o efeito anti-hipertensivo de alguns fármacos para o tratamento de hipertensão e aumentar o risco de hipotensão ortostática. No caso da guanetidina, a periciazina pode inibir o efeito anti-hipertensor desse fármaco.

◐ Pode ocorrer um aumento da depressão do SNC com outros fármacos, como derivados morfínicos (analgésicos e antitussígenos), álcool, barbitúricos, BZDs, outros ansiolíticos (carbamatos, captodiamo, etifoxina), hipnóticos, antidepressivos sedativos, anti-histamínicos H_1 sedativos, anti-hipertensivos centrais, baclofeno, entre outros.

AFINIDADE LIGANTE/KI:

LOCAL	KI (NM)
Ki (D_1)	10

○ Farmacogenética

Não há dados para a periciazina no PharmGKB até a data de publicação deste livro.

○ Prática Clínica

● **DOSAGEM:** A dose de manutenção recomendada para adultos é de 20 a 25 mg/dia, a qual pode ser fracionada em 2 ou 3 tomadas. Para condições graves em adultos, é possível usar doses mais altas, mas a terapia de manutenção não deve exceder 300 mg/dia. Para crianças de até 10 anos de idade, a dose média é de 10 mg/dia, a qual pode ser fracionada em 2 ou 3 tomadas. Para crianças acima de 10 anos de idade, a dose média é de 15 mg/dia, a qual pode ser fracionada em 2 ou 3 tomadas. Recomenda-se que a maior dose seja administrada no período noturno devido ao efeito sedativo da periciazina.

● **TITULAÇÃO:** A dose inicial recomendada para adultos é de 5 mg/dia pelos 3 primeiros dias, devendo ser aumentada gradativamente até a posologia média de manutenção (20-25 mg). Pode haver variação da posologia no sentido de atingir a dose mínima eficaz que poderá ser mantida. Para condições mais graves, pode-se iniciar com 75 mg/dia em doses divididas. A dosagem pode ser aumentada em 25 mg/dia em intervalos semanais até que o efeito ideal seja alcançado. No entanto, doses acima de 300 mg não são recomendadas. Para crianças de até 10 anos, deve-se iniciar o tratamento com 1 mg/dia (4 gotas) por 3 dias, aumentando-se a dose de maneira gradativa até a posologia média de 10 mg. Para crianças acima de 10 anos, inicia-se o tratamento com 2 mg/dia (8 gotas), aumentando-se a dose gradativamente até a posologia média de 15 mg.

● **DESCONTINUAÇÃO:** Para a retirada do fármaco, é necessário ter cuidado e fazer uma diminuição lenta e gradual. Há casos relatados na literatura de efeitos consideráveis com a retirada da periciazina.

● **EFEITOS ADVERSOS:** Comuns: Aumento de apetite, constipação, discinesias precoces e tardias, efeitos extrapiramidais, hipotensão postural, sedação, sonolência, taquicardia, tontura, boca seca. Incomuns: Abstinência, agitação, agranulocitose, amenorreia, anemia, depósitos acastanhados no segmento anterior do olho, desregulação térmica, eosinofilia, frigidez, galactorreia, ganho de peso, ginecomastia, hiperglicemia, hiperprolactinemia, icterícia colestática, impotência, indiferença, intolerância à glicose, lesão hepática, leucopenia, priapismo, reações cutâneas alérgicas, reações de ansiedade, risco de prolongamento do intervalo QT, tromboembolismo venoso, trombose venosa profunda, variação do estado de humor.

● **GRAVIDEZ:** Não existem estudos robustos sobre o uso de periciazina em mulheres grávidas. Assim, seu uso durante a gravidez não é indicado, a não ser que os benefícios para a mãe superem os riscos para o feto e que outras alternativas mais seguras não estejam disponíveis. Categoria C da FDA (classificação até 2015).

● **AMAMENTAÇÃO:** Não se sabe se a periciazina é excretada pelo leite materno; no entanto, como a maioria dos antipsicóticos são excretados pelo leite materno, não é recomendada a amamentação durante o tratamento com esse fármaco.

● **CRIANÇAS E ADOLESCENTES:** A periciazina é contraindicada para crianças com menos de 3 anos de idade. Há uma relação entre o uso de fenotiazinas e síndrome da morte súbita infantil em crianças com menos de 1 ano de idade. Entretanto, para crianças menores de 6 anos, o uso de periciazina pode ser realizado em unidades especializadas e situações excepcionais. Quando a periciazina é prescrita para crianças, faz-se necessária a realização de exames clínicos anuais para avaliação de habilidade de aprendizagem e impacto cognitivo. Além disso, sinais e sintomas neurológicos devem ser cuidadosamente monitorados. O profissional deve estar atento aos efeitos colaterais e adversos, uma vez que as crianças podem ter mais dificuldade de verbalizá-los. A dose deve ser ajustada de acordo com a resposta clínica e mantida com a menor dose eficaz possível.

● **IDOSOS:** Para pacientes idosos, o tratamento deve ser iniciado com uma dose de 2 mg/dia (de preferência em solução de gotas) durante os 3 primeiros dias, a qual deve ser aumentada gradativamente até uma posologia média de 15 mg. Para condições graves em idosos, recomenda-se a dose inicial de 15 a 30 mg/dia em tomadas fracionadas. A dose pode ser aumentada com base na tolerância. Para pacientes idosos que possuem sensibilidade ou fatores de risco para constipação crônica ou efeitos extrapiramidais, hipertrofia prostática, hipotensão ortostática, sedação, o uso de periciazina deve ser realizado com cautela e monitoramento rigoroso. Também é importante considerar que há aumento do risco de mortalidade em pacientes idosos que usam antipsicóticos, e o uso de periciazina para o tratamento de psicose associada à demência não foi aprovado.

● **INSUFICIÊNCIA RENAL:** Não há estudos em pacientes com insuficiência renal que tenham recebido periciazina, razão pela qual se recomendam cautela e monitoramento para o risco de acúmulo do fármaco.

● **INSUFICIÊNCIA HEPÁTICA:** Não há estudos em pacientes com insuficiência hepática que tenham recebido periciazina, razão pela qual se recomendam cautela e monitoramento para o risco de acúmulo do fármaco.

● **COMO MANEJAR EFEITOS ADVERSOS:** Efeitos colaterais podem surgir durante o uso de periciazina. Se for um sintoma tolerável, pode-se aguardar e avaliar a evolução do quadro. Se intolerável, é possível ajustar a dosagem, substituí-la por outro fármaco ou usar sintomáticos. Em caso de aparecimento de sinais e sintomas extrapiramidais, pode-se utilizar um anticolinérgico. Se houver sonolência, é recomendada a administração da periciazina no período noturno. Para ganho de peso, é recomendado o encaminhamento para programas de manejo clínico para IMC, avaliação nutricional e exercícios físicos.

Toxicidade

ORAL EM HUMANOS: Já foram relatados casos de intoxicação com periciazina em doses no intervalo de 82,5 a 980 mg.

TOXICIDADE AGUDA: A superdose de periciazina pode causar depressão do SNC, sendo que os pacientes podem apresentar sinais e sintomas como agitação, ataxia, convulsões, depressão respiratória, disartria, estupor, hipotermia, letargia, midríase, redução da consciência e sintomas cardiovasculares (como hipotensão, taquicardia ventricular e arritmia). É prudente considerar a potencialização desses efeitos por outros medicamentos ou uso de álcool. O tratamento sugerido é sintomático, incluindo monitoramento e vigilância respiratória e cardíaca contínua, principalmente devido ao risco de prolongamento do intervalo QT. Pode ser necessário o aumento de volemia por meio de fluidos IV para tratar hipotensão. As taquiarritmias ventriculares ou supraventriculares costumam responder à restauração da temperatura corporal normal e à correção de distúrbios circulatórios ou metabólicos. Pode-se utilizar carvão ativado em combinação com um laxativo. Se houver sintomas extrapiramidais, agentes anticolinérgicos podem ser administrados.

Referências

1. Gubbiotti M, Balboni G, Bini V, Elisei S, Bedetti C, Marchiafava M, et al. Bladder and bowel dysfunction, adaptive behaviour and psychiatric profiles in adults affected by autism spectrum disorders. Neurourol Urodyn. 2019;38(7):1866-73.

2. Tybura P, Trześniowska-Drukała B, Bienkowski P, Beszlej A, Frydecka D, Mierzejewski P, et al. Pharmacogenetics of adverse events in schizophrenia treatment: comparison study of ziprasidone, olanzapine and perazine. Psychiatry Res. 2014;219(2):261-7.

Leituras Recomendadas

Cai HL, Deng Y, Fang PF, Cao S, Hou ZY, Wu YQ, et al. A sensitive LC-MS/MS method for analysis of pericyazine in presence of 7-hydroxypericyazine and pericy-

BIPP TIPS

- Um estudo demonstrou que pacientes jovens e adultos com TEA apresentam alta prevalência de disfunção vesical e intestinal, sendo que a periciazina parece contribuir para a indução e/ou manutenção dessa disfunção.[1] Portanto, pacientes tratados com periciazina devem ser monitorados quanto à função urinária e intestinal.

- Há poucos estudos comparativos da periciazina com outros antipsicóticos, mas em alguns ela demonstrou induzir mais efeitos extrapiramidais quando comparada a antipsicóticos típicos e atípicos.[2] Mais estudos são necessários para confirmar essa informação.

- A periciazina é contraindicada em pacientes com hipersensibilidade ao fármaco, bem como naqueles com risco de retenção urinária ou distúrbios uretro-prostáticos, que fazem uso de medicamentos agonistas dopaminérgicos, com risco de glaucoma de ângulo fechado e com antecedentes de agranulocitose.

- Há relatos de casos de tromboembolismo venoso, algumas vezes fatal, em pacientes que usam medicamentos antipsicóticos. Dessa forma, recomenda-se cautela com o uso de periciazina em pacientes com fatores de risco para tromboembolismo.

- Em pacientes com possibilidade de crises epilépticas, o uso de periciazina deve ser monitorado cuidadosamente devido à possibilidade de diminuição do limiar epileptogênico induzido por esse fármaco.

- É necessário investigar os riscos associados a possível prolongamento do intervalo QT antes do início do tratamento com periciazina. Em pacientes em tratamento de doenças cardiovasculares, bradicardia, hipocalemia ou histórico familiar de prolongamento do intervalo QT, o tratamento com periciazina pode elevar o risco de desenvolvimento de *torsades de pointes*, taquicardia e morte súbita. É altamente recomendada a realização de exames, como ECG e potássio sérico, bem como o controle da pressão arterial.

- A periciazina pode causar sonolência, podendo por esse motivo interferir com atividades que requerem alerta, como dirigir e operar máquinas. Assim, é recomendado orientar os pacientes, principalmente nos primeiros meses de tratamento, sobre os riscos de atividades perigosas com o uso de periciazina. Além disso, o álcool pode ter um efeito aditivo, causando maior depressão do SNC.

- Há relatos de que o tratamento com periciazina pode levar à positivação dos anticorpos antinucleares sem lúpus eritematoso clínico. Além disso, pode interferir em exames imunológicos de gravidez, bilirrubina urinária e secreção de ACTH.

azine sulphoxide in human plasma and its application to a comparative bioequivalence study in Chinese healthy volunteers. J Pharm Biomed Anal. 2017;135:67-74.

Danilov DS. The efficacy and tolerability of pericyazine in the treatment of patients with schizotypal disorder, organic personality disorders and pathocharacterological changes within personality disorders. Zh Nevrol Psikhiatr Im S S Korsakova. 2017;117(10):65-71.

Eppel AB, Mishra R. The mechanism of neuroleptic withdrawal. Can J Psychiatry. 1984;29(6):508-9.

Gubbiotti M, Elisei S, Bedetti C, Marchiafava M, Giannantoni A. Urinary and bowel disfunction in autism spectrum disorder: a prospective, observational study. Psychiatr Danub. 2019;31 Suppl 3:475-8.

Jenner FA. Pericyazine in clinical practice. Laval Med. 1970;41(6):796-804.

Matar HE, Almerie MQ, Makhoul S, Xia J, Humphreys P. Pericyazine for schizophrenia. Cochrane Database Syst Rev. 2014;(5):CD007479.

Tischler B, Patriasz K, Beresford J, Bunting R. Experience with pericyazine in profoundly and severely retarded children. Can Med Assoc J. 1972;106(2):136-41.

Perospirona

A perospirona é um fármaco da classe das azapironas que antagoniza os receptores de serotonina 5-HT$_{2A}$ e os receptores de dopamina D$_2$. A molécula foi desenvolvida para o tratamento de esquizofrenia e mania bipolar. Após administração oral, apresenta uma rápida absorção, atingindo o pico máximo de concentração plasmática em 0,8 a 1,5 hora, e sua eliminação ocorre majoritariamente por via renal.

Nomes no Brasil:
Não disponível no Brasil (Japão: Lullan).

SUS:
Não disponível na Rename.

- **INDICAÇÕES DE BULA – ANVISA E FDA:** Não possui aprovação da Anvisa e da FDA até o momento.

- **INDICAÇÕES *OFF-LABEL*:** A perospirona pode ser utilizada para o tratamento de outros transtornos psicóticos.

- **CONTRAINDICAÇÕES:** A perospirona é contraindicada em caso de alergia a qualquer componente de sua fórmula farmacêutica.

- **TESTES LABORATORIAIS SUGERIDOS OU NECESSÁRIOS:** Recomenda-se, no início e durante o tratamento, a realização de um ECG da atividade do ventrículo cardíaco no intuito de verificar possível prolongamento do intervalo QT ou doenças cardiovasculares preexistentes. Medidas de potássio e magnésio séricos também devem ser requisitadas. Assim como para o tratamento com outros antipsicóticos, é sugerido acompanhar o peso e o IMC. Deve-se avaliar se o paciente tem histórico de obesidade na família e determinar peso, circunferência da cintura, pressão arterial, glicose plasmática e lipidograma em jejum. Após o início do tratamento, determinar o IMC mensalmente por 3 meses e depois a cada trimestre. Em pacientes com alto risco de complicações metabólicas e quando do início ou troca dos antipsicóticos, é recomendado o monitoramento dos triglicerídeos em jejum mensalmente. Para pacientes saudáveis, pressão arterial, glicose plasmática em jejum e lipídeos em jejum poderão ser mensurados em uma frequência de 3 meses e depois anualmente, porém para pacientes com diabetes ou que ganharam mais de 5% do peso inicial as medidas devem ser mais frequentes. Deve-se considerar a troca por outro antipsicótico atípico para pacientes que adquirem sobrepeso ou tornam-se obesos, pré-diabéticos, diabéticos, hipertensos ou dislipidêmicos enquanto recebem a perospirona. É importante estar vigilante para cetoacidose diabética, mesmo que o paciente não seja diabético. Para pacientes com baixa contagem de leucócitos ou história de leucopenia/neutropenia induzida por substância, é recomendada a realização de hemograma no início do tratamento com perospirona, a qual deve ser imediatamente descontinuada em caso de diminuição leucocitária.

● **ROTA FARMACOLÓGICA:** Não há imagens disponíveis para a rota farmacológica da perospirona.

◯ Farmacologia

ABSORÇÃO: A perospirona é rapidamente absorvida, com pico de concentração plasmática em 0,8 a 1,5 hora.

VOLUME DE DISTRIBUIÇÃO: 1.733 L (356-5.246 L).

LIGAÇÃO PROTEICA: 92% (com albumina e $α_1$-glicoproteína ácida).

METABOLISMO/FARMACOCINÉTICA: A perospirona sofre um extenso metabolismo de primeira passagem com os citocromos CYP3A4 (principalmente), 1A1, 2C8 e 2D6 por meio de hidroxilação, N-desalquilação e S-oxidação, majoritariamente. A hidroxi-perospirona, um dos metabólitos formados, possui ação farmacológica mediando efeitos antisserotoninérgicos, porém com menor afinidade se comparada com a perospirona.

ROTA DE ELIMINAÇÃO: A perospirona é excretada principalmente pela urina. Cerca de 0,4% da dose total é excretada como fármaco inalterado.

MEIA-VIDA: 1,9 a 2,5 horas.

DEPURAÇÃO: 425,5 ± 150,3 L/h.

FARMACODINÂMICA: A perospirona é um agonista inverso do receptor de serotonina $5-HT_2$ e um antagonista do receptor de dopamina D_2. A perospirona também é um agonista parcial dos receptores $5-HT_{1A}$, tendo afinidade pelos receptores D_1 e D_4 e $α_1$-adrenérgico.

MECANISMO DE AÇÃO: Embora o mecanismo de ação da perospirona não seja totalmente compreendido, existem várias hipóteses propostas. Na esquizofrenia, suas ações podem ocorrer a partir do antagonismo dos receptores D_2 e $5-HT_{2A}$, o que contribui para as propriedades antipsicóticas clínicas e também parece estar associado à redução da suscetibilidade para os efeitos colaterais extrapiramidais. A afinidade pelos receptores $5-HT_{1A}$ e D_4 possivelmente explica parcialmente os efeitos da perospirona sobre os sintomas negativos e cognitivos da esquizofrenia, mas os mecanismos adjacentes não estão completamente elucidados.

● Interações Medicamentosas

Considerando que a perospirona é metabolizada principalmente pela enzima CYP3A4, seu uso não é recomendado concomitantemente com fármacos inibidores ou indutores da CYP3A4, como nefazodona, fluvoxamina ou fluoxetina, devido ao risco de aumento ou diminuição da concentração plasmática da perospirona.

AFINIDADE LIGANTE/KI:

LOCAL	KI (NM)
Ki ($5-HT_{2A}$)	1,3
Ki ($5-HT_{1A}$)	2,9
Ki (D_2)	0,6
Ki (D_4)	0,09

⭘ Farmacogenética

Acesse https://www.pharmgkb.org/chemical/PA165291546 ou utilize o *QR code* ao lado.

ANOTAÇÕES CLÍNICAS

Nível de evidência 1A, 1B, 2A, 2B, 3: Não há dados para a perospirona no PharmGKB até a data de publicação deste livro.

Nível de evidência 4: Acesse o *site* para mais informações.

⭘ Prática Clínica

● **DOSAGEM:** A dose recomendada de perospirona é de 8 a 48 mg/dia. A dose máxima já relatada foi de 96 mg.

● **TITULAÇÃO:** A dose inicial recomendada é de 4 mg em até 3x/dia. Pode-se aumentá-la de acordo com a necessidade e tolerância para até 16 mg, 3x/dia. É importante ressaltar que a descontinuação oral rápida pode provocar psicose de rebote e piora dos sintomas. Além disso, em caso de uso de agentes antiparkinsonianos, estes devem ser continuados por algumas semanas depois que a perospirona for descontinuada.

● **EFEITOS ADVERSOS:** Mais comuns: Cefaleia, insônia, sonolência. Comuns: Acatisia, agitação, ansiedade, astenia, aumento de peso, boca seca, constipação, discinesia, discinesia tardia, disfunção sexual masculina, dispepsia, distonia, distúrbio extrapiramidal e visual, fadiga, hipersecreção salivar, hipertonia, mania, náusea, perda de peso, *rash*, rigidez muscular, sedação, taquicardia, tontura, tremor, vômito. Incomuns: Amenorreia, ataxia, convulsão do tipo grande mal, crise oculogírica, diminuição da libido, disfagia, distúrbio da fala e da língua, edema de língua, galactorreia, ginecomastia, hesitação urinária, hipercinesia, hiperprolactinemia, hipersensibilidade, hipotensão ortostática, incontinência urinária, mal-estar, nervosismo, prolongamento do intervalo QT no ECG, síncope, torcicolo.

● **GRAVIDEZ:** A segurança e a eficácia da perospirona durante a gestação não foram estabelecidas em humanos. No entanto, é importante considerar que neonatos expostos a medicamentos antipsicóticos durante o terceiro trimestre de gravidez estão sob risco de sintomas extrapiramidais. Há relatos de agitação, hipertonia, tremor, sonolência, dificuldade respiratória e distúrbios de alimentação em neonatos expostos a antipsicóticos. Assim, não é indicado usar a perospirona durante a gravidez, a não ser que os benefícios para a mãe superem os riscos para o feto e que outras alternativas mais seguras não estejam disponíveis. Não classificada pela FDA (classificação até 2015).

● **AMAMENTAÇÃO:** Na ausência de estudos sobre a passagem de perospirona para o leite materno, não é aconselhada a lactação durante o tratamento.

● **CRIANÇAS E ADOLESCENTES:** Não é recomendado o uso de perospirona em crianças e adolescentes, a não ser que não haja alternativas terapêuticas disponíveis.

● **IDOSOS:** Em pacientes idosos, sugere-se o uso de doses menores de perospirona, com titulação mais lenta.

● **INSUFICIÊNCIA RENAL:** É recomendado iniciar a perospirona com doses menores do que as da titulação indicada para pacientes saudáveis. Usar com cautela em pacientes com insuficiência renal.

● **INSUFICIÊNCIA HEPÁTICA:** É recomendado iniciar a perospirona com doses menores do que as da titulação indicada para pacientes saudáveis. Usar com cautela em pacientes com insuficiência hepática.

● **COMO MANEJAR EFEITOS ADVERSOS:** Efeitos colaterais podem surgir durante o uso de perospirona. Se for um sintoma tolerável, pode-se aguardar e avaliar a evolução do quadro. Se intolerável, é possível ajustar a dosagem, substituí-la por outro fármaco ou usar sintomáticos. Em caso de aparecimento de sinais e sintomas extrapiramidais, pode-se utilizar um anticolinérgico. Caso haja sonolência, é recomendada a administração da maior parte da dose no período noturno. Se houver ganho de peso, é recomendado o encaminhamento para programas de manejo clínico para IMC, avaliação nutricional e exercícios físicos.

⭕ Toxicidade

ORAL EM HUMANOS: Em estudos pré-clínicos, a dose letal oral de perospirona é de 870 mg/kg em ratos. Em humanos, a dose máxima recomendada é de 96 mg.[1]

TOXICIDADE AGUDA: Alguns sinais e sintomas de *overdose* por perospirona envolvem principalmente a exacerbação de efeitos colaterais. O tratamento para intoxicação inclui procedimentos de terapia intensiva, como manutenção de vias aéreas desobstruídas, oxigenação e ventilação adequadas e monitoramento e suporte do sistema cardiovascular. Hipotensão e colapso circulatório podem ser tratados com condutas como aumento de volemia, por exemplo. Não é recomendado tratar hipotensão com adrenalina em razão do risco de hipotensão paradoxal. Pode-se realizar lavagem gástrica, seguida de administração de carvão ativado. A indução de êmese não é indicada devido ao risco de reações distônicas e ao potencial para aspiração de vômito.

⭕ Referência

1. Onrust SO, McClellan K. Perospirone. Mol Diag Ther. 2011;15:329-37.

⭕ Leituras Recomendadas

DrugBank Online. Perospirone [Internet]. 2013 [capturado em 8 dez. 2024]. Disponível em: https://go.drugbank.com/drugs/DB08922.

Kishi T, Ikuta T, Sakuma K, Okuya M, Iwata N. Efficacy and safety of antipsychotic treatments for schizophrenia: a systematic review and network meta-analysis of randomized trials in Japan. J Psychiatr Res. 2021;138:444-52.

Kishi T, Iwata N. Efficacy and tolerability of perospirone in schizophrenia: a systematic review and meta-analysis of randomized controlled trials. CNS Drugs. 2013;27(9):731-41.

Ohno Y. Pharmacological characteristics of perospirone hydrochloride, a novel antipsychotic agent. Nihon Yakurigaku Zasshi. 2000;116(4):225-31.

BIPP TIPS

- Considerando que a perospirona tem uma frequência de administração de 3x/dia, pode haver problemas de adesão ao tratamento.
- Acredita-se que a perospirona tenha um efeito benéfico sobre os sintomas negativos da esquizofrenia, possivelmente devido à sua afinidade ao receptor 5-HT$_{1A}$.

⬤ Pimavanserina

A pimavanserina é um fármaco utilizado para o tratamento de alucinações e delírios associados à doença de Parkinson. Devido às suas ações nos receptores de serotonina, mas não nos receptores de dopamina, ela trata sintomas psicóticos sem causar efeitos extrapiramidais. Após administração oral, a pimavanserina é bem absorvida, atingindo a concentração plasmática máxima em cerca de 6 horas, e sua eliminação ocorre majoritariamente pelas fezes.

Nomes no Brasil:
Não disponível no Brasil (EUA: Nuplazid).

SUS:
Não disponível na Rename.

● **INDICAÇÕES DE BULA – ANVISA:** Não possui aprovação da Anvisa até o momento.

● **INDICAÇÕES DE BULA – FDA:** Tratamento de alucinações e delírios associados à psicose na doença de Parkinson.

● **INDICAÇÕES** *OFF-LABEL:* A pimavanserina pode ser usada para outros transtornos psicóticos.

● **CONTRAINDICAÇÕES:** A pimavanserina é contraindicada em caso de alergia a qualquer componente de sua fórmula farmacêutica.

● **TESTES LABORATORIAIS SUGERIDOS OU NECESSÁRIOS:** É recomendada a realização de avaliação cardiovascular e investigação quanto a possíveis fatores de risco para prolongamento do intervalo QT.

● **ROTA FARMACOLÓGICA:** Ver Figura 1.

Farmacologia

ABSORÇÃO: Após administração oral, a pimavanserina é bem absorvida, atingindo a concentração plasmática máxima em cerca de 6 horas (4-24 horas). Pode ser administrada com ou sem alimentos.

VOLUME DE DISTRIBUIÇÃO: 2.173 L.

LIGAÇÃO PROTEICA: 95%.

METABOLISMO/FARMACOCINÉTICA: A pimavanserina é metabolizada principalmente pelas enzimas hepáticas do citocromo CYP3A4 (formação do principal metabólito) e CYP3A5 e, em menor grau, pelas enzimas CYP2J2 e CYP2D6. Outras enzimas mono-oxigenase contendo citocromo e flavina também podem estar envolvidas na metabolização da pimavanserina. O principal metabólito ativo, AC-279, é formado a partir da metabolização via CYP3A4.

ROTA DE ELIMINAÇÃO: Aproximadamente 46% da dose de pimavanserina são excretados nas fezes e cerca de 23%, na urina. Baixos níveis de pimavanserina inalterada são eliminados na urina (0,55%) e nas fezes (1,53%).

MEIA-VIDA: 57 horas (a meia-vida do seu metabólito ativo, AC-279, é estimada em 200 horas).

DEPURAÇÃO: 2,01 L/h.

FARMACODINÂMICA: A pimavanserina tem alta afinidade pelos receptores serotoninérgicos $5-HT_{2A}$ e $5-HT_{2C}$. Apresenta baixa afinidade pelos receptores ς_1, $5-HT_{2B}$, dopaminérgicos (incluindo D_2), muscarínicos, histaminérgicos, adrenérgicos ou dos canais de cálcio.

MECANISMO DE AÇÃO: O mecanismo de ação é desconhecido. No entanto, o efeito da pimavanserina pode ser mediado por uma combinação de atividade agonista inversa e/ou antagonista nos receptores serotoninérgicos $5-HT_{2A}$ (alta afinidade) e, em menor grau, nos receptores serotoninérgicos $5-HT_{2C}$ (baixa afinidade).

Interações Medicamentosas

○ É contraindicado o uso concomitante de pimavanserina com fármacos antiarrítmicos das classes IA e III (como quinidina, procainamida, amiodarona e sotalol) e com outros fármacos que prolongam o intervalo QT (como ziprasidona, tioridazina, gatifloxacino, moxifloxacino, entre outros).

○ O uso de pimavanserina com fármacos inibidores da enzima CYP3A4 (como itraconazol, cetoconazol, claritromicina, entre outros) não é recomendado. Se a pimavanserina for utilizada concomitantemente com inibidores da enzima CYP3A4, recomenda-se a redução da dose (aumento de concentração máxima em 1,5 vez).

○ O uso de pimavanserina com fármacos indutores da enzima CYP3A4 (como rifampicina, carbamazepina, fenitoína, erva-de-são-joão, entre outros) não é recomendado. Se ela for utilizada

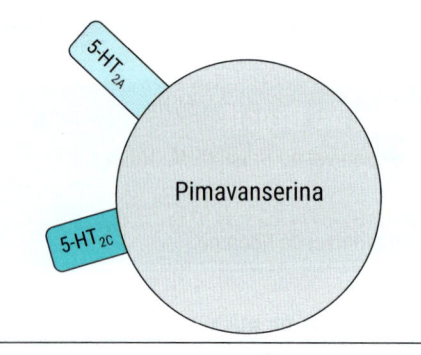

FIGURA 1 ▶ ROTA FARMACOLÓGICA DA PIMAVANSERINA.

em conjunto com indutores da enzima CYP3A4, recomenda-se o aumento da dose.

○ Com base em estudos farmacocinéticos, não é necessário o ajuste de dose de carbidopa/levodopa quando administradas concomitantemente com pimavanserina.

○ A pimavanserina ou seu metabólito AC-279 não causam inibição ou indução da CYP3A4 de maneira clinicamente significativa. Com base em dados *in vitro*, a pimavanserina ou o AC-279 não são inibidores irreversíveis de qualquer das principais enzimas hepáticas e intestinais envolvidas no metabolismo de fármacos, como CYP1A2, 2B6, 2C8, 2C9, 2C19, 2D6 e 3A4.

AFINIDADE LIGANTE/KI:

LOCAL	KI (NM)
Ki (5-HT_{2A})	0,087
Ki (5-HT_{2C})	0,44
Ki (ς_1)	120
Ki (5-HT_{2B})	> 300
Ki (D_2)	> 300

○ Farmacogenética

Não há dados para a pimavanserina no PharmGKB até a data de publicação deste livro.

○ Prática Clínica

● **DOSAGEM:** A dose recomendada de pimavanserina é de 34 mg (2 comprimidos), 1x/dia.

● **TITULAÇÃO:** Não é necessária a titulação para o uso de pimavanserina.

● **DESCONTINUAÇÃO:** Em razão de sua meia-vida longa, não parece haver necessidade de titulação decrescente para sua retirada. No entanto, é importante estar atento ao fato de que a retirada abrupta de antipsicóticos pode causar piora dos sintomas ou psicose de rebote.

● **EFEITOS ADVERSOS: Comuns:** Cardiovasculares (edema periférico), gastrointestinais (constipação, náusea), geniturinários (ITU), neurológicos (alteração de marcha), psiquiátricos (alucinação, estado confusional), outros (fadiga). **Pós-comercialização:** Dermatológicos (edema circum-oral, *rash*, urticária), gastrointestinais (edema de língua), hipersensibilidade (angioedema), respiratórios (dispneia, dor de garganta).

● **GRAVIDEZ:** Em humanos, a segurança e a eficácia da pimavanserina durante a gestação não foram estabelecidas. No entanto, é importante considerar que neonatos expostos a medicamentos antipsicóticos durante o terceiro trimestre de gravidez estão sob risco de sintomas extrapiramidais. Há relatos de agitação, hipertonia, tremor, sonolência, dificuldade respiratória e distúrbios de alimentação em neonatos expostos a antipsicóticos. Assim, não é indicado usar a pimavanserina durante a gravidez, a não ser que os benefícios para a mãe superem os riscos para o feto e que outras alternativas mais seguras não estejam disponíveis. Não classificada pela FDA (classificação até 2015).

● **AMAMENTAÇÃO:** Na ausência de estudos sobre a passagem de pimavanserina para o leite materno, não é aconselhada a lactação durante o tratamento.

● **CRIANÇAS E ADOLESCENTES:** A segurança e a eficácia da pimavanserina não foram estabelecidas nessa população.

● **IDOSOS:** Não há recomendação para ajuste de dose de pimavanserina em pacientes idosos.

● **INSUFICIÊNCIA RENAL:** Nenhum ajuste de dosagem é necessário para pacientes com insuficiência renal leve a moderada (CrCL ≥ 30 mL/min). No entanto, o uso de pimavanserina não é indicado em pacientes com insuficiência renal grave (CrCL < 30 mL/min).

● **INSUFICIÊNCIA HEPÁTICA:** O uso de pimavanserina não é recomendado em pacientes com insuficiência hepática.

● **COMO MANEJAR EFEITOS ADVERSOS:** Dependendo do efeito adverso, é possível esperar e avaliar sua progressão ou regressão, realizar ajuste de dose ou troca por outro antipsicótico.

BIPP TIPS

- O tratamento com pimavanserina parece não causar piora dos sintomas motores relacionados à doença de Parkinson. Além disso, não parece estar associado à sedação ou aos efeitos metabólicos como ganho de peso, dislipidemia e diabetes melito, comumente relatados com o uso de outros antipsicóticos atípicos.

- O uso de pimavanserina não requer alteração na dose da terapia dopaminérgica antiparkinsoniana em uso.

- Existem diversos estudos clínicos investigando a pimavanserina, como monoterapia ou terapia adjuvante, para o tratamento de outros transtornos.[1] O uso de pimavanserina pode ser promissor para o tratamento de psicoses relacionadas à doença de Alzheimer, transtorno de Tourette e sintomas negativos da esquizofrenia; no entanto, mais estudos clínicos são necessários para estabelecer diretrizes de eficácia e segurança para a ampliação do uso de pimavanserina.

Toxicidade

ORAL EM HUMANOS: Não há informações disponíveis acerca da dose letal em humanos.

TOXICIDADE AGUDA: Não há antídoto específico para a pimavanserina. O tratamento para intoxicação inclui procedimentos de terapia intensiva, como manutenção de vias aéreas desobstruídas, oxigenação e ventilação adequadas e monitoramento e suporte do sistema cardiovascular. Hipotensão e colapso circulatório podem ser tratados com condutas como aumento de volemia, por exemplo. Não é recomendado tratar hipotensão com adrenalina em razão do risco de hipotensão paradoxal. Se a terapia antiarrítmica for administrada, disopiramida, procainamida e quinidina não devem ser usadas, pois elas podem prolongar o intervalo QT, efeito este que pode ser aditivo àqueles da pimavanserina. Pode-se realizar lavagem gástrica, seguida de administração de carvão ativado. A indução de êmese não é indicada devido ao risco de reações distônicas e à potencial aspiração de vômito. É importante considerar a meia-vida longa da pimavanserina e a possibilidade do envolvimento de outros fármacos.

Referência

1. Davis J, Zamora D, Horowitz M, Leucht S. Evaluating pimavanserin as a treatment for psychiatric disorders: a pharmacological property in search of an indication. Expert Opin Pharmacother. 2021;22(13):1651-60.

Leituras Recomendadas

Bugarski-Kirola D, Arango C, Fava M, Nasrallah H, Liu IY, Abbs B, et al. Pimavanserin for negative symptoms of schizophrenia: results from the ADVANCE phase 2 randomised, placebo-controlled trial in North America and Europe. Lancet Psychiatry. 2022;9(1):46-58.

Cusick E, Gupta V. Pimavanserin. In: StatPearls [Internet]. Treasure Island: StatPearls; 2024 [capturado em 8 dez. 2024]. Disponível em: https://pubmed.ncbi.nlm.nih.gov/32491644/.

Drugs.com. Pimavanserin side effects [Internet]. 2024 [capturado em 8 dez. 2024]. Disponível em: https://www.drugs.com/sfx/pimavanserin-side-effects.html#professional.

Isaacson SH, Ballard CG, Kreitzman DL, Coate B, Norton JC, Fernandez HH, et al. Efficacy results of pimavanserin from a multi-center, open-label extension study in Parkinson's disease psychosis patients. Parkinsonism Relat Disord. 2021;87:25-31.

Ma M, Yang Y, Du G, Dai Y, Zhu X, Wang W, et al. Improving the treatment of Parkinson's disease: Structure-based development of novel 5-HT2A receptor antagonists/inverse agonists. Eur J Med Chem. 2022;234:114246.

Nuplazid™ (pimavanserin) [Internet]. San Diego: ACADIA Pharmaceuticals; 2016 [capturado em 8 dez. 2024]. Disponível em: https://www.accessdata.fda.gov/drugsatfda_docs/label/2016/207318lbl.pdf.

Stahl SM. Mechanism of action of pimavanserin in Parkinson's disease psychosis: targeting serotonin 5HT2A and 5HT2C receptors. CNS Spectr. 2016;21(4):271-5.

Pimozida

A pimozida é um fármaco antagonista dos receptores dopaminérgicos do tipo D_2 que, ao se ligar em tais receptores, impede a ligação da dopamina, bloqueando seus efeitos. Além da sua ação nos transtornos psicóticos, é utilizada para tratamento de tiques decorrentes da síndrome de Tourette. Após administração oral, sua concentração máxima ocorre em 6 a 8 horas e sua eliminação se dá por via renal.

Nomes no Brasil:
Não disponível no Brasil; registro cancelado em 2021 (Orap).

SUS:
Não disponível na Rename.

● **INDICAÇÕES DE BULA – ANVISA:** Terapia antipsicótica de manutenção a longo prazo (ambulatorial ou hospitalar), imediatamente após o estágio agudo e na interface de substituição dos neurolépticos clássicos. Como terapia adjuvante associada a outros neurolépticos, tanto nos estágios iniciais de tratamento quanto na instabilidade emocional neurótica.

● **INDICAÇÕES DE BULA – FDA:** Supressão de tiques motores e fônicos em pacientes com transtorno de Tourette que não responderam satisfatoriamente ao tratamento-padrão.

● **INDICAÇÕES *OFF-LABEL*:** A pimozida pode ser usada no manejo de transtornos psicóticos, quando o paciente não responde de forma adequada aos tratamentos convencionais. Pode ainda ser utilizada no manejo de síndromes dolorosas, como neuralgia do trigêmeo e dor pós-herpética.

● **CONTRAINDICAÇÕES:** A pimozida não deve ser usada por pacientes com histórico de alergia a esse medicamento. Também não é recomendada em pacientes com hipocalemia ou hipomagnesemia, histórico de arritmias cardíacas, quadros em que há depressão do SNC ou coma e síndrome congênita do intervalo QT longo. Não se deve utilizar a pimozida juntamente com inibidores da CYP3A4 (como inibidores da protease do HIV, macrolídios e nefazodona) e da CYP2D6 (como quinidina). Deve-se utilizar a pimozida com cautela em pacientes que usam ISRSs ou que apresentem insuficiência hepática grave, doença de Parkinson e insuficiência cardíaca ou taquicardia preexistente.

● **TESTES LABORATORIAIS SUGERIDOS OU NECESSÁRIOS:** Deve-se monitorar a concentração sérica de potássio basal e ao longo do tratamento, sobretudo quando houver aumento de dose. Em casos específicos, pode ser necessária a dosagem sérica do magnésio e o acompanhamento dos níveis de triglicerídeos. Durante os primeiros meses de tratamento, pacientes que apresentem níveis baixos de leucócitos ou que já tenham histórico de leucopenia ou neutropenia induzida por substâncias devem realizar hemograma completo periodicamente.

● **ROTA FARMACOLÓGICA:** Ver Figura 1.

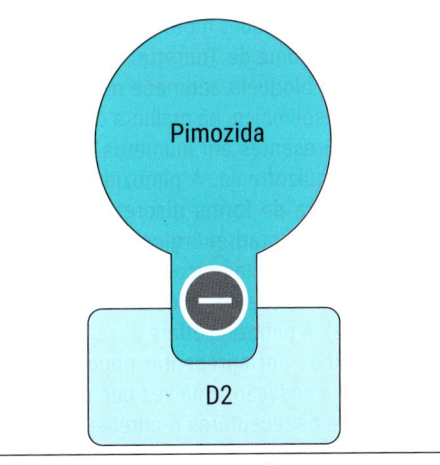

FIGURA 1 ▶ ROTA FARMACOLÓGICA DA PIMOZIDA.

◐ Farmacologia

ABSORÇÃO: Após administração oral, a pimozida exibe seu pico de concentração plasmática em 6 a 8 horas.

VOLUME DE DISTRIBUIÇÃO: 28,2 L/kg em adultos e 19,9 L/kg em crianças.

LIGAÇÃO PROTEICA: 99%.

METABOLISMO/FARMACOCINÉTICA: A pimozida sofre metabolização hepática pelas enzimas da família do citocromo P450, principalmente CYP3A, CYP1A2 e CYP2D6.

ROTA DE ELIMINAÇÃO: A excreção da pimozida se dá pela via renal, sobretudo na forma de metabólitos.

MEIA-VIDA: 50 a 200 horas (bastante longa).

DEPURAÇÃO: 3,8 mL/min/kg em adultos e 3,5 mL/min/kg em crianças.

FARMACODINÂMICA: A pimozida, assim como outros fármacos antipsicóticos, se liga e bloqueia os receptores dopaminérgicos do tipo D_2 no SNC, impedindo a ligação da dopamina em tais receptores, exercendo seus efeitos terapêuticos e também colaterais. Comparada com outros antipsicóticos, ela induz hipotensão e sedação em menor grau, uma vez que se liga aos receptores D_2 de forma mais específica.

MECANISMO DE AÇÃO: A pimozida se liga aos receptores D_2, bloqueando-os. O bloqueio desses receptores da via nigroestriatal é responsável pela melhora dos tiques motores e fônicos observados na síndrome de Tourette. Por outro lado, quando esse bloqueio acontece nos receptores D_2 da via mesolímbica, há melhora dos sintomas psicóticos presentes em inúmeros transtornos, como na esquizofrenia. A pimozida pode apresentar, embora de forma discreta, ação sobre os receptores noradrenérgicos (doses altas), colinérgicos, histaminérgicos e serotoninérgicos (antagonista) e receptores opioides (agonista e antagonista). A pimozida difere de outros antipsicóticos típicos por apresentar pouco efeito de hipotensão e sedação, uma vez que seu antagonismo sobre os receptores α-adrenérgicos é fraco ou inexistente.

● Interações Medicamentosas

◐ A pimozida pode aumentar o efeito dos medicamentos anti-hipertensivos.

◐ Fluoxetina, fluvoxamina, nefazodona e sertralina (inibidores da CYP3A4) podem elevar a concentração plasmática da pimozida.

◐ O uso de pimozida pode reduzir o efeito de antagonistas dopaminérgicos e da levodopa.

AFINIDADE LIGANTE/KI:

LOCAL	KI (NM)
Ki (D_2)	0,19/0,38/ 0,39/0,5/ 0,6/0,65/ 0,8/0,81/ 2,2/2,4/ 2,5/2,51/ 9,8/11,7/ 12/29
Ki (D_3)	0,2/0,3/ 0,39/1,52/ 2,3/3,7/ 11/1.420
Ki (5-HT)	0,5
Ki (5-HT_7)	0,5
Ki (D_4)	1,8
Ki (5-HT_{2A})	7,9/7,94/ 13/14,3/ 19/49/ 77,7/5.790/ 10.000
Ki (H_1)	25/692
Ki (5-HT_6)	71
Ki ($α_1$-adrenérgico)	76/198
Ki (5-HT_{1A})	88/650
Ki ($α_{2C}$-adrenérgico)	377
Ki ($ς_1$)	508
Ki (5-HT_{2C})	570/874/ 3.350/5.790/ 10.000
Ki ($α_{2A}$-adrenérgico)	650/1.590
Ki (M_2)	800
Ki ($α_{2B}$-adrenérgico)	821
Ki (M_3)	1.960

Ki (H$_3$)	2.000
Ki (5-HT$_{1D}$)	3.100
Ki (5-HT$_{3A}$)	3.290
Ki (D$_1$)	4.100/5.300/6.800/7.600/10.000

○ Farmacogenética

Acesse https://www.pharmgkb.org/chemical/PA450965 ou utilize o *QR code* ao lado.

ANOTAÇÕES CLÍNICAS

Nível de evidência 1A, 1B, 2A, 2B, 3: Não há dados para a pimozida no PharmGKB até a data de publicação deste livro.

Nível de evidência 4: Acesse o *site* para mais informações.

○ Prática Clínica

● **DOSAGEM:** Recomenda-se a utilização da pimozida para o tratamento dos tiques decorrentes da síndrome de Tourette em doses de até 10 mg/dia. Para o manejo da esquizofrenia, as doses devem ser de 2 a 12 mg/dia.

● **TITULAÇÃO:** Deve-se iniciar o uso de pimozida com doses entre 1 e 2 mg/dia, divididas em diversas tomadas. Quando necessário, pode-se aumentar a dose semanalmente em 2 a 4 mg, até que se obtenha o efeito terapêutico esperado. Não se deve ultrapassar 20 mg/dia.

● **EFEITOS ADVERSOS:** Comuns: Efeito extrapiramidal, parkinsonismo, rigidez muscular, tremores (finos). Incomuns: Acatisia, agitação, amenorreia, anorgasmia, arritmia, aumento de apetite, boca seca, bradicardia, cárie, condução cardíaca alterada, constipação, convulsão, crises oculogíricas, discinesia tardia, distonia, ejaculação retrógrada, febre, fraqueza, função hepática alterada, galactorreia, ginecomastia, hipercinesia, hiporreflexia, hipotensão postural, icterícia, impotência, insônia, intervalo QT prolongado, libido reduzida, limiar convulsivo reduzido, menstruação irregular, náusea, prejuízo de atenção, priapismo, *rash* cutâneo, sedação, SNM, sudorese, tontura, torcicolo, visão borrada, vômito.

● **GRAVIDEZ:** Ainda não há estudos conclusivos sobre os efeitos da pimozida durante a gestação, mas, apesar disso, ela parece não ter efeitos teratogênicos sobre o feto. É recomendado avaliar os riscos e benefícios do uso desse medicamento nesse período. Categoria C da FDA.

● **AMAMENTAÇÃO:** Não há dados especificando quanto de pimozida é excretado no leite materno, não sendo recomendado seu uso durante a lactação.

● **CRIANÇAS E ADOLESCENTES:** O uso de pimozida foi considerado seguro e eficaz em crianças acima de 2 anos de idade. Devido ao seu potencial cardiotóxico, é recomendada a utilização de doses menores em crianças e adolescentes (aproximadamente 2 mg), sem exceder a dose máxima de 0,3 mg/kg. É necessário cautela ao utilizar esse medicamento nessa população.

● **IDOSOS:** Em pacientes idosos que apresentam cardiopatia, deve-se utilizar a pimozida com cautela, uma vez que ela pode precipitar alterações na condução cardíaca. Pacientes idosos tendem a tolerar melhor doses mais baixas, sendo a dose inicial recomendada de 1 mg/dia.

● **INSUFICIÊNCIA RENAL:** Utilizar a pimozida com cautela em pacientes com insuficiência renal.

● **INSUFICIÊNCIA HEPÁTICA:** Utilizar a pimozida com cautela em pacientes com insuficiência hepática.

● **COMO MANEJAR EFEITOS ADVERSOS:** É necessário aguardar e observar se os efeitos da pimozida irão desaparecer; caso não desapareçam, deve-se reduzir a dose ou substituí-la por um antipsicótico atípico. Para evitar sedação diurna, a opção é usar o medicamento durante a noite. Para reduzir sintomas de parkinsonismo, é possível utilizar fármacos anticolinérgicos e, em caso de alterações metabólicas (diabetes, dislipidemia, IMC alto), recomendam-se medidas de

BIPP TIPS

- A pimozida não deve ser o medicamento de primeira escolha devido ao seu possível efeito colateral sobre o sistema cardiovascular. Ela é recomendada apenas quando os tratamentos convencionais não resultam no efeito terapêutico necessário.
- A retirada da pimozida deve ser lenta e gradual. Em caso de retirada abrupta, pode haver psicose de rebote, além de piora dos sintomas.
- Adultos que utilizam doses de pimozida acima de 4 mg/dia ou crianças que fazem uso em dose superior a 0,05 mg/kg/dia devem realizar o teste de genotipagem de CYP2D6.
- Deve-se monitorar o IMC de pacientes que fazem uso de pimozida.
- Devido à sua longa meia-vida, a pimozida pode ser administrada 1x/dia ou até em dias alternados.
- Em idosos, deve-se monitorar a pressão arterial antes do início e durante as semanas iniciais do tratamento com pimozida.
- Não se deve utilizar a pimozida concomitantemente com antiarrítmicos.
- O aumento de dose de pimozida deve ser lento e gradual.
- O efeito da pimozida sobre o intervalo QT é dose-dependente.
- O uso concomitante de pimozida com outros depressores do SNC pode causar efeitos depressores exacerbados.
- Pacientes com doença de Parkinson não devem utilizar a pimozida, pois tendem a ser mais sensíveis a seus efeitos colaterais.
- Pacientes que apresentam cardiopatia ou risco de arritmia devem realizar ECG antes do início do tratamento com pimozida.
- Pacientes que utilizam doses superiores a 12 mg/dia de pimozida devem realizar monitoramento cardíaco. O tratamento deve ser interrompido em caso de intervalo QT acima de 500 ms.
- Pelo fato de reduzir o limiar convulsivo, a pimozida deve ser usada com cautela em pacientes com epilepsia.

controle de peso com alimentação balanceada e atividade física prescrita por profissionais.

Toxicidade

ORAL EM HUMANOS: Não há dados específicos sobre superdosagem de pimozida em humanos. A dose letal de pimozida é de 1.100 mg/kg em ratos e 228 mg/kg em camundongos.

TOXICIDADE AGUDA: Os sintomas decorrentes da superdosagem de pimozida são arritmia cardíaca, distonia, efeitos extrapiramidais exacerbados, hipersalivação, rigidez e sudorese.

Leituras Recomendadas

Lechin F, van der Dijs B, Lechin ME, Amat J, Lechin AE, Cabrera A, et al. Pimozide therapy for trigeminal neuralgia. Arch Neurol. 1989;46(9):960-3.

Pinder RM, Brogden RN, Swayer R, Speight TM, Spencer R, Avery GS. Pimozide: a review of its pharmacological properties and therapeutic uses in psychiatry. Drugs. 1976;12(1):1-40.

Pringsheim T, Marras C. Pimozide for tics in Tourette's syndrome. Cochrane Database Syst Rev. 2009; 2009(2):CD006996.

Rathbone J, McMonagle T. Pimozide for schizophrenia or related psychoses. Cochrane Database Syst Rev. 2007;(3):CD001949.

Sallee FR, Pollock BG, Stiller RL, Stull S, Everett G, Perel JM. Pharmacokinetics of pimozide in adults and children with Tourette's syndrome. J Clin Pharmacol. 1987;27(10):776-81.

Pindolol

O pindolol é um potente agente bloqueador dos receptores β-adrenérgicos, sendo cerca de 5 a 10 vezes mais potente que o propranolol. O pindolol é quimicamente relacionado a outros compostos β-bloqueadores, os quais possuem uma cadeia lateral de isopropilamina, embora difiram na intensidade de seus efeitos nos receptores β em diferentes órgãos. É bem absorvido pelo trato gastrointestinal, atingindo picos de concentração plasmática em cerca de 1 a 2 horas, e sua eliminação acontece via renal.

Nomes no Brasil:
Não disponível no Brasil.

SUS:
Não disponível na Rename.

● **INDICAÇÕES DE BULA – ANVISA:** Tratamento de hipertensão arterial, angina de peito (prevenção de crises), taquicardia sinusal e atrial, taquicardia paroxística, taquicardia em pacientes com *flutter* atrial ou fibrilação, extrassístoles supraventriculares e síndrome cardíaca hipercinética.

● **INDICAÇÕES DE BULA – FDA:** Tratamento da hipertensão. Pode ser usado em monoterapia ou em combinação com outros agentes anti-hipertensivos, particularmente com um diurético tiazídico.

● **INDICAÇÕES *OFF-LABEL*:** Embora as evidências sejam incompletas, o pindolol tem sido empregado também como agente adjuvante e potencializador de fármacos ISRSs e outros antidepressivos utilizados para tratar depressão, transtorno de ansiedade social e TOC refratário ao tratamento. Também é usado como agente potencializador da terapia eletroconvulsiva, como agente potencializador da paroxetina no manejo da ejaculação precoce e como agente potencializador da amitriptilina no manejo da dor hemifacial de origem tensional. É igualmente usado no manejo da agressividade e impulsividade em indivíduos com lesões cerebrais e/ou com esquizofrenia. Em crianças, o pindolol foi empregado para o manejo do TDAH.

● **CONTRAINDICAÇÕES:** O pindolol é contraindicado em pacientes que apresentem hipersensibilidade suspeita ou comprovada ao princípio ativo ou a quaisquer dos componentes do medicamento, como seus ingredientes inativos. Também é contraindicado em pacientes que apresentem asma brônquica, insuficiência cardíaca evidente, choque cardiogênico, bloqueio cardíaco de segundo ou terceiro graus e naqueles com bradicardia grave.

● **TESTES LABORATORIAIS SUGERIDOS OU NECESSÁRIOS:** Não há necessidade de testes para pacientes saudáveis. Pequenas elevações persistentes das transaminases séricas foram observadas em alguns pacientes durante a administração de pindolol, mas não foram verificadas elevações progressivas. Essas elevações não foram associadas a nenhuma outra anormalidade que pudesse sugerir insuficiência hepática. Elevações de fosfatase alcalina, DHL e ácido úrico também foram observadas em alguns casos raros. Dessa forma, pode ser prudente o monitoramento desses marcadores nos pacientes tratados com pindolol.

● **ROTA FARMACOLÓGICA:** Não há imagens disponíveis para a rota farmacológica do pindolol.

Farmacologia

ABSORÇÃO: O pindolol é bem absorvido pelo trato gastrointestinal, atingindo picos de concentração plasmática em cerca de 1 a 2 horas, com biodisponibilidade oral de 87 a 92%.

VOLUME DE DISTRIBUIÇÃO: 2 a 3 L/kg.

LIGAÇÃO PROTEICA: 40%.

METABOLISMO/FARMACOCINÉTICA: O pindolol sofre metabolização hepática principalmente por vias de hidroxilação e, subsequentemente, glicuronidação ou conjugação com sulfato. Entretanto, cerca de 30 a 40% do pindolol não sofre metabolização.

ROTA DE ELIMINAÇÃO: Cerca de 80% de uma dose de pindolol administrada VO são eliminados na urina, sendo 25 a 40% da dose eliminados sob a forma do composto original inalterado e os outros 60 a 65% eliminados como metabólitos glicuronídeos e sulfatos.

MEIA-VIDA: 3 a 4 horas em indivíduos saudáveis, mas pode atingir até 30 horas em pacientes com cirrose hepática.

DEPURAÇÃO: 400 a 500 mL/min em indivíduos saudáveis, mas pode estar reduzida a um intervalo de 50 a 300 mL/min em pacientes com cirrose hepática.

FARMACODINÂMICA: O pindolol é um bloqueador não seletivo de receptores β-adrenérgicos.

MECANISMO DE AÇÃO: O mecanismo pelo qual o pindolol exerce seus efeitos anti-hipertensivos é creditado a um conjunto de ações, embora nenhuma delas isoladamente explique a totalidade dos efeitos clínicos. O pindolol é um antagonista não seletivo do receptor β, de forma que não há preferência pelos receptores $β_1$ ou $β_2$. Esse fármaco compete com os neurotransmissores simpaticomiméticos, inibindo a estimulação simpática do coração. O bloqueio da ligação do neurotransmissor aos receptores $β_1$ nos miócitos cardíacos inibe a ativação da adenilato ciclase, que por sua vez inibe a síntese de cAMP, levando à ativação reduzida da proteína cinase A. Isso resulta em menos influxo de cálcio para os miócitos através dos canais de cálcio do tipo L voltagem-dependentes, o que significa que há um efeito simpático diminuído nas células cardíacas, resultando em efeitos anti-hipertensivos e redução da frequência cardíaca. Por outro lado, o pindolol também exerce efeitos antagonistas sobre os receptores $β_2$ nas células do músculo liso, o que promove aumento da contração vascular e, consequentemente, aumento da resistência periférica, o que pode contrapor os efeitos anti-hipertensivos do bloqueio dos receptores $β_1$. Embora a resistência periférica total possa aumentar inicialmente, com o uso crônico de pindolol, ela se reajusta para níveis similares ou inferiores ao nível pré-tratamento. Nesse sentido, o pindolol exerce outras ações que resultam na ação anti-hipertensiva, incluindo diminuição do débito cardíaco, inibição da liberação de renina pelos rins e redução do fluxo nervoso simpático tônico dos centros vasomotores no cérebro.

Na *angina pectoris*, o pindolol costuma reduzir a necessidade de oxigênio do coração em qualquer nível de esforço, bloqueando os aumentos induzidos por catecolaminas na frequência cardíaca, pressão arterial sistólica e velocidade e extensão da contração miocárdica. O pindolol pode aumentar as necessidades de oxigênio, aumentando o comprimento da fibra ventricular esquerda, a pressão diastólica final e o período de ejeção sistólica. O efeito fisiológico final do bloqueio β-adrenérgico é geralmente vantajoso e manifesta-se durante o exercício pelo atraso no início da dor e aumento da capacidade de trabalho.

Outros mecanismos possivelmente envolvidos nos efeitos anti-hipertensivos dos agentes β-bloqueadores incluem um efeito no SNC que resulta em uma redução do fluxo simpático para a periferia, bem como antagonismo competitivo de catecolaminas em receptores adrenérgicos periféricos (especialmente cardíacos), levando à diminuição do débito cardíaco. Esses mecanismos parecem menos prováveis para o pindolol do que para outros β-bloqueadores em vista do efeito modesto no débito cardíaco em repouso e na renina.

Com relação aos outros usos do pindolol, como adjuvante no tratamento de condições psiquiátricas, algumas linhas de evidência se baseiam no fato de o pindolol ser um antagonista do receptor de serotonina $5-HT_{1A}$. Os receptores $5-HT_{1A}$ pré-sinápticos e somatodendríticos agem como autorreceptores inibitórios, inibem a liberação de serotonina e, paralelamente, promovem efeitos pró-depressivos. Por outro lado, os receptores $5-HT_{1A}$ pós-sinápticos medeiam efeitos antidepressivos. Ao bloquear os autorreceptores $5-HT_{1A}$ em doses seletivas em relação aos receptores pós-sinápticos, o pindolol pode ser capaz de desinibir a liberação de serotonina e, assim, facilitar os efeitos dos ISRSs. Outros dados sugerem que a eficácia antidepressiva do pindolol pode resultar predominantemente de sua capacidade de dessensibilizar os autorreceptores $5-HT_{1A}$. No entanto, tais evidências precisam ser investigadas com maior profundidade.

● Interações
● Medicamentosas

○ Fármacos depletores de catecolaminas, como a reserpina, por exemplo, podem apresentar um efeito aditivo quando administrados com agentes β-bloqueadores. Dessa forma, pacientes tratados com pindolol concomitantemente a um agente depletor de catecolaminas devem ser observados com atenção quanto à evidência de hipotensão e/ou bradicardia acentuada que pode produzir vertigem, síncope ou hipotensão postural.

○ Foi observado que o pindolol pode aumentar as concentrações séricas de tioridazina quando ambos os fármacos são administrados em conjunto. As concentrações séricas de pindolol também podem ser aumentadas com essa combinação, precipitando a ocorrência de efeitos adversos com maior frequência e/ou intensidade.

AFINIDADE LIGANTE/KI:

LOCAL	KI (NM)
Ki ($5\text{-}HT_{1A}$)	15-81
Ki ($5\text{-}HT_{1B}$)	4.100
Ki ($5\text{-}HT_{1D}$)	4.900
Ki ($5\text{-}HT_{1E}$)	> 10.000
Ki ($5\text{-}HT_{1F}$)	> 10.000
Ki ($5\text{-}HT_{2A}$)	9.333
Ki ($5\text{-}HT_{2B}$)	2.188
Ki ($5\text{-}HT_{2C}$)	> 10.000
Ki ($5\text{-}HT_{3}$)	≥ 6.610
Ki ($5\text{-}HT_{7}$)	> 10.000
Ki (α_1)	7.585
Ki (β_1)	0,52-2,6
Ki (β_2)	0,40-4,8
Ki (β_3)	44

○ Farmacogenética

Acesse https://www.pharmgkb.org/chemical/PA450966 ou utilize o *QR code* ao lado.

ANOTAÇÕES CLÍNICAS

Nível de evidência 1A, 1B, 2A, 2B, 3: Não há dados para o pindolol no PharmGKB até a data de publicação deste livro.

Nível de evidência 4: Acesse o *site* para mais informações.

○ Prática Clínica

● **DOSAGEM:** 10 a 60 mg/dia.

● **TITULAÇÃO:** A dose inicial recomendada de pindolol é de 5 mg/dia, administrado isoladamente ou em combinação com outros agentes anti-hipertensivos. Em geral, uma resposta anti-hipertensiva pode ser observada na primeira semana de tratamento, mas a resposta máxima pode demorar cerca de 2 semanas ou mais. Caso não ocorra uma redução satisfatória da pressão arterial no período de 3 a 4 semanas, a dose pode ser ajustada em incrementos de 10 mg/dia a cada 3 ou 4 semanas, de acordo com a resposta e tolerabilidade dos pacientes, até a dosagem máxima de 60 mg/dia.

● **DESCONTINUAÇÃO:** Para descontinuação do tratamento com pindolol, especialmente em pacientes com doença cardíaca isquêmica, a dose deve ser reduzida de forma gradual ao longo de um período de 1 a 2 semanas, com monitoramento criterioso dos pacientes.

● **EFEITOS ADVERSOS:** Mais comuns: Cãibras musculares, cefaleia, dor muscular, fadiga, insônia, náusea, nervosismo, sonhos bizarros, tontura. Comuns: Desconforto abdominal, dispneia, dor nas articulações e no peito, edema, fraqueza, parestesia. Incomuns: Erupção cutânea, insuficiência cardíaca, palpitações, prurido.

● **GRAVIDEZ:** Dados de estudos pré-clínicos não indicaram embriotoxicidade ou teratogenicidade do pindolol, mesmo em dosagens que excedem 100 vezes as doses humanas máximas recomendadas.[1] Entretanto, não há estudos suficientes, adequados e bem controlados em mulheres grávidas que atestem a segurança do uso desse fármaco durante a gestação. Portanto, como qualquer outro fármaco, o pindolol deve ser empregado durante a gestação somente se o possível benefício justificar o potencial risco para o feto. Categoria B da FDA.

● **AMAMENTAÇÃO:** O pindolol é excretado no leite humano. No entanto, os efeitos clínicos a longo prazo para os lactentes são desconhecidos. Deve-se ter cautela quando o pindolol é administrado a mulheres que amamentam, realizando monitoramento constante da mãe e do bebê.

● **CRIANÇAS E ADOLESCENTES:** Não há estudos clínicos suficientes que atestem a segurança e a eficácia do uso de pindolol em pacientes pediá-

BIPP TIPS

- O bloqueio dos receptores β-adrenérgicos pode causar redução da pressão intraocular. Os pacientes devem ser informados de que o tratamento com pindolol pode interferir com o teste de triagem de glaucoma.

- O bloqueio dos receptores β-adrenérgicos pode mascarar certos sinais clínicos de hipertireoidismo.

- Em pacientes diabéticos, o uso de pindolol pode mascarar sintomas de hipoglicemia, como tremores e taquicardia, durante jejum prolongado. Portanto, é necessário monitoramento desses pacientes, bem como informá-los acerca desse risco, ensinando-os a reconhecer os indicativos mascarados pelo β-bloqueador, sendo a sudorese o principal deles.

- Em crianças com TDAH, o pindolol, quando comparado com o metilfenidato, demonstrou menor eficácia, conforme avaliação usando testes psicológicos e observação da conduta na escola; além disso, o pindolol apresentou mais efeitos adversos que o fármaco de referência.

tricos. Quando comparado ao metilfenidato para o tratamento de TDAH, o pindolol demonstrou menor eficácia e mais efeitos adversos que o fármaco de referência. Contudo, se for a opção terapêutica, o pindolol deve ser utilizado com cautela, monitoramento e dosagens menores em relação ao restante da população.

● **IDOSOS:** O pindolol deve ser prescrito com cautela e monitoramento, sendo necessária a redução da dosagem nesses pacientes.

● **INSUFICIÊNCIA RENAL:** O pindolol deve ser prescrito com cautela e monitoramento, porém não é necessário ajuste de dosagem para esses pacientes.

● **INSUFICIÊNCIA HEPÁTICA:** O pindolol deve ser prescrito com cautela, monitoramento e, preferencialmente, empregando-se dosagens menores em relação ao restante da população, de acordo com o grau de comprometimento hepático de cada paciente.

● **COMO MANEJAR EFEITOS ADVERSOS:** A maioria dos efeitos adversos do pindolol tende a desaparecer ou diminuir significativamente ao longo do tempo. Todavia, caso os efeitos sejam intoleráveis, a redução da dosagem poderá ser efetiva; caso contrário, a descontinuação do pindolol e a troca por um agente β-bloqueador seletivo para os casos de hipertensão podem ser necessárias.

● Toxicidade

ORAL EM HUMANOS: A literatura indica casos de superdosagem de pindolol com ingestão acima de 500 mg; entretanto, não é recomendado ultrapassar a dose máxima de 60 mg/dia.[2]

TOXICIDADE AGUDA: Os sintomas mais comuns de superdosagem de pindolol incluem hipotensão, bradicardia, dificuldade para respirar e/ou tonturas graves. Além disso, podem ocorrer náuseas e vômitos. O tratamento consiste em empregar medidas gerais de suporte e sintomáticas, assegurando ventilação adequada das vias aéreas e realização de monitoramento do ritmo cardíaco e dos sinais vitais. Caso a ingestão tenha sido recente, recomenda-se evacuar o conteúdo gástrico, tomando cuidado para evitar aspiração pulmonar. Se houver bradicardia excessiva, pode-se usar atropina; caso não haja resposta ao bloqueio vagal, deve-se administrar isoproterenol com cautela. Para os eventos de insuficiência cardíaca, fármacos digitálicos e/ou diuréticos podem ser empregados. Dados da literatura relatam que, assim como para os casos de superdosagem com propranolol, o glucagon pode ser útil nessa situação.[3] A hipotensão pode ser gerenciada com a administração de vasopressores, como epinefrina, acompanhados de monitoramento seriado da pressão arterial. Caso ocorra broncospasmo, recomenda-se administrar um agente estimulador $β_2$, como isoproterenol e/ou um derivado de teofilina. Não é recomendado realizar diurese forçada ou diálise. Nos casos de superdosagem, deve-se considerar a possibilidade do envolvimento de outras substâncias.

Referências

1. Montan S, Ingemarsson I, Marsal K, Sjöberg NO. Randomised controlled trial of atenolol and pindolol in human pregnancy: effects on fetal haemodynamics. Br Med J. 1992;304(6832):946-9.

2. Aellig WH. Activity and duration of action of pindolol and alprenolol compared in healthy volunteers. Eur J Clin Pharmacol. 1978;14(5):305-8.

3. Kusumoto FM, Schoenfeld MH, Barrett C, Edgerton JR, Ellenbogen KA, Gold MR, et al. 2018 ACC/AHA/HRS guideline on the evaluation and management of patients with bradycardia and cardiac conduction delay: a report of the American College of Cardiology/American Heart Association Task Force on Clinical Practice Guidelines and the Heart Rhythm Society. Heart Rhythm. 2019;16(9):e128-226.

Leituras Recomendadas

Abd Wahab W, Collinson K, Gross DW. Successful management of postictal violence with pindolol in temporal lobe epilepsy. Epilepsy Behav Rep. 2019;12:100346.

Buitelaar JK, van der Gaag RJ, Swaab-Barneveld H, Kuiper M. Pindolol and methylphenidate in children with attention-deficit hyperactivity disorder: clinical efficacy and side-effects. J Child Psychol Psychiatry. 1996;37(5):587-95.

Golightly LK. Pindolol: a review of its pharmacology, pharmacokinetics, clinical uses, and adverse effects. Pharmacother. 1982;2(3):134-47.

Greendyke RM, Berkner JP, Webster JC, Gulya A. Treatment of behavioral problems with pindolol. Psychosomatics. 1989;30(2):161-5.

Gugler R, Herold W, Dengler HJ. Pharmacokinetics of pindolol in man. Eur J Clin Pharmacol. 1974;7(1):17-24.

Herrmann N, Lanctôt KL, Eryavec G, Khan LR. Noradrenergic activity is associated with response to pindolol in aggressive Alzheimer's disease patients. J Psychopharmacol. 2004;18(2):215-20.

Reith DM, Dawson AH, Whyte IM, Buckley NA, Sayer GP. Relative toxicity of beta blockers in overdose. J Toxicol. 1996;34(3):273-8.

Tome MB, Isaac MT. One year real world prospective follow-up study of a major depressive episode of patients treated with paroxetine and pindolol or paroxetine for 6 weeks. Int Clin Psychopharmacol. 1998;13(4):169-74.

Pipotiazina

A pipotiazina é um fármaco similar à clorpromazina, pertencente à classe dos fenotiazínicos de ação prolongada, sendo indicada para o tratamento de psicoses crônicas. Apesar do menor risco de sedação, pode apresentar alta incidência de efeitos extrapiramidais. A pipotiazina é apresentada em formulação para injeção IM de longa duração, estando geralmente indicada a estabilização do paciente com um antipsicótico oral antes de sua administração IM. Atinge picos plasmáticos em cerca de 2 semanas e sua eliminação ocorre majoritariamente por via renal.

Nomes no Brasil:
Piportil.

SUS:
Não disponível na Rename.

● **INDICAÇÕES DE BULA – ANVISA:** Tratamento de psicoses crônicas e manifestações de agressividade.

● **INDICAÇÕES DE BULA – FDA:** Não possui aprovação da FDA até o momento.

● **INDICAÇÕES *OFF-LABEL*:** A pipotiazina também pode ser indicada para o tratamento de transtorno bipolar, transtornos de tique, coreia de Huntington e outros transtornos psicóticos.

● **CONTRAINDICAÇÕES:** A pipotiazina é contraindicada em caso de alergia a qualquer componente de sua fórmula farmacêutica. Também é contraindicada em pacientes com risco de glaucoma de ângulo fechado, aterosclerose cerebral ou lesão cerebral subcortical, feocromocitoma, risco de retenção urinária ligada a distúrbios uretroprostáticos, doença de Parkinson, história de agranulocitose e porfiria, bem como em associação com levodopa.

● **TESTES LABORATORIAIS SUGERIDOS OU NECESSÁRIOS:** Neurolépticos fenotiazínicos podem potencializar o prolongamento do intervalo QT, o que aumenta o risco de arritmias ventriculares graves do tipo *torsades de pointes*, que podem ser fatais. O prolongamento do intervalo QT é exacerbado, em particular, na presença de bradicardia, hipocalemia e prolongamento do intervalo QT congênito ou adquirido. São sugeridas avaliações médicas e laboratoriais para descartar possíveis fatores de risco antes do início do tratamento com pipotiazina e conforme a necessidade durante o tratamento, principalmente em pacientes idosos. Assim como para outros antipsicóticos, também é recomendado acompanhar o peso e o IMC. Deve-se avaliar se o paciente tem histórico de obesidade na família e determinar peso, circunferência da cintura, pressão arterial, glicose plasmática e lipidograma em jejum. Após o início do tratamento, determinar o IMC mensalmente por 3 meses e depois a cada trimestre. Em pacientes com alto risco de complicações metabólicas e quando do início ou troca dos antipsicóticos, é recomendado o monitoramento dos triglicerídeos em jejum mensalmente. Para pacientes saudáveis, pressão arterial, glicose plasmática em jejum e lipídeos em jejum poderão ser mensurados em uma frequência de 3 meses e depois anualmente, porém para pacientes com diabetes ou que ganharam mais de 5% do peso inicial as medidas devem ser mais frequentes. Deve-se considerar a troca por outro antipsicótico atípico para pacientes que adquirem sobrepeso ou tornam-se obesos, pré-diabéticos, diabéticos, hipertensos ou dislipidêmicos enquanto recebem a pipotiazina. É importante estar vigilante para cetoacidose diabética, mesmo que o paciente não seja diabético. Para pacientes com baixa contagem de leucócitos ou história de leucopenia/neutropenia induzida por substância, é recomendada a realização de hemograma no início do tratamento com a pipotiazina, a qual deve ser imediatamente descontinuada em caso de diminuição leucocitária concomitante ao tratamento.

● **ROTA FARMACOLÓGICA:** Não há imagens disponíveis para a rota farmacológica da pipotiazina.

◯ Farmacologia

ABSORÇÃO: A pipotiazina é um fármaco utilizado por via IM. Dados indicam que, após a injeção, a concentração máxima de pipotiazina encontrada no plasma é observada dentro de aproximadamente 2 semanas.

VOLUME DE DISTRIBUIÇÃO: 545 L.

LIGAÇÃO PROTEICA: Aproximadamente 90%.

METABOLISMO/FARMACOCINÉTICA: A pipotiazina é metabolizada no fígado, mas as vias de metabolização não estão bem elucidadas.

ROTA DE ELIMINAÇÃO: A eliminação da pipotiazina se dá principalmente por via renal.

MEIA-VIDA: Cerca de 15 dias.

DEPURAÇÃO: Não há dados disponíveis sobre a depuração da pipotiazina.

FARMACODINÂMICA: A pipotiazina é um antagonista dos receptores dopaminérgicos D_1, D_2, D_3 e D_4, o que possivelmente está relacionado com seu mecanismo de ação, assim como outros antipsicóticos da mesma classe. Também tem ação sobre receptores serotoninérgicos $5\text{-}HT_{1A}$ e $5\text{-}HT_{2A}$, histaminérgicos, α-adrenérgicos e muscarínicos com efeitos colaterais.

MECANISMO DE AÇÃO: A pipotiazina parece exercer seu efeito sobre delírios e alucinações como consequência direta do bloqueio da sinalização dopaminérgica na via mesolímbica, uma vez que o tônus dopaminérgico está aumentado nessa via em pacientes com psicoses. O efeito central do bloqueio da dopamina tem atividade sobre os gânglios da base (via dopaminérgica nigroestriatal), de modo que pode produzir efeitos extrapiramidais (distonia, acatisia, parkinsonismo, entre outros). A inibição dos receptores de dopamina na hipófise anterior explica a hiperprolactinemia que pode ser causada pelo uso de pipotiazina devido ao bloqueio da inibição tônica da secreção de prolactina mediada pela dopamina.

● Interações Medicamentosas

◯ É contraindicada a associação de levodopa com pipotiazina devido ao risco de antagonismo recíproco entre levodopa e antipsicóticos.

◯ A pipotiazina pode levar à inibição do efeito anti-hipertensivo da guanetidina e de substâncias relacionadas devido ao bloqueio da penetração da guanetidina nas fibras simpáticas.

○ O uso concomitante de sultoprida com pipotiazina pode aumentar o risco de arritmias ventriculares, particularmente *torsades de pointes*, devido aos efeitos eletrofisiológicos adicionais.

○ A pipotiazina pode provocar um aumento adicional na atividade anti-hipertensiva e no risco de hipotensão ortostática, de modo que pode interagir com fármacos anti-hipertensivos.

○ É desaconselhado o uso de pipotiazina com depressores do SNC, como derivados morfínicos (analgésicos e antitussígenos), a maioria dos anti-histamínicos H_1, barbitúricos, BZDs, ansiolíticos não BZDs, clonidina e substâncias relacionadas.

○ A pipotiazina pode causar o agravamento dos efeitos atropínicos indesejáveis, não sendo recomendado seu uso com fármacos como atropina e outras substâncias atropínicas, antidepressivos imiprâmicos, a maioria dos anti-histamínicos H_1, antiparkinsonianos anticolinérgicos, antiespasmódicos atropínicos, disopiramida, entre outros.

○ A absorção de pipotiazina pode ser reduzida por antiácidos, substâncias antiparkinsonianas e lítio.

AFINIDADE LIGANTE/KI:

LOCAL	KI (NM)
Ki (D_2)	0,2
Ki (D_3)	0,28

○ Farmacogenética

Acesse https://www.pharmgkb.org/chemical/PA10158 ou utilize o *QR code* ao lado.

ANOTAÇÕES CLÍNICAS

Nível de evidência 1A, 1B, 2A, 2B, 3: Não há dados para a pipotiazina no PharmGKB até a data de publicação deste livro.

Nível de evidência 4: Acesse o *site* para mais informações.

○ Prática Clínica

● **DOSAGEM:** Em adultos, a dose varia de 50 a 100 mg, administrada por via IM. Nas crianças de 2 a 6 anos, recomenda-se a dose média inicial de 12,5 mg (0,5 mL); de 6 a 12 anos, 25 mg (1 mL); e acima de 12 anos, entre 75 e 100 mg (3-4 mL). O intervalo médio entre as injeções, tanto para adultos quanto para crianças, é de 4 semanas, mas alguns pacientes podem se beneficiar de aplicações a cada 3 semanas. As doses recém-descritas podem ser ajustadas de acordo com a resposta individual, podendo ser aumentadas ou diminuídas.

● **TITULAÇÃO:** O tratamento costuma ser hospitalar, mas pode ser iniciado ambulatorialmente. Em muitos casos, antes da administração IM de pipotiazina, é necessário tratar o paciente com medicação oral. Em pacientes que não receberam previamente tratamento com antipsicóticos, é necessário testar a tolerância a esses fármacos antes de iniciar o tratamento com pipotiazina por via IM. As ampolas devem ser administradas exclusivamente pela via IM profunda. Para o tratamento de adultos, recomenda-se uma dose inicial de 25 mg, que pode ser aumentada em intervalos de 25 a 50 mg a cada 2 ou 3 semanas. A dose máxima recomendada é de 200 mg. A frequência de administração deve ser de 1x/mês.

● **DESCONTINUAÇÃO:** É importante ressaltar que a suspensão do medicamento pode causar psicose de rebote e piora dos sintomas. Além disso, em caso de uso concomitante de agentes antiparkinsonianos, estes devem ser continuados por algumas semanas depois que a pipotiazina for descontinuada.

● **EFEITOS ADVERSOS:** Mais comuns: Acatisia, discinesias tardias, efeitos atropínicos, ganho de peso, hipotensão ortostática, sedação, síndrome extrapiramidal, sonolência. Comuns: Amenorreia, convulsões, hiperprolactinemia, intolerância à glicose, prolongamento do intervalo QT. Incomuns: Angiedema, colite isquêmica e necrosante, crises oculogíricas, depósito pigmentar no segmento anterior do olho, discinesias precoces, eosinofilia, fotodermia, frigidez, galactorreia,

BIPP TIPS

○ Os efeitos sedativos da pipotiazina são acentuados pelo álcool, sendo que a alteração da vigilância pode se tornar perigosa na condução de veículos e na operação de máquinas. Os pacientes devem ser orientados sobre a contraindicação do uso de bebidas alcoólicas e medicamentos contendo álcool em sua composição.

○ A pipotiazina, assim como outras fenotiazinas, pode causar resultados falso-positivos para fenilcetonúria e bilirrubina urinária, bem como falsa redução na secreção de ACTH, além de poder interferir em exames imunológicos para gravidez.

○ Dados de estudos de farmacocinética indicam que quando a injeção de pipotiazina é administrada a cada 4 semanas, o estado de equilíbrio é alcançado no início do segundo mês;[1] portanto, pacientes que recebem o tratamento com pipotiazina IM podem necessitar de um tratamento oral no início, até que o estado de equilíbrio seja atingido.

---

ginecomastia, hiperglicemia, hipertrigliceridemia, hiponatremia, icterícia, impotência sexual, LES, necrose gastrointestinal, obstrução intestinal, pigmentação da pele, priapismo, SIADH, trombocitopenia, tromboembolismo venoso, urticária.

● **GRAVIDEZ:** Estudos pré-clínicos não demonstraram evidências de potencial teratogênico da pipotiazina, mas tal potencial ainda não foi avaliado em seres humanos.[2] Os seguintes efeitos adversos foram relatados (em experiência pós-comercialização) em recém-nascidos que foram expostos a fenotiazínicos durante o terceiro trimestre de gravidez: alteração respiratória (taquipneia e angústia respiratória), bradicardia e hipotonia (principalmente em caso de coadministração de muscarínicos), sinais relacionados a propriedades atropínicas (íleo meconial, retardo da eliminação do mecônio, dificuldades iniciais de alimentação, distensão abdominal, taquicardia) e distúrbios neurológicos (síndrome extrapiramidal). Assim, recomenda-se que o médico realize o monitoramento e o tratamento adequado dos recém-nascidos de mães tratadas com pipotiazina, lembrando que o uso é recomendado apenas se claramente necessário e se o benefício para a mãe superar o risco para o feto. Não classificada pela FDA (classificação até 2015).

● **AMAMENTAÇÃO:** Na ausência de estudos sobre a passagem de pipotiazina para o leite materno, não é aconselhada a lactação durante o tratamento.

● **CRIANÇAS E ADOLESCENTES:** Não é recomendado o uso em crianças menores de 2 anos, a menos que não haja alternativas terapêuticas disponíveis.

● **IDOSOS:** Em pacientes idosos, é sugerido o uso de doses menores e com titulação mais lenta. Recomenda-se uma dose inicialmente baixa (cerca de 25 mg), com aumentos graduais, se necessário.

● **INSUFICIÊNCIA RENAL:** É recomendado iniciar com doses menores do que as da titulação indicada para pacientes saudáveis. Deve-se usar a pipotiazina com cautela em pacientes com insuficiência renal leve e moderada e evitar o uso em pacientes com insuficiência renal grave.

● **INSUFICIÊNCIA HEPÁTICA:** É recomendado iniciar com doses menores do que as da titulação indicada para pacientes saudáveis. Deve-se usar a pipotiazina com cautela em pacientes com insuficiência hepática leve e moderada e evitar o uso em pacientes com insuficiência hepática grave.

● **COMO MANEJAR EFEITOS ADVERSOS:** Efeitos colaterais podem surgir durante o uso de pipotiazina. Se for um sintoma tolerável, pode-se aguardar e avaliar a evolução do quadro. Se intolerável, é possível ajustar a dosagem, substituí-la por outro fármaco ou usar sintomáticos. É aconselhável usar anticolinérgicos para melhora de efeitos extrapiramidais e realizar a administração à noite em caso de sedação. Se houver efeitos colaterais intoleráveis, recomenda-se a troca por outro antipsicótico atípico.

Toxicidade

ORAL EM HUMANOS: Não há dados na literatura relatando doses tóxicas de pipotiazina em humanos; no entanto, a dose máxima recomendada por via IM é de 200 mg.

TOXICIDADE AGUDA: Os principais sintomas de intoxicação aguda por pipotiazina são alterações no ECG, arritmia, efeitos colaterais extrapiramidais, hipotensão, hipotermia, sedação e taquicardia. Nesses casos, recomenda-se lavagem gástrica precoce, evitando-se a indução do vômito. É possível administrar antiparkinsonianos para os sintomas extrapiramidais e estimulantes respiratórios (anfetamina, cafeína com benzoato de sódio) caso haja depressão respiratória. Não se deve usar epinefrina, pois esta pode interagir com a pipotiazina, provocando hipotensão paradoxal.

Referências

1. Johnston RE, Niesink F. A versatile new sustained-action neuroleptic: pipotiazine palmitate in psychiatric practice. J Int Med Res. 1979;7(3):187-93.

2. Davis C. Pipotiazine. In: Enna SJ, Bylund DB, editors. xPharm: the comprehensive pharmacology reference. Amsterdam: Elsevier; 2007.

Leituras Recomendadas

De Schepper PJ, Vranckx C, Verbeeck R, van den Berghe ML. Pipotiazine pharmacokinetics after p.o. and i.v. administration in man. Correlation between blood levels and effect on the handwriting area. Arzneimittelforschung. 1979;29(7):1056-62.

Dinesh M, David A, Quraishi SN. Depot pipotiazine palmitate and undecylenate for schizophrenia. Cochrane Database Syst Rev. 2004;2004(4):CD001720.

Girard M, Granier F, Schmitt L, Cotonat J, Escande M, Blanc M. Premiers résultats d'une étude pharmacocinétique de la pipotiazine et de son ester palmitique (Piportil L4) dans une population de schizophrènes. Encephale. 1984;10(4):171-6.

Imlah NW, Murphy KP. Ten-year follow-up of schizophrenic patients on pipotiazine palmitate. Curr Med Res Opin. 1985;9(7):449-53.

Piportil® L4 palmitato de pipotiazina [Internet]. Suzano: Sanofi-Aventis; 2016 [capturado em 8 dez. 2024]. Disponível em: http://200.199.142.163:8002/FOTOS_TRATADAS_SITE_14-03-2016/bulas/25111.pdf.

Quraishi S, David A. Depot pipothiazine palmitate and undecylenate for schizophrenia. Cochrane Database Syst Rev. 2001;(3):CD001720.

Pitolisanto

O pitolisanto é um fármaco antagonista e agonista inverso dos receptores histaminérgicos do tipo H_3. É utilizado para o tratamento da narcolepsia em pacientes adultos. Após administração oral, é rapidamente absorvido, tendo seu pico de concentração plasmática em cerca de 3 horas, e sua eliminação acontece majoritariamente por via renal.

Nomes no Brasil:
Não disponível no Brasil (EUA: Wakix).

● **INDICAÇÕES DE BULA – ANVISA:** Não possui aprovação da Anvisa até o momento.

● **INDICAÇÕES DE BULA – FDA:** Tratamento da sonolência diurna excessiva ou cataplexia em pacientes adultos e pediátricos (≥ 6 anos) com narcolepsia.

● **INDICAÇÕES OFF-LABEL:** O pitolisanto pode ser utilizado para o tratamento de adolescentes com síndrome de Prader-Willi que não respondem aos medicamentos estimulantes convencionais, como tratamento adjuvante no manejo da esquizofrenia de início precoce e para redução da sonolência diurna excessiva em pacientes com apneia obstrutiva do sono.

● **CONTRAINDICAÇÕES:** O pitolisanto não deve ser utilizado por pacientes com histórico de alergia a esse medicamento, comprometimento hepático grave, prolongamento do intervalo QT, arritmia cardíaca, bradicardia sintomática, hipocalemia e hipomagnesemia.

● **TESTES LABORATORIAIS SUGERIDOS OU NECESSÁRIOS:** Não são necessários testes laboratoriais.

● **ROTA FARMACOLÓGICA:** Ver Figura 1.

○ Farmacologia

ABSORÇÃO: Após administração oral, o pitolisanto exibe seu pico de concentração plasmática em aproximadamente 3 horas.

VOLUME DE DISTRIBUIÇÃO: 1.100 a 2.825 L.

LIGAÇÃO PROTEICA: A ligação do pitolisanto às proteínas plasmáticas varia entre 91 e 96%, ligando-se principalmente à albumina e à $α_1$-glicoproteína.

METABOLISMO/FARMACOCINÉTICA: O pitolisanto sofre metabolização no fígado, onde ocorrem os processos de conjugação e oxidação, por meio das enzimas pertencentes à família do citocromo P450, sobretudo CYP2D6 e CYP3A4. Seus metabólitos não apresentam atividade farmacológica relevante.

ROTA DE ELIMINAÇÃO: A excreção do pitolisanto se dá principalmente por via renal, porém também há excreção pelas vias respiratórias e pelas fezes. A maior parte é excretada na forma de metabólitos.

MEIA-VIDA: Aproximadamente 20 horas.

DEPURAÇÃO: 43,9 L/h.

FARMACODINÂMICA: O pitolisanto se liga aos receptores de histamina do tipo H_3, exercendo um efeito tanto de antagonista quanto de agonista parcial, porém não exerce qualquer efeito sobre os receptores de histamina H_1, H_2 e H_4. Sua eficácia no tratamento da narcolepsia se dá pelo aumento da transmissão histaminérgica no SNC, resultando em menor tempo de sono e maior tempo de alerta durante o dia nos pacientes, além de promover melhora dos níveis de atenção.

MECANISMO DE AÇÃO: O pitolisanto exerce seus efeitos de aumento da transmissão histaminérgica mediante antagonismo e agonismo parcial nos receptores de histamina do tipo H_3, que são autorreceptores presentes na membrana neuronal pré-sináptica. Ao se ligar aos receptores H_3 pré-sinápticos, ele impede que a histamina se ligue a tais receptores, de forma que há aumento da liberação da histamina na fenda sináptica, o que promove ou mantém a vigília em pacientes que sofrem com narcolepsia.

● Interações Medicamentosas

○ Antagonistas H_1 podem reduzir a eficácia do pitolisanto.

○ Indutores potentes da CYP3A4 podem diminuir as concentrações plasmáticas do pitolisanto.

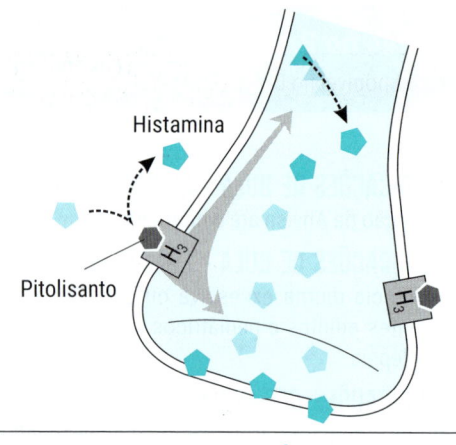

FIGURA 1 ▶ ROTA FARMACOLÓGICA DO PITOLISANTO.

○ O pitolisanto pode reduzir a eficácia de contraceptivos orais.

○ O uso de inibidores potentes da CYP2D6 pode aumentar as concentrações plasmáticas do pitolisanto.

AFINIDADE LIGANTE/KI:

LOCAL	KI (NM)
Ki (H_3)	7,68

○ Farmacogenética

Acesse https://www.pharmgkb.org/chemical/PA166185163 ou utilize o *QR code* ao lado.

ANOTAÇÕES CLÍNICAS

Nível de evidência 1A, 1B, 2A, 2B, 3: Não há dados para o pitolisanto no PharmGKB até a data de publicação deste livro.

Nível de evidência 4: Acesse o *site* para mais informações.

○ Prática Clínica

● **DOSAGEM:** Recomenda-se a utilização do pitolisanto em doses que variam de 17,8 a 35,6 mg, administradas assim que o paciente acordar, 1x/dia.

● **TITULAÇÃO:** Deve-se iniciar o tratamento com pitolisanto na dose de 8,9 mg, 1x/dia. Após 1 semana, a dose pode ser aumentada para 17,8 mg/dia e, após 2 semanas, para 35,6 mg/dia, quando necessário. A dose máxima recomendada é de 35,6 mg/dia.

● **EFEITOS ADVERSOS:** Alucinação, ansiedade, aumento da frequência cardíaca, insônia, náusea, perda de apetite, taquicardia.

● **GRAVIDEZ:** Não há estudos avaliando o risco da utilização do pitolisanto em humanos, porém estudos em modelos animais mostraram que houve aumento de perda pós-implantação, redução do número de filhotes nascidos vivos e também atraso do desenvolvimento da prole. Portanto, esse medicamento não deve ser usado durante a gestação, a menos que os possíveis benefícios superem os potenciais riscos. Categoria da FDA não determinada.

● **AMAMENTAÇÃO:** Não há dados disponíveis sobre a excreção de pitolisanto no leite materno, não sendo recomendado seu uso durante a lactação.

● **CRIANÇAS E ADOLESCENTES:** Não há estudos avaliando a segurança e a eficácia do pitolisanto em crianças e adolescentes.

BIPP TIPS

○ A ingestão do pitolisanto juntamente com alimentos não interfere em sua absorção.

○ A retirada do pitolisanto deve ser gradual.

○ Mulheres que usam contraceptivos orais devem ser alertadas sobre a possível redução da eficácia contraceptiva quando da utilização concomitante com pitolisanto, a qual pode persistir por até 21 dias após a interrupção do tratamento.

○ O pitolisanto exibe potencial de abuso mínimo.

○ Pacientes que usam medicamentos com o potencial de aumentar o intervalo QT não devem utilizar pitolisanto. No entanto, caso seu uso seja necessário, devem ser submetidos a monitoramento eletrocardiográfico constante, pois há risco de prolongamento do intervalo QT. Esse prolongamento pode ser ainda mais acentuado em pacientes com comprometimento das funções renal e hepática.

○ O pitolisanto parece reduzir o tempo de sono diário em pacientes com apneia obstrutiva do sono.

○ O pitolisanto é o único medicamento utilizado para o tratamento da narcolepsia que não é considerado tratamento controlado.

● **IDOSOS:** O uso de pitolisanto em pacientes acima de 65 anos ainda não foi bem estudado, porém indivíduos nessa faixa etária tendem a tolerar melhor doses reduzidas desse medicamento.

● **INSUFICIÊNCIA RENAL:** Pacientes com comprometimento renal de moderado a grave devem utilizar doses reduzidas do pitolisanto (8,9-17,8 mg/dia), porém esse medicamento não deve ser usado por pacientes com doença renal em fase terminal.

● **INSUFICIÊNCIA HEPÁTICA:** Não é necessário o ajuste de dose em pacientes com comprometimento hepático leve, mas para pacientes com comprometimento moderado a grave recomendam-se doses menores (8,9-17,8 mg/dia). O pitolisanto não é indicado em pacientes com comprometimento hepático severo.

● **COMO MANEJAR EFEITOS ADVERSOS:** É necessário aguardar e observar se os efeitos do pitolisanto irão desaparecer; se não desaparecerem, é recomendada a redução de dose do medicamento ou até a suspensão do seu uso em casos de sintomas adversos exacerbados de forma persistente.

⬤ Toxicidade

ORAL EM HUMANOS: Não há dados específicos sobre superdosagem de pitolisanto em humanos. A dose letal do pitolisanto é de 5 g/kg em ratos.

TOXICIDADE AGUDA: Os sintomas decorrentes da intoxicação por pitolisanto são dor abdominal e de cabeça, insônia, irritabilidade e náusea.

⬤ Leituras Recomendadas

Dauvilliers Y, Bassetti C, Lammers GJ, Arnulf I, Mayer G, Rodenbeck A, et al. Pitolisant versus placebo or modafinil in patients with narcolepsy: a double-blind, randomised trial. Lancet Neurol. 2013;12(11):1068-75.

Dauvilliers Y, Verbraecken J, Partinen M, Hedner J, Saaresranta T, Georgiev O, et al. Pitolisant for daytime sleepiness in patients with obstructive sleep apnea who refuse continuous positive airway pressure treatment: a randomized trial. Am J Respir Crit Care Med. 2020;201(9):1135-45.

Dondé C, Polosan M, Guzun R. Pitolisant for treating narcolepsy comorbid with schizophrenia. J Clin Psychopharmacol. 2020;40(5):504-6.

Fabara SP, Ortiz JF, ohail AA, Hidalgo J, Altamimi A, Tama B, et al. Efficacy of pitolisant on the treat-ment of narcolepsy: a systematic review. Cureus. 2021;13(7):e16095.

Krief S, Berrebi-Bertrand I, Nagmar I, Giret M, Belliard S, Perrin D, et al. Pitolisant, a wake-promoting agent devoid of psychostimulant properties: preclinical comparison with amphetamine, modafinil, and solriamfetol. Pharmacol Res Perspect. 2021;9(5):e00855.

Lamb YN. Pitolisant: a review in narcolepsy with or without cataplexy. CNS Drugs. 2020;34(2):207-18.

Lecendreux M, Plazzi G, Franco P, Jacqz-Aigrain E, Robert P, Duvauchelle T, et al. Pharmacokinetics of pitolisant in children and adolescents with narcolepsy. Sleep Med. 2020;66:220-226.

Liguori C, Placidi F, Izzi F, Mercuri NB, Stefani A, Pierantozzi M. Pitolisant for treating narcolepsy comorbid with Parkinson's disease. Sleep Med. 2020;69:86-87.

Naguy A, Pridmore S, Alamiri B. Adjuvant pitolisant in a case with early-onset schizophrenia. Clin Neuropharmacol. 2021;44(6):229-30.

Pennington S, Stutzman D, Sannar E. Pitolisant in na adolescent with prader-willi syndrome. J Pediatr Pharmacol Ther. 2021;26(4):405-10.

Reiner D, Stark H. Ligand binding kinetics at histamine H3 receptors by fluorescence-polarization with real-time monitoring. Eur J Pharmacol. 2019;848:112-20.

Sarfraz N, Okuampa D, Hansen H, Alvarez M, Cornett EM, Kakazu J, et al. Pitolisant, a novel histamine-3 receptor competitive antagonist, and inverse agonist, in the treatment of excessive daytime sleepiness in adult patients with narcolepsy. Health Psychol Res. 2022;10(3):34222.

Setnik B, McDonnell M, Mills C, Scart-Grès C, Robert P, Dayno JM, et al. Evaluation of the abuse potential of pitolisant, a selective H3-receptor antagonist/inverse agonist, for the treatment of adult patients with narcolepsy with or without cataplexy. Sleep. 2020;43(4):zsz252.

Wang J, Li X, Yang S, Wang T, Xu Z, Xu J, et al. Pitolisant versus placebo for excessive daytime sleepiness in narcolepsy and obstructive sleep apnea: a meta-analysis from randomized controlled trials. Pharmacol Res. 2021;167:105522.

Pramipexol

O pramipexol é um fármaco agonista dos receptores dopaminérgicos do tipo D_2 que, ao se ligar em tais receptores, exerce efeitos semelhantes aos da ligação da dopamina em seus receptores. É utilizado no tratamento da doença de Parkinson, seja no manejo de sintomas motores ou nos sintomas depressivos associados a tal condição. Também é usado para o tratamento da síndrome das pernas inquietas. Após administração oral, sua concentração máxima ocorre em 1 a 3 horas e sua eliminação se dá principalmente por via renal.

Nomes no Brasil:
Minérgi, Pisa, Pramipexol, Quera, Sifrol, Stabil.

SUS:
Está disponível na Rename pelo componente especializado (doença de Parkinson) em comprimidos de 0,125, 0,25 e 1 mg.

● **INDICAÇÕES DE BULA – ANVISA:** Tratamento dos sinais e sintomas da doença de Parkinson idiopática como monoterapia ou associado à levodopa. Tratamento sintomático da síndrome das pernas inquietas idiopática.

● **INDICAÇÕES DE BULA – FDA:** Tratamento da doença de Parkinson. Tratamento da síndrome das pernas inquietas primária moderada a grave.

● **INDICAÇÕES *OFF-LABEL*:** O pramipexol pode ser utilizado no manejo da depressão, tanto unipolar quanto bipolar, da fibromialgia e também do zumbido (associado a presbiacusia).

● **CONTRAINDICAÇÕES:** O pramipexol não deve ser utilizado por pacientes com histórico de alergia a esse medicamento.

● **TESTES LABORATORIAIS SUGERIDOS OU NECESSÁRIOS:** Testes laboratoriais não são necessários.

● **ROTA FARMACOLÓGICA:** Ver Figura 1.

Farmacologia

ABSORÇÃO: Após administração oral, o pramipexol exibe seu pico de concentração plasmática entre 1 e 3 horas. Tem biodisponibilidade maior que 90%.

VOLUME DE DISTRIBUIÇÃO: 500 L.

LIGAÇÃO PROTEICA: Aproximadamente 15%.

METABOLISMO/FARMACOCINÉTICA: O pramipexol sofre pouca metabolização.

ROTA DE ELIMINAÇÃO: A excreção do pramipexol se dá por via renal, principalmente na forma inalterada (90%).

MEIA-VIDA: 8,5 a 12 horas.

DEPURAÇÃO: 400 mL/min.

FARMACODINÂMICA: O pramipexol se liga aos receptores dopaminérgicos do tipo D_2, melhorando a transmissão dopaminérgica e, consequentemente, os sintomas observados na doença de Parkinson e na síndrome das pernas inquietas.

MECANISMO DE AÇÃO: O pramipexol se liga, de forma específica, nos receptores dopaminérgicos da família do receptor D_2, aumentando a transmissão dopaminérgica. Seu efeito sobre os sintomas da doença de Parkinson, assim como sobre os sintomas decorrentes da síndrome das pernas inquietas, devem-se ao seu agonismo nos receptores dopaminérgicos D_2 na região do estriado.

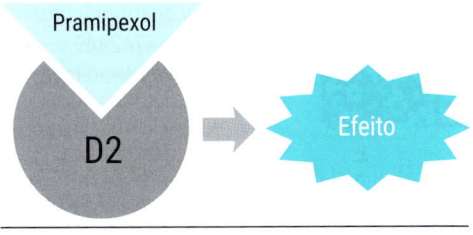

FIGURA 1 ▶ ROTA FARMACOLÓGICA DO PRAMIPEXOL.

● Interações Medicamentosas

○ Fármacos catiônicos, como a cimetidina, podem reduzir a eliminação do pramipexol, aumentando a duração do seu efeito.

○ Antagonistas dopaminérgicos, como antipsicóticos, domperidona e metoclopramida, podem reduzir a atividade do pramipexol.

AFINIDADE LIGANTE/KI:

LOCAL	KI (NM)
$Ki\ (D_3)$	10/10,5
$Ki\ (D_4)$	129
$Ki\ (\alpha_{2B}\text{-adrenérgico})$	631
$Ki\ (5\text{-}HT_{1A})$	692
$Ki\ (D_2)$	955/1.700
$Ki\ (5\text{-}HT_{1D})$	1.660
$Ki\ (\alpha_{2A}\text{-adrenérgico})$	1.700/5.500
$Ki\ (5\text{-}HT_{1B})$	8.320
$Ki\ (\alpha_{2C}\text{-adrenérgico})$	10.000
$Ki\ (\alpha_{1B}\text{-adrenérgico})$	10.000
$Ki\ (\beta_1\text{-adrenérgico})$	10.000
$Ki\ (\beta_2\text{-adrenérgico})$	10.000
$Ki\ (D_1)$	10.000
$Ki\ (\alpha_{1A}\text{-adrenérgico})$	10.000
$Ki\ (\alpha_{1D}\text{-adrenérgico})$	10.000
$Ki\ (5\text{-}HT_{2B})$	10.000
$Ki\ (5\text{-}HT_{2A})$	10.000
$Ki\ (H_1)$	10.000
$Ki\ (5\text{-}HT_{2C})$	10.000

○ Farmacogenética

Acesse https://www.pharmgkb.org/chemical/PA164742949 ou utilize o *QR code* ao lado.

ANOTAÇÕES CLÍNICAS

Nível de evidência 1A, 1B, 2A, 2B: Não há dados para o pramipexol no PharmGKB até a data de publicação deste livro.

Nível de evidência 3: Variantes diversas do gene *DRD3*.

Nível de evidência 4: Acesse o *site* para mais informações.

○ Prática Clínica

● **DOSAGEM:** Recomenda-se a utilização do pramipexol para o tratamento da doença de Parkinson em doses que variam de 1,5 a 4,5 mg/dia, divididas em 3 tomadas diárias. Para o tratamento da síndrome das pernas inquietas, a dose utilizada deve ser de 0,125 a 0,5 mg/dia, tomada em dose única antes de dormir.

● **TITULAÇÃO:** Deve-se iniciar o uso de pramipexol para o tratamento da doença de Parkinson com doses iniciais de 0,375 mg/dia. Pode-se aumentar a dose a cada 5 ou 7 dias, quando necessário, até a dose máxima recomendada. Para o tratamento da síndrome das pernas inquietas, recomenda-se uma dose inicial de 0,125 mg/dia, podendo-se aumentá-la a cada 4 a 7 dias, até que se atinja a dose de 0,5 mg/dia, quando necessário.

● **EFEITOS ADVERSOS:** Mais comuns: Cardiovasculares (hipotensão postural), gastrointestinais (constipação, náusea), neurológicos (discinesia, sonolência, tontura), psiquiátricos (alucinação, confusão, insônia, sonhos anormais), outros (astenia). Comuns: Cardiovasculares (dor no peito, edema), dermatológicos (distúrbio de pele), gastrointestinais (boca seca, desconforto abdominal, diarreia, disfagia, dispepsia, dor abdominal, hipersecreção salivar, vômito), geniturinários (frequência urinária, impotência, incontinência urinária, ITU), imunológicos (*influenza*), metabólicos (anorexia, aumento de apetite, diminuição de peso), musculoesqueléticos (artrite, aumento de CPK, dor nas costas e nas extremidades, espasmos musculares, miastenia), neurológicos (acatisia, amnésia, cefaleia, distonia, distúrbio de equilíbrio, hipoestesia, mioclonia, pensamento anormal, tremor), oculares (anormalidades de acomodação e visuais, diplopia), psiquiátricos (confusão, delírio, depressão, distúrbio do sono, paranoia), respiratórios (congestão nasal, dispneia, pneumonia, rinite, tosse), outros (febre, mal-estar, vertigem). Incomuns: Gastrointestinais (soluço), psiquiátricos (*delirium*, hipersexualidade, jogo patológico), respiratórios (pneumonia). **Raros:** Psiquiátricos (mania). **Muito raros:** Musculoesqueléticos (rabdomiólise). **Pós-comercialização:** Cardiovasculares (síncope), dermatológicos (eritema, prurido, *rash*, urticária), endocrinológicos (SIADH), gastrointestinais (fibrose peritoneal), metabólicos (aumento de peso), musculoesqueléticos (deformidade postural), psiquiátricos (compras excessivas, compulsão alimentar), respiratórios (fibrose pleural e pulmonar).

● **GRAVIDEZ:** Não há estudos avaliando os riscos do uso de pramipexol durante a gestação em humanos. Não é recomendada sua utilização na gravidez. Categoria C da FDA (classificação até 2015).

● **AMAMENTAÇÃO:** Por bloquear a produção da prolactina, o pramipexol interrompe a produção de leite e lactação. Não é recomendada sua utilização durante a lactação.

● **CRIANÇAS E ADOLESCENTES:** Não há estudos avaliando a segurança e a eficácia do pramipexol em crianças e adolescentes com menos de 18 anos.

● **IDOSOS:** Idosos tendem a tolerar bem o pramipexol, porém pacientes com mais de 80 anos têm risco aumentado de desenvolver insuficiência cardíaca, um efeito adverso bastante raro, além de aumento de meia-vida (de 8,5 para 12 horas).

● **INSUFICIÊNCIA RENAL:** É sugerido que se utilize dose reduzida em pacientes com disfunção renal (depuração diminuída em 75%).

● **INSUFICIÊNCIA HEPÁTICA:** Não é necessário ajuste de dose.

● **COMO MANEJAR EFEITOS ADVERSOS:** É necessário aguardar e observar se os efeitos do pramipexol irão desaparecer; caso não desapareçam, é recomendada a redução de dose do medicamento.

⬤ Toxicidade

ORAL EM HUMANOS: Não há dados específicos sobre superdosagem de pramipexol em humanos. A dose letal de pramipexol é de 800 mg/kg em ratos.

BIPP TIPS

- A retirada do pramipexol deve ser gradual, visto que a interrupção abrupta pode precipitar sintomas semelhantes à SNM.
- Há diminuição dose-dependente da concentração sérica da prolactina.
- No início do tratamento (3 meses), é importante o monitoramento da função cardíaca, pois parece haver associação entre o uso de pramipexol e o desenvolvimento de insuficiência cardíaca.
- Pacientes devem ser alertados para evitar dirigir ou operar máquinas, pois há risco de sonolência decorrente do uso de pramipexol.
- Pacientes que apresentam doença cardiovascular grave devem utilizar o pramipexol com cautela, sendo necessário o monitoramento da pressão arterial, sobretudo no início do tratamento. Há risco de hipotensão postural.
- Pacientes que usam pramipexol devem evitar o uso de álcool ou outros medicamentos sedativos, pois pode haver inibição exacerbada do SNC.
- Pode haver alucinações, principalmente visuais, ao longo do tratamento com pramipexol.
- Sintomas colaterais como aumento de libido, hipersexualização e jogo patológico podem surgir, sobretudo com o uso de doses altas de pramipexol. Tais sintomas tendem a desaparecer com a redução da dose ou a retirada do medicamento.

TOXICIDADE AGUDA: Os sintomas decorrentes da superdosagem de pramipexol são agitação, alucinação, hipercinesia, hipotensão, náusea e vômito.

Leituras Recomendadas

Abbruzzese G. Role of pramipexole in the management of Parkinson's disease. CNS Drugs. 2010;24(10):829-41.

Decourt M, Balado E, Jiménez-Urbieta H, Francheteau M, Fernagut PO, Benoit-Marand M. Assessment of repetitive and compulsive behaviors induced by pramipexole in rats: effect of alpha-synuclein-induced nigrostriatal degeneration. Biomedicines. 2022;10(3):542.

Drugs.com. Pramipexole side effects [Internet]. 2024 [capturado em 7 dez. 2024]. Disponível em: https://www.drugs.com/sfx/pramipexole-side-effects.html#-professional.

Edwards S, Callicoatte CN, Barattini AE, Cucinello-Ragland JA, Melain A, Edwards KN, et al. Pramipexole treatment attenuates mechanical hypersensitivity in male rats experiencing chronic inflammatory pain. Neuropharmacology. 2022;208:108976.

Gauthier C, Souaiby L, Advenier-Iakovlev E, Gaillard R. Pramipexole and electroconvulsive therapy in treatment-resistant depression. Clin Neuropharmacol. 2017;40(6):264-7.

Ji N, Meng P, Xu B, Zhou X. Efficacy and safety of pramipexole in Parkinson's disease with anxiety or depression: a meta-analysis of randomized clinical trials. Am J Transl Res. 2022;14(3):1757-64.

Jiang DQ, Jiang LL, Wang Y, Li MX. The role of pramipexole in the treatment of patients with depression and Parkinson's disease: a meta-analysis of randomized controlled trials. Asian J Psychiatr. 2021;61:102691.

Jiménez-Urbieta H, Gago B, Quiroga-Varela A, Rodríguez-Chinchilla T, Merino-Galán L, Oregi A, et al. Pramipexole-induced impulsivity in mildparkinsonian rats: a model of impulse control disorders in Parkinson's disease. Neurobiol Aging. 2019;75:126-35.

Kushida CA. Pramipexole for the treatment of restless legs syndrome. Expert Opin Pharmacother. 2006;7(4):441-51.

Liu GJ, Wu L, Wang SL, Xu LL, Chang LY, Wang YF. Efficacy of pramipexole for the treatment of primary restless leg syndrome: a systematic review and meta-analysis of randomized clinical trials. Clin Ther. 2016;38(1):162-79.e6.

Mirapex® (pramipexole dihydrochloride) [Internet]. Ridgefield: Boehringer Ingelheim Pharmaceuticals; 2007 [capturado em 7 dez. 2024]. Disponível em: https://www.accessdata.fda.gov/drugsatfda_docs/label/2008/020667s014s017s018lbl.pdf.

Möller JC, Oertel WH. Pramipexole in the treatment of advanced Parkinson's disease. Eur J Neurol. 2000;7 Suppl 1:21-5.

Tundo A, Filippis R, Crescenzo F. Pramipexole in the treatment of unipolar and bipolar depression: a systematic review and meta-analysis. Acta Psychiatr Scand. 2019;140(2):116-25.

van Meter AR, Perez-Rodriguez MM, Braga RJ, Shanahan M, Hanna L, Malhotra AK, et al. Pramipexole to improve cognition in bipolar disorder: a randomized controlled trial. J Clin Psychopharmacol. 2021;41(4):421-7.

Wei SZ, Yao XY, Wang CT, Dong AQ, Li D, Zhang YT, et al. Pramipexole regulates depression-like behavior via dopamine D3 receptor in a mouse model of Parkinson's disease. Brain Res Bull. 2021;177:363-72.

Prazosina

A prazosina é um fármaco derivado da quinazolina que atua como um antagonista α_1. Inicialmente, seu uso limitava-se ao tratamento da hipertensão, porém estudos evidenciaram sua eficácia em diversas condições médicas, sendo uma ferramenta bastante útil na prática clínica, inclusive na psiquiatria. Após administração oral, é bem absorvida, atingindo as concentrações plasmáticas máximas em cerca de 3 horas, e sua eliminação acontece majoritariamente pela bile e pelas fezes.

Nomes no Brasil:
Não disponível no Brasil (EUA: Minipress).

SUS:
Não disponível na Rename.

● **INDICAÇÕES DE BULA – ANVISA:** Tratamento da hipertensão arterial essencial (primária) de todos os graus. Tratamento da hipertensão arterial secundária de todos os graus, de etiologia variada.

● **INDICAÇÕES DE BULA – FDA:** Tratamento da hipertensão arterial.

● **INDICAÇÕES *OFF-LABEL*:** A prazosina tem uso terapêutico para hipertrofia benigna da próstata, TEPT, pesadelos associados ao TEPT, fenômeno de Raynaud, feocromocitoma e envenenamento por escorpião, especialmente em crianças. Pode ser utilizada também para a facilitação da passagem de cálculos renais.

● **CONTRAINDICAÇÕES:** A prazosina é contraindicada em pacientes que apresentem hipersensibilidade suspeita ou comprovada ao princípio ativo, a quinazolinas ou a quaisquer ingredientes inativos presentes na sua formulação.

● **TESTES LABORATORIAIS SUGERIDOS OU NECESSÁRIOS:** Nenhum exame adicional é sugerido para pacientes saudáveis.

● **ROTA FARMACOLÓGICA:** Não há imagens disponíveis para a rota farmacológica da prazosina.

● Farmacologia

ABSORÇÃO: Após administração oral, a prazosina é bem absorvida, atingindo as concentrações plasmáticas máximas em aproximadamente 3 horas, com biodisponibilidade de cerca de 60%. A extensão da absorção oral parece ser semelhante para diferentes formas farmacêuticas e não é influenciada pela presença de alimentos.

VOLUME DE DISTRIBUIÇÃO: 0,6 L/kg.

LIGAÇÃO PROTEICA: 92 a 97%.

METABOLISMO/FARMACOCINÉTICA: A prazosina é amplamente metabolizada pelos hepatócitos por meio de reações de desmetilação e conjugação.

ROTA DE ELIMINAÇÃO: A prazosina é excretada majoritariamente pela bile e pelas fezes. Apenas 6% da prazosina são excretados sob a forma inalterada, sobretudo na urina.

MEIA-VIDA: 2 a 3 horas.

DEPURAÇÃO: 12,7 +/- 1,3 L/h.

FARMACODINÂMICA: A prazosina é um antagonista do receptor $α_1$-adrenérgico.

MECANISMO DE AÇÃO: A prazosina é um antagonista dos receptores $α_1$-adrenérgicos, os quais são expressos na musculatura lisa, nas paredes dos vasos sanguíneos, na próstata, na uretra e no SNC. Os antagonistas $α_1$ promovem relaxamento da musculatura lisa, o que pode, por sua vez, causar uma diminuição da pressão arterial, pelo fato de reduzir a resistência vascular periférica. Essa mesma ação relaxadora da musculatura lisa justifica ainda seu uso para o manejo da hipertrofia benigna da próstata, uma vez que, desse modo, a prazosina relaxa os músculos lisos da bexiga, promovendo maior suavidade do fluxo urinário e diminuindo a dor causada pela pressão da bexiga na próstata.

Além disso, a prazosina atravessa a barreira hematencefálica, o que permite efeitos cognitivos que embasariam seu uso para o manejo de TEPT e pesadelos associados ao TEPT. No entanto, o conhecimento sobre o mecanismo de ação da prazosina para o tratamento dessa condição é ainda muito superficial. A literatura sugere que a sinalização noradrenérgica na área tegmental ventral desempenha um papel significativo na recompensa, motivação, cognição e aversão. Essa sinalização na área tegmental ventral seria regulada principalmente via receptores $α_1$, regulando a formação e recuperação de memórias de medo, estímulos ambientais estressores, bem como a previsão de resultados comportamentais futuros. Nesse sentido, uma das teorias aceitas com relação à eficácia da prazosina no manejo do TEPT seria justificada por sua ação antagonista da sinalização $α_1$ nos centros dos circuitos mesocorticolímbicos, a qual modularia a formação e recuperação de memórias de medo, bem como a resposta do organismo frente a situações de estresse.

● Interações Medicamentosas

O uso concomitante de prazosina com inibidores de fosfodiesterase-5 (p. ex., sildenafila, tadalafila, etc.), β-bloqueadores (p. ex., atenolol, propranolol, etc.) e alguns agentes psicotrópicos (p. ex., sedativos e BZDs) pode promover efeitos aditivos na pressão arterial, potencialmente levando à hipotensão. Caso seja necessário empregar a combinação de prazosina com inibidores de fosfodiesterase-5, é recomendável administrar o inibidor de fosfodiesterase-5 na menor dose possível.

AFINIDADE LIGANTE/KI:

LOCAL	KI (NM)
Ki (α_{1A}-adrenérgico)	0,16
Ki (α_{1B}-adrenérgico)	0,19
Ki (α_{1C}-adrenérgico)	0,2

○ Farmacogenética

Acesse https://www.pharmgkb.org/chemical/PA451093 ou utilize o *QR code* ao lado.

ANOTAÇÕES CLÍNICAS

Nível de evidência 1A, 1B, 2A, 2B, 3: Não há dados para a prazosina no PharmGKB até a data de publicação deste livro.

Nível de evidência 4: Acesse o *site* para mais informações.

○ Prática Clínica

● **DOSAGEM:** A dose de prazosina varia de 1 a 16 mg/dia.

● **TITULAÇÃO**

HIPERTENSÃO (EM ADULTOS): Iniciar com 1 mg, 2 a 3x/dia, com aumentos lentos até o total de 20 mg/dia, em doses divididas. As dosagens terapêuticas mais empregadas variam entre 6 e 15 mg/dia, em doses divididas. Os estudos indicam que doses superiores a 20 mg em geral não aumentam a eficácia. No entanto, alguns pacientes podem se beneficiar de dosagens máximas de até 40 mg/dia, em doses divididas.

HIPERTROFIA BENIGNA DA PRÓSTATA: Iniciar com 0,5 a 1 mg, 2x/dia. A dose pode ser incrementada lentamente até 4 mg/dia, de acordo com a tolerância do paciente.

TRANSTORNO DE ESTRESSE PÓS-TRAUMÁTICO: Iniciar com 1 mg/dia. Em seguida, pode-se incrementar a dose em 1 mg a cada 3 a 7 dias, sempre na hora de dormir, atingindo-se a dosagem de pelo menos 5 mg/dia. Os dados da literatura indicam que a dosagem de prazosina pode ser bastante variável entre os indivíduos (entre 10-25 mg/dia). As doses-alvo de prazosina são atingidas quando o controle adequado dos sintomas é alcançado com efeitos colaterais mínimos.

SÍNDROME DE RAYNAUD: 1 mg, 3x/dia.

ENVENENAMENTO POR ESCORPIÃO: 30 µg/kg/dose, seguida de uma dose repetida em 3 horas, depois a cada 6 horas.

● **DESCONTINUAÇÃO:** Em quaisquer dos casos, é recomendada a redução gradual da dose para evitar hipertensão.

● **EFEITOS ADVERSOS:** Mais comuns: Cefaleia, falta de energia, fraqueza, náuseas, palpitações, sonolência, tontura. Comuns: Congestão nasal, constipação, diarreia, dispneia, epistaxe, esclera avermelhada, hipotensão ortostática, nervosismo, síncope, visão turva, vômitos, boca seca. Incomuns: Alopecia, alucinações, anormalidades da função hepática, depressão, desconforto e/ou dor abdominal, edema, impotência sexual, incontinência urinária, pancreatite, parestesia, priapismo, prurido, taquicardia, vertigem, zumbido no ouvido.

● **GRAVIDEZ:** Ensaios pré-clínicos indicaram redução do tamanho da prole em animais expostos à prazosina. No entanto, um estudo clínico conduzido por 14 semanas não revelou anormalidades fetais ou efeitos adversos relacionados ao tratamento com prazosina em combinação com β-bloqueadores visando ao controle da hipertensão grave em gestantes. Outros estudos com prazosina isoladamente ou em combinação com demais agentes hipotensores também não relataram nenhuma anormalidade fetal ou neonatal associada com o uso de prazosina. Considera-se, entretanto, que os estudos acerca desse uso em gestantes humanas não sejam suficientes para estabelecer a segurança da prazosina em mulheres grávidas. Desse modo, essa substância só deve ser usada durante a gestação nos casos em que os possíveis benefícios justifiquem os potenciais riscos para a mãe e o feto. Categoria C da FDA.

● **AMAMENTAÇÃO:** A literatura indica que a prazosina é excretada no leite materno.[1] Os possíveis efeitos dessa substância na lactação e durante a amamentação em humanos são desconhecidos. Dessa forma, seu uso durante a amamentação deve ser considerado apenas se o possível benefício para a mãe superar o potencial risco para o lactente.

● **CRIANÇAS E ADOLESCENTES:** Os dados acerca do uso de prazosina em pacientes pediátricos são escassos, de modo que a segurança e a eficácia dessa substância em crianças e adolescentes não estão estabelecidas.

● **IDOSOS:** Nessa faixa etária, pode haver maior sensibilidade aos efeitos adversos da prazosina, com maior risco de hipotensão ortostática e síncope. Nesse sentido, é prudente o tratamento em doses menores em relação à população mais jovem, com aumentos graduais e mais lentos do que o habitual.

● **INSUFICIÊNCIA RENAL:** Utilizar a prazosina com cautela em pacientes com insuficiência renal, especialmente nos casos graves. É recomendado empregar doses reduzidas e realizar acompanhamento clínico criterioso, sobretudo das concentrações plasmáticas da substância.

● **INSUFICIÊNCIA HEPÁTICA:** Utilizar a prazosina com cautela em pacientes com insuficiência hepática, realizando-se acompanhamento clínico criterioso.

● **COMO MANEJAR EFEITOS ADVERSOS:** A maioria dos efeitos adversos da prazosina ocorre principalmente durante o início do tratamento, sobretudo após as primeiras dosagens, e tende a desaparecer ou diminuir significativamente ao longo do tempo. Se ocorrer síncope, o paciente deve ser colocado em decúbito dorsal e tratado com suporte conforme necessário. Esse efeito adverso é autolimitado e na maioria dos casos não se repete após o período inicial de terapia ou durante a titulação da dose subsequente. Todavia, caso os efeitos sejam intoleráveis, a troca por outro agente pode se fazer necessária.

● Toxicidade

ORAL EM HUMANOS: Não há dados específicos sobre superdosagem de prazosina em humanos.

TOXICIDADE AGUDA: Caso a superdosagem de prazosina leve à hipotensão, o suporte do sistema cardiovascular é de suma importância.

BIPP TIPS

○ A dosagem de prazosina, em geral, é extremamente individualizada. Alguns pacientes podem se beneficiar de apenas 2 mg/dia, enquanto outros podem precisar de até 40 mg/dia.

○ Além da eficácia no manejo dos pesadelos, a prazosina mostrou-se eficaz para sintomas de excitação autonômica no TEPT e em outros transtornos traumáticos e relacionados ao estresse.

○ Embora haja relatos na literatura sobre a eficácia da prazosina como tratamento adjuvante dos pesadelos associados ao TEPT, inclusive com a recomendação do Departament of Veterans Affairs dos EUA para esse fim, estudos mais recentes têm questionado essa ação. Em um estudo randomizado controlado por placebo realizado com mais de 300 militares veteranos diagnosticados com TEPT e sofrendo de pesadelos associados ao trauma, não foram observadas diferenças estatisticamente significativas da prazosina em relação ao placebo, de modo que ela não foi capaz de aliviar os pesadelos ou melhorar a qualidade do sono dos sujeitos do estudo.[2]

A restauração da pressão arterial e a normalização da frequência cardíaca podem ser conseguidas mantendo-se o paciente em decúbito dorsal. Se não for observada melhora do paciente, o choque deve ser tratado primeiro com expansores de volume. Em caso de necessidade, devem ser usados vasopressores. A função renal deve ser monitorada e apoiada conforme necessário. Não é recomendado realizar diurese forçada ou diálise. Não são conhecidos antídotos específicos para a prazosina. Nos casos de superdosagem, deve-se considerar a possibilidade do envolvimento de outras substâncias.

Referências

1. Anderson PO. Treating hypertension during breast-feeding. 2018;13(2):95-96.

2. Johnston RE, Niesink F. A versatile new sustained-action neuroleptic: pipotiazine palmitate in psychiatric practice. J Int Med Res. 1979;7(3):187-93.

Leituras Recomendadas

Foglar R, Shibata K, Horie K, Hirasawa A, Tsujimoto G. Use of recombinant alpha 1-adrenoceptors to characterize subtype selectivity of drugs for the treatment of prostatic hypertrophy. Eur J Pharmacol. 1995;288(2):201-7.

Jaillon P. Clinical pharmacokinetics of prazosin. Clin Pharmacokinet. 1980;5(4):365-76.

Khaw C, Argo T. Prazosin initiation and dose titration in a patient with posttraumatic stress disorder on concurrent carvedilol. Mental Health Clin. 2019;9(5):326-30.

Miller LJ. Prazosin for the treatment of posttraumatic stress disorder sleep disturbances. Pharmacotherapy. 2008;28(5):656-66.

Raskind MA, Peskind ER, Chow B, Harris C, Davis-Karim A, Holmes HA, et al. Trial of prazosin for post-traumatic stress disorder in military veterans. N Engl J Med. 2018;378(6):507-17.

Rodrigo C, Gnanathasan A. Management of scorpion envenoming: a systematic review and meta-analysis of controlled clinical trials. Syst Rev. 2017;6(1):74.

Taylor F, Raskind MA. The α1-adrenergic antagonist prazosin improves sleep and nightmares in civilian trauma posttraumatic stress disorder. J Clin Psychopharmacol. 2022;22(1):82-5.

Pregabalina

A pregabalina é um fármaco estruturalmente semelhante ao GABA, embora não se ligue aos receptores gabaérgicos, exercendo seus efeitos por meio do bloqueio dos canais de cálcio voltagem-dependentes, atuando como depressor do SNC. É utilizada como anticonvulsivante de terceira geração e modulador da dor, principalmente para o tratamento da dor neuropática, sendo um medicamento mais potente que a gabapentina. Após administração oral, sua absorção ocorre entre 0,7 e 1,5 hora e sua eliminação se dá pela via renal, na forma inalterada.

Nomes no Brasil:
Ápice, Dorene, Glya, Insit, Konduz, Limiar, Lyrica, Mobale, Prebictal, Prefiss, Pregabalina.

SUS:
Não disponível na Rename.

● **INDICAÇÕES DE BULA – ANVISA:** Tratamento de adultos com dor neuropática. Terapia adjuvante para trattatamento da epilepsia: crises parciais com ou sem generalização secundária. Tratamento do TAG. Controle da fibromialgia.

● **INDICAÇÕES DE BULA – FDA:** Tratamento da dor neuropática associada à neuropatia diabética periférica. Tratamento da neuralgia pós-herpética. Terapia adjuvante para o tratamento de convulsões de início parcial em pacientes a partir de 1 mês de idade. Tratamento da fibromialgia. Tratamento da dor neuropática associada à lesão da medula espinal.

● **INDICAÇÕES OFF-LABEL:** A pregabalina pode ser utilizada para o manejo de outras condições dolorosas crônicas, como aquelas decorrentes de HIV, lesões de plexos, neoplasias, quimioterapia, radiculopatia e uso de álcool, assim como neuralgia do trigêmeo. Pode ser utilizada como adjuvante no tratamento de comorbidade ansiedade-depressão, TOC e transtorno por uso e abstinência de BZDs e álcool, bem como para tratamento de prurido, transtorno de ansiedade social e ansiedade generalizada refratária, sintomas ansiosos em pacientes com esclerose múltipla e síndrome das pernas inquietas.

● **CONTRAINDICAÇÕES:** A pregabalina não deve ser utilizada por pessoas que apresentem histórico de alergia ou hipersensibilidade a esse medicamento. Deve ser utilizada com cautela em pacientes que apresentem deficiência da lactase de Lapp, intolerância hereditária à galactose, além de ICC e insuficiência renal graves.

● **TESTES LABORATORIAIS SUGERIDOS OU NECESSÁRIOS:** Testes laboratoriais não são necessários.

● **ROTA FARMACOLÓGICA:** Ver Figura 1.

◯ Farmacologia

ABSORÇÃO: Após administração oral, a pregabalina exibe seu pico de concentração plasmática por volta de 1,5 hora, apresentando biodisponibilidade de 90%.

VOLUME DE DISTRIBUIÇÃO: 0,5 L/kg.

LIGAÇÃO PROTEICA: A pregabalina não se liga às proteínas plasmáticas.

METABOLISMO/FARMACOCINÉTICA: Menos de 2% da pregabalina sofrem metabolização.

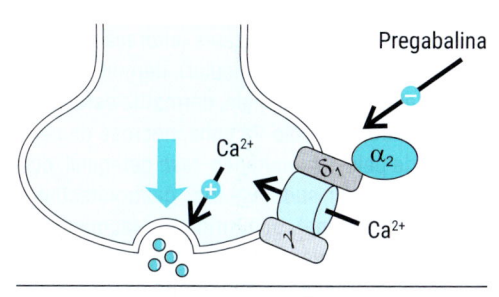

FIGURA 1 ▶ ROTA FARMACOLÓGICA DA PREGABALINA.

ROTA DE ELIMINAÇÃO: A excreção da pregabalina se dá por via renal, na forma inalterada (90%).

MEIA-VIDA: 6,3 horas.

DEPURAÇÃO: 67,0 a 80,9 mL/min.

FARMACODINÂMICA: A pregabalina atua como depressor do SNC, sendo utilizada, principalmente, como anticonvulsivante, analgésico e ansiolítico.

MECANISMO DE AÇÃO: A pregabalina é um análogo do neurotransmissor GABA, porém não interage com os receptores gabaérgicos nem interfere diretamente na transmissão gabaérgica. O principal e mais bem estabelecido mecanismo de ação da pregabalina é sua ligação e bloqueio dos canais de cálcio dos neurônios pré-sinápticos, na subunidade α2δ, o que, no instante final, reduz excitabilidade neuronal e liberação de neurotransmissores. Tal mecanismo parece ser o responsável pelas ações analgésicas e anticonvulsivantes desse medicamento.

● Interações Medicamentosas

A pregabalina não apresenta interações medicamentosas significativas.

AFINIDADE LIGANTE/KI:

LOCAL	KI (NM)
Ki (VSCC)	32

◯ Farmacogenética

Acesse https://www.pharmgkb.org/chemical/PA164754814 ou utilize o *QR code* ao lado.

ANOTAÇÕES CLÍNICAS

Nível de evidência 1A, 1B, 2A, 2B: Não há dados para a pregabalina no PharmGKB até a data de publicação deste livro.

Nível de evidência 3: Variantes diversas do gene *SLC7A5*.

Nível de evidência 4: Acesse o *site* para mais informações.

○ Prática Clínica

● **DOSAGEM:** Para o tratamento de epilepsia e dor neuropática, recomendam-se doses que variam entre 150 e 600 mg/dia, tomadas em 2 ou 3x/dia. Para o tratamento do TAG, recomendam-se doses de 300 a 600 mg/dia; para o tratamento do transtorno de ansiedade social, estão indicadas doses entre 450 e 600 mg/dia; e para o tratamento da fibromialgia, 300 a 450 mg/dia.

● **TITULAÇÃO:** Para o tratamento de dor neuropática e fibromialgia, é recomendado que se inicie a utilização da pregabalina com dose inicial de 150 mg/dia, em 2 ou 3 tomadas. Se necessário, pode-se aumentar a dose para 300 mg/dia após uma semana do início do tratamento, e para 600 mg/dia (dose máxima recomendada) na semana seguinte, apesar de não ser recomendada devido à sua baixa tolerabilidade.

● **EFEITOS ADVERSOS:** Mais comuns: Cardiovasculares (edema periférico), imunológicos (infecção), neurológicos (sonolência, tontura), oculares (alteração de campo visual). Comuns: Cardiovasculares (dor no peito), dermatológicos (equimose, prurido), gastrointestinais (boca seca, constipação, diarreia, distensão abdominal, flatulência, gastrenterite, náusea, vômito), geniturinários (disfunção erétil, alteração da frequência urinária, impotência, incontinência urinária), imunológicos (*influenza*), metabólicos (aumento de apetite, edema, ganho de peso, hipoglicemia), musculoesqueléticos (artralgia, cãibras, dor nas costas e nos membros, espasmo cervical, miastenia), neurológicos (alteração de marcha, ataxia, cefaleia, distúrbio da fala, incoordenação, nervosismo, neuropatia, tremor, vertigem), oculares (alteração visual, conjuntivite, diplopia, visão borrada), psiquiátricos (amnésia, ansiedade, confusão, desorientação, despersonalização, diminuição de libido, distúrbio da atenção, estupor, nervosismo, pensamento anormal), respiratórios (bronquite, dispneia, nasofaringite), outros (astenia, dor, edema facial, lesão, otite média, *tinnitus*). Incomuns: Cardiovasculares (extremidades frias, hipertensão, hipotensão, hipotensão postural, insuficiência cardíaca, rubor), dermatológicos (abscesso, alopecia, angiedema, celulite, eczema, hiperidrose, hirsutismo, pele seca, *rash* papular e vesicobolhoso, úlcera de pele, urticária), gastrointestinais (colecistite, colelitíase, colite, disfagia, DRGE, edema de língua, gastrite, hemorragia gastrointestinal e retal, hipersecreção salivar, hipoestesia oral, melena, pancreatite, úlcera de boca), geniturinários (albuminúria, amenorreia, anorgasmia, anormalidade urinária, cálculo renal, disfunção sexual, dismenorreia, disúria, dor mamária, ejaculação anormal, hematúria, leucorreia, menorragia, metrorragia, oligúria, retardo ejaculatório, retenção urinária), hematológicos (aumento de CPK, creatinina, plaquetas, potássio, TGO e TGP, neutropenia, tromboflebite profunda), hepáticos (nefrite), hipersensibilidade (reação de hipersensibilidade), metabólicos (aumento de glicemia, diminuição de peso), neurológicos (ageusia, discinesia, estupor, hiperatividade, hiperestesia, hiporreflexia, mal-estar, mioclonia, sensação de queimação, síncope, tontura, tremor), musculoesqueléticos (artrose, dor cervical, edema articular, rigidez cervical e muscular), oculares (acuidade visual reduzida, alteração de campo visual, anormalidade de acomodação, astenopia, aumento de lágrimas, blefarite, distúrbio retiniano e visual, edema retiniano, fotofobia, hemorragia ocular, irritação em olho, olho seco, perda de visão periférica), psiquiátricos (afasia, agitação, alteração mental, alucinação, apatia, distúrbio cognitivo, hostilidade, sonhos anormais), respiratórios (congestão nasal, epistaxe, nariz seco, rinite, ronco), outros (arrepio, dor, edema generalizado, febre, sede). Raros: Cardiovasculares (alteração de segmento ST, fibrilação ventricular), dermatológicos (angiedema, atrofia de pele, dermatite esfoliativa e liquenoide, distúrbio da unha, necrose de pele, nódulo de pele e subcutâneo, *rash* petequial, purpúrico e pustular, sudorese fria), gastrointestinais (ascite, granuloma), geniturinários (aumento de mama, balanite, cervicite, dispareunia, distúrbio ovariano, dor pélvica, epididimite, galactorreia, glomerulite), hematológicos (anemia, anemia hipocrômica, diminuição de leucócitos, eosinofilia, leucocitose, leucopenia, linfadenopatia, trombocitopenia), hepáticos (IRA, pielonefrite), hipersensibilidade (reação alérgica e anafilática), metabólicos (diminuição de tolerância à glicose, cristalúria), musculoesqueléticos (condrodistrofia, espasmo generalizado, rabdomiólise), neurológicos (choque, coma, convulsão, disartria, disautonomia, disgrafia, encefalopatia, hiperalgesia, hipercinesia, hipertensão intracraniana, hipocinesia, mioclonia, rigidez de roda denteada, síndrome de Guillain-Barré, síndrome de neuralgia cerebelar, síndrome extrapiramidal, torcicolo, trismo), oculares (alteração de percepção de brilho e profundidade, anisocoria, atrofia óptica, cegueira, ceratite, ceratoconjuntivite, estrabismo, exoftalmia, irite, midríase, miose, oftalmoplegia, oscilopsia, papiledema, paralisia extraocular, parosmia, perda de visão, ptose, uveíte), psiquiátricos (delírio, *delirium*, depressão psicótica, desinibição, reação esquizofrênica, transtorno da personalidade e do sono), respiratórios (aperto na garganta, apneia, atelectasia, bocejo, bronquiolite, edema pulmonar, fibrose pulmonar, soluço), outros (distúrbio retiniano, fibrose retroperitoneal, perda do paladar). Muito raros: Hematológicos (diminuição de protrombina, mielofibrose, policitemia, púrpura). Pós-comercialização: Endocrinológicos (ginecomastia), gastrointestinais (constipação, íleo paralítico, obstrução intestinal), respiratórios (insuficiência respiratória).

● GRAVIDEZ: Ainda não há estudos mostrando os efeitos do uso da pregabalina durante a gravidez sobre o desenvolvimento fetal em humanos, porém estudos em modelos animais sugerem que esse medicamento pode resultar em alterações no desenvolvimento fetal. O uso só é recomendado em casos de extrema necessidade, quando os benefícios forem superiores aos riscos. Categoria C da FDA (classificação até 2015).

● AMAMENTAÇÃO: Ocorre secreção de pregabalina no leite materno, porém não há estudos sobre seus efeitos em lactentes. Dessa forma, não é recomendado seu uso durante a lactação; caso seja imprescindível, deve-se interromper a amamentação.

BIPP TIPS

- A retirada da pregabalina deve ser gradual. Em caso de interrupção abrupta, podem surgir sintomas como cefaleia, convulsão, diarreia, insônia e náusea.

- A pregabalina é um medicamento com efeitos adversos leves, mais potente e mais bem tolerado que a gabapentina.

- A pregabalina é um medicamento com modesto potencial de abuso e pode causar dependência física.

- Em caso de sintomas de angioderma, como inchaço na região da face, língua, lábios e/ou garganta, deve-se suspender a pregabalina.

- A pregabalina estimula o sono de ondas delta lentas.

- Há risco aumentado de quedas em idosos que fazem uso de pregabalina devido aos efeitos como sedação e tontura.

- Não se deve tomar duas doses de pregabalina ao mesmo tempo, ainda que o paciente tenha se esquecido da dose anterior.

- O uso concomitante de pregabalina com outros medicamentos depressores do SNC pode potencializar tais efeitos depressores.

- A pregabalina tende a causar efeitos colaterais leves ou moderados, os quais são dose-dependentes e transitórios. Deve-se evitar a realização de tarefas que exijam atenção, como dirigir automóveis e operar máquinas perigosas.

- Pacientes em hemodiálise devem utilizar doses adicionais de pregabalina após a realização da hemodiálise.

- Apesar de raro, pode haver ideação suicida em pacientes em uso de pregabalina. Deve-se atentar para alteração de humor e/ou início ou piora de sintomas depressivos.

- A pregabalina pode potencializar os efeitos sedativos do álcool, do lorazepam e da oxicodona.
- Pode ser necessário o ajuste de dose dos hipoglicemiantes em pacientes com diabetes que apresentem ganho de peso com o uso de pregabalina.

● **CRIANÇAS E ADOLESCENTES:** Não há estudos que mostrem a segurança e a eficácia da pregabalina em menores de 12 anos. Em adolescentes entre 12 e 17 anos, a utilização da pregabalina para tratamento da epilepsia se dá em doses iguais às utilizadas em adultos.

● **IDOSOS:** Não é necessário o ajuste de dose em idosos com função renal preservada, porém não é recomendada sua utilização em pacientes com função renal comprometida. Alguns pacientes idosos podem ser mais suscetíveis aos efeitos colaterais, além de tolerarem melhor doses mais baixas.

● **INSUFICIÊNCIA RENAL:** Pode ser necessária a redução da dose em pacientes com comprometimento da função renal.

● **INSUFICIÊNCIA HEPÁTICA:** Não é necessário o ajuste de dose, uma vez que o medicamento não sofre metabolização hepática.

● **COMO MANEJAR EFEITOS ADVERSOS:** É necessário aguardar e observar se os efeitos da pregabalina irão desaparecer; caso não desapareçam, deve-se reduzir a dose ou ainda pode-se optar por outro agente da mesma classe. Para evitar sedação diurna, a alternativa é tomar o medicamento durante a noite.

Toxicidade

ORAL EM HUMANOS: Não há dados específicos sobre superdosagem de pregabalina em humanos. A dose letal da pregabalina é de 5.000 mg/kg em ratos e camundongos. Não há relatos de toxicidade aguda e risco de óbito na utilização de até 15.000 mg.

TOXICIDADE AGUDA: Os sintomas de intoxicação mais comuns são agitação, confusão, depressão, fotossensibilidade, inquietação, sonolência e transtornos afetivos.

Leituras Recomendadas

Andrade C. Safety of pregabalin in pregnancy. J Clin Psychiatry. 2018;79(5):18f12568.

Arnold LM, Choy E, Clauw DJ, Oka H, Whalen E, Semel D, et al. An evidence-based review of pregabalin for the treatment of fibromyalgia. Curr Med Res Opin. 2018;34(8):1397-409.

Bruno E, Nicoletti A, Quattrocchi G, Filippini G, Colosimo C, Zappia M. Pregabalin for essential tremor. Cochrane Database Syst Rev. 2016;10(10):CD009682.

Derry S, Bell RF, Straube S, Wiffen PJ, Aldington D, Moore RA. Pregabalin for neuropathic pain in adults. Cochrane Database Syst Rev. 2019;1(1):CD007076.

Drugs.com. Pregabalin side effects [Internet]. 2024 [capturado em 7 dez. 2024]. Disponível em: https://www.drugs.com/sfx/pregabalin-side-effects.html#-professional.

Generoso MB, Trevizol AP, Kasper S, Cho HJ, Cordeiro Q, Shiozawa P. Pregabalin for generalized anxiety disorder: an updated systematic review and meta-analysis. Int Clin Psychopharmacol. 2017;32(1):49-55.

Griffin E, Brown JN. Pregabalin for the treatment of restless legs syndrome. Ann Pharmacother. 2016;50(7):586-91.

Lyrica (pregabaline) [Internet]. New York: Pfizer; 2018 [capturado em 7 dez. 2024]. Disponível em: https://www.accessdata.fda.gov/drugsatfda_docs/label/2018/021446s035,022488s013lbl.pdf.

Schjerning O, Rosenzweig M, Pottegård A, Damkier P, Nielsen J. Abuse potential of pregabalin: a systematic review. CNS Drugs. 2016;30(1):9-25.

Taylor CP, Angelotti T, Fauman E. Pharmacology and mechanism of action of pregabalin: the calcium channel alpha2-delta (alpha2-delta) subunit as a target for antiepileptic drug discovery. Epilepsy Res. 2007;73(2):137-50.

Prometazina

A prometazina é um fármaco que age como antagonista competitivo dos receptores de histamina, sendo classificada como anti-histamínico, mas também atua como antagonista dos receptores dopaminérgicos, adrenérgicos e NMDA. É utilizada como antialérgico, antiemético e também para potencializar os efeitos sedativos dos medicamentos antipsicóticos quando o paciente apresenta agitação psicomotora. Após administração oral, a prometazina é rapidamente absorvida, tendo seu pico de concentração plasmática entre 1,5 e 3 horas, e sua eliminação se dá por via renal.

Nomes no Brasil:
Cloridrato de Prometazina, Fenergan, Pamergan, Profergan, Promeclor, Prometazol.

SUS:
Não disponível na Rename.

● **INDICAÇÕES DE BULA – ANVISA:** Tratamento sintomático de todos os distúrbios incluídos no grupo das reações anafiláticas e alérgicas. Devido à sua atividade antiemética, é utilizado também na prevenção de vômitos no pós-operatório e de náuseas em viagens. Em razão de sua ação sedativa, pode ser utilização na pré-anestesia e na potencialização de analgésicos.

● **INDICAÇÕES DE BULA – FDA:** Tratamento da rinite alérgica perene e sazonal e da rinite vasomotora. Tratamento de conjuntivite alérgica devido a alérgenos inalantes e alimentos. Manifestações alérgicas cutâneas leves e não complicadas de urticária e angioedema. Melhoria das reações alérgicas ao sangue ou plasma. Dermografismo. Tratamento de reações anafiláticas após o controle das manifestações agudas, como terapia adjuvante à epinefrina e outras medidas padrão. Sedação pré-operatória, pós-operatória ou obstétrica. Prevenção e controle de náuseas e vômitos associados a certos tipos de anestesia e de cirurgia. Terapia adjuvante à meperidina ou a outros analgésicos para controle da dor pós-operatória. Sedação em crianças e adultos, bem como alívio da apreensão e produção de sono leve, do qual o paciente pode ser facilmente despertado. Tratamento ativo e profilático do enjoo. Terapia antiemética em pacientes pós-operatórios.

● **INDICAÇÕES OFF-LABEL:** A prometazina pode ser utilizada no manejo da hiperêmese gravídica, da insônia e dos sintomas extrapiramidais decorrentes do uso de antipsicóticos. Pode ainda ser usada como tratamento adjuvante na sedação pré-operatória em crianças e no tratamento da enxaqueca.

● **CONTRAINDICAÇÕES:** A prometazina não deve ser utilizada por pacientes com alergia a esse medicamento, com histórico de agranulocitose decorrente do uso de fenotiazinas e que sejam portadores de discrasias sanguíneas. Deve ser utilizada com cautela em pacientes com asma, glaucoma de ângulo fechado, hipertrofia prostática, obstrução piloduodenal, úlcera péptica estenosante e em mulheres que estão amamentando.

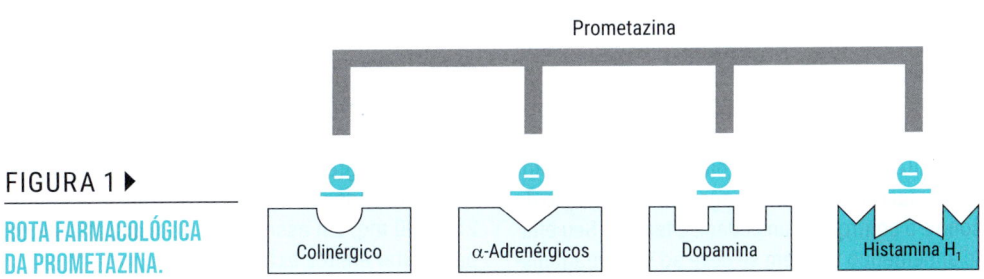

FIGURA 1 ▶
ROTA FARMACOLÓGICA DA PROMETAZINA.

Prometazina → Colinérgico (−), α-Adrenérgicos (−), Dopamina (−), Histamina H_1 (−)

- **TESTES LABORATORIAIS SUGERIDOS OU NECESSÁRIOS:** Não são necessários testes laboratoriais.
- **ROTA FARMACOLÓGICA:** Ver Figura 1.

Farmacologia

ABSORÇÃO: Após administração oral, a prometazina exibe seu pico de concentração plasmática entre 1,5 e 3 horas.

VOLUME DE DISTRIBUIÇÃO: 970 L (ou 30 L/kg).

LIGAÇÃO PROTEICA: Aproximadamente 93% (sobretudo à albumina).

METABOLISMO/FARMACOCINÉTICA: A prometazina sofre metabolização no fígado, onde ocorrem os processos de sulfonação, desmetilação e hidroxilação por meio das enzimas pertencentes à família do citocromo P450, principalmente CYP2D6.

ROTA DE ELIMINAÇÃO: A excreção da prometazina se dá principalmente pela via renal, sobretudo na forma de metabólitos.

MEIA-VIDA: 12 a 15 horas.

DEPURAÇÃO: 5,9 mL/min.

FARMACODINÂMICA: A prometazina é classicamente conhecida como medicamento anti-histamínico, uma vez que bloqueia os receptores histaminérgicos de maneira competitiva, porém sem interferir com a liberação da histamina. Ela exerce seus efeitos de maneira sistêmica, atuando sobre os sistemas respiratório e nervoso e também na pele, sendo utilizada como analgésico, anticolinérgico, antiemético, anti-histamínico e sedativo.

MECANISMO DE AÇÃO: A prometazina apresenta seus efeitos anti-histaminérgicos a partir do bloqueio dos receptores H_1 (histamina) e seus efeitos anticolinérgicos a partir do bloqueio dos receptores muscarínicos (acetilcolina); além disso, bloqueia os receptores dopaminérgicos na via mesolímbica, os receptores glutamatérgicos do tipo NMDA e também os receptores adrenérgicos (do tipo α). Ao bloquear os receptores H_1, exerce seus efeitos antialérgico, antiemético e sedativo. Por outro lado, a partir do bloqueio dos receptores muscarínicos e NMDA, age sobre a indução de sono e o controle da ansiedade e tensão. Seu efeito antiemético também se deve ao seu antagonismo dos receptores dopaminérgicos e muscarínicos no centro de vômito localizado na medula.

Interações Medicamentosas

- A prometazina pode potencializar os efeitos de medicamentos depressores do SNC.
- O uso concomitante de prometazina com agentes anticolinérgicos pode potencializar os efeitos anticolinérgicos.

AFINIDADE LIGANTE/KI:

LOCAL	KI (NM)
Ki (H_1)	2,90/4
Ki ($α_1$-adrenérgico)	55/1.200
Ki (H_4)	150
Ki (D_2)	238/240/260
Ki (D_1)	10.000
Ki ($5-HT_{1A}$)	10.000

Farmacogenética

Acesse https://www.pharmgkb.org/chemical/PA451128 ou utilize o *QR code* ao lado.

ANOTAÇÕES CLÍNICAS

Nível de evidência 1A, 1B, 2A, 2B, 3: Não há dados para a prometazina no PharmGKB até a data de publicação deste livro.

Nível de evidência 4: Acesse o *site* para mais informações.

Prática Clínica

- **DOSAGEM:** Recomenda-se a utilização da prometazina, por via IM, na dose de 25 a 50 mg associada a haloperidol como tratamento agudo para agitação e agressividade. Como sedativo, a prometazina pode ser utilizada, VO, nas doses entre 25 e 100 mg, em associação com antipsicóticos para evitar efeitos extrapiramidais.

- **TITULAÇÃO:** Quando utilizada como sedativo, VO, recomenda-se iniciar o tratamento com a dose de 25 mg, sendo possível aumentá-la caso o paciente não responda satisfatoriamente. A dose máxima recomendada é de 100 mg.

- **EFEITOS ADVERSOS:** Comuns: Boca seca, dor epigástrica, retenção urinária, sonolência, tontura, visão borrada. Incomuns: Aumento de apetite e de peso, constipação, delírio, diarreia, eczema, excitação, fadiga, hipotensão postural, leucopenia, manchas vermelhas pelo corpo, midríase, náusea, palpitação, redução de plaquetas, taquicardia, tremor, trombocitopenia, urticária, vômito.

- **GRAVIDEZ:** Estudos mostraram que o uso de prometazina não causou efeitos teratogênicos nos fetos, mas foram observados alguns efeitos adversos quando esse medicamento foi utilizado por mulheres grávidas, principalmente na fase final da gestação, tais como efeitos atropínicos, hiperexcitabilidade e sonolência no recém-nascido.[1] Dessa forma, é necessária uma avaliação criteriosa sobre os riscos e benefícios do uso desse medicamento na gestação. Categoria C da FDA.

- **AMAMENTAÇÃO:** A prometazina não deve ser utilizada por mulheres que estão amamentando, pois é excretada no leite materno.

- **CRIANÇAS E ADOLESCENTES:** A prometazina não é indicada para crianças com menos de 2 anos de idade. Embora ela possa ser utilizada em crianças acima de 2 anos, seu uso deve ser feito com bastante cautela em crianças e adolescentes, uma vez que pode causar reação paradoxal de excitação, além de efeitos adversos graves, como apneia, convulsão, depressão respiratória, distonia, reação alérgica e, raramente, SNM.

- **IDOSOS:** A prometazina deve ser utilizada com cautela em pacientes idosos, pois estes estão mais propensos a experimentarem efeitos colaterais como confusão mental, desorientação, efeitos extrapiramidais, falta de coordenação motora, hipotensão ortostática, sedação e tremor.

- **INSUFICIÊNCIA RENAL:** Pode ser necessário o ajuste de dose de prometazina nessa população.

- **INSUFICIÊNCIA HEPÁTICA:** Pode ser necessário o ajuste de dose de prometazina nessa população.

- **COMO MANEJAR EFEITOS ADVERSOS:** Em caso de confusão ou alucinações, recomenda-se a interrupção do uso de prometazina. Para sedação, deve-se reduzir a dose e/ou ingerir o medicamento no período da noite. Em caso de boca seca, deve-se utilizar chiclete e/ou beber água. Se houver retenção urinária, é necessária uma avaliação urológica. Caso os sintomas não desapareçam ou melhorem, pode ser necessária a interrupção do uso. Em alguns casos, é possível utilizar naloxona para reversão de efeitos da depressão do SNC e fenilefrina ou noradrenalina para tratamento da hipotensão grave.

BIPP TIPS

- A prometazina é um fármaco fotossensível, portanto recomenda-se evitar exposição ao sol ou à luz artificial durante o tratamento.

- Deve-se alertar os pacientes sobre os efeitos sedativos da prometazina, sendo recomendado evitar dirigir veículos e operar máquinas, pois há redução da resposta de reflexo.

- A prometazina deve ser utilizada com cautela em pacientes com apneia noturna, pois trata-se de um medicamento sedativo e depressor do SNC.

- Há risco de íleo paralítico quando se utiliza prometazina, devendo-se ter cautela ao prescrever esse medicamento para pacientes com constipação crônica.

- O tratamento com prometazina pode causar taquicardia e hipotensão, portanto deve ser utilizada com cautela em pacientes com doenças cardiovasculares.

- A prometazina pode potencializar os efeitos depressores do SNC de outros medicamentos ou substâncias.

- A prometazina pode ser utilizada como adjuvante para potencializar o efeito sedativo dos medicamentos antipsicóticos.

- Quando a prometazina for utilizada por via IV, é necessário fazer a aplicação de forma cautelosa, pois extravasamentos podem causar gangrena periférica e necrose.

- O uso concomitante de prometazina e álcool pode potencializar os efeitos sedativos desse medicamento, podendo causar alteração da vigilância. Não se deve consumir álcool durante tratamento com prometazina.

⬤ Toxicidade

ORAL EM HUMANOS: Não há dados específicos sobre superdosagem de prometazina em humanos. A dose letal da prometazina é de 255 mg/kg em ratos.

TOXICIDADE AGUDA: Os sintomas decorrentes da intoxicação podem variar desde depressão sutil dos sistemas nervoso e cardiovascular até casos mais graves, como depressão respiratória, hipotensão acentuada e perda da consciência. Pode ainda haver exacerbação de sintomas atropínicos (boca seca, dilatação/fixação das pupilas, rubor, sintomas gastrointestinais). Embora sejam de ocorrência rara, pode haver convulsão e agitação (principalmente em idosos).

⬤ Referência

1. Larrimer MB, Dajani NK, Siegel ER, Eswaran H, Newport DJ, Stowe ZN. Antiemetic medications in pregnancy: a prospective investigation of obstetric and neurobehavioral outcomes. Am J Obstet Gynecol. 2014;210(3):270.e1-7.

⬤ Leituras Recomendadas

Bak M, Weltens I, Bervoets C, De Fruyt J, Samochowiec J, Fiorillo A, et al. The pharmacological management of agitated and aggressive behaviour: a systematic review and meta-analysis. Eur Psychiatry. 2019;57:78-100.

Bártfai Z, Kocsis J, Puhó EH, Czeizel AE. A population-based case-control teratologic study of promethazine use during pregnancy. Reprod Toxicol. 2008;25(2):276-85.

Huf G, Coutinho ES, Adams CE. Haloperidol mais prometazina para pacientes agitados: uma revisão sistemática. Braz J Psychiatry. 2009;31(3):265-70.

Lynch KL, Shapiro BJ, Coffa D, Novak SP, Kral AH. Promethazine use among chronic pain patients. Drug Alcohol Depend. 2015;150:92-7.

Taylor G, Houston JB, Shaffer J, Mawer G. Pharmacokinetics of promethazine and its sulphoxide metabolite after intravenous and oral administration to man. Br J Clin Pharmacol. 1983;15(3):287-93.

⬤ Propranolol

O propranolol é um fármaco com efeito bloqueador dos receptores β-adrenérgicos, desenvolvido no início dos anos 1960 com base na estrutura de dois antagonistas β-adrenérgicos – dicloroisoprenalina e propentalol – para o tratamento da hipertensão. Após administração oral, é bem absorvido pelo trato gastrointestinal, atingindo picos de concentração plasmática em cerca de 2 horas, e sua eliminação acontece majoritariamente pela urina.

Nomes no Brasil:

Amprax, Furp, Iquego, Polol, Pranolal, Pressoflux, Propalol, Propamed, Propranolom, Sanpronol, Tenadren.

SUS:

Não disponível na Rename.

⬤ **INDICAÇÕES DE BULA – ANVISA:** Controle da hipertensão, da angina de peito, das arritmias cardíacas, do tremor essencial, da ansiedade e taquicardia por ansiedade, da cardiomiopatia hipertrófica obstrutiva e do feocromocitoma (neste caso, o tratamento com propanolol deve apenas ser iniciado na presença de um bloqueio alfa efetivo). Controle adjuvante da tireotoxicose e da crise tireotóxica. Profilaxia da enxaqueca.

⬤ **INDICAÇÕES DE BULA – FDA:** Tratamento da hipertensão, da angina de peito devido à aterosclerose coronariana, da fibrilação atrial, do infarto do miocárdio. Profilaxia da enxaqueca, do tremor essencial, da estenose subaórtica hipertrófica e do feocromocitoma.

● **INDICAÇÕES *OFF-LABEL*:** O propranolol é usado *off-label* em vários outros casos, especialmente no tratamento de TAG, ansiedade de desempenho, acatisia, profilaxia do TEPT e agressividade, bem como no manejo de tireotoxicose, feocromocitoma, infarto do miocárdio, estenose subaórtica hipertrófica, ICC, prevenção de sangramento varicoso e tetralogia de Fallot.

● **CONTRAINDICAÇÕES:** O propranolol é contraindicado em casos de hipersensibilidade conhecida ou suspeita ao medicamento ou aos componentes inativos da formulação farmacêutica, bem como em pacientes que apresentem hipotensão, bradicardia, distúrbios graves da circulação arterial periférica, síndrome do nó sinoatrial, feocromocitoma não tratado, insuficiência cardíaca descompensada, angina de Prinzmetal, choque cardiogênico, acidose metabólica, bloqueio cardíaco de segundo ou terceiro graus, histórico de asma brônquica ou broncospasmo e DPOC e em indivíduos com predisposição à hipoglicemia e/ou diabetes.

● **TESTES LABORATORIAIS SUGERIDOS OU NECESSÁRIOS:** O tratamento com propranolol tem sido associado a concentrações elevadas de potássio sérico, transaminases séricas e fosfatase alcalina. Portanto, é prudente monitorar as concentrações desses marcadores durante todo o tratamento. Em pacientes com insuficiência cardíaca grave, o uso de propranolol tem sido associado a aumentos no nitrogênio ureico sanguíneo.

● **ROTA FARMACOLÓGICA:** Ver Figura 1.

○ Farmacologia

ABSORÇÃO: Após administração oral, o propranolol é bem absorvido pelo trato gastrointestinal, atingindo picos de concentração plasmática em cerca de 2 horas e apresentando biodisponibilidade entre 15 e 23% devido ao extenso metabolismo de primeira passagem.

VOLUME DE DISTRIBUIÇÃO: Aproximadamente 4 L/kg.

LIGAÇÃO PROTEICA: 85 a 96%.

METABOLISMO/FARMACOCINÉTICA: O propranolol é extensamente metabolizado pelos hepatócitos, onde sofre reações de oxidação, formando ácido α-naftoxilático ou 4-hidroxi-propranolol, as quais correspondem a cerca de 42% de seu metabolismo, bem como reações de glicuronidação que formam propranolol glicuronídeo, correspondendo a cerca de 17% de seu metabolismo. Esse fármaco também pode ser N-desisopropilado, formando N-desisopropil propranolol. As principais enzimas relacionadas ao metabolismo do

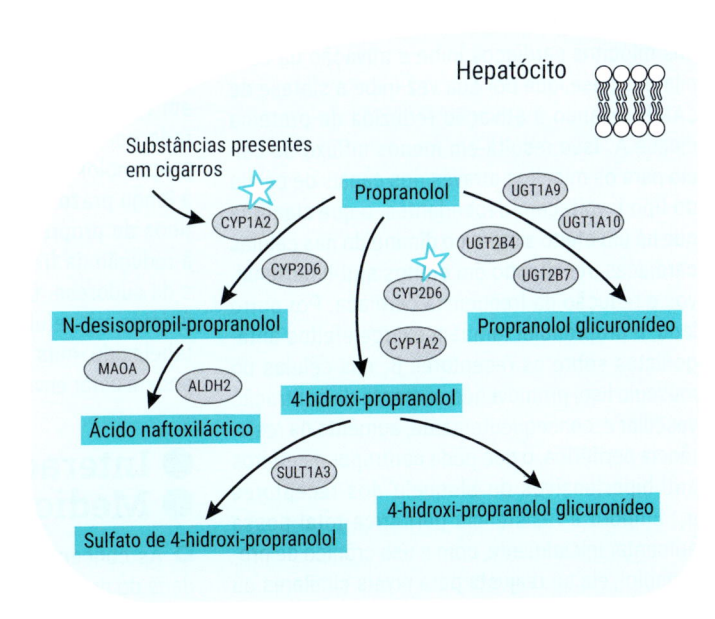

FIGURA 1 ▶

ROTA FARMACOLÓGICA DO PROPRANOLOL.

Fonte: Elaborada com base em Whirl-Carrillo e colaboradores.[1]

propranolol são CYP2D6, CYP1A2 e, em menor escala, CYP2C19.

ROTA DE ELIMINAÇÃO: O propranolol é excretado majoritariamente pela urina (91%), sob a forma de metabólitos.

MEIA-VIDA: Cerca de 8 horas.

DEPURAÇÃO: A depuração do propranolol aumenta linearmente de acordo com o fluxo sanguíneo hepático. Em lactentes > 90 dias, a depuração é de 3,3 ± 0,35 L/h/kg; já nos lactentes < 90 dias, é de 2,7 ± 0,03 L/h/kg. Em adultos hipertensos, a depuração do propranolol é de 810 mL/min. Após administração VO e IV, observa-se que a depuração do enantiômero S (−)-propranolol é menor que o do R (+)-propranolol.

FARMACODINÂMICA: O propranolol é um antagonista não seletivo dos receptores β-adrenérgicos.

MECANISMO DE AÇÃO: O mecanismo pelo qual o propranolol exerce seus efeitos anti-hipertensivos é creditado a um conjunto de ações, embora nenhuma delas isoladamente explique a totalidade dos efeitos clínicos. O propranolol é um antagonista não seletivo do receptor β, de forma que não há preferência pelos receptores $β_1$ ou $β_2$. Esse fármaco compete com os neurotransmissores simpaticomiméticos, inibindo a estimulação simpática do coração. O bloqueio da ligação do neurotransmissor aos receptores $β_1$ nos miócitos cardíacos inibe a ativação da adenilato ciclase, que por sua vez inibe a síntese de cAMP, levando à ativação reduzida da proteína cinase A. Isso resulta em menos influxo de cálcio para os miócitos através dos canais de cálcio do tipo L voltagem-dependentes, o que significa que há um efeito simpático diminuído nas células cardíacas, resultando em efeitos anti-hipertensivos e redução da frequência cardíaca. Por outro lado, o propranolol também exerce efeitos antagonistas sobre os receptores $β_2$ nas células do músculo liso, promovendo aumento da contração vascular e, consequentemente, aumento da resistência periférica, o que pode contrapor os efeitos anti-hipertensivos do bloqueio dos receptores $β_1$. Embora a resistência periférica total possa aumentar inicialmente, com o uso crônico de propranolol, ela se reajusta para níveis similares ou abaixo do nível pré-tratamento.

Nesse sentido, o propranolol exerce outras ações que resultam na ação anti-hipertensiva, incluindo redução do débito cardíaco, inibição da liberação de renina pelos rins e diminuição do fluxo nervoso simpático tônico dos centros vasomotores no cérebro. Na *angina pectoris*, o propranolol geralmente reduz a necessidade de oxigênio do coração em qualquer nível de esforço, bloqueando os aumentos induzidos por catecolaminas na frequência cardíaca, pressão arterial sistólica e velocidade e extensão da contração miocárdica. O propranolol pode aumentar as necessidades de oxigênio, elevando o comprimento da fibra ventricular esquerda, a pressão diastólica final e o período de ejeção sistólica. O efeito fisiológico final do bloqueio β-adrenérgico costuma ser vantajoso e manifesta-se durante o exercício pelo atraso no início da dor e aumento da capacidade de trabalho.

O propranolol exerce seus efeitos antiarrítmicos em concentrações associadas ao bloqueio β-adrenérgico. Em dosagens superiores às necessárias para o bloqueio dos receptores β-adrenérgicos, ele também exerce uma ação de membrana semelhante a quinidina ou anestésica, que afeta o potencial de ação cardíaco. Entretanto, o efeito clínico sobre a modulação dos potenciais de membrana no tratamento de arritmias é incerto.

Com relação aos efeitos ansiolíticos do propranolol, diversas linhas de evidência sugerem que eles podem resultar majoritariamente de sua atividade periférica, por meio da modulação autonômica, em vez de sua atividade central. Isso é corroborado por diversos ensaios clínicos nos quais o propranolol falha como ansiolítico no tratamento a longo prazo. Nesse sentido, os efeitos ansiolíticos do propranolol estariam mais associados à redução da frequência cardíaca, dos tremores e da sudorese. O mecanismo específico desses últimos três efeitos não foi completamente estabelecido, mas os receptores $β_2$ não cardíacos podem estar envolvidos.

Interações Medicamentosas

As concentrações sanguíneas e/ou a toxicidade do propranolol podem ser aumentadas pela coadministração com substratos ou inibidores da

CYP2D6, como amiodarona, cimetidina, delavirdina, fluoxetina, paroxetina, quinidina e ritonavir.

○ As concentrações sanguíneas e/ou a toxicidade do propranolol podem ser aumentadas pela coadministração com substratos ou inibidores da CYP1A2, como imipramina, cimetidina, ciprofloxacino, fluvoxamina, isoniazida, ritonavir, teofilina, zileutona, zolmitriptana e rizatriptana.

○ As concentrações sanguíneas e/ou a toxicidade do propranolol podem ser aumentadas pela coadministração com substratos ou inibidores da CYP2C19, como fluconazol, cimetidina, fluoxetina, fluvoxamina, teniposídeo e tolbutamida. As concentrações sanguíneas de propranolol podem ser reduzidas pela coadministração com indutores da enzima CYP2C19, incluindo rifampicina, etanol, fenitoína e fenobarbital.

○ A coadministração de propranolol com cimetidina, um inibidor não específico do citocromo P450, pode aumentar a ASC e $C_{máx}$ do propranolol em 46% e 35%, respectivamente. A coadministração com gel de hidróxido de alumínio pode resultar na diminuição das concentrações de propranolol.

○ Com relação a alguns fármacos antiarrítmicos, como a propafenona, pode haver aumento da exposição do segundo fármaco quando coadministrado com propranolol. Outros antiarrítmicos, como a lidocaína, podem ter seu metabolismo reduzido, o que resulta em maior exposição à lidocaína quando utilizado em coadministração com propranolol.

○ O propranolol pode interagir com fármacos bloqueadores dos canais de cálcio. A $C_{máx}$ e ASC médias do propranolol são aumentadas, respectivamente, em 50% e 30% pela coadministração de nisoldipino (não disponível no Brasil) e em 80% e 47% pela coadministração de nicardipino. A $C_{máx}$ e a ASC médias do nifedipino aumentam em 64% e 79%, respectivamente, pela coadministração de propranolol.

○ Tanto os glicosídeos digitálicos quanto os β-bloqueadores retardam a condução atrioventricular e diminuem a frequência cardíaca. Assim, seu uso concomitante pode aumentar o risco de bradicardia.

○ Quando combinados com β-bloqueadores, os IECAs podem causar hipotensão, particularmente nos casos de IAM.

○ Os efeitos anti-hipertensivos da clonidina podem ser antagonizados pelos β-bloqueadores, incluindo o propranolol, de modo que este deve ser administrado com cautela a pacientes que estão descontinuando o uso de clonidina.

○ A prazosina foi associada ao prolongamento da hipotensão da primeira dose na presença de β-bloqueadores.

○ Há relatos de hipotensão postural em pacientes em tratamento com β-bloqueadores e terazosina ou doxazosina.

○ Pacientes recebendo fármacos depletores de catecolaminas, como a reserpina, devem ser observados atentamente quanto à redução excessiva da atividade nervosa simpática em repouso, o que pode resultar em hipotensão, bradicardia acentuada, vertigem, crises de síncope ou hipotensão ortostática.

○ O propranolol é um inibidor competitivo de agonistas dos receptores β, sendo que seus efeitos podem ser revertidos pela administração de tais agentes, como dobutamina ou isoproterenol.

○ Fármacos para tratamento da enxaqueca, como zolmitriptana ou rizatriptana, podem ter sua exposição aumentada pela coadministração com propranolol. A literatura indica que para a zolmitriptana a ASC aumenta em cerca de 56% e a $C_{máx}$ em 37%, e para a rizatriptana a ASC e a $C_{máx}$ são incrementadas em 67% e 75%, respectivamente. Esses aumentos da exposição dos fármacos podem ser clinicamente relevantes, uma vez que têm o potencial de elevar a frequência e/ou a intensidade dos efeitos adversos.

○ A coadministração de teofilina com propranolol diminui a depuração da teofilina em cerca de 30 a 52%.

○ O propranolol pode inibir o metabolismo de alguns BZDs, incluindo o diazepam. Isso resulta em concentrações aumentadas de diazepam e de seus metabólitos, podendo levar ao aumento da frequência e/ou intensidade dos efeitos adversos. Entretanto, a farmacocinética do oxazepam, triazolam, lorazepam e alprazolam não é afetada pela coadministração de propranolol.

○ Com relação a alguns agentes neurolépticos, como a tioridazina, foi observado que a coadministração com propranolol na formulação de ação prolongada pode levar ao aumento das concentrações plasmáticas desses outros fármacos. Além disso, observa-se que a coadministração de clorpromazina com propranolol promove incremento de cerca de 70% nas concentrações plasmáticas de propranolol.

○ A coadministração de colestiramina ou colestipol, fármacos utilizados no tratamento de dislipidemias, com propranolol pode promover redução de até 50% nas concentrações de propranolol. A coadministração de propranolol com lovastatina ou pravastatina é capaz de reduzir a ASC de ambos, mas não altera significativamente sua farmacodinâmica.

○ A administração concomitante de propranolol e varfarina demonstrou aumentar a biodisponibilidade da varfarina e aumentar o tempo de protrombina.

○ Conforme relatos na literatura, os AINEs atenuam o efeito anti-hipertensivo de agentes β-bloqueadores como o propranolol. Por exemplo, a administração de indometacina com propranolol pode diminuir a eficácia do propranolol na redução da pressão arterial e da frequência cardíaca.

○ Os efeitos hipotensores dos IMAOs ou dos ADTs podem ser exacerbados quando administrados com β-bloqueadores, interferindo na atividade β-bloqueadora do propranolol.

○ O metoxiflurano e o tricloroetileno podem deprimir a contratilidade miocárdica quando administrados com propranolol.

○ A tiroxina pode resultar em uma concentração do hormônio T_3 menor do que a esperada quando usada concomitantemente com propranolol.

AFINIDADE LIGANTE/KI:

LOCAL	KI (NM)
Ki (5-HT_{1A})	55-272
Ki (5-HT_{1B})	56-85
Ki (5-HT_{1D})	4.070
Ki (5-HT_{2A})	4.280
Ki (5-HT_{2B}) (+)	457-513
Ki (5-HT_{2B}) (−)	166-316
Ki (5-HT_{2C}) (+)	61.700
Ki (5-HT_{2C}) (−)	5.010
Ki (5-HT_3)	> 10.000
Ki ($α_2$)	1.297-2.789
Ki ($β_1$)	0,02-2,69
Ki ($β_2$)	0,01-0,61
Ki ($β_3$)	450
Ki (D_1)	> 10.000
Ki (D_2)	> 10.000
Ki (H_1)	> 10.000

○ Farmacogenética

Acesse https://www.pharmgkb.org/chemical/PA451145 ou utilize o *QR code* ao lado.

ANOTAÇÕES CLÍNICAS

Nível de evidência 1A, 1B, 2A, 2B: Não há dados para o propranolol no PharmGKB até a data de publicação deste livro.

Nível de evidência 3: Variantes diversas dos genes *ADRB2* e *COMT*.

Nível de evidência 4: Acesse o *site* para mais informações.

○ Prática Clínica

● **DOSAGEM:** Ver Tabela 1.

● **TITULAÇÃO**

HIPERTENSÃO: Iniciar o tratamento com 80 mg, 2x/dia. Essa dose pode ser incrementada semanalmente de forma gradual até que o controle adequado da pressão arterial seja alcançado. Em geral, efeitos terapêuticos são observados com 160 a 640 mg/dia. Para esses casos, o propranolol pode ser utilizado como medicação única ou em combinação com antidiuréticos.

ANGINA PECTORIS, TREMORES, ENXAQUECA E ANSIEDADE: Iniciar o tratamento com 40 mg, 2 ou 3x/dia. Essa dose pode ser incrementada semanalmente em mais 40 mg/dia de acordo com

TABELA 1 ▶ VARIAÇÃO DA DOSAGEM DE PROPRANOLOL PARA O TRATAMENTO DE DIFERENTES CONDIÇÕES

CONDIÇÃO	VARIAÇÃO MÍNIMA E MÁXIMA DA DOSAGEM (MG/DIA)
Hipertensão	160-640
Angina *pectoris*	80-480
Arritmias	30-240
Enxaqueca	80-240
Tremor	40-160
Ansiedade	80-160
Taquicardia por ansiedade	30-160
Tireotoxicose	30-160
Cardiomiopatia	30-160
Feocromocitoma	60 (pré-operatório)
	30 (manutenção)

o estado do paciente e sua tolerabilidade. Em geral, uma resposta adequada para angina é observada na faixa de 120 a 240 mg/dia, mas alguns pacientes podem se beneficiar de doses maiores. Para ansiedade, enxaqueca e tremor essencial, a resposta costuma ser observada na faixa de 80 a 160 mg/dia. O propranolol pode combater os sintomas físicos da ansiedade e inibir os efeitos da noradrenalina, diminuindo ainda mais os sintomas físicos de ansiedade. Entretanto, o tratamento a longo prazo com propranolol para ansiedade não é empregado como única medida, sendo necessário o uso de outras classes de fármacos, como ISRSs, entre outros.

ARRITMIA, TAQUICARDIA POR ANSIEDADE, CARDIOMIOPATIA E TIREOTOXICOSE: Iniciar o tratamento com 10 mg, 2 ou 3x/dia. Essa dose pode ser incrementada semanalmente até 40 mg, 2 ou 3x/dia. Na maioria dos casos, a faixa de 30 a 240 mg/dia se mostra eficaz para o tratamento de casos de arritmias, enquanto uma resposta clínica adequada costuma ser observada na faixa de 30 a 160 mg/dia para os casos de taquicardia por ansiedade, cardiomiopatia e tireotoxicose.

FEOCROMOCITOMA: Iniciar o tratamento com 60 mg, em doses divididas durante 3 dias antes da cirurgia como terapia adjuvante ao bloqueio α-adrenérgico. Para o tratamento de tumores inoperáveis, a posologia habitual é de 30 mg/dia em doses fracionadas como terapia adjuvante ao bloqueio α-adrenérgico.

Em todos os casos, para interromper o tratamento, recomenda-se a redução gradual da dosagem do propranolol de acordo com a tolerabilidade do paciente visando evitar variações pressóricas abruptas.

● **EFEITOS ADVERSOS:** Mais comuns: Bradicardia, extremidades frias, fadiga e/ou lassidão (relaxamento) frequentemente passageiras, fenômeno de Raynaud (palidez, dormência e dor nos dedos), pesadelos, transtornos do sono. Comuns: Diarreia, distúrbios gastrointestinais, hipotensão postural, náusea, vômito. Incomuns: Agravamento da psoríase, alopecia, alterações de humor, alucinações, confusão, distúrbios visuais, erupções cutâneas, parestesia, piora da insuficiência cardíaca, precipitação do bloqueio cardíaco, psicoses, púrpura, reações cutâneas psoriasiformes, trombocitopenia, vertigem, xeroftalmia.

● **GRAVIDEZ:** Os dados acerca da segurança do tratamento com propranolol em mulheres grávidas indicam potencial risco para o feto.

Há relatos de casos de retardo do crescimento intrauterino, placentas com tamanho reduzido e anormalidades congênitas em recém-nascidos cujas mães receberam propranolol durante a gravidez. Recém-nascidos cujas mães receberam propranolol no parto apresentaram bradicardia, hipoglicemia e/ou depressão respiratória. Portanto, instalações adequadas para monitorar esses bebês ao nascimento devem estar disponíveis. O propranolol durante a gestação deve ser empregado somente se o possível benefício justificar o potencial risco para o feto. Categoria C da FDA.

● **AMAMENTAÇÃO:** O propranolol é excretado no leite humano. No entanto, os efeitos clínicos a longo prazo para os lactentes são desconhecidos. Deve-se ter cautela quando o propranolol for administrado a mulheres que amamentam, realizando-se monitoramento constante da mãe e do bebê.

● **CRIANÇAS E ADOLESCENTES:** O propranolol deve ser utilizado com cautela, sob monitoramento e em dosagens menores em relação ao restante da população. Nos pacientes pediátricos, a variação típica da dose é 2 a 4 mg/kg em 2 doses divididas, sem ultrapassar a dosagem máxima de 16 mg/kg/dia.

● **IDOSOS:** O propranolol deve ser empregado com cautela e sob monitoramento, porém não é necessário ajuste de dosagem para esses pacientes.

● **INSUFICIÊNCIA RENAL:** O propranolol deve ser empregado com cautela e sob monitoramento, porém não é necessário ajuste de dosagem para esses pacientes.

● **INSUFICIÊNCIA HEPÁTICA:** O propranolol deve ser utilizado com cautela, sob monitoramento e, preferencialmente, empregando-se uma dosagem menor em relação ao restante da população, sendo esta escolhida de acordo com o grau de comprometimento hepático de cada paciente.

● **COMO MANEJAR EFEITOS ADVERSOS:** A maioria dos efeitos adversos do propranolol tende a desaparecer ou diminuir significativamente ao longo do tempo. Todavia, se forem intoleráveis, a redução da dosagem ou a troca por uma formulação de liberação prolongada poderão ser efetivas; caso contrário, a descontinuação do fármaco e a substituição por um agente β-bloqueador seletivo para os casos de hipertensão podem ser necessárias.

○ Toxicidade

ORAL EM HUMANOS: Há relatos de casos letais na literatura com doses acima de 1,5 g.

TOXICIDADE AGUDA: Os sintomas mais comuns de superdosagem de propranolol incluem hipotensão, bradicardia, dificuldade para respirar, sedação e, em alguns casos, tremores. Além disso, podem ocorrer náuseas e vômitos. O tratamento consiste em empregar medidas gerais de suporte e sintomáticas, assegurando ventilação adequada das vias aéreas e realização de monitoramento do ritmo cardíaco e dos sinais vitais. Caso a ingestão tenha sido recente, recomenda-se evacuar o conteúdo gástrico, tomando cuidado para evitar a aspiração pulmonar. Há relatos de hipotensão e bradicardia após superdosagem de propranolol, as quais devem ser tratadas de forma adequada. O glucagon pode exercer potentes efeitos inotrópicos e cronotrópicos, sendo particularmente útil para o tratamento de hipotensão ou depressão da função miocárdica após superdosagem com propranolol. O glucagon pode ser empregado na dose de 50 a 150 mcg/kg por via IV, seguido de gotejamento contínuo de 1 a 5 mg/h para efeito cronotrópico positivo. Os inibidores de isoproterenol, dopamina ou fosfodiesterase também podem ser úteis. O isoproterenol e a aminofilina podem ser usados para broncospasmo. A epinefrina, no entanto, pode provocar hipertensão não controlada. A bradicardia pode ser tratada com atropina ou isoproterenol. A bradicardia grave pode exigir estimulação cardíaca temporária. É recomendado monitorar ECG, pulso, pressão arterial, estado neurocomportamental e débito cardíaco. A diurese forçada ou a diálise não estão indicadas. Nos casos de superdosagem, deve-se considerar o possível envolvimento de outras substâncias.

Referência

1. Whirl-Carrillo M, Huddart R, Gong L, Sangkuhl K, Thorn CF, Whaley R, et al. An evidence-based framework for evaluating pharmacogenomics knowledge for personalized medicine. Clin Pharmacol Ther. 2021;110(3):563-72.

Leituras Recomendadas

Al-Majed AA, Bakheit AH, Aziz HAA, Alajmi FM, AlRabiah H. Propranolol. Profiles Drug Subst Excip Relat Methodol. 2017;42:287-338.

Artman M, Grayson M, Boerth RC. Propranolol in children: safety-toxicity. Pediatrics. 1982;70(1):30-1.

Chen LW, Mao DR, Chen YS. Extracorporeal life support: the final 'antidote' for massive pro-pranolol overdose. Hong Kong J Emerg Med. 2019;26(2):118-23.

Kathol RG, Noyes R, Slymen DJ, Crowe RR, Clancy J, Kerber RE. Propranolol in chronic anxiety disorders: a controlled study. Arch Gen Psychiatry. 1980;37(12):1361-5.

O'Hare MF, Kinney CD, Murnaghan GA, McDevitt DG. Pharmacokinetics of propranolol during pregnancy. Eur J Clin Pharmacol. 1984;27(5):583-7.

Prichard BNC, Gillam PM. Use of propranolol (Inderal) in treatment of hypertension. Br Med J. 1964;2(5411):725-7.

Pruyn SC, Phelan JP, Buchanan GC. Longterm propranolol therapy in pregnancy: maternal and fetal outcome. Am J Obst Gynecol. 1979;135(4):485-9.

Reith DM, Dawson AH, Whyte IM, Buckley NA, Sayer GP. Relative toxicity of beta blockers in overdose. J Toxicol. 1996;34(3):273-8.

Rigby JW, Scott AK, Hawksworth GM, Petrie JC. A comparison of the pharmacokinetics of atenolol, metoprolol, oxprenolol and propranolol in elderly hypertensive and young healthy subjects. Br J Clin Pharmacol. 1985;20(4):327-31.

Schneider RE, Bishop H, Yates RA, Quarterman CP, Kendall MJ. Effect of age on plasma propranolol levels. Br J Clin Pharmacol. 1980;10(2):169-71.

Steenen SA, van Wijk AJ, van der Heijden GJ, van Westrhenen R, de Lange J, de Jongh A. Propranolol for the treatment of anxiety disorders: systematic review and meta-analysis. J Psychopharmacol. 2016;30(2):128-39.

Tyrer PJ, Lader MH. Response to propranolol and diazepam in somatic and psychic anxiety. Br Med J. 1974;2(5909):14-6.

BIPP TIPS

- Os efeitos ansiolíticos do propranolol foram observados logo após sua descoberta, no início dos anos de 1960, em pacientes sob tratamento com o medicamento para redução da taquicardia causada pelo hipertireoidismo. Desde então, vem sendo alvo de crescente interesse na psiquiatria.

- O propranolol é uma ferramenta clínica útil para mitigar estados angustiantes mais leves, tensão antes de exames e provas, medo do falar em público, ansiedade de desempenho em músicos, ansiedade de desempenho em cirurgiões e medo de se submeter a cirurgias.

- As substâncias presentes no cigarro induzem o metabolismo hepático, de forma que o tabagismo está correlacionado a um aumento de mais de 70% na depuração do propranolol, resultando na diminuição de suas concentrações plasmáticas.

- O uso concomitante com álcool, por sua vez, pode incrementar as concentrações plasmáticas do propranolol.

- O propranolol não é indicado para o tratamento de emergências hipertensivas.

- O bloqueio dos receptores β-adrenérgicos pode causar redução da pressão intraocular. Os pacientes devem ser informados de que o tratamento com propranolol pode interferir com o teste de triagem de glaucoma.

- O propranolol pode reduzir a sensibilidade ao ecocardiograma em pacientes tratados com dobutamina submetidos à avaliação para isquemia do miocárdio.

- O bloqueio dos receptores β-adrenérgicos pode mascarar certos sinais clínicos de hipertireoidismo. Portanto, a retirada abrupta do propranolol pode ser seguida por uma exacerbação dos sintomas de hipertireoidismo, incluindo tempestade tireoidiana. Além disso, ele pode alterar os testes de função tireoidiana, aumentando o T_4 e o T_3 reverso e diminuindo o T_3 livre.

Protriptilina

O cloridrato de protriptilina é uma substância da classe dos ADTs, derivada do dibenzociclo-hepteno e estruturalmente semelhante às fenotiazinas. Seus efeitos clínicos são atribuídos à sua potente inibição da recaptação de serotonina e, principalmente, da noradrenalina. Apresenta um perfil farmacológico distinto de outros ADTs, pois, ao contrário da maioria deles, a protriptilina tende a ser estimulante em vez de sedativa. Foi aprovada para uso clínico nos EUA em 1967, porém não é mais amplamente utilizada, tendo sido substituída pelos ISRSs e por outros agentes mais bem tolerados e facilmente administrados. No momento, não está disponível para uso no Brasil. Sua absorção atinge picos plasmáticos em 8 a 12 horas e sua eliminação ocorre majoritariamente por via renal.

Nomes no Brasil:
Não disponível no Brasil (EUA: Vivactil).

SUS:
Não disponível na Rename.

● **INDICAÇÕES DE BULA – ANVISA:** Não possui aprovação da Anvisa até o momento.

● **INDICAÇÕES DE BULA – FDA:** Tratamento dos sintomas de depressão em pacientes que estejam sob rigorosa supervisão médica. Suas propriedades ativadoras o tornam particularmente adequado para pacientes retraídos e anérgicos.

● **INDICAÇÕES *OFF-LABEL*:** A protriptilina pode ser usada no tratamento de depressão resistente/refratária, dores crônicas, neuropatia diabética, neuralgia pós-herpética, cessação do tabagismo, SII, transtornos de ansiedade, TDAH, narcolepsia e apneia do sono.

● **CONTRAINDICAÇÕES:** Entre os ADTs, a protriptilina é o fármaco mais potente e com maior probabilidade de causar hipotensão, agitação e efeitos cardíacos. Por esse motivo, é sugerido cuidado em pacientes com problemas cardíacos, como intervalo QTc prolongado, insuficiência cardíaca descompensada, arritmias, bloqueio cardíaco, palpitações, hipotensão, hipertensão e infarto do miocárdio recente. Pacientes obesos, com problemas metabólicos, como diabetes, diagnosticados com hipertireoidismo, retenção urinária e glaucoma de ângulo fechado não devem usar protriptilina. Caso seja necessário administrá-la a alguns desses pacientes, recomenda-se acompanhamento criterioso. Também é preciso cautela durante tratamento concomitante com medicamentos que inibem o metabolismo de ADTs, que inibem a CYP2D6 ou que prolongam o intervalo QTc, durante tratamento concomitante com agentes anticolinérgicos, devido ao risco de hipertermia e íleo paralítico, em pacientes tratados com tramadol e em pessoas com distúrbios convulsivos, as quais requerem monitoramento criterioso.

● **TESTES LABORATORIAIS SUGERIDOS OU NECESSÁRIOS:** É aconselhável o monitoramento clínico cuidadoso durante tratamento com protriptilina. O ganho de peso é comum em pacientes tratados com fármacos tricíclicos e tetracíclicos, sendo necessário acompanhamento do peso corporal e do IMC, da pressão arterial e da glicemia, especialmente em pacientes pré-diabéticos e diabéticos. É aconselhável também monitorar possíveis dislipidemias (colesterol total, LDL e triglicerídeos aumentados e HDL diminuído). Em casos de pacientes que tenham ganhado mais de 5% do peso basal (antes do tratamento), é recomendada a avaliação da possibilidade de pré-diabetes ou diabetes e, em casos positivos, pode ser indicada a substituição do fármaco. Pacientes idosos, com hipertireoidismo, com problemas cardiovasculares preexistentes (ou histórico familiar) ou pessoas tratadas concomitantemente com outros agentes que prolonguem o intervalo QTc devem ser monitorados com ECG. Pacientes com mais de 50 anos devem ser monitorados com ECG basal; além disso, indivíduos acima de 50 anos e pacientes em terapias diuréticas apresentam risco aumentado de distúrbios eletrolíticos, motivo pelo qual é necessário realizar monitoramento especial dos eletrólitos nesse grupo.

● **ROTA FARMACOLÓGICA:** Não há imagens disponíveis para a rota farmacológica da protriptilina.

◯ Farmacologia

ABSORÇÃO: A protriptilina é bem absorvida no trato gastrointestinal, atingindo picos de concentração plasmática em 8 a 12 horas, com biodisponibilidade de 77 a 93%.

VOLUME DE DISTRIBUIÇÃO: 22 L/kg.

LIGAÇÃO PROTEICA: 92%.

METABOLISMO/FARMACOCINÉTICA: A protriptilina é metabolizada extensamente nos hepatócitos, onde passa por diversos processos, incluindo reações de conjugação com ácido glicurônico. As enzimas do citocromo P450, especificamente CYP2D6 e, em menor grau, CYP2C19, desempenham um relevante papel no metabolismo desse fármaco.

ROTA DE ELIMINAÇÃO: A protriptilina sofre excreção renal cumulativa ao longo de 16 dias, o que corresponde a cerca de 50% do total da substância administrada. A via de excreção fecal parece desempenhar um papel mínimo na eliminação desse fármaco.

MEIA-VIDA: 54 a 198 horas (extremamente variável entre os indivíduos).

DEPURAÇÃO: Variável entre os indivíduos, porém alguns estudos indicam ser de aproximadamente 0,25 L/kg.

FARMACODINÂMICA: O principal efeito farmacodinâmico da protriptilina consiste em inibir as proteínas de transporte da recaptação de serotonina e, principalmente, noradrenalina (SERT e NET, respectivamente), facilitando assim a atividade desses neurotransmissores.

MECANISMO DE AÇÃO: A protriptilina promove inibição da recaptação de serotonina e, principalmente, noradrenalina, sendo capaz de potencializar ou prolongar a atividade neural, uma vez que a recaptação dessas aminas biogênicas é fisiologicamente importante para suprir suas ações transmissoras. Nesse sentido, de acordo com a literatura, tal interferência nas vias de neurotransmissão de noradrenalina e serotonina seria a base da atividade antidepressiva dessa substância.[1] Além disso, ela também possui propriedades analgésicas, assim como outros ADTs. Ao inibir a recaptação de serotonina e noradrenalina, a protriptilina pode influenciar as vias descendentes modulatórias da transmissão da dor e da nocicepção. Entretanto, a dor neuropática é também mediada por vias diferentes daquelas relacionadas à nocicepção. Nesse sentido, é possível que a analgesia induzida pelos ADTs seja mediada por outros mecanismos além do bloqueio da recaptação de serotonina e noradrenalina. Tal hipótese é apoiada por resultados clínicos que têm demonstrado que outros antidepressivos com atividade inibitória da recaptação de serotonina apresentam pouca ou nenhuma atividade analgésica.

● Interações Medicamentosas

◯ Certos medicamentos inibidores da atividade da CYP2D6, como quinidina, cimetidina, antidepressivos de outras classes, fenotiazinas e os antiarrítmicos do tipo 1C, propafenona e flecainida, reduzem a atividade dessa isoenzima e promovem um aumento das concentrações plasmáticas dos ADTs.

◯ Os ISRSs (p. ex., fluoxetina, sertralina e paroxetina) inibem a CYP2D6, porém de maneira variada e com consequências clínicas não totalmente esclarecidas. Nesse sentido, recomenda-se cautela na coadministração de ADTs com qualquer um dos ISRSs, bem como durante os períodos de mudança de uma classe para outra. Especialmente com relação à fluoxetina, dada a longa meia-vida de seu principal metabólito ativo, recomenda-se aguardar pelo menos 5 semanas entre a interrupção do ISRS e o início do ADT.

◯ Durante uso concomitante de ADTs com medicamentos que podem inibir a CYP2D6, pode ser cauteloso reduzir as doses normalmente prescritas para o ADT ou para o outro medicamento. Além disso, nos casos em que haja necessidade da retirada de um desses medicamentos, pode ser necessário aumentar a dose do ADT.

◯ ADTs podem apresentar um efeito "estimulante" em pacientes deprimidos quando tratados concomitantemente com reserpina.

◯ A administração concomitante de cimetidina e ADTs, como a protriptilina, pode produzir aumentos significativos nas concentrações plasmáticas dos ADTs.

○ Pode haver interações entre a protriptilina e outros medicamentos anticolinérgicos e simpaticomiméticos, o que exige acompanhamento criterioso e possivelmente ajuste da dose.

○ O uso concomitante de ISRSs, IRSNs e IMAOs com a protriptilina é contraindicado visando prevenir convulsões, síndrome serotoninérgica e crises hipertensiva, hipotensiva ou hiperpirética, sendo recomendado um intervalo de, pelo menos, 14 dias antes de se iniciar um desses medicamentos. Também é contraindicado em casos de hipersensibilidade à substância e na coadministração com cisaprida devido a riscos de aumento de intervalo QT, arritmias, distúrbios de condução, bem como na fase de recuperação de infarto do miocárdio.

AFINIDADE LIGANTE/KI:

LOCAL	KI (NM)
Ki (SERT)	19,6
Ki (NET)	1,41
Ki (DAT)	2.100
Ki ($5\text{-}HT_{1A}$)	3.800
Ki ($5\text{-}HT_{2A}$)	70
Ki (α_1)	130
Ki (α_2)	6.600
Ki (β)	> 10.000
Ki (D_2)	2.300
Ki (H_1)	7,2-25
Ki (H_2)	398
Ki (H_3)	> 100.000
Ki (H_4)	15.100
Ki (mACh)	25

○ Farmacogenética

Acesse https://www.pharmgkb.org/chemical/PA451168 ou utilize o *QR code* ao lado.

ANOTAÇÕES CLÍNICAS

Nível de evidência 1A, 1B, 2A, 2B, 3: Não há dados para a protriptilina no PharmGKB até a data de publicação deste livro.

Nível de evidência 4: Acesse o *site* para mais informações.

○ Prática Clínica

● **DOSAGEM:** A dose típica de protriptilina varia de 15 a 40 mg/dia.

● **TITULAÇÃO:** Iniciar o tratamento com a dose de 15 mg/dia, de preferência pela manhã. Caso necessário, a dose pode ser dividida em 3 ou 4 tomadas. Conforme a tolerabilidade do paciente e a eficácia, a dose pode ser incrementada a cada 5 a 7 dias, sem ultrapassar a dose máxima diária de 60 mg.

● **DESCONTINUAÇÃO:** Para descontinuação do tratamento, é recomendado que a dose seja reduzida gradualmente conforme a tolerabilidade do paciente, visando diminuir a incidência de efeitos de retirada.

● **EFEITOS ADVERSOS:** Mais comuns: Ansiedade, aumento do apetite, azia, cefaleia, constipação, diarreia, disfunção sexual, ganho de peso, náusea, sudorese, taquicardia moderada, tontura, visão turva, boca seca. Comuns: Agitação, confusão, convulsões, distúrbios de atenção e de fala, midríase, olho seco, parestesia. Incomuns: Anorexia, apatia, fadiga, pensamentos suicidas, prisão de ventre, prurido, retenção urinária.

● **GRAVIDEZ:** Não foram conduzidos ensaios clínicos controlados para avaliar a segurança da protriptilina em gestantes. Efeitos adversos em bebês cujas mães eram tratadas com fármacos tricíclicos, como letargia e malformações fetais, foram relatados. Estudos pré-clínicos com protriptilina indicam possíveis efeitos adversos, uma vez que ela é capaz de atravessar a placenta.[2] Categoria C da FDA (classificação até 2015).

● **AMAMENTAÇÃO:** A protriptilina é excretada no leite materno, embora sejam escassas as informações acerca das consequências clínicas para os lactentes amamentados por mães em tratamento com esse medicamento. Nesse caso, é preferível descontinuar o fármaco e substituí-lo por outro cujas informações clínicas sejam mais bem estabelecidas.

● **CRIANÇAS E ADOLESCENTES:** A protriptilina não é indicada para uso pediátrico. Caso a prescrição seja necessária, deve ser realizada com cautela, evitando-se o uso em crianças menores de 12 anos. Há alguns relatos de casos de morte súbita em crianças tratadas com tricíclicos ou tetracíclicos. Embora a literatura demonstre a eficácia dos tricíclicos e tetracíclicos no tratamento de enurese, TOC e TDAH, são escassos os dados evidenciando sua eficácia clínica para o tratamento de depressão e ansiedade em crianças e adolescentes.[3,4] Caso seja opção terapêutica, deve-se observar a possibilidade de ativação de transtorno bipolar conhecido ou desconhecido e/ou ideação suicida. É importante informar os pais ou responsáveis sobre os riscos para que possam auxiliar no monitoramento da criança ou do adolescente.

● **IDOSOS:** Nessa faixa etária, pode haver maior sensibilidade aos efeitos anticolinérgicos cardiovasculares e hipotensores da protriptilina. Nesse sentido, é adequado o tratamento em doses menores em relação à população mais jovem, com aumentos graduais e mais lentos que em geral. Para essa população, recomenda-se uma dose diária entre 15 e 20 mg, sendo que doses maiores que 20 mg/dia exigem acompanhamento criterioso do profissional da saúde. A literatura indica eficácia na redução do risco de suicídio em pacientes acima de 65 anos tratados com antidepressivos.

● **INSUFICIÊNCIA RENAL:** A protriptilina deve ser usada com cautela, recomendando-se diminuir a dose para essa população e acompanhar as concentrações plasmáticas.

● **INSUFICIÊNCIA HEPÁTICA:** A protriptilina deve ser usada com cautela, recomendando-se diminuir a dose para essa população, bem como titular de maneira mais gradual e acompanhar as concentrações plasmáticas.

● **COMO MANEJAR EFEITOS ADVERSOS:** A avaliação médica constante por meio de exames se faz mais que necessária, especialmente nos casos em que os pacientes têm ganho de peso acima de 5% do seu peso basal e nos indivíduos pré-diabéticos e diabéticos. Nessas situações ou caso haja efeitos adversos intoleráveis, deve-se considerar a redução da dose. Em geral, medidas de suporte e acompanhamento bastam até a adaptação do paciente ao medicamento, visto que a maioria dos efeitos adversos desaparecem com o tempo.

BIPP TIPS

- Ao contrário de outros ADTs, a protriptilina tende a ser energizante em vez de sedativa e é usada *off-label* para narcolepsia, apneia do sono e TDAH. Além disso, por sua ação inibidora da recaptação de noradrenalina, a protriptilina pode ser utilizada como tratamento de segunda linha para cessação do tabagismo, dependência de substâncias, assim como outros ADTs.

- A protriptilina pode promover mais efeitos colaterais colinérgicos, hipotensão e taquicardia do que outros ADTs.

- Assim como outros ADTs, a protriptilina deve ser administrada com cautela em pacientes com retenção urinária, hipertrofia prostática, glaucoma, constipação, insuficiência hepática ou doença cardiovascular. Deve-se evitá-la em pacientes com bloqueio cardíaco ou arritmias ou imediatamente após infarto do miocárdio e em pacientes com doença hepática grave.

- Em alguns casos, a protriptilina pode acarretar efeitos adversos graves, como íleo paralítico, prolongamento do intervalo QTc, convulsões e efeitos extrapiramidais, além de agravar sintomas psicóticos. Durante tratamento com protriptilina, bem como com outros ADTs, o consumo de álcool deve ser evitado devido aos efeitos aditivos centrais.

- Crianças, pacientes com hidratação inadequada, indivíduos abaixo do peso e aqueles com doença cardíaca podem ser mais suscetíveis à cardiotoxicidade induzida por ADTs.

- Em alguns casos de populações vulneráveis, como crianças, idosos, indivíduos com doenças cardíacas e aqueles em tratamento com medicações concomitantes, pode ser necessária a avaliação do perfil farmacogenômico para detectar possíveis variabilidades genéticas relacionadas à farmacocinética da protriptilina. Assim como outros ADTs, a

> protriptilina é metabolizada pelas enzimas CYP2D6 e CYP2C19, cujos genes são altamente suscetíveis a polimorfismos. Assim, os pacientes podem apresentar perfil de metabolização ultrarrápido, rápido, normal, intermediário ou pobre. Tais variações individuais no metabolismo da protriptilina podem acarretar diferenças nas respostas clínicas ao tratamento, bem como alterações nas concentrações plasmáticas desse fármaco, o que pode promover diferentes níveis de toxicidade e extensão dos efeitos adversos.
>
> - É prudente monitorar as concentrações plasmáticas do ADT sempre que um ADT for coadministrado com outro medicamento conhecido por ser inibidor da CYP2D6.

Todavia, pode ser necessário substituir a protriptilina por outro medicamento da mesma classe.

Toxicidade

ORAL EM HUMANOS: Não há dados disponíveis, porém não é recomendado ultrapassar a dose máxima diária de 60 mg.

TOXICIDADE AGUDA: Os casos de superdosagem com protriptilina em geral são tratados como quaisquer outros casos de superdosagem com tricíclicos, envolvendo medidas sintomáticas e de suporte. Os sintomas incluem náusea, vômito, depressão do SNC, convulsões, coma, síndrome serotoninérgica e efeitos cardíacos gerais, como taquicardia, arritmias cardíacas, hipotensão grave, alterações no ECG e até mesmo morte. Não são conhecidos antídotos específicos para a protriptilina. Além disso, a lavagem gástrica e a administração de carvão ativado podem auxiliar a reduzir a absorção se realizadas em até 1 a 2 horas após a ingestão. Se a pessoa afetada estiver inconsciente ou com reflexo de vômito prejudicado, o carvão ativado pode ser administrado via sonda nasogástrica. Não é indicada diálise, devido ao alto grau de ligação proteica da protriptilina. Deve ser realizado monitoramento da temperatura corporal, dos sinais vitais e cardíacos, com observação do ECG para possíveis anormalidades de condução cardíaca. O monitoramento cardíaco é recomendado durante pelo menos 5 dias após a superdosagem devido à longa meia-vida dessa substância.

Referências

1. Zhao Z, Zhang HT, Bootzin E, Millan MJ, O'Donnell JM. Association of changes in norepinephrine and serotonin transporter expression with the long-term behavioral effects of antidepressant drugs. Neuropsychopharmacology. 2009;34(6):1467-81.

2. Loughhead AM, Stowe ZN, Newport DJ, Ritchie JC, DeVane CL, Owens MJ. Placental passage of tricyclic antidepressants. Biol Psychiatry. 2006;59(3):287-90.

3. Smellie JM, McGrigor VS, Meadow SR, Rose SJ, Douglas MF. Nocturnal enuresis: a placebo controlled trial of two antidepressant drugs. Arch Dis Child. 1996;75(1):62-6.

4. Ambrosini PJ. A review of pharmacotherapy of major depression in children and adolescents. Psychiatr Serv. 2000;51(5):627-33.

Leituras Recomendadas

Lemke TL, Williams DA, editors. Foye's principles of medicinal chemistry. 7th ed. Philadelphia: Lippincott Williams & Wilkins; 2012.

Moody JP, Whyte SF, MacDonald AJ, Naylor GJ. Pharmacokinetic aspects of protriptyline plasma levels. Eur J Clin Pharmacol. 1977;11(1):51-6.

Protriptyline hydrochloride [Internet]. Horsham: Teva Pharmaceuticals; 2014 [capturado em 7 dez. 2024]. Disponível em: https://www.accessdata.fda.gov/drugsatfda_docs/label/2014/073645s028,073644s023lbl.pdf.

Saef MA, Yilanli M, Saadabadi A. Protriptyline. In: StatPearls [Internet]. Treasure Island: StatPearls Publishing; 2024 [capturado em 7 dez. 2024]. Disponível em: https://www.ncbi.nlm.nih.gov/books/NBK499828/.

Schmidt HS, Clark RW, Hyman PR. Protriptyline: an effective agent in the treatment of the narcolepsy-cataplexy syndrome and hypersomnia. Am J Psychiatry. 1977;134(2):183-5.

Sisenwine SF, Tio CO, Shrader SR, Ruelius HW. The biotransformation of protriptyline in man, pig and dog. J Pharmacol Exper Ther. 1970;175(1):51-9.

Q

- **Quazepam** 688
- **Quetiapina** 691

BIPP TIPS

- O quazepam deve ser retirado de forma gradual para evitar sintomas da síndrome de retirada.
- O quazepam deve ser utilizado com cautela em pacientes com função respiratória comprometida e naqueles com apneia obstrutiva.
- O quazepam deve ser administrado apenas no momento em que o paciente for deitar.
- O uso concomitante de quazepam com bebida alcoólica ou outros sedativos pode resultar em hipotensão, redução do nível de consciência e da frequência respiratória.
- O quazepam não deve ser usado por longos períodos.
- O quazepam não deve ser utilizado em pacientes com glaucoma de ângulo fechado.
- O quazepam pode comprometer a capacidade de conduzir veículos e operar máquinas, uma vez que reduz a atenção e os reflexos, além de causar lentificação motora.
- O quazepam pode ser cumulativo ao longo do tempo, não sendo recomendada sua utilização crônica. Pode causar confusão e quedas, principalmente em idosos.
- O quazepam pode agravar quadros de depressão, podendo inclusive piorar quadros de ideação suicida.
- Por ser um BZD de meia-vida longa, o quazepam tende a causar menos insônia de rebote após a interrupção de seu uso.
- O quazepam tende a ser usado de forma abusiva por alcoolistas, usuários de drogas ou indivíduos com transtornos da personalidade graves.

● **GRAVIDEZ:** O uso de quazepam não é recomendado durante a gestação. Bebês nascidos de mães que utilizaram quazepam durante a fase final da gestação podem experimentar efeitos da síndrome de abstinência, assim como flacidez neonatal. Categoria C da FDA (classificação até 2015).

● **AMAMENTAÇÃO:** Por ser excretado no leite, o quazepam pode causar dificuldade de sucção, perda de peso e sedação. Assim sendo, recomenda-se a interrupção da amamentação caso o uso de quazepam seja necessário.

● **CRIANÇAS E ADOLESCENTES:** Não há estudos que mostrem eficácia, segurança e dose ideal para o uso de quazepam nessa faixa etária.

● **IDOSOS:** Nessa faixa etária, é recomendado que se utilizem doses reduzidas de quazepam, de 7,5 mg/dia. Em caso de necessidade de se iniciar o tratamento com doses de 15 mg/dia, é recomendado que se reduza a dose para 7,5 mg/dia após as duas primeiras noites de tratamento.

● **INSUFICIÊNCIA RENAL:** Utilizar o quazepam com cautela em pacientes com insuficiência renal, já que esse medicamento apresenta excreção renal. É recomendado que se utilize dose de 7,5 mg/dia.

● **INSUFICIÊNCIA HEPÁTICA:** Utilizar o quazepam com cautela em pacientes com insuficiência hepática. É recomendado que se utilize dose de 7,5 mg/dia.

● **COMO MANEJAR EFEITOS ADVERSOS:** Os efeitos colaterais tendem a ser imediatos e melhorar com o tempo. Dessa forma, é necessário aguardar e observar se os efeitos irão desaparecer; caso não desapareçam, são recomendadas a redução de dose, a troca por outro medicamento semelhante ou de liberação lenta e o uso de doses mais altas para a noite (horário de dormir).

● Toxicidade

ORAL EM HUMANOS: Não há dados específicos sobre superdosagem em humanos. A dose letal é de 5.000 mg/kg em camundongos e ratos.

TOXICIDADE AGUDA: Em caso de dosagem excessiva, são necessárias medidas de suporte, como hidratação parenteral e permeabilidade das vias aéreas e, havendo necessidade, lavagem gástrica se a ingestão for recente. Em caso de intoxicação ou efeitos colaterais graves e potencialmente fatais, deve-se usar o flumazenil como antídoto.

Referência

1. Whirl-Carrillo M, Huddart R, Gong L, Sangkuhl K, Thorn CF, Whaley R, et al. An evidence-based framework for evaluating pharmacogenomics knowledge for personalized medicine. Clin Pharmacol Ther. 2021;110(3):563-72.

Leituras Recomendadas

Ankier SI, Goa KL. Quazepam: a preliminary review of its pharmacodynamic and pharmacokinetic properties, and therapeutic efficacy in insomnia. Drugs. 1988;35(1):42-62.

Black HE, Szot RJ, Arthaud LE, Massa T, Mylecraine L, Klein M, et al. Preclinical safety evaluation of the benzodiazepine quazepam. Arzneimittelforschung. 1987;37(8):906-13.

Doral (Quazepam) [Internet]. Somerset: Meda Pharmaceuticals; 2016 [capturado em 27 out. 2024]. Disponível em: https://www.accessdata.fda.gov/drugsatfda_docs/label/2016/018708s023lbl.pdf.

Fukasawa T, Yasui-Furukori N, Aoshima T, Suzuki A, Tateishi T, Otani K. Single oral dose pharmacokinetics of quazepam is influenced by CYP2C19 activity. Ther Drug Monit. 2004;26(5):529-33.

Kanda H, Yasui-Furukori N, Fukasawa T, Aoshima T, Suzuki A, Otani K. Interaction study between fluvoxamine and quazepam. J Clin Pharmacol. 2003;43(12):1392-7.

Miller LG, Galpern WR, Byrnes JJ, Greenblatt DJ. Benzodiazepine receptor binding of benzodiazepine hypnotics: receptor and ligand specificity. Pharmacol Biochem Behav. 1992;43(2):413-6.

Moniri NH. Reintroduction of quazepam: an update on comparative hypnotic and adverse effects. Int Clin Psychopharmacol. 2019;34(6):275-85.

Nishiyama T, Yamashita K, Yokoyama T, Imoto A, Manabe M. Effects of quazepam as a preoperative night hypnotic: comparison with brotizolam. J Anesth. 2007; 21(1):7-12.

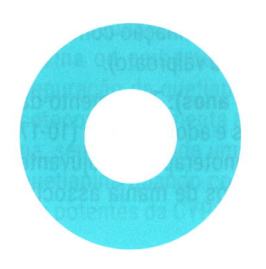

Quetiapina

A quetiapina é um psicotrópico aprovado pela FDA em 1997, amplamente utilizado, entre outras indicações, para o tratamento da esquizofrenia e dos episódios de mania ou depressão associados ao transtorno bipolar. Possui alto nível de eficácia e tolerabilidade, sendo uma possível opção para alguns pacientes com sensibilidade a outros antipsicóticos, como clozapina ou olanzapina. A quetiapina é rapidamente absorvida após administração oral, com uma biodisponibilidade de 100%. É extensamente metabolizada no fígado e majoritariamente eliminada pela urina. No mercado, atualmente apresenta-se na formulação farmacêutica de liberação imediata ou prolongada, podendo facilitar a adesão do paciente e a estabilização das concentrações plasmáticas do fármaco.

Nomes no Brasil:

Atip, Atip XR, Kitapen, Mensyva, Neotiapim, Quepsia, Quepsia LP, Queropax, Quet, Quet XR, Quetipin, Quetipin LP, Quetros, Seroquel.

SUS:

Está disponível na Rename pelo componente especializado (esquizofrenia, transtorno esquizoafetivo, transtorno bipolar) em comprimidos de liberação imediata de 25, 100, 200 e 300 mg.

● **INDICAÇÕES DE BULA – ANVISA:**

○ **Adultos:** Tratamento da esquizofrenia. Como monoterapia ou terapia adjuvante no tratamento dos episódios de mania e de depressão associados ao TB. Tratamento de manutenção do TB tipo I (episódios de mania, mistos ou depressivo)

TABELA 1 ▶ AFINIDADE LIGANTE/KI DA QUETIAPINA E NORQUETIAPINA

LOCAL	QTP	NQTP	LOCAL	QTP	NQTP	LOCAL	QTP	NQTP
SERT	> 10.000	927	$\alpha_1 A$	22	144	H_1	2,2-11	3,5
NET	> 10.000	58	$\alpha_1 B$	39	95	H_2	> 10.000	298
DAT	> 10.000	> 10.000	$\alpha_2 A$	2.230-3.630	237	H_3	> 10.000	> 10.000
$5\text{-}HT_{1A}$	320-432	45	$\alpha_2 B$	90-747	378	H_4	> 10.000	1.660
$5\text{-}HT_{1B}$	1.109-2.050	1.117	$\alpha_2 C$	28,7-350	736	M_1	858	39
$5\text{-}HT_{1D}$	> 10.000	249	β_1	> 10.000	> 10.000	M_2	1.339	453
$5\text{-}HT_{1E}$	1.250-2.402	97	β_2	> 10.000	> 10.000	M_3	> 10.000	23
$5\text{-}HT_{1F}$	2.240	ND	D_1	712	214	M_4	542	110
$5\text{-}HT_{2A}$	96-101	48	D_2	245	196	M_5	1.942	23
$5\text{-}HT_{2B}$	ND	14	$D_2 L$	700	ND	σ_1	220-3.651	> 10.000
$5\text{-}HT_{2C}$	2.502	107	$D_2 S$	390	ND	σ_2	1.344	1.050
$5\text{-}HT_3$	> 10.000	394	D_3	340-483	567	NMDA (PCP)	> 10.000	ND
$5\text{-}HT_4$	ND	ND	D_4	1.202	1.297	VDCC	> 10.000	ND
$5\text{-}HT_{5A}$	3.120	768	$D_{4.2}$	1.600	ND	hERG	ND	> 10.000 (IC50)
$5\text{-}HT_6$	1.865	503	D_5	1.738	1.419			
$5\text{-}HT_7$	307	76						

ND, não disponível.

TRATAMENTO DE EPISÓDIOS DE MANIA ASSOCIADOS AO TRANSTORNO BIPOLAR EM CRIANÇAS E ADOLESCENTES (10-17 ANOS): 400 a 600 mg/dia.

● **TITULAÇÃO**

ESQUIZOFRENIA EM ADULTOS: São recomendados, como dose diária total, 50 mg no dia 1, 100 mg no dia 2, 200 mg no dia 3 e 300 mg no dia 4. Após, a dose pode ser ajustada até a faixa eficaz, podendo variar de 400 a 450 mg/dia, dependendo da resposta clínica e da tolerabilidade de cada paciente; no entanto, se necessário, a faixa terapêutica pode variar de 150 a 750 mg/dia.

ESQUIZOFRENIA EM ADOLESCENTES (13-17 ANOS): Igual ao dos adultos. Após, a dose pode ser ajustada até a faixa eficaz, podendo variar de 400 a 800 mg/dia, dependendo da resposta clínica e da tolerabilidade de cada paciente. Os ajustes de dose não devem ser maiores que 100 mg/dia a cada incremento.

EPISÓDIOS DE MANIA ASSOCIADOS AO TRANSTORNO BIPOLAR EM CRIANÇAS E ADOLESCENTES (10-17 ANOS): Igual ao da esquizofrenia. Após, a dose pode ser ajustada até a faixa eficaz, podendo variar de 400 a 600 mg/dia, dependendo da resposta clínica e da tolerabilidade de cada paciente. Os ajustes de dose não devem ser maiores que 100 mg/dia a cada incremento.

EPISÓDIOS DE MANIA ASSOCIADOS AO TRANSTORNO BIPOLAR EM ADULTOS: Igual ao da esquizofrenia. Incrementos de até 200 mg/dia podem ser realizados após o dia 4. Após, a dose pode ser ajustada até a faixa eficaz, podendo variar de 200 a 800 mg/dia, dependendo da resposta clínica e da tolerabilidade de cada paciente, sendo a dose usual efetiva indicada de 400 a 800 mg/dia.

EPISÓDIOS DE DEPRESSÃO ASSOCIADOS AO TRANSTORNO BIPOLAR EM ADULTOS: Igual ao da esquizofrenia. Após, pode-se aumentar para até 600 mg no dia 8. A dose pode ser ajustada até a faixa eficaz, podendo variar de 300 a 600 mg/dia.

TRATAMENTO DO TDM: A eficácia na depressão unipolar é melhor estabelecida em doses baixas e com o uso de formulação XR/XRO. A dose média é de 150 mg/dia.

● **EFEITOS ADVERSOS (DADOS DE LIBERAÇÃO IMEDIATA):** Mais comuns: Cardiovasculares (hipotensão postural, taquicardia), gastrointestinais (boca seca, constipação, náusea, vômito), hematológicos (diminuição de hemoglobina), metabólicos (aumento de apetite, aumento de colesterol e triglicerídeos, diminuição de HDL, ganho de peso), neurológicos (cefaleia, sedação, sintomas extrapiramidais, sonolência, tontura), psiquiátricos (agitação, sintomas de retirada), outros (astenia, fadiga). Comuns: Cardiovasculares (aumento de pressão arterial, edema periférico, hiper/hipotensão, hipotensão ortostática, palidez, palpitação, taquicardia sinusal), dermatológicos (acne, rash, sudorese), endocrinológicos (alteração hormonal, aumento de prolactina e TSH, diminuição de T_3 total e T_4 livre/total, hiperprolactinemia, hipotireoidismo), gastrointestinais (abscesso dentário, desconforto abdominal, diarreia, disfagia, dispepsia, DRGE, dor abdominal, estomatite, gastrenterite), geniturinários (ITU), hematológicos (aumento de eosinófilos, diminuição de neutrófilos, leucopenia, neutropenia), hepáticos (aumento de GGT, TGO e TGP), imunológicos (infecção, síndrome gripal), metabólicos (anorexia, aumento de glicemia, sede), musculoesqueléticos (artralgia, dor em extremidades, espasmos, rigidez muscular), neurológicos (acatisia, ataxia, convulsão, disartria, discinesia, discinesia tardia, distúrbio de equilíbrio, distúrbio de fala, distúrbio extrapiramidal, evento extrapiramidal, hipersonia, hipertonia, hipoestesia, incoordenação, letargia, parestesia, parkinsonismo, síncope, síndrome das pernas inquietas, tremor), oculares (ambliopia, visão borrada), psiquiátricos (agressividade, ansiedade, comportamento suicida, depressão, evento suicida, ideação suicida, insônia, irritabilidade, pensamento anormal, pesadelo), respiratórios (aumento de tosse, congestão nasal e sinusal, dispneia, epistaxe, faringite, IVAS, nasofaringite, rinite, sinusite, tosse), outros (astenia leve, dor, dor de ouvido, febre, overdose acidental). Incomuns: Cardiovasculares (anormalidade de onda T, bloqueio de ramo, bradicardia, inversão de onda T, prolongamento de intervalo QT, pulso irregular, tromboflebite profunda, vasodilatação), dermatológicos (dermatite de contato, eczema, edema, equimose, prurido, rash maculopapular, reação alérgica e de fotossensibilidade, seborreia, úlcera cutânea), endocrinológicos (diminuição de T_3 livre), gastrointestinais (aumento de salivação, cárie, edema de língua, flatulência, gastrite, gengivite, hemorragia gengival e retal, hemorroida, úlcera oral), geniturinários (amenorreia, cistite, disfunção sexual, dismenorreia, disúria, dor pélvica, ejaculação anormal, frequência urinária diminuída, hemorragia vaginal, impotência, incontinência urinária, lactação, leucorreia, menorragia, monilíase, orquite, vaginite, vulvovaginite), hematológicos (anemia, anemia hipocrômica, diminuição de contagem de plaquetas, eosinofilia, leucocitose, linfadenopatia, neutropenia grave, trombocitopenia), hipersensibilidade (reações de hipersensibilidade), imunológicos (monilíase), metabólicos (aumento de fosfatase alcalina, desidratação, diabetes melito, hiperglicemia, hiperlipidemia, hipoglicemia, hiponatremia, perda de peso, piora de diabetes), musculoesqueléticos (artrite, cãibra em pernas, dor cervical e óssea, fratura patológica, miastenia), neurológicos (alteração de paladar, amnésia, AVC, enxaqueca, estupor, hemiplegia, hipercinesia, mioclonia, movimento involuntário, vertigem), oculares (blefarite, conjuntivite, dor ocular, olho seco, visão anormal), psiquiátricos (alucinação, apatia, aumento de libido, bruxismo, confusão, delírio, despersonalização, reação maníaca, reação paranoide, tentativa de suicídio), renais (aumento de creatinina), respiratórios (asma, pneumonia). Raros: Cardiovasculares (achatamento de onda T, angina pectoris, anormalidade de segmento ST, aumento de duração de QRS, bloqueio atrioventricular de primeiro grau, edema de mão, fibrilação atrial, ICC, tromboembolismo venoso, tromboflebite), dermatológicos (dermatite esfoliativa, descoloração de pele, psoríase), endocrinológicos (ginecomastia, hipertireoidismo), gastrointestinais (alargamento de abdome, glossite, hematêmese, melena, obstrução intestinal, pancreatite, síndrome bucoglossal), geniturinários (distúrbio menstrual, edema de mama, galactorreia, noctúria, poliúria, priapismo), hematológicos (agranulocitose, hemólise), hepáticos (hepatite, icterícia), metabólicos (gota, hiperidratação, hipocalemia, síndrome metabólica), musculoesqueléticos (elevação de CPK), neurológicos (afasia, coreoatetose, hematoma subdural, isquemia cerebral, neuralgia, SNM), oculares (acomodação anormal, glaucoma), psiquiátricos (abstinência neonatal, *delirium*, diminuição de libido, euforia, gaguejo, labilidade emocional, sonambulismo, sonilóquio), renais (glicosúria, IRA), respiratórios (hiperventilação, soluço), outros (hipotermia, surdez). Muito raros: Dermatológicos (SSJ), hipersensibilidade (angiedema, reação anafilática). Pós-comercialização: Cardiovasculares (cardiomiopatia, miocardite), endocrinológicos (SIADH), hepáticos (esteatose hepática, insuficiência hepática fatal, lesão hepática colestática e mista), musculoesqueléticos (rabdomiólise), neurológicos (AVC, amnésia retrógrada), oculares (catarata), psiquiátricos (enurese noturna).

● **GRAVIDEZ:** A quetiapina não apresentou efeitos teratogênicos em ensaios pré-clínicos. Em humanos, a segurança e a eficácia da quetiapina durante a gestação não foram estabelecidas. No entanto, é importante considerar que neonatos expostos a medicamentos antipsicóticos durante o terceiro trimestre de gravidez estão sob risco de sintomas extrapiramidais. Há relatos de agitação, dificuldade respiratória, distúrbios de alimentação, hipertonia, sonolência e tremor em neonatos expostos a antipsicóticos. Assim, não é indicado usar a quetiapina durante a gravidez, a não ser que os benefícios para a mãe superem os riscos para o feto e que outras alternativas mais seguras não estejam disponíveis. Categoria C da FDA (classificação até 2015).

● **AMAMENTAÇÃO:** A quetiapina pode ser excretada no leite materno (0,09-0,43% da dose materna), motivo pelo qual é recomendado evitar a amamentação durante seu uso.

● **CRIANÇAS E ADOLESCENTES:** A quetiapina está aprovada para o tratamento de esquizofrenia em adolescentes (13-17 anos de idade) e para o tratamento de episódios de mania associados ao transtorno bipolar em crianças e adolescentes (10-17 anos de idade), mas a segurança e a eficácia da quetiapina não foram avaliadas em crianças e adolescentes com depressão bipolar e no tratamento de manutenção do transtorno bipolar. Além disso, o uso de quetiapina pode causar pensamento ou comportamento suicida em crianças e adolescentes, motivo pelo qual não é recomendada sua administração para crianças com menos de 10 anos de idade. Para pacientes jovens, é importante monitorar a possibilidade de suicídio.

● **IDOSOS:** Recomenda-se cautela para o uso de quetiapina em pacientes idosos, principalmente no período inicial de tratamento. Pacientes idosos podem necessitar de doses mais baixas desse medicamento, pois a depuração nessa população pode ser reduzida em até 50%. Além disso, ela não é indicada para o tratamento de psicose relacionada à demência em razão do aumento da taxa de mortalidade em pacientes idosos em uso desse medicamento.

● **INSUFICIÊNCIA RENAL:** Não é necessário ajuste de dose da quetiapina em pacientes com insuficiência renal.

● **INSUFICIÊNCIA HEPÁTICA:** A depuração plasmática da quetiapina é reduzida em aproximadamente 25% em indivíduos com insuficiência hepática. Portanto, esse fármaco deve ser usado com cautela em pacientes com insuficiência hepática, especialmente durante o período inicial. É sugerido que pacientes com insuficiência hepática iniciem o tratamento com a dose de 25 mg/dia. Os incrementos de dose podem variar de 25 a 50 mg até se atingir a dose eficaz, dependendo da resposta clínica e da tolerabilidade de cada paciente.

● **COMO MANEJAR EFEITOS ADVERSOS:** É possível fazer ajuste de dose e titulação lenta ou, dependendo do efeito adverso, pode-se esperar e avaliar sua progressão ou regressão. Para a sonolência, pode-se administrar a maior parte da dose diária total no período noturno; já para ganho de peso, é recomendado o encaminhamento para programas de manejo clínico para IMC, avaliação nutricional e exercícios físicos. Se necessário, trocar por outro antipsicótico atípico.

⭕ Toxicidade

ORAL EM HUMANOS: Ensaios clínicos observaram *overdoses* de até 30 g de quetiapina sem morte.[1] No entanto, há relato de uma morte em um ensaio clínico após uma *overdose* de 13,6 g de quetiapina. A dose letal de quetiapina é de 2.000 mg/kg em ratos.

TOXICIDADE AGUDA: Não há antídoto específico para a quetiapina. Alguns sinais e sintomas de *overdose* por quetiapina incluem hipotensão, sedação, sonolência e taquicardia. O tratamento para intoxicação compreende procedimentos de terapia intensiva, incluindo a manutenção de vias aéreas desobstruídas, garantindo oxigenação e ventilação adequadas, e monitoramento e suporte do sistema cardiovascular. Há relatos publicados de reversão dos efeitos graves sobre o SNC, como coma e delírio, com a administração de fisostigmina IV (1-2 mg), com monitoramento contínuo do ECG.[2] Hipotensão e colapso circulatório podem ser tratados com condutas como aumento de volemia, por exemplo. Não é recomendado tratar hipotensão com adrenalina pelo risco de hipotensão paradoxal.

⭕ Referências

1. Hunfeld NGM, Westerman EM, Boswijk DJ, de Haas JAM, van Putten MJAM, Touw DJ. Quetiapine in overdosage: a clinical and pharmacokinetic analysis of 14 cases. Ther Drug Monit. 2006;28(2):185-9.

2. Arens AM, Said HS, Driver BE, Cole JB. Physostigmine reversal of delirium from second generation antipsychotic exposure: a retrospective cohort study from a regional poison center. Clin Toxicol. 2024;62(7):463-7.

3. Kim Y, Kim HS, Park JS, Cho YJ, Yoon HI, Lee SM, et al. Efficacy of low-dose prophylactic quetiapine on delirium prevention in critically ill patients: a prospective, randomized, double-blind, placebo-controlled study. J Clin Med. 2019;9(1):69.

> **BIPP TIPS**
>
> - Existem evidências indicando o potencial uso de quetiapina para a profilaxia de delírios em pacientes de alto risco, com histórico de demência, abuso de álcool e drogas que estão em UTI de trauma cirúrgico.[3]
> - Doses baixas de quetiapina podem ser recomendadas para o tratamento de insônia transitória.
> - A quetiapina apresenta indicações diferentes a depender de sua dosagem e formulação.
> - A quetiapina está disponível na farmácia de alto custo, para esquizofrenia e transtorno bipolar, em formulação de liberação imediata.

⭕ Leituras Recomendadas

Abraham MP, Hinds M, Tayidi I, Jeffcoach DR, Corder JM, Hamilton LA, et al. Quetiapine for delirium prophylaxis in high-risk critically ill patients. Surgeon. 2021;19(2):65-71.

Karsten J, Hagenauw LA, Kamphuis J, Lancel M. Low doses of mirtazapine or quetiapine for transient insomnia: a randomised, double-blind, cross-over, placebo-controlled trial. J Psychopharmacol. 2017;31(3):327-37.

Lieberman JA, Stroup TS, McEvoy JP. Effectiveness of antipsychotics drugs in patients with chronic schizophrenia. N Engl J Med. 2005;353(12):1209-23.

Keating GM, Robinson DM. Quetiapine: a review of its use in the treatment of bipolar depression. Drugs. 2007;67(7):1077-95.

Komossa K, Rummel-Kluge C, Schmid F, Hunger H, Schwarz S, Srisurapanont M, et al. Quetiapine versus other atypical antipsychotics for schizophrenia. Cochrane Database Syst Rev. 2010;(1):CD006625.

Drugs.com. Quetiapine side effects [Internet]. 2024 [capturado em 2 dez. 2024]. Disponível em: https://www.drugs.com/sfx/quetiapine-side-effects.html.

R

- **Ramelteona** 700
- **Reboxetina** 703
- **Riluzol** 707
- **Risperidona** 711
- **Rivastigmina** 720

Ramelteona

A ramelteona é uma substância altamente seletiva dos receptores de melatonina (MT_1 e MT_2), desenvolvida e utilizada para o tratamento da insônia inicial. É uma substância relativamente nova, descrita pela primeira vez em 2002, tendo sido aprovada para uso clínico em 2005 pela FDA nos EUA. Diferente de outras substâncias com o mesmo efeito clínico, ela é considerada a quarta geração dos medicamentos contra insônia e apresenta um perfil farmacológico altamente seguro em relação ao potencial abusivo. Sua absorção atinge picos plasmáticos em cerca de 0,5 a 1,5 hora e sua eliminação ocorre majoritariamente por via renal.

Nomes no Brasil:
Rahime, Rozerem.

SUS:
Não disponível na Rename.

● **INDICAÇÕES DE BULA – ANVISA E FDA:** Tratamento da insônia caracterizada por dificuldade em iniciar o sono.

● **INDICAÇÕES** *OFF-LABEL*: A ramelteona pode ser usada para prevenção de *delirium*, insônia do tipo trabalho em turnos, *jet lag* e tratamento adjuvante em transtorno de humor bipolar.

● **TESTES LABORATORIAIS SUGERIDOS OU NECESSÁRIOS:** Não é necessário nenhum teste adicional em indivíduos saudáveis. Para pacientes apresentando amenorreia, diminuição de libido e galactorreia, é sugerida avaliação de prolactina.

● **ROTA FARMACOLÓGICA:** Não há imagens disponíveis para a rota farmacológica da ramelteona.

● **CONTRAINDICAÇÕES:** A ramelteona é contraindicada em caso de hipersensibilidade conhecida a esse medicamento, incluindo reações anafiláticas graves, ou a qualquer dos componentes da sua formulação, e em conjunto com a fluvoxamina (inibidor potente da CYP1A2), pois ocorre aumento da exposição à ramelteona.

● Farmacologia

ABSORÇÃO: A ramelteona é absorvida pelo trato intestinal com relativa facilidade (cerca de 84%), porém com baixa biodisponibilidade oral (menos que 2%) devido ao extenso metabolismo de primeira passagem. Seu pico de concentração ocorre em cerca de 0,5 a 1,5 hora.

VOLUME DE DISTRIBUIÇÃO: 1,05 L/kg.

LIGAÇÃO PROTEICA: Cerca de 82% (sendo 70% albumina).

METABOLISMO/FARMACOCINÉTICA: A ramelteona é extensamente metabolizada pelos hepatócitos, sobretudo via CYP1A2, por meio de processo de oxidação e glicuronidação. Outros citocromos também estão envolvidos em menor grau (CYP2C e 3A4).

ROTA DE ELIMINAÇÃO: A ramelteona é eliminada predominantemente pela urina, com aproximadamente 84% de sua dose excretada como metabólitos e menos de 0,1% na forma inalterada.

MEIA-VIDA: 1 a 2,6 horas. Um de seus metabólitos (M-II) tem meia-vida de 2 a 5 horas.

DEPURAÇÃO: Não há dados disponíveis sobre a depuração da ramelteona.

FARMACODINÂMICA: A ramelteona é um agonista dos receptores MT_1 e MT_2, expressos principalmente no núcleo supraquiasmático do hipotálamo, pelos quais apresenta afinidade cerca de 3 a 16 vezes maior que a da melatonina endógena. Em relação a outros receptores (p. ex., dopamina, opioide, serotonina ou GABA), a afinidade da ramelteona é inexistente ou irrelevante. Tem menor seletividade para MT_3.

MECANISMO DE AÇÃO: Ao contrário de outras classes de fármacos hipnóticos, a ramelteona atua nos receptores de melatonina, responsáveis pela modulação do ciclo de sono-vigília. O núcleo supraquiasmático controla os ritmos circadianos de sono e vigília e é a localização da maioria dos receptores de melatonina. A ramelteona se liga aos receptores de melatonina MT_1 e MT_2 no núcleo supraquiasmático, inibindo o disparo neuronal e, assim, permitindo que o mecanismo homeostático promova o sono.

● Interações Medicamentosas

○ O uso de ramelteona em conjunto com fluvoxamina (inibidor potente da CYP1A2) não é recomendado, pois ocorre um aumento da exposição à ramelteona.

○ O efeito da ramelteona pode ser potencializado quando utilizada em associação com outros inibidores da CYP1A2 (como as quinolonas), inibidores da CYP3A4 (como o cetoconazol) e inibidores da CYP2C9 (como fluconazol, donepezila e doxepina).

○ A exposição pode ser reduzida quando a ramelteona for usada em combinação com indutores potentes da enzima CYP (como a rifampicina).

AFINIDADE LIGANTE/KI:

LOCAL	KI (NM)
Ki (MT_1)	0,014
Ki (MT_2)	0,112

○ Farmacogenética

Acesse https://www.pharmgkb.org/chemical/PA164744896 ou utilize o *QR code* ao lado.

ANOTAÇÕES CLÍNICAS

Nível de evidência 1A, 1B, 2A, 2B, 3: Não há dados para a ramelteona no PharmGKB até a data de publicação deste livro.

Nível de evidência 4: Acesse o *site* para mais informações.

○ Prática Clínica

● **DOSAGEM:** A dose típica da ramelteona é de 8 mg/dia.

● **TITULAÇÃO:** A ramelteona deve ser administrada na dose de 8 mg, VO, meia hora antes de deitar e, de preferência, longe de refeições com alto teor de lipídeos, uma vez que isso pode afetar sua absorção. A descontinuação do tratamento em geral não requer diminuição progressiva da dosagem.

● **EFEITOS ADVERSOS:** Comuns: Gastrointestinais (náusea), neurológicos (sonolência, tontura), psiquiátricos (insônia), outros (fadiga). Raros: Imunológicos (angiedema, reação anafilática).

● **GRAVIDEZ:** Não foram conduzidos ensaios clínicos controlados para avaliar a segurança da ramelteona em gestantes. Categoria C da FDA.

● **AMAMENTAÇÃO:** Não existem dados disponíveis acerca da excreção da ramelteona no leite materno, embora ela ocorra em animais. Tampouco estão disponíveis até o momento informações sobre as consequências clínicas para os lactentes amamentados por mães em tratamento com esse medicamento. Nesse caso, é preferível descontinuar o fármaco e substituí-lo por outro cujas informações clínicas sejam mais bem estabelecidas.

● **CRIANÇAS E ADOLESCENTES:** A segurança e a eficácia de ramelteona em pacientes pediátricos não foram estabelecidas.

● **IDOSOS:** Não existem diferenças globais quanto à segurança ou eficácia da ramelteona entre indivíduos idosos e adultos mais jovens.

● **INSUFICIÊNCIA RENAL:** Não existem diferenças globais na farmacocinética da ramelteona entre indivíduos saudáveis e aqueles com qualquer nível de insuficiência renal. No entanto, recomendam-se cautela e monitoramento dos pacientes em tratamento com esse fármaco.

BIPP TIPS

- Estudos recentes da literatura sugerem potenciais aplicações terapêuticas da ramelteona para o manejo da infecção por SARS-CoV-2, mas ainda são necessários estudos mais aprofundados acerca dessa ação.[1]

- Estudos randomizados envolvendo pacientes em ampla faixa etária indicam a segurança da ramelteona em relação ao potencial efeito de prolongar o intervalo QTc, uma vez que, mesmo em doses supraterapêuticas, ela não promove alterações no tempo para a repolarização cardíaca.[2]

- Há alguns relatos de casos raros de angiedema envolvendo língua, glote ou laringe em pacientes após a primeira dose ou doses subsequentes de ramelteona.[3] Os pacientes podem, ainda, apresentar outros sintomas, como dispneia, edema de glote ou náusea e vômito, que sugerem anafilaxia. Em alguns casos, pode ser necessário tratamento médico de urgência em razão do potencial de obstrução das vias aéreas, o que leva à morte.

- Assim como ocorre com outros agentes hipnóticos, o agravamento da insônia ou o surgimento de novas alterações cognitivas e/ou comportamentais podem ser o resultado de transtornos psiquiátricos ou distúrbios físicos subjacentes desconhecidos, o que exige uma avaliação mais profunda do paciente.

- A ramelteona, de acordo com a literatura, não parece produzir dependência física e tem baixo potencial de abuso.

- O uso de ramelteona com álcool pode ter efeitos aditivos, sendo desaconselhável a utilização concomitante dessas substâncias.

● **INSUFICIÊNCIA HEPÁTICA:** Recomenda-se cautela quando a ramelteona for administrada a pacientes com insuficiência hepática moderada porque o aumento de exposição ao medicamento é maior nesses indivíduos (4-6 vezes em casos leves e 10 vezes em casos moderados). A ramelteona não é recomendada para pacientes com insuficiência hepática grave.

● **COMO MANEJAR EFEITOS ADVERSOS:** Em geral, medidas de suporte e acompanhamento bastam até a adaptação do paciente à ramelteona, pois os efeitos adversos tendem a desaparecer com o tempo. Caso sejam intoleráveis, recomenda-se a substituição por outro agente hipnótico.

Toxicidade

ORAL EM HUMANOS: Estudos clínicos avaliaram os efeitos da administração da ramelteona em doses de até 120 mg/dia e relataram casos de superdosagem, porém nenhum caso fatal.[4]

TOXICIDADE AGUDA: Os casos de superdosagem com ramelteona podem apresentar sonolência, mal-estar, tontura, dor abdominal e dor de cabeça. O tratamento envolve o estabelecimento de medidas gerais de suporte e sintomáticas, assegurando ventilação adequada das vias aéreas e realização de monitoramento do ritmo cardíaco e dos sinais vitais. A indução de vômito não é recomendada, porém a lavagem gástrica com sonda orogástrica de grande calibre com proteção apropriada das vias aéreas pode ser indicada se realizada logo após a ingestão do medicamento. A administração de carvão ativado pode ser útil. Não é recomendado realizar diurese forçada ou diálise. Fluidos IV devem ser administrados, conforme necessário. Nos casos de superdosagem, deve-se considerar a possibilidade do envolvimento de outras substâncias.

Referências

1. Yadalam PK, Balaji TM, Varadarajan S, Alzahrani KJ, Al-Ghamdi MS, Baeshen HA, et al. Assessing the

therapeutic potential of agomelatine, ramelteon, and melatonin against SARS-CoV-2. Saudi J Biol Sci. 2022;29(5):3140-50.

2. Richardson GS, Zammit G, Wang-Weigand S, Zhang J. Safety and subjective sleep effects of ramelteon administration in adults and older adults with chronic primary insomnia: a 1-year, open-label study. J Clin Psychiatry. 2009;70(4):467-76.

3. Lie JD, Tu KN, Shen DD, Wong BM. Pharmacological treatment of insomnia. P T. 2015;40(11):759-71.

4. Todd CM, Forrester MB. Ramelteon ingestions reported to Texas poison centers, 2005-2009. J Emerg Med. 2012;43(3):e189-93.

Leituras Recomendadas

Drugs.com. Ramelteon side effects [Internet]. 2024 [capturado em 3 dez. 2024]. Disponível em: https://www.drugs.com/sfx/ramelteon-side-effects.html#-professional.

Laustsen G, Andersen M. Ramelteon (rozerem) a novel approach for insomnia treatment. Nurse Pract. 2006;31(4):52-5.

Mayer G, Wang-Weigand G, Roth-Schechter B, Lehmann R, Staner C, Partinen M. Efficacy and safety of 6-month nightly ramelteon administration in adults with chronic primary insomnia. Sleep. 2009;32(3):351-60.

Miyamoto A, Fukuda I, Tanaka H, Oka R, Araki A, Cho K. Treatment with ramelteon for sleep disturbance in severely disabled children and young adults. No to Hattatsu. 2013;45(6):440-4.

Miyamoto M. Pharmacology of ramelteon, a selective MT1/MT2 receptor agonist: a novel therapeutic drug for sleep disorders. CNS Neurosci Ther. 2009;15(1):32-51.

Rozerem (ramelteon) [Internet]. Deerfield: Takeda Pharmaceuticals America; 2010 [capturado em 3 dez. 2024]. Disponível em: https://www.accessdata.fda.gov/drugsatfda_docs/label/2010/021782s011lbl.pdf.

Sateia MJ, Kirby-Long P, Taylor JL. Efficacy and clinical safety of ramelteon: an evidence-based review. Sleep Med Rev. 2008;12(4):319-32.

Zammit GK. Ramelteon: a novel hypnotic indicated for the treatment of insomnia. Psychiatry. 2007;4(9):36-42.

Reboxetina

A reboxetina é uma substância com perfil farmacológico distinto por atuar principalmente sobre a inibição da recaptação da noradrenalina. Possui dois centros quirais, porém existe apenas como dois enantiômeros, (R,R)-(-)-reboxetina e (S,S)--(+)-reboxetina, sendo comercializada como uma mistura de ambos. Apesar de o enantiômero (S,S) apresentar maior potência na inibição da recaptação da noradrenalina, não são observadas diferenças qualitativas nas propriedades farmacodinâmicas, farmacocinéticas e sobretudo clínicas entre os dois enantiômeros. Foi aprovada provisoriamente pela FDA em 1999, mas sua aprovação nos EUA não foi concretizada em razão de estudos clínicos que colocavam à prova sua eficácia devido às altas taxas de efeitos adversos em comparação com placebo. Sua absorção atinge picos plasmáticos em cerca de 2 a 4 horas e sua eliminação ocorre majoritariamente por via renal.

Nomes no Brasil:
Prolift.

SUS:
Não disponível na Rename.

● **INDICAÇÕES DE BULA – ANVISA:** Tratamento agudo do TDM e manutenção da melhora clínica em pacientes que respondem ao tratamento inicial.

● **INDICAÇÕES DE BULA – FDA:** Não possui aprovação da FDA até o momento.

● **INDICAÇÕES OFF-LABEL:** A reboxetina pode ser usada no tratamento de transtorno de pânico, TDAH, depressão em pacientes com doença de Parkinson, distimia e dependência de cocaína.

● **CONTRAINDICAÇÕES:** A reboxetina é contraindicada para pessoas com hipersensibilidade conhecida ao princípio ativo ou a qualquer um dos componentes da sua formulação. Recomenda-se cautela em pacientes diagnosticados com transtorno bipolar (a reboxetina só deve ser administrada a esses pacientes se estiverem em tratamento concomitante com agentes estabilizadores do humor), retenção urinária, hiperplasia prostática benigna, glaucoma e epilepsia, bem como em pacientes usando fármacos que reduzem a pressão arterial ou IMAOs.

● **TESTES LABORATORIAIS SUGERIDOS OU NECESSÁRIOS:** Não há recomendação de solicitação de exame adicional para indivíduos saudáveis.

● **ROTA FARMACOLÓGICA:** Não há imagens disponíveis para a rota farmacológica da reboxetina.

◯ Farmacologia

ABSORÇÃO: A reboxetina é absorvida de maneira rápida e completa pelo trato gastrointestinal, atinge picos de concentração plasmática em cerca de 2 a 4 horas e exibe biodisponibilidade superior a 94%.

VOLUME DE DISTRIBUIÇÃO: 0,5 L/kg.

LIGAÇÃO PROTEICA: 98%.

METABOLISMO/FARMACOCINÉTICA: A reboxetina é metabolizada nos hepatócitos por meio de reações de desalquilação, hidroxilação e oxidação seguida de conjugação de glicuronídeo ou sulfato. Tais reações são mediadas principalmente pelas isoenzimas CYP3A4 do citocromo P450.

ROTA DE ELIMINAÇÃO: Cerca de 78% de uma dose de reboxetina administrada oralmente são excretados pela via renal, sendo que até 10% da substância são encontrados em sua forma inalterada.

MEIA-VIDA: 12 a 15 horas.

DEPURAÇÃO: 1,5 a 2,5 L/h.

FARMACODINÂMICA: A reboxetina é um inibidor seletivo da recaptação da noradrenalina, e seu efeito *in vitro* ocorre de maneira semelhante ao do ADT desmetil-imipramina. A reboxetina não possui efeito sobre a recaptação de dopamina ou serotonina e apresenta baixa afinidade pelos receptores adrenérgicos, colinérgicos, histaminérgicos, dopaminérgicos e serotoninérgicos.

MECANISMO DE AÇÃO: Os mecanismos de ação da reboxetina ainda precisam ser elucidados, mas até o momento seu mecanismo de ação antidepressivo é atribuído à facilitação da atividade noradrenérgica nas regiões límbicas do SNC. Assim como ocorre com outros inibidores da recaptação da noradrenalina, quando administrada de maneira crônica, ela aumenta as concentrações extracelulares de noradrenalina em regiões do sistema límbico, como no córtex frontal e no hipocampo. Além disso, inibe de forma potente e dose-dependente a atividade de disparo dos neurônios de noradrenalina localizados no *locus coeruleus*, bloqueando o NET e elevando a noradrenalina extracelular no *locus coeruleus*. A ação da reboxetina em relação a neurônios serotoninérgicos é observada apenas em doses mais elevadas, ao contrário do que é observado no tratamento com ISRSs. Abordagens eletrofisiológicas indicaram que a reboxetina não altera os níveis de serotonina no córtex frontal, no hipocampo ou no estriado. Entretanto, há relatos de que a reboxetina aumenta ligeiramente a atividade de disparo dos neurônios 5-HT da rafe dorsal em doses que inibem a atividade de disparo dos neurônios no *locus coeruleus*. Nesse sentido, embora os mecanismos subjacentes a tal ação da reboxetina sejam desconhecidos, é possível que níveis aumentados de noradrenalina na rafe dorsal ativem os adrenoceptores excitatórios dos neurônios 5-HT. Além disso, alguns estudos demonstram que a reboxetina atua facilitando a atividade de neurônios dopaminérgicos em algumas regiões.

● Interações Medicamentosas

◯ Nenhuma interação medicamentosa clinicamente relevante foi descrita para a reboxetina. Entretanto, devem ser observadas algumas situações potencialmente arriscadas: a administração de reboxetina a um paciente em uso de IMAO pode ser perigosa por precipitar uma reação simpaticomimética com risco de vida, aumentando ainda mais a quantidade de noradrenalina na sinapse. Assim, até que mais dados estejam disponíveis, a administração concomitante de reboxetina e IMAOs não é recomendada.

○ Quando a reboxetina é combinada com outros agentes que aumentam as concentrações sinápticas de noradrenalina, como ADTs, IRSNs, anfetaminas, fenilpropanolamina e pseudoefedrina, pode ocorrer um estado hiperadrenérgico com risco de vida. Além disso, a combinação terapêutica de reboxetina com outras classes de antidepressivos (p. ex., ADTs, bupropiona, IRSNs, ISRSs) pode produzir efeitos neurotóxicos sinérgicos, como convulsões, agitação e confusão.

○ A reboxetina é metabolizada sobretudo pela CYP3A4, e sua depuração pode ser significativamente aumentada e diminuída por indutores e inibidores dessa enzima, respectivamente. O cetoconazol e a papaverina, inibidores potentes da CYP3A4, demonstraram aumentar as concentrações plasmáticas da reboxetina, porém tais efeitos não parecem ser clinicamente significativos.

○ A administração concomitante de reboxetina e medicamentos com alta afinidade pelas proteínas plasmáticas (como dipiridamol, propranolol, alprenolol, metadona, imipramina, clorpromazina, lidocaína e outros anestésicos locais) pode deslocar o fármaco de sua ligação à proteína, promovendo alterações na concentração plasmática de qualquer um dos medicamentos, resultando em aumento da probabilidade de reações adversas a qualquer dos fármacos da combinação.

AFINIDADE LIGANTE/KI:

LOCAL	KI (NM)
Ki (SERT)	273,5
Ki (NET)	13,4
Ki (DAT)	> 10.000
Ki ($5-HT_{1A}$)	> 10.000
Ki ($5-HT_{1B}$)	> 10.000
Ki ($5-HT_{1D}$)	> 10.000
Ki ($5-HT_{2A}$)	> 10.000
Ki ($5-HT_{2C}$)	457
Ki ($α_{1A}$)	11.900
Ki ($α_{2A}$)	> 10.000
Ki (D_2)	> 10.000
Ki (D_3)	> 10.000
Ki (H_1)	312
Ki (mACh)	6.700

○ Farmacogenética

Acesse https://www.pharmgkb.org/chemical/PA144614921 ou utilize o *QR code* ao lado.

ANOTAÇÕES CLÍNICAS

Nível de evidência 1A, 1B, 2A, 2B, 3: Não há dados para a reboxetina no PharmGKB até a data de publicação deste livro.

Nível de evidência 4: Acesse o *site* para mais informações.

○ Prática Clínica

● **DOSAGEM:** A dose terapêutica recomendada da reboxetina é de 8 mg/dia.

● **TITULAÇÃO:** Recomenda-se iniciar o tratamento na dose de 2 mg, 2x/dia, totalizando 4 mg/dia. Na semana seguinte, deve-se incrementar a dose até 8 mg/dia, ingeridos em duas doses divididas de 4 mg. Se após 3 semanas a resposta clínica for insatisfatória, pode-se aumentar essa dose para 10 mg/dia. Para descontinuação, não é necessária a redução gradual da dose.

● **EFEITOS ADVERSOS:** Mais comuns: Dermatológicos (doença de pele inespecífica e subcutânea, hiperidrose), gastrointestinais (boca seca, constipação, distúrbio gastrointestinal), neurológicos (cefaleia, distúrbio do SNC, insônia), psiquiátricos (transtorno mental). Comuns: Cardiovasculares (angiopatia, distúrbio cardíaco, hiper/hipotensão, palpitação, taquicardia), dermatológicos (*rash*), gastrointestinais (diarreia, dispepsia, dor abdominal, náusea, vômito), geniturinários (diminuição de libido, disfunção erétil, distúrbio de ejaculação e mamário, disúria, ITU), metabólicos (desnutrição, diminuição do apetite, perda de peso), neurológicos (acatisia, agitação, disgeusia, parestesia, sonolência, tontura, tremor), oculares (distúrbio de acomodação e ocular), psiquiátricos (ansiedade, nervosismo), renais (polaciúria, retenção urinária), outros (arrepio). Pós-comercialização: Cardiovasculares (extremidades frias), geniturinários (dor testicular), metabólicos (hiponatremia), psiquiátricos (alucinação, irritabilidade).

BIPP TIPS

- Os pacientes devem ser advertidos sobre operar máquinas e dirigir durante o tratamento com reboxetina, uma vez que essa substância pode causar tontura.

- Alguns estudos indicam que a reboxetina pode ser uma opção viável para casos de depressão resistente ao tratamento, especialmente em comparação com ISRSs.[1] Esse fármaco ainda está sendo testado para uma gama de outras aplicações clínicas, como TDAH, uma vez que apresenta efeitos análogos à atomoxetina em relação à recaptação da noradrenalina.

- Uma vez que promove efeitos pró-adrenérgicos, a reboxetina pode ainda ser útil, isoladamente ou em combinação com outros antidepressivos, para o tratamento de dores crônicas, como dor neuropática. Entretanto, esses dados ainda estão sob avaliação.

- Alguns dos principais efeitos adversos da reboxetina, como boca seca, constipação e retenção urinária, podem ser explicados devido à sua ação estimulante de receptores α_1-adrenérgicos periféricos.

- A reboxetina foi aprovada na Europa em 1997, com aprovação provisória em 1999 pela FDA, porém foi cancelada após falta de eficácia.

● **GRAVIDEZ:** O uso de antidepressivos é contraindicado durante a gestação, especialmente no primeiro trimestre. Os dados acerca do uso de reboxetina durante a gravidez são escassos. Todavia, em recém-nascidos de mães que fizeram uso de ISRSs/IRSNs nos últimos meses de gravidez, foram observados dificuldade respiratória, cianose, apneia, convulsões, instabilidade térmica, dificuldade de alimentação, vômitos, hipoglicemia, hipertonia, hipotonia, hiper-reflexia, tremor, agitação, irritabilidade, letargia, choro constante, sonolência e dificuldade para dormir. Na maioria dos casos, tais complicações começam imediatamente ou logo após o parto. O uso de antidepressivos durante a gravidez, sobretudo no trimestre final, pode aumentar o risco de hipertensão pulmonar persistente do recém-nascido e/ou o risco de hemorragia pós-parto. Portanto, recomenda-se não usar reboxetina nesse período, a menos que a relação risco-benefício se justifique.

● **AMAMENTAÇÃO:** A reboxetina é excretada no leite materno, razão pela qual a amamentação não é recomendada durante o uso desse fármaco, devendo-se averiguar os potenciais riscos e benefícios.

● **CRIANÇAS E ADOLESCENTES:** Não foram conduzidos estudos clínicos suficientes para avaliar a eficácia e a tolerabilidade da reboxetina nessa faixa etária. Portanto, devem ser ponderados os potenciais riscos e benefícios dessa terapêutica em pacientes pediátricos e informar pais ou responsáveis para que possam ajudar a observar a criança ou o adolescente.

● **IDOSOS:** Em pacientes idosos, sobretudo naqueles diagnosticados concomitantemente com doenças sistêmicas e tratados com outros medicamentos, a dose terapêutica recomendada da reboxetina é de 2 mg, 2x/dia, totalizando 4 mg/dia. Após 3 semanas do início do tratamento, caso haja resposta clínica incompleta, pode-se incrementar a dose até 6 mg/dia. Observou-se aumento da meia-vida do medicamento nessa população.

● **INSUFICIÊNCIA RENAL:** Nos casos de insuficiência renal, recomenda-se a dose terapêutica de 2 mg, 2x/dia, totalizando 4 mg/dia. Também se observou aumento da meia-vida do medicamento nessa população.

● **INSUFICIÊNCIA HEPÁTICA:** Nos casos de insuficiência hepática moderada a grave, recomenda-se a dose terapêutica de 2 mg, 2x/dia, totalizando 4 mg/dia.

● **COMO MANEJAR EFEITOS ADVERSOS:** Em geral, medidas de suporte e acompanhamento bastam até a adaptação do paciente à reboxetina, visto que a maioria dos efeitos adversos desaparecem com o tempo. Caso os efeitos adversos sejam persistentes e intoleráveis, recomenda-se a substituição por outro agente antidepressivo.

⊙ Toxicidade

ORAL EM HUMANOS: Há relatos de casos de autointoxicação com reboxetina com doses de até 52 mg.

TOXICIDADE AGUDA: Os eventos adversos relatados após superdosagem com reboxetina incluem hipotensão ortostática, ansiedade e hipertensão. Não se observaram eventos adversos importantes. Não há antídoto específico para *overdose* de reboxetina. Em geral, casos de superdosagem aguda devem ser tratados conforme as medidas sintomáticas e de suporte gerais empregadas no manejo da superdose com qualquer fármaco, incluindo estabelecimento adequado de ventilação e oxigenação das vias aéreas, bem como monitoramento dos sinais vitais e cardíacos. Em pacientes com ICC/bradiarritmias e que utilizam concomitantemente medicamentos que prolongam o intervalo QT ou com alteração de metabolismo (p. ex., insuficiência hepática), é recomendável o monitoramento do ECG.

⊙ Referência

1. López-Muñoz F, Alamo C, Rubio G, García-García P, Pardo A. Reboxetine combination in treatment-resistant depression to selective serotonin reuptake inhibitors. Pharmacopsychiatry. 2007;40(1):14-9.

⊙ Leituras Recomendadas

Edwards DM, Pellizzoni C, Breuel HP, Berardi A, Castelli MG, Frigerio E, et al. Pharmacokinetics of reboxetine in healthy volunteers. Single oral doses, linearity and plasma protein binding. Biopharm Drug Dispos. 1995;16(6):443-60.

Fleishaker JC. Clinical pharmacokinetics of reboxetine, a selective norepinephrine reuptake inhibitor for the treatment of patients with depression. Clin Pharmacokinet. 2000;39(6):413-27.

Gentile S. The safety of newer antidepressants in pregnancy and breastfeeding. Drug Saf. 2005;28(2):137-52.

Reboxetine [Internet]. 2024 [capturado em 3 dez. 2024]. Disponível em: http://sideeffects.embl.de/drugs/65856/.

Sepede G, Corbo M, Fiori F, Martinotti G. Reboxetine in clinical practice: a review. Clin Ter. 2012;163(4):e255-62.

Wong EH, Sonders MS, Amara SG, Tinholt PM, Piercey MF, Hoffmann WP, et al. Reboxetine: a pharmacologically potent, selective, and specific norepinephrine reuptake inhibitor. Biol Psychiatry. 2000;47(9):818-29.

Riluzol

O riluzol é um fármaco antagonista dos receptores de glutamato utilizado como anticonvulsivante e neuroprotetor, além de ser o único medicamento aprovado para o tratamento da esclerose lateral amiotrófica. Após administração oral, seu pico de concentração se dá em torno de 90 minutos e sua eliminação ocorre principalmente pela via renal, na forma de metabólitos.

Nomes no Brasil:
Riluzol.

SUS:
Está disponível na Rename pelo componente especializado (esclerose lateral amiotrófica) em comprimidos de 50 mg.

● **INDICAÇÕES DE BULA – ANVISA:** Tratamento da esclerose lateral amiotrófica e da doença do neurônio motor. O riluzol aumenta o período de sobrevida e/ou o tempo até a necessidade de traqueostomia.

● **INDICAÇÕES DE BULA – FDA:** Tratamento da esclerose lateral amiotrófica.

- **INDICAÇÕES OFF-LABEL:** O riluzol pode ser utilizado para o tratamento do TAG. Também pode ser usado como medicamento adjuvante para o tratamento de depressão bipolar, depressão resistente, esquizofrenia, TOC grave, TEA e em lesões traumáticas da medula espinal.

- **CONTRAINDICAÇÕES:** O riluzol não deve ser utilizado por pessoas que apresentem histórico de alergia ou hipersensibilidade a esse medicamento. Há necessidade de cautela em pacientes com altos níveis basais de transaminases (três vezes acima do valor de referência), GGT e com hepatopatias, bem como em gestantes e lactantes.

- **TESTES LABORATORIAIS SUGERIDOS OU NECESSÁRIOS:** É necessário monitorar os níveis das transaminases (principalmente TGP).

- **ROTA FARMACOLÓGICA:** Ver Figura 1.

Farmacologia

ABSORÇÃO: Após administração oral, o riluzol exibe seu pico de concentração plasmática por volta de 90 minutos, apresentando biodisponibilidade de 60%.

VOLUME DE DISTRIBUIÇÃO: 3,4 L/kg.

LIGAÇÃO PROTEICA: A ligação do riluzol às proteínas plasmáticas é de 96%, sobretudo à albumina e lipoproteína.

METABOLISMO/FARMACOCINÉTICA: O riluzol é metabolizado no fígado pelas enzimas do CYP1A2, onde sofre os processos de glicuronidação e hidroxilação. Seus metabólitos são inativos.

ROTA DE ELIMINAÇÃO: A excreção do riluzol se dá por via renal majoritariamente, embora uma pequena proporção seja eliminada nas fezes (10%).

MEIA-VIDA: 12 horas.

DEPURAÇÃO: 41,90 a 69,80 L/h.

FARMACODINÂMICA: O riluzol é considerado um neuroprotetor, sendo utilizado, principalmente, como anticonvulsivante, ansiolítico e para o tratamento da esclerose lateral amiotrófica.

MECANISMO DE AÇÃO: O riluzol age sobre a neurotransmissão do glutamato, sendo considerado um antagonista glutamatérgico. Embora seus mecanismos de ação não tenham sido completamente elucidados, seus efeitos como neuroprotetor e anticonvulsivante estão relacionados à sua capacidade de reduzir a liberação do glutamato na fenda sináptica, ao aumento de sua recaptação, à inativação de canais de sódio voltagem-dependentes e também à sua capacidade de interferir com eventos intracelulares que fazem parte da cascata de sinalização que ocorre após a ligação do glutamato em seus receptores. Por meio de todos esses mecanismos, o riluzol exerce um efeito global de redução da transmissão glutamatérgica, sabidamente excitatória.

Interações Medicamentosas

- Inibidores da CYP1A2, como amitriptilina, cafeína, clomipramina, diclofenaco, diazepam, fenacetina, fluvoxamina, imipramina, nicergolina, quinolonas e teofilina, podem diminuir a taxa de eliminação do riluzol, aumentando seu efeito.

- Indutores da CYP1A2, como omeprazol e rifampicina, além do tabagismo, podem aumentar a taxa de eliminação do riluzol, diminuindo seu efeito.

- Estudos clínicos excluíram pacientes tomando medicações concomitantes potencialmente

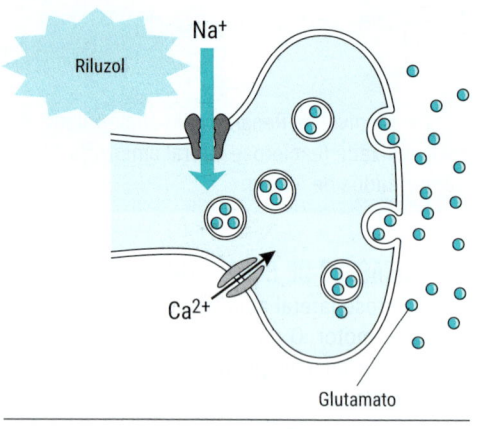

FIGURA 1 ▶ ROTA FARMACOLÓGICA DO RILUZOL.

hepatotóxicas (alopurinol, metildopa, sulfassalazina), de modo que há necessidade de cautela em caso de uso associado.[1]

AFINIDADE LIGANTE/KI:

LOCAL	KI (µM)
Ki (receptor de glutamato)	30
Ki (5-HT$_3$)	3

⭕ Farmacogenética

Acesse https://www.pharmgkb.org/chemical/PA451251 ou utilize o *QR code* ao lado.

ANOTAÇÕES CLÍNICAS

Nível de evidência 1A, 1B, 2A, 2B, 3: Não há dados para o riluzol no PharmGKB até a data de publicação deste livro.

Nível de evidência 4: Acesse o *site* para mais informações.

⭕ Prática Clínica

● **DOSAGEM:** Recomenda-se a utilização do riluzol para o tratamento da esclerose lateral amiotrófica na dose de 100 mg/dia, tomada em 2 ou 3x/dia. O uso de riluzol para tratamento de transtornos psiquiátricos se dá em doses entre 100 e 200 mg/dia.

● **TITULAÇÃO:** A dose recomendada de riluzol é de 50 mg a cada 12 horas (100 mg/dia). Não há relatos de melhores respostas com doses mais elevadas que estas, embora exista maior incidência de efeitos colaterais proporcionalmente ao aumento de dose.

● **EFEITOS ADVERSOS:** Mais comuns: Gastrointestinais (náusea), hepáticos (aumento de TGP uma vez acima do limite superior), outros (astenia). Comuns: Cardiovasculares (edema periférico, hipertensão, taquicardia), dermatológicos (eczema, prurido), gastrointestinais (boca seca, dor abdominal, flatulência, vômito), geniturinários (ITU), hepáticos (aumento de TGP cinco vezes acima do limite superior), musculoesqueléticos (artralgia), neurológicos (parestesia circum-oral, sonolência, tontura), psiquiátricos (insônia), respiratórios (aumento de tosse, diminuição de função pulmonar), outros (febre, mal-estar, vertigem). Incomuns: Hematológicos (anemia), respiratórios (doença pulmonar intersticial, insuficiência respiratória). Raros: Cardiovasculares (angina instável, fibrilação atrial, insuficiência cardíaca), dermatológicos (dermatite), gastrointestinais (doença gastrointestinal, hemorragia gastrointestinal, irritação gastrointestinal, melena, úlcera péptica), hematológicos (eritropenia, leucopenia, trombocitopenia), hepáticos (hepatite, icterícia, lesão hepatocelular), metabólicos (desidratação), psiquiátricos (alteração de personalidade devido a condição médica, alucinação, confusão, *delirium*, suicídio), respiratórios (asfixia, estresse respiratório). Muito raros: Cardiovasculares (arritmia), hematológicos (neutropenia), hipersensibilidade (angiedema), metabólicos (hiponatremia), neurológicos (hepatite aguda e tóxica), psiquiátricos (amnésia). Pós-comercialização: Renais (insuficiência tubular renal).

● **GRAVIDEZ:** Ainda não há estudos mostrando os efeitos do riluzol durante a gravidez sobre o desenvolvimento fetal em humanos, porém estudos em modelos animais sugerem que esse medicamento pode causar embriotoxicidade e redução da fertilidade e da viabilidade fetal.[2] Por conta disso, é recomendado evitar seu uso durante a gravidez. Categoria C da FDA (classificação até 2015).

● **AMAMENTAÇÃO:** Não se sabe se há secreção de riluzol no leite materno humano, porém a substância foi encontrada no leite de ratas lactantes. Assim sendo, seu uso durante a lactação não é recomendado.

● **CRIANÇAS E ADOLESCENTES:** Não há estudos que mostrem a segurança e a eficácia do riluzol em crianças e adolescentes. Em caso de necessidade de uso, é recomendado cautela.

● **IDOSOS:** O riluzol deve ser usado com prudência e atenção em pacientes idosos, uma vez que nessa faixa etária o metabolismo desse medicamento pode estar reduzido. Nos estudos, 30% dos sujeitos tinham mais de 65 anos, e não houve diferença na tolerabilidade.[3]

> **BIPP TIPS**
> - Deve-se atentar para sinais de neutropenia, como febre e contagem baixa de leucócitos, casos estes em que se recomenda interromper o uso de riluzol.
> - O riluzol deve ser tomado 1 ou 2 horas após as refeições, pois a ingestão juntamente com alimentos pode retardar sua absorção, sobretudo aqueles ricos em gordura.
> - Pacientes usando riluzol não devem dirigir ou operar máquinas, pois há risco de sedação, sonolência e tontura.
> - O riluzol pode estimular fatores neurotróficos, como BDNF. Dessa forma, ele pode favorecer a neurogênese, atuando em conjunto com medicamentos antidepressivos.
> - O uso concomitante de riluzol e álcool pode potencializar os efeitos depressores sobre o SNC.

● **INSUFICIÊNCIA RENAL:** O riluzol deve ser usado com cautela em pacientes com comprometimento da função renal. Entretanto, não houve diferença em termos farmacocinéticos entre pacientes com insuficiência moderada/grave e indivíduos saudáveis.

● **INSUFICIÊNCIA HEPÁTICA:** O riluzol deve ser usado com cautela em pacientes com comprometimento da função hepática. Recomenda-se o monitoramento dos níveis das transaminases.

● **COMO MANEJAR EFEITOS ADVERSOS:** É necessário aguardar e observar se os efeitos do riluzol irão desaparecer; caso não desapareçam, deve-se reduzir a dose ou ainda pode-se optar por outro agente da mesma classe.

Toxicidade

ORAL EM HUMANOS: Não há dados específicos sobre superdosagem de riluzol em humanos. A dose letal do riluzol é de 85 mg/kg em camundongos e 45 mg/kg em ratos.

TOXICIDADE AGUDA: Os sintomas de intoxicação mais comuns são coma, encefalopatia tóxica aguda com letargia, meta-hemoglobinemia, sintomas neurológicos e sintomas psiquiátricos.

Referências

1. Inoue-Shibui A, Kato M, Suzuki N, Kobayashi J, Takai Y, Izumi R, et al. Interstitial pneumonia and other adverse events in riluzole-administered amyotrophic lateral sclerosis patients: a retrospective observational study. BMC Neurol. 2019;19(1):72.

2. Exservan: riluzole film [Internet]. Jersey City: Mitsubishi Tanabe Pharma America; 2024 [capturado em 2 dez. 2024]. Disponível em: https://dailymed.nlm.nih.gov/dailymed/drugInfo.cfm?setid=f981ebe9-f931-4b4e-b7d1-2133f7aa6d66.

3. Le Liboux A, Cachia JP, Kirkesseli S, Gautier JY, Guimart C, Montay G, et al. A comparison of the pharmacokinetics and tolerability of riluzole after repeat dose administration in healthy elderly and young volunteers. J Clin Pharmacol. 1999;39(5):480-6.

Leituras Recomendadas

Bellingham MC. A review of the neural mechanisms of action and clinical efficiency of riluzole in treating amyotrophic lateral sclerosis: what have we learned in the last decade? CNS Neurosci Ther. 2011;17(1):4-31.

Dash RP, Babu RJ, Srinivas NR. Two decades-long journey from riluzole to edaravone: revisiting the clinical pharmacokinetics of the only two amyotrophic lateral sclerosis therapeutics. Clin Pharmacokinet. 2018;57(11):1385-98.

Drugs.com. Riluzole side effects [Internet]. 2024 [capturado em 3 dez. 2024]. Disponível em: https://www.drugs.com/sfx/riluzole-side-effects.html#professional.

Miller RG, Mitchell JD, Moore DH. Riluzole for amyotrophic lateral sclerosis (ALS)/motor neuron disease (MND). Cochrane Database Syst Rev. 2012;2012(3):CD001447.

Pittenger C, Coric V, Banasr M, Bloch M, Krystal JH, Sanacora G. Riluzole in the treatment of mood and anxiety disorders. CNS Drugs. 2008;22(9):761-86.

Rylutek® (riluzole)[Internet]. Bridgewater: Sanofi-Aventis US LLC; 2018 [capturado em 3 dez. 20204]. Disponível em: https://www.accessdata.fda.gov/drugsatfda_docs/label/2009/020599s011s012lbl.pdf.

Zarate CA, Manji HK. Riluzole in psychiatry: a systematic review of the literature. Expert Opin Drug Metab Toxicol. 2008;4(9):1223-34.

Risperidona

A risperidona é um dos fármacos mais usados no tratamento de várias condições na psiquiatria, incluindo esquizofrenia e transtorno bipolar. Há disponíveis formulações farmacêuticas para tratamento VO (comprimidos ou solução) ou IM. Após administração oral, a risperidona é bem absorvida, apresentando uma biodisponibilidade de 70% e atingindo o pico plasmático máximo em 1 a 2 horas, e sua eliminação ocorre majoritariamente por via renal.

Nomes no Brasil:
Perlid, Risperdal, Risperidon, Riss, Viverdal, Zargus.

SUS:
Está disponível na Rename pelo componente especializado (esquizofrenia, transtorno esquizoafetivo, transtorno bipolar, TEA) em solução oral de 1 mg/mL e comprimidos de 1, 2 e 3 mg.

● **INDICAÇÕES DE BULA – ANVISA:** Tratamento da primeira manifestação de psicose. Tratamento das exacerbações esquizofrênicas agudas. Tratamento das psicoses esquizofrênicas agudas e crônicas e outros transtornos psicóticos nos quais os sintomas positivos (p. ex., alucinações, delírios, distúrbios do pensamento, hostilidade, desconfiança) e/ou negativos (p. ex., embotamento afetivo, isolamento emocional e social, pobreza de discurso) são proeminentes. Alívio de outros sintomas afetivos associados à esquizofrenia (p.ex., depressão, sentimento de culpa, ansiedade). Tratamento de longa duração para a prevenção de recaída (exacerbações agudas) nos pacientes esquizofrênicos crônicos. Tratamento de curto prazo para a mania aguda ou episódios mistos associados com TB tipo I. É indicado, por até 12 semanas, para o tratamento de transtornos de agitação, agressividade ou sintomas psicóticos em pacientes com demência do tipo Alzheimer moderada a grave. Tratamento de irritabilidade associada ao TEA em crianças e adolescentes, incluindo sintomas de agressividade, autoagressão deliberada, crises de raiva e angústia, mudança rápida de humor, entre outros.

● **INDICAÇÕES DE BULA – FDA:** Tratamento da esquizofrenia. Como monoterapia ou terapia adjuvante (com lítio ou valproato) para o tratamento de episódios agudos de mania ou episódios mistos associados ao TB tipo I. Tratamento da irritabilidade associada ao TEA.

● **INDICAÇÕES OFF-LABEL:** A risperidona pode ser utilizada no tratamento de outros transtornos psicóticos que envolvem sintomas positivos, negativos e cognitivos, depressão bipolar, transtornos comportamentais em crianças e adolescentes, transtornos relacionados à impulsividade, transtornos de agitação, agressividade ou sintomas psicóticos em pacientes com demência do tipo Alzheimer e TEA.

● **CONTRAINDICAÇÕES:** A risperidona é contraindicada em pacientes com hipersensibilidade conhecida a qualquer componente de sua fórmula farmacêutica.

● **TESTES LABORATORIAIS SUGERIDOS OU NECESSÁRIOS:** Assim como para o tratamento com outros antipsicóticos atípicos, é sugerido acompanhar o peso e o IMC. Deve-se avaliar se o paciente tem histórico de obesidade na família e determinar peso, circunferência da cintura, pressão arterial, glicose plasmática e lipidograma em jejum. Após o início do tratamento, determinar o IMC mensalmente por 3 meses e depois a cada trimestre. Em pacientes com alto risco de complicações metabólicas e quando do início ou troca dos antipsicóticos, é recomendado o monitoramento dos triglicerídeos em jejum mensalmente. Para pacientes saudáveis, pressão arterial, glicose plasmática em jejum e lipídeos em jejum poderão ser mensurados em uma frequência de 3 meses e depois anualmente, porém para pacientes com diabetes ou que ganharam mais de 5% do peso inicial as medidas devem ser mais frequentes. Deve-se considerar a troca por outro antipsicótico

FIGURA 1

ROTA FARMACOLÓGICA DA RISPERIDONA.

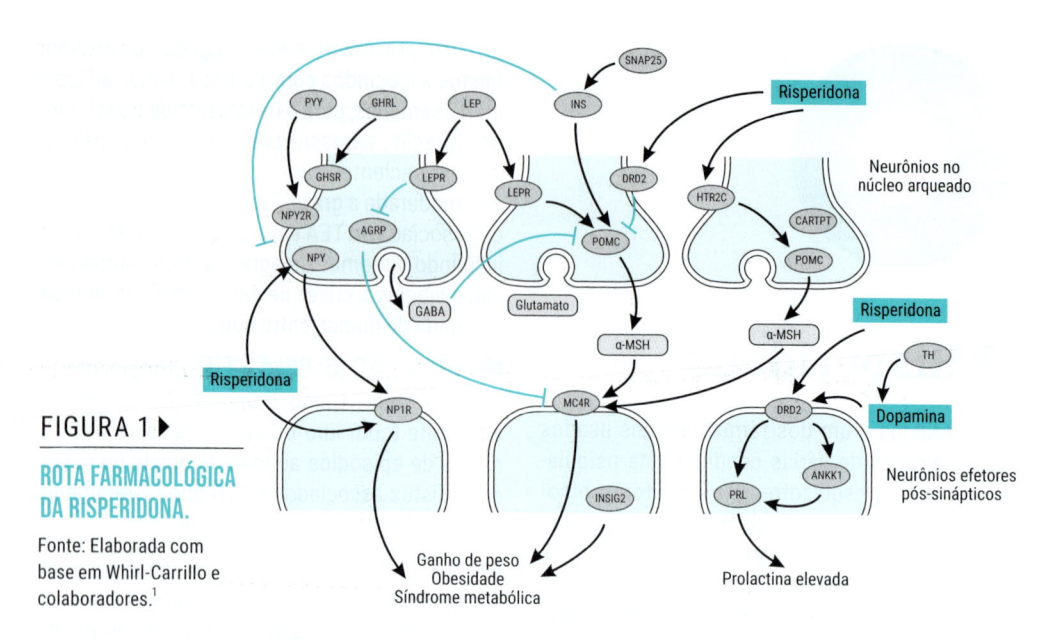

Fonte: Elaborada com base em Whirl-Carrillo e colaboradores.[1]

atípico para pacientes que adquirem sobrepeso ou tornam-se obesos, pré-diabéticos, diabéticos, hipertensos ou dislipidêmicos enquanto recebem a risperidona. É importante estar vigilante para cetoacidose diabética, mesmo que o paciente não seja diabético. Para pacientes com baixa contagem de leucócitos ou história de leucopenia/neutropenia induzida por substância, é recomendada a realização de hemograma no início do tratamento com a risperidona, a qual deve ser imediatamente descontinuada em caso de diminuição leucocitária concomitante ao tratamento.

● **ROTA FARMACOLÓGICA:** Ver Figura 1.

○ Farmacologia

ABSORÇÃO: Após administração oral, a risperidona é bem absorvida, apresentando uma biodisponibilidade de 70% e atingindo o pico plasmático máximo dentro de 1 a 2 horas. Sua absorção não é alterada pela alimentação, de modo que pode ser ingerida em estado alimentado ou não.

VOLUME DE DISTRIBUIÇÃO: 1 a 2 L/kg.

LIGAÇÃO PROTEICA: Cerca de 90% da risperidona se liga às proteínas plasmáticas (77% em seu metabólito), principalmente à albumina sérica e α_1-glicoproteína ácida.

METABOLISMO/FARMACOCINÉTICA: A risperidona é metabolizada principalmente pela isoenzima hepática CYP2D6 em 9-hidroxi-risperidona (também conhecido como paliperidona), que tem quase a mesma afinidade de ligação ao receptor que a risperidona. A hidroxilação é dependente da debrisoquina 4-hidroxilase, sendo que o metabolismo da risperidona é sensível a polimorfismos genéticos na debrisoquina 4-hidroxilase. A risperidona também sofre N-desalquilação em menor grau.

ROTA DE ELIMINAÇÃO: Cerca de 70% da risperidona são excretados na urina, sendo 34 a 45% excretados como 9-hidroxi-risperidona. Além disso, 14% da risperidona são excretados nas fezes.

MEIA-VIDA: Em metabolizadores rápidos, a meia-vida da risperidona é de aproximadamente 3 horas. Em metabolizadores lentos, a meia-vida é de até 20 horas. Já a meia-vida de eliminação da 9-hidroxi-risperidona é de 23 horas (21-30 horas).

DEPURAÇÃO: A depuração da risperidona para crianças e adolescentes metabolizadores pobres, intermediários e rápidos da CYP2D6 é de 9,38 L/h, 29,2 L/h e 37,4 L/h, respectivamente. Para adultos, a depuração é de 13,7 L/h e 3,3 L/h para metabolizadores rápidos e lentos da CYP2D6, respectivamente.

FARMACODINÂMICA: A risperidona possui afinidade com o antagonista dos receptores dopaminérgicos D_2 e serotoninérgicos $5\text{-}HT_{2A}$ e $5\text{-}HT_7$. Além disso, tem afinidade pelos receptores α_1 e

$α_2$-adrenérgicos e histaminérgicos H_1, também como antagonista.

MECANISMO DE AÇÃO: A risperidona tem um efeito importante sobre os sintomas positivos da esquizofrenia que possivelmente está associado à sua baixa afinidade e bloqueio dos receptores de dopamina D_2 (ocupação de 60-70%). Além disso, o fato de tal fármaco apresentar menos efeitos extrapiramidais comparado aos antipsicóticos típicos poderia estar associado à sua afinidade pelos receptores de serotonina. Essa ação balanceada nos receptores serotoninérgicos e dopaminérgicos poderia explicar o efeito terapêutico sobre os sintomas negativos e afetivos da esquizofrenia, assim como o possível efeito nos outros transtornos tratados com risperidona.

● Interações Medicamentosas

○ Sugere-se cautela na associação de risperidona com outros fármacos que levam à depressão do SNC.

○ A risperidona pode antagonizar os efeitos da levodopa e de agonistas dopaminérgicos.

○ O uso concomitante de risperidona com psicoestimulantes, como metilfenidato, por exemplo, não é recomendado devido ao risco aumentado de desenvolvimento de sintomas extrapiramidais.

○ A risperidona pode potencializar o efeito hipotensor dos fármacos anti-hipertensivos.

○ A risperidona não deve ser usada com medicamentos que possam prolongar o intervalo QT.

○ A administração de risperidona com inibidores potentes da CYP2D6, CYP3A4 e/ou P-gp pode levar ao aumento das concentrações plasmáticas de risperidona ou de sua fração ativa. Quando medicamentos como paroxetina, itraconazol ou outros inibidores potentes de CYP2D6, CYP3A4 e/ou P-gp forem administrados, deve-se reavaliar a dosagem de risperidona (com vistas à sua diminuição).

○ A administração de risperidona com indutores da CYP3A4 e/ou P-gp, como a carbamazepina ou rifampicina, por exemplo, pode diminuir a concentração plasmática da fração ativa da risperidona. Assim, se houver administração concomitante desses fármacos, sugere-se reavaliar a posologia (com vistas ao seu aumento).

○ Eritromicina, galantamina, donepezila, topiramato, valproato e aripiprazol não alteram as concentrações plasmáticas de risperidona.

AFINIDADE LIGANTE/KI:

LOCAL	KI (NM)
Ki (5-HT_{1A})	423
Ki (5-HT_{1B})	14,9
Ki (5-HT_{1D})	84,6
Ki (5-HT_{2A})	0,17
Ki (5-HT_{2B})	61,9
Ki (5-HT_{2C})	12,0
Ki (5-HT_{5A})	206
Ki (5-HT_6)	2.060
Ki (5-HT_7)	6,60
Ki ($α_{1A}$)	5,0
Ki ($α_{1B}$)	9
Ki ($α_{2A}$)	16,5
Ki ($α_{2B}$)	108
Ki ($α_{2C}$)	1,30
Ki (D_1)	244
Ki (D_2)	3,57
Ki (D_2S)	4,73
Ki (D_2L)	4,16
Ki (D_3)	3,6
Ki (D_4)	4,66
Ki (D_5)	290
Ki (H_1)	20,1
Ki (H_2)	120
Ki (mACh)	> 10.000

○ Farmacogenética

Acesse https://www.pharmgkb.org/chemical/PA451257 ou utilize o *QR code* ao lado.

ANOTAÇÕES CLÍNICAS

Nível de evidência 1A: Ver Tabela 1.

Nível de evidência 1B, 2A, 2B: Não há dados para a risperidona no PharmGKB até a data de publicação deste livro.

Nível de evidência 3: Variantes diversas dos genes *ABCB1, ADRB2, AKT1, ANKK1, DRD2, CCL2, CNR1, COMT, CYP1B1, CYP2D6, CYP2E1, CYP3A4, DRD2, DRD3, EIF2AK4, EPM2A, FAAH, GRID2, GRIN2B, GRM3, GRM7, HRH3, HRH4, HTR1A, HTR2A, HTR2C, HTT, MSANTD1, LEP, MC4R, NR1I2, PPA2, RABEP1, RGS4, SH2B1, SLC6A4, TJP1, TNFRSF11A, UGT1A1, UGT1A10, UGT1A3, UGT1A4, UGT1A5, UGT1A6, UGT1A7, UGT1A8* e *UGT1A9*.

Nível de evidência 4: Acesse o *site* para mais informações.

⭘ Prática Clínica
⬤ DOSAGEM
VIA ORAL

⭘ Esquizofrenia em adultos: as doses recomendadas são de 4 a 6 mg/dia. Doses acima de 10 mg/dia não parecem ser mais eficazes em comparação com doses mais baixas. Além disso, não há dados de segurança para doses acima de 16 mg/dia.

⭘ Esquizofrenia em pacientes idosos (65 anos ou mais): a dose recomendada é de 2 a 4 mg/dia divididos em 2 administrações por dia.

⭘ Esquizofrenia em pacientes pediátricos (13-17 anos): a dose de manutenção é de 3 mg/dia aproximadamente, podendo variar de 0,5 a 6 mg/dia. Não foram estudadas doses maiores que 6 mg/dia.

⭘ Agitação, agressividade ou sintomas psicóticos em pacientes com demência do tipo Alzheimer: a dose de manutenção é de 0,5 mg, 2x/dia, mas pode ser necessária uma dose de 1 mg, 2x/dia.

⭘ Transtorno bipolar em adultos em associação com estabilizadores de humor: a dose de manutenção é de 2 a 6 mg/dia.

⭘ Transtorno bipolar em adultos em monoterapia: a dose de manutenção é de 2 a 6 mg/dia.

⭘ Transtorno bipolar em pacientes pediátricos (10-17 anos): a dose de manutenção é de aproximadamente 2,5 mg/dia, podendo variar de 0,5 a 6 mg/dia.

⭘ TEA em pacientes pediátricos (5-17 anos): a dose de manutenção é de 0,5 mg/dia para pacientes com menos de 20 kg e 1 mg/dia para pacientes com mais de 20 kg. Doses menores que 0,25 mg/dia parecem ser ineficazes. A dose máxima já demonstrada foi de 1,5 mg em pacientes com menos de 20 kg, 2,5 mg em pacientes com mais de 20 kg ou 3,5 em pacientes com mais de 45 kg.

VIA INTRAMUSCULAR

⭘ Pacientes adultos (> 18 anos de idade): a dose recomendada é de 25 mg a cada 2 semanas. Alguns pacientes podem requerer uma dose

TABELA 1 ▶ NÍVEL DE EVIDÊNCIA 1A PARA A RISPERIDONA

VARIANTE	GENE	MOLÉCULA	TIPO	FENÓTIPO
CYP2D6*1				
CYP2D6*1xN				
CYP2D6*3				
CYP2D6*4	*CYP2D6*	Risperidona	Metabolismo Farmacocinética	Transtornos psicóticos, esquizofrenia
CYP2D6*5				
CYP2D6*6				
CYP2D6*10				
CYP2D6*14				

maior variando de 37,5 a 50 mg, mas doses acima de 75 e 50 mg não parecem apresentar benefícios adicionais em pacientes com esquizofrenia e transtorno bipolar, respectivamente.

○ Pacientes idosos: a dose recomendada é de 25 mg a cada 2 semanas.

● **TITULAÇÃO**

VIA ORAL

○ Esquizofrenia em adultos: A dose inicial recomendada é de 1 a 2 mg/dia, podendo ser fracionada em 1 ou 2 administrações por dia. No segundo dia, a dose pode ser aumentada para 2 a 4 mg e, a partir de então, pode ser mantida ou aumentada, se necessário. Em alguns casos, a titulação mais lenta pode ser indicada. A retirada da risperidona deve ser lenta e gradual. Sua retirada abrupta pode causar recrusdescência dos sintomas.

○ Esquizofrenia em pacientes idosos (65 anos ou mais): A dose inicial sugerida é de 0,5 mg, 2x/dia. Após, pode-se incrementar 0,5 mg, 2x/dia, até uma dose de 1 a 2 mg, 2x/dia.

○ Esquizofrenia em pacientes pediátricos (13-17 anos): A dose inicial sugerida é de 0,5 mg/dia em tomada única. Após, pode ser incrementada de 0,5 ou 1 mg/dia em intervalos de no mínimo 1 dia até a dose de manutenção que, para essa população, é de 3 mg/dia. Pacientes que apresentarem sonolência persistente podem proceder com a administração de 2 tomadas ao dia de metade da dose diária.

○ Agitação, agressividade ou sintomas psicóticos em pacientes com demência do tipo Alzheimer: A dose inicial sugerida é de 0,25 mg, 2x/dia. Após, pode-se realizar incrementos de até 0,25 mg, 2x/dia, com o intervalo mínimo de 2 dias para cada incremento. Uma vez atingida a dose de manutenção ideal, pode-se realizar a administração 1x/dia, se preferível.

○ Transtorno bipolar em adultos em associação com outro(s) medicamento(s): É sugerida a dose inicial de 2 mg, 1x/dia; após, pode-se incrementá-la em até 2 mg/dia com o intervalo mínimo de 2 dias.

○ Transtorno bipolar em adultos em monoterapia: É sugerida a dose inicial de 2 ou 3 mg, 1x/dia. Após, a dose pode ser incrementada em 1 mg/dia em um intervalo mínimo de 24 horas até se atingir a dose de manutenção.

○ Transtorno bipolar em pacientes pediátricos (10-17 anos): A dose inicial sugerida é de 0,5 mg/dia em tomada única. Após, pode-se incrementá-la em 0,5 a 1 mg/dia em intervalos mínimos de 24 horas até se atingir a dose efetiva de manutenção.

○ TEA em pacientes pediátricos (5-17 anos): O tratamento com risperidona deve ser individualizado de acordo com a tolerância e a resposta individual do paciente. É sugerido que a dose inicial seja de 0,25 mg/dia para pacientes com peso corporal menor do que 20 kg e 0,5 mg/dia para pacientes com peso corporal maior ou igual a 20 kg. No 4° dia de tratamento, a dose pode ser aumentada em 0,25 mg/dia para pacientes com peso menor do que 20 kg e em 0,5 mg/dia para pacientes com peso maior ou igual a 20 kg. Após a manutenção dessa dose, a resposta deve ser reavaliada a partir do 14º dia. Nos pacientes que não obtiverem resposta clínica suficiente, é possível fazer aumentos adicionais da dose. Esses aumentos podem ser de 0,25 mg para pacientes com peso corporal maior do que 20 kg ou 0,5 mg para pacientes com peso corporal maior ou igual a 20 kg e devem ser realizados com intervalos de 2 semanas. Os estudos clínicos não excederam a dose máxima diária total de 1,5 mg em pacientes com peso menor do que 20 kg, 2,5 mg em pacientes com peso menor ou igual a 20 kg ou 3,5 mg em pacientes com peso maior do que 45 kg. Por outro lado, doses abaixo de 0,25 mg/dia não se mostraram efetivas nos estudos clínicos.

O esquema de titulação para o tratamento de TEA em pacientes pediátricos está na Tabela 2.

VIA INTRAMUSCULAR

○ Adultos (> 18 anos de idade): Em pacientes recebendo risperidona pela primeira vez, sugere-se estabelecer a tolerabilidade com o tratamento VO antes de iniciar o tratamento por via IM. A risperidona deve ser administrada a cada 2 semanas por injeção IM profunda na região deltoide ou glútea. As injeções IM na região deltoide ou glútea são bioequivalentes e, dessa forma, podem ser intercambiáveis. Não é recomendado o aumento de dose com frequência maior que uma vez a cada 4 semanas. O ajuste posológico pode ser observa-

TABELA 2 ▶ TITULAÇÃO DE DOSE DA RISPERIDONA PARA TEA EM PACIENTES PEDIÁTRICOS

PESO	DIAS 1-3	DIAS 4-14 +	INCREMENTOS QUANDO FOR NECESSÁRIO	POSOLOGIA
< 20 kg	0,25 mg	0,5 mg	+0,25 mg em intervalos > 2 semanas	0,5-1,5 mg
> 20 kg	0,5 mg	1 mg	+0,5 mg em intervalos > 2 semanas	1-2,5 mg*

*Pacientes pesando mais de 45 kg podem necessitar de doses maiores, mas a dose máxima avaliada foi de 3,5 mg/dia.

do após cerca de 3 semanas. Além disso, é recomendada a cobertura oral por 3 a 4 semanas com risperidona usando a relação de que 2 mg/dia VO equivalem a aproximadamente 25 mg de risperidona injetável por via IM a cada 2 semanas.

● **EFEITOS ADVERSOS (FORMULAÇÃO ORAL):**
Mais comuns: Gastrointestinais (boca seca, constipação, dispepsia, dor abdominal, hipersecreção salivar, náusea, vômito), geniturinários (enurese, ITU), metabólicos (aumento de apetite), neurológicos (acatisia, cefaleia, parkinsonismo, sedação, sintomas extrapiramidais, tontura, tremor), psiquiátricos (ansiedade, insônia), respiratórios (congestão nasal, dor faringolaríngea, nasofaringite, rinorreia, tosse), outros (fadiga, febre). Comuns: Cardiovasculares (aumento de frequência cardíaca, desconforto torácico, edema periférico, hiper/hipotensão, taquicardia), dermatológicos (acne, caspa, celulite, dermatite seborreica, eritema, hiperceratose, prurido, rash), endocrinológicos (aumento de prolactina, hiperprolactinemia), gastrointestinais (desconforto abdominal e estomacal, diarreia, disfagia, dor de dente, fecaloma), geniturinários (falha ejaculatória, galactorreia, incontinência urinária, polaciúria), hematológicos (anemia), hipersensibilidade (angiedema, reação de hipersensibilidade), imunológicos (influenza), metabólicos (diminuição de apetite, perda de peso, sede), musculoesqueléticos (artralgia, aumento de CPK, dor cervical, em extremidades, musculoesquelética e nas costas, edema articular, espasmo muscular, mialgia), neurológicos (ataque isquêmico transitório, AVC, diminuição de consciência, disartria, discinesia, distonia, distúrbio de atenção e de marcha, hipersonia, letargia, síncope, tontura postural), oculares (conjuntivite, visão borrada), psiquiátricos (agitação, depressão, distúrbio do sono, estado confusional, insônia leve, nervosismo), respiratórios (bronquite, congestão pulmonar e sinusal, dispneia, epistaxe, IVAS, pneumonia, rinite, sinusite), outros (astenia, aumento de temperatura corporal, dor, dor no ouvido, infecção de ouvido, sedação, sensação anormal). Incomuns: Cardiovasculares (alteração em ECG, bloqueio atrioventricular, de primeiro grau e de ramo direito/esquerdo, bradicardia, distúrbio de condução, fibrilação atrial, palpitação, prolongamento de intervalo QT, rubor), dermatológicos (acarodermatite, alopecia, descoloração de pele, distúrbio cutâneo, eczema, edema facial, lesão cutânea, onicomicose, urticária), endocrinológicos (ginecomastia), gastrointestinais (flatulência, gastrenterite, incontinência fecal), geniturinários (amenorreia, corrimento, desconforto mamário, disfunção erétil e sexual, distúrbio de ejaculação e menstrual, disúria, dor mamária, retenção urinária), hematológicos (aumento de eosinófilo, diminuição de hematócrito e leucócito, neutropenia, trombocitopenia), hepáticos (aumento de enzimas hepáticas, GGT, TGO e TGP), imunológicos (infecção viral), locais (infecção local), metabólicos (anorexia, aumento de colesterol e triglicerídeos, diabetes melito, hiperglicemia, perda de peso, polidipsia), musculoesqueléticos (fraqueza muscular, rigidez articular), neurológicos (alteração de coordenação e marcha, convulsão, discinesia tardia, disgeusia, distúrbio de fala, hiperatividade psicomotora, hipoestesia, isquemia cerebral, parestesia, perda de consciência e de resposta a estímulos, vertigem), oculares (aumento de lágrima, edema ocular, fotofobia, hiperemia, infecção ocular, olho seco, secreção ocular), psiquiátricos (diminuição de libido, mania, pesadelo), renais (cistite), respiratórios (chiado, disfonia,

distúrbio respiratório, escarro, infecção de trato respiratório, tonsilite), outros (arrepio, desconforto, dor em procedimento, mal-estar, *tinnitus*). Raros: Cardiovasculares (arritmia sinusal, trombose venosa), dermatológicos (endurecimento de pele, erupção), endocrinológicos (SIADH), gastrointestinais (edema de lábio e língua, obstrução intestinal, pancreatite, queilite), geniturinários (aumento de mama, atraso de menstruação, priapismo), hematológicos (agranulocitose), hepáticos (icterícia), metabólicos (hiperidratação, hiperinsulinemia, hipoglicemia), hipersensibilidade (reação anafilática), musculoesqueléticos (rabdomiólise), neurológicos (coma diabético, distúrbio cerebrovascular, SNM), oculares (acuidade visual reduzida, crostas na margem palpebral, distúrbio de movimento ocular, glaucoma, revirar de olhos, síndrome da íris flácida intraoperatória), psiquiátricos (anorgasmia, embotamento afetivo, síndrome de abstinência e de abstinência neonatal), renais (glicosúria), respiratórios (embolia pulmonar, hiperventilação, síndrome da apneia do sono), outros (diminuição de temperatura corporal, extremidades frias, hipotermia). Muito raros: Gastrointestinais (obstrução intestinal), metabólicos (cetoacidose diabética). Pós-comercialização: Cardiovasculares (parada cardiorrespiratória, TVP), endocrinológicos (adenoma de hipófise, puberdade precoce), hematológicos (púrpura trombocitopênica trombótica), metabólicos (aumento de glicemia, tetania), neurológicos (convulsão), outros (desregulação de temperatura corporal, morte súbita).

● **GRAVIDEZ:** Apesar de estudos pré-clínicos não terem indicado risco de teratogenicidade com o uso de risperidona, um estudo observacional retrospectivo conduzido nos EUA constatou que o risco de malformações congênitas em bebês cujas mães receberam risperidona foi elevado comparado ao de mulheres grávidas que não receberam antipsicóticos. Além disso, é importante considerar que neonatos expostos a medicamentos antipsicóticos durante o terceiro trimestre de gravidez estão sob risco de sintomas extrapiramidais. Há relatos de agitação, hipertonia, tremor, sonolência, dificuldade respiratória e distúrbios de alimentação em neonatos expostos a antipsicóticos. Assim, não é indicado usar a risperidona durante a gestação, a não ser que os benefícios para a mãe superem os riscos para o feto e que outras alternativas mais seguras não estejam disponíveis. Categoria C da FDA (classificação até 2015).

● **AMAMENTAÇÃO:** Estudos clínicos e pré-clínicos demonstraram que a risperidona e a 9-hidróxi-risperidona são excretadas no leite humano.[2] Portanto, não é recomendada a amamentação durante o tratamento com esse fármaco.

● **CRIANÇAS E ADOLESCENTES:** A risperidona pode ser usada em crianças e adolescentes para o tratamento de irritabilidade relacionada ao TEA, autoagressividade, crises de raiva e angústia e mudanças rápidas de humor. É recomendado que o tratamento com risperidona VO seja realizado em crianças a partir de 13, 10 e 5 anos para o tratamento de esquizofrenia, transtorno bipolar e TEA, respectivamente. O tratamento com risperidona por via IM não foi avaliado em pacientes com idade inferior a 18 anos, de modo que seu uso não é recomendado em crianças e adolescentes.

● **IDOSOS:** A risperidona parece ser eficaz para o tratamento de idosos com demência. Entretanto, um estudo demonstrou um aumento da mortalidade em idosos que usam antipsicóticos atípicos, incluindo a risperidona. Também foi observado um aumento da mortalidade de pacientes idosos com demência que foram tratados com furosemida e risperidona quando comparados aos pacientes tratados somente com risperidona ou somente com furosemida. Não houve um aumento na incidência de mortalidade em pacientes que receberam risperidona combinada com outros diuréticos. A desidratação foi um fator importante de risco para a mortalidade, sendo portanto recomendado cuidado com o risco de desidratação em pacientes idosos com demência. Além disso, também parece haver um aumento da incidência de eventos adversos vasculares cerebrais, incluindo óbitos, em pacientes idosos tratados com risperidona comparados aos que receberam placebo. Também é recomendado orientar os pacientes idosos em tratamento com risperidona para o risco aumentado de hipotensão ortostática, sobretudo quando em uso concomitante de tratamento anti-hipertensivo. A dose deve ser reduzida em caso de hipotensão.

BIPP TIPS

- A risperidona é um fármaco pioneiro em explorar as vantagens clínicas da combinação do antagonismo dos receptores de dopamina D_2 e de serotonina 5-HT_{2A}. Além disso, é um dos antipsicóticos atípicos com mais baixo custo (disponível pela farmácia de alto custo para esquizofrenia) e disponível em formulação farmacêutica para uso VO ou IM.

- A risperidona deve ser usada com cautela em indivíduos com risco de desenvolvimento de hiperglicemia ou em pacientes diabéticos, cardiopatas e com risco para convulsões.

- Alguns casos de síndrome da íris flácida intraoperatória foram relatados em cirurgia de catarata em pacientes que faziam uso de risperidona.

- A risperidona costuma ser preferível em casos de demência com características agressivas ou crianças com transtornos comportamentais.

- Pacientes com atividade diminuída da isoenzima CYP2D6 apresentam depuração reduzido de risperidona, o que leva a um aumento da meia-vida plasmática (20 horas em metabolizadores pobres). Da mesma forma, pacientes com aumento da atividade enzimática da CYP2D6 têm depuração elevada de risperidona, o que leva a uma diminuição da meia-vida plasmática (3 horas em metabolizadores rápidos). Portanto, resultados de testes farmacogenéticos avaliando a atividade da CYP2D6 poderiam auxiliar na dosagem da risperidona de acordo com as possíveis alterações farmacocinéticas.

- A risperidona tem o potencial de causar sonolência, o que pode interferir com atividades que exigem alerta, como dirigir e operar máquinas. Assim, os pacientes devem ser orientados, principalmente nos primeiros meses de tratamento, acerca dos riscos de atividades perigosas sob o uso de risperidona. Além disso, o álcool pode ter um efeito aditivo, causando maior depressão do SNC.

● **INSUFICIÊNCIA RENAL:** Pacientes com insuficiência renal devem preferencialmente receber tratamento VO, não estando recomendada a via IM. O ajuste de dose é sugerido para pacientes com insuficiência renal de maneira que estes recebam 0,5 mg de risperidona VO, 2x/dia, na primeira semana de tratamento. Após, é sugerida a administração de 1 mg, 2x/dia, ou 2 mg, 1x/dia. Se a dose de 2 mg/dia for bem tolerada mas o paciente apresentar dificuldade na adesão VO, pode-se administrar por via IM a dose de 25 mg a cada 2 semanas. A administração oral deve ser continuada por 3 semanas quando iniciada a primeira injeção com risperidona por via IM. A risperidona deve ser utilizada com cautela em pacientes com insuficiência renal, pois estes apresentam menor capacidade de eliminação da fração ativa da risperidona (depuração diminuída em 60%) comparados a indivíduos saudáveis.

● **INSUFICIÊNCIA HEPÁTICA:** Para pacientes com insuficiência hepática, a dose inicial sugerida é de 0,5 mg, VO, 2x/dia. Na segunda semana, deve-se aumentar para 1 mg, 2x/dia. Se a dose de 2 mg/dia for bem tolerada mas o paciente apresentar dificuldade na adesão VO, pode-se administrar por via IM a dose de 25 mg a cada 2 semanas. A administração oral deve ser continuada por 2 semanas quando iniciada a primeira injeção com risperidona por via IM. A risperidona deve ser utilizada com cautela em pacientes com insuficiência hepática (aumento de fração livre em 35%).

● **COMO MANEJAR EFEITOS ADVERSOS:** Efeitos colaterais podem surgir durante o uso de risperidona. Se for um sintoma tolerável, pode-se aguardar e avaliar a evolução do quadro. Se intolerável, é possível ajustar a dosagem, substituí-la por outro fármaco ou usar sintomáticos. Em caso de aparecimento de sinais e sintomas extrapiramidais, não se deve tratar com agonista dopaminérgico, mas pode-se utilizar um anticolinérgico. Se houver sonolência, recomenda-se administrá-la no período noturno; em caso de ganho de peso, sugere-se o encaminhamento para programas de manejo clínico para IMC, avaliação nutricional e exercícios físicos.

◉ Toxicidade

ORAL EM HUMANOS: Em estudos pré-clínicos, a dose letal da risperidona em ratos foi de 57,7 mg/kg VO e 34 mg/kg por via IV.[3] Em humanos, uma revisão sistemática demonstrou diversos casos de intoxicação pelo metabólito ativo da risperidona, a paliperidona, com doses de até 4.600 mg em crianças e adultos.[4] Em nenhum dos casos houve morte.

TOXICIDADE AGUDA: Um estudo demonstrou que a risperidona administrada isoladamente em caso de superdosagem causa efeitos mínimos.[5] Taquicardia e reações distônicas foram as principais características da toxicidade; outras características cardíacas e neurológicas significativas parecem ser incomuns. No entanto, os pacientes envolvidos nesse estudo tiveram superdosagens em uma média de 33 mg. Não é prudente afirmar que dosagens maiores possam ser seguras no que se refere a danos cardíacos e neurológicos. Os sinais e sintomas que podem ser observados resultam de uma exacerbação dos efeitos farmacológicos e adversos da risperidona e incluem sonolência, sedação, taquicardia, hipotensão, prolongamento do intervalo QT e sintomas extrapiramidais. O tratamento sugerido é sintomático e de monitoramento, com vigilância respiratória e cardíaca contínua principalmente devido ao risco de prolongamento do intervalo QT. Pode ser necessário o aumento de volemia por meio de fluidos IV para tratar hipotensão. As taquiarritmias ventriculares ou supraventriculares costumam responder à restauração da temperatura corporal normal e à correção de distúrbios circulatórios ou metabólicos. Pode-se utilizar carvão ativado em combinação com um laxativo. Se houver sintomas extrapiramidais, agentes anticolinérgicos podem ser administrados.

◉ Referências

1. Whirl-Carrillo M, Huddart R, Gong L, Sangkuhl K, Thorn CF, Whaley R, et al. An evidence-based framework for evaluating pharmacogenomics knowledge for personalized medicine. Clin Pharmacol Ther. 2021;110(3):563-72.

2. Ilett KF, Hackett LP, Kristensen JH, Vaddadi KS, Gardiner SJ, Begg EJ. Transfer of risperidone and 9-hydroxyrisperidone into human milk. Ann Pharmacother. 2004;38(2):273-6.

3. Risperdal® (risperidona) [Internet]. Cork: Ortho-McNeil-Janssen Pharmaceuticals; 2009 [capturado em 3 dez. 20204]. Disponível em: https://www.accessdata.fda.gov/drugsatfda_docs/label/2009/020272s056,020588s044,021346s033,021444s03lbl.pdf.

4. Tsay ME, Klein-Schwartz W, Anderson B. Toxicity and clinical outcomes of paliperidone exposures reported to U.S. Poison Centers. Clin Toxicol. 2014;52(3):207-13.

5. Acri AA, Henretig FM. Effects of risperidone in overdose. Am J Emerg Med. 1998;16(5):498-501.

◉ Leituras Recomendadas

Berling I, Isbister GK. Prolonged QT risk assessment in antipsychotic overdose using the QT nomogram. Ann Emerg Med. 2015;66(2):154-64.

Drugs.com. Risperidone side effects [Internet]. 2024 [capturado em 3 dez. 2024]. Disponível em: https://www.drugs.com/sfx/risperidone-side-effects.html#professional.

Krieger FV, Pheula GF, Coelho R, Zeni T, Tramontina S, Zeni CP, et al. An open-label trial of risperidone in children and adolescents with severe mood dysregulation. J Child Adolesc Psychopharmacol. 2011;21(3):237-43.

Page CB, Calver LA, Isbister GK. Risperidone overdose causes extrapyramidal effects but not cardiac toxicity. J Clin Psychopharmacol. 2010;30(4):387-90.

Rendell JM, Geddes JR. Risperidone in long-term treatment for bipolar disorder. Cochrane Database Syst Rev. 2006;(4):CD004999.

Sherwin CM, Saldaña SN, Bies RR, Aman MG, Vinks AA. Population pharmacokinetic modeling of risperidone and 9-hydroxyrisperidone to estimate CYP2D6 subpopulations in children and adolescents. Ther Drug Monit. 2012;34(5):535-44.

Yoo HD, Lee SN, Kang HA, Cho HY, Lee IK, Lee YB. Influence of ABCB1 genetic polymorphisms on the pharmacokinetics of risperidone in healthy subjects with CYP2D6*10/*10. Br J Pharmacol. 2011;164(2b):433-43.

Zhou ZL, Li X, Peng HY, Yu XY, Yang M, Su FL, et al. Multiple dose pharmacokinetics of risperidone and 9-hydroxyrisperidone in Chinese female patients with schizophrenia. Acta Pharmacol Sin. 2006;27(3):381-6.

● Rivastigmina

A rivastigmina é um inibidor da colinesterase utilizado para tratar os sintomas comportamentais e cognitivos das doenças de Alzheimer e Parkinson. É rapidamente absorvida pelo trato gastrointestinal, atingindo sua concentração plasmática máxima em torno de 1 hora após administração oral, e sua eliminação acontece pela via renal. A rivastigmina está disponível em formulação farmacêutica para uso oral ou como adesivo transdérmico.

Nomes no Brasil:
Cogniva, Exelon, Rec, Rivastelon, Vastigma, Vivencia, Vivencia Patch.

SUS:
Não disponível na Rename.

● **INDICAÇÕES DE BULA – ANVISA:** Tratamento da demência leve a moderadamente grave do tipo Alzheimer, também conhecida como doença de Alzheimer provável ou doença de Alzheimer. Tratamento de pacientes com demência leve a moderadamente grave associada à doença de Parkinson.

● **INDICAÇÕES DE BULA – FDA:** Tratamento da demência leve a moderada do tipo Alzheimer. Tratamento da demência leve a moderada associada à doença de Parkinson.

● **INDICAÇÕES *OFF-LABEL*:** A rivastigmina também é indicada no tratamento de demência grave na doença de Alzheimer e outros tipos de demência, como vascular ou demência associada a corpos de Lewy. Além disso, é indicada para o tratamento dos sintomas cognitivos da esquizofrenia e prejuízos cognitivos secundários a traumatismo craniano.

● **CONTRAINDICAÇÕES:** A rivastigmina é contraindicada em pacientes que possuem alergia comprovada ao princípio ativo ou a qualquer componente da fórmula farmacêutica. Também é contraindicada em sua formulação transdérmica para pacientes com história prévia de reações sugestivas de dermatite alérgica de contato no local de aplicação. Algumas formulações comerciais para uso transdérmico podem conter o corante amarelo de tartrazina, que pode causar reações alérgicas especialmente em pessoas com alergia ao AAS.

● **TESTES LABORATORIAIS SUGERIDOS OU NECESSÁRIOS:** Não é necessário acompanhamento laboratorial para uso de rivastigmina. Porém, um ECG prévio ao início do tratamento é recomendado devido ao seu perfil de efeitos adversos.

● **ROTA FARMACOLÓGICA:** Não há imagens disponíveis para a rota farmacológica da rivastigmina.

○ Farmacologia

ABSORÇÃO: A rivastigmina é absorvida oralmente, com biodisponibilidade de 36%, e atinge a concentração plasmática máxima dentro de 1 hora após administração oral. A administração da rivastigmina no estado alimentado retarda a absorção em 90 minutos, diminui a concentração máxima e aumenta a ASC em cerca de 30%.

VOLUME DE DISTRIBUIÇÃO: 1,8 a 2,7 L/kg.

LIGAÇÃO PROTEICA: 40%.

METABOLISMO/FARMACOCINÉTICA: A rivastigmina é hidrolisada no fígado pela enzima colinesterase, gerando o metabólito descarbamilado NAP226-90.

ROTA DE ELIMINAÇÃO: A principal via de eliminação dos metabólitos da rivastigmina é a renal. Menos de 1% da dose administrada são excretados nas fezes.

MEIA-VIDA: Aproximadamente 1,5 hora.

DEPURAÇÃO: 2,1 a 2,8 L/h.

FARMACODINÂMICA: A rivastigmina é uma substância parassimpaticomimética e um inibidor reversível da acetilcolinesterase e da butirilcolinesterase.

MECANISMO DE AÇÃO: O sistema colinérgico desempenha um papel crítico na memória, assim como em outras funções neurais importantes, como atenção, aprendizado, resposta ao estresse, vigília e sono e informações sensoriais. Como resultado da inativação das colinesterases, a rivastigmina reduz a hidrólise da acetilcolina aumentando a neurotransmissão colinérgica que pode contribuir para a melhora dos quadros neurocognitivos.

● Interações Medicamentosas

○ O uso concomitante de rivastigmina com metoclopramida pode causar efeitos extrapiramidais aditivos.

○ A rivastigmina pode apresentar efeitos aditivos se administrada com outros colinomiméticos ou β-bloqueadores, podendo levar à bradicardia.

○ A rivastigmina pode potencializar os efeitos de relaxantes musculares, sendo recomendada sua retirada antes de procedimentos cirúrgicos que exijam anestesia.

○ O uso concomitante de rivastigmina com nicotina aumenta a depuração da rivastigmina.

○ A rivastigmina pode reduzir a eficácia da levodopa na doença de Parkinson.

AFINIDADE LIGANTE/KI:

LOCAL	KI (NM)
Ki (acetilcolinesterase)	4,3
Ki (butirilcolinesterase)	31

○ Farmacogenética

Acesse https://www.pharmgkb.org/chemical/PA451262 ou utilize o *QR code* ao lado.

ANOTAÇÕES CLÍNICAS

Nível de evidência 1A, 1B, 2A, 2B: Não há dados para a rivastigmina no PharmGKB até a data de publicação deste livro.

Nível de evidência 3: Variantes diversas dos genes *ACHE*, *BCHE*, *CHAT* e *CHRNA7*.

Nível de evidência 4: Acesse o *site* para mais informações.

○ Prática Clínica

● **DOSAGEM**

VIA ORAL: 1,5 a 6 mg, 2x/dia. A dose máxima diária é de 6 mg, 2x/dia.

ADESIVOS TRANSDÉRMICOS: A dose inicial é de 4,6 mg a cada 24 horas, e a dose máxima é de 13,3 mg a cada 24 horas.

● **TITULAÇÃO:** A dose inicial é de 1,5 mg, 2x/dia, VO. De acordo com a tolerabilidade do paciente, a dose oral inicial pode ser aumentada para 3 mg, 2x/dia, até atingir a dose máxima de 6 mg, 2x/dia, após, no mínimo, 2 semanas de tratamento com a mesma dose. Os aumentos devem estar baseados na tolerabilidade do paciente. Para a formulação transdérmica, a dose inicial de 4,6 mg/24 horas deve ser aumentada para 9,5 mg/dia, depois de 4 semanas na dose prévia, até a dose máxima de 13,3 mg/dia. Se o tratamento for interrompido por mais de 3 dias, deverá ser reiniciado com a menor dose diária a fim de minimizar a possibilidade de reações adversas.

● **EFEITOS ADVERSOS:** Mais comuns: Agitação, ansiedade, astenia, cefaleia, confusão mental, diarreia, fadiga, indisposição, náusea, pesadelos, sonolência, tontura, tremor, vômito. Eritema e prurido podem aparecer com o uso de adesivos transdérmicos. Comuns: Depressão, dispepsia, dor abdominal, hiperidrose, insônia, perda de apetite, síncope, tontura. Incomuns: Alucinações, *angina pectoris*, arritmia cardíaca, convulsões, hemorragia gastrointestinal, hipertensão, infarto do miocárdio, infecção urinária, pancreatite, úlcera duodenal e gástrica.

● **GRAVIDEZ:** Devido à ausência de estudos que afastem a possibilidade de a rivastigmina atravessar a placenta ou ser teratogênica, ela deve ser evitada durante a gravidez. Categoria B da FDA.

● **AMAMENTAÇÃO:** Não há dados disponíveis sobre a excreção de rivastigmina no leite materno,

BIPP TIPS

- Os pacientes devem ser alertados quanto ao efeito da rivastigmina sobre as habilidades mentais e/ou físicas necessárias para o desempenho de tarefas perigosas, tais como operação de máquinas ou direção de veículos motorizados.

- Distúrbios gastrointestinais como náusea, vômito e diarreia podem ocorrer no início do tratamento com rivastigmina e/ou quando se aumenta a dose. A diminuição da dose pode auxiliar na redução desses efeitos.

- Deve-se estar atento para desidratação, uma vez que esta pode estar associada a efeitos adversos graves. Pacientes que apresentam sinais ou sintomas de desidratação resultante de vômitos ou diarreia prolongada podem ser controlados com hidratação IV e redução da dose ou descontinuação da rivastigmina, se reconhecidos e tratados prontamente.

- É comum observar perda de peso em pacientes com doença de Alzheimer durante o tratamento com inibidores da colinesterase, incluindo a rivastigmina. O peso dos pacientes deve ser monitorado, lembrando-se que pacientes com peso corporal abaixo de 50 kg estão sujeitos a mais reações adversas que podem levar à descontinuação do tratamento.

- Sugere-se cautela no uso de colinomiméticos como a rivastigmina em pacientes com doença do nó sinusal ou defeitos na condução (bloqueio sinoatrial e bloqueio atrioventricular), obstrução urinária e indivíduos asmáticos ou com alguma doença obstrutiva pulmonar.

não sendo portanto aconselhado seu uso durante a lactação.

● **CRIANÇAS E ADOLESCENTES:** O uso de rivastigmina não é recomendado para essa faixa etária.

● **IDOSOS:** A rivastigmina é utilizada por pacientes nessa faixa etária. Entretanto, seu uso, assim como o de outros inibidores da colinesterase, está associado ao aumento da ocorrência de síncope, bradicardia, inserção de marca-passo e fratura no quadril.

● **INSUFICIÊNCIA RENAL:** As concentrações plasmáticas de rivastigmina não parecem ser significativamente diferentes entre pacientes com insuficiência renal grave (TFG < 10 mL/min) e indivíduos saudáveis (TFG ≥ 60 mL/min). No entanto, as concentrações plasmáticas máximas da rivastigmina foram 2,5 vezes maiores e as concentrações plasmáticas totais (ASC) do metabólito descarbamilado fenólico foram aumentadas em cerca de 50% em pacientes com insuficiência renal moderada (TFG = 10-50 mL/min). A razão para a discrepância entre os pacientes com insuficiência renal grave e moderada não está clara, recomendando-se cautela ao utilizar a rivastigmina em pacientes com insuficiência renal.

● **INSUFICIÊNCIA HEPÁTICA:** Em pacientes com insuficiência hepática leve (Child-Pugh: 5-6) e moderada (Child-Pugh: 7-9), a $C_{máx}$ foi aproximadamente 60% superior, a ASC mais de 2 vezes maior e a depuração foi 60 a 65% menor comparado a indivíduos saudáveis após a administração oral de rivastigmina. Portanto, mesmo que tais alterações farmacocinéticas não tenham influência sobre a incidência ou gravidade dos efeitos adversos, sugere-se utilizar a rivastigmina com cautela em pacientes com insuficiência hepática.

● **COMO MANEJAR EFEITOS ADVERSOS:** Os efeitos adversos da rivastigmina podem ser resolvidos com a omissão de uma ou mais doses. Se persistirem, a dose diária deve ser reduzida à dose anterior que apresentou boa tolerabilidade. Os sintomas gastrointestinais podem ser reduzidos com uma titulação mais lenta da dose. O uso deve ser descontinuado em caso de confusão mental e alucinações. Se houver reações cutâneas devido ao uso de adesivos transdérmicos, pode-se alterar para o tratamento VO após testes de alergia ao medicamento. O uso deve ser descontinuado em caso de reação local mais intensa.

Toxicidade

ORAL EM HUMANOS: Não há dados específicos sobre superdosagem de rivastigmina em adultos.

A dose letal oral de rivastigmina estimada é de 8,1 mg/kg em ratos machos e 13,8 mg/kg em ratos fêmeas.

TOXICIDADE AGUDA: Os sintomas observados na intoxicação por rivastigmina são náusea intensa, vômitos, salivação excessiva, sudorese, hipotensão, bradicardia, colapso, convulsões e fraqueza muscular, podendo evoluir para depressão respiratória e convulsões. Medidas gerais de suporte devem ser adotadas. Em caso de intoxicação grave, é possível administrar anticolinérgicos como atropina em uma dose inicial IV de 0,03 mg/kg com doses subsequentes baseadas na resposta clínica. O uso de escopolamina como antídoto não é recomendado.

Leituras Recomendadas

Bentué-Ferrer D, Tribut O, Polard E, Allain H. Clinically significant drug interactions with cholinesterase inhibitors: a guide for neurologists. CNS Drugs. 2003;17(13):947-63.

Birks JS, Chong LY, Grimley Evans J. Rivastigmine for Alzheimer's disease. Cochrane Database Syst Rev. 2015;9(9):CD001191.

Dhillon S. Rivastigmine transdermal patch: a review of its use in the management of dementia of the Alzheimer's type. Drugs. 2011;71(9):1209-31.

Jann MW. Rivastigmine, a new-generation cholinesterase inhibitor for the treatment of Alzheimer's disease. Pharmacotherapy. 2000;20(1):1-12.

Kandiah N, Pai MC, Senanarong V, Looi I, Ampil E, Park KW, et al. Rivastigmine: the advantages of dual inhibition of acetylcholinesterase and butyrylcholinesterase and its role in subcortical vascular dementia and Parkinson's disease dementia. Clin Interv Aging. 2017;12:697-707.

Khoury R, Rajamanickam J, Grossberg GT. An update on the safety of current therapies for Alzheimer's disease: focus on rivastigmine. Ther Adv Drug Saf. 2018;9(3):171-8.

S

- **Selegilina** 726
- **Sertindol** 731
- **Sertralina** 736
- **Sibutramina** 743
- **Sildenafila** 748
- **Solriamfetol** 751
- **Sulpirida** 755
- **Suvorexanto** 759

Selegilina

A selegilina, também conhecida como l-deprenil, é um fármaco estruturalmente semelhante às anfetaminas, porém com um perfil farmacológico singular. Atua principalmente por meio da inibição potente, seletiva e irreversível da MAO-B, sendo considerada o primeiro inibidor seletivo da MAO-B descrito na literatura e o único com tal característica em uso clínico mundial. Assim, é destinada ao tratamento de diversas condições, mas sobretudo como adjuvante na doença de Parkinson. Está disponível nas formulações oral e transdérmica, esta última considerada mais segura, já que facilita a absorção do medicamento, contornando o metabolismo de primeira passagem e, como resultado, atingindo maiores concentrações plasmáticas do que quando administrada oralmente. Sua absorção atinge picos plasmáticos em menos de 1 hora e sua eliminação ocorre majoritariamente por via renal.

Nomes no Brasil:
Jumexil.

SUS:
Está disponível na Rename pelo componente especializado (doença de Parkinson) em comprimidos de 5 mg.

● **INDICAÇÕES DE BULA – ANVISA:** Tratamento da doença de Parkinson idiopática em combinação com L-Dopa ou com L-Dopa e carbidopa. Tratamento da síndrome psicorgânica primária.

● **INDICAÇÕES DE BULA – FDA:** Manejo de pacientes com doença de Parkinson em tratamento com levodopa/carbidopa que apresentam deterioração na qualidade de sua resposta a esta terapia.

● **INDICAÇÕES OFF-LABEL:** A selegilina pode ser usada para tratamento precoce de doença de Parkinson, doença de Alzheimer e outras demências, TDAH, transtorno de pânico, transtorno de ansiedade social e transtorno ansioso e depressivo resistentes.

● **CONTRAINDICAÇÕES:** A selegilina é contraindicada em pacientes com hipersensibilidade comprovada ao princípio ativo ou a qualquer um dos ingredientes inativos do medicamento. Foi observado que reações adversas graves podem ser precipitadas pelo uso concomitante de meperidina e IMAOs, incluindo inibidores seletivos da MAO-B. Por esse motivo, o uso concomitante de selegilina com os fármacos supracitados é contraindicado. Recomenda-se aguardar, pelo menos, 14 dias entre a descontinuação da selegilina e o início do tratamento com meperidina. Por motivos semelhantes, a selegilina não deve ser administrada juntamente a agentes analgésicos tais como tramadol, metadona, propoxifeno e outros produtos que contenham selegilina. O uso concomitante de selegilina é também contraindicado a pacientes que estejam em tratamento com o agente antitússico dextrometorfano, havendo relatos de ocorrência de episódios breves de psicose ou comportamentos incomuns.

● **TESTES LABORATORIAIS SUGERIDOS OU NECESSÁRIOS:** Nenhum teste laboratorial específico é considerado essencial para o manejo de pacientes em tratamento com selegilina. No entanto, pode ser apropriada a avaliação periódica de rotina de todos os pacientes, com monitoramento da pressão arterial e da função cardiovascular. Pacientes tratados com dosagens elevadas ou por longo prazo devem ser avaliados com relação à função hepática, especialmente monitoramento das transaminases (TGP e TGO). O tratamento com IMAOs costuma ser associado a ganho de peso, sendo necessário avaliar o IMC basal visando determinar se existe sobrepeso (IMC = 25,0-29,9) prévio ao tratamento ou mesmo obesidade (IMC > 30); nesses pacientes, é necessário também avaliar a presença de estado pré-diabético, diabetes ou dislipidemia (colesterol total, LDL e triglicerídeos aumentados; HDL reduzido). Em casos positivos, esses pacientes devem ser encaminhados para tratamento adequado, incluindo acompanhamento nutricional e do peso, aconselhamento de atividade física e cessação do tabagismo. Se os pacientes apresentarem ganho de peso superior a 5% do peso inicial, devem ser reavaliados considerando a substituição por outro fármaco.

● **ROTA FARMACOLÓGICA:** Não há imagens disponíveis para a rota farmacológica da selegilina.

⭕ Farmacologia

ABSORÇÃO: Após administração oral, a selegilina é bem absorvida no trato gastrointestinal, apresentando picos de concentração plasmática em menos de 1 hora (10-15 minutos na formulação orodispersível; 40-90 minutos por comprimidos) e biodisponibilidade de cerca de 10%. Sua absorção é prejudicada na presença de alimentos, de modo que estes devem ser evitados no período de, no mínimo, 10 minutos antes e depois da administração do medicamento.

VOLUME DE DISTRIBUIÇÃO: 1.845 L.

LIGAÇÃO PROTEICA: 85%.

METABOLISMO/FARMACOCINÉTICA: As principais enzimas envolvidas no metabolismo da selegilina são CYP2B6 e CYP3A4 e, em menor escala, potencialmente CYP2A6, as quais realizam reações de N-desalquilação, hidroxilação de β-carbono e hidroxilação em anel, formando desmetil-selegilina, moléculas estruturalmente semelhantes a anfetaminas e outros hidroximetabólitos.

ROTA DE ELIMINAÇÃO: A eliminação da selegilina é majoritariamente renal, sendo que após administração oral são recuperados cerca de 87% de uma dose sob a forma de metabólitos. Uma pequena fração é eliminada pelas fezes.

MEIA-VIDA: 1,2-2 horas (podendo chegar a 10 horas).

DEPURAÇÃO: 59 L/min.

FARMACODINÂMICA: A selegilina é um IMAO com maior afinidade para a MAO-B do que para a MAO-A.

MECANISMO DE AÇÃO: A selegilina é mais conhecida como um inibidor irreversível da MAO, a qual possui maior afinidade para os sítios ativos da MAO tipo B do que para os da MAO tipo A, sendo, portanto, considerada um inibidor seletivo da MAO-B quando administrada nas doses recomendadas. No entanto, mesmo para inibidores seletivos da MAO-B, pode haver perda da seletividade à medida que a dose é aumentada além dos níveis de dose específicos. No SNC, a selegilina desempenha um papel importante no catabolismo das catecolaminas (como a dopamina, a noradrenalina e a adrenalina) e das monoaminas (como a serotonina). Nesse sentido, os efeitos antidepressivos da selegilina poderiam ser justificados por sua ação inibidora da MAO, uma vez que o aumento da disponibilidade dos neurotransmissores, bem como de sua sinalização, tem sido relacionado à ação antidepressiva dos IMAOs. Com relação ao mecanismo de ação dos efeitos antiparkinsonianos da selegilina, ainda são necessárias investigações mais aprofundadas. Todavia, diversas linhas de evidência denotaram que a inibição seletiva da MAO-B e o concomitante aumento de dopamina (mas não de serotonina ou noradrenalina) nos gânglios da base podem ser considerados seu principal mecanismo de ação. Além disso, os efeitos protetores proporcionados pela selegilina na doença de Parkinson têm sido explicados pelo envolvimento de mecanismos antioxidativos. Assim, propõe-se que a selegilina promova seus efeitos neuroprotetores por meio da redução da produção de moléculas potencialmente neurotóxicas, que estão relacionadas à oxidação de dopamina catalisada por MAO. A literatura evidencia, portanto, que um dos efeitos mais marcantes da selegilina no SNC é a sensibilização dos neurônios dopaminérgicos. Ao contrário da levodopa ou da bromocriptina, os estudos demonstram que a selegilina não provoca um aumento agudo da atividade dopaminérgica. Nesse sentido, devido a esse perfil farmacológico peculiar, foi demonstrado que a selegilina é um adjuvante útil à levodopa, isoladamente ou em combinação com um inibidor da descarboxilase periférica. Além disso, algumas evidências sugerem uma função antioxidante indireta, que ocorreria por meio da indução de enzimas de eliminação de radicais livres.[1] Por fim, os efeitos da selegilina também podem envolver a prevenção ou, talvez até certo ponto, a reversão do declínio no envelhecimento celular devido à sua ação semelhante à neurotrofina.[2]

● Interações Medicamentosas

○ A selegilina pode potencializar os efeitos colaterais dopaminérgicos da levodopa/carbidopa e causar ou exacerbar a discinesia preexistente. Esses efeitos podem ser explicados pelas quantidades aumentadas de dopamina, podendo ser mitigados com a redução da dose de levodopa/carbidopa.

○ Foram observadas reações graves, e eventualmente fatais, com o uso concomitante de meperidina e IMAOs, incluindo inibidores seletivos da MAO-B.

○ Existem evidências de que a combinação de IMAOs e dextrometorfano esteja associada à ocorrência de breves episódios de psicose ou comportamentos anômalos. Portanto, tendo em vista a atividade inibidora da MAO promovida pela selegilina, seu uso não deve ocorrer concomitantemente ao tratamento com dextrometorfano.

○ A selegilina não deve ser administrada junto a outros medicamentos contendo selegilina devido ao risco aumentado de inibição não seletiva da MAO que pode levar a uma crise de hipertensão. Além disso, podem ser observados casos de toxicidade grave em pacientes recebendo a combinação de ADTs e selegilina administrada oralmente e ISRSs.

○ Há relatos de casos de crise hipertensiva em pacientes tratados com selegilina administrada VO e um medicamento simpaticomimético (efedrina).

○ Embora não tenham sido conduzidos estudos adequados para investigar o efeito dos indutores da CYP3A4 sobre as ações clínicas de selegilina, medicamentos que induzem a CYP3A4 (p. ex., fenitoína, carbamazepina, nafcilina, fenobarbital e rifampicina) devem ser usados com cautela. Da mesma forma, fármacos inibidores da CYP3A, como o itraconazol, devem ser utilizados com cautela.

AFINIDADE LIGANTE/KI:

LOCAL	KI (NM)
Ki (MAO-A)	38.000
Ki (MAO-B)	970

○ Farmacogenética

Acesse https://www.pharmgkb.org/chemical/PA451316 ou utilize o *QR code* ao lado.

ANOTAÇÕES CLÍNICAS

Nível de evidência 1A, 1B, 2A, 2B: Não há dados para a selegilina no PharmGKB até a data de publicação deste livro.

Nível de evidência 3: Variantes diversas do gene *SLC22A1*.

Nível de evidência 4: Acesse o *site* para mais informações.

○ Prática Clínica

● DOSAGEM (ADMINISTRAÇÃO ORAL)

TRANSTORNO DEPRESSIVO MAIOR: Em doses orais, entre 30 e 60 mg/dia (3-6 vezes maior do que a usada no tratamento da doença de Parkinson). Em doses transdérmicas, entre 6 e 12mg a cada 24 h.

DOENÇA DE PARKINSON: 2,5 a 10 mg/dia.

● TITULAÇÃO

DEPRESSÃO (TRANSDÉRMICA): A dose inicial é de 6 mg/24 horas, podendo ser aumentada para 9 mg/24 horas após 2 semanas e, a depender da eficácia clínica, incrementada até a dose diária máxima de 12 mg.

DOENÇA DE PARKINSON (ORODISPERSÍVEL): O tratamento deve ser iniciado com 1,25 mg, 1x/dia, durante pelo menos 6 semanas. Após esse período, caso não seja observada resposta clínica satisfatória, a dose pode ser aumentada para 2,5 mg, 1x/dia. Após 2 a 3 dias de tratamento com selegilina, pode-se tentar reduzir a dose de levodopa/carbidopa. Os estudos demonstram dados de reduções de 10 a 30%, mas reduções adicionais de levodopa/carbidopa são possíveis durante a terapia continuada com selegilina.[3]

DOENÇA DE PARKINSON (COMPRIMIDO): O tratamento é feito com dose de 5 mg em 2 tomadas (no café da manhã e no almoço).

● EFEITOS ADVERSOS:
Mais comuns: Cardiovasculares (hipotensão postural), dermatológicos

(*rash*), gastrointestinais (boca seca, estomatite, irritação da mucosa oral, náusea, úlcera de boca), geniturinários (distúrbio miccional), locais (reação no local do adesivo), metabólicos (anorexia), neurológicos (síncope, tontura), psiquiátricos (insônia), outros (fadiga). Comuns: Cardiovasculares (arritmia, bradicardia, dor torácica, edema, hiper/hipotensão, palpitação), dermatológicos (aumento de sudorese, distúrbio de pele, equimose), gastrointestinais (constipação, diarreia, disfagia, dispepsia, distúrbio dentário, dor abdominal, eructação, flatulência, irritação gástrica, vômito), geniturinários (retenção urinária), hepáticos (aumento de TGO e TGP), metabólicos (hipocalemia, perda de peso), musculoesqueléticos (artralgia, cãibra nas pernas, dor lombar, nas costas e nas pernas, lesão musculoesquelética), neurológicos (acinesia, alteração de equilíbrio, ataxia, bradicinesia, cefaleia, discinesia, letargia, síncope, sonolência, tremor), oculares (acomodação anormal), psiquiátricos (alucinação, ansiedade, confusão, depressão, distúrbio do sono, euforia, ilusão, sonhos vívidos), respiratórios (congestão nasal, dispneia, dor de garganta, faringite, rinite, sinusite, soluço), outros (dor, queda, vertigem). Incomuns: Cardiovasculares (*angina pectoris*, edema de tornozelo, hipotensão ortostática, taquicardia supraventricular), dermatológicos (alopecia, erupção cutânea), hematológicos (leucocitopenia, trombocitopenia), hepáticos (aumento transitório de enzimas hepáticas), metabólicos (perda de apetite), musculoesqueléticos (miopatia), oculares (visão borrada), psiquiátricos (agitação, alteração de humor, irritabilidade transitória leve, psicose, reação maníaca, sonhos anormais). Pós-comercialização: Cardiovasculares (infarto do miocárdio, rubor), geniturinários (aumento de libido), metabólicos (hiper/hipoglicemia), musculoesqueléticos (fraqueza muscular), neurológicos (alteração de marcha e de paladar, coma, contração involuntária de músculo, convulsão, distúrbio cerebrovascular, hipertonia, SNM, síndrome serotoninérgica), oculares (visão anormal), psiquiátricos (agressividade, bruxismo, comportamento psicótico-*like*, *delirium*, distúrbio do controle com impulsos e compulsões, nervosismo, paroníria, pensamento anormal, reação paranoide), outros (astenia, febre, morte).

● GRAVIDEZ: Não é recomendado o uso de selegilina durante a gestação, especialmente no primeiro trimestre, uma vez que não foram realizados ensaios clínicos controlados acerca da segurança dessa substância nesse período, mas, caso seja necessário, devem-se ponderar os riscos para a mãe e a criança. Categoria C da FDA (classificação até 2015).

● AMAMENTAÇÃO: Não há estudos sobre a excreção da selegilina no leite materno. Assim, é necessário ponderar os riscos e benefícios do tratamento com esse fármaco para a mãe e o lactente.

● CRIANÇAS E ADOLESCENTES: A selegilina deve ser prescrita com extrema cautela, uma vez que as informações acerca do seu uso em crianças e adolescentes (até 16 anos) não estão plenamente estabelecidas. É necessário atenção a mudanças de comportamento bruscas, que podem envolver ideação suicida, devendo-se sempre contar com a atenção dos pais nesse acompanhamento.

● IDOSOS: O tratamento com selegilina em pacientes acima de 65 anos requer acompanhamento criterioso (houve maior risco de hipotensão ortostática), utilizando-se as doses de 20 mg/dia para administração oral ou 6 mg/dia para administração transdérmica. Os incrementos de dosagem devem ser realizados com cautela, devendo-se observar os pacientes quanto a alterações posturais na pressão arterial durante o tratamento.

● INSUFICIÊNCIA RENAL: Não há informações sobre a farmacocinética da selegilina e seus metabólitos nessa população.

● INSUFICIÊNCIA HEPÁTICA: Não há informações sobre a farmacocinética da selegilina e seus metabólitos nessa população.

● COMO MANEJAR EFEITOS ADVERSOS: A maioria dos efeitos adversos da selegilina são observados com a administração oral, em geral apresentando-se de forma tempo-dependente, sendo mais intensos no início do tratamento ou durante incrementos de dosagem, desaparecendo com o tempo. Caso os efeitos sejam intoleráveis, a troca por outro agente antidepressivo/antiparkinsoniano pode ser necessária.

⚪ Toxicidade

ORAL EM HUMANOS: Não há informações específicas disponíveis sobre superdosagens clinicamente significativas com a ingestão de selegili-

BIPP TIPS

- Alguns estudos demonstram que a selegilina transdérmica pode ter baixo risco de ganho de peso e disfunção sexual, podendo ser útil para disfunção cognitiva em TDAH e outros transtornos cognitivos pelo fato de modular vias de neurotransmissão dopaminérgicas.[4,5]

- Para obtenção dos efeitos antidepressivos da selegilina, são necessárias doses maiores em relação às usadas para a doença de Parkinson. Porém, ao se utilizar doses altas, corre-se o risco de perder as características de seletividade e segurança desse fármaco, incrementando os potenciais efeitos adversos.

- Embora apresente um perfil mais seguro em relação à inibição da MAO, alguns estudos demonstram que, de forma semelhante a outros IMAOs, o tratamento com selegilina como antidepressivo em altas doses requer atenção dietética quanto à ingesta de tiramina, já que neste contexto ela perde sua característica de seletividade, especialmente em doses acima de 10 mg, em que ela perde sua seletividade para MAO-B.

- A administração de selegilina transdérmica ignora o metabolismo hepático de primeira passagem, evitando assim a inibição significativa da atividade gastrointestinal e hepática da MAO-A (ou seja, risco reduzido de eventos provocados pela tiramina), mas consegue garantir doses efetivas de selegilina no SNC.

na. No entanto, durante o desenvolvimento da formulação oral de 5 mg, alguns indivíduos expostos a doses de 600 mg de selegilina sofreram hipotensão grave e agitação psicomotora.

TOXICIDADE AGUDA: Considerando que a inibição seletiva da MAO-B pela selegilina é atingida apenas nas doses da faixa recomendada para o tratamento da doença de Parkinson (entre 2,5-5 mg/dia), é provável que durante episódios de superdosagem haja inibição significativa de MAO-A e MAO-B. Assim, os sinais e sintomas de superdosagem podem se assemelhar aos observados com outros IMAOs não seletivos comercializados. Portanto, casos de superdosagem com selegilina requerem restrição dietética de tiramina por várias semanas visando evitar uma reação hipertensiva. Os sinais e sintomas dessa superdosagem podem incluir, isoladamente ou em combinação, sonolência, tontura, desmaio, irritabilidade, hiperatividade, agitação, dor de cabeça intensa, alucinações, trismo, opistótono, convulsões, coma, pulso rápido e irregular, hipertensão, hipotensão, colapso vascular, dor precordial, depressão e insuficiência respiratória, hiperpirexia, sudorese e pele fria e pegajosa. Uma vez que os dados acerca da superdosagem com selegilina são raros, as sugestões a seguir são estabelecidas com base nos protocolos empregados para casos de superdosagens com inibidores não seletivos da MAO. Assim, o tratamento consiste em empregar medidas gerais de suporte e sintomáticas, assegurando ventilação adequada das vias aéreas e monitoramento do ritmo cardíaco e dos sinais vitais. A indução de vômito, a lavagem gástrica e/ou a administração de carvão ativado podem ser úteis nos casos de intoxicação precoce, desde que as vias aéreas sejam protegidas contra aspiração. Não são conhecidos antídotos específicos para a selegilina. Sinais e sintomas do SNC, incluindo convulsões, devem ser tratados com BZDs, como diazepam, administrado lentamente por via IV. Derivados fenotiazínicos e estimulantes do SNC devem ser evitados. Hipotensão e colapso vascular devem ser tratados com administração IV de fluidos e, se necessário, titulação da pressão arterial com uma infusão IV de um agente vasopressor. É importante lembrar que os agentes adrenérgicos podem produzir uma resposta vasopressora marcadamente aumentada. Os casos de superdosagem devem ser analisados considerando-se a possibilidade do envolvimento de outras substâncias.

Referências

1. Takahata K, Shimazu S, Katsuki H, Yoneda F, Akaike A. Effects of selegiline on antioxidant systems in the nigrostriatum in rat. J Neural Transm. 2006;113(2):151-8.

2. Ebadi M, Brown-Borg H, Ren J, Sharma S, Shavali S, El ReFaey H, et al. Therapeutic efficacy of selegiline in neurodegenerative disorders and neurological diseases. Curr Drug Targets. 2006;7(11):1513-29.

3. Myllylä VV, Sotaniemi KA, Hakulinen P, Mäki-Ikola O, Heinonen EH. Selegiline as the primary treatment of

Parkinson's disease: a long-term double-blind study. Acta Neurol Scand. 1997;95(4):211-8.

4. Citrome L, Goldberg JF, Portland KB. Placing transdermal selegiline for major depressive disorder into clinical context: number needed to treat, number needed to harm, and likelihood to be helped or harmed. J Affect Disord. 2013;151(2):409-17.

5. Rubinstein S, Malone MA, Roberts W, Logan WJ. Placebo-controlled study examining effects of selegiline in children with attention-deficit/hyperactivity disorder. J Child Adolesc Psychopharmacol. 2006;16(4):404-15.

Leituras Recomendadas

Anttila M, Sotaniemi EA, Pelkonen O, Rautio A. Marked effect of liver and kidney function on the pharmacokinetics of selegiline. Clin Pharmacol Ther. 2005;77(1):54-62.

Drugs.com. Selegiline side effects [Internet]. 2024 [capturado em 5 dez. 20204]. Disponível em: https://www.drugs.com/sfx/selegiline-side-effects.html#professional.

Eldepryl® (Selegiline Hydrochloride) [Internet]. Tampa: Somerset Pharmaceuticals; 2008 [capturado em 5 dez. 2024]. Disponível em: https://www.accessdata.fda.gov/drugsatfda_docs/label/2008/020647s006s007lbl.pdf.

Feiger AD, Rickels K, Rynn MA, Zimbroff DL, Robinson DS. Selegiline transdermal system for the treatment of major depressive disorder: na 8-week, double-blind, placebo-controlled, flexible-dose titration trial. The Journal of clinical psychiatry. 2006;67(9):1354-61.

Fowler JS, Logan J, Volkow ND, Shumay E, Mc-Call-Perez F, Jayne M, et al. Evidence that formulations of the selective MAO-B inhibitor, selegiline, which bypass first-pass metabolism, also inhibit MAO-A in the human brain. Neuropsychopharmacology. 2015;40(3):650-7.

Mahmood I. Clinical pharmacokinetics and pharmacodynamics of selegiline. Clin Pharmacokinet. 1997;33(2):91-102.

Shin HS. Metabolism of selegiline in humans. Identification, excretion, and stereochemistry of urine metabolites. Drug Metab Dispos. 1997;25(6);657-62.

Zelapar® (selegiline hydrochloride) [Internet]. Wiltshire: Cardinal Health; 2008 [capturado em 5 dez. 2024]. Disponível em: https://www.accessdata.fda.gov/drugsatfda_docs/label/2008/021479s003s004lbl.pdf.

Sertindol

O sertindol é um antipsicótico, derivado do fenilindol, utilizado no tratamento da esquizofrenia. Parece ser uma opção terapêutica interessante para o manejo dos sintomas negativos e também para o tratamento da esquizofrenia resistente a outros fármacos. Costuma ser bem tolerado e está associado a uma baixa taxa de sintomas extrapiramidais. O sertindol foi comercializado pela primeira vez em 1996 em diversos países da Europa antes de ser retirado do mercado devido a vários efeitos adversos cardíacos; no entanto, após o surgimento de novos dados científicos, foi reintroduzido em alguns países europeus em 2020. Sua absorção atinge picos plasmáticos em 10 horas e sua eliminação ocorre majoritariamente pelas fezes.

Nomes no Brasil:
Não disponível no Brasil (Europa: Serdolect).

SUS:
Não disponível na Rename.

● **INDICAÇÕES DE BULA – ANVISA E FDA:** Não possui aprovação da Anvisa e da FDA até o momento.

● **INDICAÇÕES OFF-LABEL:** O sertindol pode ser utilizado no tratamento de crises de mania associadas ao transtorno bipolar, manutenção ou depressão bipolar, depressão resistente a tratamentos e outros transtornos psicóticos.

● **CONTRAINDICAÇÕES:** O sertindol é contraindicado em caso de alergia a qualquer componente de sua fórmula farmacêutica e se houver baixo teor de potássio ou magnésio no sangue. Também é contraindicado em pacientes com insuficiência hepática grave, portadores de doença cardíaca e/ou relacionada a circulação sanguínea e irregularidades cardíacas, como ICC, hipertrofia cardíaca, arritmia ou bradicardia, ou que estejam recebendo concomitantemente medicamentos que prolongam o intervalo QTc ou afetam a função hepática. Além disso, não se deve usar sertindol em pacientes com intolerância à galactose, deficiência de lactase de Lapp ou má absorção de glicose-galactose.

● **TESTES LABORATORIAIS SUGERIDOS OU NECESSÁRIOS:** Recomenda-se no início do tratamento a realização de um ECG da atividade do ventrículo cardíaco no intuito de verificar possível prolongamento do intervalo QT, além de medidas de potássio e magnésio séricos. Após 3 meses de tratamento ou quando for atingida a dose de 16 mg de sertindol, é necessário repetir os exames de ECG e as dosagens de potássio e magnésio séricos. Durante o tratamento de manutenção, os exames supracitados devem ser realizados a cada 3 meses. Além disso, um ECG deve ser realizado antes e depois de alterações de dose ou adição de outros medicamentos que podem afetar o nível sanguíneo de sertindol. Assim como para o tratamento com outros antipsicóticos, é sugerido acompanhar o peso e o IMC. Deve-se avaliar se o paciente tem histórico de obesidade na família e determinar peso, circunferência da cintura, pressão arterial, glicose plasmática e lipidograma em jejum. Após o início do tratamento, determinar o IMC mensalmente por 3 meses e depois a cada trimestre. Em pacientes com alto risco de complicações metabólicas e quando do início ou troca dos antipsicóticos, é recomendado o monitoramento dos triglicerídeos em jejum mensalmente. Para pacientes saudáveis, pressão arterial, glicose plasmática em jejum e lipídeos em jejum poderão ser mensurados em uma frequência de 3 meses e depois anualmente, porém para pacientes com diabetes ou que ganharam mais do que 5% do peso inicial as medidas devem ser mais frequentes. Deve-se considerar a troca por outro antipsicótico atípico para pacientes que adquirem sobrepeso ou tornam-se obesos, pré-diabéticos, diabéticos, hipertensos ou dislipidêmicos enquanto recebem o sertindol. É importante estar vigilante para cetoacidose diabética, mesmo que o paciente não seja diabético. Para pacientes com baixa contagem de leucócitos ou história de leucopenia/neutropenia induzida por substância, é recomendada a realização de hemograma no início do tratamento com sertindol, o qual deve ser imediatamente descontinuado em caso de diminuição leucocitária concomitante ao tratamento.

● **ROTA FARMACOLÓGICA:** Ver Figura 1.

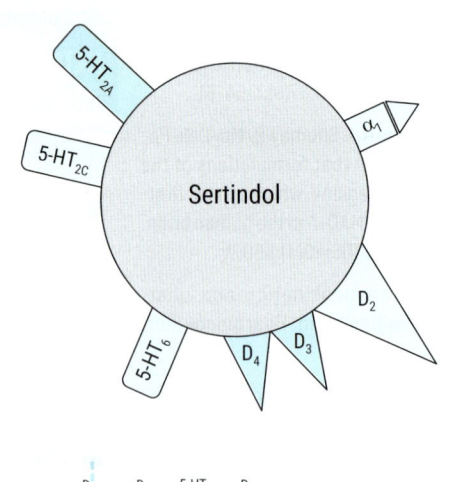

FIGURA 1 ▶
ROTA FARMACOLÓGICA DO SERTINDOL.

5-HT$_{2A}$	5-HT$_{2C}$	1	D$_2$	D$_3$	5-HT$_6$	D$_4$	5-H$_7$	5-HT$_{1D}$	D$_1$	5-HT$_{1B}$	H$_1$	5-HT$_{1E}$	2B	2C	2A	5-HT$_{1A}$
++++	+++	+++	+++	+++	+++	+++	++	++	+	+	+	+	+	+	+	+

◐ Farmacologia

ABSORÇÃO: O sertindol apresenta boa absorção oral, com biodisponibilidade de 75%, atingindo os picos plasmáticos em cerca de 10 horas. Os comprimidos podem ser tomados com ou sem alimentos.

VOLUME DE DISTRIBUIÇÃO: Não há dados disponíveis para o sertindol.

LIGAÇÃO PROTEICA: 99,5%.

METABOLISMO/FARMACOCINÉTICA: O metabolismo do sertindol é hepático, sendo metabolizado pelas isoenzimas CYP2D6 e CYP3A4.

ROTA DE ELIMINAÇÃO: A excreção do sertindol se dá principalmente pelas fezes, mas também ocorre por via renal (sendo 4% na forma de metabólitos e 1% na forma inalterada).

MEIA-VIDA: 3 dias.

DEPURAÇÃO: 14 L/h.

FARMACODINÂMICA: O sertindol tem afinidade pelos receptores D_2, $5-HT_{2A}$, $5-HT_{2C}$ e α_1-adrenérgicos. Estudos pré-clínicos sugerem que ele atua preferencialmente nos neurônios dopaminérgicos corticais e do sistema límbico.

MECANISMO DE AÇÃO: O sertindol tem um efeito importante sobre os sintomas positivos da esquizofrenia, o que possivelmente está associado à sua afinidade e ao bloqueio dos receptores D_2 e $5-HT_{2A}$ (antagonista). Além disso, a afinidade pelos receptores $5-HT_{2C}$ poderia explicar algumas ações desse fármaco sobre os sintomas negativos da esquizofrenia.

● Interações Medicamentosas

◐ O sertindol não deve ser administrado concomitantemente com medicamentos que podem afetar o ritmo cardíaco, como quinidina, amiodarona ou sotalol. Além disso, não é recomendado seu uso com tioridazina, eritromicina, terfenadina, astemizol, gatifloxacino, moxifloxacino, cisaprida, lítio, cetoconazol, itraconazol, eritromicina, claritromicina, indinavir, diltiazem, verapamil ou cimetidina.

◐ A administração concomitante de sertindol com medicamentos agonistas dopaminérgicos geralmente utilizados para tratar a doença de Parkinson não é recomendada.

◐ O tratamento com sertindol pode afetar ou ser afetado por certos medicamentos, como fluoxetina, paroxetina, rifampicina, carbamazepina, fenitoína ou fenobarbital, devido aos seus efeitos como inibidores das enzimas CYP2D6 ou CYP3A4.

AFINIDADE LIGANTE/KI:

LOCAL	KI (NM)
Ki ($5-HT_{1A}$)	280
Ki ($5-HT_{1B}$)	60
Ki ($5-HT_{1D}$)	96
Ki ($5-HT_{1E}$)	430
Ki ($5-HT_{1F}$)	360
Ki ($5-HT_{2A}$)	0,39
Ki ($5-HT_{2C}$)	0,9
Ki ($5-HT_6$)	5,4
Ki ($5-HT_7$)	28
Ki (α_{1A})	1,8
Ki (α_{2A})	640
Ki (α_{2B})	450
Ki (α_{2C})	450
Ki (β_1)	5.000
Ki (β_2)	5.000
Ki (M_1)	> 10.000
Ki (M_3)	2.692
Ki (D_2)	2,35
Ki (D_3)	2,30
Ki (D_4)	4,92
Ki (hERG)	3
Ki (H_1)	130
Ki (NK_1)	1.000

◐ Farmacogenética

Acesse https://www.pharmgkb.org/chemical/PA164784002 ou utilize o *QR code* ao lado.

ANOTAÇÕES CLÍNICAS

Nível de evidência 1A, 1B, 2A, 2B, 3: Não há dados para o sertindol no PharmGKB até a data de publicação deste livro.

Nível de evidência 4: Acesse o *site* para mais informações.

⭕ Prática Clínica

● **DOSAGEM:** A dose de manutenção recomendada é de 12 a 20 mg/dia.

● **TITULAÇÃO:** A dose inicial recomendada é de 4 mg, 1x/dia. Aumentos de 4 mg podem ser realizados com intervalos de 4 a 5 dias até a dose de manutenção ser atingida. A dose máxima para o tratamento com sertindol é de 24 mg, que pode ser usada em casos excepcionais. É importante destacar que doses iniciais acima de 4 mg/dia ou uma aceleração na titulação podem aumentar o risco de hipotensão ortostática. Se for observado intervalo QT acima de 500 ms durante o tratamento, o sertindol deve ser imediatamente descontinuado. Para a descontinuação do tratamento, a titulação decrescente é recomendada para evitar a recrudescência dos sintomas.

● **EFEITOS ADVERSOS:** Mais comuns: Cefaleia, falha de ejaculação, insônia, tontura. Comuns: Boca seca, disfunção erétil, distúrbios de ejaculação, ganho de peso, hipotensão ortostática, prolongamento do intervalo QT, sedação, urina com teste positivo para glóbulos vermelhos e/ou brancos. Incomuns: Amnésia, anemia, anemia hipocrômica, anorgasmia, ansiedade, ataxia, aumento do apetite, bronquite, ceratoconjuntivite, confusão, contração, convulsões, descoloração da pele, diabetes melito, distúrbio da língua, das unhas, de lacrimejamento, pupilar, retal e vascular periférico, doença semelhante à gripe, dor no osso e torácica subesternal, edema, edema facial, equimose, erupção pustulosa, estomatite, estomatite ulcerativa, estupor, fezes anormais, furunculose, galactorreia, gastrite, gengivite, glossite, hemorragia retal, herpes simples, hiperglicemia, hiperlipemia, hiperprolactinemia, hipertrofia da pele, hiperventilação, incoordenação, leucopenia, libido aumentada e diminuída, miastenia, miose, nistagmo, otite externa, palidez, perversão do gosto, pneumonia, psicose, psoríase, reflexos aumentados e diminuídos, retenção urinária, rigidez do pescoço, síncope, sinusite, tendência suicida, tentativa de suicídio, transtorno da personalidade, ulceração na boca, úlcera de pele, vertigem, visão anormal.

● **GRAVIDEZ:** Embora dados em humanos não estejam disponíveis, o tratamento com sertindol não demonstrou quaisquer efeitos teratogênicos em estudos pré-clínicos.[1] No entanto, é importante considerar que neonatos expostos a medicamentos antipsicóticos durante o terceiro trimestre de gravidez estão sob risco de sintomas extrapiramidais. Há relatos de agitação, hipertonia, tremor, sonolência, dificuldade respiratória e distúrbios de alimentação em neonatos expostos a antipsicóticos. Assim, não é indicado usar o sertindol durante a gestação, a não ser que os benefícios para a mãe superem os riscos para o feto e que outras alternativas mais seguras não estejam disponíveis. Categoria C da FDA (classificação até 2015).

● **AMAMENTAÇÃO:** Não é recomendado amamentar durante o uso de sertindol.

● **CRIANÇAS E ADOLESCENTES:** A segurança e a eficácia do sertindol em crianças não foram estabelecidas, motivo pelo qual seu uso não é recomendado nessa população.

● **IDOSOS:** Em pacientes idosos, sugere-se usar doses menores e realizar titulação mais lenta. O tratamento com sertindol só deve ser iniciado após investigação cardiovascular minuciosa. Além disso, esse medicamento não é indicado para o tratamento de psicose relacionada à demência devido ao aumento da taxa de mortalidade e eventos cerebrovasculares em pacientes idosos fazendo uso de antipsicóticos.

● **INSUFICIÊNCIA RENAL:** Não é necessário ajuste de dose na maioria dos casos. Não é afetado pela hemodiálise.

● **INSUFICIÊNCIA HEPÁTICA:** Para casos leves a moderados, podem ser utilizadas doses menores e titulação mais lenta; no entanto, para pacientes com função hepática gravemente reduzida, o uso de sertindol é contraindicado.

● **COMO MANEJAR EFEITOS ADVERSOS:** Efeitos colaterais podem surgir durante o uso de sertindol. Se for um sintoma tolerável, pode-se aguardar e avaliar a evolução do quadro. Se intolerável, é possível ajustar a dosagem, substituí-lo por outro fármaco ou usar sintomáticos. Em caso de aparecimento de sinais e sintomas extrapiramidais, não se deve tratar com agonista dopaminérgico, mas pode-se utilizar um anticolinérgico. Se houver ganho de peso, recomenda-se o encaminhamento para programas de manejo clínico para IMC, avaliação nutricional e exercícios físicos.

⭕ Toxicidade

ORAL EM HUMANOS: A dose máxima para o tratamento com sertindol é de 24 mg. Doses acima de 24 mg podem aumentar o risco de efeitos cardiovasculares. Há casos fatais registrados, porém existem relatos de ingestão de doses de até 840 mg sem sequelas.

TOXICIDADE AGUDA: Não há antídoto específico para o sertindol. Alguns sinais e sintomas de *overdose* por sertindol incluem fadiga aumentada, fala arrastada, pulso aumentado, pressão arterial baixa, prolongamento do intervalo QTc transitório e/ou *torsades de pointes*. O tratamento para intoxicação inclui procedimentos de terapia intensiva, com manutenção de vias aéreas desobstruídas, garantia de oxigenação e ventilação adequadas, além de monitoramento e suporte do sistema cardiovascular. Hipotensão e colapso circulatório podem ser tratados com condutas como aumento de volemia, por exemplo.

⭕ Referências

1. Hale AS. A review of the safety and tolerability of sertindole. Int Clin Psychopharmacol. 1998;13 Suppl 3:S65-70.

2. Juruena MF, Sena EP, Oliveira IR. Sertindole in the management of schizophrenia. J Cent Nerv Syst Dis. 2011;3:75-85.

3. Peuskens PJ, Tanghøj P, Mittoux A; Sertindole Cohort. The Sertindole Cohort prospective (SCoP) study: rationale, design and methodology. Pharmacoepidemiol Drug Saf. 2008;17(5):425-33.

4. Lewis R, Bagnall AM, Leitner M. Leitner, Sertindole for schizophrenia. Cochrane Database Syst Rev. 2005;2005(3):CD001715.

BIPP TIPS

- Nos EUA, o sertindol foi aprovado pela FDA em 1996, mas o pedido para comercialização foi retirado pelo laboratório em 1998 devido a preocupações com o aumento do risco de morte súbita por prolongamento do intervalo QTc em pacientes que usaram esse medicamento. Ainda que um estudo com 2.000 indivíduos usando sertindol tenha demonstrado que 27 pacientes morreram inesperadamente, incluindo 13 mortes súbitas,[2] outro trabalho denominado Sertindol Cohort Prospective (SCoP) mostrou que, embora esse medicamento aumente o intervalo QTc, isso não parece estar associado a taxas aumentadas de arritmias cardíacas, e que os pacientes em uso de sertindol apresentavam a mesma taxa de mortalidade geral que aqueles em tratamento com risperidona.[3]

- Na União Europeia, o sertindol foi aprovado e comercializado em 19 países a partir de 1996, mas em 1998 sua autorização de comercialização foi suspensa pela Agência Europeia de Medicamentos, e o medicamento acabou sendo retirado do mercado.[4] Em 2002, com base em novos dados, o sertindol foi reintroduzido para uso restrito em ensaios clínicos, com fortes restrições, como extensas contraindicações e advertências para pacientes com risco de arritmias cardíacas, uma redução recomendada na dose máxima de 24 mg para 20 mg em todos os casos, exceto em situações excepcionais, com extensa necessidade de monitoramento de ECG antes e durante o tratamento.[4] Em setembro de 2020, o uso do sertindol foi autorizado em vários países da União Europeia.

- Para os pacientes que usam sertindol, sugere-se contato com o médico em caso de vômitos, diarreia, distúrbios eletrolíticos ou desidratação. É recomendado que nesses casos o médico peça uma dosagem de potássio sérico. Nesse mesmo sentido, também se recomenda

> - cautela no uso de sertindol em pacientes com condições que predisponham à desidratação ou hipotensão.
> - Comparado a outros antipsicóticos, o sertindol é o fármaco que tem maior probabilidade de prolongamento do intervalo QTc.

Leituras Recomendadas

De Hert M, Mittoux A, He Y, Peuskens J. Metabolic parameters in the short- and long-term treatment of schizophrenia with sertindole or risperidone. Eur Arch Psychiatry Clin Neurosci. 2011;261(4):231-9.

Gentile S. Antipsychotic therapy during early and late pregnancy: a systematic review. Schizophr Bull. 2010;36(3):518-44.

Hale AS, Azorin JM, Lemming OM, Mæhlum E. Sertindole in the long-term treatment of schizophrenia. Int Clin Psychopharmacol. 2012;27(4):231-7.

Karamatskos E, Lambert M, Mulert C, Naber D. Drug safety and efficacy evaluation of sertindole for schizophrenia. Expert Opin Drug Saf. 2012;11(6):1047-62.

Kwon JS, Mittoux A, Hwang JY, Ong A, Cai ZJ, Su TP. The efficacy and safety of 12 weeks of treatment with sertindole or olanzapine in patients with chronic schizophrenia who did not respond successfully to their previous treatments: a randomized, double-blind, parallel-group, flexible-dose study. Int Clin Psychopharmacol. 2012;27(6):326-35.

Lindström E, Farde L, Eberhard J, Haverkamp W. QTc interval prolongation and antipsychotic drug treatments: focus on sertindole. Int J Neuropsychopharmacol. 2005;8(4):615-29.

Nielsen J, Emborg C, Gydesen S, Dybbro J, Aagaard J, Haderup K, et al. Augmenting clozapine with sertindole: a double-blind, randomized, placebo-controlled study. J Clin Psychopharmacol. 2012;32(2):173-8.

Nielsen J, Matz J, Mittoux A, Polcwiartek C, Struijk JJ, Toft E, et al. Cardiac effects of sertindole and quetiapine: analysis of ECGs from a randomized double-blind study in patients with schizophrenia. Eur Neuropsychopharmacol. 2015;25(3):303-11.

Serdolect (sertindole) [Internet]. Valby: Lundbeck A/S; 2015 [capturado em 5 dez. 2024]. Disponível em: http://www.hpra.ie/img/uploaded/swedocuments/License-SPC_PA0805-001-003_22102015115113.pdf.

Spina E, Zoccali R. Sertindole: pharmacological and clinical profile and role in the treatment of schizophrenia. Expert Opin Drug Metab Toxicol. 2008;4(5):629-38.

Sertralina

A sertralina é um medicamento da classe dos ISRSs, quimicamente derivado da naftalenamina. Apresenta perfil de eficácia semelhante ao de outros medicamentos dessa classe, porém com diferenças entre o perfil de efeitos adversos. Conforme dados da literatura e da experiência clínica, é mais bem tolerada em comparação com os tricíclicos mais antigos e apresenta melhor eficácia em relação à fluoxetina em alguns casos clínicos. Em razão de seu perfil farmacológico seguro e eficaz, destaca-se como uma importante ferramenta terapêutica em uma série de condições, inclusive para tratamento em pacientes pediátricos. Seu uso clínico foi aprovado pela FDA em 1991 e atualmente consta na lista de Medicamentos Essenciais da OMS. Em 2019, ocupou a décima segunda posição de medicamento mais prescrito nos EUA. Sua absorção atinge picos plasmáticos em 4,5 a 8,4 horas e sua eliminação ocorre majoritariamente por via renal.

Nomes no Brasil:
Assert, Serenata, Tolrest, Zoloft.

SUS:
Não disponível na Rename, mas pode estar disponível em alguns municípios (Remume).

● **INDICAÇÕES DE BULA – ANVISA:** Tratamento dos sintomas de depressão, incluindo depressão acompanhada por sintomas de ansiedade, em pacientes com ou sem história de mania. Após resposta satisfatória, a continuidade do tratamento com sertralina é eficaz tanto na prevenção de recaída dos sintomas do episódio inicial de depressão, como na recorrência de outros episódios depressivos. A sertralina também é indicada para o tratamento de TOC (incluindo tratamento de crianças com 6 anos ou mais), transtorno de pânico acompanhado ou não de agorafobia, TEPT, fobia social (TAS), sintomas da síndrome de tensão pré-menstrual e/ou transtorno disfórico pré-menstrual.

● **INDICAÇÕES DE BULA – FDA:** Tratamento de TDM, TOC, transtorno de pânico, TEPT, TAS e transtorno disfórico pré-menstrual.

● **INDICAÇÕES *OFF-LABEL*:** A sertralina pode ser utilizada para o manejo de pacientes com neuropatia diabética, fibromialgia, enxaqueca, demência, transtornos alimentares, obesidade, ondas de calor, TAG, transtornos da personalidade, síndrome de Tourette, ejaculação precoce, TEA e depressão pós-parto, bem como para o tratamento do transtorno por uso de álcool.

● **CONTRAINDICAÇÕES:** A sertralina é contraindicada em pacientes com hipersensibilidade comprovada ao princípio ativo ou a qualquer um dos ingredientes inativos desse medicamento, no uso concomitante de pimozida ou dissulfiram e concomitantemente a um IMAO, uma vez que pode gerar crises hiperpiréticas, convulsões graves e outros eventos potencialmente fatais. Recomenda-se descontinuar o IMAO pelo menos 2 semanas antes do início do tratamento com sertralina.

● **TESTES LABORATORIAIS SUGERIDOS OU NECESSÁRIOS:** Não existem recomendações laboratoriais específicas para pacientes saudáveis que estejam sendo tratados com sertralina.

● **ROTA FARMACOLÓGICA:** Ver Figura 1.

O Farmacologia

ABSORÇÃO: A sertralina é bem absorvida após administração oral, atingindo picos de concentração plasmática em cerca de 4,5 a 8,4 horas, com biodisponibilidade de aproximadamente 44%. Quando administrada junto a alimentos, as concentrações plasmáticas da sertralina aumentam em cerca de 25% e o pico de concentração plasmática diminui para 2,5 horas.

VOLUME DE DISTRIBUIÇÃO: Aproximadamente 20 L/kg.

LIGAÇÃO PROTEICA: Cerca de 98%.

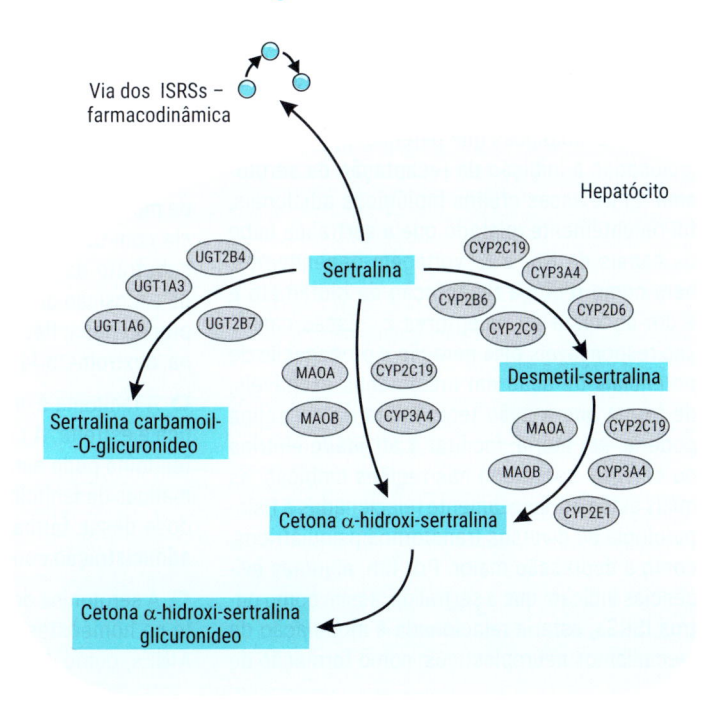

FIGURA 1 ▶

ROTA FARMACOLÓGICA DA SERTRALINA.

Fonte: Elaborada com base em Huddart e colaboradores.[1]

METABOLISMO/FARMACOCINÉTICA: A sertralina é metabolizada pelas isoenzimas CYP3A4, CYP2B6 e, em menor extensão, CYP2C19 e CYP2D6. Ela sofre N-desmetilação, formando desmetil-sertralina (DMS), também conhecida como norsertralina, que é um metabólito ativo com menor potência em relação à sertralina. Além da N-desmetilação, o metabolismo da sertralina envolve N-hidroxilação, desaminação oxidativa e, por fim, glicuronidação.

ROTA DE ELIMINAÇÃO: Os metabólitos da sertralina são majoritariamente eliminados pela via renal (40-45%), sendo uma parcela insignificante excretada sob a forma inalterada. Cerca de 12 a 14% de uma dose de sertralina são excretados sob a forma inalterada nas fezes.

MEIA-VIDA: 26 a 32 horas.

DEPURAÇÃO: Cerca de 1,09 ± 0,38 a 1,35 ± 0,67 L/h/kg.

FARMACODINÂMICA: A sertralina é um inibidor da proteína SERT.

MECANISMO DE AÇÃO: Os efeitos terapêuticos da sertralina são atribuídos à sua ação inibidora de maneira seletiva e potente da proteína SERT, facilitando assim a neurotransmissão serotoninérgica por meio da recaptação da serotonina pré-sináptica, sendo este mecanismo demonstrado em estudos in vitro e in vivo.[2] Além de seu mecanismo de ação clássico, evidências extensas sugerem que a sertralina possui outras atividades biológicas que parecem não estar relacionadas à inibição da recaptação da serotonina. Entre esses efeitos biológicos adicionais, foi recentemente relatado que a sertralina inibe os canais de Na^+ e K^+ voltagem-dependentes, bem como reduz a recaptação de glutamato e é um agonista de receptores ς_1. Esses canais são responsáveis pela geração e propagação de potenciais de ação em membranas excitáveis, de forma que a ação terapêutica da sertralina poderia, em teoria, facilitar a atividade elétrica do cérebro, sobretudo nas regiões límbicas, as quais estão intrinsecamente relacionadas à fisiopatologia de diversos transtornos psiquiátricos, como a depressão maior. Por fim, algumas evidências indicam que a sertralina, assim como outros ISRSs, estaria relacionada à modulação de mecanismos neuroplásticos, como formação de novas sinapses, reestruturação das conectividades celulares no cérebro e até mesmo formação de novos neurônios, de modo que essa atividade neuroplástica poderia contribuir a longo prazo para os seus efeitos terapêuticos.

● Interações Medicamentosas

○ O uso concomitante de sertralina com outros fármacos com atividade serotoninérgica, como outros ISRSs, inibidores seletivos da recaptação da noradrenalina, triptanos ou tramadol, pode causar síndrome serotoninérgica. Além disso, é contraindicado o tratamento conjunto com sertralina e IMAOs, inclusive dentro dos primeiros 14 dias da suspensão do IMAO ou da sertralina. Casos graves e fatais de síndrome serotoninérgica foram relatados em pacientes tratados com esses fármacos sem que fossem respeitados os intervalos entre uma terapia e outra.

○ Assim como com outros ISRSs, não é recomendado o uso de ervas medicinais, como *Hypericum perforatum*, junto à sertralina, uma vez que pode haver aumento dos efeitos adversos, como síndrome serotoninérgica.

○ Devido à inibição da CYP3A4, a sertralina pode, em teoria, elevar as concentrações plasmáticas de pimozida, gerando prolongamento do intervalo QTc e potenciais arritmias cardíacas, razão pela qual o uso concomitante dessas duas substâncias é contraindicado.

○ A sertralina é também um inibidor da CYP2D6, de modo que o uso concomitante dessa substância com outros medicamentos que atuam como substrato da CYP2D6 pode promover aumento da exposição desses outros fármacos, tais como propafenona, flecainida, atomoxetina, desipramina, dextrometorfano e metoprolol.

○ A fenitoína é um fármaco cuja janela terapêutica é estreita. A coadministração de sertralina e fenitoína pode aumentar as concentrações plasmáticas da fenitoína, o que exige uma redução da dose desse fármaco se houver necessidade de administração concomitante.

○ A serotonina desempenha um papel importante na homeostase plaquetária, motivo pelo qual AINEs, como AAS, e varfarina devem ser administrados com cautela, visto que podem elevar o risco de sangramento gastrointestinal. Além disso, a varfarina ainda apresenta uma alta taxa de ligação às proteínas plasmáticas. Assim, é necessário monitoramento durante uso concomitante a essa substância, uma vez que pode promover alteração na coagulação. Os pacientes devem ser cuidadosamente monitorados quanto à coagulação, sobretudo durante o início ou na interrupção do tratamento.

AFINIDADE LIGANTE/KI:

LOCAL	KI (NM)
Ki (SERT)	0,15-3,3
Ki (NET)	420-925
Ki (DAT)	22-315
Ki ($5-HT_{1A}$)	> 35.000
Ki ($5-HT_{2A}$)	2.207
Ki ($5-HT_{2C}$)	2.298
Ki ($α_{1A}$)	1.900
Ki ($α_{1B}$)	3.500
Ki ($α_{1D}$)	2.500
Ki ($α_2$)	477-4.100
Ki (D_2)	10,7
Ki (H_1)	24
Ki (mACh)	427-2.100
Ki ($σ_1$)	32-57
Ki ($σ_2$)	5.297

◯ Farmacogenética

Acesse https://www.pharmgkb.org/chemical/PA451333 ou utilize o *QR code* ao lado.

ANOTAÇÕES CLÍNICAS

Nível de evidência 1A: Ver Tabela 1.

Nível de evidência 1B, 2A, 2B: Não há dados para a sertralina no PharmGKB até a data de publicação deste livro.

Nível de evidência 3: Variantes diversas dos genes *ABCB1*, *ACE*, *CYPD6*, *GNB3*, *P3H3*, *HTR1A*, *HTR2A*, *REEP5*, *SLC6A4* e *SRP19*.

Nível de evidência 4: Acesse o *site* para mais informações.

◯ Prática Clínica

● DOSAGEM

TRANSTORNO DEPRESSIVO MAIOR: 50 a 200 mg/dia.

TOC, TRANSTORNO DE PÂNICO, TEPT E TRANSTORNO DE ANSIEDADE SOCIAL: 25 a 200 mg/dia.

TRANSTORNO DISFÓRICO PRÉ-MENSTRUAL: 50 a 150 mg/dia durante a fase lútea.

● TITULAÇÃO

TRANSTORNOS DEPRESSIVO MAIOR E OBSESSIVO COMPULSIVO: Iniciar com dose de 50 mg/dia (para pacientes entre 6-12 anos, iniciar com 25 mg/dia). Em geral, é necessário aguardar cerca de 3 a 4 semanas para avaliar os efeitos do tratamento antes de aumentar a dose. Depois disso, a dose pode ser incrementada semanalmente em 25 e 50 mg (crianças entre 6-12 anos e adultos, respectivamente) até que se atinja a eficácia clínica desejada. Não é recomendado ultrapassar os 200 mg/dia.

TRANSTORNOS DE PÂNICO, DE ESTRESSE PÓS-TRAUMÁTICO E DE ANSIEDADE SOCIAL: Iniciar com dose de 25 mg/dia, podendo ser incrementa-

TABELA 1 ▸ NÍVEL DE EVIDÊNCIA 1A PARA A SERTRALINA

VARIANTE	GENE	MOLÉCULA	TIPO	FENÓTIPO
CYP2C19*1	CYP2C19	Sertralina	Metabolismo Farmacocinética	Transtornos mentais
CYP2C19*2				
CYP2C19*3				
CYP2C19*17				

da em mais 25 mg/dia após 1 semana. Em geral, é necessário aguardar cerca de 3 a 4 semanas para avaliar os efeitos do tratamento antes de aumentar novamente a dose. Não é recomendado ultrapassar os 200 mg/dia.

TRANSTORNO DISFÓRICO PRÉ-MENSTRUAL:
Iniciar com dose de 50 mg/dia. Caso o uso seja contínuo, a dose pode ser incrementada até 150 mg/dia até que se atinja a eficácia clínica desejada. Para uso intermitente, é recomendado que seja administrada preferencialmente durante a fase lútea do ciclo menstrual, sem ultrapassar os 100 mg/dia.

● **DESCONTINUAÇÃO:** É recomendada redução gradual da dosagem visando mitigar os efeitos adversos da retirada. Reduções de 50% da dosagem a cada 3 a 4 dias costumam ser bem toleradas. Caso ocorram sintomas de retirada intoleráveis durante a descontinuação, é recomendado aumentar a dose para interromper os sintomas, reiniciando em seguida a retirada de forma mais gradual, conforme tolerabilidade do paciente.

● **EFEITOS ADVERSOS:** Mais comuns: Gastrointestinais (boca seca, diarreia, náusea), geniturinários (falha de ejaculação), neurológicos (cefaleia, sonolência, tontura), psiquiátricos (insônia), outros (fadiga). Comuns: Cardiovasculares (dor no peito, palpitação, rubor), dermatológicos (acne, aumento de sudorese, hiperidrose, rash, urticária), gastrointestinais (constipação, dispepsia, dor abdominal, flatulência, vômito), geniturinários (disfunção sexual, distúrbio de ejaculação, hemorragia vaginal, incontinência urinária, irregularidade menstrual, retardo ejaculatório), metabólicos (anorexia, aumento/diminuição de apetite e de peso), musculoesqueléticos (artralgia, mialgia), neurológicos (alteração de atenção e concentração, convulsão, disgeusia, enxaqueca, hipercinesia, hipertonia, hipoestesia, parestesia, tremor), oculares (distúrbio ocular, visão anormal), psiquiátricos (agitação, agressividade, ansiedade, bruxismo, depressão, despersonalização, diminuição de libido, ideação suicida, labilidade emocional, mania, nervosismo, paroníria, pesadelo, tentativa de suicídio), respiratórios (bocejo, faringite), outros (febre, mal-estar, zumbido). Incomuns: Cardiovasculares (edema periférico, hipertensão, prolongamento de intervalo QTc, rubor, taquicardia), dermatológicos (alopecia, dermatite, distúrbio de pele, edema de face, odor anormal, pele seca, prurido, púrpura, rash pustular, sudorese fria), endocrinológicos (hipotireoidismo), gastrointestinais (disfagia, distúrbio da língua, eructação, esofagite, hemorroida, hipersecreção salivar), geniturinários (albuminúria, cistite, distúrbio menstrual e miccional, dor no peito, incontinência urinária, noctúria, polaciúria, poliúria), hematológicos (anemia), hepáticos (alteração de função hepática, aumento de TGO e TGP), hipersensibilidade (reações de hipersensibilidade), imunológicos (herpes simples), metabólicos (sede), musculoesqueléticos (dor nas costas, espasmo muscular, fraqueza muscular, osteoartrite), neurológicos (amnésia, contração muscular involuntária, coordenação anormal, distúrbio da fala, síncope, tontura postural), oculares (dor ocular, edema periorbital, midríase), psiquiátricos (alucinação, apatia, humor eufórico, pensamento anormal, sonho anormal), renais (cistite), respiratórios (broncospasmo, dispneia, epistaxe, IVAS, rinite), outros (arrepio, astenia, dor no ouvido, lesão, otite externa). Raros: Cardiovasculares (bradicardia, distúrbio cardíaco, infarto do miocárdio, isquemia periférica, vasodilatação), dermatológicos (erupção bolhosa, rash folicular, textura de cabelo anormal), gastrointestinais (distúrbio dentário, diverticulite, estomatite, gastrenterite, glossite, hematoquezia, melena, úlcera de língua e oral), geniturinários (alteração de sêmen, aumento de libido, balanopostite, corrimento, ejaculação precoce, galactorreia, hematúria, hesitação urinária, menorragia, oligúria, priapismo, vulvovaginite atrófica), hematológicos (linfadenopatia), hipersensibilidade (reação anafilática), metabólicos (diabetes melito, hipercolesterolemia, hipoglicemia), musculoesqueléticos (distúrbio ósseo), neurológicos (coma, coreoatetose, discinesia, distúrbio sensorial, hiperestesia), oculares (diplopia, distúrbio de campo visual e lacrimal, escotoma, fotofobia, glaucoma, hifema), psiquiátricos (comportamento suicida, dependência de substância, paranoia, sonambulismo, transtorno conversivo e psicótico), respiratórios (disfonia, estridor, hiperventilação, hipoventilação, laringospasmo, soluço), outros (diminuição de tolerância à substância, otite média). Pós-comercialização: Cardiovasculares (arritmia atrial, bloqueio atrioventricular, taquicardia, taquicardia ventricular, *torsades de pointes*, vasculite), dermatológicos (distúrbio esfoliativo de pele, fotossensibilidade, hematoma, necrólise epidérmica tóxica, reação de pele, reações adversas cutâneas graves, SSJ), endocrinológicos (hiperprolactinemia, SIADH), geniturinários (enurese), hematológicos (agranulocitose, anemia aplásica, aumento de tempo de coagulação, pancitopenia), hepáticos (aumento assintomático de transaminases, insuficiência hepática aguda e fatal), hipersensibilidade (angiedema, doença do soro, reação alérgica), musculoesqueléticos (fratura, rigidez, síndrome lúpus-*like*, trismo), neurológicos (crise oculogírica), oculares (catarata, cegueira, neurite óptica), oncológicos (neoplasia), psiquiátricos (distúrbio do sono, psicose, reação maníaca, síndrome de abstinência, sintomas depressivos, sonhos intensos), renais (IRA), respiratórios (hipertensão pulmonar), outros (alteração de exames laboratoriais).

● **GRAVIDEZ:** Alguns estudos clínicos acerca do tratamento com sertralina em gestantes indicam potencial para malformações devido à exposição a essa substância, embora sejam efeitos discretos.[3] Nesse sentido, o tratamento de gestantes com sertralina deve ser avaliado conforme possíveis riscos e benefícios. Embora tenham sido relatados riscos teratogênicos, a sertralina tem sido utilizada por um número significativo de gestantes sem a ocorrência de tais efeitos.

● **AMAMENTAÇÃO:** A sertralina é secretada no leite materno, embora os dados acerca das consequências clínicas da exposição do recém-nascido a essa substância sejam escassos. Assim, o aleitamento materno durante o tratamento com sertralina deve ser avaliado conforme possíveis riscos e benefícios para a mãe e o lactente.

● **CRIANÇAS E ADOLESCENTES:** A sertralina é aprovada para uso clínico em crianças acima de 6 anos diagnosticadas com TOC, devendo-se iniciar com a dose de 25 mg/dia para crianças entre 6 e 12 anos e 50 mg/dia para adolescentes com 13 anos ou mais. Pode haver alterações comportamentais notáveis, como agitação, insônia, precipitação de comportamento e ideação suicida, além de perda de peso (média de 1 kg). Assim, devem ser ponderados os potenciais riscos e benefícios dessa terapêutica em pacientes pediátricos. É importante informar aos pais ou responsáveis sobre os riscos para que possam auxiliar no monitoramento das crianças ou dos adolescentes.

● **IDOSOS:** A sertralina deve ser administrada com cautela, de preferência em doses reduzidas em comparação a pacientes mais jovens, visto que alguns pacientes idosos podem ser mais suscetíveis aos efeitos adversos desse fármaco (artralgia e zumbido). Apesar disso, os estudos indicam que o tratamento com ISRSs em idosos é eficaz, especialmente no manejo do risco de suicídio.

● **INSUFICIÊNCIA RENAL:** Utilizar a sertralina com cautela e monitoramento. Não é necessário nenhum ajuste de dose.

● **INSUFICIÊNCIA HEPÁTICA:** Utilizar a sertralina com cautela, podendo ser indicado reduzir a dose ou aumentar o intervalo entre as doses.

● **COMO MANEJAR EFEITOS ADVERSOS:** É necessário salientar que muitos dos efeitos adversos da sertralina são dose e tempo-dependentes, isto é, aumentam à medida que a dose aumenta ou ressurgem até que se desenvolva tolerância, ou começam imediatamente após a dosagem inicial e a cada alteração de dose, desaparecendo com o tempo. Em alguns casos, como insônia, a ingestão matinal da sertralina pode ajudar na redução dos efeitos adversos. Em outros casos, pode ser necessário diminuir a sertralina até uma dosagem efetiva e que apresente menor frequência ou intensidade de efeitos adversos. Também pode ser necessário substituí-la por outro medicamento da mesma classe. O acréscimo de outras substâncias é uma possibilidade em algumas condições, embora não seja a indicação ideal para tratar os efeitos adversos. Assim, hipnóticos podem ser utilizados para insônia; bupropiona, sildenafila, vardenafila ou tadalafila podem ser usados nos casos de disfunção sexual; mirtazapina para insônia, agitação e efeitos gastrointestinais; e BZDs para manejar nervosismo e ansiedade, principalmente no início do tratamento e para pacientes com comorbidade de ansiedade. A agitação pode representar a indução de um estado bipolar, algumas vezes associada a ideação suicida, o que requer monitoramento médico cuidadoso e adição de lítio, um estabilizador do humor ou um antipsicótico atípico, em alguns casos.

BIPP TIPS

- A probabilidade, a frequência e/ou a intensidade dos efeitos adversos da sertralina podem variar conforme a faixa etária e o transtorno apresentado pelo paciente.

- Transtornos do humor podem estar associados a transtornos alimentares, principalmente em adolescentes. Algumas evidências indicam que a sertralina apresenta boa eficácia nesses casos.

- Algumas linhas de evidência sugerem que o tratamento com sertralina de forma intermitente durante apenas a fase lútea pode apresentar maior eficácia em relação ao tratamento contínuo em pacientes com transtorno disfórico pré-menstrual, embora o mecanismo de ação desse efeito clínico não tenha sido esclarecido.[4]

- Os ISRSs podem apresentar menor eficácia clínica em mulheres acima de 50 anos, especialmente aquelas que não são tratadas com estrogênio, sendo que a depressão de algumas mulheres na pós-menopausa tende a apresentar melhor resposta clínica naquelas que estão recebendo tratamento com estrogênios em relação àquelas cujo tratamento é realizado com ISRS isoladamente.

- A disfunção sexual em pacientes deprimidos, sobretudo do sexo masculino, pode ser manejada com prescrição de sildenafila, vardenafila ou tadalafila. A troca por um agente antidepressivo de outra classe farmacológica, como bupropiona ou mirtazapina, pode ser uma abordagem recomendada.

- A sertralina pode ser uma escolha de primeira linha para casos de depressão atípica, como hipersonia, hiperfagia, baixa energia e reatividade do humor.

- A literatura documentou com bastante profundidade a segurança da sertralina em termos de efeitos cardiovasculares, sendo, portanto, segura para uso em pacientes deprimidos com histórico recente de angina ou infarto do miocárdio.[5,6]

- A literatura demonstra que a falta de resposta a ISRSs, como a sertralina, em idosos requer consideração de déficit cognitivo leve ou doença de Alzheimer.[7]

Toxicidade

ORAL EM HUMANOS: A dose letal de superdosagem com sertralina pode variar conforme uma série de fatores. A menor dose letal de sertralina relatada foi de 750 mg, ao passo que há relatos de pacientes que se recuperaram de uma superdosagem com 4 g de sertralina. Em geral, não é recomendado ultrapassar a dose máxima diária de 200 mg.

TOXICIDADE AGUDA: Os sinais e sintomas mais comuns associados à superdosagem com sertralina são agitação, náusea, sonolência, taquicardia, tontura, tremor e vômitos. Podem ocorrer casos de bradicardia, bloqueio de ramo, coma, convulsões, delírio, alucinações, hipertensão, hipotensão, reação maníaca, pancreatite, prolongamento do intervalo QT, *torsades de pointes*, síndrome serotoninérgica, estupor e síncope. Superdosagens com desfechos letais de sertralina isoladamente são eventos raros, devendo-se considerar a presença de outras substâncias. A recomendação mais apropriada é fornecer ao paciente medidas de suporte e acompanhamento, bem como a descontinuação de quaisquer terapias serotoninérgicas e controle da agitação com BZDs. Não é recomendado tratamento da hipertermia com paracetamol, AAS ou outros AINEs, uma vez que os mecanismos de hipertermia não são mediados por mecanismos de ajuste hipotalâmico da temperatura. Os pacientes devem ser cuidadosamente monitorados até sua completa recuperação.

Referências

1. Huddart R, Hicks JK, Ramsey LB, Strawn JR, Smith DM, Babilonia MB, et al. PharmGKB summary: sertraline pathway, pharmacokinetics. Pharmacogenet Genomics. 2020;30(2):26-33.

2. Taler M, Miron O, Gil-Ad I, Weizman A. Neuroprotective and procognitive effects of sertraline: in vitro and in vivo studies. Neurosci Lett. 2013;550:93-7.

3. Bérard A, Zhao JP, Sheehy O. Sertraline use during pregnancy and the risk of major malformations. Am J Obstet Gynecol. 2015;212(6):795.e1-12.

4. Halbreich U, Bergeron R, Yonkers KA, Freeman E, Stout AL, Cohen L. Efficacy of intermittent, luteal phase sertraline treatment of premenstrual dysphoric disorder. Obstet Gynecol. 2002;100(6):1219-29.

5. Wilens TE, Biederman J, March JS, Wolkow R, Fine CS, Millstein RB, et al. Absence of cardiovascular adverse effects of sertraline in children and adolescents. J Am Acad Child Adolesc Psychiatry. 1999;38(5):573-7.

6. O'Connor CM, Jiang W, Kuchibhatla M, Silva SG, Cuffe MS, Callwood DD, et al. Safety and efficacy of sertraline for depression in patients with heart failure: results of the SADHART-CHF (sertraline against depression and heart disease in chronic heart failure) trial. J Am Coll Cardiol. 2010;56(9):692-9.

7. Elsworthy RJ, Aldred S. Depression in Alzheimer's disease: an alternative role for selective serotonin reuptake inhibitors? J Alzheimers Dis. 2019;69(3):651-61.

Leituras Recomendadas

Drugs.com. Sertraline side effects [Internet]. 2024 [capturado em 5 dez. 2024]. Disponível em: https://www.drugs.com/sfx/sertraline-side-effects.html#-professional.

Heym J, Koe BK. Pharmacology of sertraline: a review. J Clin Psychiatry. 1988;49 Suppl:40-5.

Johnson BM, Chang PTL. Sertraline hydrochloride. In: Brittain HG, editor. Analytical profiles of drug substances and excipients. London: Academic Press; 1996. p. 443-86.

March JS, Biederman J, Wolkow R, Safferman A, Mardekian J, Cook EH, et al. Sertraline in children and adolescents with obsessive-compulsive disorder: a multicenter randomized controlled trial. JAMA. 1998;280(20):1752-6.

McRae AL, Brady KT. Review of sertraline and its clinical applications in psychiatric disorders. Expert Opin Pharmacother. 2001;2(5):883-92.

Newhouse PA, Krishnan KRR, Doraiswamy PM, Richter EM, Batzar ED, Clary CM. A double-blind comparison of sertraline and fluoxetine in depressed elderly outpatients. J Clin Psychiatry. 2000;61(8):559-68.

Yonkers KA, Halbreich U, Freeman E, Brown C, Endicott J, Frank E, et al. Symptomatic improvement of premenstrual dysphoric disorder with sertraline treatment: a randomized controlled trial. JAMA. 1997;278(12):983-8.

Zoloft (Sertraline) [Internet]. New York: Pfizer; 2016 [capturado em 5 dez. 2024]. Disponível em: https://www.accessdata.fda.gov/drugsatfda_docs/label/2016/019839S74S86S87_20990S35S44S45lbl.pdf.

Sibutramina

A sibutramina é um inibidor seletivo da recaptação de serotonina e noradrenalina aprovado para o tratamento a longo prazo da obesidade. Foi aprovada para uso clínico nos EUA em 1997, porém a FDA anunciou a revisão contínua dos dados de ensaios clínicos sobre esse fármaco a partir de novembro de 2009, o que culminou na indicação para retirada do medicamento do mercado norte-americano em 2010 devido a diversos estudos que relataram um consistente efeito hipertensor após seu uso. Sua absorção atinge picos plasmáticos em cerca de 1 hora e sua eliminação ocorre majoritariamente por via renal.

Nomes no Brasil:
Biomag, Grece, Nolipo, Síbus, Sigran, Vazy.

SUS:
Não disponível na Rename.

● **INDICAÇÕES DE BULA – ANVISA:** Como terapia adjuvante para redução de peso em pacientes obesos com um IMC ≥ 30 kg/m².

● **INDICAÇÕES DE BULA – FDA:** Tratamento da obesidade, incluindo perda de peso e manutenção da perda de peso, devendo ser usada em conjunto com uma dieta de calorias reduzidas. Ela é recomendada para pacientes obesos com IMC inicial ≥ 30 kg/m² ou ≥ 27 kg/m² na presença de outros fatores de risco (p. ex., diabetes, dislipidemia, hipertensão controlada).

● **INDICAÇÕES *OFF-LABEL*:** A sibutramina pode ser usada para redução do ganho de peso induzido por antipsicóticos no tratamento da esquizofrenia.

● **CONTRAINDICAÇÕES:** A sibutramina é contraindicada em casos de hipersensibilidade conhecida ou suspeita ao fármaco ou a qualquer um dos seus excipientes, em pacientes recebendo outros medicamentos de ação central para a redução de peso ou fazendo uso de IMAOs (sendo necessário um intervalo de pelo menos 2 semanas após a interrupção dos IMAOs antes de iniciar o tratamento com sibutramina) e em indivíduos com diagnóstico de transtorno alimentar.

● **TESTES LABORATORIAIS SUGERIDOS OU NECESSÁRIOS:** A pressão arterial e a frequência cardíaca devem ser monitoradas com frequência em pacientes fazendo uso de sibutramina, especialmente quando houver mudança na dose durante o tratamento. Além disso, pode ser prudente a avaliação da função hepática (p. ex., TGO, TGP, fosfatase alcalina e bilirrubinas) durante o tratamento com esse medicamento.

● **ROTA FARMACOLÓGICA:** Não há imagens disponíveis para a rota farmacológica da sibutramina.

⚪ Farmacologia

ABSORÇÃO: Após administração oral, cerca de 70% de uma dose são absorvidos, atingindo picos de concentração plasmática em 1,2 hora (metabólitos M1 e M2 dentro de 3 a 4 horas), os quais são estendidos em cerca de 3 horas na presença de alimentos. A biodisponibilidade da sibutramina não é conhecida em humanos.

VOLUME DE DISTRIBUIÇÃO: Não há dados disponíveis para a sibutramina.

LIGAÇÃO PROTEICA: Cerca de 94 a 97%.

METABOLISMO/FARMACOCINÉTICA: A sibutramina é metabolizada nos hepatócitos, sobretudo pela isoenzima da CYP3A4, em metabólitos desmetil (M1 e M2). Esses metabólitos ativos são posteriormente metabolizados por hidroxilação e conjugação em metabólitos farmacologicamente inativos (M5 e M6).

ROTA DE ELIMINAÇÃO: A maioria dos metabólitos é eliminada por via renal (68-95%), com menor contribuição da via fecal.

MEIA-VIDA: 1,1 hora (M1 tem meia-vida de 14 horas e M2, de 16 horas).

DEPURAÇÃO: 1.750 L/h.

FARMACODINÂMICA: A sibutramina é um potente inibidor da recaptação de serotonina e noradrenalina, exercendo suas ações farmacológicas por meio de seus metabólitos de amina secundária (M1) e primária (M2). Os metabólitos M1 e M2 inibem a recaptação desses neurotransmissores tanto *in vitro* quanto *in vivo*. No SNC, M1 e M2 também inibem a recaptação de dopamina, mas com uma potência cerca de 3 vezes menor do que a inibição da recaptação de serotonina ou noradrenalina. A sibutramina e seus metabólitos apresentam evidência de ações anticolinérgicas ou anti-histaminérgicas. Os perfis de ligação ao receptor mostram que essas substâncias apresentam afinidade irrelevante para os receptores de serotonina (5-HT_1, 5-HT_{1A}, 5-HT_{1B}, 5-HT_{2A}, 5-HT_{2C}), noradrenalina (β, $β_1$, $β_3$, $α_1$ e $α_2$), dopamina (D_1 e D_2), BZDs ou glutamatérgicos (NMDA). Além disso, esses compostos também não possuem atividade inibidora da MAO.

MECANISMO DE AÇÃO: A sibutramina tem uma dupla ação fisiológica, influenciando ambos os lados da equação do balanço energético, isto é, reduz a ingestão de alimentos aumentando a saciedade e diminui o declínio na taxa metabólica que ocorre com a perda de peso. A sibutramina controla as vias responsáveis pelo balanço energético mediante inibição da recaptação de serotonina e noradrenalina liberadas pelos neurônios hipotalâmicos, aumentando, portanto, a sinalização desses neurotransmissores nos receptores pós-sinápticos, o que contribui para a redução da ingesta de alimentos. Não há depleção do neurotransmissor nas vesículas pré-sinápticas, e essa diferença é fundamental para o perfil de segurança da sibutramina em comparação aos primeiros fármacos tipo anfetaminas, dexanfetamina e fentermina. Outro mecanismo atribuído à sibutramina se refere ao aumento da liberação de neuropeptídeos anorexígenos e à redução da liberação de neuropeptídeos orexígenos no núcleo arqueado do hipotálamo, uma região considerada particularmente crítica para o controle da integração da sinalização de fome e saciedade, função que repercute diretamente sobre a manutenção dos estoques de energia e da disponibilidade de nutrientes. Os estudos pré-clínicos relatam que o tratamento crônico com sibutramina aumenta a liberação de leptina, um dos principais hormônios anorexígenos, no núcleo arqueado, que por sua vez ativa os neurônios pró-opiomelanocortina (POMC) e inibe os neurônios responsivos ao neuropeptídeo Y.[1] Como consequência, isso estimula a secreção de neuropeptídeos anorexígenos POMC, hormônio liberador de corticotrofina e neuropeptídeos de outros hormônios que controlam centralmente a saciedade.

Interações Medicamentosas

○ A sibutramina é contraindicada em pacientes que usam concomitantemente outros fármacos com ação no SNC visando à redução de peso ou ao tratamento de transtornos psiquiátricos. Entre estes, encontram-se especialmente os IMAOs, sendo recomendado um intervalo mínimo de 2 semanas após sua interrupção antes de iniciar o tratamento com sibutramina.

○ O uso simultâneo de vários fármacos que aumentam os níveis de serotonina no SNC pode desencadear um quadro de síndrome serotoninérgica. Assim, visto que a sibutramina inibe a recaptação de serotonina, esse medicamento não deve ser utilizado em concomitância com outros fármacos que também aumentem os níveis de serotonina no SNC.

○ O uso concomitante de sibutramina com outros agentes capazes de aumentar a pressão arterial e/ou a frequência cardíaca (p. ex., determinados medicamentos descongestionantes, antitussígenos, antigripais e antialérgicos que contêm substâncias como a efedrina ou pseudoefedrina) não foi sistematicamente avaliado e, por isso, requer cautela.

○ Recomenda-se cautela na administração concomitante de sibutramina com outros inibidores das enzimas CYP3A4, como cetoconazol, eritromicina e cimetidina, uma vez que esses fármacos podem aumentar as concentrações plasmáticas da sibutramina.

○ A sibutramina não afeta a eficácia dos contraceptivos orais.

AFINIDADE LIGANTE/KI:

LOCAL	KI (NM)
Ki (SERT)	298-2.800
Ki (NET)	350-5.451
Ki (DAT)	943-1.200

Farmacogenética

Acesse https://www.pharmgkb.org/chemical/PA451344 ou utilize o QR code ao lado.

ANOTAÇÕES CLÍNICAS

Nível de evidência 1A, 1B, 2A, 2B: Não há dados para a sibutramina no PharmGKB até a data de publicação deste livro.

Nível de evidência 3: Variantes diversas do gene *GNB3*.

Nível de evidência 4: Acesse o *site* para mais informações.

Prática Clínica

● **DOSAGEM:** A dose típica de sibutramina varia de 5 a 15 mg/dia.

● **TITULAÇÃO:** A dose inicial recomendada é de 10 mg/dia (5 mg em caso de intolerância aos efeitos colaterais), administrada VO, ingerida pela manhã, com um pouco de líquido, antes ou depois da alimentação. Caso não ocorra perda de, pelo menos, 2 kg nas primeiras 4 semanas de tratamento, pode ser realizado um aumento da dose para 15 mg/dia. Se o paciente não apresentar uma redução de, pelo menos, 2 kg após 4 semanas de tratamento com a dose diária de 15 mg, o tratamento com sibutramina deve ser suspenso.

● **EFEITOS ADVERSOS:** Mais comuns: Gastrointestinais (anorexia, boca seca, constipação), neurológicos (cefaleia, insônia), respiratórios (faringite, rinite). Comuns: Cardiovasculares (aumento de pressão arterial, dor no peito, palpitação, taquicardia, vasodilatação), dermatológicos (acne, herpes simples, *rash*, sudorese), gastrointestinais (aumento de apetite, dispepsia, distúrbio retal, dor abdominal, gastrite, náusea, vômito), geniturinários (dismenorreia, ITU, metrorragia, moniliáse vaginal), imunológicos (síndrome gripal), metabólicos (edema, sede), musculoesqueléticos (artralgia, distúrbio articular, dor cervical e nas costas, mialgia, tenossinovite), neurológicos (estímulo de SNC, enxaqueca, parestesia, sonolência, tontura), psiquiátricos (ansiedade, depressão, labilidade emocional, nervosismo), respiratórios (aumento de tosse, laringite, sinusite), outros (alteração do paladar, astenia, distúrbio de ouvido, dor no ouvido, lesão acidental). Raros: Neurológicos (convulsão).

● **GRAVIDEZ:** O uso de sibutramina não é recomendado durante a gestação, especialmente no primeiro trimestre, uma vez que não foram realizados ensaios clínicos suficientes acerca da segurança dessa substância nesse período. Caso o uso de sibutramina seja necessário durante a gravidez, devem-se ponderar os riscos para a mãe e a criança. Entretanto, o mais recomendável é que o tratamento seja interrompido durante tal período. Categoria C da FDA (classificação até 2015).

● **AMAMENTAÇÃO:** Não se sabe se a sibutramina é secretada no leite humano, porém essa possibilidade existe, visto que muitos psicofármacos são encontrados no leite materno. As consequências clínicas da exposição de recém-nascidos a essa substância não são conhecidas, de modo que é preciso ponderar os riscos e benefícios do tratamento com sibutramina para a mãe e o lactente.

● **CRIANÇAS E ADOLESCENTES:** A sibutramina é contraindicada para pacientes pediátricos, incluindo adolescentes.

● **IDOSOS:** A sibutramina é contraindicada para pacientes com mais de 65 anos.

● **INSUFICIÊNCIA RENAL:** O uso de sibutramina requer cautela em pacientes com insuficiência renal leve a moderada, os quais podem se beneficiar de dosagens menores (há aumento de concentração de metabólitos). Entretanto, a sibutramina não deve ser usada em pacientes com insuficiência renal grave, incluindo aqueles em estágio avançado e que realizam diálise.

● **INSUFICIÊNCIA HEPÁTICA:** O uso de sibutramina requer cautela em pacientes com insuficiência hepática leve a moderada, os quais podem se beneficiar de dosagens menores. Entretanto, a sibutramina não deve ser usada em pacientes com insuficiência hepática grave.

● **COMO MANEJAR EFEITOS ADVERSOS:** A maioria dos efeitos adversos da sibutramina é tempo-dependente, sendo mais intensos no início do tratamento ou durante incrementos de dosagem, desaparecendo com o tempo. Caso os efeitos sejam intoleráveis, pode ser necessária a troca por outro agente antidepressivo.

◯ Toxicidade

ORAL EM HUMANOS: Não estão disponíveis dados acerca da dose tóxica oral de sibutramina em humanos. Entretanto, não é recomendável ultrapassar a dose máxima diária de 15 mg.

TOXICIDADE AGUDA: A experiência de superdosagem com sibutramina é limitada. Os efeitos adversos comumente associados à superdosagem são taquicardia, hipertensão, dor de cabeça e tontura. Para o manejo dos casos de superdosagem, são recomendadas medidas gerais de suporte e sintomáticas, assegurando ventilação adequada das vias aéreas e realização de monitoramento do ritmo cardíaco e dos sinais vitais. Há necessidade de cuidado no uso de β-bloqueadores no controle pressórico. A indução de vômito não é recomendada, porém a lavagem gástrica com sonda gástrica de grande calibre com proteção apropriada das vias aéreas pode ser indicada se realizada logo após a ingestão.

A administração de carvão ativado pode ser útil. Não é recomendado realizar diurese forçada ou diálise. Nos casos de superdosagem, deve-se considerar a possibilidade do envolvimento de outras substâncias.

Referências

1. Burke LK, Doslikova B, D'Agostino G, Garfield AS, Farooq G, Burdakov D, et al. 5-HT obesity medication efficacy via POMC activation is maintained during aging. Endocrinology. 2014;155(10):3732-8.

2. Wesnes KA, Garratt C, Wickens M, Gudgeon A, Oliver S. Effects of sibutramine alone and with alcohol on cognitive function in healthy volunteers. Br J Clin Pharmacol. 2000;49(2):110-7.

3. Grudell AB, Sweetser S, Camilleri M, Eckert DJ, Vazquez-Roque MI, Carlson PJ, et al. A controlled pharmacogenetic trial of sibutramine on weight loss and body composition in obese or overweight adults. Gastroenterology. 2008;135(4):1142-54.

Leituras Recomendadas

Araújo JR, Martel F. Sibutramine effects on central mechanisms regulating energy homeostasis. Curr Neuropharmacol. 2012;10(1):49-52.

Drugs.com. Sibutramine side effects [Internet]. 2024 [capturado em 5 dez. 20024]. Disponível em: https://www.drugs.com/sfx/sibutramine-side-effects.html#professional.

Finer N. Sibutramine: its mode of action and efficacy. Int J Obes Relat Metab Disord. 2002;26 Suppl 4:S29-33.

Hind ID, Mangham JE, Ghani SP, Haddock RE, Garratt CJ, Jones RW. Sibutramine pharmacokinetics in young and elderly healthy subjects. Eur J Clin Pharmacol. 1999;54(11):847-9.

Meridia (sibutramine) [Internet]. Chicago: Abbott Laboratories; 2009 [capturado em 3 dez. 20024]. Disponível em: https://www.accessdata.fda.gov/drugsatfda_docs/label/2009/020632s032lbl.pdf.

Tziomalos K, Krassas GE, Tzotzas T. The use of sibutramine in the management of obesity and related disorders: an update. Vasc Health Risk Manag. 2009;5(1):441-52.

Wooltorton E. Obesity drug sibutramine (Meridia): hypertension and cardiac arrhythmias. CMAJ. 2002;166(10):1307-8.

BIPP TIPS

- Visto que o tratamento com sibutramina pode causar midríase, esse fármaco deve ser utilizado com cautela em pacientes com glaucoma de ângulo estreito.

- Antes de iniciar o tratamento com sibutramina, devem ser avaliadas e excluídas causas orgânicas de obesidade, como outras doenças (p. ex., hipotireoidismo não tratado).

- O tratamento deve ser suspenso pelo médico em pacientes que não atingirem a perda de peso adequada (p. ex., aqueles cuja perda de peso se estabiliza em menos que 5% do peso inicial ou cuja perda de peso após 3 meses do início da terapia for de menos que 5% do peso inicial). O tratamento deve ser suspenso em pacientes que readquirirem 3 kg ou mais após a perda de peso obtida anteriormente.

- Em pacientes com doenças associadas à obesidade, é recomendado que o tratamento com sibutramina somente seja mantido se a perda de peso gerada pelo medicamento estiver associada a outros benefícios clínicos.

- Durante estudos avaliando a administração concomitante de dose única de sibutramina com álcool, não foram observadas alterações adicionais do desempenho psicomotor ou das funções cognitivas.[2] Entretanto, o uso concomitante de sibutramina com álcool em excesso não é recomendado.

- Um estudo focado nas interações farmacogenéticas da sibutramina relacionadas à perda de peso indicou que a seleção de pacientes com obesidade baseada na presença de um polimorfismo específico no gene *GNβ3* pode aumentar a resposta à sibutramina e à terapia comportamental.[3]

Sildenafila

A sildenafila é um fármaco inicialmente estudado para o tratamento da hipertensão e da *angina pectoris*, um sintoma de doença cardíaca isquêmica. Os primeiros ensaios clínicos demonstraram que ela apresentava efeito discreto em relação à angina, porém com marcante indução de ereções penianas. Hoje a sildenafila também é usada para o tratamento da hipertensão pulmonar. Costuma ser bem absorvida após administração oral em jejum, atingindo picos de concentração plasmática em cerca de 30 a 120 minutos, e sua eliminação acontece principalmente pelas fezes.

Nomes no Brasil:
Ah-zul, Dejavu, Denavas, Directus, Hazex, Prilo, Redatim, Revatio, Sollevare, Vasifil, Viagra, Viasil, Videnfil, Virineo.

SUS:
Não disponível na Rename.

- **INDICAÇÕES DE BULA – ANVISA E FDA:** Tratamento da disfunção erétil.

- **INDICAÇÕES *OFF-LABEL*:** A sildenafila pode ser usada para manejo do transtorno do interesse/excitação sexual feminino.

- **CONTRAINDICAÇÕES:** A sildenafila é contraindicada em pacientes com hipersensibilidade conhecida ou suspeita ao medicamento ou aos componentes inativos da sua formulação farmacêutica, em pacientes que utilizam doadores de óxido nítrico, como nitratos orgânicos ou nitritos orgânicos de qualquer forma, uma vez que ela pode potencializar o efeito hipotensor de nitratos, bem como em pacientes menores de 18 anos.

- **TESTES LABORATORIAIS SUGERIDOS OU NECESSÁRIOS:** Antes de iniciar o tratamento com sildenafila, deve ser realizada anamnese para determinar as causas fisiológicas e/ou psicológicas da disfunção erétil e, se possível, tratá-las. É prudente monitorar as funções cardiovasculares e cardiorrespiratórias do paciente antes e durante o tratamento com sildenafila, uma vez que a atividade sexual está associada a um certo risco cardíaco, especialmente em homens com idade avançada.

- **ROTA FARMACOLÓGICA:** Não há imagens disponíveis para a rota farmacológica da sildenafila.

Farmacologia

ABSORÇÃO: A sildenafila é bem absorvida após administração oral em jejum, atingindo picos de concentração plasmática em cerca de 30 a 120 minutos. Sua biodisponibilidade absoluta média é de cerca de 41%, com um intervalo de 25 a 63%.

VOLUME DE DISTRIBUIÇÃO: Aproximadamente 105 L.

LIGAÇÃO PROTEICA: 96%.

METABOLISMO/FARMACOCINÉTICA: A sildenafila é extensamente metabolizada pelos hepatócitos por meio das isoenzimas microssomais CYP3A4 e, em menor grau, CYP2C9. O principal metabólito resulta da N-desmetilação da sildenafila e possui uma seletividade de fosfodiesterase semelhante à sildenafila original, com potência *in vitro* correspondente para PDE5 de cerca de 50% do fármaco original. Além disso, as concentrações plasmáticas do metabólito correspondem a cerca de 20% dos efeitos farmacológicos da sildenafila. O metabólito N-desmetil primário da sildenafila sofre metabolismo subsequente, formando moléculas N-desmetil secundárias que apresentam meia-vida terminal de cerca de 4 horas.

ROTA DE ELIMINAÇÃO: A eliminação da sildenafila sob a forma de metabólitos ocorre principalmente pelas fezes, correspondendo a cerca de 80% da dose oral administrada e, em menor extensão, pela urina (em torno de 13% da dose).

MEIA-VIDA: 3 a 5 horas.

DEPURAÇÃO: 41 L/h.

FARMACODINÂMICA: A sildenafila é um inibidor da PDE5.

MECANISMO DE AÇÃO: O mecanismo fisiológico responsável pela ereção do pênis envolve a liberação de óxido nítrico no corpo cavernoso durante a estimulação sexual. O óxido nítrico então ativa a enzima guanilato ciclase, o que resulta em aumento dos níveis de GMP cíclico, produzindo relaxamento da musculatura lisa no corpo cavernoso e permitindo o influxo de sangue. A sildenafila é um inibidor potente e seletivo da PDE5 específica de GMP cíclico, enzima responsável pela degradação do GMP cíclico. Ao desencadear seu mecanismo de ação, a sildenafila impede ou minimiza a degradação do GMP cíclico pela inibição específica da PDE5. Quando a via óxido nítrico/GMP cíclico é ativada, como ocorre com a estimulação sexual, a inibição da PDE5 pela sildenafila resulta em aumento dos níveis de GMP cíclico no corpo cavernoso, promovendo relaxamento do músculo liso e vasodilatação que facilitam o aumento do fluxo de sangue no tecido erétil esponjoso do pênis que, consequentemente, permite que ele se torne ereto e rígido. Esse fármaco não possui efeito relaxante direto no corpo cavernoso humano isolado, mas potencializa o efeito relaxante do óxido nítrico. Portanto, a estimulação sexual é necessária para que a sildenafila exerça seus efeitos. Além de estar presente no corpo cavernoso do pênis, a PDE5 também é encontrada na vasculatura pulmonar. Assim, a sildenafila aumenta o GMP cíclico dentro das células do músculo liso vascular pulmonar, resultando em relaxamento. Em pacientes com hipertensão arterial pulmonar, isso pode levar à vasodilatação do leito vascular pulmonar e, em menor grau, vasodilatação na circulação sistêmica.

Interações Medicamentosas

- O uso concomitante de sildenafila com ritonavir, cimetidina e outros inibidores potentes da CYP3A não é recomendado, já que tais combinações podem reduzir a depuração da sildenafila e aumentar sua exposição.

- O uso concomitante de sildenafila com nitratos em qualquer forma é contraindicado, uma vez que foi observado que a sildenafila potencializa o efeito hipotensor da terapêutica com nitratos, tanto de uso agudo quanto crônico.

- Outros medicamentos que reduzem a pressão arterial, como bloqueadores de receptores α-adrenérgicos ou anlodipino (um bloqueador dos canais de cálcio), são contraindicados, já que essas combinações podem incrementar o efeito hipotensor do tratamento anti-hipertensivo. Há relatos de hipotensão postural sintomática que incluem tontura, mas não síncope. Caso seja necessário administrar a sildenafila em pacientes que fazem tratamento para hipertensão, é recomendado realizar um monitoramento criterioso da pressão arterial desses indivíduos.

AFINIDADE LIGANTE/KI:

LOCAL	KI (NM)
Ki (PDE5)	2-4

Farmacogenética

Acesse https://www.pharmgkb.org/chemical/PA451346 ou utilize o QR code ao lado.

ANOTAÇÕES CLÍNICAS

Nível de evidência 1A, 1B, 2A, 2B: Não há dados para a sildenafila no PharmGKB até a data de publicação deste livro.

Nível de evidência 3: Variantes diversas dos genes *ACE*, *CYP3A4*, *GNB3*, *NOS3* e *VEGFA*.

Nível de evidência 4: Acesse o *site* para mais informações.

Prática Clínica

- **DOSAGEM:** A dose típica de sildenafila é de 50 mg/dia.

- **TITULAÇÃO:** A sildenafila deve ser administrada cerca de 1 hora antes da relação sexual prevista,

BIPP TIPS

- Antes de receber indicação para o tratamento da disfunção erétil ao final da década de 1980, as pesquisas iniciais com sildenafila visavam a um potencial tratamento para angina ou dor torácica associada ao fluxo sanguíneo inadequado para o coração. O mecanismo pelo qual a sildenafila atua no relaxamento da musculatura lisa do corpo cavernoso também justifica sua indicação para o tratamento da hipertensão arterial pulmonar, mas é igualmente notório por interagir com vários agentes antianginosos ou anti-hipertensivos que podem levar a crises hipotensivas potencialmente rápidas, excessivas e/ou fatais.

- Em um estudo randomizado, duplo-cego, multicêntrico, controlado por placebo, de grupos paralelos, com variação de dose, pacientes com hipertensão arterial pulmonar com idades de 1 a 17 anos foram expostos a três níveis de dose de sildenafila ou placebo.[2] Nenhum paciente morreu durante o estudo controlado de 16 semanas, mas os pacientes foram acompanhados por uma mediana de 4 anos, tendo sido observada uma elevação na mortalidade de acordo com o aumento das doses de sildenafila.[2] As causas de morte foram típicas de pacientes com hipertensão arterial pulmonar.[2] Portanto, o uso de sildenafila, particularmente de forma crônica, não é recomendado em crianças.

- O tratamento com sildenafila para disfunção sexual em mulheres que tomam ISRSs mostrou estar associado a uma redução nos efeitos sexuais adversos.

● **EFEITOS ADVERSOS:** Mais comuns: Cefaleia, dispepsia, dispneia, epistaxe, eritema, insônia, rinite, rubor. Comuns: Congestão nasal, diarreia, gastrite, mialgia, pirexia. Incomuns: Hipotensão, palpitação, parestesia, sinusite, taquicardia.

● **GRAVIDEZ:** Os dados pré-clínicos não indicaram teratogenicidade, embriotoxicidade ou fetotoxicidade após exposição à sildenafila.[1] No entanto, não existem estudos clínicos adequados e bem controlados da sildenafila em mulheres grávidas. Assim, esse fármaco só deve ser usado durante a gestação se os possíveis benefícios superarem os potenciais riscos para a gestante e o bebê. Todavia, uma vez que a principal indicação da sildenafila é para o tratamento da disfunção erétil, o uso desse fármaco não é indicado para gestantes. Categoria B da FDA.

● **AMAMENTAÇÃO:** Não há dados disponíveis sobre a excreção de sildenafila no leite materno, não sendo recomendado seu uso durante a lactação.

● **CRIANÇAS E ADOLESCENTES:** A sildenafila é contraindicada para pacientes menores de 18 anos.

● **IDOSOS:** Utilizar a sildenafila com cautela e monitoramento, sendo que a dose inicial empregada pode ser de 25 mg em pacientes geriátricos.

● **INSUFICIÊNCIA RENAL:** Utilizar a sildenafila com cautela e monitoramento em todos os pacientes com insuficiência renal, embora não haja necessidade de redução da dosagem nos pacientes com insuficiência de graus leve a moderado. Em pacientes com insuficiência renal grave (depuração de creatinina < 30 mL/min), recomenda-se iniciar com dose de 25 mg.

● **INSUFICIÊNCIA HEPÁTICA:** Utilizar a sildenafila com cautela e monitoramento em todos os pacientes com insuficiência hepática, embora não haja necessidade de redução da dosagem nos pacientes com insuficiência de graus leve a moderado. Em pacientes com insuficiência hepática grave (p. ex., cirrose hepática), recomenda-se iniciar com dose de 25 mg.

● **COMO MANEJAR EFEITOS ADVERSOS:** A maioria dos efeitos adversos da sildenafila são moderados e tendem a desaparecer. Caso os efeitos sejam

na dose de 50 mg, juntamente com alimentos ou não. No entanto, esse tempo pode variar entre 30 minutos e até 4 horas antes. De acordo com a resposta e/ou necessidade do paciente, a dose pode ser reduzida para 25 mg ou aumentada até a dose máxima diária de 100 mg. Não é recomendado utilizar o medicamento mais de 1x/dia.

intoleráveis, a suspensão do uso do medicamento e a troca por outro agente podem ser necessárias.

⬤ Toxicidade

ORAL EM HUMANOS: Não há dados disponíveis sobre superdosagem de sildenafila em humanos.

TOXICIDADE AGUDA: Para o manejo de casos de superdosagem por sildenafila, são recomendadas medidas gerais de suporte e sintomáticas, assegurando ventilação adequada das vias aéreas e realização de monitoramento do ritmo cardíaco e dos sinais vitais. Não se deve realizar diurese forçada ou diálise. Nos casos de superdosagem, deve-se considerar a possibilidade do envolvimento de outras substâncias.

⬤ Referências

1. Sasser JM, Baylis C. Effects of sildenafil on maternal hemodynamics and fetal growth in normal rat pregnancy. Am J Physiol Regul Integr Comp Physiol. 2009;298(2):R433-8.

2. Barst RJ, Ivy DD, Gaitan G, Szatmari A, Rudzinski A, Garcia AE, et al. A randomized, double-blind, placebo-controlled, dose-ranging study of oral sildenafil citrate in treatment-naive children with pulmonary arterial hypertension. Circulation. 2012;125(2):324-34.

⬤ Leituras Recomendadas

Ahmed WS, Geethakumari AM, Biswas KH. Phosphodiesterase 5 (PDE5): structure-function regulation and therapeutic applications of inhibitors. Biomed Pharmacother. 2021;134:111128.

Berman JR, Berman LA, Toler SM, Gill J, Haughie S; Sildenafil Study Group. Safety and efficacy of sildenafil citrate for the treatment of female sexual arousal disorder: a double-blind, placebo controlled study. J Urol. 2003;170(6):2333-8.

Nichols DJ, Muirhead GJ, Harness JA. Pharmacokinetics of sildenafil after single oral doses in healthy male subjects: absolute bioavailability, food effects and dose proportionality. Br J Clin Pharmacol. 2002;53 Suppl 1:5S-12S.

Schoen C, Bachmann G. Sildenafil citrate for female sexual arousal disorder: a future possibility? Nat Rev Urol. 2009;6(4):216-22.

Shen WW, Urosevich Z, Clayton DO. Sildenafil in the treatment of female sexual dysfunction induced by selective serotonin reuptake inhibitors. J Reprod Med. 1999;44(6):535-42.

Verma RK, Sankhla MS, Kumar R. Toxic effects of sexual drug overdose: sildenafil (Viagra). ARC J Forensic Sci. 2019;4(1):26-31.

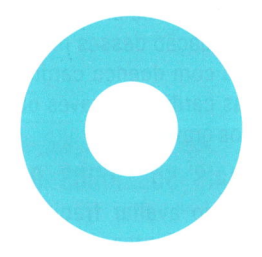

⬤ Solriamfetol

O solriamfetol é uma substância quimicamente derivada da d-fenilalanina com propriedades inibidoras da recaptação de dopamina e noradrenalina. É indicado no tratamento da sonolência diurna associada à narcolepsia ou apneia obstrutiva do sono. É considerado um medicamento relativamente novo na prática clínica, visto que recebeu aprovação da FDA e da União Europeia apenas em 2019 e 2020, respectivamente. Até a data de publicação deste livro, o solriamfetol não estava disponível no Brasil. Sua absorção atinge picos plasmáticos em cerca de 2 horas e sua eliminação ocorre majoritariamente por via renal.

Nomes no Brasil:
Não disponível no Brasil (EUA: Sunosi).

SUS:
Não disponível na Rename.

⬤ **INDICAÇÕES DE BULA – ANVISA:** Não possui aprovação da Anvisa até o momento.

⬤ **INDICAÇÕES DE BULA – FDA:** Melhorar o estado de vigília em pacientes adultos com sonolência diurna excessiva associada à narcolepsia ou apneia obstrutiva do sono.

● **INDICAÇÕES OFF-LABEL:** Os dados da literatura e da experiência clínica são relativamente escassos com relação às indicações *off-label* do solriamfetol, mas algumas linhas de evidência sugerem possível uso para o tratamento de hipersonia idiopática refratária e TDAH.

● **CONTRAINDICAÇÕES:** O solriamfetol é contraindicado em pacientes com hipersensibilidade comprovada ao seu princípio ativo ou a qualquer um dos seus ingredientes inativos, durante o tratamento com IMAOs (e/ou dentro de um mínimo de 14 dias após a descontinuação desses medicamentos) e em pacientes com doença cardiovascular instável, arritmias cardíacas graves ou outros problemas cardíacos graves.

● **TESTES LABORATORIAIS SUGERIDOS OU NECESSÁRIOS:** É necessário avaliar frequência cardíaca e pressão arterial antes do início e periodicamente durante todo o tratamento. Em pacientes idosos, pode ser prudente o acompanhamento da função renal (p. ex., taxa de filtração glomerular).

● **ROTA FARMACOLÓGICA:** Não há imagens disponíveis para a rota farmacológica do solriamfetol.

○ Farmacologia

ABSORÇÃO: O solriamfetol é bem absorvido pelo trato gastrointestinal, atinge picos de concentração plasmática em cerca de 2 horas (1,25-3 horas) e apresenta biodisponibilidade de aproximadamente 95%. Quando ingerido junto com alimentos ricos em gordura, o tempo para atingir o pico de concentração plasmática atrasa em 1 hora.

VOLUME DE DISTRIBUIÇÃO: 199 L.

LIGAÇÃO PROTEICA: 13,3 a 19,4%.

METABOLISMO/FARMACOCINÉTICA: O solriamfetol é minimamente metabolizado em humanos, sendo apenas cerca de 1% biotransformado em N-acetil solriamfetol.

ROTA DE ELIMINAÇÃO: O solriamfetol é majoritariamente excretado pela via renal, com cerca de 95% da dose sendo excretados na urina sob a forma inalterada e menos de 1% eliminados como metabólitos.

MEIA-VIDA: Cerca de 7,1 horas.

DEPURAÇÃO: 19,5 L/h.

FARMACODINÂMICA: O solriamfetol é um inibidor do DAT e do NET, possuindo afinidade discreta pelo SERT. Exibe pouca ou nenhuma afinidade pelos receptores de dopamina, serotonina, noradrenalina, GABA, adenosina, histamina, orexina e acetilcolina, entre outros.

MECANISMO DE AÇÃO: O mecanismo modulador da vigília promovido pelo solriamfetol não está completamente elucidado pela literatura. Os estudos indicam que esse fármaco inibe a recaptação de dopamina e noradrenalina por meio da inibição dos seus respectivos transportadores, DAT e NET. Dessa forma, em modelo *in vivo*, o solriamfetol aumenta as concentrações extracelulares desses neurotransmissores no estriado e no córtex pré-frontal. Além disso, seus efeitos parecem ocorrer sem alteração da sinalização de neurotransmissores monoaminérgicos ou interação com outros alvos, incluindo receptores histaminérgicos, adrenérgicos e de orexinas, por exemplo.

● Interações Medicamentosas

○ Não é recomendável administrar solriamfetol concomitantemente com IMAOs ou dentro de 14 dias após a descontinuação do tratamento com essa classe de medicamentos. O uso concomitante com IMAOs e fármacos noradrenérgicos pode aumentar o risco de reação hipertensiva. Os desfechos potenciais incluem morte, AVC, infarto do miocárdio, complicações oculares, edema pulmonar, insuficiência renal, entre outros.

○ Fármacos que interagem diretamente sobre os sistemas dopaminérgicos, seja por meio do aumento dos níveis de dopamina ou por se ligarem diretamente aos receptores de dopamina, como fármacos antipsicóticos (p. ex., haloperidol, olanzapina), podem resultar em interações farmacodinâmicas com o solriamfetol. As interações entre solriamfetol e fármacos dopaminérgicos não foram avaliadas de forma suficiente na literatura. Desse modo, tais combinações requerem extrema cautela por parte do profissional de saúde.

○ O uso concomitante de solriamfetol com outros medicamentos que aumentam a pressão arterial e/ou a frequência cardíaca não foi avaliado de maneira criteriosa e suficiente na literatura. Assim, tais combinações exigem extrema cautela por parte do profissional de saúde.

AFINIDADE LIGANTE/KI:

LOCAL	KI (NM)
Ki (DAT)	14.200
Ki (NET)	3.700
Ki (SERT)	81.500

○ Farmacogenética

Não há dados para o solriamfetol no PharmGKB até a data de publicação deste livro.

○ Prática Clínica

● **DOSAGEM:** A variação típica da dose de solriamfetol é de 70 a 150 mg/dia.

● **TITULAÇÃO:** Para síndrome da apneia obstrutiva do sono, deve-se iniciar com uma dose de 37,5 mg/dia, imediatamente após acordar. Após intervalos de, pelo menos, 3 dias, a dose pode ser duplicada até um máximo de 150 mg/dia, conforme tolerado pelo paciente. Para narcolepsia, a dose inicial costuma ser de 75 mg. Após um intervalo de, pelo menos, 3 dias, a dose poderá ser incrementada até 150 mg/dia, conforme tolerado pelo paciente. Caso haja sonolência grave, uma dose inicial de 150 mg pode ser considerada. Não se deve ultrapassar a dose máxima diária de 150 mg.

● **EFEITOS ADVERSOS:** Mais comuns: Neurológicos (cefaleia). Comuns: Cardiovasculares (desconforto torácico, palpitação), dermatológicos (hiperidrose), gastrointestinais (boca seca, constipação, diarreia, dor abdominal, náusea, vômito), metabólicos (diminuição de apetite), neurológicos (tontura), psiquiátricos (ansiedade, crise de pânico, insônia, irritabilidade, nervosismo). Incomuns: Psiquiátricos (agitação, inquietação).

● **GRAVIDEZ:** Não é recomendado o uso de solriamfetol durante a gestação, especialmente no primeiro trimestre, uma vez que não foram realizados ensaios clínicos controlados acerca da segurança dessa substância nesse período. Caso seu uso seja necessário, devem-se ponderar os riscos para a mãe e a criança. Não classificado pela FDA (pois a medicação é de 2019, e a classificação ocorreu até 2015).

● **AMAMENTAÇÃO:** Não se sabe se o solriamfetol é excretado pelo leite materno, e tampouco se conhecem as consequências clínicas da exposição de recém-nascidos a essa substância. Assim, é necessário ponderar os riscos e benefícios do tratamento com esse medicamento para a mãe e o lactente.

● **CRIANÇAS E ADOLESCENTES:** A segurança e a eficácia do solriamfetol em pacientes pediátricos não foram estabelecidas por meio de estudos clínicos. Dessa forma, caso seja necessária sua prescrição nessa faixa etária, esta deve ser realizada com extrema cautela. É preciso estar atento a possíveis mudanças bruscas de comportamento, como ideação suicida e agressividade, devendo-se sempre contar com a atenção dos pais e/ou responsáveis nesse acompanhamento.

● **IDOSOS:** Estudos com pacientes de 65 anos ou mais demonstraram não haver diferenças clinicamente significativas na segurança ou eficácia do solriamfetol em comparação com pacientes mais jovens. Todavia, uma vez que pacientes idosos são mais propensos a ter função renal diminuída, pode ser necessário ajustar a dosagem de acordo com sua TFGe. Recomendam-se dosagens mais baixas e acompanhamento criterioso durante o tratamento com esse fármaco em idosos.

● **INSUFICIÊNCIA RENAL:** Não há necessidade de ajuste de dose de solriamfetol nos pacientes com insuficiência renal leve; no entanto, pacientes com insuficiência renal moderada a grave podem precisar de ajuste de dose de acordo com sua TFGe (15-59 mL/min/1,73m^2). Caso haja reações adversas mais frequentes ou graves do que o esperado, deve-se considerar a descontinuação do medicamento. O solriamfetol não é recomendado para pacientes com doença renal terminal.

● **INSUFICIÊNCIA HEPÁTICA:** Nenhum ajuste de dose é necessário para pacientes com insuficiência hepática, embora os pacientes devam ser acompanhados de forma cautelosa.

BIPP TIPS

- O solriamfetol não é indicado para tratar a obstrução subjacente das vias aéreas em casos de síndrome da apneia obstrutiva do sono. É necessário tratamento adequado de tal obstrução utilizando, por exemplo, abordagens de pressão positiva contínua nas vias aéreas (CPAP) por pelo menos 1 mês antes de iniciar o tratamento com solriamfetol para sonolência diurna excessiva. As abordagens para tratar a obstrução subjacente das vias aéreas devem ser mantidas durante o uso de solriamfetol, visto que esse fármaco não substitui qualquer dessas outras terapêuticas.

- Um estudo randomizado, duplo-cego, controlado por placebo e com controle positivo utilizando uma dose de solriamfetol duas vezes maior que a dose máxima recomendada, realizado com vistas a avaliar seu efeito sobre o intervalo QTc, mostrou que tal dose não prolongou esse intervalo de forma clinicamente relevante, o que corrobora a interpretação de que o solriamfetol é um medicamento seguro.[1]

- Em estudo recente para avaliar o efeito a longo prazo do tratamento com solriamfetol, foram relatadas melhorias clinicamente significativas e sustentadas no estado funcional, na produtividade no trabalho e na qualidade de vida dos pacientes do estudo por um período de até 52 semanas.[2]

- A probabilidade, a frequência e/ou a intensidade dos efeitos adversos do solriamfetol podem ser diferentes entre indivíduos com narcolepsia e aqueles com síndrome da apneia obstrutiva do sono.

● **COMO MANEJAR EFEITOS ADVERSOS:** Em geral, medidas de suporte e acompanhamento bastam até a adaptação do paciente ao solriamfetol, visto que a maioria dos efeitos adversos desaparecem com o tempo. Caso os efeitos adversos sejam persistentes e intoleráveis, recomenda-se a descontinuação do tratamento.

Toxicidade

ORAL EM HUMANOS: A experiência clínica acerca da dose tóxica de solriamfetol é limitada, uma vez que durante os estudos clínicos não foram observados casos de superdosagem. Entretanto, em voluntários saudáveis, foram relatadas reações adversas de discinesia tardia leve e acatisia moderada que ocorreram com uma dose supraterapêutica de 900 mg, sendo que tais sintomas desaparecem logo após a descontinuação do tratamento.

TOXICIDADE AGUDA: Uma vez que os dados acerca da superdosagem com solriamfetol são escassos, a recomendação mais apropriada é fornecer ao paciente medidas de suporte e acompanhamento, além da descontinuação do tratamento. Não são conhecidos antídotos específicos para os casos de superdosagem com esse fármaco, e a aplicação de procedimentos de diálise não parece promover qualquer efeito benéfico sobre a recuperação dos pacientes (em pacientes com doença renal crônica, a diálise diminuiu 21% da dose de 75 mg).

Referências

1. Zomorodi K, Chen D, Lee L, Swearingen D, Carter LP. A randomized, double-blind, placebo- and positive-controlled, 4-period crossover study of the effects of solriamfetol on QTcF intervals in healthy participants. Clin Pharmacol Drug Develop. 2021;10(4):404-13.

2. Weaver TE, Pepin JL, Schwab R, Shapiro C, Hedner J, Ahmed M, et al. Long-term effects of Solriamfetol on quality of life and work productivity in participants with excessive daytime sleepiness associated with narcolepsy or obstructive sleep apnea. Journal of Clinical Sleep Medicine. 2021;17(10):1995-2007.

Leituras Recomendadas

Abad VC, Guilleminault C. New developments in the management of narcolepsy. Nat Sci Sleep. 2017;9:39-57.

Abad VC. Profile of solriamfetol in the management of excessive daytime sleepiness associated with narcolepsy or obstructive sleep apnea: focus on patient-selection and perspectives. Nat Sci Sleep. 2021;13:75-91.

Baladi MG, Forster MJ, Gatch MB, Mailman RB, Hyman DL, Carter LP, et al. Characterization of the Neurochemical and Behavioral Effects of Solriamfetol (JZP-110), a Selective Dopamine and Norepinephrine Reuptake Inhibitor. The Journal of pharmacology and experimental therapeutics. 2018;366(2):367-76.

Thornton P. Solriamfetol side effects [Internet]. Drugs.com; 2024 [capturado em 5 dez. 2024]. Disponível em: https://www.drugs.com/sfx/solriamfetol-side-effects.html#professional.

Thorpy MJ, Shapiro C, Mayer G, Corser BC, Emsellem H, Plazzi G, et al. A randomized study of solriamfetol for excessive sleepiness in narcolepsy. Ann Neurol. 2019;85(3):359-70.

Sulpirida

A sulpirida é um antipsicótico do grupo das benzamidas, estruturalmente distinto dos fenotiazínicos, das butirofenonas e dos tioxantenos. É um antagonista seletivo do receptor de dopamina D_2 indicado no tratamento da esquizofrenia. Apareceu pela primeira vez na literatura publicada em 1967 e parece ser promissora no tratamento dos sintomas negativos da esquizofrenia em doses baixas. A sulpirida tem absorção oral, atinge picos plasmáticos em 1 a 6 horas e é excretada majoritariamente por via renal.

Nomes no Brasil:
Equilid, Sulpan (combinação com bromazepam).

SUS:
Não disponível na Rename.

● **INDICAÇÕES DE BULA – ANVISA:** Tratamento de problemas neurolépticos, como estados neuróticos depressivos, síndromes vertiginosas e esquizofrenia.

● **INDICAÇÕES DE BULA – FDA:** Não possui aprovação da FDA até o momento.

● **INDICAÇÕES *OFF-LABEL*:** A sulpirida pode ser utilizada para o tratamento de episódios de mania associada ao transtorno bipolar e de esquizofrenia refratária, como adjuvante, bem como para o manejo de fogachos, transtorno de Tourette e vertigem, além de ser usada como antiemético.

● **CONTRAINDICAÇÕES:** A sulpirida é contraindicada em pacientes com hipersensibilidade conhecida a qualquer componente de sua fórmula farmacêutica, bem como em pacientes com tumor dependente de prolactina, como prolactinomas da glândula pituitária e câncer de mama, diagnóstico ou suspeita de feocromocitoma, porfiria aguda e em indivíduos fazendo uso de levodopa ou medicamentos antiparkinsonianos.

● **TESTES LABORATORIAIS SUGERIDOS OU NECESSÁRIOS:** Assim como para outros antipsicóticos, também é recomendado acompanhar o peso e o IMC. Deve-se avaliar se o paciente tem histórico de obesidade na família e determinar peso, circunferência da cintura, pressão arterial, glicose plasmática e lipidograma em jejum. Após o início do tratamento, determinar o IMC mensalmente por 3 meses e depois a cada trimestre. Em pacientes com alto risco de complicações metabólicas e quando do início ou troca dos antipsicóticos, é recomendado o monitoramento dos triglicerídeos em jejum mensalmente. Para pacientes saudáveis, pressão arterial, glicose plasmática em jejum e lipídeos em jejum poderão ser mensurados em uma frequência de 3 meses e depois anualmente, porém para pacientes com diabetes ou que ganharam mais de 5% do peso inicial as medidas devem ser mais frequentes. Deve-se considerar a troca por outro antipsicótico atípico para pacientes que adquirem sobrepeso ou tornam-se obesos, pré-diabéticos, diabéticos, hipertensos ou dislipidêmicos enquanto recebem a sulpirida. É importante estar vigilante para cetoacidose diabética, mesmo que o paciente não seja diabético. Para pacientes com baixa contagem de leucócitos ou história de leucopenia/neutropenia induzida por substância, é recomendada a realização de hemograma no início do tratamento com a sulpirida, a qual deve ser imediatamente descontinuada em caso de diminuição leucocitária concomitante ao tratamento.

● **ROTA FARMACOLÓGICA:** Não há imagens disponíveis para a rota farmacológica da sulpirida.

◯ Farmacologia

ABSORÇÃO: A sulpirida é absorvida oralmente, com uma biodisponibilidade de 25 a 35%. A concentração plasmática máxima é atingida em 1 a 6 horas após a administração. Sua absorção pode sofrer influência da ingestão concomitante de alimentos. A sulpirida, em razão do seu perfil hidrofílico, tem baixa penetração no SNC.

VOLUME DE DISTRIBUIÇÃO: 2,72 ± 0,66 L/kg.

LIGAÇÃO PROTEICA: 40%.

METABOLISMO/FARMACOCINÉTICA: Cerca de 95% de uma dose administrada de sulpirida não são metabolizados.

ROTA DE ELIMINAÇÃO: Cerca de 90% de uma dose administrada são excretados pela urina de maneira inalterada.

MEIA-VIDA: 7,15 a 8,3 horas.

DEPURAÇÃO: 415 ± 84 mL/min.

FARMACODINÂMICA: A sulpirida é um antagonista seletivo dos receptores de dopamina D_2 e D_3, com uma ação bimodal. O bloqueio dos receptores dopaminérgicos do tipo D_2 está diretamente relacionado com sua atividade antipsicótica, assim como os principais efeitos adversos extrapiramidais que podem ser induzidos por esse fármaco. Portanto, estima-se que uma ocupação de 65 a 80% dos receptores de dopamina D_2 seja o ideal para uma ação terapêutica eficaz associada a efeitos adversos mínimos.

MECANISMO DE AÇÃO: Assim como os antipsicóticos convencionais, a sulpirida bloqueia os receptores dopaminérgicos pós-sinápticos, mas ela pode atuar de forma seletiva, bloqueando somente receptores não dependentes da adenilil ciclase. A sulpirida também pode aumentar a quantidade de alguns neurotransmissores na fenda sináptica por bloquear também os receptores dopaminérgicos autoinibitórios pré-sinápticos. Tal ação pré-sináptica é predominante quando esse fármaco é usado em doses baixas e parece estar diretamente relacionada com seu efeito antidepressivo ou sobre os sintomas negativos da esquizofrenia. A sulpirida também exerce uma ação depressora direta sobre as funções vestibulares. Esse efeito parece estar relacionado com a sua eficácia no tratamento de vertigens de origens diversas, como pós-traumáticas, Ménière, de origem cervical, pós-operatórias, vasculares, neurológicas, psicossomáticas, iatrogênicas e outras. Assim como outros antipsicóticos que bloqueiam o receptor de dopamina D_2, a sulpirida pode produzir reações extrapiramidais, sedação, inibição central da êmese e indução da liberação de prolactina.

● Interações Medicamentosas

◯ A associação de sulpirida com medicamentos antiparkinsonianos, como a levodopa, ou ropinirol é contraindicada devido ao antagonismo recíproco dos efeitos entre esses fármacos.

◯ O uso de sulpirida com fármacos que podem causar o prolongamento do intervalo QT ou induzir *torsades de pointes* não é recomendado.

◯ O uso concomitante de sulpirida com medicamentos que induzem bradicardia, como β-bloqueadores, bloqueadores de canal de cálcio, clonidina, guanfacina e digitálicos, ou medicamentos que induzem hipocalemia, como diuréticos hipocalêmicos, laxativos, anfotericina B, glicocorticoides e tetracosactídeos, não é recomendado.

◯ O uso de antiarrítmicos da classe Ia, como quinidina e disopiramida, antiarrítmicos da classe III, como amiodarona e sotalol, e outros medicamentos como pimozida, sultoprida, haloperidol, tioridazina, metadona, antidepressivos imiprámínicos, lítio, bepridil, cisaprida, eritromicina IV, vincamina IV, halofantrina, pentamidina e esparfloxacino não é recomendado na vigência de tratamento com sulpirida.

◯ O uso de agentes anti-hipertensivos com a sulpirida pode aumentar o efeito anti-hipertensivo e a possibilidade de hipotensão ortostática.

◯ O uso concomitante de sulpirida com depressores do SNC incluindo narcóticos, analgésicos, anti-histamínicos H_1 sedativos, barbitúricos, BZDs e outros ansiolíticos, clonidina e derivados não é aconselhado devido a possíveis efeitos aditivos.

◯ Quando houver a administração de antiácidos e sucralfato, deve-se considerar a diminuição da absorção da sulpirida. Portanto, é recomendado um intervalo de, no mínimo, 2 horas entre a administração desses fármacos.

○ O uso de lítio com sulpirida pode levar ao aumento do risco de reações adversas extrapiramidais.

AFINIDADE LIGANTE/KI:

LOCAL	KI (NM)
Ki (DAT)	> 10.000
Ki ($5\text{-}HT_{1A}$)	> 10.000
Ki ($5\text{-}HT_{2A}$)	4.786
Ki ($5\text{-}HT_3$)	> 10.000
Ki (α_1)	> 10.000
Ki (α_2)	> 10.000
Ki (D_1)	> 10.000
Ki (D_2)	9,8
Ki (D_3)	8,05
Ki (D_4)	54
Ki (H_1)	> 10.000
Ki (V_3)	> 10.000

○ Farmacogenética

Acesse https://www.pharmgkb.org/chemical/PA164745485 ou utilize o *QR code* ao lado.

ANOTAÇÕES CLÍNICAS

Nível de evidência 1A, 1B, 2A, 2B, 3: Não há dados para a sulpirida no PharmGKB até a data de publicação deste livro.

Nível de evidência 4: Acesse o *site* para mais informações.

○ Prática Clínica

● DOSAGEM

ESQUIZOFRENIA: 400 a 800 mg/dia, divididos em duas administrações. Se necessário, a posologia pode ser aumentada até o máximo de 2.400 mg/dia.

ESTADOS PSICÓTICOS DEPRESSIVOS: 100 a 300 mg, divididos em duas administrações (manhã e noite).

SÍNDROMES VERTIGINOSAS: 150 a 300 mg/dia, divididos em duas administrações.

● **TITULAÇÃO:** Doses maiores geralmente são utilizadas para o tratamento de sintomas psicóticos. Sugere-se iniciar o tratamento com 400 mg, 2x/dia, aumentando-se até 1.200 mg/dia, se necessário. Para a descontinuação, é recomendada titulação decrescente lenta durante 6 a 8 semanas, principalmente quando outro antipsicótico for iniciado. A descontinuação rápida pode provocar piora dos sintomas e/ou psicose de rebote.

● **EFEITOS ADVERSOS: Comuns:** Acatisia, aumento das enzimas hepáticas e de peso, constipação, distúrbios extrapiramidais, dor mamária, galactorreia, hiperprolactinemia, insônia, parkinsonismo, *rash* maculopapular, sedação, sonolência, tremor. **Incomuns:** Amenorreia, aumento das mamas, choque anafilático, confusão, discinesia, disfunção erétil, dispneia, distonia, ginecomastia, hipernatremia, hipersecreção salivar, hipertonia, hiponatremia, hipotensão, hipotensão ortostática, leucopenia, orgasmo anormal, rabdomiólise, reações anafiláticas, SIADH, torcicolo, trismo, urticária.

● **GRAVIDEZ:** A sulpirida atravessa a placenta, porém estudos em animais não indicaram efeitos danosos diretos ou indiretos no que se refere à teratogenicidade e embriofetotoxicidade. Em humanos, existem dados clínicos muito limitados sobre a exposição de mulheres grávidas à sulpirida. Há relatos de sintomas de abstinência neonatal após alguns casos de gestações durante as quais a sulpirida foi administrada. Portanto, o uso durante a gravidez só é recomendado se os possíveis benefícios justificarem os potenciais riscos. Categoria C da FDA (classificação até 2015).

● **AMAMENTAÇÃO:** A sulpirida é excretada no leite materno. Portanto, é recomendado evitar a amamentação durante o uso de sulpirida. Em alguns casos, a sulpirida era utilizada para aumentar a produção de leite materno, porém não há estudos que atestem sua segurança.

● **CRIANÇAS E ADOLESCENTES:** A segurança e a eficácia da sulpirida não foram completamente

BIPP TIPS

- O tratamento com sulpirida pode induzir o prolongamento do intervalo QT. Portanto, é recomendado o monitoramento de fatores que podem favorecer a ocorrência dessas arritmias, como bradicardia, desequilíbrio eletrolítico (em particular hipocalemia), prolongamento congênito do intervalo QT, tratamento concomitante com medicamentos que podem causar bradicardia considerável ou condução intracardíaca diminuída.

- A sulpirida só deve ser usada quando absolutamente necessária em pacientes portadores de doença de Parkinson ou demência por corpos de Lewy devido ao aumento do risco de desenvolvimento ou agravamento de sintomas extrapiramidais.

- Doses baixas de sulpirida podem ser mais efetivas na redução dos sintomas negativos da esquizofrenia (em comparação com os positivos), enquanto doses altas podem ser eficazes em ambos os sintomas; no entanto, doses altas têm maior probabilidade de aumentar o efeito sedativo.

- Alguns pacientes podem receber mais de 2.400 mg/dia, porém não se sabe se o aumento de dose pode levar a uma melhora dos sintomas ou se estaria induzindo predominantemente efeitos adversos sem benefícios clínicos claros.

- Tem sido sugerido um efeito benéfico da sulpirida no tratamento da enxaqueca devido a suas ações nas alterações hormonais e ondas de calor associadas à menopausa.[1]

- A sulpirida também pode ser usada para potencialização do efeito da clozapina ou da olanzapina em pacientes com resposta inadequada.

- Deve-se evitar o uso de sulpirida em pacientes hipertensos graves devido à ação estimulante dopaminérgica que pode provocar crises hipertensivas.

- O álcool pode aumentar o efeito sedativo da sulpirida, motivo pelo qual não se recomenda o uso de bebidas alcoólicas durante o tratamento com esse fármaco.

investigadas em crianças. Por essa razão, deve-se ter cautela ao prescrever esse medicamento a crianças. Em caso de prescrição, sugere-se que seja a partir dos 14 anos em doses de 3 a 5 mg/kg/dia.

● **IDOSOS:** Em pacientes idosos, sugere-se o uso de doses menores e titulação mais lenta. Além disso, a sulpirida não é indicada para o tratamento de psicose relacionada à demência devido ao aumento da taxa de mortalidade e eventos cerebrovasculares em pacientes idosos em uso de antipsicóticos.

● **INSUFICIÊNCIA RENAL:** Em casos de insuficiência renal leve a moderada, sugerem-se a redução da dose e a titulação lenta. No entanto, em casos de insuficiência renal grave, a recomendação é a troca por outro antipsicótico.

● **INSUFICIÊNCIA HEPÁTICA:** É possível usar a sulpirida em pacientes com insuficiência hepática, mas recomenda-se cautela.

● **COMO MANEJAR EFEITOS ADVERSOS:** Efeitos colaterais podem surgir durante o uso de sulpirida. Se for um sintoma tolerável, pode-se aguardar e avaliar a evolução do quadro. Se intolerável, é possível ajustar a dosagem, substituí-la por outro fármaco ou usar sintomáticos. Em caso de aparecimento de sinais e sintomas extrapiramidais, pode-se utilizar um anticolinérgico. Se houver sonolência, recomenda-se a administração do medicamento no período noturno. Em caso de ganho de peso, recomenda-se o encaminhamento para programas de manejo clínico para IMC, avaliação nutricional e exercícios físicos.

● Toxicidade

ORAL EM HUMANOS: Existem relatos de pacientes que fizeram uso de doses únicas de até 16 g e sobreviveram.

TOXICIDADE AGUDA: Alguns sinais e sintomas de *overdose* por sulpirida incluem agitação, alucinações, arritmia, aumento do tônus muscular, depressão do SNC, disartria, distonia, hipotensão, hiper-reflexia, salivação, taquicardia sinusal e vômitos. Quando há superdosagem, podem ocorrer manifestações discinéticas com torcicolo espasmódico, protrusão da língua e trismo. Alguns pacientes podem desenvolver manifestações parkinsonianas com potencial de causar coma e até morte. A sulpirida é parcialmente removida com hemodiálise. O tratamento para intoxicação inclui procedimentos de terapia intensiva, com manutenção de vias aéreas desobstruídas, oxigenação e ventilação adequadas, monitoramento, suporte do sistema cardiovascular e diurese osmótica alcalina. Caso ocorram sintomas extrapiramidais graves, é necessária a administração de anticolinérgicos.

Referência

1. Borba CM, Ferreira CF, Ferreira FV, Pérez-López FR, Wender MCO. Effect of sulpiride on menopausal hot flashes: a randomized, double-blind, placebo-controlled clinical trial. Gynecol Endocrinol. 2020;36(3):247-51.

Leituras Recomendadas

Härnryd C, Bjerkenstedt L, Björk K, Gullberg B, Oxenstierna G, Sedvall G, et al. Clinical evaluation of sulpiride in schizophrenic patients: a double-blind comparison with chlorpromazine. Acta Psychiatr Scand Suppl. 1984;311:7-30.

Ho CS, Chen HJ, Chiu NC, Shen EY, Lue HC. Short-term sulpiride treatment of children and adolescents with Tourette syndrome or chronic tic disorder. J Formos Med Assoc. 2009;108(10):788-93.

Kotler M, Strous RD, Reznik I, Shwartz S, Weizman A, Spivak B. Sulpiride augmentation of olanzapine in the management of treatment-resistant chronic schizophrenia: evidence for improvement of mood symptomatology. Int Clin Psychopharmacol. 2004;19(1):23-6.

Lai EC, Chang CH, Kao Yang YH, Lin SJ, Lin CY. Effectiveness of sulpiride in adult patients with schizophrenia. Schizophr Bull. 2013;39(3):673-83.

Rüther E, Degner D, Munzel U, Brunner E, Lenhard G, Biehl J, et al. Antidepressant action of sulpiride: results of a placebo-controlled double-blind trial. Pharmacopsychiatry. 1999;32(4):127-35.

Suvorexanto

O suvorexanto é um hipnótico que exerce tal efeito por meio do bloqueio dos receptores de orexina, sendo classificado como antagonista orexinérgico. É usado clinicamente para o tratamento da insônia, tanto nos casos em que há dificuldade de se iniciar o sono quanto para mantê-lo. Após administração oral e quando ingerido em jejum, sua concentração máxima ocorre em 2 horas, e sua eliminação se dá principalmente pela via fecal, mas também pela via renal.

Nomes no Brasil:
Não disponível no Brasil (EUA: Belsomra).

SUS:
Não disponível na Rename.

● **INDICAÇÕES DE BULA – ANVISA:** Não possui aprovação da Anvisa até o momento.

● **INDICAÇÕES DE BULA – FDA:** Tratamento da insônia caracterizada por dificuldades no início e/ou na manutenção do sono.

● **INDICAÇÕES *OFF-LABEL*:** O suvorexanto pode ser utilizado para a prevenção do delírio em pacientes com fatores de risco para essa condição, assim como para o manejo de uso abusivo de álcool e opioides.

● **CONTRAINDICAÇÕES:** O suvorexanto não deve ser utilizado por pacientes com histórico de alergia a esse medicamento, nem por pacientes com narcolepsia. Deve ser usado com cautela em pacientes com função respiratória comprometida ou que tenham apneia obstrutiva do sono.

● **TESTES LABORATORIAIS SUGERIDOS OU NECESSÁRIOS:** Testes laboratoriais não são necessários.

- **ROTA FARMACOLÓGICA:** Ver Figura 1.

○ Farmacologia

ABSORÇÃO: Após administração oral, o suvorexanto exibe seu pico de concentração plasmática em 2 horas quando ingerido em jejum. A ingestão junto com alimentos pode atrasar o pico de concentração plasmática em 1,5 hora.

VOLUME DE DISTRIBUIÇÃO: 49 L.

LIGAÇÃO PROTEICA: Aproximadamente 99%.

METABOLISMO/FARMACOCINÉTICA: O suvorexanto sofre metabolização no fígado, onde é metabolizado pelas enzimas pertencentes à família do citocromo P450, sobretudo CYP3A4 e CYP2C19. Seus metabólitos parecem não ser farmacologicamente ativos.

ROTA DE ELIMINAÇÃO: A excreção do suvorexanto se dá pelas vias fecal (66%) e renal (23%).

MEIA-VIDA: Aproximadamente 12 horas.

DEPURAÇÃO: 2,9 L/h.

FARMACODINÂMICA: O suvorexanto pertence à classe dos hipnóticos, promovendo e/ou mantendo o tempo de sono nos indivíduos. Tal efeito se deve à sua capacidade de bloquear os receptores de orexina, neuropeptídeo importante na regulação do ciclo sono-vigília.

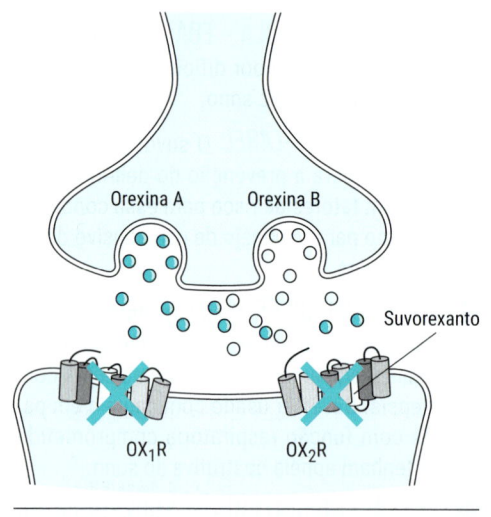

FIGURA 1 ▶ ROTA FARMACOLÓGICA DO SUVOREXANTO.

MECANISMO DE AÇÃO: O suvorexanto se liga e bloqueia os receptores orexinérgicos do tipo OX_1R e OX_2R, localizados na região do hipotálamo dorsal e lateral. Dessa forma, ele impede a ligação da orexina em tais receptores, o que resultaria no processo de vigília, e por isso o suvorexanto é capaz de promover o sono.

● Interações Medicamentosas

○ Fármacos indutores da enzima CYP3A4 podem reduzir a eficácia do suvorexanto.

○ Fármacos inibidores da enzima CYP3A4 podem aumentar a eficácia do suvorexanto.

○ O suvorexanto não é recomendado para pacientes que usam medicamentos que sejam fortes inibidores da enzima CYP3A4.

AFINIDADE LIGANTE/KI:

LOCAL	KI (NM)
Ki (OX_1R)	0,55
Ki (OX_2R)	0,35

○ Farmacogenética

Não há dados para o suvorexanto no PharmGKB até a data de publicação deste livro.

○ Prática Clínica

● DOSAGEM: Recomenda-se a utilização do suvorexanto para o tratamento da insônia em doses de 10 a 20 mg/dia. O medicamento deve ser tomado 30 minutos antes de deitar e com uma margem de sono de, no mínimo, 7 horas. Não se deve ingerir o suvorexanto mais de 1 vez por noite.

● TITULAÇÃO: Deve-se iniciar o uso de suvorexanto com a dose de 10 mg/dia. Em caso de boa tolerância sem se atingir o efeito esperado, pode-se aumentá-la para 20 mg/dia.

● EFEITOS ADVERSOS: Comuns: Cefaleia, fraqueza muscular, sedação, sonolência. Incomuns: Alucinação, boca seca, diarreia, ideação suicida, IVAS, paralisia do sono, piora dos sintomas da depressão, sintomas semelhantes à catalepsia, sonhos bizarros, tosse.

- **GRAVIDEZ:** Não há estudos bem estabelecidos avaliando os riscos do suvorexanto durante a gestação. Categoria C da FDA.

- **AMAMENTAÇÃO:** Não há estudos bem estabelecidos avaliando os riscos do suvorexanto na lactação. Não é recomendada sua utilização durante esse período.

- **CRIANÇAS E ADOLESCENTES:** Não há estudos avaliando a segurança e a eficácia do suvorexanto em crianças e adolescentes.

- **IDOSOS:** Pacientes idosos parecem tolerar melhor doses mais baixas do suvorexanto.

- **INSUFICIÊNCIA RENAL:** Não é necessário o ajuste de dose do suvorexanto em pacientes com disfunção renal.

- **INSUFICIÊNCIA HEPÁTICA:** Em pacientes com comprometimento hepático leve ou moderado, não é necessário o ajuste de dose, porém não se deve utilizar o suvorexanto em pacientes com comprometimento hepático grave.

- **COMO MANEJAR EFEITOS ADVERSOS:** É necessário aguardar e observar se os efeitos do suvorexanto irão desaparecer; caso não desapareçam, é recomendada a redução de dose do medicamento ou ainda a troca por outro fármaco da classe dos hipnóticos.

Toxicidade

ORAL EM HUMANOS: Não há dados específicos sobre superdosagem de suvorexanto em humanos. A dose letal do suvorexanto é de 1.200 mg/kg em ratos e 1.125 mg/kg em cachorros.

TOXICIDADE AGUDA: Os efeitos documentados, até o momento, da superdosagem de suvorexanto são sonolência excessiva e dose-dependente e depressão do SNC.

BIPP TIPS

- Alguns pacientes fazendo uso de suvorexanto podem experimentar sintomas neuropsiquiátricos, alterações cognitivas e alterações comportamentais durante o sono. Pode haver paralisia do sono, catalepsia e alucinações.

- O suvorexanto tende a ter efeito em pacientes que não tiveram boa resposta prévia a outros medicamentos utilizados para o tratamento da insônia.

- Há risco de ideação suicida e piora dos sintomas depressivos em pacientes que usam suvorexanto.

- Não é necessário fazer a retirada gradual do suvorexanto.

- Não há evidência de risco de dependência ou sintomas de dependência com o uso de suvorexanto, mesmo em pacientes que o utilizam por longos períodos.

- Não é recomendada a ingestão de álcool durante o tratamento com suvorexanto.

- O suvorexanto parece não causar insônia de rebote.

- Pacientes que fazem uso de suvorexanto devem ser alertados para o risco de sonolência e prejuízo da coordenação motora no dia seguinte, sobretudo quando utilizado em doses maiores. Tal sonolência pode permanecer até mesmo após a retirada do medicamento.

- Quando o suvorexanto for utilizado concomitantemente com outros fármacos depressores do SNC, há risco aumentado de depressão excessiva do SNC. Nesses casos, pode ser necessário o ajuste de dose.

Leituras Recomendadas

Berger AA, Sottosanti ER, Winnick A, Keefe J, Gilbert E, Hasoon J, et al. Suvorexant in the treatment of difficulty falling and staying asleep (Insomnia). Psychopharmacol Bull. 2022;52(1):68-90.

Campbell EJ, Marchant NJ, Lawrence AJ. A sleeping giant: suvorexant for the treatment of alcohol use disorder? Brain Res. 2020;1731:145902.

Citrome L. Suvorexant for insomnia: a systematic review of the efficacy and safety profile for this newly approved hypnotic: what is the number needed to treat, number needed to harm and likelihood to be helped or harmed? Int J Clin Pract. 2014;68(12):1429-41.

Han Y, Yuan K, Zheng Y, Lu L. Orexin receptor antagonists as emerging treatments for psychiatric disorders. Neurosci Bull. 2020;36(4):432-48.

Jacobson LH, Callander GE, Hoyer D. Suvorexant for the treatment of insomnia. Expert Rev Clin Pharmacol. 2014;7(6):711-30.

James MH, Fragale JE, Aurora RN, Cooperman NA, Langleben DD, Aston-Jones G. Repurposing the dual orexin receptor antagonist suvorexant for the treatment of opioid use disorder: why sleep on this any longer? Neuropsychopharmacol. 2020;45(5):717-9.

Kishi T, Sakuma K, Okuya M, Ninomiya K, Oya K, Kubo M, et al. Suvorexant for insomnia in patients with psychiatric disorder: a 1-week, open-label study. Neuropsychopharmacol Rep. 2019;39(3):252-5.

Kong T, Qiu K, Liu M, Cheng B, Pan Y, Yang C, et al. Orexin: a protects against oxygen-glucose deprivation/reoxygenation-induced cell damage by inhibiting endoplasmic reticulum stress-mediated apoptosis via the Gi and PI3K signaling pathways. Cell Signal. 2019;62:109348.

Kuriyama A, Tabata H. Suvorexant for the treatment of primary insomnia: a systematic review and meta-analysis. Sleep Med Rev. 2017;35:1-7.

Muehlan C, Vaillant C, Zenklusen I, Kraehenbuehl S, Dingemanse J. Clinical pharmacology, efficacy, and safety of orexin receptor antagonists for the treatment of insomnia disorders. Expert Opin Drug Metab Toxicol. 2020;16(11):1063-78.

Owen RT. Suvorexant: efficacy and safety profile of a dual orexin receptor antagonist in treating insomnia. Drugs Today. 2016;52(1):29-40.

Patel KV, Aspesi AV, Evoy KE. Suvorexant: a dual orexin receptor antagonist for the treatment of sleep onset and sleep maintenance insomnia. Ann Pharmacother. 2015;49(4):477-83.

Sutton EL. Profile of suvorexant in the management of insomnia. Drug Des Devel Ther. 2015;9:6035-42.

Tian Y, Qin Z, Han Y. Suvorexant with or without ramelteon to prevent delirium: a systematic review and meta-analysis. Psychogeriatrics. 2022;22(2):259-68.

T

- **Tadalafila** 764
- **Tasimelteona** 769
- **Temazepam** 772
- **Tetraidrocanabinol (THC), canabidiol (CBD)** 775
- **Tiagabina** 782
- **Tianeptina** 785
- **Tioridazina** 789
- **Tiotixeno** 794
- **Topiramato** 798
- **Tranilcipromina** 803
- **Trazodona** 808
- **Tri-iodotironina (T$_3$)** 814
- **Triazolam** 817
- **Triexifenidil** 821
- **Trifluoperazina** 825
- **Trimipramina** 829
- **Triptofano** 834

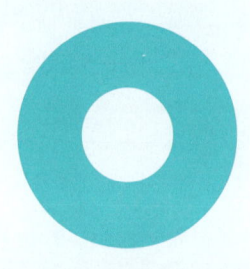

● Tadalafila

A tadalafila, assim como a sildenafila, é um fármaco inibidor da PDE5. Sua descoberta como ferramenta para o tratamento da disfunção erétil ocorreu logo após a aprovação da sildenafila, tendo sido aprovada para manejo da disfunção erétil pela FDA pela primeira vez em 2003 e para tratamento da hipertensão pulmonar em 2009. Por ser mais seletiva que outros inibidores da PDE5, a tadalafila apresenta menor incidência de efeitos adversos oculares. Outra vantagem sobre fármacos da mesma classe diz respeito ao seu efeito prolongado por até 36 horas. Não é recomendada para o manejo do transtorno do interesse/excitação sexual feminino e não deve ser utilizada para práticas sexuais por homens que não apresentem diagnóstico de disfunção erétil. Atinge picos de concentração plasmática em cerca de 0,5 a 6 horas e é excretada pelas fezes.

Nomes no Brasil:
Cialis, Dalí, H-for, Hislafi, Lync, Tada, Talag, Vorallis, Zyad.

SUS:
Não disponível na Rename.

● **INDICAÇÕES DE BULA – ANVISA E FDA:** Tratamento da disfunção erétil. Tratamento dos sinais e sintomas da hiperplasia prostática benigna em homens adultos, incluindo aqueles com disfunção erétil.

● **INDICAÇÕES** *OFF-LABEL***:** A tadalafila pode ser usada para a prevenção do mal das altitudes (*altitude sickness*), para o tratamento adjuvante do fenômeno de Raynaud em homens e mulheres adultos e para o tratamento da disfunção sexual em homens adultos recebendo antidepressivos.

● **CONTRAINDICAÇÕES:** A tadalafila é contraindicada em pacientes com hipersensibilidade conhecida ou suspeita a esse medicamento ou aos componentes inativos da sua formulação farmacêutica, bem como em pacientes com doenças cardiovasculares subjacentes graves (p. ex., angina instável ou insuficiência cardíaca grave), que utilizam doadores de óxido nítrico, como nitratos orgânicos ou nitritos orgânicos de qualquer forma (uma vez que esse fármaco pode potencializar o efeito hipotensor de nitratos), em tratamento com antagonistas α-adrenérgicos, com arritmias não controladas, hipotensão (< 90/50 mmHg) ou hipertensão (> 170/100 mmHg) ou que tiveram um AVC nos últimos 6 meses.

● **TESTES LABORATORIAIS SUGERIDOS OU NECESSÁRIOS:** Antes de iniciar o tratamento com tadalafila, deve-se realizar anamnese para determinar as causas fisiológicas e/ou psicológicas da disfunção erétil e, se possível, tratá-las. É prudente monitorar as funções cardiovascular e cardiorrespiratória dos pacientes antes e durante o tratamento com esse medicamento, uma vez que a atividade sexual está associada a certo risco cardíaco, especialmente em homens com idade avançada. Para o tratamento da hiperplasia prostática benigna, os pacientes devem ser examinados com vistas a excluir a possibilidade de um carcinoma prostático.

● **ROTA FARMACOLÓGICA:** Não há imagens disponíveis para a rota farmacológica da tadalafila.

○ Farmacologia

ABSORÇÃO: A tadalafila é bem absorvida após administração oral em jejum, atingindo picos de concentração plasmática em cerca de 0,5 a 6 horas. A ingestão juntamente com alimentos não interfere na sua absorção. Apresenta biodisponibilidade variável entre os indivíduos.

VOLUME DE DISTRIBUIÇÃO: 63 L em indivíduos saudáveis e 77 L em pacientes diagnosticados com hipertensão arterial pulmonar.

LIGAÇÃO PROTEICA: 94%.

METABOLISMO/FARMACOCINÉTICA: A tadalafila sofre metabolismo hepático via CYP3A4, sendo biotransformada pelas reações de metilação e glicuronidação, as quais formam apenas metabólitos biologicamente inativos.

ROTA DE ELIMINAÇÃO: A tadalafila é excretada principalmente pelas fezes (61%) e, em menor grau, pela urina (36%).

MEIA-VIDA: Cerca de 15 a 17,5 horas em indivíduos saudáveis e 35 horas em pacientes com hipertensão arterial pulmonar.

DEPURAÇÃO: 2,5 a 3,4 L/h.

FARMACODINÂMICA: A tadalafila é um inibidor seletivo da PDE5.

MECANISMO DE AÇÃO: Por inibir de forma seletiva a PDE5, a tadalafila promove o relaxamento do músculo liso. A fisiopatologia da disfunção erétil envolve diversos mecanismos (p. ex., psicológicos, neurogênicos, vasculogênicos, iatrogênicos ou endócrinos), os quais resultam em anomalias do relaxamento do músculo liso peniano. O relaxamento do músculo liso permite que o sangue preencha o corpo cavernoso, produzindo assim uma ereção. Para que ocorra tal relaxamento, é necessária a sinalização proveniente de neurônios não adrenérgicos não colinérgicos (NANC) que liberam óxido nítrico. O óxido nítrico estimula vias intracelulares que culminam na liberação de GMP cíclico, o que estimula a abertura dos canais de K^+ e inibe os canais de Ca^{2+}. Essa cascata de sinal é regulada pela ação da PDE5, responsável por converter e reciclar o GMP cíclico novamente em GMP. Nesse sentido, a inibição da PDE5 pela tadalafila permite a ação do GMP cíclico, o qual promove as ações a jusante (*downstream*) que promovem o relaxamento do músculo liso peniano durante a excitação sexual.

Na hipertensão arterial pulmonar, diversos mecanismos decorrentes da disfunção endotelial estão envolvidos na elevação da pressão arterial nas artérias pulmonares. A redução da liberação de óxido nítrico e de prostaciclinas diminui a sinalização vasodilatadora, enquanto a superprodução de endotelina-1 e tromboxanos aumenta a vasoconstrição. Além disso, posteriormente, ocorrem processos de remodelamento vascular que reduzem o tamanho do lúmen vascular e incluem processos inflamatórios, hipóxia e trombose. Como resultado do aumento da pressão arterial, ocorre redução da capacidade de troca gasosa e aumento da pós-carga no ventrículo direito, produzindo sintomas de dispneia, fadiga, tontura e, por fim, insuficiência cardíaca. O mecanismo pelo qual a tadalafila promove seu efeito terapêutico na hipertensão arterial pulmonar é similar ao que ocorre na disfunção erétil: a inibição da PDE5 promove aumento da sinalização de óxido nítrico-GMP cíclico, facilitando o relaxamento da musculatura lisa. Isso reduz a resistência vascular e leva à redução da pressão arterial nas artérias pulmonares.

Na hipertrofia prostática benigna, ocorre uma hiperproliferação das camadas epiteliais e musculares lisas da próstata. O aumento do tamanho da próstata bloqueia o fluxo de urina pela uretra, resultando em volumes residuais maiores e disfunção urinária devido ao esvaziamento incompleto da bexiga. Nessa doença, a tadalafila atua aumentando a oxigenação tecidual e reduzindo os processos inflamatórios. Além disso, a via do GMP cíclico que é inibida pela ação da PDE5 está envolvida em processos de remodelação tecidual e inibição da proliferação celular por meio da cascata do GMP cíclico. Dessa forma, a tadalafila atenua e/ou impede o crescimento da próstata.

● Interações Medicamentosas

○ Estudos indicam que a tadalafila não inibe ou induz as isoformas do citocromo P450, incluindo CYP1A2, CYP3A4, CYP2C9, CYP2C19, CYP2D6 e CYP2E1.[1] Assim, não existem interações de inibição ou indução enzimática clinicamente significativas em relação a depuração de fármacos metabolizados pelas isoformas do citocromo P450.

○ O uso de outros medicamentos juntamente à tadalafila pode alterar suas concentrações plasmáticas, incluindo:

● Cetoconazol: É um inibidor seletivo da CYP3A4, uma das principais enzimas responsáveis pela metabolização da tadalafila. Há relatos de que o uso de cetoconazol na dose de

200 mg/dia aumenta a exposição (ASC) da dose única de tadalafila em 107% e a $C_{máx}$ em 15% em comparação com os valores de ASC e $C_{máx}$ para tadalafila isoladamente. Já para a dose de 400 mg/dia, ocorre aumento da ASC da dose única de tadalafila em 312% e da $C_{máx}$ em 22%. Tal incremento na exposição pode aumentar a frequência e/ou a intensidade dos efeitos adversos, sendo necessário cautela quando houver uso combinado desses medicamentos.

- Ritonavir: É também um inibidor da CYP3A4, CYP2C9, CYP2C19 e CYP2D6. Ao se administrar ritonavir na dose de 200 mg, 2x/dia, a ASC da dose única de tadalafila foi aumentada em 124%. Tal incremento na exposição pode aumentar a frequência e/ou a intensidade dos efeitos adversos, sendo necessário cautela quando houver uso combinado desses medicamentos.

- Outros inibidores da CYP3A4 (p. ex., eritromicina e itraconazol) ou outros inibidores da protease do HIV (p. ex., saquinavir): Embora não existam estudos acerca das interações específicas com esses fármacos, é provável que eles também aumentem a exposição da tadalafila.

- Rifampicina: É um indutor da CYP3A4. Há relatos de que a rifampicina (600 mg/dia) reduza a ASC da dose única de tadalafila em 88% e a $C_{máx}$ em 46% em comparação com os valores de ASC e $C_{máx}$ para tadalafila isoladamente. A redução da exposição de tadalafila com a coadministração de rifampicina ou outros indutores da CYP3A4 pode diminuir a eficácia de tadalafila administrada 1x/dia. É provável que a administração concomitante de outros indutores da CYP3A4 também cause diminuição nas concentrações plasmáticas da tadalafila.

- Agentes anti-hipertensivos: As propriedades vasodilatadoras sistêmicas da tadalafila podem incrementar os efeitos hipotensores dos agentes anti-hipertensivos. O uso de tadalafila em pacientes tratados com múltiplos agentes anti-hipertensivos requer acompanhamento médico criterioso, uma vez que foram observadas reduções mais acentuadas na pressão arterial.

- Agentes bloqueadores α-adrenérgicos: A tadalafila coadministrada com doxazosina (4-8 mg/dia), um bloqueador α-adrenérgico, promove aumento dos efeitos hipotensores da doxazosina. Sintomas associados com a diminuição da pressão arterial, incluindo síncope, foram relatados nos estudos clínicos. Antes de iniciar o uso de tadalafila em pacientes tratados com um α-bloqueador, é necessário assegurar-se de que os pacientes estejam estáveis com a terapia com α-bloqueador.

- Antiácidos (hidróxido de magnésio e hidróxido de alumínio): A administração simultânea de um antiácido e tadalafila pode reduzir a velocidade aparente de absorção da tadalafila sem alterar sua exposição (ASC). Eventualmente, isso pode resultar em maior latência para o aparecimento dos efeitos terapêuticos da tadalafila, sem alterar a magnitude desses efeitos.

AFINIDADE LIGANTE/KI: Não há dados disponíveis para a tadalafila.

Farmacogenética

Acesse https://www.pharmgkb.org/chemical/PA10333 ou utilize o *QR code* ao lado.

ANOTAÇÕES CLÍNICAS

Nível de evidência 1A, 1B, 2A, 2B, 3: Não há dados para a tadalafila no PharmGKB até a data de publicação deste livro.

Nível de evidência 4: Acesse o *site* para mais informações.

Prática Clínica

- **DOSAGEM:** A variação típica da dosagem de tadalafila é de 10 a 20 mg/dia.

- **TITULAÇÃO:** A dose inicial de tadalafila recomendada é de 10 mg, administrada com alimentos ou não. De acordo com a resposta e/ou necessidade do paciente, a dose pode ser reduzida para 5 mg ou aumentada até a dose máxima diária de 20 mg. Foi demonstrado que a tadalafila é capaz de melhorar a função erétil em comparação com placebo até 36 horas após a administração. Assim, não é recomendado utilizar o medicamento mais de 1x/dia.

● **EFEITOS ADVERSOS:** Mais comuns: Cefaleia, dispepsia, dor nas costas. Comuns: Congestão nasal, mialgia, rubor. Incomuns: *Angina pectoris*, astenia, aumento da ereção, diarreia, dispneia, dor, dor torácica, edema, ereção peniana espontânea, fadiga, gastrite, hipertensão, hipotensão, hipotensão postural, infarto do miocárdio, insônia, náusea, palpitações, parestesia, priapismo, síncope, sonolência, sudorese, taquicardia, tontura, vertigem, visão turva, vômitos, boca seca.

● **GRAVIDEZ:** As evidências de teratogenicidade, embriotoxicidade ou fetotoxicidade em fetos de ratos ou camundongos que receberam até 1.000 mg/kg/dia de tadalafila são limitadas, e não há estudos adequados e bem controlados de tadalafila em mulheres grávidas. A tadalafila não é recomendada para mulheres em geral e, especialmente, para gestantes. Categoria B da FDA.

● **AMAMENTAÇÃO:** Não há dados disponíveis sobre a excreção de tadalafila no leite materno, não sendo recomendado seu uso durante a lactação.

● **CRIANÇAS E ADOLESCENTES:** A tadalafila é contraindicada em pacientes menores de 18 anos.

● **IDOSOS:** Não foram observadas diferenças globais na eficácia e segurança da tadalafila entre pacientes mais velhos (> 65 anos) e mais jovens (19-45 anos). Nenhum ajuste de dose é necessário com base apenas na idade. No entanto, uma sensibilidade potencialmente maior aos medicamentos em indivíduos mais velhos deve ser considerada.

● **INSUFICIÊNCIA RENAL:** Não é necessário ajuste de dose em pacientes com insuficiência renal leve. Naqueles com insuficiência renal moderada, recomenda-se iniciar o uso com uma dose de 5 mg, no máximo 1x/dia, sendo que a dose máxima recomendada em tais pacientes é de 10 mg, não mais do que 1x/48 horas. Já para pacientes com insuficiência renal grave ou doença renal terminal, a dose de tadalafila deve ser limitada a 5 mg/dia.

● **INSUFICIÊNCIA HEPÁTICA:** Em pacientes com insuficiência hepática leve ou moderada, a dose máxima de tadalafila não deve exceder 10 mg/dia.

BIPP TIPS

○ Se a ereção durar mais de 4 horas, é necessário procurar ajuda médica imediatamente, caso contrário podem ocorrer danos irreparáveis no pênis, incluindo a incapacidade de ter ereções e, em casos mais extremos, a amputação do membro.

○ Em comparação com outros inibidores de PDE5, a tadalafila exibe menor afinidade pela PDE6, presente no tecido ocular. Essa maior seletividade pode explicar a diminuição da incidência de efeitos colaterais visuais.

○ O uso "recreativo" de tadalafila em práticas sexuais por homens que não possuem disfunção erétil pode trazer risco de desenvolvimento de doenças cardiovasculares, cerebrovasculares, impotência sexual, entre outros. Portanto, seu uso por pessoas que não apresentem disfunção erétil é contraindicado.

○ É necessário cautela e acompanhamento médico criterioso durante o uso de tadalafila em pacientes com deformação anatômica do pênis, como angulação, fibrose cavernosa ou doença de Peyronie. Da mesma forma, pacientes que têm condições predisponentes ao priapismo, incluindo anemia falciforme, mieloma múltiplo ou leucemia, também requerem acompanhamento criterioso.

○ Para o tratamento da hiperplasia prostática benigna, deve-se antes excluir a possibilidade da presença de carcinoma prostático.

○ A tadalafila não apresenta interações clinicamente significativas com o álcool, incluindo alterações nas suas concentrações plasmáticas ou diminuição da pressão arterial média. Em alguns indivíduos, ela pode causar tontura postural e hipotensão ortostática quando ingerida junto com álcool, porém, quando administrada com baixas doses de álcool (0,6 g/kg), a frequência de episódios de tontura é similar a situações em que se usa álcool

- isoladamente, não tendo sido relatados casos de hipotensão.

- Não foram conduzidos estudos clínicos visando investigar possíveis interações entre tadalafila e plantas medicinais, nicotina ou outras substâncias de uso recreativo. No entanto, o médico deve investigar se o paciente faz uso de alguma dessas substâncias antes de prescrever esse medicamento.

- Casos de disfunção erétil com origem primordialmente psicológica precisam de acompanhamento psicológico para a identificação das causas da disfunção e, eventualmente, resolução do problema e interrupção do uso de tadalafila.

- A meia-vida da tadalafila é de 17,5 horas, enquanto a da sildenafila é de 4 horas. Assim, a duração do efeito de até 36 horas representa uma vantagem da tadalafila em relação à sildenafila, e, por esse motivo, em alguns países, como os EUA, a tadalafila é conhecida como a pílula do fim de semana.

- A disfunção erétil costuma ser mais grave em homens com diabetes; no entanto, a eficácia e a tolerabilidade da tadalafila nesses indivíduos são semelhantes às de homens saudáveis da mesma faixa etária.

Seu uso em pacientes com insuficiência hepática grave não é recomendado.

● **COMO MANEJAR EFEITOS ADVERSOS:** A maioria dos efeitos adversos da tadalafila são moderados e tendem a desaparecer. Caso os efeitos sejam intoleráveis, a suspensão do medicamento ou a troca por outro agente podem ser necessárias.

Toxicidade

ORAL EM HUMANOS: Não há dados específicos sobre superdosagem de tadalafila em humanos. No entanto, a experiência clínica sugere que doses acima das recomendadas, ou seja, 20 mg/dia, podem apresentar algum nível de toxicidade, especialmente em indivíduos mais velhos.

TOXICIDADE AGUDA: Para o manejo de casos de superdosagem de tadalafila, são recomendadas medidas gerais de suporte e sintomáticas, assegurando ventilação adequada das vias aéreas e realização de monitoramento do ritmo cardíaco e dos sinais vitais. Não é recomendado realizar diurese forçada ou diálise. Nos casos de superdosagem, deve-se considerar a possibilidade do envolvimento de outras substâncias.

Referência

1. Ring BJ, Patterson BE, Mitchell MI, Vandenbranden M, Gillespie J, Bedding AW, et al. Effect of tadalafil on cytochrome P450 3A4-mediated clearance: studies in vitro and in vivo. Clin Pharmacol Ther. 2005;77(1):63-75.

Leituras Recomendadas

Brock GB, McMahon CG, Chen KK, Costigan T, Shen W, Watkins V, et al. Efficacy and safety of tadalafil for the treatment of erectile dysfunction: results of integrated analyses. J Urol. 2002;168(4 Part 1):1332-6.

Curran MP, Keating GM. Tadalafil. Drugs. 2003;63(20):2203-12.

Fonseca V, Seftel A, Denne J, Fredlund P. Impact of diabetes mellitus on the severity of erectile dysfunction and response to treatment: analysis of data from tadalafil clinical trials. Diabetologia. 2004;47(11):1914-23.

Hutter AM, Kloner RA, Watkins V, Costigan T, Bedding A, Mitchell M, et al. P-302: blood pressure and cardiovascular effects of tadalafil, a new PDE5 inhibitor. Am J Hypertens. 2002;15(S3):140A.

King SH, Hallock M, Strote J, Wessells H. Tadalafil-associated priapism. Urology. 2005;66(2):432-e15.

Lee AJ, Chiao TB, Tsang MP. Sildenafil for pulmonary hypertension. Ann Pharmacother. 2005;39(5):869-84.

Rosano GM, Aversa A, Vitale C, Fabbri A, Fini M, Spera G. Chronic treatment with tadalafil improves endothelial function in men with increased cardiovascular risk. Eur Urol. 2005;47(2):214-22.

Salonia A, Briganti A, Montorsi P, Maga T, Dehò F, Zanni G, Montorsi F. Safety and tolerability of oral erectile dysfunction treatments in the elderly. Drugs Aging. 2005;22(4):323-38.

Tasimelteona

A tasimelteona é um agonista dos receptores de melatonina MT_1 e MT_2 aprovado para o tratamento de alterações do sono-vigília de não 24 horas. É o primeiro medicamento aprovado pela FDA dos EUA para essa indicação. É bem absorvida após administração oral, atingindo picos de concentração plasmática em cerca de 30 minutos, sendo eliminada principalmente pela via urinária.

Nomes no Brasil:
Não disponível no Brasil (EUA: Hetlioz).

SUS:
Não disponível na Rename.

● **INDICAÇÕES DE BULA – ANVISA:** Não possui aprovação da ANVISA até o momento.

● **INDICAÇÕES DE BULA – FDA:**

○ Cápsulas: Tratamento do transtorno do sono-vigília não-24 horas em adultos. Tratamento de distúrbios do sono noturno na síndrome de Smith-Magenis em pacientes com 16 anos ou mais.

○ Suspensão oral: Tratamento de distúrbios do sono noturno na síndrome de Smith-Magenis em pacientes pediátricos de 3 a 15 anos.

● **INDICAÇÕES OFF-LABEL:** Não existem indicações off-label para a tasimelteona.

● **CONTRAINDICAÇÕES:** A tasimelteona é contraindicada em pacientes com hipersensibilidade comprovada ao princípio ativo ou a qualquer um dos ingredientes inativos do medicamento.

● **TESTES LABORATORIAIS SUGERIDOS OU NECESSÁRIOS:** Em indivíduos saudáveis, nenhum teste laboratorial adicional é recomendado.

● **ROTA FARMACOLÓGICA:** Não há imagens disponíveis para a rota farmacológica da tasimelteona.

⬤ Farmacologia

ABSORÇÃO: A tasimelteona é bem absorvida após administração oral, atingindo picos de concentração plasmática em cerca de 30 minutos, com biodisponibilidade oral absoluta média de 38% devido ao metabolismo de primeira passagem. Quando administrada juntamente a uma refeição rica em gorduras, a biodisponibilidade é reduzida em 44%.

VOLUME DE DISTRIBUIÇÃO: 56 a 126 L.

LIGAÇÃO PROTEICA: 90%.

METABOLISMO/FARMACOCINÉTICA: O metabolismo da tasimelteona é majoritariamente realizado pelos hepatócitos e envolve sobretudo as isoenzimas CYP1A2 e CYP3A4. Sua metabolização consiste principalmente na oxidação em múltiplos sítios e desalquilação oxidativa, resultando na abertura do anel di-hidrofurano, seguida pela oxidação adicional que forma ácido carboxílico. A glicuronidação fenólica é a principal via metabólica de fase II.

ROTA DE ELIMINAÇÃO: A tasimelteona é excretada sob a forma de metabólitos, principalmente pela urina (80%) e em menor quantidade pelas fezes (cerca de 4%). Menos de 1% da dose são excretados na urina como composto original.

MEIA-VIDA: Aproximadamente 0,9 a 1,7 horas.

DEPURAÇÃO: Não há dados farmacocinéticos disponíveis sobre a depuração da tasimelteona.

FARMACODINÂMICA: A tasimelteona é um agonista dos receptores de melatonina MT_1 e MT_2 no núcleo supraquiasmático do cérebro. A tasimelteona e seus metabólitos mais abundantes não apresentam afinidade apreciável por mais de 160 outros alvos farmacologicamente relevantes, incluindo receptores e proteínas transportadoras.

MECANISMO DE AÇÃO: O mecanismo pelo qual a tasimelteona exerce seu efeito terapêutico em pacientes com distúrbios do sono de não 24 horas ou na síndrome de Smith-Magenis não é claro. No entanto, ela é um agonista dos receptores de melatonina MT_1 e MT_2, os quais estão envolvidos no controle do ritmo circadiano, realizado no núcleo supraquiasmático. Os estudos pré-clínicos demonstraram que a tasimelteona modula o ritmo circadiano com uma potência comparável à da melatonina.[1]

● Interações Medicamentosas

○ Deve-se evitar o uso de tasimelteona em combinação com fluvoxamina ou outros inibidores fortes da CYP1A2 devido a um aumento potencialmente grande na exposição à tasimelteona e um maior risco de reações adversas.

○ Também se deve evitar o uso de tasimelteona em combinação com rifampicina ou outros indutores da CYP3A4 devido a uma possível diminuição da exposição à tasimelteona, reduzindo sua eficácia.

○ Os antagonistas dos receptores β-adrenérgicos, como metoprolol, propranolol, atenolol, entre outros, podem reduzir a produção de melatonina via inibição específica dos receptores $β_1$-adrenérgicos. Assim, a administração noturna desses antagonistas pode diminuir a eficácia da tasimelteona.

AFINIDADE LIGANTE/KI:

LOCAL	KI (NM)
Ki (MT_1)	0,35
Ki (MT_2)	0,17

○ Farmacogenética

Não há dados para a tasimelteona no PharmGKB até a data de publicação deste livro.

○ Prática Clínica

● **DOSAGEM:** A dose típica da tasimelteona é de 20 mg/dia.

● **TITULAÇÃO:** A dose recomendada de tasimelteona é de 20 mg/dia, ingerida 1 hora antes de deitar e de preferência não acompanhada de alimentos. Caso o paciente tenha ingerido 1 refeição rica em gordura, recomenda-se aguardar pelo menos 2 horas antes de tomar tasimelteona.

● **EFEITOS ADVERSOS:** Mais comuns: Cefaleia, náusea, sonolência, tontura. Comuns: Dispepsia, distúrbio do sono, elevação de TGP, fadiga, insônia, sonhos anormais, boca seca. Incomuns: Elevação de GGT e TGO, disgeusia, pesadelos, polaciúria, sensação de neblina na cabeça, zumbido no ouvido.

● **GRAVIDEZ:** Há uma quantidade limitada de dados acerca do uso de tasimelteona em gestantes. Em estudos pré-clínicos utilizando doses maiores que as recomendadas clinicamente, a administração de tasimelteona durante a gravidez resultou em toxicidade no desenvolvimento, incluindo mortalidade embriofetal, comprometimento neurocomportamental e diminuição do crescimento e desenvolvimento da prole.[2] Portanto, é recomendável evitar a tasimelteona durante a gravidez. Categoria C da FDA.

● **AMAMENTAÇÃO:** Não se sabe se a tasimelteona e/ou seus metabólitos são excretados no leite humano. Porém, considerando que a maioria dos psicofármacos são encontrados no leite humano, o risco para a criança amamentada não pode ser excluído. Caso seja necessário prescrever esse medicamento a uma lactante, devem-se ponderar os benefícios da amamentação para a criança frente aos benefícios da terapia para a mulher. Assim, deve-se optar por descontinuar a amamentação ou a terapia com tasimelteona.

● **CRIANÇAS E ADOLESCENTES:** A segurança e a eficácia da tasimelteona em indivíduos de 0 a 16 anos não foram estabelecidas, razão pela qual se recomendam cautela e acompanhamento criterioso caso se opte por prescrever esse medicamento para crianças e adolescentes.

● **IDOSOS:** Nenhum ajuste de dose é necessário para indivíduos com mais de 65 anos de idade.

● **INSUFICIÊNCIA RENAL:** Nenhum ajuste de dose é necessário para indivíduos com prejuízos das funções renais.

● **INSUFICIÊNCIA HEPÁTICA:** Não é necessário ajuste de dose para pacientes com insuficiência hepática leve ou moderada. Entretanto, a tasimelteona não foi estudada em pacientes com insuficiência hepática grave, recomendando-se, portanto, cautela e acompanhamento criterioso ao prescrever tal medicamento a esses pacientes.

● **COMO MANEJAR EFEITOS ADVERSOS:** A maioria dos efeitos adversos da tasimelteona é tempo-dependente, sendo mais intensos no início do tratamento. Caso os efeitos sejam intoleráveis, a troca por outro agente pode ser necessária.

◯ Toxicidade

ORAL EM HUMANOS: Não há dados específicos sobre superdosagem de tasimelteona em humanos.

TOXICIDADE AGUDA: A experiência clínica acerca de casos de superdosagem com tasimelteona é limitada. As reações adversas mais comuns são dor de cabeça, aumento de TGP, pesadelos ou sonhos incomuns e IVAS ou ITU. Tal como no tratamento de superdosagem com qualquer outro fármaco, devem ser empregadas medidas sintomáticas gerais e de suporte, juntamente com lavagem gástrica imediata, quando apropriado. Fluidos IV devem ser administrados conforme a necessidade. Além disso, a respiração, a frequência cardíaca, a pressão arterial e outros sinais vitais devem ser monitorados. A tasimelteona não parece ser eliminada em grau significativo por hemodiálise. Os casos de superdosagem devem ser analisados considerando-se a possibilidade do envolvimento de outras substâncias.

◯ Referências

1. Lavedan C, Forsberg M, Gentile AJ. Tasimelteon: a selective and unique receptor binding profile. Neuropharmacology. 2015;91:142-7.

2. Neubauer DN. Tasimelteon for the treatment of non-24-hour sleep-wake disorder. Drugs Today. 2015;51(1):29-35.

3. Ogilvie BW, Torres R, Dressman MA, Kramer WG, Baroldi P. Clinical assessment of drug-drug interactions of tasimelteon, a novel dual melatonin receptor agonist. J Clin Pharmacol. 2015;55(9):1004-11.

4. Wang WYQ, Jiang YJ, Zou MS, Liu J, Zhao HQ, Wang YH. Antidepressant actions of melatonin and melatonin receptor agonist: focus on pathophysiology and treatment. Behav Brain Res. 2022;420:113724.

BIPP TIPS

◯ A exposição de tasimelteona em fumantes é menor do que em não fumantes, uma vez que algumas substâncias presentes nos cigarros causam indução das enzimas CYP1A2. Portanto, a eficácia desse fármaco pode ser reduzida em tabagistas.

◯ Estudos avaliaram a coadministração de tasimelteona com etanol e encontraram uma tendência para um efeito aditivo dessa combinação em alguns testes psicomotores.[3]

◯ Os pacientes devem ser orientados a evitar dirigir ou operar máquinas pesadas durante o tratamento com tasimelteona.

◯ Algumas linhas de evidência sugerem que a tasimelteona pode ser útil no tratamento da depressão, porém as evidências pré-clínicas devem ser confirmadas por meio de ensaios clínicos.[4]

◯ Leituras Recomendadas

Dhillon S, Clarke M. Tasimelteon: first global approval. Drugs. 2014;74(4):505-11.

Liu J, Clough SJ, Hutchinson AJ, Adamah-Biassi EB, Popovska-Gorevski M, Dubocovich ML. MT1 and MT2 melatonin receptors: a therapeutic perspective. Annu Rev Pharmacol Toxicol. 2016;56:361-83.

Nishimon S, Nishimon M, Nishino S. Tasimelteon for treating non-24-h sleep-wake rhythm disorder. Expert Opin Pharmacother. 2019;20(9):1065-73.

Polymeropoulos CM, Brooks J, Czeisler EL, Fisher MA, Gibson MM, Kite K, et al. Tasimelteon safely and effectively improves sleep in Smith-Magenis syndrome: a double-blind randomized trial followed by an open-label extension. Genet Med. 2021;23(12):2426-32.

Stahl SM. Mechanism of action of tasimelteon in non-24 sleep-wake syndrome: treatment for a circadian rhythm disorder in blind patients. CNS Spectr. 2014;19(6):475-8.

Torres R, Kramer WG, Baroldi P. Pharmacokinetics of the dual melatonin receptor agonist tasimelteon in subjects with hepatic or renal impairment. J Clin Pharmacol. 2015;55(5):525-33.

Temazepam

O temazepam é um fármaco da classe dos BZDs de curta duração que age por meio da potencialização do efeito inibitório da transmissão gabaérgica pela ligação ao sítio alostérico nos receptores GABA-A. É utilizado no tratamento de insônia, quadros graves de ansiedade e transtorno de pânico. Também pode ser usado como medicação pré-cirúrgica em casos de pequenas cirurgias ou procedimentos de menor complexidade. Sua eliminação se dá sobretudo pela via renal e em menor proporção pela via fecal, majoritariamente na forma de seu metabólito.

Nomes no Brasil:
Não disponível no Brasil (EUA: Restoril).

SUS:
Não disponível na Rename.

● **INDICAÇÕES DE BULA – ANVISA:** Não possui aprovação da Anvisa até o momento.

● **INDICAÇÕES DE BULA – FDA:** Tratamento de curto prazo da insônia (em geral, de 7 a 10 dias).

● **INDICAÇÕES OFF-LABEL:** O temazepam pode ser utilizado para o tratamento de catatonia, como medicação pré-operatória, para tratamento de quadros graves de ansiedade e transtorno de pânico.

● **CONTRAINDICAÇÕES:** O temazepam é contraindicado em caso de hipersensibilidade à substância ou a outros BZDs, bem como em pacientes com glaucoma de ângulo fechado.

● **TESTES LABORATORIAIS SUGERIDOS OU NECESSÁRIOS:** Em pacientes que fazem uso de diversos medicamentos concomitantemente, recomenda-se o monitoramento da função hepática e dos parâmetros hematológicos.

● **ROTA FARMACOLÓGICA:** Ver Figura 1.

Farmacologia

ABSORÇÃO: Após administração oral, o temazepam exibe seu pico de concentração plasmática entre 2 e 3 horas.

VOLUME DE DISTRIBUIÇÃO: 1,3 a 1,5 L/kg.

LIGAÇÃO PROTEICA: 96%.

METABOLISMO/FARMACOCINÉTICA: O metabolismo do temazepam ocorre no fígado, onde sofre processo de conjugação pelas enzimas da família do citocromo P450.

ROTA DE ELIMINAÇÃO: A excreção do temazepam acontece por via renal (80-90%) e fecal (3-13%), majoritariamente como metabólitos.

MEIA-VIDA: 9 horas (bimodal: de curto prazo, 0,4-0,6 horas; e de longo prazo, 3,5-18,4 horas).

DEPURAÇÃO: 1,03 mL/min/kg.

FARMACODINÂMICA: O temazepam tem efeitos comuns aos demais medicamentos da classe dos BZDs, atuando como depressor do SNC, sendo utilizado, principalmente, como anticonvulsivante, ansiolítico, hipnótico, relaxante muscular e sedativo.

MECANISMO DE AÇÃO: O temazepam age por meio da sua ligação ao sítio alostérico presente em receptores gabaérgicos do tipo GABA-A. Ao se ligar nesse local, ele promove alterações conformacionais que promovem maior influxo de íons cloreto, potencializando os efeitos inibitórios da transmissão gabaérgica. Ao agir em receptores localizados em centros de controle e regulação do sono, produz efeitos sedativos e hipnóticos.

Interações Medicamentosas

○ O uso concomitante de temazepam e kava pode afetar a eliminação de ambas as substâncias.

○ O uso concomitante de temazepam com outros depressores do SNC pode aumentar os efeitos sedativos.

○ O temazepam não sofre alteração durante combinação com cimetidina.

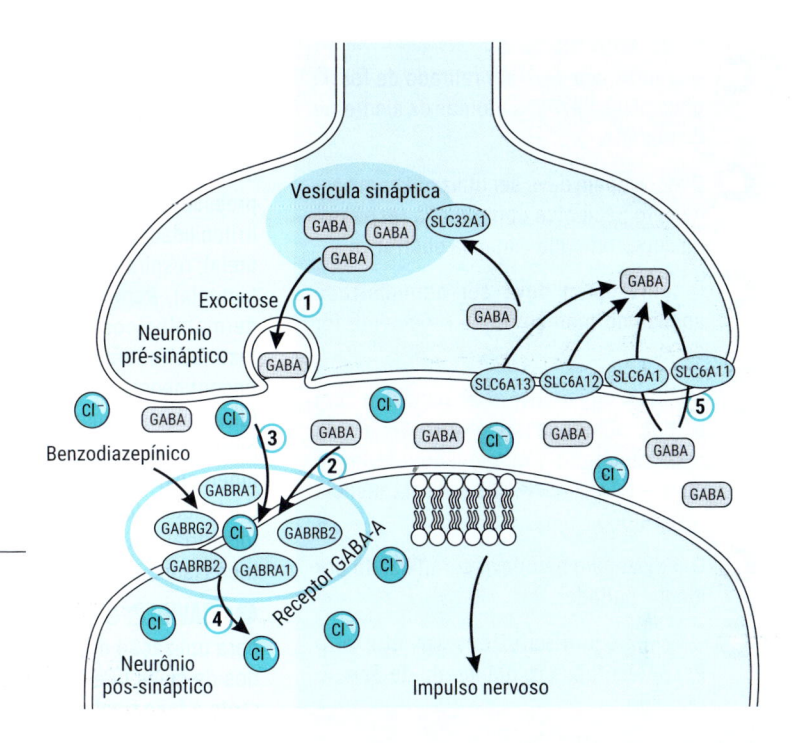

FIGURA 1 ▶

ROTA FARMACOLÓGICA DO TEMAZEPAM.

Fonte: Elaborada com base em Whirl-Carrillo e colaboradores.[1]

AFINIDADE LIGANTE/KI:

LOCAL	KI (NM)
Ki (BZD)	50

○ Farmacogenética

Acesse https://www.pharmgkb.org/chemical/PA451608 ou utilize o *QR code* ao lado.

ANOTAÇÕES CLÍNICAS

Nível de evidência 1A, 1B, 2A, 2B, 3: Não há dados para o temazepam no PharmGKB até a data de publicação deste livro.

Nível de evidência 4: Acesse o *site* para mais informações.

○ Prática Clínica

● **DOSAGEM:** Recomenda-se a utilização do temazepam para o tratamento da insônia na dose de 15 mg/dia, antes de deitar.

● **TITULAÇÃO:** É recomendado que se inicie o temazepam com doses de 7,5 a 15 mg/dia antes do paciente ir deitar, e, se necessário, que se aumente a dose para 30 mg/dia. Por ser um fármaco de absorção lenta, deve-se administrar o temazepam 1 ou 2 horas antes de deitar, pois assim pode melhorar o início de ação e ter uma menor latência para início do sono. É recomendado que seja utilizada a menor dose eficaz possível. A retirada do medicamento deve ser gradual para evitar sintomas da síndrome de abstinência que pode ocorrer em casos de retirada abrupta.

● **EFEITOS ADVERSOS: Comuns:** Gastrointestinais (boca seca, desconforto abdominal, diarreia, náusea), neurológicos (cefaleia, letargia, ressaca, sedação, sonolência, tontura, vertigem), oculares (visão borrada), psiquiátricos (ansiedade, confusão, depressão, euforia, nervosismo, pesadelos), outros (fadiga, fraqueza). **Incomuns:** Cardiovasculares (palpitação, taquicardia), dermatológicos (hiperidrose, prurido, *rash* macular, reações alérgicas), gastrointestinais (dor, vômito), geniturinários (impotência, proteinúria), hematológicos (aumento de leucócitos, neutrófilos), hepáticos (aumento de bilirrubinas e TGO), metabólicos (anorexia, aumento de fosfatase alcalina), musculoesqueléticos (dor

BIPP TIPS

- O temazepam deve ser retirado de forma gradual para evitar sintomas da síndrome de retirada.
- O temazepam deve ser utilizado com cautela em pacientes com função respiratória comprometida e apneia obstrutiva.
- O temazepam deve ser administrado apenas no momento que o paciente for deitar.
- O uso concomitante de temazepam com bebida alcoólica ou outros sedativos pode resultar em hipotensão e redução do nível de consciência e da frequência respiratória.
- O temazepam não deve ser utilizado por longos períodos.
- O temazepam não deve ser utilizado em pacientes com glaucoma de ângulo fechado.
- O temazepam pode comprometer a capacidade de conduzir veículos e operar máquinas, uma vez que reduz a atenção e os reflexos e causa lentificação motora.
- Pacientes com histórico de convulsão podem apresentar crises convulsivas se o temazepam for retirado de forma abrupta.
- Pacientes que desenvolvem tolerância aos efeitos do temazepam podem exibir quadros de ansiedade e vigília aumentada.
- O temazepam pode agravar quadros de depressão, podendo inclusive piorar quadros de ideação suicida.
- Por apresentar absorção intestinal mais lenta, o temazepam é mais eficaz para manutenção do sono do que para indução. Seu início de ação é mais lento em comparação com outros medicamentos utilizados como hipnóticos e sedativos.
- O temazepam tende a ser usado de forma abusiva por alcoolistas, usuários de drogas ou indivíduos com transtorno grave da personalidade.

nas costas, cãibras em membros inferiores), neurológicos (ataxia, desmaio, perda de equilíbrio e de paladar, tontura, tremor), oculares (irritação ocular), psiquiátricos (alterações da libido, aumento dos sonhos, depressão, desmascaramento da depressão, desorientação, diminuição do orgasmo, irritabilidade, sonhos vívidos), renais (aumento de ureia), respiratórios (dispneia, falta de ar), outros (astenia). Raros: Cardiovasculares (hipotensão), dermatológicos (reações cutâneas), gastrointestinais (alteração de salivação), geniturinários (incontinência, retenção urinária), hematológicos (discrasias sanguíneas, distúrbios do sangue), hepáticos (alteração de função hepática, icterícia), hipersensibilidade (anafilaxia fatal), musculoesqueléticos (dor, fraqueza muscular), neurológicos (disartria), oculares (alterações oculares), psiquiátricos (sono agitado).

● **GRAVIDEZ:** O temazepam não é recomendado para utilização durante a gestação. Bebês nascidos de mães que fizeram uso de temazepam durante a fase final da gestação podem apresentar efeitos da síndrome de abstinência, bem como flacidez neonatal. Categoria X da FDA (classificação até 2015).

● **AMAMENTAÇÃO:** Por ser excretado no leite, o temazepam pode causar dificuldade de sucção, perda de peso e sedação. Assim sendo, recomenda-se que se interrompa a amamentação se for necessário o uso desse medicamento.

● **CRIANÇAS E ADOLESCENTES:** Não há estudos que mostrem eficácia, segurança e dose ideal para o uso de temazepam nessa faixa etária.

● **IDOSOS:** Nessa faixa etária, recomendam-se doses reduzidas, de 7,5 mg/dia.

● **INSUFICIÊNCIA RENAL:** O temazepam deve ser usado com cautela em pacientes com insuficiência renal, já que apresenta excreção renal. É recomendada uma dose de 7,5 mg/dia.

● **INSUFICIÊNCIA HEPÁTICA:** O temazepam deve ser usado com cautela em casos de insuficiência hepática. É recomendada uma dose de 7,5 mg/dia.

● **COMO MANEJAR EFEITOS ADVERSOS:** Os efeitos colaterais tendem a ser imediatos e melhorar com o tempo. Dessa forma, é necessário aguardar e observar se os efeitos irão desaparecer; caso não desapareçam, são recomendadas a redução de dose, a troca por outro medicamento semelhante ou de liberação lenta e a utilização de doses mais altas para a noite (horário de dormir).

◯ Toxicidade

ORAL EM HUMANOS: Não há dados específicos sobre superdosagem de temazepam em humanos. A dose letal de temazepam é de 1.833 mg/kg em ratos, 1.963 mg/kg em camundongos e > 2.400 mg/kg em coelhos.

TOXICIDADE AGUDA: Em caso de dosagem excessiva, estão indicadas medidas de suporte, como hidratação parenteral e permeabilidade das vias aéreas e, se necessário, lavagem gástrica caso a ingestão tenha ocorrido há pouco tempo. Em caso de intoxicação ou efeitos colaterais graves e potencialmente fatais, deve-se usar o flumazenil como antídoto.

◯ Referência

1. Whirl-Carrillo M, Huddart R, Gong L, Sangkuhl K, Thorn CF, Whaley R, et al. An evidence-based framework for evaluating pharmacogenomics knowledge for personalized medicine. Clin Pharmacol Ther. 2021;110(3):563-72.

◯ Leituras Recomendadas

Drugs.com. Temazepam side effects [Internet]. 2024 [capturado em 8 dez. 2024]. Disponível em: https://www.drugs.com/sfx/temazepam-side-effects.html#-professional.

Forrest AR, Marsh I, Bradshaw C, Braich SK. Fatal temazepam overdoses. Lancet. 1986;2(8500):226.

Heel RC, Brogden RN, Speight TM, Avery GS. Temazepam: a review of its pharmacological Properties and therapeutic efficacy as an hypnotic. Drugs. 1981;21(5):321-40.

Müller WE, Stillbauer AE. Benzodiazepine hypnotics: time course and potency of benzodiazepine receptor occupation after oral application. Pharmacol Biochem Behav. 1983;18(4):545-9.

Restoril™ (temazepam) [Internet]. Staines-upon-Thames: Mallinckrodt Pharmaceuticals; 2016 [capturado em 8 dez. 2024]. Disponível em: https://www.accessdata.fda.gov/drugsatfda_docs/label/2016/018163s064lbl.pdf.

Robb ND. Oral temazepam causing anxiety. Br Dent J. 2010;209(2):55.

◯ Tetraidrocanabinol (THC), canabidiol (CBD)

O tetraidrocanabinol (THC) e o canabidiol (CBD) são os principais fitocanabinoides extraídos da planta *Cannabis sativa*. Misturas contendo THC e CBD são efetivas e utilizadas no manejo dos sintomas causados pela esclerose múltipla e por outras doenças. Atualmente no Brasil estão disponíveis as formulações farmacêuticas de THC e CBD para uso bucal e CBD isolado para uso oral. As biodisponibilidades do THC e CBD são baixas, variando de 6 a 20% e 11 a 45%, respectivamente.

Nomes no Brasil:

Mevatyl é o único produto contendo tetraidrocanabinol e canabidiol registrado como medicamento pela Anvisa até a data de publicação deste livro.

Outros produtos de cannabis regulados pela Anvisa por meio da Resolução da Diretoria Colegiada (RDC) nº 327/2019:

Canabidiol: Aché, Active Pharmaceutica, Aura Pharma, Cannten, Collect, Ease Labs, Eurofarma, Farmanguinhos, Greencare, Herbarium, Makrofarma, Mantecorp Farmasa, Nunature, Prati-Donaduzzi, Promediol, Verdemed.

Extrato de *Cannabis Sativa*: Teuto, Aché, Cann 10 Pharma, Cannabr, Cannten, Fqm, Greencare, Mantecorp Farmasa, Promediol, Verdemed, Zion Medpharma, Ease Labs, Herbarium, Aura Pharma.

SUS:

Não disponível na Rename.

● **INDICAÇÕES DE BULA – ANVISA:** Melhora dos sintomas de pacientes adultos com espasticidade moderada a grave devido à esclerose múltipla que não responderam adequadamente a outra medicação antiespástica e que demonstram melhora clinicamente significativa dos sintomas relacionados à espasticidade durante um teste inicial com o uso dessa substância.

● **INDICAÇÕES DE BULA – FDA:** O THC não possui aprovação da FDA até o momento. No entanto, o dronabinol (uma forma sintética de Δ9-THC) foi aprovado para o tratamento de anorexia associada à perda de peso em pacientes com aids e para o tratamento de náuseas e vômitos associados à quimioterapia para câncer em pacientes que não responderam adequadamente aos tratamentos antieméticos convencionais. A nabilona (um análogo sintético do THC) também foi aprovada para o tratamento de náuseas e vômitos associados à quimioterapia para câncer em pacientes que não responderam adequadamente aos tratamentos antieméticos convencionais. O canabidiol foi aprovado pela FDA para o tratamento de convulsões associadas à síndrome de Lennox-Gastaut, síndrome de Dravet ou complexo de esclerose tuberosa em pacientes com 1 ano ou mais.

● **INDICAÇÕES *OFF-LABEL*:** O CBD pode ser indicado para o tratamento de convulsões associadas à síndrome de Lennox-Gastaut, à síndrome de Dravet e ao complexo da esclerose tuberosa. O CBD tem sido utilizado com indicação *off-label* no manejo de diversos transtornos psiquiátricos, incluindo esquizofrenia, doença de Parkinson, TEPT, transtornos de ansiedade, TEA, transtornos do movimento e transtornos por uso de substâncias. No entanto, a eficácia e segurança do CBD e de outros compostos derivados da *cannabis* no tratamento dessas condições ainda necessitam de investigação mais aprofundada em estudos futuros.

● **CONTRAINDICAÇÕES:** O THC e o CBD são contraindicados em pacientes com hipersensibilidade a canabinoides ou a qualquer um dos excipientes da fórmula farmacêutica, bem como em pacientes com qualquer histórico suspeito, conhecido ou familiar de esquizofrenia ou de outro transtorno psicótico, transtorno grave da personalidade ou outros transtornos psiquiátricos, exceto depressão associada com sua condição subjacente. Além disso, o THC e o CBD são contraindicados para usuários regulares de cigarro de *Cannabis sativa* ou com histórico de dependência de substâncias.

● **TESTES LABORATORIAIS SUGERIDOS OU NECESSÁRIOS:** Em indivíduos saudáveis, não são necessários testes laboratoriais de acompanhamento durante o uso de THC e/ou CBD. Não há, até o momento, dados na literatura relatando a ocorrência de interferência do uso de produtos de *cannabis* em exames laboratoriais.

● **ROTA FARMACOLÓGICA:** Ver Figura 1.

○ Farmacologia

ABSORÇÃO: O THC e o CBD são absorvidos muito rapidamente e aparecem no plasma 15 minutos após administração bucal única. O tempo para atingir a concentração máxima é de 45 a 120 minutos após administração de uma dose única. Quando administrados com alimentos, a concentração máxima para o THC e o CBD pode ser de até 1,6 e 3,3 vezes maior, respectivamente, em comparação com a condição de jejum. As biodisponibilidades do THC e do CBD são baixas, variando de 6 a 20% e 11 a 45%, respectivamente.

VOLUME DE DISTRIBUIÇÃO: 3,4 L/kg para o THC e 32 L/kg para o CBD.

LIGAÇÃO PROTEICA: 97% para o THC e 99% para o CBD.

METABOLISMO/FARMACOCINÉTICA: O THC e o CBD são metabolizados no fígado. Além disso, ambas as substâncias sofrem metabolismo hepático de primeira passagem, gerando o 11-OH-THC, o metabólito principal do THC, assim como o 7-OH-CBD para o CBD. A isoenzima hepática humana CYP2C9 catalisa a formação de 11-OH-THC, o metabólito primário, que é depois metabolizado em outros compostos pelo fígado, incluindo o 11-nor-carboxi-Δ9-THC (THC-COOH), o metabólito mais abundante no plasma e na urina humanos. A subfamília CYP3A catalisa a formação de outros metabólitos hidroxilados secundários. O CBD é muito metabolizado, e mais de 33 metabólitos foram identificados na urina. A principal via metabólica é a hidroxilação e a oxidação em C-7, seguida por hidroxilação adicional nos grupos pentila e propenila. O principal metabólito oxidado identificado é o ácido CBD-7-oico.

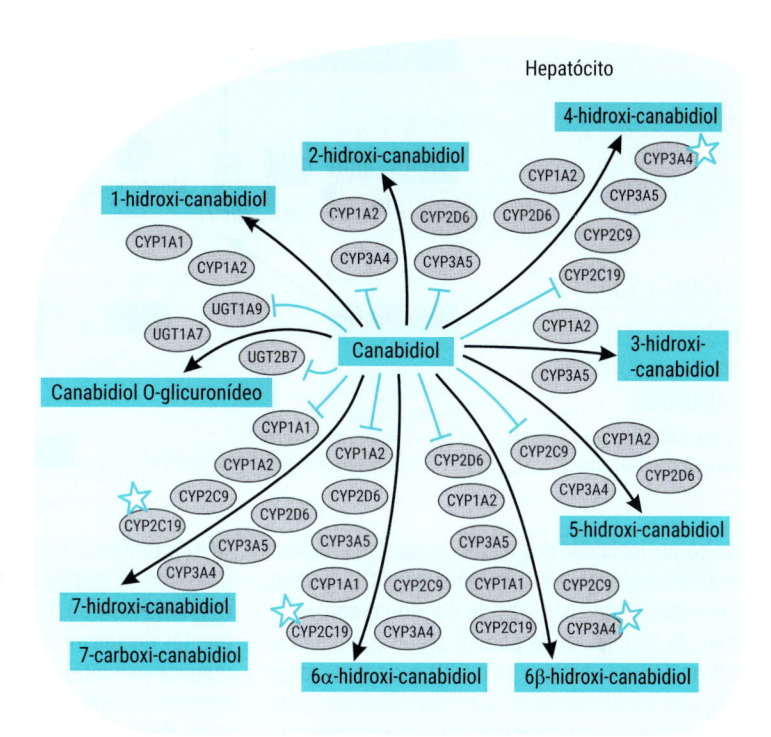

FIGURA 1 ▶

ROTA FARMACOLÓGICA DO CANABIDIOL.

Fonte: Elaborada com base em Whirl-Carrillo e colaboradores.[2]

ROTA DE ELIMINAÇÃO: O THC é excretado ao longo de dias e semanas, principalmente como metabólitos, cerca de 20 a 35% na urina e 65 a 80% nas fezes, sendo que menos de 5% de uma dose oral são excretados como fármaco inalterado nas fezes. A eliminação do CBD se dá sobretudo pelas fezes, com depuração renal mínima. Ao contrário do THC, o CBD inalterado é excretado em grandes porcentagens nas fezes.

MEIA-VIDA: A eliminação de canabinoides orais do plasma é bifásica, com uma meia-vida inicial de aproximadamente 4 horas e meias-vidas de eliminação terminal da ordem de 24 a 36 horas, ou ainda mais longas. Por serem moléculas altamente lipossolúveis, os canabinoides se acumulam no tecido adiposo, de modo que sua liberação desse tecido é responsável pela meia-vida de eliminação terminal prolongada.

DEPURAÇÃO: 1 a 20 mL/min para o THC e 960 a 1.560 mL/min para o CBD.

FARMACODINÂMICA: O THC demonstra seus efeitos por meio da atividade agonista parcial fraca nos receptores canabinoide-1 (CB_1) e canabinoide-2 (CB_2). Em contraste com a atividade agonista fraca do THC, o CBD demonstrou atuar como um modulador alostérico negativo do receptor canabinoide CB_1. Algumas evidências também apontam para um possível efeito como agonista do receptor serotoninérgico $5-HT_{1A}$ e dos receptores vanilóides TRPV1. Além disso, estudos demonstram uma possível atividade do CBD no antagonismo dos receptores $α_1$-adrenérgicos e μ-opioides, na inibição da captação sinaptossômica de noradrenalina, dopamina, serotonina e GABA, na captação celular de anandamida, na ação sobre os estoques de cálcio mitocondrial, no bloqueio de canais de cálcio de baixa voltagem ativados (tipo T), na estimulação da atividade do receptor inibitório de glicina e na inibição da atividade da enzima amida hidrolase graxa (FAAH) (ver Figura 2).

MECANISMO DE AÇÃO: Os mecanismos de ação do THC e/ou CBD não estão completamente elucidados. Como parte do sistema endocanabinoide humano, os receptores canabinoides CB_1 e CB_2 se encontram predominantemente nos terminais nervosos, onde desempenham um papel na regulação retrógrada da função sináptica. O sistema endocanabinoide regula muitas respostas fisiológicas

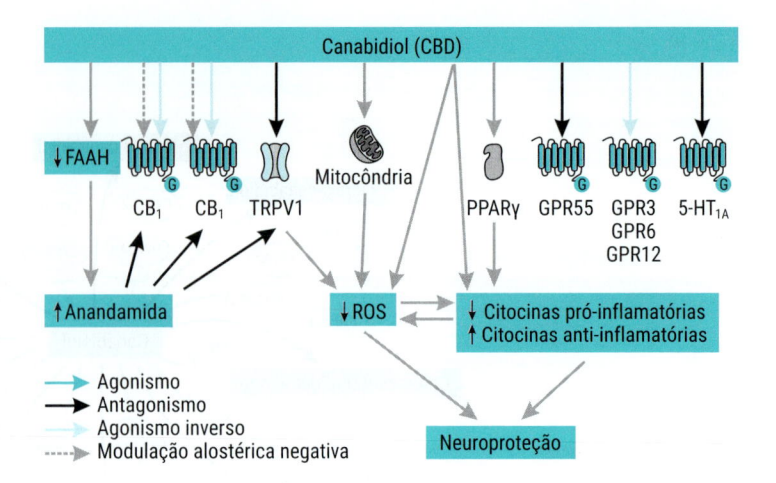

FIGURA 2

POSSÍVEIS ALVOS FARMACOLÓGICOS DO CANABIDIOL.

Fonte: Elaborada com base em Peres e Colaboradores.[1]

do corpo, incluindo dor, memória, apetite e humor. Mais especificamente, os receptores CB_1 podem ser encontrados nas vias de dor do cérebro e da medula espinal, onde podem afetar a analgesia e a ansiólise induzidas pelo CBD, e os receptores CB_2 têm um efeito nas células imunológicas, onde podem afetar os processos anti-inflamatórios induzidos pelo CBD. Além disso, do ponto de vista farmacológico, o perfil diversificado de ligação aos receptores pelo CBD explica sua aplicação potencial para uma variedade ampla de condições médicas. O THC atua como agonista parcial nos receptores CB_1 e CB_2, simulando os efeitos dos endocanabinoides, que podem modular os efeitos de diversos neurotransmissores (ver Figura 2).

● Interações Medicamentosas

○ O uso de canabinoides e o tabagismo induzem a enzima CYP1A2, e a indução é aditiva quando ambas as substâncias são administradas concomitantemente. Portanto, recomenda-se cautela no uso de fármacos metabolizados pela CYP1A2 em pacientes que usam canabinoides e/ou tabaco.

○ Os efeitos inibitórios do THC e do CBD in vitro nas principais enzimas do citocromo P450, CYP3A4 e CYP2C19 ocorrem em concentrações substancialmente maiores do que as máximas observadas nos estudos clínicos.[3] Portanto, não são esperadas interações relacionadas aos substratos de CYP3A4.

○ O tratamento concomitante com cetoconazol (inibidor da CYP3A4) produziu um aumento da $C_{máx}$ e da ASC do THC (1,2 e 1,8 vez, respectivamente), do seu metabólito primário (3 e 3,6 vezes, respectivamente) e do CBD (2 e 2 vezes, respectivamente). Portanto, se o tratamento medicamentoso concomitante com inibidores da CYP3A4 (p. ex., cetoconazol, ritonavir, claritromicina) for iniciado ou interrompido durante o tratamento com THC e CBD, um novo ajuste da dose pode ser necessário.

○ Após o tratamento com rifampicina (indutor da CYP3A4), foram observadas diminuições da $C_{máx}$ e da ASC do THC (redução de 40 e 20%, respectivamente), do seu metabólito primário (redução de 85 e 87%, respectivamente) e do CBD (redução de 50 e 60%, respectivamente). Portanto, o tratamento concomitante com indutores enzimáticos potentes (p. ex., rifampicina, carbamazepina, fenitoína, fenobarbital, erva-de-são-joão) deve ser evitado sempre que possível. Se necessário, recomenda-se ajuste cuidadoso notavelmente dentro de 2 semanas após a interrupção do indutor.

○ Um efeito aditivo na sedação e nos efeitos relaxantes musculares pode ser observado com o uso concomitante de THC e CBD com hipnóticos, sedativos e fármacos com efeitos sedativos.

○ O THC e o CBD podem interagir com o álcool, afetando a coordenação, a concentração e a capacidade de responder rapidamente. Em geral, as bebidas alcoólicas devem ser evitadas durante a utilização de canabinoides, sobretudo no início do tratamento ou quando se altera a dose. Os pacientes devem ser informados sobre os efeitos aditivos no SNC que podem comprometer a capacidade de dirigir ou operar máquinas e aumentar o risco de quedas.

○ O CBD pode reduzir a eficácia de contraceptivos orais.

AFINIDADE LIGANTE/KI:

LOCAL	KI (NM)
THC: Ki (CB_1)	35,64
Ki (CB_2)	8,45
CBD: Ki (CB_1)	1.458,5
Ki (CB_2)	372,4
Ki (nAChR α-7)	11,3 (EC50)
Ki (TRPV1)	3,2-3,5 (EC50)
Ki (receptor de glicina)	12,3 (EC50)
Ki (GPR55)	0,45 (EC50)
Ki (FAAH)	15,2 (IC50)

○ Farmacogenética

Acesse https://www.pharmgkb.org/chemical/PA166175791 ou utilize o *QR code* ao lado para informações sobre o canabidiol.

Para informações sobre o THC, acesse https://www.pharmgkb.org/chemical/PA449421/overview ou utilize o *QR code* ao lado.

ANOTAÇÕES CLÍNICAS

Nível de evidência 1A, 1B, 2A, 2B, 3: Não há dados para o THC e o CBD no PharmGKB até a data de publicação deste livro.

Nível de evidência 4: Acesse o *site* para mais informações.

○ Prática Clínica

● **DOSAGEM:** A formulação disponível para o uso combinado de THC e CBD no Brasil é a forma farmacêutica para uso bucal por pulverização. A dosagem pode variar de acordo com a adaptação do paciente e a resposta terapêutica; no entanto, a dose terapêutica recomendada é de 27 mg de THC e 25 mg de CBD divididos ao longo do dia em pelo menos 10 pulverizações.

Também estão disponíveis formulações de CBD isolado para uso oral. Nesse caso, as doses podem variar entre 2,5 e 25 mg/kg/dia dependendo da gravidade da doença, da idade, do peso corporal, do uso de medicamentos pelo paciente e da resposta clínica.

● **TITULAÇÃO:** Para ambas as formulações, no início do tratamento, a dose deve ser ajustada de forma individual e gradativa. Para a formulação de THC e CBD administrada por via bucal, o número de pulverizações deve ser aumentado a cada dia de acordo com o padrão informado na Tabela 1. É indicado que a dose vespertina/noturna seja administrada entre 16 h e a hora de deitar. Na introdução da dose matutina, esta deve ser administrada entre o despertar e o meio-dia. O paciente pode continuar a aumentar gradualmente a dose em uma pulverização por dia, até o máximo de 12 pulverizações por dia, até atingir o alívio ideal do sintoma. É necessário um intervalo de pelo menos 15 minutos entre as pulverizações.

Após o período de ajuste de dose, os pacientes devem ser aconselhados a manter a dose ideal atingida. A dose mediana nos estudos clínicos para pacientes com esclerose múltipla é de 8 pulverizações por dia. Assim que a dose ideal for atingida, os pacientes podem distribuir as doses ao longo do dia de acordo com a resposta individual e a tolerabilidade. Um novo ajuste de dose, ascendente ou descendente, pode ser adequado, caso haja alterações na gravidade da condição do paciente, alterações na medicação concomitante ou o desenvolvimento de reações adversas preocupantes. Doses superiores a 12 pulverizações por dia não são recomendadas.

● **EFEITOS ADVERSOS:** Mais comuns: Tontura. Comuns: Amnésia, anorexia (incluindo apetite reduzido), apetite aumentado, boca seca, comprometimento da memória, constipação, depressão, desconforto oral, desorientação, diarreia, disartria, disgeusia, dissociação, distúrbio de atenção e equilíbrio, dor oral, glossodinia, humor eufórico, letargia, náusea, sonolência, ulceração bucal, vertigem, visão embaçada, vômitos. Incomuns: Alucinação (auditiva, inespecífica, visual), delírios, descoloração da mucosa oral e dos dentes, disfunção da mucosa oral, dor abdominal (superior), esfoliação da mucosa oral, estomatite, faringite, hipertensão, ideação suicida, irritação na garganta, palpitações, paranoia, percepção ilusória, síncope, taquicardia.

● **GRAVIDEZ:** O uso de THC e CBD durante a gravidez deve ser evitado, a menos que os riscos potenciais ao feto e/ou ao embrião sejam considerados como compensados pelo benefício do tratamento. Categoria C da FDA.

● **AMAMENTAÇÃO:** O THC e o CBD são excretados pelo leite materno, razão pela qual seu uso é contraindicado em lactantes.

● **CRIANÇAS E ADOLESCENTES:** O uso de THC e CBD é contraindicado para menores de 18 anos de idade.

● **IDOSOS:** Devido ao elevado risco de quedas, o uso de THC e CBD é contraindicado para pacientes idosos. Não foram realizados estudos específicos em pacientes geriátricos, embora pacientes com até 90 anos de idade tenham sido incluídos nos estudos clínicos. Recomenda-se um aumento de dose mais lento e uma dose máxima menor do que a dose geralmente empregada para pacientes mais jovens.

● **INSUFICIÊNCIA RENAL:** Não foram realizados estudos específicos em pacientes com comprometimento renal significativo. Sugere-se cautela no uso dessas substâncias em pacientes com comprometimento renal.

● **INSUFICIÊNCIA HEPÁTICA:** Não foram realizados estudos específicos em pacientes com

TABELA 1 ▶ NÚMERO DE PULVERIZAÇÕES DA FORMULAÇÃO DE THC E CBD

DIA	NÚMERO DE PULVERIZAÇÕES DE MANHÃ	NÚMERO DE PULVERIZAÇÕES DE TARDE	(NÚMERO TOTAL DE PULVERIZAÇÕES POR DIA)
1	0	1	1
2	0	1	1
3	0	2	2
4	0	2	2
5	1	2	3
6	1	3	4
7	1	4	5
8	2	4	6
9	2	5	7
10	3	5	8
11	3	6	9
12	4	6	10
13	4	7	11
14	5	7	12

comprometimento hepático significativo. Considerando que o THC e o CBD são metabolizados no fígado, sugere-se cautela no uso dessas substâncias em pacientes com comprometimento hepático.

● **COMO MANEJAR EFEITOS ADVERSOS:** Alguns efeitos do THC e do CBD são tempo-dependentes; portanto, pode-se esperar e avaliar. Caso persistam, pode-se realizar o ajuste de dose ou a troca por outro fármaco.

◯ Toxicidade

ORAL EM HUMANOS: A dose letal de THC em humanos é estimada em cerca de 30 mg/kg. Em relação ao CBD, alguns estudos apontam que a dose tóxica é de aproximadamente 20.000 mg.

TOXICIDADE AGUDA: A toxicidade aguda com THC e CBD costuma apresentar sinais e sintomas que incluem tonturas, alucinações, delusões, paranoia, taquicardia ou bradicardia com hipotensão. Em 3 dos 41 sujeitos que receberam 18 pulverizações de THC (48,6 mg) e CBD (45 mg) 2x/dia, foi observada uma psicose tóxica transitória que foi resolvida após a suspensão do tratamento.

◯ Referências

1. Peres FF, Lima AC, Hallak JEC, Crippa JA, Silva RH, Abílio VC. Cannabidiol as a promising strategy to treat and prevent movement disorders? Front Pharmacol. 2018;11(9):482.

2. Whirl-Carrillo M, Huddart R, Gong L, Sangkuhl K, Thorn CF, Whaley R, et al. An evidence-based framework for evaluating pharmacogenomics knowledge for personalized medicine. Clin Pharmacol Ther. 2021;110(3):563-72.

3. Bansal S, Paine MF, Unadkat JD. Comprehensive predictions of cytochrome P450 (P450)-mediated in vivo cannabinoid-drug interactions based on reversible and time-dependent P450 inhibition in human liver microsomes. Drug Metab Dispos. 2022;50(4):351-60.

4. Braun IM, Bohlke K, Abrams DI, Anderson H, Balneaves LG, Bar-Sela G, et al. Cannabis and cannabinoids in adults with cancer: ASCO Guideline. J Clin Oncol. 2024;42(13):1575-93.

5. Hill KP. Medical marijuana for treatment of chronic pain and other medical and psychiatric problems: a clinical review. JAMA. 2015;313(24):2474-83.

BIPP TIPS

● É importante que os pacientes em uso de medicamento contendo canabinoides saibam que pode ser ilegal levá-lo em viagens para outro país.

● Os canabinoides podem produzir efeitos indesejáveis como tontura e sonolência, os quais podem comprometer a capacidade de decisão e o desempenho de tarefas específicas. Não é recomendado que os pacientes realizem atividades perigosas e que demandem coordenação, como dirigir e operar máquinas. Os pacientes devem estar cientes de que o uso de canabinoides pode levar a alguns casos de perda de consciência.

● Para o uso de canabinoides por via bucal, o frasco nebulizador deve ser agitado antes da administração, e a pulverização deve ser direcionada para diferentes pontos na superfície bucal, alternando o local a cada aplicação do produto.

● Para minimizar a variabilidade de biodisponibilidade no paciente individual, a administração de canabinoides deve ser padronizada o máximo possível em relação ao consumo de alimentos. É importante estar atento para a administração concomitante com alimentos, que aumenta a biodisponibilidade dos canabinoides. Além disso, iniciar ou suspender alguns dos medicamentos concomitantes pode exigir um novo ajuste da dose.

● O uso de canabinoides é admitido quando há uma condição clínica definida para a qual outras opções de tratamento estiverem esgotadas e nos casos em que há dados científicos sugerindo que tais substâncias podem ser eficazes.[4-6] O uso de produtos contendo THC pode causar dependência física ou psíquica.[7]

● Os canabinoides devem ser administrados com cautela em pacientes com disfagia grave. O uso do produto em pacientes com disfagia grave sem sonda gástrica ou não gástrica pode implicar risco de aspiração do medicamento pelo paciente e, consequentemente, complicações pulmonares.

6. Pedrazzi JFC, Hassib L, Ferreira FR, Hallak JC, Del-Bel E, Crippa JA. Therapeutic potential of CBD in Autism Spectrum Disorder. Int Rev Neurobiol. 2024:177:149-203.

7. Ramesh D, Schlosburg JE, Wiebelhaus JM, Lichtman AH. Marijuana dependence: not just smoke and mirrors. ILAR J. 2011;52(3):295-308.

Leituras Recomendadas

Bergamaschi MM, Queiroz RH, Zuardi AW, Crippa JA. Safety and side effects of cannabidiol, a cannabis sativa constituent. Curr Drug Saf. 2011;6(4):237-49.

Bisogno T, Hanus L, De Petrocellis L, Tchilibon S, Ponde DE, Brandi I, et al. Molecular targets for cannabidiol and its synthetic analogues: effect on vanilloid VR1 receptors and on the cellular uptake and enzymatic hydrolysis of anandamide. Br J Pharmacol. 2001;134(4):845-52.

Campos AC, Fogaça MV, Scarante FF, Joca SRL, Sales AJ, Gomes FV, et al. Plastic and neuroprotective mechanisms involved in the therapeutic effects of cannabidiol in psychiatric disorders. Front Pharmacol. 2017;8:269.

De Petrocellis L, Ligresti A, Moriello AS, Allarà M, Bisogno T, Petrosino S, et al. Effects of cannabinoids and cannabinoid-enriched cannabis extracts on TRP channels and endocannabinoid metabolic enzymes. Br J Pharmacol. 2011;163(7):1479-94.

Grotenhermen F. Pharmacokinetics and pharmacodynamics of cannabinoids. Clin Pharmacokinet. 2003;42(4):327-60.

Ibeas Bih C, Chen T, Nunn AV, Bazelot M, Dallas M, Whalley BJ. Molecular targets of cannabidiol in neurological disorders. Neurotherapeutics. 2015;12(4):699-730.

Lucas CJ, Galettis P, Schneider J. The pharmacokinetics and the pharmacodynamics of cannabinoids. Br J Clin Pharmacol. 2018;84(11):2477-82.

Rosenthaler S, Pöhn B, Kolmanz C, Huu CN, Krewenka C, Huber A, et al. Differences in receptor binding affinity of several phytocannabinoids do not explain their effects on neural cell cultures. Neurotoxicol Teratol. 2014;46:49-56.

Russo EB, Burnett A, Hall B, Parker KK. Agonistic properties of cannabidiol at 5-HT1a receptors. Neurochem Res. 2005;30(8):1037-43.

Sholler DJ, Schoene L, Spindle TR. Therapeutic efficacy of cannabidiol (CBD): a review of the evidence from clinical trials and human laboratory studies. Curr Addict Rep. 2020;7(3):405-12.

Tiagabina

A tiagabina é um fármaco que inibe a recaptação do GABA nos neurônios pré-sinápticos e nas células da glia, aumentando assim o tempo que o GABA fica disponível na fenda sináptica e também seu efeito inibitório. É usada como anticonvulsivante, principalmente para tratar convulsão parcial resistente. Após administração oral (sempre com alimentos), sua absorção ocorre em 45 minutos e sua eliminação se dá pelas vias fecal (63%) e renal (25%), sobretudo na forma de metabólitos.

Nomes no Brasil:
Não disponível no Brasil (EUA: Gabitril).

SUS:
Não disponível na Rename.

● **INDICAÇÕES DE BULA – ANVISA:** Não possui aprovação da Anvisa até o momento.

● **INDICAÇÕES DE BULA – FDA:** Terapia adjuvante para o tratamento de convulsões parciais em adultos e crianças de 12 anos ou mais.

● **INDICAÇÕES OFF-LABEL:** A tiagabina pode ser utilizada para tratamento adjuvante na fase de desintoxicação no alcoolismo e na dependência de cocaína, tratamento adjuvante no manejo de sintomas ansiosos e no transtorno de ansiedade social e tratamento da depressão associada a sintomas ansiosos. Pode ainda ser usada para tratar dor neuropática.

● **CONTRAINDICAÇÕES:** A tiagabina não deve ser utilizada por pessoas que apresentem histórico de alergia ou hipersensibilidade a esse medicamento.

- **TESTES LABORATORIAIS SUGERIDOS OU NECESSÁRIOS:** Devem ser realizados exames laboratoriais de monitoramento dos padrões hematológicos (hemograma) e das funções hepática e renal. Em alguns casos, também há necessidade de EEG.

- **ROTA FARMACOLÓGICA:** Ver Figura 1.

Farmacologia

ABSORÇÃO: Após administração oral, a tiagabina exibe seu pico de concentração plasmática em 45 minutos (jejum).

VOLUME DE DISTRIBUIÇÃO: 1,1 a 1,3 L/kg.

LIGAÇÃO PROTEICA: 96%.

METABOLISMO/FARMACOCINÉTICA: O metabolismo da tiagabina é hepático, pelas enzimas da CYP3A.

ROTA DE ELIMINAÇÃO: A excreção da tiagabina se dá por via fecal (63%) e renal (25%), na forma de metabólitos primários.

MEIA-VIDA: A meia-vida da tiagabina varia entre 7 e 9 horas em indivíduos saudáveis. Vale lembrar que, na epilepsia, o tratamento combinado com agentes indutores de citocromos é muito comum.

DEPURAÇÃO: 109 mL/min.

FARMACODINÂMICA: A tiagabina atua como depressor do SNC, sendo utilizada, principalmente, como anticonvulsivante, analgésico e ansiolítico.

MECANISMO DE AÇÃO: A tiagabina é um bloqueador da recaptação do GABA pelo neurônio pré-sináptico, uma vez que se liga ao transportador de GABA e impede que o neurotransmissor seja recaptado, permanecendo mais tempo disponível na fenda sináptica e, dessa forma, aumentando seus efeitos inibitórios.

Interações Medicamentosas

- Carbamazepina, fenitoína, fenobarbital e primidona podem aumentar a eliminação da tiagabina e, assim, reduzir suas concentrações plasmáticas.

- Fluoxetina, fluvoxamina e nefazodona, inibidores da CYP3A4, podem aumentar as concentrações plasmáticas da tiagabina.

- Indutores da CYP3A4, como carbamazepina, podem reduzir as concentrações plasmáticas da tiagabina.

- O uso concomitante de tiagabina com outros anticonvulsivantes, como gabapentina, lamotrigina e valproato, pode reduzir sua eliminação e, consequentemente, aumentar suas concentrações plasmáticas.

AFINIDADE LIGANTE/KI:

LOCAL	KI (NM)
Ki (transportador de GABA)	67

Farmacogenética

Acesse https://www.pharmgkb.org/chemical/PA451682 ou utilize o *QR code* ao lado.

ANOTAÇÕES CLÍNICAS

Nível de evidência 1A, 1B, 2A, 2B, 3: Não há dados para a tiagabina no PharmGKB até a data de publicação deste livro.

Nível de evidência 4: Acesse o *site* para mais informações.

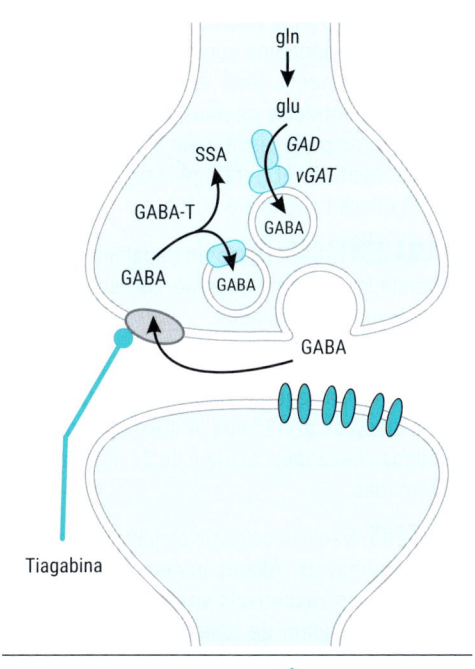

FIGURA 1 ▶ ROTA FARMACOLÓGICA DA TIAGABINA.

BIPP TIPS

- A tiagabina pode se ligar à melanina, podendo causar efeitos oculares (retina, úvea) a longo prazo.
- A tiagabina precisa ser tomada juntamente com alimentos.
- A tiagabina deve ser retirada de forma gradual. Em caso de interrupção abrupta, pode haver crise convulsiva de rebote.
- A tiagabina estimula o sono delta de ondas lentas.
- Há tendência de mais efeitos colaterais com o aumento da dose da tiagabina.
- A tiagabina pode causar convulsão em pacientes sem histórico de epilepsia, principalmente naqueles que fazem uso de medicamentos que reduzem o limiar convulsivo, como antidepressivos, antipsicóticos, estimulantes e narcóticos.
- A tiagabina pode causar SSJ, podendo ser fatal.
- Pode haver ideação suicida em pacientes em uso de tiagabina.
- A tiagabina pode, por si só, causar depressão do SNC. O uso concomitante com outros medicamentos depressores do SNC pode potencializar tais efeitos depressores.

Prática Clínica

● **DOSAGEM:** Recomenda-se a utilização da tiagabina para o tratamento da epilepsia em doses que variam entre 32 e 56 mg/dia, tomadas de 2 a 4x/dia. O uso de tiagabina para tratamento de dor crônica e transtornos de ansiedade se dá em doses de 2 a 12 mg/dia. Para o manejo do uso abusivo de álcool, recomenda-se uma dose de 15 a 20 mg/dia, e, para dependência de cocaína, 25 mg/dia.

● **TITULAÇÃO:** Para o tratamento da epilepsia, é recomendado iniciar a tiagabina com uma dose de 4 mg/dia. Após 1 semana, se necessário, pode-se aumentar a dose em 4 a 8 mg/dia por semana, dividida em 2 doses para dosagem maior ou igual a 8 mg/dia, 3 doses para dosagem maior ou igual a 12 mg/dia e 4 doses dosagem maior ou igual a 16 mg/dia. Para o tratamento de dor crônica e transtornos de ansiedade, deve-se iniciar com uma dose de 2 mg/dia (tomada à noite) e, quando necessário, ir aumentando em 2 mg em alguns dias, de acordo com a resposta e tolerância do paciente.

● **EFEITOS ADVERSOS:** Mais comuns: Dermatológicos (prurido, *rash*), gastrointestinais (náusea), imunológicos (infecção), neurológicos (astenia, nervosismo, sonolência, tontura, tremor), oculares (defeito de campo visual, visão borrada), respiratórios (faringite, rinite, tosse), outros (lesão acidental). Comuns: Cardiovasculares (vasodilatação), gastrointestinais (aumento de apetite, diarreia, dor abdominal, úlcera oral), imunológicos (*influenza*), musculoesqueléticos (contração muscular, miastenia), neurológicos (alteração de marcha, ataxia, distúrbio de fala, nistagmo, parestesia), oculares (ambliopia, diplopia), psiquiátricos (agitação, agressividade, confusão, dificuldade de atenção, concentração, humor depressivo, labilidade emocional, perda de memória), outros (dor, fadiga). Incomuns: Dermatológicos (contusão, dermatite bolhosa), neurológicos (estado epiléptico não convulsivo), psiquiátricos (depressão, psicose). Raros: Psiquiátricos (alucinação, delírio). Muito raros: Hepáticos (função hepática alterada).

● **GRAVIDEZ:** Ainda não há estudos mostrando os efeitos da tiagabina durante a gravidez sobre o desenvolvimento fetal em humanos, porém estudos em modelos animais sugerem que esse medicamento pode resultar em alterações de desenvolvimento fetal (teratogênese). Categoria C da FDA (classificação até 2015).

● **AMAMENTAÇÃO:** O uso de tiagabina não é recomendado durante a lactação. Os riscos e benefícios devem ser avaliados.

● **CRIANÇAS E ADOLESCENTES:** Não há estudos que mostrem a segurança e a eficácia da tiagabina em menores de 12 anos. A dose máxima recomendada nessa faixa etária é de 32 mg/dia, em 2 a 4 tomadas.

● **IDOSOS:** Não é necessário o ajuste de dose em idosos saudáveis. Alguns pacientes idosos podem ser mais suscetíveis aos efeitos colaterais da tiagabina, além de tolerarem melhor doses mais baixas.

● **INSUFICIÊNCIA RENAL:** Não é necessário o ajuste de dose.

● **INSUFICIÊNCIA HEPÁTICA:** A eliminação da tiagabina pode ser reduzida em pacientes com comprometimento hepático, podendo ser necessário utilizar dose reduzida.

● **COMO MANEJAR EFEITOS ADVERSOS:** É necessário aguardar e observar se os efeitos irão desaparecer; caso não desapareçam, deve-se reduzir a dose ou ainda pode-se optar por outro agente da mesma classe. Para evitar sedação diurna, a alternativa é tomar o medicamento durante a noite.

Toxicidade

ORAL EM HUMANOS: Não há dados específicos sobre superdosagem de tiagabina em humanos. Não há relatos de óbito na utilização de até 720 mg de somente tiagabina (houve casos de necessidade de manejo em UTI e mortes em combinação com outros fármacos).

TOXICIDADE AGUDA: Os sintomas de intoxicação mais comuns são agitação, alteração do nível de consciência, ataxia, confusão, crise convulsiva, depressão, depressão respiratória, desorientação, estado epiléptico, fraqueza, hostilidade, letargia, mioclonia, sonolência, vômito.

Leituras Recomendadas

Drugs.com. Tiagabine side effects [Internet]. 2024 [capturado em 8 dez. 2024]. Disponível em: https://www.drugs.com/sfx/tiagabine-side-effects.html#professional.

Dunlop BW, Papp L, Garlow SJ, Weiss PS, Knight BT, Ninan PT. Tiagabine for social anxiety disorder. Hum Psychopharmacol. 2007;22(4):241-4.

Gabitril® (tiagabine hydrochloride) [Internet]. Frazer: Cephalon; 2010 [capturado em 8 dez. 2024]. Disponível em: https://www.accessdata.fda.gov/drugsatfda_docs/label/2010/020646s017lbl.pdf.

Perucca E, Bialer M. The clinical pharmacokinetics of the newer antiepileptic drugs. Focus on topiramate, zonisamide and tiagabine. Clin Pharmacokinet. 1996;31(1):29-46.

Pulman J, Marson AG, Hutton JL. Tiagabine add-on for drug-resistant partial epilepsy. Cochrane Database Syst Rev. 2012;5(5):CD001908.

Schwartz TL, Nihalani N. Tiagabine in anxiety disorders. Expert Opin Pharmacother. 2006;7(14):1977-87.

Todorov AA, Kolchev CB, Todorov AB. Tiagabine and gabapentin for the management of chronic pain. Clin J Pain. 2005;21(4):358-61.

Vasudev A, Macritchie K, Rao SN, Geddes J, Young AH. Tiagabine in the maintenance treatment of bipolar disorder. Cochrane Database Syst Rev. 2011;(12):CD005173.

Tianeptina

A tianeptina foi desenvolvida e patenteada na década de 1960 e apresenta estrutura química que a classifica como um ADT, embora suas propriedades farmacológicas sejam diferentes dos ADTs. Tem um perfil farmacológico único, que envolve sobretudo a modulação de vias opioides e glutamatérgicas. Seu complexo mecanismo de ação parece estar diretamente associado a mecanismos de remodelação neuronal central e restauração da plasticidade neuronal. Por não ser metabolizada pelas enzimas hepáticas do citocromo P450, a probabilidade de interação medicamentosa da tianeptina é baixa, apesar de apresentar relevante potencial de abuso e dependência. Sua absorção atinge picos plasmáticos em cerca de 1 hora e sua eliminação ocorre majoritariamente por via renal.

Nomes no Brasil:
Stablon.

SUS:
Não disponível na Rename.

- **INDICAÇÕES DE BULA – ANVISA:** Tratamento dos estados depressivos neuróticos e reacionais. Tratamento dos estados ansio-depressivos com queixas somáticas e, em particular, digestivas. Tratamento dos estados ansio-depressivos observados no etilista durante o período de abstinência.
- **INDICAÇÕES DE BULA – FDA:** Não possui aprovação da FDA até o momento.
- **INDICAÇÕES OFF-LABEL:** A tianeptina pode ser utilizada para o tratamento de TDAH, irritabilidade em crianças diagnosticadas com TEA, TEPT, síndrome do intestino irritável e dores crônicas.
- **CONTRAINDICAÇÕES:** A tianeptina é contraindicada em casos de hipersensibilidade à substância ativa ou a qualquer um dos excipientes da fórmula do produto, bem como em crianças e adolescentes menores de 15 anos de idade, gestantes e pacientes em tratamento com um IMAO, sendo recomendado aguardar um período mínimo de 2 semanas entre a interrupção do IMAO e o início do tratamento com tianeptina.
- **TESTES LABORATORIAIS SUGERIDOS OU NECESSÁRIOS:** Nenhum exame adicional é sugerido para pacientes saudáveis, mas o monitoramento da função hepática pode ser empregado como forma de controle.
- **ROTA FARMACOLÓGICA:** Não há imagens disponíveis para a rota farmacológica da tianeptina.

Farmacologia

ABSORÇÃO: A tianeptina é bem absorvida após administração oral, apresentando biodisponibilidade em torno de 99% e atingindo picos plasmáticos em cerca de 1 hora.

VOLUME DE DISTRIBUIÇÃO: Aproximadamente 0,8 L/kg.

LIGAÇÃO PROTEICA: 95%.

METABOLISMO/FARMACOCINÉTICA: A tianeptina é metabolizada principalmente por β-oxidação da sua cadeia lateral heptanoica, sem envolvimento das enzimas do citocromo P450. São formados três metabólitos principais, incluindo o ácido pentanoico (MC5), que é farmacologicamente ativo, porém menos potente que a tianeptina.

ROTA DE ELIMINAÇÃO: A tianeptina é eliminada principalmente pela bile sob a forma de conjugados de glicuronídeo e glutamina. Outros metabólitos também são encontrados na urina e nas fezes, nas quais também são eliminados cerca de 3% da dose na forma de molécula inalterada.

MEIA-VIDA: 2,5 horas.

DEPURAÇÃO: Cerca de 0,38 ± 0,47 mL/min.

FARMACODINÂMICA: A tianeptina é um agonista dos receptores opioides μ e, em menor grau, δ. Não possui afinidade farmacologicamente relevante pelos receptores monoaminérgicos ou de outras classes e não inibe a recaptação de serotonina, noradrenalina ou dopamina. Pode modular a neurotransmissão sináptica glutamatérgica.

MECANISMO DE AÇÃO: A tianeptina é um antidepressivo não monoaminérgico atípico, pois, ao contrário da maioria dos antidepressivos disponíveis, não inibe a recaptação de monoaminas (serotonina, noradrenalina ou dopamina) no SNC. Esse fármaco, assim como seu metabólito ativo MC5, atua como agonista dos receptores opioides μ e, em menor grau, delta. Apesar de sua afinidade por esses receptores, não está associada ao desenvolvimento de tolerância nem dependência física. Essas duas características tornam a tianeptina claramente diferente de outros opioides, como a morfina. Seu perfil farmacológico está associado à promoção de efeitos antidepressivos e ansiolíticos por meio da ativação de mecanismos de transdução neuronal diferentes daqueles induzidos pela morfina e por outros opioides. Outros mecanismos que explicam o efeito da tianeptina envolvem o aumento da atividade espontânea das células piramidais do hipocampo e a aceleração da sua recuperação após uma inibição funcional; além disso, ela parece promover um incremento na taxa de recaptação da serotonina pelos neurônios do córtex e do hipocampo e pode modular a sinalização glutamatérgica por meio de receptores AMPA e receptores NMDA, por exemplo. Algumas linhas de evidência sugerem que a tianeptina promova liberação do BDNF, um importante modulador endógeno da plasticidade neural, a qual tem sido demonstrada como um evento de alta relevância para os efeitos antidepressivos de algumas abordagens terapêuticas. Apesar disso, a contribuição específica de cada efeito para a atividade antidepressiva é desconhecida e demanda estudos mais aprofundados.

● Interações Medicamentosas

A combinação de tianeptina com um IMAO pode promover reações graves e eventualmente fatais, como risco de colapso cardiovascular ou hipertensão paroxística, hipertermia e convulsões. Portanto, recomenda-se que a tianeptina não seja usada em combinação com um IMAO, ou dentro de 14 dias da descontinuação do tratamento com um IMAO.

AFINIDADE LIGANTE/KI:

LOCAL	KI (NM)
Ki (MOR)	383-768
Ki (DOR)	> 10.000
Ki (KOR)	> 10.000
Ki (SERT)	> 10.000
Ki (NET)	> 10.000
Ki (DAT)	> 10.000
Ki ($5\text{-}HT_{1A}$)	> 10.000
Ki ($5\text{-}HT_{1B}$)	> 10.000
Ki (α_1)	> 10.000
Ki (α_2)	> 10.000
Ki (α_{2C})	> 10.000
Ki (β_1)	> 10.000
Ki (β_2)	> 10.000
Ki (D_1)	> 10.000
Ki (D_2)	> 10.000
Ki (H_1)	> 10.000
Ki (H_2)	> 10.000
Ki (H_3)	> 10.000
Ki (H_4)	> 10.000
Ki (mACh)	> 10.000

○ Farmacogenética

Acesse https://www.pharmgkb.org/chemical/PA166186040 ou utilize o *QR code* ao lado.

ANOTAÇÕES CLÍNICAS

Nível de evidência 1A, 1B, 2A, 2B: Não há dados para a tianeptina no PharmGKB até a data de publicação deste livro.

Nível de evidência 3: Variantes diversas do gene *OPRM1*.

Nível de evidência 4: Acesse o *site* para mais informações.

○ Prática Clínica

● **DOSAGEM:** A variação típica da dosagem de tianeptina é de 25 a 50 mg/dia.

● **TITULAÇÃO:** Recomenda-se o tratamento com doses de 12,5 mg, 3x/dia, de preferência antes das principais refeições. O tratamento pode ser iniciado já na dosagem ideal, podendo ser incrementado até 50 mg/dia a depender da eficácia e da tolerabilidade do paciente. Para a interrupção do tratamento, pode ser recomendável a diminuição da dose em 50% a cada 3 a 4 dias e de acordo com a tolerabilidade do paciente à redução da dosagem.

● **EFEITOS ADVERSOS: Comuns:** Cardiovasculares (aumento de frequência cardíaca, dor torácica, palpitação), gastrointestinais (boca seca, constipação, dor abdominal e de estômago, flatulência, náusea, perda de apetite), metabólicos (ondas de calor), musculoesqueléticos (dor lombar e muscular), neurológicos (cefaleia, insônia, pesadelo, sonolência, tontura, tremor), respiratórios (dificuldade para respirar, globo faríngeo), outros (mal-estar). **Incomuns:** Dermatológicos (erupção cutânea, prurido, urticária), outros (dependência).

● **GRAVIDEZ:** Os dados que atestam a segurança do uso de tianeptina durante a gestação são limitados, mas em um estudo pré-clínico peri e pós-natal com dose materna tóxica observou-se um aumento das perdas pós-implantação e pós-natal. Em geral, não se recomenda o uso de tianeptina em qualquer trimestre da gestação. Nesse caso, o tratamento de gestantes com esse fármaco deve ser avaliado conforme possíveis riscos e benefícios. Categoria X da FDA (classificação até 2015).

● **AMAMENTAÇÃO:** A tianeptina é secretada no leite materno, e os dados clínicos acerca da segurança desse uso são escassos, de modo que

BIPP TIPS

- A tianeptina pode promover abuso e dependência, particularmente em pacientes com menos de 50 anos e com histórico de dependência de outras substâncias, como álcool.

- Pelo fato de a tianeptina apresentar meia-vida extremamente curta (2,5 horas), o tratamento com esse fármaco requer múltiplas dosagens diárias, o que pode contribuir de forma significativa para a redução da adesão do paciente.

- Uma vez que a tianeptina não é metabolizada pelas enzimas do citocromo P450, a probabilidade de interação medicamentosa é baixa ou irrelevante, o que fornece à tianeptina um perfil de segurança alto dentro desse contexto.

- Em 2018, a FDA emitiu um alerta após suplementos alimentares contendo tianeptina alegarem ser uma opção de tratamento para transtornos por uso de opioides.

o aleitamento materno durante o tratamento com esse fármaco deve ser avaliado conforme possíveis riscos e benefícios para a mãe e o lactente.

● **CRIANÇAS E ADOLESCENTES:** Em menores de 15 anos de idade, é contraindicado usar a tianeptina, e, em pacientes entre 15 e 18 anos, o tratamento com essa substância não é recomendável.

● **IDOSOS:** Utilizar a tianeptina com cautela. Nos pacientes com mais de 70 anos de idade, é recomendável limitar a dosagem a somente 2 administrações de 12,5 mg/dia (dose máxima diária de 25 mg).

● **INSUFICIÊNCIA RENAL:** Utilizar a tianeptina com cautela. Nos pacientes com insuficiência renal grave, é recomendável limitar a dosagem a 2 administrações de 12,5 mg/dia apenas (dose máxima diária de 25 mg).

● **INSUFICIÊNCIA HEPÁTICA:** Utilizar a tianeptina com cautela, porém não é necessário ajuste de dose, exceto nos pacientes com cirrose grave, nos quais é recomendável limitar a dosagem a 2 administrações de 12,5 mg/dia apenas (dose máxima diária de 25 mg).

● **COMO MANEJAR EFEITOS ADVERSOS:** A maioria dos efeitos adversos da tianeptina tende a desaparecer ou diminuir significativamente ao longo do tempo. Todavia, se os efeitos forem intoleráveis ou caso apareçam efeitos adversos cutâneos persistentes, a troca por outro agente antidepressivo pode ser necessária.

Toxicidade

ORAL EM HUMANOS: Conforme os dados disponíveis, a dose máxima ingerida foi de 2.250 mg.

TOXICIDADE AGUDA: A experiência com casos de intoxicação aguda com tianeptina revela principalmente alteração na vigilância, que pode até causar coma, sobretudo no caso de intoxicação por múltiplas substâncias. O tratamento consiste em empregar medidas gerais de suporte e sintomáticas, assegurando ventilação adequada das vias aéreas e realização de monitoramento do ritmo cardíaco e dos sinais vitais. A indução de vômito não é recomendada, porém a lavagem gástrica com sonda orogástrica de grande calibre com proteção apropriada das vias aéreas pode ser indicada se realizada logo após a ingestão ou em pacientes sintomáticos. A administração de carvão ativado pode ser útil. Não é recomendado realizar diurese forçada ou diálise. Não são conhecidos antídotos específicos para a tianeptina. Nos casos de superdosagem, deve-se considerar a possibilidade do envolvimento de outras substâncias.

Leituras Recomendadas

Alamo C, García-Garcia P, Lopez-Muñoz F, Zaragozá C. Tianeptine, an atypical pharmacological approach to depression. Rev Psiquiatria Salud Mental. 2019;12(3):170-86.

Lauhan R, Hsu A, Alam A, Beizai K. Tianeptine abuse and dependence: case report and literature review. Psychosomatics. 2018;59(6):547-53.

Salvadori C, Ward C, Defrance R, Hopkins R. The pharmacokinetics of the antidepressant tianeptine and its main metabolite in healthy humans: influence of alcohol co-administration. Fundam Clin Pharmacol. 1990;4(1):115-25.

Samuels BA, Nautiyal KM, Kruegel AC, Levinstein MR, Magalong VM, Gassaway MM, et al. The behavioral effects of the antidepressant tianeptine require the mu-opioid receptor. Neuropsychopharmacology. 2017;42(10):2052-63.

Tioridazina

A tioridazina é um antipsicótico pertencente à classe das fenotiazinas usado no tratamento da esquizofrenia. Hoje em dia, é considerada fármaco de segunda linha de tratamento em razão dos riscos de prolongamento do intervalo QT e arritmias ventriculares que pode induzir. Dessa forma, o monitoramento cardíaco é vigorosamente sugerido para os pacientes em tratamento com essa substância. Após administração oral, a tioridazina é rapidamente absorvida, atingindo concentrações plasmáticas máximas em 2 a 4 horas, e sua eliminação ocorre majoritariamente pelas fezes.

Nomes no Brasil:
Melleril, Unitidazin (descontinuação temporária).
SUS:
Não disponível na Rename.

● **INDICAÇÕES DE BULA – ANVISA:** É indicado apenas para o tratamento de pacientes adultos com esquizofrenia crônica ou exacerbações agudas não responsivas ao tratamento com outros fármacos antipsicóticos. Essa restrição se deve à sua baixa efetividade ou à sua incapacidade de alcançar uma dose eficaz em razão das reações adversas intoleráveis deste medicamento.

● **INDICAÇÕES DE BULA – FDA:** Tratamento de pacientes com esquizofrenia que não respondem adequadamente ao tratamento com outros medicamentos antipsicóticos.

● **INDICAÇÕES *OFF-LABEL*:** A tioridazina pode ser usada no tratamento de agitação ou psicoses em crianças e transtornos neurocognitivos maiores com agitação.

● **CONTRAINDICAÇÕES:** A tioridazina é contraindicada em caso de alergia a qualquer componente de sua fórmula farmacêutica ou a outras fenotiazinas, assim como em pacientes com histórico de reações de hipersensibilidade; também é contraindicada em pacientes em estados comatosos ou com depressão acentuada do SNC, doenças cardiovasculares graves, sobretudo associadas a arritmias clinicamente relevantes e síndrome congênita do intervalo QT prolongado. Sugere-se cautela quando do uso concomitante com fármacos que prolongam o intervalo QT, ISRSs ou outros medicamentos metabolizados pela enzima CYP2D6.

● **TESTES LABORATORIAIS SUGERIDOS OU NECESSÁRIOS:** Recomenda-se no início e durante o tratamento a realização de um ECG da atividade do ventrículo cardíaco no intuito de verificar possível prolongamento do intervalo QT ou doenças cardiovasculares preexistentes. Medidas de potássio e magnésio séricos também devem ser requisitadas. Em caso de doenças cardiovasculares, o tratamento com tioridazina não deve ser iniciado. Assim como para o tratamento com outros antipsicóticos, é sugerido acompanhar o peso e o IMC. Deve-se avaliar se o paciente tem histórico de obesidade na família e determinar peso, circunferência da cintura, pressão arterial, glicose plasmática e lipidograma em jejum. Após o início do tratamento, determinar o IMC mensalmente por 3 meses e depois a cada trimestre. Em pacientes com alto risco de complicações metabólicas e quando do início ou troca dos antipsicóticos, é recomendado o monitoramento dos triglicerídeos em jejum mensalmente. Para pacientes saudáveis, pressão arterial, glicose plasmática em jejum e lipídeos em jejum poderão ser mensurados em uma frequência de 3 meses e depois anualmente, porém para pacientes com diabetes ou que ganharam mais de 5% do peso inicial as medidas devem ser mais frequentes. Deve-se considerar a troca por outro antipsicótico atípico para pacientes que adquirem sobrepeso ou tornam-se obesos, pré-diabéticos, diabéticos, hipertensos ou dislipidêmicos enquanto recebem a tioridazina. É importante estar vigilante para cetoacidose diabética, mesmo que o paciente não seja diabético. Para pacientes com baixa contagem de leucócitos ou história de leucopenia/neutropenia induzida por substância, é recomendada a realização de hemograma no início do tratamento com tioridazina, a qual deve ser imediatamente descontinuada em caso de diminuição leucocitária concomitante ao tratamento.

● **ROTA FARMACOLÓGICA:** Não há imagens disponíveis para a rota farmacológica da tioridazina.

○ Farmacologia

ABSORÇÃO: A tioridazina é absorvida rapidamente e atinge concentrações plasmáticas máximas em 2 a 4 horas após a ingestão. A biodisponibilidade sistêmica é de cerca de 60%.

VOLUME DE DISTRIBUIÇÃO: 10 L/kg.

LIGAÇÃO PROTEICA: 95%.

METABOLISMO/FARMACOCINÉTICA: A tioridazina é extensivamente metabolizada no fígado, sobretudo pela enzima CYP2D6. A mesoridazina e a sulforidazina são os principais metabólitos formados e possuem propriedades farmacodinâmicas similares às do composto original. Outro metabólito produzido que possui um anel sulfóxido não parece ter propriedades antipsicóticas, mas pode estar relacionado aos efeitos cardiovasculares.

ROTA DE ELIMINAÇÃO: A excreção de uma dose de tioridazina se dá principalmente pelas fezes (cerca de 50%), mas também pelos rins. Menos de 4% são excretados na forma inalterada.

MEIA-VIDA: 21 a 25 horas.

DEPURAÇÃO: Não há dados disponíveis sobre a depuração da tioridazina.

FARMACODINÂMICA: A tioridazina é um antagonista dos receptores dopaminérgicos D_1 e D_2. Também possui atividade anticolinérgica e afinidade, em menor grau, pelos receptores histaminérgicos, noradrenérgicos e serotoninérgicos.

MECANISMO DE AÇÃO: A tioridazina parece exercer seu efeito sobre delírios e alucinações como consequência direta do bloqueio da sinalização dopaminérgica na via mesolímbica, uma vez que o tônus dopaminérgico está aumentado nessa via em pacientes com psicoses. O efeito central de bloqueio da dopamina tem atividade sobre os gânglios da base (via dopaminérgica nigroestriatal), portanto pode produzir efeitos extrapiramidais (distonia, acatisia, parkinsonismo, entre outros). A inibição dos receptores de dopamina na hipófise anterior explica a hiperprolactinemia que pode ser causada pelo uso de tioridazina devido ao bloqueio da inibição tônica da secreção de prolactina mediada pela dopamina.

● Interações Medicamentosas

○ Não se recomenda o uso de tioridazina com substâncias depressoras do SNC, como álcool, BZDs, maprotilina ou anestésicos gerais, sedativos e anti-histamínicos, entre outros.

○ A tioridazina pode reduzir o efeito de vasoconstritores adrenérgicos, como efedrina e fenilefrina. Além disso, o uso de tioridazina com IMAOs pode prolongar e intensificar os efeitos sedativos e antimuscarínicos desses fármacos.

○ O uso associado de lítio com tioridazina pode levar a complicações neurotóxicas graves, efeitos extrapiramidais e episódios de sonambulismo. Além disso, o efeito antiemético da tioridazina pode mascarar os primeiros sinais de toxicidade do lítio.

○ O uso de antiácidos e antidiarreicos pode reduzir a absorção gastrointestinal da tioridazina.

○ A quinidina em associação com a tioridazina pode aumentar a depressão miocárdica.

○ Uma vez que há risco de aumento do intervalo QT com o uso de tioridazina, não está indicada a associação com outros fármacos que também podem prolongar o intervalo QT.

- O uso concomitante de tioridazina e diuréticos tiazídicos pode resultar em hipotensão grave e hipocalemia.

- Assim como outras fenotiazinas, a tioridazina afeta o metabolismo de carboidratos e, portanto, pode interferir no controle glicêmico de pacientes diabéticos.

- Devido à possibilidade de exacerbação de efeitos colaterais anticolinérgicos, incluindo constipação grave, íleo adinâmico e efeitos hiperpiréticos com potencial de causar hipertermia, o uso de fármacos como anti-histamínicos, ADTs ou compostos semelhantes à atropina não é recomendado em associação com a tioridazina.

- Considerando que a tioridazina é metabolizada pela CYP2D6 e o fato de ela mesma poder atuar como inibidora dessa enzima, seus efeitos podem ser aumentados e prolongados por medicamentos que inibam a CYP2D6, como cimetidina, fluoxetina, paroxetina, outros ISRSs, ADTs e moclobemida.

- A administração de tioridazina com anticoagulantes pode aumentar o efeito hipoprotrombinêmico, motivo pelo qual se sugere um cuidadoso monitoramento da protrombina plasmática caso haja necessidade de tal associação.

- Assim como outros fenotiazínicos, a tioridazina pode reduzir o limiar convulsivo em pacientes com epilepsia. Além disso, as concentrações séricas de fenitoína podem estar elevadas ou diminuídas pelo uso de tioridazina, razão pela qual pode ser necessário o ajuste da posologia. É importante destacar que o uso concomitante com carbamazepina parece não interferir na concentração sérica da tioridazina ou da carbamazepina.

- A tioridazina pode antagonizar os efeitos da levodopa e de agonistas dopaminérgicos.

AFINIDADE LIGANTE/KI:

LOCAL	KI (NM)
Ki (SERT)	1.259
Ki (NET)	842
Ki (DAT)	1.684
Ki ($5\text{-}HT_{1A}$)	144,35
Ki ($5\text{-}HT_{1B}$)	109
Ki ($5\text{-}HT_{1D}$)	579
Ki ($5\text{-}HT_{1E}$)	194
Ki ($5\text{-}HT_{2A}$)	27,67
Ki ($5\text{-}HT_{2C}$)	53
Ki ($5\text{-}HT_3$)	> 10.000
Ki ($5\text{-}HT_{5A}$)	364
Ki ($5\text{-}HT_6$)	57,05
Ki ($5\text{-}HT_7$)	99
Ki (α_{1A})	3,15
Ki (α_{1B})	2,4
Ki (α_{2A})	134,15
Ki (α_{2B})	341,65
Ki (α_{2C})	74,9
Ki (β_1)	> 10.000
Ki (β_2)	> 10.000
Ki (M_1)	12,8
Ki (M_2)	286,33
Ki (M_3)	29
Ki (M_4)	310,33
Ki (M_5)	12,67
Ki (D_1)	94,5
Ki (D_2)	0,4
Ki (D_3)	1,5
Ki (D_4)	1,5
Ki (D_5)	258
Ki (hERG)	191
Ki (H_1)	16,5
Ki (H_2)	136
Ki (H_4)	2.400

Farmacogenética

Acesse https://www.pharmgkb.org/chemical/PA451666 ou utilize o *QR code* ao lado.

ANOTAÇÕES CLÍNICAS

Nível de evidência 1A, 1B, 2A, 2B: Não há dados para a tioridazina no PharmGKB até a data de publicação deste livro.

Nível de evidência 3: Variantes diversas dos genes *CYP1A2* e *CYP2D6*.

Nível de evidência 4: Acesse o *site* para mais informações.

⭕ Prática Clínica

● **DOSAGEM:** Para o tratamento de exacerbações agudas em pacientes psicóticos adultos, as doses variam de 100 a 600 mg/dia até um máximo de 800 mg/dia; já para pacientes ambulatoriais, as doses vão de 50 a 300 mg/dia. As doses costumam ser administradas em 2 a 4 tomadas ao dia.

● **TITULAÇÃO:** A dose inicial recomendada é de 50 a 100 mg em 3 tomadas ao dia. Após, pode-se aumentá-la gradualmente até o máximo de 800 mg/dia. Em pacientes que apresentam sobrepeso, insuficiência renal ou hepática, recomenda-se uma dose inicial mais baixa, além de uma titulação mais lenta. O prolongamento do intervalo QT induzido pela tioridazina parece ser dose-dependente, razão pela qual são essenciais a titulação com doses crescentes e o frequente monitoramento do intervalo QT no início do tratamento. A melhora de pacientes psicóticos agudos pode ser observada em 24 a 48 horas após a administração de tioridazina; no entanto, em pacientes psicóticos crônicos ou hospitalizados, pode demorar semanas ou meses até se observar seu efeito máximo. Para a descontinuação do tratamento, a titulação decrescente por 6 a 8 semanas é recomendada a fim de evitar psicose de rebote ou piora dos sintomas.

● **EFEITOS ADVERSOS:** Mais comuns: Sedação, sonolência. Comuns: Boca seca, congestão nasal, distúrbios de acomodação visual, galactorreia, ganho de peso, hipotensão ortostática, tontura, visão borrada. Incomuns: Agitação, alteração de peso, alterações no ECG (como prolongamento do intervalo QT), alucinações, amenorreia, anormalidade das enzimas hepáticas, confusão, constipação, distúrbios de ereção, diarreia, dor de cabeça, inibição da ejaculação, irregularidades menstruais, irritabilidade, náusea, perda de apetite, retenção ou incontinência urinária, taquicardia, vômitos.

● **GRAVIDEZ:** Apesar de estudos de embriotoxicidade em animais não demonstrarem um efeito teratogênico da tioridazina, não há evidências em mulheres grávidas que comprovem a segurança do seu uso. Portanto, é importante considerar que neonatos expostos a medicamentos antipsicóticos no terceiro trimestre de gravidez estão sob risco de sintomas extrapiramidais. Há relatos de agitação, hipertonia, tremor, sonolência, dificuldade respiratória e distúrbios de alimentação em neonatos expostos a antipsicóticos. Assim, não é indicado usar a tioridazina durante a gravidez, a não ser que os benefícios para a mãe superem os riscos para o feto e que outras alternativas mais seguras não estejam disponíveis. Categoria C da FDA (classificação até 2015).

● **AMAMENTAÇÃO:** Não é recomendado amamentar durante o uso de tioridazina. Sabe-se que esse fármaco atravessa a placenta e passa para o leite materno.

● **CRIANÇAS E ADOLESCENTES:** Em crianças menores de 2 anos, a segurança e a eficácia da tioridazina não foram comprovadas. A dose inicial sugerida para crianças e adolescentes é de 0,5 mg/kg/dia dividida em 2 a 4 tomadas diárias. Após, pode-se aumentar gradualmente até um máximo de 3 mg/kg/dia.

● **IDOSOS:** Em pacientes idosos, sugere-se o uso de doses menores, além de titulação mais lenta. Pode haver um aumento do risco de fraturas de quadril em idosos recebendo antipsicóticos, possivelmente devido à sedação ou hipotensão ortostática induzida por esses fármacos. O tratamento com tioridazina só deve ser iniciado após investigação cardiovascular minuciosa. Além disso, esse medicamento não é indicado para o tratamento de psicose relacionada à demência devido ao aumento da taxa de mortalidade e eventos cerebrovasculares em pacientes idosos usando antipsicóticos.

- **INSUFICIÊNCIA RENAL:** Utilizar a tioridazina com cautela em pacientes com insuficiência renal.
- **INSUFICIÊNCIA HEPÁTICA:** Utilizar a tioridazina com cautela em pacientes com insuficiência hepática, realizando o monitoramento regular da função hepática.
- **COMO MANEJAR EFEITOS ADVERSOS:** Efeitos colaterais podem surgir durante o uso de tioridazina. Se for um sintoma tolerável, pode-se aguardar e avaliar a evolução do quadro. Se intolerável, é possível ajustar a dosagem, substituí-la por outro fármaco ou usar sintomáticos. Em caso de aparecimento de sinais e sintomas extrapiramidais, pode-se utilizar um anticolinérgico. Se houver ganho de peso, é recomendado o encaminhamento para programas de manejo clínico para IMC, avaliação nutricional e exercícios físicos.

Toxicidade

ORAL EM HUMANOS: A dose letal em ratos é de 956 a 1.034 mg/kg. Já foram descritos casos de intoxicação grave com coma e arritmias ventriculares em pacientes que administraram a dose de 2 g ou mais de tioridazina.

TOXICIDADE AGUDA: Não há antídoto específico para a tioridazina. Alguns sinais e sintomas de *overdose* por tioridazina incluem agitação, visão turva, coma, confusão, prisão de ventre, dificuldade para respirar, pupilas dilatadas ou contraídas, diminuição do fluxo de urina, boca seca, pele seca, temperatura corporal excessivamente alta ou baixa, pressão arterial extremamente baixa, líquido nos pulmões, anomalias cardíacas, incapacidade de urinar, obstrução intestinal, congestão nasal, inquietação, sedação, convulsões, choque, *torsades de pointes*, parada cardíaca, taquicardia, arritmia, entre outros. O tratamento para intoxicação inclui procedimentos de terapia intensiva, com manutenção de vias aéreas desobstruídas e oxigenação e ventilação adequadas, além de monitoramento e suporte do sistema cardiovascular. Hipotensão e colapso circulatório podem ser tratados com condutas como aumento de volemia, por exemplo. Não é recomendado tratar hipotensão com adrenalina

BIPP TIPS

- Pacientes com atividade diminuída da isoenzima CYP2D6 podem apresentar uma depuração diminuída da tioridazina com consequente aumento da meia-vida plasmática e dos efeitos adversos e riscos associados ao uso desse fármaco. Portanto, resultados de testes farmacogenéticos avaliando a atividade da CYP2D6 poderiam auxiliar na dosagem da tioridazina de acordo com as possíveis alterações farmacocinéticas, diminuindo os riscos em potencial.

- A tioridazina foi um antipsicótico de primeira geração amplamente usado no tratamento de esquizofrenia e psicose. No entanto, em 2005, algumas marcas retiraram do mercado o produto farmacêutico contendo tioridazina em razão de seu risco elevado de causar arritmias cardíacas graves. Mesmo assim, diversas versões ainda estão disponíveis para uso em alguns países, incluindo o Brasil.

- Os pacientes em uso de tioridazina devem ser orientados sobre a possibilidade de sintomas como visão borrada, sonolência e outros. Portanto, essa substância pode prejudicar a capacidade de dirigir veículos e/ou operar máquinas. Além disso, os pacientes devem ser alertados de que o álcool ou outros medicamentos depressores do SNC podem potencializar esses efeitos.

- A tioridazina deve ser usada com cautela em pacientes com abstinência alcoólica ou transtornos convulsivos devido à possível redução do limiar convulsivo.

- Dados na literatura mostraram um efeito da tioridazina no aumento significativo da depuração oral da quetiapina e na inibição da metabolização da risperidona.[1,2] Portanto, se tais associações forem necessárias, é importante atentar-se a essas interações para realizar os devidos ajustes de dose.

> O uso de tioridazina pode ocasionar resultados falso-positivos em testes de gravidez e na dosagem de bilirrubina urinária. Além disso, pode levar a uma falsa diminuição de ACTH nos exames laboratoriais.

em razão do risco de hipotensão paradoxal. Pode-se realizar lavagem gástrica seguida de administração de carvão ativado. A indução de êmese não é indicada devido ao risco de reações distônicas e à potencial aspiração de vômito. Em caso de convulsões, os barbitúricos devem ser evitados, uma vez que podem potencializar a depressão respiratória induzida pela tioridazina.

Referências

1. Potkin SG, Thyrum PT, Alva G, Bera R, Yeh C, Arvanitis LA. The safety and pharmacokinetics of quetiapine when coadministered with haloperidol, risperidone, or thioridazine. J Clin Psychopharmacol. 2002;22(2):121-30.

2. Chang SC, Lu ML, Wang YC, Lin FW, Huang SH, Kuo PH, et al. Combined therapy with thioridazine decreases plasma levels of quetiapine in Taiwanese schizophrenic patients. Ther Drug Monit. 2012;34(3):345-8.

Leituras Recomendadas

Fenton M, Rathbone J, Reilly J, Sultana A. Thioridazine for schizophrenia. Cochrane Database Syst Rev. 2007;2007(3):CD001944.

Gittelman-Klein R, Klein DF, Katz S, Saraf K, Pollack E. Comparative effects of methylphenidate and thioridazine in hyperkinetic children: I: clinical results. Arch Gen Psychiatry. 1976;33(10):1217-31.

Nakagami T, Yasui-Furukori N, Saito M, Mihara K, De Vries R, Kondo T, et al. Thioridazine inhibits risperidone metabolism: a clinically relevant drug interaction. J Clin Psychopharmacol. 2005;25(1):89-91.

Schürch F, Meier PJ, Wyss PA. Acute poisoning with thioridazine. Dtsch Med Wochenschr. 1996;121(33):1003-8.

Thioridazine hydrochloride [Internet]. Conestee: Pharmaceuticals Associates; 1997 [capturado em 8 dez. 2024]. Disponível em: https://www.accessdata.fda.gov/drugsatfda_docs/anda/97/040187ap.pdf.

Tiotixeno

O tiotixeno é um fármaco derivado tioxantênico que possui propriedades semelhantes às das fenotiazinas piperazínicas. É indicado para o tratamento da esquizofrenia. No Brasil, não há medicamentos registrados com o tiotixeno como princípio ativo, mas esse fármaco está aprovado nos EUA desde 1967.

Nomes no Brasil:
Não disponível no Brasil (EUA: Navane).

SUS:
Não disponível na Rename.

● **INDICAÇÕES DE BULA – ANVISA:** Não possui aprovação da Anvisa até o momento.

● **INDICAÇÕES DE BULA – FDA:** Tratamento da esquizofrenia.

● **INDICAÇÕES *OFF-LABEL*:** O tiotixeno pode ser utilizado para o tratamento de transtorno bipolar, transtorno esquizoafetivo e outros transtornos psicóticos.

● **CONTRAINDICAÇÕES:** O tiotixeno é contraindicado em caso de alergia a qualquer componente de sua fórmula farmacêutica, em pacientes com colapso circulatório, estados comatosos, depressão sistêmica por qualquer causa e discrasias sanguíneas. Não está completamente estabelecido se há uma sensibilidade cruzada entre os tioxantenos e os derivados fenotiazínicos.

● **TESTES LABORATORIAIS SUGERIDOS OU NECESSÁRIOS:** Assim como para o tratamento com outros antipsicóticos, é sugerido acompanhar o peso e o IMC. Deve-se avaliar se o paciente tem histórico de obesidade na família e determinar peso, circunferência da cintura, pressão arterial, glicose plasmática e lipidograma em jejum. Após o início do tratamento, determinar o IMC mensalmente por 3 meses e depois a cada trimestre. Em pacientes com alto risco de complicações metabólicas e quando do início ou troca dos antipsicóticos, é recomendado o monitoramento dos triglicerídeos em jejum mensalmente. Para pacientes saudáveis, pressão arterial, glicose plasmática em jejum e lipídeos em jejum poderão ser mensurados em uma frequência de 3 meses e depois anualmente, porém para pacientes com diabetes ou que ganharam mais de 5% do peso inicial as medidas devem ser mais frequentes. Deve-se considerar a troca por outro antipsicótico atípico para pacientes que adquirem sobrepeso ou tornam-se obesos, pré-diabéticos, diabéticos, hipertensos ou dislipidêmicos enquanto recebem o tiotixeno. É importante estar vigilante para cetoacidose diabética, mesmo que o paciente não seja diabético. Para pacientes com baixa contagem de leucócitos ou história de leucopenia/neutropenia induzida por substância, é recomendada a realização de hemograma no início do tratamento com o tiotixeno, o qual deve ser imediatamente descontinuado em caso de diminuição leucocitária concomitante ao tratamento.

● **ROTA FARMACOLÓGICA:** Não há imagens disponíveis para a rota farmacológica do tiotixeno.

⬤ Farmacologia

ABSORÇÃO: O tiotixeno tem boa absorção após administração oral. Dados de biodisponibilidade ou outros parâmetros farmacocinéticos não estão disponíveis.

VOLUME DE DISTRIBUIÇÃO: Não há dados disponíveis.

LIGAÇÃO PROTEICA: Não há dados disponíveis.

METABOLISMO/FARMACOCINÉTICA: O metabolismo do tiotixeno é majoritariamente hepático, porém mais estudos são necessários para elucidar a rota metabólica desse composto.

ROTA DE ELIMINAÇÃO: Não há dados disponíveis.

MEIA-VIDA: 10 a 20 horas.

DEPURAÇÃO: 7,2 L/h/kg.

FARMACODINÂMICA: O tiotixeno possui certas semelhanças químicas e farmacológicas com as fenotiazinas. Ele atua como antagonista dos receptores dopaminérgicos dos subtipos D_1, D_2, D_3 e D_4. Além disso, tem afinidade pelos receptores serotoninérgicos dos tipos $5-HT_1$ e $5-HT_2$, histaminérgicos H_1, α_1 e α_2 e muscarínicos M_1 e M_2.

MECANISMO DE AÇÃO: O tiotixeno parece exercer seu efeito sobre delírios e alucinações como consequência direta do bloqueio da sinalização dopaminérgica na via mesolímbica, uma vez que o tônus dopaminérgico está aumentado nessa via em pacientes com psicoses. O efeito central de bloqueio da dopamina tem atividade sobre os gânglios da base (via dopaminérgica nigroestriatal), motivo pelo qual pode produzir efeitos extrapiramidais (distonia, acatisia, parkinsonismo, entre outros). A inibição dos receptores de dopamina na hipófise anterior explica a hiperprolactinemia que pode ser causada pelo tiotixeno devido ao bloqueio da inibição tônica da secreção de prolactina mediada pela dopamina. A afinidade pelos receptores serotoninérgicos poderia estar relacionada com propriedades ansiolíticas, antidepressivas e antiagressivas, bem como com uma atenuação dos efeitos colaterais extrapiramidais, mas que também poderia causar ganho de peso, queda da pressão arterial, sedação e dificuldades de ejaculação. A afinidade pelos receptores histaminérgicos H_1 pode estar relacionada com sedação, antiêmese, vertigem, queda da pressão arterial e ganho de peso, enquanto a ligação em receptores α_1 e α_2 poderia se relacionar com propriedades antissimpaticomiméticas, redução da pressão arterial, taquicardia reflexa, vertigem, sedação, hipersalivação e incontinência, bem como disfunção sexual. Por fim, a ligação do tiotixeno em receptores muscarínicos M_1 e M_2 pode estar relacionada com sintomas anticolinérgicos como boca seca, visão turva, obstipação, dificuldade/incapacidade de urinar, taquicardia sinusal, alterações no ECG e perda de memória, embora a ação anticolinérgica possa atenuar os efeitos colaterais extrapiramidais.

● Interações
⬤ Medicamentosas

⬤ O uso concomitante de tiotixeno com lorazepam não é indicado devido ao risco de depressão respiratória. Nesse sentido, outros depressores do SNC podem ter efeitos aditivos com o uso associado de tiotixeno. O tiotixeno também pode antagonizar os efeitos da levodopa e de agonistas dopaminérgicos.

○ Não se recomenda usar tiotixeno com lítio devido ao risco de desenvolvimento de síndrome encefalopática.

○ Há um possível efeito aditivo da associação do tiotixeno com agentes hipotensores, razão pela qual os pacientes que recebem esses medicamentos devem ser observados atentamente quanto a sinais de hipotensão excessiva quando o tiotixeno é adicionado ao seu regime medicamentoso.

○ O uso de tiotixeno com adrenalina pode induzir hipotensão paradoxal.

○ Agentes indutores de enzimas microssomais hepáticas, como carbamazepina, podem aumentar a depuração do tiotixeno.

AFINIDADE LIGANTE/KI:

LOCAL	KI (NM)
Ki (SERT)	3.162-3.878
Ki (NET)	30.200
Ki (DAT)	3.630
Ki ($5\text{-}HT_{1A}$)	410-912
Ki ($5\text{-}HT_{1B}$)	151
Ki ($5\text{-}HT_{1D}$)	659
Ki ($5\text{-}HT_{1E}$)	> 10.000
Ki ($5\text{-}HT_{2A}$)	50-89
Ki ($5\text{-}HT_{2C}$)	1.350-1.400
Ki ($5\text{-}HT_3$)	1.860
Ki ($5\text{-}HT_{5A}$)	361
Ki ($5\text{-}HT_6$)	208-320
Ki ($5\text{-}HT_7$)	15,5
Ki (α_1)	19
Ki (α_{1A})	11-12
Ki (α_{1B})	35
Ki (α_2)	95
Ki (α_{2A})	80
Ki (α_{2B})	50
Ki (α_{2C})	52
Ki (β_1)	> 10.000
Ki (β_2)	> 10.000
Ki (D_1)	51-339
Ki (D_2)	0,03-1,4
Ki (D_3)	0,3-186
Ki (D_4)	203-363
Ki ($D_{4.2}$)	410-685
Ki (D_5)	261
Ki (H_1)	4,0-12
Ki (H_2)	411
Ki (H_3)	1.336
Ki (H_4)	> 10.000
Ki (mACh)	3.310
Ki (M_1)	≥ 2.820
Ki (M_2)	≥ 2.450
Ki (M_3)	≥ 5.750
Ki (M_4)	> 10.000
Ki (M_5)	5.376
Ki (σ)	1.780

○ Farmacogenética

Acesse https://www.pharmgkb.org/chemical/PA451669 ou utilize o *QR code* ao lado.

ANOTAÇÕES CLÍNICAS

Nível de evidência 1A, 1B, 2A, 2B, 3: Não há dados para o tiotixeno no PharmGKB até a data de publicação deste livro.

Nível de evidência 4: Acesse o *site* para mais informações.

○ Prática Clínica

● **DOSAGEM:** A dose de manutenção para o tratamento de esquizofrenia é de 15 a 30 mg/dia. A dose máxima é de 60 mg/dia.

● **TITULAÇÃO:** Em casos mais leves, pode-se usar uma dose inicial de 2 mg, 3x/dia. Em casos mais graves, pode-se utilizar uma dose inicial de 5 mg, 2x/dia. Após, é sugerido o aumento gradual até a dose diária total de 15 mg, que costuma ser eficaz. Novos aumentos podem ser realizados de acordo com a necessidade e tolerância individual. Para a descontinuação do tratamento, a titulação decrescente por 6 a 8 semanas é recomendada para evitar psicose de rebote ou piora dos sintomas.

● **EFEITOS ADVERSOS:** Mais comuns: Boca seca, constipação, insônia, sonolência, tontura, tremor, vertigem, visão turva. Comuns: Acatisia, cãibras, efeitos extrapiramidais, espasmos musculares graves, rigidez muscular. Incomuns: Amenorreia, anorexia, aumento de apetite, peso, salivação e sudorese, caminhada arrastada, diarreia, dificuldade para engolir, edema periférico, elevações de fosfatase alcalina e transaminase sérica, fadiga, fraqueza, galactorreia, ginecomastia, glicosúria, hiperglicemia, hiperpirexia, hipoglicemia, impotência sexual, inquietação, irregularidades menstruais, lactação, lentidão, náusea, pigmentação lenticular fina, polidipsia, vômitos.

● **GRAVIDEZ:** Estudos pré-clínicos não demonstraram nenhum efeito teratogênico com o uso de tiotixeno, porém estudos clínicos são necessários para o estabelecimento da segurança desse fármaco em mulheres grávidas.[1] Além disso, é importante considerar que neonatos expostos a medicamentos antipsicóticos durante o terceiro trimestre de gravidez estão sob risco de sintomas extrapiramidais. Há relatos de agitação, hipertonia, tremor, sonolência, dificuldade respiratória e distúrbios de alimentação em neonatos expostos a antipsicóticos. Assim, não é indicado usar o tiotixeno durante a gestação, a não ser que os benefícios para a mãe superem os riscos para o feto e que outras alternativas mais seguras não estejam disponíveis. Categoria C da FDA (classificação até 2015).

● **AMAMENTAÇÃO:** Não é recomendada a amamentação durante o uso de tiotixeno.

● **CRIANÇAS E ADOLESCENTES:** O tiotixeno não é recomendado em crianças menores de 12 anos porque não foram estabelecidas condições seguras para seu uso.

● **IDOSOS:** Em pacientes idosos, sugerem-se doses menores e titulação mais lenta. Pode haver um aumento do risco de fraturas de quadril em idosos recebendo antipsicóticos, possivelmente devido à sedação ou hipotensão ortostática induzida por esses fármacos. O tratamento com tiotixeno só deve ser iniciado após investigação cardiovascular minuciosa. Além disso, esse medicamento não é indicado para o tratamento de psicose relacionada à demência devido ao aumento da taxa de mortalidade e eventos cerebrovasculares em pacientes idosos usando antipsicóticos.

● **INSUFICIÊNCIA RENAL:** Utilizar o tiotixeno com cautela em pacientes com insuficiência renal.

● **INSUFICIÊNCIA HEPÁTICA:** Utilizar o tiotixeno com cautela em pacientes com insuficiência hepática.

● **COMO MANEJAR EFEITOS ADVERSOS:** Para sonolência, pode-se administrar o tiotixeno no período noturno. Em caso de aparecimento de sinais e sintomas extrapiramidais, é possível utilizar um anticolinérgico, esperar e avaliar sua progressão ou regressão, ajustar a dose ou substituí-lo por outro antipsicótico. Se houver ganho de peso, é recomendado o encaminhamento para programas de manejo clínico para IMC, avaliação nutricional e exercícios físicos.

⭘ Toxicidade

ORAL EM HUMANOS: Não estão disponíveis dados sobre intoxicação com tiotixeno em humanos para comparação de doses; no entanto, a dose máxima recomendada é de 60 mg/dia.

TOXICIDADE AGUDA: Não há antídoto específico para o tiotixeno. Alguns sinais e sintomas de *overdose* por tiotixeno incluem coma, depressão do SNC, dificuldade para engolir, distúrbio de marcha, espasmos musculares, fraqueza, hipotensão, rigidez muscular, salivação, sonolência, tontura e tremores. O tratamento para intoxicação inclui procedimentos de terapia intensiva, com manutenção de vias aéreas desobstruídas, oxigenação e ventilação adequadas, além de monitoramento e suporte do sistema cardiovascular. Hipotensão e colapso circulatório podem ser tratados com condutas como aumento de volemia, por exemplo. Não se deve tratar hipotensão com adrenalina em razão do risco de hipotensão paradoxal. A lavagem gástrica seguida de administração de carvão ativado podem ser realizadas. A indução de êmese não é indicada devido ao risco de reações distônicas e ao potencial de aspiração de vômito.

BIPP TIPS

- Os pacientes que usam tiotixeno, assim como outros antipsicóticos típicos, podem desenvolver discinesia tardia, uma síndrome que consiste em movimentos discinéticos involuntários. A prevalência de discinesia tardia induzida por antipsicóticos é maior entre idosos, mas não é possível prever quais pacientes são propensos a desenvolver esse quadro. Assim, se o paciente apresentar sinais e sintomas relacionados à discinesia tardia, a descontinuação do medicamento deve ser considerada.

- Os pacientes que usam tiotixeno devem ser orientados acerca da possibilidade de ocorrência de sintomas como visão borrada, sonolência e outros. Portanto, essa substância pode prejudicar a capacidade de dirigir veículos e/ou operar máquinas. Além disso, os pacientes devem ser alertados de que o álcool ou outros medicamentos depressores do SNC podem potencializar esses efeitos.

Referência

1. Sani SG, Callovini T, Ferrara OM, Segatori D, Margoni S, Simonetti A, et al. Is antipsychotic drug use during pregnancy associated with increased malformation rates and worsening of maternal and infant outcomes? A systematic review. Curr Neuropharmacol. 2024;22(14):2402-21.

Leituras Recomendadas

Guthrie SK, Hariharan M, Kumar AA, Bader G, Tandon R. The effect of paroxetine on thiothixene pharmacokinetics. J Clin Pharm Ther. 1997;22(3):221-6.

Hobbs DC, Welch WM, Short MJ, Moody WA, van der Velde CD. Pharmacokinetics of thiothixene in man. Clin Pharmacol Ther. 1974;16(3):473-8.

Huang CC, Gerhardstein RP, Kim DY, Hollister L. Treatment-resistant schizophrenia: controlled study of moderate- and high-dose thiothixene. Int Clin Psychopharmacol. 1987;2(1):69-75.

Sterlin C, Ban TA, Jarrold L. The place of thiothixene among the thioxanthenes. Curr Ther Res Clin Exp. 1972;14(4):205-14.

Topiramato

O topiramato é um fármaco que exerce seu papel como anticonvulsivante por meio de diversos mecanismos de ação, promovendo a modulação dos canais de cálcio voltagem-dependentes e atuando sobre as transmissões gabaérgica e glutamatérgica. Além de anticonvulsivante, é utilizado para manutenção do peso corporal e em transtornos de humor. Após administração oral, sua absorção ocorre entre 2 e 3 horas e sua eliminação se dá pela via renal, principalmente na forma inalterada.

Nomes no Brasil:
Amato, Égide, Têmpora, Topamax, Topamax Sprinkle, Topiramato, Vidmax.

SUS:
Está disponível na Rename pelo componente especializado (epilepsia) em comprimidos de 25, 50 e 100 mg.

● **INDICAÇÕES DE BULA – ANVISA:** Em monoterapia tanto em pacientes com epilepsia recentemente diagnosticada como em pacientes que recebiam terapia adjuvante e passarão para o regime de monoterapia. Como adjuvante, para adultos e crianças, no tratamento de crises epilépticas parciais com ou sem generalização secundária, crises tônico-clônicas generalizadas primárias e das crises associadas à síndrome de Lennox-Gastaut. Tratamento profilático da enxaqueca em adultos.

● **INDICAÇÕES DE BULA – FDA:** Tratamento inicial, em monoterapia, de crises parciais ou convulsões tônico-clônicas generalizadas primárias em pacientes com 2 anos ou mais com epilepsia. Terapia adjuvante para o tratamento de crises parciais, crises tônico-clônicas generalizadas primárias ou convulsões associadas à síndrome de LennoxGastaut em pacientes com 2 anos ou mais. Tratamento preventivo da enxaqueca em pacientes com 12 anos ou mais.

● **INDICAÇÕES** *OFF-LABEL:* O topiramato pode ser utilizado para tratamento de transtornos por uso de substâncias (álcool e cocaína), redução de ganho de peso (como adjuvante), tratamento de bulimia nervosa e transtorno de compulsão alimentar, tratamento de TEPT (como monoterapia ou adjuvante), manejo de sintomas comportamentais decorrentes da doença de Alzheimer, manejo de agitação e irritabilidade em pacientes com depressão (como adjuvante), tratamento de transtornos do controle de impulsos, da personalidade *borderline* e obsessivo-compulsivo refratário (como adjuvante), manejo de transtorno de Tourette, síndromes dolorosas crônicas, fibromialgia, dor neuropática e tremor essencial, cessação do tabagismo e perda de peso em pacientes com diabetes do tipo 2.

● **CONTRAINDICAÇÕES:** O topiramato não deve ser usado por pessoas que apresentem histórico de alergia ou hipersensibilidade a esse medicamento nem por gestantes. Deve ser utilizado com cautela por pacientes com insuficiência renal moderada ou grave.

● **TESTES LABORATORIAIS SUGERIDOS OU NECESSÁRIOS:** Devem ser realizados exames laboratoriais de monitoramento das concentrações de bicarbonato sérico durante o tratamento para rastrear acidose metabólica.

● **ROTA FARMACOLÓGICA:** Ver Figura 1.

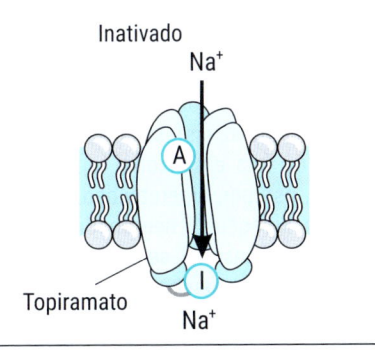

FIGURA 1 ▶ ROTA FARMACOLÓGICA DO TOPIRAMATO.

◐ Farmacologia

ABSORÇÃO: Após administração oral, o topiramato exibe seu pico de concentração plasmática entre 2 e 3 horas. A biodisponibilidade não é alterada pela ingestão com alimentos.

VOLUME DE DISTRIBUIÇÃO: 0,6 a 0,8 L/kg.

LIGAÇÃO PROTEICA: 15 a 41%.

METABOLISMO/FARMACOCINÉTICA: Cerca de 10% da metabolização do topiramato ocorre no fígado.

ROTA DE ELIMINAÇÃO: A excreção do topiramato se dá por via renal, sobretudo na sua forma inalterada (70-80%).

MEIA-VIDA: 19 a 23 horas.

DEPURAÇÃO: 22 a 36 mL/min.

FARMACODINÂMICA: O topiramato atua como depressor do SNC, sendo utilizado, principalmente, como anticonvulsivante, analgésico, ansiolítico, etc.

MECANISMO DE AÇÃO: O topiramato parece exercer seus efeitos clínicos por meio de distintos mecanismos de ação, sendo os principais o bloqueio de canais de sódio e de cálcio voltagem-dependentes, o agonismo do receptor GABA-A, o antagonismo dos receptores glutamatérgicos do tipo AMPA/cainato e a inibição da enzima anidrase carbônica. Esses mecanismos convergem para uma menor excitação do SNC, o aumento da transmissão gabaérgica e a redução da transmissão glutamatérgica, resultando em depressão/estabilização do SNC.

● Interações Medicamentosas

○ Carbamazepina, fenitoína, lamotrigina e valproato podem aumentar a eliminação do topiramato e, assim, reduzir suas concentrações plasmáticas.

○ O topiramato pode aumentar a eliminação de fenitoína e valproato e reduzir suas concentrações plasmáticas.

○ O topiramato pode aumentar a concentração plasmática da metformina, assim como a metformina pode aumentar as concentrações do topiramato.

AFINIDADE LIGANTE/KI:

LOCAL	KI (NM)
Ki (anidrase carbônica 7)	0,87/0,90
Ki (anidrase carbônica 12)	3,5/3,8
Ki (anidrase carbônica 2)	5,0/9,0/10,0/10,3

● Farmacogenética

Acesse https://www.pharmgkb.org/chemical/PA451728 ou utilize o *QR code* ao lado.

ANOTAÇÕES CLÍNICAS

Nível de evidência 1A, 1B, 2A, 2B: Não há dados para o topiramato no PharmGKB até a data de publicação deste livro.

Nível de evidência 3: Variantes diversas dos genes *CA12*, *GRIK1*, *INSR* e *SCN2A*.

Nível de evidência 4: Acesse o *site* para mais informações.

● Prática Clínica

● **DOSAGEM:** Para epilepsia, recomendam-se doses que variam entre 200 e 400 mg/dia, 2x/dia. Para transtorno bipolar, como tratamento adjuvante, recomendam-se doses de 50 a 300 mg/dia.

● **TITULAÇÃO:** Recomenda-se uma dose inicial de topiramato entre 25 e 50 mg/dia. Quando necessário, deve-se aumentar 50 mg/dia a cada semana, tomando o medicamento em 2 doses. A dose máxima a ser utilizada não deve ultrapassar 1.600 mg/dia.

● **EFEITOS ADVERSOS:** Mais comuns: Gastrointestinais (diarreia, náusea), imunológicos (nasofaringite), metabólicos (diminuição de peso), neurológicos (parestesia, sonolência, tontura), psiquiátricos (depressão, perda de memória, sonolência), outros (fadiga). Comuns: Dermatológicos (alopecia, prurido, *rash*), gastrointestinais (boca seca, constipação, desconforto abdominal, dispepsia, dor abdominal, gastrite, parestesia oral), hematológicos (anemia, epistaxe), hipersensibilidade (reação de hipersensibilidade), metabólicos (anorexia, aumento de peso, diminuição de apetite), musculoesqueléticos (artralgia, dor torácica musculoesquelética, espasmo muscular, fraqueza muscular, mialgia, rigidez muscular), neurológicos (amnésia, convulsão, disartria, disgeusia, distúrbio de atenção e de memória, hiperestesia, letargia, nistagmo, sedação, tremor), oculares (diplopia, distúrbio visual, visão borrada), psiquiátricos (agressividade, ansiedade psicomotora, bradifrenia, comportamento anormal, confusão, depressão, desorientação, dificuldade cognitiva, com atenção e concentração, diminuição de libido, distúrbio de linguagem expressiva, humor alterado, raiva), renais (disúria, nefrolitíase, polaciúria), respiratórios (bronquite, congestão nasal, dispneia, epistaxe, rinite, rinorreia, tosse), outros (astenia, distúrbio de marcha, dor de ouvido, febre, irritabilidade, mal-estar, sensação anormal, *tinnitus*, vertigem). Incomuns: Cardiovasculares (bradicardia, bradicardia sinusal, hipotensão, hipotensão postural, palpitação, rubor), dermatológicos (anidrose, dermatite alérgica, descoloração de pele, edema de face, eritema, hipoestesia facial, prurido generalizado, *rash* macular), gastrointestinais (desconforto epigástrico, distensão abdominal, sangramento gastrointestinal, dor abdominal inferior e oral, flatulência, glossodinia, hipoestesia oral, mau hálito, pancreatite), geniturinários (cálculo renal, disfunção erétil e sexual, disúria, frequência urinária aumentada, incontinência urinária, ITU, leucorreia, menorragia, sangramento intermenstrual, vaginite), hematológicos (diminuição de leucócitos, eosinofilia, leucopenia, linfadenopatia, trombocitopenia), metabólicos (acidose metabólica, aumento de apetite, hipocalemia, polidipsia), musculoesqueléticos (dor em flanco, edema articular, fadiga muscular, rigidez musculoesquelética), neurológicos (afasia, ageusia, aura, baixa qualidade de sono, convulsão, diminuição de consciência e do campo visual, discinesia, discurso repetitivo, disfasia, disestesia, distonia, distúrbio da fala e sensorial, epilepsia parcial complexa, estupor, hiperatividade psicomotora, hipersonia, hipogeusia, neuropatia periférica, parosmia, perda sensorial, sensação de queimação, síncope, síndrome cerebelar), oculares (acuidade visual reduzida, aumento de lágrima, blefaroespasmo, escotoma, fotofobia, fotopsia, midríase, olho seco, presbiopia, sensação anormal nos olhos), psiquiátricos (afeto plano, alucinação auditiva e visual, apatia, choro, crise de pânico, disfemia, desatenção, distúrbio de linguagem, euforia, humor eufórico, ideação suicida, inquietude, insônia intermediária e terminal, labilidade de afeto, paranoia, pensamento anormal, perda de fala espontânea, perseveração, tentativa de suicídio, transtorno do sono e psicótico), renais (cálculo renal, cólica renal, dor renal, incontinência urinária, urgência miccional), respiratórios (disfonia, dispneia de esforço, hipersecreção paranasal), outros (alteração de audição, desconforto em ouvido, hipertermia, *influenza*, lentidão, marcha anormal, nervosismo, sede, sensação de embriaguez, surdez, surdez neurossensorial e unilateral). Raros: Cardiovasculares (fenômeno de Raynaud), dermatológicos (edema multiforme e periorbital, odor de pele anormal, SSJ, urticária localizada), hematológicos (neutropenia), hepáticos (aumento de enzimas hepáticas, hepatite, insuficiência hepática), metabólicos (acidose hiperclorêmica, diminuição de bicarbonato), musculoesqueléticos (desconforto de membros), neurológicos (acinesia, anosmia, apraxia, distúrbio do ritmo circadiano, hiperestesia, hiposmia, tremor essencial), oculares (ambliopia, cegueira noturna, transitória e unilateral, distúrbio de acomodação, edema palpebral, escotoma cintilante, glaucoma, percepção de profundidade alterada), psiquiátricos (hipomania, mania, sentimento de desespero, transtorno de pânico), renais (acidose tubular renal, cálculo ureteral), outros (calcinose, distúrbio de aprendizagem, edema facial). Pós-comercialização: Dermatológicos (pênfigo, reação de pele bolhosa), hepáticos (insuficiência hepática), geniturinários (cálculo renal, nefrocalcinose), metabólicos (hiperamonemia com ou sem encefalopatia).

● GRAVIDEZ: Estudos associam o topiramato a aumento do risco de fenda labial e/ou palatina e nascimento de bebês pequenos para a idade gestacional, não sendo recomendado seu uso durante a gestação.[1] Categoria D da FDA (classificação até 2015).

● AMAMENTAÇÃO: Há relatos de efeitos colaterais em bebês cujas mães usam topiramato, como atraso de desenvolvimento, diarreia, redução de ganho de peso e sedação, razão pela qual seu uso não é recomendado durante a lactação.

● CRIANÇAS E ADOLESCENTES: A segurança e a eficácia do topiramato foram estabelecidas para

BIPP TIPS

○ A retirada do topiramato deve ser gradual. Sua interrupção abrupta pode causar crises convulsivas, mesmo em pacientes sem histórico de epilepsia.

○ A absorção do topiramato não é prejudicada pela administração junto com alimentos.

○ Deve-se atentar para alterações oculares durante o uso de topiramato, pois há risco de síndrome ocular (miopia associada a glaucoma de ângulo fechado).

○ Deve-se evitar dirigir automóveis ou operar máquinas até que os efeitos colaterais do topiramato estejam estabilizados. Há risco de fadiga, sonolência e tontura.

○ Os pacientes devem ser orientados a aumentar a ingestão de água, pois há um risco maior de formação de cálculo renal, sobretudo naqueles usando outros inibidores da anidrase carbônica, medicamentos que causam acidose metabólica e em dietas cetogênicas.

○ O topiramato deve ser tomado no período da noite devido aos seus efeitos colaterais.

○ O topiramato é usado como tratamento adjuvante em associação com outros anticonvulsivantes, antipsicóticos e lítio no transtorno bipolar, apesar de evidência negativa para episódio maníaco.

○ O topiramato é utilizado em associação com fentermina para o tratamento da obesidade, com aprovação da FDA.

○ O uso concomitante de topiramato com outros medicamentos depressores do SNC pode potencializar seus efeitos depressores.

○ O risco de efeitos colaterais do topiramato aumenta conforme a dose administrada.

○ Pacientes pediátricos estão mais propensos à ocorrência de oligoidrose e hipertermia com o uso de topiramato;

> - no entanto, efeitos colaterais gerais são menos comuns em pacientes pediátricos.
> - Pacientes que fazem hemodiálise podem necessitar de suplementação de dose de topiramato.
> - Pode haver ideação suicida em pacientes em uso de topiramato.

crianças acima dos 2 anos de idade, sendo necessário ajuste de dose para crianças com menos de 10 anos para que se atinja a concentração sérica semelhante à de jovens adultos. Recomenda-se uma dose de 5 a 9 mg/kg/dia, com base no peso corporal.

● **IDOSOS:** Não é necessário ajuste de dose em idosos saudáveis, exceto naqueles com função renal reduzida, para os quais está recomendada a diminuição da dosagem do topiramato.

● **INSUFICIÊNCIA RENAL:** Deve-se reduzir a dose do topiramato pela metade em pacientes com insuficiência renal.

● **INSUFICIÊNCIA HEPÁTICA:** O topiramato deve ser utilizado com cautela em pacientes com comprometimento hepático.

● **COMO MANEJAR EFEITOS ADVERSOS:** É necessário aguardar e observar se os efeitos do topiramato irão desaparecer; caso não desapareçam, deve-se optar por outro agente da mesma classe. Para evitar sedação diurna, a alternativa é tomar o medicamento durante a noite e aumentar a ingestão de líquidos para que não haja formação de cálculo renal.

Toxicidade

ORAL EM HUMANOS: Não há dados específicos sobre superdosagem de topiramato em humanos. A dose letal de topiramato é de 1.500 mg/kg em ratos. Não há relatos de óbito pelo uso desse medicamento.

TOXICIDADE AGUDA: Os sintomas de intoxicação mais comuns são acidose metabólica grave, agitação, coma, comprometimento cognitivo, convulsão, coordenação prejudicada, depressão, discurso prejudicado, distúrbio visual, dor abdominal, estupor, hipotensão, sonolência e tontura.

Referência

1. Hunt S, Russell A, Smithson WH, Parsons L, Robertson I, Waddell R, et al. Topiramate in pregnancy: preliminary experience from the UK epilepsy and pregnancy register. Neurology. 2008;71(4):272-6.

Leituras Recomendadas

Goh KK, Chen CH, Lu ML. Topiramate mitigates weight gain in antipsychotic-treated patients with schizophrenia: meta-analysis of randomised controlled trials. Int J Psychiatry Clin Pract. 2019;23(1):14-32.

Hu C, Zhang Y, Tan G. Advances in topiramate as prophylactic treatment for migraine. Brain Behav. 2021;11(10):e2290.

Kacirova I, Grundmann M, Brozmanova H, Koristkova B. Monitoring topiramate concentrations at delivery and during lactation. Biomed Pharmacother. 2021;138:111446.

Liu J, Tai YJ, Wang LN. Topiramate for juvenile myoclonic epilepsy. Cochrane Database Syst Rev. 2021;11(11):CD010008.

Perucca E, Bialer M. The clinical pharmacokinetics of the newer antiepileptic drugs. Focus on topiramate, zonisamide and tiagabine. Clin Pharmacokinet. 1996;31(1):29-46.

Prince V, Bowling KC. Topiramate in the treatment of cocaine use disorder. Am J Health Syst Pharm. 2018;75(1):e13-22.

Shinn AK, Greenfield SF. Topiramate in the treatment of substance-related disorders: a critical review of the literature. J Clin Psychiatry. 2010;71(5):634-48.

Thornton P. Topiramate side effects. Drugs.com; 2024 [capturado em 8 dez. 2024]. Disponível em: https://www.drugs.com/sfx/topiramate-side-effects.html#professional.

Topamax® (topiramate) [Internet]. Titusville: Janssen Ortho; 2017 [capturado em 8 dez. 20204]. Disponível em: https://www.accessdata.fda.gov/drugsatfda_docs/label/2017/020505s057_020844s048lbl.pdf.

Winkelman JW, Wipper B, Purks J, Mei L, Schoerning L. Topiramate reduces nocturnal eating in sleep-related eating disorder. Sleep. 2020;43(9):zsaa060.

Tranilcipromina

A tranilcipromina, desenvolvida em 1948, é uma substância estereoisomérica estruturalmente análoga à anfetamina. Sua ação no SNC consiste em inibir de forma irreversível as enzimas MAO, tendo sido o segundo IMAO descoberto. Embora seus efeitos clínicos sejam creditados à ação inibidora da MAO, a tranilcipromina apresenta uma farmacologia complexa de modulação de diversas vias de sinalização central, como as aminas traço cerebrais. Apresenta efeitos clínicos potentes e, em alguns casos, início de ação relativamente rápido, porém seu uso clínico é limitado em razão da intensidade dos seus efeitos adversos. Atinge picos de concentração plasmática em cerca de 1 hora, e sua eliminação acontece majoritariamente pela urina.

Nomes no Brasil:
Parnate.

SUS:
Não disponível na Rename.

● **INDICAÇÕES DE BULA – ANVISA:** Tratamento da depressão. No entanto, seu uso não é recomendado em estados depressivos leves resultantes de problemas ocasionais e transitórios.

● **INDICAÇÕES DE BULA – FDA:** Tratamento do TDM em pacientes adultos que não responderam adequadamente a outros antidepressivos.

● **INDICAÇÕES *OFF-LABEL*:** A tranilcipromina mostrou-se eficaz no tratamento de transtorno de pânico, comorbidade do transtorno de ansiedade social, transtorno de ansiedade social resistente ao tratamento, transtorno de pânico resistente ao tratamento, depressão atípica e depressão resistente ao tratamento.

● **CONTRAINDICAÇÕES:** A tranilcipromina é contraindicada em pacientes com histórico conhecido ou suspeito de hipersensibilidade a esse medicamento ou aos outros componentes da sua formulação, bem como em pacientes com suspeita ou confirmação de doença vascular cerebral, doença cardiovascular, hipertensão, histórico de cefaleia recorrente ou frequente, lesão hepática ou discrasias sanguíneas. Seu uso concomitante ou em curto período após a retirada de antagonistas não seletivos do receptor H_1, anfetaminas e derivados, incluindo metilfenidato, fármacos simpaticomiméticos, triptanos e antidepressivos de diversas classes, incluindo outros IMAOS, ISRSs, IRSNs, entre outros, também é contraindicado. Tais combinações são associadas à precipitação de reações graves ou com risco de vida, como crises de hipertensão ou síndrome serotoninérgica. A tranilcipromina é contraindicada na presença de feocromocitoma ou outros paragangliomas liberadores de catecolaminas, pois tais tumores secretam substâncias pressoras e podem levar à precipitação de crises hipertensivas na presença desse fármaco.

● **TESTES LABORATORIAIS SUGERIDOS OU NECESSÁRIOS:** Nenhum teste laboratorial adicional é recomendado em pacientes saudáveis. No entanto, pode ser prudente o acompanhamento do paciente por meio de avaliações da pressão arterial, da frequência cardíaca e da função hepática (p. ex., TGO, TGP, fosfatase alcalina e bilirrubinas) antes e durante o tratamento com tranilcipromina.

● **ROTA FARMACOLÓGICA:** Não há imagens disponíveis para a rota farmacológica da tranilcipromina.

Farmacologia

ABSORÇÃO: A tranilcipromina apresenta variações individuais no perfil de absorção, podendo-se observar um perfil bifásico em alguns indivíduos, possivelmente devido a diferentes taxas de absorção entre os isômeros. Atinge picos de concentração plasmática em cerca de 1 hora após administração oral, podendo ocorrer um segundo pico de concentração em aproximadamente 2 a 3 horas nos indivíduos cujo perfil de absorção é bifásico. Apresenta biodisponibilidade média de cerca de 50%.

VOLUME DE DISTRIBUIÇÃO: 1,1 a 5,7 L/kg.

LIGAÇÃO PROTEICA: Não há dados farmacocinéticos disponíveis para a tranilcipromina.

METABOLISMO/FARMACOCINÉTICA: Não há dados farmacocinéticos disponíveis para a tranilcipromina.

ROTA DE ELIMINAÇÃO: Os dados farmacocinéticos são limitados, mas acredita-se que seja eliminada majoritariamente pela urina, sob a forma de metabólitos.

MEIA-VIDA: 1,5 a 3,2 horas.

DEPURAÇÃO: Não há dados farmacocinéticos disponíveis sobre a depuração da tranilcipromina.

FARMACODINÂMICA: A tranilcipromina é um inibidor irreversível não hidrazina da MAO-A e, em menor grau, da MAO-B, o que resulta no bloqueio da degradação dos neurotransmissores serotonina, melatonina, noradrenalina, adrenalina e dopamina, bem como dos neuromoduladores fenetilamina, tiramina, octopamina e triptamina. Isso promove o incremento das concentrações extracelulares desses agentes neuromoduladores e, portanto, uma alteração no balanço neuroquímico das vias de neurotransmissão.

MECANISMO DE AÇÃO: A tranilcipromina é principalmente um inibidor irreversível não hidrazina da MAO-A e também da MAO-B, porém em menor grau. A redução na atividade da MAO resulta em aumento na concentração dos neurotransmissores serotonina, melatonina, noradrenalina, adrenalina e dopamina no SNC e no sistema nervoso simpático. Nesse sentido, o aumento da disponibilidade dos neurotransmissores, bem como de sua sinalização, tem sido relacionado à ação antidepressiva dos IMAOs. A inibição não seletiva da tranilcipromina promove a dessensibilização de receptores α ou ß-adrenérgicos e de receptores serotoninérgicos, de modo que, possivelmente, tais alterações na sensibilidade e na atividade dos receptores produzidas pela administração crônica de IMAOs correlacionam-se melhor com a atividade antidepressiva do que apenas o aumento das concentrações de neurotransmissores, segundo alguns estudos. Essa ação também seria uma possível explicação para a latência de aparecimento dos efeitos terapêuticos. A tranilcipromina apresenta uma estrutura semelhante à da anfetamina, fato que explica o efeito sobre a recaptação e liberação de dopamina, noradrenalina e serotonina, o que pode contribuir para que esse fármaco tenha alguns efeitos estimulantes. Diversas linhas de evidência demonstram igualmente que a tranilcipromina promove um aumento nas aminas traço cerebrais, as quais estão associadas a um papel fundamental na fisiopatologia da depressão.[1]

● Interações Medicamentosas

○ A combinação de tranilcipromina com agentes com efeitos redutores da pressão arterial pode potencializar os efeitos hipotensores dos medicamentos individualmente.

○ O uso concomitante de tranilcipromina e antagonistas não seletivos do receptor H_1 pode potencializar os efeitos anticolinérgicos dos medicamentos individualmente.

○ A combinação de tranilcipromina com β-bloqueadores pode promover incremento da bradicardia e da hipotensão postural.

○ O uso de tranilcipromina em combinação com agentes depressores do SNC, incluindo opioides, álcool, sedativos e hipnóticos, pode promover aumento dos efeitos depressores do SNC observados individualmente com cada medicamento.

○ A tranilcipromina apresenta interações com outros fármacos antidepressivos, tais como IMAOs (p. ex., linezolida, azul de metileno, IMAOs seletivos), ISRSs (p. ex., fluoxetina, sertralina, citalopram, entre outros), IRSNs (p. ex., venlafaxina e duloxetina), ADTs (p. ex., imipramina, nortriptilina, entre outros), bem como antidepressivos de outras classificações (p. ex., amoxapina, bupropiona, maprotilina, nefazodona, trazodona, vilazodona, vortioxetina, etc.).

○ Anfetaminas e derivados, incluindo metilfenidato, em combinação com tranilcipromina podem aumentar o risco de crises hipertensivas. O risco é semelhante para combinações com buspirona, dopamina, entacapona, levodopa, metildopa, rasagilina, reserpina, tetrabenazina e tolcapona. Fármacos simpaticomiméticos em combinação com tranilcipromina podem aumentar o risco de crises hipertensivas, incluindo hemorragias intracranianas.

◯ O uso de tranilcipromina em combinação com carbamazepina, ciclobenzaprina, fentanila, hidroxi-triptofano, lítio, meperidina, metadona, mirtazapina, oxcarbazepina, S-adenosil-L-metionina (SAM-e) e triptofano está associado a maior risco de síndrome serotoninérgica. Além da síndrome serotoninérgica, a combinação de tramadol com tranilcipromina pode aumentar o risco de convulsões, enquanto a combinação com dextrometorfano pode promover episódios de psicose e/ou comportamentos bizarros/anormais. O uso de tranilcipromina em combinação com metoclopramida ou tapentadol está associado a maior risco de reações hipertensivas, bem como de síndrome serotoninérgica.

◯ Combinações de clorpromazina, altretamina e droperidol com tranilcipromina podem desencadear efeitos hipotensores, hipotensão ortostática e prolongamento do intervalo QT, respectivamente.

AFINIDADE LIGANTE/KI:

LOCAL	KI (NM)
Ki (SERT)	> 10.000
Ki (NET)	5.900
Ki (DAT)	5.100

◯ Farmacogenética

Acesse https://www.pharmgkb.org/chemical/PA451741 ou utilize o *QR code* ao lado.

ANOTAÇÕES CLÍNICAS

Nível de evidência 1A, 1B, 2A, 2B, 3: Não há dados para a tranilcipromina no PharmGKB até a data de publicação deste livro.

Nível de evidência 4: Acesse o *site* para mais informações.

◯ Prática Clínica

● **DOSAGEM:** A dose típica de tranilcipromina é de 20 mg/dia.

● **TITULAÇÃO:** Recomenda-se iniciar o tratamento com uma dose de 20 mg/dia, administrando-se 10 mg pela manhã e 10 mg à tarde. Caso não seja observada uma resposta satisfatória após 2 semanas, pode-se acrescentar mais 1 comprimido ao meio-dia. Deve-se manter essa dosagem por, no mínimo, 1 semana. Assim, quando uma resposta satisfatória for estabelecida, a dose pode ser reduzida para o nível de manutenção, ou seja, alguns pacientes serão mantidos com 20 mg/dia, enquanto outros necessitarão de apenas 10 mg/dia. Caso nenhuma melhora seja obtida, pode-se incrementar a dose em 10 mg semanalmente, ou a cada 3 semanas conforme a tolerabilidade do paciente, até a dose máxima de 60 mg/dia. Para descontinuação do tratamento, é necessário fazer a redução gradual da dosagem. Deve-se prosseguir de acordo com a tolerabilidade do paciente. A maioria dos indivíduos pode tolerar melhor reduções da dose pela metade a cada 1 a 3 semanas.

● **EFEITOS ADVERSOS:** Mais comuns: Cefaleia, insônia, sedação, tontura, boca seca. Comuns: Constipação, euforia, tremor, visão turva. Incomuns: Distúrbios gastrointestinais e sexuais (p. ex., anorgasmia, distúrbios ejaculatórios, impotência), edema, elevação sérica de transaminases, erupção cutânea, ganho de peso, glaucoma, hipernatremia, hipotensão postural, nervosismo, parestesias, prurido, retenção urinária.

● **GRAVIDEZ:** Os estudos acerca da segurança da tranilcipromina durante a gravidez não foram capazes de determinar os riscos para o feto, havendo relatos na literatura de infarto placentário e anomalias congênitas associadas ao seu uso durante esse período.[2] Assim, pode não ser recomendável prosseguir com o tratamento com tranilcipromina em gestantes. Caso necessário, devem-se ponderar cuidadosamente os riscos e benefícios para a gestante e para o bebê. Categoria D da FDA.

● **AMAMENTAÇÃO:** A tranilcipromina é encontrada no leite humano. As informações sobre os efeitos da exposição de crianças a esse fármaco

BIPP TIPS

- A tranilcipromina foi originalmente desenvolvida em 1948 como um análogo da anfetamina, tendo em vista seu uso como descongestionante. Após ter se mostrado pouco eficaz para essa finalidade, sua ação como IMAO foi descoberta em 1959.

- Em 1964, a FDA recomendou que a tranilcipromina fosse retirada do mercado devido a vários casos de crises hipertensivas com sangramento intracraniano e eventualmente alguns casos de óbito. O fármaco foi reintroduzido no final do mesmo ano, porém com indicações mais limitadas e avisos específicos sobre seus riscos.

- A tranilcipromina foi associada a uma síndrome clínica de incidência indeterminada caracterizada por cefaleias extremamente intensas e prolongadas. Os fenômenos associados podem incluir hipertensão paroxística, palidez, dor torácica e colapso. Essa reação não parece estar relacionada a fatores como idade, sexo, duração do tratamento ou doença cardiovascular preexistente, nem é possível prever em quem ocorrerá. Nota-se, portanto, que o tratamento com tranilcipromina requer acompanhamento clínico criterioso.

- Algumas linhas de evidência sugerem a existência de efeitos neuroprotetores da tranilcipromina, os quais podem ser aplicáveis ao tratamento da doença de Parkinson, porém ainda são necessários mais dados de estudos clínicos com vistas a tal aplicação.[1,3]

- Devido ao risco de crise hipertensiva, o médico deve orientar o paciente a evitar os seguintes alimentos durante o tratamento com tranilcipromina e até 2 semanas após sua suspensão: chope, queijos envelhecidos e maturados, carnes e peixes envelhecidos ou curados, casca de banana, suplementos contendo tiramina, levedura nutricional, produtos fermentados, *shoyu*, tofu e condimentos de grãos de soja. Os pacientes também devem atentar para o consumo de cerveja comum engarrafada ou enlatada, derivados frescos do leite, queijos processados, carne ou peixe frescos e processados, leite de soja, fermento químico e biológico.

são limitadas. Entretanto, devido ao potencial de reações adversas graves, é recomendável a descontinuação da tranilcipromina em mulheres que amamentam. Caso seja necessário continuar o tratamento, sugere-se interromper a amamentação.

● **CRIANÇAS E ADOLESCENTES:** A segurança e a eficácia da tranilcipromina na população pediátrica não foram estabelecidas. Todos os riscos associados ao uso desse medicamento, incluindo o risco de pensamento e comportamento suicida, aplicam-se a adultos e pacientes pediátricos. Portanto, é preciso avaliar os potenciais riscos e benefícios dessa abordagem terapêutica em pacientes pediátricos e informar pais ou responsáveis para que possam ajudar a observar a criança ou o adolescente.

● **IDOSOS:** A população geriátrica pode estar em maior risco para hipotensão postural e outras reações adversas graves causadas pela tranilcipromina. Visto que costuma haver maior frequência de comprometimento da função hepática, renal ou cardíaca nessa população, bem como de doença concomitante ou outra terapia medicamentosa, a escolha da dose para um paciente idoso deve ser cautelosa, iniciando-se no limite inferior da faixa de dosagem. Os estudos indicam que o tratamento com antidepressivos em idosos é eficaz, sobretudo no manejo do risco de suicídio.

● **INSUFICIÊNCIA RENAL:** O tratamento com tranilcipromina não é recomendado em pacientes com qualquer grau de insuficiência renal, visto que efeitos cumulativos podem ocorrer nessa população.

● **INSUFICIÊNCIA HEPÁTICA:** A tranilcipromina não deve ser utilizada em pacientes com histórico de doença hepática ou que apresentam anormalidades nos marcadores de função hepática.

● **COMO MANEJAR EFEITOS ADVERSOS:** A avaliação médica constante por meio de exames se faz necessária. Caso haja efeitos adversos intoleráveis, como hipertensão e/ou cefaleia recorrente, deve-se considerar reduzir a dose ou substituir a medicação por um ISRS ou fármaco mais recente.

Toxicidade

ORAL EM HUMANOS: Casos de toxicidade com a tranilcipromina podem ocorrer se a dosagem exceder 60 mg/dia, sendo que a dose de 75 mg/dia pode ser letal em alguns pacientes.

TOXICIDADE AGUDA: Alguns pacientes com superdosagem de tranilcipromina apresentam insônia, inquietação e ansiedade, quadro que pode evoluir em casos graves para agitação, confusão mental e incoerência. Hipotensão, tontura, fraqueza e sonolência podem ocorrer, progredindo em casos graves para tontura extrema e choque. Em certos casos, pode haver ainda hipertensão com fortes dores de cabeça e outros sintomas. Há relatos raros de casos em que a hipertensão foi acompanhada por espasmos ou fibrilação mioclônica dos músculos esqueléticos com hiperpirexia, por vezes progredindo para rigidez generalizada e coma. O manejo da superdosagem consiste em tratamento intensivo sintomático e de suporte. A diálise e a acidificação da urina devem ser realizadas imediatamente; além disso, a lavagem gástrica e o uso de carvão ativado podem ser úteis no envenenamento precoce, desde que as vias aéreas tenham sido protegidas contra aspiração. Derivados de fenotiazina e estimulantes do SNC devem ser evitados. A clorpromazina é uma opção em caso de crise hipertensiva secundária à suspeita de superdosagem de tranilcipromina. Se houver hipotensão e colapso vascular, tais casos devem ser encaminhados para avaliação da pressão arterial e tratados com infusão IV de agente pressor. Entretanto, agentes adrenérgicos podem produzir um efeito brusco na elevação da resposta pressórica. A respiração deve ser apoiada por medidas adequadas, garantindo-se liberação das vias aéreas, uso de oxigenação suplementar e assistência ventilatória mecânica, se necessário. É recomendado também monitoramento da temperatura corporal, já que a hiperpirexia pode exigir tratamento intensivo. A manutenção do equilíbrio de fluidos e eletrólitos é essencial. Os efeitos da superdosagem podem persistir por vários dias, uma vez que a tranilcipromina atua inibindo os sistemas de enzimas de maneira irreversível. Assim, utilizando medidas sintomáticas e de suporte, a recuperação deve ocorrer dentro de 3 a 4 dias.

Referências

1. Ulrich S, Ricken R, Adli M. Tranylcypromine in mind (part i): review of pharmacology. Eur Neuropsychopharmacol. 2017;27(8):697-713.

2. Kennedy D, Webster WS, Hill M, Ritchie HE. Abnormal pregnancy outcome associated with high-dose maternal tranylcypromine therapy: case report and literature review. Reprod Toxicol. 2017;69:146-9.

3. Ravina BM, Fagan SC, Hart RG, Hovinga CA, Murphy DD, Dawson TM, et al. Neuroprotective agents for clinical trials in Parkinson's disease: a systematic assessment. Neurology. 2003;60(8):1234-40.

Leituras Recomendadas

Baker GB, Coutts RT, McKenna KF, Sherry-McKenna RL. Insights into the mechanisms of action of the MAO inhibitors phenelzine and tranylcypromine: a review. J Psychiatry Neurosci. 1992;17(5):206-14.

Bartova L, Vogl SE, Stamenkovic M, Praschak-Rieder N, Naderi-Heiden A, Kasper S, et al. Combination of intravenous S-ketamine and oral tranylcypromine in treatment-resistant depression: a report of two cases. Eur Neuropsychopharmacol. 2015;25(11):2183-4.

Cordioli AV, Gallois CB, Passos IC, organizadores. Psicofármacos: consulta rápida. 6. ed. Porto Alegre: Artmed; 2023.

Fahn S, Chouinard S. Experience with tranylcypromine in early Parkinson's disease. In: Finberg JP. MAO-the mother of all amine oxidases. Vienna: Springer; 1998. p. 49-61.

Frieling H, Bleich S. Tranylcypromine. Eur Arch Psychiatry Clin Neurosci. 2006;256(5):268-73.

Heijnen WT, De Fruyt J, Wierdsma AI, Sienaert P, Birkenhäger TK. Efficacy of tranylcypromine in bipolar depression: a systematic review. J Clin Psychopharmacol. 2015;35(6):700-5.

Ricken R, Ulrich S, Schlattmann P, Adli M. Tranylcypromine in mind (Part II): review of clinical pharmacology and meta-analysis of controlled studies in depression. Eur Neuropsychopharmacol. 2017;27(8):714-31.

Riederer P, Laux G. MAO-inhibitors in Parkinson's disease. Exp Neurobiol. 2011;20(1):1-17.

Trazodona

A trazodona é um derivado da triazolopiridina pertencente à classe dos antagonistas dos receptores serotoninérgicos e inibidores da recaptação de serotonina. É aprovada e comercializada em diversos países, tendo ocupado a posição de 25º medicamento mais vendido no mundo em 2019. Apresenta eficácia clínica semelhante ou superior à dos ADTs, ISRSs e IRSNs. Seu mecanismo de ação é considerado único por atuar simultaneamente sobre a recaptação da serotonina e antagonizar os receptores serotoninérgicos. Em razão dessa característica farmacológica, alguns de seus efeitos adversos tendem a ser mais discretos quando comparados aos dos ADTs, ISRSs e IRSNs, o que faz dela um medicamento altamente seguro. Sua absorção atinge picos plasmáticos em 1 a 8 horas, dependendo da formulação escolhida, e sua eliminação ocorre majoritariamente por via renal.

Nomes no Brasil:
Donaren, Donaren Retard, Inseris XR, Loredon, Sonic.

SUS:
Não disponível na Rename.

● **INDICAÇÕES DE BULA – ANVISA:** Tratamento da depressão com ou sem episódios de ansiedade. Tratamento da dor associada à neuropatia diabética e de outros tipos de dores crônicas. Tratamento do TDM.

● **INDICAÇÕES DE BULA – FDA:** Tratamento do TDM em adultos.

● **INDICAÇÕES OFF-LABEL:** A trazodona pode ser usada para tratamento de transtornos de insônia primária ou secundária, TAG, transtorno de pânico, TEPT, TOC, bulimia, dependência ou abuso de BZDs e/ou álcool, fibromialgia, doenças degenerativas do SNC, dor crônica e prevenção dos efeitos colaterais iniciais e de longo prazo dos ISRSs, como ansiedade, insônia e disfunção sexual.

● **CONTRAINDICAÇÕES:** A trazodona é contraindicada em pacientes com hipersensibilidade a esse medicamento ou a qualquer um dos componentes de sua fórmula, bem como em concomitância ou dentro de 14 dias da descontinuação do tratamento com IMAOs e em pacientes tratados com o antibiótico linezolida ou azul de metileno. É sugerido cautela em pacientes em fase de recuperação de um infarto do miocárdio.

● **TESTES LABORATORIAIS SUGERIDOS OU NECESSÁRIOS:** Em indivíduos saudáveis, não é recomendado nenhum exame adicional.

● **ROTA FARMACOLÓGICA:** Não há imagens disponíveis para a rota farmacológica da trazodona.

○ Farmacologia

ABSORÇÃO: Após administração oral, a trazodona é rapidamente absorvida no trato gastrointestinal, apresentando biodisponibilidade variável de 63 a 91%. Sua absorção pode ser aumentada em até 20% na presença de alimentos. O pico plasmático da formulação de liberação imediata é de 1 a 2 horas (com alimento), e o de liberação prolongada (contramid), de 8 horas.

VOLUME DE DISTRIBUIÇÃO: 0,47 a 0,84 L/kg.

LIGAÇÃO PROTEICA: 89 a 95%.

METABOLISMO/FARMACOCINÉTICA: Embora o metabolismo completo da trazodona não tenha sido bem caracterizado, sabe-se que ela é extensamente metabolizada nos hepatócitos pela enzima CYP3A4, a qual forma o principal metabólito ativo, m-clorofenilpiperazina (mCPP), e outros metabólitos secundários, como di-hidrodiol e ácido carboxílico.

ROTA DE ELIMINAÇÃO: Cerca de 70 a 75% da excreção de trazodona é realizada via renal (sendo que menos de 1% de uma dose sofre eliminação sob a forma inalterada), e 21% por meio das fezes.

MEIA-VIDA: A trazodona apresenta um padrão bifásico de eliminação, inicialmente dentro de um intervalo de 3 a 6 horas, com a segunda fase de eliminação variando de 5 a 9 horas. A meia-vida de eliminação em idosos ocorre no dobro do tempo quando comparada com a de adultos jovens.

DEPURAÇÃO: 5,3 ± 0,9 L/h.

FARMACODINÂMICA: A trazodona atua inibindo a recaptação de serotonina por bloquear a proteína SERT. Além disso, atua como antagonista de receptores histaminérgicos, $α_1$-adrenérgicos e serotoninérgicos, como $5-HT_{1A}$, $5-HT_{1C}$ e $5-HT_2$. A literatura indica afinidade dessa substância por uma ampla variedade de receptores, os quais também podem ser relacionados ao seu mecanismo de ação.[1-3]

MECANISMO DE AÇÃO: A trazodona foi o primeiro antidepressivo com um mecanismo duplo de ação envolvendo a inibição da proteína SERT e o antagonismo dos receptores de serotonina tipo 2 ($5-HT_{2A}$ e $5-HT_{2C}$). O completo mecanismo de ação da trazodona não é totalmente compreendido, sobretudo no que se refere aos efeitos clínicos que justifiquem seus inúmeros usos off-label. No entanto, em relação à atividade antidepressiva, algumas evidências pré-clínicas sugerem que, ao contrário dos ISRSs e IRSNs, a trazodona promove inibição de SERT de modo simultâneo ao antagonismo de receptores $5-HT_{2A}$ e $5-HT_{2C}$, evitando assim os problemas de tolerabilidade frequentemente associados à estimulação de $5-HT_{2A}$ $5-HT_{2C}$. Além disso, a literatura sugere que o efeito dual da trazodona sobre a proteína SERT e os receptores $5-HT_2$ promove uma ação sinérgica que potencializa a atividade antidepressiva.[4] Com relação a outros alvos farmacológicos, a trazodona apresenta efeitos anticolinérgicos mínimos, porém exerce antagonismo em receptores $α_1$ e $α_2$-adrenérgicos e receptores histaminérgicos, o que justifica sua atividade terapêutica como hipnótico quando usada em doses baixas. A atividade em vários sistemas de neurotransmissão, incluindo serotonina, noradrenalina, dopamina e histamina, é conhecida por estar envolvida no mecanismo de excitação. Portanto, a excitação pode ser efetivamente prejudicada e o sono induzido por meio da inibição de vários desses sistemas. Assim, a eficácia da trazodona no contexto da insônia é explicada por sua capacidade de antagonizar os receptores H_1, promovendo indução do sono, o que pode ser aprimorado pelo antagonismo simultâneo de receptores $5-HT_{2A}$ e α-adrenérgicos.

● Interações Medicamentosas

○ Os IMAOs não devem ser usados concomitantemente ou dentro de 14 dias após tratamento com trazodona devido à possibilidade de desenvolvimento de uma síndrome serotoninérgica potencialmente fatal ou reações semelhantes à SNM, as quais já foram relatadas com antidepressivos isolados e podem ocorrer com a trazodona. Para além dos IMAOs, essa recomendação deve ser observada com o uso concomitante de outros medicamentos serotoninérgicos (incluindo ISRSs, IRSNs e triptanos), com antipsicóticos ou outros antagonistas da dopamina.

○ Estudos in vitro de metabolismo de medicamentos sugerem que existe um potencial para interações medicamentosas quando a trazodona é administrada com inibidores da CYP3A4, o que pode levar a aumentos substanciais nas concentrações plasmáticas de trazodona com potencial para incremento dos efeitos adversos.[5,6] Se a trazodona for utilizada com um inibidor potente da CYP3A4, o risco de arritmia cardíaca pode ser aumentado, de modo que uma dose mais baixa de trazodona deve ser considerada. Alguns exemplos são ritonavir, indinavir, cetoconazol e itraconazol.

○ Indutores da CYP3A4, como a carbamazepina, podem levar à redução das concentrações plasmáticas de trazodona e de seu metabólito ativo, mCPP. Os pacientes devem ser monitorados cuidadosamente para verificar se há necessidade de aumentar a dose de trazodona ao tomar ambos os medicamentos.

○ Há relatos de aumento das concentrações séricas de digoxina ou fenitoína em pacientes recebendo trazodona concomitantemente. Nesses pacientes, é recomendado monitorar as concentrações séricas e ajustar as dosagens conforme necessário.

○ Devido a uma possível associação entre medicamentos moduladores da serotonina e sangramento gastrointestinal, os pacientes devem ser monitorados e alertados sobre o risco potencial de sangramento associado ao uso concomitante de trazodona e AINEs, AAS ou outros medicamentos que afetam a coagulação ou o sangramento. Há relatos de que o tratamento concomitante com varfarina e trazodona possa alterar o tempo de protrombina, aumentando ou diminuindo o tempo de coagulação do sangue.

○ A trazodona pode aumentar a resposta ao álcool, a barbitúricos e outros depressores do SNC.

○ A trazodona pode bloquear os efeitos hipotensores de algumas substâncias anti-hipertensivas.

○ A trazodona pode interferir nos efeitos anti-hipertensivos da clonidina.

AFINIDADE LIGANTE/KI:

LOCAL	KI (NM)
Ki (SERT)	160-10.000
Ki (NET)	≥ 8.500
Ki (DAT)	≥ 7.400
Ki ($5-HT_{1A}$)	96-118
Ki ($5-HT_{1B}$)	> 10.000
Ki ($5-HT_{1D}$)	106
Ki ($5-HT_{1E}$)	> 10.000
Ki ($5-HT_{2A}$)	20-45
Ki ($5-HT_{2B}$)	74-189
Ki ($5-HT_{2C}$)	224-402
Ki ($5-HT_3$)	> 10.000
Ki ($5-HT_{5A}$)	> 10.000
Ki ($5-HT_6$)	> 10.000
Ki ($5-HT_7$)	1.782
Ki ($α_1$)	12-42
Ki ($α_{1A}$)	153
Ki ($α_2$)	106-490
Ki ($α_{2A}$)	728
Ki ($α_{2C}$)	155
Ki ($β$)	> 10.000
Ki ($β_1$)	> 10.000
Ki ($β_2$)	> 10.000
Ki (D_1)	3,73
Ki (D_2)	≥ 3.500
Ki (D_3)	353
Ki (D_4)	703
Ki (D_5)	> 10.000
Ki (H_1)	220-1.100
Ki (H_2)	3,29
Ki (H_3)	> 10.000
Ki (H_4)	> 10.000
Ki ($σ_1$)	> 10.000
Ki ($σ_2$)	536

○ Farmacogenética

Acesse https://www.pharmgkb.org/chemical/PA451744 ou utilize o *QR code* ao lado.

ANOTAÇÕES CLÍNICAS

Nível de evidência 1A, 1B, 2A, 2B, 3: Não há dados para a trazodona no PharmGKB até a data de publicação deste livro.

Nível de evidência 4: Acesse o *site* para mais informações.

⭕ Prática Clínica

● **DOSAGEM:** Para os comprimidos de liberação imediata, a variação típica da dose é de 150 a 600 mg/dia. Já para os comprimidos de liberação prolongada, a dosagem típica varia de 150 a 375 mg/dia.

● **TITULAÇÃO**

FORMULAÇÃO DE LIBERAÇÃO IMEDIATA

○ Depressão maior (em monoterapia): Pode-se iniciar com 150 mg/dia, em até 2 doses, sempre ingeridas logo após uma refeição. Em seguida, pode-se aumentar em 50 mg/dia a cada 3 a 4 dias até atingir a dose máxima de 400 mg/dia para pacientes ambulatoriais e 600 mg/dia para pacientes em internação.

○ Insônia: Pode-se iniciar com uma dose de 25 a 50 mg antes da hora de dormir, podendo-se incrementar até 50 a 100 mg/dia, conforme tolerado pelo paciente.

FORMULAÇÃO DE LIBERAÇÃO PROLONGADA: Pode-se iniciar o tratamento com uma dose de 150 mg, 1x/dia, a qual pode ser incrementada em até 75 mg/dia a cada 3 dias, sem ultrapassar a dose máxima diária de 375 mg.

Para descontinuação do medicamento, recomenda-se a redução gradual da dosagem em cerca de 50 a 100 mg semanalmente ou conforme tolerado pelo paciente.

● **EFEITOS ADVERSOS:** Mais comuns: Cardiovasculares (hipertensão), gastrointestinais (boca seca, náusea, vômito), neurológicos (cefaleia, sedação, tontura), oculares (visão borrada), psiquiátricos (nervosismo), outros (fadiga). Comuns: Cardiovasculares (edema, hipotensão), dermatológicos (distúrbio da pele), gastrointestinais (constipação, diarreia, distúrbio abdominal e gástrico), metabólicos (ganho/perda de peso), neurológicos (diminuição de concentração, incoordenação, sensação de "cabeça pesada", síncope, tremor), oculares (olhos cansados e vermelhos, prurido ocular), psiquiátricos (confusão), respiratórios (congestão nasal e sinusal), outros (dor, mal-estar). Pós-comercialização: Cardiovasculares (atividade ectópica ventricular, bloqueio cardíaco, infarto do miocárdio, ICC, fibrilação atrial, parada cardíaca, vasodilatação), dermatológicos (alopecia, hirsutismo, leuconiquia, psoríase, urticária), gastrointestinais (aumento de amilase, cardiospasmo), geniturinários (aumento de mama, incontinência urinária, lactação, retenção urinária), hematológicos (anemia hemolítica, leucocitose, metemoglobinemia), hepáticos (alteração de enzimas hepáticas, bilirrubinemia, colestase), neurológicos (afasia, ataxia, AVC, convulsão, discinesia tardia, estupor, sintomas extrapiramidais), oculares (diplopia), psiquiátricos (psicose, reação paranoide, sonhos anormais), respiratórios (apneia), outros (arrepio, morte inexplicável).

● **GRAVIDEZ:** Não é recomendado o uso de trazodona durante a gestação, especialmente no primeiro trimestre, uma vez que não foram realizados ensaios clínicos controlados acerca da segurança dessa substância nesse período. Caso o uso de um antidepressivo como a trazodona seja necessário na gravidez, devem-se ponderar os riscos para a mãe e a criança. Categoria C da FDA (classificação até 2015).

● **AMAMENTAÇÃO:** Traços de trazodona podem ser encontrados no leite de ratas, mas não se conhecem as consequências clínicas dessa substância sobre recém-nascidos, razão pela qual devem ser ponderados os riscos e benefícios do tratamento com antidepressivo para a mãe e o lactente.

● **CRIANÇAS E ADOLESCENTES:** A trazodona deve ser prescrita com extrema cautela, uma vez que as informações acerca do uso desse medicamento em crianças e adolescentes não estão plenamente estabelecidas. É preciso estar atento a mudanças de comportamento bruscas, que podem envolver ideação suicida, devendo-se sempre contar com atenção dos pais nesse acompanhamento. Caso seja necessário o uso de trazodona em pacientes pediátricos, recomendam-se doses inferiores e titulação lenta. Meninos podem ser mais suscetíveis a ereções prolongadas em relação aos pacientes adultos.

BIPP TIPS

- O consumo de álcool ou outros medicamentos sedativos concomitante ao uso de comprimidos de cloridrato de trazodona não é indicado.

- Os pacientes em uso de trazodona podem ter sedação residual, ataxia e sensação de intoxicação caso a dosagem seja muito alta, particularmente no início do tratamento.

- Se o tratamento com trazodona não for eficaz em baixas doses (< 50 mg), não se deve descontinuá-lo, podendo-se usar doses mais altas, já que muitos pacientes podem responder a 150 a 300 mg e até mesmo a 600 mg em alguns casos.

- Para alívio da ansiedade diurna, parte da dose de trazodona pode ser administrada durante o dia, se não for excessivamente sedativa.

- Embora o uso de trazodona como monoterapia para depressão costume se dar em doses divididas devido à sua meia-vida curta, sua utilização como adjuvante em geral é efetiva e mais bem tolerada 1x/dia na hora de dormir.

- A trazodona promove efeito hipnótico em doses inferiores às necessárias para o efeito antidepressivo, sendo que apresenta vantagem em relação aos BZDs por não causar dependência e ter meia-vida relativamente curta.

- A trazodona pode ser utilizada para reduzir as queixas de disfunção sexual em pacientes em uso de outros antidepressivos.

- Devido ao seu mecanismo de ação, a trazodona pode ser usada para melhorar sintomas de acatisia.

- Os parâmetros farmacocinéticos são muito diferentes entre adultos jovens e idosos; por exemplo, a meia-vida de eliminação em idosos é o dobro da meia-vida de eliminação em adultos jovens. Além disso, uma diminuição na depuração aparente total (5,1 *vs.* 10,8 L/h) foi observada em voluntários idosos em jejum quando comparados com voluntários mais jovens.

IDOSOS: As evidências indicam que a trazodona é eficaz e bem tolerada em idosos, tal qual em adultos jovens, sobretudo em casos nos quais há risco associado de suicídio, porém a experiência é limitada.[7] Sugere-se iniciar o tratamento em dosagens mais baixas, com aumentos progressivos até que se atinja a dose eficaz.

INSUFICIÊNCIA RENAL: A trazodona não foi estudada em pacientes com insuficiência renal, mas a princípio não há necessidade de ajuste de dose nessa população.

INSUFICIÊNCIA HEPÁTICA: A trazodona não foi estudada em pacientes com insuficiência hepática, devendo ser prescrita com cautela, embora não seja necessário ajuste de dose nessa população.

COMO MANEJAR EFEITOS ADVERSOS: Os pacientes podem ter sedação residual, ataxia e sensação de intoxicação caso a dose seja muito alta, especialmente no início do tratamento; nesses casos, deve-se realizar a titulação de maneira lenta e progressiva. A maioria dos efeitos adversos é tempo-dependente, sendo mais intensos no início do tratamento ou durante incrementos de dosagem, desaparecendo com o tempo. A prescrição em dose única ingerida à noite pode ser útil para reduzir a sedação diurna. Além disso, a redução da dose com retomada da titulação de maneira mais lenta conforme tolerado pelo paciente pode auxiliar a manejar os efeitos adversos. Caso os efeitos sejam intoleráveis, a troca por outro agente antidepressivo pode ser necessária.

Toxicidade

ORAL EM HUMANOS: A trazodona é considerada segura, embora existam poucos casos na literatura pontuando sua dose tóxica. Apesar disso, não é recomendado ultrapassar 400 e 600 mg/dia em pacientes ambulatoriais e internados, respectivamente.

TOXICIDADE AGUDA: Os sinais e sintomas observados durante a superdosagem com trazodona isoladamente são priapismo, sonolência, vômitos, parada respiratória, convulsões e alterações no ECG, incluindo prolongamento do intervalo QT. O tratamento consiste em empregar medidas gerais de suporte e sintomáticas, assegurando ventilação adequada das vias aéreas e monitoramento do ritmo cardíaco e dos sinais vitais. A indução de vômito não é recomendada, porém a lavagem gástrica com sonda orogástrica de grande calibre com proteção apropriada das vias aéreas pode ser indicada se realizada logo após a ingestão ou em pacientes sintomáticos. A administração de carvão ativado pode ser útil. Não é recomendada a realização de diurese forçada ou diálise. Não são conhecidos antídotos específicos para a trazodona. Nos casos de superdosagem, deve-se considerar a possibilidade do envolvimento de outras substâncias.

Referências

1. Ghanbari R, El Mansari M, Blier P. Electrophysiological impact of trazodone on the dopamine and norepinephrine systems in the rat brain. Eur Neuropsychopharmacol. 2012;22(7):518-26.

2. Ghanbari R, El Mansari M, Blier P. Sustained administration of trazodone enhances serotonergic neurotransmission: in vivo electrophysiological study in the rat brain. J Pharmacol Exp Ther. 2010;335(1):197-206.

3. Kraus RL, Li Y, Jovanovska A, Renger JJ. Trazodone inhibits T-type calcium channels. Neuropharmacology. 2007;53(2):308-17.

4. Marek GJ, McDougle CJ, Price LH, Seiden LS. A comparison of trazodone and fluoxetine: implications for a serotonergic mechanism of antidepressant action. Psychopharmacology. 1992;109(1-2):2-11.

5. Zalma A, von Moltke LL, Granda BW, Harmatz JS, Shader RI, Greenblatt DJ. In vitro metabolism of trazodone by CYP3A: inhibition by ketoconazole and human immunodeficiency viral protease inhibitors. Biol Psychiatry. 2000;47(7):655-61.

6. Greenblatt DJ, von Moltke LL, Harmatz JS, Fogelman SM, Chen G, Graf JA, et al. Short-term exposure to low-dose ritonavir impairs clearance and enhances adverse effects of trazodone. J Clin Pharmacol. 2003;43(4):414-22.

7. Fagiolini A, Pinto AG, Miskowiak KW, Morgado P, Young AH, Vieta E, et al. Trazodone in the management of major depression among elderly patients with dementia: a narrative review and clinical insights. Neuropsychiatr Dis Treat. 2023;19:2817-31.

Leituras Recomendadas

Bossini L, Casolaro I, Koukouna D, Cecchini F, Fagiolini A. Off-label uses of trazodone: a review. Expert Opin Pharmacother. 2012;13(12):1707-17.

Brogden RN, Heel RC, Speight TM, Avery GS. Trazodone: a review of its pharmacological properties and therapeutic use in depression and anxiety. Drugs. 1981;21(6):401-29.

Desyrel® (trazodone hydrochloride) [Internet]. Locust Valley: Pragma Pharmaceuticals; 2017 [capturado em 8 dez. 2024]. Disponível em: https://www.accessdata.fda.gov/drugsatfda_docs/label/2017/018207s032lbl.pdf.

Drugs.com. Trazodone side effects [Internet]. 2024 [capturado em 8 dez. 20204]. Disponível em: https://www.drugs.com/sfx/trazodone-side-effects.html#professional.

Fagiolini A, Comandini A, Dell'Osso MC, Kasper S. Rediscovering trazodone for the treatment of major depressive disorder. CNS Drugs. 2012;26(12):1033-49.

James SP, Mendelson WB. The use of trazodone as a hypnotic: a critical review. J Clin Psychiatry. 2004;65(6):752-5.

Nierenberg AA, Adler LA, Peselow E, Zornberg G, Rosenthal M. Trazodone for antidepressant-associated insomnia. Am J Psychiatry. 1994;151(7):1069-72.

Oleptro (trazodone hydrochloride) [Internet]. Gaithersburg; Angelini Pharma; 2014 [capturado em 8 dez. 2024]. Disponível em: https://www.accessdata.fda.gov/drugsatfda_docs/label/2014/022411s008lbl.pdf.

Stahl SM. Mechanism of action of trazodone: a multifunctional drug. CNS Spectrums. 2009;14(10):536-46.

● Tri-iodotironina (T₃)

A tri-iodotironina, ou T₃, é um hormônio sintético utilizado para reposição ou suplementação hormonal em pacientes com hipotireoidismo, bem como um supressor do TSH hipofisário. Na clínica psiquiátrica, é usada como adjuvante para potencializar o efeito dos medicamentos antidepressivos em pacientes que não respondem adequadamente ou da forma esperada a esses medicamentos. Após administração oral, a tri-iodotironina é bem absorvida pelo trato gastrointestinal, tendo seu pico de concentração em 2,5 horas, e sua eliminação se dá pela via renal, sobretudo na forma de metabólitos.

Nomes no Brasil:
Não disponível no Brasil (EUA: Cynomel).

SUS:
Não disponível na Rename.

● **INDICAÇÕES DE BULA – ANVISA E FDA:**

○ Hipotireoidismo: Como reposição hormonal em hipotireoidismo primário (tireoidiano), secundário (hipofisário) e terciário (hipotalâmico) congênito ou adquirido

○ Supressão da tirotrofina hipofisária (TSH): Como adjuvante da cirurgia e da terapia com iodo radioativo no tratamento de câncer de tireoide bem diferenciado.

○ Teste de supressão da tireoide: Como agente de diagnóstico para diferenciar suspeita de hipertireoidismo leve ou autonomia da glândula tireoide.

● **INDICAÇÕES OFF-LABEL:** A tri-iodotironina também é utilizada como potencializador dos efeitos de medicamentos antidepressivos em pacientes com diagnóstico de depressão que não respondem adequadamente aos antidepressivos; além disso, pode ser usada para reduzir o tempo de resposta inicial aos medicamentos antidepressivos e no tratamento da depressão bipolar refratária.

● **CONTRAINDICAÇÕES:** A tri-iodotironina não deve ser utilizada por pacientes com histórico de alergia a esse medicamento, nem por pacientes com distúrbios endocrinológicos graves, doença cardiovascular grave, hipertireoidismo, insuficiência suprarrenal não controlada, insuficiência renal e tireotoxicose não tratada.

● **TESTES LABORATORIAIS SUGERIDOS OU NECESSÁRIOS:** É recomendado avaliar os níveis de TSH, T₃ livre e T₄ livre antes de se iniciar o tratamento, bem como no decorrer deste.

● **ROTA FARMACOLÓGICA:** Ver Figura 1.

○ Farmacologia

ABSORÇÃO: Após administração oral, a tri-iodotironina exibe seu pico de concentração plasmática em 2,5 horas. Sua absorção é aumentada quando ingerida em jejum.

VOLUME DE DISTRIBUIÇÃO: 0,1 a 0,2 L/kg.

LIGAÇÃO PROTEICA: Aproximadamente 99% (ligando-se sobretudo à albumina e à globulina).

METABOLISMO/FARMACOCINÉTICA: A tri-iodotironina sofre metabolização no fígado, onde ocorrem os processos de deiodação e conjugação.

ROTA DE ELIMINAÇÃO: A excreção da tri-iodotironina se dá principalmente pela via renal, na forma de metabólitos.

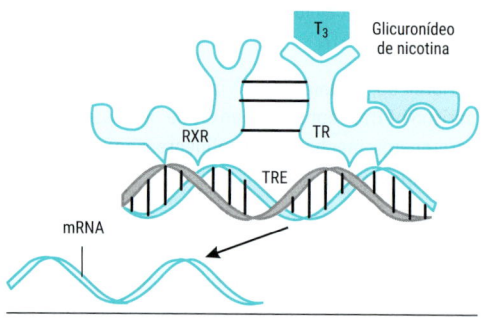

FIGURA 1 ▶ ROTA FARMACOLÓGICA DA TRI-IODOTIRONINA.

MEIA-VIDA: 2,5 dias.

DEPURAÇÃO: Não há dados disponíveis sobre a depuração da tri-iodotironina.

FARMACODINÂMICA: A tri-iodotironina, um hormônio sintético comumente utilizado para reposição hormonal em pacientes com hipotireoidismo, tem sua aplicação na clínica psiquiátrica como medicamento adjuvante no tratamento da depressão, tanto unipolar como bipolar, sendo usada em associação com antidepressivos ou lítio, buscando melhorar e acelerar a resposta a esses medicamentos.

MECANISMO DE AÇÃO: A tri-iodotironina tem ação no núcleo celular, estimulando fatores de transcrição e síntese proteica relacionados com mielinização, formação de sinapses e neurogênese. Tais ações podem contribuir para a melhora da transmissão sináptica, sobretudo em áreas associadas às transmissões monoaminérgicas, intimamente ligadas com a regulação do humor e bem-estar. Parece ainda haver interação da tri-iodotironina com os sistemas noradrenérgico e gabaérgico, o que pode contribuir para seu efeito sobre sintomas da depressão.

Interações Medicamentosas

- A colestiramina pode prejudicar a absorção de tri-iodotironina.

- A tri-iodotironina pode aumentar o catabolismo de fatores de coagulação dependentes de vitamina K.

- O uso de tri-iodotironina pode aumentar os efeitos serotoninérgicos dos ADTs.

- Os efeitos tóxicos dos digitálicos podem ser aumentados quando se usa T_3.

- A tri-iodotironina pode aumentar os efeitos adrenérgicos das catecolaminas.

AFINIDADE LIGANTE/KI: Não há dados disponíveis para a tri-iodotironina.

Farmacogenética

Acesse https://www.pharmgkb.org/chemical/PA164778866 ou utilize o *QR code* ao lado.

ANOTAÇÕES CLÍNICAS

Nível de evidência 1A, 1B, 2A, 2B: Não há dados para a tri-iodotironina no PharmGKB até a data de publicação deste livro.

Nível de evidência 3: Variantes diversas do gene *HTR1B*.

Nível de evidência 4: Acesse o *site* para mais informações.

Prática Clínica

DOSAGEM: Recomenda-se a utilização da tri-iodotironina em doses que variam de 25 a 50 μg/dia.

TITULAÇÃO: Deve-se iniciar o tratamento com uma dose de 25 μg/dia, durante as 2 ou 4 primeiras semanas de tratamento. Após esse período, a dose pode ser aumentada para 37 ou 50 μg/dia se o paciente não tiver apresentado nenhuma resposta e tolerar bem o tratamento. Deve-se manter o tratamento por, ao menos, 2 meses. A interrupção da tri-iodotironina deve ser gradual, reduzindo-se a dose em 12,5 μg a cada 3 a 7 dias.

EFEITOS ADVERSOS: Comuns: Ansiedade, cefaleia, diarreia, hipotensão, inquietação, ondas de calor, sudorese, taquicardia. Incomuns: Angina, arritmia, febre, flebite, hipertensão, IAM, insônia, insuficiência cardíaca, menstruação irregular, osteoporose (no uso a longo prazo), perda de peso, tremor fino.

GRAVIDEZ: A tri-iodotironina pode ser utilizada por gestantes, porém recomenda-se o acompanhamento da função tireoidiana durante seu uso. Categoria A da FDA.

AMAMENTAÇÃO: Embora a tri-iodotironina seja excretada no leite materno, pode ser utilizada por mulheres lactantes, uma vez que não parece causar efeitos adversos nos lactentes.

CRIANÇAS E ADOLESCENTES: A tri-iodotironina é utilizada no tratamento de crianças e adolescentes com hipotireoidismo, porém não há estudos avaliando seu potencial como potencializador dos medicamentos antidepressivos em pacientes dessa faixa etária.

IDOSOS: Os efeitos adversos da tri-iodotironina tendem a ser mais notáveis em pacientes idosos, sobretudo naqueles com cardiopatias. Nesses casos, recomenda-se o uso de doses reduzidas.

BIPP TIPS

- A absorção da tri-iodotironina é aumentada quando ingerida em jejum.
- A utilização de anticoagulantes orais deve ser feita de maneira cuidadosa e com monitoramento em pacientes que fazem uso de T_3.
- A tri-iodotironina pode ser adquirida em farmácias de manipulação.
- A tri-iodotironina tende a ser bem tolerada pelos pacientes.
- Mulheres na pós-menopausa que fazem tratamento com T_3 devem realizar densitometria óssea a cada 2 anos, pois o uso desse medicamento está associado com desmineralização óssea, principalmente em mulheres nesse período.
- O efeito terapêutico esperado da tri-iodotironina pode levar até 8 semanas para ser atingido.
- O uso de T_3 em pacientes com condições cardíacas ou hipertensão deve ser feito cautelosamente, pois há risco de exacerbação de tais condições.
- Pacientes do sexo feminino com depressão e sintomas psicomotores parecem ser os mais beneficiados pelos efeitos adjuvantes do tratamento com T_3.
- Pacientes com diabetes ou insuficiência adrenal cortical podem apresentar piora nos sintomas quando fazem uso de T_3.

● **INSUFICIÊNCIA RENAL:** Não é necessário ajuste de dose em pacientes com insuficiência renal.

● **INSUFICIÊNCIA HEPÁTICA:** Não é necessário ajuste de dose em pacientes com insuficiência hepática.

● **COMO MANEJAR EFEITOS ADVERSOS:** É necessário aguardar e observar se os efeitos da tri-iodotironina irão desaparecer; caso não haja melhora dentro de algumas semanas, é recomendada a substituição desse medicamento por outro agente da mesma classe.

Toxicidade

ORAL EM HUMANOS: Não há dados específicos sobre superdosagem de tri-iodotironina em humanos. A dose letal de T_3 é de 4.540 μg/kg em ratos.

TOXICIDADE AGUDA: Os sintomas decorrentes da intoxicação são angina, ansiedade, arritmia, choque, coma, confusão, convulsão, desorientação, embolia cerebral, febre, insônia, insuficiência cardíaca, nervosismo, palpitação, psicose, sudorese, taquicardia e tremor. Os sintomas são semelhantes aos do hipertireoidismo e podem se manifestar imediatamente à intoxicação ou até vários dias após.

Leituras Recomendadas

Bhella VS, Garg D. Use of liothyronine (L-T3) as an augmentation therapy for depression during pregnancy. BMJ Case Rep. 2018;11(1):e225852.

Cooper-Kazaz R, Apter JT, Cohen R, Karagichev L, Muhammed-Moussa S, Grupper D, et al. Combined treatment with sertraline and liothyronine in major depression: a randomized, double-blind, placebo-controlled trial. Arch Gen Psychiatry. 2007;64(6):679-88.

Jurik A, Zdrazil B, Holy M, Stockner T, Sitte HH, Ecker GF. A binding mode hypothesis of tiagabine confirms liothyronine effect on γ-aminobutyric acid transporter 1 (GAT1). J Med Chem. 2015;58(5):2149-58.

Leggio GM, Incognito T, Privitera G, Marano MR, Drago F. Comparative bioavailability of different formulations of levothyroxine and liothyronine in healthy volunteers. J Endocrinol Invest. 2006;29(11):RC35-8.

Mohagheghi A, Arfaie A, Amiri S, Nouri M, Abdi S, Safikhanlou S. Preventive effect of liothyronine on electroconvulsive therapy-induced memory déficit in patients with major depressive disorder: a double-blind controlled clinical trial. Biomed Res Int. 2015;2015:503918.

Nuñez NA, Joseph B, Pahwa M, Kumar R, Resendez MG, Prokop LJ, et al. Augmentation strategies for treatment resistant major depression: a systematic review and network meta-analysis. J Affect Disord. 2022;302:385-400.

Parmentier T, Sienaert P. The use of triiodothyronine (T3) in the treatment of bipolar depression: A review of the literature. J Affect Disord. 2018;229:410-14.

Triazolam

O triazolam é um fármaco da classe dos BZDs de curta duração que age por meio da potencialização do efeito inibitório da transmissão gabaérgica pela ligação ao sítio alostérico nos receptores GABA-A. É utilizado, principalmente, no tratamento da insônia, como indutor do sono. Pode também ser usado como medicamento pré-cirúrgico e em implantes odontológicos, agindo como hipnótico e sedativo. Sua eliminação se dá pela via renal e também biliar.

Nomes no Brasil:
Halcion (descontinuado pela Anvisa).

SUS:
Não disponível na Rename.

● **INDICAÇÕES DE BULA – ANVISA:** Não possui aprovação da Anvisa até o momento.

● **INDICAÇÕES DE BULA – FDA:** Tratamento de curto prazo da insônia (em geral, de 7 a 10 dias) em adultos.

● **INDICAÇÕES OFF-LABEL:** O triazolam pode ser utilizado para o tratamento de insônia em decorrência de *jet lag*, quadros de apneia do sono e catatonia, e também como medicamento pré-anestésico.

● **CONTRAINDICAÇÕES:** O triazolam é contraindicado em caso de hipersensibilidade à substância ou a outros BZDs, bem como em associação com cetoconazol, itraconazol e inibidores da protease (CYP3A4).

● **TESTES LABORATORIAIS SUGERIDOS OU NECESSÁRIOS:** Em pacientes que fazem uso concomitante de diversos medicamentos, recomenda-se o monitoramento da função hepática e dos parâmetros hematológicos.

● **ROTA FARMACOLÓGICA:** Ver Figura 1.

Farmacologia

ABSORÇÃO: Após administração oral, o triazolam exibe seu pico de concentração plasmática em 2 horas.

VOLUME DE DISTRIBUIÇÃO: 1,07 L/kg.

LIGAÇÃO PROTEICA: 89%.

METABOLISMO/FARMACOCINÉTICA: O metabolismo do triazolam ocorre no fígado, onde sofre processo de hidroxilação pelas enzimas da família CYP3A.

ROTA DE ELIMINAÇÃO: A excreção do triazolam acontece pelas vias renal e biliar, majoritariamente como metabólitos.

MEIA-VIDA: 1,5 a 5,5 horas.

DEPURAÇÃO: 2,6 mL/min.

FARMACODINÂMICA: O triazolam tem efeitos comuns aos demais medicamentos da classe dos BZDs, atuando como depressor do SNC, sendo utilizado, principalmente, como hipnótico e sedativo.

MECANISMO DE AÇÃO: O triazolam age por meio da sua ligação ao sítio alostérico presente em receptores gabaérgicos do tipo GABA-A. Ao se ligar nesse local, ele provoca alterações conformacionais que promovem maior influxo de íons cloreto, potencializando os efeitos inibitórios da transmissão gabaérgica. Ao agir em receptores localizados em centros de controle e regulação do sono, produz efeitos sedativos e hipnóticos.

Interações Medicamentosas

○ Medicamentos metabolizados pela CYP3A (como cetoconazol, rifampicina, ritonavir e ranitidina), cimetidina e macrolídios podem aumentar a concentração plasmática do triazolam e, consequentemente, seus efeitos.

○ Inibidores enzimáticos da CYP3A (como fluoxetina, fluvoxamina e nefazodona) podem diminuir a eliminação do triazolam e, por conseguinte, aumentar suas concentrações plasmáticas.

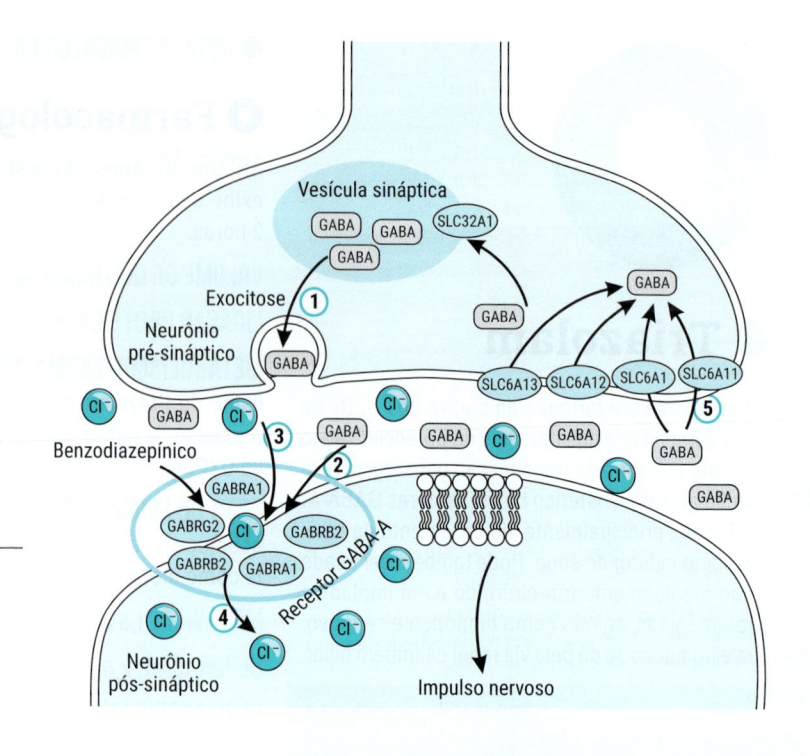

FIGURA 1 ▶

ROTA FARMACOLÓGICA DO TRIAZOLAM.

Fonte: Elaborada com base em Whirl-Carrillo e colaboradores.[1]

○ Quando o triazolam é usado concomitantemente com outros depressores do SNC, pode haver aumento dos efeitos sedativos.

AFINIDADE LIGANTE/KI:

LOCAL	KI (NM)
Ki (GABA)	0,31/0,34/0,45/ 0,55/0,59/0,68/ 0,80/1,20/1,40/ 1,50/1,80/3,0/ 10.000

○ Farmacogenética

Acesse https://www.pharmgkb.org/chemical/PA451753 ou utilize o *QR code* ao lado.

ANOTAÇÕES CLÍNICAS

Nível de evidência 1A, 1B, 2A, 2B, 3: Não há dados para o triazolam no PharmGKB até a data de publicação deste livro.

Nível de evidência 4: Acesse o *site* para mais informações.

○ Prática Clínica

● **DOSAGEM:** Recomenda-se a utilização do triazolam para o tratamento da insônia na dose de 0,125 a 0,25 mg/dia, antes de deitar, por um período de 7 a 10 dias.

● **TITULAÇÃO:** É recomendado que se inicie a utilização do triazolam com doses entre 0,125 e 0,25 mg/dia antes do paciente ir deitar. Se necessário, a dose pode ser aumentada para 0,50 mg/dia, mas com cautela. Não se deve exceder a dose de 0,50 mg/dia. Sugere-se utilizar a menor dose eficaz possível. A interrupção do medicamento deve ser gradual para evitar sintomas da síndrome de abstinência que pode ocorrer em casos de retirada abrupta.

● **EFEITOS ADVERSOS:** Mais comuns: Geniturinários (leucocitúria), hematológicos (baixa contagem de eosinófilos), neurológicos (sedação, sonolência). Comuns: Gastrointestinais (náusea, vômito), geniturinários (albuminúria, aumento de eritrócitos em urina), hematológicos (contagem alta/baixa de basófilos, alta de eosinófilos, alta/

baixa de leucócitos, alta/baixa de linfócitos, baixa de monócitos, alta/baixa de neutrófilos), hepáticos (aumento de TGO), metabólicos (aumento de bilirrubina e fosfatase alcalina, aumento/diminuição de creatinina), neurológicos (alteração de coordenação, de equilíbrio e de memória, amnésia, ataxia, cefaleia, comportamento inapropriado, dificuldade de concentração, letargia, tontura), psiquiátricos (ansiedade, nervosismo), outros (cansaço). Incomuns: Cardiovasculares (palpitação, taquicardia), dermatológicos (prurido, *rash*), psiquiátricos (depressão, estado confusional, euforia), musculoesqueléticos (cãibras), oculares (alterações visuais), respiratórios (soluços), outros (dor). Raros: Dermatológicos (dermatite), gastrointestinais (boca seca, constipação, diarreia), neurológicos (alteração de paladar, disestesia, parestesia), hepáticos (morte por insuficiência hepática), hipersensibilidade (alergia), psiquiátricos (insônia, pesadelo, sonhos vívidos), respiratórios (congestão), outros (fraqueza, *tinnitus*). Pós-comercialização: Hipersensibilidade (choque anafilático, edema alérgico e angioneurótico, reação anafilática e de hipersensibilidade).

● **GRAVIDEZ:** O triazolam não é recomendado durante a gestação. Bebês nascidos de mães que usaram esse medicamento na fase final da gravidez podem experimentar efeitos da síndrome de abstinência e flacidez neonatal. Categoria X da FDA (classificação até 2015).

● **AMAMENTAÇÃO:** Por ser excretado no leite, o triazolam pode causar dificuldade de sucção, perda de peso e sedação. Assim sendo, recomenda-se interromper a amamentação caso o uso desse medicamento seja necessário.

● **CRIANÇAS E ADOLESCENTES:** Para realização de procedimentos odontológicos, o triazolam foi utilizado em crianças nas doses de 0,005, 0,015 e 0,030 mg/kg, 30 minutos antes do procedimento. A maior dose causou comprometimento da acuidade visual e da noção de profundidade, além de ataxia, amnésia e diplopia.

● **IDOSOS:** Nessa faixa etária, recomenda-se a utilização de doses reduzidas, iniciando com 0,125 mg/dia. Em idosos, o triazolam pode causar maior nível de sedação e comprometimento psicomotor, sendo possível também a ocorrência

BIPP TIPS

- O triazolam deve ser interrompido de forma gradual para evitar sintomas da síndrome de retirada.
- O triazolam deve ser usado com cautela em pacientes com função respiratória comprometida e apneia obstrutiva do sono.
- O triazolam deve ser administrado apenas no momento em que o paciente for deitar.
- O triazolam é um dos BZDs de escolha para uso em pacientes com doença hepática.
- O uso concomitante de triazolam com bebida alcoólica ou outros sedativos pode resultar em hipotensão e redução do nível de consciência e da frequência respiratória.
- O triazolam não deve ser utilizado por longos períodos.
- O triazolam não deve ser usado em pacientes com glaucoma de ângulo fechado, miastenia grave, doença de Alzheimer e esclerose múltipla.
- O triazolam pode comprometer a capacidade de conduzir veículos e operar máquinas, uma vez que reduz a atenção e os reflexos e causa lentificação motora.
- Pacientes com histórico de convulsão podem apresentar crises convulsivas se o triazolam for retirado de forma abrupta.
- Pacientes que desenvolvem tolerância aos efeitos do triazolam podem exibir quadros de ansiedade e vigília aumentada.
- O triazolam pode agravar a depressão em alguns pacientes, podendo inclusive piorar quadros de ideação suicida.
- O triazolam pode causar "amnésia do viajante" quando usado para tratar comprometimento do sono devido a *jet lag*.

- O triazolam pode causar mais amnésia anterógrada e alucinação em comparação com os demais BZDs.
- Por apresentar meia-vida mais curta, o triazolam causa menos prejuízo cognitivo e motor diurno.
- Mulheres que fazem uso de progesterona oral podem ser mais sensíveis aos efeitos do triazolam.
- O suco de toranja (*grapefruit*) pode aumentar as concentrações plasmáticas do triazolam.
- O triazolam tende a ser usado de forma abusiva por alcoolistas, usuários de drogas ou indivíduos com transtorno grave da personalidade.

de pesadelos, sonolência diurna e agitação tanto diurna quanto noturna.

● **INSUFICIÊNCIA RENAL:** Utilizar o triazolam com cautela em pacientes com insuficiência renal, já que esse medicamento apresenta excreção renal.

● **INSUFICIÊNCIA HEPÁTICA:** Utilizar o triazolam com cautela em pacientes com insuficiência hepática.

● **COMO MANEJAR EFEITOS ADVERSOS:** Os efeitos colaterais do triazolam tendem a ser imediatos e melhorar com o tempo. Dessa forma, é necessário aguardar e observar se os efeitos irão desaparecer; caso se mantenham, são recomendadas a redução de dose, a troca por outro medicamento semelhante ou de liberação lenta e a utilização de doses mais altas para a noite (horário de dormir).

Toxicidade

ORAL EM HUMANOS: Não há dados específicos sobre superdosagem de triazolam em humanos. A dose letal de triazolam é de mais de 5.000 mg/kg em ratos e mais de 1.000 mg/kg em camundongos.

TOXICIDADE AGUDA: Em caso de dosagem excessiva, estão recomendadas medidas de suporte, como hidratação parenteral e permeabilidade das vias aéreas e, se necessário, lavagem gástrica caso a ingestão tenha ocorrido há pouco tempo. Se houver intoxicação ou efeitos colaterais graves e potencialmente fatais, deve-se usar o flumazenil como antídoto.

Referência

1. Whirl-Carrillo M, Huddart R, Gong L, Sangkuhl K, Thorn CF, Whaley R, et al. An evidence-based framework for evaluating pharmacogenomics knowledge for personalized medicine. Clin Pharmacol Ther. 2021;110(3):563-72.

Leituras Recomendadas

Berthold CW, Schneider A, Dionne RA. Using triazolam to reduce dental anxiety. J Am Dent Assoc. 1993;124(11): 58-64.

Bixler EO, Kales A, Manfredi RL, Vgontzas AN. Triazolam and memory loss. Lancet. 1991;338(8779):1391-2.

Drugs.com. Triazolam side effects [Internet]. 2024 [capturado em 8 dez. 2024]. Disponível em: https://www.drugs.com/sfx/triazolam-side-effects.html#professional.

Greenblatt DJ, Harmatz JS, Shapiro L, Engelhardt N, Gouthro TA, Shader RI. Sensitivity to triazolam in the elderly. N Engl J Med. 1991;324(24):1691-8.

Halcion® (triazolam) [Internet]. New York: Pfizer; 2016 [capturado em 8 dez. 2024]. Disponível em: https://www.accessdata.fda.gov/drugsatfda_docs/label/2016/017892s049lbl.pdf.

Hoshino M, Ikarashi N, Hirobe R, Hayashi M, Hiraoka H, Yokobori K, et al. Effects of menthol on the pharmacokinetics of triazolam and phenytoin. Biol Pharm Bull. 2015;38(3):454-60.

Pakes GE, Brogden RN, Heel RC, Speight TM, Avery GS. Triazolam: a review of its pharmacological Properties and therapeutic efficacy in patients with insomnia. Drugs. 1981;22(2):81-110.

Rothschild AJ, Bessette MP, Carter-Campbell J, Murray M. Triazolam and disinhibition. Lancet. 1993;341(8838):186.

Triexifenidil

O triexifenidil foi aprovado pela FDA para o tratamento da doença de Parkinson em 2003. Atualmente, é utilizado como adjuvante no tratamento do parkinsonismo e para o manejo de sintomas extrapiramidais induzidos por medicamentos de ação no SNC. Também atua como antiespasmódico na musculatura lisa. É rapidamente absorvido pelo trato gastrointestinal, atingindo sua concentração plasmática máxima em torno de 1,3 hora após administração oral, com alta biodisponibilidade. Está disponível em formulação farmacêutica para uso oral. Sua ingestão com alimentos pode reduzir os efeitos colaterais.

Nomes no Brasil:
Artane.

SUS:
Não disponível na Rename.

● **INDICAÇÕES DE BULA – ANVISA E FDA:** Adjuvante no tratamento de todas as formas de parkinsonismo (pós-encefalítico, secundário à doença cerebrovascular e idiopático). É frequentemente útil como adjuvante à levodopa no tratamento destas formas de parkinsonismo. Adicionalmente, é indicado para o controle de distúrbios extrapiramidais causados por medicamentos que agem sobre o SNC, como dibenzoxazepinas, fenotiazinas, tioxantenos e butirofenonas.

● **INDICAÇÕES *OFF-LABEL*:** O triexifenidil pode ser indicado no tratamento de acatisia, tremor essencial, sialorreia induzida por clozapina e distonias em crianças com paralisia cerebral ou síndrome de Rett.

● **CONTRAINDICAÇÕES:** O triexifenidil é contraindicado em pacientes que possuem alergia comprovada ao princípio ativo ou a qualquer componente da fórmula farmacêutica, assim como em pacientes com glaucoma, obstrução pilórica ou duodenal, úlceras pépticas estenosantes, hipertrofia de próstata, obstruções no colo da bexiga, acalasia ou megacólon.

● **TESTES LABORATORIAIS SUGERIDOS OU NECESSÁRIOS:** É sugerida uma avaliação gonioscópica (para avaliação do ângulo da câmara anterior do olho) antes do início da terapia com triexifenidil. Além disso, é importante o monitoramento da pressão intraocular durante a terapia. O glaucoma incipiente pode ser precipitado por fármacos parassimpaticolíticos, como o triexifenidil.

● **ROTA FARMACOLÓGICA:** Não há imagens disponíveis para a rota farmacológica do triexifenidil.

○ Farmacologia

ABSORÇÃO: O triexifenidil é rapidamente absorvido oralmente, com concentração plasmática máxima atingida em 1,3 hora após administração oral.

VOLUME DE DISTRIBUIÇÃO: Não há dados disponíveis sobre o volume de distribuição do triexifenidil.

LIGAÇÃO PROTEICA: 36 a 41% de ligação a proteínas plasmáticas em condições controladas em bolsa de diálise. Não há dados disponíveis sobre a ligação plasmática do triexifenidil em estudos de farmacocinética.

METABOLISMO/FARMACOCINÉTICA: O metabolismo do triexifenidil não é bem compreendido. No entanto, parece não ser extensivamente metabolizado, podendo sofrer hidroxilação dos grupos alicíclicos.

ROTA DE ELIMINAÇÃO: Cerca de 76% de uma dose de triexifenidil são excretados inalterados na urina.

MEIA-VIDA: Aproximadamente 3,2 horas.

DEPURAÇÃO: Não há dados disponíveis relativos à depuração do triexifenidil.

FARMACODINÂMICA: O triexifenidil é um antagonista não seletivo dos receptores muscarínicos de acetilcolina, porém apresenta maior afinidade pelo receptor muscarínico do subtipo M_1.

MECANISMO DE AÇÃO: Como resultado da inibição parcial dos receptores muscarínicos pós-sinápticos centrais da via nigroestriatal, o triexifenidil pode restaurar o desequilíbrio entre as atividades dopaminérgica e colinérgica nos núcleos da base. Também pode, via neurotransmissão do receptor nicotínico de acetilcolina, levar ao aumento indireto da liberação de dopamina no corpo estriado. Além disso, causa relaxamento da musculatura lisa atuando diretamente sobre o tecido muscular ou indiretamente por meio da inibição do sistema nervoso parassimpático.

Interações Medicamentosas

- O uso concomitante de triexifenidil com álcool ou outros depressores do SNC pode aumentar os efeitos sedativos.

- A amantadina pode aumentar os efeitos colaterais do triexifenidil.

- A administração de triexifenidil com canabinoides, barbitúricos, opiáceos e álcool pode ter efeitos aditivos, aumentando o potencial de abuso.

- O uso de outros fármacos com atividade anticolinérgica, como IMAOs e ADTs, pode intensificar os efeitos do triexifenidil.

- O triexifenidil pode antagonizar o efeito de fármacos com ação sobre a função gastrointestinal, como a metoclopramida e a domperidona, diminuir a absorção da levodopa e também reduzir a concentração de haloperidol e outras fenotiazinas, causando piora dos sintomas de esquizofrenia.

- O triexifenidil, assim como todos os agentes anticolinérgicos, pode aumentar as concentrações séricas e os efeitos da digoxina.

AFINIDADE LIGANTE/KI:

LOCAL	KD (NM)
Kd (M_1)	4,6
Kd (M_2)	7
Kd (M_3)	6,4
Kd (M_4)	2,6
Kd (M_5)	15,9

Farmacogenética

Acesse https://www.pharmgkb.org/chemical/PA164747026 ou utilize o *QR code* ao lado.

ANOTAÇÕES CLÍNICAS

Nível de evidência 1A, 1B, 2A, 2B, 3: Não há dados para o triexifenidil no PharmGKB até a data de publicação deste livro.

Nível de evidência 4: Acesse o *site* para mais informações.

Prática Clínica

DOSAGEM: A dose de manutenção varia de 6 a 10 mg. Em casos pós-encefalíticos, a dose pode variar de 12 a 15 mg/dia. Para uso pediátrico, a dose indicada é de 0,05 mg/kg, 1 a 2x/dia, não estando recomendado seu uso em crianças menores de 3 anos.

TITULAÇÃO

PARKINSONISMO: A dose inicial recomendada é de 1 mg/dia, devendo-se aumentá-la em intervalos de 3 dias, começando com 2 mg a cada 3 a 5 dias, conforme tolerado, até uma dose diária total de 6 a 10 mg. A dose diária total deverá ser distribuída em 3x/dia, preferencialmente junto das refeições.

TRANSTORNOS EXTRAPIRAMIDAIS: A dose recomendada inicialmente é de 5 mg, 3x/dia, devendo ser aumentada conforme tolerado até uma dose máxima diária de 15 mg, também em 3 tomadas diárias. Em alguns casos, é possível manter o paciente com uma dose baixa de triexifenidil após as reações permanecerem sob controle por vários dias.

USO CONCOMITANTE COM LEVODOPA: A dose usual de ambos os fármacos pode ser reduzida. É sugerido que o ajuste seja cuidadoso dependendo dos efeitos colaterais e do grau de controle dos sintomas. A dose de triexifenidil recomendada é de 3 a 6 mg/dia, em tomadas divididas.

Em qualquer dos casos, a ingestão diária total de triexifenidil deve ser dividida em 3 tomadas ao dia juntamente com as refeições para melhor tolerabilidade. Doses altas (> 10 mg/dia) podem ser divididas em 4 vezes, sendo 3 doses administradas com as refeições e a última ao deitar.

● **DESCONTINUAÇÃO:** A interrupção repentina do tratamento para parkinsonismo pode resultar em exacerbação aguda dos sintomas de parkinsonismo, motivo pelo qual a retirada abrupta do triexifenidil deve ser evitada.

● **EFEITOS ADVERSOS:** Mais comuns: Aumento da sensibilidade à luz, boca seca, confusão mental, constipação, dificuldades urinárias, diminuição da sudorese, náusea, sonolência, visão turva. Comuns: Dilatação do cólon, íleo paralítico, manifestações psiquiátricas (como agitação). Incomuns: Alucinações, aumento de doenças bucais (como cáries, entre outras), cãibras, delírios, dor epigástrica, falsa sensação de bem-estar, hipotensão ortostática, prejuízo cognitivo, reações alérgicas, vômito.

● **EFEITOS ADVERSOS EM PACIENTES PEDIÁTRICOS:** Agitação, alterações no sono, coreia, esquecimento, hipercinesia, perda de peso, psicose.

● **GRAVIDEZ:** Não há estudos adequados ou bem controlados sobre o triexifenidil em mulheres grávidas, de modo que seu uso deve ser evitado durante a gravidez. Categoria C da FDA.

● **AMAMENTAÇÃO:** Não existem estudos sobre o triexifenidil em mulheres lactantes, de modo que não se sabe se ele é excretado no leite humano, não sendo portanto aconselhada a amamentação durante o tratamento com esse fármaco.

● **CRIANÇAS E ADOLESCENTES:** O triexifenidil pode ser utilizado para tratar distonia generalizada nessa faixa etária, porém não é recomendado para crianças com menos de 3 anos. Também é importante destacar que a segurança e a eficácia do triexifenidil não estão bem estabelecidas nessa população.

● **IDOSOS:** Pacientes idosos são mais suscetíveis aos efeitos anticolinérgicos, razão pela qual o uso de triexifenidil deve ser evitado nessa faixa etária, especialmente se houver demência e *delirium*. O triexifenidil pode causar prejuízos cognitivos e também potencializar quadros de hipertrofia prostática em idosos do sexo masculino.

● **INSUFICIÊNCIA RENAL:** Utilizar o triexifenidil com cautela em pacientes com insuficiência renal.

● **INSUFICIÊNCIA HEPÁTICA:** Utilizar o triexifenidil com cautela em pacientes com insuficiência hepática.

● **COMO MANEJAR EFEITOS ADVERSOS:** A maioria dos efeitos adversos do triexifenidil são tempo-dependentes. A titulação mais lenta da dose pode ajudar a aliviar os sintomas gastrointestinais. Seu uso deve ser descontinuado em caso de confusão mental e alucinações. Se houver sedação, a alternativa é a redução da dose ou a administração única à noite. Em casos de retenção urinária, o paciente deve ser encaminhado para uma avaliação com um urologista, sendo que a descontinuação do uso pode ser necessária. Se houver efeitos adversos mais graves ou intoleráveis, deve-se considerar a redução da dose ou a troca por um agente diferente.

⬢ Toxicidade

ORAL EM HUMANOS: A dose letal oral do triexifenidil é de 365 mg/kg em camundongos e 1.660 mg/kg em ratos. Em humanos, doses de até 300 mg foram ingeridas sem fatalidades ou sequelas. Cabe salientar que os raros casos de morte associados à superdosagem de triexifenidil ocorreram com o uso concomitante com outros depressores do SNC ou em pacientes com comprometimento da condição respiratória. As concentrações plasmáticas de triexifenidil que foram associadas às fatalidades variaram de 0,03 a 0,8 mg/L.

TOXICIDADE AGUDA: Os sintomas observados na intoxicação por triexifenidil são similares aos dos casos de intoxicação por atropina e incluem midríase, taquicardia, retenção urinária, secura das membranas mucosas, febre e *delirium*, podendo evoluir para coma, depressão respiratória e parada cardíaca. Em casos de toxicidade, medidas gerais de suporte e terapia sintomática devem ser adotadas. Lavagem gástrica ou outros métodos ajudam a reduzir a absorção do medicamento. Se houver excitação do SNC, é preciso administrar pequenas doses de BZDs ou barbitúricos de ação rápida. É contraindicado o uso de fenotiazinas, pois sua ação antimuscarínica pode causar a intensificação da intoxicação. Pode haver

BIPP TIPS

- Os pacientes devem ser alertados quanto ao efeito do triexifenidil sobre as habilidades mentais e/ou físicas necessárias para o desempenho de tarefas perigosas, como operação de máquinas ou direção de veículos motorizados. Além disso, quando administrado em doses altas ou a pacientes suscetíveis, o triexifenidil pode causar fraqueza e incapacidade de movimentação de alguns grupos musculares.

- O triexifenidil pode causar anidrose e hipertermia, que podem ser graves em alguns casos, como em climas quentes ou durante exercício físico, especialmente quando administrado com outros agentes anticolinérgicos.

- Em casos de anidrose, a possibilidade de hipertermia deve ser considerada e a dosagem deve ser diminuída. Anidrose grave e hipertermia fatal já foram relatadas com o uso de anticolinérgicos.

- Os pacientes devem ser orientados a relatar a ocorrência de qualquer distúrbio gastrointestinal, febre ou intolerância ao calor imediatamente, uma vez que há possibilidade de íleo paralítico e hipertermia com o uso de triexifenidil.

- Há necessidade de monitoramento de pacientes com distúrbios cardíacos, hepáticos, renais ou que apresentam hipertensão arterial.

- O uso de triexifenidil em pacientes com miastenia grave deve ser extremamente cauteloso, pois pode piorar o quadro clínico dessa condição.

- O uso de triexifenidil deve ser feito com cautela em pacientes com glaucoma, doença obstrutiva do trato gastrointestinal ou do trato geniturinário e em idosos do sexo masculino com possível hipertrofia prostática devido à sua atividade parassimpaticolítica.

- O triexifenidil não é recomendado em pacientes com discinesia tardia, a menos que tenham doença de Parkinson concomitante.

- É importante considerar a possibilidade de autoadministração repetida do triexifenidil, com consequente tolerância, abstinência e comportamento compulsivo, devido às suas propriedades estimulantes e euforizantes. Pacientes com esquizofrenia podem apresentar esse comportamento em razão do alívio dos sintomas negativos causado pelo efeito estimulante do triexifenidil ou para a obtenção de melhora dos sintomas de parkinsonismo induzido pelos antipsicóticos típicos.

---

necessidade de suporte respiratório, respiração artificial ou agentes vasopressores. A temperatura corporal, a hidratação e o equilíbrio acidobásico devem ser mantidos. Também pode haver necessidade de cateterização urinária de alívio. Problemas cardiovasculares e efeitos centrais podem ser revertidos com a administração lenta de fisostigmina IV nas doses de 1 a 2 mg. Pilocarpina a 0,5% pode ser administrada para tratar a midríase.

Leituras Recomendadas

Ben-Pazi H. Trihexyphenidyl improves motor function in children with dystonic cerebral palsy: a retrospective analysis. J Child Neurol. 2011;26(7):810-6.

Brocks DR. Anticholinergic drugs used in Parkinson's disease: an overlooked class of drugs from a pharmacokinetic perspective. J Pharm Pharm Sci. 1999:2(2):39-46.

Burke RE, Fahn S. Pharmacokinetics of trihexyphenidyl after short-term and long-term administration to dystonic patients. Ann Neurol. 1985;18(1):35-40.

Burns BD, Dejong D, Solis-Quiroga OH. Effects of trihexyphenidyl hydrochloride (artane) on parkinson's disease. Neurology. 1964;14:13-23.

Petković S, Durendić-Brenesel M, Dolai M, Samojlik I. Fatal intoxication because of trihexyphenidyl. J Forensic Sci. 2011;56(5):1383-6.

Sanger TO, Bastian A, Brunstrom J, Damiano D, Delgado M, Dure L, et al. Prospective open-label clinicai trial of trihexyphenidyl in children with secondary dystonia dueto cerebral palsy. J Child Neural. 2007;22(5):530-7.

Zemishlany Z, Aizenberg D, Weiner Z, Weizman A. Trihexyphenidyl (artane) abuse in schizophrenic patients. Int Clin Psychopharmacol. 1996;11(3):199-202.

Trifluoperazina

A trifluoperazina é um fármaco de alta potência, pertencente ao grupo das fenotiazinas piperazínicas, usado para o tratamento da esquizofrenia. No Brasil, é comercializada na forma farmacêutica de comprimidos, mas no exterior também é possível encontrar a injeção IM para uso em emergência. É bem absorvida oralmente, atingindo o pico de concentração plasmática em cerca de 2,5 horas após a administração, e sua eliminação ocorre majoritariamente por via renal.

Nomes no Brasil:
Stelazine.
SUS:
Não disponível na Rename.

● **INDICAÇÕES DE BULA – ANVISA:** Tratamento das manifestações psicóticas.

● **INDICAÇÕES DE BULA – FDA:** Tratamento de esquizofrenia. Tratamento de curto prazo da ansiedade generalizada não psicótica.

● **INDICAÇÕES *OFF-LABEL*:** A trifluoperazina pode ser utilizada para o tratamento de transtornos de ansiedade, sintomas depressivos secundários à ansiedade, agitação, transtorno bipolar e outros transtornos psicóticos.

● **CONTRAINDICAÇÕES:** A trifluoperazina é contraindicada em caso de alergia a qualquer componente de sua fórmula farmacêutica, assim como em pacientes com histórico de reações de hipersensibilidade ou hipersensibilidade a outras fenotiazinas; além disso, é contraindicada em pacientes em estados comatosos, com discrasias sanguíneas, depressão da medula óssea, insuficiência hepática ou depressão acentuada do SNC.

● **TESTES LABORATORIAIS SUGERIDOS OU NECESSÁRIOS:** Assim como para o tratamento com outros antipsicóticos, é sugerido acompanhar o peso e o IMC. Deve-se avaliar se o paciente tem histórico de obesidade na família e determinar peso, circunferência da cintura, pressão arterial, glicose plasmática e lipidograma em jejum. Após o início do tratamento, determinar o IMC mensalmente por 3 meses e depois a cada trimestre. Em pacientes com alto risco de complicações metabólicas e quando do início ou troca dos antipsicóticos, é recomendado o monitoramento dos triglicerídeos em jejum mensalmente. Para pacientes saudáveis, pressão arterial, glicose plasmática em jejum e lipídeos em jejum poderão ser mensurados em uma frequência de 3 meses e depois anualmente, porém para pacientes com diabetes ou que ganharam mais de 5% do peso inicial essas medidas devem ser mais frequentes. Deve-se considerar a troca por outro antipsicótico atípico para pacientes que adquirem sobrepeso ou tornam-se obesos, pré-diabéticos, diabéticos, hipertensos ou dislipidêmicos enquanto recebem a trifluoperazina. É importante estar vigilante para cetoacidose diabética, mesmo que o paciente não seja diabético. Para pacientes com baixa contagem de leucócitos ou história de leucopenia/neutropenia induzida por substância, é recomendada a realização de hemograma no início do tratamento com trifluoperazina, a qual deve ser imediatamente descontinuada em caso de diminuição leucocitária concomitante ao tratamento.

● **ROTA FARMACOLÓGICA:** Não há imagens disponíveis para a rota farmacológica da trifluoperazina.

⊙ Farmacologia

ABSORÇÃO: A trifluoperazina é bem absorvida oralmente, atingindo o pico de concentração plasmática em cerca de 2,5 horas após a administração.

VOLUME DE DISTRIBUIÇÃO: 10.000 L.

LIGAÇÃO PROTEICA: 99%.

METABOLISMO/FARMACOCINÉTICA: A trifluoperazina sofre intenso metabolismo de primeira passagem, sendo extensamente metabolizada pelo fígado.

ROTA DE ELIMINAÇÃO: A trifluoperazina é excretada majoritariamente pela urina (menos de 1% da dose na forma inalterada).

MEIA-VIDA: 10 a 20 horas.

DEPURAÇÃO: Cerca de 600 L/h.

FARMACODINÂMICA: A trifluoperazina é um antagonista dos receptores dopaminérgicos D_1 e D_2. Também possui atividade anticolinérgica e afinidade, em menor grau, pelos receptores histaminérgicos e noradrenérgicos.

MECANISMO DE AÇÃO: A trifluoperazina parece exercer seu efeito sobre delírios e alucinações como consequência direta do bloqueio da sinalização dopaminérgica na via mesolímbica, uma vez que o tônus dopaminérgico está aumentado nessa via em pacientes com psicoses. O efeito central de bloqueio da dopamina tem atividade sobre os gânglios da base (via dopaminérgica nigroestriatal), de modo que pode produzir efeitos extrapiramidais (distonia, acatisia, parkinsonismo, entre outros). A inibição dos receptores de dopamina na hipófise anterior explica a hiperprolactinemia que pode ser causada pelo uso de trifluoperazina devido ao bloqueio da inibição tônica da secreção de prolactina mediada pela dopamina.

● Interações Medicamentosas

⊙ O uso concomitante de trifluoperazina com anticoagulantes pode levar a uma diminuição do efeito dos anticoagulantes. A administração de propranolol com trifluoperazina pode levar ao aumento das concentrações plasmáticas de ambos os medicamentos.

⊙ O efeito anti-hipertensivo da guanetidina e de compostos relacionados pode ser diminuído com o uso concomitante de trifluoperazina. Além disso, o uso de trifluoperazina com diuréticos tiazídicos pode acentuar a hipotensão ortostática que pode ocorrer com a trifluoperazina.

⊙ A trifluoperazina pode potencializar a ação de outros depressores do SNC. Assim como outras fenotiazinas, ela pode diminuir o limiar convulsivo. Dessa forma, é sugerido o ajuste de dosagem dos fármacos antiepilépticos. As fenotiazinas também podem interferir no metabolismo da fenitoína, levando à toxicidade. A trifluoperazina, como outras fenotiazinas, também pode interagir com inseticidas organofosforados.

AFINIDADE LIGANTE/KI:

LOCAL	KI (NM)
Ki ($5\text{-}HT_{1A}$)	12.022
Ki ($5\text{-}HT_{2A}$)	10,2
Ki ($5\text{-}HT_{2C}$)	380
Ki ($5\text{-}HT_3$)	1.202
Ki ($5\text{-}HT_6$)	144
Ki ($5\text{-}HT_7$)	288
Ki (α_1)	23,9
Ki (α_2)	954
Ki (M_1)	1.288
Ki (M_2)	2.187
Ki (M_3)	1.000
Ki (D_1)	69,1
Ki (D_2)	1,62
Ki (D_3)	0,44
Ki (D_4)	131
Ki (DAT)	575
Ki (H_1)	63

● Farmacogenética

Acesse https://www.pharmgkb.org/chemical/PA451771 ou utilize o *QR code* ao lado.

ANOTAÇÕES CLÍNICAS

Nível de evidência 1A, 1B, 2A, 2B: Não há dados para a trifluoperazina no PharmGKB até a data de publicação deste livro.

Nível de evidência 3: Variantes diversas dos genes *CYP1A2* e *EPM2A*.

Nível de evidência 4: Acesse o *site* para mais informações.

● Prática Clínica

● **DOSAGEM:** A dose de manutenção é de 15 ou 20 mg/dia. A dose máxima é de 40 mg/dia.

● **TITULAÇÃO:** A dose inicial sugerida para pacientes hospitalizados e sob cuidadosa supervisão é de 2 a 5 mg, 2x/dia. Para pacientes adultos ambulatoriais, sugere-se uma dose inicial de 1 ou 2 mg, 2x/dia. Raramente é necessário exceder 4 mg/dia, exceto em pacientes em condições mais graves. Após, pode-se aumentar a dose gradualmente por 2 ou 3 semanas de acordo com as necessidades do indivíduo até se atingir a dose de manutenção ou a resposta terapêutica ótima. Para a descontinuação do tratamento, recomenda-se a titulação decrescente por 6 a 8 semanas a fim de evitar psicose de rebote ou piora dos sintomas.

● **EFEITOS ADVERSOS:** Mais comuns: Boca seca, cefaleia, congestão nasal, constipação, efeitos extrapiramidais (como agitação motora, distonia, parkinsonismo), náusea, sonolência, vertigem. Comuns: Agitação, espasmos dos músculos do pescoço, fadiga, íleo paralítico, impotência, insônia, retenção urinária, rigidez extensora dos músculos dorsais, torcicolo, tremores, visão turva. Incomuns: Agranulocitose, alteração de peso, alterações no ECG, amenorreia, anafilaxia, anemia aplástica e hemolítica, aumento de apetite, broncospasmo, ceratopatia epitelial, convulsões, depósitos corneanos e lenticulares, discinesia tardia, discrasias sanguíneas, eczema, edema angioneurótico e periférico, eosinofilia, eritema, estase biliar, febre, fotossensibilidade, fraqueza muscular, galactorreia, ginecomastia, glicosúria, hiperglicemia, hipoglicemia, hipotensão, icterícia colestática, leucopenia, marcha arrastada, midríase, miose, movimentos de enrolar pílulas, níveis elevados de prolactina, pigmentação da pele, priapismo, púrpura trombocitopênica, redução da expressão facial (face em máscara), retinopatia pigmentar, rigidez da roda denteada, salivação, síndrome semelhante a lúpus sistêmico, testes de gravidez falso-positivos, tremores, urticária.

● **GRAVIDEZ:** Não há estudos em humanos que comprovem a segurança do uso de trifluoperazina na gestação. Dessa forma, é importante considerar que neonatos expostos a medicamentos antipsicóticos no terceiro trimestre de gravidez estão sob risco de sintomas extrapiramidais. Há relatos de agitação, hipertonia, tremor, sonolência, dificuldade respiratória e distúrbios de alimentação em neonatos expostos a antipsicóticos. Assim, não é indicado usar a trifluoperazina durante a gravidez, a não ser que os benefícios para a mãe superem os riscos para o feto e que outras alternativas mais seguras não estejam disponíveis. Categoria C da FDA (classificação até 2015).

● **AMAMENTAÇÃO:** Há evidências de que a trifluoperazina é secretada no leite materno, não sendo recomendada a amamentação durante o uso desse fármaco.

● **CRIANÇAS E ADOLESCENTES:** A trifluoperazina não é recomendada em crianças com menos de 6 anos de idade. A dose sugerida para crianças com mais de 6 anos é de 1 mg como dose inicial, com uma titulação gradual até a dose máxima de 15 mg/dia. Deve-se ter cautela com o uso de trifluoperazina em crianças e adolescentes.

● **IDOSOS:** Em pacientes idosos, sugerem-se doses menores e titulação mais lenta. Uma vez que esses pacientes podem ser mais suscetíveis a hipotensão e reações neuromusculares, recomenda-se observação cuidadosa. Além disso, a trifluoperazina não é indicada para o tratamento de psicose relacionada à demência devido ao

BIPP TIPS

- Pacientes que fazem uso de trifluoperazina, assim como de outros antipsicóticos típicos, podem desenvolver discinesia tardia, uma síndrome que consiste em movimentos discinéticos involuntários. A prevalência de discinesia tardia induzida por antipsicóticos é maior entre idosos, embora não seja possível prever quais pacientes são propensos a desenvolver esse quadro. Dessa forma, se o paciente apresentar sinais e sintomas relacionados à discinesia tardia, a descontinuação do medicamento deve ser considerada.

- O uso de fármacos antipsicóticos, como a trifluoperazina, pode levar ao desenvolvimento de SNM. As manifestações clínicas dessa síndrome incluem hiperpirexia, rigidez muscular, alteração do estado mental e evidências de instabilidade autonômica (labilidade da pressão arterial, taquicardia, diaforese e arritmias cardíacas). Dessa forma, se o paciente apresentar sinais e sintomas relacionados à SNM, a descontinuação da trifluoperazina deve ser imediata. Após a recuperação da síndrome, se houver necessidade de tratamento com antipsicóticos, a titulação deve ser lenta, com observação cautelosa do paciente.

- Casos raros de agranulocitose, neutropenia, pancitopenia, trombocitopenia, anemia, icterícia de hepatite do tipo colestático ou dano hepático foram relatados em pacientes que receberam fenotiazínicos. Os pacientes que apresentaram discrasia sanguínea, supressão da medula óssea ou icterícia não devem ser novamente expostos a fenotiazínicos ou trifluoperazina, a menos que os benefícios potenciais do tratamento superem os possíveis riscos.

- Os pacientes em uso de trifluoperazina devem ser orientados acerca da possibilidade de sintomas como visão borrada, sonolência e outros. Portanto, essa substância pode prejudicar a capacidade de dirigir veículos e/ou operar máquinas. Os pacientes também devem ser alertados de que o álcool ou outros medicamentos depressores do SNC podem potencializar esses efeitos.

- A trifluoperazina deve ser usada com cautela em pacientes com glaucoma.

- A presença de fenotiazinas, como a trifluoperazina, pode produzir resultados falso-positivos em testes de fenilcetonúria e exames imunológicos para gravidez. Além disso, pode interferir nos exames de dosagem de bilirrubina urinária, induzindo um resultado falso-positivo e uma falsa diminuição na secreção de ACTH.

---

aumento da taxa de mortalidade e eventos cerebrovasculares em pacientes idosos usando antipsicóticos.

● **INSUFICIÊNCIA RENAL:** Utilizar a trifluoperazina com cautela em pacientes com insuficiência renal.

● **INSUFICIÊNCIA HEPÁTICA:** A trifluoperazina é contraindicada em pacientes com insuficiência hepática.

● **COMO MANEJAR EFEITOS ADVERSOS:** Efeitos colaterais podem surgir durante o uso de trifluoperazina. Se for um sintoma tolerável, pode-se aguardar e avaliar a evolução do quadro. Se intolerável, é possível ajustar a dosagem, substituí-la por outro fármaco ou usar sintomáticos. Em caso de aparecimento de sinais e sintomas extrapiramidais, pode-se utilizar um anticolinérgico, ajustar a dose ou trocar por outro antipsicótico. Para sonolência, a alternativa é administrar o medicamento no período noturno. Para ganho de peso, recomenda-se o encaminhamento para programas de manejo clínico para IMC, avaliação nutricional e exercícios físicos.

○ Toxicidade

ORAL EM HUMANOS: A dose máxima indicada é de 40 mg/dia; acima dessa dosagem, efeitos adversos e de intoxicação por trifluoperazina podem ser observados.

TOXICIDADE AGUDA: Alguns sinais e sintomas de *overdose* por trifluoperazina incluem reações extrapiramidais, sintomas de depressão do SNC, agitação, inquietação, convulsões, alterações no ECG e arritmias cardíacas, febre, reações autonômicas, como hipotensão, boca seca e íleo paralítico, entre outros. O tratamento para intoxicação inclui procedimentos de terapia intensiva, com manutenção de vias aéreas desobstruídas, oxigenação e ventilação adequadas, além de monitoramento e suporte do sistema cardiovascular. Hipotensão e colapso circulatório podem ser tratados com condutas como aumento de volemia, por exemplo. Não é recomendado tratar hipotensão com adrenalina em razão do risco de hipotensão paradoxal. Pode-se realizar lavagem gástrica, seguida de administração de carvão ativado. A indução de êmese não é indicada devido ao risco de reações distônicas e potencial aspiração de vômito. Em caso de convulsões, os barbitúricos devem ser evitados, uma vez que eles podem potencializar a depressão respiratória induzida pela trifluoperazina.

● Leituras Recomendadas

Doongaji DR, Satoskar RS, Sheth AS, Apte JS, Desai AB, Shah BR. Centbutindole vs trifluoperazine: a double-blind controlled clinical study in acute schizophrenia. J Postgrad Med. 1989;35(1):3-8.

Klinger G, Stahl B, Fusar-Poli P, Merlob P. Antipsychotic drugs and breastfeeding. Pediatr Endocrinol Rev. 2013;10(3):308-17.

Koch K, Mansi K, Haynes E, Adams CE, Sampson S, Furtado VA. Trifluoperazine versus placebo for schizophrenia. Cochrane Database Syst Rev. 2014;2014(1):CD010226.

Marques LO, Lima MS, Soares BG. Trifluoperazine for schizophrenia. Cochrane Database Syst Rev. 2004;2004(1):CD003545.

Midha KK, Hawes EM, Hubbard JW, Korchinski ED, McKay G. A pharmacokinetic study of trifluoperazine in two ethnic populations. Psychopharmacology. 1988;95(3):333-8.

● Trimipramina

A trimipramina é um composto tricíclico, especificamente uma dibenzazepina, que possui três anéis fundidos com uma cadeia lateral ligada em sua estrutura química. É um fármaco tricíclico do grupo das aminas terciárias, cujo principal metabólito, desmetil-trimipramina, possui atividade farmacológica. Apesar de fazer parte da classificação dos tricíclicos, seu mecanismo de ação difere dos outros ADTs, uma vez que sua capacidade de inibir a recaptação de noradrenalina e serotonina é baixa. Por outro lado, ela parece atuar por meio da alteração de receptores pré-sinápticos a longo prazo. Foi aprovada pela FDA para uso clínico nos EUA em 1979 e não estava disponível no Brasil até a data de publicação deste livro.

Nomes no Brasil:
Não disponível no Brasil (EUA: Surmontil).

SUS:
Não disponível na Rename.

●**INDICAÇÕES DE BULA – ANVISA:** Não possui aprovação da Anvisa até o momento.

●**INDICAÇÕES DE BULA – FDA:** Alívio dos sintomas da depressão.

●**INDICAÇÕES *OFF-LABEL*:** A trimipramina pode ser usada para o tratamento de insônia, enurese noturna e dores crônicas, como artrite reumatoide.

●**TESTES LABORATORIAIS SUGERIDOS OU NECESSÁRIOS:** Nenhum exame adicional é sugerido para pacientes saudáveis, mas o monitoramento da glicemia e do peso dos pacientes, antes do início e durante o tratamento, pode ser empregado como forma de controle.

● **ROTA FARMACOLÓGICA:** Ver Figura 1.

◯ Farmacologia

ABSORÇÃO: A trimipramina é rapidamente absorvida pelo trato gastrointestinal, atingindo picos de concentração plasmática em 2 a 4 horas e apresentando biodisponibilidade de cerca de 41%.

VOLUME DE DISTRIBUIÇÃO: 31 L/kg.

LIGAÇÃO PROTEICA: 93 a 96%.

METABOLISMO/FARMACOCINÉTICA: A trimipramina sofre extenso metabolismo pelos hepatócitos, sobretudo pelas isoenzimas CYP2C19, CYP2D6 e CYP3A4. Seu principal metabólito, desmetil-trimipramina, é farmacologicamente ativo, embora também sejam formados outros metabólitos secundários.

ROTA DE ELIMINAÇÃO: A trimipramina é excretada sob a forma de metabólitos majoritariamente por meio da urina.

MEIA-VIDA: 11 a 18 horas.

DEPURAÇÃO: 16 mL/min/kg.

FARMACODINÂMICA: A trimipramina apresenta propriedades farmacodinâmicas significativamente distintas de outros ADTs, uma vez que tem pouco efeito sobre a recaptação de noradrenalina e serotonina. Além disso, ela causa a sensibilização de receptores α_1 e β_1, bem como a dessensibilização de receptores β_2-adrenérgicos (aumentando a atividade noradrenérgica). Apresenta características farmacodinâmicas semelhantes às da clozapina, um fármaco da classe dos antipsicóticos, já que exibe atividade antagonista de receptores dopaminérgicos. Outros aspectos farmacodinâmicos da trimipramina incluem inibição das MAOs, efeitos anti-histaminérgicos, que explicam seu potencial sedativo, e promoção de efeitos anti-α-adrenérgicos, que estão implicados no potencial cardiotóxico, mesmo que ele seja baixo em relação ao tratamento crônico com trimipramina. A trimipramina também apresenta ação anticolinérgica, o que justifica alguns de seus efeitos adversos.

MECANISMO DE AÇÃO: O mecanismo de ação da trimipramina é diferente do de outros ADTs e não está completamente esclarecido. De acordo com dados da literatura, os ADTs atuam por meio da redução da recaptação de noradrenalina e serotonina; entretanto, embora tal ação ocorra de forma imediata no início do tratamento, os efeitos clínicos só são observados depois de algumas semanas após a administração do ADT. No caso da trimipramina, acredita-se que sejam promovidas alterações na sensibilidade dos receptores no córtex pré-frontal e no hipocampo, regiões que fazem parte do sistema límbico e que, portanto, estão relacionadas ao processamento das emoções. A trimipramina, assim como outros ADTs, possui atividade farmacológica inespecífica, sendo, portanto, concebível que ela exerça efeitos analgésicos por meio de um mecanismo especí-

FIGURA 1 ▶

ROTA FARMACOLÓGICA DA TRIMIPRAMINA.

Fonte: Elaborada com base em Whirl-Carrillo e colaboradores.[1]

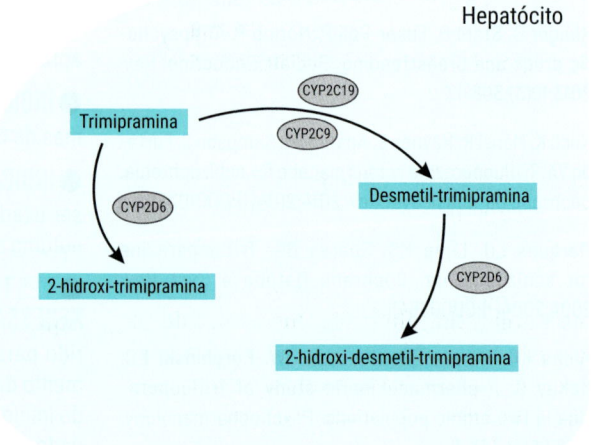

fico desconhecido, ou por meio de mecanismos combinados, entre os quais estariam envolvidas modulações da sinalização de serotonina e opioide.

● Interações
● Medicamentosas

○ Há evidências de que a cimetidina iniba a eliminação de ADTs. Assim, a redução da dosagem de trimipramina pode ser necessária caso se inicie terapia com cimetidina. Caso a terapia com cimetidina seja descontinuada, é recomendável incrementar a dose de trimipramina visando atingir a eficácia desejada.

○ A literatura indica que os ADTs podem potencializar os efeitos das catecolaminas.[2] Da mesma forma, efeitos semelhantes aos da atropina podem ser mais pronunciados em pacientes recebendo terapia anticolinérgica. Portanto, deve-se ter cuidado especial nos casos em que a administração de ADTs se faça necessária juntamente a aminas simpaticomiméticas, descongestionantes nasais, anestésicos locais contendo epinefrina, atropina ou outros agentes com efeito anticolinérgico. Em casos de depressão resistente em adultos, uma dose diária maior que 2,5 mg/kg pode ser necessária. Nesses casos, recomenda-se monitoramento contínuo do ECG no início da terapia e em intervalos apropriados durante a estabilização da dose.

○ O uso concomitante de ADTs com medicamentos que podem inibir a CYP2D6 pode exigir doses menores do que as normalmente prescritas para o ADT ou para o outro medicamento. Além disso, sempre que um desses outros fármacos é retirado, pode ser necessário incrementar a dose do ADT. É recomendável monitorar as concentrações plasmáticas de ADT sempre que houver necessidade da coadministração de fármacos com esse perfil.

○ A combinação de ADTs, como a trimipramina, com um IMAO pode promover reações graves e eventualmente fatais, como risco de colapso cardiovascular, hipertermia e convulsões. Portanto, recomenda-se que a trimipramina não seja usada em combinação com um IMAO ou dentro de 14 dias após descontinuação de tratamento com um IMAO.

AFINIDADE LIGANTE/KI:

LOCAL	KI (NM)
Ki (SERT)	149-2.110
Ki (NET)	2.450-4.990
Ki (DAT)	≥ 3.780
Ki (5-HT$_{1A}$)	8
Ki (5-HT$_{1D}$)	> 10.000
Ki (5-HT$_{2A}$)	32
Ki (5-HT$_{2C}$)	537
Ki (5-HT$_3$)	9.120
Ki (α_1)	24
Ki (α_2)	680
Ki (D$_1$)	347
Ki (D$_2$)	143-210
Ki (D$_4$)	275
Ki (H$_1$)	0,27-1,48
Ki (H$_2$)	41
Ki (H$_3$)	> 100.000
Ki (H$_4$)	43,7
Ki (mACh)	58

○ Farmacogenética

Acesse https://www.pharmgkb.org/chemical/PA451791 ou utilize o *QR code* ao lado.

ANOTAÇÕES CLÍNICAS

Nível de evidência 1A: Ver Tabela 1.

Nível de evidência 1B, 2A, 2B: Não há dados para a trimipramina no PharmGKB até a data de publicação deste livro.

Nível de evidência 3: Variantes diversas do gene *CYP2C9*.

Nível de evidência 4: Acesse o *site* para mais informações.

TABELA 1 ▶ NÍVEL DE EVIDÊNCIA 1A PARA A TRIMIPRAMINA

VARIANTE	GENE	MOLÉCULA	TIPO	FENÓTIPO
CYP2C19*1	CYP2C19	Trimipramina	Metabolismo Farmacocinética	–
CYP2C19*2				
CYP2D6*1	CYP2D6	Trimipramina	Metabolismo Farmacocinética	Transtornos mentais
CYP2D6*3				
CYP2D6*4				
CYP2D6*5				
CYP2D6*6				

⃝ Prática Clínica

● **DOSAGEM:** A dose típica varia:

PACIENTES NÃO HOSPITALIZADOS: 50 a 150 mg/dia.

PACIENTES HOSPITALIZADOS: 100 a 200 mg/dia.

PACIENTES ADOLESCENTES E GERIÁTRICOS: 50 a 100 mg/dia.

● **TITULAÇÃO**

NÃO HOSPITALIZADOS: Deve-se iniciar o tratamento com 75 mg/dia, dose que pode ser dividida. Após cerca de 3 a 4 dias, pode-se incrementar a dose para 150 mg/dia, não sendo recomendadas dosagens diárias acima de 200 mg.

HOSPITALIZADOS: Pode-se iniciar com 100 mg/dia em doses divididas, sendo que a dosagem pode ser incrementada gradualmente em alguns dias para 200 mg/dia, de acordo com a resposta e tolerância do paciente. Caso não seja observada melhora clínica em 2 a 3 semanas, pode-se aumentar para a dose máxima recomendada de 250 a 300 mg/dia.

ADOLESCENTES E IDOSOS: Deve-se iniciar o tratamento com 50 mg/dia, dose que pode ser dividida. Após cerca de 3 a 4 dias, pode-se incrementar a dosagem até, no máximo, 100 mg/dia, de acordo com a resposta e tolerância do paciente.

● **EFEITOS ADVERSOS: Mais comuns:** Ansiedade, aumento do apetite, azia, cefaleia, constipação, diarreia, disfunção sexual, ganho de peso, náusea, sedação, sudorese, tontura, visão turva, vômito, boca seca. **Comuns:** Agitação, confusão, convulsões, distúrbios de atenção e de fala, midríase, parestesia, taquicardia. **Incomuns:** Anorexia, apatia, fadiga, pensamentos suicidas, prisão de ventre, prurido, retenção urinária.

● **GRAVIDEZ:** Não é recomendado o uso de trimipramina durante a gestação, especialmente no primeiro trimestre, uma vez que não foram realizados ensaios clínicos controlados acerca da segurança dessa substância nesse período. Caso o uso de um antidepressivo como a trimipramina seja necessário durante a gestação, devem-se ponderar os riscos para a mãe e a criança. Categoria C da FDA (classificação até 2015).

● **AMAMENTAÇÃO:** Os dados clínicos acerca da segurança do uso de trimipramina durante a amamentação são escassos, de modo que o aleitamento materno durante o tratamento com esse fármaco deve ser avaliado conforme possíveis riscos e benefícios para a mãe e o lactente.

● **CRIANÇAS E ADOLESCENTES:** A trimipramina deve ser prescrita com extrema cautela, uma vez que as informações acerca do seu uso em crianças e adolescentes não estão plenamente estabelecidas. É necessário estar atento a mudanças de comportamento bruscas, que podem envolver ideação suicida, devendo-se sempre contar com a atenção dos pais e/ou responsáveis nesse acompanhamento.

● **IDOSOS:** Os dados da literatura em relação à eficácia e segurança da trimipramina em indivíduos acima de 65 anos são limitados, mas a farmacocinética desse medicamento não parece ser substancialmente diferente em idosos.[3] Entretanto, uma vez que condições como insuficiência hepática ou renal são comuns nessa faixa etária, é necessário avaliar esses parâmetros antes de iniciar o tratamento com trimipramina em pacientes geriátricos. Em geral, esses pacientes demandam dosagens mais baixas e titulações mais lentas em comparação com indivíduos jovens.

● **INSUFICIÊNCIA RENAL:** Utilizar a trimipramina com cautela em pacientes com insuficiência renal, mantendo-se monitoramento apropriado, porém não é necessário ajuste de dose.

● **INSUFICIÊNCIA HEPÁTICA:** Utilizar a trimipramina com cautela em pacientes com insuficiência hepática, mantendo-se monitoramento apropriado, porém não é necessário ajuste de dose.

● **COMO MANEJAR EFEITOS ADVERSOS:** A maioria dos efeitos adversos da trimipramina tende a desaparecer ou diminuir significativamente ao longo do tempo. Para facilitar a adesão do paciente e contornar o efeito adverso de sonolência, ela pode ser administrada em dose única antes da hora de dormir. Todavia, se os efeitos forem intoleráveis ou caso apareçam efeitos adversos cutâneos persistentes, a troca por outro agente antidepressivo pode ser necessária.

○ Toxicidade

ORAL EM HUMANOS: A literatura indica que doses maiores do que 2,5 mg/kg de trimipramina são capazes de promover um quadro de toxicidade.

TOXICIDADE AGUDA: Em geral, os sinais e sintomas de um episódio de superdosagem com trimipramina incluem confusão, concentração perturbada, perda de visão transitória, alucinações, pupilas dilatadas, agitação, reflexos hiperativos, estupor, sonolência, rigidez muscular, vômitos, hipotermia, hiperpirexia, arritmias cardíacas, hipotensão grave, convulsões, depressão do SNC, coma e alterações no ECG (sobretudo no segmento QRS), as quais são indicadores clinicamente significativos de toxicidade induzida por ADTs. O tratamento consiste em empregar medidas gerais de suporte e sintomáticas, assegurando ventilação adequada das vias aéreas e monitoramento do ritmo cardíaco e dos sinais vitais. Caso haja alterações no pH sérico, pode ser necessária uma abordagem com hiperventilação. O uso concomitante de hiperventilação e bicarbonato de sódio deve ser feito com extrema cautela, com monitoramento frequente do pH (notavelmente, um pH > 7,60 ou pCO_2 < 20 mmHg é indesejável). Arritmias que não respondem à administração de sódio e ao uso de bicarbonato/hiperventilação podem ser responsivas à lidocaína, bretílio ou fenitoína. Em geral, antiarrítmicos 1A e 1C, como

---

BIPP TIPS

○ Visando facilitar a adesão do paciente ao tratamento com trimipramina, uma abordagem útil pode ser administrá-la em dose única antes da hora de dormir.

○ A trimipramina difere de outros ADTs típicos em diversos aspectos. Há relatos, por exemplo, de que a trimipramina não inibe a captação de neurotransmissores e não promove regulação negativa de beta-trimipramina. Além disso, verificou-se que não possui efeito antagônico sobre a inibição da noradrenalina e serotonina ou a liberação de neurotransmissores, mediada por autorreceptores pré-sinápticos.

○ Entre os ADTs, a trimipramina pode ser a melhor opção para pacientes que sofrem de insônia, uma vez que apresenta menos efeitos sobre a arquitetura do sono, incluindo o sono REM. Além disso, observa-se que a trimipramina apresenta propensão modesta a produzir insônia de rebote em um subconjunto de pacientes.

○ A trimipramina é eficaz em pacientes deprimidos com transtornos cronobiológicos, como insônia crônica, embora seu mecanismo de ação não seja totalmente compreendido.

○ Antidepressivos sedativos podem ser particularmente apropriados para indivíduos em risco de abuso de BZDs e pacientes com dor crônica.

quinidina, disopiramida e procainamida, são contraindicados. A indução de vômito não é recomendada, porém a lavagem gástrica com sonda orogástrica de grande calibre com proteção apropriada das vias aéreas pode ser indicada se realizada logo após a ingestão ou em pacientes sintomáticos. A administração de carvão ativado pode ser útil. Não é recomendado realizar diurese forçada ou diálise. Nos casos de superdosagem, deve-se considerar a possibilidade do envolvimento de outras substâncias.

Referências

1. Whirl-Carrillo M, Huddart R, Gong L, Sangkuhl K, Thorn CF, Whaley R, et al. An evidence-based framework for evaluating pharmacogenomics knowledge for personalized medicine. Clin Pharmacol Ther. 2021;110(3):563-72.

2. Somogyi GT, Perel JM. Biphasic effect of tricyclic antidepressants on the release of norepinephrine from the adrenergic nerves of the rabbit heart. Psychopharmacology. 1991;104(2):237-43.

3. Wehmeier PM, Kluge M, Maras A, Riemann D, Berger M, Kohnen R, et al. Fluoxetine versus trimipramine in the treatment of depression in geriatric patients. Pharmacopsychiatry. 2005;38(1):13-6.

Leituras Recomendadas

Abernethy DR, Greenblatt DJ, Shader RI. Trimipramine kinetics and absolute bioavailability: use of gas-liquid chromatography with nitrogen-phosphorus detection. Clin Pharmacol Ther. 1984;35(3):348-53.

Berger M, Gastpar M. Trimipramine: a challenge to current concepts on antidepressives. Eur Arch Psychiatry Clin Neurosci. 1996;246(5):235-9.

Gutscher K, Rauber-Lüthy C, Haller M, Braun M, Kupferschmidt H, Kullak-Ublick GA, et al. Patterns of toxicity and factors influencing severity in acute adult trimipramine poisoning. Br J Clin Pharmacol. 2013;75(1):227-35.

Kirchheiner J, Sasse J, Meineke I, Roots I, Brockmöller J. Trimipramine pharmacokinetics after intravenous and oral administration in carriers of CYP2D6 genotypes predicting poor, extensive and ultra-high activity. Pharmacogenetics. 2003;13(12):721-8.

Musa MN. Dose-dependent kinetics of trimipramine. J Clin Psychiatry. 1989;50(8):307.

Triptofano

O triptofano é considerado um aminoácido essencial, ou seja, não é sintetizado pelo organismo e, portanto, precisa ser obtido pela dieta. Está presente na grande maioria dos alimentos e atua como substrato para a produção de diversas moléculas, sendo peça-chave para reações de síntese proteica, bem como para as vias de quinurenina, serotonina e diversas moléculas com atividade neurobiológica. Nesse contexto, o metabolismo do triptofano ao longo da via das quinureninas e da serotonina, bem como seu envolvimento na fisiopatologia de certas condições psiquiátricas, vem despertando grande interesse do ponto de vista clínico. Algumas linhas de evidência relatam seu potencial uso como ferramenta clínica para o tratamento de determinadas condições neuropsiquiátricas.[1] No entanto, ainda não estão disponíveis formulações farmacêuticas para essas aplicações específicas.

Nomes no Brasil:

O triptofano não está disponível comercialmente em formulações farmacêuticas convenientes para tratamentos psiquiátricos, uma vez que é encontrado apenas em quantidades baixas e, na maioria dos casos, associado a outros aminoácidos e substâncias. Apesar disso, pode ser encontrado em farmácias de manipulação.

SUS:

Não disponível na Rename.

● **INDICAÇÕES DE BULA – ANVISA:** Não possui aprovação da Anvisa até o momento.

● **INDICAÇÕES DE BULA – FDA:** Aprovado pela FDA como suplemento dietético, não como medicamento.

● **INDICAÇÕES OFF-LABEL:** O triptofano pode ser usado como adjuvante no tratamento de sintomas de depressão, insônia, bruxismo, entre outros. Sua aplicação farmacológica é estudada em uma série de outros contextos, porém são necessárias mais evidências científicas que atestem essas indicações.

● **CONTRAINDICAÇÕES:** A experiência clínica acerca das contraindicações do triptofano é escassa. Todavia, seu uso deve ser evitado em pacientes com reações de hipersensibilidade comprovada a esse medicamento. Além disso, recomenda-se cautela em pacientes diagnosticados com câncer de bexiga, acloridria, diabetes melito ou catarata. Alguns pacientes com transtorno bipolar podem não tolerar dosagens superiores a 1 a 2 g/dia.

● **TESTES LABORATORIAIS SUGERIDOS OU NECESSÁRIOS:** A experiência clínica a respeito dos testes laboratoriais sugeridos ou necessários é escassa. Entretanto, uma vez que o triptofano é um aminoácido encontrado na maioria dos alimentos, em princípio não há necessidade de teste adicional em indivíduos saudáveis.

● **ROTA FARMACOLÓGICA:** O triptofano está envolvido em diversas rotas metabólicas como substrato essencial para a síntese de novas moléculas. Parte do triptofano ingerido na dieta serve como substrato para a síntese de melanina e para a síntese proteica. As duas principais vias de metabolização do triptofano são a da serotonina e da quinurenina. Na via da serotonina, o triptofano é convertido em serotonina e melatonina, as quais fazem parte do controle de diversas funções no organismo. Na via da quinurenina, o triptofano gera a quinurenina e derivados como a nicotinamida adenina dinucleotídeo (NAD$^+$), uma molécula doadora de elétrons fundamental para reações metabólicas oxidativas. Ver Figura 1.

◯ Farmacologia

ABSORÇÃO: Não há dados de farmacocinética disponíveis para o triptofano.

VOLUME DE DISTRIBUIÇÃO: Não há dados de farmacocinética disponíveis para o triptofano. Um estudo indica o valor de 0,3 L/kg.

LIGAÇÃO PROTEICA: Cerca de 90%.

METABOLISMO/FARMACOCINÉTICA: Não há dados de farmacocinética disponíveis para o triptofano.

ROTA DE ELIMINAÇÃO: Não há dados de farmacocinética disponíveis para o triptofano.

MEIA-VIDA: 1 a 2 horas.

DEPURAÇÃO: Não há dados de farmacocinética disponíveis para o triptofano.

FARMACODINÂMICA: A principal via catabólica do triptofano é a via das quinureninas, responsável por cerca de 95% da degradação do triptofano na dieta. Tal via é fundamental para a biossíntese de ácido nicotínico (niacina). Outras vias importantes das quais o triptofano participa são a via de síntese de serotonina, melanina e outras rotas de síntese proteica (ver *Rota farmacológica*).

MECANISMO DE AÇÃO: O triptofano é fundamental para a produção de proteínas, enzimas e tecido muscular do corpo. Também é essencial para a produção de niacina e para a síntese dos neurotransmissores serotonina e melatonina. Algumas linhas de evidência indicam que o triptofano também pode auxiliar no tratamento para ansiedade, depressão, insônia, bem como na redução da intensidade de enxaquecas.[2] Outras indicações promissoras incluem o alívio da dor crônica, a redução da impulsividade ou mania e o tratamento de transtornos obsessivos ou compulsivos. Uma vez que está envolvido em diversas rotas meta-

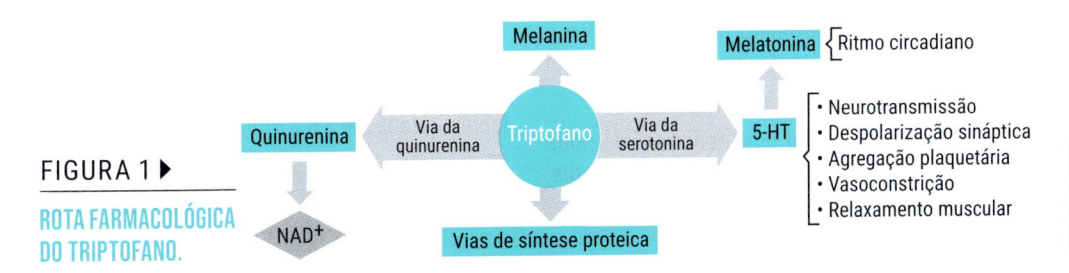

FIGURA 1 ▶
ROTA FARMACOLÓGICA DO TRIPTOFANO.

Triptofano
- Via da quinurenina → Quinurenina → NAD$^+$
- Melanina
- Vias de síntese proteica
- Via da serotonina → 5-HT
  - Neurotransmissão
  - Despolarização sináptica
  - Agregação plaquetária
  - Vasoconstrição
  - Relaxamento muscular
- Melatonina { Ritmo circadiano

bólicas, como a via da serotonina, da melatonina, das quinureninas e inúmeras vias de síntese proteica, seu mecanismo de ação em cada uma dessas condições não está esclarecido. Alguns estudos envolvendo modelos pré-clínicos e clínicos de depleção de triptofano indicaram a precipitação de sintomas de depressão e/ou o bloqueio do efeito clínico de fármacos antidepressivos, sobretudo ISRSs.[3,4] Nesse sentido, propõe-se que os possíveis mecanismos de ação do triptofano na terapêutica de condições neuropsiquiátricas estejam relacionados intimamente à sua modulação das vias serotoninérgicas.

● Interações Medicamentosas

Apesar da ausência de formulações farmacêuticas específicas para tratamentos psiquiátricos, o perfil farmacológico do triptofano indica que algumas interações medicamentosas podem ocorrer, tais como:

○ Medicamentos sedativos e/ou depressores do SNC podem promover incremento do efeito sedativo quando utilizados em combinação com triptofano, como BZDs (clonazepam, lorazepam), barbitúricos (fenobarbital), zolpidem, entre outros.

○ Uma vez que o triptofano interage com as vias de síntese de serotonina, o uso em combinação com medicamentos antidepressivos, os quais também interagem com a disponibilidade de serotonina no SNC, pode promover incremento dos efeitos adversos, incluindo problemas cardíacos, tremores, ansiedade e, em alguns casos, síndrome serotoninérgica. Alguns exemplos incluem fluoxetina, paroxetina, sertralina, amitriptilina, clomipramina, imipramina, fenelzina, tranilcipromina, entre outros.

○ Pelo fato de igualmente interagirem com a disponibilidade de serotonina, outros fármacos, como tramadol, dextrometorfano, meperidina e pentazocina, tampouco devem ser utilizados em conjunto com triptofano.

○ O uso de triptofano com fenotiazinas pode precipitar sérios efeitos colaterais, incluindo distúrbios de movimento.

AFINIDADE LIGANTE/KI: Não há dados disponíveis para o triptofano.

● Farmacogenética

Acesse https://www.pharmgkb.org/chemical/PA10323 ou utilize o *QR code* ao lado.

ANOTAÇÕES CLÍNICAS

Nível de evidência 1A, 1B, 2A, 2B: Não há dados para o triptofano no PharmGKB até a data de publicação deste livro.

Nível de evidência 3: Variantes diversas do gene *SLC22A2*.

Nível de evidência 4: Acesse o *site* para mais informações.

● Prática Clínica

●**DOSAGEM:** A experiência clínica acerca da dosagem do triptofano é limitada; no entanto, para uso como adjuvante no tratamento da depressão, recomendam-se dosagens que variam de 8 a 12 g/dia, e para uso no tratamento da insônia, as dosagens podem variar de 3 a 4 g/dia.

●**TITULAÇÃO:** A experiência clínica sobre a titulação do triptofano é limitada, uma vez que são necessários mais estudos que assegurem seu uso como ferramenta psiquiátrica. Apesar das limitações, os dados disponíveis na literatura indicam que, para uso como adjuvante no tratamento da depressão, é necessária a administração em doses divididas ao longo do dia, devido à sua curta meia-vida. Assim, deve-se iniciar o tratamento na dose de 4 g, dividida em 3 a 4x/dia, incrementando-a até a dose máxima diária de 12 g, de acordo com a resposta do paciente. Para o tratamento da insônia, pode-se iniciar com uma dose de 1 a 2 g antes de deitar, a qual pode ser incrementada até 3 a 4 g/dia após 2 ou 3 noites.

●**EFEITOS ADVERSOS:** A experiência clínica acerca dos efeitos adversos do triptofano é limitada, principalmente por se tratar de um aminoácido presente na maioria dos alimentos. No entanto, há alguns casos relatados. **Mais comuns:** Cefaleia, náusea, perda do apetite, sonolência, tontura, boca seca. **Comuns:** Ataxia, desconforto abdominal, dor muscular, tremor. **Incomuns:** Desinibição sexual, doença semelhante a esclerodermia (raro), hepatotoxicidade, síndrome de eosinofilia-mialgia, síndrome serotoninérgica.

● **GRAVIDEZ:** As necessidades de triptofano durante a gestação são diversas. Nesse período, aumenta a necessidade de síntese proteica pela mãe e para o crescimento e desenvolvimento fetal. Além disso, a ativação de outras vias metabólicas do triptofano é crucial, uma vez que a sinalização promovida pelas moléculas provenientes das vias da serotonina e quinurenina é essencial para processos de neurodesenvolvimento e neuroproteção do feto, bem como para a supressão da rejeição fetal e diversas outras funções metabólicas imprescindíveis para que a gestação ocorra de forma saudável. Nesse contexto, a literatura indica que a suplementação com triptofano durante a gravidez pode ser segura em doses habituais, porém são necessários mais estudos que atestem essa segurança. Categoria C da FDA.

● **AMAMENTAÇÃO:** A experiência clínica acerca dos efeitos da suplementação com triptofano durante o período de amamentação é limitada. Assim, recomenda-se evitar a administração dessa substância nesse período.

● **CRIANÇAS E ADOLESCENTES:** A experiência clínica e os dados da literatura sobre a segurança da suplementação com triptofano em pacientes pediátricos são limitados, havendo necessidade de mais estudos acerca do assunto.

● **IDOSOS:** Não há necessidade de ajuste de dose nessa população.

● **INSUFICIÊNCIA RENAL:** Alguns casos de doença renal crônica podem estar associados ao acúmulo de metabólitos tóxicos do triptofano devido à inflamação e ao comprometimento da função renal. Assim, embora a experiência clínica e os dados da literatura acerca da segurança da suplementação com triptofano em pacientes com insuficiência renal sejam limitados, recomenda-se cautela durante a administração dessa substância para esse grupo de pacientes.[5,6]

● **INSUFICIÊNCIA HEPÁTICA:** Um estudo demonstrou que a farmacocinética do triptofano varia consideravelmente entre indivíduos saudáveis e indivíduos cirróticos, de modo que, nestes últimos, sua depuração é reduzida, seu volume aparente de distribuição total é incrementado e sua meia-vida é cerca de 3 vezes maior em relação aos indivíduos saudáveis.[7] Nesse contexto, embora a experiência clínica e os dados da literatura a respeito da segurança da suplementação com triptofano em pacientes com insuficiência hepática sejam limitados, recomenda-se cautela durante a administração dessa substância para esse grupo de pacientes.

● **COMO MANEJAR EFEITOS ADVERSOS:** A experiência clínica e os dados da literatura sobre os efeitos adversos da suplementação com triptofano são limitados, mas em geral ele tende a ser seguro e apresenta baixo perfil de efeitos adversos, visto que está presente na maioria dos alimentos.[8] Assim, nos casos em que houver sintomas adversos, está indicado o monitoramento criterioso do paciente até que esses efeitos reduzam com o tempo. Para os pacientes com sonolência, pode ser interessante administrar a maior dose diária antes de deitar. Para os pacientes com depressão, caso os efeitos adversos sejam intoleráveis, recomenda-se a troca por outro agente adjuvante ao tratamento da depressão.

○ Toxicidade

ORAL EM HUMANOS: Não há dados disponíveis sobre superdosagem de triptofano em humanos. Em ratos, a dose letal do triptofano é de mais de 16 mg/kg.

TOXICIDADE AGUDA: Uma vez que a experiência clínica envolvendo casos de superdosagem com triptofano é escassa, nenhuma recomendação especial é conhecida. Tal como acontece com o tratamento de qualquer superdosagem, medidas gerais, sintomáticas e de suporte devem ser adotadas. Se necessário, a lavagem gástrica imediata e a administração de fluidos IV podem

BIPP TIPS

- O triptofano não está disponível comercialmente em formulações farmacêuticas convenientes para tratamentos psiquiátricos.

- Ensaios pré-clínicos de depleção de triptofano sugerem ausência de correlação bioquímica entre as concentrações plasmáticas desse aminoácido e a disponibilidade central de serotonina, de modo que um marcador mais apropriado para tal triagem seria a avaliação das concentrações séricas de triptofano livre.

- Alguns estudos indicam a possível aplicação terapêutica do triptofano como tratamento adjunto em casos de adição e, principalmente, abstinência ao álcool.[9] Entretanto, são necessários estudos mais aprofundados acerca desse potencial uso.

- Por estar envolvido em inúmeras vias metabólicas, o triptofano, bem como seus metabólitos, tem sido investigado em relação a suas possíveis aplicações como ferramenta farmacológica em outras condições clínicas para além do contexto neuropsiquiátrico, como câncer, doenças imunológicas, dor crônica, entre outras.

- Há evidências de que a covid-19 altera o metabolismo do triptofano, desviando as vias metabólicas e favorecendo a via das quinureninas em detrimento das outras vias de síntese.[10] Nesse sentido, trabalhos recentes têm investigado os potenciais usos do triptofano como adjuvante de outras possíveis ferramentas farmacológicas para o tratamento da covid-19, uma vez que esse aminoácido e seus metabólitos, especialmente a melatonina, apresentam um interessante efeito anti-inflamatório.[11] Todavia, são necessários estudos pré-clínicos e ensaios clínicos mais aprofundados acerca desse potencial uso.

ser empregadas. Além disso, deve-se monitorar respiração, pulso, pressão arterial e outros sinais vitais apropriados.

Referências

1. Chojnacki C, Gąsiorowska A, Popławski T, Konrad P, Chojnacki M, Fila M, et al. Beneficial effect of increased tryptophan intake on its metabolism and mental state of the elderly. Nutrients. 2023;15(4):847.

2. Sandyk R. L-tryptophan in neuropsychiatric disorders: a review. Int J Neurosci. 1992;67(1-4):127-44.

3. Delgado PL, Miller HL, Salomon RM, Licinio J, Krystal JH, Moreno FA, et al. Tryptophan-depletion challenge in depressed patients treated with desipramine or fluoxetine: implications for the role of serotonin in the mechanism of antidepressant action. Biol Psychiatry. 1999;46(2):212-20.

4. Bell C, Abrams J, Nutt D. Tryptophan depletion and its implications for psychiatry. Br J Psychiatry. 2001;178:399-405.

5. Paats J, Adoberg A, Arund J, Dhondt A, Fernström A, Fridolin I, et al. Serum levels and removal by haemodialysis and haemodiafiltration of tryptophan-derived uremic toxins in ESKD patients. Int J Mol Sci. 2020;21(4):1522.

6. Post A, Huberts M, Poppe E, van Faassen M, Kema IP, Vogels S, et al. Tryptophan intake and tryptophan losses in hemodialysis patients: a balance study. Nutrients. 2019;11(12):2851.

7. Young SN, Lal S, Sourkes TL, Feldmuller F, Aronoff A, Martin JB. Relationships between tryptophan in serum and CSF, and 5-hydroxyindoleacetic acid in CSF of man: effect of cirrhosis of liver and probenecid administration. J Neurol Neurosurg Psychiatry. 1975;38(4):322-30.

8. Fernstrom JD. Effects and side effects associated with the non-nutritional use of tryptophan by humans. J Nutr. 2012;142(12):2236S-44S.

9. Badawy AAB, Bano S, Steptoe A. Tryptophan in alcoholism treatment II: inhibition of the rat liver mitochondrial low Km aldehyde dehydrogenase activity, elevation of blood acetaldehyde concentration and induction of aversion to alcohol by combined administration of tryptophan and benserazide. Alcohol Alcohol. 2011;46(6): 661-71.

10. Abbas F Almulla 1 2, Thitiporn Supasitthumrong 3, Chavit Tunvirachaisakul 3, Ali Abbas Abo Algon 4, Hussein K Al-Hakeim 5, Michael Maes. The tryptophan catabolite or kynurenine pathway in COVID-19 and critical COVID-19: a systematic review and meta-analysis. BMC Infect Dis. 2022;22(1):615.

11. Badawy AAB. The kynurenine pathway of tryptophan metabolism: a neglected therapeutic target of COVID-19 pathophysiology and immunotherapy. Biosci Rep. 2023;43(8):BSR20230595.

Leituras Recomendadas

Belladonna ML, Orabona C. Potential benefits of tryptophan metabolism to the efficacy of tocilizumab in COVID-19. Front Pharmacol. 2020;11:959.

Comai S, Bertazzo A, Brughera M, Crotti S. Tryptophan in health and disease. Adv Clin Chem. 2020;95:165-218.

Debnath S, Velagapudi C, Redus L, Thameem F, Kasinath B, Hura CE, et al. Tryptophan metabolism in patients with chronic kidney disease secondary to type 2 diabetes: relationship to inflammatory markers. Int J Tryptophan Res. 2017;10:1178646917694600.

Eroğlu İ, Eroğlu BÇ, Güven GS. Altered tryptophan absorption and metabolism could underlie long-term symptoms in survivors of coronavirus disease 2019 (COVID-19). Nutrition. 2021;90:111308.

Modoux M, Rolhion N, Mani S, Sokol H. Tryptophan metabolism as a pharmacological target. Trends Pharmacol Sci. 2021;42(1):60-73.

Richard DM, Dawes MA, Mathias CW, Acheson A, Hill-Kapturczak N, Dougherty DM. L-tryptophan: basic metabolic functions, behavioral research and therapeutic indications. Int J Tryptophan Res. 2009;2:45-60.

Rössle M, Herz R, Mullen KD, Jones DB. The disposition of intravenous L-tryptophan in healthy subjects and in patients with liver disease. Br J Clin Pharmacol. 1986;22(6):633-8.

V

- **Valbenazina** 842
- **Valnoctamida** 845
- **Vardenafila** 847
- **Vareniclina** 850
- **Venlafaxina** 855
- **Vigabatrina** 862
- **Vilazodona** 866
- **Vortioxetina** 870

Valbenazina

A valbenazina é um fármaco que inibe o VMAT2, de forma que as monoaminas não são armazenadas em vesículas e acabam sendo depletadas. É utilizada no tratamento da discinesia tardia. Após administração oral, sua concentração máxima ocorre dentro de 30 minutos a 1 hora e sua eliminação se dá sobretudo pela via renal, majoritariamente na forma de metabólitos, porém também há excreção fecal.

Nomes no Brasil:
Não disponível no Brasil (EUA: Ingrezza).

SUS:
Não disponível na Rename.

- **INDICAÇÕES DE BULA – ANVISA:** Não possui aprovação da Anvisa até o momento.

- **INDICAÇÕES DE BULA – FDA:** Tratamento de adultos com discinesia tardia. Tratamento de adultos com coreia associada à doença de Huntington.

- **INDICAÇÕES OFF-LABEL:** A valbenazina pode ser utilizada no manejo da hipercinesia em pacientes com síndrome de Tourette.

- **CONTRAINDICAÇÕES:** A valbenazina não deve ser utilizada por pacientes com histórico de alergia a esse medicamento. Há necessidade de precaução quando da utilização da valbenazina em pacientes com síndrome congênita do QT longo ou com arritmias associadas a prolongamento do intervalo QT e em pacientes que fazem uso de IMAOs.

- **TESTES LABORATORIAIS SUGERIDOS OU NECESSÁRIOS:** Testes laboratoriais não são necessários.

- **ROTA FARMACOLÓGICA:** Ver Figura 1.

Farmacologia

ABSORÇÃO: Após administração oral, a valbenazina exibe seu pico de concentração plasmática entre 30 minutos e 1 hora, enquanto seu metabólito [+]-α-di-hidroxi-tetrabenazina (HTBZ), em 4 a 8 horas. A biodisponibilidade é de 49%.

VOLUME DE DISTRIBUIÇÃO: 92 L.

LIGAÇÃO PROTEICA: A ligação da valbenazina às proteínas plasmáticas é de aproximadamente 99%, e de seu metabólito, de 64%.

METABOLISMO/FARMACOCINÉTICA: A valbenazina sofre metabolização hepática pelas enzimas da família do citocromo P450, principalmente CYP2D6 e CYP3A4/5, dando origem ao seu principal metabólito ativo, [+]-α-HTBZ.

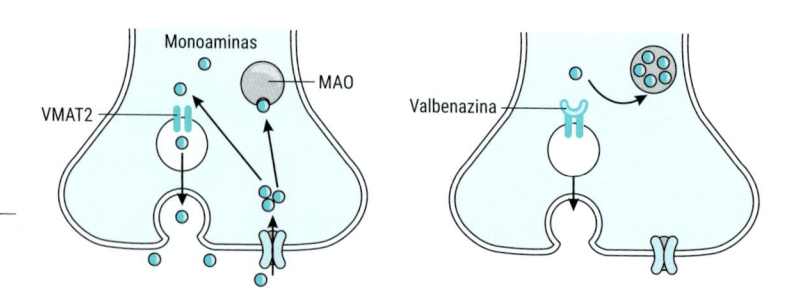

FIGURA 1 ▶
ROTA FARMACOLÓGICA DA VALBENAZINA.

ROTA DE ELIMINAÇÃO: A excreção da valbenazina se dá pela via renal (60%), sobretudo na forma de metabólitos, mas também ocorre via fecal (30%).

MEIA-VIDA: 15 a 22 horas.

DEPURAÇÃO: 7,2 L/h.

FARMACODINÂMICA: A valbenazina se mostrou eficaz em reduzir os sintomas de movimentos involuntários em pacientes com discinesia tardia. Ela proporcionou uma redução na pontuação média na escala de movimentos anormais involuntários.

MECANISMO DE AÇÃO: A valbenazina e seu metabólito ativo se ligam, de forma reversível, no VMAT2, com alta seletividade. O VMAT2 é responsável pelo armazenamento em vesículas das monoaminas para que sejam liberadas na fenda sináptica e, uma vez bloqueado, impede tal processo, causando a degradação das monoaminas pela MAO, de modo que não são liberadas na fenda sináptica. Dessa forma, pelo fato de reduzir a liberação de dopamina no estriado, há melhora dos sintomas motores presentes na discinesia tardia.

● Interações Medicamentosas

○ A carbamazepina, potente indutor enzimático da CYP3A4, pode reduzir as concentrações plasmáticas da valbenazina.

○ O cetoconazol, potente inibidor enzimático da CYP3A4, pode aumentar as concentrações plasmáticas da valbenazina.

○ A fluoxetina e a paroxetina, potentes inibidores enzimáticos da CYP2D6, podem aumentar as concentrações plasmáticas do metabólito ativo da valbenazina.

○ A valbenazina pode aumentar a concentração plasmática da digoxina.

AFINIDADE LIGANTE/KI:

LOCAL	KI (NM)
α-di-hidroxi-tetrabenazina – Ki	1-4,2 (VMAT2)
NBI-13611 – Ki	160-220 (VMAT2)

○ Farmacogenética

Acesse https://www.pharmgkb.org/chemical/PA166170051 ou utilize o *QR code* ao lado.

ANOTAÇÕES CLÍNICAS

Nível de evidência 1A, 1B, 2A, 2B, 3: Não há dados para a valbenazina no PharmGKB até a data de publicação deste livro.

Nível de evidência 4: Acesse o *site* para mais informações.

○ Prática Clínica

● **DOSAGEM:** Recomenda-se a utilização de valbenazina em doses de 40 a 80 mg/dia, tomadas 1x/dia.

● **TITULAÇÃO:** Deve-se iniciar o uso de valbenazina com 1 dose de 40 mg/dia. Após 1 semana de tratamento, pode-se aumentá-la para 80 mg/dia.

● **EFEITOS ADVERSOS:** Mais comuns: Neurológicos (fadiga, sedação, sonolência). Comuns: Gastrointestinais (náusea, vômito), hepáticos (aumento de bilirrubina e fosfatase alcalina), metabólicos (aumento de glicemia, peso e prolactina), musculoesqueléticos (artralgia), neurológicos (acatisia, alteração de marcha, cefaleia, discinesia, distúrbios do equilíbrio, efeitos anticolinérgicos, queda, sintomas extrapiramidais, tontura), psiquiátricos (ansiedade, insônia), respiratórios (infecção respiratória).

● **GRAVIDEZ:** Não há estudos em humanos, porém não foi observada malformação em fetos de modelos animais quando a valbenazina foi administrada durante a fase de organogênese. Também em estudos com modelos animais, o uso de valbenazina resultou em maior número de filhotes natimortos e maiores taxas de mortalidade pós-natal.

● **AMAMENTAÇÃO:** Não se sabe se a valbenazina é secretada no leite materno, nem se conhecem seus possíveis efeitos para o lactente. Assim sendo, não é recomendado o uso de valbenazina

BIPP TIPS

- A dose de 80 mg/dia de valbenazina tende a exibir melhores resultados do que a dose de 40 mg/dia.
- A valbenazina é utilizada para controlar efeitos colaterais dos medicamentos antipsicóticos.
- A valbenazina tende a ser bem tolerada pelos pacientes.
- Caso o paciente opte pela tomada durante a noite e as melhorias nos movimentos desapareçam antes do final do dia, pode-se considerar a tomada pela manhã.
- É recomendada a utilização de doses reduzidas de valbenazina (40 mg) em pacientes que façam uso de inibidores potentes da CYP3A4 e CYP2D6.
- Em caso de interrupção do uso de valbenazina, os sintomas de discinesia tardia tendem a retornar em 4 semanas.
- Em caso de sedação excessiva por uso de valbenazina, recomenda-se a tomada no período da noite.
- O uso de indutores enzimáticos potentes da CYP3A4 não é recomendado enquanto se estiver utilizando a valbenazina.
- A valbenazina pode ser ingerida junto ou separadamente dos alimentos.

durante o aleitamento e em até 5 dias após a interrupção do medicamento.

● **CRIANÇAS E ADOLESCENTES:** Não há estudos avaliando a segurança e a eficácia do uso de valbenazina em crianças e adolescentes.

● **IDOSOS:** Não é necessário ajuste de dose de valbenazina em pacientes idosos.

● **INSUFICIÊNCIA RENAL:** Em pacientes com comprometimento renal leve ou moderado, não é necessário ajuste de dose, porém o uso de valbenazina não é recomendado em pacientes com comprometimento grave da função renal.

● **INSUFICIÊNCIA HEPÁTICA:** É recomendado que se use dose reduzida de valbenazina (40 mg) em pacientes com comprometimento moderado a grave da função hepática.

● **COMO MANEJAR EFEITOS ADVERSOS:** É necessário aguardar e observar se os efeitos da valbenazina irão desaparecer; caso não desapareçam, é recomendada a redução de dose do medicamento e até suspensão do seu uso.

● Toxicidade

ORAL EM HUMANOS: Não há dados específicos sobre superdosagem de valbenazina em humanos.

TOXICIDADE AGUDA: Até o momento, não há informações sobre os efeitos da superdosagem da valbenazina.

● Leituras Recomendadas

Akbar U, Kim DS, Friedman JH. Valbenazine-induced parkinsonism. Parkinsonism Relat Disord. 2020;70:13-14.

Farber RH, Angelov A, Kim K, Carmack T, Thai-Cuarto D, Roberts E. Clinical development of valbenazine for tics associated with Tourette syndrome. Expert Rev Neurother. 2021;21(4):393-404.

Gupta H, Moity AR, Jumonville A, Kaufman S, Edinoff AN, Kaye AD. Valbenazine for the treatment of adults with tardive dyskinesia. Health Psychol Res. 2021;9(1):24929.

Khorassani F, Luther K, Talreja O. Valbenazine and deutetrabenazine: vesicular monoamine transporter 2 inhibitors for tardive dyskinesia. Am J Health Syst Pharm. 2020;77(3):167-74.

Niemann N, Jankovic J. Treatment of tardive dyskinesia: a general overview with focus on the vesicular monoamine transporter 2 inhibitors. Drugs. 2018;78(5):525-41.

Sajatovic M, Alexopoulos GS, Burke J, Farahmand K, Siegert S. The effects of valbenazine on tardive dyskinesia in older and younger patients. Int J Geriatr Psychiatry. 2020;35(1):69-79.

Thornton P. Valbenazine side effects. Drugs.com; 2023 [capturado em 5 dez. 2024]. Disponível em: https://www.drugs.com/sfx/valbenazine-side-effects.html#-professional.

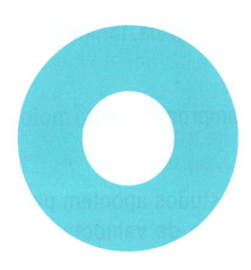

Valnoctamida

A valnoctamida é um fármaco empregado no manejo do transtorno bipolar, com um mecanismo de ação não muito bem esclarecido. É um isômero da valpromida, profármaco do ácido valproico. Também é utilizada como medicamento anticonvulsivante. Após administração oral, sua absorção ocorre em menos de 1 hora.

Nomes no Brasil:
Não disponível no Brasil.

SUS:
Não disponível na Rename.

- **INDICAÇÕES DE BULA – ANVISA E FDA:** Não possui aprovação da Anvisa e da FDA até o momento.
- **INDICAÇÕES OFF-LABEL:** A valnoctamida pode ser usada para o manejo da dor neuropática e para quadros de ansiedade e agitação.
- **CONTRAINDICAÇÕES:** Não há informações disponíveis sobre a valnoctamida.
- **TESTES LABORATORIAIS SUGERIDOS OU NECESSÁRIOS:** Não há informações disponíveis sobre a valnoctamida.
- **ROTA FARMACOLÓGICA:** Ver Figura 1.

Farmacologia

ABSORÇÃO: Após administração oral, a valnoctamida exibe seu pico de concentração plasmática em menos de 1 hora.

VOLUME DE DISTRIBUIÇÃO: 0,18 L/h/kg.

LIGAÇÃO PROTEICA: A valnoctamida se liga pouco às proteínas plasmáticas.

METABOLISMO/FARMACOCINÉTICA: A valnoctamida sofre pouca metabolização hepática.

ROTA DE ELIMINAÇÃO: Não há informações disponíveis sobre a eliminação da valnoctamida.

MEIA-VIDA: 9,3 horas.

DEPURAÇÃO: 82 mL/h/kg.

FARMACODINÂMICA: A valnoctamida atua como depressor do SNC, sendo utilizada, principalmente, como anticonvulsivante, analgésico e ansiolítico.

MECANISMO DE AÇÃO: A valnoctamida ainda não tem seu mecanismo de ação completamente elucidado; apesar disso, acredita-se que ela apresente seus efeitos clínicos por meio de vários mecanismos, como bloqueio dos canais de sódio voltagem-dependentes, aumento da transmissão gabaérgica mediante agonismo nos receptores GABA-A e redução da excitação neuronal mediante antagonismo dos receptores glutamatérgicos do tipo NMDA. Tais ações, em conjunto, resultam em maior inibição e menor excitabilidade do SNC, o que explica seus efeitos como anticonvulsivante e estabilizador do humor.

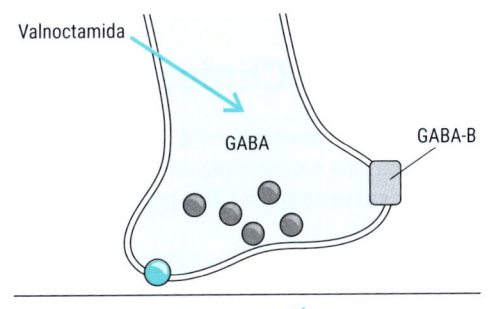

FIGURA 1 ▶ ROTA FARMACOLÓGICA DA VALNOCTAMIDA.

> **BIPP TIPS**
>
> ○ Deve-se evitar dirigir automóveis ou operar máquinas quando em tratamento com valnoctamida, pois há risco de sonolência.
>
> ○ O uso concomitante de valnoctamida com outros medicamentos depressores do SNC pode potencializar os efeitos depressores, como sonolência e lentificação psicomotora.
>
> ○ A valnoctamida é um medicamento ainda em fase de testes e estudos.

● Interações Medicamentosas

A valnoctamida pode aumentar as concentrações séricas da carbamazepina-10,11-epóxido, metabólito ativo da carbamazepina.

AFINIDADE LIGANTE/KI: Não há dados disponíveis para a valnoctamida.

○ Farmacogenética

ANOTAÇÕES CLÍNICAS

Nível de evidência 1A, 1B, 2A. 2B, 3: Não há dados para a valnoctamida no PharmGKB até a data de publicação deste livro.

Nível de evidência 4: Acesse o *site* para mais informações.

○ Prática Clínica

● **DOSAGEM:** Recomenda-se a utilização da valnoctamida para o tratamento do transtorno bipolar em doses entre 600 e 1.200 mg/dia.

● **TITULAÇÃO:** É recomendado que se inicie o tratamento com a valnoctamida em 1 dose de 600 mg/dia, em 3 tomadas; após 4 dias, pode-se aumentar a dose para 1.200 mg/dia, também em 3 tomadas.

● **EFEITOS ADVERSOS:** Comprometimento motor leve, sonolência.

● **GRAVIDEZ:** Embora os estudos apontem para uma menor teratogenicidade da valnoctamida em comparação ao ácido valproico,[1] ainda não há estudos que mostrem a segurança do uso desse medicamento durante a gestação.

● **AMAMENTAÇÃO:** O uso de valnoctamida não é recomendado durante a amamentação, uma vez que não há estudos sobre o assunto.

● **CRIANÇAS E ADOLESCENTES:** Não há estudos mostrando a segurança e a eficácia da valnoctamida nessa faixa etária.

● **IDOSOS:** Não há estudos sobre o uso de valnoctamida nessa população.

● **INSUFICIÊNCIA RENAL:** Não há informações disponíveis para a valnoctamida.

● **INSUFICIÊNCIA HEPÁTICA:** Não há informações disponíveis para a valnoctamida.

● **COMO MANEJAR EFEITOS ADVERSOS:** É necessário aguardar e observar se os efeitos da valnoctamida irão desaparecer; caso não desapareçam, deve-se reduzir a dose ou então pode-se optar por outro agente da mesma classe.

○ Toxicidade

ORAL EM HUMANOS: Não há dados específicos sobre superdosagem de valnoctamida em humanos. A dose letal de valnoctamida é de 760 mg/kg em ratos.

TOXICIDADE AGUDA: Não há informações disponíveis sobre a valnoctamida.

○ Referência

1. Radatz M, Ehlers K, Yagen B, Bialer M, Nau H. Valnoctamide, valpromide and valnoctic acid are much less

teratogenic in mice than valproic acid. Epilepsy Res. 1998;30(1):41-8.

Leituras Recomendadas

Bersudsky Y, Applebaum J, Gaiduk Y, Sharony L, Mishory A, Podberezsky A, et al. Valnoctamide as a valproate substitute with low teratogenic potential in mania: a double-blind, controlled, add-on clinical trial. Bipolar Disord. 2010;12(4):376-82.

Bialer M, Haj-Yehia A, Barzaghi N, Pisani F, Perucca E. Pharmacokinetics of a valpromide isomer, valnoctamide, in healthy subjects. Eur J Clin Pharmacol. 1990;38(3):289-91.

Haj-Yehia A, Bialer M. Structure-pharmacokinetic relationships in a series of valpromide derivatives with antiepileptic activity. Pharm Res. 1989;6(8):683-9.

Mawasi H, Shekh-Ahmad T, Finnell RH, Wlodarczyk BJ, Bialer M. Pharmacodynamic and pharmacokinetic analysis of CNS-active constitutional isomers of valnoctamide and sec-butylpropylacetamide: amide derivatives of valproic acid. Epilepsy Behav. 2015;46:72-8.

Pisani F, Fazio A, Artesi C, Oteri G, Spina E, Tomson T, et al. Impairment of carbamazepine-10, 11-epoxide elimination by valnoctamide, a valpromide isomer, in healthy subjects. Br J Clin Pharmacol. 1992;34(1):85-7.

Rogawski MA. Diverse mechanisms of antiepileptic drugs in the development pipeline. Epilepsy Res. 2006;69(3):273-94.

Samur DN, Arslan R, Aydın S, Bektas N. Valnoctamide: the effect on relieving of neuropathic pain and possible mechanisms. Eur J Pharmacol. 2018;827:208-14.

Shekh-Ahmad T, Mawasi H, McDonough JH, Yagen B, Bialer M. The potential of sec-butylpropylacetamide (SPD) and valnoctamide and their individual stereoisomers in status epilepticus. Epilepsy Behav. 2015;49: 298-302.

Weiser M, Levi L, Levine SZ, Bialer M, Shekh-Ahmad T, Matei V, et al. A randomized, double-blind, placebo- and risperidone-controlled study on valnoctamide for acute mania. Bipolar Disord. 2017;19(4):285-94.

Vardenafila

A vardenafila é um fármaco inibidor potente e seletivo da enzima PDE5, com início de ação bastante rápido. É utilizada para o tratamento da disfunção erétil. Após administração oral, é absorvida rapidamente pelo trato gastrointestinal e sua concentração máxima ocorre em 15 minutos. A eliminação da vardenafila se dá principalmente pela via fecal e em menor proporção pela via renal.

Nomes no Brasil:

Levitra, Vivanza.

SUS:

Não disponível na Rename.

● **INDICAÇÕES DE BULA – ANVISA E FDA:** Tratamento da disfunção erétil.

● **INDICAÇÕES *OFF-LABEL*:** A vardenafila pode ser usada no manejo da disfunção erétil associada a outras condições, como depressão leve sem o uso de antidepressivos, diabetes melito, fenô-

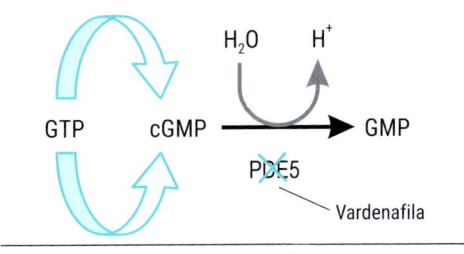

FIGURA 1 ▶ ROTA FARMACOLÓGICA DA VARDENAFILA.

meno de Raynaud, hipertensão arterial sistêmica sob tratamento com anti-hipertensivos e prostatectomia radical, no manejo da ejaculação precoce, no tratamento da hipertensão arterial pulmonar e também no manejo de sintomas urinários decorrentes de hiperplasia prostática. Estudos em fases iniciais têm apontado para um possível uso de vardenafila no tratamento da fibrose pulmonar e no reparo de fraturas ósseas.

● **CONTRAINDICAÇÕES:** A vardenafila não deve ser utilizada por pacientes com histórico de alergia a esse medicamento, nem por pacientes que fazem uso de nitrato, inibidores potentes da CYP3A4 ou algum outro medicamento para o tratamento da disfunção erétil, indivíduos com insuficiência hepática grave, doença renal em estágio terminal, retinite pigmentosa, hipotensão arterial e quadro recente de AVC ou IAM.

● **TESTES LABORATORIAIS SUGERIDOS OU NECESSÁRIOS:** Testes laboratoriais não são necessários.

● **ROTA FARMACOLÓGICA:** Ver Figura 1.

⊙ Farmacologia

ABSORÇÃO: Após administração oral, a vardenafila exibe seu pico de concentração plasmática em 15 minutos.

VOLUME DE DISTRIBUIÇÃO: 208 L.

LIGAÇÃO PROTEICA: A ligação da vardenafila às proteínas plasmáticas é de 95%, ligando-se principalmente à albumina.

METABOLISMO/FARMACOCINÉTICA: A vardenafila sofre metabolização hepática pelas enzimas pertencentes à família do citocromo P450, sobretudo CYP3A4 e, em menor proporção, CYP3A5 e CYP2C. Alguns de seus metabólitos são farmacologicamente ativos.

ROTA DE ELIMINAÇÃO: A excreção da vardenafila se dá pelas vias fecal (95%) e renal (2-6%), majoritariamente na forma de metabólitos.

MEIA-VIDA: 4 a 5 horas.

DEPURAÇÃO: 56 L/h.

FARMACODINÂMICA: A vardenafila é um inibidor potente e seletivo da enzima PDE5, sendo 10 vezes mais potente que a sildenafila, capaz de promover e manter a ereção peniana em homens que sofrem de disfunção sexual.

MECANISMO DE AÇÃO: A vardenafila, ao inibir a enzima PDE5, impede que ela degrade o GMP cíclico presente nos corpos cavernosos, localizados ao redor do pênis. Com o aumento dos níveis de GMP cíclico, ocorre o relaxamento muscular dos vasos sanguíneos e a melhora do fluxo sanguíneo no pênis, promovendo a ereção peniana.

● Interações Medicamentosas

○ O uso de vardenafila pode aumentar o efeito de nitratos.

○ O uso de inibidores da CYP3A4 (cetoconazol, eritromicina, indinavir, itraconazol, ritonavir), CYP3A5 e CYP2C pode aumentar as concentrações plasmáticas da vardenafila.

AFINIDADE LIGANTE/KI:

LOCAL	KI (NM)
Ki (PDE5)	0,7

⊙ Farmacogenética

Acesse https://www.pharmgkb.org/chemical/PA10229 ou utilize o *QR code* ao lado.

ANOTAÇÕES CLÍNICAS

Nível de evidência 1A, 1B, 2A, 2B: Não há dados para a vardenafila no PharmGKB até a data de publicação deste livro.

Nível de evidência 3: Variantes diversas do gene *CYP3A5*.

Nível de evidência 4: Acesse o *site* para mais informações.

⊙ Prática Clínica

● **DOSAGEM:** Recomenda-se a utilização da vardenafila em doses que variam de 5 a 20 mg, sendo administrada de 25 a 60 minutos antes do início da atividade sexual. Esse medicamento deve ser ingerido apenas uma vez no período de 24 horas.

● **TITULAÇÃO:** Deve-se iniciar o tratamento com a dose de 10 mg. Em caso de não resposta, pode-se aumentar a dose até 20 mg. Também pode-se reduzir a dose para 5 mg, dependendo da resposta e tolerância individual de cada paciente.

● **EFEITOS ADVERSOS:** Comuns: Cefaleia, dispepsia, rubor. Incomuns: Alteração da pressão arterial (redução leve e transitória), congestão nasal, coriza, cromatopsia, disfunção erétil, dor lombar, dor ocular, edema das pálpebras, fotossensibilidade, hiperemia da conjuntiva, hipertensão, hipertonia, hipotensão, mialgia, náusea, perda auditiva, síncope, sintomas gripais, sinusite, vertigem.

● **GRAVIDEZ:** Não se aplica.

● **AMAMENTAÇÃO:** Não se aplica.

● **CRIANÇAS E ADOLESCENTES:** Não há estudos atestando a segurança e a eficácia da vardenafila em pacientes com menos de 18 anos, não sendo indicado seu uso na população pediátrica.

● **IDOSOS:** Nessa faixa etária, é recomendada a utilização de dose inicial de 5 mg, uma vez que pacientes com mais de 65 anos tendem a apresentar depuração renal reduzida. Caso o paciente não apresente resposta satisfatória com essa dose, e se bem tolerada por ele, pode-se aumentá-la para 10 ou 20 mg.

● **INSUFICIÊNCIA RENAL:** Não é necessário ajuste de dose de vardenafila em pacientes com insuficiência renal leve ou moderada. Em pacientes com insuficiência renal grave, deve-se utilizar esse medicamento na dose de 5 mg. Em pacientes com doença renal em estágio terminal, a vardenafila não deve ser usada.

● **INSUFICIÊNCIA HEPÁTICA:** Em pacientes com insuficiência hepática leve ou moderada, deve-se utilizar a vardenafila na dose de 5 mg. Ela não deve ser utilizada em pacientes com insuficiência hepática grave.

● **COMO MANEJAR EFEITOS ADVERSOS:** É necessário aguardar e observar se os efeitos da vardenafila irão desaparecer; caso não desapareçam, é recomendada a redução da dose do medicamento. Se persistirem, deve-se descontinuar seu uso.

> **BIPP TIPS**
>
> ○ As possíveis causas, tanto físicas quanto psicológicas, da disfunção erétil devem ser avaliadas antes de iniciar o tratamento com vardenafila.
>
> ○ Deve-se avaliar e acompanhar a saúde cardiovascular do paciente durante o uso de vardenafila.
>
> ○ Em pacientes que fazem uso de medicamentos inibidores moderados da CYP3A4, a dose máxima recomendada de vardenafila é de 5 mg.
>
> ○ A vardenafila não deve ser utilizada mais de uma vez em 24 horas.
>
> ○ Não é recomendada a ingestão concomitante de vardenafila com suco de *grapefruit*, uma vez que há indícios de aumento das concentrações plasmáticas desse medicamento.
>
> ○ O uso concomitante de vardenafila com vasodilatadores deve ser feito com cautela, pois pode haver redução exacerbada da pressão arterial, precipitando sintomas como desmaio, tontura e vertigem.
>
> ○ O uso concomitante de nitratos e vardenafila pode levar a um quadro de hipotensão exacerbada.
>
> ○ A utilização de vardenafila em pacientes que apresentem distúrbio de crase sanguínea ou em portadores de úlcera péptica deve ser avaliada em relação aos riscos e benefícios.
>
> ○ Pacientes que apresentem deformidades anatômicas no pênis ou predisposição ao priapismo devem utilizar a vardenafila com cautela.

○ Toxicidade

ORAL EM HUMANOS: Não há dados específicos sobre superdosagem de vardenafila em humanos. A dose letal de vardenafila é de 190 mg/kg em ratos.

TOXICIDADE AGUDA: Os sintomas decorrentes de superdosagem de vardenafila (dose única de 120 mg) são alteração visual (reversível) e dor lombar e muscular.

⬤ Leituras Recomendadas

Atcı T, Alagöz E, Yaprak Saraç E, Özbay H, Daşcı MF, Acar A, et al. Effects of different vardenafil doses on bone healing in a rat fracture model. Jt Dis Relat Surg. 2021;32(2):313-22.

Bischoff E. Vardenafil preclinical trial data: potency, pharmacodynamics, pharmacokinetics, and adverse events. Int J Impot Res. 2004;16 Suppl 1:S34-7.

Bourne MH Jr, Kottom TJ, Hebrink DM, Choudhury M, Leof EB, Limper AH. Vardenafil activity in lung fibrosis and in vitro synergy with nintedanib. Cells. 2021;10(12):3502.

Jiang D, Tan H, Zhang R, Wang K, Zhang Y, Tan X, et al. Borneol-mediated vardenafil hydrochloride patch for pediatric pulmonary arterial hypertension: preparation, characterization and in vivo study. Int J Pharm. 2020;591:119864.

Keating GM, Scott LJ. Vardenafil: a review of its use in erectile dysfunction. Drugs. 2003;63(23):2673-703.

Kendirci M, Bivalacqua TJ, Hellstrom WJ. Vardenafil: a novel type 5 phosphodiesterase inhibitor for the treatment of erectile dysfunction. Expert Opin Pharmacother. 2004;5(4):923-32.

Kim SM, Taneja C, Perez-Pena H, Ryu V, Gumerova A, Li W, et al. Repurposing erectile dysfunction drugs tadalafil and vardenafil to increase bone mass. Proc Natl Acad Sci U S A. 2020;117(25):14386-94.

Mao F, Han B, Jiang D, Zhang X, Pang T, Fan Y. The phosphodiesterase-5 inhibitor vardenafil improves the activation of BMP signaling in response to hydrogen peroxide. Cardiovasc Drugs Ther. 2020;34(1):41-52.

Rice KR, Dean RC. Vardenafil: efficacy, tolerability and future directions. Expert Opin Drug Metab Toxicol. 2009;5(5):553-62.

Sommer F. Potency and selectivity of vardenafil: a phosphodiesterase type 5 inhibitor. Expert Opin Drug Metab Toxicol. 2005;1(2):295-301.

Wang H, Guo B, Huang Z, Zhao X, Ji Z. Vardenafil in the treatment of male erectile dysfunction: a systematic review and meta-analysis. Adv Ther. 2021;38(2):1301-13.

⬤ Vareniclina

A vareniclina é um fármaco usado para tratar o vício do tabagismo. Trata-se do primeiro agonista parcial do subtipo $\alpha_4\beta_2$ do receptor nicotínico de acetilcolina aprovado. Apesar de se mostrar bastante eficaz nos estudos clínicos, difere do tratamento com nicotina ou bupropiona pela contraindicação do paciente "fumar por cima" da vareniclina. Além disso, alguns estudos indicam que ela pode aumentar a toxicidade ao álcool. Após administração oral, a vareniclina atinge suas concentrações plasmáticas máximas em 3 a 4 horas, e sua eliminação acontece pela via renal.

Nomes no Brasil:
Champix.

SUS:
Não disponível na Rename.

⬤ **INDICAÇÕES DE BULA – ANVISA E FDA:** Adjuvante no tratamento de cessação do tabagismo.

⬤ **INDICAÇÕES *OFF-LABEL*:** Não há indicações *off-label* para a vareniclina.

⬤ **CONTRAINDICAÇÕES:** A vareniclina é contraindicada em pacientes que possuem alergia comprovada ao princípio ativo ou a qualquer componente da fórmula farmacêutica.

⬤ **TESTES LABORATORIAIS SUGERIDOS OU NECESSÁRIOS:** Em indivíduos saudáveis, não há necessidade de rotina laboratorial para o uso de vareniclina.

⬤ **ROTA FARMACOLÓGICA:** Ver Figura 1.

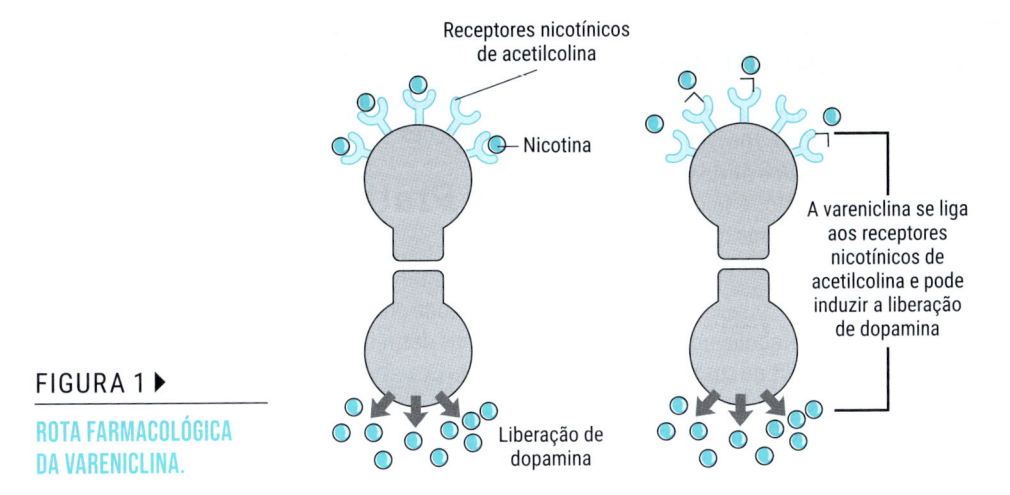

FIGURA 1 ▶

ROTA FARMACOLÓGICA DA VARENICLINA.

Receptores nicotínicos de acetilcolina — Nicotina — Liberação de dopamina — A vareniclina se liga aos receptores nicotínicos de acetilcolina e pode induzir a liberação de dopamina

⚪ Farmacologia

ABSORÇÃO: Após administração oral, a vareniclina atinge suas concentrações plasmáticas máximas em 3 a 4 horas. Sua absorção é quase completa após administração oral e a disponibilidade sistêmica é alta, não sendo afetada por alimentos ou pelo horário de administração.

VOLUME DE DISTRIBUIÇÃO: 415 L.

LIGAÇÃO PROTEICA: ≤ 20%.

METABOLISMO/FARMACOCINÉTICA: A vareniclina sofre metabolismo mínimo, com 92% sendo excretados na forma inalterada na urina e menos que 10% como metabólitos. Os metabólitos secundários na urina incluem a vareniclina N-carbamoilglicuronídeo e a hidroxi-vareniclina.

ROTA DE ELIMINAÇÃO: A eliminação renal da vareniclina se dá sobremaneira por filtração glomerular, bem como por secreção tubular ativa, possivelmente por meio do OCT2.

MEIA-VIDA: 24 horas.

DEPURAÇÃO: 175 mL/min.

FARMACODINÂMICA: A vareniclina se liga com alta afinidade e seletividade aos receptores acetilcolínicos nicotínicos neuronais $α_4β_2$, onde age como um agonista parcial – um composto que tem atividade agonista com eficiência intrínseca menor que a nicotina e, na presença de nicotina, atua como um antagonista. A vareniclina é altamente seletiva e se liga de forma mais potente ao subtipo de receptor $α_4β_2$ do que a outros receptores nicotínicos comuns ou a receptores e transportadores não nicotínicos. A vareniclina também se liga com afinidade moderada ao receptor $5-HT_3$.

MECANISMO DE AÇÃO: Estudos *in vitro* de eletrofisiologia e estudos neuroquímicos *in vivo* demonstraram que a vareniclina se liga aos receptores acetilcolínicos nicotínicos neuronais $α_4β_2$ e estimula a atividade mediada pelo receptor, porém em nível significativamente menor do que a nicotina.[1,2] A nicotina compete pelo mesmo sítio de ligação humano $α_4β_2$ nAChR pelo qual a vareniclina tem maior afinidade. Assim, a vareniclina bloqueia de forma eficaz a capacidade da nicotina de ativar totalmente o receptor $α_4β_2$ e o sistema mesolímbico da dopamina, que supostamente é o mecanismo neuronal subjacente de reforço e recompensa experimentado após fumar. Acredita-se que a eficácia da vareniclina na interrupção do tabagismo é resultado de sua atividade agonista parcial no receptor nicotínico $α_4β_2$, onde sua ligação produz um efeito suficiente para aliviar os sintomas de desejo intenso e síndrome de abstinência (atividade agonista), ao mesmo tempo em que resulta na redução dos efeitos de recompensa e reforço do tabagismo ao evitar a ligação da nicotina, que é um agonista pleno, aos receptores $α_4β_2$ (atividade antagonista da vareniclina).

● Interações Medicamentosas

○ A vareniclina não inibe as enzimas CYP1A2, 2A6, 2B6, 2C8, 2C9, 2C19, 2D6, 2E1 e 3A4/5. Além disso, parece não induzir a atividade das enzimas CYP1A2 e 3A4. Portanto, é improvável que ela altere a farmacocinética dos compostos que são metabolizados principalmente pelas enzimas do citocromo P450.

○ Uma vez que o metabolismo da vareniclina representa menos de 10% de sua depuração, é improvável que fármacos conhecidos por afetarem o sistema do citocromo P450 alterem a farmacocinética da vareniclina.

○ Quando a vareniclina é administrada concomitantemente com a terapia de reposição de nicotina, pode-se esperar uma diminuição da pressão arterial sistólica média, assim como um aumento da incidência de náuseas, cefaleia, vômitos, tontura, dispepsia e fadiga.

○ A vareniclina também pode aumentar os efeitos intoxicantes do álcool.

AFINIDADE LIGANTE/KI:

LOCAL	KI (NM)
$K_i\ (\alpha_4\beta_2)$	0,15
$K_i\ (\alpha_3\beta_4)$	84
$K_i\ (\alpha_7)$	620
$K_i\ (\alpha_1\beta_\gamma)$	3.400
$K_i\ (5-HT_3)$	350

○ Farmacogenética

Acesse https://www.pharmgkb.org/chemical/PA164781343 ou utilize o *QR code* ao lado.

ANOTAÇÕES CLÍNICAS

Nível de evidência 1A, 1B, 2A, 2B: Não há dados para a vareniclina no PharmGKB até a data de publicação deste livro.

Nível de evidência 3: Variantes diversas dos genes *CHRNA4*, *CHRNA5* e *HYKK*.

Nível de evidência 4: Acesse o *site* para mais informações.

○ Prática Clínica

● **DOSAGEM:** A dose recomendada de vareniclina é de 1 mg, 2x/dia. Ela é administrada oralmente e pode ser utilizada a qualquer hora, antes ou depois das refeições.

● **TITULAÇÃO:** O período de titulação recomendado para a vareniclina é de 1 semana, conforme mostra a Tabela 1.

É sugerido que o paciente estabeleça uma data para parar de fumar, iniciando-se a administração de vareniclina 1 semana antes dessa data. Alternativamente, outra abordagem para parar de fumar pode ser adotada e consiste em iniciar o tratamento com vareniclina e então parar de fumar entre os dias 8 e 35 do tratamento.

A duração indicada do tratamento é de 12 semanas. Para pacientes que tenham parado de fumar com sucesso ao final das 12 semanas, um período de tratamento adicional de 12 semanas com vareniclina na dose de 1 mg, 2x/dia, é recomendado para manutenção da abstinência.

Uma abordagem gradual de interrupção do tabagismo com vareniclina deve ser considerada para pacientes que não são capazes ou que não desejam parar de fumar de forma abrupta. Os pacientes devem ser orientados a reduzir o hábito de fumar nas primeiras 12 semanas de tratamento e parar completamente ao final do período de tratamento.

Não há necessidade de descontinuação gradual da dose de vareniclina no final do tratamento.

TABELA 1 ▶ TITULAÇÃO DA VARENICLINA

DIA DO TRATAMENTO	DOSE
1º-3º	0,5 mg, 1x/dia
4º-7º	0,5 mg, 2x/dia
8º dia até o final do tratamento	1 mg, 2x/dia

● **EFEITOS ADVERSOS:** Mais comuns: Cefaleia, insônia, nasofaringite, náusea, sonhos anormais. Comuns: Artralgia, aumento de apetite e de peso, boca seca, bronquite, constipação, diarreia, disgeusia, dispepsia, dispneia, distensão abdominal, doença do refluxo gastroesofágico, dor abdominal, de dente, nas costas e torácica, fadiga, flatulência, mialgia, prurido, *rash*, redução de apetite, sinusite, sonolência, tontura, tosse, vômito. Incomuns: Acne, astenia, congestão nasal, desconforto torácico, disfonia, doença tipo gripe, dor gengival, eritema, eructação, espasmos musculares, estomatite aftosa, fezes anormais, fogacho, gastrite, hematoquezia, hiperidrose, indisposição, IVAS, irritação da garganta, língua saburrosa, menorragia, nictúria, obstrução das vias aéreas, pirexia, polaciúria, rinite alérgica, rinorreia, síndrome da tosse das vias aéreas superiores, teste da função hepática alterado, transpiração excessiva.

● **GRAVIDEZ:** Uma quantidade moderada de dados sobre mulheres grávidas não indicou toxicidade malformativa ou fetal/neonatal com o uso de vareniclina. No entanto, estudos com animais demonstraram toxicidade reprodutiva.[3] Assim, é preferível evitar o uso de vareniclina durante a gravidez. Categoria C da FDA.

● **AMAMENTAÇÃO:** Não se sabe se a vareniclina é excretada no leite humano; portanto, a amamentação não é recomendada durante seu uso.

● **CRIANÇAS E ADOLESCENTES:** A farmacocinética de dose única e doses múltiplas da vareniclina foi investigada em pacientes pediátricos com idade entre 12 e 17 anos no intervalo de dose de 0,5 a 2 mg/dia. A exposição sistêmica no estado de equilíbrio em pacientes adolescentes de peso corporal maior do que 55 kg foi comparável à observada para as mesmas doses na população adulta. Quando doses de 0,5 mg, 2x/dia, foram administradas, a exposição diária da vareniclina no estado de equilíbrio foi, em média, maior (em aproximadamente 40%) em pacientes adolescentes com peso corporal menor ou igual a 55 kg em comparação com o observado na população adulta. Todavia, mais estudos são necessários para comprovar a eficácia e a segurança do uso de vareniclina em crianças e adolescentes.

● **IDOSOS:** A farmacocinética da vareniclina em pacientes idosos com função renal normal é similar à dos adultos jovens. No entanto, em pacientes idosos com insuficiência renal grave, é recomendado ajuste de dose.

● **INSUFICIÊNCIA RENAL:** A farmacocinética da vareniclina permaneceu inalterada em pacientes com insuficiência renal leve (depuração de creatinina estimada > 50 mL/min e < 80 mL/min). Em pacientes com insuficiência renal moderada (depuração de creatinina estimada ≥ 30 mL/min e ≤ 50 mL/min), a exposição da vareniclina aumentou 1,5 vez em comparação com os indivíduos com função renal normal (depuração de creatinina estimada > 80 mL/min). Em indivíduos com insuficiência renal grave (depuração de creatinina estimada < 30 mL/min), a exposição à vareniclina aumentou 2,1 vezes. Em pacientes com doença renal em estágio terminal que fazem 3 horas de hemodiálise 3x/semana, a exposição à vareniclina aumentou 2,7 vezes após a administração de 0,5 mg, 1x/dia, por 12 dias.

Embora nenhum ajuste de dose seja necessário para pacientes com insuficiência renal leve a moderada, uma frequência de administração reduzida de 1 mg em dose única diária é recomendada para pacientes com insuficiência renal grave. A administração deve ser iniciada com 0,5 mg em dose única diária nos 3 primeiros dias e, em seguida, aumentada para 1 mg em dose única diária.

● **INSUFICIÊNCIA HEPÁTICA:** Devido à ausência de metabolismo hepático significativo, a farmacocinética da vareniclina não parece sofrer alteração em pacientes com insuficiência hepática, de modo que não é necessário ajuste de dose para essa população.

● **COMO MANEJAR EFEITOS ADVERSOS:** Alguns efeitos da vareniclina são tempo-dependentes, portanto, pode-se esperar e avaliar. Caso persistam, pode-se ajustar a dose ou substituí-la por outro fármaco.

⭕ Toxicidade

ORAL EM HUMANOS: Não há dados específicos sobre superdosagem de vareniclina em humanos. Casos de intoxicação com até 15 mg de vareniclina sem efeitos adversos sérios ou morte já foram relatados.

BIPP TIPS

- As análises dos dados de ensaios clínicos não mostraram evidência de risco aumentado de eventos neuropsiquiátricos graves com vareniclina em comparação com placebo, assim como em pacientes tratados com vareniclina em comparação com pacientes com prescrição de terapia de reposição de nicotina ou bupropiona.[4]

- É importante destacar que a vareniclina exibe cinética linear quando administrada em dose única (0,1-3 mg) ou em doses repetidas (1-3 mg/dia).

- Alguns dados indicam a associação da descontinuação de vareniclina no final do tratamento com um aumento na irritabilidade, urgência em fumar, depressão e/ou insônia em até 3% dos pacientes,[5] portanto é sugerido atentar-se para essa possibilidade.

- A probabilidade de sucesso das terapias antitabagistas é maior em pacientes que estejam motivados a parar de fumar e que recebam aconselhamento e suporte adicionais, motivo pelo qual a associação da vareniclina com outros métodos antitabagistas é altamente aconselhada.

- A descontinuação do tabagismo pode provocar alterações farmacocinéticas ou farmacodinâmicas em outros fármacos que o paciente eventualmente esteja usando, o que pode exigir ajuste da dose ou posologia.

TOXICIDADE AGUDA: Atualmente não existem antídotos para a vareniclina. Se houver efeitos adversos graves, incluindo condições psiquiátricas ou reação de hipersensibilidade cutânea, a vareniclina deve ser descontinuada imediatamente. A terapia com vareniclina pode ser interrompida de forma abrupta sem efeitos colaterais e não há necessidade de redução gradual. A avaliação da exposição prolongada à vareniclina em adultos não revelou qualquer alteração dos parâmetros hematológicos, bioquímicos e anatomopatológicos. A vareniclina é removida por diálise em pacientes com doença renal terminal, mas não há experiência em diálise após superdosagem.

Referências

1. McCaul ME, Wand GS, Kuwabara H, Dannals RF, Wong D, Xu X. The relationship of varenicline agonism of α4β2 nicotinic acetylcholine receptors and nicotine-induced dopamine release in nicotine-dependent humans. Nicotine Tob Res. 2020;22(6):892-9.

2. Barua RS, Rigotti NA, Benowitz NL, Cummings KM, Jazayeri MA, Morris PB, et al. 2018 ACC expert consensus decision pathway on tobacco cessation treatment: a report of the American College of Cardiology task force on clinical expert consensus documents. J Am Coll Cardiol. 2018;72(25):3332-65.

3. Richardson JL, Stephens S, Yates LM, Diav-Citrin O, Arnon J, Beghin D, et al. Pregnancy outcomes after maternal varenicline use; analysis of surveillance data collected by the European Network of Teratology Information Services. Reprod Toxicol. 2017;67:26-34.

4. Thomas KH, Martin RM, Knipe DW, Higgins JPT, Gunnell D. Risk of neuropsychiatric adverse events associated with varenicline: systematic review and meta-analysis. BMJ. 2015;350:h1109.

5. Foulds J, Russ C, Yu CR, Zou KH, Galaznik A, Franzon M, et al. Effect of varenicline on individual nicotine withdrawal symptoms: a combined analysis of eight randomized, placebo-controlled trials. Nicotine Tob Res. 2013;15(11):1849-57.

Leituras Recomendadas

Anthenelli RM, Benowitz NL, West R, St Aubin L, McRae T, Lawrence D, et al. Neuropsychiatric safety and efficacy of varenicline, bupropion, and nicotine patch in smokers with and without psychiatric disorders (EAGLES): a double-blind, randomised, placebo-controlled clinical trial. Lancet. 2016;387(10037):2507-20.

Hays JT, Ebbert JO, Sood A. Efficacy and safety of varenicline for smoking cessation. Am J Med. 2008;121(4 Suppl 1):S32-42.

Rollema H, Faessel HM, Williams KE. Varenicline overdose in a teenager: a clinical pharmacology perspective. Clin Toxicol. 2009;47(6):605.

Singh D, Saadabadi A. Varenicline. In: StatPearls [Internet]. Treasure Island: StatPearls Publishing; 2024 [capturado em 5 dez. 2024]. Disponível em: https://pubmed.ncbi.nlm.nih.gov/30521267/.

Venlafaxina

A venlafaxina pertence à classe dos IRSNs e foi liberada para uso nos EUA em 1994. Seu principal mecanismo de ação consiste em inibir os transportadores dos neurotransmissores serotonina e noradrenalina nas fendas sinápticas, o que ocorre de maneira progressiva, atingindo inicialmente a recaptação de serotonina e noradrenalina e, em doses mais elevadas, também a recaptação de dopamina. É indicada para o tratamento da depressão, incluindo depressão com ansiedade associada; tratamento de ansiedade ou TAG, incluindo tratamento em longo prazo; tratamento do transtorno de ansiedade social, também conhecido como fobia social; e tratamento do transtorno de pânico. A maior parcela de seus efeitos adversos está associada a doses mais elevadas, sendo especialmente atribuída à inibição da recaptação da noradrenalina e dopamina. Os principais efeitos adversos observados são desconforto gastrointestinal, cefaleia, náusea, fadiga e disfunção sexual. Sua absorção atinge picos plasmáticos de 2 a 5,5 horas dependendo da apresentação utilizada e sua absorção ocorre majoritariamente por via renal.

Nomes no Brasil:
Alenthus XR, Efexor XR, Venlaxin, Venlift OD, Vensate LP.

SUS:
Não disponível na Rename.

- **INDICAÇÕES DE BULA – ANVISA:** Tratamento da depressão, incluindo depressão com ansiedade associada. Prevenção de recaída e recorrência da depressão. Tratamento de ansiedade ou TAG, incluindo tratamento em longo prazo. Tratamento do TAS. Tratamento do transtorno de pânico com ou sem agorafobia.

- **INDICAÇÕES DE BULA – FDA:** Tratamento do TDM.

- **INDICAÇÕES OFF-LABEL:** A venlafaxina pode ser utilizada para profilaxia de enxaquecas, para redução dos sintomas vasomotores associados à menopausa, TOC e TEPT, transtorno disfórico menstrual, dor neuropática, TDAH, calorões devido a quimioterapia hormonal, fogachos e transtorno de acumulação.

- **CONTRAINDICAÇÕES:** Pacientes com hipersensibilidade à venlafaxina ou a qualquer componente da fórmula. Uso concomitante de venlafaxina e de qualquer IMAO. O tratamento com a venlafaxina não deve ser iniciado no período de, no mínimo, 14 dias após a descontinuação do tratamento com um IMAO; um intervalo menor pode ser justificado se o IMAO for do tipo reversível. A venlafaxina deve ser descontinuada por, no mínimo, 7 dias antes do início do tratamento com qualquer IMAO.

É contraindicado para uso por menores de 18 anos. Não deve ser usado por pessoas com síndrome de má-absorção de glicose-galactose nem por pessoas com insuficiência de sacarose-isomaltase.

- **TESTES LABORATORIAIS SUGERIDOS OU NECESSÁRIOS:** O uso de venlafaxina está associado a uma elevação sustentada da pressão arterial, especialmente em tratamentos com doses acima de 225 mg/dia. Desse modo, é indicado que seja realizado monitoramento da pressão durante o tratamento com venlafaxina. Havendo desregulação continuada da pressão, a dose deverá ser reduzida ou até mesmo descontinuada. Pacientes com função renal debilitada devem ser monitorados e observados se a taxa de filtração glomerular é reduzida abaixo de 30 mL/min. Em caso positivo, a dose de venlafaxina deve ser reduzida e administrada em dose única diária.

- **ROTA FARMACOLÓGICA:** Ver Figura 1.

Farmacologia

ABSORÇÃO: Após administração oral, a venlafaxina é bem absorvida, com pelo menos 92% de uma única dose atingindo cerca de 45% de biodisponibilidade. Não sofre influência pela ingestão de alimentos. O pico de concentração é de 2 a 3 horas para o metabólito e 5,5 horas para a formulação de liberação prolongada.

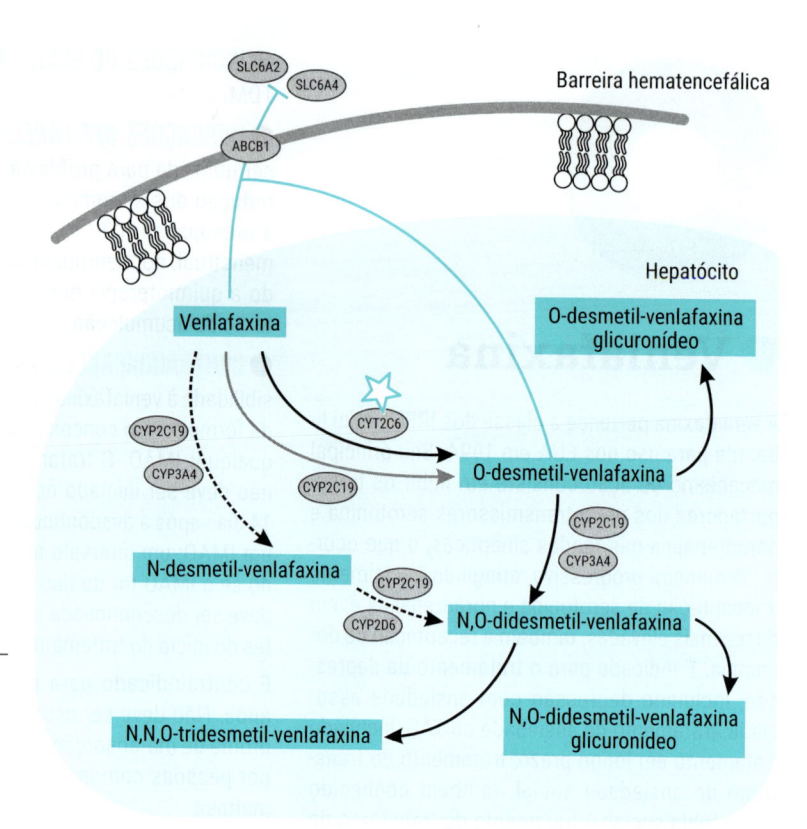

FIGURA 1 ▶

ROTA FARMACOLÓGICA DA VENLAFAXINA.

Fonte: Elaborada com base em Sangkuhl e colaboradores.[1]

VOLUME DE DISTRIBUIÇÃO: 7,5 ± 3,7 L/kg.

LIGAÇÃO PROTEICA: Aproximadamente 27% de ligação a proteínas plasmáticas (30% para seu metabólito).

METABOLISMO/FARMACOCINÉTICA: A venlafaxina sofre extenso metabolismo de primeira passagem, sendo metabolizada nas células hepáticas pelas enzimas CYP2D6 e transformada em seu principal metabólito ativo, O-desmetil-venlafaxina (ODV ou desvenlafaxina), o qual apresenta efeito clínico semelhante ao da venlafaxina. Além do ODV, dois outros metabólitos menos ativos, N-desmetil-venlafaxina e N,O-didesmetil-venlafaxina, são catalisados nas células hepáticas pelas enzimas CYP3A4, 2C19 e 2C9.

ROTA DE ELIMINAÇÃO: A excreção da venlafaxina e de seus metabólitos ocorre principalmente pela via renal. Após 48 horas, cerca de 87% de uma dose de venlafaxina podem ser recuperados na urina como venlafaxina inalterada (5%), ODV não conjugado (29%), ODV conjugado (26%) ou outros metabólitos inativos menores (27%).

MEIA-VIDA: 5 horas (com variações entre 3-7 horas) e 11 horas (ODB, entre 9-13 horas).

DEPURAÇÃO: 1,3 L/h.

FARMACODINÂMICA: A venlafaxina é um IRSN que age bloqueando SERT e NET. Em doses elevadas, pode inibir também a proteína responsável pela recaptação de dopamina (DAT). Seus efeitos sobre os receptores são observados progressivamente, inibindo SERT nas dosagens mais baixas, NET em seguida e DAT nas dosagens mais elevadas (efeito dose-dependente). Ao contrário dos tricíclicos, a venlafaxina não possui afinidade pelos receptores histaminérgicos, muscarínicos ou adrenérgicos.

MECANISMO DE AÇÃO: O mecanismo de ação da venlafaxina (Figura 2) consiste na potencialização da atividade neurotransmissora no SNC por meio da inibição da recaptação de serotonina, noradrenalina e dopamina nas fendas sinápticas. A venlafaxina tem maior potência de inibição sobre a recaptação de serotonina do que de noradrenalina, sendo que a inibição da recaptação de nora-

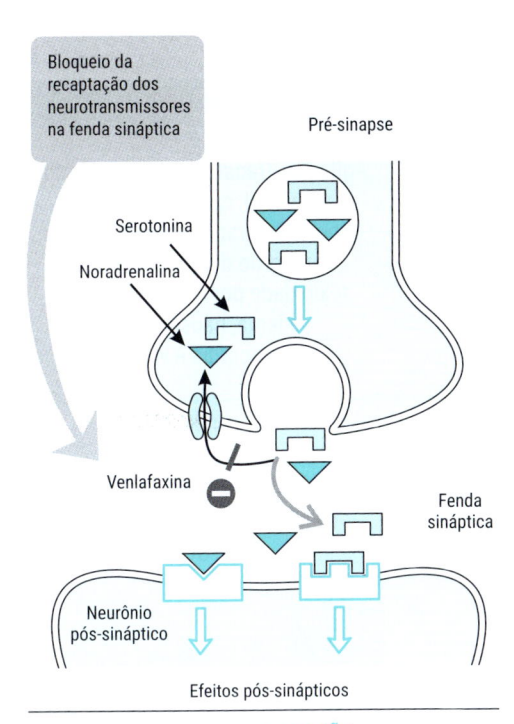

FIGURA 2 ▶ MECANISMO DE AÇÃO DA VENLAFAXINA.

drenalina se torna significativa apenas quando são utilizadas doses acima de 150 mg/dia. Além disso, a literatura indica que seu efeito sobre a recaptação de dopamina ocorre apenas com doses muito elevadas.[2] Embora o mecanismo de ação desse fármaco não esteja totalmente elucidado, a literatura indica que seus efeitos sobre as vias de neurotransmissão dessas monoaminas repercutem em efeitos de neuroplasticidade, os quais contribuem para suas ações antidepressivas.[3]

Interações Medicamentosas

○ A venlafaxina não deve ser prescrita juntamente a IMAOs, linezolida e azul de metileno.

○ É necessário atenção ao prescrever venlafaxina com outros medicamentos que podem aumentar as concentrações de serotonina, incluindo ISRSs, IRSNs, triptanos e tramadol, pois podem levar à síndrome da serotonina com risco de vida.

○ A venlafaxina não deve ser combinada com medicamentos para perda de peso, como a fentermina, pois conforme a literatura tais combinações estão associadas a perda excessiva de peso, síndrome serotoninérgica e problemas cardíacos, como taquicardia e hipertensão.[4]

○ É preciso atenção às combinações de tratamento de venlafaxina com medicamentos que possam interagir com as vias de coagulação, como varfarina, bem como com AINEs, como AAS e ibuprofeno, tendo em vista o risco aumentado de hemorragias.

○ O uso concomitante de venlafaxina e cimetidina pode aumentar o risco de hipertensão ou doença hepática.

○ O uso concomitante de venlafaxina e haloperidol está associado a maior risco de prolongamento do intervalo QT.

○ Ritonavir, claritromicina ou cetoconazol podem inibir a degradação da venlafaxina, levando ao seu acúmulo no organismo.

○ O metoprolol pode ser menos eficaz quando tomado com venlafaxina.

○ A venlafaxina, administrada com zolpidem, lorazepam e difenidramina, pode causar aumento da sedação.

AFINIDADE LIGANTE/KI:

LOCAL	KI (NM)
Ki (SERT)	82
Ki (NET)	2.480
Ki (DAT)	7.647

○ Farmacogenética

Acesse https://www.pharmgkb.org/literature/1100499 ou utilize o *QR code* ao lado.

ANOTAÇÕES CLÍNICAS

Nível de evidência 1A: Ver Tabela 1.

Nível de evidência 1B, 2A, 2B: Não há dados para a venlafaxina no PharmGKB até a data de publicação deste livro.

Nível de evidência 3: Variantes diversas dos genes *COMT, CYP2D6, GABRA6, GABRQ, HTR1B,*

TABELA 1 ▶ NÍVEL DE EVIDÊNCIA 1A PARA A VENLAFAXINA

VARIANTE	GENE	MOLÉCULA	TIPO	FENÓTIPO
CYP2D6*1				
CYP2D6*3				Agitação, transtornos relacionados ao álcool, cardiotoxicidade, depressão, transtorno depressivo, transtorno depressivo maior, toxicidade por drogas, disforia, edema, náusea, TOC, taquicardia e vômito
CYP2D6*4	CYP2D6	Venlafaxina	Toxicidade	
CYP2D6*5				
CYP2D6*6				
CYP2D6*81				
CYP2D6*1				
CYP2D6*3				
CYP2D6*4	CYP2D6	Venlafaxina	Metabolismo Farmacocinética	Transtorno depressivo maior, TOC
CYP2D6*5				
CYP2D6*6				
CYP2D6*10				

HTR2A, SLC6A2, CYP2C19, FKBP5, GRIA3, TPH2, GRIA3 e ABCB1.

Nível de evidência 4: Acesse o *site* para mais informações.

⬤ Prática Clínica

● **DOSAGEM:** Na depressão, a dosagem total varia entre 75 e 225 mg/dia. No caso das formulações de liberação prolongada, deve ser feita apenas uma administração por dia; já para formulações de liberação imediata, deve ser dividida em 2 a 3 doses. No TAG, a dose é de 150 a 225 mg/dia. Em todos os casos, é importante ressaltar o perfil progressivo dose-dependente da inibição da recaptação dos sistemas de neurotransmissão promovido pela venlafaxina. Doses entre 75 e 225 mg/dia estão associadas a efeitos predominantemente serotoninérgicos em alguns pacientes, porém em outros podem apresentar efeitos tanto na neurotransmissão serotoninérgica quanto noradrenérgica. Acima de 225 mg/dia, o efeito é predominante dual sobre serotonina e noradrenalina, podendo também inibir a recaptação da dopamina em certos pacientes. A dosagem usada em alguns estudos chegou até 375 mg/dia, embora em determinados casos tenha sido de até 600 mg/dia; entretanto, há que se considerar a vasta gama de potenciais efeitos adversos em tais dosagens elevadas.

● **TITULAÇÃO:** A dose inicial comumente estabelecida é de 37,5 mg, 1x/dia, ao longo de 7 dias. Se tal esquema terapêutico for tolerado, deve-se aumentar a dose diária em até 75 mg a cada 4 dias até que se atinja a eficácia desejada. Em casos de remissão ou necessidade de troca de medicamento, deve ser aplicado um cuidadoso esquema de retirada. Nesses casos, deve-se reduzir a dose gradualmente para evitar os efeitos adversos de retirada, como tontura, náusea, disestesias, cólicas estomacais, sudorese e formigamentos. A literatura indica grande tolerabilidade com um perfil de retirada gradual em cerca de 50% da dose a cada 3 ou 4 dias, seguida de descontinuação total.[5] Em casos de efeitos de retirada intoleráveis, sugere-se aumentar a dose visando à diminuição dos sintomas e, em seguida, reiniciar a retirada de maneira gradual, com reduções mais lentas.

● **EFEITOS ADVERSOS:** Mais comuns: Dermatológicos (sudorese, sudorese noturna), gastrointestinais (boca seca, constipação, náusea), geniturinários (ejaculação anormal), metabólicos (anorexia), neurológicos (cefaleia, sonolência, tontura, tremor), psiquiátricos (ansiedade, insônia, nervosismo, orgasmo alterado), outros (astenia). Comuns:

Cardiovasculares (aumento de pressão arterial, dor no peito e subesternal, edema, hipotensão postural, palpitação, taquicardia, vasodilatação), dermatológicos (equimose, hiperidrose, prurido, *rash*), gastrointestinais (diarreia, dispepsia, dor abdominal, eructação, flatulência, vômito), geniturinários (albuminúria, alteração de urina, aumento de próstata, disfunção erétil, distúrbio prostático, frequência urinária aumentada, hesitação urinária, impotência, metrorragia, polaciúria, prostatite, retenção urinária, vaginite), imunológicos (infecção, síndrome gripal), metabólicos (aumento/diminuição de apetite, aumento de colesterol, ganho/perda de peso), musculoesqueléticos (dor cervical, espasmo, trismo), neurológicos (acatisia, alteração do paladar, amnésia, aumento de tônus muscular, disgeusia, enxaqueca, hipertonia, hipoestesia, parestesia, sedação, vertigem), oculares (alteração de acomodação, midríase, visão anormal e borrada), psiquiátricos (agitação, anorgasmia, confusão, depressão, despersonalização, diminuição de libido, disfunção/distúrbio de orgasmo, pensamento anormal, sonhos anormais), respiratórios (aumento de tosse, bocejo, bronquite, dispneia, faringite, sinusite), outros (arrepio, fadiga, febre, lesão acidental, *tinnitus*, trauma). Incomuns: Cardiovasculares (*angina pectoris*, arritmia, bradicardia, distúrbio vascular periférico, extrassístole, extremidades frias, hipotensão, hipotensão postural, tromboflebite), dermatológicos (acne, alopecia, dermatite de contato, eczema, edema de face, fotossensibilidade, hipertrofia de pele, pele seca, psoríase, *rash* maculopapular, unhas quebradiças, urticária), gastrointestinais (colite, disfagia, edema de língua, esofagite, estomatite, gastrenterite, gastrite, gengivite, glossite, hemorragia gastrointestinal e retal, hemorroida, melena, monilíase oral, parestesia circum-oral, úlcera de boca), geniturinários (amenorreia, cistite, disúria, dor de bexiga, mamária e pélvica, hematúria, hemorragia vaginal, incontinência urinária, irritação prostática, leucorreia, menorragia, noctúria, piúria, poliúria, urgência miccional), hematológicos (anemia, hemorragia de mucosa, leucocitose, leucopenia, linfadenopatia, sangramento de mucosa, trombocitemia, trombocitopenia), hepáticos (alteração de função hepática, aumento de TGO/TGP), hipersensibilidade (angiedema), imunológicos (monilíase), metabólicos (aumento de fosfatase alcalina, desidratação, hiperglicemia, hiperlipidemia, hipocalemia, hiponatremia, sede), musculoesqueléticos (artrite, artrose, bursite, cãibra, dor óssea, esporões, miastenia, rigidez cervical, tenossinovite), neurológicos (alteração de campo visual, de coordenação e de fala, ataxia, convulsão, discinesia, distúrbio de equilíbrio, estimulação de SNC, estupor, hipercinesia, hiperestesia, hipotonia, incoordenação, mioclonia, neuralgia, neuropatia, parosmia, perda de paladar, síncope), oculares (catarata, conjuntivite, diplopia, dor ocular, fotofobia, lesão de córnea, olho seco), psiquiátricos (alucinação, apatia, aumento de libido, bruxismo, desrealização, euforia, hipomania, hostilidade, ideação suicida, psicose, reação maníaca, síndrome de abstinência, tentativa de suicídio), renais (cálculo, dor renal), respiratórios (alteração de voz, asma, congestão nasal, epistaxe, hiperventilação, laringismo, laringite, pneumonia), outros (hiperacusia, lesão intencional, mal-estar, otite média). Raros: Cardiovasculares (aneurisma de aorta, arritmia sinusal, bigeminidade, bloqueio atrioventricular e de ramo, cianose, distúrbio de artéria coronariana e cardiovascular, fibrilação ventricular, fragilidade de vasos capilares, ICC, hematoma, infarto do miocárdio, palidez, parada cardíaca, taquicardia ventricular, *torsades de pointes*), dermatológicos (atrofia de pele, celulite, dermatite esfoliativa e liquenoide, descoloração de cabelo, diminuição de sudorese, eritema multiforme e nodoso, estrias, furúnculo, granuloma, hemorragia mucocutânea, hirsutismo, leucodermia, miliária, púrpura, *rash* petequial, pustular e vesicobolhoso, seborreia, SJJ), endocrinológicos (ginecomastia, gota, hiper/hipotireoidismo, nódulo tireoidiano, SIADH, tireoidite), gastrointestinais (aumento de glândula salivar e de salivação, colecistite, coleitíase, descoloração de língua, distensão abdominal, DRGE, duodenite, espasmo esofágico, fezes amolecidas, hematêmese, hemorragia gengival, hipercloridria, ileíte, obstrução intestinal, pancreatite, parotidite, periodontite, proctite, queilite, síndrome bucoglossal), geniturinários (aumento de mama, balanite, cervicite, cisto ovariano, cristalúria, distúrbio menstrual, endometriose, ereção prolongada, galactorreia, hemorragia uterina, hipercalcinúria, hipomenorreia, lactação, mastite, orquite, salpingite, urolitíase, vagina sem lubrificação), hematológicos (agranulocitose, anemia aplásica, basofilia, discrasia sanguínea, eosinofilia, linfocitose, neutropenia, pancitopenia, prolongamento de tempo de sangramento), hepáticos (bilirrubinemia, colecistite, colelitíase, dor biliar, hepatite, icterícia, sensibilidade hepática), hipersensibilidade (anafilaxia, reação anafilática), imunológicos (apendicite, bacteriemia), metabólicos (diabetes melito, gota, hemocromatose, hipercalemia, hiper/hipocolesterolemia, hiper/hipofosfatemia, hiperuricemia, hipoglicemia, hipoproteinemia), musculoesqueléticos (artrite reumatoide, cãibra muscular, espasmo muscular, fasciíte plantar, fratura patológica, miopatia, osteoporose, osteosclerose, rabdomiólise, ruptura de tendão), neurológicos (AVC, acinesia, afasia, alteração de marcha, aumento/diminuição de reflexos, bradicinesia, convulsão, demência, distonia, hipocinesia, isquemia cerebral, neurite, nistagmo, paresia, perda de consciência, síndrome de Guillain-Barré, SNM, síndrome serotoninérgica, torcicolo), oculares (blefarite, ceratite, cromatopsia, diminuição de reflexo pupilar, edema conjuntival, esclerite, exoftalmia, hemorragia ocular, retiniana e subconjuntival, miose, papiledema, uveíte), oncológicos (carcinoma, mama fibrocística, mieloma múltiplo), psiquiátricos (abuso de álcool, delírio, *delirium*, depressão psicótica, dificuldade de controle de impulsos, histeria, ideação homicida, inquietação psicomotora, reação paranoide), renais (anúria, aumento de creatinina e ureia, função renal anormal, oligúria, pielonefrite, uremia), respiratórios (apneia do sono, atelectasia, distúrbio pulmonar intersticial, edema de laringe, embolia pulmonar, eosinofilia pulmonar, hemoptise, hipoventilação, pleurisia), outros (aborto, aumento de energia, cicatrização anormal, labirintite, menopausa, náusea de movimento, otite externa, sensação de embriaguez, surdez). Muito raros: Endocrinológicos (aumento de prolactina), neurológicos (discinesia tardia, reação extrapiramidal). Pós-comercialização: Cardiovasculares (anormalidade de ECG, cardiomiopatia de estresse e de *takotsubo*, extrassístole ventricular, fibrilação atrial, tromboflebite venosa profunda), geniturinários (proteinúria), hematológicos (aumento de INR, tempo de protrombina e tromboplastina), metabólicos (aumento de DHL), musculoesqueléticos (aumento de CPK, fratura), neurológicos (coordenação anormal, equilíbrio alterado, movimento involuntário, reação SNM-*like*, sensação de choques elétricos), psiquiátricos (catatonia, estado confusional, pânico, paranoia, transtorno psicótico), renais (insuficiência renal), outros (anomalia congênita).

● **GRAVIDEZ:** O uso de venlafaxina não é recomendado durante a gestação, especialmente no primeiro trimestre. Há evidências de correlação com risco aumentado de aborto ou malformações, como anencefalia, coarctação da aorta, fenda palatina, entre outros. No entanto, não foram realizados ensaios clínicos controlados que possam comprovar tais efeitos. Em alguns casos, o tratamento com venlafaxina na gestação pode ser necessário, devendo-se ponderar os riscos para a mãe e a criança. Categoria C da FDA (classificação até 2015).

● **AMAMENTAÇÃO:** A venlafaxina é excretada no leite materno e encontrada no plasma dos lactentes amamentados por mulheres tratadas com esse medicamento. No entanto, não foram relatados efeitos adversos a curto ou longo prazo nessas crianças.

● **CRIANÇAS E ADOLESCENTES:** A venlafaxina deve ser prescrita com cautela, uma vez que os dados relativos a seu uso em crianças e adolescentes são controversos. É necessário atenção para mudanças de comportamento bruscas, que podem envolver ideação suicida, devendo sempre contar com a atenção dos pais nesse acompanhamento. Algumas evidências apontam para a eficácia da venlafaxina em crianças e adolescentes com depressão, ansiedade e TDAH, mas não há comprovação formal.

● **IDOSOS:** As evidências indicam que a venlafaxina é eficaz e bem tolerada em idosos, de forma semelhante ao que ocorre em pacientes adultos jovens, sobretudo em casos nos quais há risco associado de suicídio. O tratamento deve ser iniciado com doses mais baixas e aumentado progressivamente até que se atinja a dose eficaz.

● **INSUFICIÊNCIA RENAL:** Pacientes com função renal debilitada, com taxa de filtração glomerular abaixo de 30 mL/min, devem ter a dose de venlafaxina reduzida entre 25 e 50%. Para pacientes em diálise, a prescrição deve ser feita com cautela.

● **INSUFICIÊNCIA HEPÁTICA:** Utilizar a venlafaxina com cautela nessa população, geralmente em doses reduzidas em cerca de 50%.

● **COMO MANEJAR EFEITOS ADVERSOS:** É recomendado que o uso de venlafaxina seja estabelecido inicialmente com doses baixas, sendo aumentadas de maneira progressiva até a adaptação do paciente. A maioria dos efeitos adversos é dose-dependente, isto é, aumentam com doses mais elevadas e diminuem com doses menores. Além disso, são também tempo-dependentes, sendo mais intensos no início ou durante incrementos de dosagem, desaparecendo com o tempo. Dessa forma, uma maneira adequada de gerenciar os efeitos adversos consiste em aumentar a dose progressivamente até que seja atingida a eficácia e reduzi-la em casos de efeitos adversos intoleráveis.

Toxicidade

ORAL EM HUMANOS: Há diversos relatos de *overdose* em humanos, em monoterapia ou em combinação com outras substâncias. Doses acima de 900 mg/dia têm chance de causar intoxicação moderada.

TOXICIDADE AGUDA: Doses de 900 mg ou mais podem causar toxicidade leve a moderada, as quais geralmente estão associadas a sintomas leves. No entanto, é relatada toxicidade grave, com os sintomas mais comuns sendo depressão do SNC, síndrome serotoninérgica, convulsão ou anormalidades de condução cardíaca. A toxicidade da venlafaxina parece ser maior do que a de outros IRSNs, com uma dose tóxica letal mais próxima da dos fármacos tricíclicos do que dos ISRSs, sendo em geral acima de 2.000 mg. O manejo adequado para situação de intoxicação envolve manter as vias aéreas permeáveis, iniciar ventilação e monitoramento dos sinais vitais e do ritmo cardíaco. Em geral, a venlafaxina não é considerada dialisável, visto que sua depuração por hemodiálise é relativamente baixa.

Referências

1. Sangkuhl K, Stingl JC, Turpeinen M, Altman RB, Klein TE. PharmGKB summary: venlafaxine pathway. Pharmacogenet Genomics. 2014;24(1):62-72.

2. Debonnel G, Saint-André E, Hébert C, Montigny C, Lavoie N, Blier P. Differential physiological effects of a low dose and high doses of venlafaxine in major depression. Int J Neuropsychopharmacol. 2007;10(1):51-61.

3. Tamási V, Petschner P, Adori C, Kirilly E, Ando RD, Tothfalusi L, et al. Transcriptional evidence for the role of chronic venlafaxine treatment in neurotrophic signaling and neuroplasticity including also Glutamatergic [corrected] - and insulin-mediated neuronal processes. PLoS One. 2014;9(11):e113662.

BIPP TIPS

- A literatura indica que o tratamento com venlafaxina pode ser especialmente efetivo para os casos de pacientes refratários a outros medicamentos da classe dos ISRSs, possivelmente por sua ação ampla sobre diversas vias de neurotransmissão.[6] A combinação com outros medicamentos da mesma classe pode ser eficaz para casos de pacientes resistentes ao tratamento.

- A venlafaxina parece ser uma grande aliada clínica no tratamento de transtornos do espectro da ansiedade, bem como de pacientes adultos com TDAH.

- A formulação de liberação prolongada (XR) apresenta a vantagem de poder ser administrada apenas 1x/dia; além disso, demonstrou ter melhor perfil de tolerabilidade, com redução de alguns dos principais efeitos adversos.

- É especialmente recomendado que o tratamento com venlafaxina não seja interrompido de maneira abrupta, sendo a dosagem reduzida progressivamente de acordo com as instruções do psiquiatra e conforme a tolerabilidade do paciente aos efeitos de retirada.

- Os pacientes tratados com venlafaxina devem ser apropriadamente monitorados e observados quanto a alterações pressóricas e, eventualmente, piora clínica e risco de suicídio, devendo haver atenção especial para episódios de ansiedade, agitação, ataques de pânico, insônia, irritabilidade, agressividade, entre outras alterações incomuns de comportamento, majoritariamente no início do tratamento ou durante quaisquer alterações de dosagem.

- Embora a literatura não indique interações clinicamente relevantes com álcool, os pacientes devem evitar consumir bebidas alcoólicas enquanto em tratamento com venlafaxina.

- A combinação de venlafaxina com mirtazapina oferece um efeito antidepressivo potente conhecido como "*California rocket fuel*".

4. Homola J, Hieber R. Combination of venlafaxine and phentermine/topiramate induced psychosis: a case report. Ment Health Clin. 2018;8(2):95-9.

5. Rosenbaum JF, Zajecka J. Clinical management of antidepressant discontinuation. J Clin Psychiatry. 1997;58 Suppl 7:37-40.

6. Sáiz-Ruiz J, Ibáñez A, Díaz-Marsá M, Arias F, Padín J, Martín-Carrasco M, et al. Efficacy of venlafaxine in major depression resistant to selective serotonin reuptake inhibitors. Prog Neuropsychopharmacol Biol Psychiatry. 2002;26(6):1129-34.

Leituras Recomendadas

Allard P, Gram L, Timdahl K, Behnke K, Hanson M, Søgaard J. Efficacy and tolerability of venlafaxine in geriatric outpatients with major depression: a double-blind, randomised 6-month comparative trial with citalopram. Int J Geriatr Psychiatry. 2004;19(12):1123-30.

Bymaster FP, Dreshfield-Ahmad LJ, Threlkeld PG, Shaw JL, Thompson L, Nelson DL, et al. Comparative affinity of duloxetine and venlafaxine for serotonin and norepinephrine transporters in vitro and in vivo, human serotonin receptor subtypes, and other neuronal receptors. Neuropsychopharmacology. 2001;25(6):871-80.

DrugBank Online. Venlafaxine [Internet]. 2005 [capturado em 5 dez. 2024]. Disponível em: https://go.drugbank.com/drugs/DB00285.

Drugs.com. Venlafaxine side effects [Internet]. 2024 [capturado em 5 dez. 2024]. Disponível em: https://www.drugs.com/sfx/venlafaxine-side-effects.html#-professional.

Dubovicky M, Belovicova K, Csatlosova K, Bogi E. Risks of using SSRI / SNRI antidepressants during pregnancy and lactation. Interdiscip Toxicol. 2017;10(1):30-4.

Effexor XR® (venlafaxine) [Internet]. New York: Pfizer; 2017 [capturado em 5 dez. 2024]. Disponível em: https://www.accessdata.fda.gov/drugsatfda_docs/label/2017/020699s107lbl.pdf.

Fava GA, Benasi G, Lucente M, Offidani E, Cosci F, Guidi J. Withdrawal symptoms after serotonin-noradrenaline reuptake inhibitor discontinuation: systematic review. Psychother Psychosom. 2018;87(4):195-203.

Schoretsanitis G, Augustin M, Saßmannshausen H, Franz C, Gründer G, Paulzen M. Antidepressants in breast milk; comparative analysis of excretion ratios. Arch Womens Ment Health. 2019;22(3):383-90.

Silva J, Mota J, Azevedo P. California rocket fuel: and what about being a first line treatment. Eur Psychiatry. 2016;33 Suppl:S551.

Smith D, Dempster C, Glanville J, Freemantle N, Anderson I. Efficacy and tolerability of venlafaxine compared with selective serotonin reuptake inhibitors and other antidepressants: a meta-analysis. Br J Psychiatry. 2002;180:396-404.

Vigabatrina

A vigabatrina é um fármaco que inibe a enzima GABA-transaminase, responsável pela degradação do GABA, aumentando sua concentração na fenda sináptica e potencializando seu efeito inibitório. É utilizada como anticonvulsivante adjuvante em casos de epilepsia refratária e para tratamento de espasmos em crianças. Após administração oral, sua absorção ocorre em 1 hora e sua eliminação se dá pela via renal, de forma inalterada.

Nomes no Brasil:
Sabril.

SUS:
Está disponível na Rename pelo componente especializado (epilepsia) em comprimidos de 500 mg.

● **INDICAÇÕES DE BULA – ANVISA:** Adjuvante no tratamento de pacientes com epilepsias parciais resistentes, com ou sem generalização secundária, as quais não estão satisfatoriamente controladas por outros fármacos antiepilépticos ou quando outras combinações de fármacos não foram toleradas. Em monoterapia no tratamento de espasmos infantis (síndrome de West).

- **INDICAÇÕES DE BULA – FDA:** Tratamento de convulsões parciais complexas refratárias como terapia adjuvante em pacientes com 2 anos ou mais que tenham respondido inadequadamente a vários tratamentos alternativos. Como monoterapia para espasmos infantis em bebês de 1 mês a 2 anos de idade para os quais os benefícios potenciais superam o risco potencial de perda de visão.

- **INDICAÇÕES *OFF-LABEL*:** A vigabatrina pode ser utilizada no tratamento da dependência de cocaína.

- **CONTRAINDICAÇÕES:** A vigabatrina não deve ser utilizada por pessoas que apresentem histórico de alergia ou hipersensibilidade a esse medicamento.

- **TESTES LABORATORIAIS SUGERIDOS OU NECESSÁRIOS:** Testes laboratoriais não são necessários.

- **ROTA FARMACOLÓGICA:** Ver Figura 1.

⬤ Farmacologia

ABSORÇÃO: Após administração oral, a vigabatrina exibe seu pico de concentração plasmática dentro de 1 hora em indivíduos acima de 2 anos e 2,5 horas em indivíduos de 5 meses aos 2 anos de idade.

VOLUME DE DISTRIBUIÇÃO: 1,1 L/kg.

LIGAÇÃO PROTEICA: A vigabatrina não se liga às proteínas plasmáticas.

METABOLISMO/FARMACOCINÉTICA: A vigabatrina é pouco ou nada metabolizada.

ROTA DE ELIMINAÇÃO: A excreção da vigabatrina se dá por via renal, na forma inalterada.

MEIA-VIDA: A meia-vida da vigabatrina varia dependendo da idade do indivíduo: 5,7 horas (5 meses-2 anos), 6,8 horas (3-9 anos), 9,5 horas (10-16 anos) e 10,5 horas (adultos).

DEPURAÇÃO: A depuração plasmática da vigabatrina varia dependendo da idade do indivíduo: 2,4 L/h (5 meses-2 anos), 5,1 L/h (3-9 anos), 5,8 L/h (10-16 anos) e 7 L/h (adultos).

FARMACODINÂMICA: A vigabatrina atua como depressor do SNC, sendo utilizada como anticonvulsivante.

MECANISMO DE AÇÃO: A vigabatrina bloqueia de forma irreversível a enzima GABA-transaminase, responsável pela conversão do GABA em succinato e, consequentemente, por finalizar sua ação na fenda sináptica. Uma vez inibida, a enzima não irá degradar o GABA, aumentando sua concentração na fenda e, assim, provocando aumento da ação inibitória do GABA no SNC. O aumento da transmissão gabaérgica está diretamente envolvido com o efeito anticonvulsivante desse medicamento.

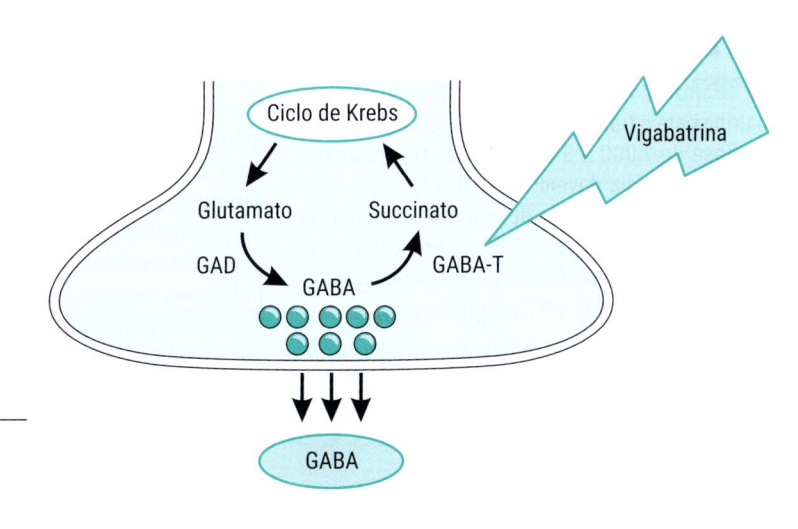

FIGURA 1 ▶
ROTA FARMACOLÓGICA DA VIGABATRINA.

● Interações Medicamentosas

○ A vigabatrina pode reduzir as concentrações séricas da fenitoína em 16 a 20%, do fenobarbital em 8 a 16% e do valproato em 8%.

○ A vigabatrina pode aumentar as concentrações séricas de clonazepam em 30%.

○ A vigabatrina não é influenciada pelo consumo de álcool e anticoncepcional.

AFINIDADE LIGANTE/KI:

LOCAL	KI (NM)
Ki (GABA-transaminase)	3.200.000
Ki (transportador de aminoácido-1)	4.800.000

○ Farmacogenética

Acesse https://www.pharmgkb.org/chemical/PA10231 ou utilize o *QR code* ao lado.

ANOTAÇÕES CLÍNICAS

Nível de evidência 1A, 1B, 2A, 2B, 3: Não há dados para a vigabatrina no PharmGKB até a data de publicação deste livro.

Nível de evidência 4: Acesse o *site* para mais informações.

○ Prática Clínica

● **DOSAGEM:** Recomenda-se a utilização da vigabatrina para o tratamento da epilepsia em adultos na dose de 1.000 a 3.000 mg/dia. Doses acima de 3.000 mg/dia devem ser utilizadas com cautela e acompanhamento devido aos seus efeitos colaterais. O uso para tratamento de espasmos em crianças deve ser feito com doses de 50 a 150 mg/kg/dia, divididos em 2 tomadas.

● **TITULAÇÃO:** É recomendado que se inicie a utilização da vigabatrina com dose inicial de 1.000 mg/dia, 2x/dia. Se necessário, pode-se aumentar a dose semanalmente em 500 mg, dependendo da resposta e tolerância individual de cada paciente.

● **EFEITOS ADVERSOS:** Mais comuns: Gastrointestinais (diarreia, náusea), imunológicos (infecção viral, pneumonia), metabólicos (ganho de peso), musculoesqueléticos (artralgia), neurológicos (alteração de memória, cefaleia, coordenação anormal, sonolência, tontura, tremor), oculares (alteração de campo visual, diplopia, nistagmo, visão borrada), psiquiátricos (agitação, excitação), respiratórios (dor faríngea, infecção de trato respiratório, nasofaringite), outros (distúrbio de marcha, fadiga). Comuns: Cardiovasculares (dor no peito), dermatológicos (acne), gastrointestinais (constipação, desconforto abdominal, dispepsia, distensão abdominal, dor abdominal, dor de dente, sede, vômito), geniturinários (disfunção erétil, dismenorreia, ITU), hematológicos (anemia), imunológicos (*influenza*), metabólicos (aumento de apetite), musculoesqueléticos (dor nas costas e nas extremidades, entorse articular, espasmo muscular, mialgia, tensão muscular), neurológicos (disartria, distúrbio de fala, de movimento e sensorial, estado epiléptico, hiper/hipoestesia, hiper/hiporreflexia, parestesia, perda sensorial), oculares (astenopia, conjuntivite, dor ocular, estrabismo), psiquiátricos (agitação, agressividade, astenia, depressão, distúrbio de atenção e de linguagem expressiva, febre, irritabilidade, letargia, mal-estar, nervosismo, reação paranoide, sede, sonhos anormais), respiratórios (bronquite, cefaleia sinusal, congestão pulmonar), outros (edema, *tinnitus*, vertigem). Incomuns: Dermatológicos (*rash*), imunológicos (candidíase, infecção de ouvido), neurológicos (ataxia), psiquiátricos (hipomania, mania, transtorno psicótico). Raros: Dermatológicos (angiedema, urticária), neurológicos (encefalopatia), oculares (distúrbio de retina), psiquiátricos (tentativa de suicídio). Muito raros: Hepáticos (hepatite), oculares (atrofia óptica, neurite óptica), psiquiátricos (alucinação), respiratórios (edema laríngeo, embolismo pulmonar, estridor, insuficiência respiratória). Pós-comercialização: Dermatológicos (alopecia, angiedema, edema facial, necrólise epidérmica tóxica, *rash* maculopapular, SSJ), endocrinológicos (atraso na puberdade e no desenvolvimento, malformação), gastrointestinais (esofagite, hemorragia gastrointestinal), hepáticos (colestase), neurológicos (discinesia, distonia, encefalopatia, espasticidade, hiper/hipotonia, neurite óptica), psiquiátricos (agitação neonatal, apatia, *delirium*, distúrbio psicótico, hipomania, psicose aguda), outros (hipertermia maligna, insuficiência de múltiplos órgãos, surdez).

● **GRAVIDEZ:** Os estudos em humanos ainda não são conclusivos, porém estudos em animais mostraram que o uso de vigabatrina na gravidez causou efeitos teratogênicos e aborto.[1] Portanto, seu uso não é recomendado durante a gestação. Categoria C da FDA.

● **AMAMENTAÇÃO:** O uso de vigabatrina não é recomendado durante a lactação, pois ela é excretada no leite humano.

● **CRIANÇAS E ADOLESCENTES:** A vigabatrina é utilizada em crianças para o tratamento de espasmos.

● **IDOSOS:** Recomenda-se cautela na utilização de vigabatrina em pacientes com mais de 65 anos, principalmente naqueles que apresentam diminuição da função renal.

● **INSUFICIÊNCIA RENAL:** Deve-se reduzir a dose da vigabatrina em pacientes com insuficiência renal. A redução deve ser de 25% em casos leves, 50% em casos moderados e 75% em casos graves de insuficiência renal.

● **INSUFICIÊNCIA HEPÁTICA:** Não é necessário ajuste de dose de vigabatrina nessa população.

● **COMO MANEJAR EFEITOS ADVERSOS:** É necessário aguardar e observar se os efeitos da vigabatrina irão desaparecer; caso não desapareçam, deve-se reduzir a dose ou optar por outro agente da mesma classe.

○ Toxicidade

ORAL EM HUMANOS: Não há dados específicos sobre superdosagem de vigabatrina em humanos. A dose letal da vigabatrina é de 2.830 mg/kg em camundongos e 3.100 mg/kg em ratos. Não há relatos de óbito pela utilização desse medicamento.

BIPP TIPS

- O uso de vigabatrina deve ser interrompido de maneira gradual. Pode haver crises convulsivas de rebote em caso de interrupção abrupta.

- Foram encontradas alterações encefálicas em exame de imagem de crianças que fazem uso de vigabatrina, principalmente no tálamo, nos gânglios da base e no tronco encefálico.

- A vigabatrina não deve ser utilizada em concomitância com outros agentes retinotóxicos.

- O uso concomitante de vigabatrina e clonazepam pode elevar o nível de sedação do paciente, podendo resultar em coma.

- Pacientes pediátricos que fazem uso de vigabatrina podem apresentar transtornos de movimento. Em caso de sintomas, deve-se suspender o medicamento por 2 a 4 semanas.

- Pacientes sem histórico de transtornos psiquiátricos podem apresentar sintomas como agitação, depressão e ideias persecutórias durante o uso de vigabatrina, porém os sintomas tendem a desaparecer com a redução ou retirada do medicamento.

- O uso de vigabatrina pode causar ideação suicida, motivo pelo qual os pacientes em tratamento com esse medicamento devem ser monitorados com atenção.

- Pelo fato de causar alterações visuais, o uso de vigabatrina é bastante limitado, sendo indicado para os casos em que o benefício supere o risco. É recomendado acompanhamento com oftalmologista desde antes do início do tratamento com vigabatrina até 6 meses após sua conclusão.

- Uma vez que a vigabatrina pode aumentar os aminoácidos presentes na urina, pode gerar resultados falso-positivos em exames para rastreamento de algumas doenças metabólicas genéticas raras.

TOXICIDADE AGUDA: Os sintomas de intoxicação por vigabatrina mais comuns são apneia, cefaleia, coma, depressão respiratória, hipotensão, irritabilidade, perda de consciência, psicose, sonolência e vertigem.

Referência

1. Padmanabhan R, Abdulrazzaq YM, Bastaki SMA, Nurulain M, Shafiullah M. Vigabatrin (VGB) administered during late gestation lowers maternal folate concentration and causes pregnancy loss, fetal growth restriction and skeletal hypoplasia in the mouse. Reprod Toxicol. 2010;29(3):366-77.

Leituras Recomendadas

Bresnahan R, Gianatsi M, Maguire MJ, Smith CT, Marson AG. Vigabatrin add-on therapy for drug-resistant focal epilepsy. Cochrane Database Syst Rev. 2020;7(7):CD007302.

Craft JF, Cardenas AM. Vigabatrin-associated reversible MRI abnormalities in an infant with tuberous sclerosis. J Radiol Case Rep. 2021;15(2):1-6.

Harding GF, Robertson K, Spencer EL, Holliday I. Vigabatrin; its effect on the electrophysiology of vision. Doc Ophthalmol. 2002;104(2):213-29.

Harini C, Yuskaitis CJ, Libenson MH, Yang E, DeLeo M, Zhang B, et al. Hippocampal Involvement with vigabatrin-related MRI signal abnormalities in patients with infantile spasms: a novel finding. J Child Neurol. 2021;36(7):575-82.

Heim MK, Gidal BE. Vigabatrin-associated retinal damage: potential biochemical mechanisms. Acta Neurol Scand. 2012;126(4):219-28.

Pesaturo KA, Spooner LM, Belliveau P. Vigabatrin for infantile spasms. Pharmacotherapy. 2011;31(3):298-311.

Sabril (vigabatrin) [Internet]. Deerfield: Lundbeck; 2013 [capturado em 5 dez. 2024]. Disponível em: https://www.accessdata.fda.gov/drugsatfda_docs/label/2013/020427s010s011s012,022006s011s012s013lbl.pdf.

Thornton P. Vigabatrin side effects [Internet]. Drugs.com; 2023 [capturado em 5 dez. 2024]. Disponível em: https://www.drugs.com/sfx/vigabatrin-side-effects.html#professional.

Vilazodona

A vilazodona é o primeiro fármaco aprovado que consiste em uma combinação de ISRS e agonista parcial dos receptores serotoninérgicos do tipo 5-HT_{1A}. Quimicamente, pertence ao grupo de fármacos derivados de estruturas de benzofurano, indol e piperazina. Por apresentar um perfil farmacológico relativamente único, seu mecanismo de ação não é totalmente compreendido, mas seus efeitos clínicos são creditados à sua ação moduladora da atividade serotoninérgica no SNC. É bem absorvida pelo trato gastrointestinal, atingindo picos de concentração plasmática em cerca de 4 a 5 horas, e sua eliminação acontece pela urina.

Nomes no Brasil:
Aymee.

SUS:
Não disponível na Rename.

● **INDICAÇÕES DE BULA – ANVISA E FDA:** Tratamento do TDM em adultos.

● **INDICAÇÕES *OFF-LABEL*:** A vilazodona também é indicada para tratamento de transtornos de ansiedade, depressão bipolar, TEPT, dor crônica e sintomas vasomotores.

● **CONTRAINDICAÇÕES:** O uso de vilazodona é contraindicado em casos de hipersensibilidade conhecida ou suspeita ao fármaco ou a qualquer um dos seus excipientes, bem como para pacientes recebendo tratamento com IMAOs. É recomendado um intervalo de pelo menos 2 semanas após a interrupção dos IMAOs antes de iniciar o tratamento com vilazodona.

● **TESTES LABORATORIAIS SUGERIDOS OU NECESSÁRIOS:** Nenhum exame adicional se faz necessário em pacientes saudáveis. Pode ser prudente realizar o acompanhamento com hemograma, uma vez que a vilazodona apresenta potencial de aumentar o risco de sangramentos anormais.

● **ROTA FARMACOLÓGICA:** Não há imagens disponíveis sobre a rota farmacológica da vilazodona.

⊙ Farmacologia

ABSORÇÃO: A vilazodona é bem absorvida pelo trato gastrointestinal, atingindo picos de concentração plasmática em cerca de 4 a 5 horas. Apresenta biodisponibilidade absoluta de 72%, a qual é incrementada caso ingerida na presença de alimentos, especialmente refeições ricas em lipídeos.

VOLUME DE DISTRIBUIÇÃO: 605 L.

LIGAÇÃO PROTEICA: 96 a 99%.

METABOLISMO/FARMACOCINÉTICA: A vilazodona é extensamente metabolizada pelas vias dependentes e independentes do citocromo P450 (possivelmente pela via da carboxilesterase). A CYP3A4 é a principal responsável pelo seu metabolismo, havendo participação também de CYP2C19 e CYP2D6.

ROTA DE ELIMINAÇÃO: A vilazodona é eliminada majoritariamente pela urina sob a forma de metabólitos. Após administração oral, menos de 1% da dose tem excreção na urina e menos de 2% da dose são excretados nas fezes como vilazodona inalterada.

MEIA-VIDA: Aproximadamente 25 horas.

DEPURAÇÃO: Estimada em 34 L/h.

FARMACODINÂMICA: A vilazodona é um ISRS e agonista parcial de receptores 5-HT_{1A}.

MECANISMO DE AÇÃO: O principal mecanismo de ação da vilazodona é a inibição da recaptação de serotonina e o agonismo parcial nos receptores 5-HT_{1A}. Acredita-se que, ao atuar apenas como agonista parcial nos autorreceptores 5-HT_{1A}, a vilazodona promove dessensibilização mais rápida e específica dos autorreceptores 5-HT_{1A}, sem inibir de maneira excessiva a liberação de 5-HT mediada pelo autorreceptor 5-HT_{1A}. Dessa forma, ativando os receptores pós-sinápticos 5-HT_{1A} e sinergicamente com suas propriedades de ISRS, a vilazodona parece promover uma modulação refinada da sinalização serotoninérgica. Além disso, a ativação dos receptores 5-HT_{1A} pós-sinápticos aumenta a liberação de dopamina, o que também pode estar relacionado aos efeitos clínicos da vilazodona.

● Interações Medicamentosas

○ Reações adversas graves e/ou potencialmente fatais podem se desenvolver em pacientes que usam IMAOs (ou que descontinuaram recentemente um IMAO) e iniciaram um novo tratamento com um antidepressivo inibidor da recaptação da serotonina, como é o caso da vilazodona. Nesse sentido, é contraindicado o uso concomitante de vilazodona com um IMAO ou dentro de 14 dias após a descontinuação ou início do tratamento com um IMAO.

○ De acordo com o mecanismo de ação da vilazodona e seu potencial de toxicidade serotoninérgica (síndrome serotoninérgica), recomenda-se cautela quando houver necessidade de coadministração dessa substância com outros fármacos que modulam os sistemas de neurotransmissores serotoninérgicos, incluindo IMAOs, ISRSs, IRSNs, triptanos, triptofanos, buspirona, tramadol, entre outros.

○ Com relação a medicamentos que interferem na hemostasia (p. ex., AINEs, AAS e varfarina), dados da literatura evidenciaram a associação entre o uso de psicofármacos que interferem na recaptação de serotonina e a ocorrência de hemorragia digestiva alta, uma vez que a liberação de serotonina pelas plaquetas desempenha um papel importante na hemostasia. Efeitos sobre a coagulação, incluindo sangramento aumentado, foram relatados quando ISRSs e IRSNs são coadministrados com medicamentos que interferem na hemostasia, como AINEs, AAS e varfarina. Assim, pacientes recebendo terapia com substâncias que alterem a hemostasia, sobretudo varfarina, devem ser cuidadosamente monitorados quando houver necessidade de tratamento concomitante com vilazodona, principalmente durante o início e a descontinuação do tratamento.

○ Visto que o metabolismo pela CYP3A4 é a principal via de eliminação da vilazodona, seu uso concomitante com outras substâncias inibidoras potentes da CYP3A4, como cetoconazol, pode causar a elevação das concentrações plasmáticas de vilazodona em cerca de 50%, aumentando o risco de efeitos adversos. Desse modo, recomenda-se que a dose de vilazodona seja reduzida para 20 mg se coadministrada com um inibidor potente da CYP3A4. Durante a coadministração com inibidores moderados da CYP3A4 (p. ex., eritromicina), a dose de vilazodona deve ser reduzida para 20 mg apenas nos casos em que surgirem eventos adversos intoleráveis.

AFINIDADE LIGANTE/KI:

LOCAL	KI (NM)
Ki (SERT)	0,1
Ki (DAT)	37
Ki (NET)	56

○ Farmacogenética

Acesse https://www.pharmgkb.org/chemical/PA165958365 ou utilize o *QR code* ao lado.

ANOTAÇÕES CLÍNICAS

Nível de evidência 1A, 1B, 2A, 2B, 3: Não há dados para a vilazodona no PharmGKB até a data de publicação deste livro.

Nível de evidência 4: Acesse o *site* para mais informações.

○ Prática Clínica

● **DOSAGEM:** A dose típica da vilazodona é de 40 mg/dia.

● **TITULAÇÃO:** A dose inicial recomendada de vilazodona é de 10 mg, 1x/dia, durante 7 dias. Após esse período, a dose deve ser incrementada para 20 mg, 1x/dia, por mais 7 dias, seguida de um aumento para 40 mg/dia. A vilazodona deve ser ingerida sempre junto com alimentos ou próximo às refeições, uma vez que o jejum pode reduzir sua absorção em até 50%, podendo resultar em diminuição da eficácia. Para descontinuação do tratamento, é recomendada a redução gradual da dose associada ao monitoramento dos pacientes quanto a possíveis sintomas de retirada. Caso ocorram sintomas intoleráveis após uma diminuição da dose ou após a descontinuação do tratamento, deve-se considerar retomar a dose prescrita anteriormente e reduzir a dose de forma mais gradual, de acordo com a tolerabilidade do indivíduo.

● **EFEITOS ADVERSOS:** Mais comuns: Diarreia, insônia, náuseas, vômitos. Comuns: Dispepsia, flatulência, gastrenterite, sonolência, tontura. Incomuns: Aumento do apetite, disfunções sexuais (disfunção erétil, ejaculação retardada, libido diminuída, orgasmo anormal), inquietação, parestesia, tremor.

● **GRAVIDEZ:** Não existem estudos suficientes e bem controlados acerca do uso de vilazodona em mulheres grávidas. Uma vez que seus efeitos durante a gestação em humanos não estão bem estabelecidos, seu uso nesse período não é recomendado. Entretanto, caso seja necessário o uso dessa substância durante a gestação, é essencial considerar cuidadosamente se os possíveis benefícios superam os potenciais riscos do tratamento. Categoria C da FDA.

● **AMAMENTAÇÃO:** Estudos pré-clínicos demonstram que a vilazodona é excretada no leite de ratas lactantes.[1] Os possíveis efeitos dessa substância na lactação e durante a amamentação em humanos são desconhecidos. Dessa forma, o uso de vilazodona durante a amamentação deve ser considerado apenas se o possível benefício para a mãe superar o potencial risco para o lactente.

● **CRIANÇAS E ADOLESCENTES:** Os dados acerca do uso de vilazodona em pacientes pediátricos são escassos, de modo que a segurança e a eficácia dessa substância em crianças e adolescentes não foram estabelecidas. A vilazodona não é aprovada para uso em pacientes pediátricos.

● **IDOSOS:** Os dados farmacocinéticos da vilazodona em pacientes geriátricos não apresentam diferenças quando comparados aos de indivíduos mais jovens, de modo que nenhum ajuste de dose se faz necessário nessa população. Todavia, antidepressivos serotoninérgicos têm sido associados a casos de hiponatremia clinicamente significativa em pacientes idosos, que podem estar em maior risco para esse evento adverso. Nesse sentido, é recomendado um acompanhamento criterioso de pacientes idosos tratados com vilazodona.

● **INSUFICIÊNCIA RENAL:** Nenhum ajuste de dose se faz necessário para pacientes com insuficiência renal.

● **INSUFICIÊNCIA HEPÁTICA:** Não é necessário ajuste de dose para pacientes com insuficiência hepática leve e moderada. Entretanto, a vilazodona não foi estudada de maneira ampla em pacientes com insuficiência hepática grave, motivo pelo qual o uso dessa substância nessa população não é recomendado. Caso seja necessário, exige acompanhamento clínico criterioso.

● **COMO MANEJAR EFEITOS ADVERSOS:** A maioria dos efeitos adversos da vilazodona é tempo-dependente, sendo mais intensos no início ou durante incrementos de dosagem, desaparecendo com o tempo. Caso os efeitos sejam intoleráveis, a troca por outro agente antidepressivo pode se fazer necessária.

⭕ Toxicidade

ORAL EM HUMANOS: Não há dados específicos sobre superdosagem de vilazodona em humanos. Estudos clínicos demonstraram potencial de toxicidade em doses acima de 200 mg.[3]

TOXICIDADE AGUDA: As reações associadas à superdosagem com vilazodona incluem síndrome serotoninérgica, letargia, inquietação, alucinações e desorientação. O tratamento consiste em empregar medidas gerais de suporte e sintomáticas, assegurando ventilação adequada das vias aéreas e realização de ECG e monitoramento dos demais sinais vitais. A indução de vômito não é recomendada, porém a lavagem gástrica com sonda orogástrica de grande calibre com proteção apropriada das vias aéreas pode ser indicada se realizada logo após a ingestão, ou em pacientes sintomáticos. A administração de carvão ativado pode ser útil. Não é recomendada realização de diurese forçada ou diálise. Não são conhecidos antídotos específicos para a vilazodona. Nos casos de superdosagem, deve-se considerar a possibilidade do envolvimento de outras substâncias.

BIPP TIPS

○ A vilazodona é considerada o primeiro membro da classe dos antidepressivos inibidores de recaptação e agonistas parciais de serotonina (SPARI).

○ Ainda que a dose diária recomendada seja de 40 mg, alguns pacientes com depressão resistente ao tratamento, TOC resistente ao tratamento e/ou comorbidades com transtornos de ansiedade podem se beneficiar de dosagens mais elevadas. Nesses casos, o paciente deve ser acompanhado criteriosamente, observando-se a relação entre benefício terapêutico e tolerabilidade individual.

○ Ensaios clínicos em pacientes pediátricos com menos de 6 anos de idade indicam uma alta frequência de episódios de toxicidade nessa população, ocorrendo mesmo em doses menores que 10 mg/dia.[2] Nesse sentido, a vilazodona representa uma ameaça única e potencialmente grave para esse grupo de pacientes, devendo ser evitada em crianças com menos de 6 anos.

○ Fármacos com o perfil farmacológico da vilazodona têm sido avaliados em modelos pré-clínicos da doença de Parkinson. Algumas linhas de evidência indicam que a vilazodona pode reduzir significativamente a discinesia induzida por levodopa, fármaco utilizado no tratamento da doença de Parkinson, sem comprometer sua eficácia pró-motora. Todavia, são necessários estudos mais aprofundados acerca desse potencial uso, incluindo ensaios clínicos.

Referências

1. Vilazodone: an overview. ScienceDirect topics, side effects of drugs annual. 2019.

2. Gaw CE, Spiller HA, Russell JL, Chounthirath T, Smith GA. Evaluation of dose and outcomes for pediatric vilazodone ingestions. Clin Toxicol. 2018;56(2):113-9.

3. Clevenger J, McCabe D. Development of severe serotonin syndrome from acute ingestion of vilazodone without co-ingestion. Am J Emerg Med. 2020;38(5):1045.e1-2.

Leituras Recomendadas

Dawson LA, Watson JM. Vilazodone: a 5HT1a receptor agonist/serotonin transporter inhibitor for the treatment of affective disorders. CNS Neurosci Ther. 2009;15(2):107-17.

Frampton JE. Vilazodone: in major depressive disorder. CNS Drugs. 2011;25(7):615-27.

Heise CW, Malashock H, Brooks DE. A review of vilazodone exposures with focus on serotonina syndrome effects. Clin Toxicol. 2017;55(9):1004-7.

Khan A. Vilazodone, a novel dual-acting serotonergic antidepressant for managing major depression. Expert Opin Investig Drugs. 2009;18(11):1753-64.

Laughren TP, Gobburu J, Temple RJ, Unger EF, Bhattaram A, Dinh PV, et al. Vilazodone: clinical basis for the US Food and Drug Administration's approval of a new antidepressant. J Clin Psychiatry. 2011;72(9):1166-73.

Rickels K, Athanasiou M, Robinson DS, Gibertini M, Whalen H, Reed CR. Evidence for efficacy and tolerability of vilazodone in the treatment of major depressive disorder: a randomized, double-blind, placebo-controlled trial. J Clin Psychiatry. 2009;70(3):326-33.

Schwartz TL, Siddiqui UA, Stahl SM. Vilazodone: a brief pharmacological and clinical review of the novel serotonin partial agonist and reuptake inhibitor. Ther Adv Psychopharmacol. 2011;1(3):81-7.

Stuivenga M, Giltay EJ, Cools O, Roosens L, Neels H, Sabbe B. Evaluation of vilazodone for the treatment of depressive and anxiety disorders. Expert Opin Pharmacother. 2019;20(3):251-60.

Wang SM, Han C, Lee SJ, Patkar AA, Masand PS, Pae CU. Vilazodone for the treatment of major depressive disorder: focusing on its clinical studies and mechanism of action. Psychiatry Investig. 2015;12(2):155-63.

Vortioxetina

A vortioxetina é um fármaco derivado da piperazina, relatado na literatura pela primeira vez em 2011 e atualmente aprovado para uso clínico em mais de 80 países. Apresenta um perfil farmacológico complexo e interessante, combinando a inibição da recaptação de serotonina com a modulação de outros receptores serotoninérgicos pré e pós-sinápticos. Esses alvos extras tornam a vortioxetina diferente de outros ISRSs e IRSNs e podem ser responsáveis por seus efeitos adicionais no funcionamento cognitivo e por seu melhor perfil de tolerabilidade. Após administração oral, atinge picos de concentração plasmática em cerca de 7 a 11 horas e sua eliminação acontece pela urina e pelas fezes.

Nomes no Brasil:
Brintellix, Voextor, Vurtuoso.

SUS:
Não disponível na Rename.

● **INDICAÇÕES DE BULA – ANVISA E FDA:** Tratamento do TDM em adultos.

● **INDICAÇÕES** *OFF-LABEL*: A vortioxetina também é indicada para tratamento do TAG e manejo de disfunções cognitivas associadas a transtornos psiquiátricos.

● **TESTES LABORATORIAIS SUGERIDOS OU NECESSÁRIOS:** De forma geral, nenhum teste laboratorial é recomendado em pacientes saudáveis. A vortioxetina foi associada a casos de hiponatremia, de forma que pode ser prudente o acompanhamento do paciente por meio da avaliação dos valores séricos dos eletrólitos.

● **ROTA FARMACOLÓGICA:** Ver Figura 1.

○ Farmacologia

ABSORÇÃO: Após administração oral, a vortioxetina atinge picos de concentração plasmática em cerca de 7 a 11 horas, com biodisponibilidade absoluta de 75%. A presença de alimentos não interfere na sua farmacocinética.

VOLUME DE DISTRIBUIÇÃO: 2.600 L.

LIGAÇÃO PROTEICA: 98%.

METABOLISMO/FARMACOCINÉTICA: A vortioxetina é extensivamente metabolizada pelos hepatócitos, sobretudo por reações oxidativas via isoenzimas CYP2D6, CYP3A4/5, CYP2C19, CYP2C9, CYP2A6, CYP2C8 e CYP2B6 e subsequente conjugação com ácido glicurônico. A CYP2D6 é a enzima responsável pela formação de seu metabólito principal, ácido carboxílico da vortioxetina, que é farmacologicamente inativo.

ROTA DE ELIMINAÇÃO: A vortioxetina é excretada majoritariamente por meio da urina (59%) e das fezes (26%) sob a forma de metabólitos, sendo que apenas quantidades mínimas são excretadas sob a forma inalterada.

MEIA-VIDA: Aproximadamente 66 horas.

DEPURAÇÃO: Cerca de 30 a 41 L/h.

FARMACODINÂMICA: A vortioxetina atua principalmente como antagonista de receptores $5-HT_3$, $5-HT_{1D}$ e $5-HT_7$, agonista de $5-HT_{1A}$ e agonista parcial de $5-HT_{1B}$. Além disso, ela promove inibição de SERT.

MECANISMO DE AÇÃO: Embora o mecanismo de ação da vortioxetina não seja totalmente compreendido, a literatura indica que seus efeitos antidepressivos ocorrem por meio da modulação da neurotransmissão em vários sistemas, incluindo sistemas de serotonina, noradrenalina, dopamina, acetilcolina, histamina, glutamato e GABA.[2] Esse fármaco possui atividade agonista no receptor $5-HT_{1A}$, atividade agonista parcial no receptor $5-HT_{1B}$, atividade antagonista nos receptores $5-HT_{1D}$, $5-HT_7$ e $5-HT_3$ e, por fim, inibição de SERT. Postula-se que a afinidade da vortioxetina em um amplo espectro de alvos farmacológicos, principalmente relacionados à sinalização serotoninérgica, é crucial para explicar sua eficácia, fato que a destaca como primeiro antidepressivo conhecido de ação "multimodal".

O efeito agonista no receptor $5-HT_{1A}$ e agonista parcial no receptor $5-HT_{1B}$, que são autorreceptores para a neurotransmissão serotoninérgica, promove liberação de serotonina, o que, teoricamente, está relacionado a uma atividade antidepressiva adicional. A literatura indica que a atividade antagonista no receptor $5-HT_7$ potencializa os efeitos da inibição de SERT por meio da liberação adicional de serotonina mediante

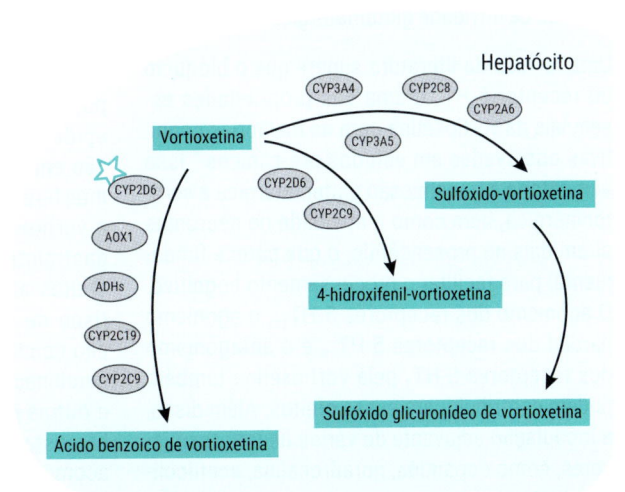

FIGURA 1 ▶

ROTA FARMACOLÓGICA DA VORTIOXETINA.

Fonte: Elaborada com base em Whirl-Carrillo e colaboradores.[1]

mecanismos adjuvantes.[3] A atividade no receptor 5-HT$_3$ está mais intimamente associada à regulação de sintomas como náusea e vômito; entretanto, muitos interneurônios são regulados por 5-HT$_3$, o qual, quando bloqueado, pode promover aumento da sinalização de serotonina, dopamina, noradrenalina, acetilcolina e histamina. Em estudos pré-clínicos, observa-se que a vortioxetina induz aumentos nos níveis extracelulares de todos os cinco neurotransmissores nas principais regiões do cérebro associadas à depressão, incluindo córtex pré-frontal e hipocampo.

Observa-se também que a vortioxetina induz respostas do tipo antidepressivo de forma paralela a estímulos da neurogênese hipocampal adulta em modelos pré-clínicos de depressão, incluindo alguns modelos em que ISRSs ou IRSNs falham em apresentar efeitos antidepressivos. Foi demonstrado ainda que a administração aguda de vortioxetina, mas não fluoxetina ou cetamina, promove aumento transitório da expressão de vários genes envolvidos na neuroplasticidade e na neurotransmissão serotoninérgica e glutamatérgica no córtex frontal. Em outro estudo, a vortioxetina, ao contrário da fluoxetina, induziu mudanças positivas no número e na densidade das espinhas dendríticas e na morfologia dos dendritos no hipocampo.[4] Adicionalmente, mesmo sem estudos pré-clínicos, apresenta afinidade reconhecível pelos receptores de glutamato, sendo que alguns estudos demonstram que a vortioxetina é capaz de reverter as alterações bioquímicas produzidas pela depleção de triptofano, incluindo vários marcadores de atividade glutamatérgica.[5]

Uma revisão da literatura sugere que o bloqueio do receptor 5-HT$_3$ é uma das propriedades essenciais da vortioxetina para as melhorias cognitivas observadas em estudos pré-clínicos.[6] Isso aumentaria a transmissão glutamatérgica e serotoninérgica, bem como a atividade de neurônios piramidais no prosencéfalo, o que parece fundamental para facilitar o processamento cognitivo. O agonismo dos receptores 5-HT$_{1A}$, o agonismo parcial dos receptores 5-HT$_{1B}$ e o antagonismo dos receptores 5-HT$_7$ pela vortioxetina também podem contribuir para esses efeitos. Além disso, a modulação adjuvante de vários neurotransmissores, como dopamina, noradrenalina, acetilcolina e histamina no córtex pré-frontal medial, bem como o aumento da neurogênese e processos neurotróficos no hipocampo, podem ser mecanismos adicionais que contribuem para o perfil pró-cognitivo da vortioxetina.

Em resumo, a ação diferencial em vários alvos de serotonina e a capacidade de modular uma ampla gama de neurotransmissores conferem à vortioxetina não apenas efeitos antidepressivos, mas também pró-cognitivos. Diversas linhas de evidência ainda relatam propriedades analgésicas e anti-inflamatórias adicionais da vortioxetina, que a colocam em uma posição de destaque como ferramenta clínica muito relevante.

Interações Medicamentosas

- A combinação de vortioxetina com um IMAO pode promover reações graves e eventualmente fatais, como risco de colapso cardiovascular ou hipertensão paroxística, hipertermia e convulsões. Recomenda-se que a vortioxetina não seja usada em combinação com um IMAO, ou dentro de 14 dias após descontinuação de tratamento com um IMAO.

- Devido ao seu mecanismo de ação relacionado primordialmente à modulação da sinalização serotoninérgica, pode ocorrer síndrome serotoninérgica caso a vortioxetina seja coadministrada com outros medicamentos que modulam os sistemas de neurotransmissores serotoninérgicos, incluindo ISRSs, IRSNs, triptanos, buspirona, tramadol e produtos de triptofano.

- A produção e liberação de serotonina realizada pelas plaquetas desempenha um papel importante na hemostasia. Nesse sentido, estudos epidemiológicos demonstraram uma associação entre o uso de fármacos psicotrópicos que interferem na recaptação de serotonina, como a vortioxetina, e a ocorrência de sangramento gastrointestinal.[7] Há relatos de alteração dos efeitos anticoagulantes, incluindo aumento do risco de sangramento, quando ISRSs e IRSNs são coadministrados com varfarina. Portanto, a combinação de vortioxetina com anticoagulantes e outras classes de fármacos que interfiram na hemostasia, como AINEs (p. ex., AAS), deve ser acompanhada criteriosamente, sobretudo durante o início e a descontinuação do tratamento.

○ É recomendável reduzir a dose de vortioxetina pela metade quando um inibidor potente da CYP2D6 (p. ex., bupropiona, fluoxetina, paroxetina, quinidina) for coadministrado com esse medicamento, uma vez que a exposição à vortioxetina pode ser incrementada e, consequentemente, promover aumento da frequência e/ou intensidade dos efeitos adversos.

○ Da mesma forma, é recomendável aumentar a dose de vortioxetina quando ela for coadministrada com um indutor potente da CYP (p. ex., rifampicina, carbamazepina, fenitoína). Esse aumento de dosagem não deverá exceder 3 vezes a dose original.

○ A vortioxetina apresenta alta taxa de ligação às proteínas plasmáticas, de modo que a sua coadministração com outro fármaco altamente ligado às proteínas pode aumentar as concentrações livres do outro fármaco, promovendo maior intensidade e/ou frequência de eventos adversos. Entretanto, um estudo clínico com administração concomitante de vortioxetina e varfarina (fármaco altamente ligado a proteínas) não relatou alteração significativa no INR.[8] Ainda assim, é recomendável acompanhamento cauteloso dos pacientes tratados com tais coadministrações.

AFINIDADE LIGANTE/KI:

LOCAL	KI (NM)
Ki (SERT)	1,6
Ki (NET)	113
Ki (DAT)	> 1.000
Ki ($5-HT_{1A}$)	15
Ki ($5-HT_{1B}$)	33
Ki ($5-HT_{1D}$)	54
Ki ($5-HT_{2C}$)	180
Ki ($5-HT_{3A}$)	3,7
Ki ($5-HT_{7}$)	19

○ Farmacogenética

Acesse https://www.pharmgkb.org/chemical/PA166122595 ou utilize o *QR code* ao lado.

ANOTAÇÕES CLÍNICAS

Nível de evidência 1A, 1B, 2A, 2B: Não há dados para a vortioxetina no PharmGKB até a data de publicação deste livro.

Nível de evidência 3: Variantes diversas do gene *CYP2D6*.

Nível de evidência 4: Acesse o *site* para mais informações.

○ Prática Clínica

● **DOSAGEM:** A dose típica de vortioxetina é de 10 a 20 mg/dia.

● **TITULAÇÃO:** Recomenda-se iniciar o tratamento na dose de 10 mg de vortioxetina, 1x/dia. Após 2 ou 3 semanas, deve-se avaliar o paciente e, dependendo de sua resposta individual, a dose pode ser aumentada até um máximo de 20 mg/dia, ou diminuída até um mínimo de 5 mg/dia.

● **EFEITOS ADVERSOS:** Mais comuns: Constipação, náusea, vômitos. Comuns: Boca seca, desconforto abdominal, diarreia, sonhos anormais, tontura. Incomuns: Dificuldades no desejo, desempenho e satisfação sexual, flatulência, irritabilidade, prurido, rubor.

● **GRAVIDEZ:** Há uma quantidade limitada de dados acerca do uso de vortioxetina, em gestantes. Os estudos em animais demonstraram toxicidade reprodutiva, como diminuição do crescimento e desenvolvimento fetal.[9] Modelos animais relataram ainda que neonatos expostos a ISRSs ou IRSNs no final do terceiro trimestre desenvolveram complicações que necessitam de hospitalização prolongada, suporte respiratório e alimentação por sonda. Podem ocorrer também cianose, apneia, convulsões, instabilidade de temperatura, vômitos, hipoglicemia, hipotonia, hipertonia, tremor e irritabilidade. Essas características são consistentes com um efeito tóxico direto dessas classes de fármacos ou possivelmente com uma síndrome de descontinuação do medicamento. Tais complicações podem surgir logo após o parto. Portanto, é recomendável evitar o uso desse medicamento durante a gravidez. Categoria C da FDA.

● **AMAMENTAÇÃO:** Não se sabe se a vortioxetina é excretada no leite humano. Porém, considerando

BIPP TIPS

- Recentemente, algumas linhas de evidência têm relatado o potencial analgésico da vortioxetina em modelos animais de dor neuropática. Ela apresenta potente antagonismo de receptores 5-HT_3, os quais estão intimamente relacionados à mediação da hiperalgesia induzida pela serotonina envolvida na dor crônica. De forma semelhante aos IRSNs, a vortioxetina parece promover efeito analgésico robusto e pode ser eficaz em pacientes com dor neuropática, em particular com depressão comórbida. No entanto, são necessários mais estudos que assegurem esse possível uso.

- A vortioxetina é o primeiro fármaco com ação antidepressiva que tem eficácia comprovada na melhora dos sintomas cognitivos da depressão, sendo também o único agente antidepressivo com evidências de um efeito positivo em vários domínios cognitivos, como atenção, velocidade de processamento, função executiva, aprendizado e memória.

- Foram demonstrados efeitos significativos do tratamento com vortioxetina nos sintomas depressivos associados a melhorias no sono. Uma vez que o comprometimento do sono é um sintoma frequentemente comórbido em pacientes com depressão e/ou ansiedade, a vortioxetina pode ser considerada para o tratamento desses pacientes visando à melhora da qualidade do sono.

- A vortioxetina pode apresentar menos efeitos sexuais do que os ISRSs.

- A vortioxetina não apresentou aumento de peso nos estudos clínicos.

- É importante considerar a presença de declínio cognitivo ou doença de Alzheimer quando houver falha terapêutica da vortioxetina em idosos.

que a maioria dos psicofármacos são encontrados no leite humano, o risco para a criança não pode ser excluído. Caso seja necessário prescrever esse medicamento à lactante, é preciso ponderar os benefícios da amamentação para o bebê frente aos benefícios da terapia para a mulher. Assim, deve-se optar por descontinuar a amamentação ou a terapia com vortioxetina.

● **CRIANÇAS E ADOLESCENTES:** Os dados clínicos acerca da segurança e eficácia da vortioxetina em pacientes pediátricos são relativamente limitados. Portanto, caso seja a opção de tratamento, devem ser ponderados os potenciais riscos e benefícios dessa terapêutica. Recomenda-se realizar acompanhamento clínico criterioso e informar os pais ou responsáveis para que possam ajudar a observar a criança ou o adolescente.

● **IDOSOS:** Em pacientes acima de 65 anos, o recomendado é iniciar o tratamento com a dose mínima eficaz de 5 mg/dia, a qual pode ser incrementada até a dose máxima diária de 20 mg. Nesses casos, são recomendados precaução e acompanhamento médico criterioso, uma vez que os dados ainda são limitados.

● **INSUFICIÊNCIA RENAL:** Nenhum ajuste de dose é necessário para pacientes com insuficiência renal leve ou moderada. No entanto, a vortioxetina não foi avaliada de forma aprofundada em pacientes com insuficiência renal grave, de modo que seu uso em tais pacientes requer acompanhamento clínico criterioso.

● **INSUFICIÊNCIA HEPÁTICA:** Nenhum ajuste de dose é necessário para pacientes com insuficiência hepática leve ou moderada. No entanto, a vortioxetina não foi avaliada de forma aprofundada em pacientes com insuficiência hepática grave, de modo que seu uso em tais pacientes requer acompanhamento clínico criterioso.

● **COMO MANEJAR EFEITOS ADVERSOS:** Em geral, medidas de suporte e de acompanhamento são suficientes até a adaptação do paciente ao medicamento, uma vez que a maioria dos efeitos adversos da vortioxetina tende a desaparecer com o tempo. Especificamente para a náusea, um dos efeitos adversos mais comuns, a ondansetrona pode ser particularmente eficaz no alívio desse sintoma. Se os efeitos adversos forem persistentes e intoleráveis, recomenda-se sua descontinuação e substituição por outro agente antidepressivo.

⊙ Toxicidade

ORAL EM HUMANOS: Não há dados específicos sobre superdosagem de vortioxetina em humanos.

TOXICIDADE AGUDA: A experiência e os dados clínicos acerca da superdosagem com vortioxetina são limitados. Na maioria das vezes, foram relatados apenas sintomas leves, sendo náusea e vômitos os mais comuns. Em alguns casos, foram relatados também eventos de convulsão e síndrome serotoninérgica. Em geral, situações de superdosagem aguda devem ser tratadas conforme as medidas sintomáticas e de suporte gerais empregadas no manejo da superdose com qualquer fármaco, incluindo estabelecimento adequado de ventilação e oxigenação das vias aéreas e monitoramento dos sinais vitais e cardíacos. Deve-se investigar a possibilidade de envolvimento de outras substâncias.

⊙ Referências

1. Whirl-Carrillo M, Huddart R, Gong L, Sangkuhl K, Thorn CF, Whaley R, et al. An evidence-based framework for evaluating pharmacogenomics knowledge for personalized medicine. Clin Pharmacol Ther. 2021;110(3):563-72.

2. Diego-Adeliño J, Crespo JM, Mora F, Neyra A, Iborra P, Gutiérrez-Rojas L, et al. Vortioxetine in major depressive disorder: from mechanisms of action to clinical studies: an updated review. Expert Opin Drug Saf. 2022;21(5):673-90.

3. Okada M, Matsumoto R, Yamamoto Y, Fukuyama K. Effects of subchronic administrations of vortioxetine, lurasidone, and escitalopram on thalamocortical glutamatergic transmission associated with serotonin 5-HT7 receptor. Int J Mol Sci. 2021;22(3):1351.

4. Chen F, du Jardin KG, Waller JA, Sanchez C, Nyengaard JR, Wegener G. Vortioxetine promotes early changes in dendritic morphology compared to fluoxetine in rat hippocampus. Eur Neuropsychopharmacol. 2016;26(2):234-45.

5. Hlavacova N, Li Y, Pehrson A, Sanchez C, Bermudez I, Csanova A, et al. Effects of vortioxetine on biomarkers associated with glutamatergic activity in an SSRI insensitive model of depression in female rats. Prog Neuropsychopharmacol Biol Psychiatry. 2018;82:332-8.

6. Riga MS, Sánchez C, Celada P, Artigas F. Involvement of 5-HT3 receptors in the action of vortioxetine in rat brain: Focus on glutamatergic and GABAergic neurotransmission. Neuropharmacology. 2016;108:73-81.

7. Castro VM, Gallagher PJ, Clements CC, Murphy SN, Gainer VS, Fava M, et al. Incident user cohort study of risk for gastrointestinal bleed and stroke in individuals with major depressive disorder treated with antidepressants. BMJ Open. 2012;2(2):e000544.

8. Chen G, Zhang W, Serenko M. Lack of effect of multiple doses of vortioxetine on the pharmacokinetics and pharmacodynamics of aspirin and warfarin. J Clin Pharmacol. 2015;55(6):671-9.

9. Pallavi Singh 1, Priyanka Agrawal 2, K P Singh. Prenatal exposure to vortioxetine and vilazodone: impact on depressive- and anxiety-like behavioral manifestations in young rat offspring. Behav Brain Res. 2024;471:115128.

⊙ Leituras Recomendadas

Bang-Andersen B, Ruhland T, Jørgensen M, Smith G, Frederiksen K, Jensen KG, et al. Discovery of 1-[2-(2,4-dimethylphenylsulfanyl)phenyl]piperazine (Lu AA21004): a novel multimodal compound for the treatment of major depressive disorder. J Med Chem. 2011;54(9):3206-21.

Chen G, Højer AM, Areberg J, Nomikos G. Vortioxetine: clinical pharmacokinetics and drug interactions. Clin Pharmacokinet. 2018;57(6):673-86.

D'Agostino A, English CD, Rey JA. Vortioxetine (brintellix): a new serotonergic antidepressant. P & T. 2015;40(1):36-40.

Findling RL, Robb AS, DelBello M, Huss M, McNamara N, Sarkis E, et al. Pharmacokinetics and safety of vortioxetine in pediatric patients. J Child Adolesc Psychopharmacol. 2017;27(6):526-34.

Gibb A, Deeks ED. Vortioxetine: first global approval. Drugs. 2014;74(1):135-45.

Mazza MG, Rossetti A, Botti ER, Clerici M. Vortioxetine overdose in a suicidal attempt: A case report. Medicine. 2018;97(25):e10788.

Mørk A, Montezinho LP, Miller S, Trippodi-Murphy C, Plath N, Li Y, et al. Vortioxetine (LU AA21004), a novel multimodal antidepressant, enhanced memory in rats. Pharmacol Biochem Behav. 2013;105:41-50.

Stahl SM, Lee-Zimmerman C, Cartwright S, Morrissette DA. Serotonergic drugs for depression and beyond. Curr Drug Targets. 2013;14(5):578-85.

Verma A, Kumar A. Risks associated with vortioxetine in the established therapeutic indication. Curr Neuropharmacol. 2021;19(5):711-7.

Westrich I, Pehrson A, Zhong H, Nielsen SM. In vitro and in vivo effects of the multimodal antidepressant vortioxetine (Lu AA21004) at human and rat targets. Int J Psychiatry Clin Pract. 2012;5(Suppl 1):S47.

Yee A, Ng CG, Seng LH. Vortioxetine treatment for anxiety disorder: a meta-analysis study. Curr Drug Targets. 2018;19(12):1412-23.

Z

- **Zaleplona** 878
- **Ziprasidona**......................882
- **Zolpidem** 889
- **Zonisamida**.......................895
- **Zopiclona**.........................899
- **Zotepina** 903
- **Zuclopentixol**....................907

Zaleplona

A zaleplona é um fármaco hipnótico não BZD (fármaco Z), modulador alostérico positivo de GABA, que se liga a um sítio específico do receptor gabaérgico, o α$_1$, aumentando essa neurotransmissão e, consequentemente, os efeitos inibitórios sobre o SNC. É utilizada no manejo de curto prazo da insônia, atuando como indutor de sono. A zaleplona é eliminada tanto na urina (70%) como nas fezes (17%), na forma de metabólitos.

Nomes no Brasil:
Não disponível no Brasil (EUA: Sonata).

SUS:
Não disponível na Rename.

● **INDICAÇÕES DE BULA – ANVISA:** Tratamento da insônia caracterizada pela dificuldade em adormecer. É indicado apenas quando a perturbação é grave, incapacitante ou submete o indivíduo a um sofrimento extremo.

● **INDICAÇÕES DE BULA – FDA:** Tratamento de curta duração da insônia.

● **INDICAÇÕES OFF-LABEL:** A zaleplona pode ser utilizada como medicamento sedativo para procedimentos odontológicos.

● **CONTRAINDICAÇÕES:** A zaleplona não é indicada para pacientes com comportamentos complexos do sono, com hipersensibilidade a esse medicamento e com insuficiência hepática grave.

● **TESTES LABORATORIAIS SUGERIDOS OU NECESSÁRIOS:** Não são requeridos exames laboratoriais.

● **ROTA FARMACOLÓGICA:** Ver Figura 1.

Farmacologia

ABSORÇÃO: Após administração oral, a zaleplona atinge seu pico de concentração plasmática em 1 hora, apresentando biodisponibilidade de 30%.

VOLUME DE DISTRIBUIÇÃO: 1,4 L/kg.

LIGAÇÃO PROTEICA: Aproximadamente 60%.

METABOLISMO/FARMACOCINÉTICA: A zaleplona é metabolizada no fígado, sobretudo pelas enzimas aldeído oxidase e CYP3A4, onde sofre os processos de oxidação e conjugação. Seus metabólitos são farmacologicamente inativos.

ROTA DE ELIMINAÇÃO: A eliminação da zaleplona acontece tanto pela via renal quanto fecal, majoritariamente na forma de metabólitos inativos.

MEIA-VIDA: Cerca de 1 hora.

DEPURAÇÃO: 1 L/h/kg.

FARMACODINÂMICA: A zaleplona é um depressor do SNC que, devido à sua alta seletividade pela subunidade α$_1$ dos receptores GABA-A, atua como hipnótico e sedativo sem apresentar efeitos de relaxamento muscular e anticonvulsivantes, característica esta que a diferencia dos hipnóticos BZDs.

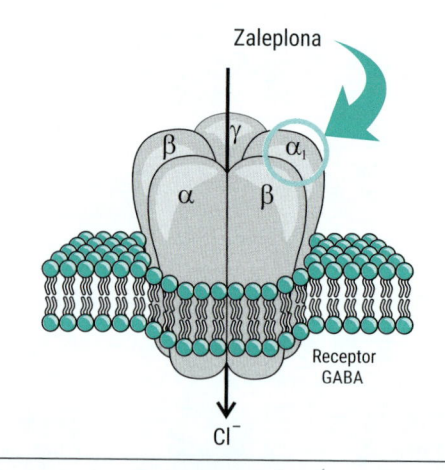

FIGURA 1 ▶ ROTA FARMACOLÓGICA DA ZALEPLONA.

MECANISMO DE AÇÃO: A zaleplona é um medicamento modulador alostérico positivo do GABA que é utilizado como hipnótico. Sua ação se deve à sua ligação ao sítio α_1 localizado nos receptores gabaérgicos, principalmente do tipo GABA-A. Ao se ligar ao seu sítio, a zaleplona aumenta a entrada de íons cloreto no neurônio, resultando em hiperpolarização e inibição neuronal.

Interações Medicamentosas

- A cimetidina pode promover aumento das concentrações plasmáticas da zaleplona e, assim, dos seus efeitos. Dessa forma, recomenda-se que seja utilizada uma dose inicial reduzida (5 mg/dia).

- Fármacos que induzem as enzimas da CYP3A4, como a carbamazepina, podem reduzir as concentrações plasmáticas da zaleplona e, assim, sua eficácia.

- Quando a zaleplona é usada concomitantemente com outros depressores do SNC, pode haver aumento dos efeitos sedativos.

AFINIDADE LIGANTE/KI:

LOCAL	KI (NM)
Ki (GABA-A)	167

Farmacogenética

Acesse https://www.pharmgkb.org/chemical/PA451952 ou utilize o *QR code* ao lado.

ANOTAÇÕES CLÍNICAS

Nível de evidência 1A, 2A, 1B, 2B, 3: Não há dados para a zaleplona no PharmGKB até a data de publicação deste livro.

Nível de evidência 4: Acesse o *site* para mais informações.

Prática Clínica

- **DOSAGEM:** Recomenda-se a utilização da zaleplona nas doses entre 5 e 20 mg, sempre à noite, por um período de 7 a 10 dias.

- **TITULAÇÃO:** É recomendado iniciar o tratamento com a dose de 5 mg, logo antes do paciente ir dormir. Após avaliação da resposta clínica, se necessário, pode-se aumentar a dose para 20 mg. Se o paciente despertar no meio da noite, ele pode tomar uma dose extra de 10 mg. Deve-se sempre usar a menor dose eficaz possível, sem exceder a dose de 20 mg/dia.

- **EFEITOS ADVERSOS:** Mais comuns: Neurológicos (cefaleia). Comuns: Cardiovasculares (dor no peito, edema periférico), dermatológicos (prurido, *rash*, reação de fotossensibilidade), gastrointestinais (boca seca, colite, constipação, dispepsia, dor abdominal, náusea), geniturinários (dismenorreia), metabólicos (anorexia), musculoesqueléticos (artralgia, artrite, dor nas costas, mialgia), neurológicos (alteração de paladar, amnésia, dificuldade de concentração, enxaqueca, hipertonia, hipoestesia, parestesia, parosmia, sonolência, tontura, tremor, vertigem), oculares (conjuntivite, dor ocular, visão anormal), psiquiátricos (alucinação, ansiedade, confusão, depressão, despersonalização, nervosismo, pensamento anormal), respiratórios (bronquite, epistaxe), outros (astenia, dor de ouvido, febre, hiperacusia, mal-estar). Incomuns: Cardiovasculares (*angina pectoris*, bloqueio de ramo, edema, extrassístoles ventriculares, hipertensão, hipotensão, palpitação, taquicardia, vasodilatação), dermatológicos (acne, alopecia, dermatite de contato, eczema, equimose, hipertrofia de pele, pele seca, *rash* maculopapular e vesicobolhoso, sudorese, urticária), gastrointestinais (eructação, esofagite, estomatite, flatulência, gastrenterite, gastrite, gengivite, glossite, hemorragia retal, parestesia circum-oral, úlcera de boca), geniturinários (cistite, diminuição de fluxo urinário, disúria, dor de bexiga e mamária, frequência urinária aumentada, impotência, menorragia, metrorragia, urgência miccional, vaginite), hematológicos (anemia, linfadenopatia), metabólicos (aumento de apetite, ganho de peso, gota, hipercolesterolemia, sede), musculoesqueléticos (artrose, bursite, dor articular, edema

BIPP TIPS

- A zaleplona apresenta início rápido de ação, efeitos de curto prazo e boa segurança, o que lhe confere preferência de prescrição.
- A zaleplona deve ser utilizada apenas no período da noite, antes de dormir.
- A zaleplona deve ser usada com cautela por pacientes com comprometimento respiratório relevante e apneia obstrutiva do sono.
- A zaleplona deve ser retirada de forma gradual quando utilizada por períodos mais longos.
- Devido à sua meia-vida mais curta, a zaleplona tende a apresentar menos efeitos residuais no dia seguinte ao seu uso, quando comparada com outros medicamentos hipnóticos.
- O uso concomitante de zaleplona com bebida alcoólica ou outros sedativos pode resultar em hipotensão e redução do nível de consciência e da frequência respiratória.
- A zaleplona não aumenta o tempo total de sono nem diminui o número de despertares durante a noite.
- A zaleplona não deve ser administrada juntamente com alimentos gordurosos, os quais podem comprometer sua absorção.
- Pacientes com diagnóstico de depressão podem exibir uma piora da ideação suicida com o uso de zaleplona.
- Pacientes com histórico de dependência ou uso abusivo de substâncias podem ter risco aumentado de dependência de zaleplona.
- Pacientes com menor peso corporal podem precisar de doses reduzidas de zaleplona (5 mg).
- A zaleplona pode causar comportamentos e atividades atípicas durante o sono. Há relatos de pacientes que dirigiram seus automóveis ou se alimentaram mesmo dormindo.
- A zaleplona pode comprometer a capacidade de conduzir veículos e operar máquinas, uma vez que reduz os níveis de alerta, atenção e concentração.
- Pode haver insônia de rebote após interrupção do uso de zaleplona.
- Em razão de sua meia-vida curta, a zaleplona pode causar ansiedade diurna de rebote.

articular, miastenia, rigidez articular e cervical, tenossinovite), neurológicos (alteração de marcha, ataxia, hipercinesia, hiperestesia, hipotonia, incoordenação, neuralgia, nistagmo), oculares (diplopia, fotofobia, olhos secos), psiquiátricos (agitação, apatia, diminuição de libido, euforia, insônia, labilidade emocional), renais (cálculo, dor renal), respiratórios (alteração de voz, asma, dispneia, laringite, pneumonia, ronco), outros (arrepio, dor subesternal, edema facial, ressaca, *tinnitus*). Raros: Cardiovasculares (bigeminidade, bradicardia sinusal, cianose, efusão pericárdica, hipotensão postural, taquicardia, tromboflebite), dermatológicos (descoloração de pele, melanose, psoríase, púrpura, *rash* pustular), endocrinológicos (gota, hipotireoidismo), gastrointestinais (aumento de salivação, cardiospasmo, descoloração de língua, disfagia, edema de língua, enterite, estomatite aftosa e ulcerativa, hemorragia gengival, obstrução intestinal, queilite), geniturinários (albuminúria, atraso menstrual, hemorragia vaginal, leucorreia, menopausa, retenção urinária, uretrite), hematológicos (eosinofilia, leucocitose, linfocitose), hepáticos (alteração de função renal, aumento de TGO/TGP, bilirrubinemia, colelitíase, dor biliar), metabólicos (cetose, diabetes melito, hiperglicemia, hiperuricemia, hipoglicemia, intolerância à lactose, perda de peso), musculoesqueléticos (miosite, osteoporose, trismo), neurológicos (alteração de campo visual, diminuição de reflexos, disartria, discurso arrastado, distonia, estupor, excitação de SNC, hipocinesia, isquemia cerebral, mioclonia, neuropatia, paralisia facial, perda de paladar), oculares (alteração de acomodação, blefarite, catarata, descolamento de retina, erosão de córnea, glaucoma, hemorragia ocular, ptose), psiquiátricos (bruxismo, delírio, hostilidade, retardo psicomotor, sonambulismo, sonilóquio), respiratórios (apneia, aumento de escarro, efusão pleural, embolia pulmonar, hiperventilação, soluço), outros (labirintite, surdez). Pós-comercialização: Hipersensibilidade (reação anafilática), psiquiátricos (pesadelo).

● **GRAVIDEZ:** A zaleplona não é recomendada durante a gestação, pois não há estudos em humanos mostrando sua segurança. Categoria C da FDA (classificação até 2015).

● **AMAMENTAÇÃO:** A zaleplona não é recomendada durante a lactação, pois é excretada no leite materno.

● **CRIANÇAS E ADOLESCENTES:** Não há estudos demonstrando a segurança e a eficácia da zaleplona em crianças e adolescentes.

● **IDOSOS:** Recomenda-se a utilização de zaleplona em doses menores nessa população (5 mg).

● **INSUFICIÊNCIA RENAL:** Não é necessário ajuste de dose para pacientes com doenças renais, mas a zaleplona deve ser usada com cautela em pacientes que apresentem insuficiência renal grave.

● **INSUFICIÊNCIA HEPÁTICA:** Em casos de insuficiência hepática leve ou moderada, recomenda-se a dose de 5 mg, porém em casos de insuficiência hepática grave não se deve utilizar a zaleplona.

● **COMO MANEJAR EFEITOS ADVERSOS:** É necessário aguardar e observar se os efeitos da zaleplona irão desaparecer; caso não desapareçam, deve-se reduzir a dose. Em casos de efeitos graves que ofereçam risco à vida, utilizar flumazenil.

⬤ Toxicidade

ORAL EM HUMANOS: Não há dados específicos sobre superdosagem de zaleplona em humanos. A dose letal da zaleplona é de 5.600 mg/kg em ratos e 14.200 mg/kg em coelhos.

TOXICIDADE AGUDA: Pacientes com intoxicação por zaleplona podem apresentar diversos níveis de depressão do SNC, desde confusão mental, sonolência e letargia em casos leves, até ataxia, coma, depressão respiratória, hipotensão, hipotonia e óbito em casos mais graves. Coma e depressão respiratória são ocorrências raras e óbito é muito raro, podendo acontecer em caso de uso concomitante com outros depressores do SNC.

⬤ Leituras Recomendadas

Dinges DF, Basner M, Ecker AJ, Baskin P, Johnston SL. Effects of zolpidem and zaleplon on cognitive performance after emergent morning awakenings at Tmax: a randomized placebo-controlled trial. Sleep. 2019;42(3):zsy258.

Drugs.com. Zaleplon side effects [Internet]. 2024 [capturado em 4 nov. 2024]. Disponível em: https://www.drugs.com/sfx/zaleplon-side-effects.html#professional.

Ebbens MM, Verster JC. Clinical evaluation of zaleplon in the treatment of insomnia. Nat Sci Sleep. 2010;2:115-26.

Flanagan D, Goodchild JH. Comparison of triazolam and zaleplon for sedation of dental patients. Dent Today. 2005;24(9):64-9.

Noguchi H, Kitazumi K, Mori M, Shiba T. Binding and neuropharmacological profile of zaleplon, a novel non-benzodiazepine sedative/hypnotic. Eur J Pharmacol. 2002;434(1-2):21-8.

Richter G, Liao VWY, Ahring PK, Chebib M. The Z-drugs zolpidem, zaleplon, and eszopiclone have varying actions on human GABA A receptors containing γ1, γ2, and γ3 subunits. Front Neurosci. 2020;14:599812.

Sonata® (zaleplon) [Internet]. New York: Pfizer; 2019 [capturado em 4 nov. 2024] https://www.accessdata.fda.gov/drugsatfda_docs/label/2019/020859s016lbl.pdf.

Ziprasidona

A ziprasidona é um fármaco com estrutura química de piperazina benzisotiazólica usado para tratar esquizofrenia, mania bipolar e agitação em pacientes com esquizofrenia. Embora seja classificada como um antipsicótico atípico, ela parece ter menor incidência de efeitos adversos metabólicos em comparação com outros medicamentos da mesma classe. A ziprasidona é bem absorvida oralmente, e sua biodisponibilidade depende do estado alimentado ou em jejum. Na ausência de alimentos, sua biodisponibilidade oral é de 60%, enquanto no estado alimentado a absorção pode chegar a 100% se for administrada com uma refeição contendo pelo menos 500 calorias. Portanto, é recomendado administrar a ziprasidona sempre em estado alimentado. Sua absorção atinge picos plasmáticos em 6 a 8 horas e sua eliminação ocorre majoritariamente por via renal.

Nomes no Brasil:
Geodon.

SUS:
Está disponível na Rename pelo componente especializado (esquizofrenia, transtorno esquizoafetivo) em cápsulas de 40 e 80 mg.

● **INDICAÇÕES DE BULA – ANVISA:** Tratamento da esquizofrenia, transtornos esquizoafetivo e esquizofreniforme, estados de agitação psicótica e mania bipolar aguda. Tratamento de manutenção e prevenção de recidivas em adultos com transtorno bipolar. Tratamento de manutenção, em associação com lítio ou ácido valproico, em pacientes com TB tipo I.

● **INDICAÇÕES DE BULA – FDA:**
○ **Cápsulas:** tratamento da esquizofrenia em adultos. Tratamento agudo, como monoterapia, de episódios maníacos ou mistos associados ao TB tipo I em adultos. Tratamento de manutenção do TB tipo I como adjuvante ao lítio ou valproato em adultos.

○ **Injetável:** Tratamento agudo da agitação em pacientes adultos com esquizofrenia.

● **INDICAÇÕES OFF-LABEL:** A ziprasidona pode ser utilizada para o tratamento de depressão bipolar, transtornos associados a problemas com o controle de impulsividade e outros transtornos psicóticos.

● **CONTRAINDICAÇÕES:** A ziprasidona é contraindicada em pacientes com hipersensibilidade conhecida a qualquer componente de sua fórmula farmacêutica. Também é contraindicada em pacientes com prolongamento conhecido do intervalo QT, incluindo síndrome congênita do QT longo, pacientes com infarto do miocárdio recente, insuficiência cardíaca descompensada ou arritmias cardíacas em tratamento com fármacos antiarrítmicos das classes IA e III.

● **TESTES LABORATORIAIS SUGERIDOS OU NECESSÁRIOS:** É recomendada a realização de um ECG da atividade do ventrículo cardíaco no início e durante o tratamento com o intuito de verificar possível prolongamento do intervalo QT ou doenças cardiovasculares preexistentes. Medidas de potássio e magnésio séricos também devem ser requisitadas. Assim como para o tratamento com outros antipsicóticos, é sugerido acompanhar o peso e o IMC. Deve-se avaliar se o paciente tem histórico de obesidade na família e determinar peso, circunferência da cintura, pressão arterial, glicose plasmática e lipidograma em jejum. Após o início do tratamento, determinar o IMC mensalmente por 3 meses e depois a cada trimestre. Em pacientes com alto risco de complicações metabólicas e quando do início ou troca dos antipsicóticos, é recomendado o monitoramento dos triglicerídeos em jejum mensalmente. Para pacientes saudáveis, pressão arterial, glicose plasmática em jejum e lipídeos em jejum poderão ser mensurados em uma frequência de 3 meses e depois anualmente, porém para pacientes com diabetes ou que ganharam mais de

5% do peso inicial as medidas devem ser mais frequentes. Deve-se considerar a troca por outro antipsicótico atípico para pacientes que adquirem sobrepeso ou tornam-se obesos, pré-diabéticos, diabéticos, hipertensos ou dislipidêmicos enquanto recebem a ziprasidona. É importante estar vigilante para cetoacidose diabética, mesmo que o paciente não seja diabético. Para pacientes com baixa contagem de leucócitos ou história de leucopenia/neutropenia induzida por substância, é recomendada a realização de hemograma no início do tratamento com a ziprasidona, a qual deve ser imediatamente descontinuada em caso de diminuição leucocitária concomitante ao tratamento.

● **ROTA FARMACOLÓGICA:** Ver Figuras 1 e 2.

○ Farmacologia

ABSORÇÃO: A ziprasidona é bem absorvida oralmente, apresentando pico de concentração em 6 a 8 horas. Na ausência de alimentos, sua biodisponibilidade oral é de 60%, enquanto no estado alimentado a absorção pode chegar a 100% se for administrada com uma refeição contendo pelo menos 500 calorias. A diferença na biodisponibilidade não está relacionada diretamente com o teor de gordura do alimento ingerido, mas parece estar associada ao volume da refeição, considerando que a absorção é maior quanto mais tempo a ziprasidona permanece no estômago.

VOLUME DE DISTRIBUIÇÃO: 1,5 L/kg.

LIGAÇÃO PROTEICA: Aproximadamente 99%.

METABOLISMO/FARMACOCINÉTICA: A ziprasidona é metabolizada no fígado pela via redutiva primária catalisada pela aldeído oxidase, bem como por duas outras vias oxidativas menos proeminentes que são catalisadas pela CYP3A4. Dessa forma, é improvável que a ziprasidona interaja com outros medicamentos metabolizados pela CYP3A4, pois apenas um terço do antipsicótico é metabolizado pelo sistema CYP3A4. A ziprasidona é sequencialmente oxidada em ziprasidona sulfóxido e ziprasidona sulfona, e a N-desalquilação oxidativa da ziprasidona produz OX-COOH e BITP. O OX-COOH, por sua vez, sofre metabolismo de fase II para produzir um metabólito glicuronidado, enquanto o BITP é sequencialmente oxidado em BITP sulfóxido, BITP sulfona e, em seguida, BITP sulfona lactama. A ziprasidona também pode sofrer clivagem redutiva e metilação para produzir S-metil-di-hidroziprasidona e depois oxidação adicional para produzir S-metil-di-hidro-ziprasidona-sulfóxido. Por fim, a desarilação da ziprasidona produz OX-P, e o processo de hidratação e oxidação transforma o fármaco original em di-hidro-ziprasidona-sulfona.

ROTA DE ELIMINAÇÃO: Cerca de 20% da dose são excretados na urina, mas a maior parte (66%) tem eliminação pelas fezes. Apenas uma pequena quantidade na urina (< 1%) ou nas fezes (< 4%) é excretada como fármaco inalterado.

MEIA-VIDA: 6 a 7 horas.

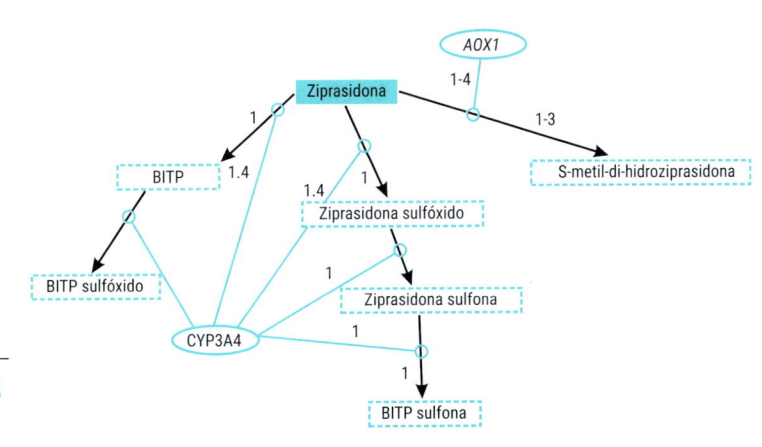

FIGURA 1 ▶

ROTA FARMACOLÓGICA DA ZIPRASIDONA (PARTE 1).

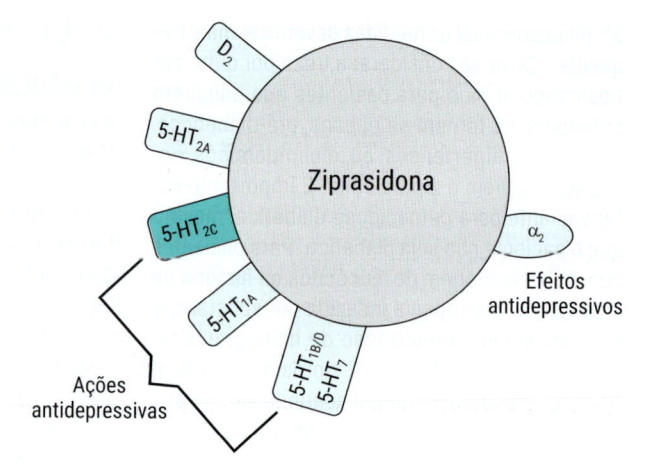

FIGURA 2 ▶

ROTA FARMACOLÓGICA DA ZIPRASIDONA (PARTE 2).

DEPURAÇÃO: 7,5 mL/min/kg.

FARMACODINÂMICA: A ziprasidona tem uma razão de afinidade 5-HT_{2A}/D_2 muito alta. Além disso, ela se liga a vários subtipos de receptores de serotonina, como 5-HT_{2C}, 5-HT_{1D} e 5-HT_{1A}, e bloqueia os transportadores de monoaminas que impedem a recaptação de serotonina e noradrenalina. Por outro lado, tem baixa afinidade pelos receptores colinérgicos muscarínicos M_1, histamina H_1 e $α_1$-adrenérgicos.

MECANISMO DE AÇÃO: Embora o mecanismo de ação da ziprasidona não seja totalmente compreendido, existem vários mecanismos propostos. Na esquizofrenia, suas ações podem ocorrer a partir do antagonismo dos receptores D_2 e 5-HT_{2A}, o que contribui para as propriedades antipsicóticas clínicas e também parece estar associado à redução da suscetibilidade para os efeitos colaterais extrapiramidais. Os efeitos da ziprasidona são diferenciados devido à taxa de ligação aos receptores 5-HT_{2A} e D_2, visto que ela tem uma razão de afinidade dos receptores 5-HT_{2A}/D_2 mais alta quando comparada a outros antipsicóticos, como olanzapina, quetiapina, risperidona e aripiprazol. Além disso, a ziprasidona tem afinidade por outros receptores de serotonina e liga-se moderadamente aos locais de recaptação de noradrenalina e serotonina, o que pode estar associado a uma possível atividade antidepressiva e ansiolítica. O antagonismo dos receptores H_1, receptores $α_1$-adrenérgicos e receptores muscarínicos M_1 parece estar envolvido em efeitos adversos, incluindo sonolência e hipotensão ortostática, e em efeitos anticolinérgicos, mas a ziprasidona parece apresentar menor afinidade por esses receptores em comparação com outros antipsicóticos.

● Interações
● Medicamentosas

○ O uso concomitante de ziprasidona com fármacos antiarrítmicos das classes IA e III, assim como com outros fármacos que prolongam o intervalo QT, está contraindicado.

○ A ziprasidona pode antagonizar os efeitos da levodopa e dos agonistas dopaminérgicos.

○ A coadministração de ziprasidona com indutores de CYP3A4 e P-gp, como carbamazepina, rifampicina e erva-de-são-joão, pode levar à redução das concentrações da ziprasidona.

○ O cetoconazol, um inibidor da CYP3A4 que também inibe a P-gp, produziu um aumento de aproximadamente 35% na exposição da ziprasidona.

○ A administração de fármacos antiácidos à base de alumínio ou magnésio não alterou a farmacocinética da ziprasidona.

○ A ziprasidona parece não exercer efeito inibitório sobre CYP1A2, CYP2C9 ou CYP2C19; dessa forma, é improvável que ela cause interações medicamentosas clinicamente importantes com fármacos metabolizados por essas enzimas.

○ A administração de ziprasidona não resulta em alteração na farmacocinética de contraceptivos orais contendo estrogênio ou progesterona, e tampouco tem efeito na farmacocinética do lítio.

AFINIDADE LIGANTE/KI:

LOCAL	KI (NM)
Ki (SERT)	112
Ki (NET)	44
Ki (DAT)	> 10.000
Ki ($5\text{-}HT_{1A}$)	2,5-76
Ki ($5\text{-}HT_{1B}$)	0,99-4,0
Ki ($5\text{-}HT_{1D}$)	5,1-9,0
Ki ($5\text{-}HT_{1E}$)	360-1.279
Ki ($5\text{-}HT_{2A}$)	0,08-1,4
Ki ($5\text{-}HT_{2B}$)	27,2
Ki ($5\text{-}HT_{2C}$)	0,72-13
Ki ($5\text{-}HT_3$)	> 10.000
Ki ($5\text{-}HT_{5A}$)	291
Ki ($5\text{-}HT_6$)	61-76
Ki ($5\text{-}HT_7$)	6,0-9,3
Ki (α_{1A})	18
Ki (α_{1B})	9,0
Ki (α_{2A})	160
Ki (α_{2B})	48
Ki (α_{2C})	59-77
Ki (β_1)	≥ 2.570
Ki (β_2)	> 10.000
Ki (D_1)	30-130
Ki (D_2)	4,8
Ki (D_3)	7,2
Ki (D_4)	0,8-105
Ki (D_5)	152
Ki (H_1)	15-130
Ki (H_2)	3.500
Ki (H_3)	> 10.000
Ki (H_4)	> 10.000
Ki (M_1)	≥ 300
Ki (M_2)	≥ 3.000
Ki (M_3)	≥ 1.300
Ki (M_4)	≥ 1.600
Ki (M_5)	≥ 1.600
Ki (σ_1)	110
Ki (σ_2)	ND
Ki (opioide)	> 1.000
Ki (nACh)	> 10.000
Ki (VDC)	> 10.000
Ki (VGSC)	2.620
Ki (hERG)	169

○ Farmacogenética

Acesse https://www.pharmgkb.org/chemical/PA451974 ou utilize o *QR code* ao lado.

ANOTAÇÕES CLÍNICAS

Nível de evidência 1A, 1B, 2A, 2B: Não há dados para a ziprasidona no PharmGKB até a data de publicação deste livro.

Nível de evidência 3: Variantes diversas dos genes *EIF2AK4* e *RGS4*.

Nível de evidência 4: Acesse o *site* para mais informações.

○ Prática Clínica

● **DOSAGEM:** Para o tratamento de esquizofrenia e mania bipolar, a dose de manutenção sugerida é de 40 a 200 mg/dia, administrada com alimentos. Para o tratamento de manutenção (em associação com lítio ou ácido valproico), a dose de manutenção sugerida é de 80 a 160 mg/dia, administrada com alimentos.

● **TITULAÇÃO:** Para o tratamento de esquizofrenia e mania bipolar, a dose inicial sugerida é de 40 mg, 2x/dia, administrada com alimentos. Após, a dose pode ser ajustada com base na resposta clínica individual e tolerabilidade do paciente até uma dose máxima de 100 mg, 2x/dia. Para o tratamento de manutenção, a dose inicial sugerida é de 40 mg, 2x/dia, administrada com alimentos. No segundo dia, a dose pode ser aumentada para 60 a 80 mg, 2x/dia. Após, a dose pode ser ajustada com base na resposta clínica individual e tolerabilidade do paciente. A necessidade do tratamento de manutenção deve ser constantemente reavaliada. A retirada da ziprasidona deve ser lenta e gradual; se for abrupta, pode haver piora dos sintomas ou, em caso de síndromes psicóticas, psicose de rebote.

● **EFEITOS ADVERSOS:** Mais comuns: Neurológicos (cefaleia, sintomas extrapiramidais, sonolência). Comuns: Cardiovasculares (dor no peito, hipertensão, hipotensão postural, taquicardia), dermatológicos (dermatite fúngica, edema facial, fotossensibilidade, *rash*, sudorese), gastrointestinais (alteração de língua, anorexia, boca seca, constipação, diarreia, dispepsia, náusea), imunológicos (síndrome gripal), musculoesqueléticos (mialgia, rigidez muscular), neurológicos (acatisia, cefaleia, discinesia, distonia, distúrbio de fala, hipertonia, sedação, tontura, tremor), oculares (visão anormal, borrada), psiquiátricos (agitação, inquietação, insônia), respiratórios (aumento de tosse, infecção de trato respiratório, rinite), outros (arrepio, astenia, febre, hipotermia, lesão acidental). Incomuns: Cardiovasculares (*angina pectoris*, bloqueio de ramo direito, bradicardia, edema periférico, fibrilação atrial, palpitação), dermatológicos (acne, dermatite esfoliativa, eczema, *rash* maculopapular e vesicobolhoso), endocrinológicos (ejaculação anormal, impotência, lactação), gastrointestinais (desconforto gastrointestinal, disfagia, edema de língua, flatulência, gastrite, hemorragia retal, hipersecreção salivar), geniturinários (amenorreia, disúria, hematúria, incontinência urinária, menorragia, metrorragia, poliúria, retenção urinária), hematológicos (anemia, eosinofilia, equimose, leucocitose, leucopenia, linfadenopatia), hepáticos (aumento de enzimas hepáticas e fosfatase alcalina), musculoesqueléticos (cãibra muscular, dor em extremidades, rigidez articular, tenossinovite), neurológicos (amnésia, ataxia, bradicinesia, convulsão tônico-clônica, coreoatetose, crise oculogírica, diplopia, disartria, discinesia tardia, distúrbio de atenção, hipercinesia, hipersonia, hipoestesia, incoordenação, letargia, neuropatia, parestesia, sinal da roda denteada, síndrome bucoglossal), oculares (blefarite, catarata, conjuntivite, fotofobia, olho seco), psiquiátricos (ansiedade, aperto na garganta, pesadelo), respiratórios (dispneia, dor de garganta, epistaxe, pneumonia), outros (marcha alterada, *tinnitus*). Raros: Cardiovasculares (aumento de pulso, bloqueio atrioventricular de primeiro grau, bloqueio de ramo, cardiomegalia, embolia pulmonar, infarto cerebral, miocardite, prolongamento de intervalo QTc, tromboflebite, tromboflebite profunda), dermatológicos (alopecia, dermatite alérgica, edema de face, eritema, irritação cutânea, psoríase, *rash* papular), endocrinológicos (aumento de ereção, disfunção erétil e sexual feminina, galactorreia, ginecomastia, hipertireoidismo, hipotireoidismo, tireoidite), gastrointestinais (fezes amolecidas, hematêmese, hemorragia gengival, impactação fecal, leucoplasia oral, melena, refluxo gastresofágico), geniturinários (hemorragia uterina e vaginal, noctúria, oligúria), hematológicos (alteração na contagem de eosinófilos, anemia hipocrômica, aumento de eosinófilos, basofilia, linfedema, linfocitose, linfopenia, policitemia, trombocitemia), hepáticos (alteração de função hepática, aumento de GGT, esteatose, hepatite, hepatomegalia, icterícia, icterícia colestática), musculoesqueléticos (artropatia, desconforto musculoesquelético, miopatia, trismo), neurológicos (acinesia, paralisia, paresia, síndrome das pernas inquietas, torcicolo), oculares (ambliopia, ceratite, ceratoconjuntivite, distúrbio de campo visual, hemorragia ocular, prurido ocular), psiquiátricos (anorgasmia, ataque de pânico, bradifrenia, embotamento afetivo, sonambulismo), outros (aumento de temperatura corporal, dor de ouvido, vertigem posicional). Pós-comercialização: Cardiovasculares (hipotensão, hipotensão postural, síncope, *torsades de pointes*, tromboembolismo venoso), dermatológicos (angioedema, DRESS, *rash*), endocrinológicos (priapismo), gastrointestinais (disfagia, edema de língua), geniturinários (enurese, incontinência urinária), neurológicos (discinesia tardia, SNM, síndrome serotoninérgica), psiquiátricos (hipomania, mania), respiratórios (hemoptise, laringismo, soluço).

● **GRAVIDEZ:** Em humanos, a segurança e a eficácia da ziprasidona durante a gestação não foram estabelecidas. No entanto, é importante considerar que neonatos expostos a medicamentos antipsicóticos durante o terceiro trimestre de gravidez estão sob risco de sintomas extrapiramidais. Há relatos de agitação, dificuldade respiratória, hipertonia, sonolência, tremor e distúrbios de alimentação em neonatos. Assim, não é indicado usar a ziprasidona durante a gravidez, a não ser que os benefícios para a mãe superem os riscos para o feto e que outras alternativas mais seguras não estejam disponíveis. Categoria C da FDA (classificação até 2015).

● **AMAMENTAÇÃO:** Não há estudos disponíveis avaliando se a ziprasidona é excretada no leite materno. Se a mulher optar por amamentar durante o uso de ziprasidona, é sugerido um acompanhamento cauteloso para possíveis efeitos adversos no bebê.

● **CRIANÇAS E ADOLESCENTES:** A segurança e a eficácia da ziprasidona em indivíduos menores de 18 anos não foram estabelecidas; portanto, se o uso for necessário, recomendam-se doses baixas e acompanhamento cauteloso.

● **IDOSOS:** Não foram observadas diferenças clinicamente significativas na farmacocinética da ziprasidona em indivíduos idosos, de forma que o ajuste de dose não se faz necessário. No entanto, alguns pacientes idosos podem tolerar melhor doses mais baixas. Além disso, é importante considerar que pode haver um aumento do risco de fraturas de quadril em pacientes idosos recebendo antipsicóticos, possivelmente devido à sedação ou hipotensão ortostática induzida por esses fármacos. O tratamento com ziprasidona deve ser iniciado após investigação cardiovascular minuciosa. Além disso, ela não é indicada para o tratamento de psicose relacionada à demência devido ao aumento da taxa de mortalidade e eventos cerebrovasculares em pacientes idosos em uso de antipsicóticos.

● **INSUFICIÊNCIA RENAL:** Não foram observadas diferenças significativas na farmacocinética da ziprasidona em pacientes com insuficiência renal moderada a grave quando comparados a indivíduos com função renal normal. No entanto, não se sabe se as concentrações séricas dos metabólitos podem estar aumentadas nesses pacientes. O ajuste de dose em pacientes com insuficiência renal não parece necessário.

● **INSUFICIÊNCIA HEPÁTICA:** Estudos demonstram que, na insuficiência hepática leve a moderada (Child-Pugh: A ou B), houve um aumento de 30% nas concentrações séricas de ziprasidona e a meia-vida foi prolongada em cerca de 2 horas em comparação com indivíduos saudáveis.[1] Dessa forma, recomenda-se uma ligeira diminuição nas doses de ziprasidona em pacientes com insuficiência hepática leve a moderada. Não há experiência em pacientes com insuficiência hepática grave, de modo que se sugere cautela ao utilizar ziprasidona nessa população.

● **COMO MANEJAR EFEITOS ADVERSOS:** Efeitos colaterais podem surgir durante o uso de ziprasidona. Se for um sintoma tolerável, é possível aguardar e avaliar a evolução do quadro. Se intolerável, é possível ajustar a dosagem, substituí-la por outro medicamento ou usar sintomáticos. Em caso de aparecimento de sinais e sintomas extrapiramidais, pode-se utilizar um anticolinérgico. Para sonolência, é recomendada a administração da maior parte da dose no período noturno. Para ganho de peso, é sugerido o encaminhamento para programas de manejo clínico para IMC, avaliação nutricional e exercícios físicos.

BIPP TIPS

- Há relatos de casos de DRESS com a exposição à ziprasidona, condição que consiste em uma combinação de três ou mais das seguintes reações: reação cutânea (que pode ser *rash* ou dermatite esfoliativa), eosinofilia, febre, linfadenopatia e uma ou mais complicações sistêmicas, tais como hepatite, nefrite, pneumonite, miocardite e pericardite. Outras reações adversas cutâneas graves, tais como a SSJ, também já foram relatadas com a exposição à ziprasidona. Considerando que as reações adversas cutâneas graves podem acarretar risco à vida, é sugerida a descontinuação do uso de ziprasidona em caso de reações adversas cutâneas graves.

- De acordo com a experiência na prática clínica, a ziprasidona parece ser muitas vezes subdosada. A dosagem de muitos pacientes com 20 a 40 mg, 2x/dia, pode ser ativadora, mas, paradoxalmente, essa ativação é reduzida quando a dose é aumentada para 60 a 80 mg, 2x/dia. Nesse sentido, a melhor eficácia em esquizofrenia e transtorno bipolar pode ser testada com dosagem maior ou igual a 120 mg/dia.

- Considerando que a administração da ziprasidona com alimentos pode dobrar sua biodisponibilidade, deve-se orientar o paciente a administrar essa substância sempre em estado alimentado. Ainda que a quantidade de gordura não influencie de maneira direta a absorção de ziprasidona, é importante lembrar que são necessárias refeições com algumas centenas de calorias para que a biodisponibilidade desse fármaco seja aumentada.

- Existe uma discussão na literatura em relação ao potencial da ziprasidona em prolongar o intervalo QTc mais do que alguns outros antipsicóticos.[2] Dados sugerem que a ziprasidona causa prolongamento do intervalo QT de grau leve a moderado.[3] Considerando que poucas substâncias têm potencial para aumentar as concentrações plasmáticas de ziprasidona de modo acentuado, esta parece ser uma substância potencialmente segura. No entanto, é recomendado utilizá-la com cautela em pacientes com condições que predispõem à hipotensão, como desidratação, calor excessivo, entre outras.

- A ziprasidona parece ser um fármaco interessante para uso em pacientes com problemas relacionados ao ganho de peso, que já são obesos ou que têm sobrepeso, indivíduos com diabetes e pacientes com dislipidemias, entre outros.

Toxicidade

ORAL EM HUMANOS: Existem relatos de ingestão de até 12.800 mg de ziprasidona. Com tal dose, foram relatados sintomas extrapiramidais e um intervalo QTc de 446 ms, porém sem sequela cardíaca.

TOXICIDADE AGUDA: Não há antídoto específico para a ziprasidona. Alguns sinais e sintomas de *overdose* por ziprasidona incluem sonolência, infecções do trato respiratório, sintomas extrapiramidais, tontura, acatisia, visão anormal, astenia, vômito, dor de cabeça e náusea. O tratamento para intoxicação inclui procedimentos de terapia intensiva, como manutenção de vias aéreas desobstruídas, oxigenação e ventilação adequadas, além de monitoramento e suporte do sistema cardiovascular. A hipotensão e o colapso circulatório podem ser tratados com condutas como aumento de volemia, por exemplo. Não é recomendado tratar a hipotensão com adrenalina devido ao risco de hipotensão paradoxal. A lavagem gástrica seguida pela administração de carvão ativado podem ser realizadas. A indução de êmese não é indicada devido ao risco de reações distônicas e à possível aspiração do vômito. Pelo fato de a ziprasidona ser altamente ligada às proteínas, é improvável que a hemodiálise seja benéfica no tratamento da intoxicação por essa substância.

Referências

1. Everson G, Lasseter KC, Anderson KE, Bauer LA, Carithens RL Jr, Wilner KD, et al. The pharmacokinetics of ziprasidone in subjects with normal and impaired hepatic function. Br J Clin Pharmacol. 2000;49 Suppl 1:21S-6S.

2. Camm AJ, Karayal ON, Meltzer H, Kolluri S, O'Gorman C, Miceli J, et al. Ziprasidone and the corrected QT interval: a comprehensive summary of clinical data. CNS Drugs. 2012;26(4):351-65.

3. Taylor D. Ziprasidone in the management of schizophrenia: the QT interval issue in context. CNS Drugs. 2003;17(6):423-30.

Leituras Recomendadas

Caley CF, Cooper CK. Ziprasidone: the fifth atypical antipsychotic. Ann Pharmacother. 2002;36(5):839-51.

Citrome L. Drug safety evaluation of ziprasidone. Expert Opin Drug Saf. 2011;10(3):437-48.

Drugs.com. Ziprasidone side effects [Internet]. 2024 [capturado em 4 nov. 2024]. Disponível em: https://www.drugs.com/sfx/ziprasidone-side-effects.html#-professional.

Goodnick PJ. Ziprasidone: profile on safety. Expert Opin Pharmacother. 2001;2(10):1655-62.

Gunasekara NS, Spencer CM, Keating GM. Ziprasidone: a review of its use in schizophrenia and schizoaffective disorder. Drugs. 2002;62(8):1217-51.

Kelly DL, Love RC. Ziprasidone and the QTc interval: pharmacokinetic and pharmacodynamic considerations. Psychopharmacol Bull. 2001;35(4):66-79.

Sacchetti E, Galluzzo A, Valsecchi P. Oral ziprasidone in the treatment of patients with bipolar disorders: a critical review. Expert Rev Clin Pharmacol. 2011;4(2):163-79.

Zolpidem

O zolpidem é um medicamento não BZD (fármaco Z), quimicamente derivado da família das imidazopiridinas, utilizado sobretudo para o tratamento de curto prazo de problemas de sono. As diretrizes recomendam que seja prescrito somente após a tentativa de terapia cognitivo-comportamental para insônia e alterações comportamentais, como higiene do sono. Foi aprovado para uso clínico nos EUA em 1992. Seu principal efeito consiste em diminuir a latência para o início do sono e, em doses maiores, auxilia a manter o sono por mais tempo. A absorção da apresentação de liberação imediata atinge picos plasmáticos em cerca de 1,4 a 1,6 hora e sua eliminação ocorre majoritariamente por via renal.

Nomes no Brasil:
Isoy, Lune SL, Noctiden, Nuit Flash, Patz SL, Prompt, Riposo SL, Stilnox, Stilnox CR, Turno, Turno SL, Zolfest D, Zolpaz, Zoup SL, Zylinox SL.

SUS:
Não disponível na Rename.

● **INDICAÇÕES DE BULA – ANVISA:** Tratamento de curta duração da insônia aguda ou transitória caracterizada por dificuldade para adormecer e/ou manter o sono.

● **INDICAÇÕES DE BULA – FDA:** Tratamento de curto prazo da insônia caracterizada por dificuldades no início do sono.

● **INDICAÇÕES *OFF-LABEL*:** Os dados acerca dos usos *off-label* de zolpidem não estão bem estabelecidos na literatura. Entretanto, em revisão sistemática relativamente recente, há relatos do uso de zolpidem para tratar transitoriamente uma grande variedade de distúrbios neurológicos, mais relacionados a distúrbios do movimento e da consciência, como, por exemplo, no manejo da rigidez e acinesia em pacientes diagnosticados com doença de Parkinson.[1]

● **CONTRAINDICAÇÕES:** O zolpidem é contraindicado em pacientes com hipersensibilidade ao medicamento ou a qualquer um dos componentes de sua fórmula. É sugerido cautela em pacientes com insuficiência hepática grave, uma vez que pode contribuir para a precipitação de encefalopatia.

● **TESTES LABORATORIAIS SUGERIDOS OU NECESSÁRIOS:** Uma vez que os transtornos do sono podem ser a manifestação inicial de um distúrbio físico e/ou psiquiátrico, o tratamento sintomático da insônia deve ser iniciado somente após uma avaliação criteriosa do paciente.

● **ROTA FARMACOLÓGICA:** Não há imagens disponíveis para a rota farmacológica do zolpidem.

⚪ Farmacologia

ABSORÇÃO: O zolpidem é rápida e completamente absorvido pelo trato gastrointestinal, atingindo seus picos de concentração plasmática em cerca de 1,4 a 1,6 hora, com biodisponibilidade de cerca de 70%. Os alimentos podem diminuir a concentração máxima em 25%, não devendo ser administrados junto com o medicamento.

VOLUME DE DISTRIBUIÇÃO: 0,54 a 0,68 L/kg.

LIGAÇÃO PROTEICA: 92,5%.

METABOLISMO/FARMACOCINÉTICA: O zolpidem é metabolizado principalmente em três derivados farmacologicamente inativos formados a partir de reações de oxidação e hidroxilação realizadas por várias isoenzimas hepáticas do citocromo P450, sobretudo CYP3A4, mas também CYP1A2 e CYP2C9.

ROTA DE ELIMINAÇÃO: O zolpidem é eliminado majoritariamente por via renal.

MEIA-VIDA: Cerca de 2,5 a 2,6 horas.

DEPURAÇÃO: 0,24 a 0,27 mL/min.

FARMACODINÂMICA: O zolpidem é um agonista no sítio de ligação de benzodiazepina do receptor GABA-A (que corresponde ao receptor ω_1 de benzodiazepina), com uma afinidade de ligação seletiva e alta para a subunidade α_1. Os fármacos BZDs, por outro lado, modulam os subtipos de receptores BZDs de forma não seletiva.

MECANISMO DE AÇÃO: O zolpidem é um ligante de sítios moduladores positivos de alta afinidade de receptores GABA-A, que aumenta a inibição da neurotransmissão gabaérgica no SNC. Esse fármaco se liga seletivamente às subunidades α_1, α_2 e α_3 desse canal iônico pentamérico, sem nenhuma afinidade apreciável para receptores contendo subunidades α_5. Os receptores GABA-A do tipo ω_1 são os receptores GABA-A contendo α_1 e são encontrados sobretudo no cérebro, e os receptores ω_2 são aqueles que contêm as subunidades α_2, α_3, α_4, α_5 ou α_6 e são encontrados principalmente na coluna vertebral. Assim, o zolpidem favorece a ligação aos receptores GABA-A localizados no cérebro, e não na coluna. O zolpidem não tem afinidade pelos receptores contendo as subunidades γ_1 e γ_3 e, como a grande maioria dos medicamentos semelhantes aos BZDs, não possui afinidade pelos receptores contendo α_4 e α_6. A literatura indica que o zolpidem modula o receptor por meio da indução de alterações conformacionais do receptor que favorecem maior afinidade ao agonista ortostérico GABA em direção ao seu receptor cognato sem afetar a sensibilização ou as correntes de pico induzidas pela ativação do receptor.[2] Esse perfil farmacológico faz com que as propriedades hipnóticas do zolpidem sejam marcantes, embora seus efeitos ansiolíticos, miorrelaxantes e anticonvulsivantes sejam discretos e clinicamente insignificantes nas doses terapêuticas recomendadas.

● Interações Medicamentosas

⚪ A coadministração de zolpidem com outros depressores do SNC aumenta o risco de depressão do SNC. O uso concomitante de zolpidem com esses medicamentos pode aumentar a sonolência e promover prejuízo psicomotor, incluindo capacidade de condução prejudicada.

⚪ A clorpromazina e a imipramina em combinação com zolpidem promovem efeito aditivo de diminuição do estado de alerta e do desempenho psicomotor.

◯ Estudos envolvendo haloperidol administrado em dose única e zolpidem não revelaram alterações na farmacocinética ou na farmacodinâmica do zolpidem.[3] Todavia, a ausência de interação medicamentosa após administração de dose única não prediz a ausência de um efeito após administração crônica. Nesse sentido, é recomendável cautela na prescrição de zolpidem em relação aos pacientes tratados cronicamente com haloperidol.

◯ A administração concomitante de zolpidem e sertralina aumenta a exposição ao zolpidem. Um estudo demonstrou que a administração de zolpidem em doses noturnas consecutivas na presença de sertralina promove incremento significativamente maior da $C_{máx}$ do zolpidem (43%) e redução significativa do $T_{máx}$ (−53%). A farmacocinética da sertralina e da N-desmetil-sertralina não foi afetada pelo zolpidem.

◯ Doses múltiplas de zolpidem e fluoxetina administradas em estado estacionário promovem um aumento na meia-vida do zolpidem (17%). Entretanto, não há evidência de um efeito aditivo na alteração do desempenho psicomotor.

◯ Alguns compostos conhecidos por induzir ou inibir CYP3A podem afetar a exposição ao zolpidem. Nesse contexto, observou-se que a rifampicina e a erva-de-são-joão, ambas substâncias indutoras da CYP3A4, são capazes de reduzir de maneira significativa a exposição e os efeitos farmacodinâmicos do zolpidem, diminuindo consequentemente a eficácia desse medicamento. Por esse motivo, o uso de rifampicina ou de erva-de-são-joão em combinação com zolpidem não é recomendado. Por outro lado, há relatos de que o cetoconazol, um potente inibidor da CYP3A4, promove aumento da exposição e dos efeitos farmacodinâmicos do zolpidem. Portanto, deve-se considerar o uso de uma dose mais baixa de zolpidem quando um inibidor potente da CYP3A4 e o zolpidem são administrados conjuntamente.

◯ Da mesma forma, a fluvoxamina é um potente inibidor das enzimas hepáticas CYP1A2 e moderador do inibidor das enzimas hepáticas CYP2C9 e CYP3A4. A coadministração de fluvoxamina pode aumentar as concentrações sanguíneas de zolpidem. O ciprofloxacino tem se mostrado um inibidor das enzimas hepáticas CYP1A2 e CYP3A4. A coadministração de ciprofloxacino pode aumentar as concentrações sanguíneas de zolpidem. O uso concomitante desses fármacos com zolpidem também não é recomendado.

AFINIDADE LIGANTE/KI:

LOCAL	KI (NM)
Ki (GABA α_1)	27
Ki (GABA α_2)	160
Ki (GABA α_3)	380

◯ Farmacogenética

Acesse https://www.pharmgkb.org/chemical/PA451976 ou utilize o *QR code* ao lado.

ANOTAÇÕES CLÍNICAS

Nível de evidência 1A, 1B, 2A, 2B, 3: Não há dados para o zolpidem no PharmGKB até a data de publicação deste livro.

Nível de evidência 4: Acesse o *site* para mais informações.

◯ Prática Clínica

● **DOSAGEM:** Recomendam-se doses de 5 mg/dia para a formulação sublingual, 10 mg/dia para a formulação de liberação imediata e 6,25 ou 12,5 mg/dia para a formulação de liberação controlada, sempre antes da hora de dormir.

● **TITULAÇÃO:** Durante 7 a 10 dias, antes da hora de dormir, administrar 5 mg para a formulação sublingual, 5 a 10 mg para a formulação de liberação imediata e 6,25 a 12,5 mg para a formulação de liberação controlada. Caso haja, pelo menos, mais 4 horas restantes de sono, pode ser administrada mais uma dose de 3,5 mg sublingual no meio da noite (Intermezzo, não disponível no Brasil). Uma vez que a depuração do zolpidem é reduzida nas mulheres, pode ser recomendável reduzir a dose em 50% para pacientes do sexo feminino. Para retirada do tratamento, caso tenha sido administrado por mais de algumas semanas, recomenda-se reduzir a dose gradualmente, visando diminuir as chances de efeitos de abstinência.

● **EFEITOS ADVERSOS:** Mais comuns: Neurológicos (cefaleia, sonolência, tontura). Comuns: Cardiovasculares (aumento de pressão arterial, palpitação), dermatológicos (*rash*, rugas, urticária), gastrointestinais (boca seca, constipação, desconforto abdominal, diarreia, dispepsia, doença do refluxo gastroesofágico, dor abdominal, flatulência, gastrenterite, movimentos peristálticos frequentes, náusea, vômito), geniturinários (disúria, ITU, menorragia, secura vulvovaginal), hipersensibilidade (alergia), imunológicos (infecção, *influenza*, sintomas gripais), metabólicos (anorexia, distúrbio de apetite), musculoesqueléticos (artralgia, cãibra, dor cervical e nas costas, mialgia), neurológicos (amnésia, amnésia anterógrada, ataxia, contração muscular involuntária, distúrbio cognitivo, de atenção, de equilíbrio e de memória, efeito amnéstico, hipoestesia, letargia, parestesia, sedação, sedação diurna, hipotensão postural, sensação de embriaguez, tremor, vertigem), oculares (astenopia, diplopia, distúrbio visual, olhos vermelhos, percepção de profundidade alterada, visão anormal e borrada), psiquiátricos (agitação, alucinação, ansiedade, apatia, compulsão alimentar, confusão, depressão, depressão maior, desinibição, desorientação, despersonalização, euforia, humor depressivo e eufórico, inquietação, insônia, labilidade emocional, nervosismo, pesadelo, retardo psicomotor, sintomas de estresse, sonhos anormais, transtorno do sono), respiratórios (faringite, infecção de trato respiratório inferior e superior, irritação de garganta, nasofaringite, rinite, sinusite, soluço), outros (astenia, contusão, desconforto torácico, fadiga, lesão cervical, labirintite, pirexia, otite externa, *tinnitus*). Incomuns: Cardiovasculares (dor no peito, edema, hipertensão, hipotensão postural, palidez, taquicardia), dermatológicos (aumento de sudorese, hiperidrose, prurido), gastrointestinais (disfagia), geniturinários (cistite, distúrbio menstrual, incontinência menstrual, vaginite), hepáticos (aumento de enzimas hepáticas e TGP, função hepática anormal), metabólicos (hiperglicemia, sede), musculoesqueléticos (artrite, cãibra, espasmo muscular, fraqueza muscular), neurológicos (alteração de paladar, dificuldade de concentração, diminuição de cognição, disartria, distúrbio cerebrovascular e de fala, enxaqueca, estupor, síncope, sonolência), oculares (dor ocular, esclerite, irritação ocular), psiquiátricos (agressividade, alucinação hipnagógica e visual, desrealização, estado confusional, ilusão, irritabilidade, labilidade emocional, sonambulismo), respiratórios (bronquite, dispneia, tosse), outros (febre, mal-estar, queda, trauma). Raros: Cardiovasculares (*angina pectoris*, arritmia, arterite, extrassístole, falha de circulação, flebite, hipotensão, infarto do miocárdio, onda de calor, piora da hipertensão, rubor, taquicardia ventricular, trombose, veias varicosas), dermatológicos (acne, dermatite, erupção bolhosa, fotossensibilidade, furúnculo, púrpura), gastrointestinais (alteração de saliva, cárie, enterite, eructação, espasmo esofágico, gastrite, hemorragia retal, hemorroida, obstrução intestinal, tenesmo), geniturinários (dor mamária, frequência miccional, impotência, noctúria, poliúria, retenção urinária), hematológicos (anemia, anemia macrocítica, aumento de VHS, hiper-hemoglobinemia, leucopenia, linfadenopatia), hepáticos (aumento de fosfatase alcalina e TGO, bilirrubinemia, lesão colestática, hepatocelular e mista), hipersensibilidade (choque anafilático, piora de alergia, reação alérgica), imunológicos (abscesso, herpes simples, herpes-zóster), locais (inflamação sublingual), metabólicos (aumento de apetite, diminuição de peso, gota, hipercolesterolemia, hiperlipidemia, tetania), musculoesqueléticos (artrose, tendinite), neurológicos (alteração de marcha, demência, diminuição de nível de consciência, distúrbio de marcha, dor ciática, hipocinesia, hipotonia, neuralgia, neurite, neuropatia, paresia, parosmia, síndrome das pernas inquietas), oculares (acomodação anormal, conjuntivite, edema periorbital, fotopsia, glaucoma, lágrima alterada, úlcera de córnea), oncológicos (fibroadenose e neoplasia de mama), psiquiátricos (crise de pânico, delírio, diminuição de libido, distúrbio de libido, histeria, neurose, pensamento anormal, reação agressiva e maníaca, transtorno da personalidade), renais (dor renal, IRA), respiratórios (bocejo, broncospasmo, depressão respiratória, edema pulmonar, embolia pulmonar, epistaxe, hipóxia, laringite, pneumonia), outros (aumento de tolerância, edema facial, otite média, rigidez, sensação de estranhamento). Muito raros: Oculares (dificuldade visual), psiquiátricos (dependência, sintomas de abstinência), outros (efeito rebote). Pós-comercialização: Cardiovasculares (aumento de frequência cardíaca), dermatológicos (dermatite de contato), geniturinários (dismenorreia), hepáticos (lesão colestática, hepatocelular ou mista com ou sem icterícia), neurológicos (diminuição de alerta, disgeusia, distúrbio de memória), psiquiátricos (distúrbio perceptual, fúria, piora de insônia), respiratórios (tosse, tosse seca), outros (sensação de embriaguez).

● **GRAVIDEZ:** O uso de zolpidem não é recomendado durante a gestação, especialmente durante o primeiro trimestre, uma vez que não foram realizados ensaios clínicos controlados acerca da segurança dessa substância na gravidez. Casos de depressão respiratória neonatal grave foram relatados quando o zolpidem foi usado no final da gravidez, sobretudo quando administrado com outros depressores do SNC. Bebês nascidos de mães que tomam medicamentos hipnóticos/sedativos podem apresentar risco de sintomas de abstinência durante o período pós-natal. Também há relatos de hipotonia neonatal em bebês nascidos de mães que receberam hipnóticos/sedativos durante a gravidez. Portanto, a prescrição de zolpidem durante a gestação requer análise cuidadosa acerca dos potenciais riscos para a mãe e a criança. Categoria C da FDA (classificação até 2015).

● **AMAMENTAÇÃO:** Podem ser encontrados traços de zolpidem excretado pelo leite materno (0,004-0,019% da dose). Nesse sentido, devem ser ponderados os riscos e benefícios do tratamento com zolpidem para a mãe e o lactente.

● **CRIANÇAS E ADOLESCENTES:** O zolpidem não é recomendado para uso pediátrico uma vez que os dados de segurança e eficácia desse fármaco em pacientes com idade inferior a 18 anos não foram completamente estabelecidos. Em estudo de 8 semanas, em pacientes com TDAH, não houve melhora na latência do sono, porém houve tontura em 23,5% dos casos, cefaleia em 12,5% e alucinações em 7,4%.[4]

● **IDOSOS:** A dose recomendada de zolpidem em pacientes idosos é de 5 mg/dia da formulação de liberação imediata ou 6,25 mg da liberação prolongada, logo antes de dormir, uma vez que esses pacientes podem ser especialmente sensíveis aos efeitos do zolpidem.

● **INSUFICIÊNCIA RENAL:** Não é necessário ajuste de dose do zolpidem nessa população.

● **INSUFICIÊNCIA HEPÁTICA:** A dose recomendada de zolpidem em pacientes com insuficiência hepática leve a moderada é de 5 mg/dia, imediatamente antes de dormir. Em pacientes com insuficiência hepática grave, o uso de zolpidem é contraindicado, uma vez que pode contribuir para a precipitação de encefalopatia (a meia-vida aumenta para 9,9 horas).

● **COMO MANEJAR EFEITOS ADVERSOS:** A maioria dos efeitos adversos do zolpidem pode ser gerenciada apenas aguardando que passem. Caso os efeitos adversos sejam intoleráveis, a descontinuação do tratamento e a troca por outro agente hipnótico/sedativo de mais curta duração podem ser necessárias.

⭕ Toxicidade

ORAL EM HUMANOS: Os efeitos tóxicos de zolpidem tornam-se aparentes na faixa de 300 a 600 mg. Estima-se que a dose letal de zolpidem seja de cerca de 4 g, quando ingerido de forma isolada.

TOXICIDADE AGUDA: Os sinais e sintomas da superdosagem com zolpidem, isoladamente ou em combinação com agentes depressores do SNC, incluem comprometimento da consciência variando de sonolência a coma, comprometimento cardiovascular e/ou respiratório e até mesmo desfechos fatais. O efeito hipnótico/sedativo do zolpidem demonstrou ser reduzido por flumazenil, o qual, portanto, pode ser útil nos casos de superdosagem. No entanto, a administração de flumazenil pode contribuir para o aparecimento de sintomas neurológicos, como convulsões. Adicionalmente, medidas gerais de suporte e sintomáticas também devem ser tomadas, assegurando ventilação adequada das vias aéreas e realização de monitoramento do ritmo cardíaco e dos sinais vitais. A indução de vômito não é

BIPP TIPS

- No geral, o zolpidem não é recomendado como tratamento de primeira linha devido ao seu alto potencial de abuso. Pacientes com insônia podem ser tratados com medicamentos como melatonina de liberação controlada e doxepina, além de higiene do sono adequada e terapia cognitivo-comportamental.

- O zolpidem não costuma alterar a arquitetura do sono em voluntários saudáveis ou pacientes com insônia. No entanto, aumentos no sono de ondas lentas (estágios 3 e 4) foram relatados em alguns estudos com zolpidem, ao contrário dos BZDs, que afetam negativamente a estrutura do sono, reduzindo o sono de ondas lentas.

- A não remissão da insônia após 7 a 10 dias de tratamento pode indicar a presença de um transtorno psiquiátrico e/ou distúrbio físico primário. O agravamento da insônia ou o surgimento de novas anormalidades de pensamento ou de comportamento podem ser consequência de um transtorno psiquiátrico ou físico não reconhecido. Esses achados surgiram durante o tratamento com diversos agentes sedativos/hipnóticos, incluindo o zolpidem.

- A literatura demonstra que, assim como outros hipnóticos, o zolpidem pode piorar a apneia do sono, um distúrbio do sono distinto da insônia primária.[5]

- Em pacientes deprimidos tratados com sedativos/hipnóticos, como o zolpidem, há relatos de piora da depressão, bem como de pensamentos e ações suicidas (incluindo desfechos de suicídio). Tendências suicidas podem estar presentes em tais pacientes, e medidas de proteção podem ser necessárias. A superdosagem intencional é mais comum nesse grupo de pacientes, razão pela qual se recomenda a prescrição do menor número possível de comprimidos para esses pacientes.

- Em 2015, a Sociedade Americana de Geriatria afirmou que o zolpidem, a eszopiclona e a zaleplona atendiam aos critérios de Beers e deveriam ser evitados em pacientes com 65 anos ou mais devido à alta probabilidade de danos e baixa eficácia no tratamento da insônia.[6]

- Em 2019, a FDA lançou um alerta na bula dos fármacos Z sobre risco de automatismo, comportamentos complexos do sono e sonambulismo, com 66 casos (20 mortes) confirmados nos últimos 26 anos.

- Um efeito adverso aditivo no desempenho psicomotor entre álcool e zolpidem oral foi demonstrado.

recomendada, porém a lavagem gástrica com sonda orogástrica de grande calibre com proteção apropriada das vias aéreas pode ser indicada se realizada logo após a ingestão. A administração de carvão ativado pode ser útil. Não é recomendado realizar diurese forçada ou diálise. Nos casos de superdosagem, deve-se considerar a possibilidade do envolvimento de outras substâncias.

Referências

1. Bomalaski MN, Claflin ES, Townsend W, Peterson MD. Zolpidem for the treatment of neurologic disorders: a systematic review. JAMA Neurol. 2017;74(9):1130-9.

2. Shaotong Zhu, Akshay Sridhar, Jinfeng Teng, Rebecca J. Howard, Erik Lindahl & Ryan E. Hibbs. Structural and dynamic mechanisms of GABAA receptor modulators with opposing activities. Nat Comm. 2022;13:4582.

3. Salvà P, Costa J. Clinical pharmacokinetics and pharmacodynamics of zolpidem: therapeutic implications. Clin Pharmacokinet. 1995;29(3):142-53.

4. Blumer JL, Findling RL, Shih WJ, Soubrane C, Reed MD. Controlled clinical trial of zolpidem for the treatment of insomnia associated with attention-deficit/ hyperactivity disorder in children 6 to 17 years of age. Pediatrics. 2009;123(5):e770-6.

5. Carberry JC, Fisher LP, Grunstein RR, Gandevia SC, McKenzie DK, Butler JE, et al. Role of common hypnotics on the phenotypic causes of obstructive sleep apnoea: paradoxical effects of zolpidem. Eur Respir J. 2017;50(6):1701344.

6. The American Geriatrics Society 2015 Beers Criteria Update Expert Panel. American Geriatrics Society 2015 updated beers criteria for potentially inappropriate medication use in older adults. J Am Geriatr Soc. 2015;63(11):2227-46.

Leituras Recomendadas

Crestani F, Martin JR, Möhler H, Rudolph U. Mechanism of action of the hypnotic Zolpidem in vivo. Br J Pharmacol. 2000;131(7):1251-4.

Keating GM. Zolpidem: a review of its use in the management of insomnia. CNS Drugs. 2005;19(1):65-89.

Greenblatt DJ, Roth T. Zolpidem for insomnia. Expert Opin Pharmacother. 2012;13(6):879-93.

Carling RW, Madin A, Guiblin A, Russell MG, Moore KW, Mitchinson A, et al. 7-(1, 1-dimethylethyl)-6-(2-ethyl-2 H-1, 2, 4-triazol-3-ylmethoxy)-3-(2-fluorophenyl)-1, 2, 4-triazolo [4, 3-b] pyridazine: a functionally selective γ-aminobutyric acida (GABAA) α2/α3-subtype selective agonist that exhibits potent anxiolytic activity but is not sedating in animal models. J Med Chem. 2005;48(23):7089-92.

Ambien® (zolpidem tartrate) [Interney]. Bridgewater: Sanofi-Aventis; 2008 [capturado em 4 nov. 2024]. Disponível em: https://www.accessdata.fda.gov/drugsatfda_docs/label/2008/019908s027lbl.pdf.

Drugs.com. Zolpidem side effects [Internet]. 2024 [capturado em 4 nov. 2024]. Disponível em: https://www.drugs.com/sfx/zolpidem-side-effects.html#professional.

US Food and Drug Administration. FDA adds boxed warning for risk of serious injuries caused by sleepwalking with certain prescription insomnia medicines: FDA drug safety communication [Internet]. New Hampshire: FDA; 2019 [capturado em 4 nov. 2024]. Disponível em: https://www.fda.gov/drugs/drug-safety-and-availability/fda-adds-boxed-warning-risk-serious-injuries-caused-sleep-walking-certain-prescription-insomnia.

Zonisamida

A zonisamida é uma sulfonamida que atua como modulador dos canais de cálcio e sódio voltagem-dependentes, além de se ligar alostericamente aos receptores gabaérgicos. É utilizada como terapia adjuvante para o manejo de crises convulsivas parciais em adultos. Após administração oral, sua absorção ocorre entre 3 e 4 horas e sua eliminação se dá pela via renal, na forma de metabólitos.

Nomes no Brasil:
Não disponível no Brasil (EUA: Zonegran).

SUS:
Não disponível na Rename.

● **INDICAÇÕES DE BULA – ANVISA:** Não possui aprovação da Anvisa até o momento.

● **INDICAÇÕES DE BULA – FDA:** Terapia adjuvante no tratamento de convulsões parciais em adultos com epilepsia.

● **INDICAÇÕES OFF-LABEL:** A zonisamida pode ser utilizada no tratamento de doença de Parkinson, dor neuropática crônica, enxaqueca, ganho de peso induzido pelo uso de substâncias psicotrópicas, transtorno bipolar e transtorno de compulsão alimentar.

● **CONTRAINDICAÇÕES:** A zonisamida não deve ser utilizada por pessoas que apresentem histórico de alergia ou hipersensibilidade a esse medicamento.

● **TESTES LABORATORIAIS SUGERIDOS OU NECESSÁRIOS:** É sugerido que se realizem exames para monitoramento, tanto basal quanto periódico, da função renal.

● **ROTA FARMACOLÓGICA:** Ver Figura 1.

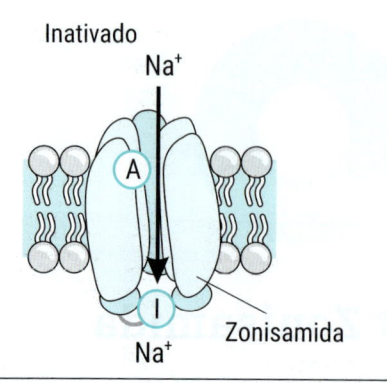

FIGURA 1 ▶ ROTA FARMACOLÓGICA DA ZONISAMIDA.

⊙ Farmacologia

ABSORÇÃO: Após administração oral, a zonisamida exibe seu pico de concentração plasmática entre 2,8 e 3,9 horas. O equilíbrio plasmático ocorre dentro de 14 dias.

VOLUME DE DISTRIBUIÇÃO: 1,45 L/kg.

LIGAÇÃO PROTEICA: 40%.

METABOLISMO/FARMACOCINÉTICA: A zonisamida sofre metabolização no fígado, principalmente pelas enzimas N-acetil-transferases e citocromo P450 (CYP3A4), onde ocorrem os processos de acetilação e redução.

ROTA DE ELIMINAÇÃO: A excreção da zonisamida se dá por via renal, na forma de metabólitos.

MEIA-VIDA: 63 horas.

DEPURAÇÃO: 0,30 a 0,35 mL/min/kg (em pacientes que fazem uso de carbamazepina ou fenitoína, varia entre 0,35-0,50 mL/min/kg).

FARMACODINÂMICA: A zonisamida atua como depressor do SNC, sendo utilizada como anticonvulsivante, analgésico, etc.

MECANISMO DE AÇÃO: A zonisamida se liga nos canais de sódio e cálcio (do tipo T) voltagem-dependentes, bloqueando-os e impedindo que ocorram a despolarização neuronal e, consequentemente, o disparo do potencial de ação. Ela também se liga, de forma alostérica, aos receptores gabaérgicos (porém sem aumentar o fluxo de cloreto). Por meio desses mecanismos, ela reduz a propagação de impulsos, além de favorecer a transmissão gabaérgica e inibitória, atuando como anticonvulsivante e analgésico.

● Interações Medicamentosas

⊙ Fluoxetina, fluvoxamina e nefazodona, agentes inibidores da CYP3A4, podem reduzir a eliminação da zonisamida e aumentar suas concentrações plasmáticas.

⊙ Carbamazepina, fenitoína, fenobarbital e primidona, indutores da CYP3A4, podem aumentar a eliminação da zonisamida e diminuir suas concentrações plasmáticas.

⊙ Em associação com outros inibidores da anidrase carbônica (acetazolamida, topiramato), a zonisamida pode aumentar o risco de acidose metabólica.

AFINIDADE LIGANTE/KI:

LOCAL	KI (NM)
Ki (anidrase carbônica 9)	5/5,10
Ki (anidrase carbônica 2)	10,3/35/35,2/41/970/971/1.070/1.100/4.300/6.800/35.000
Ki (anidrase carbônica VA)	20/20.000
Ki (anidrase carbônica 1)	56/60/14.800/56.000
Ki (anidrase carbônica 6)	89/95/2.420
Ki (anidrase carbônica)	106/208/231/645/28.700/287.000
Ki (anidrase carbônica 7)	117
Ki (anidrase carbônica β)	218/876/940/942
Ki (anidrase carbônica α)	259
Ki (anidrase carbônica δ)	404
Ki (anidrase carbônica 13)	430
Ki (anidrase carbônica 15)	634

Ki (MAO-B)	2.900
Ki (anidrase carbônica 14)	5.250
Ki (anidrase carbônica VB)	6.030/6.030.000
Ki (anidrase carbônica 3)	8.500/8.510/ 2.200.000
Ki (anidrase carbônica 4)	8.590/384.000/ 38.500
Ki (anidrase carbônica 12)	11.000

○ Farmacogenética

Acesse https://www.pharmgkb.org/chemical/PA451978 ou utilize o *QR code* ao lado.

ANOTAÇÕES CLÍNICAS

Nível de evidência 1A, 1B, 2A, 2B: Não há dados para a zonisamida no PharmGKB até a data de publicação deste livro.

Nível de evidência 3: Variantes diversas dos genes *CA12* e *HLA-A*.

Nível de evidência 4: Acesse o *site* para mais informações.

○ Prática Clínica

● **DOSAGEM:** Recomenda-se a utilização da zonisamida para o tratamento da epilepsia em adultos em doses de 100 a 600 mg/dia, em 1 ou 2 tomadas.

● **TITULAÇÃO:** É recomendado que se inicie a utilização da zonisamida com dose inicial de 100 mg/dia. Se necessário, pode-se aumentar a dose para 200 mg após 2 semanas (aguardando o equilíbrio plasmático). Posteriormente, quando necessário e se bem tolerada pelo paciente, pode-se aumentar a dose em 100 mg/dia a cada 2 semanas. Não se deve ultrapassar a dose de 600 mg/dia.

● **EFEITOS ADVERSOS:** Mais comuns: Gastrointestinais e metabólicos (anorexia), neurológicos (bradifrenia, cansaço, fadiga, parestesia, tremor), psiquiátricos (agitação, depressão, estado confusional, irritabilidade). Comuns: Dermatológicos (*rash*), gastrointestinais (boca seca, constipação, diarreia, dor abdominal, náusea), hematológicos (equimose), hipersensibilidade (reação de hipersensibilidade), imunológicos (*influenza*), metabólicos (perda de peso), oculares (diplopia, nistagmo), psiquiátricos (ansiedade, bradipsiquismo, dificuldade de concentração e memória, insônia, labilidade de afeto, transtorno psicótico), respiratórios (rinite), outros (alteração de paladar, anormalidade de fala, dificuldade de expressão verbal). Incomuns: reação de Genitourinários (ITU), neurológicos (convulsão), psiquiátricos (agressividade, ideação suicida, raiva, tentativa de suicídio), respiratórios (pneumonia). Muito raros: Dermatológicos (anidrose, DRESS, eritema multiforme, necrólise epidérmica tóxica, prurido, SSJ), hematológicos (agranulocitose, anemia aplásica, leucocitose, leucopenia, linfadenopatia, pancitopenia, trombocitopenia), metabólicos (acidose metabólica), neurológicos (coma, convulsão, estado epiléptico, síndrome miastênica, SNM), psiquiátricos (alucinação, amnésia, mania), renais (acidose tubular renal). Pós-comercialização: Endocrinológicos (pancreatite aguda), metabólicos (aumento de CPK), musculoesqueléticos (rabdomiólise), neurológicos (síndrome das pernas inquietas).

● **GRAVIDEZ:** Não há estudos sobre a zonisamida em humanos. Categoria C da FDA (classificação até 2015).

● **AMAMENTAÇÃO:** A zonisamida é excretada no leite humano, portanto não é recomendado seu uso durante a lactação.

● **CRIANÇAS E ADOLESCENTES:** A zonisamida não foi aprovada para uso em menores de 16 anos. Nessa população, é necessário cuidado com risco de miopia, glaucoma de ângulo fechado, oligoidrose e hipertermia.

● **IDOSOS:** Pacientes idosos podem tolerar melhor doses mais baixas de zonisamida.

● **INSUFICIÊNCIA RENAL:** Utilizar a zonisamida com cautela em pacientes com insuficiência renal, podendo ser necessário ajuste de dose.

● **INSUFICIÊNCIA HEPÁTICA:** Utilizar a zonisamida com cautela em pacientes com insuficiência hepática, podendo ser necessário ajuste de dose.

BIPP TIPS

- A interrupção do uso de zonisamida deve ser gradual, podendo haver crises convulsivas de rebote em caso de interrupção abrupta.
- A zonisamida é indicada para pacientes que precisam evitar ganho de peso em razão do uso de medicamentos anticonvulsivantes.
- A zonisamida deve ser descontinuada quando houver sinais de erupção cutânea grave.
- É necessário estar atento para sinais de sangramento incomum ou hematomas, aftas bucais, dor de garganta, febre e infecção. A zonisamida pode aumentar o risco de agranulocitose e anemia aplásica.
- Efeitos colaterais tendem a ser proporcionalmente mais intensos com doses de zonisamida acima de 300 mg/dia.
- O consumo crônico de cafeína pode reduzir a concentração cerebral da zonisamida e seu efeito anticonvulsivante.
- O uso concomitante de zonisamida com outros depressores do SNC pode levar a efeitos depressores intensos.
- Pacientes que experimentam efeito de sedação muito intenso podem tomar a zonisamida à noite para evitar ou minimizar sedação diurna excessiva.
- Pacientes que fazem uso de inibidores da anidrase carbônica ou anticolinérgicos devem usar a zonisamida com cautela, pois ela pode exacerbar ou precipitar distúrbios relacionados ao calor.
- Pacientes que fazem uso de zonisamida podem ter ideação suicida, motivo pelo qual devem ser monitorados constantemente durante o tratamento.
- A zonisamida pode interagir com fármacos que inibem a anidrase carbônica, aumentando o risco do desenvolvimento de cálculos renais.

● **COMO MANEJAR EFEITOS ADVERSOS:** É necessário aguardar e observar se os efeitos da zonisamida irão desaparecer; caso não desapareçam, deve-se reduzir a dose ou optar por outro agente da mesma classe. Para evitar sedação diurna, a alternativa pode ser tomar o medicamento durante a noite.

Toxicidade

ORAL EM HUMANOS: Não há dados específicos sobre superdosagem de zonisamida em humanos. A dose letal de zonisamida é de 1.992 mg/kg em ratos.

TOXICIDADE AGUDA: Os sintomas de intoxicação com zonisamida mais comuns são diminuição da frequência cardíaca, redução da frequência respiratória, perda de consciência e queda da pressão arterial.

Leituras Recomendadas

Arzimanoglou A, Rahbani A. Zonisamide for the treatment of epilepsy. Expert Rev Neurother. 2006; 6(9):1283-92.

Brigo F, Lattanzi S, Igwe SC, Behzadifar M, Bragazzi NL. Zonisamide add-on therapy for focal epilepsy. Cochrane Database Syst Rev. 2020;7(7):CD001416.

Buoli M, Grassi S, Ciappolino V, Serati M, Altamura AC. The use of zonisamide for the treatment of psychiatric disorders: a systematic review. Clin Neuropharmacol. 2017;40(2):85-92.

Drugs.com. Zonisamide side effects [Internet]. 2024 [capturado em 4 nov. 2024]. Disponível em: https://www.drugs.com/sfx/zonisamide-side-effects.html#-professional.

Goel A, Sugumaran R, Narayan SK. Zonisamide in Parkinson's disease: a current update. Neurol Sci. 2021;42(10):4123-9.

Janković SM. Evaluation of zonisamide for the treatment of focal epilepsy: a review of pharmacokinetics, clinical efficacy and adverse effects. Expert Opin Drug Metab Toxicol. 2020;16(3):169-77.

Low PA, James S, Peschel T, Leong R, Rothstein A. Zonisamide and associated oligohidrosis and hyperthermia. Epilepsy Res. 2004;62(1):27-34.

McCluskey G, Kinney MO, Russell A, Smithson WH, Parsons L, Morrison PJ, et al. Zonisamide safety in pregnancy: data from the UK and Ireland epilepsy and pregnancy register. Seizure. 2021;91:311-5.

Moore RA, Wiffen PJ, Derry S, Lunn MP. Zonisamide for neuropathic pain in adults. Cochrane Database Syst Rev. 2015;1(1):CD011241.

Tousi B, Leverenz JB. The application of zonisamide to patients suffering from dementia with lewy bodies: emerging clinical data. Drug Des Devel Ther. 2021;15:1811-7.

Wilson MS, Findling RL. Zonisamide for bipolar depression. Expert Opin Pharmacother. 2007;8(1):111-3.

Zonegran® (zonisamide) [Internet]. Dublin: Amdipharm; 2020 [capturado em 4 nov. 2024]. Disponível em: https://www.accessdata.fda.gov/drugsatfda_docs/label/2020/020789s036lbl.pdf.

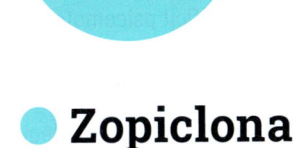

Zopiclona

A zopiclona é um fármaco hipnótico não BZD de curta duração (fármaco Z), modulador alostérico positivo de GABA, que se liga a sítios específicos dos receptores gabaérgicos α_1, α_2, α_3 e α_5, aumentando essa neurotransmissão e, consequentemente, os efeitos inibitórios sobre o SNC. É utilizada no manejo da insônia, para tratamentos de curta duração, sendo eliminada na urina, na maior parte sob a forma de metabólitos.

Nomes no Brasil:
Imovane.

SUS:
Não disponível na Rename.

● **INDICAÇÕES DE BULA – ANVISA:** Tratamento de curta duração da insônia em adultos.

● **INDICAÇÕES DE BULA – FDA:** Tratamento da insônia.

● **INDICAÇÕES OFF-LABEL:** A zopiclona pode ser utilizada para o manejo da insônia que antecede procedimentos cirúrgicos.

● **CONTRAINDICAÇÕES:** A zopiclona não é indicada para pacientes com apneia do sono, DPOC ou insuficiência respiratória grave, insuficiência hepática grave e miastenia grave. Também não deve ser utilizada por pessoas que apresentem hipersensibilidade a esse medicamento. Deve ser utilizada com cautela em pacientes com depressão e/ou ideação suicida, glaucoma, indivíduos com menos de 15 anos e aqueles que apresentem fatores de risco para uso abusivo de substâncias.

● **TESTES LABORATORIAIS SUGERIDOS OU NECESSÁRIOS:** Não são requeridos exames laboratoriais.

● **ROTA FARMACOLÓGICA:** Ver Figura 1.

◉ Farmacologia

ABSORÇÃO: Após administração oral, a zopiclona atinge seu pico de concentração plasmática entre 30 minutos e 4 horas.

VOLUME DE DISTRIBUIÇÃO: 92 a 140 L.

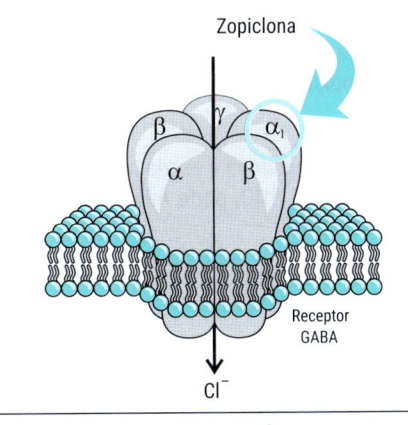

FIGURA 1 ▶ ROTA FARMACOLÓGICA DA ZOPICLONA.

LIGAÇÃO PROTEICA: 45 a 80%.

METABOLISMO/FARMACOCINÉTICA: A zopiclona sofre metabolização no fígado, principalmente pela enzima CYP3A4, onde ocorrem os processos de oxidação, desmetilação e descarboxilação (50% dos metabólitos).

ROTA DE ELIMINAÇÃO: A eliminação da zopiclona é renal, majoritariamente na forma de metabólitos.

MEIA-VIDA: 3,8 a 6,5 horas.

DEPURAÇÃO: 13,9 a 18,5 L/h.

FARMACODINÂMICA: A zopiclona é um depressor do SNC que altera o estado de alerta e a coordenação motora, agindo como anticonvulsivante, hipnótico, relaxante muscular e sedativo.

MECANISMO DE AÇÃO: A zopiclona é um medicamento modulador alostérico positivo do GABA utilizado como hipnótico. Sua ação se deve à sua ligação aos sítios $α_1$, $α_2$, $α_3$ e $α_5$ localizados nos receptores gabaérgicos, principalmente do tipo GABA-A. Ao se ligar a tais sítios, a zopiclona aumenta a entrada de íons cloreto no neurônio, resultando em hiperpolarização e inibição neuronal.

● Interações Medicamentosas

○ O uso de zopiclona em associação com inibidores da CYP3A4, como fluvoxamina e nefazodona, pode resultar em aumento das concentrações de zopiclona e, consequentemente, de seus efeitos.

○ Quando a zopiclona é usada junto com outros depressores do SNC, pode haver aumento dos efeitos sedativos.

AFINIDADE LIGANTE/KI:

LOCAL	KI (NM)
Ki (GABA-A)	120

○ Farmacogenética

Acesse https://www.pharmgkb.org/chemical/PA10236 ou utilize o *QR code* ao lado.

ANOTAÇÕES CLÍNICAS

Nível de evidência 1A, 1B, 2A, 2B, 3: Não há dados para a zopiclona no PharmGKB até a data de publicação deste livro.

Nível de evidência 4: Acesse o *site* para mais informações.

○ Prática Clínica

● **DOSAGEM:** Recomenda-se a utilização da zopiclona na dose de 7,5 mg, sempre tomada imediatamente antes de ir deitar.

● **TITULAÇÃO:** Em indivíduos saudáveis, é recomendado que se inicie o tratamento com a dose de 7,5 mg, antes de o paciente ir dormir. Para pacientes com insônia leve, com insuficiência hepática e idosos, recomenda-se que a dose inicial seja de 3,75 mg. Não se deve ultrapassar a dose de 10 mg, pois há risco de déficit psicomotor no dia seguinte, já que a zopiclona tem efeitos até 10 horas após sua ingestão.

● **EFEITOS ADVERSOS:** Mais comuns: Neurológicos (cefaleia). Comuns: Dermatológicos (edema periférico, prurido, *rash*), gastrointestinais (boca seca, diarreia, dispepsia, náusea, vômito), geniturinários (diminuição de libido, dismenorreia, ginecomastia, ITU), imunológicos (infecção, infecção viral), musculoesqueléticos (dor torácica), neurológicos (confusão, enxaqueca, neuralgia, sonolência, tontura), psiquiátricos (alucinação, ansiedade, depressão, nervosismo, sonhos anormais), outros (dor, infecção, lesão acidental). Incomuns: Cardiovasculares (hipertensão), dermatológicos (alopecia, celulite, dermatite de contato, descoloração de pele, eczema, edema facial, fotossensibilidade, pele seca, sudorese, urticária), endocrinológicos (anorexia, aumento de apetite, de mama e do peso, câncer de mama, diminuição de peso, dor mamária, galactorreia, hipercolesterolemia, mastite), gastrointestinais (colelitíase, estomatite ulcerativa, hérnia, incontinência urinária, mau hálito, melena, úlcera de boca), geniturinários (amenorreia, cálculo renal, cistite, disúria, dor renal, hematúria, hemorragia uterina e vaginal, menorragia, metrorragia, polaciúria), hematológicos (anemia, epistaxe), hipersensibilidade (reação de hipersensibilidade), imunológicos (linfadenopatia), musculoesqueléticos (artrite, artropatia, bursite, cãibra, edema, espasmo muscular, rigidez cervical), neurológicos (ataxia, coordenação anormal, déficit de atenção, distúrbio vestibular, hiperestesia, hipertonia, hiporreflexia, insônia, miastenia, nistagmo, parestesia, pensamento anormal, rigidez, vertigem), oculares (conjuntivite, olho seco), psiquiátricos (agitação, apatia, hostilidade, labilidade emocional, neurose), respiratórios (asma, bronquite, dispneia, laringite), outros (aumento de temperatura corporal, dor de ouvido, insolação, mal-estar, otite externa, otite média, sede, soluço, *tinnitus*).

Raros: Dermatológicos (eritema multiforme, furúnculo, hirsutismo, *rash* maculopapular e vesicobolhoso), endocrinológicos (gota, hiperlipidemia), gastrointestinais (colite, disfagia, edema de língua, estomatite, gastrite, hemorragia retal, hepatite, hepatomegalia, úlcera péptica), geniturinários (uretrite), hematológicos (tromboflebite), hepáticos (lesão hepatocelular), imunológicos (herpes-zóster), musculoesqueléticos (miopatia), neurológicos (distúrbio de marcha, fotofobia, hiperacusia, hiperestesia, hipocinesia, neurite, neuropatia, tremor), oculares (irite, midríase), psiquiátricos (estupor, euforia), renais (oligúria, pielonefrite), outros (desidratação, hipocalemia).

Pós-comercialização: Neurológicos (disosmia).

● **GRAVIDEZ:** O uso de zopiclona não é recomendado durante a gestação, pois não há estudos em humanos mostrando sua segurança. Estudos realizados com modelos animais mostraram que a utilização desse medicamento durante a gravidez pode causar efeitos adversos na prole.[1] Categoria C da FDA (classificação até 2015).

BIPP TIPS

- Alguns pacientes podem desenvolver síndrome de abstinência após a interrupção da zopiclona, motivo pelo qual se recomenda sua retirada gradual.
- A zopiclona apresenta início rápido de ação, efeitos de curto prazo e boa segurança, o que lhe confere preferência de prescrição.
- A zopiclona deve ser usada apenas à noite, antes de dormir.
- A zopiclona deve ser utilizada com cautela em pacientes com histórico de abuso de substâncias, depressão com ideação suicida e glaucoma.
- A zopiclona é um medicamento mais caro comparado a outros hipnóticos sedativos.
- O uso concomitante de zopiclona com bebida alcoólica ou outros sedativos pode resultar em hipotensão e redução do nível de consciência e da frequência respiratória.
- A zopiclona não deve ser utilizada por pacientes com comprometimento respiratório relevante e apneia obstrutiva do sono, miastenia grave, insuficiência hepática grave ou histórico de AVC.
- Pacientes com diagnóstico de depressão podem exibir uma piora da ideação suicida quando em uso de zopiclona.
- A zopiclona pode causar comportamentos e atividades atípicas durante o sono. Há relatos de pacientes que dirigiram seus automóveis ou se alimentaram mesmo dormindo.
- A zopiclona pode comprometer a capacidade de conduzir veículos e operar máquinas, uma vez que reduz os níveis de alerta, atenção e concentração.
- Pode haver insônia de rebote após interrupção da zopiclona, embora tal ocorrência não seja comum.

> A zopiclona pode causar efeitos residuais no dia seguinte, como sedação, letargia, déficit de memória, ataxia e amnésia.

● **AMAMENTAÇÃO:** O uso de zopiclona não é recomendado durante a lactação, pois ela é excretada no leite materno, podendo causar apatia, letargia e sonolência no bebê.

● **CRIANÇAS E ADOLESCENTES:** Não há estudos demonstrando a segurança e a eficácia do uso de zopiclona em crianças e adolescentes.

● **IDOSOS:** Idosos tendem a ser mais suscetíveis aos efeitos adversos da zopiclona. Recomenda-se que a dose inicial utilizada nessa população seja de 3,75 mg/dia, porém, em caso de necessidade e boa tolerabilidade, pode-se aumentar a dose para 7,5 mg. Por ter meia-vida curta, é um dos medicamentos de escolha para utilização em pacientes nessa faixa etária.

● **INSUFICIÊNCIA RENAL:** Como a zopiclona é eliminada por via renal, pode haver aumento das concentrações plasmáticas em pacientes com doença renal, sendo necessário, nesse caso, ajuste da dose utilizada.

● **INSUFICIÊNCIA HEPÁTICA:** Em pacientes com insuficiência hepática leve ou moderada, recomenda-se uma dose de 3,75 mg; contudo, em casos de doença grave, a utilização da zopiclona é contraindicada.

● **COMO MANEJAR EFEITOS ADVERSOS:** É necessário aguardar e observar se os efeitos da zopiclona irão desaparecer; caso não desapareçam, deve-se reduzir a dose ou ainda utilizar um agente da mesma classe com duração de ação mais curta. Em caso de efeitos graves que ofereçam risco à vida, utilizar flumazenil.

Toxicidade

ORAL EM HUMANOS: Não há dados específicos sobre superdosagem de zopiclona em humanos. A dose letal de zopiclona é de 827 mg/kg em ratos.

TOXICIDADE AGUDA: Pacientes com intoxicação por zopiclona podem apresentar ataxia, confusão, letargia, reflexos reduzidos e sonolência, podendo haver evolução para coma. O risco de intoxicação aguda por zopiclona é baixo, mas pode acontecer em caso de uso concomitante com outros depressores do SNC.

Referência

1. Wang X, Zhang T, Ekheden I, Chang Z, Hellner C, Hasselström J, et al. Prenatal exposure to benzodiazepines and Z-drugs in humans and risk of adverse neurodevelopmental outcomes in offspring: a systematic review. Neurosci Biobehav Rev. 2022;137:104647.

Leituras Recomendadas

Curreen M, Lidmila J. Zopiclone: is there cause for concern in addiction services and general practice? Int J Risk Saf Med. 2014;26(4):183-9.

DrugBank Online. Zopiclone [Internet]. 2005 [capturado em 5 dez. 2024]. Disponível em: https://go.drugbank.com/drugs/DB01198.

Ferentinos P, Paparrigopoulos T. Zopiclone and sleepwalking. Int J Neuropsychopharmacol. 2009;12(1):141-2.

Fernandez C, Martin C, Gimenez F, Farinotti R. Clinical pharmacokinetics of zopiclone. Clin Pharmacokinet. 1995;29(6):431-41.

Hopkins SC, Nofsinger JB, Allen MS, Koch P, Varney MA. In vivo saturation binding of GABA-A receptor ligands to estimate receptor occupancy using liquid chromatography/tandem mass spectrometry. Biopharm Drug Dispos. 2009;30(1):9-20.

Verster JC, Spence DW, Shahid A, Pandi-Perumal SR, Roth T. Zopiclone as positive control in studies examining the residual effects of hypnotic drugs on driving ability. Curr Drug Saf. 2011;6(4):209-18.

Zotepina

A zotepina é um fármaco utilizado para o tratamento da esquizofrenia em países como Japão, Índia e alguns lugares da Europa, como Reino Unido e Alemanha, desde a década de 1980. Parece ser bem absorvida oralmente, atingindo picos plasmáticos em 2 a 4 horas, mas sua biodisponibilidade é de cerca de 7 a 13%, possivelmente devido ao extenso metabolismo de primeira passagem, gerando o metabólito ativo norzotepina e alguns metabólitos inativos.

Nomes no Brasil:
Não disponível no Brasil (Japão: Lodopin, Losizopilon, Setous).

SUS:
Não disponível na Rename.

- **INDICAÇÕES DE BULA – ANVISA:** Tratamento da esquizofrenia.

- **INDICAÇÕES DE BULA – FDA:** Não possui aprovação da FDA até o momento.

- **INDICAÇÕES *OFF-LABEL*:** A zotepina também pode ser utilizada no manejo de episódios de mania no transtorno bipolar tipo I, assim como em outros transtornos psicóticos.

- **CONTRAINDICAÇÕES:** A zotepina é contraindicada em pacientes com hipersensibilidade conhecida a qualquer componente de sua fórmula farmacêutica. Também é contraindicada em pacientes com epilepsia ou histórico familiar de epilepsia, gota ou nefrolitíase, em uso de depressores do SNC ou substâncias capazes de prolongar significativamente o intervalo QTc, histórico de prolongamento do QTc ou arritmia cardíaca, IAM recente ou insuficiência cardíaca descompensada.

- **TESTES LABORATORIAIS SUGERIDOS OU NECESSÁRIOS:** Recomenda-se a realização de um ECG da atividade do ventrículo cardíaco no início e durante o tratamento com o intuito de verificar possível prolongamento do intervalo QT ou doenças cardiovasculares preexistentes. Medidas de potássio e magnésio séricos também podem ser requisitadas. Assim como para o tratamento com outros antipsicóticos, é sugerido acompanhar o peso e o IMC. Deve-se avaliar se o paciente tem histórico de obesidade na família e determinar peso, circunferência da cintura, pressão arterial, glicose plasmática e lipidograma em jejum. Após o início do tratamento, determinar o IMC mensalmente por 3 meses e depois a cada trimestre. Em pacientes com alto risco de complicações metabólicas e quando do início ou troca dos antipsicóticos, é recomendado o monitoramento dos triglicerídeos em jejum mensalmente. Para pacientes saudáveis, pressão arterial, glicose plasmática em jejum e lipídeos em jejum poderão ser mensurados em uma frequência de 3 meses e depois anualmente, porém para pacientes com diabetes ou que ganharam mais de 5% do peso inicial as medidas devem ser mais frequentes. Deve-se considerar a troca por outro antipsicótico atípico para pacientes que adquirem sobrepeso ou tornam-se obesos, pré-diabéticos, diabéticos, hipertensos ou dislipidêmicos enquanto recebem a zotepina. É importante estar vigilante para cetoacidose diabética, mesmo que o paciente não seja diabético. Para pacientes com baixa contagem de leucócitos ou história de leucopenia/neutropenia induzida por substância, é recomendada a realização de hemograma no início do tratamento com a zotepina, a qual deve ser imediatamente descontinuada em caso de diminuição leucocitária concomitante ao tratamento.

- **ROTA FARMACOLÓGICA:** Não há imagens disponíveis para a rota farmacológica da zotepina.

Farmacologia

ABSORÇÃO: A zotepina parece ser bem absorvida oralmente, com pico de concentração em 2 a 4 horas e biodisponibilidade de cerca de 7 a 13%.

VOLUME DE DISTRIBUIÇÃO: 109 L/kg.

LIGAÇÃO PROTEICA: 97%.

METABOLISMO/FARMACOCINÉTICA: A zotepina sofre extenso metabolismo de primeira passagem, gerando norzotepina e outros metabólitos inativos. As principais enzimas envolvidas nesse metabolismo são CYP1A2 e CYP3A4, mediante N-desmetilação e oxigenação de átomos de N ou S, hidroxilação do anel aromático e conjugação consecutiva.

ROTA DE ELIMINAÇÃO: A excreção fecal pela bile é a principal via de eliminação tanto do fármaco inalterado quanto de seus metabólitos. Apenas pequenas quantidades de zotepina inalterada são excretadas na urina.

MEIA-VIDA: 21 horas.

DEPURAÇÃO: 4,6 mg/h/kg.

FARMACODINÂMICA: A zotepina tem alta afinidade pelos receptores dopaminérgicos do tipo D_1 e D_2. Além disso, apresenta afinidade por vários receptores de serotonina, como $5\text{-}HT_{2A}$, $5\text{-}HT_{2C}$, $5\text{-}HT_6$ e $5\text{-}HT_7$, inibindo a recaptação de noradrenalina e serotonina.

MECANISMO DE AÇÃO: Embora o mecanismo de ação da zotepina não seja totalmente compreendido, existem vários mecanismos propostos. Na esquizofrenia, suas ações podem ocorrer a partir do antagonismo dos receptores de dopamina D_2 e $5\text{-}HT_{2A}$, o que contribui para as propriedades antipsicóticas clínicas e também parece estar associado à redução da suscetibilidade para os efeitos colaterais extrapiramidais. Além disso, a zotepina tem afinidade por outros receptores de serotonina e liga-se moderadamente aos locais de recaptação de noradrenalina e serotonina, o que pode estar associado a uma possível atividade antidepressiva e ansiolítica. O antagonismo dos receptores H_1, receptores α_1-adrenérgicos e receptores muscarínicos M_1 parece estar envolvido em efeitos adversos incluindo sonolência, hipotensão ortostática e efeitos anticolinérgicos.

● Interações Medicamentosas

○ Há um possível efeito aditivo da associação de zotepina com agentes hipotensores, motivo pelo qual os pacientes que recebem tais medicamentos devem ser observados atentamente quanto a sinais de hipotensão excessiva quando esse fármaco é adicionado ao seu regime medicamentoso. Em razão da possibilidade de a zotepina prolongar o intervalo QTc, não é recomendado seu uso com outras substâncias capazes de provocar esse mesmo efeito.

○ As concentrações plasmáticas de zotepina podem ser aumentadas por diazepam ou fluoxetina.

○ A zotepina pode aumentar as concentrações plasmáticas de fenitoína.

○ O uso associado de zotepina com anticoagulantes pode levar a um aumento do efeito anticoagulante e consequentes sangramentos.

○ A concentração plasmática de zotepina pode ser diminuída ou aumentada quando administrada concomitantemente com indutores ou inibidores da enzima CYP1A2, respectivamente. Da mesma forma, a administração com inibidores da enzima CYP3A4 pode levar ao aumento da concentração plasmática de zotepina.

○ O uso de zotepina com sibutramina não é recomendado.

○ O uso de zotepina com adrenalina pode induzir hipotensão paradoxal. Além disso, a zotepina também pode antagonizar os efeitos da levodopa e de agonistas dopaminérgicos.

AFINIDADE LIGANTE/KI:

LOCAL	KI (NM)
Ki (SERT)	151
Ki (NET)	530
Ki (DAT)	3.621
Ki ($5\text{-}HT_{1A}$)	470,5
Ki ($5\text{-}HT_{1B}$)	59,5
Ki ($5\text{-}HT_{1D}$)	119
Ki ($5\text{-}HT_{1E}$)	700
Ki ($5\text{-}HT_{2A}$)	2,7
Ki ($5\text{-}HT_{2C}$)	2,6
Ki ($5\text{-}HT_3$)	472
Ki ($5\text{-}HT_{5A}$)	29

Ki (5-HT$_6$)	6
Ki (5-HT$_7$)	12
Ki (α_{1A})	7
Ki (α_{1B})	5
Ki (α_{2A})	180
Ki (α_{2B})	5,35
Ki (α_{2C})	106
Ki (M$_1$)	18
Ki (M$_2$)	140
Ki (M$_3$)	73
Ki (M$_4$)	77
Ki (M$_5$)	260
Ki (D$_1$)	71
Ki (D$_2$)	25
Ki (D$_3$)	6,4
Ki (D$_4$)	18
Ki (D$_5$)	248
Ki (H$_1$)	3,21
Ki (H$_2$)	500
Ki (H$_4$)	1.977

⊙ Farmacogenética

Não há dados para a zotepina no PharmGKB até a data de publicação deste livro.

⊙ Prática Clínica

● **DOSAGEM:** A dose usual de zotepina varia de 75 a 300 mg/dia, em 3 doses divididas. A dose máxima recomendada é de 300 mg/dia.

● **TITULAÇÃO:** A dose inicial recomendada é de 25 mg, 3x/dia. Após, podem ser realizados ajustes de dose de acordo com a resposta e a necessidade individual em intervalos de 4 dias. A retirada da zotepina deve ser lenta e gradual, processo que pode levar de 6 a 8 semanas. A retirada abrupta pode causar piora dos sintomas ou, em caso de síndromes psicóticas, psicose de rebote. Além disso, se o paciente estiver em uso de agentes antiparkinsonianos, estes devem ser continuados por algumas semanas após a retirada da zotepina.

● **EFEITOS ADVERSOS:** Mais comuns: Astenia, aumento de peso, boca seca, cefaleia, constipação, insônia, sonolência, vertigem. Comuns: Acatisia, agitação, ansiedade, constipação, discinesia, discinesia tardia, disfunção sexual masculina, dispepsia, distonia, distúrbio extrapiramidal, distúrbio visual, fadiga, hipersecreção salivar, hipertonia, mania, náusea, perda de peso, *rash*, rigidez muscular, sedação, taquicardia, tontura, tremor, vômito. Incomuns: Amenorreia, ataxia, convulsão, crise oculogírica, diminuição da libido, disfagia, distúrbios da fala, distúrbios da língua, edema de língua, galactorreia, ginecomastia, hesitação urinária, hipercinesia, hiperprolactinemia, hipersensibilidade, hipotensão ortostática, incontinência urinária, mal-estar, nervosismo, prolongamento do intervalo QT no ECG, síncope, torcicolo.

● **GRAVIDEZ:** Em humanos, a segurança e a eficácia da zotepina durante a gestação não foram estabelecidas. No entanto, é importante considerar que neonatos expostos a medicamentos antipsicóticos durante o terceiro trimestre de gravidez estão sob risco de sintomas extrapiramidais. Há relatos de agitação, hipertonia, tremor, sonolência, dificuldade respiratória e distúrbios de alimentação em neonatos expostos a antipsicóticos. Assim, não é indicado usar a zotepina durante a gravidez, a não ser que os benefícios para a mãe superem os riscos para o feto e que outras alternativas mais seguras não estejam disponíveis. Não classificado pela FDA (classificação até 2015).

● **AMAMENTAÇÃO:** A amamentação não é recomendada durante o uso de zotepina.

● **CRIANÇAS E ADOLESCENTES:** O uso de zotepina não é recomendado em crianças e adolescentes menores de 18 anos.

● **IDOSOS:** A dose inicial recomendada para pacientes idosos é de 25 mg, 2x/dia. Após, a titulação deve ser gradual e a observação da tolerância individual deve ser realizada com frequência. A dose máxima recomendada para pacientes idosos é de 75 mg, 2x/dia. Além disso, o tratamento com zotepina deve ser iniciado após investigação cardiovascular minuciosa. É importante salientar que esse medicamento não é indicado para o tratamento de psicose relacionada à demência devido ao aumento da taxa de mortalidade e eventos

> **BIPP TIPS**
>
> ● Os pacientes em uso de zotepina devem ser orientados acerca da possibilidade de ocorrência de sintomas como visão borrada, sonolência e outros. Portanto, essa substância pode prejudicar a capacidade de dirigir veículos e/ou operar máquinas. Os pacientes também devem ser alertados de que o álcool ou outros medicamentos depressores do SNC podem potencializar esses efeitos.
>
> ● Algumas evidências apontam para um possível efeito da zotepina na diminuição do limiar convulsivo; dessa forma, a administração em pacientes que fazem uso de anticonvulsivantes deve ser cautelosa. Além disso, a zotepina em combinação com álcool pode aumentar a possibilidade de convulsões.

cerebrovasculares em pacientes idosos em uso de antipsicóticos.

● **INSUFICIÊNCIA RENAL:** Para pacientes com insuficiência renal, é indicada a dose inicial de 25 mg, 2x/dia. Após, a titulação deve ser gradual e a observação da tolerância individual deve ser realizada com frequência. A dose máxima recomendada para pacientes com insuficiência renal é de 75 mg, 2x/dia.

● **INSUFICIÊNCIA HEPÁTICA:** Para pacientes com insuficiência hepática, é indicada a dose inicial de 25 mg, 2x/dia. Após, a titulação deve ser gradual e a observação da tolerância individual deve ser realizada com frequência. A dose máxima recomendada para pacientes com insuficiência hepática é de 75 mg, 2x/dia. Sugere-se monitoramento da função hepática com maior frequência no início do tratamento.

● **COMO MANEJAR EFEITOS ADVERSOS:** Efeitos colaterais podem surgir durante o uso de zotepina. Se for um sintoma tolerável, é possível aguardar e avaliar a evolução do quadro. Se intolerável, é possível ajustar a dosagem, substituir o fármaco ou usar sintomáticos. Em caso de aparecimento de sinais e sintomas extrapiramidais, pode-se utilizar um anticolinérgico. Para sonolência, é recomendada a administração da maior parte da dose no período noturno. Para ganho de peso, é recomendado o encaminhamento para programas de manejo clínico para IMC, avaliação nutricional e exercícios físicos.

⬤ Toxicidade

ORAL EM HUMANOS: Não estão disponíveis dados de intoxicação em humanos com zotepina, mas a dose máxima recomendada é de 300 mg/dia.

TOXICIDADE AGUDA: Não há antídoto específico para a zotepina. O tratamento sugerido para intoxicação inclui procedimentos de terapia intensiva, como manutenção de vias aéreas desobstruídas, oxigenação e ventilação adequadas e monitoramento e suporte do sistema cardiovascular. Hipotensão e colapso circulatório podem ser tratados com condutas como aumento de volemia, por exemplo. Não é recomendado tratar hipotensão com adrenalina em razão do risco de hipotensão paradoxal. Pode-se realizar lavagem gástrica, seguida de administração de carvão ativado. A indução de êmese não é indicada devido ao risco de reações distônicas e à potencial aspiração de vômito. Pelo fato de a zotepina ser altamente ligada às proteínas, é improvável que a hemodiálise seja benéfica no tratamento de intoxicação.

⬤ Leituras Recomendadas

Amann B, Sterr A, Mergl R, Dittmann S, Seemüller F, Dobmeier M, et al. Zotepine loading in acute and severely manic patients: a pilot study. Bipolar Disord. 2005;7(5):471-6.

DeSilva P, Fenton M, Rathbone J. Zotepine for schizophrenia. Cochrane Database Syst Rev. 2006;2006(4):CD001948.

Lin YC, Su HK, Ouyang WC, Lane HY. Zotepine-induced QTc prolongation. J Clin Psychopharmacol. 2008;28(5):576-8.

Riedel M, Musil R, Seemüller F, Spellmann I, Möller HJ, Schennach-Wolff R. Safety evaluation of zotepine for the treatment of schizophrenia. Expert Opin Drug Saf. 2010;9(4):659-66.

Zuclopentixol

O zuclopentixol é uma substância indicada para o tratamento da esquizofrenia aguda e crônica e de outras psicoses. Está disponível em formulação para uso oral e intramuscular. A formulação de acetato de zuclopentixol é indicada para tratamento inicial da psicose aguda ou exacerbação da psicose, enquanto a formulação de depósito é recomendada para manutenção. Quando na formulação farmacêutica de comprimido para administração oral, o zuclopentixol é bem absorvido, com concentração sérica máxima em 4 horas e biodisponibilidade de 44%. Além disso, pode ser administrado com ou sem alimentos.

Nomes no Brasil:
Clopixol.

SUS:
Não disponível na Rename.

● **INDICAÇÕES DE BULA – ANVISA:** Tratamento da esquizofrenia aguda e crônica e outras psicoses, especialmente aquelas que apresentam sintomas como alucinações, delírios, distúrbios do pensamento, agitação, inquietação, hostilidade e agressividade. Tratamento da fase maníaca da psicose maníaco-depressiva. Tratamento de pacientes com déficit intelectual associado com hiperatividade motora, agitação, violência e outros distúrbios do comportamento. Tratamento da demência senil com ideias paranoides, confusão e/ou desorientação ou distúrbios do comportamento.

● **INDICAÇÕES DE BULA – FDA:** Não possui aprovação da FDA até o momento.

● **INDICAÇÕES *OFF-LABEL*:** O zuclopentixol pode ser utilizado para o tratamento de transtorno bipolar e alterações de comportamento do déficit intelectual.

● **CONTRAINDICAÇÕES:** O zuclopentixol é contraindicado para pacientes com hipersensibilidade conhecida a qualquer componente de sua fórmula farmacêutica, bem como para pacientes em coma ou com intoxicação aguda por álcool, barbitúricos ou opiáceos. É importante ter cautela em pacientes usando guanetidina ou substâncias similares e com glaucoma de ângulo fechado, feocromocitoma, discrasias sanguíneas e nível reduzido de consciência.

● **TESTES LABORATORIAIS SUGERIDOS OU NECESSÁRIOS:** Recomenda-se a realização de um ECG da atividade do ventrículo cardíaco no início e durante o tratamento com o intuito de verificar possível prolongamento do intervalo QT ou doenças cardiovasculares preexistentes. Medidas de potássio e magnésio séricos também podem ser requisitadas. Assim como para o tratamento com outros antipsicóticos, é sugerido acompanhar o peso e o IMC. Deve-se avaliar se o paciente tem histórico de obesidade na família e determinar peso, circunferência da cintura, pressão arterial, glicose plasmática e lipidograma em jejum. Após o início do tratamento, determinar o IMC mensalmente por 3 meses e depois a cada trimestre. Em pacientes com alto risco de complicações metabólicas e quando do início ou troca dos antipsicóticos, é recomendado o monitoramento dos triglicerídeos em jejum mensalmente. Para pacientes saudáveis, pressão arterial, glicose plasmática em jejum e lipídeos em jejum poderão ser mensurados em uma frequência de 3 meses e depois anualmente, porém para pacientes com diabetes ou que ganharam mais de 5% do peso inicial as medidas devem ser mais frequentes. Deve-se considerar a troca por outro antipsicótico atípico para pacientes que adquirem sobrepeso ou tornam-se obesos, pré-diabéticos, diabéticos, hipertensos ou dislipidêmicos enquanto recebem o zuclopentixol. É importante estar vigilante para cetoacidose diabética, mesmo que o paciente não seja diabético. Para pacientes com baixa contagem de leucócitos ou história de leucopenia/neutropenia induzida por substância, é recomendada a realização de hemograma no início do tratamento com o zuclopentixol, o qual deve ser imediatamente descontinuado em caso de diminuição leucocitária concomitante ao tratamento.

● **ROTA FARMACOLÓGICA:** Não há imagem disponível para a rota farmacológica do zuclopentixol.

◉ Farmacologia

ABSORÇÃO: Na formulação farmacêutica de comprimido para administração VO, o zuclopentixol é bem absorvido oralmente, com concentração sérica máxima em cerca de 4 horas. Sua biodisponibilidade é de 44%, podendo ser administrado com ou sem alimentos. Na formulação de acetato de zuclopentixol para injeção IM, a concentração sérica máxima é atingida em um período de 24 a 48 horas. Já na formulação de decanoato de zuclopentixol para injeção IM, a concentração sérica máxima é atingida em um período de 3 a 7 dias.

VOLUME DE DISTRIBUIÇÃO: 20 L/kg.

LIGAÇÃO PROTEICA: 98 a 99%.

METABOLISMO/FARMACOCINÉTICA: O metabolismo do zuclopentixol ocorre por sulfoxidação, N-desalquilação da cadeia lateral e conjugação com ácido glicurônico. As enzimas envolvidas na metabolização são principalmente CYP2D6 e CYP3A4. Os metabólitos gerados não possuem atividade farmacológica.

ROTA DE ELIMINAÇÃO: A eliminação do zuclopentixol se dá principalmente pelas fezes, com apenas cerca de 10% pela urina. Somente 0,1% da dose inalterada é excretado pela urina.

MEIA-VIDA: 20 horas (intervalo 12-28 horas) para a fórmula farmacêutica de comprimidos e injetável contendo acetato de zuclopentixol; 19 dias para formulação de depósito (decanoato de zuclopentixol).

DEPURAÇÃO: 0,9 L/min.

FARMACODINÂMICA: O efeito antipsicótico do zuclopentixol se dá principalmente pelo antagonismo dos receptores de dopamina D_1 e D_2. O zuclopentixol também tem alta afinidade pelos receptores $α_1$-adrenérgicos e 5-HT_2, e atividade fraca sobre os receptores H_1 de histamina, receptores colinérgicos e $α_2$-adrenérgicos.

MECANISMO DE AÇÃO: O zuclopentixol parece exercer seu efeito sobre delírios e alucinações como consequência direta do bloqueio da sinalização dopaminérgica na via mesolímbica, uma vez que o tônus dopaminérgico está aumentado nessa via em pacientes com psicoses. O efeito central de bloqueio da dopamina tem atividade sobre os gânglios da base (via dopaminérgica nigroestriatal), de modo que pode produzir efeitos extrapiramidais (distonia, acatisia, parkinsonismo, entre outros). A inibição dos receptores de dopamina na hipófise anterior explica a hiperprolactinemia que pode ser causada pelo zuclopentixol devido ao bloqueio da inibição tônica da secreção de prolactina mediada pela dopamina. A afinidade pelos receptores serotoninérgicos poderia estar relacionada com propriedades ansiolíticas, antidepressivas e antiagressivas, bem como com uma atenuação dos efeitos colaterais extrapiramidais, mas que também poderia causar ganho de peso, queda da pressão arterial, sedação e dificuldades de ejaculação. A afinidade pelos receptores histaminérgicos H_1 pode estar relacionada com sedação, antiêmese, vertigem, queda da pressão arterial e ganho de peso, ao passo que a ligação em receptores $α_1/α_2$ poderia se relacionar com as propriedades antissimpaticomiméticas, redução da pressão arterial, taquicardia reflexa, vertigem, sedação, hipersalivação e incontinência, bem como disfunção sexual. Por fim, a ligação do zuclopentixol em receptores muscarínicos M_1/M_2 pode estar relacionada com sintomas anticolinérgicos como boca seca, visão turva, obstipação, dificuldade/incapacidade de urinar, taquicardia sinusal, alterações no ECG e perda de memória, enquanto sua ação anticolinérgica pode atenuar os efeitos colaterais extrapiramidais.

● Interações Medicamentosas

○ O zuclopentixol pode ter um efeito aditivo sobre a sedação induzida por álcool, barbitúricos e outros depressores do SNC. Assim como outros antipsicóticos, o zuclopentixol pode interagir com fármacos anti-hipertensivos como a guanetidina e compostos semelhantes, cujos efeitos podem ser reduzidos. Além disso, pode antagonizar os efeitos da levodopa e de agonistas dopaminérgicos.

○ O uso concomitante de zuclopentixol com lítio pode levar ao aumento do risco de neurotoxicidade.

- O uso concomitante de metoclopramida e piperazina com zuclopentixol pode aumentar o risco de alterações extrapiramidais.

- O uso concomitante de fármacos que inibem a enzima CYP2D6 pode levar à diminuição da depuração do zuclopentixol.

- Pelo fato de o zuclopentixol poder aumentar o prolongamento de QTc, seu uso não é recomendado com outras substâncias capazes de prolongar o intervalo QTc, como fármacos da classe Ia e III de antiarrítmicos (quinidina, amiodarona, sotalol, dofetilida, entre outros), alguns antipsicóticos como tioridazina, alguns macrolídios como eritromicina, alguns anti-histamínicos como terfenadina ou astemizol, alguns antibióticos da classe das quinolonas como gatifloxacino, moxifloxacino, entre outros fármacos conhecidos por aumentar o intervalo QT.

- Da mesma forma, fármacos conhecidos por causar distúrbios eletrolíticos, como diuréticos tiazídicos que podem induzir hipocalemia e fármacos que podem aumentar a concentração plasmática do zuclopentixol, devem ser evitados pelo risco de prolongamento do intervalo QT e de arritmias malignas.

AFINIDADE LIGANTE/KI:

LOCAL	KI (NM)
Ki (D_1)	9,8
Ki (D_2)	1,5
Ki ($5-HT_2$)	7,6
Ki ($5-HT_6$)	3
Ki ($α_1$-adrenérgico)	33
Ki (H_1)	169
Ki ($α_2$-adrenérgico)	> 4.300

Farmacogenética

Acesse https://www.pharmgkb.org/chemical/PA452629 ou utilize o QR code ao lado.

ANOTAÇÕES CLÍNICAS

Nível de evidência 1A: Ver Tabela 1.

Nível de evidência 1B, 2A, 2B, 3: Não há dados para o zuclopentixol no PharmGKB até a data de publicação deste livro.

Nível de evidência 4: Acesse o site para mais informações.

Prática Clínica

● **DOSAGEM:** Na formulação farmacêutica VO, os comprimidos de zuclopentixol são administrados oralmente, uma única vez ao dia. A dose de manutenção utilizada costuma ser de 20 a 40 mg/dia. A dose máxima recomendada é de 40 mg a cada tomada e 150 mg/dia. Na formulação farmacêutica de acetato de zuclopentixol para injeção IM, a dose habitual utilizada é de 50 a 150 mg e, se necessário, pode ser repetida em um intervalo de 2 a 3 dias. No entanto, dependendo do caso, pode ser necessária uma injeção adicional de 24 a 48 horas após a primeira injeção. Já na formulação farmacêutica de decanoato de zuclopentixol para injeção IM, a dose habitual é de 200 a 400 mg a cada 2 a 4 semanas. Alguns pacientes podem necessitar de doses maiores ou intervalos menores entre as doses.

● **TITULAÇÃO:** Na formulação farmacêutica VO, a dose deve ser ajustada individualmente, de acordo com a condição do paciente. A dose inicial pode ser de 10 a 50 mg/dia e aumentada em 10 a 20 mg

TABELA 1 ▶ NÍVEL DE EVIDÊNCIA 1A PARA O ZUCLOPENTIXOL

VARIANTE	GENE	MOLÉCULA	TIPO	FENÓTIPO
CYP2D6*1				
CYP2D6*3	CYP2D6	Zuclopentixol	Metabolismo Farmacocinética	Esquizofrenia
CYP2D6*4				

a cada 2 a 3 dias. Ao atingir-se a dose de manutenção, esta pode ser administrada em dose única no período noturno. É recomendada a titulação decrescente para evitar os sintomas de retirada.

Na formulação farmacêutica de acetato de zuclopentixol para injeção IM, sugere-se que a injeção intramuscular seja no quadrante superior externo da região glútea. Além disso, volumes de injeção superiores a 2 mL devem ser distribuídos entre dois locais de injeção. O acetato de zuclopentixol não se destina ao uso prolongado, e a duração do tratamento não deve ser superior a 2 semanas. A dose máxima acumulada durante um tratamento de fase aguda não deve exceder 400 mg, e o número de injeções não deverá passar de quatro. Portanto, para a terapia de manutenção com zuclopentixol, o tratamento deve ser continuado com a formulação farmacêutica para administração VO ou com decanoato de zuclopentixol por via IM. Para realizar a mudança para o zuclopentixol oral, recomenda-se, após 2 a 3 dias da última injeção do acetato de zuclopentixol, a dose oral de 40 mg/dia em doses divididas para um paciente que tenha sido tratado com 100 mg do acetato de zuclopentixol. Se necessário, a dose pode ser aumentada de 10 a 20 mg a cada 2 a 3 dias até 75 mg/dia ou mais. Para a mudança para o decanoato de zuclopentixol, recomenda-se que uma dose de 200 a 400 mg do decanoato de zuclopentixol seja administrada concomitantemente com a (última) injeção de acetato de zuclopentixol por via IM. Após, a injeção de decanoato de zuclopentixol pode ser repetida a cada 2 semanas. Doses maiores ou intervalos menores podem ser necessários. O acetato de zuclopentixol e o decanoato de zuclopentixol podem ser misturados em uma mesma seringa e administrados em uma única injeção. Doses subsequentes do decanoato de zuclopentixol e o intervalo entre as injeções podem ser ajustados de acordo com a resposta do paciente.

Na formulação farmacêutica de decanoato de zuclopentixol para injeção IM, para mudança na medicação de zuclopentixol comprimidos VO para o decanoato de zuclopentixol, é indicado seguir a seguinte proporção: X mg de zuclopentixol oral corresponde a 8X mg de decanoato de zuclopentixol a cada 2 semanas; X mg de zuclopentixol oral corresponde a 16X mg de decanoato de zuclopentixol a cada 4 semanas. Além disso, na primeira semana após a primeira injeção, o zuclopentixol precisa ser mantido, porém em doses decrescentes. Para troca de outros fármacos antipsicóticos em formulações de depósito pelo decanoato de zuclopentixol, é indicado considerar a proporção de 200 mg do decanoato de zuclopentixol como equivalente a 25 mg do decanoato de flufenazina ou a 50 mg do decanoato de haloperidol.

● **EFEITOS ADVERSOS:** Mais comuns: Acatisia, boca seca, hipercinesia, hipocinesia, sonolência. Comuns: Agitação, alterações da marcha, amnésia, ansiedade, astenia, aumento de apetite e de peso, cefaleia, comprometimento da atenção, congestão nasal, constipação, depressão, diarreia, diminuição da libido, dispepsia, dispneia, distonia, distúrbio de acomodação visual, distúrbio miccional, dor, fadiga, hiperidrose, hipersecreção salivar, hipertonia, insônia, mal-estar, mialgia, nervosismo, palpitações, parestesia, poliúria, prurido, retenção urinária, sonhos anormais, taquicardia, tontura, tremor, vertigem, visão anormal, vômito. Incomuns: Anorgasmia feminina, ataxia, convulsões, crise oculogírica, dermatite, diminuição do apetite, discinesia, discinesia tardia, disfunção erétil, distúrbio da fala, distúrbio de pigmentação, dor abdominal, erupção cutânea, enxaqueca, febre, flatulência, fogachos, hiperacusia, hiper-reflexia, hipotensão arterial, hipotermia, hipotonia, midríase, náuseas, parkinsonismo, perda de peso, problemas de ejaculação, púrpura, reação de fotossensibilidade, reação no local da injeção, rigidez muscular, seborreia, secura vulvovaginal, sede, síncope, testes de função hepática anormal, *tinnitus*, torcicolo, trismo.

● **GRAVIDEZ:** Estudos pré-clínicos demonstraram toxicidade reprodutiva com o uso de zuclopentixol, mas estudos clínicos são necessários para o estabelecimento da segurança desse fármaco em mulheres grávidas.[1] Além disso, é importante considerar que neonatos expostos a medicamentos antipsicóticos durante o terceiro trimestre de gravidez estão sob risco de sintomas extrapiramidais. Há relatos de agitação, hipertonia, tremor, sonolência, dificuldade respiratória e distúrbios de alimentação em neonatos expostos a antipsicóticos. Assim, não é indicado usar o zuclopentixol durante a gravidez, a não ser que os benefícios para a mãe superem os riscos para o feto e que outras alternativas mais seguras não estejam disponíveis. Categoria C da FDA (classificação até 2015).

● **AMAMENTAÇÃO:** O zuclopentixol é excretado no leite materno, mas em pequenas quantidades; portanto não é esperado que afete o bebê quando usado em doses terapêuticas. Estima-se que a dose ingerida pela criança seja inferior a 1% do peso relacionado à dose materna (em mg/kg). Dessa forma, se considerada importante clinicamente, a amamentação poderia ser mantida durante o tratamento com o zuclopentixol, porém com monitoramento frequente da criança, sobretudo nas primeiras 4 semanas após o parto.

● **CRIANÇAS E ADOLESCENTES:** Apesar de a segurança e a eficácia não terem sido extensamente comprovadas em crianças e adolescentes com menos de 18 anos, alguns estudos demonstram um efeito favorável do zuclopentixol para o tratamento da agressão em crianças com déficit intelectual.

● **IDOSOS:** Para pacientes idosos, recomendam-se doses mais baixas e titulação gradual. A tolerância individual deve ser observada com frequência. Além disso, o tratamento com zuclopentixol deve ser iniciado após investigação cardiovascular minuciosa. É importante lembrar que esse medicamento não é indicado para o tratamento de psicose relacionada à demência devido ao aumento da taxa de mortalidade e eventos cerebrovasculares em pacientes idosos em uso de antipsicóticos.

● **INSUFICIÊNCIA RENAL:** Considerando que a eliminação do zuclopentixol não ocorre majoritariamente pela urina, é razoável supor que a função renal reduzida não seja capaz de influenciar as concentrações séricas do fármaco. Dessa forma, recomenda-se que o zuclopentixol seja administrado em doses usuais em pacientes com função renal reduzida, mas com observação contínua.

● **INSUFICIÊNCIA HEPÁTICA:** É recomendada uma administração cautelosa e, se possível, a determinação das concentrações séricas do fármaco.

● **COMO MANEJAR EFEITOS ADVERSOS:** Em caso de aparecimento de sinais e sintomas extrapiramidais, pode-se utilizar um anticolinérgico.

BIPP TIPS

● Estudos demonstram que partes do metabolismo do zuclopentixol podem estar sujeitas a polimorfismos genéticos da CYP2D6.[3] Portanto, pacientes com atividade diminuída da isoenzima CYP2D6 podem apresentar depuração diminuída de zuclopentixol, levando a um aumento da meia-vida plasmática. Da mesma forma, pacientes com aumento da atividade enzimática da CYP2D6 podem ter depuração elevada de zuclopentixol, levando a uma diminuição da meia-vida plasmática. Dessa maneira, resultados de testes farmacogenéticos avaliando a atividade da CYP2D6 poderiam auxiliar na dosagem de zuclopentixol de acordo com as possíveis alterações farmacocinéticas.

● O zuclopentixol pode causar sonolência, de modo que pode interferir com atividades que requerem alerta, como dirigir e operar máquinas. Assim, é recomendado orientar os pacientes, principalmente nos primeiros meses de tratamento, sobre os riscos de atividades perigosas com o uso de zuclopentixol. Além disso, o álcool pode ter um efeito aditivo, causando maior depressão do SNC.

● Os comprimidos de zuclopentixol podem conter lactose. Portanto, pacientes com problemas relacionados à intolerância à galactose, deficiência de lactase Lapp ou má absorção de glucose-galactose devem ser orientados e possivelmente não poderão utilizar essa medicação. Além disso, algumas formulações farmacêuticas podem conter óleo de mamona hidrogenado nos comprimidos, o que pode causar indisposição estomacal e diarreia.

● A formulação de acetato de zuclopentixol para uso por via IM tem início de ação após injeção única em 2 a 4 horas e duração de ação de 2 a 3 dias. Portanto, não se destina a uso de longo prazo, não devendo ser utilizada por mais de 2 semanas. Pacientes que precisam de tratamento além de 2 semanas devem ter a medicação trocada para formulação de depósito ou oral de zuclopentixol, ou mesmo substituída por outro antipsicótico.

- Conforme recomendação do fabricante, ao trocar a formulação de acetato de zuclopentixol para tratamento de manutenção com decanoato de zuclopentixol, deve-se administrar a última injeção de acetato concomitantemente com a injeção inicial de decanoato, pois o pico de ação do decanoato costuma ocorrer em 4 a 9 dias, e as doses geralmente têm de ser administradas a cada 2 a 3 semanas.

A depender do efeito adverso, pode-se esperar e avaliar a progressão/regressão, ajustar a dose ou trocar de antipsicótico. Para a sonolência, é recomendada a administração da maior parte da dose no período noturno. Para ganho de peso, sugere-se o encaminhamento do paciente para programas de manejo clínico para IMC, avaliação nutricional e exercícios físicos. Nos casos de acatisia persistente, um BZD ou o propranolol podem ser úteis.

Toxicidade

ORAL EM HUMANOS: Em estudos clínicos, a dose mais alta administrada oralmente foi de 450 mg/dia de zuclopentixol.[2]

TOXICIDADE AGUDA: Não há antídoto específico para o zuclopentixol. Alguns sinais e sintomas de *overdose* por zuclopentixol incluem choque, coma, convulsões, hipertermia ou hipotermia, hipotensão, sintomas extrapiramidais e sonolência. O tratamento para intoxicação inclui procedimentos de terapia intensiva, como manutenção de vias aéreas desobstruídas, oxigenação e ventilação adequadas, além de monitoramento e suporte do sistema cardiovascular. Hipotensão e colapso circulatório podem ser tratados com condutas como aumento de volemia, por exemplo. Não é recomendado tratar hipotensão com adrenalina devido ao risco de hipotensão paradoxal. Pode ocorrer SNM. Pode-se realizar lavagem gástrica, seguida de administração de carvão ativado. A indução de êmese não é indicada devido ao risco de reações distônicas e à potencial aspiração de vômito. Convulsões podem ser tratadas com diazepam, e distúrbios do movimento, com biperideno.

Referências

1. Gentile S. Antipsychotic therapy during early and late pregnancy: a systematic review. Schizophr Bull. 2010;36(3):518-44.

2. Bryan EJ, Purcell MA, Kumar A. Zuclopenthixol dihydrochloride for schizophrenia, Cochrane Database Syst Rev. 2017;11(11):CD005474.

3. Jaanson P, Marandi T, Kiivet RA, Vasar V, Vään S, Svensson JO, et al. Maintenance therapy with zuclopenthixol decanoate: associations between plasma concentrations, neurological side effects and CYP2D6 genotype. Psychopharmacology. 2002;162(1):67-73.

Leituras Recomendadas

Aaes-Jørgensen T. Pharmacokinetics of three diferente injectable zuclopenthixol preparations. Prog Neuropsychopharmacol Biol Psychiatry. 1989;13(1-2):77-85.

Fenton M, Coutinho ES, Campbell C. Zuclopenthixol acetate in the treatment of acute schizophrenia and similar serious mental illnesses. Cochrane Database Syst Rev. 2001;(3):CD000525.

Lacey M, Jayaram MB. Zuclopenthixol versus placebo for schizophrenia. Cochrane Database Syst Rev. 2015;(12):CD010598.

Tveito M, Smith RL, Molden E, Høiseth G. Impact of age and CYP2D6 genotype on exposure of zuclopenthixol in patients using long-acting injectable versus oral formulation-an observational study including 2044 patients. Eur J Clin Pharmacol. 2021;77(2):215-21.

Waade RB, Solhaug V, Høiseth G. Impact of CYP2D6 on serum concentrations of flupentixol, haloperidol, perphenazine and zuclopenthixol. Br J Clin Pharmacol. 2021;87(5):2228-35.

Zuclopenthixol. In: Drugs and Lactation Database (LactMed) [Internet]. Bethesda: National Library of Medicine; 2006 [capturado em 5 dez. 20204].